U0808020

科学出版社“十四五”普通高等教育本科规划教材

药物化学

主　　　　编　白仁仁

主　　　　审　谢　恬

编写顾问/副主审　徐进宜　中国药科大学　　徐云根　中国药科大学

王　洋　复旦大学　　赵临襄　沈阳药科大学

刘新泳　山东大学

编　　　　委　白仁仁　杭州师范大学　　王　鹏　中国药科大学

陈继超　南京中医药大学　　李达翊　沈阳药科大学

续繁星　沈阳药科大学　　徐盛涛　中国药科大学

辛敏行　西安交通大学　　展　鹏　山东大学

姚　鸿　中国药科大学　　侯　卫　浙江工业大学

王　博　南京中医药大学　　刘伟伟　沈阳药科大学

章映茜　杭州师范大学　　蒋筱莹　杭州师范大学

李　清　四川师范大学　　陶　林　杭州师范大学

刘武昆　南京中医药大学　　王思远　深圳技术大学

本杰明·E. 布拉斯　天普大学　　沈嘉炜　杭州师范大学

科学出版社

北　京

内 容 简 介

为了贯彻教育部高等学校医药学科（专业）教育指导委员会新医科人才培养的改革要求，助力从仿制药教育向创新药教育的培养模式跨越，立足于创新药人才培养的需要，主编组织了国内外多名药物化学领域的专家学者，编著了全新内容和框架体系的《药物化学》教材，突破了现有教材的内容局限，制订了全新的内容框架和知识体系。

本教材适用于高等院校药学、中药学专业的本科生，以及药学相关专业的研究生，可作为本科生及研究生的通用教材。其中本科生教学可以第二部分为主，第一部分为辅；研究生教学可以第一部分为主，第二部分为辅。

图书在版编目（CIP）数据

药物化学/白仁仁主编. —北京：科学出版社，2024.5
科学出版社“十四五”普通高等教育本科规划教材
ISBN 978-7-03-076520-8

Ⅰ.①药…　Ⅱ.①白…　Ⅲ.①药物化学-教材　Ⅳ.① R914

中国国家版本馆 CIP 数据核字（2023）第 189585 号

责任编辑：王锞韫/责任校对：宁辉彩
责任印制：张　伟/封面设计：陈　敬

科学出版社 出版
北京东黄城根北街 16 号
邮政编码：100717
http://www.sciencep.com

北京九州迅驰传媒文化有限公司印刷
科学出版社发行　各地新华书店经销
*
2024 年 5 月第　一　版　开本：787×1092　1/16
2024 年 5 月第一次印刷　印张：43 1/2
字数：1 100 000

定价：168.00 元

（如有印装质量问题，我社负责调换）

序

创新药物的研发能力和水平不仅关系到人民健康，也关乎一个国家的社会经济发展和国家安全。药物化学是培养创新药物研发人才的核心课程，也是药物发现与开发领域的重要科学基础和支柱。在整个新药研发流程中，从靶点的确认到先导化合物的发现和优化，再到候选药物的发现和后期的临床前研究，都离不开药物化学学科的参与。掌握药物化学的基本原理、主要方法，熟悉新药研发的整体思路与完整流程，是学习药物化学的主要目标和意义所在。

很高兴看到该书主编白仁仁教授和主审谢恬教授基于教育部高等学校医药学科（专业）教学指导委员会关于人才培养的改革要求，本着服务于创新药研发人才培养的宗旨，精心编著了具有全新内容框架和知识体系的《药物化学》教材。书中第一～九章为药物研发理论与方法部分，主要介绍创新药物研发的整体思路、理论方法，包括药物作用的靶点、药物代谢与药代动力学、类药性、药物的活性筛选、药物发现、药物开发、计算机辅助药物设计与人工智能在药物研发中的应用、新药研发中的专利与知识产权保护等方面；第十～二十六章为分类药物研发实践部分，主要结合研发案例进行各类药物的分章介绍，突显药物研发的最新动态和趋势。该教材的突出特点和新颖之处，在于其编写宗旨和明确的指导思想：不再局限于介绍每一类药物的结构信息、药理作用和合成方法，而是着重介绍新药研发的完整思路与整体流程，涵盖了经典药物的研发历程及成功案例，从而突显现代药物创新的研发理念。

白仁仁教授与谢恬教授近年来将多部国外经典药学专著和教材翻译成中文，并于国内出版。先后由科学出版社、化学工业出版社和人民卫生出版社翻译出版了《药物研发基本原理》、《药物研发基本原理》（第 2 版）、《早期药物开发：将候选药物推向临床》、《类药性：概念、结构设计与方法》、《成功药物研发Ⅰ》、《成功药物研发Ⅱ》、《成功药物研发Ⅲ》和《图解药理学》等多部药学专著，受到广泛好评，并被多所高校采用为本科生与研究生的参考教材。在药学专著翻译中积累的知识和经验，为该书——《药物化学》教材的顺利编写打下了坚实基础。

该书着眼于培养学生的研究思维和创新能力，将理论知识与实践经验相结合，有利于学生建立对于现代药物研发理念的全面认识，培养他们的探索精神和创新意识，并为其未来的药物研发专业生涯奠定坚实的基础。全新《药物化学》教材的编写有助于推动药学领域从仿制到创新人才培养模式的改革与跨越，将为新医科药学专业人才培养提供有力支持。

我衷心希望这本《药物化学》教材能够成为教师、学生和研究人员喜爱的教学资料和有力工具，为药物化学的学科发展和人才培养作出贡献。

中国科学院院士 陈凯先

前　言

药物化学是新药研发领域最为重要的学科，在新药研发中扮演着核心和主导角色。药物分子的药效、类药性、代谢和毒性都是由药物的结构所决定的，药物化学研究人员付出了巨大的努力，通过反复的构效关系、构性关系、构代关系和构毒关系优化研究，最终设计出针对不同疾病的药物。

药物化学研究的根本目标是研发新药，而药物化学教学的根本目标是为国家培养“懂医精药，善研善成”的创新药物研发人才。笔者也时常思考这样一个问题：在药物化学的教学中，使学生掌握每类药物的结构、药理作用和合成方法重要，还是培养学生掌握新药研发的整体流程和研究思路更重要？前者自然很重要，后者更符合新时代“从仿制药到创新药”的人才培养改革。授人以鱼，不如授之以渔。

教学改革自然要以教材改革为抓手。为了探索“从仿制药到创新药”的药物化学教学改革，笔者以创新药思维为根本立足点，打破现有以仿制药为主的教学内容，重构框架体系和课程内容，组织编写了这一全新的《药物化学》教材。教材内容主要划分为两大部分：药物研发理论与方法，以及分类药物研发实践。教材更加强调以传授药物化学和新药研发的基本原理、基本理论、基本流程和基本思路为首要出发点并贯穿始终主线，同时选择性介绍几类代表性药物的基础知识和研发概况，实现理论与实践的结合，而不是单一详细介绍每一类药物。

教材编写思路提出后，得到了多位同仁的响应。我们迅速组建了以从事药物化学一线教学青年教师为主的编写团队。为了突出原创性，在编写过程中，各位编者从头构建各个章节的内容，广泛基于文献资料总结、提炼相关理论、方法、数据和实例。大家历时一年完成初稿，又经过半年的反复修改最终定稿。值得欣慰的是，2023 年 12 月，本教材入选科学出版社“十四五”普通高等教育本科规划教材。

教材编写看似简单，实则需要倾注大量的心血。在此，对参与教材编写的各位老师表示由衷感谢。各位编者科研任务重，但仍全身心投入，为教材的出版付出了宝贵的心力。衷心感谢王鹏、陈继超、李达翃、续繁星、徐盛涛、辛敏行、展鹏、姚鸿、侯卫、王博、刘伟伟、章映茜、蒋筱莹、李清、陶林、刘武昆、王思远、本杰明 · E. 布拉斯和沈嘉炜老师的辛勤付出！

特别感谢导师徐进宜教授的帮助和支持！在提出编写思路后，导师给予了我持续的鼓励和肯定，并在教材编写中悉心指导。

感谢徐云根教授、徐进宜教授、王洋教授、赵临襄教授和刘新泳教授担任教材的编写顾问和副主审！各位专家都是药物化学的前辈，也是很多编者的老师，百忙之中为教材亲自把关，逐章审阅，付出了宝贵的心血。

感谢谢恬教授担任教材主审，并为教材的顺利出版给予了大力支持和帮助！

感谢科学出版社的出版团队，向诸位的严谨和付出致以真诚的谢意！

本教材作为药物化学教学改革的尝试，希望能为药学学科的各位老师提供新颖的教学思路参考与教改实践应用。由于教材首次出版，尽管各位编者已经尽了最大努力，但疏漏与错误之处在所难免，同时教材在人员配置和编写内容上尚存在一定的不足，敬请读者海涵与批评指正，我们将在再版中不断进行修订和完善。感谢大家！

白仁仁

renrenbai@126.com

2024 年 2 月于杭州

目　　录

第一部分　药物研发理论与方法

第二部分　分类药物研发实践

第一部分　药物研发理论与方法

第一章　化学药物与药物化学

第一节　药物与化学药物

1. 药物与化学药物的定义　药物（drug）是指能预防、缓解、治疗和诊断疾病的物质。药物也可以定义为任何影响生物体或感染性生物体（如细菌、真菌、病毒和寄生虫）功能的物质。药物必须经过监管部门的批准，才能用于患者，而且每种药物一般都具有自身独特的适应证、用法和用量。

化学药物（chemical drug，俗称西药）是药物的一种，而且是最重要的一类药物，是指从天然矿物、动物或植物中提取的有效化学成分，以及经过化学合成或生物合成而制得的具有确切化学结构的小分子药物。下文药物分类中提及的天然药物、合成与半合成药物都属于化学药物。

2. 药物的分类　可以根据不同的标准，将药物分为不同的类别。

（1）根据使用者获得和使用药物的权限分类。根据消费者获得和使用药物的权限，目前国际上将药物分为处方药（prescription drug）和非处方药（over-the-counter drug，OTC）。

药物作为维护人类健康的特殊物品，在研制、生产、销售、使用的各个环节都受到相应法规的严格管控。每种药物的安全性不同，正确使用可治疗相应的疾病，但如果使用不当，则可能对人体造成危害。因此，对药物的使用者而言，获得和使用某些药物也不是任意的。处方药是指必须凭执业医师或执业助理医师处方才可调配、购买和使用的药物（注：执业药师没有处方权，主要负责处方审核）；而非处方药则不需要凭医师处方，可自行判断、购买和使用。

两种药物的主要区别在于药物的安全性。从药物安全性方面而言，非处方药的安全性比较高，通常不会产生严重的不良反应，患者可以自行按照说明书推荐的剂量、适应证，结合自身的病情来判断是否使用非处方药；而处方药一定要在医生指导下使用，使用剂量一定要遵照医嘱。常见的处方药包括抗生素、麻醉药、抗癌药，以及精神类药物。

（2）根据药物的来源分类。根据药物的不同来源，可将药物分为天然药物（natural crude drug）、合成药物（synthetic drug）和生物药物（biological drug 或 biologics）。

天然药物是指来源于植物、动物和矿物的天然药用物质的活性单体及其制剂。天然药物不等同于中药或中草药，而是属于其中的活性单体成分。天然药物一般不包括来源于基因修饰动植物的物质、经微生物发酵或经化学修饰的物质。例如，黄花蒿（*Artemisia annua* L.）是一种中药（图 1.1），其低温萃取液可用于治疗疟疾；而其萃取液中的活性单体青蒿素（artemisinin）则属于天然药物，是由诺贝尔生理学或医学奖得主、著名药学家屠呦呦及其团队于 1972 年发现的抗疟药，拯救了数百万人的生命。在随后的结构改造中，中国科研人员又发现了双氢青蒿素（dihydroartemisinin，后证明为青蒿素的代谢产物）和蒿甲醚（artemether），这两种药物具有比青蒿素更强的抗疟活性（图 1.1），则属于（半）合成药物。

合成药物，也称为化学合成药物或小分子药物，是化学药物的一个子集，是指通过化学合成、生物合成或两种方法相结合而制备的药物。其中化学合成包括有机合成和无机合成，有机合成包括有机全合成和有机半合成；生物合成包括全生物合成和部分生物合成。如图 1.2 所示，青霉素（penicillin）和头孢菌素 C（cephalosporin C）都是来源于微生物的天然抗生素，属于天然药物；而阿莫西林（amoxicillin）和头孢呋辛（cefuroxime）则分别是以前两者为原料，通过化学合成制

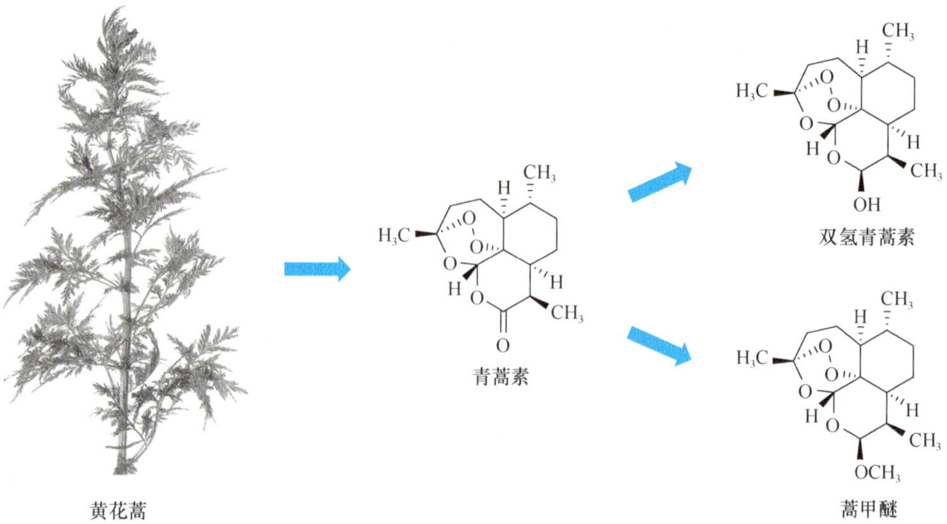

图 1.1 黄花蒿、其抗疟天然产物青蒿素，以及青蒿素衍生物双氢青蒿素和蒿甲醚

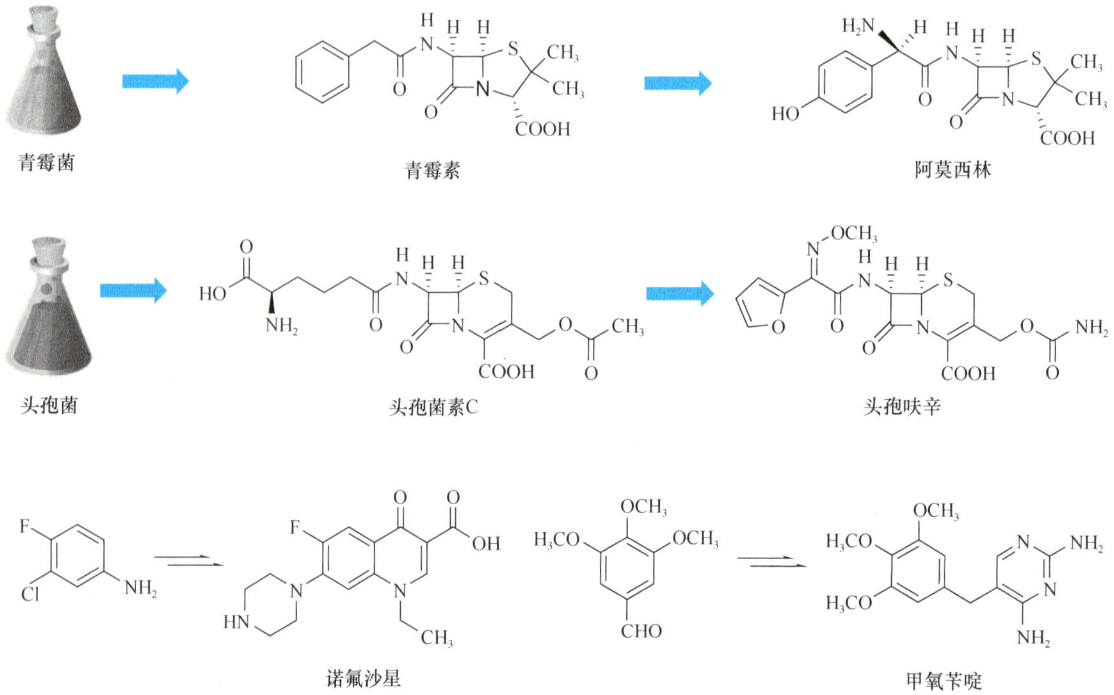

图 1.2 天然抗生素青霉素和头孢菌素 C、半合成抗生素阿莫西林和头孢呋辛，以及合成抗菌药诺氟沙星和甲氧苄啶

备而得的半合成抗生素，属于半合成药物；甲氧苄啶（trimethoprim）和诺氟沙星（norfloxacin）则是通过化学全合成制备的合成抗菌药，也都属于合成药物。

生物药物是指从活细胞中提取或通过生物过程获得的药物。生物药物是相对复杂的分子，通常由蛋白质、碳水化合物、核酸、用于移植的细胞或组织组成，或者是这些物质的复杂复合物，主要包括激素、疫苗、血液制品、过敏原制剂、单克隆抗体、重组治疗蛋白、生长因子、细胞因子等。

（3）根据药理活性进行分类。无论是医生还是患者，最关心的还是药物的适应证，也就是其药理活性。根据药物的药理活性对其进行分类也是最常用和最直接的分类方法。根据药物的药理活性，药物可以被分为抗高血压药、抗高血脂药、抗糖尿病药、抗心脏病药、抗肿瘤药、抗炎药、抗过敏药、抗溃疡药、抗病毒药、抗菌药、抗抑郁药、抗精神病药、镇痛药、麻醉药、利尿药、镇静催眠药和激素药等多种类型。

（4）根据药物的靶点进行分类。药物之所以会产生治疗作用，是因为其会与机体内相应的靶点发生相互作用，进而促发相应的生物效应。药物常见的靶点包括酶、受体、离子通道、核酸等。作用于同一靶点的药物，可能发挥同样的疗效。一般先根据药物的药理活性对药物进行大类的划分，然后再根据发挥作用的靶点，将药物分成不同的亚类。以抗高血压药为例，可根据靶点将其进一步分为 α_1 肾上腺素受体（简称 α_1 受体）拮抗剂、α_2 肾上腺素受体（简称 α_2 受体）激动剂、β 肾上腺素受体（简称 β 受体）拮抗剂、肾素抑制剂、血管紧张素转化酶抑制剂（angiotensin converting enzyme inhibitor，ACEI）、血管紧张素Ⅱ受体拮抗剂（angiotensin Ⅱ receptor blocker，ARB）和钙通道阻滞剂等多个类别。

第二节 化学药物与生物药物

传统上，人体疾病的治疗一直以小分子化学药物（也可简称为小分子药物）为主。由于具有较小的结构和典型的理化特性，小分子药物可以靶向细胞外、细胞表面、细胞质和细胞核中的酶及受体。因此，小分子药物可用于治疗多种疾病和病症，其作用机制多样化。由于生物新技术的兴起，以及大量投资的推进，近年来生物药物得到了十足的发展。如表 1.1 所示，在 2020 年全球销售额 TOP20 的药物排名中，小分子药物数量为 8 个（40%），总销售额为 580.5 亿美元（37.9%）；而生物药物数量为 12 个（60%），总销售额高达 950.3 亿美元（62.1%）。由此可见，无论是获批药物的占比，还是销售额的占比，生物药物都在逐年提高，这虽然挤占了小分子药物的市场，却为医生和患者提供了更多的有益选择。

表 1.1 2020 年全球销售额 TOP20 药物

2020 年排名	通用名	商品名	药物类型	原研公司	上市时间（年）	适应证	2020 年销售额（亿美元）
1	阿达木单抗（adalimumab）	修美乐（Humira）	生物药物	艾伯维（AbbVie）	2002	类风湿性关节炎、强直性脊柱炎等	203.9
2	帕博利珠单抗（pembrolizumab）	可瑞达（Keytruda）	生物药物	默沙东（Merck & Co.）	2014	黑色素瘤、非小细胞肺癌等多种肿瘤	143.8
3	来那度胺（lenalidomide）	瑞复美（Revlimid）	小分子药物	百时美施贵宝（Bristol Myers Squibb）	2005	多发性骨髓瘤，骨髓增生异常综合征等	121.5
4	阿哌沙班（apixaban）	艾乐妥（Eliquis）	小分子药物	百时美施贵宝/辉瑞（Bristol Myers Squibb/Pfizer）	2012	非瓣膜性心房颤动	91.7
5	伊布替尼（ibrutinib）	亿珂（Imbruvica）	小分子药物	艾伯维/强生（AbbVie/Johnson & Johnson）	2013	套细胞淋巴瘤、慢性淋巴细胞白血病等	84.3
6	阿柏西普（aflibercept）	艾力雅（Eylea）	生物药物	再生元/拜耳（Regeneron Pharmaceuticals/Bayer）	2012	年龄相关性黄斑变性、糖尿病性黄斑水肿及视网膜病变等	83.6
7	乌司奴单抗（ustekinumab）	喜达诺（Stelara）	生物药物	强生（Johnson & Johnson）	2009	斑块状银屑病、银屑病性关节炎等	79.4
8	纳武利尤单抗（nivolumab）	欧狄沃（Opdivo）	生物药物	百时美施贵宝（Bristol Myers Squibb）	2014	黑色素瘤、肺癌等	79.2

续表

2020年排名	通用名	商品名	药物类型	原研公司	上市时间（年）	适应证	2020年销售额（亿美元）
9	比克恩丙诺（bictegravir/emtricitabine/tenofovir alafenamide）	必妥维（Biktarvy）	小分子药物	吉利德科学（Gilead Sciences）	2018	获得性免疫缺陷综合征	72.6
10	利伐沙班（rivaroxaban）	拜瑞妥（Xarelto）	小分子药物	拜耳/强生（Bayer/Johnson & Johnson）	2011	抗凝血剂	69.3
11	依那西普（etanercept）	恩利（Enbrel）	生物药物	安进（Amgen）	1998	类风湿性关节炎、斑块状银屑病等	63.7
12	13价肺炎球菌结合疫苗	沛儿13（Prevanr 13）	生物药物	辉瑞（Pfizer）	2010	肺炎球菌病	59.5
13	哌柏西利（palbociclib）	爱博新（Ibrance）	小分子药物	辉瑞（Pfizer）	2015	ER^+/$HER2^-$晚期乳腺癌	53.9
14	贝伐珠单抗（bevacizumab）	安维汀（Avastin）	生物药物	罗氏（Roche）	2004	直肠癌、非小细胞肺癌等	53.2
15	度拉糖肽（dulaglutide）	度易达（Trulicity）	生物药物	礼来（Eli Lilly）	2014	2型糖尿病	50.7
16	奥瑞珠单抗（ocrelizumab）	Ocrevus	生物药物	罗氏（Roche）	2017	多发性硬化症	46.1
17	利妥昔单抗（rituximab）	美罗华（Rituxan）	生物药物	罗氏（Roche）	1997	慢性淋巴细胞白血病，类风湿性关节炎等	45.2
18	恩扎卢胺（enzalutamide）	安可坦（Xtandi）	小分子药物	安斯泰来制药（Astellas Pharma）	2012	前列腺癌	43.9
19	奥希替尼（osimertinib）	泰瑞沙（Tagrisso）	小分子药物	阿斯利康（AstraZeneca）	2015	非小细胞肺癌	43.3
20	英夫利昔单抗（infliximab）	类克（Remicade）	生物药物	强生（Johnson & Johnson）	1998	克罗恩病、溃疡性结肠炎等	42.0

表1.2比较了小分子药物与生物药物的性质差异。小分子药物通常由设定的化学工艺生产而得，具有特定的化学结构，其分子量通常小于1 kDa。而生物药物是借助于微生物、植物或动物细胞，结合重组脱氧核糖核酸（DNA）技术获得的复杂大分子或分子混合物，其分子量通常大于10 kDa。如图1.3所示，2020年销售额最高的药物阿达木单抗，其分子式为$C_{6428}H_{9912}N_{1694}O_{1987}S_{46}$，分子量为144 190.3；而在小分子药物中，2020年销售额最高的药物为来那度胺，其分子式为$C_{13}H_{13}N_3O_3$，分子量为259.3。由此可见，阿达木单抗的分子量为来那度胺的556倍，足见生物药物和小分子药物在分子大小上的差别。

表1.2　小分子药物与生物药物的比较

	小分子药物	生物药物
来源	通过化学工艺生产制备	来源于活细胞培养
分子大小	分子质量较低（通常低于1 kDa）	分子质量很大（短肽一般大于1 kDa，大分子蛋白一般大于10 kDa）
结构	充分确证的结构	结构复杂，非均质（异质）结构，结构往往不能完全确证

续表

	小分子药物	生物药物
靶点作用	易造成脱靶毒性	对靶点具有高度专一性
药物-药物相互作用	常见	少见
工艺	高度依赖于工艺	大多不受工艺限制
稳定性	稳定	不稳定
免疫活性	无免疫原性	可能具有免疫原性
治疗花费	低廉至中等	高昂
仿制药	与原研药具有生物等效性，无须临床试验	与原研药具有治疗等效性，需要开展临床试验

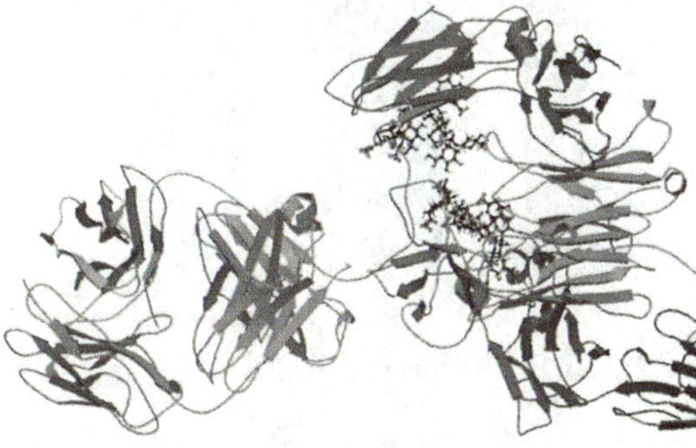

阿达木单抗

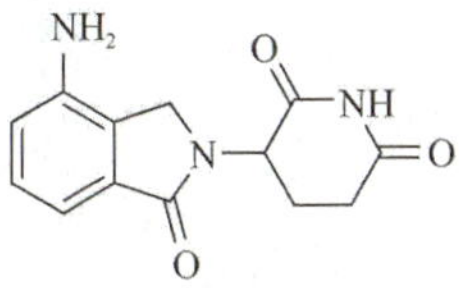

来那度胺

图 1.3　阿达木单抗与来那度胺的结构

注：左图为阿达木单抗与其肿瘤坏死因子（tumor necrosis factor，TNF，棒状化学结构）复合物的结构

小分子药物的药理活性、稳定性和渗透性很大程度上取决于其化学性质，而不是结构相互作用。基于这些特性，小分子药物可以通过多种途径给药，包括口服、注射等，其口服生物利用度是药物开发中相对于生物制剂最明显的优势。而生物药物通常是极性的、热敏感的、膜不可渗透的，并且容易被酶降解。因此，与许多小分子药物不同，生物药物没有口服活性，需要采用全身给药途径（如注射）给药。

与小分子药物相比，生物药物，特别是治疗性蛋白质，在一定程度上可以看作机体的内源性物质，通常与细胞表面或细胞内的靶点具有高度特异性。因此，这些分子通常是安全的，但可能会阻碍重要的生理功能并导致免疫原性、细胞因子释放综合征、脑病等罕见但危及生命的不良反应。

从仿制药层面而言，小分子仿制药（generic drug）必须与原研药具有相同的活性成分、规格、剂型和给药途径，还必须具有生物等效性（bioequivalence）。这意味着小分子仿制药不仅在化学结构上与原研药相同，二者在体内的作用方式也完全一致。小分子仿制药的生物等效性是通过相对简单的分析（如人体生物利用度测试）证明的，无须进行人体临床试验，并且具有生物等效性的小分子仿制药可与原研药互换使用。与之不同的是，生物仿制药（biosimilars）及其原研药属于治疗等效物（therapeutic equivalent）。当生物仿制药制造商建立了新的制造工艺，采用新的起始材料，则可能生产出与原研药不同且在治疗上不等效的药品。因此，鉴于生物药物的复杂性，必须对生物仿制药重新开展临床试验以证实其安全性和有效性。

虽然生物药物具有独特的优势并取得了快速的发展，但这并不意味着生物药物将取代小分子药物的地位，小分子药物依然是疾病治疗的主力军。需要强调的是，生物药物的价格往往过于昂贵。如图 1.4 所示，2017 年美国所有处方中生物药物的占比仅为 2%，但其却占总净药物支出的 37%。尽管如此，在当今的药物市场中，小分子药物仍占全球药物销售额的 90%。目前，欧美发达国家是生物药物的主要消费市场，其用药人数在逐年增加。而对于包括中国在内的发展中国家，小分子药物成本相对较低，且易于仿制，仍然是患者的首选治疗药物。总之，研发新型小分子药物具有重要的临床意义。

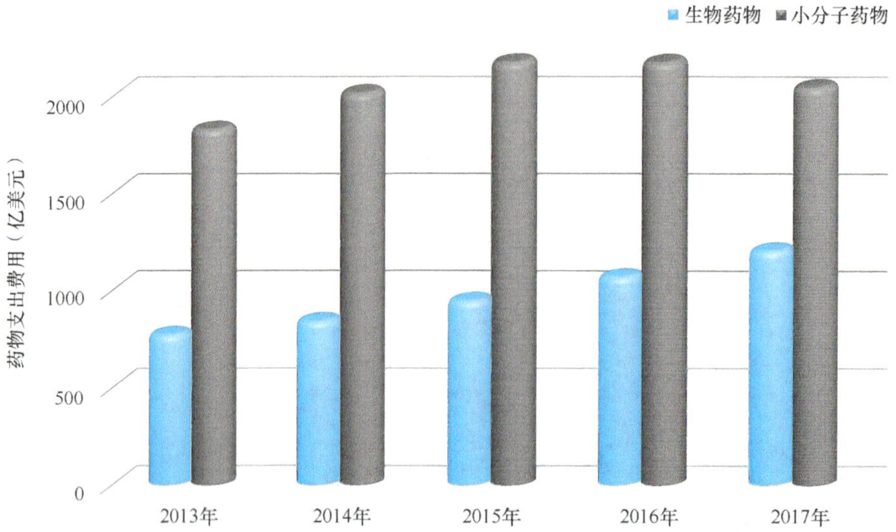

图 1.4　2013～2017 年美国生物药物与小分子药物的支出费用对比图

药物物质与药物产品的区别

药物物质（drug substance）是指用于制造药物产品的有效成分或活性药物成分（active pharmaceutical ingredient，API，也称为原料药），是可对人体产生药理作用的纯物质。药物产品（drug product）简称为药品，是指一种或多种原料药与赋形剂等物质的混合物，是将原料药生产制备成可用于人体的具体形式，包括片剂、胶囊剂或注射剂等众多剂型。

第三节　药物的名称

一个上市药物一般具有三种名称，分别是化学名（chemical name）、通用名（generic name）和商品名（brand name）。如图 1.5 所示，抗抑郁药氟西汀（fluoxetine）的化学名为 (±)*N*-甲基-3-苯基-3-(4-三氟甲基苯氧基) 丙胺（(±)*N*-methyl-3-phenyl-3-[4-(trifluoromethyl) phenoxy] propylamine）；通用名为氟西汀；而商品名则包括百忧解（Prozac®）、Rapiflux®、Sarafem®、Selfemra® 等数个。有关药物命名及其规则的详细内容介绍如下。

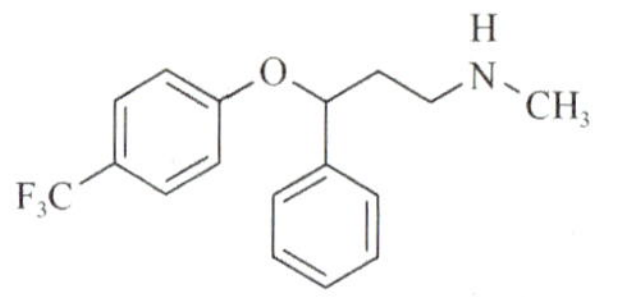

化学名：(±)*N*-甲基-3-苯基-3-（4-三氟甲基苯氧基）丙胺
(±)*N*-methyl-3-phenyl-3-[4-(trifluoromethyl)phenoxy]propylamine
通用名：氟西汀（fluoxetine）
商品名：百忧解（Prozac®）、Rapiflux®、Sarafem®、Selfemra®

图 1.5　抗抑郁药氟西汀的化学名、通用名与商品名

一、化　学　名

化学名，是指根据药物的确切化学结构，采用有机化学的命名原则对其命名。具体的命名原

则参照国际纯粹与应用化学联合会（International Union of Pure and Applied Chemistry，IUPAC）的相关要求。当药物作为一个新化学实体（new chemical entity，NCE）被发现时，其化学名即已确定。一般在临床应用和商业活动中都不会使用药物的化学名。

二、通　用　名

通用名，也称为非专利名称（non-proprietary name），起源于20世纪50年代。通用名的出现是因为世界正变得越来越小，人们需要更频繁地出国旅行，而在其他国家，相同的药物可被称作不同的名称，并且难以分辨。因此，为药物设定了一个通用名，采取统一的标准方式对其命名，以便同一药物在世界任何地方都具有相同的名称。

目前有两个不同的组织负责审批药物的通用名，分别是美国药品通用名（United States Adopted Names，USAN）委员会和世界卫生组织（World Health Organization，WHO）国际非专有药名（International Nonproprietary Names，INN）机构。在美国，药物上市前必须申请USAN。制药公司可以首先向USAN委员会申报有意向的药物通用名，如果获得批准，USAN委员会将会继续向WHO的INN机构提交申请，当审核通过后，该药物通用名将会公布在INN列表中，并对外公示四个月。如没有反对意见，则会正式批准这一药物通用名。在美国以外的国家，可以直接向INN机构提交申请。通常，当药物处于Ⅰ期或Ⅱ期临床试验时，公司会向USAN委员会或WHO提交药物通用名申请，或者会在发表有关药物的论文前完成申请，以便在出版物中使用其通用名而不是公司内部编号。

通用名的命名在一定程度上是基于某一“公式”，一般具有固定的前缀（prefix）或后缀（suffix），如同人名的姓氏一样，以便容易对药物进行区分。以万艾可（Viagra®，伟哥）为例，其通用名为西地那非（sildenafil），后缀“-afil”表明了其作用方式，即作为PDE5抑制剂而发挥作用，这也意味其有助于控制血流。而“-afil”也是其他治疗勃起功能障碍药物的通用名后缀，如他达拉非（tadalafil）、伐地那非（vardenafil）和阿伐那非（avanafil）。

通用名的命名原则

1. 通用名的发音不能过于复杂，不能与其他药物发音相似，必须在前缀中使用两个音节。这将有助于将某药物与其他药物区分开来，并允许更多的变化。

2. 必须避免使用某些字母。通用名使用的是罗马字母，目标是创建一个可以在全球范围内传播的名称。由于字母Y、H、K、J和W在某些使用罗马字母的语言中不使用，因此其不用于创建通用名的前缀。

3. 不能包含推销的暗示，不能使用可能被视为促销的赞美词语（如best、new、fastest、strongest等），并且避免在药名中使用公司名称。

4. 避免使用医学术语，如“onc-”（oncology，肿瘤一词的缩写）。一般不会暗示某一药物仅用于一种特定的功能，因为随着时间的推移，可能会发现该药物新的适应证，这将限制药物在未来的临床应用推广。

三、商　品　名

商品名，是不同药品生产厂商对其所生产药物的命名，并经过注册，具有专用权。因此，由不同制药公司生产的同一药物往往具有不同的商品名。药物商品名的命名一般没有过多的限制，制药公司可以充分发挥自己的想象力和创造力为其药物命名。但是，决不能轻视药物商品名命名的重要性，其对药物的销售额和认可度具有重要的影响。例如，在某一原研药专利过期后，其他仿制药厂商都可以使用其通用名来生产销售该药物，但其商品名仍然是原研公司专属的，可以和其他仿制药很好地区分。

药物商品名命名中的科学与艺术

1. 药物的命名是基于长期的商业考量，关乎药物的销量和公司的发展，甚至用药的安全性，因此制药公司对此极为重视。一般而言，公司会组织药物研发人员、律师或专业的公司联合为所研发的药物进行命名和申报。

2. 药物商品名命名的一般规则：命名不能听起来或看起来像另一种药品，这可能会导致处方错误并引起安全问题，可能造成严重的并发症，甚至死亡。此外，商品名中不能含有通用名中的“前缀”和“后缀”，以避免和其他药物的通用名相混淆。再者，药物名称不能做出任何医疗声明或过度宣传。例如，由诺和诺德（Novo Nordisk）研发的门冬胰岛素（insulin aspart）注射剂的商品名最初计划命名为 NovoRapid，但美国食品药品监督管理局（Food and Drug Administration，FDA）拒绝了这一名称，因为名字暗示其起效速度比竞争药品更快，最终该药物的名称更改为 NovoLog®（诺和锐）。又如，脱发外用治疗药物米诺地尔（minoxidil）原本命名为 Regain，意为“重新获得（头发）”，但最终获批的商品名为 Rogaine®（落健）。

3. 药物商品名中常以“X”“Y”“Z”为首字母，因为这似乎会赋予药物一个高科技和具有科学内涵的名称［如 Xanax®（赞安诺，阿普唑仑）、Xyrem®（羟丁酸钠）和 Zosyn®（哌拉西林钠/他唑巴坦钠复方注射剂）］。药物商品名中也常加入一些较为特别的字母，以此让药物名看似与众不同且容易区分，如 Pristiq®（desvenlafaxine，地文拉法辛）中的字母“q”。相反，有时命名时会避免使用“H”、“J”和“W”，因为这些字母在某些语言中难以发音。此外，用于女性的药品可能含有“S”、“M”或“L”等字母，以产生更柔和的发音［如避孕药 Alesse®（左炔诺孕酮/乙炔雌二醇复方片剂，0.10 mg/0.02 mg）、Yasmin®（优思明，屈螺酮/乙炔雌二醇复方片剂）和 Seasonale®（左炔诺孕酮/乙炔雌二醇复方片剂，0.13 mg/0.03 mg）］。

4. 药物的名称也可能反映出其是主要面向医生的处方药还是面向公众的非处方药。对于非处方药而言，一个好听又好记的名字将是首选；而医生可能更喜欢暗示药物化学成分的名称。

药品商标上的 TM 和 R 标识

在药品名称的右上角常带有™或®的标识。TM 的英名全称为 trademark，意为商标标识，主要表明该名称是作为商标使用，并不是已注册的商标。而 R 的英文全称为 registration，意为注册，是国际通用的注册标识，与我国的“注”（注册的简称）和“注册商标”是同一含义，都表示注册商标。一般在取得商标受理通知书后、领取商标注册证之前可以使用™标识，表示已提出商标申请，对现有商标享有优先使用权，但只能在取得商标注册证后方能使用®标识。

注册商标审批比较严格且耗时较长，但取得™商标相对简单，即使没有最后获批，也可使用 1～2 年。1988 年我国公布的必须使用注册商标的商品范围包括人用药品，如中成药、化学原料药及其制剂、抗生素、生化药品、放射性药品、血清疫苗、血液制品和诊断药品。2006 年 3 月，国家食品药品监督管理局公布了《药品说明书和标签管理规定》，第四章二十七条规定，药品说明书和标签中禁止使用未经注册的商标以及其他未经国家食品药品监督管理局批准的药品名称。换言之，此后药品将不能再使用™商标。

第四节　药物化学与新药研发

一、药物化学

药物化学（medicinal chemistry）是化学、生物化学、分子生物学、药理学和生理学的交叉学科，是探究化学分子生物学和药理学作用、研发小分子药物的一门重要学科，也是药学领域中重要的带头学科。

药物化学的研究对象主要是小分子药物，其研究内容主要服务于新药研发，具体包括发现苗头化合物（hit compound，Hit）和先导化合物；先导化合物的结构改造；研究化合物化学结构和生物活性之间的关系［结构-药效关系（structure-activity relationship，SAR，简称构药关系）］；研究化合化学结构与类药性之间的关系［结构-性质关系（structure-property relationship，SPR，简称构性关系）］；研究化合物与其生物靶点的相互作用；研究药物在体内的吸收、分布、代谢和排泄过程等。

二、药物研发

药物研发的准确表述应称为药物发现与开发（drug discovery and development）。这一表述也非常清楚地阐明了药物研发包括药物发现（drug discovery）和药物开发（drug development）两个阶段（图 1.6）。

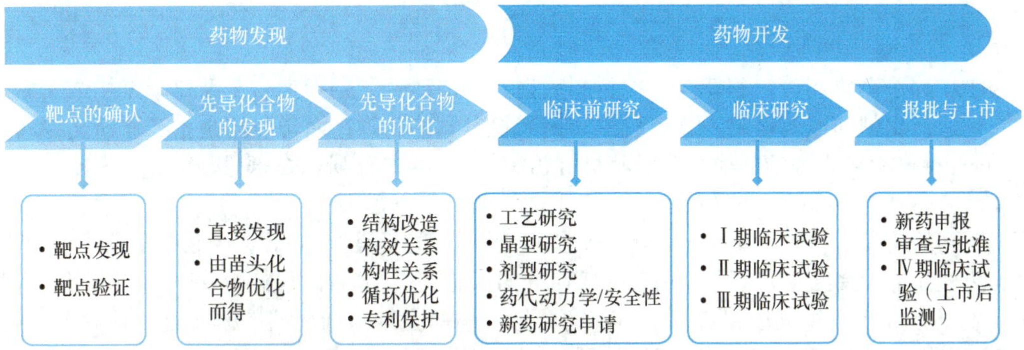

图 1.6　药物研发的流程与各个阶段的研究任务

药物发现是指基于某一靶点（target）成功发现一个临床候选药物（drug candidate）的过程，而该过程又包括靶点确认、先导化合物（lead compound）的发现（lead discovery）和先导化合物的优化（lead optimization）。研发针对某一疾病的药物，首先需要了解导致该疾病的机制，确认可以调控和治疗这一疾病的生物靶点。然后，基于合理药物设计、化合物活性筛选等先导化合物发现策略发现一个可作用于该靶点的先导化合物（参见第六章）。如果是对一个实体化合物库进行的高通量筛选，或针对一个化合物库或虚拟化合物库进行的虚拟高通量筛选，所获得活性化合物通常被称为苗头化合物。如果苗头化合物的活性和类药性较好，可以直接作为先导化合物；如果其各方面的性质还存在较大的缺陷，则可对其开展一系列的结构优化和活性筛选，进而获得一个可供后续研究的先导化合物。在发现先导化合物之后，下一阶段的任务就是对其开展循环优化，进行构效关系和构性关系研究，不断地提高其药理活性和类药性，最终发现一个活性与类药性相平衡的候选药物供临床前和临床研究。

药物开发是指将候选药物推向临床试验，最终在监管部门审批下成功上市的过程，该过程包括临床前研究、临床研究，以及报批与上市。在获得候选药物后，首先需要对其开展系统的临床前研究，确保正式进行人体临床试验的安全性和可行性。在安全性方面，将测试候选药物的细胞毒性、致畸、致癌和致突变毒性，并开展急性和慢性毒性研究。除此之外，还需要开发其大批量生产的化学工艺，确定候选药物的晶型，并开发合适的剂型。同时，将根据成熟的模型，计算预测候选药物在人体内药效和剂量。如果候选药物不存在安全性隐患，且其他环节进展顺利，制药公司将制订合理的临床试验方案，并向监管部门提交研究性新药（investigational new drug，IND）申请，得到批准后便可启动正式的人体临床试验（Ⅰ～Ⅲ期）（具体参见第七章）。在通过临床试验后，制药公司便可提交正式的新药申请（new drug application）。在申请获得监管机构正式批准后，候选药物将成为药物成功上市并应用于患者。部分长期应用的药物在获批后可能还需要进一步开展Ⅳ期临床试验，也称为上市后监测，以进一步确定其安全性。

新药研发是一项非常复杂的工程。新药研发需要平衡药效、选择性、溶解度、稳定性、药物代谢动力学（pharmacokinetic，PK，简称药代动力学或药动学）性质、安全性和新颖性等多方面的性质与要求。一个药物得以成功研发的原因可以列举很多，但任何一个环节的缺陷都可能导致整个研发项目的失败。新药研发是一项高风险的工程。平均每 24 个新药研发项目才能有 1 个获得成功（成功率仅为 4.2%），而其中每 10 项临床试验才能有 1 项获得成功。如果根据筛选化合物的数量而言，每筛选 100 000 多个化合物才能成功研发 1 个药物，相当于新药研发的成功率低于 0.001%。新药研发还是一项高投入的工程。如果将研发失败药物的投入纳入考量，成功研发 1 个药物的平均投入高达 28.7 亿美元，可用于购买 33 架波音 737-700 客机（基于 2018 年波音官网的价格）。但是，新药研发也是一项高回报的工程。成功研发出上市药物将为制药公司带来巨额的收入。例如，仅在 2020 年，来那度胺、阿哌沙班和伊布替尼三个药物的销售额就分别高达 121.5 亿美元、91.7 亿美元和 84.3 亿美元（表 1.1）。

三、创新药与仿制药

对于小分子药物而言，创新药（被仿制后也称为原研药）是指拥有全新化学结构或新颖治疗用途，且未见文献和专利报道的具有自主知识产权专利的药物；而仿制药是指在原研药专利到期后，原研药生产企业之外的其他企业对其进行仿制，研发出与原研药在剂量、安全性和效力、质量、作用及适应证方面相同的仿制药品。

创新药的研发历程如上文所示，首先从靶点确证开始，经过对先导化合物的多轮优化和体外、体内的药理评价，最终发现一个可用于临床研究的候选药。随后经过临床前研究和人体临床试验，证实其安全有效及质量可控制后，申请药物监管机构的批准。创新药的研发是一项复杂、耗时、高风险、高投入和高回报的工作，平均经历 10 多年的时间，耗资数十亿美元。由于需要收回高额的研究成本，在专利保护期内的创新药一般价格高昂。

仿制药产业在大多数发达国家的医疗体系中发挥着举足轻重的作用。如果没有原研药公司，就不会有新药品进入市场，这可能导致一些临床需求无法满足，部分疾病无法攻克。同时，如果没有仿制药，许多原研药的价格可能会持续高昂，导致其无法进入特定的消费市场。仿制药行业的价值在于，一旦专利和法规保护失效，可为某些老牌药物提供替代来源。需要强调的是，许多国家的医疗保健机构都广泛依赖仿制药以实现医疗体系成本的最小化。因此，各个国家一方面致力于保护创新药的竞争地位，鼓励制药公司的大力创新；另一方面也支持其他制药公司合理合法地开发原研药的仿制药，在创新药专利保护到期之后，仿制药便可上市，与原研药相互竞争，降低药品价格，减轻社会和患者的医疗负担。

美国在 1984 年颁布了《药品价格竞争和专利条款恢复法案》（Drug Price Competition and Patent Term Restoration Act），也称为《哈奇-韦克斯曼法案》（Hatch-Waxman Act），以鼓励仿制药行业的发展，为仿制药公司研发仿制药提供了一定的激励措施，从而降低药物成本。该法案简化了仿制药的市场准入程序。首先，通过简略新药申请（abbreviated new drug application，ANDA）简化了审批流程。在法案颁布之前，仿制药公司需要开展与原研药相同的试验研究来证明仿制药的有效性，包括动物安全性研究、生物利用度研究和人体临床试验，但无法获得原研药公司所享有的专利保护，使得仿制药公司更加难以收回投资成本。而《哈奇-韦克斯曼法案》规定仿制药公司可以基于原研药的临床和安全数据进行仿制药申请，并采用旨在证明仿制药与原研药具有相同的生物利用度的生物等效性研究，取代耗时且昂贵的药效和安全性试验。毋庸置疑，这显著降低了市场准入成本。此外，专利法中还包含了一个“安全港”（safe harbor）条款，允许仿制药公司在以研究为目的条件下生产和研究原研药，并将研究数据作为 ANDA 的一部分。如果没有这一条款，仿制药公司生产制备在专利有效期内的药物可能会因专利侵权而被起诉。

四、中国化学药品的注册分类

为配合2020年新修订《药品注册管理办法》的实施，国家药品监督管理局在2020年组织制定了《化学药品注册分类及申报资料要求》，将化学药品注册分类划分为5个类别，分别是创新药（1类）、改良型新药（2类）、仿制药［原研药境内未上市（3类）、原研药境内已上市（4类）］、境外已上市境内未上市化学药品（5类），可以简单记忆为一创、二改、三抢、四仿、五进口。表1.3列举了化学药品注册分类的具体内容和相关要求。不同注册分类的研究重点是不一样的。例如，对于2类改良型新药，具有明显的临床优势是此类药物的研发重点；对于3类仿制药，由于未在国内上市，选择对照参比药物则十分关键。换言之，2类在于新，如新剂型、新工艺、新的给药途径；而3类和4类在于质量及疗效的一致性。

表1.3 化学药品注册分类及申报资料要求[a]

类别	内容	要求
1类	境内外均未上市的创新药，指含有新的结构明确的、具有药理作用的化合物，且具有临床价值的药品	化学药品1类为创新药，应含有新的结构明确的、具有药理作用的化合物，且具有临床价值，不包括改良型新药中2.1类的药品。含有新的结构明确的、具有药理作用的化合物的新复方制剂，应按照化学药品1类申报
2类	境内外均未上市的改良型新药，指在已知活性成分的基础上，对其结构、剂型、处方工艺、给药途径、适应证等进行优化，且具有明显临床优势的药品	化学药品2类为改良型新药，在已知活性成分基础上进行优化，应比改良前具有明显临床优势。已知活性成分指境内或境外已上市药品的活性成分。该类药品同时符合多个情形要求的，须在申报时一并予以说明
2.1类	含有用拆分或者合成等方法制得的已知活性成分的旋光异构体，或者对已知活性成分成酯，或者对已知活性成分成盐（包括含有氢键或配位键的盐），或者改变已知盐类活性成分的酸根、碱基或金属元素，或者形成其他非共价键衍生物（如配合物、螯合物或包合物），且具有明显临床优势的药品	
2.2类	含有已知活性成分的新剂型（包括新的给药系统）、新处方工艺、新给药途径，且具有明显临床优势的药品	
2.3类	含有已知活性成分的新复方制剂，且具有明显临床优势	
2.4类	含有已知活性成分的新适应证的药品	
3类	境内申请人仿制境外上市但境内未上市原研药的药品。该类药品应与参比制剂的质量和疗效一致	化学药品3类为境内生产的仿制境外已上市境内未上市原研药的药品，具有与参比制剂相同的活性成分、剂型、规格、适应证、给药途径和用法用量，并证明质量和疗效与参比制剂一致。在有充分研究数据证明合理性的情况下，规格和用法用量可以与参比制剂不一致
4类	境内申请人仿制已在境内上市原研药的药品。该类药品应与参比制剂的质量和疗效一致	化学药品4类为境内生产的仿制境内已上市原研药的药品，具有与参比制剂相同的活性成分、剂型、规格、适应证、给药途径和用法用量，并证明质量和疗效与参比制剂一致
5类	境外上市的药品申请在境内上市	化学药品5类为境外上市的药品申请在境内上市，包括境内外生产的药品
5.1类	境外上市的原研药和改良型新药申请在境内上市。改良型新药应具有明显临床优势	其中化学药品5.1类为原研药和改良型新药，改良型新药在已知活性成分基础上进行优化，应比改良前具有明显临床优势
5.2类	境外上市的仿制药申请在境内上市	化学药品5.2类为仿制药，应证明与参比制剂质量和疗效一致，技术要求与化学药品3类、4类相同。境内外同步研发的境外生产仿制药，应按照化学药品5.2类申报，如申报临床试验，不要求提供允许药品上市销售证明文件

a. 关于化学药品注册分类，自2020年7月1日起实施；关于化学药品注册申报资料要求，自2020年10月1日起实施。

五、药物化学在药物研发中的作用

药物化学最根本的研究目标就是研发新药。创新药的研发不仅关系到人民健康，更关乎国家安全。国家层面上也提出要重视创新药的研发，这也更加凸显了药物化学学科的重要性。毋庸置疑，药物化学在新药研发中扮演了至关重要的角色，在整个新药研发流程中，从靶点的确认，到先导化合物的发现和优化，再到候选药物的发现都是药物化学的主要研究内容和目标任务，甚至在后期的临床前研究也需要药物化学学科的参与。因此，药物化学是一门服务于新药研发的核心课程，也是药物研发的中坚力量。掌握药物化学的基本原理、主要方法，熟悉新药研发的完整流程和整体思路，是学习药物化学的主要目标和意义所在。

六、我国药物研发的现状

欧美发达国家在新药研发领域一直处于领先地位。表 1.4 列举了 2020 年世界市值排名 TOP 100 的制药公司。

表 1.4 2020 年世界制药公司市值排行榜 TOP 100

排名	公司名称	国别	市值（亿美元）[a]	年总收入（亿美元）[b]	主要研究领域	主要治疗领域
1	罗氏（Roche）	瑞士	3280	490	生物药	肿瘤
2	强生（Johnson & Johnson，J&J）	美国	2790	420	生物药	免疫系统
3	辉瑞（Pfizer）	美国	2570	490	小分子	肿瘤
4	艾伯维（AbbVie）	美国	2420	360	生物药	免疫系统
5	默克（Merck）	美国	2330	470	小分子	肿瘤
6	诺华（Novartis）	瑞士	2100	490	小分子	肿瘤
7	安进（Amgen）	美国	1640	240	生物药	免疫系统
8	阿斯利康（AstraZeneca）	美国	1620	250	小分子	肿瘤
9	百时美施贵宝（Bristol Myers Squibb，BMS）	美国	1580	340	小分子	肿瘤
10	诺和诺德（Novo Nordisk）	丹麦	1550	190	生物药	糖尿病
11	礼来（Eli Lilly）	美国	1510	220	生物药	糖尿病
12	勃林格殷格翰（Boehringer Ingelheim）	德国	1480	220	小分子	糖尿病
13	葛兰素史克（GlaxoSmithKline，GSK）	英国	1360	430	小分子	呼吸系统
14	拜耳（Bayer）	德国	1330	200	小分子	心脏
15	赛诺菲（Sanofi）	法国	1200	420	小分子	免疫系统
16	武田（Takeda）	日本	1040	300	生物药	消化系统
17	CSL	澳大利亚	1000	90	血液制品	血液系统
18	吉利德（Gilead）	美国	870	220	小分子	病毒
19	硕腾（Zoetis）	美国	820	63	小分子	动物健康
20	中外制药（Chugai）	日本	720	68	生物药	肿瘤
21	恒瑞医药（Hengrui Medicine）	中国	690	34	小分子	肿瘤
22	福泰（Vertex）	美国	650	54	小分子	罕见病

续表

排名	公司名称	国别	市值（亿美元）[a]	年总收入（亿美元）[b]	主要研究领域	主要治疗领域
23	再生元（Regeneron）	美国	580	86	生物药	眼科
24	第一三共制药（Daiichi Sankyo）	日本	540	89	小分子	肿瘤
25	默克集团（Merck KGaA Pharma）	德国	500	75	生物药	肿瘤
26	渤健（Biogen）	美国	480	140	生物药	神经系统
27	扬子江药业（Yangtze River Pharma）	中国	440	120	小分子	多领域
28	施维雅（Servier）	法国	360	54	小分子	心脏代谢
29	梯瓦制药（Teva）	以色列	350	160	小分子	呼吸系统
30	石药集团（CSPC Pharma）	中国	350	53	小分子	中枢神经系统
31	赛尔群（Celltrion）	韩国	310	12	生物药	免疫系统
32	智飞生物（Zhifei Bio）	中国	310	17	疫苗	疫苗
33	西雅图遗传学公司（Seattle Genetics）	美国	300	10	生物药	肿瘤
34	美纳里尼（Menarini）	意大利	300	44	小分子	心脏代谢
35	博士康（Bausch Health）	美国	290	81	小分子	眼科
36	皇家制药（Royalty Pharma）	美国	290	19	生物药	多领域
37	豪森药业（Hansoh Pharma）	中国	260	11	小分子	肿瘤
38	安斯泰来制药（Astellas）	日本	260	110	小分子	肿瘤
39	基立福公司（Grifols）	西班牙	260	60	血液制品	罕见病
40	亚力兄（Alexion）	美国	250	55	生物药	罕见病
41	卫材（Eisai）	日本	240	65	小分子	肿瘤
42	莫德纳（Moderna）	美国	240	1.05	核酸	抗感染药
43	齐鲁制药（Qilu Pharma）	中国	240	36	小分子	肿瘤
44	优时比（UCB）	比利时	240	58	生物药	神经系统
45	中国生物制药（Sino Biopharma）	中国	230	34	小分子	多领域
46	长春高新（Changchun Tech）	中国	230	11	生物药	多领域
47	Genmab	丹麦	220	15	生物药	肿瘤
48	大塚制药（Otsuka）	日本	220	130	小分子	精神病学
49	片仔癀药业（Pientzehuang Pharma）	中国	220	8.59	小分子	多领域
50	科伦药业（Kelun Group）	中国	220	60	小分子	肿瘤
51	高德美（Galderma）	瑞士	200	30	小分子	皮肤
52	百济神州（BeiGene）	中国	200	2.24	小分子	肿瘤
53	迈兰（Mylan）	美国	200	110	小分子	呼吸系统
54	济民可信（Jemincare）	中国	193	53	天然药物	多领域
55	皮尔法伯制药集团（Pierre Fabre）	法国	187	28	小分子	皮肤

续表

排名	公司名称	国别	市值（亿美元）[a]	年总收入（亿美元）[b]	主要研究领域	主要治疗领域
56	免疫医学（Immunomedics）	美国	186	0.2	生物药	肿瘤
57	因塞特（Incyte）	美国	185	23	小分子	肿瘤
58	Horizon	美国	179	15	小分子	罕见病
59	云南白药（Yunnan Baiyao）	中国	176	44	天然药物	多领域
60	康泰生物（Kangtai Bio）	中国	173	2.83	疫苗	疫苗
61	奥克特珐玛（Octapharma）	瑞士	171	25	血液制品	血液制品
62	复星医药（Fosun Pharma）	中国	167	40	小分子	多领域
63	辉凌制药（Ferring）	瑞士	167	25	小分子	女性健康
64	太阳药业（Sun Pharma）	印度	164	42	小分子	皮肤
65	雅培 EPD（Abbott EPD）	美国	161	44	小分子	多领域
66	凯西制药（Chiesi）	意大利	155	23	小分子	呼吸系统
67	生物新技术公司（BioNTech）	德国	154	1.41	核酸	肿瘤
68	小野制药（Ono）	日本	147	27	生物药	肿瘤
69	拜玛林制药（BioMarin）	美国	138	18	小分子	罕见病
70	阿尔尼拉姆（Alnylam）	美国	135	3.45	核酸	血液系统
71	礼来动保（Elanco）	美国	134	28	小分子	动物健康
72	盐野义制药（Shionogi）	日本	133	30	小分子	病毒
73	萌蒂制药（Mundipharma）	美国	132	20	小分子	疼痛
74	华兰生物（Hualan Bio）	中国	131	5.21	血液制品	疫苗
75	NC Pharma/EMS	巴西	128	19	小分子	多领域
76	费森尤斯卡比（Fresenius Kabi）	德国	125	34	小分子	住院治疗
77	沃森生物（Walvax）	中国	125	1.69	疫苗	疫苗
78	萨姆医药（Samumed）	美国	124	NA	小分子	骨科
79	协和发酵麒麟集团（Kyowa Kirin）	日本	122	28	生物药	血液系统
80	利康化工制药（Recordati）	意大利	122	16	小分子	心脏代谢
81	上海医药（Shanghai Pharma）	中国	121	33	小分子	仿制药
82	天津医药集团（Tianjin Pharma）	中国	120	33	小分子	多领域
83	R-Pharm	俄罗斯	119	18	小分子	肿瘤
84	Grupo Insud	西班牙	117	17	小分子	女性健康
85	Adimab	美国	114	NA	生物药	多领域
86	利奥制药（LEO Pharma）	丹麦	114	17	小分子	皮肤
87	SK 生物制药（SK Biopharma）	韩国	110	0.052	小分子	神经系统
88	格兰泰（Grünenthal）	德国	109	16	小分子	疼痛

续表

排名	公司名称	国别	市值（亿美元）[a]	年总收入（亿美元）[b]	主要研究领域	主要治疗领域
89	Roemmers	阿根廷	108	30	小分子	多领域
90	信达生物（Innovent Biologics）	中国	105	2.38	生物药	肿瘤
91	维福制药（Vifor Pharma）	瑞士	102	20	小分子	肾脏
92	博莱科（Bracco）	意大利	101	15	放射性药物	肿瘤
93	瑞迪制药（Dr. Reddy's）	印度	101	23	小分子	多领域
94	君实生物（Junshi Biosciences）	中国	100	1.47	生物药	肿瘤
95	益普生（Ipsen）	法国	100	30	小分子	肿瘤
96	Roivant Sciences	美国	100	NA	小分子	多领域
97	Sarepta Therapeutics	美国	99	4.5	基因疗法	神经系统
98	哈药集团（Harbin Pharma）	中国	97	27	小分子	多领域
99	CureVac	德国	96	0.19	核酸	肿瘤
100	诗华动保（Ceva Santé Animale）	德国	93	14	小分子	动物健康

a. 根据 2020 年 9 月 15 日的公司市值进行排名。

b. 2019 年的总收入。

我国创新药的研发水平与世界发达国家相比仍然存在很大差距，在全球具有较大影响力的制药企业不多，国际上广受认可的原研药数量也是屈指可数。在创新药研发的道路上，我们将面临的挑战还有很多很多。

自 2008 年我国启动“重大新药创制”科技重大专项以来，我国的创新药研究开始全面发力，在广大医药研发人员的共同努力下，我国创新药研发水平展现出快速提升的发展态势，也为未来我国新药研发事业进一步发展奠定了基础，增强了信心。2019 年 11 月 15 日，中国百济神州（苏州）生物科技有限公司自主研发的抗癌药泽布替尼（zanubrutinib）获得 FDA 批准，以“突破性疗法”的身份优先审评上市，实现了中国创新药出海。相信这也是开启中国创新药研发黄金时代的重要标志之一。

如表 1.5 所示，2020 年国家药品监督管理局（National Medical Products Administration，NMPA）批准的小分子创新药已超过 10 个，这也标志着中国创新药研发实力的稳步提升。不过，我们需要清醒地认识到，国内制药公司目前研发的新药仍主要以优仿（me-better）和快仿（fast-follow）为主，而首创药物（first-in-class）少之又少，治疗领域也相对单一。因此，大多数制药公司主要还是紧跟国外知名制药企业的热点研究领域和研究进展，来布局自己的研究和市场方向。但是，基于源头的靶点创新药研发实力与国际制药公司的差距依旧较大。

在第八届中国医药研发 · 创新峰会上，药智网发布了“2023 中国药品研发综合实力排行榜 TOP 100”（表 1.6）。榜单从各企业 2022 年药品受理批准情况、药企研发投入资金情况、临床试验完成情况与专利布局等方面进行综合排序，最终评选出 TOP 100 企业。其中江苏恒瑞医药股份有限公司、上海复星医药（集团）股份有限公司、正大天晴药业集团股份有限公司、齐鲁制药集团有限公司、百济神州、石药控股集团有限公司、信达生物制药（苏州）有限公司、四川科伦药业股份有限公司、上海君实生物医药科技股份有限公司和上海医药集团股份有限公司为中国药品研发实力排名前十的制药企业。随着我国对新药研发的重视，相关政策逐渐完善，以及制药科研水平的提升，中国终将完成从仿制药大国向创新药大国的华丽转身。

表 1.5　2020 年部分中国自主研发上市的小分子创新药

序号	通用名	商品名	原研公司	结构	靶点	适应证
1	阿美替尼（almonertinib）（片剂）	阿美乐	江苏豪森药业有限公司	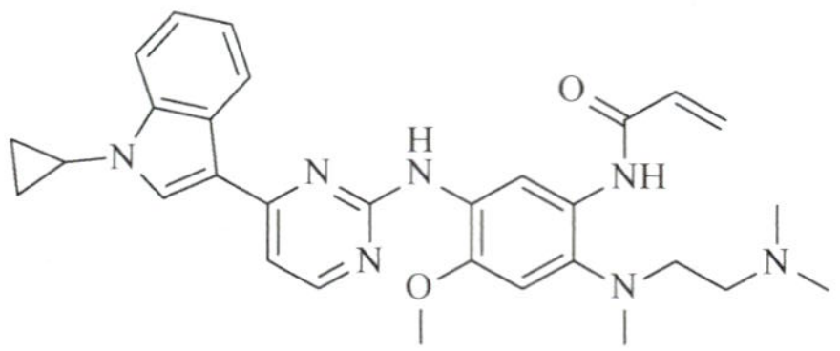	表皮生长因子受体酪氨酸激酶（EGFR-TK）	非小细胞肺癌（发生 T790M 耐药突变）
2	泽布替尼（zanubrutinib）（胶囊）	百悦泽	百济神州（苏州）生物科技有限公司	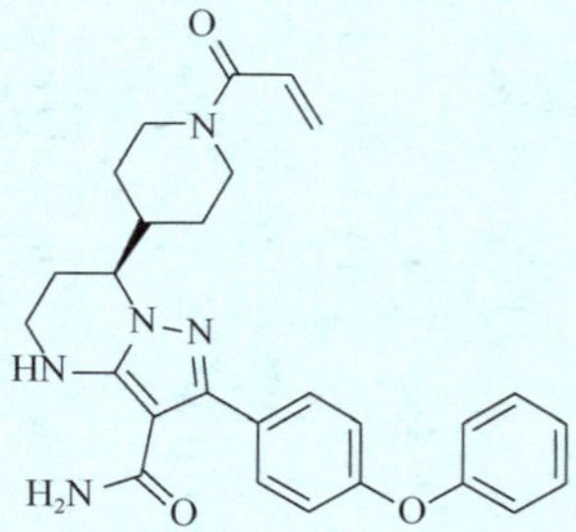	布鲁顿酪氨酸激酶（BTK）	既往至少接受过一种治疗的成人套细胞淋巴瘤，以及既往至少接受过一种治疗的成人慢性淋巴细胞白血病/小淋巴细胞淋巴瘤
3	奥布替尼（orelabrutinib）（片剂）	宜诺凯	北京诺诚健华医药科技有限公司	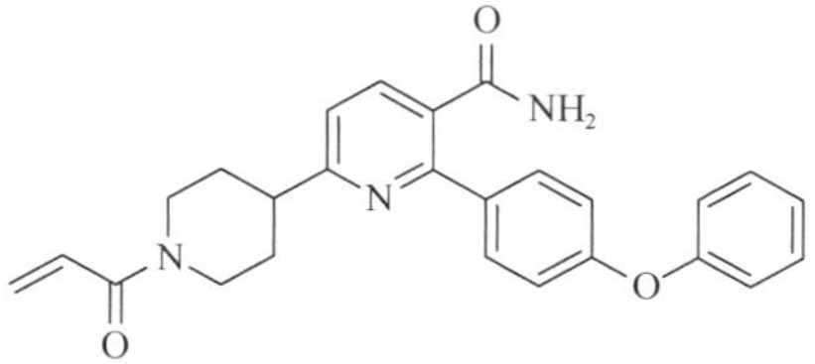	BTK	既往至少接受过一种治疗的成人套细胞淋巴瘤，以及既往至少接受过一种治疗的成人慢性淋巴细胞白血病/小淋巴细胞淋巴瘤
4	恩沙替尼（ensartinib）（胶囊）	贝美纳	贝达药业股份有限公司	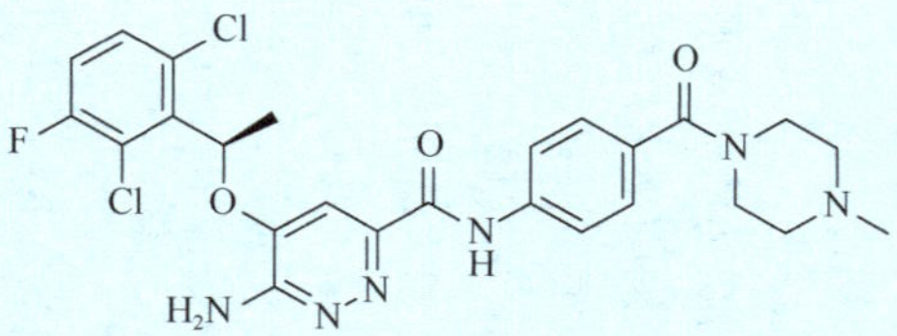	间变性淋巴瘤激酶（ALK）	ALK 突变晚期非小细胞肺癌

续表

序号	通用名	商品名	原研公司	结构	靶点	适应证
5	氟唑帕利（fluzoparib）（胶囊）	艾瑞颐	江苏恒瑞医药股份有限公司	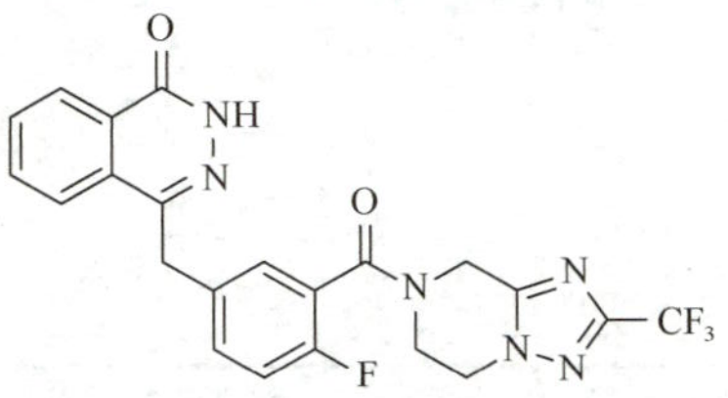	多腺苷二磷酸核糖聚合酶（PARP）	既往经过二线及以上化疗的伴有胚系乳腺癌相关基因（*BRCA*）突变（*gBRCAm*）的铂敏感复发性卵巢癌、输卵管癌或原发性腹膜癌
6	索凡替尼（surufatinib）（胶囊）	苏泰达	和记黄埔医药（上海）有限公司	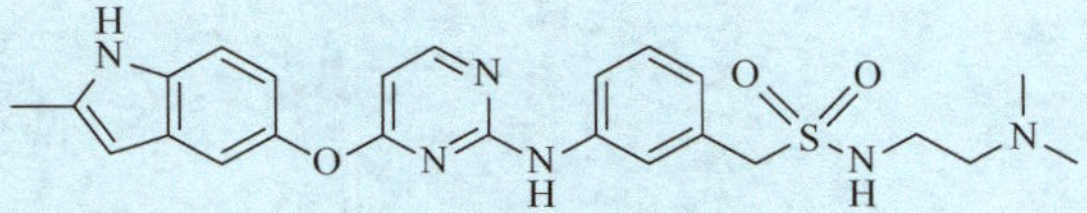	血管内皮细胞生长因子受体（VEGFR）和成纤维细胞生长因子受体（FGFR）酪氨酸激酶（TK）	无法手术切除的局部晚期或转移性、进展期非功能性、分化良好（G1、G2）的非胰腺来源的神经内分泌瘤
7	可洛派韦（coblopasvir）（胶囊）	凯力唯	北京凯因格领生物技术有限公司	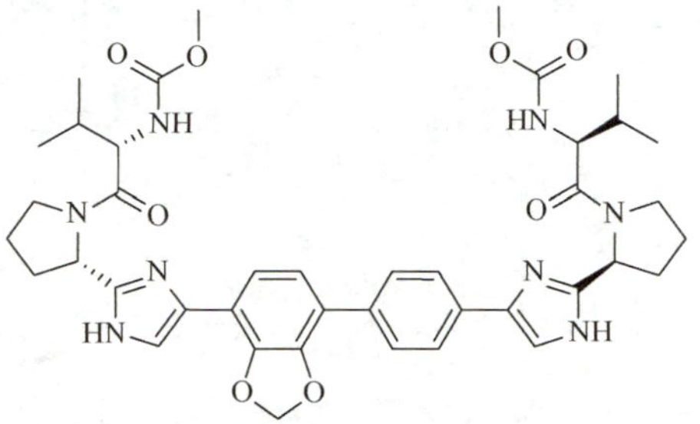	非结构蛋白 5 A（NS5A）	与索磷布韦联用，治疗初治或干扰素经治的基因 1、2、3、6 型成人慢性丙型肝炎病毒（HCV）感染，可合并或不合并代偿性肝硬化
8	拉维达韦（ravidasvir）（片剂）	新力莱	歌礼生物科技（杭州）有限公司	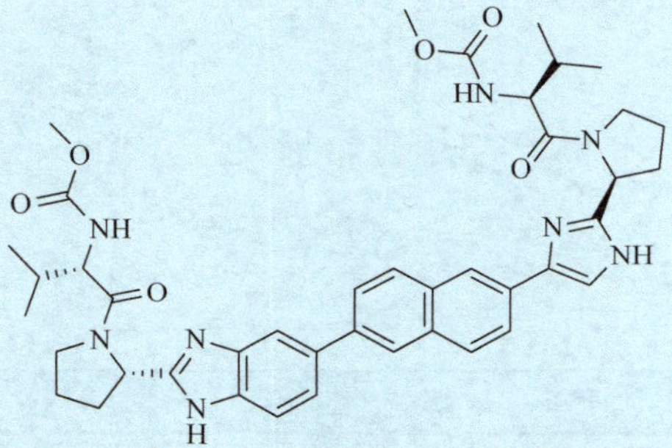	NS5A	联合利托那韦强化的达诺瑞韦钠片和利巴韦林，用于治疗初治的基因 1b 型慢性丙型肝炎病毒感染的非肝硬化成人患者，不得作为单药治疗

续表

序号	通用名	商品名	原研公司	结构	靶点	适应证
9	依米他韦（emitasvir）（胶囊）	东卫恩	宜昌东阳光长江药业股份有限公司	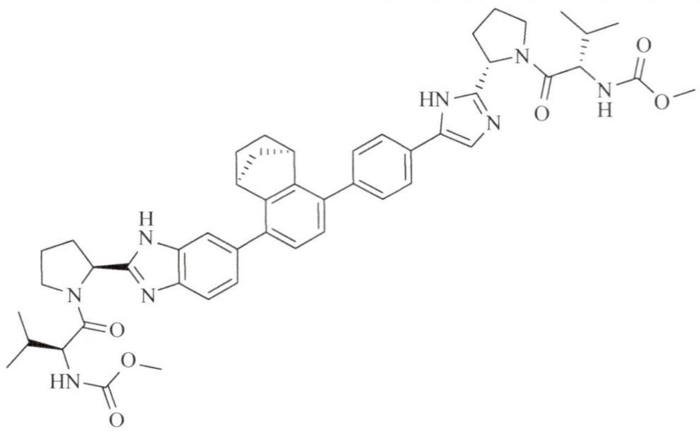	NS5A	与索磷布韦片联合，用于治疗成人基因 1 型非肝硬化慢性丙型肝炎
10	环泊酚（ciprofol）（静脉注射液）	思舒宁	辽宁海思科制药有限公司	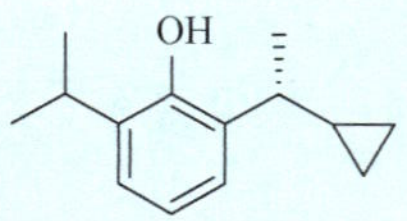	γ-氨基丁酸 A 型（GABAA）受体	消化道内镜检查中的镇静（静脉麻醉药）
11	苯环喹溴铵（bencycloquidium bromide）（喷雾剂）	必立汀	银谷制药有限责任公司	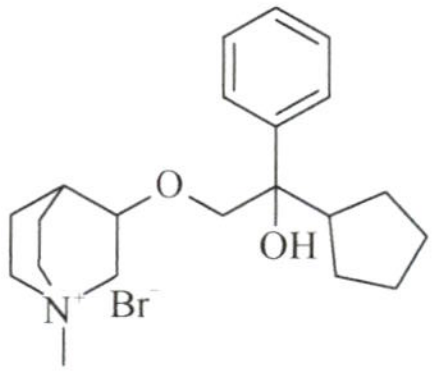	M 受体	用于改善变应性鼻炎引起的流涕、鼻塞、鼻痒和喷嚏症状（喷鼻剂）

表 1.6　2023 中国药品研发综合实力排行榜 TOP100

排名	公司名称	排名	公司名称
1	江苏恒瑞医药股份有限公司	39	江苏奥赛康药业有限公司
2	上海复星医药（集团）股份有限公司	40	健康元药业集团股份有限公司
3	正大天晴药业集团股份有限公司	41	先声药业有限公司
4	齐鲁制药集团有限公司	42	江苏康缘药业股份有限公司
5	百济神州	43	山东步长制药股份有限公司
6	石药控股集团有限公司	44	重庆智翔金泰生物制药股份有限公司
7	信达生物制药（苏州）有限公司	45	山东鲁抗医药股份有限公司
8	四川科伦药业股份有限公司	46	上海现代制药股份有限公司
9	上海君实生物医药科技股份有限公司	47	江苏恩华药业股份有限公司
10	上海医药集团股份有限公司	48	青峰医药集团有限公司
11	人福医药集团股份公司	49	三生国健药业（上海）股份有限公司
12	浙江华海药业股份有限公司	50	盛禾（中国）生物制药有限公司
13	成都倍特药业股份有限公司	51	普米斯生物技术（珠海）有限公司
14	江苏豪森药业集团有限公司	52	山东罗欣药业集团股份有限公司
15	鲁南制药集团股份有限公司	53	辰欣药业股份有限公司
16	长春高新技术产业（集团）股份有限公司	54	荣昌生物制药（烟台）股份有限公司
17	扬子江药业集团有限公司	55	华润三九医药股份有限公司
18	中山康方生物医药有限公司	56	海南普利制药股份有限公司
19	绿叶制药集团有限公司	57	广州白云山医药集团股份有限公司
20	东阳光药业	58	浙江医药股份有限公司
21	四环医药控股集团有限公司	59	基石药业
22	深圳信立泰药业股份有限公司	60	南京健友生化制药股份有限公司
23	华润双鹤药业股份有限公司	61	浙江京新药业股份有限公司
24	丽珠医药集团股份有限公司	62	甘李药业股份有限公司
25	石家庄四药有限公司	63	仁合益康集团有限公司
26	华东医药股份有限公司	64	江苏荃信生物医药股份有限公司
27	浙江海正药业股份有限公司	65	福安药业（集团）股份有限公司
28	海思科医药集团股份有限公司	66	中国医药健康产业股份有限公司
29	华北制药股份有限公司	67	南京海纳医药科技股份有限公司
30	神州细胞工程有限公司	68	无锡智康弘义生物科技有限公司
31	瑞阳制药股份有限公司	69	重庆智飞生物制品股份有限公司
32	贝达药业股份有限公司	70	江苏万高药业股份有限公司
33	百奥泰生物制药股份有限公司	71	苏州泽璟生物制药股份有限公司
34	石家庄以岭药业股份有限公司	72	哈尔滨誉衡药业股份有限公司
35	乐普医疗	73	浙江康恩贝制药股份有限公司
36	天士力医药集团股份有限公司	74	江苏康宁杰瑞生物制药有限公司
37	四川百利药业有限责任公司	75	礼新医药科技（上海）有限公司
38	乐普生物科技有限公司	76	成都康弘药业集团股份有限公司

续表

排名	公司名称	排名	公司名称
77	和记黄埔医药（上海）有限公司	89	浙江新和成股份有限公司
78	迈威（上海）生物科技股份有限公司	90	宜明昂科生物医药技术（上海）股份有限公司
79	北京诺诚健华医药科技有限公司	91	津药药业股份有限公司
80	华夏生生药业（北京）有限公司	92	南京圣和药业股份有限公司
81	上海津曼特生物科技有限公司	93	苏州亚盛药业有限公司
82	苏州创胜医药集团有限公司	94	成都苑东生物制药股份有限公司
83	合源生物科技（天津）有限公司	95	北京加科思新药研发有限公司
84	南京驯鹿生物医药有限公司	96	远大生命科学集团有限公司
85	祐和医药科技（北京）有限公司	97	舒泰神（北京）生物制药股份有限公司
86	鞍石生物科技有限公司	98	山东新华制药股份有限公司
87	深圳康泰生物制品股份有限公司	99	通化东宝药业股份有限公司
88	康诺亚生物医药科技（成都）有限公司	100	轩竹生物科技股份有限公司

（白仁仁）

第二章　药物作用的靶点

第一节　药物靶点概述

药物靶点（target）是指可与药物分子结合产生药理效应从而发挥疾病防治作用的生物大分子，包括基因位点，又称基因座（gene locus）、酶（enzyme）、受体（receptor）或其配体（ligand）、离子通道（ion channel）、核酸（nucleic acid）等。药物靶点是药物发挥作用的基础，探究药物新靶点对于建立有针对性的新药筛选系统具有重要意义。目前，人们对药物靶点的认知仍有待提高，对新靶点的探索和发现已成为新药研发的关键瓶颈，这也是药物研发人员面临的艰巨任务。

近年来，随着分子生物学、蛋白质组学、人类基因组学等相关领域研究的不断深入，探索药物靶点已发展为生命科学领域的研究热点。细胞作为生物体的基本结构单元，其特有的双磷脂层膜是隔绝细胞外基质的一道天然屏障。细胞膜上分布不均的蛋白质、脂质、糖类是药物极易识别的靶点，药物可通过与靶点结合穿过屏障，或传递信号至效应器。另外，细胞内的一些微结构，如细胞的“控制中心”——细胞核、线粒体、高尔基体及内质网等，同样分布着药物的作用靶点。

药物种类多样，但在机体内的作用靶点主要包含蛋白质（酶、受体和转运体）与核酸（DNA和 RNA）两类。靶点部位通常会形成一个类似峡谷的凹陷来作为药物嵌入的结合位置，药物通过不同强度的键合方式（共价键、非共价键）与其结合。药物与作用靶点的键合方式（表 2.1）不是绝对的、唯一的，其可能同时以多种方式与靶点结合。药物与靶点结合后发挥作用，但靶点的多样性及键合方式的杂糅，使得药物与靶点结合所产生的效应未必是机体所需的。例如，吗啡（morphine）是一种效果很好的止痛药，但其同时也具有耐受性、成瘾性及呼吸抑制等严重的不良作用，过量服用甚至会致死。因此，进行药物的作用靶点及其键合方式的筛选和确认就显得尤为重要。

表 2.1　药物与作用靶点的键合方式

键合类型	主要特征	代表药物
共价键（不可逆，最牢固）	药物分子与靶点结合部位的基团发生化学反应，形成新的化学键而连接为一个整体	烷化剂类抗肿瘤药；β-内酰胺类抗生素；拉唑类抗溃疡药
非共价键（可逆）		
离子键（盐键）	药物与受体中包含的正离子与负离子发生的键合。能发生于带有叔胺、季铵、羧基结构的药物	去甲肾上腺素与β肾上腺素；拟胆碱药物氯贝胆碱；血管紧张素转换酶（ACE）抑制剂（普利类）
氢键	最常见的非共价键形式。由药物分子中含有孤对电子的 O、N、S 等原子和生物大分子中的氢原子键合形成	绝大部分药物与靶点之间均可形成氢键（磺酰胺类利尿药与碳酸酐酶的作用等）
偶极作用	分为偶极-偶极和离子-偶极两类。偶极是由 C 和 N、O、S、卤素成键，引起电荷不均匀所产生的电偶极。药物存在偶极或离子两种类型，进而与生物大分子中的偶极基团（酰胺、酯、酮等）发生作用	美沙酮
电荷转移复合物	富 p 电子的烯烃、炔烃或芳环，或含有弱酸性质子的化合物	抗疟药氯喹
疏水性相互作用	药物非极性部分与生物大分子非极性部分的相互作用	疏水类固醇激素孕酮

续表

键合类型	主要特征	代表药物
范德瓦耳斯力（最易解离）	非极性分子中暂时不对称的电荷分布	局麻药普鲁卡因
金属离子配合物	由带负电的基团或电中性的极性分子，同金属离子或原子形成的配位键化合物。配合物指含有配离子的化合物或不带电荷的配合分子	铂金属配合物抗肿瘤药；金属中毒解毒剂二巯基丙醇

第二节　酶

一、酶及其分类

酶是生物体内具有催化活性和高度专一性的特殊有机物，能与底物特异性地结合并发挥作用（图 2.1）。大多数酶为蛋白质，少数酶为 RNA。酶参与机体几乎所有的细胞活动，其活性受多种因素调节控制。调节酶的活性可能会改变机体的生理生化功能，甚至在酶的催化作用下能产生一些病理反应介质或调控因子。因此，酶是一类重要的药物作用靶点。

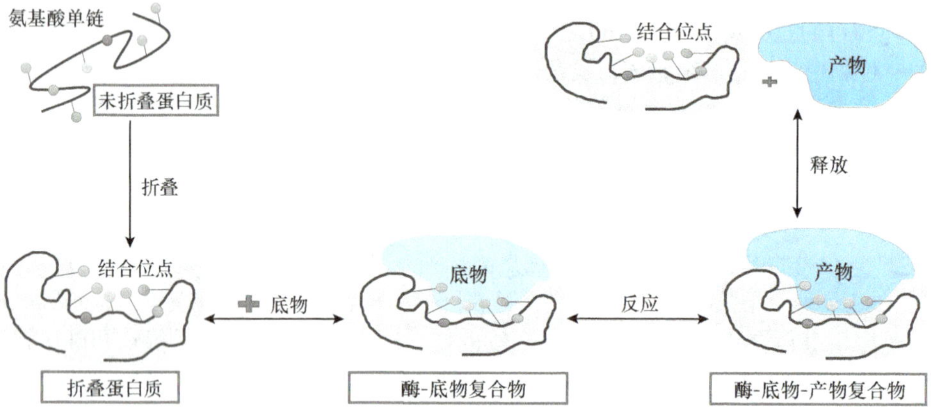

图 2.1　酶与底物的结合形式

蛋白酶按化学组成可分为单纯酶和缀合酶；按蛋白酶分子的特点可分为单体酶、寡聚酶和多酶复合体；根据酶促反应的类型可分为水解酶类、氧化还原酶类、转移酶类、连接酶类、异构酶类和裂合酶类。RNA 类酶包含核酶、RNA 聚合酶、端粒酶、逆转录酶和线粒体酶等。

相对于一般催化剂而言，酶具有高效性、特异性（又称专一性）和可调节性（图 2.2）。酶的催化效率高出一般催化剂 10^7～10^{13} 倍，且不需要较高的反应温度，能更有效地降低反应的活化能（activation energy）（图 2.3）。

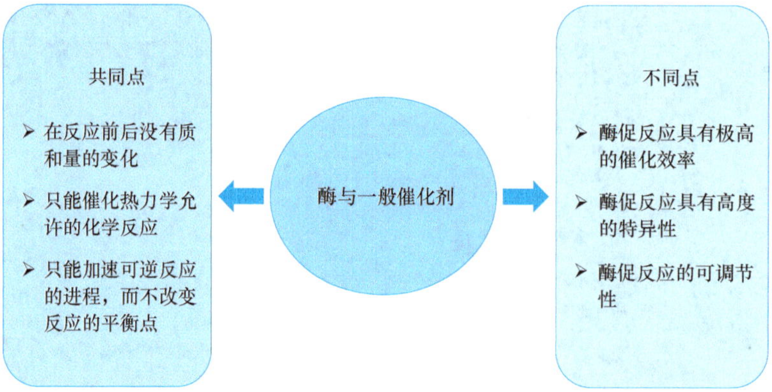

图 2.2　酶与一般催化剂的比较

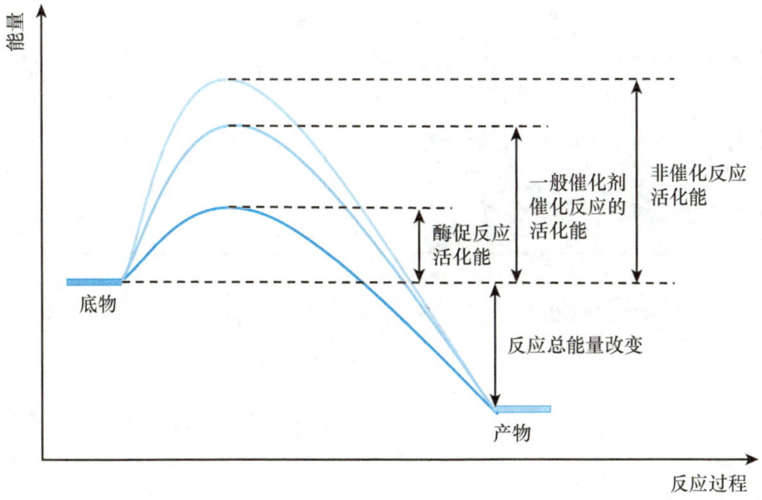

图 2.3　酶促反应活化能的改变

酶的特异性是指一种酶仅针对某类化合物、化学键或化学反应发挥作用并生成特定产物。根据酶-底物结合具有严格选择性的要求，酶的特异性还能细分为以下三种类型。

（1）绝对专一性（absolute specificity）（特异性）：酶只与特定结构的底物结合作用，反应专一，产物结构单一。例如，尿素能被脲酶催化水解成 NH_3 和 CO_2，但尿素甲基化后则无法发生类似的反应。

（2）相对特异性（relative specificity）：酶能与一类化合物或化学键结合作用。例如，脂肪酶能水解脂肪及酯类物质；胰蛋白酶能水解肽键；多种蛋白激酶均有促进底物蛋白质磷酸化的作用。

（3）立体结构特异性（stereo specificity）：酶仅能结合一种立体异构体发挥作用。例如，*α*-淀粉酶只针对 *α*-1,4-糖苷键发挥水解作用，而对 *β*-1,4-糖苷键无类似作用；*L*-乳酸脱氢酶只能以 *L* 型乳酸而非 *D* 型乳酸为底物；延胡索酸酶只催化反丁烯二酸生成苹果酸，而对顺丁烯二酸不起作用。

在机体内外环境的不断变化中，酶促反应受到多重调控，其中主要通过调节酶的生成与降解、酶的催化效力及底物浓度等来帮助机体维持必需的生命活动。

二、酶促反应的动力学特征

酶促反应的影响因素包括底物浓度 [S]、酶浓度 [E]、温度、pH、激活剂、抑制剂等（图 2.4）。在酶促反应的研究过程中，必须在假设其余各因素恒定的情况下，才能够研究其中一种因素的影响。

假定其他因素不变时，底物浓度 [S] 与酶促反应速度 V 呈矩形双曲线关系（图 2.4A）。在低底物浓度 [S] 下，未与底物结合的酶较多，V 随着 [S] 的增加成比例增加，称为一级反应；在较高底物浓度 [S] 下，未与底物结合的酶较少，V 随着 [S] 的增加而增加的幅度减小，称为混合级反应；当底物浓度 [S] 高至占据所有酶的结合位点时，V 不再随 [S] 的增加而增加，达到最大反应速度 V_{max}，称为零级反应。

假定酶的数量固定不变的酶促反应中，可看作底物浓度 [S] 远远大于酶浓度 [E]，即酶与底物结合完全，此时酶促反应速率 V 与酶浓度 [E] 成正比（图 2.4B），且 V 能达到最大反应速度，即 $V=V_{max}$。

正常情况下，温度的升高会加快分子的热运动频率，同样也会适当增加酶促反应的速度 V。但是随着温度的无限升高，绝大多数本质为蛋白质的酶容易变性失活，进而导致酶促反应速率 V 下降。因此，将酶活力最高时的环境温度称为最适温度（optimum temperature）（图 2.4C）。不过，酶活力随着温度降低也同时降低的性质，可被应用于一些易被酶降解的物质的低温保存。

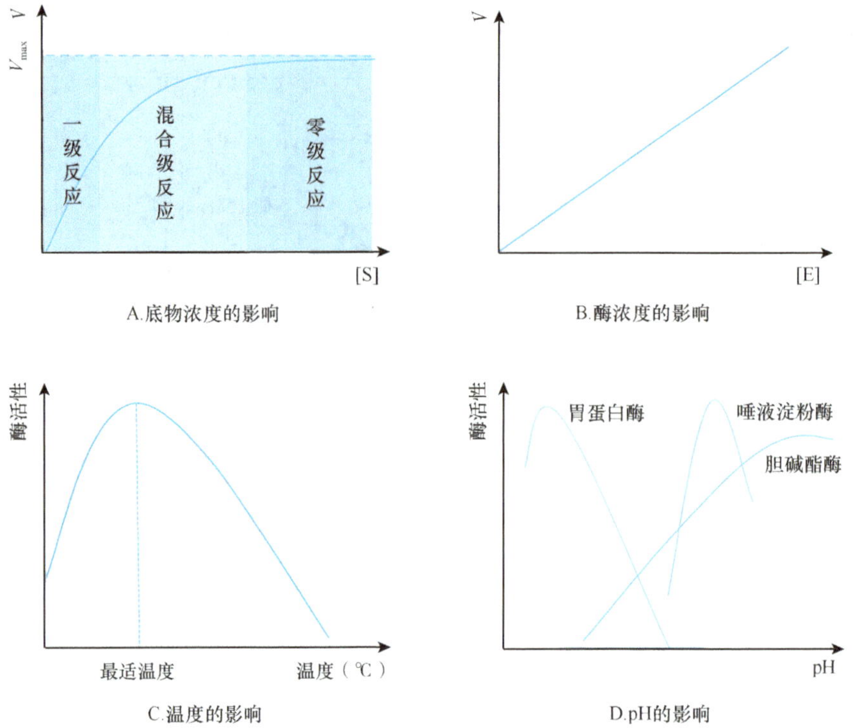

图 2.4 酶促反应的影响因素

与温度对酶的影响类似，同样存在一个酶催化活性最大时的环境 pH（图 2.4D），此 pH 称酶作用的最适 pH，不同酶对应不同的最适 pH。人体内大多数酶的最适 pH 在 7.35～7.45，pH 活性曲线近似于钟形。然而，并非所有的酶都是如此，胃蛋白酶最适 pH 为 1.5～2.5，其活性曲线只有一半钟形；唾液淀粉酶的最适 pH 是 6.8；胆碱酯酶在 pH 大于 7.0 时有最大活性。偏离酶最适 pH 越远，酶的活性越小，过酸或过碱还可能导致酶的完全失活。

另外，还存在能使酶活性提高或者降低的物质，也会影响酶促反应的速率 V，称为酶的激活剂（activator）或抑制剂（inhibitor）。酶对激活剂或抑制剂具有一定的选择性和浓度要求，一种酶的激活剂对另一种酶而言可能是抑制剂，且当激活剂的浓度超过一定范围时，促进作用也能转变为抑制作用。

三、酶的激活与抑制

（一）酶的激活

酶的激活作用大体可分为酶原的激活、酶的变构激活（变构调节），以及酶的共价修饰激活三种方式。

1. 酶原的激活 酶原（zymogen）是指酶的无活性前体，作为酶的体内储存形式，在需要时向活性形式转化（图 2.5）并发挥其催化作用。特定的部位和环境中的酶原有序的激活，避免了细胞不必要的自身消化，保证了正常的体内代谢。

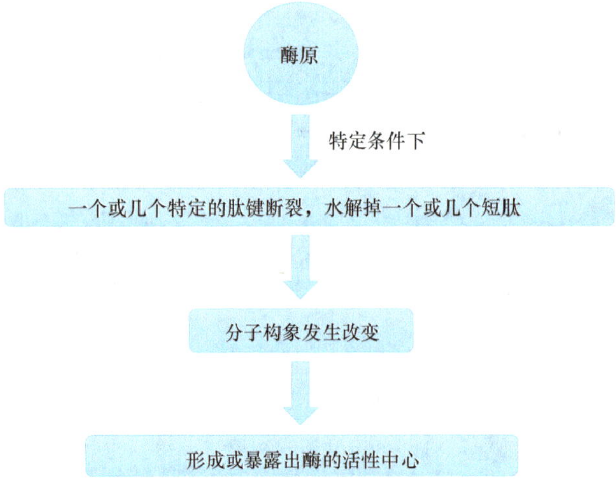

图 2.5 酶原激活的机制

2. 酶的变构激活 底物可逆地结合于酶分子活性中心以外的部分，通过改变酶的分子构象使得酶催化活性提升或下降的效应，称为变构效应（allosteric effect）。其中，酶催化活性提升称为变构激活，而酶催化活性下降称为变构抑制（图 2.6）。

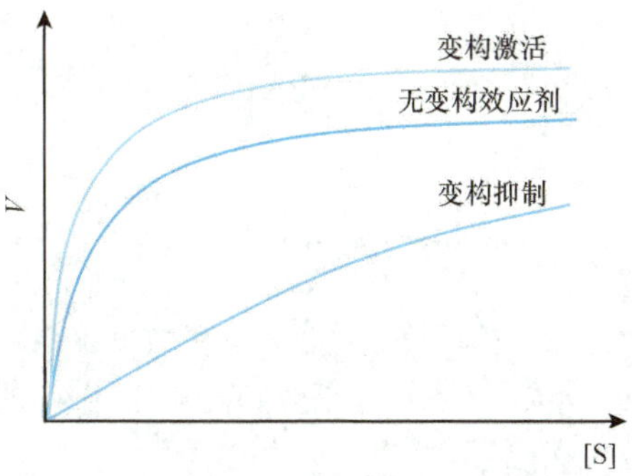

图 2.6　变构酶的反应速率-底物浓度曲线

3. 酶的共价修饰激活　在其他酶催化下，酶包含的化学基团具有与某些特殊的化学基团发生可逆的共价结合从而改变自身催化活性的作用，此过程称为共价修饰（covalent modification）。共价修饰常见的类型包括磷酸化与去磷酸化（最常见）；甲基化和去甲基化；乙酰化和去乙酰化；尿苷化和去尿苷化；腺苷化和去腺苷化；ADP-核糖化和去 ADP-核糖化；—SH 与—S—S 互变。

（二）酶的抑制

酶的抑制剂在抑制酶催化活性的同时，并不会引起酶的变性。抑制作用的类型大致有以下几种。

1. 非可逆性抑制（irreversible inhibition）　抑制剂通过与酶催化活性中心的必需基团以共价键的形式相结合，从而使酶失活。例如，有机磷化合物结合羟基酶使其失活，能以解磷定（pyraloxime iodide，PAM）为解毒剂；重金属离子及砷化合物结合巯基酶使其失活，能以二巯基丙醇（dimercaprol dimercaptopropanol，BAL）为解毒剂。

2. 可逆性抑制（reversible inhibition）　抑制剂通过与酶或酶-底物复合物以非共价键的形式可逆性结合，从而使酶的活性降低或丧失。不过，经过透析、超滤等特殊方法能将这类可逆性结合的抑制剂去除，恢复酶的活力。此种抑制方式包括如下几种类型。

（1）竞争性抑制（competitive inhibition）：此类抑制剂具有与底物相似的结构，能竞争结合酶的活性中心，从而使得酶-底物复合物的形成减少，酶促反应速率下降（图 2.7）。抑制剂发挥抑制作用的大小取决于其本身与酶的相对亲和力及底物浓度。

（2）非竞争性抑制（noncompetitive inhibition）：此类抑制剂能够单独或同时结合在酶活性中心以外的必需基团，与底物之间不存在竞争关系（图 2.8）。抑制剂发挥抑制作用的大小只取决于其本身的浓度。

（3）反竞争性抑制（uncompetitive inhibition）：此类抑制剂只在酶与底物形成复合物后才能结合到酶上（图 2.9），抑制剂发挥作用的大小取决于其本身的浓度和底物浓度。

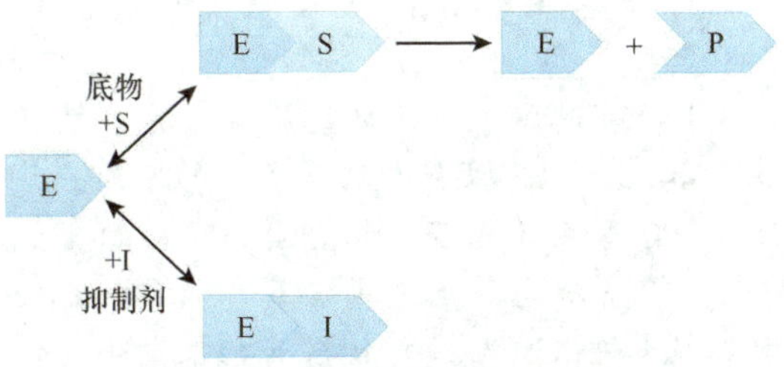

图 2.7　竞争性抑制过程示意图

E 为酶（enzyme），S 为底物（substrate），P 为产物（product），I 为抑制剂（inhibitor），ES 为酶-底物复合物（enzyme-substrate compound），EI 为酶-抑制剂复合物（enzyme-inhibitor compound）

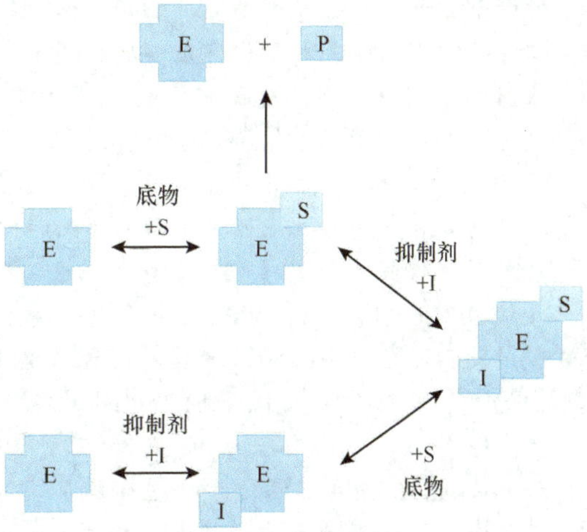

图 2.8　非竞争性抑制过程示意图

ESI 为酶-底物-抑制剂复合物（enzyme-substrate-inhibitor compound）

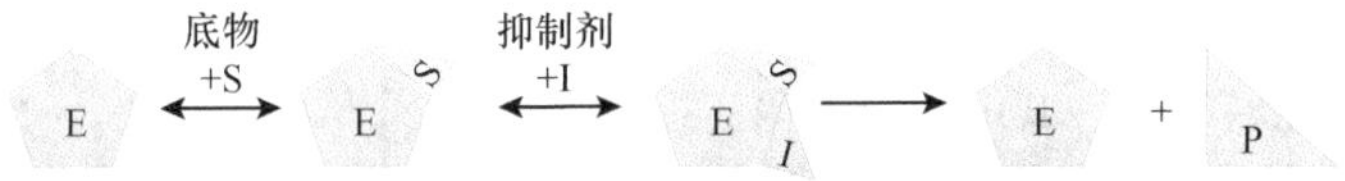

图 2.9　反竞争性抑制过程示意图

半数抑制浓度

在酶动力学中，半数抑制浓度（IC_{50}）指的是某个酶促反应或抗原-抗体反应中酶活力或抗原-抗体结合被抑制一半（50%）时抑制剂的浓度（图 2.10）。一般而言，IC_{50} 值越小，说明抑制剂的作用越强。另外，酶活力或抗原-抗体结合的抑制程度会间接影响细胞的存活率，即 IC_{50} 值也可用来评价药物作用于细胞后导致细胞死亡的能力，药物杀伤能力越强，数值则越低。IC_{50} 值则可理解为药物致死细胞的数量占全部细胞数量的 50% 时的药物浓度，又称为 50% 抑制浓度。同样地，IC_{50} 值也可反向说明细胞对药物的耐受程度。

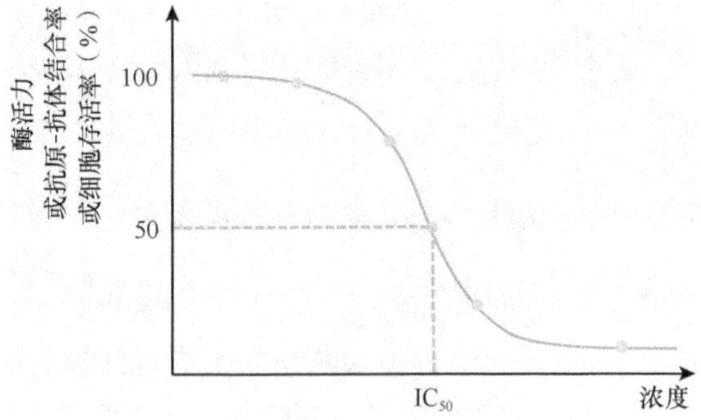

图 2.10　IC_{50} 值的意义

第三节　受　　体

一、受体的概念与特性

受体（receptor）是一类能识别并特异结合相应配体（ligand），从而介导细胞信号转导，触发后续生理反应或药理效应的功能蛋白，多为糖蛋白或脂蛋白，存在于细胞膜、胞质或细胞核内。

G 蛋白偶联受体

G 蛋白偶联受体（G protein-coupled receptor，GPCR）是一类由鸟苷三磷酸（guanosine triphosphate，GTP）结合并调节的蛋白质所组成的受体超家族，属于细胞信号转导中的重要膜蛋白，可将配体信号传送至效应器蛋白，产生生物效应。此类受体是目前发现的种类最多的受体，包含小分子的糖类、脂质、多肽，以及蛋白质等生物大分子，GPCR 结合的配体包括气味、生物胺、激素、神经递质、趋化因子等。某些特殊的 GPCR 还可被非化学性的刺激源激活。例如，在感光细胞中的视紫红质可被光激活。研究显示 GPCR 只存在于真核生物之中，并参与了很多细胞信号转导过程。一个细胞能表达多种 GPCR，每种受体对不同类型的 G 蛋白具有不同的特异性，并可同时激活多种 G 蛋白，而每一类 G 蛋白又对应地将多重信号转导至不同的效应器，从而调节细胞的多种功能。许多疾病与 GPCR 的调控有关，大约 40% 的现代药物都是以 GPCR 作为靶点。

GPCR（图 2.11）由一条包含 7 个跨膜 α 螺旋往返穿越细胞膜的肽链构成，其 N 端在胞外，C 端在胞内，两端的氨基酸组成差异决定了其配体识别及信号转导方式的不同。特别的是，其肽链的 C 端和毗邻 C 端的胞内环上均有 G 蛋白（鸟苷酸结合蛋白）的结合位点。G 蛋白为三聚体，由 α、β、γ 三种亚基构成，静息状态下与鸟苷二磷酸（guanosine diphosphate，GDP）结合。细胞周围环境中的配体结合 GPCR 后，可使得其构象发生变化而被激活，进而表现出鸟苷酸交换因子（guanine nucleotide exchange factor，GEF）的特性，通过 GTP 交换 G 蛋白上本来结合着的 GDP，GTP-α 与 βγ 分离并激活效应器蛋白，同时配体与受体分离。GTP-α 所激活的具体下游信号通路由 α 亚基的种类（如 $G\alpha_s$、$G\alpha_{i/o}$、$G\alpha_{q/11}$、

$G\alpha_{12/13}$）决定，以第二信使环磷酸腺苷（cyclic adenosine monophosphate，cAMP）和磷脂酰肌醇这两种物质涉及的信号通路为主。因 α 亚基具备 GTP 酶活性，在 GTP-α 发挥激活效应器作用之后能催化 GTP 水解为 GDP，自身再与 βγ 亚基重新结合形成 G 蛋白三聚体，恢复至原来的静息状态。

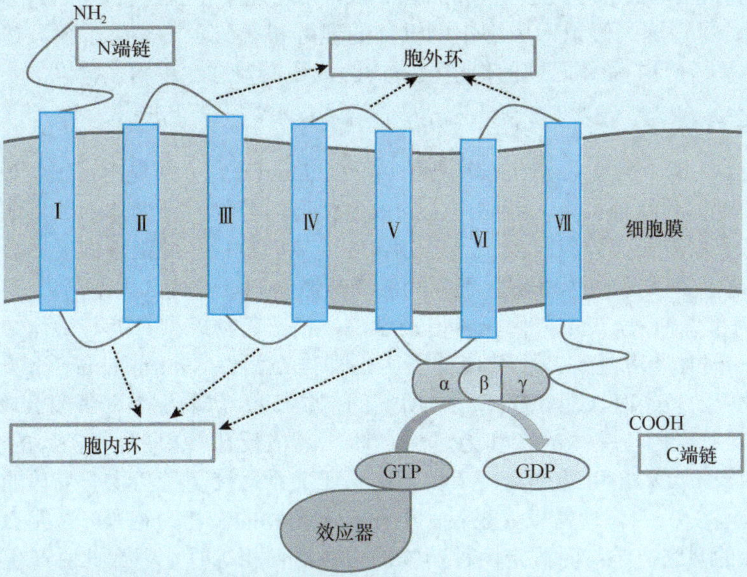

图 2.11　GPCR 结构图

每种受体都有其特定的结构类型，至少包括两个主要的功能区域：配体结合域和效应域。配体结合域也称为受点或结合位点（binding site）。配体也称为第一信使，通常是指能与相应受体结合的生物活性物质，如药物、神经递质、激素等。配体本身并无其他功能，不能参加代谢，也不直接增加任何细胞活性，更无酶的特点。配体选择性结合受体，但也因存在与非治疗部位靶点或非治疗靶点的结合而产生非预期的副作用。例如，治疗哮喘的 β_2 受体激动剂类药物（包括沙丁胺醇、特布他林、丙卡特罗、沙美特罗等）通过结合并激动支气管平滑肌上的 β_2 受体，使得痉挛的支气管得到放松，哮喘症状缓解。然而，β_2 受体分布广泛，同样存在于心脏、肌肉，而这些部位的 β_2 受体与药物结合后，也会产生激动，表现出心动过速、骨骼肌收缩的症状，临床长期使用药物后表现为心慌、手足震颤等不良反应。另外，同一配体可能结合两种或两种以上不同类型的受体，也会产生不同的细胞反应，如非选择性 β 受体拮抗剂普萘洛尔（propranolol）既能作用于 β_1 受体，也能作用于 β_2 受体。当其阻断心脏的 β_1 受体时，能治疗高血压、心绞痛和心律失常，而阻断支气管上的 β_2 受体时，则诱发或加重支气管哮喘症状。目前，普萘洛尔已经逐渐退出市场，仅用于治疗甲状腺功能亢进引起心率增快的患者。

受体的主要特性如下。

（1）灵敏性：配体对受体高度亲和，少量配体就能激活受体产生显著的生物学效应。

（2）特异性：化学结构类似的配体能专一地激活一类受体，所产生的效应也类似，但旋光异构体之间可能存在差异。

（3）饱和性：受体数目相对有限，一些配体互相竞争结合同一受体，当受体最大程度结合配体后，增加配体浓度，效应将不再增加。

（4）可逆性：配体与受体的结合并不会改变其原有的结构，结合后仍然可以解离。

（5）多样性：同一受体往往具备多种亚型结构，其分布广泛，也具有一定的组织特异性，且与配体结合后所产生的效应存在相互影响。

二、受体与药物的作用模式

药物与受体的作用模式非常复杂，19世纪末，埃尔利希（Ehrlich）首先将兰格利（Langley）的受体概念进一步发展成酶类受体的锁钥假说（lock-and-key hypothesis），随后人们又相继提出了几种相对成熟的假说，如占领学说（occupation theory）、速率学说（rate theory）、二态学说（two state theory）等。尽管这些假说为药物作用机制的理解和新药研发提供了很大帮助，但仍存在缺陷，均不能完全解释药物-受体之间的作用模式，因此还需要进一步地完善。

（一）占领学说

1926年和1937年，克拉克（Clark）与盖达（Gaddum）曾分别提出占领学说：药物结合受体的过程视为占领受体的结合位点，此时产生的效应强度与药物占领受体的数目成正比，因此当受体被完全占领时会出现最大效应（E_{max}）。药物占领受体的数目还受细胞中受体分布密度及周围环境药物浓度的影响，但此观点无法解释不同的激动药激动同一受体产生不同E_{max}的原因。

1954年，阿里恩斯（Ariens）修正了占领学说，指出药物应具有能与受体结合的能力，即亲和力（affinity）；同时还应具有产生效应的能力，即内在活性（intrinsic activity）。亲和力，常用药物产生最大效应的一半时（即50% E_{max}）所需的剂量浓度（即药物-受体复合物的解离常数K_D）表示，K_D越小，则药物与受体的亲和力越大，即二者成反比。由此，将K_D的负对数（$-\lg K_D$）定义为亲和力指数（pD_2），可通过其与亲和力的正比关系直接衡量药物与受体的亲和力大小。内在活性的取值范围在0～1，通常以α表示。假定两种药物的亲和力相等时，那么此时产生效应的强度由内在活性的强弱决定；而假定两种药物的内在活性相等时，那么此时产生效应的强度由亲和力的大小决定（图2.12）。

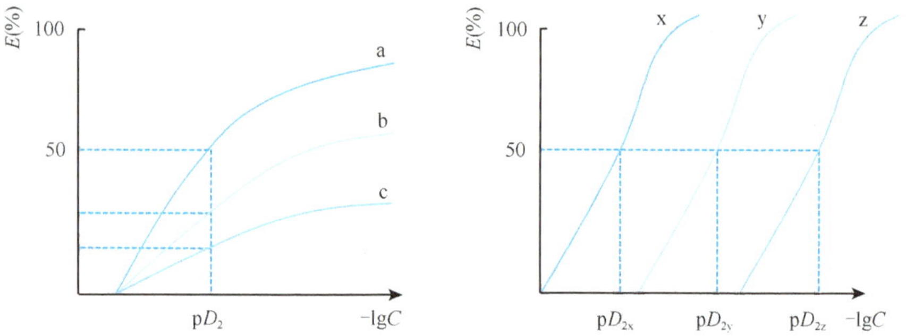

图2.12　三种激动剂与受体亲和力及内在活性的比较

左图中，亲和力：a=b=c。内在活性：a＞b＞c。右图中，亲和力：x＞y＞z。内在活性：x=y=z

1956年，史蒂芬逊（Stephenson）发现，药物产生最大效应时并未占据所有的受体，此时未被占领的受体称为储备受体（spare receptor）。此外，药物效应的产生有一定的阈值，当药物占领受体数目达到阈值时，才会显现药效。而在阈值以下，已被药物占领的受体称为沉默受体（silent receptor）。

（二）速率学说

1961年，佩顿（Paton）提出了速率学说：药物与受体经历着结合、解离、再结合的过程，药物发挥的效应主要取决于结合速率（k_1）和解离速率（k_2）。药物与受体结合过程中两者的碰撞会产生能量，这种能量传递给效应器会产生药效，因此碰撞的频率决定了药物的效应。

（三）二态学说

二态学说建立在受体的活化状态（Ra）和非活化状态（Ri）的构象转变基础之上，两种构象的动态平衡正是药物产生效应的过程。其中，激动剂（agonist）结合并活化受体，产生效应；拮抗剂（antagonist）结合并失活受体，不产生效应；而部分激动剂（药）（partial agonist）同时与 Ra 和 Ri 结合，产生较弱的效应。

三、作用于受体的药物种类

能与受体结合的药物有着不同的亲和力，但不一定均具有内在活性，由此，根据内在活性的有无可将药物分为激动剂和拮抗剂。

（一）激动剂

激动剂是对受体同时具有亲和力和内在活性的一类药物，能与受体结合并产生药效。根据激动剂内在活性的大小又可以分为完全激动剂（药）（full agonist）和部分激动剂（药）。

（1）完全激动剂：具有较强的亲和力和内在活性（$\alpha=1$），能产生强大的药效（$E=100\%$）。

（2）部分激动剂：具有较强的亲和力，但内在活性不强（$0<\alpha<1$），能产生较弱的药效（$0<E<100\%$），且与完全激动剂联合使用时会拮抗完全激动剂的部分药效。

（二）拮抗剂

拮抗剂也称为阻断剂（blocker），是对受体具有亲和力，但无内在活性（$\alpha=0$）的药物，其占据受体上的结合位点但不发挥药效。根据拮抗剂与受体结合的可逆性分为竞争性拮抗剂（competitive antagonist）和非竞争性拮抗剂（noncompetitive antagonist）。

（1）竞争性拮抗剂：能与激动剂竞争性地结合同一受体，结合为可逆的，结合后仍然可以解离。增加激动剂的浓度，可使量-效曲线平行右移，但最大效应值保持不变（图 2.13）。

（2）非竞争性拮抗剂：不仅能与激动剂竞争结合同一受体，而且结合紧密，拮抗剂-受体形成的复合物不易解离或导致受体构象发生改变，从而影响激动剂与受体的结合。增加激动剂的浓度，可使得量-效曲线非平行右移，且最大效应值降低（图 2.13）。

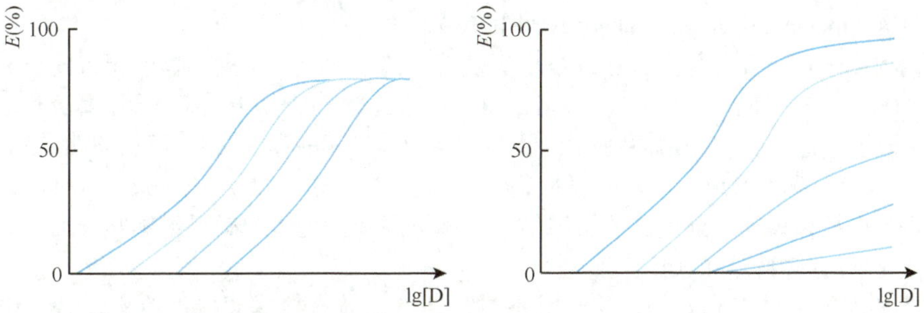

图 2.13　竞争性拮抗剂（左）和非竞争性拮抗剂（右）的量-效曲线

四、受体的调节

受体虽然是通过遗传稳定表达的蛋白质，但并非固定不变，也存在着动态平衡。受体的数量受到生理、病理及药物等因素的影响而发生变化，这种变化称为受体的调节。受体的调节往往改变了靶细胞对配体的敏感性，也是维持机体内环境稳态的重要过程。

（一）受体的上调和下调

当某种因素打破原本机体内受体及其产生效应的动态平衡并持续一段时间后，细胞会通过负反馈来调节受体的数量以适应这种变化。这种使受体数目增加的调节称为受体上调，而使受体数目减少的调节称为受体下调。例如，长期使用 β 受体拮抗剂普萘洛尔，阻断心脏中的 β 受体，可使心率减慢、心肌收缩力减弱，进而促使心脏表达更多 β 受体。相反地，长期使用 β_2 受体激动剂沙丁胺醇（salbutamol），激动支气管平滑肌上的 β_2 受体，可使支气管平滑肌松弛，进而促使支气管减少 β 受体的表达，导致药物疗效不佳，逐渐产生耐药性。

（二）受体的脱敏和增敏

受体脱敏（receptor desensitization）往往发生在使用激动剂期间或之后，是指长期激动受体，导致受体对激动剂的敏感性和反应性下降。同样地，受体增敏（receptor hypersensitization）往往发生在长期应用拮抗剂或突然停用激动剂，导致受体对激动剂的敏感性和反应性增强。

受体脱敏主要包括如下两种类型。

（1）特异性脱敏：受体只针对一种特异类型激动剂的反应性下降，而对其他类型的激动剂反应性不变的现象，这可能与受体的磷酸化或受体转入胞内有关。

（2）非特异性脱敏：受体对某一类确定激动剂的反应性下降，同时对其他类型激动剂的反应性也不敏感的现象，这可能由于受体的同一个负反馈调节机制受影响，或者是受体所在信号转导通路上的共同环节受到调控。

（三）同种调节和异种调节

同种调节（homospecific regulation）是指配体作用于受体之后，只改变自身受体并产生效应的调节方式，如乙酰胆碱（acetylcholine，ACh）受体、血管紧张素Ⅱ（angiotensin Ⅱ，Ang Ⅱ）受体、胰岛素受体（insulin receptor，IR）、生长激素受体、β受体等的配体可产生同种调节。异种调节（heterospecific regulation）是指配体作用于受体之后，改变了另一配体的受体并产生效应的调节方式，如甲状腺激素可调节β受体，血管活性肽可调节M受体。

第四节　离子通道

离子通道（ion channel）是含有孔隙的跨膜蛋白，可调控离子在细胞内外的分布，并调节细胞膜的电压电位。多种因素可影响通道的开放和闭合，因此将离子通道分为电压门控离子通道（voltage-gated ion channel，VGIC）、配体门控离子通道（ligand-gated ion channel，LGIC）和机械门控离子通道（mechano-gated ion channel，MGIC）。

电压门控离子通道又称电压依赖性或电压敏感性离子通道，根据调控的无机离子类型，主要分类为钙（Ca^{2+}）、钠（Na^{+}）、钾（K^{+}）和氯（Cl^{-}）通道等。配体门控离子通道又称化学门控性离子通道或递质敏感性通道，以递质受体命名，包括ACh、谷氨酸和5-羟色胺（5-hydroxytryptamine，5-HT）的受体等阳离子通道，以及甘氨酸、γ-氨基丁酸（γ-aminobutyric acid，GABA）的受体等阴离子通道。机械门控离子通道又称机械敏感性离子通道，是一类感受细胞膜表面应力变化，实现胞外机械信号向胞内转导的通道。

离子通道涉及多种细胞功能，病理状态时，通道会被直接或间接地改变。离子通道已被证实可由天然物质调节，如从古柯叶中提取出的可卡因（cocaine），在1880年其镇痛作用就已应用于临床实践，后经证实其发挥作用是由于在低浓度时非选择性地抑制电压门控离子通道中的Na^{+}通道。

一、离子通道的特性

离子通道的开放与关闭可影响无机离子的转运，能迅速地改变细胞状态，进而调节神经兴奋、心血管收缩、激素分泌等功能。离子通道在三种不同状态间进行循环转换，包括静息关闭状态、开放状态与失活状态。处于静息关闭状态的离子通道，接受不同通道对应的相关刺激后，将由关闭状态转变为开放状态。开放的通道会随着时间变化逐渐转变为失活状态，此时的通道处于不应期，失活状态的通道随后转换为关闭状态，关闭后再次接受刺激而转变为开放状态。三种状态的转变也是可逆的，但可逆转变只发生在有利于能量利用时（图2.14）。

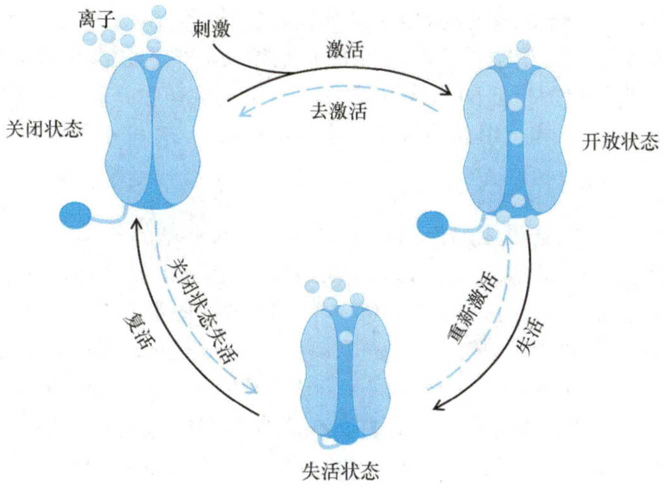

图 2.14 离子通道的三种状态与转换

二、电压门控离子通道

电压门控离子通道对不同离子的选择性不同，通透性也不同，一般认为与通道内的氨基酸残基相关。该类通道根据对离子的选择性可分为 Na^+通道、K^+通道、Ca^{2+}通道和 Cl^-通道。然而，通道的选择性并非绝对的。例如，Na^+通道对 NH_4^+、K^+也有一定的通透性。

（一）Na^+通道

Na^+通道广泛存在于神经元（神经细胞）与骨骼肌细胞等可兴奋的细胞中，由一个 α 亚基与数个 β 亚基构成。α 亚基是通道的功能性单位，根据 α 亚基的不同，Na^+通道可分为 10 种不同的亚型，并且进一步分为河鲀毒素敏感型（tetrodoxin-sensitive，TTX-S）与不敏感型（tetrodoxin-resistance，TTX-R）通道。

Na^+通道与癌症、神经病理性疼痛、Na^+通道病等多种疾病相关。Na^+通道在多种癌细胞中表达异常，能直接或间接影响癌细胞的侵袭、迁移与扩散。针对高转移性癌细胞上特异性表达的亚基，有望开发出治疗癌症的全新靶点。Na^+通道在神经疼痛领域的研究也较多，目前已开发出了 Na^+通道阻滞剂，如石房蛤毒素（saxitoxin，STX）、河鲀毒素（tetrodotoxin，TTX）等；活化抑制剂，如利多卡因（lidocaine）、苯妥英钠（phenytoin sodium）等；电压门控调节剂，如箭毒蛙毒素（batrachotoxin）、藜芦碱（cevadine）、乌头碱（aconitine）等。

（二）K^+通道

K^+通道同 Na^+通道类似，都具有功能性 α 亚基和若干辅助性 β 亚基。作为数目最多、分布最广、作用最复杂的一类离子通道，K^+通道主要参与调节细胞动作电位与静息电位，决定动作电位的频率与幅度。根据不同的作用机制，可分为 Ca^{2+}激活型 K^+通道（KCa）、电压门控 K^+通道（Kv）、内向整流型 K^+通道（Kir）、双孔 K^+通道（K2P）4 种类型。

K^+通道的功能异常会引起多种疾病。当 K^+通道功能异常发生在心肌细胞，就会引起恶性心律失常甚至心源性猝死。K^+通道阻滞剂可以作为治疗心律失常的药物，如索他洛尔（sotalol）等。由于大多数疼痛模型中钾电流减少，所以 K^+通道开放剂可以作为镇痛药，如瑞替加滨（retigabine）、氟吡汀（flupirtine），主要治疗神经性的疼痛。此外，肿瘤细胞增殖、凋亡等重要生理过程也与 K^+通道密切相关，但目前将 K^+通道作为新型抗肿瘤药物的治疗靶点在临床中尚未广泛应用。

hERG（human ether-a-go-go-related gene）钾通道是 *KCNH2* 基因编码的一种内向整流 K^+通道。hERG K^+通道产生的 I_{Kir} 是心肌细胞复极化过程中重要的离子流，有助于心室动作电位的复极化。

hERG K^+通道的门控动力学特点是缓慢的激活和快速的失活，*hERG* 基因的突变能够引起长 QT 综合征，并可能演变为尖端扭转型室性心动过速、心室颤动，严重者甚至猝死。鉴于 hERG 通道在心脏中的重要功能，在药物上市前的临床测试中，都会测试药物是否会抑制心脏中的 hERG。因此胃药西沙比利（cisapride）和抗组胺药特非那定（terfenadine）都不得不退出市场。

（三）Ca^{2+}通道

Ca^{2+}通道是由 4～5 个亚基组成的蛋白，根据功能性 α 亚基的差异，分为 10 个亚型，并进一步可分为高压激活型（high voltage activation，HVA）和低压激活型（low voltage activation，LVA）；或按照 Ca^{2+}电流门控特性分类，分为 L-型、P/Q-型、N-型、R-型和 T-型。

L-型 Ca^{2+}通道是 Ca^{2+}通道阻滞剂［如硝苯地平（nifedipine）、维拉帕米（verapamil）、地尔硫䓬（diltiazem）等］的重要靶点，主要治疗高血压等疾病。Ca^{2+}通道阻滞剂［如乙琥胺（ethosuximide）］已被成功用于失神性癫痫的治疗，并正在成为治疗疼痛［如加巴喷丁（gabapentin）］、帕金森病（Parkinson disease，PD）［如伊拉地平（isradipine）］和高血压［如咪拉地尔（mibefradil）］等疾病的潜在药物。

（四）Cl^-通道

Cl^-是机体内最富有生理意义的阴离子，除了与 Na^+共同转运外，还可通过 Cl^-通道进行转运。依据调控机制可将哺乳动物体内的 Cl^-通道分为 5 类：Ca^{2+}激活的 Cl^-通道（CaCC）；电压门控 Cl^-通道（ClC）；囊性纤维化跨膜转导调控因子（cystic fibrosis transmembrane conductance regulator，CFTR），由 cAMP 依赖的磷酸化激活；配体门控 Cl^-通道，主要由 GABA 和甘氨酸激活；容积调控性 Cl^-通道。

Cl^-通道基因突变后能引起多种遗传性疾病，最典型的是囊性纤维化，CFTR 抑制剂噻唑啉酮（thiazolinone）和甘氨酸肼（glycine hydrazine）可缓解体内外多囊肾模型的囊肿扩大。肾电压门控 Cl^-通道阻滞剂可作为利尿剂用于治疗高血压和充血性心力衰竭。配体门控 Cl^-通道由于其受体在神经系统中发挥重要作用，已成为抗癫痫药、抗焦虑药、镇静催眠药及肌肉松弛药的靶点。

三、配体门控离子通道

配体门控离子通道在化学突触中将化学信号转换成电信号。此类通道蛋白主要集中于突触后膜，当通道与神经递质结合后，离子通道瞬间开放，可短暂地改变细胞膜局部的离子通透性，进而快速引起局部膜电位变化。尽管配体门控离子通道对细胞膜电位并不敏感，但由于其改变局部膜电位而引起邻近的电压门控阳离子（或阴离子）通道开放，触发（或终止）细胞膜动作电位。

神经系统中，兴奋性神经递质引起阳离子通道开启，造成以 Na^+为主的阳离子内流，进而使突触后膜去极化产生动作电位。抑制性神经递质则启动以 Cl^-为主的阴离子内流，使细胞处于极化状态（静息状态）。

根据跨膜区域及结构的不同，配体门控离子通道受体可分为 3 个类型（即 3 个超家族）：P2X（ATP 门控）通道受体超家族、谷氨酸阳离子受体超家族、Cys-loop 受体超家族。大量研究表明，多种神经性疾病如阿尔茨海默病（Alzheimer disease，AD，也称老年性痴呆）、癫痫（epilepsy）及精神分裂症（schizophrenia）等均与配体门控离子通道的活性异常相关。

（一）P2X（ATP 门控）通道受体超家族

P2X（ATP 门控）通道受体通常由 3 个亚基构成，且通道上蛋白受体的 N 端与 C 端均位于胞内。迄今共发现了 7 种 P2X 受体亚型（$P2X_{1\sim7}$），每种亚型均可组成同源 P2X 受体。

已有研究显示，$P2X_7$ 受体在外周和中枢神经系统（central nervous system，CNS）中广泛分布，主要分布于上皮细胞和免疫细胞中，参与免疫调节、骨形成、调节血管平滑肌收缩等细胞功能。现已开发出 $P2X_7$ 受体拮抗剂来治疗神经系统疾病（如 JNJ-47965567）。

（二）谷氨酸阳离子受体超家族

谷氨酸阳离子受体分为三种类型，即*α*-氨基-3-羟基-5-甲基-4-异噁唑丙酸（*α*-amino-3-hydroxy-5-methyl-4-isox-azolepropionic acid，AMPA）受体、*N*-甲基-*D*-天冬氨酸（*N*-methyl-*D*-aspartic acid，NMDA）受体和海人藻酸（kainate）受体。谷氨酸阳离子受体结构与P2X受体相比较为复杂，一般以同源四聚体形式存在。

目前，有证据表明AD与兴奋性氨基酸有关，因此可使用NMDA受体离子通道阻滞剂［如美金刚（memantine）］进行治疗。AMPA受体介导快速兴奋性突触传递，在痛觉传递中发挥重要功能，因此其拮抗剂［如绿原酸（chlorogenic acid）］常用于治疗慢性炎症疼痛。

（三）Cys-loop受体超家族

Cys-loop受体超家族是配体门控离子通道中最大的受体家族，主要包括5-HT受体、烟碱乙酰胆碱（nicotinic acetylcholine，nACh）受体、GABA受体（$GABA_A$和$GABA_B$）及甘氨酸（glycine）受体等。其中5-HT受体与nACh受体为阳离子通道受体，GABA受体及甘氨酸受体为阴离子通道受体。

nACh受体在外周神经系统与中枢神经系统中都广泛表达，对疼痛的信号调节起重要作用，因此其激动剂可起到良好的治疗疼痛的效果。5-HT受体拮抗剂［如昂丹司琼（ondansetron）］常用作止吐药。GABA是神经内重要的抑制性递质，约一半的中枢神经突触将GABA作为递质，目前已开发出针对该受体的神经镇静药物（如苯二氮䓬类药物）、抗惊厥药物（如苯巴比妥钠）等。作为中枢神经系统和外周神经系统中一种重要离子通道受体，甘氨酸受体在神经系统中承载着重要的生理功能。

四、机械门控离子通道

机械门控离子通道主要包括4种不同类型的通道：Piezo非选择性离子通道、退行性蛋白（degenerin，DEG）/上皮Na^+通道（epithelial sodium channel，ENaC）/酸敏感离子通道（acid-sensitive ion channel，ASIC）、瞬时感受器电位通道（transient receptor potential channel，TRP）和双孔K^+通道（two-pore domain K^+ channels，K2P）。还可根据功能分为张力激活型和张力失活型通道，或者根据通道对离子的通透性分为离子选择性与非离子选择性通道。

机械应力是调节正常组织形态和功能的主要因素，并影响细胞或组织的生理及病理发展过程。适宜的应力可调控细胞生长及分化成熟，而不适宜的应力可造成病理损伤。在机械应力的作用下，多种细胞膜上的离子通道被激活，进而间接影响细胞电位。

第五节 核 酸

核酸分为DNA和RNA两大类，包括质粒DNA（plasmid DNA，pDNA）、反义寡核苷酸（antisense oligonucleotide，ASO）、小干扰RNA（small interfering RNA，siRNA）、小RNA（microRNA，miRNA）、短发卡RNA（short hairpin RNA，shRNA）、信使RNA（messenger RNA，mRNA）等。

核酸药物是指在核酸水平（DNA或RNA）上发挥作用的药物，主要包括基因治疗药物，以及以核酸为治疗靶点的小分子药物，其本质都是影响核酸表达的水平。基因治疗是从疾病的源头进行干预，抑制相关基因表达；或引入能表达正常蛋白质的基因，弥补功能蛋白的不足。

一、基因治疗药物及策略

（一）寡聚核苷酸药物

寡聚核苷酸药物包括反义DNA（antisense DNA）、反义RNA（antisense RNA）、核酶（ribozyme）、脱氧核酶（deoxyribozyme）及RNA干扰剂等。

反义RNA药物直接作用于致病编码基因，与直接作用于致病蛋白本身的传统药物相比，具有合成方便、序列设计简单、易于修饰、选择性高、亲和力高等特点，主要用于癌症和病毒感染的治疗。第一个反义RNA药物福米韦生（fomivirsen），靶向巨细胞病毒（cytomegalovirus，CMV）的即早蛋白质（immediate-early-2 protein，IE-2）mRNA，治疗巨细胞病毒引起的获得性免疫缺陷综合征（acquired immunodeficiency syndrome，AIDS，又称艾滋病）患者的视网膜炎。

核酶通过碱基配对方法特异性地切割底物，从而达到降解目标mRNA并使其失去生物学功能的作用。与反义RNA相比，核酶不仅可以封闭mRNA，而且可以切割mRNA。

脱氧核酶是类似核酶的一种单链DNA片段，通过体外分子进化技术达到高效的催化功能，同时具有结构识别能力。脱氧核酶可以切割RNA与DNA，其中对RNA切割活性的研究最受人关注。切割RNA的脱氧核酶不仅能催化RNA特定部位的切割反应，而且能在mRNA水平灭活基因，进而调控蛋白质的表达。

RNA干扰（RNA interference，RNAi）是指双链RNA诱导靶mRNA发生特异性降解，导致基因沉默的现象。细胞中导入的双链RNA会被核酸酶切割成多个小片段RNA，即siRNA。这些RNA具有特定长度和结构，且具有高特异性、高效性、稳定性及安全性等特点，目前主要用于病毒性疾病、肿瘤、血液病及神经退行性疾病等的治疗研究。

（二）基因编辑技术

基因编辑技术是指将致病基因裁剪缝补为正常的基因，而化学合成并在体内表达的核酸药物则主要靶向致病性RNA。利用锌指核酸酶（zinc-finger nuclease，ZFN）、类转录激活因子效应物核酸酶（transcription activator-like effector nuclease，TALEN），以及成簇规律间隔短回文重复序列/相关蛋白9（clustered regularly interspaced short palindromic repeats/associated protein 9，CRISPR/Cas9）基因编辑技术，可以将基因组的缺陷基因进行消除或替换。该方法虽然能够从根本上获得治疗效果，但不可控的脱靶效应仍是一项巨大的挑战。

（三）转运核酸药物

核酸药物的转运系统尚在研发阶段，包括病毒或质粒表达载体和各种聚合物材料。理论上，只要将正常的基因导入细胞，进而使基因表达出可弥补和提供生理活动所需的蛋白质并发挥其功能，就可以实现永久性治愈，其中，导入方法是该技术的关键所在。到目前为止，已建立了腺病毒（adenovirus）、腺相关病毒（adeno-associated virus 1，AAV1）和慢病毒（lentivirus）等载体。但是由于这些载体可能存在的对于宿主基因组的干扰，以及在应用中曾出现的严重不良反应事件，需谨慎应用这一类基因治疗方案。

二、以核酸为靶点的小分子药物

以核酸为靶点的小分子药物主要包括抗生素［如利福平（rifampin）］，其作用机制是影响RNA合成；抗病毒药［如阿西洛韦（aciclovir）］，其作用机制是干扰DNA的合成；抗菌药［如环丙沙星（ciprofloxacin）］，其作用机制是阻断DNA合成；抗肿瘤药［如环磷酰胺（cyclophosphamide）］，其作用机制是破坏DNA的结构和功能等。

这些药物未来的研究发展趋势可能集中在以下3个方面：①基于核酸分子结构的药物设计新方法的研发或新药物的开发；②以核酸为靶点的新载体制备；③揭示药物与核酸分子相互作用机制的方法探究与发展。

第六节　其他靶点

一、蛋白质-蛋白质相互作用

蛋白质是一种有机大分子，是机体的重要组成成分，是生命活动的主要承担者，也是生物功能最直接的执行者。蛋白质不仅可以单独发挥生理功能，还可以与其他蛋白质以复合物的形式发生相互作用，即蛋白质-蛋白质相互作用（protein-protein interaction，PPI），从而调节机体新陈代谢，维持基本生命活动，如DNA合成、蛋白质翻译、细胞信号转导等。由于PPI参与了生物系统的各个过程，所以研究PPI有助于深入了解细胞活动和各种复杂疾病的诊断及治疗，有助于先导化合物的发现和各种疾病发生机制的探索，对人类健康具有重大意义。

根据蛋白质与蛋白质之间的结合效率，PPI可被分为瞬时作用和稳定作用，如表2.2所示。

表2.2 PPI的分类和特征

分类	作用强度	作用时间	基本功能
瞬时作用	弱	很短	维持活细胞的正常生理功能
稳定作用	强	较长	在部分未折叠蛋白质中，通过诱导降解来阻止聚合、沉淀和纤维形成

PPI的研究方法：①免疫共沉淀（co-immunoprecipitation，CO-IP）；②谷胱甘肽-硫-转移酶沉淀（glutathions S-transferase-pull down）；③酵母双杂交（yeast two-hybrid assay）；④凝胶过滤色谱法（gel filtration chromatography）；⑤等温滴定量热法（isothermal titration calorimetry，ITC）；⑥福斯特共振能量转移（Forster resonance energy transfer，FRET）；⑦表面等离子体共振（surface plasmon resonance，SPR）光谱；⑧磁共振（magnetic resonance，MR）光谱；⑨发光氧通道（luminescent oxygen channeling assay，LOCI）等。

维奈托克（venetoclax）是第一个针对PPI的小分子抑制剂，选择性作用于B淋巴细胞瘤-2（B-cell lymphoma-2，Bcl-2）基因，主要用于治疗17号短臂染色体缺失的慢性淋巴细胞白血病，于2016年4月获FDA批准上市。2022年中国科学院上海药物研究所与复旦大学、南京中医药大学合作，在糖尿病新靶点cAMP反应元件结合蛋白（cAMP response element binding protein，CREB）/CREB调控的转录共激活因子2（CREB regulated transcriptional coactivator 2，CRTC2）的PPI抑制剂研究方面取得重要突破。研究表明，机体升高血糖的途径也包含肝脏中CREB/CRTC2转录复合物介导的肝糖异生作用。基于下游糖异生相关基因的表达受CREB/CRTC2的PPI抑制剂的调控，因此可通过抑制糖异生降低血糖。

随着后基因组时代的到来，蛋白质研究变得更加广泛而深入，同时PPI的重要性也越来越受到重视。近年来，利用高通量筛选、计算方法预测、文献挖掘等技术产生了大量的PPI数据，并且数据呈指数增长趋势。在未来，关于PPI数据的高效存储、数字化管理、深入分析、充分利用将成为生物信息学的一个具有巨大潜力的课题。随着PPI数据的日积月累，一些内容丰富、形式多样且不断更新的PPI数据库（表2.3）已应运而生，包括STRING、BioGRID、MINT、IntAct、HPRD、I2D、BIND、DIP。这些数据库是蛋白质功能研究的有效平台和辅助手段，有助于构建PPI网络及为生物学通路分析提供大量资源。

表2.3 PPI数据库

	数据库	统一资源定位器（URL）		数据库	统一资源定位器（URL）
1	STRING	https://string-db.org/	5	HPRD	https://www.hprd.org/
2	BioGRID	https://thebiogrid.org/	6	I2D	http://ophid.utoronto.ca/ophidv2.204/
3	MINT	https://mint.bio.uniroma2.it/	7	BIND	http://bind.ca/
4	IntAct	https://www.ebi.ac.uk/intact/	8	DIP	https://dip.doe-mbi.ucla.edu/dip/Main.cgi

二、转 运 体

转运体（transporter）是一种跨膜运输内源性物质或外源性药物进出细胞的蛋白质，又称转运蛋白（transport protein）或载体蛋白（carrier protein），主要分布于脑、肝、肾及小肠等组织中。

转运体主要依赖于细胞外高浓度 Na^+ 的势能（该势能由原发性主动转运提供）转运，即间接消耗腺苷三磷酸（adenosine triphosphate，ATP）。按转运方式分类，可分为原发性主动转运体和继发性主动转运体两大类。

原发性主动转运体主要指 ATP 结合盒（ATP binding cassette，ABC）转运体，又称外排型转运体，可直接利用 ATP 释放的能量，将药物泵出细胞，降低药物在细胞内的浓度。ABC 转运体由 1200～1500 个氨基酸组成，分子质量为 140～180 kDa，主要包括 P-糖蛋白（P-glycoprotein，P-gp）、乳腺癌耐药蛋白（breast cancer resistance protein，BCRP）、多药耐药蛋白（multidrug resistance protein，MRP）等。ABC 转运体广泛分布于小肠和肝脏等组织中。其中 P-gp 是 ABC 转运体家族的代表性转运体，其底物通常是疏水性的阳离子。例如，肠道中的 P-gp 可将药物［如地高辛（digoxin）］从肠上皮细胞主动转运至肠腔，使其吸收减少。

继发性主动转运体，也称为摄取型转运体，主要代表为溶质载体（solute carrier，SLC），间接利用 ATP 释放的能量，将药物运输到靶点，以充分发挥药效。SLC 转运体由 300～800 个氨基酸组成，分子质量为 40～90 kDa，主要包括有机阴离子转运体（organic anion transporter，OAT）、有机阴离子转运多肽（organic anion-transporting polypeptide，OATP）、寡肽转运体（oligopeptide transporter，PEPT）、有机阳离子转运体（organic cation transporter，OCT）等。SLC 家族庞大，基因数目多达 362 个，构成了 48 个家族，广泛分布于肝脏和肾脏，运输外源性或内源性物质进出细胞，从而促进或抑制代谢过程。例如，肝细胞血管侧膜上的 OATP，负责摄取他汀类等药物进入肝细胞。

机体的病理状态可能会影响转运体的表达和功能，而转运体状态的改变提供了代偿功能，消除了功能失调器官排出的底物，进而影响药物的生物利用度。目前已经建立了许多收录转运体相关信息的数据库，且大部分可免费获取（表 2.4），如 UniProt、PDB、KEGG、ChEMBL、DrugBank、TTD、TCDB 和 VARIDT 等。

表 2.4　转运体数据库

	数据库	URL		数据库	URL
1	UniProt	https://www.uniprot.org/	5	DrugBank	https://go.drugbank.com/
2	PDB	https://www.rcsb.org/	6	TTD	http://db.idrblab.net/ttd/
3	KEGG	https://www.kegg.jp/	7	TCDB	https://tcdb.org/
4	ChEMBL	https://www.ebi.ac.uk/chembl/	8	VARIDT	http://varidt.idrblab.net/

由于转运体常表达于药物转运相关的组织中，因此大多数治疗药物作为转运体的抑制剂来发挥治疗作用。例如，抗糖尿病药钠-葡萄糖耦联转运体 2（sodium-glucose linked transporter 2，SGLT-2）抑制剂［如卡格列净（canagliflozin）］，通过抑制肾脏近端小管的 SGLT-2，防止已滤过的葡萄糖在肾脏内重吸收，从而有效降低血糖水平。囊泡单胺转运体 2（vesicular monoamine transporter 2，VMAT2）抑制剂［如缬苯那嗪（valbenazine）］，选择性抑制 VMAT2，使多巴胺（dopamine，DA）从胞质被摄入囊泡中，降低胞质内的 DA 含量，用于治疗成人迟发性运动障碍。

（续繁星）

第三章 药物代谢与药代动力学

第一节 药物的体内过程

药物的体内过程包括吸收（absorption）、分布（distribution）、代谢（metabolism）和排泄（excretion）四个阶段，简称 ADME（图 3.1）。其中药物的吸收、分布和排泄统称为药物转运（transport of drug）；药物的分布、代谢和排泄统称为药物处置（drug disposition）；药物的代谢和排泄统称为药物消除（drug elimination）；而药物的代谢也可被称为药物的生物转化（biotransformation）。药物的体内过程决定了药物最终是发挥疗效，还是失去活性，甚至是产生毒性。因此，掌握药物的 ADME 性质，将有利于研究人员合理地设计和发现新药、优化药物的性质、解释药物的作用机制，也有利于指导临床的合理用药。

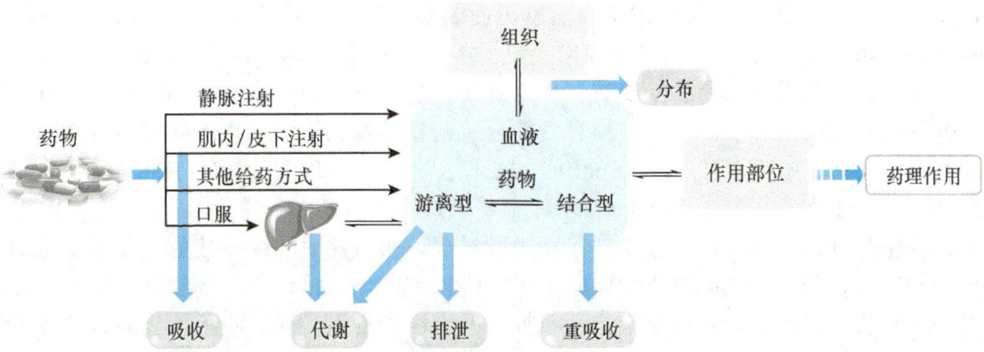

图 3.1 药物的体内过程

一、药物的吸收

药物的吸收是指药物从给药部位进入体循环的过程，是给药后药物体内过程的第一步。药物吸收的速度影响了药物起效的快慢，而药物吸收的程度影响了药物作用的强弱。影响吸收的主要因素包括药物的理化性质、药物剂型和给药途径。其中给药途径对吸收的影响最大，除血管内直接给药（即静/动脉注射）外，其他给药途径均存在吸收过程。不同给药途径下药物吸收的快慢顺序如下：吸入给药＞舌下给药＞直肠给药＞肌内注射＞皮下注射＞口服给药＞皮肤给药。

口服给药是最常见和最实用的给药方式，具有给药方便、经济、安全性高等优势。口服给药后，药物的主要吸收部位为小肠。影响口服给药吸收的因素较为复杂，主要包括以下几个方面。

（1）药物的溶解度（solubility）和渗透性（permeability）。药物经口服给药后，首先必须具备一定的溶解度，能够溶解于胃肠道液体中；而溶解后，还必须具备一定的渗透性，能够透过肠壁细胞膜，才能进一步被吸收进入体循环。药物进入体循环后，还可能需要透过其他的细胞屏障以到达相应的组织或靶点，最终发挥药效。因此，药物的溶解性和渗透性是影响其口服吸收的内在关键性质。

生物制药分类系统（biopharmaceutics classification system，BCS）将药物分为四类（图 3.2）：Ⅰ类（高渗透性高溶解性药物），Ⅱ类（高渗透性低溶解性药物），Ⅲ类（低渗透性高溶解性药物），Ⅳ类（低渗透性低溶解性药物）。该分类系统为建立体内外相关性和评估药物的吸收提供了基础，也为评估药物口服给药的可能性提供了依据。其中，Ⅰ类药物进行口服给药的可能性最大，Ⅳ类药物最不可能进行口服给药，而Ⅱ类和Ⅲ类药物则可能需要进行结构修饰或制备成特殊剂型。

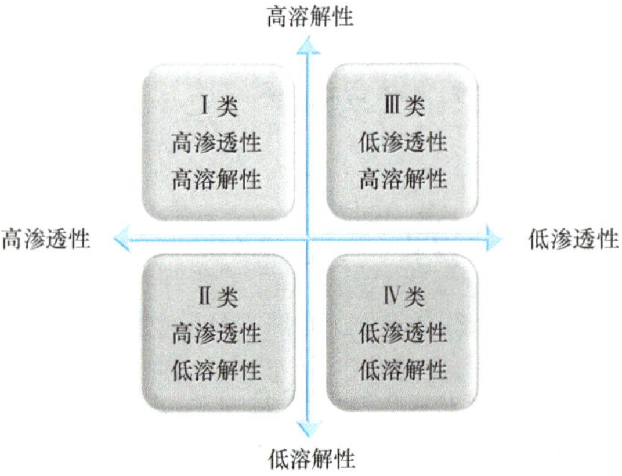

图 3.2 BCS 将药物分为四类

（2）首过效应（first-pass effect）。经口服给药后，部分药物在胃肠道被降解，或在肠黏膜被酶代谢，或通过门静脉进入肝脏后被代谢失活，使最终进入体循环的药量减少、药效降低的现象被称为首过效应，又称首关效应。因此，首过效应强的药物不宜采用口服给药。例如，胰岛素（insulin）口服后经蛋白酶（protease）水解而几乎完全失效；硝酸甘油（nitroglycerin）口服后90%以上被肝脏代谢失活。因此，会发生首过效应的药物一般需要通过改变给药途径以提高疗效。

（3）其他生理因素。胃肠道 pH、胃排空和肠蠕动等也是影响口服药物吸收的关键因素。胃肠道 pH 的变化会影响药物溶出度/溶解度、药物释放、药物稳定性和肠道渗透性。例如，弱碱性药物［如酮康唑（ketoconazole）、依诺沙星（enoxacin）］等在胃部的酸性环境中更易溶解，而弱酸性药物［如维生素 C（vitamin C）、苯巴比妥（phenobarbital）等］在小肠的碱性环境中更易溶解。胃排空和肠蠕动的快慢有可能导致药物吸收减缓或减少，如延缓胃排空会减少在胃中不稳定药物［如左旋多巴（levodopa，*L*-dopa）、地达诺辛（dideoxyinosine）等］的吸收；也有可能导致药物吸收增加，如摄入高脂肪食物延缓胃排空可增加亲脂性药物［如环孢素（cyclosporin）、阿苯达唑（albendazole）等］的吸收；但也有可能不影响药物吸收，如比卡鲁胺（bicalutamide），其不依赖于吸收部位且易于从胃肠道不同部位吸收。

除口服给药外，其他给药途径同样存在吸收过程。肌内注射和皮下注射主要通过结缔组织扩散，再经毛细血管和淋巴管的内皮细胞间隙吸收进入体循环，该过程中药物吸收迅速、完全、无首过效应，且肌肉组织毛细血管更丰富，吸收速度也快于皮下注射。吸入给药通过呼吸道黏膜或肺泡上皮细胞吸收，肺泡表面积大（共 60～100 m^2），毛细血管血流量大，因此吸收极其迅速，同样无首过效应。舌下给药通过舌下口腔黏膜直接吸收进入体循环，虽然吸收面积小，但吸收部位毛细血管血流量丰富，吸收较迅速。直肠给药可通过直肠中、下静脉和肛管静脉吸收，汇集于下腔静脉后直接进入体循环，也可通过直肠上静脉吸收进入门静脉，经肝脏代谢后进入体循环，因此，可避免约 50% 的首过效应。皮肤给药主要通过皮肤角质层进入真皮层，再经毛细血管吸收，也可通过细胞间隙、汗腺、毛囊、皮脂腺等附属器吸收进入真皮层，由于需要透过多层皮肤结构，因此吸收较慢。此外，还有多种局部给药方式，如鼻腔给药、眼部给药、耳部给药、颊部给药、阴道给药等，以产生局部治疗作用。表 3.1 对几种常见的给药途径进行了总结。

表 3.1 常见给药途径特性总结

给药途径	剂型	优点	缺点	用途
口服给药	片剂 胶囊剂 颗粒剂 糖浆剂 ……	1. 方便 2. 经济 3. 安全性高 4. 可自行用药 5. 非侵入性	1. 需要患者的依从性 2. 具有首过效应 3. 起效缓慢 4. 不适用于急救 5. 不适用于呕吐、禁食患者	应用广泛
静脉注射	注射剂 注射乳剂 注射用溶液 输液用溶液	1. 生物利用度高 2. 起效最快 3. 避免首过效应 4. 大体积给药 5. 可用于刺激性或复杂混合物	1. 需要专业操作 2. 配方必须无菌 3. 存在感染、静脉炎、过敏性休克等风险 4. 不适合油性药液或难溶物质	1. 应急情况 2. 无法口服患者 3. 补充营养物质

续表

给药途径	剂型	优点	缺点	用途
肌内注射	注射剂	1. 生物利用度高 2. 起效迅速 3. 避免首过效应 4. 不限于水溶液 5. 产生局部或定向作用	1. 不适合抗凝治疗期间 2. 不同肌肉吸收速率不同 3. 可能引起肌肉痉挛、疼痛	1. 中等体积药液 2. 油性药液 3. 刺激性物质 4. 预防接种
皮下注射	注射剂	1. 生物利用度高 2. 起效较快 3. 避免首过效应 4. 不限于水溶液 5. 产生局部或定向作用	1. 给药量受限 2. 不同部位吸收速率不同 3. 不适用于刺激性大的药物 4. 可能引起疼痛或坏死	1. 局部麻醉用药或术前供药 2. 一些难溶物质或悬浊液 3. 植入式缓释制剂
吸入给药	气雾剂 吸入剂 粉雾剂	1. 药物吸收快 2. 避免首过效应 3. 易于操作	1. 药物剂量难以控制 2. 需要特殊给药装置 3. 可能引起咳嗽或被吞咽 4. 可能会对肺上皮产生刺激	1. 局部用药 2. 气体、挥发性药物 3. 呼吸道或肺部疾病
舌下给药	舌下片剂	1. 生物利用度高 2. 起效迅速 3. 避免首过效应	1. 药效持续时间短 2. 药物利用率低 3. 药物可能被吞咽	1. 急救情况 2. 分子量小的亲脂性药物 3. 一般应用于心脑血管疾病的治疗
直肠给药	栓剂 膏剂 灌肠剂	1. 避免部分首过效应 2. 操作简单、安全	1. 吸收不规律，不完全 2. 栓剂容易移动 3. 可能会刺激直肠黏膜	1. 无法口服药物 2. 局部用药
皮肤给药	粉剂 膏剂 溶液剂 贴片剂 ……	1. 避免首过效应 2. 药效持续时间长且平稳 3. 使用方便、安全	1. 可能刺激皮肤 2. 给药时间长 3. 生物利用度较低	1. 局部用药 2. 应用范围有限

二、药物的分布

药物的分布是指药物吸收后从体循环通过各种生理屏障到达血管外部位（如组织、细胞间液、细胞内液等）的转运过程。大部分药物的作用靶点不在血管内，因此依赖于药物的分布。理想的药物分子应该在目标组织或器官中达到足够的药物浓度，并在适当的时间内达到期望的药理作用。

分布的过程涉及跨膜转运，以及与血液或组织中的蛋白质结合，因此，影响分布的主要因素包括药物的脂溶性、解离度、血浆蛋白结合率、再分布（redistribution）和跨膜屏障。其中，药物与脂质、血浆蛋白和各种组织蛋白的结合在药物分配中起着非常重要的作用。一般而言，具备高亲脂性、低血浆蛋白结合率和高组织蛋白结合率的药物，其分布程度更大。高亲脂性也增加了口服吸收率和分布容积。然而，亲脂性分子往往更容易被代谢，导致更高的清除率、较短的半衰期和较低生物利用度。

药物与血浆蛋白或组织蛋白结合后会形成药物-蛋白质复合物，这一过程称为药物-蛋白质结合，一般是可逆的（图 3.3）。血浆中与药物结合的蛋白质主要有两种，即分子质量为 44 000 Da 的 α_1-酸性糖蛋白（α_1-acid glycoprotein，AAG）和分子质量为 65 000 Da 的血清白蛋白（serum albumin）。酸性药物一般与白蛋白结合，而碱性药物一般与 AAG 结合。药物-蛋白质结合复合物是一种大分子，不容易进行跨膜转运、代谢和排泄，并会使药物储存在血液中，而在组织中的分布受到限制，进而暂时失去了药理活性。由于容易进行跨膜转运，游离型药物才是药物的活性形式。此外，血浆蛋白的结合特异性低、结合位点有限，药物的血浆蛋白结合率可以高达 99.9%，也可以低于 20%，且不同的药物可在血浆蛋白结合部位上发生竞争排挤和置换现象。

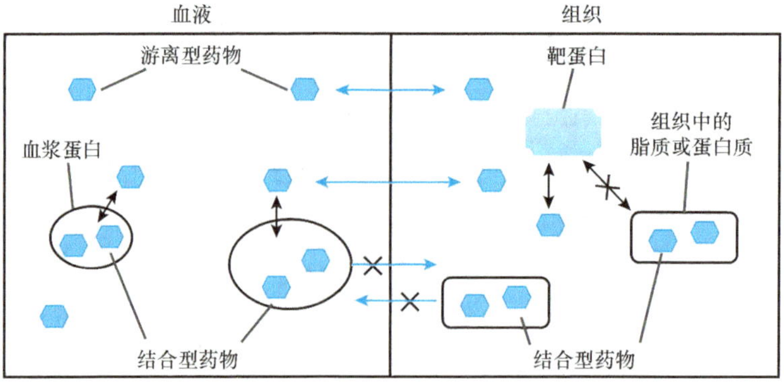

图 3.3 游离型药物和结合型药物在血液与组织中的分布

药物的分布不一定与其药理活性相关，因为其既可以被转运至靶组织，如脑、皮肤、肿瘤等部位发挥药理作用，也可被分配至消除器官，如肝、肾等被消除而失去药理作用。此外，某些药物会发生再分布，即药物先向血流量大的器官分布，再向血流量少、脂溶性更强的组织转移的现象。本质上而言，药物分布可分为四种类型（图 3.4）：①主要停留在血管系统内的药物，如血浆替代品右旋糖酐（dextran），也包括与血浆蛋白紧密结合的药物；②在体内均匀分布的药物，也包括一些低分子量的水溶性化合物，如乙醇和少数磺酰胺类药物；③专门集中在一个器官或组织中的药物，但不一定是靶器官或组织，如碘易富集在甲状腺，四环素（tetracycline）几乎不可逆地结合在骨骼和发育的牙齿上，高脂溶性药物易分布到脂肪组织中；④在体内不均匀分布的药物，大部分药物属于该类型，通常是前三种分布类型的组合。

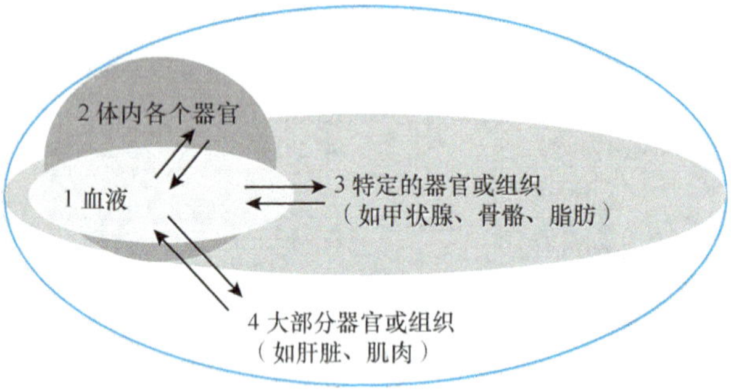

图 3.4 药物分布的四种类型

此外，体内存在的一些特殊生理屏障是药物分布的主要阻碍，在大脑、胎盘、眼部和关节等部位均存在相应的生理屏障，分别称为血脑屏障（blood-brain barrier，BBB）、胎盘屏障（placental barrier）、血眼屏障（blood-ocular barrier）和血关节囊屏障（blood-joint capsule barrier）。这些生理屏障起到了保护特定组织的作用，但也使得大部分药物在上述组织中难以达到有效浓度。表 3.2 对几种常见的药物分布生理屏障进行了总结。

表 3.2 常见的药物分布生理屏障

生理屏障	定义	特点
血脑屏障	1. 脑毛细血管壁与脑细胞之间的屏障 2. 由神经胶质细胞形成的血浆与脑细胞之间的屏障 3. 由脉络从形成的血浆和脑脊液之间的屏障	1. 防止毒素及有害物质进入脑组织 2. 保证脑代谢所需物的进入和代谢产物的排出 3. 保持内环境稳定，维持神经细胞正常功能 4. 血浆蛋白结合率高的药物难以透过血脑屏障 5. 非解离型比例高和脂溶性大的药物易透过血脑屏障 6. 血脑屏障功能随年龄增长而逐渐完善，胎儿和新生儿尚未建立血脑屏障 7. 血脑屏障功能障碍是一些脑部疾病的根源
胎盘屏障	胎盘绒毛组织与子宫血窦间的屏障	1. 妊娠期母体和子体之间血液完全分开、互不干扰，又能进行选择性物质交换 2. 弱酸性、弱碱性、脂溶性大、分子量小的药物易透过胎盘屏障 3. 孕妇给药方案显著影响胎儿暴露状况

续表

生理屏障	定义	特点
血眼屏障	血液与眼部的房水、晶状体、玻璃体和视网膜等组织之间的屏障	1. 眼组织中药物浓度远低于血液，一般采用局部用药 2. 脂溶性大且分子量小的药物易透过血眼屏障 3. 限制了血源性免疫效应细胞和分子的进入，阻断了免疫反应的传出弧
血关节囊屏障	血液与结缔组织构成的关节囊滑膜之间的屏障	关节囊中的药物浓度远低于血液，一般采用局部注射给药或手术治疗

三、药物的代谢

药物的代谢是指药物进入体内后发生化学结构改变的过程。一般而言，药物代谢会使其药理活性降低或消失，也有可能保持或增强，或从无活性药物代谢为有活性的代谢产物（如前药），或使药物代谢为有毒的代谢产物（图 3.5）。药物代谢主要通过多种特殊酶系统的催化，其中细胞色素 P450 酶（cytochrome P450，CYP）家族参与了超过 90% 的药物代谢反应，其主要在肝脏中表达，在其他器官，如肾脏、胎盘、肾上腺、胃肠道和皮肤等中也有表达。

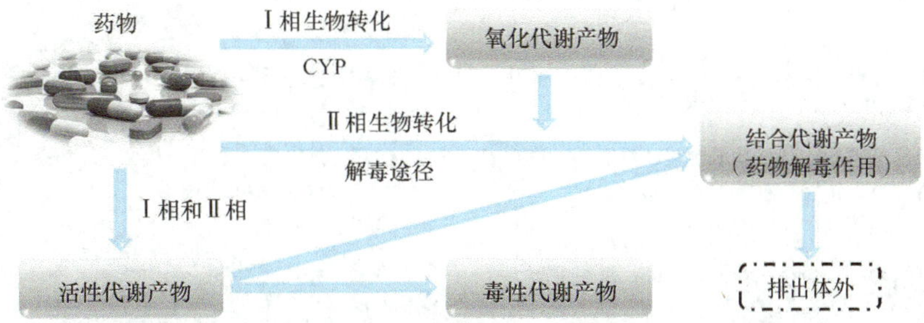

图 3.5　药物代谢的一般途径

药物的代谢反应分为两种类型，即Ⅰ相生物转化（phase Ⅰ biotransformation）和Ⅱ相生物转化（phase Ⅱ biotransformation）。Ⅰ相生物转化又称为官能团化反应，包括氧化、还原和水解等反应，可将活性基团或极性基团（如—OH、—COOH、—NH_2、—SH 等）引入药物结构中，相关代谢产物往往需要再进行Ⅱ相生物转化后才能从体内排出。Ⅱ相生物转化又称为结合反应（conjugation reaction），可将药物或Ⅰ相生物转化后的药物与内源性的极性物质（如葡糖醛酸、硫酸、氨基酸、谷胱甘肽等）进行共价结合，生成极性大、易排出体外的物质，具体反应类型及相关实例将在第二节详细阐述。

药物代谢的主要场所是肝脏，其次是胃肠道、肾脏、肺部、胎盘、皮肤等。①肝脏代谢：肝脏 CYP 在外源性和内源性分子的Ⅰ相生物转化中具有重要作用；在Ⅱ相生物转化中，肝脏表达尿苷二磷酸葡糖醛酸转移酶（uridine diphosphate glycosyltransferase，UGT）和其他结合酶，其中 UGT 代谢 40%～70% 的外源性分子。②肠壁代谢：在Ⅰ相生物转化中，肠道 CYP 主要代谢外源性分子，也参与少量Ⅱ相生物转化反应，会影响某些治疗药物的全身生物利用度。③肾脏代谢：在Ⅰ相生物转化中具有最小的代谢活性，但在类固醇的代谢中十分重要；在Ⅱ相生物转化中也具有重要贡献，其中谷胱甘肽-*S*-转移酶（glutathione *S*-transferase，GST）是肾脏中的主要结合酶。

影响代谢的主要因素如下所示。①遗传因素：药物代谢酶 CYP 的基因由超过 115 个基因和伪基因成员组成，存在基因多态性并受到多种调控因子的影响，因此，药物在不同种属、不同个体之间的代谢和药理活性存在较大的差异。②药物相互作用：不同药物会作为酶抑制剂或酶诱导剂而影响彼此的代谢活性，如表 3.3 所列出的一些药物。③其他因素，如性别（男性的 CYP2D6 和 CYP1A2 的活性高于女性，女性的 CYP3A4 活性高于男性）、年龄（新生儿体内 CYP 的活性不到成人的一半）、疾病（肝病、肾病、糖尿病等均会影响代谢活性）、饮食等。

表 3.3 代谢途径中常见的酶底物、抑制剂和诱导剂

酶	底物	抑制剂	诱导剂
Ⅰ相生物转化			
CYP3A	咪达唑仑、丁螺环酮、非洛地平、洛伐他汀、依立曲坦、西地那非、辛伐他汀、三唑仑	酮康唑、克拉霉素、伊曲康唑、沙奎那韦、氟康唑、西柚汁、替拉那韦、利托那韦	苯妥英、利福平、圣约翰草、依非韦伦、依曲韦林、萘夫西林、泼尼松
CYP1A2	阿洛司琼、咖啡因、度洛西汀、褪黑素、雷美替胺、他克林、替扎尼定	环丙沙星、依诺沙星、氟伏沙明、口服避孕药、苯丙醇胺	孟鲁司特、苯妥英、香烟的烟气成分
CYP2C8	瑞格列奈、紫杉醇	吉非罗齐、氟伏沙明、酮康唑、甲氧苄啶	利福平
CYP2C9	塞来昔布、华法林、苯妥英	胺碘酮、氟康唑、咪康唑、氧甲氢龙、卡培他滨、依曲韦林、氟伐他汀、甲硝唑、磺吡酮、替加环素	卡马西平、利福平、阿瑞匹坦、波生坦、苯巴比妥、圣约翰草
Ⅱ相生物转化			
UGT	胆红素、酚类、雌二醇、阿片类、羧酸类	紫杉醇、咪达唑仑、环孢霉素 A、酮康唑、苯巴比妥、苯妥英	胆红素、苯巴比妥、利福平
SULT	酚类、醇类、胺类	黄酮、甲芬那酸、水杨酸、氯米芬、达那唑	视黄酸、甲氨蝶呤
NAT	对氨基苯甲酸、对氨基水杨酸、对氨基谷氨酸、磺胺甲嘧啶、异烟肼、肼屈嗪、磺胺类	咖啡酸、秦皮乙素、槲皮素、染料木苷、东莨菪内酯、香豆素	雄激素、氨茶碱
GST	环氧化物、醌类、亚砜类、酯类、过氧化物	酚类、醌类、维生素 C 衍生物、DA、反式维 A 酸	西兰花、卷心菜、球芽甘蓝和葡萄柚的提取物

注：SULT. 磺基转移酶，sulfotransferase；NAT. *N*-乙酰转移酶，*N*-acetyltransferase。

四、药物的排泄

药物的排泄是指原型药物或药物的代谢产物通过排泄器官或分泌器官从体内排出体外的过程。药物主要经肾脏排泄，其次为经胆汁排泄。此外，药物及其代谢产物也可通过肠道、乳汁、皮肤、唾液、汗腺、泪液、呼吸等途径排泄。

肾脏排泄是原型药物或极性较大、离子化程度较高代谢产物的主要排泄途径，主要有以下三种方式。

（1）肾小球滤过：肾小球毛细血管通透性极高，但毛细血管的膜孔较窄，因此，只有小分子、非结合型药物或代谢产物能够以扩散的方式从肾小球基膜滤过，而结合型药物由于体积较大难以通过肾小球滤过。经滤过后，尿液中游离型原型药物或代谢产物的浓度与血浆中浓度相等。肾小球滤过率（glomerular filtration rate，GFR）的正常范围是 110～130 mL/min，通常通过测定外源性物质菊粉或内源性物质肌酐的肾脏清除率来评估 GFR，由于这两者很容易在肾小球中滤过，不受肾小管分泌或重吸收的影响，因此肾脏清除率等于 GFR，其中：

$$\text{肾脏清除率} = \frac{\text{尿中药物浓度} \times \text{每分钟尿量}}{\text{血浆药物浓度}}$$

（2）肾小管分泌：某些药物通过载体介导的过程从肾小管周围的毛细血管排泄到原尿中，其主要有两种不同的运输机制，即酸性药物（阴离子）的分泌和碱性药物（阳离子）的分泌。肾小管分泌过程的特点是需要能量、逆浓度梯度、具有载体饱和现象，且一种药物的分泌可能受到另一种药物的竞争性抑制，典型的实例就是当青霉素（penicillin）与丙磺舒（probenecid）联合用药时，青霉素的分泌会受到丙磺舒的抑制，从而使青霉素的血药浓度升高并维持较久的时间，进而增强其抗菌作用。

（3）肾小管重吸收：指某些药物从原尿中再吸收进入肾小管周围毛细血管的过程，分为主动重吸收和被动重吸收。主动重吸收主要发生在近曲小管，吸收一些身体必需的内源性物质，如葡萄糖、氨基酸、维生素、电解质等。被动重吸收主要发生在远曲小管，吸收脂溶性高、非解离型的药物及代谢产物，其吸收程度受到药物脂溶性、解离度、尿液pH和尿流量的影响。尿液pH的变化范围较广（4.5～8.0），当尿液呈酸性时，弱酸类药物容易被重吸收，弱碱类药物容易被排泄；当尿量增加时，药物浓度下降，重吸收量减少，反之亦然。在一定pH下，结合型药物的分子比例可根据亨德森-哈塞尔巴尔赫（Henderson-Hesselbalch）方程得出：

$$\mathrm{pH} = \mathrm{p}K_a + \lg\frac{\text{结合型药物}}{\text{游离型药物}}\ (\text{酸}),\quad \mathrm{pH} = \mathrm{p}K_a + \lg\frac{\text{游离型药物}}{\text{结合型药物}}\ (\text{碱})$$

除了肾脏排泄途径，有些分子量大于300、具有极性和亲脂性基团的阴离子、阳离子和结合型药物主要通过肝脏进入胆汁排泄。分子量在500左右的药物最易进行胆汁排泄，如葡糖醛酸结合物。胆汁清除率如下式所示：

$$\text{胆汁清除率} = \frac{\text{胆汁药物浓度} \times \text{胆汁流量}}{\text{血浆药物浓度}}$$

药物的胆汁浓度越高，胆汁流量越大，清除率越高。胆汁清除率高的药物，如氨苄西林（ampicillin）、红霉素（erythromycin）、利福平（rifampicin）等，可用于肝胆道感染的治疗。某些药物经肝脏代谢并从胆汁排出后，可被肠道中相应的葡糖醛酸酶水解转化为原型药物，再被小肠重新吸收进入体循环，该过程称为肝肠循环（enterohepatic circulation）。肝肠循环会使药物出现第二个血药浓度峰（即双峰现象），从而延长药物在体内的停留时间，提高生物利用度，如毛地黄毒苷（digitoxin）、地高辛（digoxin）等都具有明显的肝肠循环。

此外，口服未吸收的药物、随胆汁排泄到肠道的药物，以及由肠黏膜主动外排至肠道的药物也会通过肠道排泄。对于哺乳期妇女，关注乳汁排泄对母体和子体健康的影响也至关重要，乳汁的pH（6.5～6.8）略低于血浆，因此碱性药物在乳汁中的浓度高于血浆。此外，吸入麻醉剂和挥发性药物可通过呼吸排泄等。

第二节　药物的代谢反应

了解药物的代谢反应可以更好地阐明药物的功能和“命运”，即药物在体内产生药理作用的过程、持续时间、结构的转变，以及产生毒性的原因，对新药的设计和发现、优化药物的药代动力学和药效学性质、解释药物的作用机制、指导临床合理用药等方面至关重要。本节主要介绍催化药物代谢的酶、Ⅰ相生物转化、Ⅱ相生物转化及相关实例。

一、催化药物代谢的酶

药物的代谢反应是在体内多种药物代谢酶系的催化作用下完成的，参与药物代谢的酶主要分为微粒体酶类（microsomal enzymes）和非微粒体酶类（non-microsomal enzymes）。

（1）微粒体酶类：存在于微粒体中的一类酶，主要为过氧化氢酶（catalase）和过氧化物酶（peroxidase）。大部分微粒体酶存在于肝细胞内质网中，少量存在于肺、肾脏、胎盘、肾上腺、胃肠道、皮肤和脑组织等部位，主要参与Ⅰ相生物转化。其中最重要的为CYP家族，其参与了超过90%的代谢反应。此外，细胞色素P450氧化还原酶（cytochrome P450 oxidoreductase，POR）、黄素单加氧酶（flavin-containing monooxygenase，FMO）、酯酶（esterase）等也属于微粒体酶参与了Ⅰ相生物转化。

CYP是一种多功能的含血红素单加氧酶的超家族，最早于20世纪60年代被发现，因其还原性CYP与CO的复合物在450 nm处具有最大吸收峰而被命名为细胞色素P450酶。CYP催化的药物氧化需要 CYP、CYP 还原酶、烟酰胺腺嘌呤二核苷酸磷酸（nicotinamide adenine dinucleotide phosphate，NADP）和分子氧的共同参与，反应通式如下：

$$NADP + H^{+} + RH + O_2 \longrightarrow NADP^{+} + H_2O + ROH$$

氧化循环的反应机制如图 3.6 所示：CYP（含 Fe^{3+}）与药物底物（即 RH）结合形成二元复合物（步骤 1）；NADP 转移一个电子（e）到 CYP 中将 Fe^{3+}还原为 Fe^{2+}（步骤 2）；另一个电子进一步还原分子氧，使其中一个氧与底物结合，形成底物的氧化产物（即 ROH），同时生成水（步骤 3～4）。

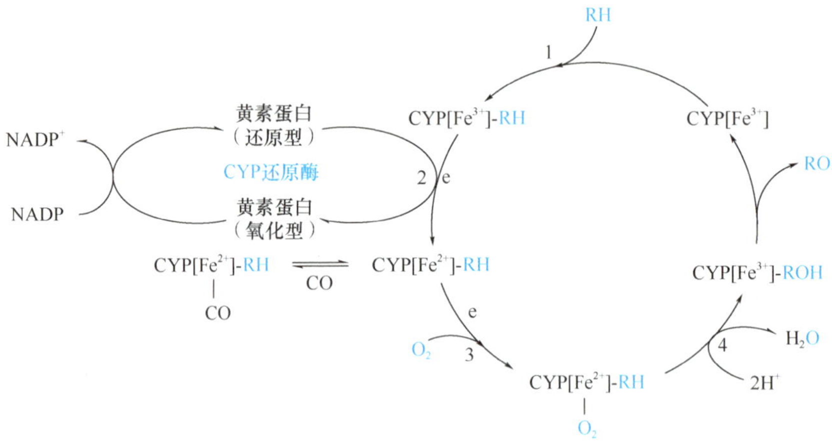

图 3.6　CYP 的氧化循环

目前，CYP 基因产物的数量在各个物种中已超过 2000 种，是目前基因数据库中最大的蛋白质家族。在人体 CYP 超家族中已经发现了 57 个不同的基因，分布在 18 个家族、42 个亚家族和 46 个伪基因中（表 3.4），其中主要是 CYP1、CYP2 和 CYP3 家族中的几种酶负责药物的代谢，包括 CYP1A2、CYP2A6、CYP2B6、CYP2C8、CYP2C9、CYP2C19、CYP2D6、CYP2E1、CYP2J2、CYP3A4 和 CYP3A5 等，而 CYP3A4/5 和 CYP2D6 参与了 50% 的 CYP 相关药物的代谢（图 3.7）。

表 3.4　57 种人体 CYP

CYP 家族	亚型	CYP 家族	亚型
1	1A1, 1A2, 1B1	19	19A1
2	2A6, 2A7, 2A13, 2B6, 2C8, 2C9, 2C18, 2C19, 2D6, 2E1, 2F1, 2J2, 2R1, 2S1, 2U1, 2W1	20	20A1
3	3A4, 3A5, 3A7, 3A43	21	21A1
4	4A11, 4A22, 4B1, 4F2, 4F3, 4F8, 4F11, 4F12, 4F22, 4V2, 4X1, 4Z1	24	24A1
5	5A1	26	26A1, 26B1, 26C1
7	7A1, 7B1	27	27A1, 27B1, 27C1
8	8A1, 8B1	39	39A1
11	11A1, 11B1, 11B2	46	46A1
17	17A1	51	51A1

（2）非微粒体酶类：存在于血浆、细胞液和线粒体中，主要参与Ⅱ相生物转化，包括 UGT、SULT、NAT、GST、各种甲基转移酶（methyltransferase，MT）等。此外，血浆中的酰胺酶（amidase）、磷酸酶（phosphatase）、胆碱酯酶（choline esterase），细胞液中的乙醇脱氢酶（alcohol dehydrogenase，ADH）、乙醛脱氢酶（aldehyde dehydrogenase，ALDH）、黄嘌呤氧化酶（xanthine oxidase，XO）、醛氧化酶（aldehyde oxidase，AO）、还原酶（reductase），线粒体中的单胺氧化酶（monoamine oxidase，MAO）、芳香化酶（aromatase）等均属于非微粒体酶类，其主要参与Ⅰ相生物转化（图 3.8）。

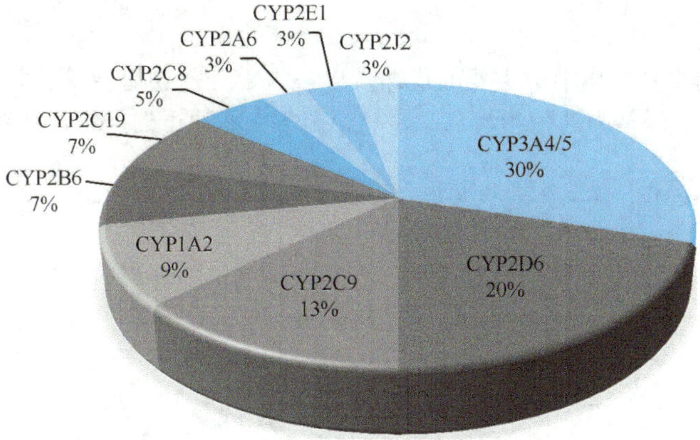

图 3.7　不同的 CYP 亚型对药物代谢的贡献率

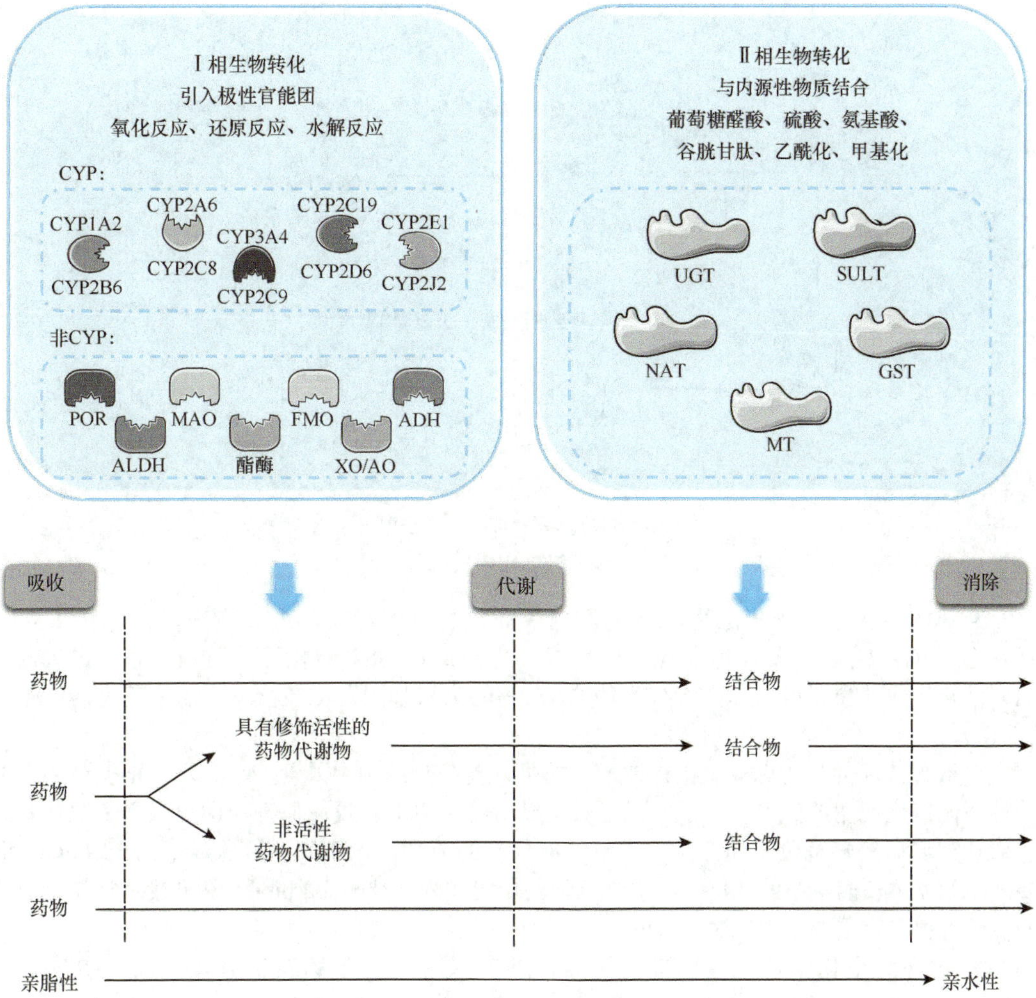

图 3.8　药物代谢反应及相关的酶

二、Ⅰ相生物转化

Ⅰ相生物转化是指体内催化酶对药物进行的官能团化反应，从而在药物分子中引入极性基团，如—OH、—COOH、—NH_2、—SH 等，主要包括氧化、还原和水解反应。

（一）氧化反应

氧化反应是Ⅰ相生物转化中最主要的代谢反应，大部分药物均会发生氧化代谢反应，包括含芳环、烯烃、炔烃、烷烃结构的药物及含氮、氧、硫、卤素原子的药物，如图 3.9 所示。

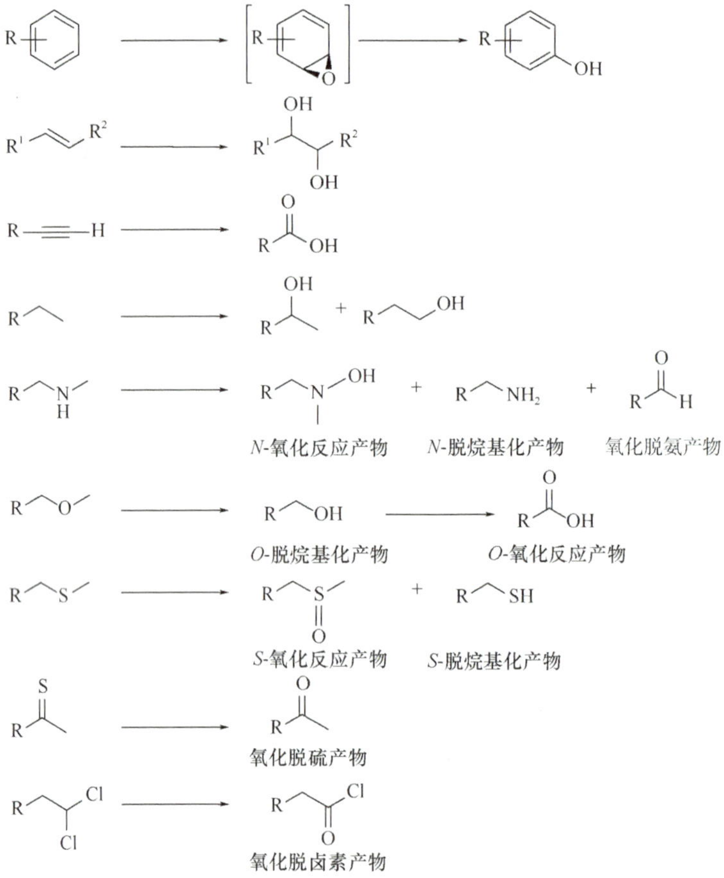

图 3.9 氧化代谢反应过程

1. 芳环的氧化 首先形成环氧化物，由于环氧化物不稳定，进一步在质子催化下发生重排反应生成酚，或被环氧合酶水解生成反式二醇，或在 GST 催化下与谷胱甘肽（glutathione，GSH）结合生成硫醚，或与体内大分子如 DNA 等的亲核基团发生亲核反应而使其失活产生毒性（图 3.10）。

大多数含芳环的药物可被氧化代谢形成酚类，若药物结构中只含一个芳环，根据芳环上取代基的性质，氧化代谢的位点有所不同。一般遵循芳环亲电取代反应原理，即含吸电子取代基的芳环，氧化代谢后酚羟基位于间位；含供电子取代基的芳环，氧化代谢后酚羟基位于对位或邻位；主要发生在立体位阻较小的部位，如镇静催眠药苯巴比妥（phenobarbital）和 β 受体拮抗剂普萘洛尔的氧化代谢产物主要发生在对位（图 3.11）。

当药物含两个化学环境相同的芳环时，通常只有一个苯环发生氧化代谢，如抗癫痫药苯妥英（phenytoin）和非甾体抗炎药（nonsteroidal anti-inflammatory drug，NSAID）保泰松（phenylbutazone）的氧化代谢产物主要在其中一个苯环的对位（图 3.12）。

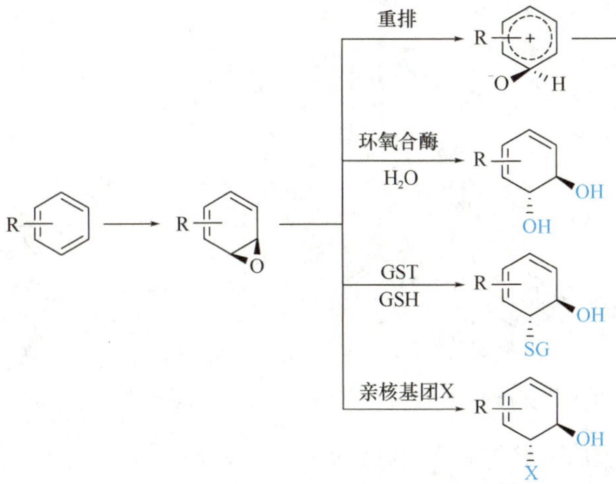

图 3.10　芳环的氧化代谢反应过程

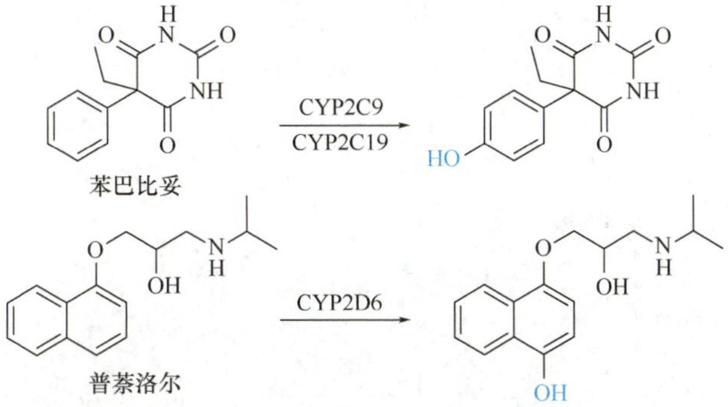

图 3.11　苯巴比妥、普萘洛尔及其氧化代谢产物

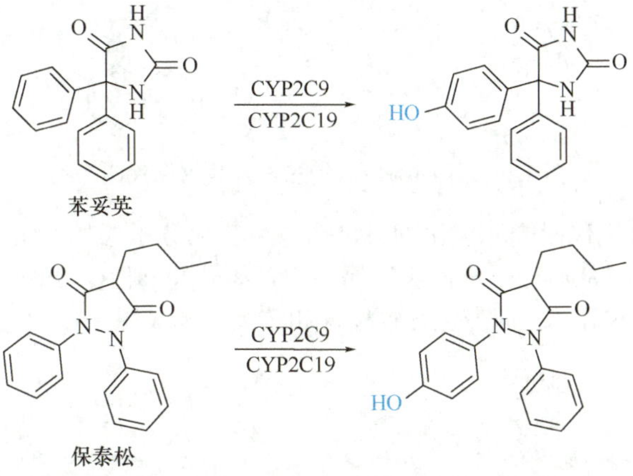

图 3.12　苯妥英、保泰松及其氧化代谢产物

若药物含两个化学环境不同的芳环时，电子云密度较大的芳环更易发生氧化代谢，如抗精神病药氯丙嗪（chlorpromazine）的氧化代谢发生在不含氯的苯环上；而 NSAID 双氯芬酸（diclofenac）由于羧基的存在，使氧化代谢发生在含氯苯环的对位（图 3.13）。

若药物只含一个芳环，且芳环上含有强吸电子基，如卤素、羧基等，则不发生芳环的氧化代谢，如抗高血压药可乐定（clonidine）和抗痛风药丙磺舒（图 3.14）。

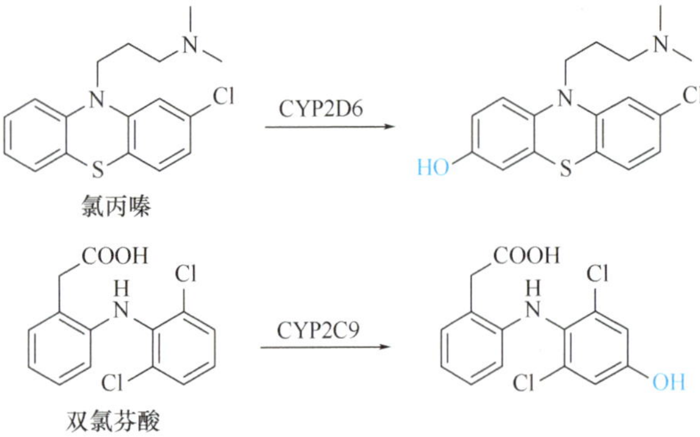

图 3.13　氯丙嗪、双氯芬酸及其氧化代谢产物

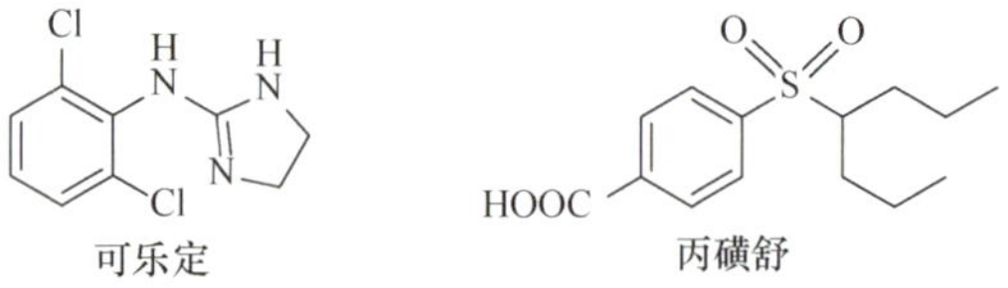

图 3.14　可乐定和丙磺舒的结构式

芳环的氧化代谢也受到立体构型的影响，如抗凝血药华法林（warfarin）的代谢具有立体选择性和区域选择性，*S*-华法林主要代谢成 7-羟基产物，*R*-华法林主要代谢成 4′-羟基产物，且仅有 *R*-华法林的酮羰基能够经代谢还原成醇（图 3.15）。

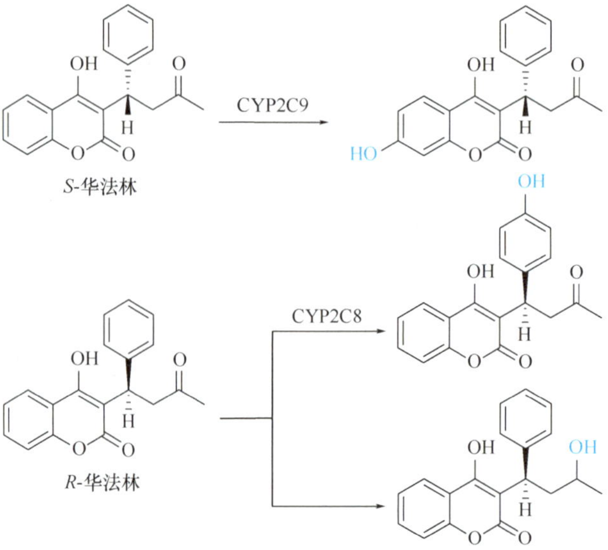

图 3.15　不同构型的华法林及其氧化代谢产物

多核芳烃类物质氧化代谢成环氧化物后，易与生物大分子（如 DNA、RNA 及蛋白质）中的亲核基团发生共价偶联，从而产生毒性或致癌作用，如苯并 [a] 芘（benzpyrene）氧化代谢后的环氧中间体会与脱氧核苷酸等结合而产生强致癌性和致突变性（图 3.16）。

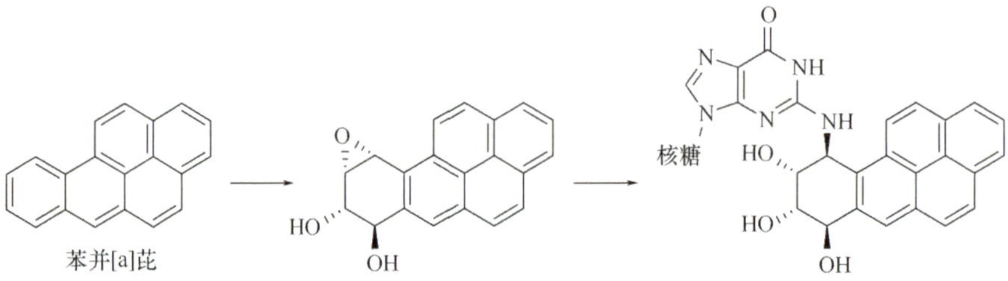

图 3.16　苯并 [a] 芘及其氧化代谢产物

此外，含芳杂环的药物也会发生芳杂环上的羟基化反应，如抗焦虑症药丁螺环酮（buspirone）的嘧啶环 5′ 位易发生羟基化反应；抗肿瘤药巯嘌呤（mercaptopurine）可代谢得到 2,8-二羟基-6-巯基嘌呤（图 3.17）。

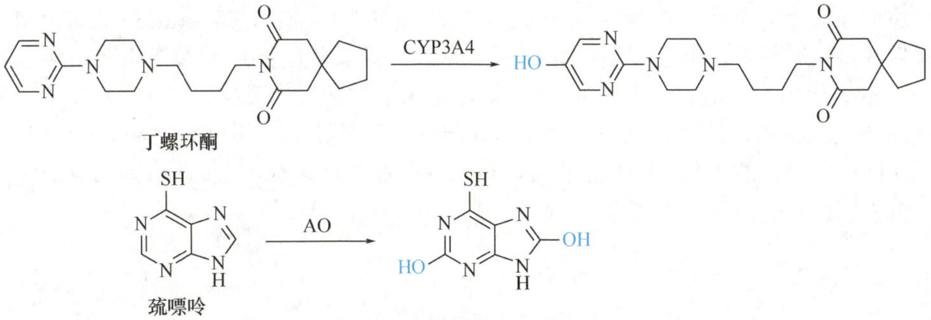

图 3.17　丁螺环酮、巯嘌呤及其氧化代谢产物

2. 烯烃和炔烃的氧化　烯烃与芳环类似，同样也具有双键结构，且双键的活性高于芳环，因此氧化代谢后形成的环氧化物中间体能够稳定存在，可被分离并进行结构鉴定。大部分环氧化物中间体均能被体内的环氧化物酶水解代谢成无毒的邻二醇，如抗惊厥药卡马西平（carbamazepine）中的双键被氧化得到活性代谢物卡马西平 10,11-环氧化物，环氧化物随后被水解成反式二醇排出体外（图 3.18）。

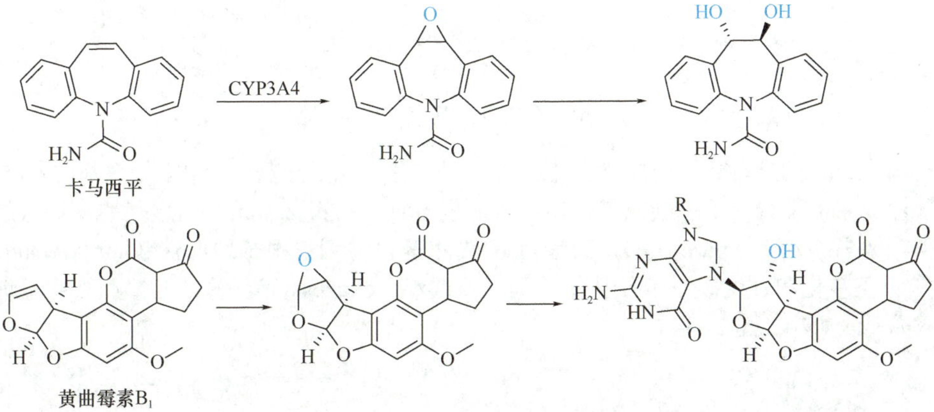

图 3.18　卡马西平、黄曲霉素 B_1 及其氧化代谢产物

然而，有时环氧化物中间体会与生物大分子（如 DNA、RNA 及蛋白质）中的亲核基团发生共价偶联，从而产生毒性或致癌作用，如 I 类致癌物黄曲霉素 B_1（aflatoxin B_1）在氧化代谢生成环氧化物后，与 DNA 等进行共价结合从而产生致癌性（图 3.18）。

炔烃与烯烃相比，反应活性更高，氧化代谢后主要生成烯酮中间体，烯酮中间体可被水解成羧酸，或与谷胱甘肽结合，或与蛋白质中的亲核基团偶联，如 MAO-B 抑制剂司来吉兰（selegiline）氧化代谢成烯酮中间体后被酸化或酰化。此外，炔烃也可以通过非烯酮中间体途径，与酶中卟啉的 N 原子发生共价偶联而使酶失活（图 3.19）。

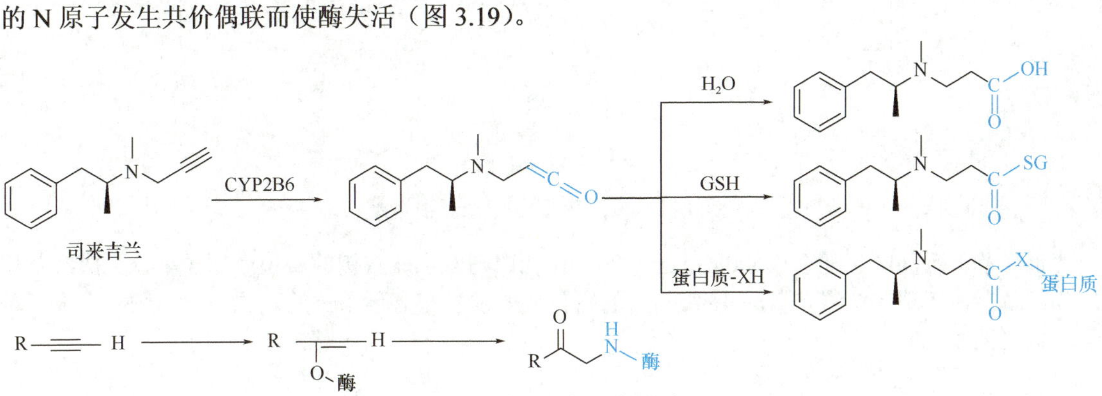

图 3.19　炔烃的氧化代谢途径

3. 烷烃和环烷烃的氧化 烷烃经氧化后先生成自由基中间体，再转化为羟基化合物，或发生电子转移后脱氢生成烯烃，其中以羟基化反应为主。烷烃氧化的位点一般发生在相应官能团的邻位（α 位）、烷烃链末端的碳原子上（ω 位）、烷烃链末端倒数第二个碳原子上（ω-1 位）及含有支链的叔碳原子上。例如，NSAID 布洛芬（ibuprofen），在其异丁基侧链的不同碳原子上可分别发生 α 位、ω 位和 ω-1 位的氧化（ω-1 位的氧化也是叔碳原子的氧化），从而得到相应的仲醇、伯醇和叔醇（图 3.20）。

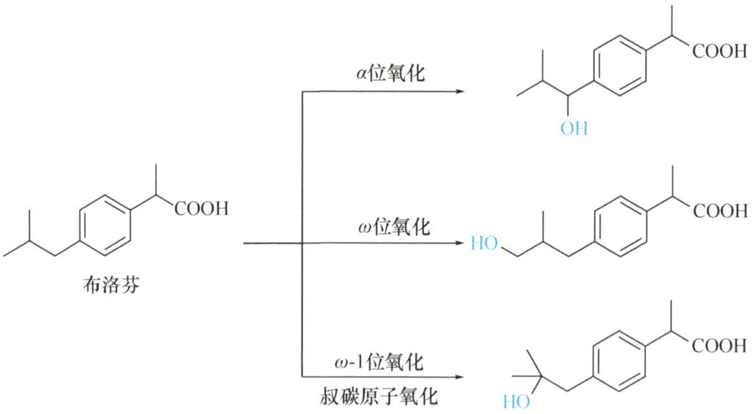

图 3.20 布洛芬及其氧化代谢产物

与 sp^2 碳相邻的烷基碳原子的反应活性更强，易氧化代谢成羟基化合物，如羰基的 α 位碳原子、双键的 α 位碳原子及芳环苄位碳原子。镇静催眠药地西泮（diazepam）上羰基的 α 位碳原子被羟基化后得到替马西泮（temazepam），或通过 *N*-去甲基化得到去甲基地西泮（nordazepam），或同时发生 *N*-去甲基化和 α 位碳原子羟基化得到奥沙西泮（oxazepam），替马西泮和去甲基地西泮也最终代谢成奥沙西泮（图 3.21）。

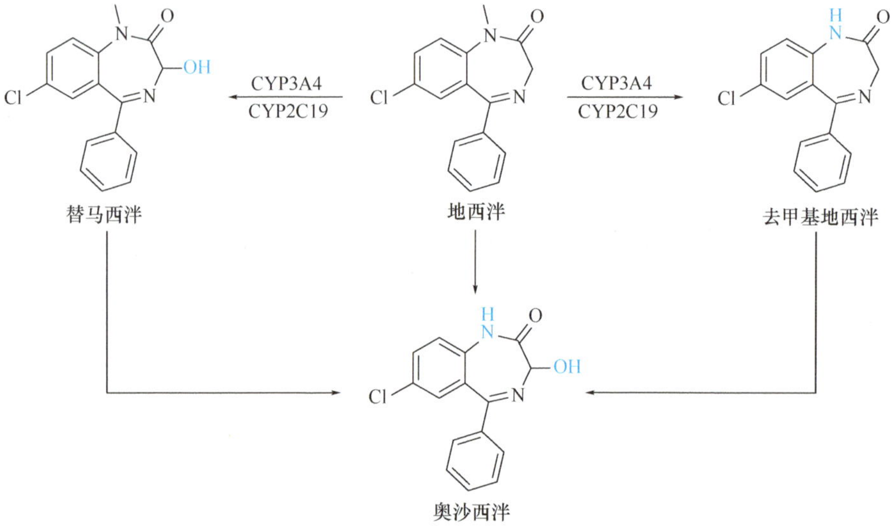

图 3.21 地西泮及其氧化代谢产物

而镇静催眠药咪达唑仑（midazolam）的氧化代谢则发生在双键的 α 位碳原子上，生成羟基化产物；抗高血压药美托洛尔（metoprolol）的氧化代谢发生在芳环苄位的碳原子上，同样生成羟基化产物（图 3.22）。

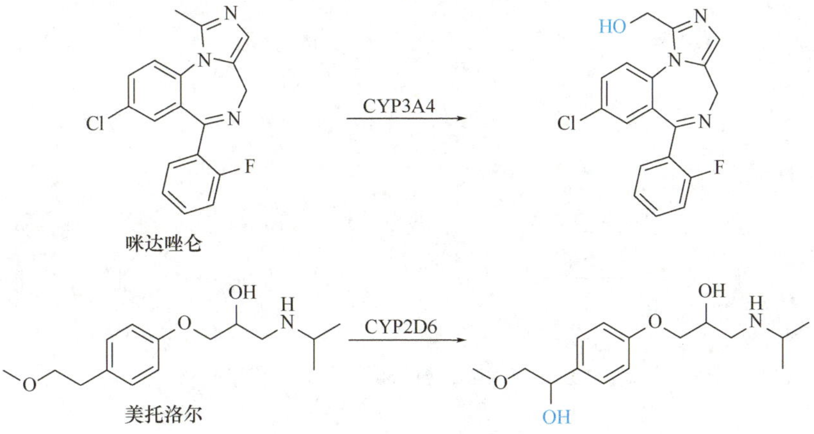

图 3.22 咪达唑仑、美托洛尔及其氧化代谢产物

环烷烃化合物，如含环己烷的药物氧化代谢，也同样生成羟基化产物，一般在 3 位或 4 位生成羟基，且存在顺反异构体，如口服降糖药醋磺己脲（acetohexamide）主要代谢产生反式羟基化产物（图 3.23）。

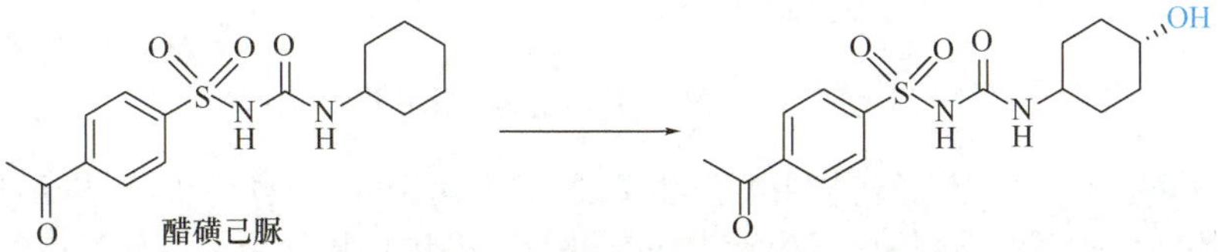

图 3.23 醋磺己脲及其氧化代谢产物

此外，与杂原子（如 N、O、S）相连的烷基也容易发生氧化代谢，进行脱烷基化反应（*N*-脱烷基化、*O*-脱烷基化、*S*-脱烷基化），从而代谢成相应的胺、酚、巯基化合物等，将在下文进行阐述。

4. 胺和酰胺的氧化 胺类化合物的氧化反应主要包括 *N*-脱烷基化反应、氧化脱氨反应和 *N*-氧化反应，其中 *N*-脱烷基化反应和氧化脱氨反应本质上均发生了 C—N 键的断裂，此时要求与氮原子相连的烷基碳上必须含有 α 氢原子，如兴奋剂苄非他明（benzphetamine）在体内发生 *N*-脱烷基化反应得到安非他明（amphetamine），随后发生氧化脱氨反应产生苯丙酮（图 3.24）。

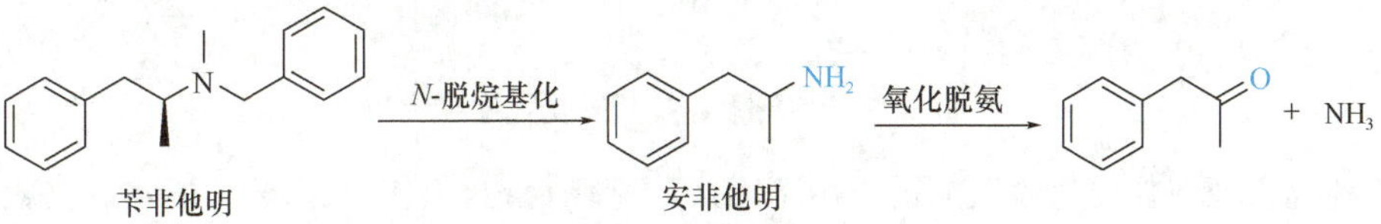

图 3.24 苄非他明及其氧化代谢产物

而 *N*-氧化反应，对于叔胺和含氮芳杂环，一般会生成稳定的 *N*-氧化物，对于无 α 氢原子的伯胺和仲胺，则生成羟基胺、亚硝基或硝基化合物。例如，抗精神病药氯丙嗪（chlorpromazine）的叔胺经氧化生成较稳定的 *N*-氧化物；而抗麻风病药氨苯砜（dapsone）苯环上的伯胺则氧化代谢成羟胺，并进一步代谢成亚硝基化合物（图 3.25）。

酰胺化合物的 *N*-氧化代谢反应与胺类化合物类似，由伯胺和仲胺生成的酰胺才能发生 *N*-氧化反应，生成 *N*-羟基化合物，而叔胺生成的酰胺则不发生 *N*-氧化反应。此外，芳香伯胺、芳香仲胺和芳香酰胺在经历 *N*-氧化反应后生成的羟胺易被Ⅱ相生物转化反应中的硫酸酯基或乙酸酯基活化，进一步与生物大分子进行共价偶联，从而产生毒性，如 2-乙酰氨基芴（2-acetylaminofluorene，AFF）代谢生成 *N*-羟基 AFF 后与硫酸酯结合，与硫酸酯分离后形成强亲电试剂从而与生物大分子中的亲核基团偶联（图 3.26）。

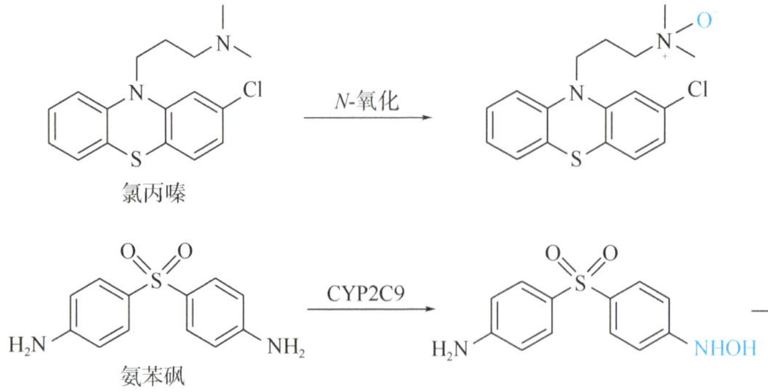

图 3.25　氯丙嗪、氨苯砜及其氧化代谢产物

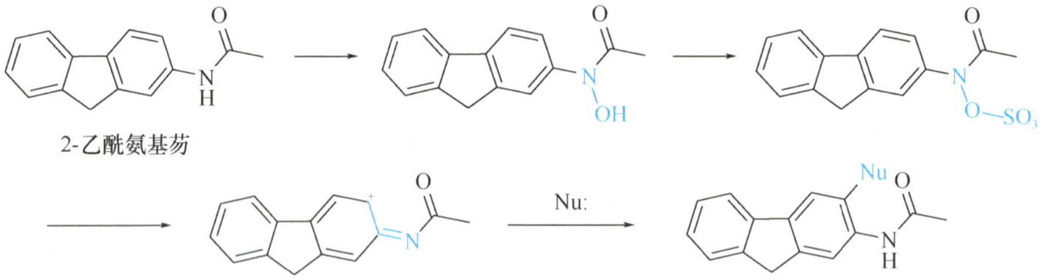

图 3.26　2-乙酰氨基芴及其氧化代谢产物

5. 醚、醇和醛的氧化　醚类药物主要发生 *O*-脱烷基化反应，其反应机制与 *N*-脱烷基化类似，在氧原子的 α 氢原子上发生羟基化反应后 C—O 键断裂得到羟基化合物（如醇或酚）和羰基化合物，如果一个分子里有多个醚基，一般只有一个醚基发生 *O*-脱烷基化反应，如乙酰胆碱酯酶抑制剂（acetylcholin esterase inhibitor，AChEI）多奈哌齐（donepezil）中含有两个醚基，其 *O*-脱烷基化反应只发生在 6 位，代谢生成 6-*O*-去甲基多奈哌齐（图 3.27）。

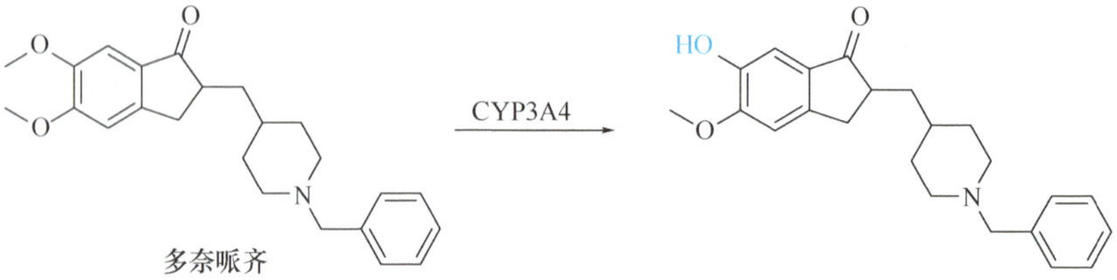

图 3.27　多奈哌齐及其氧化代谢产物

醇类药物主要在体内醇脱氢酶的作用下生成羰基化合物，其中大部分伯醇被氧化成醛，随后在醛脱氢酶作用下生成羧酸，部分仲醇被氧化成酮或不经氧化直接通过结合反应排出体外。例如，乙醇在体内氧化生成乙醛和乙酸，最终以乙酸的形式排出体外。若个体中醛脱氢酶的含量较少或代谢能力较差，则容易导致乙醛的大量积聚，乙醛会与生物大分子反应而减弱酶和蛋白质的功能，从而引起细胞毒性、脂质过氧化等。而甲醇的代谢相比于乙醇更慢，且生成的甲酸更容易导致酸中毒和视神经损伤。此外，含甲基的药物也可以在被氧化成醇后，进一步氧化成羧酸代谢物，如上文提及的布洛芬（ibuprofen），ω 位氧化后的醇代谢产物可被进一步氧化成羧酸（图 3.28）。

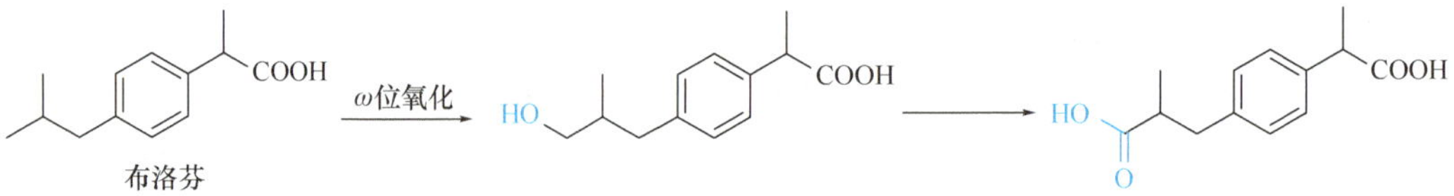

图 3.28　布洛芬及其 ω 位氧化

6. 硫醚和硫羰基的氧化　含硫药物的氧化代谢与胺类化合物类似，主要包括*S*-脱烷基化反应、*S*-氧化反应和氧化脱硫反应。*S*-脱烷基化反应是指C—S键的断裂，生成羰基化合物和巯基，如抗肿瘤药甲巯嘌呤（6-methylmercaptopurine）经氧化代谢脱去*S*-甲基得到巯嘌呤（6-mercaptopurine）；*S*-氧化反应主要是指硫醚类药物被氧化成亚砜，亚砜又会进一步被氧化成砜，如抗胃溃疡药雷尼替丁（ranitidine）中的硫醚可被氧化为亚砜，质子泵抑制剂奥美拉唑（omeprazole）中的亚砜被氧化成为砜；氧化脱硫反应是指含C═S和P═S双键的药物经氧化代谢生成C═O和P═O双键，如硫喷妥（thiopental）经氧化脱硫代谢得到戊巴比妥（pentobarbital）（图3.29）。

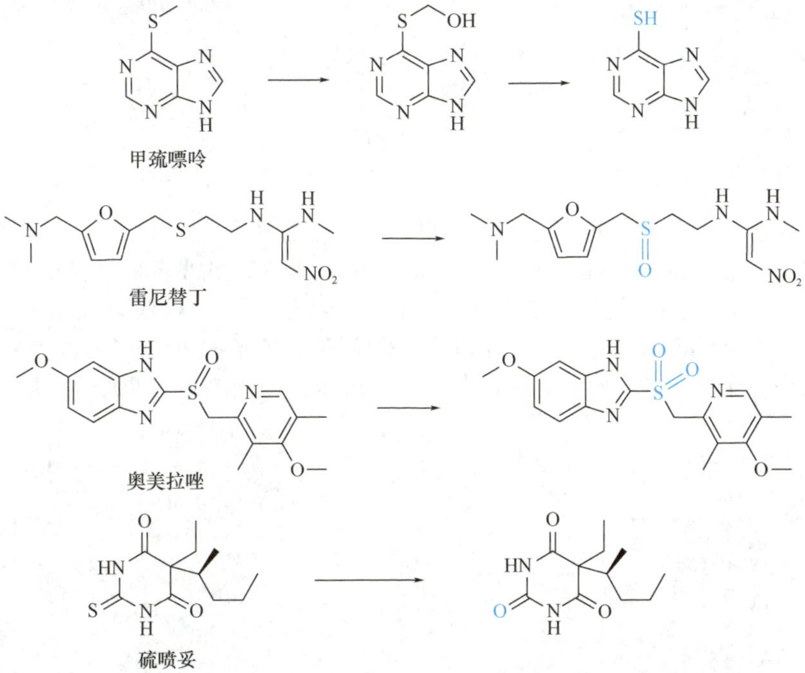

图3.29　甲巯嘌呤、雷尼替丁、奥美拉唑、硫喷妥及其氧化代谢产物

7. 氧化脱卤素　许多卤代烃也会发生氧化脱卤素的代谢反应，同样需要卤素原子具有α氢原子。首先生成过渡态的偕卤醇，再消除氢卤酸得到羰基化合物如醛、酮、酰卤、羰基酰卤等，或水解成碳酸和卤原子，或和生物大分子反应而产生毒性，如抗生素氯霉素（chloramphenicol）经氧化代谢生成酰氯，酰氯进一步与酶中的蛋白质发生酰化从而产生毒性（图3.30）。

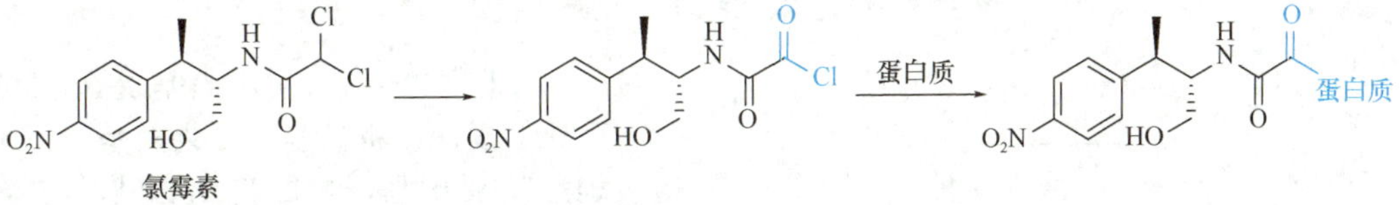

图3.30　氯霉素及其氧化代谢产物

（二）还原反应

除了氧化反应，还原反应也是药物代谢中的重要途径，主要包括羰基、硝基、偶氮、叠氮和亚砜的还原代谢反应，如图3.31所示。

1. 羰基的还原　药物结构中的羰基或代谢产生的羰基在酶作用下被还原为伯醇或仲醇。酮羰基可被还原成为具有立体专一性的仲醇，主要是*S*-构型，如抗癫痫药奥卡西平（oxcarbazepine）中的酮羰基被还原为*S*-构型的醇羟基；阿片受体拮抗剂纳洛酮（naloxone）中的酮羰基同样被还原为*S*-构型的醇羟基（图 3.32）。

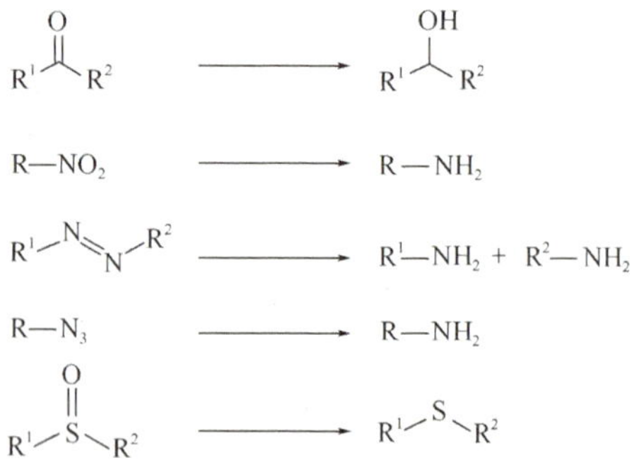

图 3.31　还原代谢反应过程

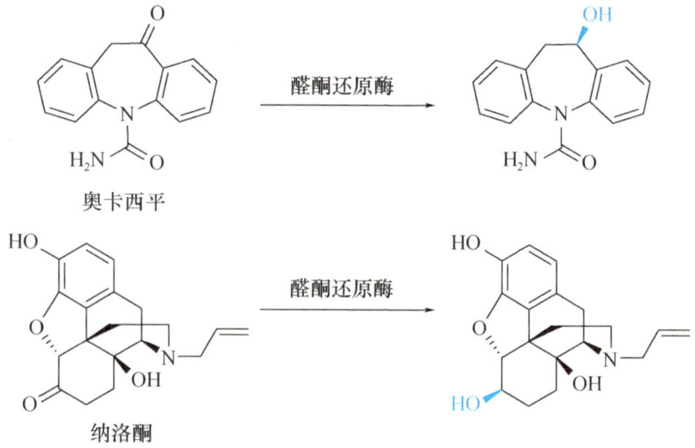

图 3.32　奥卡西平、纳洛酮及其还原代谢产物

本身含有不同构型的药物在还原过程中也具有立体选择性，以其中一种构型的还原产物为主，如图 3.15 提到的抗凝血药华法林（warfarin），主要是其 *R*-构型的酮羰基能够经代谢还原成 *R*,*S*-华法林醇。此外，*α*,*β*-不饱和酮经过还原代谢后可同时还原 C═C 双键和羰基得到饱和醇，如孕激素药炔诺酮（norethisterone）被还原代谢为 5*β*-*H*-3*β* 醇和 5*β*-*H*-3*α* 醇。而含多个酮羰基的药物一般只还原其中一个羰基，如糖皮质激素泼尼松（prednisone）被还原成泼尼松龙（prednisolone）（图 3.33）。

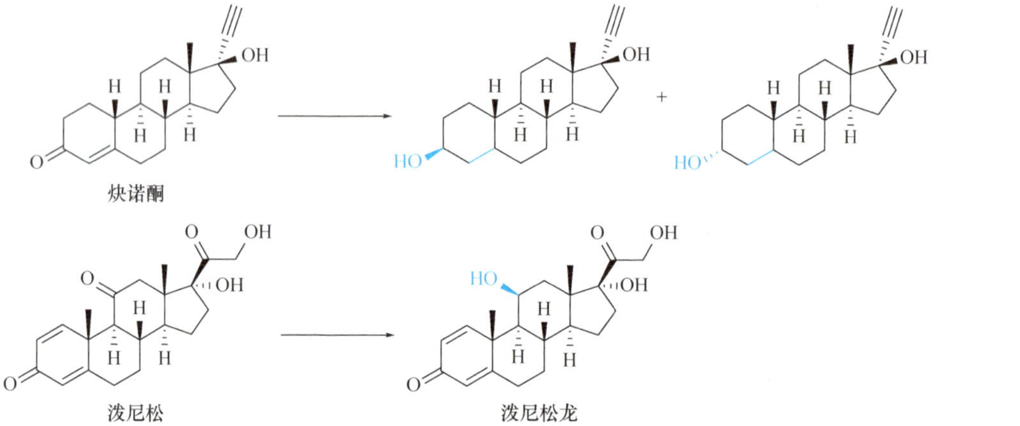

图 3.33　炔诺酮、泼尼松及其还原代谢产物

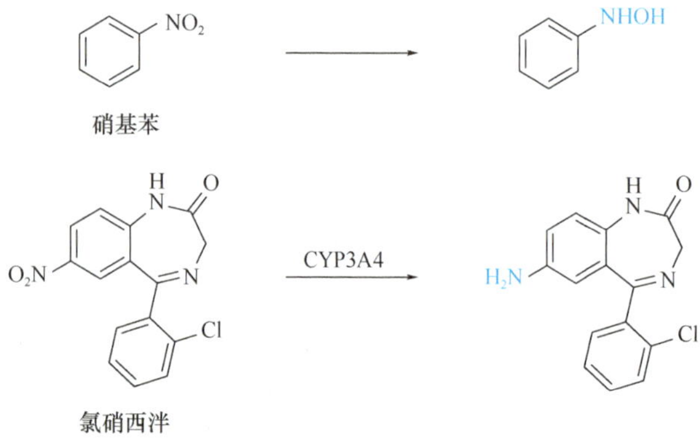

图 3.34　硝基苯、氯硝西泮及其还原代谢产物

2. 硝基的还原　含硝基的药物可发生还原反应，将硝基还原为氨基，还原过程经历亚硝基、羟胺再到氨基，与 *N*-氧化反应正好相反，其中羟胺中间体有毒，会造成细胞毒性或致癌。例如，硝基苯（nitrobenzene）还原得到的 *N*-羟基苯胺会造成高铁血红蛋白症；而抗惊厥药氯硝西泮（clonazepam）可被代谢还原为 7-氨基氯硝西泮（图 3.34）。

3. 偶氮和叠氮的还原　含叠氮和偶氮基团的药物也可被还原为氨基，如偶氮化合物百浪多息（prontosil）在体内被 CYP 代谢成抗菌药磺胺；抗菌药柳氮磺吡啶（sulfasalazine）在肠道中被还原成 5-氨基水杨酸和磺胺吡啶；含叠氮基的抗 AIDS 药齐多夫定（zidovudine）被还原成 3′-氨基齐多夫定（图 3.35）。

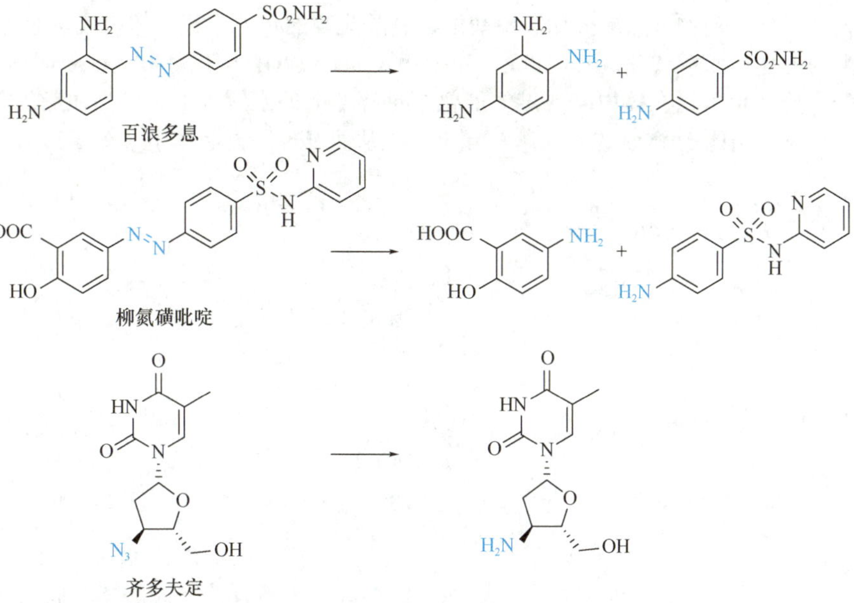

图 3.35　百浪多息、柳氮磺吡啶、齐多夫定及其还原代谢产物

4. 亚砜的还原　含亚砜基团的药物可经还原代谢生成硫醚，典型的代表药物即 NSAID 舒林酸（sulindac），其属于一个非活性的前药，在体内经还原代谢成具抗炎活性的硫醚，也可以被氧化代谢成无活性的砜类物质（图 3.36）。

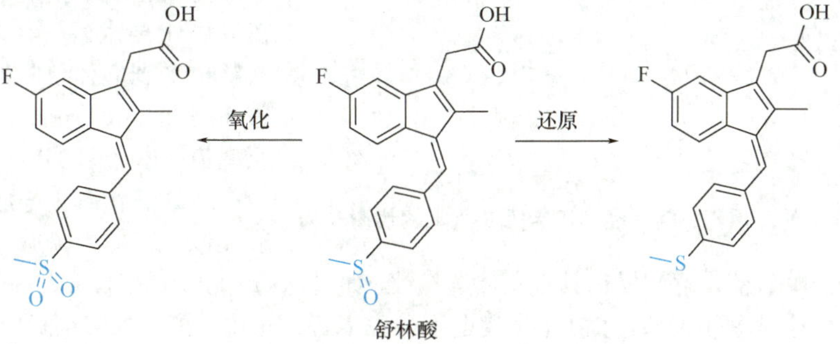

图 3.36　舒林酸及其氧化还原代谢产物

5. 还原脱卤素　多个卤素取代的卤代烃往往会发生还原脱卤素反应，首先经过单电子转移得到自由基负离子，再脱去一个卤素生成自由基中间体，该自由基中间体可接受一个质子生成还原产物，或得到一个电子生成碳负离子从而转变为卡宾或烯烃，或与氧气反应生成过氧自由基（图 3.37）。

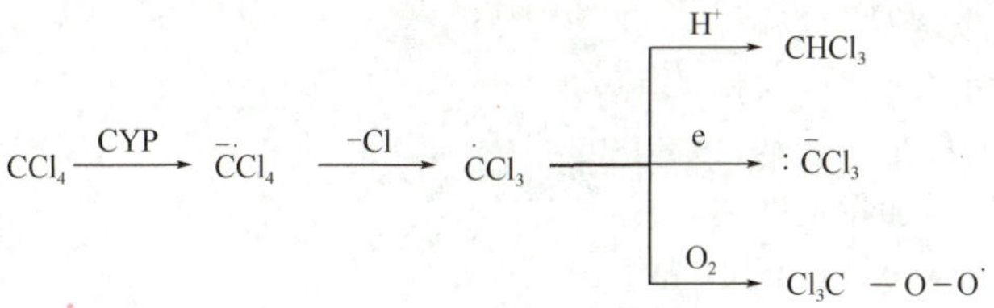

图 3.37　还原脱卤素代谢过程

（三）水解反应

水解反应是含有酯和酰胺结构药物的主要代谢途径之一，其在体内酯酶和酰胺酶的水解下代谢生成相应的酸、醇、酚或胺，如图 3.38 所示。

1. 酯水解 酯类药物，如羧酸酯、硫酸酯、硝酸酯等的水解反应是体内代谢的主要途径之一，在体内酯酶的催化下水解代谢成相应的酸、醇或酚，如 NSAID 阿司匹林（aspirin）在体内水解成水杨酸；酯类药物也可以在体内酸或碱的催化下进行非酶的水解，如治疗高血脂的药物氯贝丁酯（clofibrate）在血浆中快速水解成对氯苯氧异丁酸，从而发挥降血脂作用（图 3.39）。

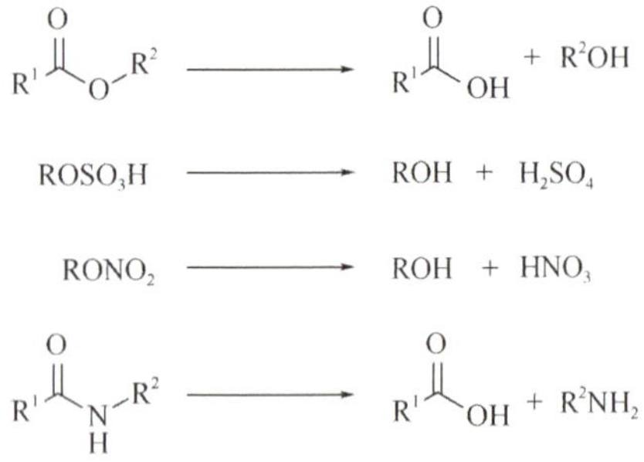

图 3.38 水解代谢反应过程

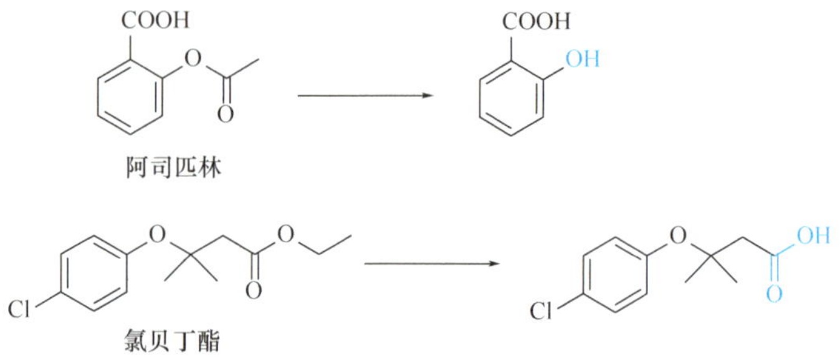

图 3.39 阿司匹林、氯贝丁酯及其水解代谢产物

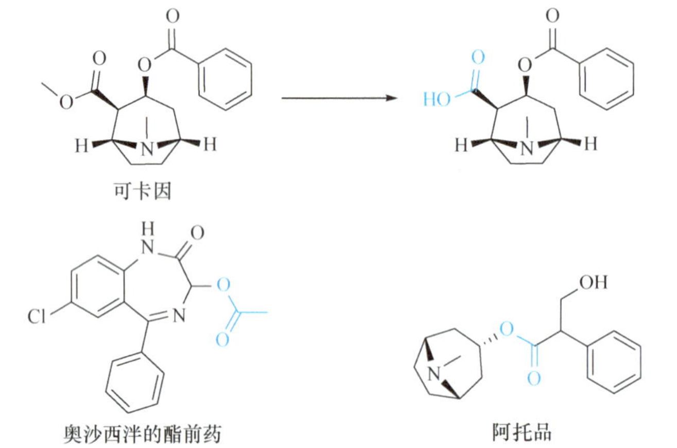

图 3.40 奥沙西泮的酯前药、阿托品、可卡因及其水解代谢产物

酯酶的水解具有一定的选择性，当有芳香羧酸酯和脂肪羧酸酯同时存在时，一般只水解其中一种酯，如可卡因（cocaine）在体内主要水解脂肪羧酸酯。酯键的水解具有立体选择性，如镇静催眠药奥沙西泮（oxazepam）的酯前药在脑中主要水解 *S*-(+)-构型，在肝中主要水解 *R*-(–)-构型。酯键的水解也受到立体位阻的影响，如抗胆碱药阿托品（atropine）30%～50% 以原型药排出（图 3.40）。

2. 酰胺水解 酰胺的水解与酯水解类似，在体内酰胺酶的催化下水解代谢成胺和酸。酰胺的水解同样也具有立体选择性，如局麻药丙胺卡因（prilocaine）只有 *R*-(–)-构型能在体内水解生成邻甲苯胺，而 *S*-(+)-构型不发生水解。相比于酯，酰胺更稳定，更难以水解，如局麻药普鲁卡因（procaine）和抗心律失常药普鲁卡因胺（procainamide）相比，普鲁卡因水解较快，而普鲁卡因胺 30%～60% 以原型药排出。局麻药丙泮尼地（propanidid）中既有酰胺键也有酯键，主要水解酯键（图 3.41）。

此外，酯键和酰胺键易于水解代谢，是设计前药的主要策略，将不稳定或带有刺激性的羟基、羧基、氨基等设计成前药，以增加稳定性、延长药物作用时间、改善药物理化性质、增强疗效等。

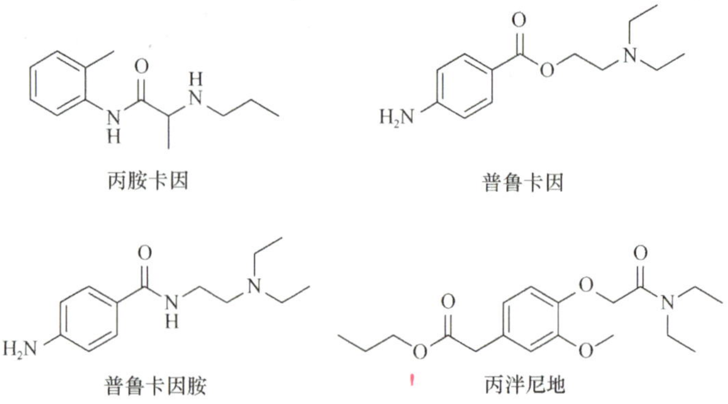

图 3.41 丙胺卡因、普鲁卡因、普鲁卡因胺和丙泮尼地的结构

三、Ⅱ相生物转化

Ⅱ相生物转化又称结合反应，指将内源性的极性物质，如葡糖醛酸、硫酸、氨基酸、谷胱甘肽等，与药物或Ⅰ相生物转化后的药物进行共价结合，生成极性大、易排出体外的代谢物。结合反应主要分为两步：①内源性的极性物质首先在体内形成尿苷二磷酸葡糖醛酸、腺苷硫酸等活化的形式，成为后续反应的底物；②药物Ⅰ相生物转化后的生成的羟基、羧基、氨基、巯基等作为亲核试剂对上述活化后的物质进行亲核取代反应，形成相应的代谢结合物。

（一）葡糖醛酸结合反应

葡糖醛酸结合反应是药物代谢中最普遍的结合反应，其结合产物具有一个可解离的羧基（pK_a=3.2）和多个羟基，极性大、易溶于水、无生物活性，易排出体外。葡糖醛酸与药物的结合反应首先是对葡糖醛酸（glucuronic acid，GlcA）进行活化，得到尿苷二磷酸葡糖醛酸（uridine diphosphate glucuronic acid，UDPGA），然后在 UGT 作用下与药物（即 RXH）发生亲核取代反应（图 3.42）。

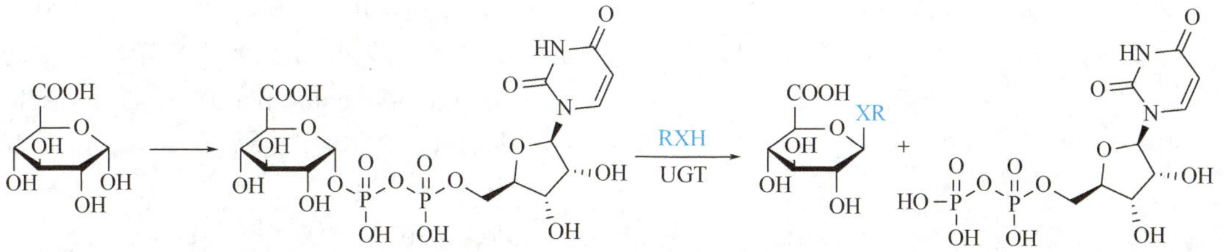

图 3.42　葡糖醛酸结合反应

含有羟基、羧基、氨基、巯基等基团的药物均可与葡糖醛酸结合，从而形成四种类型的葡糖醛酸结合物，即 *O*-、*N*-、*S*-、*C*-葡萄糖醛苷结合物。例如，镇痛药吗啡（morphine）可代谢形成 3-*O*-葡萄糖醛苷结合物和 6-*O*-葡萄糖醛苷结合物，两者分别是弱阿片受体拮抗剂和强 μ 受体激动剂；抗菌药磺胺噻唑（sulfathiazole）可代谢形成 *N*-葡萄糖醛苷结合物；治疗甲状腺功能亢进的药物丙硫氧嘧啶（propylthiouracil）可代谢形成 *S*-葡萄糖醛苷结合物；含有 3,5-二羰基结构的药物如抗痛风药磺吡酮（sulfinpyrazone）可代谢形成 *C*-葡萄糖醛苷结合物（图 3.43）。

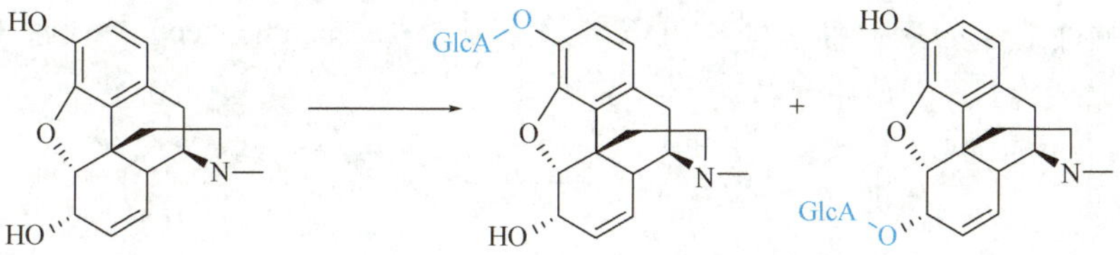

吗啡

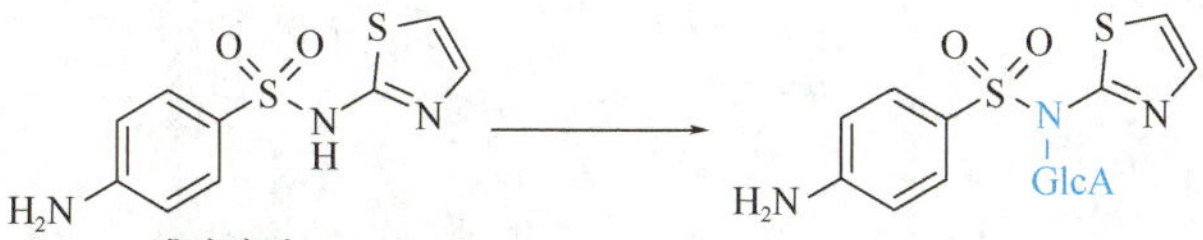

磺胺噻唑

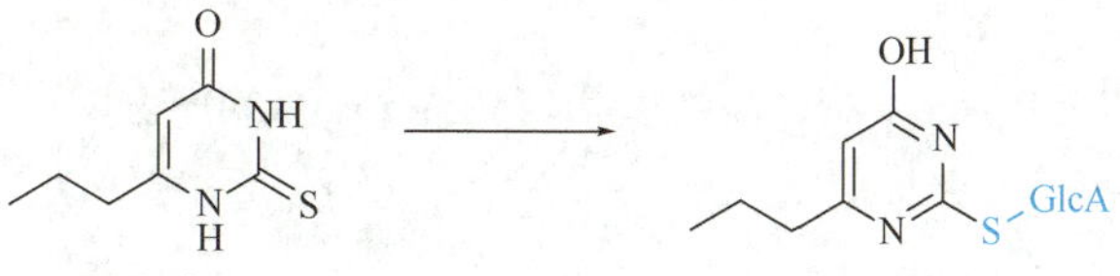

丙硫氧嘧啶

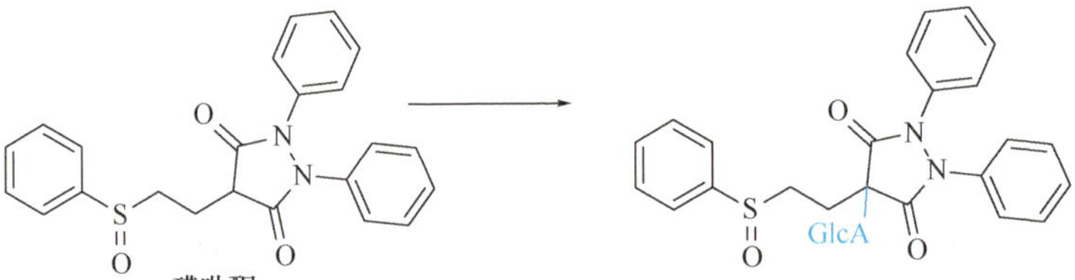

磺吡酮

图 3.43　吗啡、磺胺噻唑、丙硫氧嘧啶、磺吡酮及其代谢产物

（二）硫酸结合反应

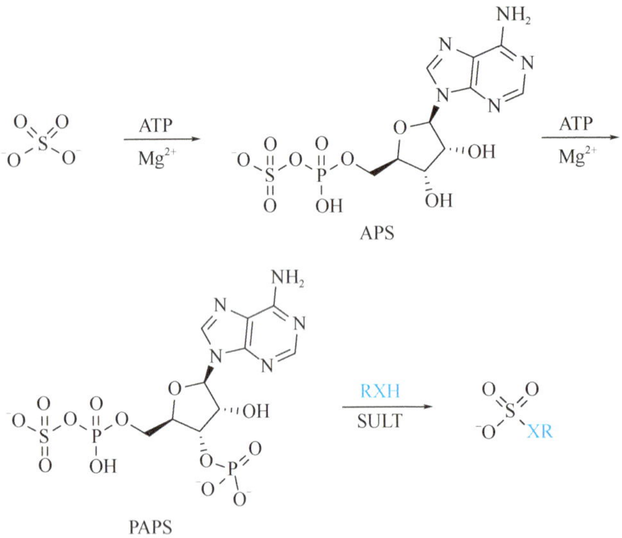

图 3.44　硫酸结合反应

由于人体内硫酸的来源相对匮乏，硫酸结合反应远远少于葡糖醛酸结合反应。硫酸与药物的结合反应主要分为三步：无机硫酸盐在 ATP 和 Mg^{2+} 条件下活化生成腺苷-5′-磷酰硫酸盐（adenosine-5′-phosphoacyl sulfate，APS）；再经 APS 磷酸激酶活化得到 3′-磷酸腺苷-5′-磷酰硫酸盐（3′-adenosine phosphate-5′-phosphoyl sulfate，PAPS）；最后在 SULT 作用下将硫酸基团转移给药物（即 RXH）从而生成硫酸酯结合物（图 3.44）。

含有羟基、氨基和羟氨基等基团的药物均可与硫酸结合，其中只有酚羟基和氨基能形成稳定的硫酸结合物，而醇羟基和羟胺化合物则具有较弱的结合能力，硫酸基易于离去而使药物形成正电中心，具备亲电性，从而易引起毒性和致癌性，如支气管扩张药沙丁胺醇（salbutamol）中仅有酚羟基可代谢形成稳定的硫酸酯结合物。此外，酚羟基的硫酸结合反应和葡糖醛酸结合反应存在竞争关系，成人体内一般以葡糖醛酸结合反应为主，而对于新生儿和小于 9 岁的儿童，葡萄糖醛苷化机制不健全，以硫酸结合反应为主，如 NSAID 对乙酰氨基酚（acetaminophen）的代谢（图 3.45）。

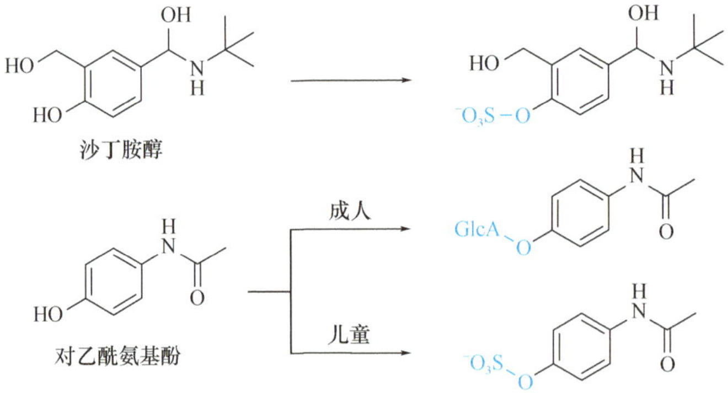

图 3.45　沙丁胺醇、对乙酰氨基酚及其硫酸结合代谢产物

（三）氨基酸结合反应

参与氨基酸结合的药物主要是一些羧酸类化合物，包括芳香羧酸和杂环羧酸。参与结合反应的氨基酸主要是内源性的氨基酸或从食物中摄取的氨基酸，包括甘氨酸、谷氨酸和谷氨酰胺

等，以甘氨酸最为常见。氨基酸与药物的结合反应首先是羧酸在被 ATP 活化后与辅酶 A 上的巯基（CoA-SH）形成酰化物，然后在 NAT 催化下进行酰基的转移形成氨基酸结合物（图 3.46）。

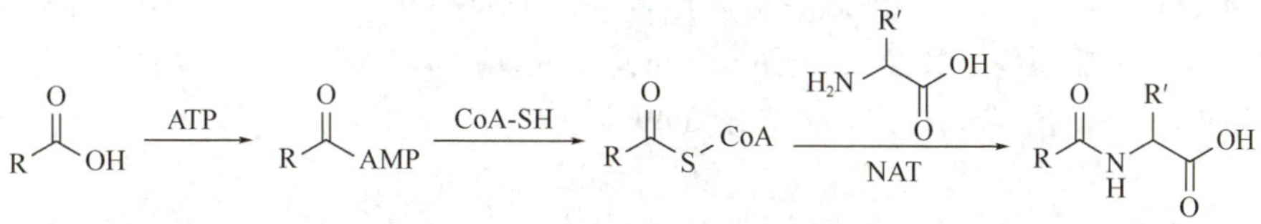

图 3.46　氨基酸结合反应

由于体内可进行氨基酸结合反应的氨基酸有限，且与葡糖醛酸结合反应同样存在竞争性，因此氨基酸结合反应相对较少，主要以取代的苯甲酸为底物进行氨基酸结合反应，如水杨酸（salicylic acid）经过氨基酸结合反应后形成水杨酰甘氨酸。此外，有的羧酸与辅酶 A 的结合具有立体选择性并可发生异构化转变，如 NSAID 布洛芬的 *S*-(+)-构型有活性，*R*-(–)-构型无活性，辅酶 A 只与 *R*-(–)-构型结合，随后发生差向异构化并水解生成有活性的 *S*-(+)-构型布洛芬（图 3.47）。

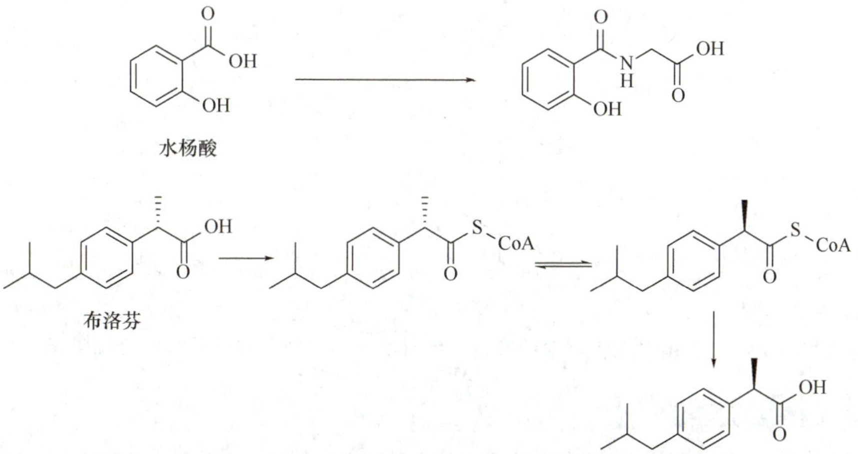

图 3.47　水杨酸、布洛芬及其氨基酸结合代谢产物

（四）谷胱甘肽结合反应

谷胱甘肽（glutathione，GSH）是一种含有 *γ*-酰胺键和巯基（—SH）的三肽，由甘氨酸、谷氨酸和半胱氨酸组成，广泛存在于哺乳动物体内。由于谷胱甘肽中的巯基具有很强的亲核性，可与许多有害的亲电性化合物（E）结合，因此谷胱甘肽具有抗氧化、避免细胞损伤、解毒等作用。谷胱甘肽结合反应主要有以下过程：在 GST 催化下，药物的亲电基团与谷胱甘肽的巯基结合形成 GS-E，随后在 *γ*-谷氨酰胺转肽酶作用下脱去谷氨酸，在半胱氨酰甘氨酸酶作用下脱去甘氨酸，最后将乙酰辅酶 A 的乙酰基转移到半胱氨酸上形成巯基尿酸结合物排出体外（图 3.48）。

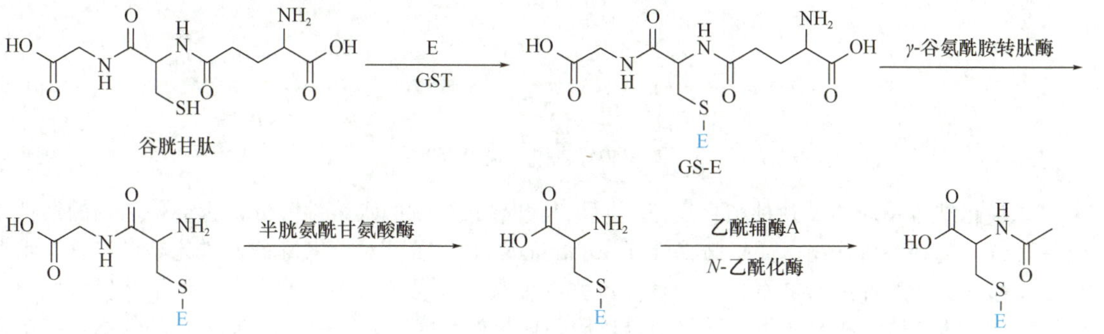

图 3.48　谷胱甘肽结合反应

含有卤素、硝基、硫酸酯、磺酸酯、磷酸酯等基团的化合物，以及缺电子的芳环和环氧化物均可与谷胱甘肽结合，结合反应的形式主要有 SN_2 亲核取代反应、芳环亲核取代反应、迈克尔加成（Michael addition）反应、酰化反应和还原反应，如 NSAID 对乙酰氨基酚、抗肿瘤药白消安（busulfan）、抗心绞痛药硝酸甘油（nitroglycerin）、镇痛药吗啡等均可发生谷胱甘肽结合反应，最终均会转化成巯基尿酸结合物排出体外（图 3.49）。

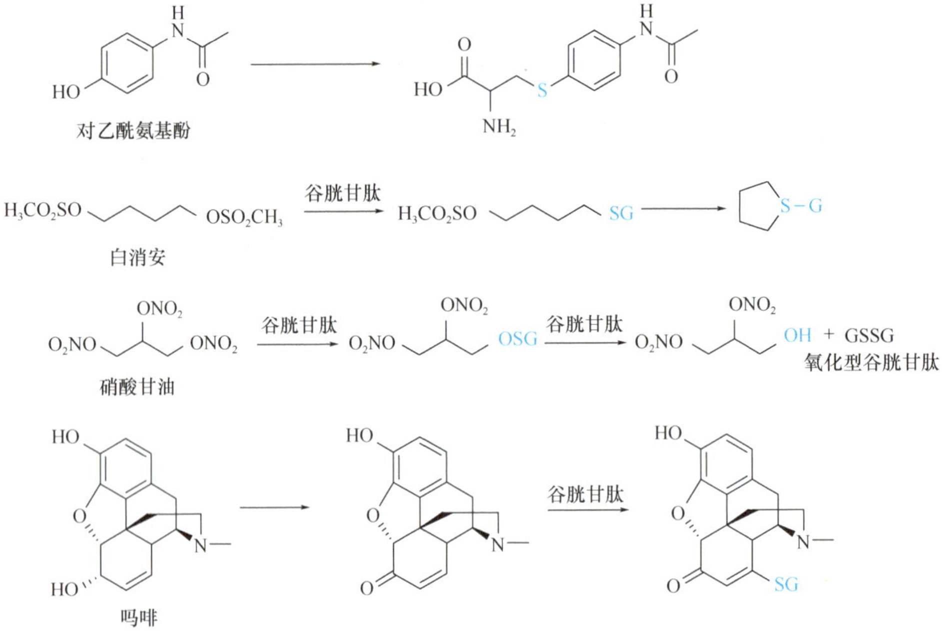

图 3.49　对乙酰氨基酚、白消安、硝酸甘油、吗啡及其谷胱甘肽结合代谢产物

（五）乙酰化结合反应

能够进行乙酰化结合反应的药物中通常带有氨基，如伯胺、氨基酸、磺酰胺、酰肼等化合物，而含硝基的化合物经 I 相生物转化将硝基还原为氨基后，也同样能进行乙酰化结合反应。药物的乙酰化结合反应主要以乙酰辅酶 A 作为辅酶，对 NAT 上的氨基酸残基进行乙酰化，再将乙酰基转移到药物的氨基上形成乙酰化结合产物（图 3.50）。

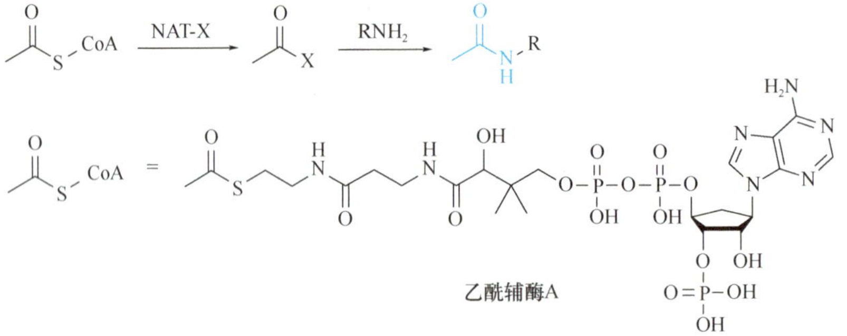

图 3.50　乙酰化结合反应

乙酰化结合反应与前几种结合反应不同，其会导致药物的水溶性降低，也会使药物的活性或毒性降低，起到解毒作用，如磺胺噻唑（sulfathiazole）上苯环对位氨基的乙酰化结合产物，水溶性低，易在肾中结晶成肾结石。对于碱性较强的伯胺、仲胺等，不易发生乙酰化结合反应，而碱性中等的芳香伯胺则极易发生乙酰化结合反应，如抗麻风病药氨苯砜（dapsone）的代谢。硝基化

合物则先被还原再进行乙酰化结合反应，如抗惊厥药氯硝西泮（clonazepam）的代谢。羟胺类化合物也能进行乙酰化结合反应，会同时生成 *N*-和 *O*-乙酰化结合物，但最终会在体内全部转变为 *O*-乙酰化结合物（图 3.51）。

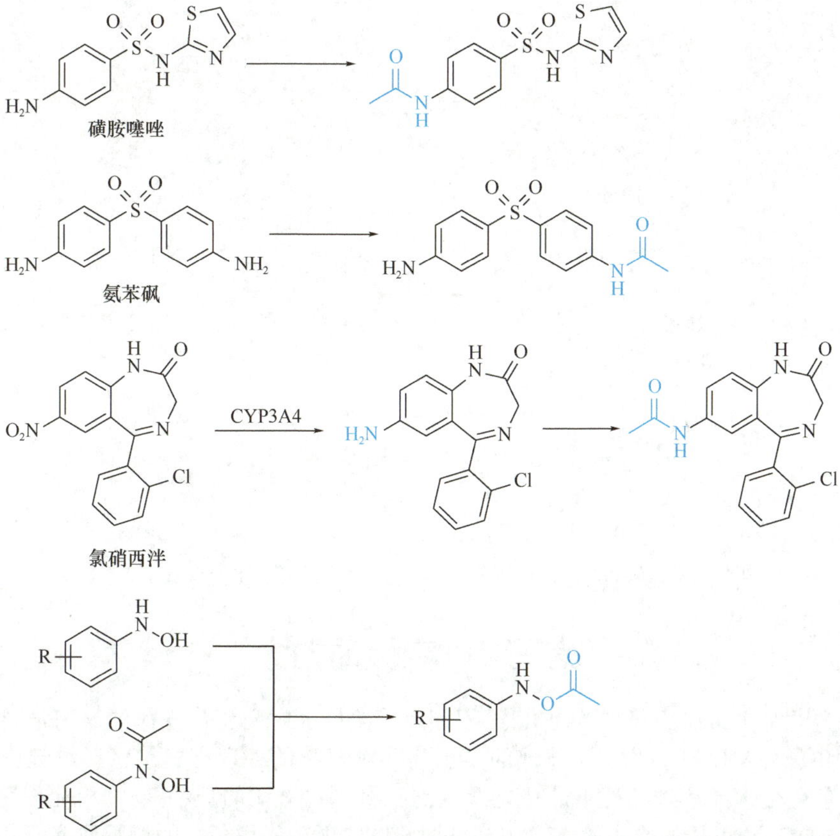

图 3.51 磺胺噻唑、氨苯砜、氯硝西泮、羟胺类化合物及其乙酰化结合代谢产物

（六）甲基化结合反应

甲基化结合反应是药物Ⅱ相生物转化反应中较为少见的代谢途径，但对一些内源性物质的代谢、分解和生物大分子活性的调节尤为重要。甲基化结合反应是在体内许多特异性或非特异性的甲基转移酶如儿茶酚-*O*-甲基转移酶（catechol-*O*-methyltransferase，COMT）、*N*-甲基转移酶、*S*-甲基转移酶等作用下，以 *S*-腺苷-*L*-甲硫氨酸（*S*-adenosyl-*L*-methionine，SAM）为辅酶进行的（图 3.52）。

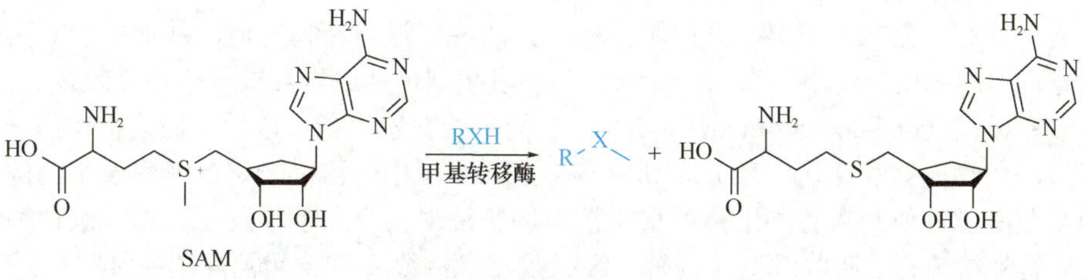

图 3.52 甲基化结合反应

含有 N、O 和 S 等杂原子基团的药物均有可能发生甲基化结合反应，与乙酰化结合反应类似，甲基化结合反应使除了叔胺化合物外的药物的极性降低，水溶性降低。叔胺化合物甲基化结合后形成季铵盐，水溶性增大，如镇痛药美沙酮（methadone）的甲基化代谢产物。COMT 催化的儿茶

酚胺类化合物的甲基化结合反应具有区域选择性和底物选择性，如肾上腺素（epinephrine）的甲基化仅发生在 3 位酚羟基上，而非邻二苯酚结构的药物不发生甲基化结合反应。含硫的药物也可发生甲基化结合反应，如抗高血压药卡托普利（captopril）（图 3.53）。

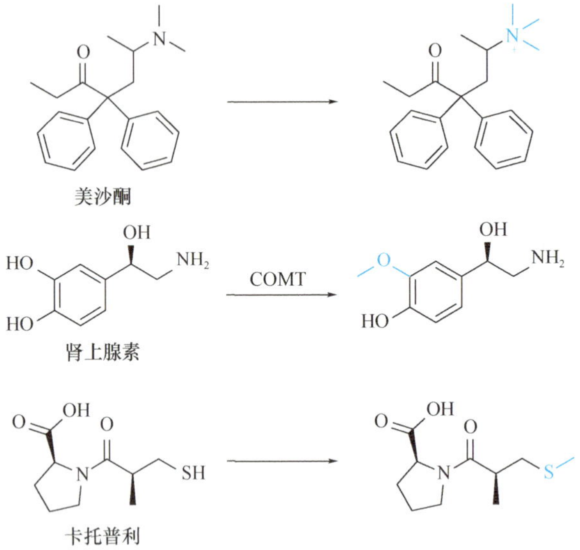

图 3.53 美沙酮、肾上腺素、卡托普利及其甲基化结合代谢产物

第三节 药代动力学

药代动力学是定量研究药物 ADME 过程和血药浓度随时间变化规律的一门学科。药代动力学是药理学和毒理学的重要分支，体现的是生物体对药物的处理方式，包括对健康受试者的研究，以及对各种生理或病理条件下的变化及其潜在机制、潜在的药物-药物相互作用（drug-drug interaction，DDI）和可能的治疗策略（如剂量调整以实现精确用药）的广泛研究。药代动力学研究是建立药物与其活性和临床疗效之间的关系和潜在机制的前提，是一门十分重要且系统的学科，本节主要介绍药代动力学模型、药物的速率过程和药代动力学基本参数。

一、药代动力学模型

（一）房室模型

房室模型（compartment model）是药代动力学研究过程中应用最广泛的一种数学模型，其将机体视作一个系统，系统内部按照其药代动力学特点分为若干个“房室”（compartment），且其划分与解剖学和生理学无关，药物的转运速率相似，即可归纳为同一房室。房室模型认为药物在一个房室内均匀分布，而在不同房室之间则按照一定的规律进行药物转运，从而便于对药代动力学进行理论分析。房室模型主要分为一室、二室和三室模型，一般研究过程中不会超过三室。

（1）一室模型（one-compartment model）：最简单的房室模型，该模型假设机体由一个房室组成，给药后，药物能够快速均匀地分布到全身体液和组织中，再以一定的速率发生消除。图 3.54 为一室模型中静脉注射和血管外给药的房室图，静脉注射不存在吸收过程，以一级速率过程发生消除，而血管外给药存在吸收过程，具有一级吸收速率常数 k_a 和一级消除速率常数 k_{el}。

一室模型中静脉注射的血药浓度-时间（简称药-时）方程式为

$$C_t = C_0 e^{-k_{el}t}$$

式中，C_t 为给药 t 时的血药浓度，C_0 为 t=0 时的血药浓度，k_{el} 为一级消除速率常数。

一室模型中血管外给药的药-时方程式为

$$C_t = \frac{k_a F X_0}{V_d (k_a - k_{el})}\left(e^{-k_{el}t} - e^{-k_a t}\right)$$

式中，C_t 为给药 t 时的血药浓度，F 为吸收率，X_0 为给药剂量，V_d 为表观分布容积，k_a 为一级吸收速率常数，k_{el} 为一级消除速率常数。

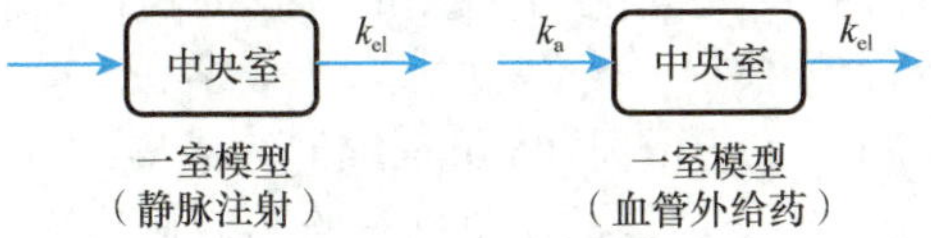

图 3.54　一室模型图

（2）二室模型（two-compartment model）：最常见的房室模型，该模型假设机体由血液供应较丰富的中央室（如脑、心、肺、肾、肝等内脏）和血液供应较少的周边室（如四肢、肌肉、骨骼、脂肪等）组成，给药后，药物先快速均匀地分布到中央室，再慢慢分布到周边室，两房室之间发生药物的转运，药物消除主要发生在中央室。图 3.55 为二室模型中静脉注射和血管外给药的房室图，k_{10} 为中央室的消除速率常数，k_{12} 为药物从中央室进入周边室的速率常数，k_{21} 为药物从周边室进入中央室的速率常数。

二室模型中静脉注射的药-时方程式为

$$C_t = Ae^{-\alpha t} + Be^{-\beta t}$$

二室模型中血管外给药的药-时方程式为

$$C_t = Ne^{-k_a t} + Le^{-\alpha t} + Me^{-\beta t}$$

式中，A、B、N、L、M 均为指数项系数，α 为分布速率常数，β 为消除速率常数，k_a 为一级吸收速率常数。

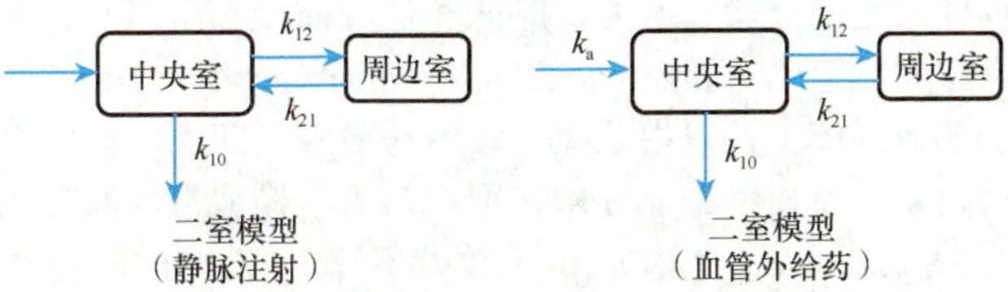

图 3.55　二室模型图

（3）三室模型（three-compartment model）：该模型由一个中央室和两个周边室组成，在给药后，药物快速均匀地分布到中央室（1 室），再缓慢分布到周边室（2 室，又称浅外室），再以更慢的速度分布到另一个周边室（3 室，又称深外室）。图 3.56 为三室模型中静脉注射和血管外给药的房室图。三室模型则是由更复杂的三指数项函数来进行描述。

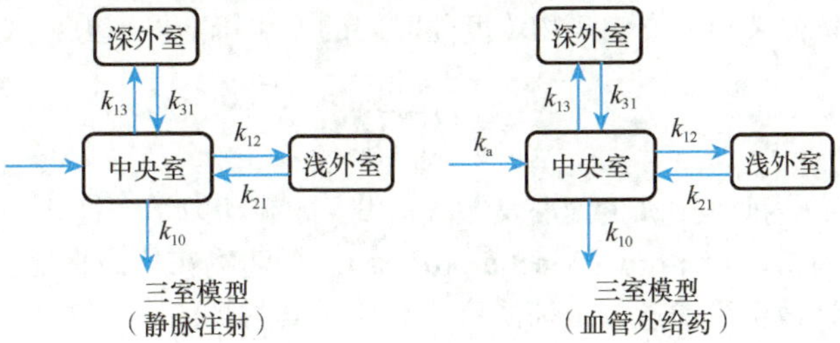

图 3.56　三室模型图

在实验分析过程中，尽可能选用较少的房室，以二室模型居多。同一个药物，在不同的个体、不同的实验条件或不同的数据处理方式下均有可能会呈现不同的房室模型，从而导致药代动力学参数值差别较大，因此，在实际应用中，越来越推荐采用非房室模型（non-compartment model）。

（二）非房室模型

非房室模型则无须对机体进行专门的房室划分，只要药物符合线性药代动力学，均能采用此类模型，且该类模型是分析体内分布和消除不规则的药物的药代动力学的主要方法。非房室模型主要分为统计矩、生理药代动力学模型、药代动力学-药效学联合模型等。

（1）统计矩（statistical moment）：山冈（Yamaoka）等最早提出了使用统计矩作为一种新的药代动力学分析药物处置的方法。统计矩是描述单剂量给药后血药浓度时间过程（面积、平均停留时间和停留时间方差）和尿排泄率特征的参数，其描述了时间-过程曲线的各矩与药物 ADME 的药代动力学特征之间的关系。这些矩与生物利用度的大小和速率有关，可以有效地应用于反卷积（deconvolution）采样。统计矩的优点是可以清楚地显示时间过程的整体性质，可以通过简单实验数据的数值积分来计算，而不需要药代动力学模型，可以使用矩对不同来源的药代动力学数据进行比较。统计矩包括零阶矩、一阶矩、二阶矩。在药代动力学中，药-时曲线下面积（area under the curve，AUC）为零阶矩，平均停留时间（mean residence time，MRT）为一阶矩，平均停留时间方差（variance of mean residence time，VRT）为二阶矩。

（2）生理药代动力学（physiologically based pharmacokinetics，PBPK）模型：以机体的解剖学、生理学、生物化学、药物热力学性质等为基础建立起来的模型，其遵循质量平衡原理，模拟机体循环系统的走向，将每个组织或器官看作一个独立的房室，并按一定的顺序相互联系起来。PBPK 模型能够预测任何组织器官中药物浓度及代谢产物的经时变化，定量描述生理参数变化对药物处置性质的影响，将动物实验数据外推至人体来预测药物在人体血液及组织中的浓度变化。理论上而言，该模型能够较真实地反映药物在体内的分布情况和浓度-时间变化，具有巨大的潜力，但其发展和实施还具有一定的挑战，如开发 PBPK 模型需要大量的数据和知识，但这些数据并不一定有用；PBPK 模型是复杂和多维的模型结构，在方法、数值和计算上的要求更高。因此，PBPK 模型的成功开发和实施需要大量的经验、努力、时间和资源的投入，但其有望成为药物发现的标准。

（3）药代动力学-药效学联合（pharmacokinetics-pharmacodynamics，PK-PD）模型：同时结合了药代动力学模型和药效学模型，以揭示血药浓度与效应之间的内在联系，更加符合临床实际。其中药代动力学模型可以是房室模型或 PBPK 模型，药效学模型常用的有线性模型、对数性模型、最大效应（E_{max}）模型、Sigmoid E_{max} 模型、β-函数模型等。PK-PD 模型根据结合方式不同，可分为 4 种：直接连接和间接连接模型、直接效应和间接效应模型、软连接和硬连接模型、时间非依赖性和时间依赖性模型。PK-PD 模型在药物的临床前和临床研究中均具有广泛应用，随着不断地深入完善，将会更有利于促进新药的研发。

二、药物的速率过程

药物的体内过程（ADME）使药物在不同的时间、不同的部位发生浓度的变化，这些均会涉及药物的速率过程，体内某一部位的药物浓度随时间的变化符合以下方程式：

$$\frac{dC}{dt}=-kC^n\left(n\geqslant 0\right)$$

式中，C 为药物浓度，t 为时间，k 为速率常数，n 代表 n 级动力学过程。

（1）一级动力学过程（first-order kinetic process）：指药物在体内按照恒定的比例发生转运或消除，单位时间内转运或消除的量与血药浓度成正比，其常规的药-时曲线图即 C-t 图呈曲线，在对数坐标轴上即 lg C-t 图呈直线（图 3.57），因此也称线性动力学过程，该过程的方程式为

$$C = C_0 e^{-kt}$$

对数方程式为

$$\lg C = \lg C_0 - \frac{k}{2.303} t$$

式中，C 为给药后某个时刻的血药浓度，C_0 为起始血药浓度，k 为一级速率常数。

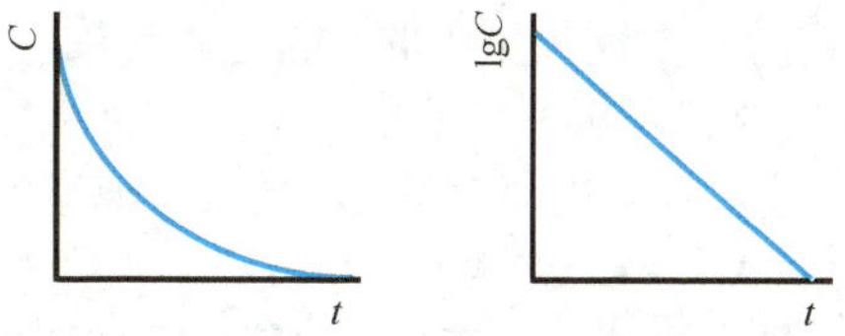

图 3.57　一级动力学过程的药-时曲线图

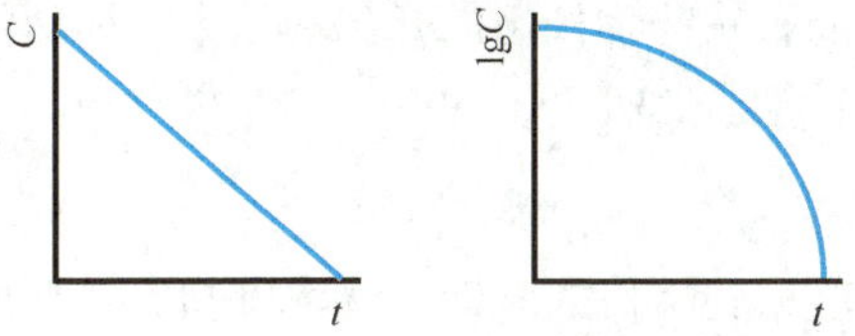

图 3.58　零级动力学过程的药-时曲线图

（2）零级动力学过程（zoer-order kinetic process）：指药物在体内按照恒定的速度发生转运或消除，单位时间内转运或消除的量不变，其常规的药-时曲线图呈直线，在对数坐标轴上即 lg$C$-t 图呈曲线（图 3.58），因此也称非线性动力学过程，该过程的方程式为

$$C = C_0 - k_0 t$$

式中，k_0 为零级速率常数。

（3）米氏动力学过程（Michaelis-Menten kinetics process）：指某些药物在低浓度时呈现一级动力学过程，而在高浓度时呈现零级动力学过程的混合动力学过程（图 3.59），如苯妥英钠、巴比妥类、水杨酸、地高辛、乙醇等药物。该过程采用米氏方程来表示：

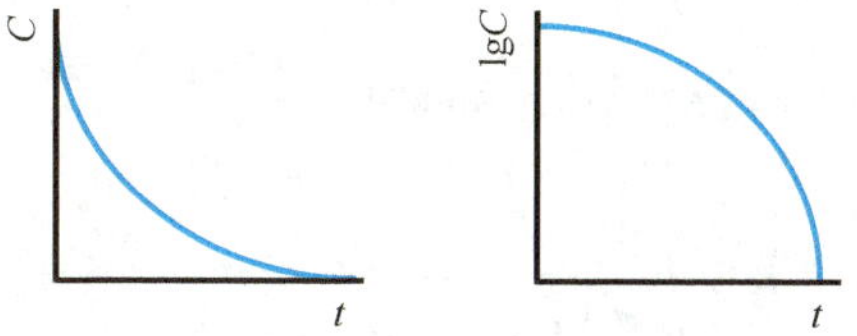

图 3.59　米氏动力学过程的药-时曲线图

$$\frac{\mathrm{d}C}{\mathrm{d}t} = -\frac{V_{\mathrm{m}} C}{K_{\mathrm{m}} + C}$$

式中，V_{m} 为最大速率常数，K_{m} 为米氏常数，是最大速率一半时的药物浓度。

当 $C \ll K_{\mathrm{m}}$，即药物浓度极小时，C 可忽略不计，药物呈现一级动力学过程，此时方程式为

$$\frac{\mathrm{d}C}{\mathrm{d}t} = -\frac{V_{\mathrm{m}}}{K_{\mathrm{m}}} C = -kC,\quad k = \frac{V_{\mathrm{m}}}{K_{\mathrm{m}}}$$

当 $C \gg K_{\mathrm{m}}$，即药物浓度极大时，K_{m} 可忽略不计，药物呈现零级动力学过程，此时方程式为

$$\frac{\mathrm{d}C}{\mathrm{d}t} = -V_{\mathrm{m}}$$

三、药代动力学基本参数

（一）速率常数

速率常数（rate constant，k）是描述速率过程的重要参数，体现了药物转运或消除的快慢，在本节第一部分和第二部分中已阐述了各种速率常数和相关公式，现总结如下：

k_{el}：一级消除速率常数。

k_{a}：一级吸收速率常数。

k_{12}：二室或三室模型中从中央室进入浅外室的速率常数。

k_{21}：二室或三室模型中从浅外室进入中央室的速率常数。

k_{13}：三室模型中从中央室进入深外室的速率常数。

k_{31}：三室模型中从深外室进入中央室的速率常数。

k_{10}：二室或三室模型中从中央室向体外消除的速率常数。

α：二室模型中的分布速率常数。

β：二室模型中的消除速率常数。

k_0：零级速率常数。

V_m：米氏动力学过程的最大速率常数。

K_m：米氏常数。

总体而言，速率常数包括吸收速率常数、分布速率常数和消除速率常数。当以溶液形式给药时（如口服、静脉注射、皮下注射、肌内注射等），速率过程一般近似为线性动力学过程，以恒定的比例发生转运或消除，但大部分药物并不完全遵循线性动力学过程，如缓控释制剂等。速率常数决定了所给药物达到有效血药浓度所需的时间，从而可能影响药物作用的开始和结束，如达峰时间（peak time，T_{max}）、峰浓度（peak concentration，C_{max}）和半衰期（half-life，$t_{1/2}$）等参数。

（二）达峰时间和峰浓度

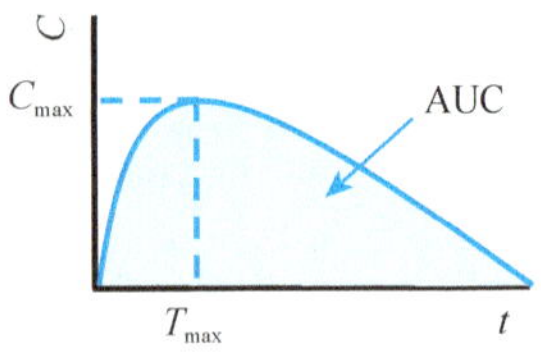

图 3.60 药-时曲线图

达峰时间指给药后血药浓度达到峰值的时间；峰浓度指给药后所达到的最高血药浓度（图 3.60）。对于静脉注射给药，给药后即可马上达到最高血药浓度，因此 $T_{max}=0$，$C_{max}=C_0$；对于血管外给药，T_{max} 和峰浓度的计算公式如下：

$$T_{max}=\frac{2.303}{k_a-k}\lg\frac{k_a}{k}$$

$$C_{max}=\frac{FX_0}{V_d}e^{-kt_{max}}$$

式中，k_a 为吸收速率常数，k 为消除速率常数，FX_0 为总吸收量，V_d 为表观分布容积。

达峰时间和峰浓度与药物的临床应用密切相关，达峰时间用于决定合理的用药时间，而峰浓度与药物能否发挥疗效有关，峰浓度达到药物的有效浓度才能发挥疗效，而如果超出了浓度的安全范围则可能造成毒性反应，峰浓度是衡量药物制剂吸收程度和安全性的重要指标。

（三）药-时曲线下面积

给药后，以时间为横坐标，血药浓度为纵坐标作出的曲线为药-时曲线，曲线下与坐标轴之间所围成的面积称为 AUC，单位为浓度×时间（图 3.60）。AUC 与吸收进入体循环的药量成正比，取决于药物从体内的消除速率和给药剂量，反映了进入体循环药物的相对量。从时间零点（即给药时间）到无限时间的每个时间间隔中，人体消除的药物总量可以通过相加或积分来评估，这个总量相当于所给剂量中到达体循环的百分比。通过比较 AUC，可以有效筛选出具有较高生物利用度的药物，它也是统计矩研究中的重要参数。

对于静脉注射给药，AUC 的计算公式如下：

$$AUC_{0\to\infty}=\frac{C_0}{k}=\frac{X_0}{V_d k}$$

对于血管外给药，AUC 的计算方法主要有如下两种。

梯形法：将药-时曲线图分为若干个梯形，计算每个梯形面积的总和。实际研究中往往只能测得某个时间点下的血药浓度，因此，首先需计算出从零至 t 时的曲线下面积，再通过外延方程 C_n/k 计算从 t 时到无穷大时的曲线下面积，k 为药-时曲线末端直线的速率常数。该方法不受房室模型等的限制，是最常用的计算方法。计算公式如下：

$$AUC_{0\to\infty}=\sum_{i=1}^{n}\frac{C_i+C_{i-1}}{2}\left(t_i-t_{i-1}\right)+\frac{C_n}{k}$$

积分法：在二室模型中，当获得参数 A、B、α、β 后，可按以下公式计算 AUC：

$$\mathrm{AUC}_{0\to\infty}=\int_0^{\infty}C\mathrm{d}t=\frac{A}{\alpha}+\frac{B}{\beta}$$

在临床试验中，可以通过测量患者在几个时间点的血药浓度来绘制患者的药-时曲线，从而估算 AUC。在已知生物利用度（bioavailability，F）和剂量的情况下，药物的清除率（clearance，CL）可以用吸收的剂量除以 AUC 来计算，计算出的清除率与药-时曲线的形状无关。这种方法提供了药物在临床试验中的药代动力学相关的宝贵信息，也可用于研究特定临床条件下药物清除率的变化，如疾病或联合用药。

（四）生物利用度

生物利用度反映了药物从给药部位吸收进入体循环的速度与程度，具体是指原型药物实际吸收进入体循环的药量（A）占给药总剂量（D）的百分比，即

$$F=\frac{A}{D}\times 100\%$$

不同药物、给药途径、药物剂型，以及患者的个体因素均会影响生物利用度，如药物及其赋形剂的理化性质、肠道的 pH、肠道内的竞争反应（药物与食物的竞争反应等）、肝脏首过效应等均会影响药物在肠内的溶解、分解、肠壁的吸收面积和吸收时间。

生物利用度可以分为绝对生物利用度和相对生物利用度。由于静脉注射不存在吸收过程，其生物利用度定义为 100%，而其他任何给药途径的生物利用度均小于 100%。绝对生物利用度是以静脉注射给药的 AUC 作为参比来衡量血管外给药后药物吸收进入体循环的相对量，计算公式如下：

$$F=\frac{\mathrm{AUC}_{\text{血管外给药}}}{\mathrm{AUC}_{\text{静脉注射}}}\times 100\%$$

对于同一种药物，当静脉注射和口服给药的剂量均为 200 mg 时，已知静脉注射的 AUC 为 40 μg · h/mL，口服给药的 AUC 为 36 μg · h/mL，则该药物的绝对生物利用度为 $\frac{36}{40}\times 100\%=90\%$。若静脉注射和口服给药的剂量不同，静脉注射 200 mg，AUC 为 40 μg · h/mL，口服给药 400 mg，AUC 为 72 μg · h/mL，则该药物的绝对生物利用度为 $\frac{72\times 200}{40\times 400}\times 100\%=90\%$。

相对生物利用度是同一种药物不同给药途径或不同制剂之间的生物利用度比较。由于生物利用度受药物质量、药物剂型、给药途径和生理病理情况等多种因素的影响，即使同一药物的生物利用度也会因制剂工艺等不同而存在差异，相对生物利用度则是两种或多种药物制剂之间是否具有生物等效性（bioequivalence）的判断依据，如果同一种药物的两种不同制剂具有相似的生物利用度，则认为它们具有生物等效性。相对生物利用度的计算公式如下：

$$F=\frac{\mathrm{AUC}_{\text{受试制剂}}}{\mathrm{AUC}_{\text{标准制剂}}}\times 100\%$$

例如，同一种药物同样均为片剂，但厂家不同，当给药剂量均为 200 mg 时，厂家 1 的片剂（作为受试制剂）口服给药的 AUC 为 35.56 μg · h/mL，厂家 2 的片剂（作为标准制剂）口服给药的 AUC 为 35.20 μg · h/mL，则受试制剂的相对生物利用度为 $\frac{35.56}{35.20}\times 100\%=101.02\%$，接近于 100%，认为这两者具备生物等效性。

因此，生物利用度具有十分重要的意义，当改变给药途径或药物剂型时，剂量必须根据每种途径各自的生物利用度进行调整。生物利用度是新药研究过程中选择合适给药途径和确定给药方案的重要依据之一；是研究药物的首过消除、吸收速率与作用强度的重要参数之一；同样也是评

价药品质量，查明药物无效或中毒的重要指标。

（五）表观分布容积

表观分布容积（apparent volume of distribution，V_d），也称为分布容积，是指给药后药物在血浆和组织中的分布达到动态平衡后，体内药量（A）与血药浓度的比值，以 L 或 L/kg 表示，计算公式如下：

$$V_d = \frac{A}{C_0}$$

由于药物在体内的分布并不均匀，因此表观分布容积是假定药物在体内均匀分布条件下所需的容积，是用于估算的一个数学概念，并不代表药物真正的生理容积。表观分布容积可能比实际容积大，也有可能小，但其反映了药物在组织中分布的广泛程度，或药物与组织蛋白结合的程度，即表观分布容积值越大，药物与组织蛋白的结合率越高、分布越广泛、药物排泄越慢、体内停留时间越长。

以 70 kg 的成人为例，体内总含水量约占 60%（即 42 L），细胞内液约占 40%（即 28 L），细胞外液约占 20%（即 14 L），血浆含量约占 4%（即 3 L），血容量约占 8%（即 5.5 L）。一般而言，V_d < 10 L，表示药物主要分布在血浆，药物分子过大或与血浆蛋白大量结合，如苯妥英钠（phenytoin sodium）、双香豆素（bishydroxycoumarin）；$V_d \approx$ 10～20 L，表示药物主要分布在血浆和细胞外液，如溴化物、碘化物；$V_d \approx$ 40 L，表示药物主要分布在全身体液，如安替比林（antipyrine）；V_d > 100 L，表示药物集中分布在某个器官或组织内，如硫喷妥钠（thiopental）大量分布于脂肪组织、碘大量富集于甲状腺。

表观分布容积有助于估计到达给定血药浓度所需的剂量，其变化主要影响了药物的血药浓度峰值，如果血浆浓度峰值对治疗效果至关重要（如催眠药），则给药剂量必须与表观分布容积相适应。表观分布容积也会受到个人身高、体重、年龄、脂肪的积累（如肥胖患者）、液体的积累（如腹水、水肿或胸腔积液）等变化而变化，从而导致大多数药物的表观分布容积也在变化。

（六）清除率

清除率是指在单位时间内机体或某些器官组织能清除相当于多少体积血液中的药物，也就是单位时间内消除的药物表观分布容积，以 mL/min 或 L/h 表示，反映了机体或某些器官组织清除药物的速度和能力。清除率包括总清除率和器官清除率，一般均指总清除率，总清除率为各个器官清除率如肾清除率、肝清除率、其他器官清除率等的总和。

对于静脉注射给药，清除率的计算公式如下：

$$\mathrm{CL} = \frac{X_0}{\mathrm{AUC}} = V_d k$$

对于血管外给药，则需要再除以吸收率 F，计算公式如下：

$$\mathrm{CL} = \frac{X_0}{F \cdot \mathrm{AUC}} = \frac{V_d k}{F}$$

在一些药代动力学试验中，所研究药物的生物利用度尚不清楚，可以由剂量除以 AUC 所得的表观清除率（apparent clearance，CL′）来反映药物的清除率。

药物必须通过血液流动到消除器官，因此药物的血药浓度越高，向器官递送的药物量就越多。换言之，药物的消除速率与血药浓度成正比，清除率就是这两者的比例系数，一级动力学过程表现出恒定的清除率。清除率是决定静脉注射一定剂量后平均药物浓度的唯一因素，而对于血管外给药，平均药物的暴露量由清除率和生物利用度共同决定。在多给药方案中，建立清除率参数对于预测治疗窗口内的平均药物浓度十分必要。

（七）半衰期

半衰期一般指消除半衰期，即血药浓度减少一半所需的时间，反映了药物在体内消除的快慢。半衰期长则消除慢，反之则消除快，常被用于确定适当的给药间隔，以表明在多次给药方案药物蓄积程度，给药间隔一般为 1 个半衰期。

按一级动力学过程消除的药物，其半衰期计算公式如下：

$$t_{1/2}=\frac{0.693}{k}$$

$$t_{1/2\beta}=\frac{0.693}{\beta}$$

式中，k 为一室模型中的消除速率常数，β 为二室模型中的消除速率常数。由此可见，该类药物的半衰期与血药浓度无关，仅取决于消除速率常数。

半衰期也可采用表观分布容积和清除率进行计算，公式如下：

$$t_{1/2}=0.693\times\frac{V_d}{CL}$$

由此可见，半衰期由表观分布容积和清除率共同决定，与表观分布容积成正比，与清除率成反比。

按一级动力学过程消除的药物，经过一个半衰期消除 50%，经过 2 个半衰期消除 75%，经过 5 个半衰期药物基本消除干净，约 97%。

按零级动力学过程消除的药物，其半衰期计算公式如下：

$$t_{1/2}=0.5\times\frac{C_0}{k_0}$$

由此可见，该类药物的半衰期与初始血药浓度相关，给药剂量越大，半衰期越长。

此外，在某些情况下，如缓控释制剂，药物血药浓度下降的速率不仅仅是由于消除，其他因素如吸收速率或分布速率也会影响血药浓度的衰减，此时观察到的半衰期称为表观半衰期（apparent half-life）。

（八）稳态血药浓度

在临床实践中，疾病的治疗大多数需要多次给药，药-时曲线会逐渐升高，并呈现上下波动，即每次给药后均会出现峰浓度和谷浓度（C_{min}），直至趋于稳定状态（图 3.61），当给药速率和消除速率达到平衡时的血药浓度称为稳态血药浓度（steady state plasma concentration，C_{ss}）。

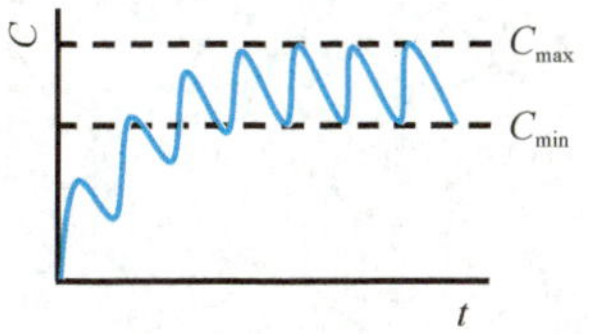

图 3.61　多次给药的药-时曲线图

给药剂量和给药间隔均会影响稳态血药浓度，给药剂量越大、给药间隔越短，稳态血药浓度越高，但峰浓度和谷浓度的比值不变。达到稳态血药浓度的时间仅取决于药物的半衰期，与给药剂量、给药间隔和给药途径无关，一般给药后约 5 个半衰期即可达到稳态血药浓度。稳态血药浓度的计算公式如下：

稳态时的最大血药浓度：$C_{ss,max}=\dfrac{C_0}{1-e^{-k\tau}}$

稳态时的最小血药浓度：$C_{ss,min}=\dfrac{C_0}{1-e^{-k\tau}}e^{-k\tau}$

平均稳态血药浓度：$C_{ss}=\dfrac{D_0F}{V_dk\tau}$

式中，τ 为给药间隔时间，D_0 为给药剂量，F 为生物利用度。

（九）维持剂量和负荷剂量

对于临床上多次给药的情况，为了维持稳态血药浓度在有效的治疗范围内，必须计算适当的维持剂量（maintenance dose，D_m），计算公式如下：

$$D_m = \frac{C_{ss}\mathrm{CL}\tau}{F}$$

半衰期较长的药物，达到稳态血药浓度的时间也较长，因此，为了快速达到稳态血药浓度以发挥疗效，如需要立即控制病情时，则往往给予一个负荷剂量（loading dose，D_L），即在首次给药时就可以达到稳态血药浓度。

对于静脉注射给药，负荷剂量计算公式如下：

$$D_L = C_{ss}V_d$$

对于血管外给药，负荷剂量计算公式如下：

$$D_L = \frac{X_0}{1-e^{-k\tau}}$$

（蒋筱莹　王思远）

第四章 类 药 性

第一节 类药性概述

类药性（drug likeness）是指化合物与已知药物的性质相似性，具体涉及化合物吸收、分布、代谢、排泄和毒性（absorption, distribution, metabolism, excretion and toxicity，ADMET）等方面的性质。类药性是大多数上市药物所共有的性质特征。具有类药性的化合物并不一定会成为药物，但更具成为药物的可能。具有类药性的化合物被称为类药性分子。

药物进入人体后会开启一段特别的旅程，而药物自身的“性格”会决定其能否与机体“融洽相处”，二者之间的相互影响和相互作用也将预示这段旅程是“收获满满”，还是“不欢而散”。换言之，药物的化学结构决定了其理化性质和生化性质，进而决定了其 ADMET 性质，最终影响其药理活性（图 4.1）。候选药物不仅需要具有理想的药理活性，还必须具有合适的类药性才能被推进至药物开发阶段。例如，水溶性或渗透性差的化合物在基于酶及细胞的测试中会得到错误的生物活性数据和不可靠的构效关系；如果化合物可被代谢酶快速代谢，或者其可被转运体高效外排，则会导致其清除率高、半衰期短、靶组织暴露量低，最终造成疗效差甚至无效。

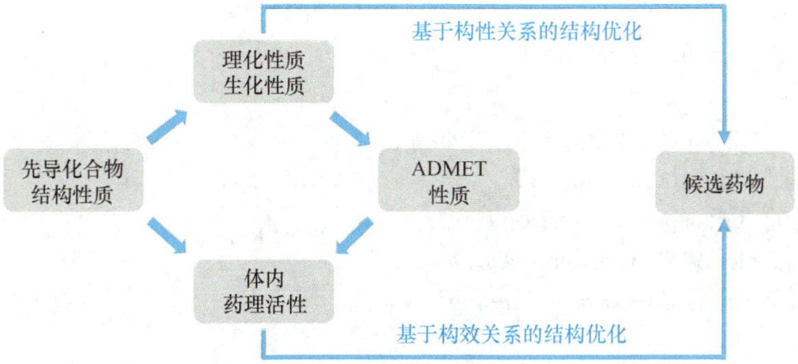

图 4.1 药物结构与类药性及药理活性之间的关系

新药研发需要平衡药理活性与多种类药性的平衡，只有基于构效关系和构性关系的双重结构优化，才可能发现高质量的候选药物，提高新药研发的成功率。

在类药性研究未得到重视之前，药物研发仅仅是由基于靶点的生物活性所驱动的。研究人员往往过于关注化合物的生物活性，通过对先导化合物系统的构效关系研究和结构优化不断提高化合物的活性，直至发现了满足活性要求的化合物后再进行类药性评价。如果候选化合物类药性过差，往往需要回过头来重新选择其他化合物进行类药性评价。对于候选药物所表现出的诸如溶解度低等类药性缺陷，常常寄希望于药物制剂研究人员通过剂型优化加以克服。这种研究理念自然难以发现高质量的候选药物。随着类药性的重要性得到越来越多的重视，研究人员在先导化合物优化的过程中就开始关注类药性问题，在进行构效关系研究的同时即开展构性关系研究，甚至在合成化合物之前就对其类药性进行相关预测。当然，获得早期的类药性信息有助于研究团队做出明智的决定，避免浪费研究资源。到了 2000 年，只有不到 10% 的药物会由于类药性缺陷而造成研发失败，而 10 年前这一比例甚至超过 40%。

由于应用于临床的药物已经通过了严格的临床前和临床研究，所以相关药物具有良好的类药性是毫无疑问的。以这些小分子药物化学结构的共同特征为指导，将有助于提高先导化合物优化和候选药物选择的成功率，同时有助于提前淘汰那些不具有良好类药性的化合物，进而缩减药物发现与药物开发的成本。

最初，新药研究人员只是关注化合物的分子量、脂水分配系数、氢键作用、溶解度等方面的性质。随着药理学，特别是药代动力学的不断发展，研究人员所关注的化合物性质进一步扩展到渗透性、稳定性、转运体亲和力、药代动力学性质及安全性等更为综合和系统的性质。上述性质也正是类药性的主要方面。

根据类药性的性质可将其细分为结构性质、理化性质、生化性质、药代动力学性质和安全性五个方面，具体列举如下。

➢ **结构性质**

—分子量（molecular weight，MW）

—亲脂性（lipophilicity）

—解离常数（dissociation constant，pK_a）

—拓扑极性表面积（topological polar surface area，TPSA）

—氢键受体和供体（hydrogen bond acceptor and donor，HBA and HBD）

—电离常数（ionization constant）

—三维形状（3-dimensional shape）

—反应性（reactivity）

➢ **理化性质**

—溶解度（solubility）

—渗透性（permeability）

—化学稳定性（chemical stability）

➢ **生化性质**

—血浆稳定性（plasma stability）

—代谢稳定性（metabolic stability）

—转运体外排（transporter extrusion）

—血脑屏障（blood-brain barrier，BBB）

—血浆蛋白结合（plasma protein binding）

➢ **药代动力学性质**

—清除率（clearance，CL）

—表观分布容积（volume of distribution，V_d）

—曲线下面积（area under the curve，AUC）

—半衰期（half-life，$t_{1/2}$）

—生物利用度（bioavailability，F）

—最大血药浓度（峰浓度）（maximum plasma concentration，C_{max}）

—达峰时间（time of maximum drug concentration，T_{max}）

➢ **安全性**

—活性代谢产物（active metabolite）

—药物-药物相互作用

—二级药理学（secondary pharmacology）

—hERG 阻断毒性

—致突变性（mutagenicity）

—致畸性（teratogenicity）

—细胞毒性（cytotoxicity）

类药性包含的性质很多，限于篇幅，下文将重点从解离常数、亲脂性、渗透性和溶解度等最为重要的几方面类药性进行介绍。

第二节 解离常数

一、解离常数概述

小分子药物可以根据其酸碱性分为碱性药物、酸性药物和中性药物，三者所占的比例分别为75%、20%和5%。其中超过2/3的药物都属于弱电解质，且在生理pH下，60%～90%的药物处于电离状态。

解离常数（dissociation constant，pK_a）是化合物的固有属性，是指化合物自身的电离程度。在药学层面上的pK_a是指药物或化合物的分子形式（未电离）和离子形式（电离）浓度相等时溶液的pH，在0～14内。换言之，当pK_a=pH时，溶液中离子化分子与中性分子的浓度相等。

pK_a反映的是化合物分子的酸碱性。碱性化合物的碱性越强，则pK_a越大；而酸性化合物的酸性越强，则pK_a越小。pK_a也显示了化合物的离子化能力，而离子化能力是决定溶解度和渗透性的主要因素。

pK_a是电离常数（ionization constant，K_a）的负对数值（$pK_a=-\lg K_a$），在纯水中（pH=7，25℃），酸性或碱性药物的pK_a可以通过以下方程式计算。

酸性药物（HA）：

$$HA = H^+ + A^-$$

$$pK_a = -\lg\frac{[H^+][A^-]}{[HA]}$$

碱性药物（HB^+）：

$$HB^+ = H^+ + B$$

$$pK_a = -\lg\frac{[H^+][B]}{[HB^+]}$$

药物所处的媒介的pH也会影响其电离或质子化程度，进而影响药物的ADMET性质。生理pH和药物的pK_a是决定生物体液及组织中药物电离的两个关键因素。然而，由于受到各种酸性和碱性物质及各种组织与器官的影响，人体内的pH并不总是中性的（图4.2）。例如，胃pH为1.5～3.5，小肠pH为4～7。在身体的其他部位，pH的变化往往要小得多，血液的pH就处于一个较为稳定的状态，血清的pH必须严格控制在约为7.4（7.3～7.45）的微碱性范围才能维持机体的生存。因此，同一药物可能以不同的离子状态存在于身体的不同部位。

亨德森-哈塞尔巴尔赫（Henderson-Hasselbach）方程可根据化合物的pK_a和所处环境的pH确定电离物质的相对量。

酸性药物：

$$pH-pK_a=\lg[\text{电离}]/[\text{未电离}]$$

碱性药物：

$$pH-pK_a=\lg[\text{未电离}]/[\text{电离}]$$

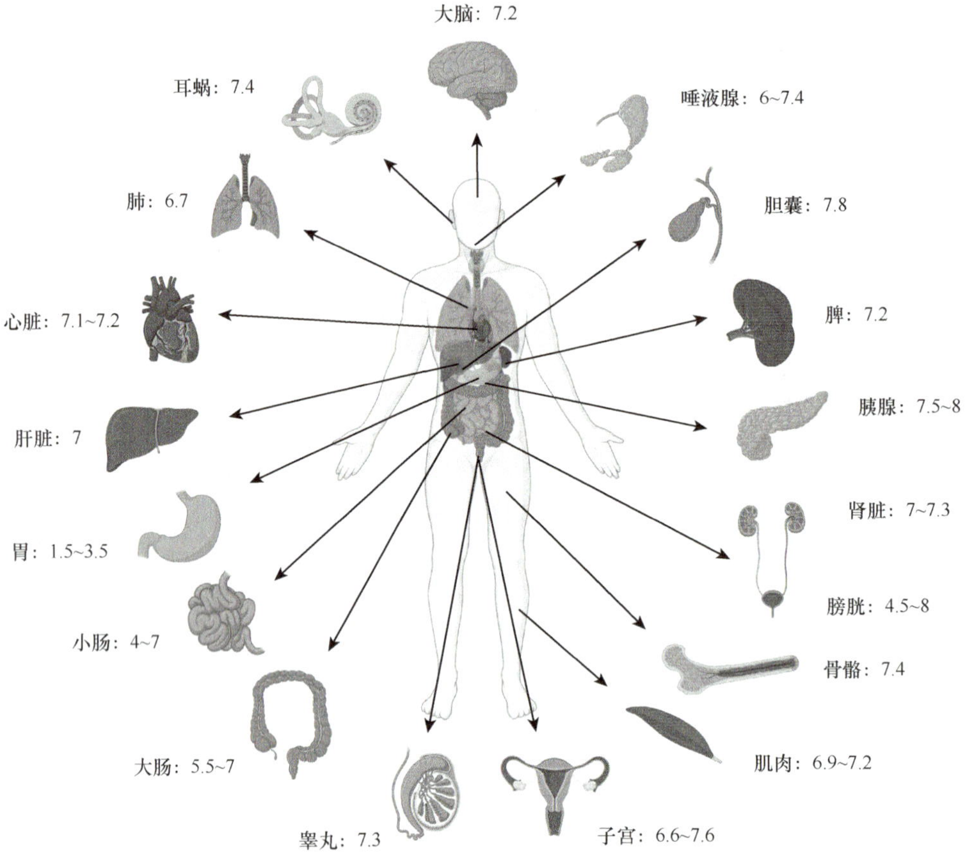

图 4.2　人体主要器官和组织内的 pH

二、解离常数的影响

药物的 pK_a 或者说酸碱性，对药物 ADMET 及药物代谢和药代动力学（drug metabolism and pharmacokinetics，DMPK）性质具有重要的影响（图 4.3），具体影响因素总结于表 4.1。

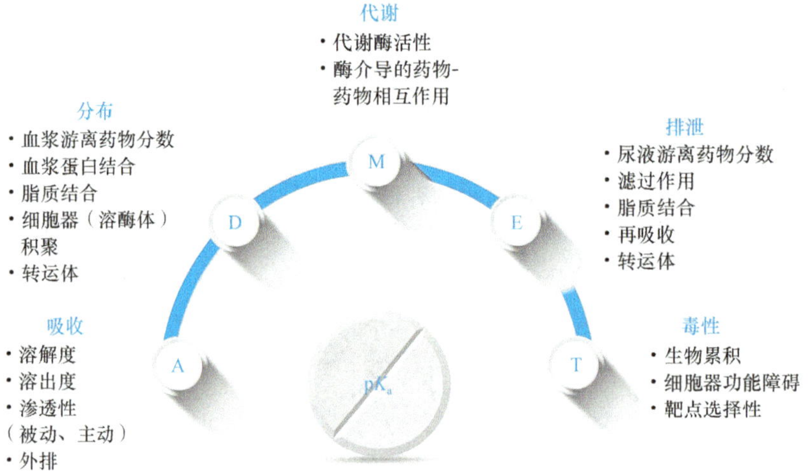

图 4.3　药物的 pK_a 对其 ADMET 性质的影响

表 4.1 药物酸碱性（pK_a）及电离状态对 ADMET 和 DMPK 影响因素举例

影响因素	对 ADMET 及 DMPK 的影响
溶解度	• 溶解度几乎会对药物所有方面的性质产生影响，从体外测试的重现性到生物利用度和剂型 • 药物的电离形式更易溶于水；由于在生理 pH 条件下大多数酸性药物的电离程度更大，所以酸性药物通常比碱性药物更易溶解
渗透性/P-gp 外排	• 生理 pH 下发生电离的药物会与带负电的脂质膜产生相互作用，通常导致渗透性低。渗透性排序：中性药物＞碱性药物＞两性离子药物＞酸性药物 • 增加亲脂性可能会增加渗透性，特别是对于酸、碱和两性离子药物 • P-gp 外排的影响程度通常表现为以下顺序：两性离子药物＞中性药物≈碱性药物＞酸性药物（氢键供体数目和分子量可能是主要影响因素）
口服吸收/生物利用度（*F*）	• 尽管酸性药物的渗透性较差，但其通常比碱性药物具有更高的口服生物利用度，这可能是由于其具有更高的溶解度和更低的清除率 • 酸性和中性药物可以耐受更大的亲脂性 • 碱性药物在胃肠道中更倾向于电离，因此表现出更强的极性和略低的亲脂性，进而限制了膜渗透性 • 两性离子的生物利用度往往较低
清除率（CL）	• 肝脏：酸性药物的体内清除率通常低于中性、两性离子和碱性药物，这可能是由于酸性药物的血浆蛋白结合更强 • 肾脏：酸性和碱性药物的肾脏清除率明显高于中性及两性离子药物
表观分布容积	• 由于较强的血浆蛋白结合作用，酸性药物通常具有较低的表观分布容积值 • 碱性药物通常具有较高的表观分布容积值（较弱的蛋白质结合），有利于半衰期（$t_{1/2}$）的延长
蛋白质结合	• 酸性药物＞中性药物＞两性离子药物＞碱性药物 • 酸性药物通常具有较高的血浆蛋白结合率，因此具有较低的表观分布容积值，因此可能需要较高的代谢稳定性才能获得可接受的半衰期 • 碱性药物与血浆蛋白的结合作用可能不如酸性药物强，可能是由于其对带负电荷的膜/组织具有亲和力 • 无论电离程度如何，增加亲脂性都可能增强蛋白质结合
组织分布	• 一般而言，酸性、碱性、中性和两性药物与各组织结合的差异较小，但碱性药物倾向于储存在 pH 低于其 pK_a 值的组织中 • 由于某些组织中的 pH 较低，将有较大比例的电离碱性药物与带负电的细胞成分（可能发生积累的膜磷脂和酸性细胞隔室）发生静电相互作用 • 碱性药物的组织分布高度依赖于亲脂性 • 酸性、碱性、中性和两性药物与脑组织结合的差异较小，受亲脂性影响更大。在中枢神经系统渗透方面，大脑暴露：碱性药物＞中性药物＞两性药物＞酸性药物
代谢	• 碱性胺类药物往往是 FMO 的底物，而非碱性药物往往被 CYP 氧化。*N* 取代度也具有一定的影响，叔胺通常是 FMO 底物，伯胺通常是 CYP 底物，而仲胺没有明显的选择性 • CYP2D6 倾向于代谢碱性药物；CYP2C9 更倾向于代谢中性和酸性药物；CYP3A4 参与多种药物的代谢 • MAO 的代谢范围包括从弱碱性到强碱性药物（伯胺，以及一些仲胺和叔胺）
靶点选择性	• 碱性药物可与多种受体和转运体结合。带正电荷的强碱性药物通常比中性、两性或酸性药物更容易缺乏靶点选择性 • hERG 抑制：碱性药物通常具有抑制 hERG 钾通道的高倾向，其次是两性药物。中性和酸性药物通常表现出较低的抑制率。hERG 抑制也受到亲脂性的驱动
细胞分布	• 碱性药物通常被隔离在具有酸性环境的细胞器中，进而可能导致各种毒性 • 磷脂沉积：亲脂性碱性药物，尤其是阳离子两亲药物，可积聚分布到膜结构和溶酶体内引起磷脂沉积。磷脂沉积也可能受化合物整体亲脂性的影响 • 线粒体毒性：强酸性和碱性药物都可能引起线粒体功能障碍。强亲脂酸性药物容易引起氧化磷酸化的解偶联，而碱性药物可以积聚到组织中的酸性线粒体胞质空间内（如肝脏和胰腺） • 红细胞：碱性药物可通过与红细胞膜中带负电的磷脂酰丝氨酸的静电作用而进入红细胞
药物剂型	• 碱性药物通常在胃中更容易电离，因此可溶于胃中。然而，在进入小肠并且 pH 增加至 6.5 时，溶解度迅速降低，进而导致吸收减弱 • 药物盐和共晶体：盐和共晶体可增加难溶药物的整体溶解度（通过增加溶解速率）和生物利用度。与酸性药物相比，碱性药物存在更多的盐 • 可离子化且难溶于水的药物剂型可能需要极端的 pH 条件才能获得足够的溶解度 • 注射剂型的首选 pH 范围为 4～8，以尽量减少注射时的疼痛和组织损伤

药物口服给药进入胃肠道后，首先需要从口服剂型（片剂、胶囊剂、颗粒剂等）中溶解至水性消化液中，因此药物的 pK_a 对其溶解度和溶出度都具有一定的影响。此外，药物自身的 pK_a 和环境 pH 还决定其是否会发生电离。理论上而言，药物需要在分子状态下才能被吸收。绝大多数情况下确实如此，但这也不是绝对的，在浓度足够高的情况下，少量的离子化物质可以通过被动扩散被吸收。例如，两性离子自身可作为中性物质透过细胞膜。有研究报道，两性离子氟喹诺酮类抗菌药可以以反平行堆叠排列方式被动渗透通过细胞膜，从而降低整体分子的静电势和极性。但总体而言，药物主要还是以分子形式被吸收。碱性药物在胃中会完全电离，因此很难在胃中吸收；但其在肠道内主要以分子形式存在，所以会得到较大程度的吸收。然而，一些弱酸性和中性药物在胃中几乎不发生电离，因此可以在胃中吸收。但是，由于胃黏膜的表面积和肠道比非常小，所以对药物吸收的贡献相对较小。

药物从胃肠腔液被吸收进入体循环后，随血液流动至机体各个组织和器官隔室（间质空间及细胞内空间）的过程称为药物分布，这也是药物暴露于靶点的重要过程。如果药物不是转运体（transporter）或代谢酶的底物，那么药物在血浆、组织和器官内的分布将主要由其 pK_a 和生理 pH 决定。在 pH 较低的组织内，大部分发生离子化的碱性药物更容易分布与积聚；而在 pH 较高的组织内，大部分发生离子化的酸性药物更容易分布与积聚。例如，肿瘤组织代谢旺盛，常处于缺氧状态，因此肿瘤细胞外的 pH 通常率略低于 7，因此碱性药物更容易积聚在肿瘤组织中。但偏酸性的环境会提高肿瘤细胞中 P-gp 的转运活性，进而可能提高肿瘤细胞对抗肿瘤药外排作用，导致耐药性的增强。

在药物代谢方面，代谢酸性和碱性药物的肝微粒体 CYP 的亚型也有所不同。此外，随着所处生理环境中 pH 的变化，不同酸碱性药物的电离情况也可能发生改变，从而影响药物分子与酶活性位点的结合速率，但这些影响通常是可逆的。需要注意的是，酶的最适 pH 可能与正常细胞内环境的 pH 不同。

肾脏清除率本身是决定药物排泄的一个复杂药代动力学参数。尿液 pH 的平均值约为 6.3，但在饮食、药物和临床状态的影响下，其 pH 通常在 4.5～8 内变化。对于可电离的弱酸和弱碱性药物，尿液 pH 是影响其排泄（重吸收）的关键参数之一，进而影响药物的药代动力学、药效学和毒性。碱性药物和酸性药物的肾脏排泄作用显著强于中性药物及两性药物。例如，弱碱性药物美金刚（memantine，$pK_a=10.27$）的血浆浓度主要取决于尿液的 pH。在酸性尿液中，美金刚主要通过肾脏以原型排出；而在碱性尿液中，由于未电离美金刚的比率比在酸性尿液中高得多，其肾脏排泄和肾脏清除率明显降低。

此外，可电离药物会受到环境 pH 的影响，可能引起毒性和生物蓄积（bioaccumulation）。当处于中性状态时，通常可电离药物的毒性更大且生物蓄积性更高。酸性药物在较低 pH 下的毒性和生物蓄积性较高，而碱性药物则相反。通常，带正电荷的强碱性药物通常比中性、酸性或两性药物更容易缺乏靶点选择性。

三、pK_a 的优化

pK_a 会直接或间接地对药物多方面的性质产生影响。当其对化合物带来不利影响时，需要通过结构优化来调节化合物的酸碱性。引入羧基、羟基等供质子基团，或引入可降低化合物碱性中心电子云密度的基团，都可以不同程度地降低化合物的 pK_a 值；而引入含氮碱性基团，或引入可提高化合物碱性中心电子云密度的基团，会不同程度地提高化合物的 pK_a 值。除此之外，氟原子在调节化合物 pK_a 的结构改造中具有至关重要的作用。在化合物分子中引入氟，可以改变电子的分布，影响 pK_a 和偶极矩，从而降低化合物的碱度，提高化合物的膜渗透性和生物利用度。下面通过几个实例加以说明。

组织蛋白酶 S（cathepsin S）存在于酸性的溶酶体中，在研发其抑制剂时，需要控制好化合物的 pK_a 值。如果化合物的 pK_a 过高，则可能会在脾脏溶酶体中发生积聚，带来脾脏的潜在安全风险。

化合物 1 虽然活性较好，但 pK_a 值超过 9，碱性过强，造成其脾脏/血浆比率（spleen/plasma ratio）高达 26（图 4.4）。研究人员通过 pK_a 计算对其进行结构优化，发现杂芳基甲基基团的引入可以将含有碱性哌啶氮化合物的 pK_a 降低至 6～8。最终合成了化合物 2，优化后的化合物不仅保持了出色的活性，而且脾脏/血浆比率从 26 降至 1.9，有效避免了对脾脏的毒性风险。

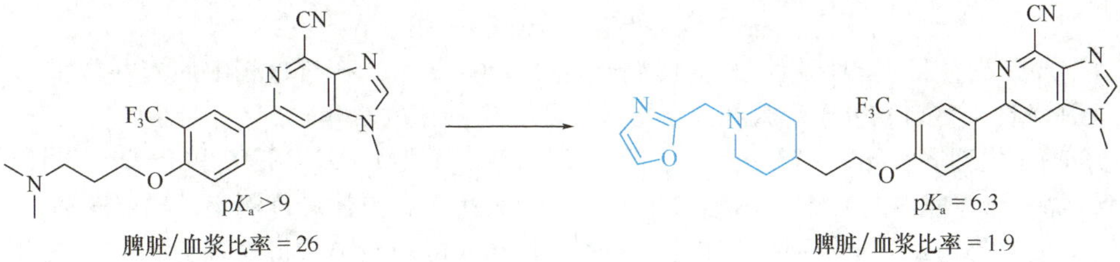

1 2

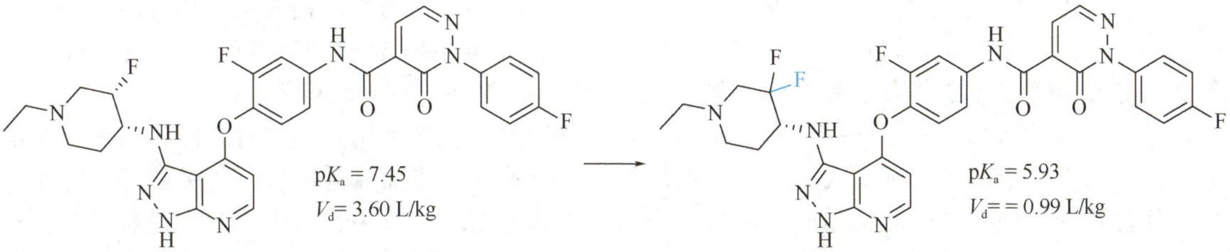

3 4

图 4.4 基于 pK_a 优化的结构改造实例

在抗癌药物间质-上皮转化（mesenchymal-epithelial transition，Met）激酶抑制剂的研发过程中，化合物 3（pK_a=7.45）的碱性和高亲脂性使得该化合物表观分布容积较高（V_d=3.6 L/kg），导致在临床前试验中表现出显著的肝脏和骨髓毒性（图 4.4）。在结构优化过程中，通过在氨基哌啶的 3 位引入第二个氟原子，使得化合物 4 的碱性显著降低（pK_a=5.93）。尽管这一结构上的变化微小，但化合物 4 的表观分布容积降至化合物 3 的 1/4 左右（V_d=0.99 L/kg）。化合物 4 不仅保持了对 Met 激酶的活性，且在高达 600 mg/kg 的剂量下（血浆暴露量超过化合物 3）也不会引起小鼠的肝脏和骨髓毒性。

第三节 亲 脂 性

一、亲脂性概述

早在一个多世纪前，人们就已认识到亲脂性（lipophilicity）对化合物药理学反应的重要性。1893 年，里歇（Richet）发现简单的醚、醇和酮类物质的毒性强弱与其在水中的溶解度成反比。1899 年，欧文顿（Overton）和迈耶（Meyer）分别发现，许多化合物的麻醉效力与其脂/水分配系数相关。

亲脂性代表着分子对亲脂环境的亲和力，是指化合物在非极性（脂质）介质和水相之间的分配趋势。亲脂性已成为制药行业的一个关键参数，化合物的亲脂性与其生物学、药代动力学和代谢特性紧密相关。亲脂性可通过化合物在有机相（通常为正辛醇）和水相之间的分布来测量。亲脂性的大小通常由 lg P 或 lg D 来表示，其影响因素主要包括分子的体积、偶极矩及酸碱性等。

分配系数（partition coefficient，P），又称为脂水分配系数（lipo-hydro partition coefficient），是指在中性 pH 条件下，非离子型化合物在由正辛醇和水组成的两相系统中的平衡浓度之比，通常以其以 10 为底的对数（lg P）形式表示。具体计算公式如下：

$$\lg P=\lg C_{有机相}/C_{水相}$$

式中，$C_{有机相}$是指化合物分子形式在有机相中的浓度，$C_{水相}$是指化合物分子形式在水相中的浓度。

分布系数（distribution coefficient，D）则表示在某一 pH 条件下，化合物所有形式的浓度总和（离子和非离子形式的 pH 依赖性混合物）在有机相和水相中的比率，通常以其以 10 为底的对数（lg D）形式表示。具体计算公式如下：

$$\lg D_{pH(x)} = \lg C'_{有机相}/C'_{水相（特定 pH）}$$

式中，$C'_{有机相}$是指在特定 pH 条件下化合物分子形式和离子形式在有机相中的浓度总和，$C'_{水相}$是指在特定 pH 条件下化合物分子形式和离子形式在水相中的浓度总和。

化合物在生理 pH（pH=7.4）条件下的 lg D 通常表示为 lg $D_{7.4}$。lg P 和 lg D 可以通过预测软件进行计算（计算所得的 lg P 表示为 Clg P），也可使用多种方法进行测定，如摇瓶法、色谱法和电位法等。lg P 和 lg D 所表示的含义是不同的，但在实际应用中常将二者“混用”“错用”，未对其进行准确区分。

对于酸性化合物而言，随着 pH 的增加，化合物电离程度增加，水相中的分子和离子总浓度比率增加，进而使 lg D 降低；对于碱性化合物而言，随着 pH 的增加，化合物电离程度减弱，水相中的总浓度比率减少，进而使 lg D 增加。通常情况下，酸性化合物在较低的 pH 条件下，lg P 和 lg D 近似相等；而碱性化合物在较高的 pH 条件下，lg P 和 lg D 近似相等。

亲脂性与疏水性（hydrophobicity）是一对近义词，常常互换使用，但二者之间也存在一定的不同。疏水性是指非极性基团或分子在水性环境中缔合成团，进而排斥极性分子的趋势。疏水性分子往往是非极性的，因此更倾向于溶解在中性分子和非极性溶剂中。由于水分子是极性的，疏水性分子在水中往往不能很好地溶解。水中的疏水性分子通常聚集在一起，形成胶束，且疏水表面上的水将形成较高的接触角。疏水性用于描述分子的表面性质并且与化合物的溶解和溶解度相关。而亲脂性表示分子或分子的一部分对亲脂环境的亲和力，通常通过其在双相系统中的分布情况进行测定。例如，硅酮（silicone）和碳氟化合物都是疏水性的，但并不是亲脂性的。

二、亲脂性的影响

亲脂性一直被认为是药物发现和开发中需要重点关注的性质。亲脂性在一定程度上决定了候选药物的质量及其 ADMET 性质，而具有合适亲脂性的化合物成为药物的可能性更高。在体外，亲脂性反映了化合物溶解在脂类和非极性溶剂中的能力。有研究指出，对于 lg P>3 的化合物，只有 1% 是可溶的；而对于 lg P<3 的化合物，50% 是可溶的。

在体内，亲脂性反映了化合物去溶剂化，并从水相转移至细胞膜和靶点蛋白结合位点的能力。亲脂性会直接影响药物的 ADMET 性质，如溶解度、渗透性、药效、靶点选择性、药物代谢和安全性（图 4.5）。对已上市口服药物及处于早期开发阶段化合物的分析发现，高亲脂性（lg P >5）经常导致化合物的代谢过快、溶解度低和吸收差。肝脏中 CYP 是催化药物和其他外源物质在人体内代谢的主要代谢酶，特别是 CYP1、CYP2 和 CYP3 三类酶是催化外源性化合物 I 相代谢的关键酶。CYP 可以代谢较大 lg P 范围的底物，但其结合位

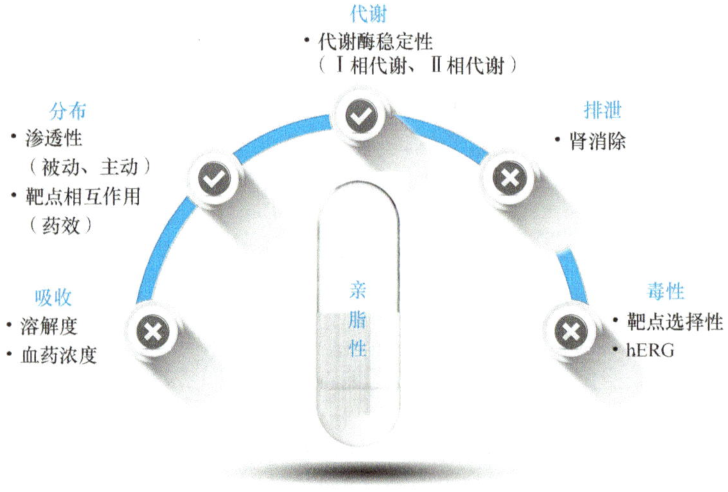

图 4.5 亲脂性将对 ADMET 性质的影响

“√”表示正面影响；“×”表示负面影响

点本质上是亲脂性的，因此对亲脂性底物的亲和力更大，代谢作用更强。在安全性方面，如果亲脂性过高，化合物的靶点选择性可能较差，并可能具有体内毒性。同样，如果化合物的亲脂性过低，通常也会表现出较差的 ADMET 性质。

越来越多的证据表明，将亲脂性等物理化学性质控制在最佳范围内，可以提高候选化合物的质量及研发成功的可能性。表 4.2 总结了 lg $D_{7.4}$ 对 ADMET 性质的主要影响。

表 4.2 lg $D_{7.4}$ 对 ADMET 性质的主要影响

lg $D_{7.4}$	对 ADMET 性质的影响
lg $D_{7.4}$<1	有利于溶解性 不利于口服吸收 不利于中枢神经系统渗透性 有利于细胞旁路途径吸收（分子量<200） 易发生肾清除
1≤lg $D_{7.4}$<3	有利于口服吸收 有利于中枢神经系统渗透性 不利于代谢稳定性 有利于维持溶解性和渗透性间的平衡
3≤lg $D_{7.4}$<5	不利于溶解性 不利于代谢稳定性
lg $D_{7.4}$≥5	不利于溶解性 不利于代谢稳定性 不利于口服吸收 不利于口服生物利用度 不利于靶点选择性 不利于安全性

三、亲脂性的优化

如前所述，过高的亲脂性可能会对溶解性、代谢稳定性、药物排泄和安全性等方面带来一定的负面影响，但亲脂性过低也会使化合物对靶点的活性降低，且不利于药物的渗透性。因此，亲脂性与活性及 ADMET 性质之间必须维持一种恰当的平衡。对于不同结构类型的化合物，最优选的亲脂性范围是不同的，或宽或窄，但总体范围基本是通用的。根据经验，1≤lg $D_{7.4}$<3 一般是较为理想的范围（当然，这只是一个大概率的范围，也有一些上市药物的 lg $D_{7.4}$ 范围并不在此区间）。将化合物的 lg $D_{7.4}$ 值优化至这一范围，可以提高其成为药物的可能性。优化亲脂性的常用结构改造策略包括降低分子量、去除芳环、增加饱和度，以及增加手性等。以下具体介绍基于亲脂性结构优化的实例。

在设计靶向游离脂肪酸受体 1（free fatty acid receptor 1，FFA1）的抗 2 型糖尿病药物时，研究人员发现了优选化合物 TUG-469（5）（图 4.6）。FFA1 激动剂 5 具有良好的药理活性，但其 ClgP 值高达 4.94，已经接近可接受的最大值 5。在随后的优化中，在其结构中引入了氟原子，以及极性甲磺酰基基团，所得激动剂 6 的活性不仅强于 5，且其 ClgP 值降至 4.40。由于亲脂性的降

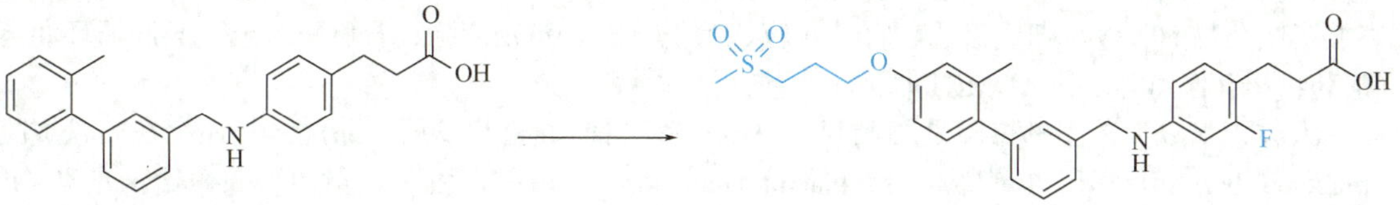

TUG-469, 5
pEC_{50} = 7.73; Clg$P$ = 4.94; lg$D_{7.4}$ = 2.49
C_{max} = 2360 ng/mL; T_{max} = 15 min; AUC = 2740 ng • h/mL

6
pEC_{50} = 8.04; Clg$P$ = 4.40; lg$D_{7.4}$ = 1.87
C_{max} = 8748 ng/mL; T_{max} = 15 min; AUC = 5202 ng • h/mL

图 4.6 通过优化亲脂性改善药代动力学性质的实例

低，激动剂6表现出了更佳的药代动力学性质，在小鼠中［10 mg/kg，口服（p.o.）］，其血药峰浓度（C_{max}）为先导化合物5的3.7倍，药-时曲线下面积（AUC）为化合物5的近2倍，表现出更高的靶点暴露量。综上，通过降低激动剂5的亲脂性，获得了活性更强，药代动力学性质更优的激动剂6。

如图4.7所示，人类免疫缺陷病毒（human immunodeficiency virus，HIV）蛋白酶（protease）抑制剂7的IC_{50}为125 nmol/L，ED_{50}为0.08 μmol/L，同时表现出良好的口服生物利用度（40%）和半衰期为（4 h）。但是，该化合物的细胞毒性较强（CC_{50}=8.5 μmol/L），体外治疗指数（therapeutic index）约为106。分析显示，化合物7的Clg *P*值为4.40，推测其细胞毒性可能与较高的Clg *P*有关，因此后续对其结构开展优化。与预期的推测吻合，当在化合物苯环上进一步引入亲脂性基团苄氧基后（8），随着化合物亲脂性的增加（Clg *P*=6.09），不仅其活性减弱，而且其CC_{50}降至1.8 μmol/L，使得体外治疗指数降至11，细胞毒性进一步增强。然而，当在苯环引入酚羟基（9）和吗啉-2-氧代乙氧基（10）时，化合物亲脂性明显下降，不仅活性有所提高，且细胞毒性显著降低，两化合物的体外治疗指数分别升至356和＞1000。

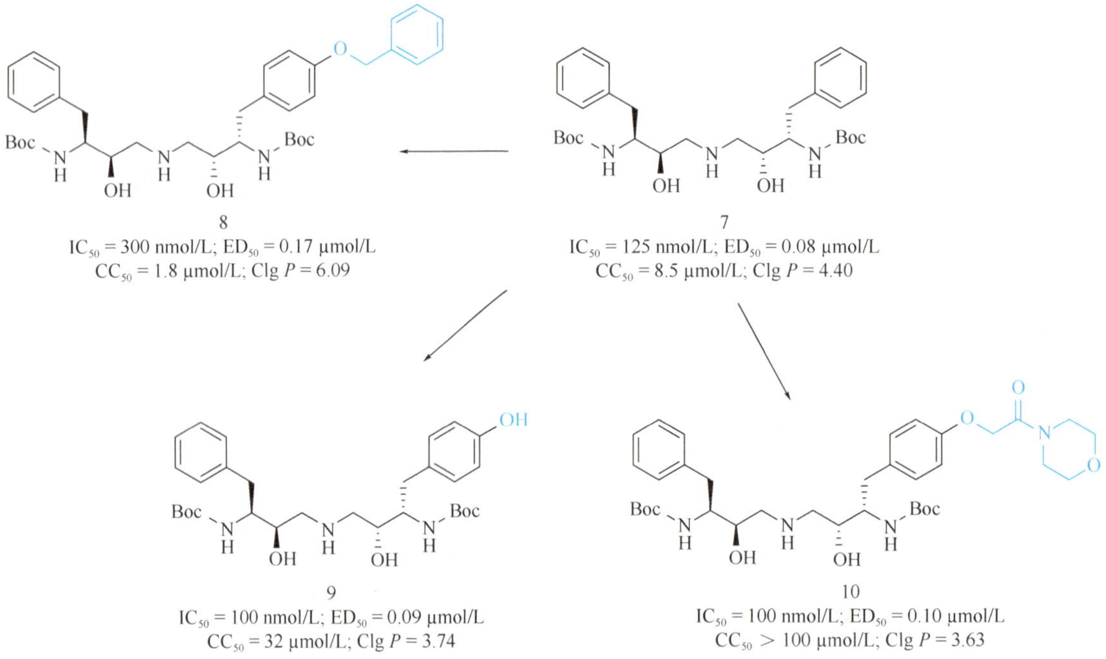

图4.7 通过优化亲脂性降低毒性的实例

第四节 渗透性

一、渗透性概述

渗透性（permeability）是指药物通过生物膜屏障的能力。渗透性是药物最重要的类药性之一，直接影响药物的吸收、细胞渗透、首过效应、组织分布、药物清除、肾脏重吸收、肠肝循环和药物-药物相互作用等多种ADMET性质。

人体内最重要的生物屏障是肠黏膜、血脑屏障（图4.8）和皮肤，除此之外还存在胎盘屏障（placental barrier）和睾丸屏障（testicular barrier）等。而口腔、舌下、鼻内、眼内给药的药物，需要克服的生物屏障则分别是口腔黏膜、舌下上皮、鼻黏膜和角膜。上述渗透屏障主要由上皮细胞（epithelia cell）和内皮细胞（endothelia cell）组成。上皮细胞覆盖身体和体内腔体的所有表面，虽然在不同组织和器官内存在很大差异，但都属于高选择性的渗透屏障，可将机体内部和外部的液体分开。内皮细胞主要分布在毛细血管，调节血液和组织液之间的物质分布。

生物屏障的细胞膜主要由磷脂双分子层组成，但其脂质的分布都是相对异质和不对称的。双分子层的外层部分主要包含两性离子脂质（如磷脂酰胆碱和磷脂酰乙醇胺），而内层主要包含带负电荷的脂质，特别是磷脂酰丝氨酸。这种脂质基质构成了膜的基本结构，同时在膜的内部和外围嵌入了具有多种功能的蛋白质。

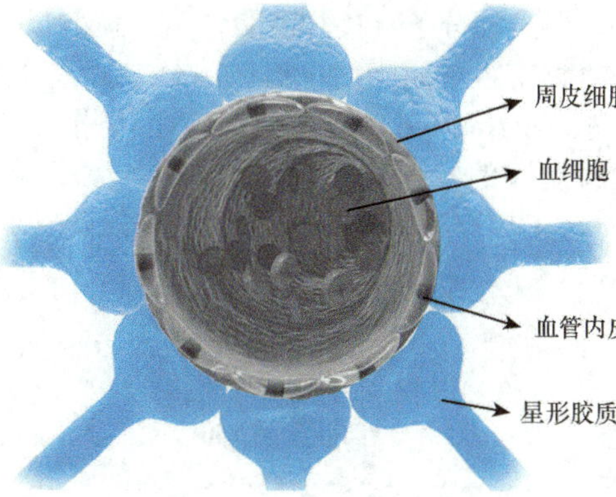

图 4.8　血脑屏障示意图

血脑屏障

血脑屏障是神经与血管单元（neurovascular unit，NVU）的组成部分，是血液与大脑之间的生物屏障，介导了中枢神经系统和外周神经系统之间的交流（图 4.8）。在血脑屏障中，脑内毛细血管的内皮细胞外围，被周皮细胞、星形胶质细胞和神经元紧密包围，每层细胞之间紧密连接，从而将体循环与大脑分开，并构建了一个高选择性的半透性屏障，可有效防止外周循环血液中的溶质非选择性地进入中枢神经系统神经元的细胞外液。血脑屏障可限制病原体、血液中的大分子或亲水分子进入脑脊液，但允许疏水分子、O_2、CO_2、激素和非极性小分子通过。在血脑屏障管腔外膜上还含有大量的外排转运体，可将吸收透膜的药物或其他外源性底物排出大脑，从而使大脑免受外来物质带来的损害。

血脑屏障严格限制的屏障能力可使中枢神经系统保持稳态，使神经元功能免受毒素、病原体、炎症、损伤和疾病的影响。但血脑屏障的限制也给向中枢神经系统递送药物带来了障碍。当脑内发生脑卒中、多发性硬化症（multiple sclerosis，MS）、脑外伤和神经退行性疾病等中枢神经系统疾病时，血脑屏障的这些屏障功能将会受到影响。而血脑屏障功能障碍可导致离子失调、信号稳态改变，以及免疫细胞和分子进入中枢神经系统，进而导致神经元功能障碍和退化。

二、药物透过膜屏障的方式

由于药物在到达靶点前需要经过吸收、首关代谢、分布等多个过程，因此需要多次跨越细胞膜屏障，完成多次的渗透，而且每通过一层细胞屏障，实际上要两次跨越细胞膜的磷脂双分子层。因此，良好的渗透性是药物暴露于靶点并达到治疗浓度的重要前提保障。那么药物是如何透过这一膜屏障的呢？

药物主要通过三种方式穿越生物膜屏障中上皮细胞和内皮细胞，进而进入另一侧的体液中。第一种方式是上文提及的跨细胞运输（转运）（transcellular transport），具体分为被动扩散（passive diffusion）和主动转运（active transport，也称为主动运输）；第二种方式是细胞旁途径转运（paracellular pathway transport，也称为细胞旁路转运）；第三种方式是胞吞作用（endocytosis，也称为囊泡转运，vesicular transport）透过生物屏障。

跨细胞转运是药物透过细胞的最主要途径，具体包括两种方式，分别是被动扩散和主动转运。

被动扩散是指化合物在不需要能量的情况下穿过细胞膜的运动，也是从高浓度区域跨膜向低浓度区域的扩散过程，直至药物在膜两侧的浓度达到平衡。由于这种扩散是沿浓度梯度“被动”进行的，不需要消耗能量，因此被称为被动扩散。一般分子量在 150～1500 的化合物都可能通过被动扩散进入细胞。如图 4.9 所示，被动扩散包括两种方式。第一种方式为简单扩散（simple diffusion），即药物分子直接与磷脂作用，扩散进入磷脂双分子层，并沿浓度梯度扩散进入细胞。人体内的气体交换就属于简单扩散。第二种方式为易化扩散（facilitated diffusion），也称为载体介导的扩散（carrier-mediated diffusion），是指化合物沿着从高到低的浓度梯度，通过特殊的转运体穿过细胞膜的转运。进食后肠道中的葡萄糖通过肠黏膜细胞膜中葡萄糖转运体 2（glucose transporter 2，GLUT2）吸收进入细胞的过程就属于易化扩散。

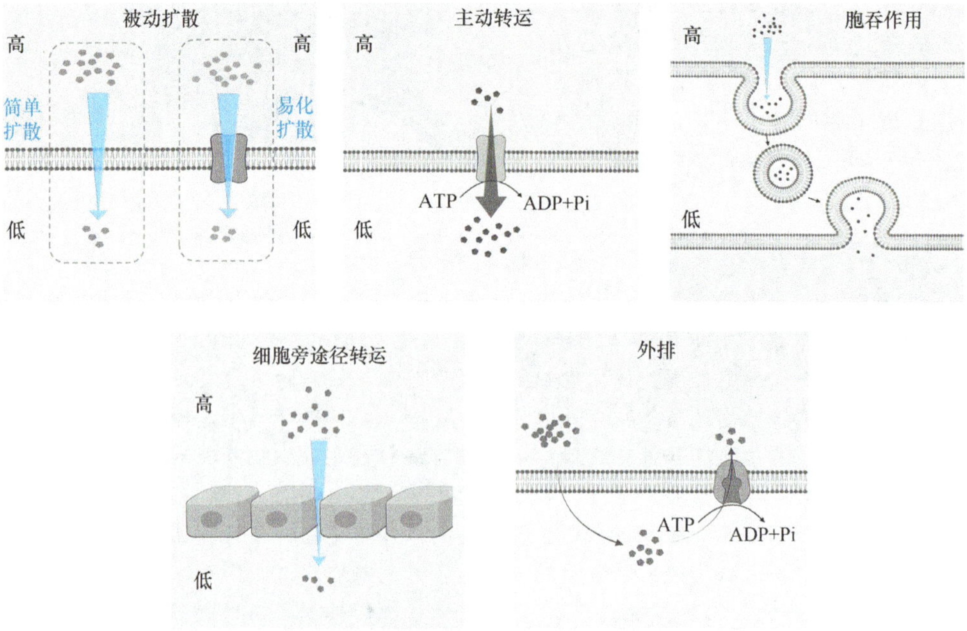

图 4.9　药物分子透过细胞膜屏障的方式

主动转运是药物跨膜运输最主要的方式，是指化合物借助转运体逆浓度梯度从低浓度区域向高浓度区域的跨细胞膜运动，这一过程需要消耗能量。与顺浓度梯度（从高浓度区域向低浓度区域）移动的被动扩散不同，主动转运借助细胞能量使药物分子逆浓度梯度（从低浓度区域向高浓度区域）、克服极性排斥或其他阻力而移动，进而使药物可以在细胞内累积。

主动转运

主动转运分为两类，分别为初级（一级）主动转运（primary active transport）和次级（二级）主动转运（secondary active transport）（图 4.10）。主动转运和被动扩散的区别在于，主动转运需要能量，并且逆浓度梯度转运物质；而被动扩散不需要能量，并且沿着各自的浓度梯度方向移动物质。一级主动转运的转运体一般为单向转运体（uniporter），包括转运体和离子通道（ion channel），可转运单一种类的底物（带电或不带电）穿过细胞膜，一次转运一个底物。

一级主动转运所涉及的转运体通常是借助化学能 ATP 进行转运的转运泵（pump），在泵的细胞内表面通常含有 1 个或多个 ATP 结合位点。参与一级主动转运的转运泵主要包括 P-型泵［P-型 ATP 酶（P-type ATPase）］、F-型泵［F-型 ATP 酶（F-type ATPase）］、V-型泵［V-型 ATP 酶（V-type ATPase）］和 ABC 转运体。P-、F-和 V-型泵只转运离子（H^+，Ca^{2+}，Na^+及K^+），而 ABC 转运体也可转运小分子化合物。

二级主动转运也称为耦联转运（coupled transport）或协同转运（cotransport），所涉及的转运体则是借助电化学势能进行转运的细胞膜上的成孔蛋白（pore-forming protein）。二级主动转运利用电化学梯度（electrochemical gradient）所提供的电化学势能（electrochemical potential）进行转运，即将一个离子沿着其电化学梯度移动所产生的能量为另一离子逆其电化学梯度的移动提供能量。换言之，二级主动转运依赖于将离子泵入/泵出所产生的电化学电位差。例如，Na^+被主动转运出细胞，从而产生比细胞内高得多的细胞外浓度，由于过量的Na^+不断地试图扩散到细胞内部，因而这一电化学梯度为二级主动转运提供了能量。

二级主动转运的转运体一般为协同转运体（cotransporter），同时转运两种物质穿过生物膜。其中一种物质顺电化学梯度移动，所产生的能量为第二种物质的运输提供能量，使其逆电化学梯度移动。在协同转运中，两种物质可同时沿相同方向或相反方向一起移动。根据分子运动的方向，可将协同转运体分为同向转运体（symporter）和反向转运体（antiporter）。

同向转运是指将一种物质从高浓度区域转运到低浓度区域，同时将另一物质一同从低浓度区域移动到高浓度区域。换言之，同向转运是将两种物质一同“拉入”细胞。例如，在Na^+-葡萄糖的转运中，转运体在细胞膜外侧含有2个结合位点，一个用于结合Na^+，一个用于结合葡萄糖。当这两种物质同时与转运体结合时，会引发转运体构象变化，从而通过电化学梯度提供的能量将这两种物质运输至细胞内。Na^+-氨基酸的同向转运也是通过相同的机制。

反向转运是指两个不同的分子或离子被同时运输，但方向相反。其中一种物质从高浓度流向低浓度，同时将另一种物质运输至另一侧（通常是从低浓度流向高浓度）。例如，在Na^+-Ca^{2+}的反向转运中，Na^+与转运体膜外侧的位点结合，而Ca^{2+}与转运体膜内侧的位点结合。一旦两者同时结合，即引发转运体构象变化，进而释放能量，将Na^+转运至细胞内部，将Ca^{2+}转运至细胞外部。

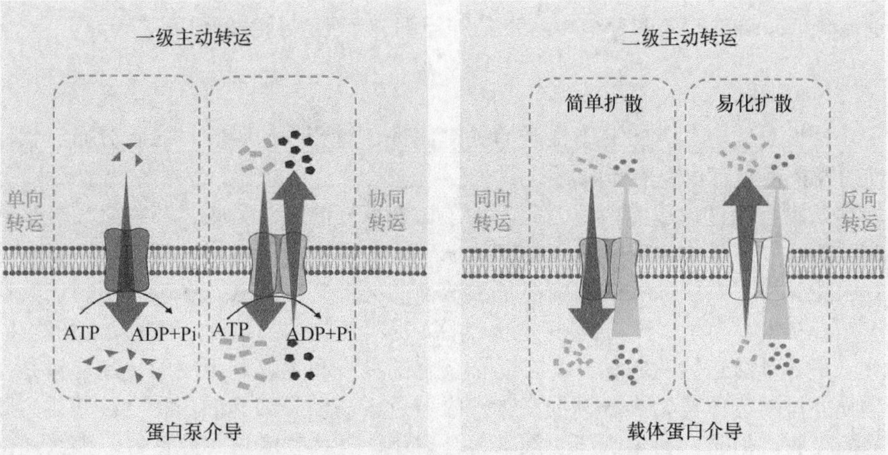

图 4.10 一级主动转运和二级主动转运

细胞旁途径转运是指通过细胞之间的细胞间隙转运物质。与主动转运不同，细胞旁途径转运既不需要转运体介导，也不需要能量，而是沿浓度梯度转运。内皮细胞和上皮细胞之间通常存在一定的间隙孔洞，对于分子量较低的亲水性化合物（分子量＜200），可以通过这些孔洞透过细胞层。例如，毛细血管中的药物分子可以通过血管内皮细胞间的孔洞扩散到血管外的空间。但是，不同组织中的毛细血管的孔洞大小是不同的（表 4.3）。例如，大脑受到血脑屏障的高度保护，其毛细血管细胞间紧密连接，孔洞极小；而肝脏和肿瘤中的毛细血管具有更大孔洞，因此小分子化合物更容易进入。

表 4.3 不同组织中毛细血管的孔洞大小

组织	毛细血管孔洞大小（nm）
大脑	＜1
肌肉、脂肪、肺	约 5
肠黏膜、外分泌腺、脉络丛	6～12
肾小球	约 15
肝脏	约 180
肿瘤	200～1200

细胞旁途径转运相当于被动扩散机制，即借助浓度梯度且与能量无关的转运过程。由于细胞膜不光含有磷脂双分子层，在膜外还含有大量的可电离蛋白质侧链，细胞与细胞相连接的空间具有带负净电荷的静电场，因此可通过离子相互作用影响溶质的细胞旁途径转运通量。

胞吞作用也是物质进入细胞的一种常见途径，特别是高分子量物质，如蛋白质、多肽、脂溶性维生素、颗粒物等。在胞吞过程中，细胞膜首先内陷将摄入物包围，然后凹陷部位继续收缩闭合，最终形成囊泡将摄入物带入细胞。在内化的囊泡中除了含有摄入物外，还包括细胞外液、膜蛋白和脂质。内吞作用可使细胞吸收细胞外的营养物质，从细胞表面去除活化的受体，以及反转细胞表面的蛋白质和脂质。此外，内吞作用也可去除细胞外碎片，如死细胞和细菌，并作为传染性细菌和病毒进入细胞的入口。胞吞作用可大致分为胞饮作用（pinocytosis）和吞噬作用（phagocytosis）两类，其中胞饮作用最典型的类型是网格蛋白介导的胞吞作用（clathrinmediated endocytosis）；吞噬作用涉及通过延伸和包裹颗粒周围的质膜摄取颗粒，并将其带入细胞。内化后，内吞物会降解、循环回细胞表面或转运至细胞内的其他细胞器。当囊泡运动至细胞的另一侧并与细胞膜融合，可将摄入物释放到细胞外侧，这一作用被称为胞吐作用（exocytosis）。经过胞吞的摄入和胞吐的释放，药物分子最终成功穿透细胞，实现了跨细胞渗透。

细胞不仅能吸收药物，跨膜进入细胞的化合物还可能会被细胞膜中的外排转运体（efflux transporter，也称为外排泵）外排到细胞外。例如，在肠黏膜和血脑屏障中就含有大量的外排转运体，可将吸收进入细胞的外源性底物外排到细胞外，这也是机体的一种自我保护机制。此外，肿瘤细胞也常高表达外排转运体，如 P-gp 和 BCRP，可将吸收进入肿瘤细胞的抗肿瘤药外排到肿瘤细胞外，进而降低了抗肿瘤药的疗效。这也是肿瘤细胞产生耐药性的机制之一。

三、渗透性对药物 ADMET 性质的影响

药物的渗透性是决定其 ADMET 性质的关键属性，对药物的吸收、血脑分布、代谢清除，以及药物活性的发挥都具有重要的影响。

绝大多数药物都通过口服给药。因此，为了达到良好的肠道吸收，药物必须能很好地透过肠黏膜的细胞屏障。肠道吸收也会影响药物在体循环中的峰浓度及达峰时间，进而影响其药效和安全性。药物的酸碱性、亲脂性和溶解度都是渗透性的关键影响因素。在确保不影响其他性质的前提下，适当降低药物分子的大小、减少可电离基团、提高药物的亲脂性，都有助于药物透过细胞膜。如果药物分子是各种转运体的底物，将有助于药物的吸收和生物利用度的提高。但是，如果药物分子是肠黏膜外排转运体（如 P-gp）的底物，吸收进入肠黏膜细胞的药物会被其排到肠腔，进而限制了药物的吸收。但是，如果给药的剂量不是过小，且药物的溶解性良好，那么通常可以使外排转运体达到饱和，药物的净渗透率仍然可以达到较高的水平。因此，对于大多数口服药物，外排转运体不是影响其吸收的最主要因素。

透过血脑屏障进入大脑是中枢神经系统药物发挥药效的关键。虽然肠黏膜中的外排转运体对药物的肠道吸收影响有限，但血脑屏障中的外排转运体对药物的血脑屏障渗透性具有重要的影响。由于流经血脑屏障血浆中药物的浓度往往不会太高，不会使外排转运体达到饱和，因此如果药物是血脑屏障外排转运体的底物，将会使血脑屏障渗透性显著降低。

在代谢及消除方面，如果药物的渗透性较好，可以很好地渗透进入肝细胞，更容易被肝细胞内的酶代谢。而在肾脏中，近端小管中的转运体可通过肾小管分泌作用将药物和代谢产物转运至尿液中；在远端小管中，高亲脂性的药物可通过被动扩散被从原尿中通过重吸收回到血液，而大极性的药物和代谢产物则大多留在尿液中。

四、渗透性的优化

在药物发现的早期阶段即启动渗透性评价是非常合理的选择，这样可以较早地发现候选化合物可能的渗透性缺陷，以便开展后续的结构优化以改善其渗透性。需要注意的是，随着渗透性的

提高，化合物的溶解度可能会相应降低，因此必须在二者之间寻求平衡。改善化合物渗透性的结构优化策略：①将可电离基团取代为不可电离基团；②对极性基团进行生物电子等排取代；③减少氢键；④降低极性；⑤增加亲脂性；⑥降低分子大小；⑦引入非极性侧链；⑧酯化羧酸基团；⑨前药策略等。下文将通过具体实例进行说明。

在内皮素受体（endothelin receptor，ET）拮抗剂的发现过程中，先导化合物 11 具有良好的活性，且对 ET 的 A 亚型（ETA）具有良好的选择性（图 4.11）。但是，由于其结构中含有两个羧基，在肠道中易发生电离，造成化合物 11 在人结肠腺癌 Caco-2 细胞测试中的渗透性较差（0.0075 cm/s），且口服生物利用度仅为 4%。研究人员将其羧甲氧基侧链替换为非电离基团羟乙氧基侧链，获得了化合物 12。由于减少了化合物中的可电离基团，化合物 12 的渗透性提高至化合物 11 的近 30 倍（0.2045 cm/s），且口服生物利用度也提高至 66%。

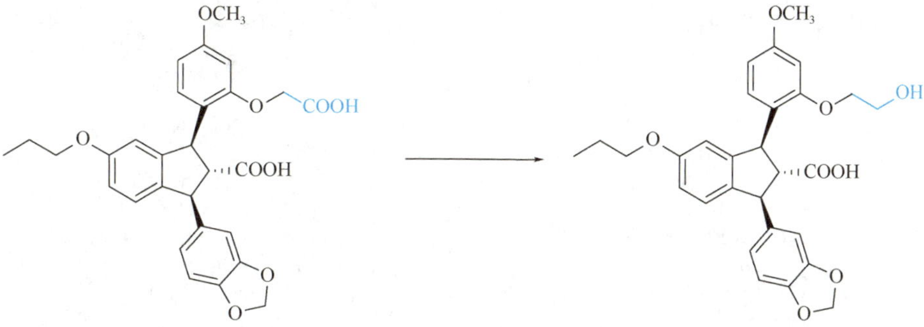

11
ETA K_i = 0.43 nmol/L
Caco-2细胞测试渗透性 = 0.0075 cm/s

12
ETA K_i = 1.10 nmol/L
Caco-2细胞测试渗透性 = 0.2045 cm/s

图 4.11 通过减少可电离基团提高渗透性的结构优化实例

短肽和氨基酸衍生物既可作为探查生物机制的探针，也可用作药物发现的先导化合物，但此类分子的效用通常受到膜渗透性差、溶解度低和蛋白质水解或代谢稳定性差等因素的限制。研究人员在对一类非天然氨基酸衍生物进行修饰以改善其渗透性的过程中，发现了化合物 13（图 4.12），其对高表达 P-gp 的多药耐药蛋白 1（multidrug resistance protein 1，MRP1）-马丁达比犬肾（Madin-Darby canine kidney，MDCK）单层细胞的表观渗透率（apparent permeability，P_{app}）为 43 nmol/(L · s)，P-gp 的外排比率（efflux ratio，ER）为 3.1。在对化合物 13 的进一步优化中，将其 4-吡啶基取代为 2-吡啶基获得了化合物 14。由于 2-吡啶基中的 N 原子可与酰胺键中的 H 原子形成分子内氢键，进而减少了化合物 14 可形成氢键的数量，最终使其表现出更好的渗透性，P_{app} 提高至化合物 13 的 4.1 倍，且对 P-gp 的 ER 也下降至 1.1。

通过减弱 P-gp 外排来改善药物大脑暴露的一个有趣实例是基于克唑替尼（crizotinib，15）开发第二代脑渗透性间变性淋巴瘤激酶（anaplastic lymphoma kinase，ALK）抑制剂劳拉替尼（lorlatinib，16）（图 4.12）。2011 年美国 FDA 加速批准了第一代 ALK 抑制剂克唑替尼上市，用于治疗 ALK 阳性的转移性非小细胞肺癌（non-small cell lung cancer，NSCLC）。克唑替尼虽然具有高渗透性，但其是一种具有高 ER 的 P-gp 底物，造成其血脑屏障渗透性较差，患者脑脊液与血浆游离药物比率仅为 0.03。由于 ALK 结构域的多点突变，引起了对克唑替尼的耐药性。ALK 的 X 射线共晶结构显示该激酶结构域中呈现出 U 形结合构象，因此研究人员基于克唑替尼的结构设计发现了新型大环药物劳拉替尼。劳拉替尼不仅对 ALK 的亲和力明显增强，而且显著减少了可旋转键和氢键的数量，使渗透性明显增强，P-gp 外排减弱。此外，劳拉替尼对 ALK 的各种突变亚型更为有效，在大鼠和犬中具有近 100% 的口服生物利用度，并且能够有效穿过血脑屏障。2018 年，劳拉替尼获得 FDA 加速批准。该实例表明，减少 P-gp 外排和增加被动渗透性的结构修饰是增强血脑屏障渗透性的有效方法。

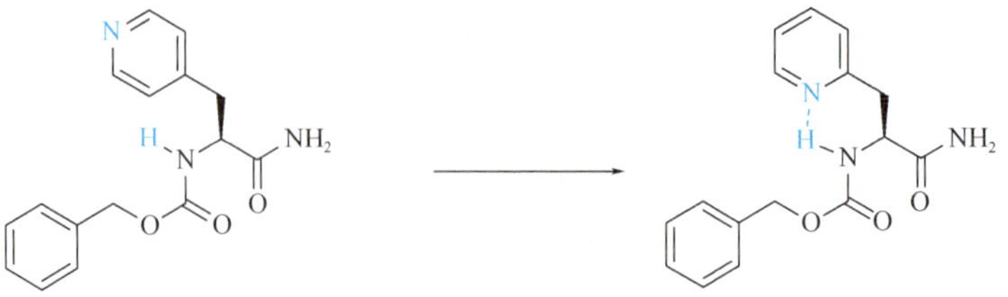

13
P_{app} = 43 nmol/(L · s)
P-gp ER = 3.1

14
P_{app} = 177 nmol/(L · s)
P-gp ER = 1.1

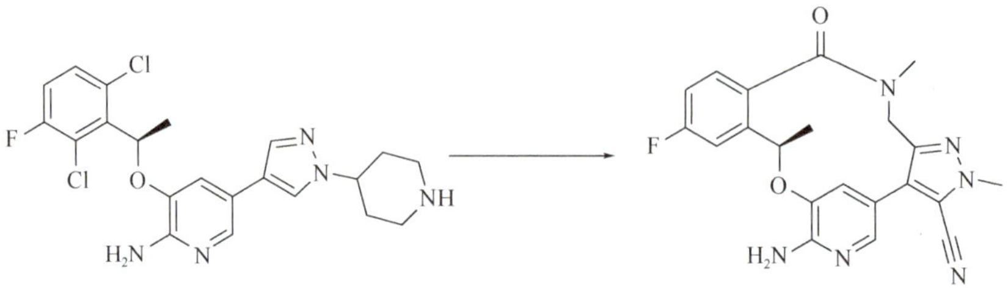

15 克唑替尼
ALK IC$_{50}$ = 80 nmol/L
ALK-L1196 IC$_{50}$ = 843 nmol/L
lg $D_{7.4}$ = 2.0
MDCK (10^{-6} cm/s) = 16
P-gp ER = 45
HLM = 44 mL/(min · kg)
给药剂量 = 250 mg b.i.d.

16 劳拉替尼
ALK IC$_{50}$ = 13 nmol/L
ALK-L1196 IC$_{50}$ = 21 nmol/L
lg $D_{7.4}$ = 2.3
MDCK (10^{-6} cm/s) = 28
P-gp ER = 1.5
HLM < 8 mL/(min · kg)
给药剂量 = 100 mg q.d.

图 4.12 通过减少氢键作用提高渗透性的结构优化实例

HLM. human liver microsome，人肝微粒体

第五节 溶 解 度

一、溶解度概述

溶解度（solubility）是指可以溶解在指定体积溶剂中物质的最大质量。药物发现过程中新化学实体的低溶解度问题已成为药物发现与开发中的一个主要问题和挑战。最近研究表明，75% 的候选药物的溶解度都偏低。高通量筛选获得的苗头化合物往往具有更高的分子量和更高的亲脂性，这都使得其溶解度更低。因为具有高分子量的分子需要更高的能量才能产生更大的空腔并插入溶剂相，从而导致溶解度降低。在先导化合物优化期间，更多的亲脂性取代基被添加到先导化合物中以提高活性和选择性，这通常会进一步降低溶解度。与低溶解度相关的挑战也因疾病领域不同而异。例如，溶解度对于中枢神经系统药物研发而言通常不是主要限制，但对于抗肿瘤药而言却是一个关键问题。作用于中枢神经系统的化合物通常需要具有高效力（低至纳摩尔级的活性）以尽量减少潜在的副作用，并且许多相关化合物常含有碱性氨基，可以通过成盐来增加溶解度。相比之下，抗肿瘤药往往需要较高的剂量，并且通常需要静脉注射（intravenous injection，IV）给药，因此对药物的溶解度具有较高的要求。

难溶性化合物会给药物发现与开发带来诸多方面的挑战，如体外检测、肠道吸收、生物利用度、制剂开发等。在以往，药物发现研究人员似乎并没有特别重视化合物的溶解度问题，而是将注意力聚焦于发现高活性的化合物。如果化合物的溶解性过低，则交由药物开发人员通过剂型策略进行改善。这个“各司其职”研究策略看似合理，却给药物开发带来了重大负担，因为并不是每一个低溶解性候选药物都可以通过优化剂型来达到继续开发的要求，而且相关制剂技术的成本也可能非常高昂。此外，这可能需要更长的开发时间，需要开展许多额外的复杂研究。鉴于低溶解度化合物在药物开发中具有更高的失败风险和研究成本，现代药物研发在药物发现的早期阶段

就已开始关注化合物的溶解度问题。

化合物的结构性质对其溶解度具有重要的影响，具体列举如下。

• 电离度（pK_a）——增加电离度可增加溶解度，这同时也取决于溶液的 pH。
• 亲脂性（lg P）——增加亲脂性会使溶解度降低。
• 极性、氢键供体、氢键受体、拓扑极性表面积——增加这些性质可增加溶解度。
• 分子大小（分子量）——增大分子量会使溶解度降低。
• 晶格能（熔点）——分子间晶体作用力（晶格能）增强会使溶解度降低。

除化合物自身的性质之外，胃肠道的生理结构、pH，以及食物也会对药物的溶解度带来一定的外在影响。《中国药典》和《美国药典》（United States Pharmacopoeia，USP）对溶解度的范围界定如表 4.4、表 4.5 所示。

表 4.4 《中国药典》对溶解度范围的界定

溶解性界定	限定标准
极易溶	1 g（mL）溶质能在溶剂不到 1 mL 中溶解
易溶	1 g（mL）溶质能在溶剂 1～不到 10 mL 中溶解
溶解	1 g（mL）溶质能在溶剂 10～不到 30 mL 中溶解
略溶	1 g（mL）溶质能在溶剂 30～不到 100 mL 中溶解
微溶	1 g（mL）溶质能在溶剂 100～不到 1 000 mL 中溶解
极微溶	1 g（mL）溶质能在溶剂 1 000～不到 10 000 mL 中溶解
几乎不溶或不溶	1 g（mL）溶质在溶剂 10 000 mL 中不能完全溶解

表 4.5 《美国药典》对溶解度范围的界定

溶解性界定	溶解每份溶质需要的溶剂（H_2O）份数	溶解度范围（mg/mL）
极易溶	＜1	＞1 000
易溶	1～10	100～1 000
可溶	10～30	33～100
略溶	30～100	10～33
微溶	100～1 000	1～10
极微溶	1 000～10 000	0.1～1
几乎不溶	＞10 000	＜0.1

二、溶解度对药物发现与开发的影响

在药物发现阶段，溶解度缺陷可能会对体外活性测试带来重要影响。在体外筛选中，一般首先将化合物溶解于二甲基亚砜（DMSO）中，再通过缓冲溶液逐级稀释至所需的测试浓度。但如果化合物溶解度有限，很可能在稀释过程中析出，引起活性偏差或数据不稳定，导致研究人员推断出错误的构效关系，甚至作出错误的决策。而在体内测试中，为了发挥药理活性，药物分子必须在缓冲溶液或生理胃液和肠液中具有一定的溶解度，才能在吸收部位被有效溶解、吸收。如果化合物的溶解度偏低，则可能使药物的靶点暴露量和药效活性过低，表现出较差的 ADMET 性质。

在药物开发阶段，溶解度缺陷将带来更多的不利影响。在临床前研究中，过低的溶解度可能会在最大毒性剂量测试中带来问题。特别是在口服条件下，如果因药物未完全溶解吸收而未表现出毒性，则会给研发人员带来误判，将给未来的人体试验带来安全隐患。此外，低溶解性化合物会给制剂开发人员带来巨大的挑战，可能会延缓制剂开发的时间，拖延整个新药研发项目的进度，或造成制剂成本的不必要高涨。由于在药物发现过程中已经消耗了候选药物专利期较长的时间，因此留给药物开发的时间往往有限。如果在制剂阶段拖延进度，或为了解决溶解度限制而不得不开展更多的复杂研究，都将缩短候选药物的专利寿命，给企业带来巨大的经济损失，甚至增加失败的风险。再者，对于前文中提及的抗肿瘤药，往往需要将药物开发为静脉注射剂型，这就对药物的溶解性提出了更高的要求，如不能解决溶解度问题，那么研发失败的风险将大大增加。对于其他需要开发为注射剂型的药物也是如此。需要强调的是，由于溶解度和生物利用度偏低，往往需要增加给药剂量和给药频次，这也可能给患者带来不必要的安全风险和经济负担。

综上，无论是从“以患者为中心”和“服务于患者”的出发点，还是基于提高研发成功率的考量，研发具有良好溶解度的高质量药物都是药物研发人员努力的方向。

三、溶　出　度

溶解度表示的是药物在一定体积溶液中的最大溶解量。除了溶解的数量，药物溶解的速率也至关重要。由于药物在小肠中的停留时间在 3 h 左右，因此，如果药物的溶解速率过慢，未在停留时间内达到最大程度的溶解，也会对药物的吸收和生物利用度带来不利影响。而谈到溶解的速率，就需要理解另外一个与溶解度不同的概念，那就是溶出度（dissolution）。

溶出度，也称为溶出速率，是指药物在特定溶剂中从片剂等固体制剂中溶出的速度和程度。溶出度是片剂质量控制的一个重要指标，对难溶性药物一般都需要进行溶出度检查。综合而言，溶解度强调的是药物溶解的程度，而溶出度强调的是药物溶解的速度。

常用提高药物溶出度的方法包括成盐、减小粒度（particle size），或采用固体分散体技术、微乳液（microemulsion）、脂质体（liposome）、配合（如环糊精）等手段。当然，也可以采用缓释技术，限制药物的溶出度，使之定点、定量或持续溶解释放，将其制备成缓释和控释剂型。

四、生物制药分类系统

阿米顿（Amidon）等于 1994 年首次提出了 BCS（图 4.13），该系统根据溶解度和渗透性将化合物分为四类，第Ⅰ类化合物具有高溶解性和高渗透性；第Ⅱ类化合物具有低溶解性和高渗透性；第Ⅲ类化合物具有高溶解性和低渗透性；第Ⅳ类化合物具有低溶解性和低渗透性。BCS 很好地提出了药物的体外-体内相关性（*in vitro-in vivo* correlation，IVIVC），为研究人员评估与化合物吸收相关的风险提供了帮助。对于高溶解性和高渗透性的 BCS Ⅰ类化合物而言，最有可能实现口服给药。相反地，对于 BCS Ⅳ类化合物，由于其溶解性和渗透性均不理想，严重限制了吸收，因此以口服方式给药的风险最大。对于低溶解性高渗透性的 BCS Ⅱ类化合物，可能需要特殊剂型以改善其溶解性。而对于高溶解性低渗透性的 BCS Ⅲ类化合物，采用前药策略可能是比较适宜的选择。表 4.6 列举了基于 BCS 分类的一些常见药物。

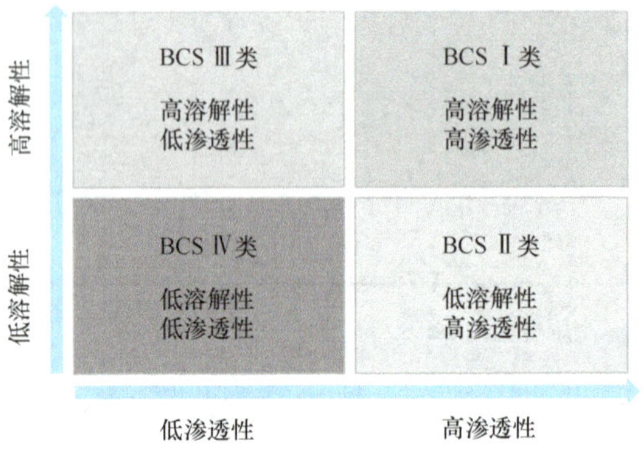

图 4.13　BCS 根据化合物的溶解性和渗透性将药物分为四类

表 4.6　部分常见药物的 BCS 分类举例

BCS Ⅰ类	BCS Ⅱ类	BCS Ⅲ类	BCS Ⅳ类
氯喹（chloroquine）	卡马西平（carbamazepine）	阿昔洛韦（acyclovir）	辅酶 Q10（coenzyme Q10）
地尔硫䓬（diltiazem）	达那唑（danazol）	阿替洛尔（atenolol）	环孢霉素 A（cyclosporin A）
美托洛尔（metoprolol）	格列本脲（glibenclamide）	卡托普利（captopril）	鞣花酸（ellagic acid）
对乙酰氨基酚（paracetamol）	酮康唑（ketoconazole）	西咪替丁（cimetidine）	呋塞米（furosemide）

续表

BCS Ⅰ类	BCS Ⅱ类	BCS Ⅲ类	BCS Ⅳ类
普萘洛尔（propranolol）	硝苯地平（nifedipine）	二甲双胍（metformin）	利托那韦（ritonavir）
茶碱（theophylline）	苯妥英（phenytoin）	新霉素 B（neomycin B）	沙奎那韦（saquinavir）
维拉帕米（verapamil）	曲格列酮（troglitazone）	雷尼替丁（ranitidine）	紫杉醇（paclitaxel）

BCS 被提出后，监管机构和卫生组织基于该分类系统允许使用体外溶出度来确定高溶解性和高渗透性化合物的生物等效性（bioequivalence）。根据这一基于 BCS 的豁免规定，制药行业只需要在体外测试药物的溶出度，如果测得的溶出度与该药物的参比剂型具有可比性，那么就不需要再开展体内生物等效性对比试验。这无疑为制药公司节约了大量的研发费用。

以普瑞巴林（pregabalin）为例，该药物属于 BCS Ⅰ类化合物，是一种氨基酸，在 pH 7.4 下溶解最高剂量（300 mg）所需的水量＜10 mL，远低于 250 mL 的界定标准，且具有较高的渗透性。在普瑞巴林的仿制药开发过程中，仿制药公司使用了三种不同的制剂，所有剂型都使用相同的赋形剂，但赋形剂的相对比例是不同的。在溶出度测试中，通过与其商业制剂进行比较，证明了所有制剂都能快速溶解并具有相似的溶出曲线，进而建立了这三种普瑞巴林制剂与商业制剂之间的生物等效性。最终通过其溶出数据证明了生物等效性，并获得了体内生物等效性研究的豁免。而这一豁免为公司节约了超过 100 万美元的成本。据估计，通过应用 BCS，制药行业每年可直接节省超过 3500 万美元。

吴（Wu）和贝尼特（Benet）通过对文献中报道的 130 个 BCS 分类药物进行分析，发现高肠道渗透性的 BCS Ⅰ类和 BCS Ⅱ类药物在人体中的主要消除途径是代谢消除，而低肠道渗透性的 BCS Ⅲ类和 BCS Ⅳ类药物在人体中的主要消除途径是原型药物经肾脏及胆汁排泄。由于评价药物的代谢程度要比评价其吸收程度更为容易，因此通过以药物代谢作用评估代替药物渗透性评估，吴和贝尼特于 2005 年对 BCS 进行了优化，提出了生物药剂学药物处置分类系统（biopharmaceutics drug disposition classification system，BDDCS）（图 4.14）。在 BDDCS 中，根据药物的代谢程度和溶解性将药物分为四类，第Ⅰ类化合物具有高溶解性和强代谢作用；第Ⅱ类化合物具有低溶解性和强代谢作用；第Ⅲ类化合物具有高溶解性和弱代谢作用；第Ⅳ类化合物具有低溶解性和弱代谢作用。

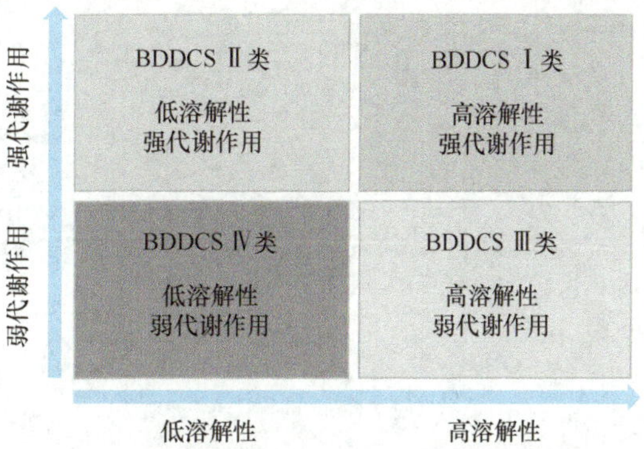

图 4.14　BDDCS 根据化合物的溶解性和代谢程度将药物分为四类

BDDCS 可用于预测外排和主动转运在药物生物利用度及药物处置中的重要性。基于 BDDCS，外排和转运体对药物吸收、分布和消除的影响可概括如下：BDDCS Ⅰ类化合物受肠道和肝脏转运体的影响最小；BDDCS Ⅱ类化合物的外排转运效应在肠道中占主导地位，而在肝脏中主动转运和外排转运都会产生影响；BDDCS Ⅲ类化合物的吸收型转运体效应占主导地位，但外排转运体仍可能产生影响；BDDCS Ⅳ类化合物的主动转运体和外排转运体都可能发挥重要影响。

五、溶解度的优化

溶解度是药物发现及早期和后期药物开发过程中的一个至关重要的因素，因此需要在化合物设计过程中尽早解决和优化。尽管通过剂型改进也可以在一定程度上改善药物的溶解性，但最根本、最有效的方法还是对候选药物的结构进行针对性的优化。优化溶解度的具体结构优化策略：

①引入可电离基团；②降低 lg *P*；③引入氢键；④引入极性基团；⑤降低分子量；⑥借助面外取代、去芳构化等方法破坏分子的平面性和对称性，以减弱晶体堆积作用；⑦前药策略。下面将通过几个代表性示例进行说明。

提高溶解性最简单的结构修饰策略是引入可电离的基团（图 4.15）。化合物 17 具有较好的抗疟活性（IC_{50} 约为 10 nmol/L），但其溶解度偏低（＜5 μmol/L）。将其甲磺酰基取代为极性更强且可电离的哌嗪甲酰基后，所得化合物 18 不仅活性有所提高（IC_{50} 约为 5 nmol/L），且水溶性显著增强（高达 163 μmol/L）。选择性内皮素（endothelin）拮抗剂 19 是一种非常强效的 ET_A 受体拮抗剂，其 ET_A IC_{50} 仅为 0.3 nmol/L，而 ET_B IC_{50} 却为 780 nmol/L，选择性指数高达 2600。但化合物 19 的溶解度很低，低于 0.01 mg/mL。为了改善其溶解性，在其苄基侧链引入了丙基磺酸钠基团。可电离基团的引入使得化合物 20 的溶解度提高了 25 000 多倍，且保持了原有的活性，并表现出了更强的选择性（选择性指数高达 4210）。

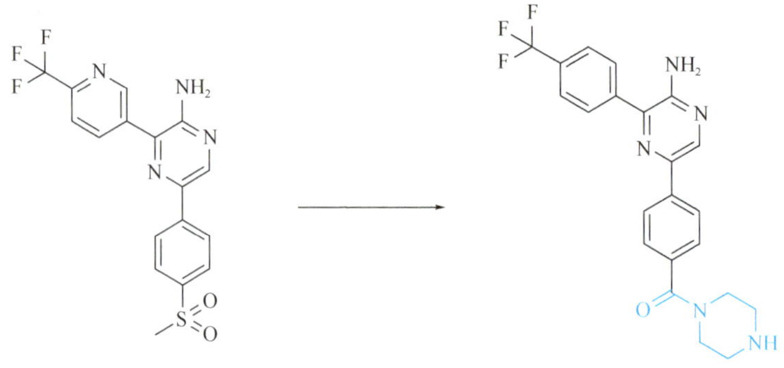

17
NF54/K1 = 10/8.4 nmol/L
Sol. (pH 6.5) < 5 μmol/L

18
NF54/K1 = 5.4/5.2 nmol/L
Sol. (pH 6.5) < 163 μmol/L

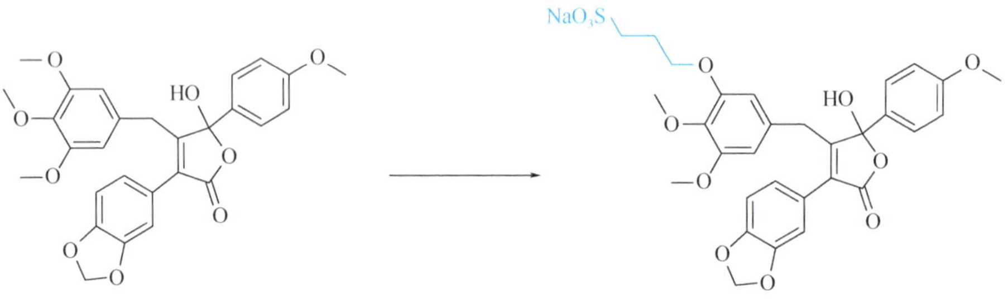

19
ET_A IC_{50} = 0.30 nmol/L
ET_B IC_{50} = 780 nmol/L
Sol. < 0.01 mg/mL

20
ET_A IC_{50} = 0.38 nmol/L
ET_B IC_{50} = 1600 nmol/L
Sol. > 250 mg/mL

图 4.15　通过引入可电离基团优化化合物的溶解度

Sol.，solubility，溶解度；NF54，一种药物敏感性疟原虫；K1，一种多药耐药疟原虫

极性基团的引入也可能有助于溶解度的提高（图 4.16）。在抗结核药物的发现中，研究人员发现了化合物 21，其对结核分枝杆菌（mycobacterium tuberculosis，MTB）的最低抑菌浓度（minimum inhibitory concentration，MIC）仅为 0.5～1 μg/mL，但溶解度还需进一步提高［Sol. (H_2O/PBS/HCl)=3.1/2.8/3.4 μmol/L，PBS 表示磷酸盐缓冲液］。通过将化合物 21 的苄基取代为极性更强的噻唑基团，所得化合物 22 的溶解性提高了 60 多倍，但抗结核杆菌活性有所下降。而在苄基对位引入极性吡啶基团后，所得化合物 23 的溶解性也获得小幅提高，且抗菌活性未下降。

化合物分子的平面性和对称性有利于晶体的堆积，而破坏分子的平面性则可降低晶体堆积的效率及其熔点（melting point，mp）（图 4.17）。一般而言，同一系列化合物的熔点越低，其溶解度可能越大。临床候选药物辣椒素受体 1（transient receptor potential vanilloid 1，TRPV1）拮抗剂

24 虽然具有良好的靶点活性，但其水溶性较差，在 PBS 或 0.01 mol/L HCl 溶液中的溶解度均＜1 μg/mL。研究人员将与—CF_3 相连的苯环还原，得到了去芳构化产物 25。化合物 25 的活性虽然有所下降，但由于去芳构化的影响，其 Clg *P* 和熔点显著下降，最终使其溶解度提高至化合物 24 的 13 倍。再比如，化合物 26 是强效的 Met 激酶抑制剂，IC_{50} 仅为 1.0 nmol/L，但其溶解度偏低。通过在吡啶环引入乙氧基获得了化合物 27。乙氧基的引入打破了化合物 26 的平面性，使得 27 的溶解度提高了 40 多倍，且活性未明显降低。

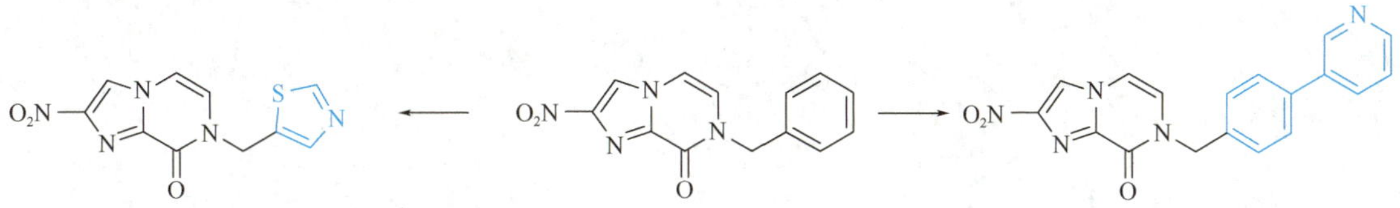

22
MTB MIC = 16~32 μg/mL
Sol. (H_2O/PBS/HCl) = 183/182/ND μmol/L

21
MTB MIC = 0.5~1 μg/mL
Sol. (H_2O/PBS/HCl) = 3.1/2.8/3.4 μmol/L

23
MTB MIC = 0.5 μg/mL
Sol. (H_2O/PBS/HCl) = 3.9/3.2/＞200 μmol/L

图 4.16 通过引入极性基团优化化合物的溶解度

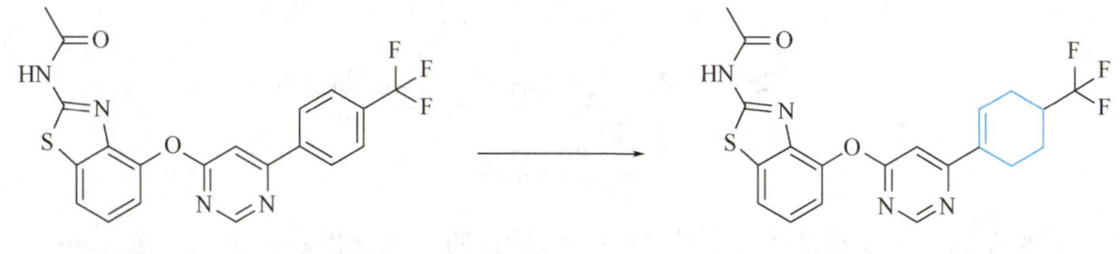

24
鼠 TRPV1 IC_{50} = 0.9 nmol/L
Sol. (0.01 mol/L HCl溶液) < 1 μg/mL
Clg *P* = 4.6
mp = 219~221 ℃

25
鼠 TRPV1 IC_{50} = 27 nmol/L
Sol. (0.01 mol/L HCl溶液) = 13 μg/mL
Clg *P* = 3.7
mp = 130~131 ℃

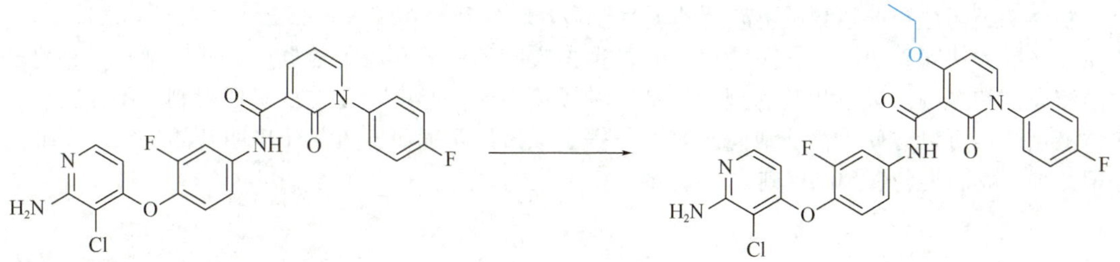

26
Met激酶 IC_{50} = 1.0 nmol/L
Sol. (pH 1) < 10 μg/mL

27
Met激酶 IC_{50} = 3.9 nmol/L
Sol. (pH 1) < 400 μg/mL

图 4.17 通过破坏分子平面性减弱晶体堆积而优化化合物的溶解度

前药策略是提高溶解性的又一实用方法（图 4.18）。苯并咪唑化合物 28 具有很强的抗菌活性，但溶解度过低（＜0.0025 mg/mL）。通过将其羟基侧链与磷酸酯化，制备得到前药 29，其溶解度是原药的 30 000 多倍，且在口服和静脉注射给药后迅速裂解释放出原药分子。齐墩果酸（oleanolic acid，30）是一种具有抗炎、镇痛和抗肿瘤活性的三萜类天然产物，但由于水溶性过低（0.0012 μg/mL），造成其生物利用度仅为 7%。通过前药原理，以乙二醇为连接臂，将齐墩果酸与 *L*-缬氨酸（*L*-valine）成酯，制备得到了前药分子 31，最终使齐墩果酸的水溶性提高了 20 800 多倍。

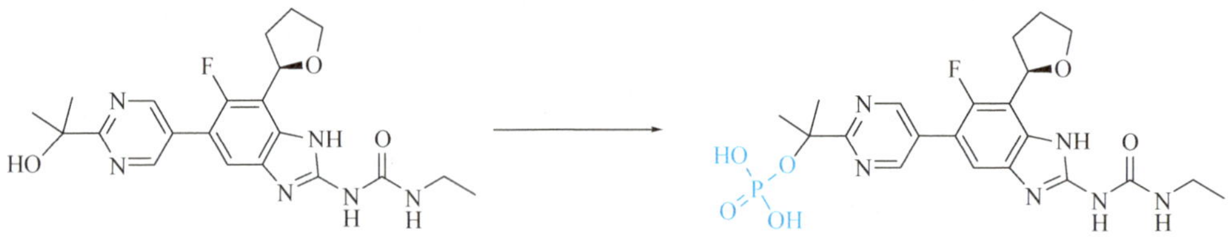

28 Sol. (pH = 7) < 0.0025 mg/mL

29 Sol. (pH = 7) = 75 mg/mL

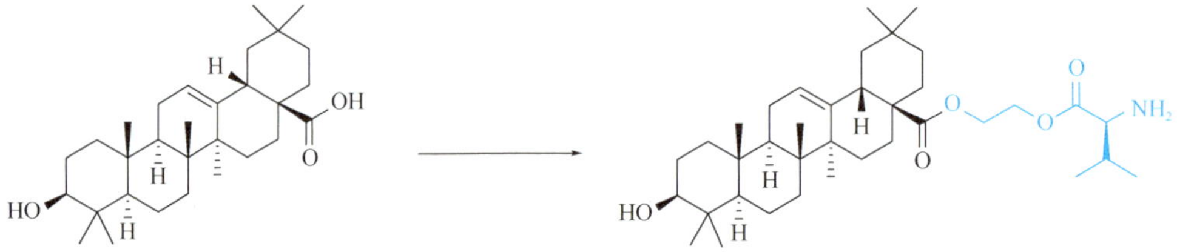

30 Sol. = 0.0012 μg/mL

31 Sol. = 25 μg/mL

图 4.18 通过前药原理优化化合物的溶解度

第六节 类药性的预测

一、类药性预测的意义

从前文中的介绍可知，类药性包括化合物的结构性质、理化性质、生化性质、药代动力力学性质和安全性等诸多方面的性质。成功的药物研发需要在药理活性和各方面类药性之间谋求一种平衡，真正的候选药物，不是活性最强的化合物，而是“综合素质”最佳的高质量化合物。而且，必须在药物发现的早期，即在先导化合物的优化中就对化合物的类药性进行评估，以免将具有类药性缺陷的化合物推向后期的体外、体内测试，甚至是临床前试验，造成有限研究资源的不必要浪费。

实体的类药性筛选和测试所涉及的项目较多，工作量相对较大。那么，是否有更加简单可行、便捷经济的方法呢？实际上，药物研究人员根据实际的经验和相关数据库，开发了一系列类药性的预测方法和规则。虽然相关的规则只是一种预测手段，存在一定的准确性限制，不能完全替代实体测试，却可以方便、快捷地向研究人员提出预警，帮助研究人员作出明智的决策。下面简单介绍几种经典的类药性预测规则。

二、类药“5”原则

最知名的类药性预测规则是由克里斯托弗·A. 利平斯基（Christopher A. Lipinski）于 1997 年发表的类药“5”原则（role of“5”），也称为利平斯基原则（Lipinski's rules）。满足类药“5”原则的化合物可能表现出良好的口服吸收和渗透性。

利平斯基构建了一个包含 2245 个化合物的化合物库，这一化合物库由已上市药物或已进入临床研究的候选药物组成，均具有良好的类药性。利平斯基研究分析了这些化合物的亲脂性（lg *P*）、氢键供体、氢键受体和分子量，以寻找和总结这些化合物在类药性方面的共同点，最终提出了类药“5”原则，具体如下。

- 分子量＜500。
- 氢键供体总数＜5。
- 氢键受体总数＜10。
- lg *P*＜5。

其中，氢键供体总数=O—H 个数+N—H 个数；氢键受体总数=N 个数+O 个数。具体计算方法可参见表 4.7。

表 4.7 类药“5”原则中氢键供体和氢键受体数目的计算示例

官能团	氢键供体	氢键受体
羟基	1（OH）	1（O）
羰基	0	1（O）
羧基	1（OH）	2（2O）
伯胺基	2（NH_2）	1（N）
仲胺基	1（NH）	1（N）
叔胺基	0	1（N）
醚键	0	1（O）
醛基	0	1（O）
酯基	0	2（2O）
吡啶基	0	1（N）

满足类药“5”原则的化合物更有可能具有良好的口服吸收，更有可能成为口服药物。如果某一化合物违背其中的 2 点及以上，则其成为口服药物的可能性很小。但是，天然产物往往并不符合类药“5”原则。

据估计，理论上能够合成的小分子化合物的数量超过 10^{60} 个，足见化学空间的广袤，但其中同时满足类药“5”原则各项参数的化合物数量则要少得多。新药研发人员的重要任务就是从广阔的化学空间中开拓出一片化学类药空间（实际远小于“5”原则限定的类药空间），并从中发现可能成为药物的化合物（图 4.19）。

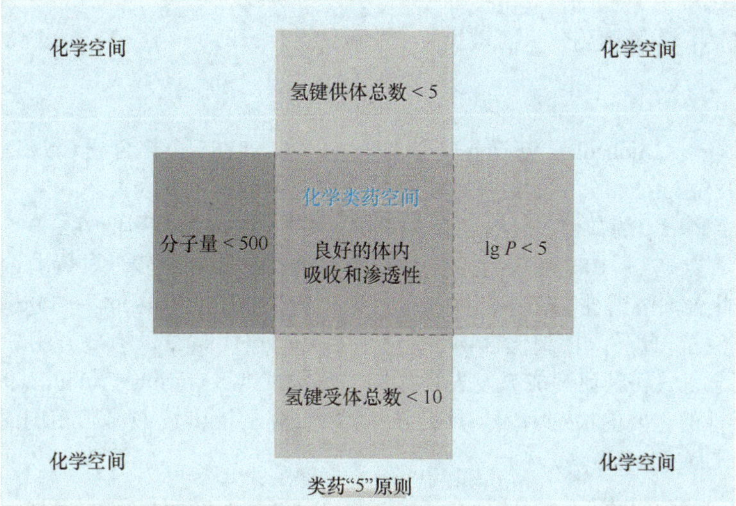

图 4.19 广袤的化学空间与类药“5”原则下的化学类药空间

类药“5”原则是描述确定化合物成药性的经验法则，原则中的每一项具体数值都是基于库内 90% 化合物的性质分布所设定的。其中只有 1% 的化合物的分子量和 lg *P* 值超过了上限。

类药“5”原则中的各项性质不是独立的。增加分子量通常会产生更多的非特异性结合，进而发挥更好的效力。同时，随着化合物分子量和体积的增大，会引入更多的 C 原子，从而可能导致更高的 lg *P*；或者需要引入更多的杂原子，进而导致更强的氢键作用。然而，较高的 lg *P* 或亲脂性可能导致较低的溶解度；较高的氢键作用可能导致较低的膜渗透性。仅对 lg *P* 进行优化也可能是不够的，因为 lg *P* 是由分子大小和氢键作用共同决定的，高分子量和广泛的氢键作用虽可能产生所需范围内的 lg P 和溶解度，但也可能造成化合物的口服吸收受到限制。

类药“5”原则在正式发表之前，其实已经在利平斯基所在公司应用了多年。由于该规则使用简便、快捷，也无须任何成本，因此在发表后得到了更为广泛的应用。

需要注意的是，类药“5”原则中的“5”并不是指 5 个原则（利平斯基所提出的原则只有 4 条），而是因为原则中各个参数的阈值都是 5 的倍数，为了方便记忆而将其命名为类药“5”原则。因此，有些书中刻意在类药“5”原则中加入“可旋转键数量（number of rotatable bond，NROB）≤10”或是“极性表面积（polar surface area，PSA）≤140 Å”以将其补足 5 条，这其实都是不正确的，所额外加入的规则实际上是由韦伯（Veber）提出的。

三、韦伯规则

丹尼尔·F. 韦伯（Daniel F. Veber）对 1100 多个候选药物的大鼠口服生物利用度进行了测试研究，以分析影响药物类药性的关键分子特性。最终发现，口服生物利用度的提高与分子柔性的降低有关，而降低 NROB（可旋转键的定义：连接到非末端非氢原子的任何单个非成环化学键，但酰胺 C—N 键不计算在内，因为其旋转障碍过高）和 PSA 或总氢键总数（氢键供体+氢键受体）可降低分子的柔性。由于分子量较高的化合物往往具有更高的 NROB、更高的 PSA 和更多的氢键数。因此，分子量可被其他性质所取代，不是影响生物利用度的显著因素。而分子柔性、PSA 或氢键数量则是口服生物利用度的重要决定性因素，其中 NROB 可以通过手动或软件计算，而 PSA 可通过软件计算获得，并且与氢键结合紧密相关。此外，人工膜渗透率和大鼠清除率研究表明，与亲脂性（lg P）相比，极性表面积的降低与渗透性的增加呈现出更好的相关性，并且 NROB 的增加对渗透率具有负面的影响。

2002 年，韦伯正式发表了这一研究成果，提出了韦伯规则（Veber's rule），即满足以下两个标准的化合物可能在大鼠中具有更高的口服生物利用度（＞20%）。

- NROB ≤ 10。
- PSA ≤ 140 Å，或氢键总数（氢键供体+氢键受体）≤12。

四、瓦宁规则

迈克尔·J. 瓦宁（Michael J. Waring）通过对一个包含 8865 个化合物 Caco-2 渗透性数据的数据库进行分析，发现 lg D 和分子量是决定候选药物渗透性的最重要因素。

瓦宁根据化合物 P_{app} 的数值将化合物分为高 P_{app}（＞100 nm/s）和低 P_{app}（＜100 nm/s）两类。进一步研究发现，当 P_{app}＜100 nm/s 时，化合物的渗透性和吸收都较差，因此，应将 P_{app} 保持在 100 nm/s 以上。此外，渗透性会在不同的分子量范围内发生变化，因此不同分子量的化合物所适用的标准会有所不同。此外，控制化合物的分子量是获得最佳 lg D 的有效方法。

2009 年，瓦宁正式将其研究成果发表，提出了瓦宁规则（Waring's rule），即分子量和 lg D 是决定 Caco-2 渗透性的重要的决定因素，具有表 4.8 所示分子量和 lg D 数值范围的化合物可能表现出大于 50% 的高 Caco-2 渗透率。

表 4.8 某一分子量化合物达到 50% 以上渗透率所需的最低 lg *D* 值

分子量	lg D	分子量	lg D
＜300	＞0.5	400～450	＞3.1
300～350	＞1.1	450～500	＞3.4
350～400	＞1.7	＞500	＞4.5

（白仁仁 沈嘉炜）

第五章　药物的活性筛选

第一节　药物筛选概述

药物筛选（drug screening）是指以科学的实验方法从大量化合物中选择对特定靶点具有较高活性的化合物的过程。药物筛选是现代药物开发过程中重要的步骤之一，其本质是对化合物进行药理活性测试的过程（图 5.1）。随着相关技术的发展，大规模合成和分离多种化合物所耗费的时间逐渐缩短，新化合物的生理活性筛选实验从验证性实验逐步转变为筛选性实验，药物筛选成为先导化合物发现过程的重要环节。

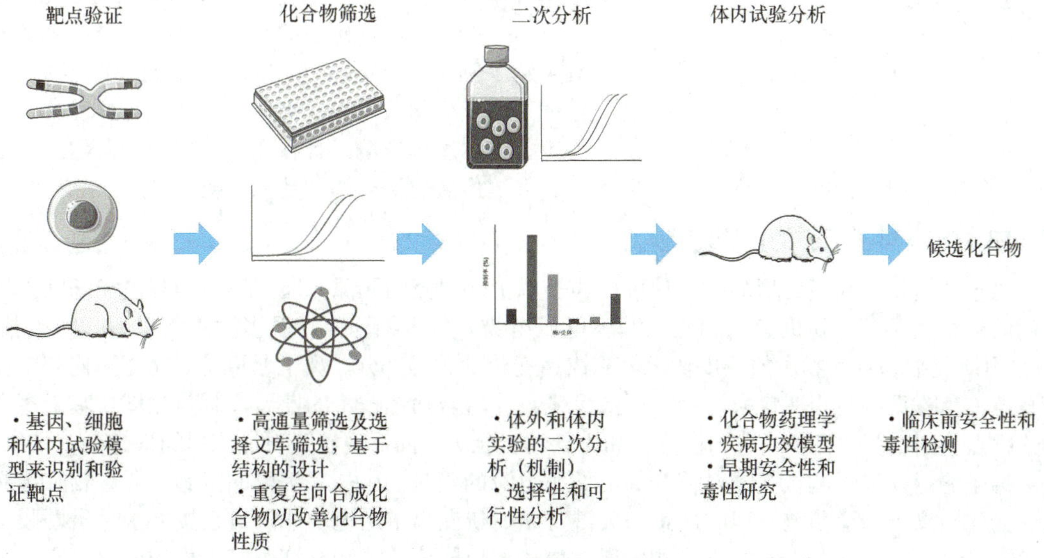

图 5.1　药物筛选的一般流程

在药物开发过程中，初步筛选以分子和细胞水平的筛选模型为主，再次筛选以组织、器官和整体动物水平筛选模型为主。目前已建立了大量的药物筛选模型（drug screening model），其在新药发现和开发中发挥了积极的作用。

第二节　体外筛选

一、分子水平的筛选

随着生物学领域技术和分子药理学研究的迅速发展，人们不断发现药物作用新靶点、生物活性成分、差异表达基因、功能蛋白等，促使了分子水平的药物筛选不断发展。分子筛选模型（molecular screening model）是以酶、受体、离子通道及核酸等为靶点，筛选能与靶点生物大分子结合的化合物或能调节分子间相互作用的化合物。分子水平的药物筛选模型相对于组织、器官和整体水平动物筛选模型作用机制更明确、操作更简单、检测灵敏度更高且具有可规模化筛选的特点。

（一）基于酶活性的药物筛选

绝大多数生命活动的调控过程均需酶的参与，以酶为作用靶点的筛选方法，大多是直接检测酶的活性。具体方法根据酶的不同，主要分为基于放射性的方法和基于比色、荧光的方法两大类。

酶筛选模型可用于研究药物与药物互作，也可用于药代动力学模型，所涉及的酶种类繁多。举例而言，研究人员基于以 ACE 为靶点的酶筛选模型，从黄芩和金银花提取物中筛选出了多种潜在的天然 ACEI，并通过分子对接模拟和体外活性测试验证了其对酶的抑制活性。由此可见，基于酶为靶点的分子筛选对疾病相关的酶抑制剂的发现具有重要意义。

（二）基于受体学说的药物筛选

以受体为作用靶点的筛选方法，包括检测功能反应、第二信使生成，以及标记配体与受体相互作用等不同类型。近年来，通过标记配体与受体相互作用，检测受体激动剂或拮抗剂活性逐步兴起。与传统方法相比，用重组受体（recombinant receptor）技术制备的受体纯度和产量更高、成本更低、试验结果更接近于人体试验。法哈迪安（Farhadian）等基于以 ACE2 受体为靶点的分子模型，筛选出对新冠病毒棘突蛋白具有更高亲和力的头孢匹胺（cefpiramide）（图 5.2）。赛义德（Saeed）等基于以表皮生长因子受体（epidermal growth factor receptor，EGFR）为靶点的分子模型，从 50 种姜黄素衍生物中筛选出 15 种可与 EGFR 结合的化合物。纯化受体、克隆受体虽可确保受体与配体的特异性结合，却破坏了受体周围环境，且存在类型单一的问题，而事实上，多数疾病的治疗都涉及多个靶点。

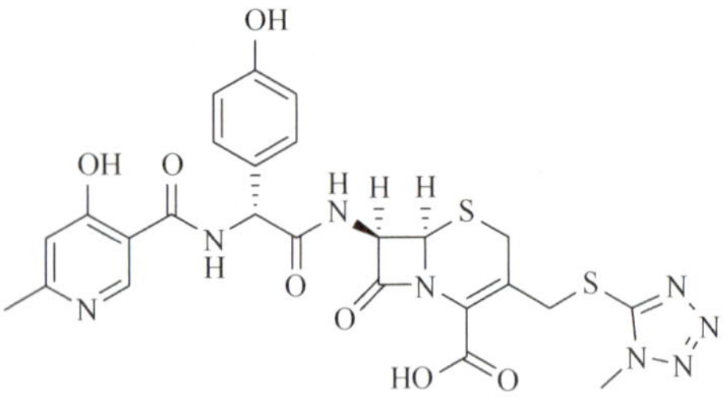

图 5.2 头孢匹胺的化学结构式

（三）基于离子通道的药物筛选

离子通道是由膜蛋白形成的一种可控的类似于水填充的孔隙，通过控制细胞内和细胞外环境之间的活性离子流，协助建立和控制跨膜电压电势。作为细胞内涉及多种生物过程（如心脏/骨骼/平滑肌收缩和营养物质的上皮转运等）快速变化的关键部分，离子通道是心功能障碍和中枢神经系统、免疫系统与代谢疾病等的重要治疗靶点。随着筛选技术的发展，制药领域在基于离子通道的靶点验证、药效评价、选择性分析和先导物优化等方面展现出了更加浓厚的兴趣。

离子通道功能检测依赖于对其介导的微小电流的测量，因技术手段的限制，化合物筛选通量低成为靶向离子通道药物发现的瓶颈和关键难题。研究离子通道功能的最直接方法是借助膜片钳技术（patch-clamp technique）直接测定通过离子通道的电流或测量细胞膜电位的变化。膜片钳技术利用电极对膜片上离子通道进行监测和记录膜电流，通过观测膜电流的变化来分析通道个体或群体的分子活动、探索离子通道的特性（图 5.3）。该技术已经普遍用于现代细胞电生理测试，可作为基础生物医学研究和临床医学研究的工具。目前膜片钳技术已应用于多学科领域如药理学、细胞生物学、病理生理学、中医药学、植物细胞生理学、运动生理等。近年来，自动化、高通量的全自动膜片钳技术（automatic patch-clamp technique）已广泛应用于药物筛选。

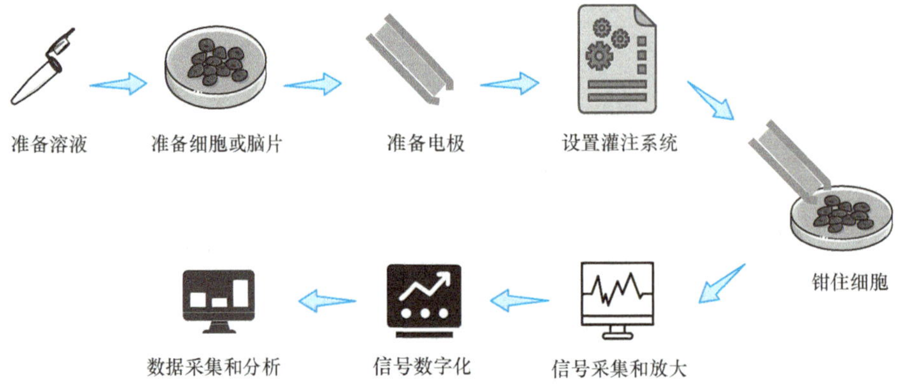

图 5.3 膜片钳技术的流程示意图

（四）基于生物信息学技术的分子筛选

在药物筛选中，生物信息学技术（bioinformatics technology）可用于发现药物新靶点、建立新筛选模型、分析筛选结果、评价药物作用及研究药物作用机制等。在进行药物靶点研究时通过对蛋白质和基因的研究，可使分析结果更加可信且符合实际，生物信息学技术和计算机辅助药物设计（computer-aided drug design，CADD）的结合有助于开辟药物发现新途径。此外，通过生物信息学技术可分析个体之间基因表达的差异和药物不良反应相关因素，以预测药物不良反应。利用生物信息学技术获得蛋白质结构和功能信息，以网络药理学和分子对接技术直接进行药物筛选，可加快药物发现的速度（图 5.4）。例如，基于以 siRNA 为靶点的分子模型，筛选出的顺式视黄酸可以逆转线粒体缺陷，为库伦综合征（Koolen-de Vries syndrome，KdVS）的治疗提供了候选药物。

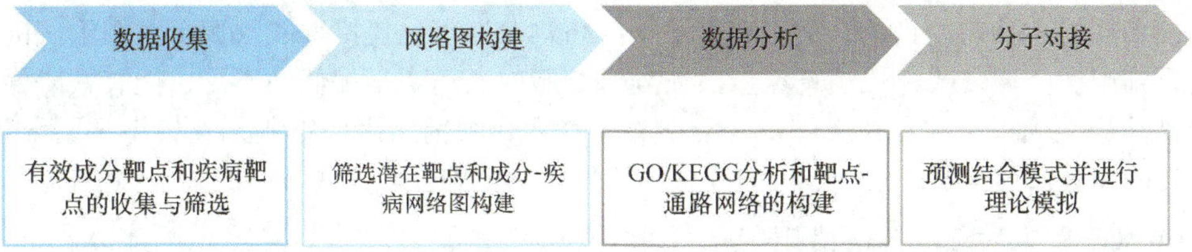

图 5.4　生物信息学技术药物筛选的流程图

GO. gene ontology，基因本体；KEGG. Kyoto encyclopedia of genes and genomes，京都基因与基因组百科全书

（五）基于高通量筛选平台的分子筛选

近年来，随着自动化技术的发展，高通量筛选技术在药物开发领域得到越来越广泛的应用。药物高通量筛选是一个高程序、高自动化的新模式，整合了多种先进技术与设备，如基因组研究、生物信息和自动化仪器等。高通量筛选药物模型的建立涉及药效、毒性和药代动力学，三者共同构成完整的新药研发和筛选体系。该技术具有高效、自动化、反应体积小、灵敏度高、特异性强等特点（图 5.5）。在一定条件下，每天样本筛选量可达一万至数万份。但是，高通量筛选所采用的多数为分子、细胞水平的筛选模型，不能充分反映药物的全面药理作用，如何建立反映药物对整个机体作用的模型值得进一步研究。药物高通量筛选在我国起步较晚，仍处于不断发展的过程。近年来，我国在外引内联的整体化、规模化基础建设方面已初见成效。

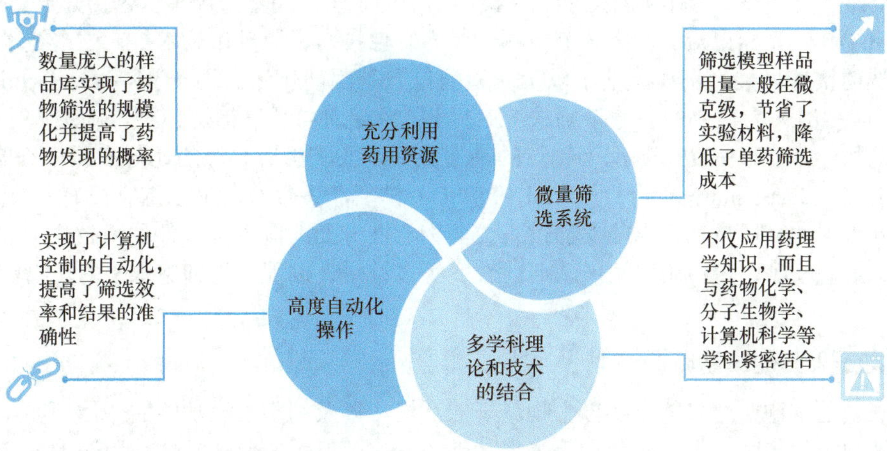

图 5.5　高通量药物筛选的基本特点

在具体实验中，高通量筛选可对超过百万级的化合物进行单独的生化分析以识别活性分子（苗头化合物）。然而，这项技术也需要消耗大量的成本和时间。因此，产生了一种更经济、更有效的计算方法，即虚拟高通量筛选（virtual high-throughput screening，vHTS）。该方法已被广泛应

用于新药的早期发现之中，其主要目的是从大型化合物库中识别出对某一靶点具有活性的小分子，这与高通量筛选的目的是一致的。不同之处在于，虚拟高通量筛选只需要测试和验证所得苗头化合物的活性，可以显著减少进行药理活性测试的化合物数量，从而节省大量的实验成本，而高通量筛选则需要对数据库中的所有化合物进行测试。常见的虚拟筛选方法包括分子对接、药效团建模、定量构效关系（quantitative structure-activity relationship，QSAR）等。

随着对筛选模型的评价标准、新颖性和实用性的要求不断提高，高通量筛选技术必将在未来的药物研究及新靶点的开发中发挥重要作用。

二、细胞水平的筛选

细胞水平的药物筛选模型选用药物作用的靶细胞，因此相比于分子水平的药物筛选是更接近实际生理条件的一种药物筛选模型。细胞水平的药物筛选可以直接选取来源于人源组织的细胞或人源转化细胞株。通过改善一些靶点蛋白在异源细胞中表达水平偏低的不足，能有效降低筛选成本，提高筛选准确率，并且易于评价药物的相关作用。目前常用的细胞筛选模型主要分为三类：基于靶点的细胞筛选模型，基于表型的细胞筛选模型和抗肿瘤、抗病毒药的细胞筛选模型。

（一）基于靶点的细胞筛选模型

基于靶点的细胞筛选模型与分子水平类似，是以受体、离子通道及报告基因为靶点，并测试所需细胞与候选化合物相互作用的模型。例如，基于以成纤维细胞生长因子-21（fibroblast growth factor-21，FGF-21）受体为靶点的稳定表达 β *Klotho* 基因的 3T3-L1 小鼠胚胎成纤维细胞模型，筛选出了一类 FGF-21 受体激动剂作为抗糖尿病候选药物；基于以维甲酸受体为靶点的 293E 人胚肾细胞模型，筛选出了用于治疗急性早幼粒细胞白血病等疾病的新型药物；基于以 Cl^- 离子通道为靶点的 EYFP-H148Q/I153L-HeLa 细胞系模型，从天然产物中筛选出相应的对细胞损伤具有显著的保护作用的化合物。

只有将药物筛选模型与高效的检测技术相结合，才能够快速筛选出作用于特定靶点并产生特定效应的化合物。随着基因组学、蛋白质组学、细胞组学等研究领域的迅猛发展，待筛选的化合物数目和药物作用靶点数目迅速增加，这也促进了细胞水平高通量筛选技术的发展。相对于分子水平的高通量筛选，细胞水平的高通量筛选具有更大的筛选规模和更快的筛选速度，同时能够更快速、更全面地反映被筛选样品的生物活性特征。细胞水平高通量筛选模型包括分子克隆和表达、报告基因系统、荧光标记检测、离子流检测、荧光影像技术、微量化技术等，这些技术推动了细胞水平筛选的快速发展。例如，基于以萤光素酶报告基因转化生长因子 β1（transforming growth factor-β1，TGF-β1）为靶点的高通量筛选 LX-2 肝星形细胞高通量筛选模型，筛选出了潜在的抗肝纤维化药物；基于以 *FMR1* 基因为靶点的高通量筛选人类患者来源的诱导多能干细胞（human patient-derived induced pluripotent stem cell，hiPSC）模型，获得了脆性 X 综合征潜在的治疗策略。此外，细胞水平的高通量筛选也能够提供有关药物毒性方面的信息。在各种刺激下，细胞能启动基因转录、细胞增殖、蛋白质表达、酶活性改变等多种生理过程，为细胞水平的药物筛选提供了多种靶点。

（二）基于表型的细胞筛选模型

基于表型的细胞筛选只能反映出生物分子的活性，以及细胞生理功能的变化，如在细胞内的活性变化及细胞的增殖、生存和凋亡等生理功能的变化，但不能反映具体作用靶点。细胞增殖是细胞的重要生理功能之一，增殖检测一般是分析分裂中细胞数量的变化，进而反映细胞的生长状态及活性，是药物筛选中应用较为广泛的检测手段。常用的四唑盐［3-(4,5-二甲基噻唑-2)-2,5-二苯基四氮唑溴盐，3-(4,5-dimethylthiazol-2-yl)-2,5-diphenyltetrazolium bromide，MTT］比色法，是利用活细胞线粒体脱氢酶在代谢过程中将黄色的可溶性 MTT 还原为不溶于水的蓝紫色产物——甲臜（formazan）晶体，而晶体生成的量与活细胞活化状态呈线性关系（图 5.6）。

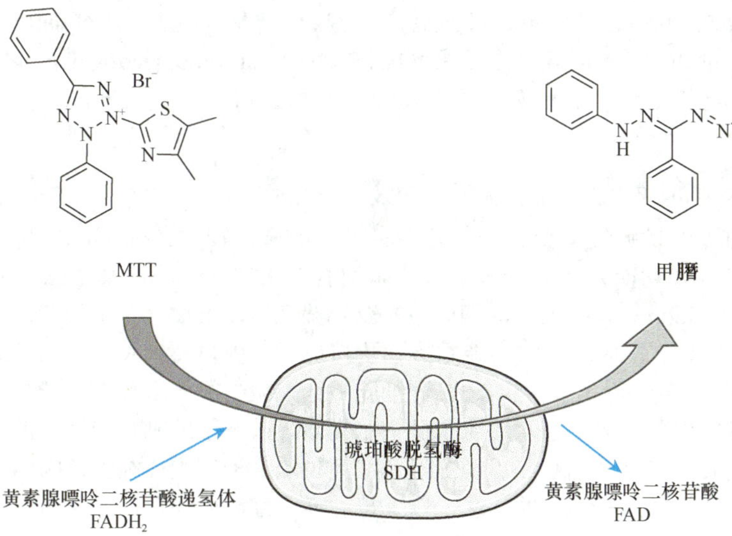

图 5.6　MTT 法的显色原理

（三）抗肿瘤、抗病毒药的细胞筛选模型

抗肿瘤细胞筛选模型是筛选抗肿瘤药的重要手段。利用多能干细胞（pluripotent stem cell，PSC）人工诱导技术诱导肿瘤干细胞（cancer stem cell，CSC），建立人工诱导型肿瘤干细胞样细胞（induced cancer stem-like cell，iCSCL 细胞）筛选平台，并通过碱性磷酸酶（alkaline phosphatase，ALP）试验检测肿瘤干细胞抑制因子来鉴定 iCSCL 细胞是否诱导成功。作为肿瘤药筛模型，最经典的是从各种人肿瘤组织分离培养得到的 NCI-60 细胞系，其常用来开展体外细胞试验及后续的体内成瘤试验（cell-derived tumor xenograft，CDX）。美国国家癌症研究所（National Cancer Institute，NCI）于 2017 年 9 月宣布患者来源肿瘤异种移植（patient-derived tumor xenograft，PDX）模型将取代被世界各地研究人员使用长达 25 年之久的 NCI-60 细胞系（图 5.7）。PDX 是一种来自癌症患者捐赠的肿瘤组织经小鼠体内培养的新肿瘤样本模型，其保留了患者肿瘤组织的基因型、表型的多样性和肿瘤的微环境，比较真实地反映原始肿瘤的特性。相比于肿瘤细胞系，PDX 的研究结果能更好地反映肿瘤患者的药物敏感性和耐受性。

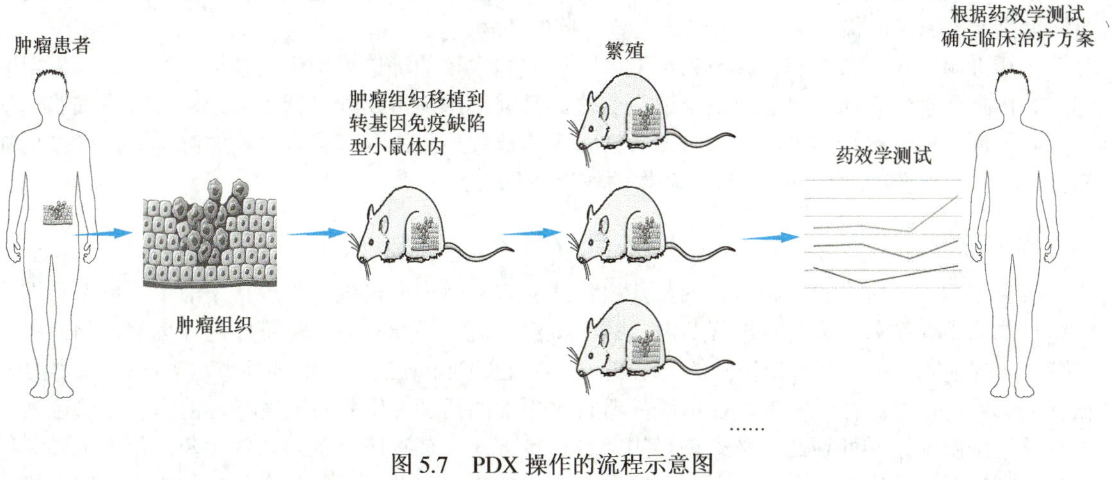

图 5.7　PDX 操作的流程示意图

抗病毒药筛选的细胞模型采用对病毒敏感的宿主细胞作为体外筛选模型。将受试化合物作用于病毒感染的细胞，然后观察细胞病变程度。在抗击新冠病毒试验中，大卫·C. 舒尔茨（David C. Schultz）等利用人呼吸道上皮细胞系 Calu-3 展开了药物的筛选。在对 Calu-3 进行多种药物的预处

理之后，再利用原始的新冠病毒（WA1）对细胞进行感染。48 h 后，使用针对 dsRNA 的抗体对感染的严重程度进行定量评估。实时荧光定量聚合酶链反应（real-time quantitative polymerase chain reaction，RT-qPCR）结果显示，瑞德西韦（remdesivir）和莫诺匹韦（molnupiravir）显示出的抗病毒活性最佳。

（四）细胞培养技术的发展

目前，体外细胞水平的研究多数在二维培养条件下完成。在此条件下，细胞逐渐失去原有的性状，在形态、结构和功能方面与体内生长状态均有较大差异，因此基于三维细胞培养技术（three-dimensional cell culture，TDCC）的细胞水平药物筛选得以发展。三维细胞培养技术可使细胞在形态结构、增殖分化、基因表达、功能等方面更接近于体内自然生长状态，为细胞水平的药物筛选研究提供了更加可靠的方法。例如，在肝细胞筛选模型中加入Ⅰ型胶原蛋白进行肝细胞培养后更符合体内肝脏的生理结构特征，加速了肝细胞黏附，改善了肝脏特异性功能；将神经胶质瘤细胞系与三维透明质酸支架一起培养，可更好地富集胶质瘤干细胞样细胞，因此可作为一种简单有效的体外培养和富集肿瘤干细胞的方法，以支持肿瘤干细胞生物学研究和新型抗癌疗法的开发（表 5.1）。

表 5.1　二维细胞培养与三维细胞培养的对比

特征	二维细胞培养	三维细胞培养
形态	贴壁生长，呈梭形或扁圆形，核仁较小	在三维空间生长，呈多边体或球体，核仁较大
基因表达	分泌细胞因子较少	大量分泌细胞因子
细胞聚集	较少	大量聚集
增殖能力	较低	较高
分化能力	较低	较高
药物敏感性	高敏感性	低敏感性

近年来出现的生物芯片技术（biochip technology）结合了微电子技术与分子生物学技术，通过微小的芯片获得大量的生物活性数据，其中微流控芯片（microfluidic chip）具有集成化和高通量化的特点，可对具有特定生物活性的药物进行筛选，主要应用于药物筛选和测试。与传统的基于培养皿和实验动物的药物筛选方法相比，微流控细胞培养具有体积小、重复性好、使用方便、灵敏度高、高通量等优点，可用于筛选大量不同的药物。

由于细胞的生长条件和来源更为经济方便，细胞水平的筛选模型可大规模进行，且该模型能够反映内外环境综合因素引起的整个细胞变化。目前细胞筛选模型包括正常细胞、肿瘤细胞、基因敲除细胞、病毒感染细胞等，与组织器官水平筛选模型相比具有更为广泛的筛选谱，操作更加简便，易于实现自动化及更好地评价药物的作用和价值。

三、组织与器官水平的筛选

离体组织、器官实验是将动物的某些组织或器官从体内取出放入生理代用液中，根据不同的实验目的和不同种属动物特点进行恒温通氧或恒温灌流，以建立与动物机体内环境基本相似的人工环境，保证脏器或组织维持正常的活动状态。在此基础上通过一定的实验方法观察药物对组织、器官的影响，以进行活性筛选。在组织、器官水平上的活性筛选是对药物活性的进一步验证，也是在分子细胞水平活性筛选后必须进行的一种评价方式。药物所具备的药效和药理作用可以通过构建病理模型，观察药物在特定组织和器官水平下的作用来获得。常使用的离体组织、器官模型包括离体心脏模型、离体平滑肌模型和离体骨骼肌模型。例如，1921 年奥托 · 维勒（Otto Loewi）曾用双蛙心灌流证实了神经递质的存在，并发现了 ACh；1998 年的诺贝尔生理学或医学奖获得者斐里德 · 穆拉德（Ferid Murad）、弗伯特 · 弗奇戈特（Robert Furchgott）、路易斯 · 伊格纳罗（Louis

Ignarro）借助离体兔的胸主动脉环实验，发现了血管内皮舒张因子一氧化氮（nitric oxide，NO）。

离体组织、器官模型具有节约筛选样品和动物的使用量、大幅度提高筛选效率、易于评价药物的活性等优点。但是，该类模型也存在一定的局限性，如失去了机体完整统一的内环境和神经体液调控作用，体内各种组织、细胞之间的关系紊乱，反映药物作用有限、不易实现一药多筛，易受到外界干扰等。因此，在进行离体组织、器官实验时，需人工模拟体内环境，以便组织、器官在离体情况下，还能在一定的时间内保持与体内相似的生理活动。

组织与器官水平药物筛选，是指将某一组织或器官从机体中取出，加入待测化合物，通过相应的生理指标和参数的变化，反映化合物可能具备的活性。灌流实验常用于组织与器官水平的药物筛选，具体而言是将某一器官从机体中摘出，或在机体中裸露进行研究时，连续注入适当的灌流液（perfusate），或者通过与血管所连接的套管（cannula）向血管内流注灌流液。图 5.8 就是一个较为典型的灌流装置。

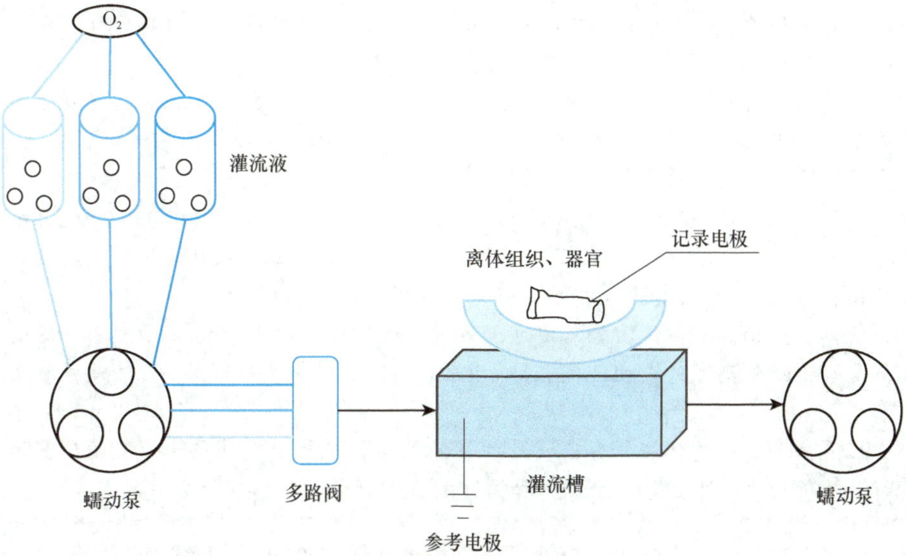

图 5.8　灌流实验装置图

灌流所使用的灌流液需要保证可以达到替换血液，使离体的组织、器官发挥正常生理功能的目的。为此溶液中应该含有不同浓度的 Na^+、Cl^-、K^+、Ca^{2+}、Mg^{2+}、H^+、OH^- 等，以维持组织和器官的正常生理功能。根据组织的不同，所使用的灌流液中含有的离子成分及浓度也有所不同。例如，离体回肠应使用台氏液，离体蛙心脏应使用任氏液，离体气管应使用克氏液，离体子宫应使用乐氏液。

组织器官离体实验一般都属急性实验，从获取组织器官到实验结束的时间一般控制在 6 h 以内。组织器官灌流的条件与组织细胞培养相似，但也有区别，其最主要的区别是组织器官灌流对营养条件和无菌条件的要求相对较低。

组织、器官水平药物筛选所需条件如下。

（1）温度：主要用来维持组织、器官的最佳活性。在组织、器官进行离体实验时必须保持恒温状态，但冷血动物的组织、器官除外。

（2）电解质：生理代用液中应含有不同浓度的 Na^+、Cl^-、K^+、Ca^{2+}、Mg^{2+}、H^+、OH^- 等，以维持组织和器官的正常运转。

（3）pH：大多数组织器官的最佳 pH 接近 7.4，生理代用液的 pH 一般建议与血液 pH 一致，即在 7.0～7.8，过高（过碱）或过低（过酸）对组织器官不利，影响其生理功能。例如，酸性生理溶液可使哺乳动物的冠状动脉扩张，碱性溶液则使之收缩；酸性生理溶液还可以使平滑肌变得松弛，碱性溶液则使其节律加速，振幅缩小。因此，为了调节和稳定生理代用液的 pH，往往于溶液中加入缓冲液，如 K_2HPO_4/KH_2PO_4 缓冲液、$Na_2CO_3/NaHCO_3$ 缓冲液等。

（4）渗透压：组织细胞膜是半透膜，细胞内外可溶于水的物质比例和种类决定细胞的膨胀与收缩程度。在实验过程中，组织细胞和灌流液会发生物质交换，实验动物不同，同一种物质所要求的等渗浓度也不相同，如冷血动物应使用 0.6%～0.75% 的生理盐水，而恒温动物应使用 0.9% 的生理盐水。

与细胞培养不同，灌流过程中会发生组织细胞的物质交换，特别是水的交换。传统灌流液一般只考虑灌流液与细胞的水交换，而不考虑灌流液与组织间液的水交换。这对组织（如肠肌和血管条）灌流而言，影响可以忽略；但对器官（如心脏）灌流而言却不可忽视，因为较长时间器官灌流会导致器官水肿、变硬、功能下降。究其原因，是由于传统灌流液中没有胶体物质，根据微循环原理必然会导致组织液生成增多而引起器官水肿。对器官灌流而言，建议加入一定体积的胶体物质，以维持合理的胶体渗透压，胶体物质的浓度可以参考血浆胶体渗透压。

（5）营养物：营养物、渗透压和上述的 pH 条件基本依靠灌流液来实现。灌流液由营养物和水构成，其中水的含量可占到 90% 以上并含有短时间维持组织器官代谢所需要的物质。一般使用葡萄糖为组织、器官提供营养。

（6）无菌条件：灌流液一般现用现配，不须严格无菌。在实际操作中，为了避免污染，葡萄糖最后加入。如果进行组织灌流，一般不须过滤颗粒，但如果进行器官灌流，必须用孔径为 0.22 μm 或 0.45 μm 的超滤膜过滤，以免堵塞器官的微循环。

（7）气体：组织器官离体实验需要通气装置，通常给予包含 95% 的氧气和 5% 的二氧化碳的混合气体。因纯氧可以使 pH 升高，所以加入 5% 的二氧化碳以维持 pH 处于相对稳定的状态。

（8）恒流：为保持离体组织和器官处于灌流状态，应使用蠕动泵等恒流装置，为组织和器官不断提供新的灌流液，并清除组织和器官的代谢产物。

常用于离体实验的组织有肠肌和血管条，常用于离体实验的器官有心脏、肝、肾、肺等。在恒压灌流时，记录灌流量及检测流出液的成分是筛选药物常用的方法，也可以通过借助与脏器相连的仪器来观察离体组织或器官的频率、幅度、张力（如心脏、肠道、子宫等器官都具有自主节律的特点）等指标的变化。

组织、器官水平的药物活性筛选实际上是具体的活性研究，对前期分子、细胞水平的活性筛选结果进行验证。

第三节 体内筛选

一、药效学筛选

20 世纪初，随着药理学和生物化学技术的发展，基于动物水平的药物筛选应运而生，促进了新药的研发。药效学主要研究药物对机体的生物化学、生理和分子的作用，是药物评估的前提基础，用于确定受试药物有无疗效、鉴别合适的有效及安全剂量方案、阐明受试药物的作用特点、揭示可能的作用机制、发现药物浓度与药理作用/副作用间的关系，以及证明药物联合应用的合理性。选择合适的动物模型是完成药效学研究的最基本条件，根据药物作用的特点选择与人同源性大的动物，并选择尽可能丰富的动物品种，对于获得正确的药效学评价结果意义重大。

整体动物模型以动物作为药物筛选的对象，观察给药后动物的反应，直观地反映药物疗效及不良反应。用整体动物进行药物筛选是长期以来备受重视的方法，对预测受试样品的临床价值和应用前景具有十分重要的意义。动物模型包括正常动物模型和疾病动物模型，一般选用疾病动物模型反映药物在病理条件下的药效作用。图5.9列举了几种常用的疾病动物模型，如肿瘤模型、糖尿病模型、纤维化模型、炎症模型、类风湿性关节炎模型、镇痛模型、抑郁症模型、心血管模型等。

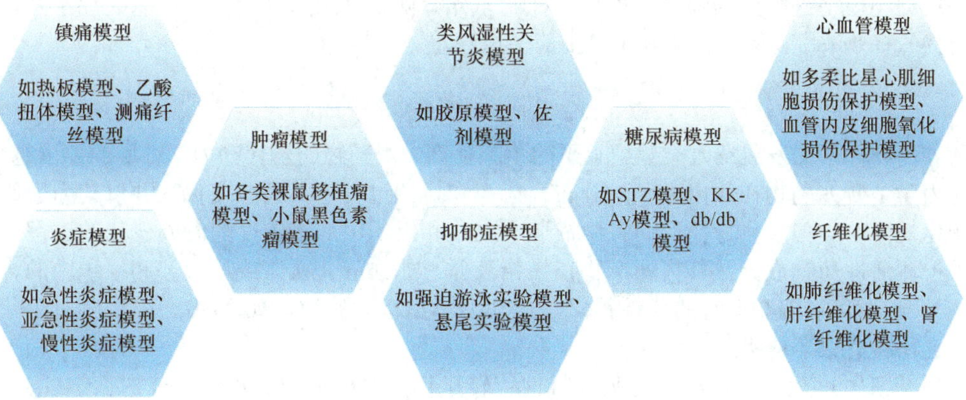

图5.9 常见疾病的动物模型

裸鼠移植瘤模型是常见的肿瘤模型，裸鼠因其存在免疫功能缺陷的特点，常被用来建立快速、有效的肿瘤模型，筛选药物活性。链脲佐菌素（streptozotocin，STZ）是由无色素原链霉菌属产生的一种广谱抗生素，具有致糖尿病的作用，已被广泛用于糖尿病模型的构建。常见的自发性糖尿病模型还包括毛色基因Ay突变型糖尿病小鼠（KK-Ay）模型和C57BL/KsJ中筛选出的糖尿病小鼠（db/db）模型。纤维化可发生于多种器官，主要病理改变为器官、组织内纤维结缔组织增多，实质细胞减少，持续发展可致器官结构破坏和功能减退，是生命健康的重要威胁。为了深入研究器官纤维化的病因与发病机制、病理生理过程及病理形态改变、筛选出具有防止器官纤维化的有效药物，实验人员通过大量实验建立了一些比较成熟的动物纤维化模型，如肺纤维化模型、肝纤维化模型和肾纤维化模型。大量研究表明，炎症与众多疾病都有着密不可分的联系。为了更加准确、快速地筛选抗炎药物，明确其抗炎机制，实验人员根据炎症的病程长短和特点，将炎症分为急性炎症期、亚急性炎症期和慢性炎症期，通常依据炎症暴发的程度和进展建立炎症模型。在炎症暴发早期建立急性炎症模型，如二甲苯致小鼠耳片肿胀模型、角叉菜胶急性炎症模型等；在炎症暴发中期建立亚急性炎症模型，如棉球肉芽肿亚急性炎症模型；在炎症暴发后期建立慢性炎症模型，如佐剂型关节炎慢性炎症模型、胶原型关节炎慢性炎症模型等。疼痛是由实际的或潜在的组织损伤而引起的不愉快感觉，是一种预警机制，也是当今困扰人类健康的严重问题之一。由于难以在人体内对疼痛进行深入的机制研究，因此根据模型中动物对伤害性刺激的保护反应和保护性行为来推测其疼痛的程度。临床上常使用热板模型、乙酸扭体模型和测痛纤丝模型进行活性研究，开发镇痛药物。通过给予动物压力、刺激，可使动物产生类似抑郁状态，从而构建抑郁症模型。此类模型是筛选抗抑郁药的重要工具，常用的抑郁症模型有强迫游泳实验模型、悬尾实验模型等。在血管发生病变的部位，血管壁受到低剪切力或振荡剪切力的作用，血管壁的平滑肌可与内皮细胞形成血管肌-内皮缝隙连接，实现电信号和小分子物质的相互传递，对血管的生理和病理状态有重要的影响，因此，为了模拟血管病变部位的微环境，常使用心血管模型对药物进行筛选，常见的模型有多柔比星心肌细胞损伤保护模型、血管内皮细胞氧化损伤保护模型等。常见的类风湿性关节炎模型如胶原模型、佐剂模型。

利用人体进行药物筛选，易受到多种因素的限制，如性别、年龄、体重等，尤其是药物可能带来的不良反应，会给实验过程带来无法避免的困难。使用整体动物模型可满足与人体疾病相似及实现具有可观察性的药物作用等要求。但是，使用整体动物模型具有显著的局限性、低效率和高成本等缺点。同时，由于药物筛选要求实验方案具有标准化和定量化的特征，加之实验现象复杂，动物个体差异大，以及病理模型难以建立等因素，也会对动物模型的使用带来一定的限制。

药物发挥疗效一方面与药物和靶点作用的强弱相关；另一方面取决于药物的吸收、分布、代谢、排泄、到达靶点的浓度和持续作用时间。因此，体外筛选实验所得结果不一定适用于体内试验。即使是用动物模型进行药物筛选，也会因种属差异等问题导致病理模型与临床病症不平行，无法确定药物的有效浓度，因此在实际工作中应予以注意。

二、药代动力学筛选

随着药物化学的发展及人类健康水平的不断提高，对药物的药代动力学性质的要求越来越高。药代动力学是研究药物在体内吸收、分布、代谢和排泄过程及其动态变化，并以动力学原理阐明动态变化规律的一门学科。药代动力学描述了血浆和组织中药物浓度随时间变化的过程，其研究依赖于检测活性药物成分及其代谢产物在生物液体（如血液、血浆或尿液）和组织中的含量。通过这些检测，可以构建药-时曲线并得出药代动力学指标和参数，如 AUC、峰浓度、清除率、表观分布容积和消除半衰期。

在新药研发过程中，需要通过吸收特性、转运体、血脑屏障通透性、代谢稳定性、代谢酶、代谢途径、代谢物、酶抑制或诱导等筛选，获得具有理想的药代动力学特性的候选药物。同时，在新药临床评价过程中，药代动力学为给药方案的制订、剂型评价和合理用药提供基础。为了取得临床应用优势，一个理想的药物需有合适的给药剂量和给药方案，且与其他药物合用时不需要进行剂量调整。以口服药物为例，化合物需满足高溶解性、高渗透性、高生物利用度、合适的半衰期，并且没有药物-药物相互作用等条件。为了得到满足上述条件的候选药物，在新药筛选和优化阶段就需要采用合适的药代动力学筛选方法和评价策略，以达到如下目标：建立定量结构-性质相关性，帮助化合物结构设计以优化药代动力学性质；建立体内-体外相关性，以通过体外数据并结合药性和安全性预测其临床情况。

在新药开发阶段可以先用多种体外模型对化合物的代谢特性进行筛选，常用的体外代谢研究模型主要有肝微粒体、肝 S9、肝细胞、肝组织匀浆、各种重组酶、血浆、全血等模型。在化合物筛选阶段，进行代谢稳定性研究的目的：一是考察化合物代谢稳定性，排除不稳定的化合物；二是确定种属差异，药效模型种属（如大鼠）和人代谢均比较稳定的可考虑继续开发。体外筛选模型具有速度快、成本低的特点，但实验结果与体内真实情况并不一定相符，因此开展体内药代动力学研究是十分必要的。与体外试验相比，体内药代动力学研究需要较长的时间和较大强度的工作量，其通量往往较低。目前，加快药物体内动力学筛选速度一方面可以通过缩短单个生物样品定量分析的时间，提高分析通量；另一方面可以针对现有动物实验方案进行合理简化，减少生物样品数量。在目前的医疗环境中，由于医疗机构增长、仿制药竞争、治疗替代、药物利用审查等因素，制药公司面临越来越大的压力，必须在市场上与“物有所值”的代表性药物竞争。考虑到药物在开发过程中涉及的复杂性、风险和成本，制药公司需开发在人类安全性和疗效方面具有优化性质的技术。

近年来，分子生物学、细胞生物学、计算机科学的飞速发展为新药研发带来了良好的机遇，也为新药筛选模型的建立提供了理论、技术、材料等多方面的优势条件（图 5.10）。由于无法还原人体功能与构造，因此基于细胞水平的药物筛选不能充分反映药物在体内的药理作用。器官水平的药物筛选则为人们提供了一个新的思路，为药物研发描绘出一片广阔的海洋。在器官水平的基础上，进行体内水平的筛选，可使药物筛选的结果更加充分可靠。药代动力学研究在药物研发方面的作用不可或缺而又无可替代，其相关研究应贯穿整个药物发现与开发的全过程。与此同时，其在药物毒理学、药理学方面也发挥着积极的作用。随着科技的进步，药物筛选正朝着可视化、自动化、多参数化的方向快速发展。相信随着各项技术的进一步发展，定将创造出更多方便、可靠、高效的筛选模型，促进更多的新药被发现、被挖掘，为人类的医疗卫生事业做出更大的贡献。

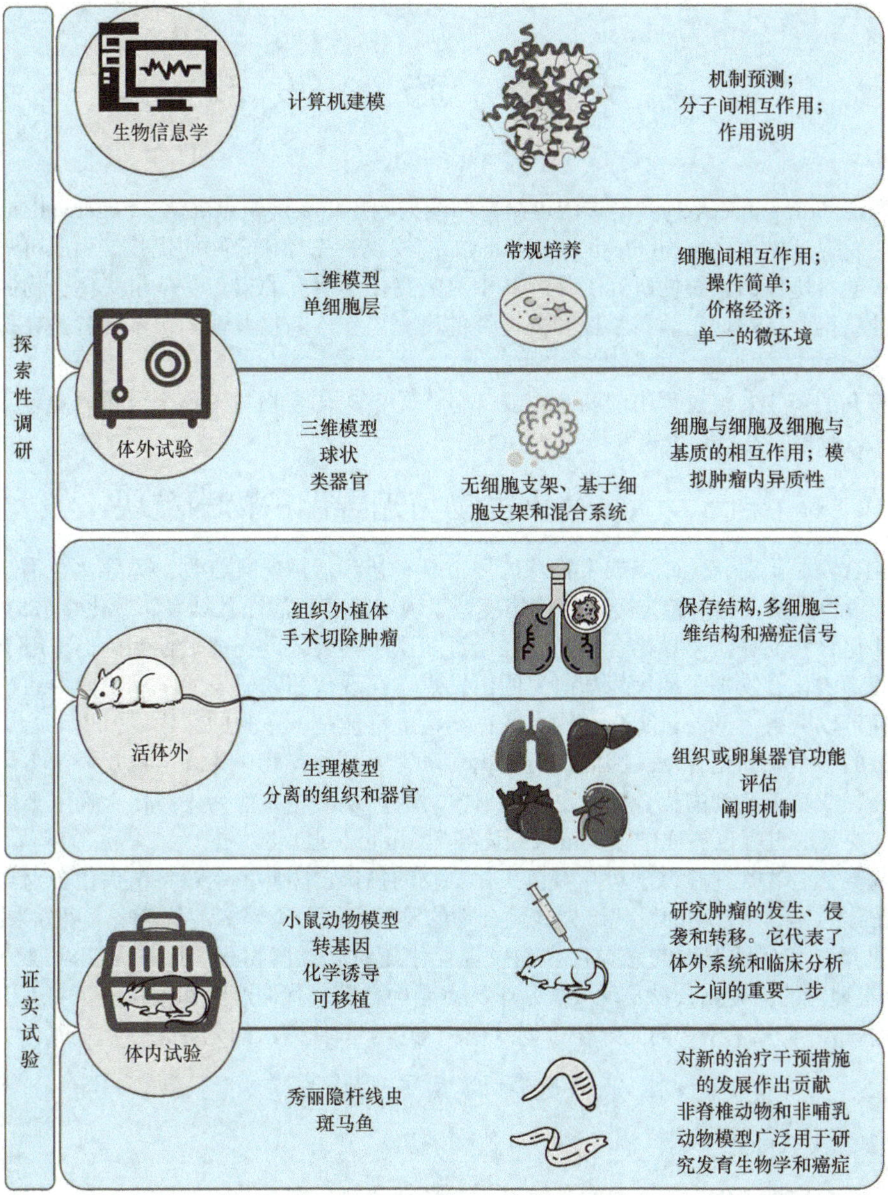

图 5.10　药物筛选的特点

（续繁星）

第六章　药物发现

药物发现（drug discovery）的过程可简单归纳为四步：疾病靶点确认（target validation）→苗头化合物的发现→先导化合物（lead compound）的发现→先导化合物的优化。由此可见，药物发现是一项多学科协作的系统性研究工作。其中，药物化学研究的重点是从苗头化合物的发现到候选化合物的获得，是一项充满科学性和创造性的研究工作。药物发现的根本任务是获得低毒（安全性好）、高效（药效明显）的新化学实体。

本章将介绍药物发现过程中的两个主要部分：①苗头化合物与先导化合物的发现；②先导化合物的优化与策略。

第一节　苗头化合物与先导化合物的发现

苗头化合物是指对特定靶点或生物功能环节具有初步活性的化合物。先导化合物是指通过各种途径和手段得到的，针对特定靶点和疾病模型呈现明确药理活性且具有新颖化学结构的化合物。相较于苗头化合物而言，先导化合物是已经通过多次实验验证、药理活性明确、可用于进一步结构改造和修饰的化合物，是现代新药研究的出发点。在现代药物研发的早期阶段，通过筛选或其他方式往往可以获得大量的苗头化合物，其在结构上可能是一系列同系物，但也可能是结构差异明显、离散的多个系列化合物。因此，药物化学研究人员的首要任务就是从众多苗头化合物中确认哪些化合物或哪个系列的化合物是更好的研究对象，从而将其作为先导化合物用于继续的深入研究。这一决策的过程也被称作“从苗头到先导”（hit to lead）。

由于先导化合物往往来源于对众多苗头化合物的挑选，因此，本章将苗头化合物与先导化合物的发现统称为先导化合物的发现。先导化合物的发现方法种类繁多，从策略上可分为四种类型：①基于随机筛选和偶然发现的先导化合物发现（伴随着天然产物分子库和人工合成分子库的筛选）；②基于理性的先导化合物发现（如基于靶点结构、药物代谢产物和副作用等实用信息的理性发现）；③基于综合技术平台的先导化合物发现；④基于其他方法的先导化合物发现。

一、基于随机筛选和偶然发现的先导化合物发现

（一）天然来源的先导化合物

大自然是获取药物的宝库，人类从自然资源获取药物已有几千年的历史。在我国，包括《神农本草经》《本草纲目》等在内的多部经典著作都记录着中草药的药用功效。在西方，人们很早就知道柳树皮可以用于解热镇痛，最终促成了阿司匹林的发现。据统计，1983～1994 年全球被批准的新药共有 520 种，其中 39% 与天然产物有关，它们或直接来源于天然产物，或经结构修饰得到，或受天然产物结构的启发而设计改造得到。至今，天然产物提取物仍是先导化合物发现的重要来源，动物、植物、矿物和菌类中都可能提取筛选到具有目标活性的先导化合物。

1. 植物来源　每一种植物中都包含成百上千种结构各异的化学成分，因此可谓得天独厚的天然来源先导化合物筛选分子库。1805 年，德国药剂师塞尔特纳（Sertürner）从罂粟中首次分离出具有镇痛作用的单体化合物吗啡，并基于希腊梦神（Morpheus）的名字将其命名为“morphine”，由此拉开了从天然产物中寻找先导化合物的序幕。随后，科学家又陆续从植物中分离得到了士的宁碱（strychnine）、咖啡因（caffeine）、奎宁（quinine）、可待因（codeine）、阿托品和乌头碱等活性化合物。

通常，直接分离得到的活性成分可能具有活性不足、稳定性差和副作用大等缺点，因此往往需要通过进一步的结构修饰与成药性优化才能成为最终的上市药物。例如，沃尔（Wall）博士等

从我国特有植物喜树中相继分离得到了抗癌活性成分喜树碱（camptothecin，CPT，1966 年）和 10-羟基喜树碱（hydroxycamptothecin，HCPT，1969 年），其良好的抗癌活性受到了广泛关注，但较差的水溶性和不良反应限制了它们的临床应用。后经进一步结构修饰诞生了抗癌药物伊立替康（irinotecan）和拓扑替康（topotecan）（图 6.1）。

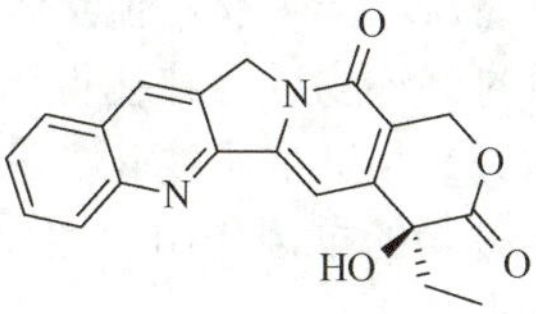

喜树碱，1966年

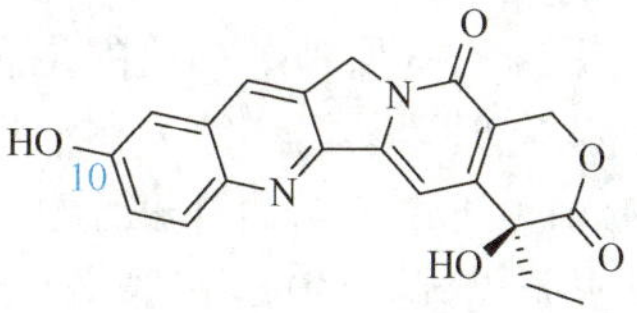

10-羟基喜树碱，1969年

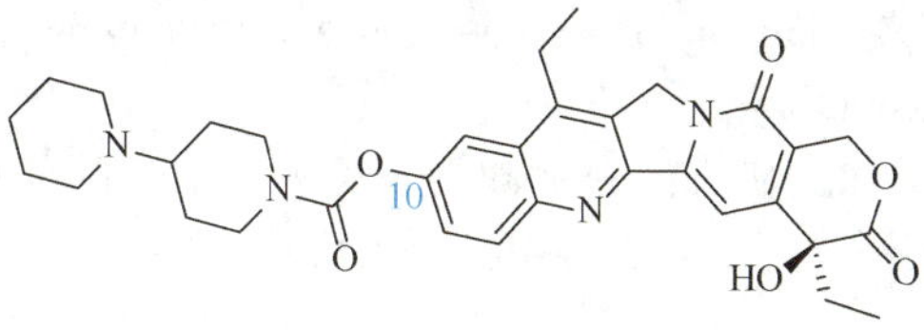

伊立替康，1994年

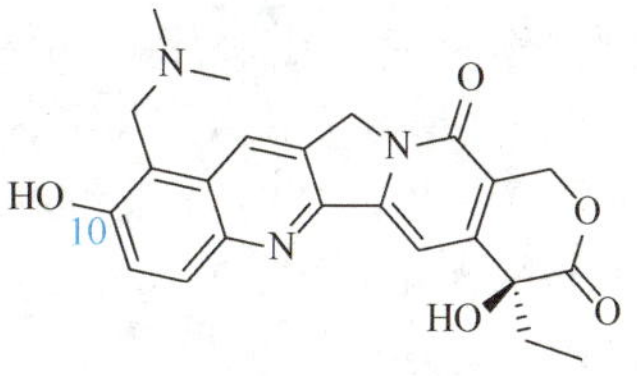

拓扑替康，1996年

图 6.1　喜树碱、10-羟基喜树碱、伊立替康和拓扑替康

青蒿素是我国科学家屠呦呦教授从中草药黄花蒿中发现的抗疟有效成分，但其内酯环易在体内开环而导致活性下降。将其内酯环还原可得到 C-10 位羟基取代的衍生物二氢青蒿素，进一步修饰得到了上市药物蒿甲醚（artemether）和青蒿琥酯（artesunate），二者的活性和稳定性均超过青蒿素（图 6.2）。

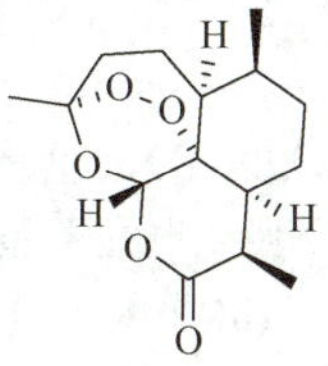

青蒿素

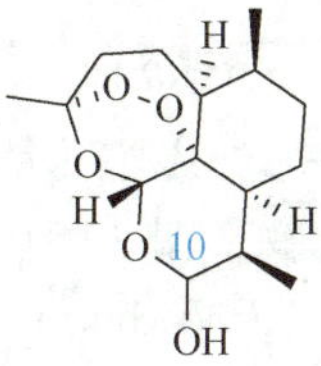

二氢青蒿素

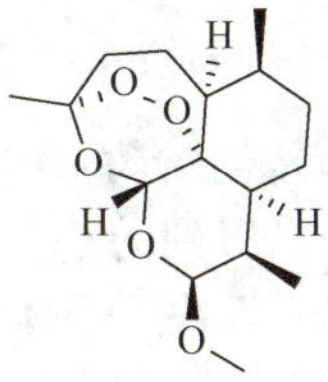

蒿甲醚

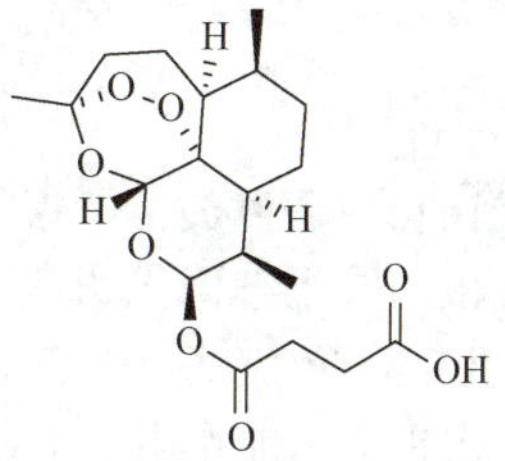

青蒿琥酯

图 6.2　青蒿素、二氢青蒿素、蒿甲醚和青蒿琥酯

明星分子紫杉醇是从太平洋短叶植物红豆杉树皮中分离得到的一种二萜类抗癌药物。其具有聚合和稳定细胞内微管的作用，从而抑制肿瘤细胞的有丝分裂。紫杉醇的水溶性差，而其半合成的类似物多西他赛（docetaxel，又称多烯紫杉醇），不仅活性更强、毒性更小，而且水溶性更好，也已应用于临床多年（图 6.3）。

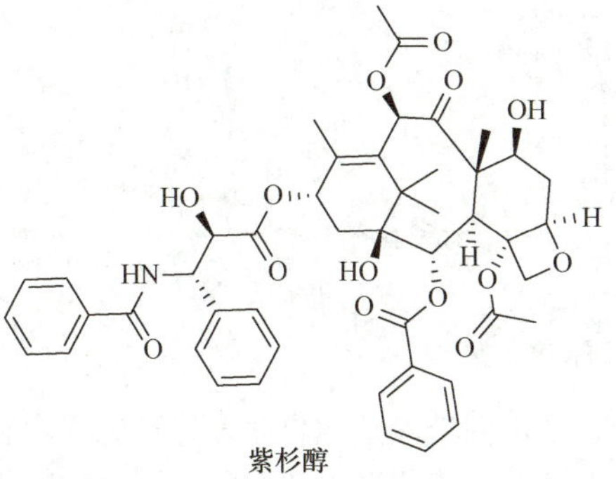

紫杉醇

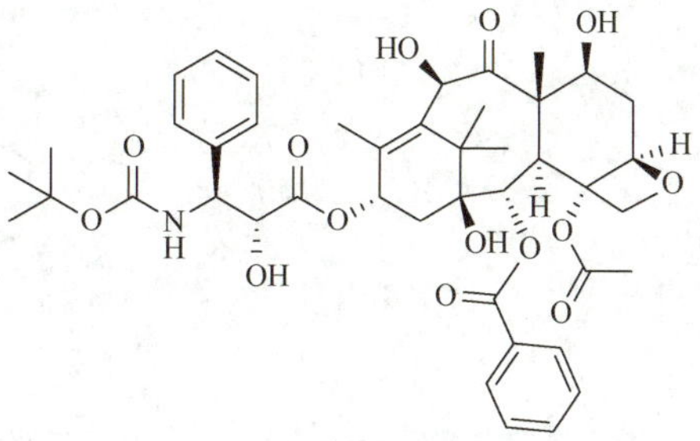

多西他赛

图 6.3　紫杉醇和多西他赛

2. 微生物来源 微生物的次级代谢产物也是先导化合物发现的重要来源。例如，20 世纪最伟大的发现之一——青霉素就是一种霉菌的次级代谢产物。青霉素的发现过程充满了传奇色彩。1928 年，苏格兰微生物学家亚历山大·弗莱明（Alexander Fleming）度假返回实验室之后发现金黄色葡萄球菌的培养皿被一种蓝绿色霉菌污染了。通过认真观察他发现蓝绿色霉菌菌落周围形成了一个清晰的光晕状区域，在这个区域内没有金黄色葡萄球菌生长。他意识到这种现象可能源自霉菌分泌的某种物质抑制了细菌的生长，于是对霉菌的分泌物进行纯化得到了青霉素。在此基础上，澳大利亚病理学家霍华德·弗洛里（Howard Florey）与英国生物化学家恩斯特·伯利斯·钱恩（Ernst Boris Chain）等合作在动物模型上证实了青霉素的抗菌作用（图 6.4）。鉴于他们的重要贡献，三人共同分享了 1945 年的诺贝尔生理学或医学奖。

青霉素的发现拉开了抗生素研发的序幕。目前，科学家已从细菌、真菌培养液中分离得到了很多抗生素并应用于临床，如达托霉素（daptomycin）、链霉素（streptomycin）、万古霉素（vancomycin）、环孢素和多柔比星（doxorubicin）等。

除了抗生素之外，1987 年被批准上市治疗高胆固醇血症和混合型高脂血症的药物洛伐他汀（lovastatin）也来源于霉菌（图 6.4）。他汀类药物在临床上获得了巨大成功，是目前世界上仅次于抗癌药物的第二大类处方药。

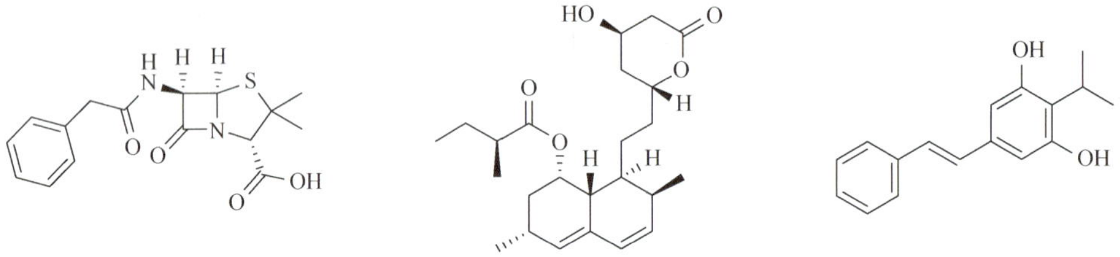

青霉素，1928年　　洛伐他汀，1987年　　本维莫德，2019年

图 6.4　青霉素、洛伐他汀和本维莫德

我国自主研发的治疗银屑病的首创新药（first-in-class）本维莫德（benvitimod），也是一种从土壤线虫的共生细菌代谢产物中分离得到的小分子化合物（图 6.4）。研究发现，本维莫德能治疗炎症性和自身免疫病，是首个治疗性芳香烃受体（aryl hydrocarbon receptor，AhR）调节剂，具有全新作用机制，能作用于多通路抑制银屑病的发病环节。

3. 动物来源 动物也是先导化合物的重要来源，如治疗 1 型糖尿病的药物胰岛素即来源于动物。此外，许多动物的毒液或毒性具有很强的致病性，说明它们与体内的靶点存在很强的结合作用，因此可以作为对应靶点的先导化合物。例如，ACEI 卡托普利的先导化合物替普罗肽（teprotide），就是一种从巴西毒蛇毒液中分离得到的九肽（焦谷氨酸-色氨酸-脯氨酸-精氨酸-脯氨酸-谷氨酰胺-异亮氨酸-脯氨酸-脯氨酸，Glp-Trp-Pro-Arg-Pro-Gln-Ile-Pro-Pro）。此外，科学家以从动物睾丸中提取的睾酮为先导化合物，进一步优化得到了雄激素类药物 19-去甲睾酮（19-nortesterone，诺龙）（图 6.5）。

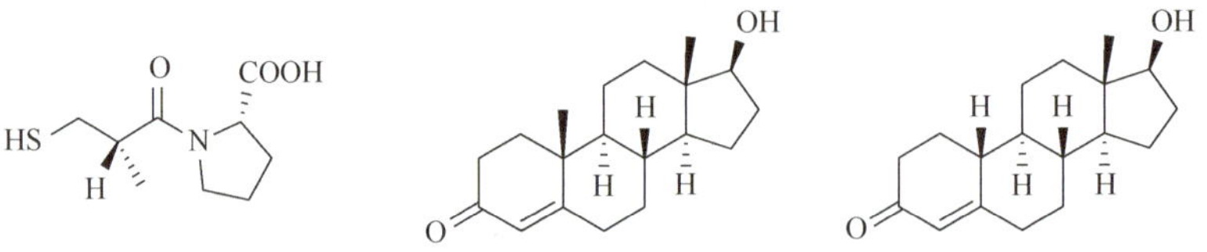

卡托普利　　睾酮　　诺龙

图 6.5　卡托普利、睾酮和诺龙

4. 海洋生物来源 海洋约占地球面积的 71%，孕育了不同于陆地生物的多样性海洋生物，它们的生存环境与陆地生物迥异。在高水压、高盐度、小温差、溶解氧少和有限光照等独特的生存

条件下，海洋生物来源的天然产物表现出独特的结构特征，也是药物发现的宝库。

20 世纪 60 年代以来，科学家对河鲀毒素的研究拉开了海洋天然产物研究的序幕。目前已有 10 多种来源于海洋天然产物的药物上市。头孢菌素 C（cephalosporin C）是从海洋头孢霉菌中发现的第一个海洋来源的抗生素。科学家对其进行结构改造得到了第一个应用于临床的头孢菌素类抗生素——头孢噻吩钠（cefalotin sodium），从而开创了开发海洋新抗生素的先例。曲贝替定（trabectedin，Et-743）是从加勒比海鞘中发现的结构极为复杂的海洋天然产物。其分子中的四氢异喹啉结构可以嵌入 DNA 小沟并诱导 DNA 双链断裂，从而阻断细胞周期并引起肿瘤细胞凋亡（图 6.6）。曲贝替定已获欧盟（2007 年）和美国（2015 年）批准上市，用于晚期软组织肿瘤的治疗，成为第一个现代海洋药物。

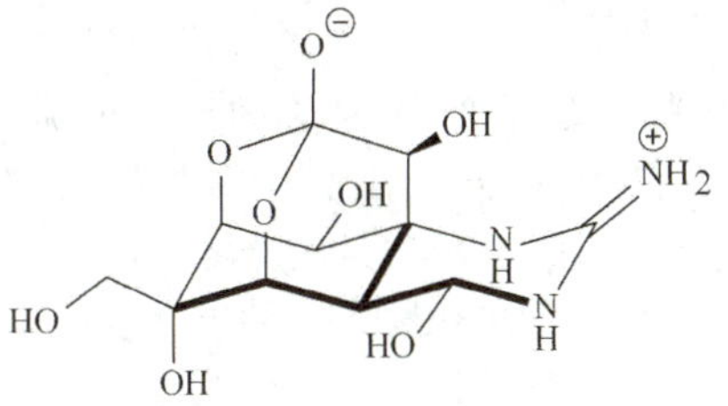

河鲀毒素

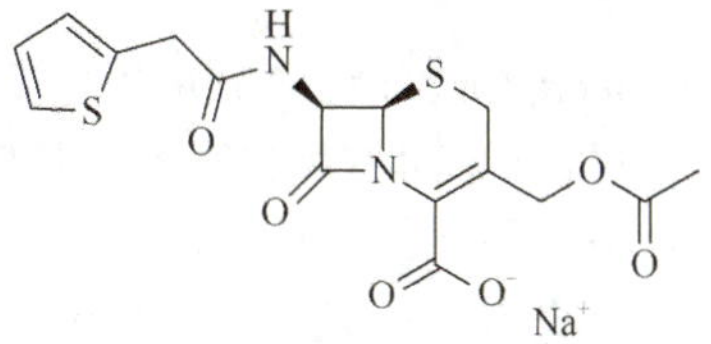

头孢噻吩钠

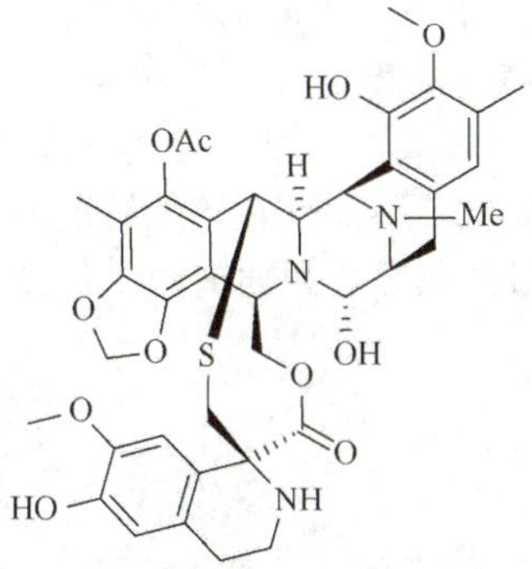

曲贝替定

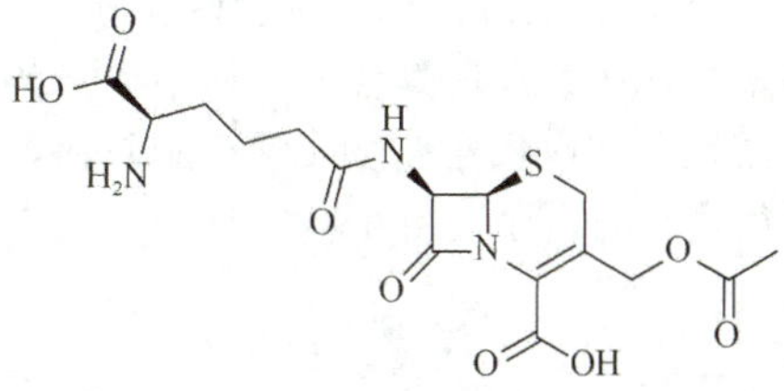

头孢菌素C

图 6.6 河鲀毒素、头孢噻吩钠、曲贝替定和头孢菌素 C

（二）人工合成来源

化学家出于各种合成目的进行人工合成也会产生大量结构各异的化合物，包括中间体、副产物、目标分子等，通过活性筛选，从中可以发现各种活性的先导化合物。

1. 偶然发现 在药物化学发展史中，也有一些通过偶然发现的现象发现先导化合物和创新药的例子。当然，这些基于偶然发现的成功案例也来源于科学家对实验现象的仔细观察和深入研究。

19 世纪初，磺胺通常只作为合成偶氮类染料的中间体，没有人注意到其抗菌活性。1932 年，德国细菌学家多马克（Domagk）以小鼠为动物模型对偶氮染料的体内抗菌效果进行了研究，在筛选数千种偶氮染料后，他惊奇地发现红色的染料百浪多息（prontosil）对治疗溶血性链球菌感染具有很强的药效（图 6.7）。当时，他的女儿正因为链球菌感染而生命垂危，但百浪多息尚未经过人体试验，安全性和有效性都是未知的，抱着试一试的态度，多马克将百浪多息注射给病情严重的女儿，幸运的是他的女儿很快恢复了健康。百浪多息因此成为人工合成的第一种商业化抗菌药。

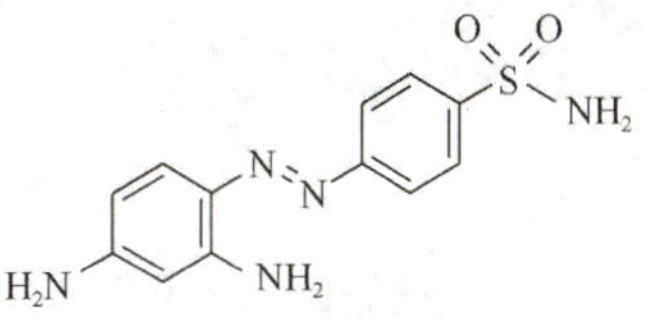

图 6.7 百浪多息

西地那非又称伟哥（Viagra），是一种治疗勃起功能障碍的药物（图6.8）。有趣的是，其最初研发为用于治疗心血管疾病的药物，但心绞痛患者接受治疗后，没能达到预期的效果，因此提前终止了临床试验。但是，研究者在对药物进行临床观察时却意外发现它能通过改善腹股沟附近的血液循环而引起勃起反应。因此，西地那非被重新设计为一种治疗勃起功能障碍的药物，上市后第一年销售额便突破 10 亿美元，至今仍风靡全球。

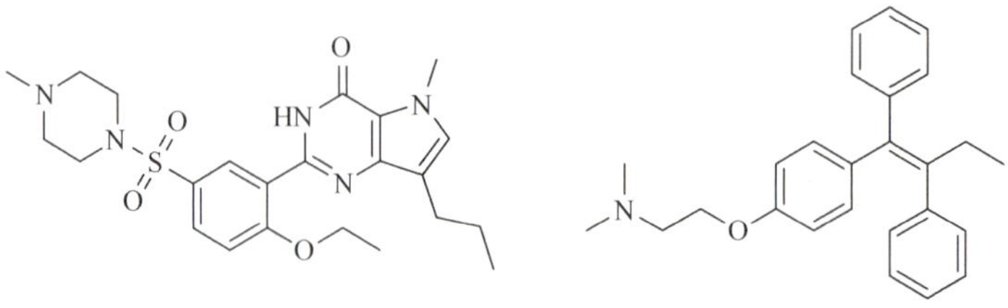

西地那非　　　　他莫昔芬

图 6.8　西地那非和他莫昔芬

他莫昔芬（tamoxifen）设计的初衷是研发新型雌激素受体激动剂，用于避孕药的开发（图 6.8）。但是，它虽然对动物避孕有效，却对人类无效。因此，其作为避孕药的开发是失败的。研究发现，他莫昔芬不但不能激动雌激素受体，反而可以阻止雌激素的分泌，成为一种雌激素拮抗剂。由于雌激素会引发某些类型的乳腺癌，他莫昔芬最后被开发为一种抗乳腺癌药物，用于治疗雌激素受体阳性的乳腺癌患者。

2. 从药物合成的中间体中发现先导化合物　某些药物合成的中间体由于与目标化合物的结构具有相似性，也可能具有类似的药理活性，因此也是发现新的先导物的途径之一。

阿糖胞苷（cytarabine）是一个应用于临床的海洋来源的抗肿瘤药，于 1969 年被 FDA 批准上市。由于其在给药后会在肝脏迅速被胞嘧啶脱氨酶代谢脱去氨基，生成对应的尿嘧啶核苷而失活，故作用时间很短。研究发现其合成过程中得到的中间体环胞苷不仅具有较强的抗肿瘤作用和较轻的副作用，而且在体内代谢速度比阿糖胞苷慢，故作用时间更长，因而被用于各种白血病和单纯疱疹病毒性角膜炎的治疗（图 6.9）。

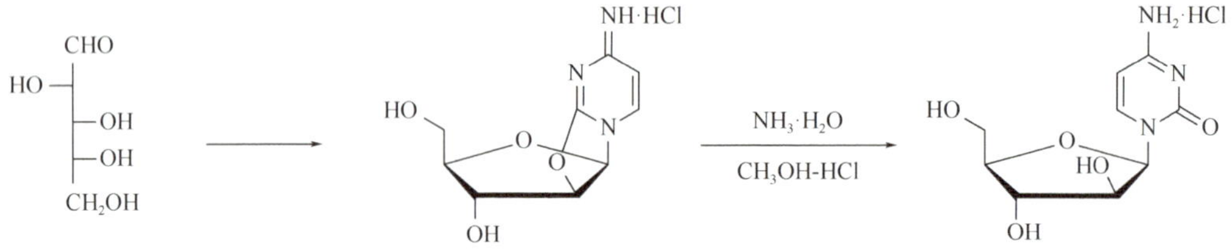

D-阿拉伯糖　　　　环胞苷盐酸盐　　　　阿糖胞苷盐酸盐

图 6.9　环胞苷盐酸盐和阿糖胞苷盐酸盐

3. 从药物合成的副产物中发现先导化合物　1946 年，美国化学家勒谢（Lesher）等在试图合成氯喹衍生物的过程中，偶然得到了目标中间体发生重排的副产物 A（图 6.10）。经过活性筛选，他们发现副产物 A 具有微弱的抗菌活性。随后经过结构改造得到了抗菌活性增强的化合物萘啶酸，它于 1962 年被用于治疗尿路感染，并由此衍生出经典的喹诺酮类抗菌药。

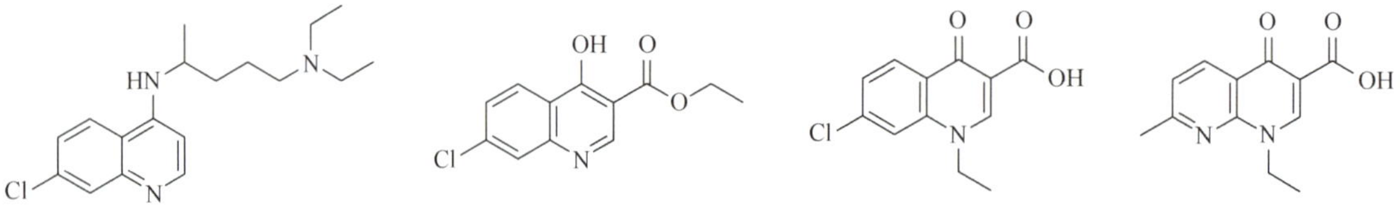

氯喹　　　　目标中间体　　　　副产物A　　　　萘啶酸

图 6.10　氯喹和萘啶酸

4. 从药物的杂质中发现先导化合物　科学家在进行抗丙肝药物研发时发现化合物 BMS-824 对丙肝复制子系统的 EC_{50} 为 5 nmol/L，但活性不稳定。后续研究发现，BMS-824 在二甲基亚砜溶液中发生了氧化去氢偶联反应而得到了二聚化的杂质化合物 1。幸运的是，化合物 1 的抗丙肝病毒活性更强，EC_{50} 为 0.6 nmol/L，因此成为了结构全新的先导化合物。但其结构复杂，经简化和进一步优化之后最终得到了靶向丙肝病毒非结构蛋白 5A（non-structural 5A，NS5A）的首创新药达卡他韦（daclatasvir），于 2015 年被 FDA 批准上市（图 6.11）。

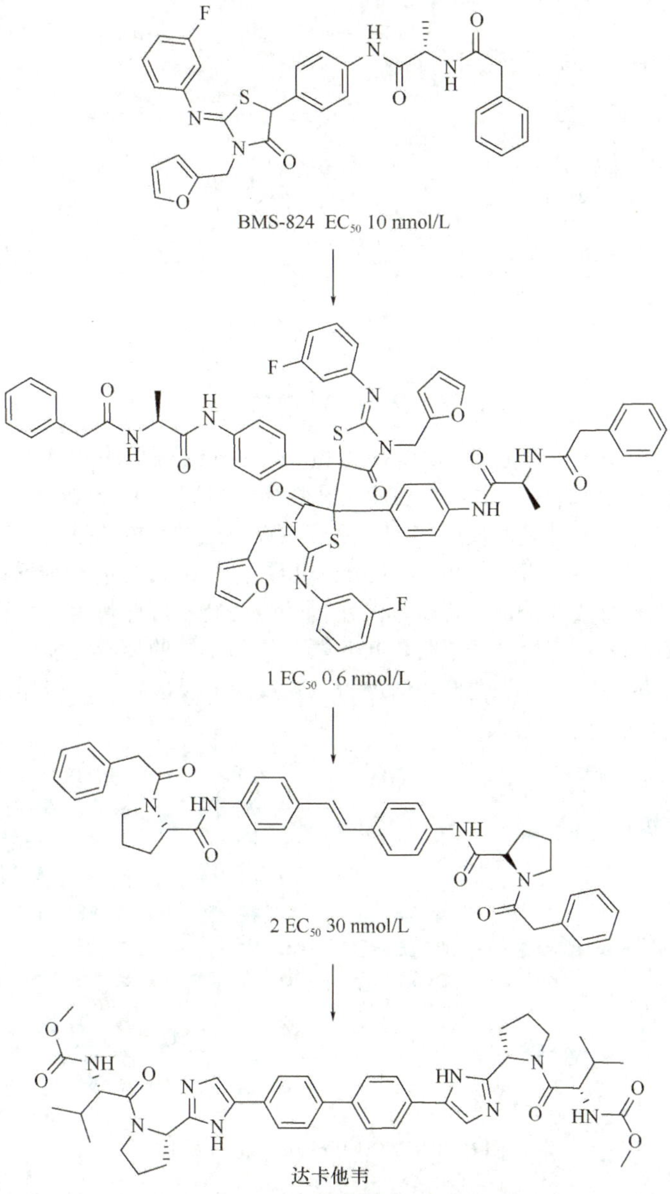

图 6.11　达卡他韦的发现历程

（三）基于组合化学的先导化合物发现

组合化学（combinatorial chemistry）是富尔卡（Furka）等在 1982 年首先提出的合成新概念，是将化学合成、组合理论、计算机辅助设计及机械手结合一体，在短时间内将不同构建单元（building block），根据组合原理，系统反复地共价连接，从而产生大批的分子多样性群体，形成化合物库的一类策略和方法。通过高通量筛选，可能得到具有目标活性的化合物。

传统的化学合成通常是一个反应获得一个目标产物，且目标产物需要通过重结晶、蒸馏或色谱法进行分离纯化［图 6.12（Ⅰ）］。与之不同的是，组合化学利用 *m* 个不同的构建单元 A 和 *n* 个不同的构建单元B同时发生反应，从而产生容量为 $m \times n$ 个化合物的组合化合物库［图6.12（Ⅱ）］。如增加反应步骤，则化合物库容量也将呈指数级增加。

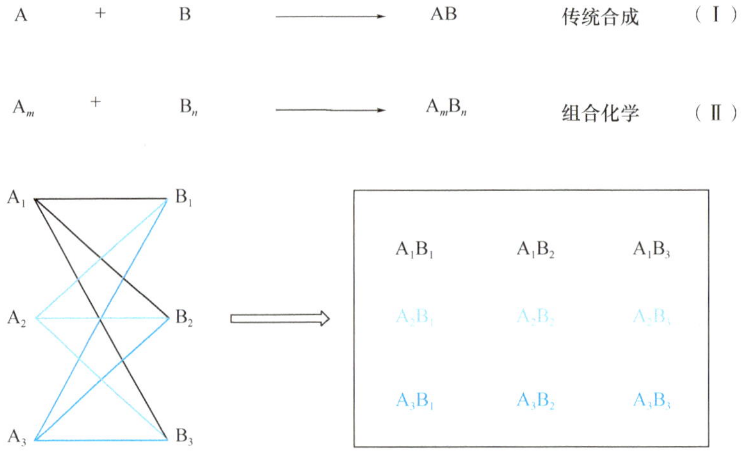

图6.12　组合化学的原理

组合化学的合成方法包含固相合成（solid phase synthesis）法和液相合成（solution phase synthesis）法。其中，固相合成法中化合物库是在树脂珠等固相上合成的。起始原料附着在不溶性树脂珠上，在溶液中加入过量的反应试剂，反应结束后通过简单的过滤和洗涤即可以将产物分离出来。在固相组合化学中，混合均分法（mix-split）是一种常见的合成策略。如图6.13所示，将负载原料的树脂珠均分成3份，每份分别与不同的反应物反应即可得到3种负载不同产物的树脂珠，将3种树脂珠混合后再均分成3份，每份再分别与不同的反应物发生第二轮反应即可得到9种负载不同产物的树脂珠，以此类推。增加每一轮反应的反应数，或增加反应步骤，即可以得到目标化合物容量的组合化合物库。

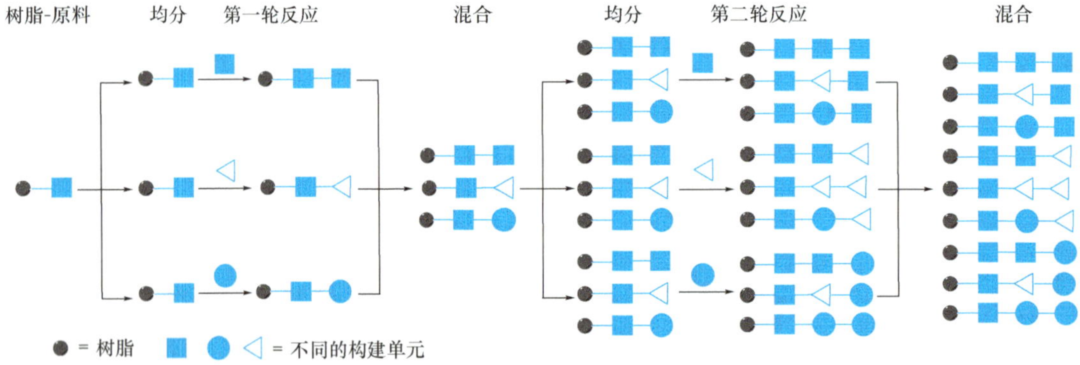

图6.13　混合均分法的流程示意图

液相合成法是指在适合的反应容器中开展的液相组合合成。由于液相合成的分离纯化难度大，反应最好在有序的反应容器集合（反应矩阵）中进行。例如，在采用48、96和384孔的组合合成仪中进行（一孔一反应），采用自动化的装置来提高效率。

目前，组合化学已经在先导化合物的发现和优化中得到了广泛应用，并已经取得了许多进展。例如，化合物3对Raf-1激酶仅有微弱的抑制活性，药物化学家通过组合化学的方式合成了10 000个二芳基脲类化合物，并从中筛选得到了活性提高约16倍的先导化合物4，进一步优化最终得到了抗肿瘤药索拉菲尼（sorafenib）（图6.14）。

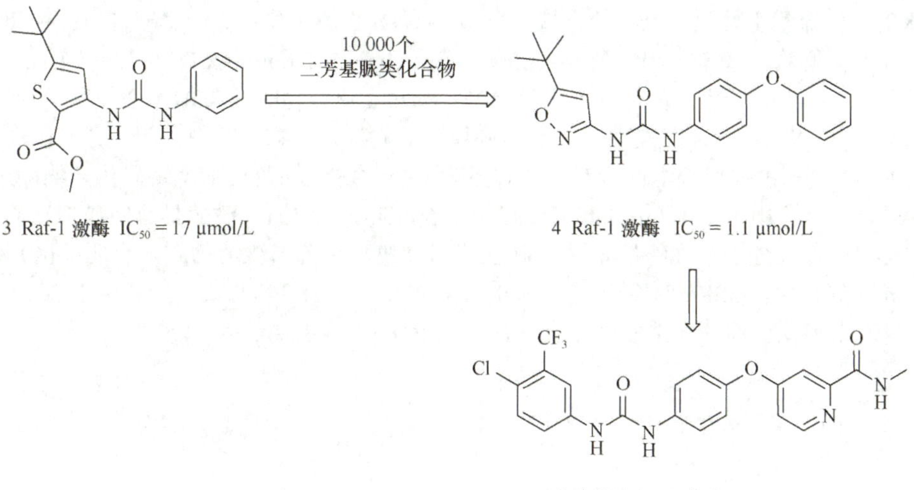

3 Raf-1 激酶 $IC_{50} = 17\ \mu mol/L$　　4 Raf-1 激酶 $IC_{50} = 1.1\ \mu mol/L$

索拉菲尼 Raf-1 激酶 $IC_{50} = 6\ nmol/L$

图 6.14　索拉菲尼的发现历程

（四）基于 DNA 编码化合物库的先导化合物发现

虽然组合化学相较传统合成在效率上有了大幅改善，但这项技术本身仍存在待改善的缺点。例如，如果组合化合物库中的分子是以混合物的形式存在，则即便筛选到先导化合物，也很难高效地定位到目标分子并对其结构进行鉴定；如果是基于多孔装置构建的组合化合物库，虽然可以借助于高通量筛选的手段，但由于每个化合物都要被单独测试，当化合物库容量很大时，也会消耗大量的时间和物力成本。

令人鼓舞的是，1992 年由美国斯克利普斯研究所（The Scripps Research Institute）的布雷纳（Breener）和勒纳（Lerner）教授提出的 DNA 编码化合物库（DNA encoding libraries，DEL）策略有望克服这些缺点。与组合化学不同的是，在 DEL 中的每一个分子都与一条独特的 DNA 片段（相当于一个“条形码”）水平连接，实现对化合物库中每一个化合物进行编码。与传统的“一对一”筛选相比，DEL 技术是将靶蛋白与整个编码化合物库（百万至亿级的库容量）同时进行基于亲和力的“一对多”或“多对多”的全库筛选。因此，可以大大提高效率并节约成本。如图 6.15 所示，

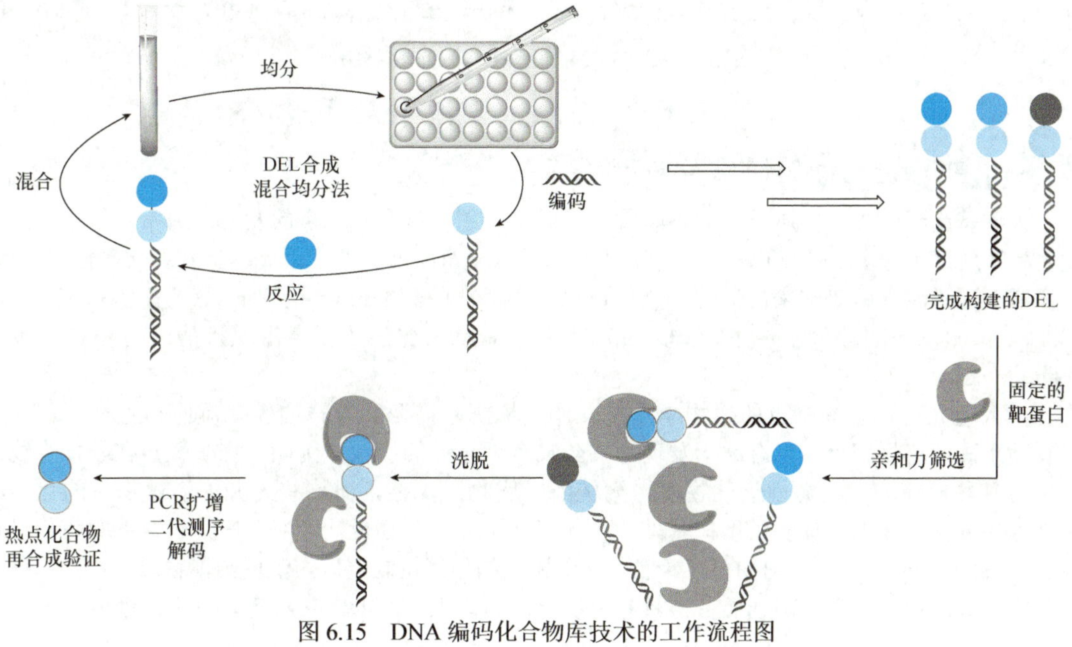

图 6.15　DNA 编码化合物库技术的工作流程图

DEL 技术的工作流程主要包括以下几个核心环节：① DEL 的构建；②针对靶蛋白的亲和力筛选→洗脱无亲和力化合物；③聚合酶链反应（polymerase chain reaction，PCR）扩增→ DNA 高通量测序；④根据测序结果解析热点化合物的化学结构；⑤热点化合物的 off-DNA 合成和生物活性验证。

利用 DEL 技术，科学家已发现了一些结构新颖的先导化合物。其中，部分分子已经进入临床研究。例如，某公司的研究小组通过对一个容量为 77 亿个化合物的 DNA 编码化合物库进行筛选，发现了对受体相互作用蛋白 1（receptor interacting protein 1，RIP1）激酶具有明显抑制活性的先导化合物 GSK′481，其分子中独特的苯并氧氮杂䓬酮骨架与传统的激酶抑制剂有明显区别，从而使其具有优异的选择性。GSK′481 经过进一步的优化得到了 GSK2982772，后者已于 2017 年进入临床研究，针对银屑病、溃疡性结肠炎等炎症性疾病的治疗（图 6.16）。

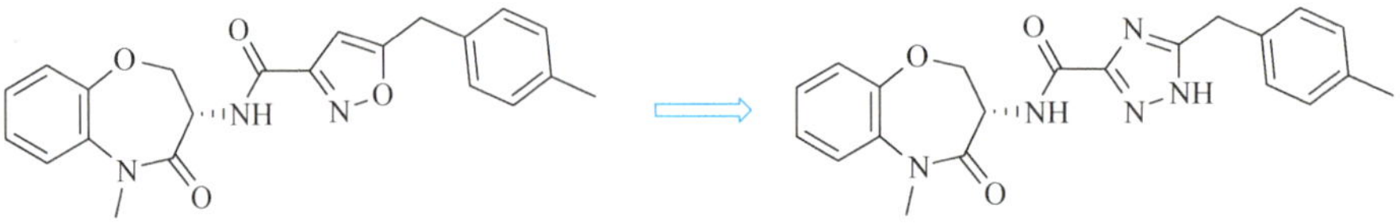

GSK′481　　GSK2982772

图 6.16　GSK2982772 的发现

马祖克（Matzuk）小组通过对一个容量为 45 亿个化合物的 DNA 编码化合物库进行筛选，发现了对溴结构域睾丸特异性蛋白（bromodomain testis-specific protein，BRDT）溴结构域 1（bromodomain 1，BD1）有选择性抑制活性的先导化合物 CDD-724，其对 BRDT-BD2 的选择性达到了 2200 倍以上，并且其 *R*-构型的单体 CDD-787 的选择性达到了约 4950 倍（图 6.17）。

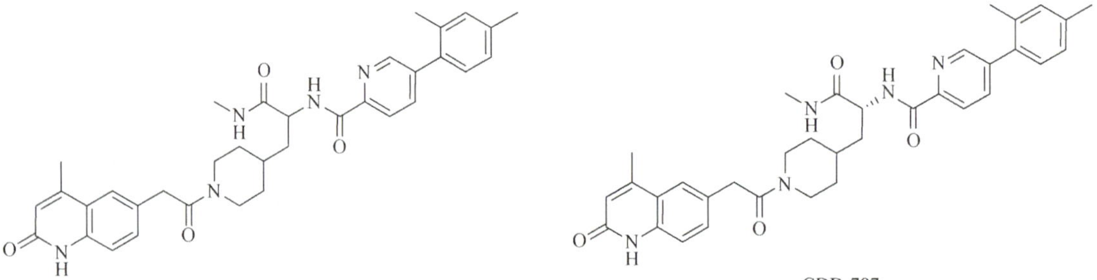

CDD-724
BRDT-BD1, IC_{50} = 5.7 nmol/L；BRDT-BD2, IC_{50} = 12 800 nmol/L

CDD-787
BRDT-BD1, IC_{50} = 2.1 nmol/L；BRDT-BD2, IC_{50} = 10 400 nmol/L

图 6.17　CDD-724 和 CDD-787 的化学结构

二、基于理性的先导化合物的发现

（一）基于靶点药物设计的先导化合物发现

人类基因组学和蛋白质组学的不断发展，促进了越来越多新靶点的发现。通常，一种疾病的发生和发展可能与多个靶点有关，一个靶点也可能与多种疾病关联。因此，当发现众多靶点之后，往往需要通过深入的研究来确证哪些靶点可以成为潜在的药物靶点。例如，采用基因敲减（gene knock-down）、基因敲除（gene knock-out）等实验手段来观察是否会出现疾病改善相关的表型（phenotype）。

深入研究潜在药物靶点的生物学功能、作用机制，以及其参与的生化反应与生理过程，不但有助于确证药物靶点，也有助于发现一些药物合理设计的启示。例如，许多靶点在发挥生物学作用时往往伴随着以内源性活性物质作为辅酶、底物或配体，而这些内源性活性物质的化学结构常为先导化合物的设计提供结构基础。由此兴起了一类药物设计策略——基于靶点的药物设计（target-based drug design，TBDD）。显然，基于靶点的作用机制，以内源性活性物质为结构基础进行药物设计，相比于随机筛选而言，具有更明显的合理性。TBDD 在新药研发中已经取得了巨大成功，如拟胆碱药物（内源性活性物质 ACh 的结构类似物）、组胺 H_2 受体拮抗剂抗溃疡药（以组胺为分子基础设计拮抗剂）和 5-HT_3 受体拮抗剂止吐药（以 5-HT 为分子基础设计拮抗剂）等。

重要的是，TBDD 在靶向抗肿瘤药的研发方面也取得了重大成功。例如，蛋白酪氨酸激酶（protein tyrosine kinase，PTK）是一类催化 ATP 上 γ-磷酸转移至蛋白酪氨酸残基上从而激活相应蛋白质的激酶，在细胞生长、增殖、分化中具有重要作用。由于这些激酶都具有 ATP 结合口袋，因此设计 ATP 竞争性抑制剂已成为开发激酶抑制剂的一种重要思路，并且产生了许多上市药物。例如，在 EGFR 抑制剂吉非替尼（gefitinib）和布鲁顿酪氨酸激酶（Bruton's tyrosine kinase，BTK）抑制剂依鲁替尼（ibrutinib）的分子结构中，均含有 ATP 分子中嘌呤片段的类似结构，分别是 4-氨基喹唑啉和 4-氨基吡唑并 [3,4-*d*] 嘧啶（图 6.18）。

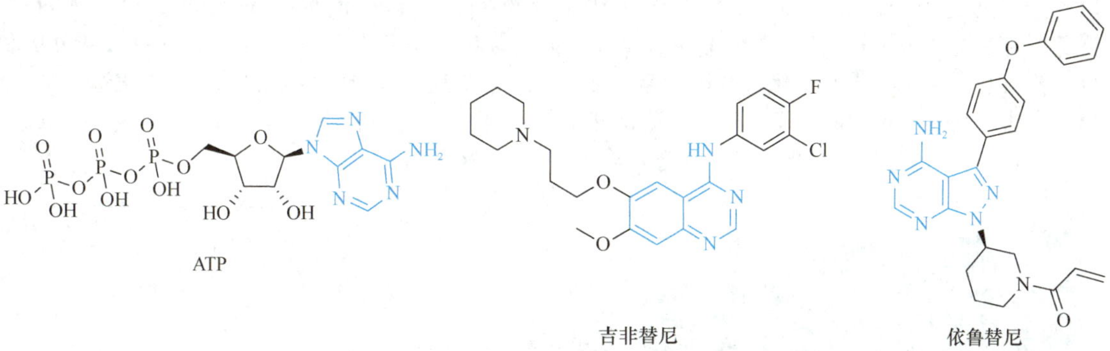

图 6.18 ATP、吉非替尼和依鲁替尼

多腺苷二磷酸核糖聚合酶［poly(ADP-ribose)polymerase，PARP］是一种 DNA 修复酶，目前已知 PARP 家族包括 17 个成员。PARP 抑制剂通过抑制肿瘤细胞的 DNA 损伤修复，从而促进肿瘤细胞凋亡，以达到抗肿瘤的效果。PARP 的 C 端催化位点含有一个辅酶烟酰胺腺嘌呤二核苷酸（nicotinamide adenine dinucleotide，NAD）的结合口袋，其分子中的烟酰胺一侧位于结合口袋深处，嘌呤一侧朝向溶剂区。因此，大多数 PARP 抑制剂都是 NAD 的竞争性抑制剂，含有烟酰胺的结构类似物。例如，上市药物奥拉帕利（olapali）和鲁卡帕尼（rucapani）均采用了这种设计思路（图 6.19）。

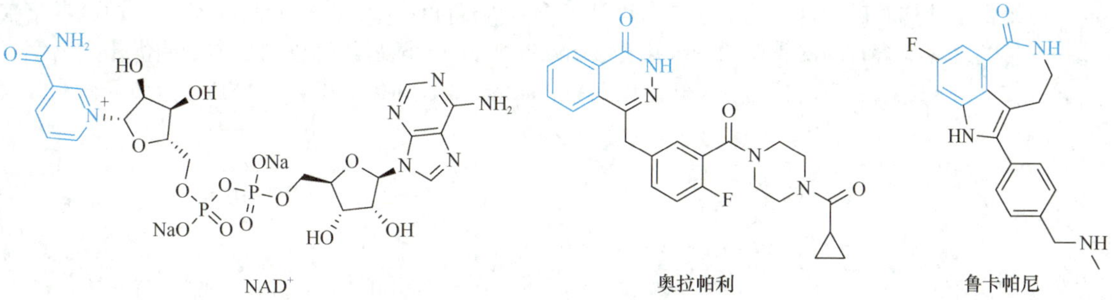

图 6.19 NAD^+、奥拉帕利和鲁卡帕尼

（二）基于结构药物设计的先导化合物发现

在靶点确证之后，还可以从靶点和配体（小分子）的三维结构出发，以分子识别为基础，借助相关计算机软件，根据受体的三维结构或配体的理化性质和药效基团模型进行药物设计。这种基于受体和配体结构进行药物设计的方法称为基于结构的药物设计（structurebased drug design，SBDD）。靶点与配体之间的紧密结合，依赖于其在三维空间结构、作用力和化学性质的互补。其中，作用力的类型包括共价键、静电作用、氢键、范德瓦耳斯力、疏水相互作用和 π-π 相互作用等。因此，基于靶点结合口袋的三维结构、疏水亲水特征和氨基酸残基类型等，在 CADD 技术的支持

下，先导化合物的发现效率也大大提高。

1. 基于受体结构的虚拟筛选 虚拟筛选（virtual screening，VS）利用分子对接（docking）技术，基于靶点结合口袋的三维结构和亲-疏水环境，采用不同算法在结合口袋处自动筛选化合物库中的小分子，然后运用基于分子力场的打分函数对小分子与靶点可能的结合模式进行结合能计算，最终得到化合物结合能量排序。理论上，排序靠前的化合物具有更好的亲和力与活性，但在进行生物活性筛选之前，可通过计算机对化合物从包括类药性、潜在毒性基团、合成难度和改造空间等维度进行一轮筛选，从而减少实际需要合成验证的化合物数目，提高先导化合物的发现效率。

例如，为了发现全新结构的选择性抑制蛋白精氨酸甲基转移酶 5（protein arginine methyltransferase 5，PRMT5）的先导化合物，研究人员基于 Specs 数据库内的 207 354 个化合物开展虚拟筛选，通过类药性筛选和排除泛筛选干扰化合物（pan-assay interference compound，PAINS），将范围缩小至 139 176 个化合物。随后通过 Glide 对接进一步缩小至 1000 个，再通过聚类分析和目视检查从中筛选出 120 个化合物进行活性测试。进一步通过基于相似性的类比搜索优选出 21 个化合物进行活性验证，进而通过酶活性测试和生化实验，最终获得了能选择性抑制 PRMT5（IC_{50}= 1.7 μmol/L）并且在细胞水平有效的先导化合物 DC_Y134（图 6.20）。

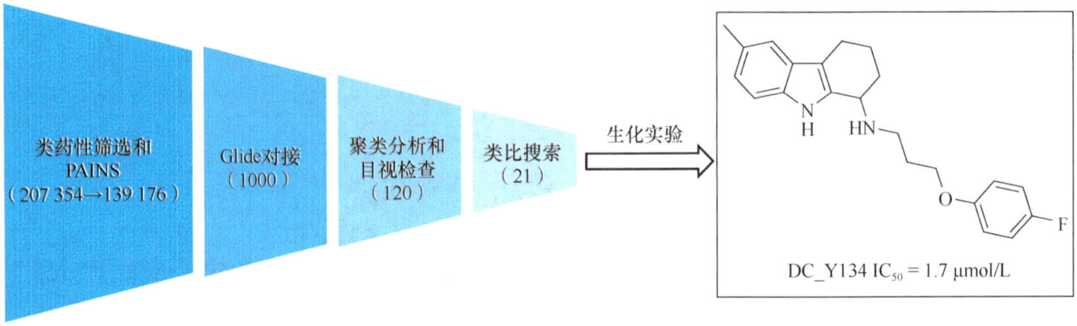

图 6.20 通过虚拟筛选发现先导化合物 DC_Y134

2. 基于受体关键残基的先导化合物发现 柯尔斯顿鼠肉瘤病毒癌基因（Kirsten rat sarcoma viral oncogene，KRAS）是人类癌症中常见的激活突变。其中，$KRAS^{G12C}$ 是 KRAS 蛋白 12 位的甘氨酸残基突变为半胱氨酸残基。半胱氨酸残基含有亲核性的巯基，为靶向 $KRAS^{G12C}$ 的共价抑制剂设计提供了结构基础。基于此，科学家设计了含有丙烯酰胺结构的饵（bait）分子，通过考察 X 基团的种类发现了含有吲哚骨架的先导化合物 indole lead 5，随后经过进一步的结构优化，诞生了全球首款针对 KRAS 的靶向药物——索托拉西布（sotorasib，AMG510），于2021年上市（图6.21）。

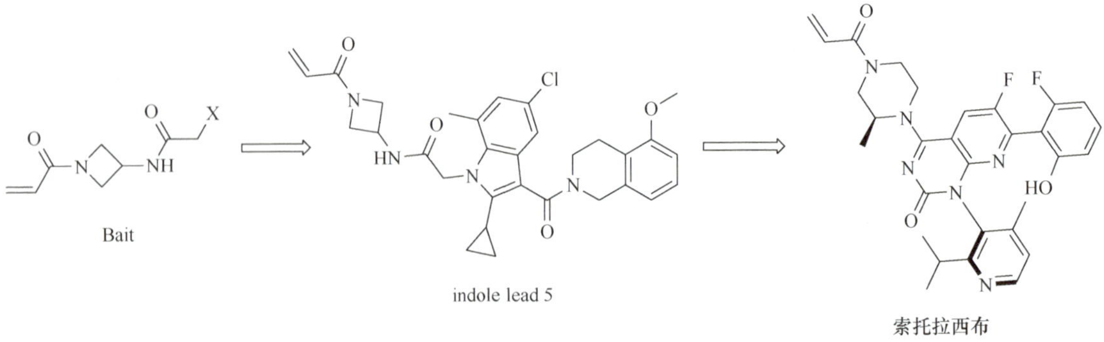

图 6.21 索托拉西布的发现历程

通常，在应用 SBDD 策略时，往往会借助 CADD 的分子模拟技术和可视化的优点。随着结构生物学的快速发展，蛋白质晶体结构的获得越来越容易，可以更加清晰地认识靶蛋白结合位点的三维形状和电子特征信息，从而给药物设计带来诸多便利。特别是蛋白质与小分子共晶结构的解析，将为蛋白质和小分子的结合模式提供最直接的证据。这些策略的有机结合促进了更合理的药物设计，大大加快了药物研发的速度。例如，布朗（Brown）分析了2016～2017年发表于*Journal of Medicinal Chemistry*期刊的66种候选药物，发现其中14%的先导化合物发现源自SBDD策略。事实上，SBDD策略已被广泛应用于药物研发，成为一种贯穿先导化合物发现和先导化合物优化设计的重要技术手段。

（三）从代谢产物中发现先导化合物

作为人体防御机制的一部分，药物在进入体内之后，通常会被体内的各种代谢酶代谢转化为引入极性基团的代谢产物而排出体外。药物在代谢酶的作用下会发生结构变化，通常会引起活性的降低或消失。但也有一些药物的代谢物会出现活性增强或产生新药理作用的现象，这样的代谢产物可能成为新的先导化合物。由于许多药物代谢产物保留了部分或大部分原始药物的结构，通常具有类似的药理活性，因而相较于随机筛选发现先导化合物，通过代谢产物来发现先导化合物更为合理。总之，研究药物的代谢产物不仅对全面掌握药物的不良反应具有重要意义，也已成为发现先导化合物的重要途径之一。

例如，镇静催眠药地西泮在体内易发生C-3位的氧化代谢而生成C-3羟基取代的代谢产物。研究发现，其作用与地西泮相似，但毒性更低、副作用更小，因此被开发成为一种全新的镇静催眠药——奥沙西泮（图6.22）。目前，该药已在全世界广泛使用，受益患者达3000万人。

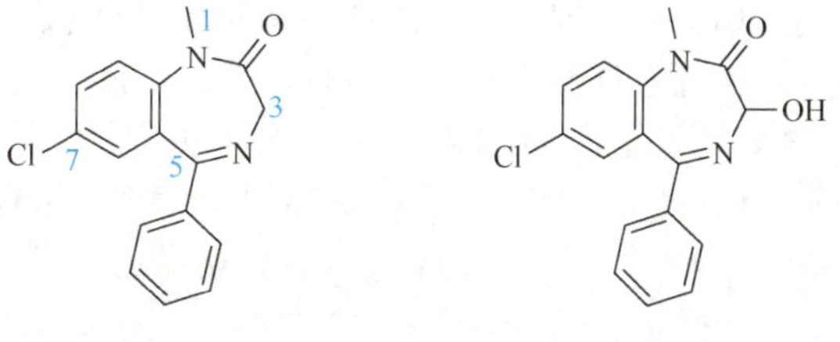

地西泮　　奥沙西泮

图6.22　地西泮和奥沙西泮

抗过敏药阿司咪唑（astemizole）具有心脏毒性，已永久撤市。研究发现，其在体内经*N*-脱烷基化会生成代谢产物诺阿司咪唑（norastemizole），后者对H_1受体的选择性更高，且活性是阿司咪唑的40倍，毒性大幅下降，已开发成新药上市（图6.23）。

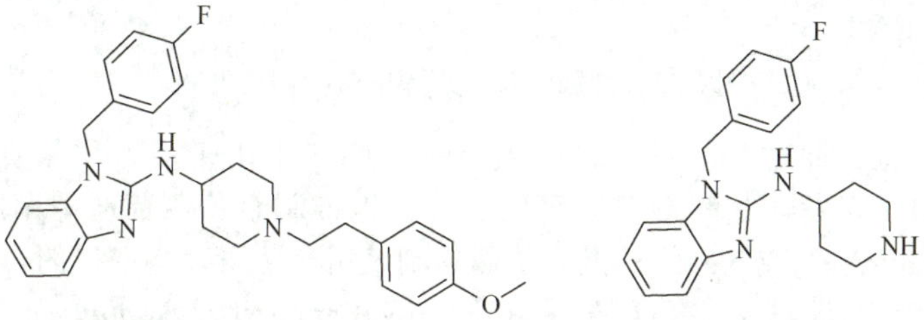

阿司咪唑　　诺阿司咪唑

图6.23　阿司咪唑和诺阿司咪唑

（四）基于临床副作用或老药新用途的先导化合物发现

诺贝尔生理学或医学奖获得者布莱克（Black）曾经说过，老药是发现新药最富有成效的基础（the most fruitful basis for the discovery of a new drug is to start with an old drug）。他认为新药研发的最佳选择是起始于一种老药，即“老药新用”。事实上，以现有药物的副作用或新药理作用为出发点，开发出具有新治疗作用的先导化合物或新药，已有很多成功的案例。

1. 基于药物副作用的先导化合物发现　异丙嗪（promethazine）是一种组胺H_1受体拮抗剂，用作抗过敏药，但其具有明显的安定和镇静副作用。基于此，将其异丙基支链以直链的丙基替代时，其抗过敏作用下降而抗精神病作用增强，由此促进了第一个吩噻嗪类抗精神病药物氯丙嗪的发现（图6.24）。

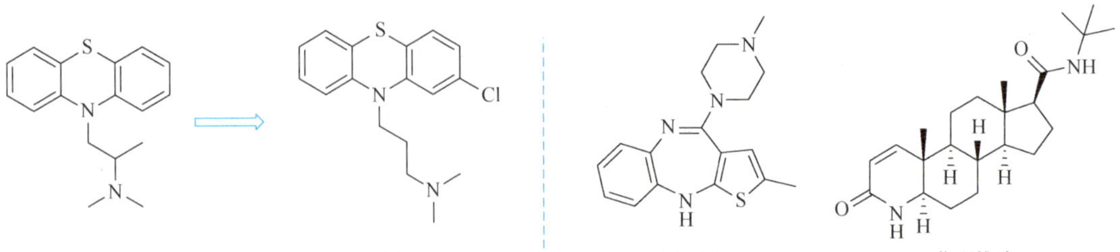

异丙嗪　　氯丙嗪　　奥氮平　　非那雄胺

图 6.24　异丙嗪、氯丙嗪、奥氮平和非那雄胺

奥氮平（olanzapine）是一种非经典的抗精神病药物，临床用于治疗精神分裂症。但在临床应用时，患者出现了嗜睡现象，故也被用作催眠药。此外，奥氮平还具有止吐效果，可用于治疗化疗相关性恶心呕吐。非那雄胺（finasteride）是一种 5α-还原酶（5α-reductase）的特异性抑制剂，临床用于治疗和预防良性前列腺增生。在临床应用时，研究人员意外发现其具有治疗脱发的效果，因此被开发为治疗脂溢性脱发的药物（图 6.24）。

2. 基于新药理作用的先导化合物发现　沙利度胺（thalidomide），又称反应停，原本用于治疗孕吐，后发现具有严重的胎儿致畸毒性，因此被很多国家禁用，并撤出市场。但后续研究发现，其对麻风、风湿和多种恶性肿瘤展现出一定的治疗效果。机制研究发现，其不仅可以抑制肿瘤坏死因子而发挥抗炎作用，而且还能抑制血管新生而发挥抗肿瘤作用。因此，沙利度胺相继被美国 FDA 批准用于治疗麻风结节性红斑和多发性骨髓瘤。此外，沙利度胺的类似物来那度胺和泊马度胺（pomalidomide）也相继被批准上市用于治疗多发性骨髓瘤（图 6.25）。

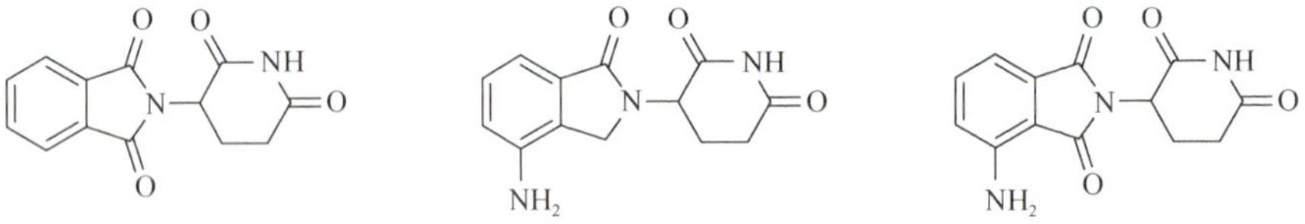

沙利度胺　　来那度胺　　泊马度胺

图 6.25　沙利度胺、来那度胺和泊马度胺

萘替芬（naftifine）原本是一种广谱抗真菌药，临床上用于治疗皮肤真菌感染。2016 年，我国研究人员李剑等人发现盐酸萘替芬可以竞争性地抑制金黄色葡萄球菌脱氢鲨烯去饱和酶（diapophytoene desaturase，CrtN）的功能，从而抑制金黄色色素“盔甲”的合成，进而有效地抑制临床分离得到的耐甲氧西林金黄色葡萄球菌（methicillin resistant *Staphylococcus aureus*，MRSA）对实验小鼠的感染与致病能力。这种“降低病原细菌感染能力”的抗菌策略与经典抗生素“杀死细菌”的方法完全不同，可以最大限度地保护人体内其他微生物，也可能解决由于杀菌而导致的广谱耐药问题。随后，他们通过对萘替芬结构进行多轮的改造与优化（老药二次研发），成功获得了药效更强和安全性更优的抗金黄色葡萄球菌感染候选药物分子 6（图 6.26）。

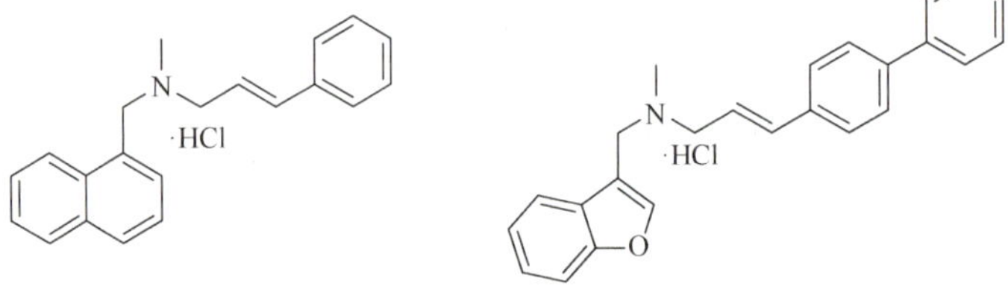

盐酸萘替芬　　6

图 6.26　盐酸萘替芬和化合物 6

三、基于综合技术平台的先导化合物发现

时至今日，先导化合物的发现过程早已不仅仅局限于单一技术，而是依赖于多种策略集成的综合技术平台。例如，基于片段的药物设计（fragment-based drug design，FBDD）即是一种综合了药理学、分子生物学、结构生物学、SBDD 和 CADD 等多学科方法和技术的一种先导化合物发现及优化策略。基于 FBDD 的先导化合物发现原理如图 6.27 所示：由于靶蛋白的活性位点是由多个子口袋组成，因此通过片段（分子量 150～250）筛选可能得到与各子口袋具有亲和力的低分子量片段，然后基于靶点结构信息进行片段结构优化或者片段连接，从而得到与靶点亲和力增强的先导化合物或候选化合物。

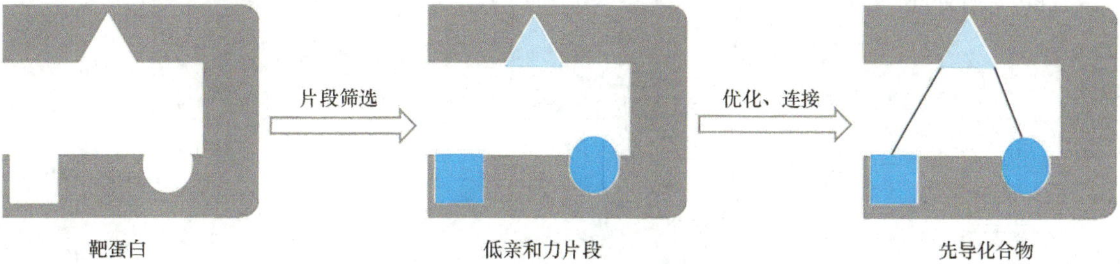

图 6.27 FBDD 策略的原理示意图

FBDD 与高通量筛选各有优势和劣势。高通量筛选通常依赖于筛选百万级及以上规模庞大的化合物库，获得的先导化合物在分子尺寸上与药物比较接近，因此与靶点的结合亲和力通常较高，可能达到微摩尔级。与高通量筛选不同的是，FBDD 方法是以筛选小结构片段为起点，这些小结构片段通常由少于 20 个重原子（组成药物分子的非氢原子，如 C、N、O、S 等）组成，其结合亲和力一般较弱，在 100 μmol/L 以上，甚至为毫摩尔级。这种弱亲和力的分子在高通量筛选中通常是被排除在外的，但其优势在于可以结合一个蛋白质的多个位点或多个蛋白质，因此，FBDD 筛选比高通量筛选具有更高的命中率。此外，FBDD 的一大优势在于筛选的片段库容量为 1000～5000，这对于大型制药公司、初创公司和科研机构都是可及的。

上述优势使得 FBDD 策略已在药物研发中得到了广泛应用。例如，基于对 2016～2017 年间发表于 *Journal of Medicinal Chemistry* 期刊的 66 种候选药物的分析发现，其中有 5% 的先导化合物发现源自 FBDD 策略。

一般而言，FBDD 方法的流程可以分成如下 3 个阶段。①片段库的合理构建。片段分子通常应符合“3 规则”（role of 3），即分子量≤300、氢键供体或受体数≤3、Clg P≤3、可旋转键数≤3。②片段筛选和识别。识别与靶蛋白弱结合的活性片段需要借助于高灵敏度的检测技术，主要包括生物化学检测技术、SPR 技术、磁共振技术、质谱（mass spectrum，MS）技术和共结晶技术等。③片段优化构建新分子。从片段到先导化合物的设计方法主要包括片段生长法（fragment growth）、片段连接与融合（fragment linking and merging）、片段自组装法（fragment self-assembly）。

为了获得结构新颖且靶向溴结构域蛋白 4（bromodomain 4，BRD4）溴结构域Ⅱ（bromodomain Ⅱ，BD Ⅱ）的抑制剂，科学家采用 FBDD 方法获得了结构全新、具有微弱抑制活性的苗头化合物 7（抑制常数 K_i=160 μmol/L），共结晶分析发现其分子中的哒嗪酮片段能与天冬酰胺 433 形成氢键相互作用。通过片段生长法引入与疏水的“色氨酸-脯氨酸-苯丙氨酸”（tryptophan-proline-phenylalanine，WPF）口袋相匹配的苯基侧链得到了先导化合物 8（K_i=890 nmol/L），活性提高了约 180 倍。在吡啶酮环上引入吡唑并环可以增加一个氢键相互作用，得到了活性进一步增加的化合物 9（K_i=48 nmol/L）。最后引入与天冬氨酸残基形成氢键相互作用的磺胺侧链得到了候选药物 ABBV-075（图 6.28）。

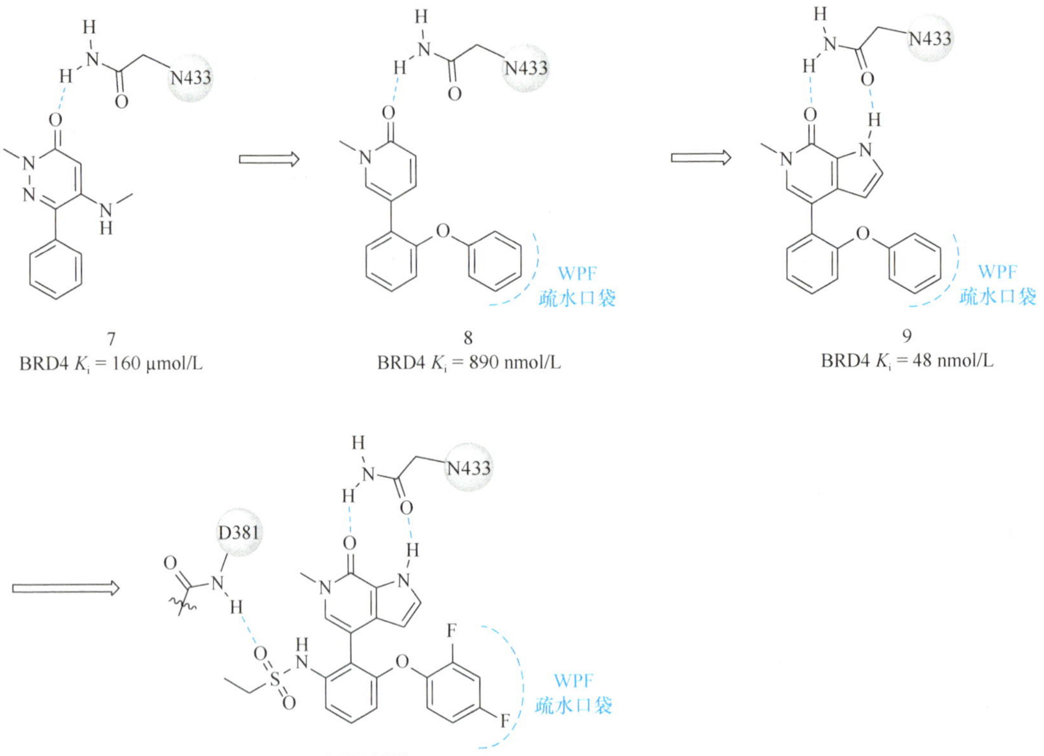

图 6.28 ABBV-075 的发现历程

四、基于其他方法的先导化合物发现

虽然以蛋白质为靶点的小分子药物研发已取得了佳绩，但这些靶点（约 700 种）仅是与人体疾病密切相关的治疗靶点中的一小部分，因此，寻找新的治疗靶点具有重要意义。核糖核酸（ribonucleic acid，RNA）是一类具有代表性的靶点，特别是调节 mRNA 或前体 mRNA（pre-mRNA）均可以作为新的治疗靶点。

目前已有的靶向调节细胞中 RNA 功能的治疗方案包括 ASO、siRNA、微小 RNA（micro RNA，miRNA）、小激活 RNA（small activating RNA，saRNA）、RNA 适配体（RNA aptamer）、核酶（ribozyme）、抗体-siRNA 偶联药物（antibody-siRNA conjugate，ARC）等。

针对核酸类靶点的先导化合物设计思路多基于碱基互补配对原则。例如，ASO 通常为含 13～30 个序列的单链核苷酸分子，故称为“寡核苷酸”。其序列被设计为与目标基因序列碱基配对，从而可以与特异的 RNA 序列结合，抑制靶基因蛋白产物的表达。但是，核酸类药物的研发面临诸多挑战，包括如何降低免疫原性、增加体内稳定性、提高组织渗透性和递送的器官靶向性等。

目前，已上市 9 个 ASO 药物（表 6.1），其中 8 个为 2013 年以来获批的药物。目前，核酸类药物研发已经成为全球新药研发的热点领域，我国在核酸类药物的研发方面起步较晚，仍处于技术追赶阶段。

表 6.1 已上市的 ASO 药物

中文名称	英文名称	治疗疾病	研发公司	上市年份（年）
福米韦生	fomivirsen	巨细胞病毒视网膜炎	伊奥尼斯制药（Ionis）	1998
米泊美生钠	mipomersen sodium	纯合性家族性高胆固醇血症	伊奥尼斯制药（Ionis）	2013
依特立生	eteplirsen	杜氏肌营养不良症	萨雷普塔制药（Sarepta）	2016
诺西那生钠	nusinersen sodium	脊髓性肌肉萎缩症	伊奥尼斯制药（Ionis）	2016
伊诺特森	inotersen	遗传性甲状旁腺素淀粉样变性	伊奥尼斯制药（Ionis）	2018
戈罗迪生	golodirsen	杜氏肌营养不良症	萨雷普塔制药（Sarepta）	2019
伏拉索生	volanesorsen	家族性高乳糜微粒血症	伊奥尼斯制药（Ionis）	2019
维特塞普索	viltolarsen	杜氏肌营养不良症	日本新药株式会社（Nippon Shinyaku）	2020
卡西姆生	casimersen	杜氏肌营养不良症	萨雷普塔制药（Sarepta）	2021

第二节 先导化合物的优化与策略

一、先导化合物的优化

先导化合物的优化（lead optimization）是新药研发中的关键环节，是指运用各种策略对先导化合物进行结构优化，并将其转化为候选药物的过程。如图 6.29 所示，由于先导化合物往往存在活性不足、选择性差、毒性大和类药性差等问题，故不能直接作为药物使用，需要通过多轮结构修饰来增强活性、增加选择性、降低毒性并改善其类药性，最终获得综合性质优异的“六边形战士”——候选药物。因此，先导化合物的优化主要包括四个方面：药效学优化、类药性优化、代谢性质优化和不良反应优化。

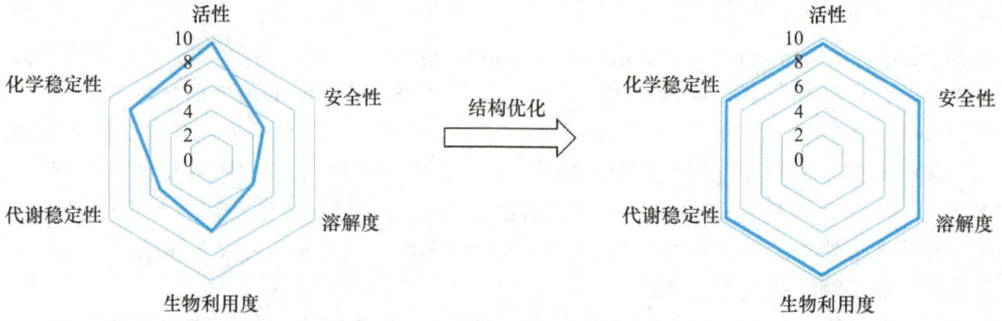

图 6.29 从有缺陷的先导化合物到候选化合物“六边形战士”

（一）构效关系研究

构效关系是指药物或其他生理活性物质的化学结构与其生理活性之间的关系，是药物化学的核心研究内容之一。系统、综合地考察一系列结构变化对化合物活性和选择性的影响，可以建立相应的构效关系。理论上，化合物结构变化的种类越多，获得的构效关系信息越全面。在建立构效关系的基础上，药物化学家可以优化设计出活性更优的化合物。例如，头孢类药物从第一代到第五代的不断更新迭代，就建立在充分的构效关系研究基础上。

（二）构性关系研究

构性关系是指药物或其他生理活性物质的化学结构与其物理化学性质之间的关系，是药物化学的重要研究内容之一。药物的物理化学性质主要包括分子量、lg *P*、总极性表面积（total polar surface area，TPSA）、氢键供受体数量、溶解度（solubility，*S*）、pK_a 和化学反应性等（图 6.30）。1997 年，科学家利平斯基（Lipinski）对类药性更佳的物理化学性质范围进行了归纳和总结，提出了著名的利平斯基“5”原则，即分子量小于 500；氢键供体数目小于 5；氢键受体数目小于 10；lg *P* 小于 5。如果一个化合物不符合“5”原则中的 2 项及以上，该化合物成为口服药物的可能性较低。

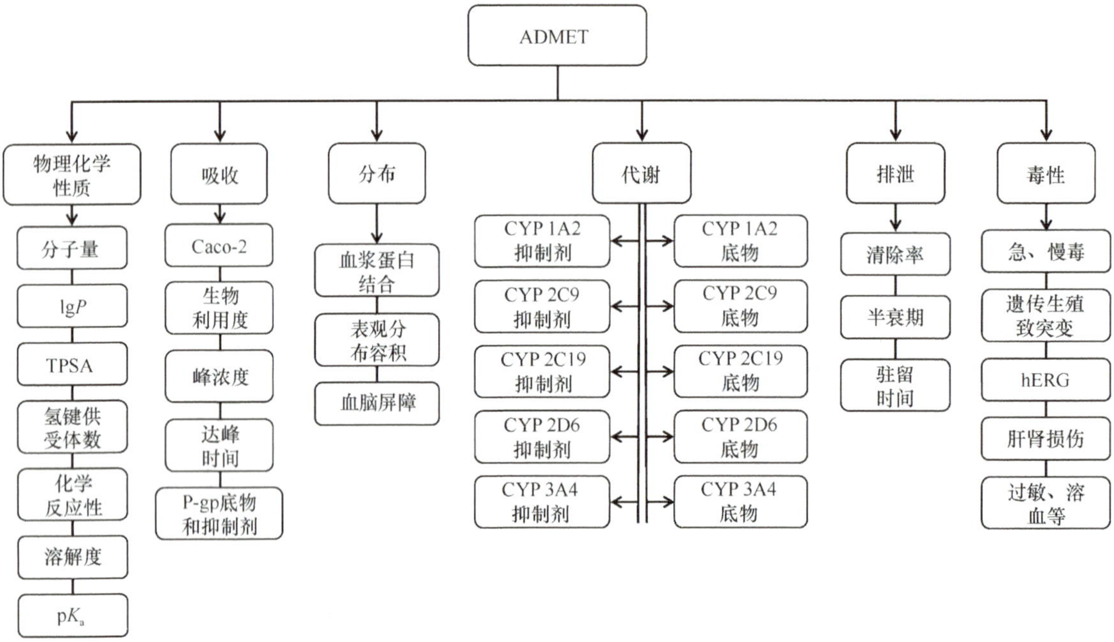

图 6.30 药物理化性质和 ADMET 优化的主要参数

（三）结构-代谢关系研究

结构-代谢关系（structure-metabolic relationship，SMR），简称构代关系，是指药物或其他生理活性物质的化学结构与其体内代谢规律之间的关系，是药物化学的重要研究内容之一。药物的体内过程包括药物的吸收、分布、代谢和排泄，它们与药物的理化性质密切相关。例如，溶解度、lg *P*（影响渗透性）、PSA 和 pK_a（影响解离度）会直接影响药物的口服吸收生物利用度、峰浓度和达峰时间；这些因素同样也会影响药物的血浆蛋白结合率、表观分布容积和血脑屏障通透性；药物的 I 相代谢通常是脂溶性药物通过反应引入极性基团；药物的首过效应和排泄过程中的重吸收都与药物的脂溶性密切相关。

20 世纪 90 年代，药代动力学性质不佳是药物研发失败的首要原因，占比高达约 40%，超过了药效不足（30%）。因此，药物的构性关系和构代关系研究引起了药物学家的高度重视。由此也发展出了专门以改善药物类药性为目标的药物设计方法——基于性质的药物设计（property-based drug design，PBDD），它是指针对药物或候选药物结构进行药代动力学性质设计与优化，以实现药物或候选药物的良好口服吸收、定向分布、可控代谢、优化消除或降低不良反应的目的。值得注意的是，在最近对过去 20 年中药物研发失败原因的分析中，由于类药性差而导致的临床药物研发失败得到了显著改善，比例下降至 10%～15% 的较低水平，充分表明了类药性优化的重要性和必要性。

（四）结构-毒性关系研究

结构-毒性关系（structure-toxicity relationship，STR），简称构毒关系，是指药物或其他生理活性物质的化学结构与其不良反应之间的关系，是药物化学的重要研究内容之一。药物不良反应产生的原因主要包括以下两个方面。①药物的选择性不佳引起的脱靶作用（off-target），“一药一靶”是药物研发理想状态，但往往难以实现，大多药物都存在“一药多靶”现象，即药物分子除了与目的靶点作用产生目的药理活性之外，还可以与其他非目的靶点作用而产生药理副作用。②由药物分子本身的特殊结构引发的特异质不良反应（idiosyncratic adverse reaction），此类不良反应往往难以预测。一般而言，第一类不良反应可以通过药理学研究进行分析预测并改善，如通过结构优化改善药物的亚型选择性，所以在临床前研究阶段就可以通过优中选优的方式排除掉一些选择性差的化合物。但第二类不良反应具有特质性，其产生机制复杂且难以预测，通常在药物临床研究阶段甚至上市以后才能逐渐被发现。

目前，候选药物必须经过严格的毒理学评价才能进入临床研究，研究内容包括急性和慢性毒理评价、三致试验（致畸、致癌、致突变）、hERG K^+ 通道相互作用评价、CYP 诱导或抑制作用评价（潜在的药物-药物相互作用）、器官损伤评价、过敏反应和溶血反应等（图 6.30）。

事实上，药物的药效、理化性质、ADMET 是一个统一的整体，都是由药物的分子结构本身决定的。化合物的每一次结构改动都会同时影响药物的药效、毒性和药代动力学性质。到了候选药物发现的后期，往往是通过非常精细的多轮修饰来获得药效强、毒性弱和药代动力学性质佳的候选化合物。经过药物化学家的不懈努力，已经形成了许多先导化合物优化策略，以下将对一些经典策略进行简要介绍。

二、先导化合物的优化策略

（一）脂肪链或环的结构改造

在药物的构效关系研究过程中，常常需要对分子局部的烷基链长和环的大小进行微调，以寻求最佳的长度或大小，这种优化方式称为同系物变换（homolog alteration），也是先导化合物优化中最常见、应用最广泛的方法。增加或减少碳原子数目会增大或减小化合物的脂溶性和分子体积，从而影响化合物的构象，改变其与受体的结合，并且还会影响化合物的药代动力学性质。值得一提的是，虽然引入双键（两个碳单元）和杂原子（N、O 和 S）不符合有机化学中严格意义的同系物，但在药物化学中仍可以看作同系物变换。

1. 链长和支链 冢本隆史（Takashi Tsukamoto）小组在研究谷氨酰胺酶（glutaminase）抑制剂时发现，两个噻二唑之间的烷基链长对活性有明显影响，减少一个碳原子，活性下降为原来的 1/8 左右，而增加一个硫原子，活性几乎不变（10、11 和 12）。同样地，侧链酰基的链长同样十分重要，缩短（13）、延长（14）或引入支链（15）均引起活性下降。其中，与化合物 11 相比，化合物 14 仅增加了一个碳原子，活性下降为不到原来的 1/50，由此可见同系物变换考察的重要性和必要性（图 6.31）。

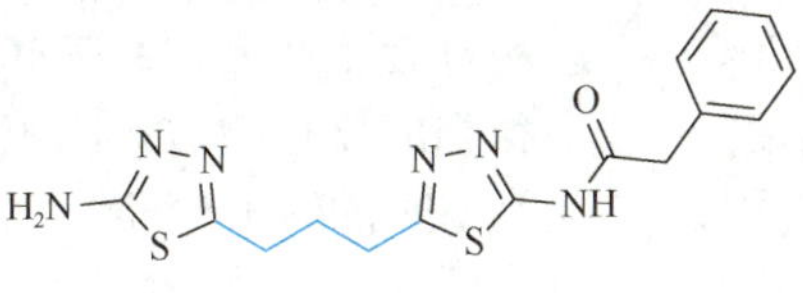

10
IC_{50} = 15 μmol/L

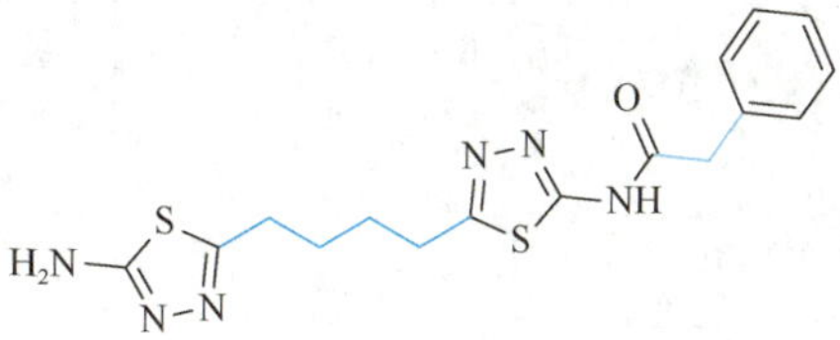

11
IC_{50}= 1.9 μmol/L

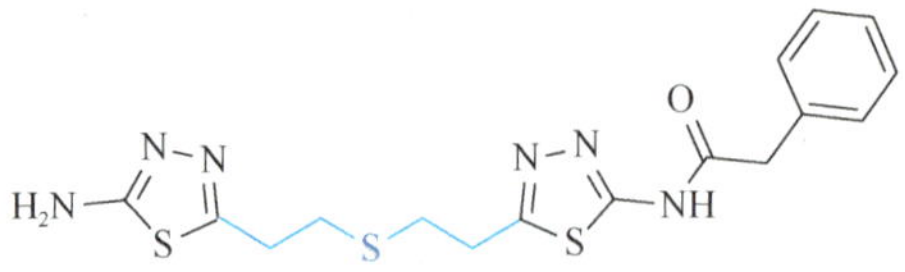

12
$IC_{50} = 2.7\ \mu mol/L$

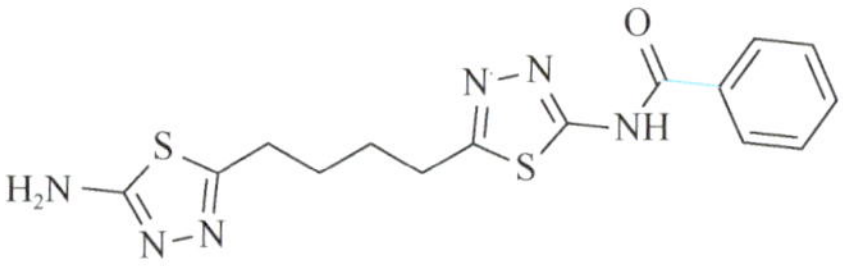

13
$IC_{50} = 7.2\ \mu mol/L$

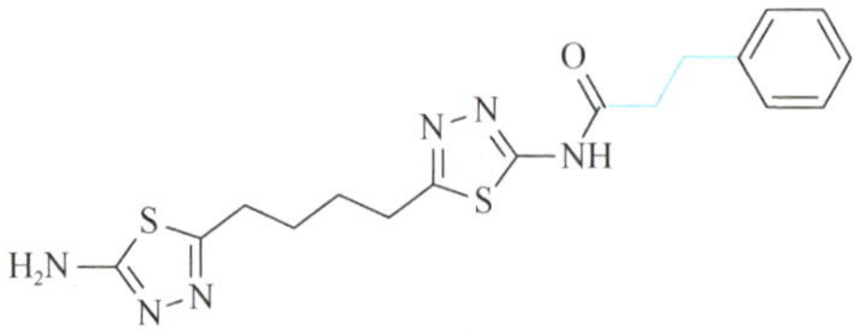

14
$IC_{50} \geqslant 100\ \mu mol/L$

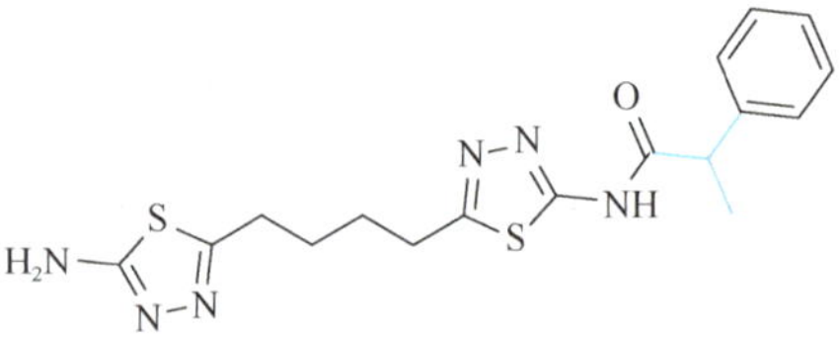

15
$IC_{50} = 12\ \mu mol/L$

图 6.31　链长和支链对活性的影响

2. 扩环和缩环　环大小的细微差别同样会对活性和选择性产生巨大影响。例如，化合物 17、18 与 16 相比，仅在侧链的环烷氨基大小方面有差别，但随着环的增大，其对磷脂酰肌醇-3-激酶（phosphoinositide 3-kinase，PI3K）α 的抑制活性（K_i：抑制常数）分别下降为原先的 1/10 和 1/30。其中，虽然化合物 17 对 PI3Kα 的抑制活性有所下降，但其亚型选择性（PI3Kβ K_i/PI3Kα K_i）由 186 提高到 328（图 6.32）。

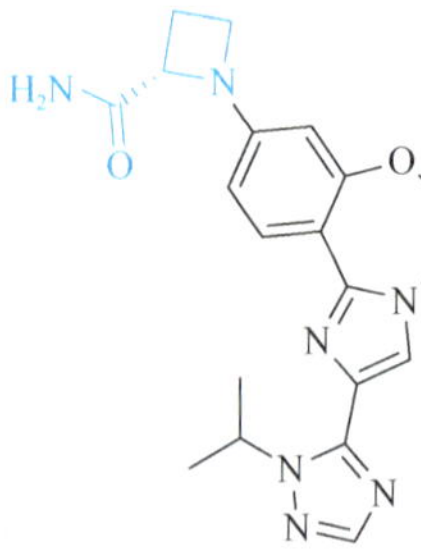

16
PI3Kα $K_{i(app)} = 0.03$ nmol/L
PI3Kβ $K_{i(app)}$/PI3Kα $K_{i(app)} = 186$

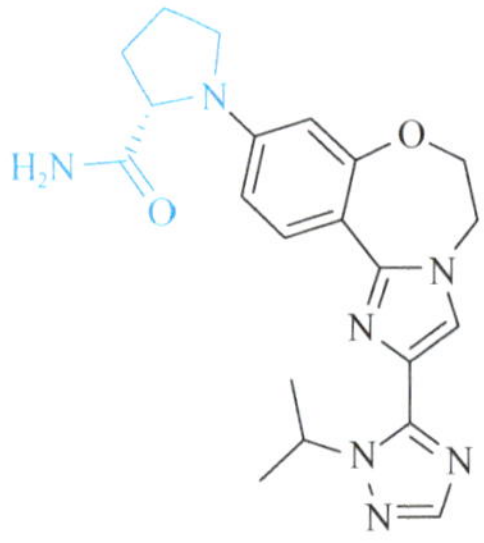

17
PI3Kα $K_{i(app)} = 0.3$ nmol/L
PI3Kβ $K_{i(app)}$/PI3Kα $K_{i(app)} = 328$

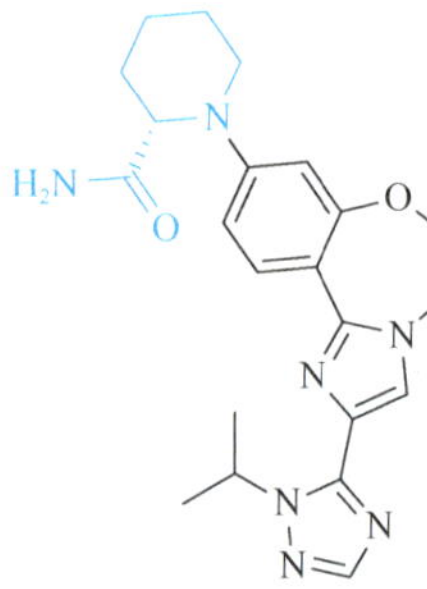

18
PI3Kα $K_{i(app)} = 0.1$ nmol/L
PI3Kβ $K_{i(app)}$/PI3Kα $K_{i(app)} = 69$

图 6.32　环大小对活性的影响

3. 开环和闭环　大部分药物结构中都含有环系，除了调整环的大小和利用生物电子等排策略改变环的类型之外，开环或闭环也是重要的修饰策略。

化合物 19 是一种强效的人缓激肽 B1 受体（human bradykinin B1 receptor，hBK1）抑制剂，但其口服吸收差，且清除率高，半衰期短。研究发现其分子中的二氨基吡啶结构易发生代谢，基于开环策略修饰得到的化合物 20，虽然其活性下降为原来的约 1/5，但生物利用度提高了约 3 倍，清除率降低，半衰期大幅延长（图 6.33）。

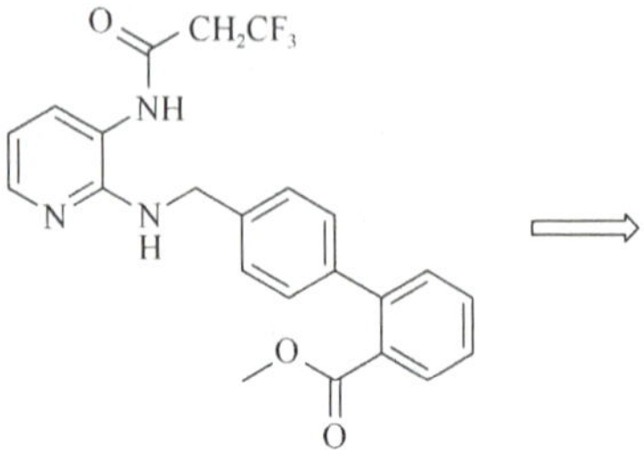

19
hBK1 $K_i = 12$ nmol/L
F(rat) = 9%
$t_{1/2} = 0.2$ h, CL = 35 mL/(min·kg)

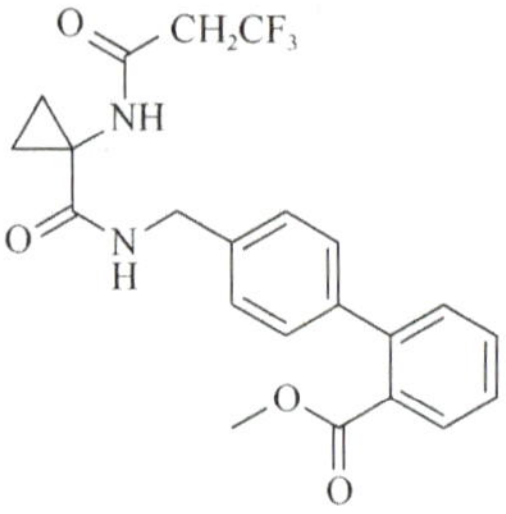

20
hBK1 $K_i = 63$ nmol/L
F(rat) = 26%
$t_{1/2} = 9.5$ h, CL = 9.3 mL/(min·kg)

图 6.33　开环对活性和代谢性质的影响

BTK 抑制剂泽布替尼在研制过程中也应用了开环策略，如图 6.34 所示，将分子中的嘧啶环打开并利用分子内氢键固定酰胺键的构象，发现了具有全新母核结构的药物泽布替尼。

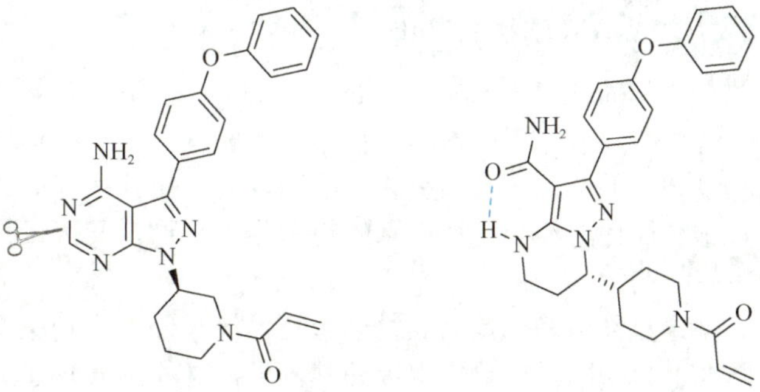

依鲁替尼　　　　泽布替尼

图 6.34　依鲁替尼和泽布替尼

闭环修饰不仅可使分子的构象更加稳定，而且环的增加往往能产生新的母核结构，从而突破专利。因此，闭环修饰已经成为药物结构优化中一种应用十分普遍的策略。例如，抗丙肝新药雷迪帕韦（ledipasvir）即是在达卡他韦的基础上充分利用闭环思路而优化得到的。通过引入二氟亚甲基闭环，不但得到了三环双氟芴新母核，还降低了联苯基团的电子云密度，增加了代谢稳定性。此外，在雷迪帕韦的优化中还引入了桥环、螺环和并环，从而破坏了分子的对称性，这些改造不但赋予了它与达卡他韦结构上明显的区别，也带来了更优越的性能（图 6.35）。

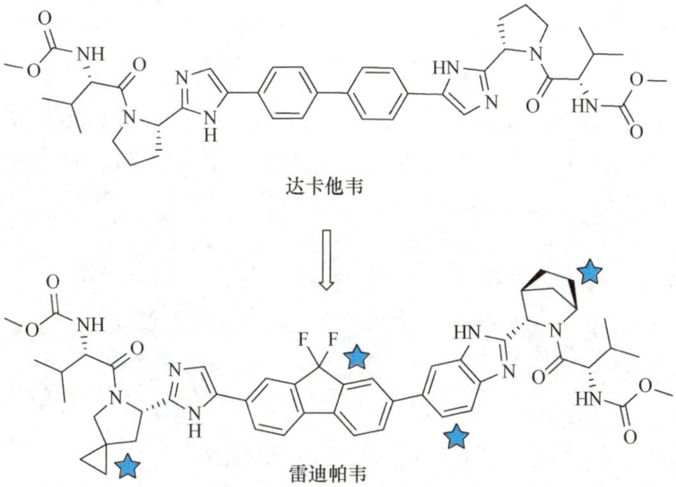

图 6.35　雷迪帕韦的闭环修饰思路

除了在分子局部应用并环策略之外，将分子头尾连接形成大环化合物也是一种重要的结构优化手段。例如，为了应对癌症的脑部转移，科学家以第一代 ALK 治疗药物克唑替尼为先导化合物进行了结构优化。研究发现通过分子头尾连接构建大环不但有助于保持分子的活性构象，而且能明显改善分子的血脑屏障通透性，最后发现了第三代 ALK 治疗药物劳拉替尼，其在大鼠脑脊液与血浆中的比值达到 0.31（图 6.36）。

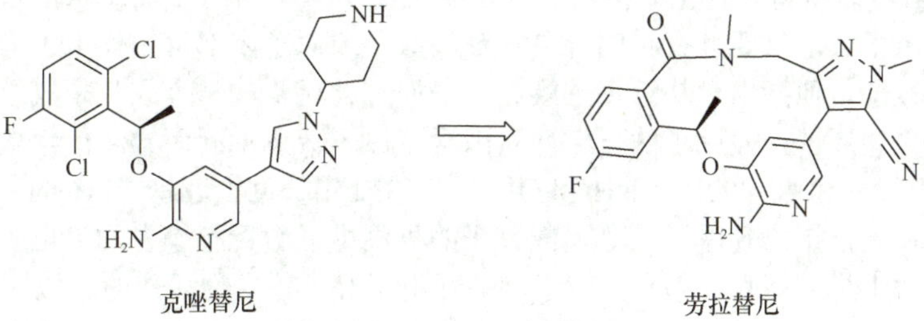

克唑替尼　　　　劳拉替尼

图 6.36　克唑替尼和劳拉替尼

（二）分子结构的简化

结构简化（structural simplification）是指去除药物复杂化学结构中的冗余基团从而简化得到保持原有药理作用的最基本化学结构的过程。一些活性分子，尤其是天然来源的活性分子，其结构复杂，手性、环系和敏感性基团较多，使其在合成和结构修饰方面都非常困难，因此有必要进行结构简化。经简化后得到的基本化学结构，又可以作为新的先导化合物进行结构优化，以发现更好的药物。

通过结构简化策略获得创新药已经有一些成功案例。例如，通过可卡因的结构简化发现了局麻药普鲁卡因。在普鲁卡因的基础上，又相继发现了氯普鲁卡因（chloroprocaine）和利多卡因等局麻药物（图 6.37）。

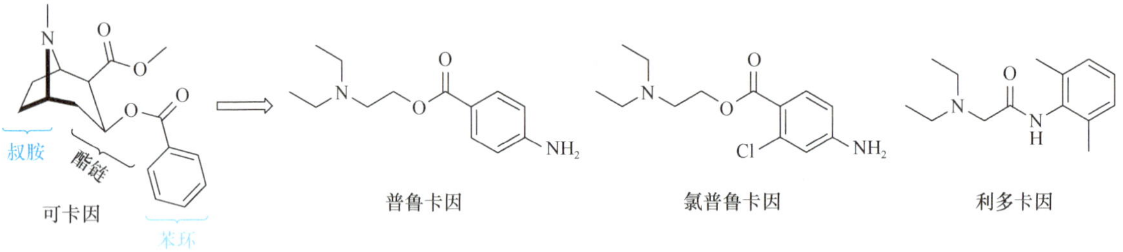

图 6.37　可卡因的结构简化

避孕药己烯雌酚（diethylstilbestrol）也是由甾体激素雌二醇（estradiol）的结构简化而来，简化前后二者分子中两个羟基的距离一致（图 6.38）。此外，上文提及的抗丙肝新药达卡他韦也是结构简化的经典案例。

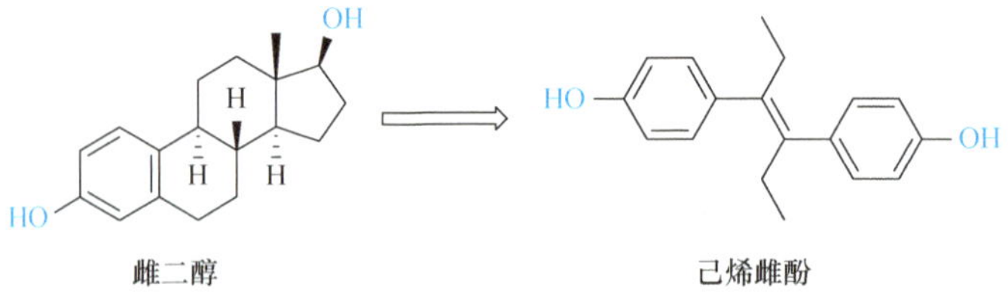

图 6.38　雌二醇和己烯雌酚

（三）生物电子等排策略

1. 生物电子等排的基本概念　生物电子等排（bioisosterism）是由电子等排体（isostere）的概念发展而来。1916 年，欣德本（Hinsbeng）提出了“环等价部分”（ring equivalents）的概念，即芳香环的等价部分（如═CH—与═N—）可以相互替代，而不会显著地改变理化性质。1919 年，朗缪尔（Langmuir）提出，凡是具有相同数目的原子和价电子的分子、原子或基团称为电子等排体，其在理化性质方面具有相似性，如 N_2 和 CO、N_2O 和 CO_2 等。1925 年，格林（Grimm）在环等价和电子等排体的基础上，提出了“氢化物置换规律”（hydride displacement law），他认为不论是否具有相同的原子数，只要具有相同价电子数的原子或原子团都可称作电子等排体，从而扩大了电子等排体的概念。他指出，从第Ⅳ主族起，任何一种元素与一个或几个氢原子结合形成的分子或基团可以称为假原子，假原子的化学性质因含氢原子数量不同而异，但都依次与邻近的较高族元素相似，如“CH 和 N”“CH_2、NH 和 O”等。1932 年，厄伦迈尔（Erlenmeyer）将电子等排体的概念进一步拓展，指出凡原子、离子或分子的外围电子数目相等者均为电子等排体，并首次把电子等排概念与生物活性联系起来，应用其解释电子等排体生物活性的相似性。1951 年，弗里德曼（Friedman）正式提出了生物电子等排及生物电子等排体等新概念，他将生物电子等排体定义为符合最广义的电子等排定义（即厄伦迈尔的电子等排体概念），具有相似的或相拮抗生理活性的化合物。1974 年，汉施（Hansch）提出，凡在同一标准的试验系统中能引起相似生化或药理作用的化合物，均是电子等排体。1979 年，桑伯（Thornber）将电子等排体的概念归纳总结为凡具有相似理化性质且由其产生广泛的相似生物活性的分子或基团都应是生物电子等排体。

发展至今，对于同一种结构类型，不断有新的等排体被发现和应用。总的来说，生物电子等排体可分为两大类，即经典的生物电子等排体及非经典的生物电子等排体。前者指厄伦迈尔电子等排概念所限定的那些等排结构；后者为不符合厄伦迈尔电子等排概念的定义，但置换后可使新化合物的理化性质、立体结构、生物活性与原化合物相似的基团。

2. 生物电子等排体的类型 表 6.2 总结了常见的生物电子等排体类型。一价的原子或基团作为取代基，处于分子的末端，是最简单和最常见的等排体。二价的等排体包括两种类型，一类为双键连接的原子或基团；另一类为以两个单键连接的原子或基团。三价的等排体包括三种类型，分别是以三键、三个单键，以及一个单键与一个双键为连接的原子或基团。四价原子类电子等排体以碳、硅和季铵盐最为常见。高价原子类电子等排体主要以 5 价磷或 6 价硫为代表。

表 6.2 常见的生物电子等排体类型

生物电子等排体的分类	等排体
一价原子和基团类电子等排体	原子：—H，—D，—F，—Cl，—Br，—I 基团：$—NH_2$，—OH，$—CH_3$，$—CD_3$，—SH，$—CF_3$，$—CHF_2$，$—OCH_3$，$—OCF_3$，—CN，—SCN，$^{i}Pr—$，$—N(CH_3)_2$，—OAc，$—N_3$，$—SF_5$
二价原子和基团类电子等排体	饱和：$—CH_2—$，$—CH_2CH_2—$，—O—，—NH—，—S—，—SO—，$—SO_2—$(砜)，—CONH—，$—CO_2—$(酯) 芳香环：—CH═CH—，—O—，—NH—，—S— 双键：C═O，C═C，C═N，C═S
三价原子和基团类电子等排体	—B═，—N═，—P═，—As═，—CH═，—CF═，—C(CN)═，C≡N，C≡CH
四价原子类电子等排体	═C═，═Si═，$═N^+═$，$═P^+═$，$═As^+═$
高价原子类电子等排体	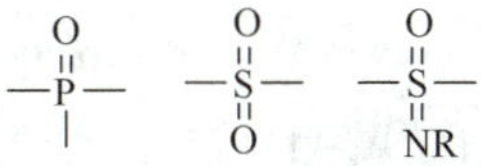
环类等排体	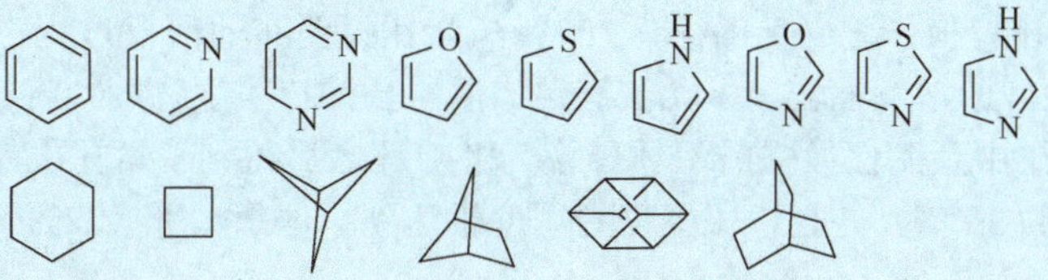
常见基团的等排体	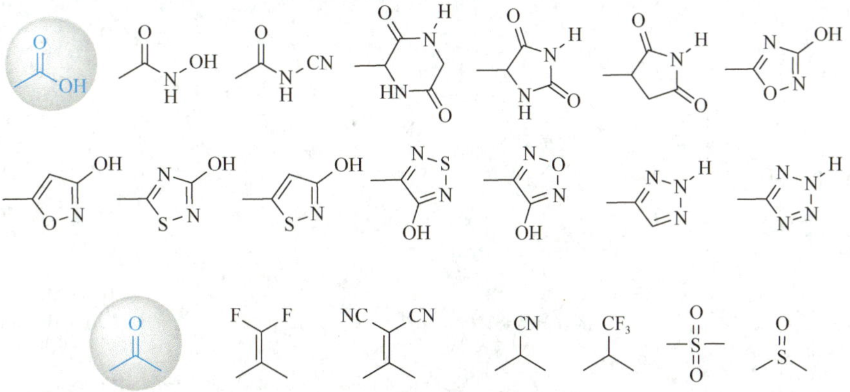

五元、六元含氧、硫和氮的芳杂环是苯环的经典生物电子等排体。近年来，芳香环和脂肪环的相互替换也常被应用于结构优化。因此，脂肪环和桥环也被看作苯环的非经典生物电子等排体。

官能团的等排置换应用也非常广泛，其等排体可以看作官能团各组成部分等排体的组合。例如，羧基由氢键受体（羰基氧原子）和氢键供体（羟基）构成。因此，可以采用 sp^2 杂化含孤对电子的 N 原子替换羰基氧原子或用氨基置换羟基，在此基础上辅以闭环的策略，从而可以得到种类丰富的羧基电子等排体。

3. 生物电子等排体在药物设计中的应用 目前，生物电子等排策略已经广泛应用于各类药物先导化合物的优化之中，并且取得了重大成功。但需要指出的是，药物的结构优化是一件精细的科学工作，细微的结构差异可能引起迥异的活性、毒性和类药性结果，应用生物电子等排策略也不例外。因此，生物电子等排变换是否能够达到预期的改造目标，是依据具体案例而动态变化的，不具有普遍适应性。但是，在同一个先导化合物的结构改造过程中，我们可以反复多次地应用该策略，直至获得理想的候选化合物。

（1）取代基团的等排置换：化合物 21 是一种 $KRAS^{G12D}$ 抑制剂，在人胃腺癌 AGS 细胞株测试其对细胞外调节蛋白激酶磷酸化（phosphorylation of extracellular regulated protein kinase，pERK）的抑制活性实验中，其 IC_{50} 为 270 nmol/L。在其六氢吡咯嗪侧链 A 环和 B 环的 C-2 位的 *α*-H 原子置换为 *α*-F 原子之后分别得到了化合物 22 和 23，它们的细胞水平活性分别提高了 4 倍和 11 倍（图 6.39）。

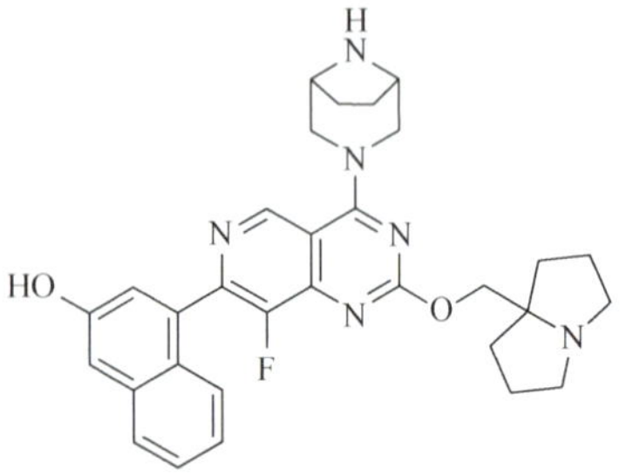

21
pERK AGS IC_{50} = 270 nmol/L

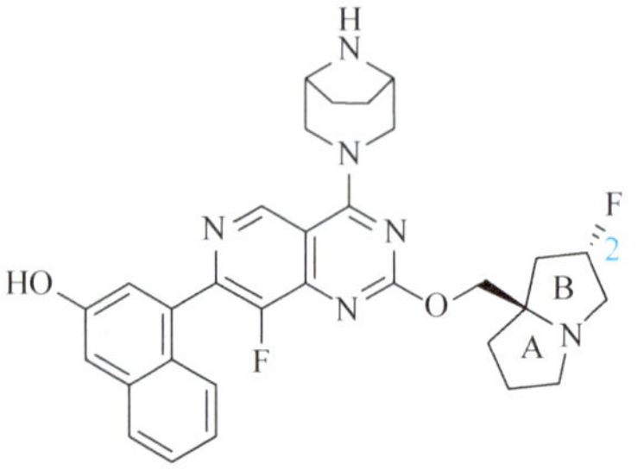

22
pERK AGS IC_{50} = 64 nmol/L

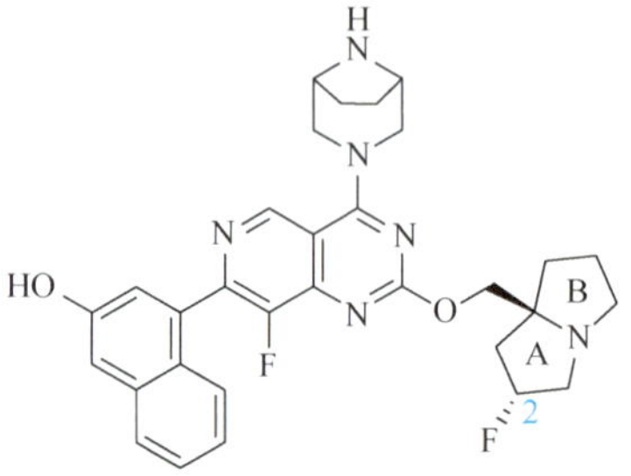

23
pERK AGS IC_{50} = 24 nmol/L

图 6.39 H-F 置换对活性的影响

（2）环系的等排置换：靶向 $KRAS^{G12C}$ 的新药索托拉西布的研发过程也应用了芳香环的等排置换策略。化合物 24 的溶解性较差，无法满足口服给药的口服生物度。将其母核上的氯原子置换为氟原子，且将分子中亲脂性最强的苯环替换为吡啶环之后得到了索托拉西布，其在磷酸缓冲液中的溶解度提高了约 35 倍，并且口服生物利用度也达到了理想水平（22%～40%）（图 6.40）。

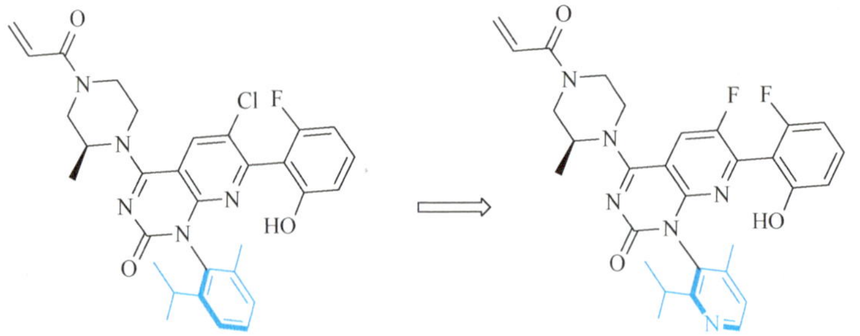

24
溶解度(PBS): 12 μmol/L
F: 4%~12%

索托拉西布
溶解度(PBS): 423 μmol/L
F: 22%~40%

图 6.40 苯环-吡啶环置换对药代动力学性质的影响

（3）官能团的等排置换：化合物 25 是一种 ARB，其体外活性良好，但口服吸收较差。利用生物电子等排原理，将羧基置换为四氮唑之后诞生了药物氯沙坦（losartan）。改造之后不但体外活性增强了 12 倍，而且其口服灌胃的活性优于静脉注射，说明氯沙坦具有优异的口服生物利用度。这可能是由于电离后形成的负电荷可以均匀地分散在四氮唑环上，从而更有利于通过生物膜（图 6.41）。

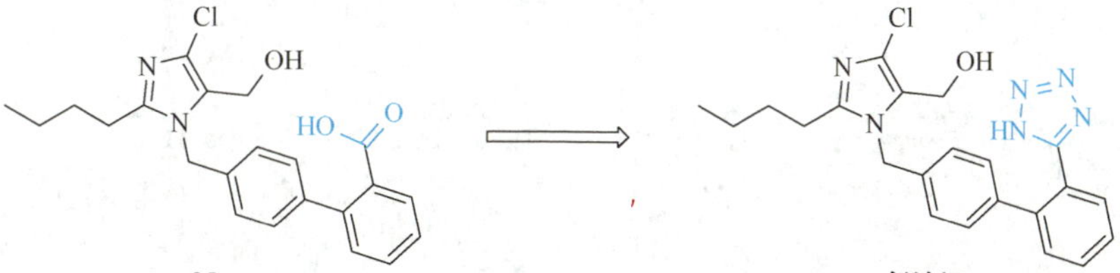

25
IC_{50} = 230 nmol/L

氯沙坦
IC_{50} = 19 nmol/L

图 6.41 羧基-四氮唑置换对活性和药代动力学性质的影响

（4）生物电子等排策略的综合利用：BTK 抑制剂阿卡替尼（acalabrutinib）是基于 BTK 首创新药依鲁替尼结构改造而得到的第二代 BTK 抑制剂。就结构而言，在阿卡替尼的结构优化设计中多次应用了生物电子等排策略：采用 2-丁炔酰胺置换丙烯酰胺；采用四氢吡咯替换哌啶环；采用咪唑并哒嗪替换吡唑并嘧啶母核；采用酰胺键替换氧桥；采用吡啶基团替换末端的苯环（图 6.42）。

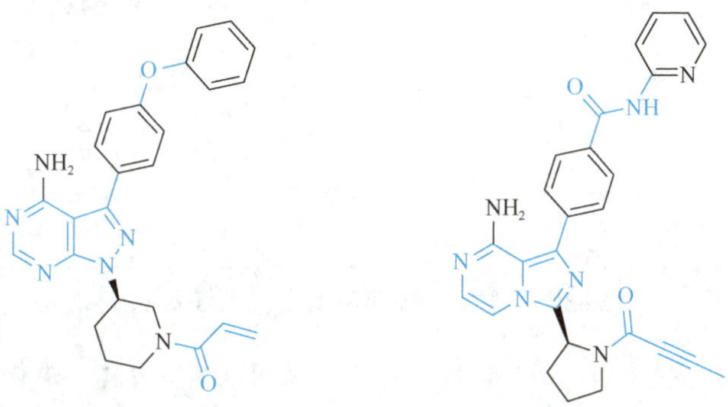

依鲁替尼

阿卡替尼

图 6.42 从依鲁替尼到阿卡替尼——生物电子等排策略的综合利用

（四）基于靶受体-配体相互作用的结构优化

基于受体-配体相互作用的结构优化方法属于 SBDD，依赖于预先获得靶受体结合口袋的三维结构和电子特性信息。随着结构生物学的快速发展，利用先导化合物与蛋白质的共晶复合物进行优化设计变得越来越普遍。

组成人体蛋白质的氨基酸为 20 种必需氨基酸（图 6.43），包括 9 种非极性氨基酸（疏水氨基酸）：甘氨酸、丙氨酸、缬氨酸、亮氨酸、异亮氨酸、苯丙氨酸、色氨酸、甲硫氨酸、脯氨酸。其余的为极性氨基酸（亲水氨基酸），包括 6 种极性不带电荷的氨基酸（苏氨酸，丝氨酸，半胱氨酸，天冬酰胺，谷氨酰胺，酪氨酸），3 种碱性氨基酸（赖氨酸、精氨酸和组氨酸，其在生理 pH 条件下会质子化而带正电荷），2 种酸性氨基酸（天冬氨酸和谷氨酸，其在生理 pH 条件下会解离而带负电荷）。由于受体与配体之间的紧密结合依赖于二者在三维空间结构、作用力和化学性质等方面形成互补，因此可以利用受体结合口袋里面氨基酸残基的分布情况针对性地进行先导化合物的优化。

靶点蛋白与配体（药物）之间的作用类型包括共价键、静电作用、氢键、离子-偶极相互作用、偶极-偶极、范德瓦耳斯力、疏水相互作用、π-π 相互作用和阳离子-π 相互作用等（表 6.3）。虽然一种分子间作用力的作用强度较弱，但是在靶点和底物相互匹配时，所形成的各种分子间相互作用可以叠加，从而达到增强药物分子整体与靶点的作用力，进而增强亲和力、选择性和药效。例如，由非极性氨基酸残基组成的结合口袋可以引入疏水片段；结合口袋含有极性不带电荷的氨基酸残基时，可以引入氢键给体或受体形成氢键；当含有碱性或酸性氨基酸残基时，可以相应的引

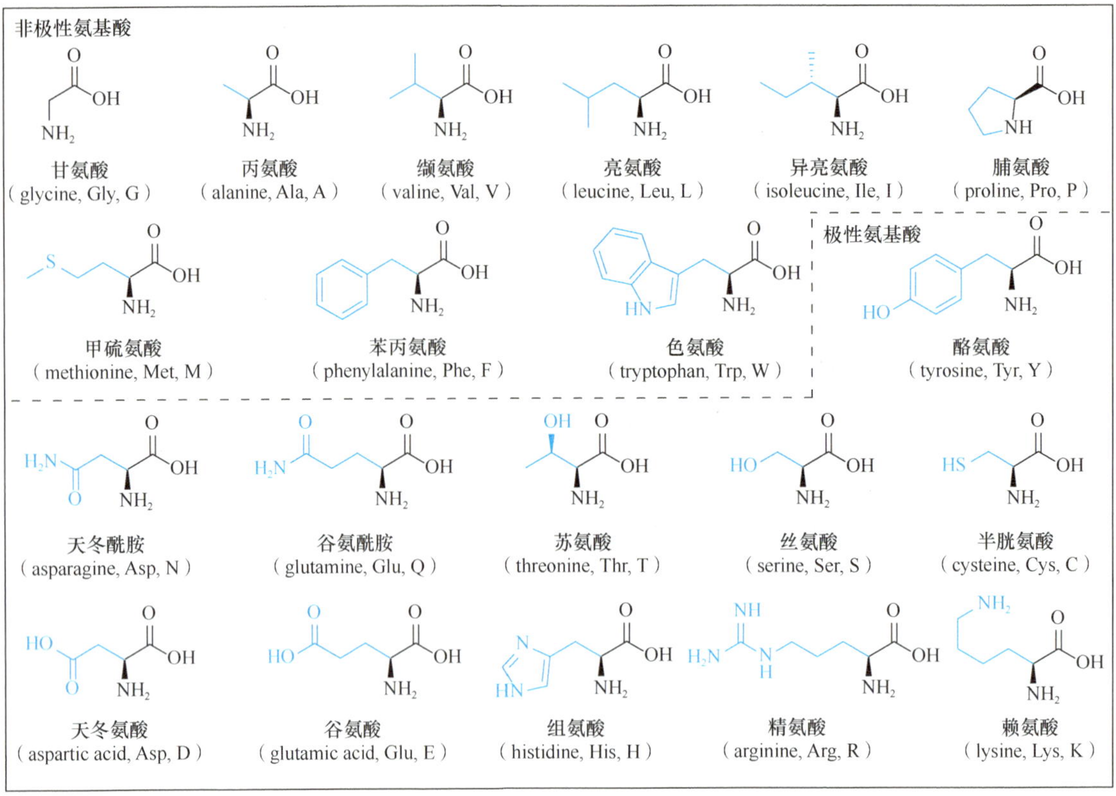

图 6.43　20 种必需氨基酸的结构式与英文缩写

入与之匹配的酸性或碱性基团而形成静电相互作用，或引入氢键受体、供体而形成氢键相互作用。此外，利用结合口袋中的亲核性氨基酸残基（C、S 和 K）形成共价相互作用而设计不可逆抑制剂的策略也已经得到了广泛应用。值得强调的是，除了氨基酸的侧链之外，氨基酸之间形成的肽键也会参与蛋白质与药物之间的相互作用。

表 6.3　不同类型作用力的键能

	共价键	氢键	静电相互作用	疏水相互作用	范德瓦耳斯力	离子-偶极	偶极-偶极
键能（kJ/mol）	140～800	4～30	20～40	～3.4	0.3～1.9	～2	～0.5

1. 基于碱性氨基酸残基的先导化合物优化　异西瑞香素（isodaphnoretin）是一种香豆素类天然产物，其对 2 型糖尿病的重要治疗靶点二肽基肽酶Ⅳ（dipeptidyl peptidase Ⅳ，DPP-Ⅳ）具有微弱的抑制活性（IC_{50}=14.13 μmol/L）。李洪林等以其作为先导化合物，根据已知 DPP-Ⅳ抑制剂西格列汀（sitagliptin）的药效团模型，利用基于三维分子相似性及静电互补的骨架跃迁策略，通过结构优化得到了 IC_{50}=2.06 μmol/L 的候选化合物 26，活性提高了 6800 多倍（图 6.44）。

研究发现，化合物 26 中的 C-8、C-9 位的两个甲氧基的孤对电子可与 DPP-Ⅳ蛋白中质子化的 R358 残基形成氢键相互作用，键长分别为 2.7 Å 和 3.2 Å，但西格列汀无此作用。这一差异使得 26 与 DPP-Ⅳ的亲和力提高至西格列汀的 5 倍，K_d 分别为 2.38 nmol/L（西格列汀为 12.7 nmol/L）。将 26 分子中 C-8 位的甲氧基替换成氰基之后得到 27，这种改造缩短了 H 键受体 N 原子与 R358 之间的距离，使相互作用进一步加强（2.8 Å 和 2.9 Å），因而亲和力增加了 13 倍。重要的是，27 与蛋白质的结合速率（k_{on}）约为 26 的 9 倍，而 26 的解离速率（k_{off}）为 27 的 1.5 倍，因此靶点停留时间（target residence time，TRT）延长为 26 的 1.5 倍。这种“快结合，慢解离”的特性使得即便药物发生解离也可以快速地再结合，从而维持较高的局部药物浓度和靶点占有率，最终导致持续的体内药效。此外，化合物 27 的口服生物利用高达 98.54%，半衰期超过 24 h，在糖尿病小鼠模型上单次给药 3 mg/kg 可以维持持续抑制 DPP-Ⅳ（>80%）的药效超过 7 天。这些优良的综合特性使得化合物 27 成为长效的抗糖尿病候选药物（图 6.45 和表 6.4）。

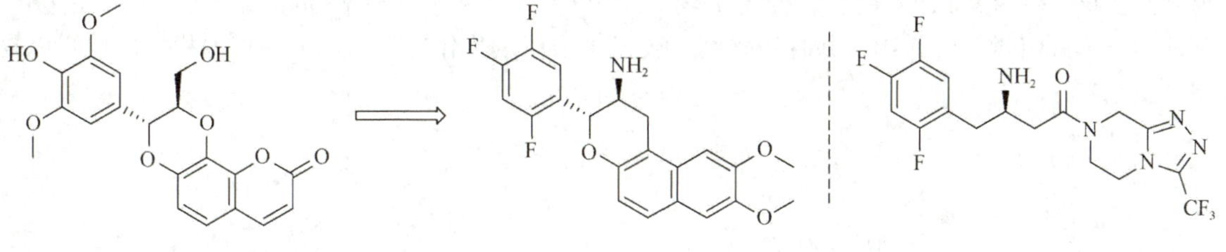

异西瑞香素 $IC_{50} = 14.13\ \mu mol/L$　　26, $IC_{50} = 2.06\ \mu mol/L$　　西格列汀

图 6.44　异西瑞香素的结构修饰

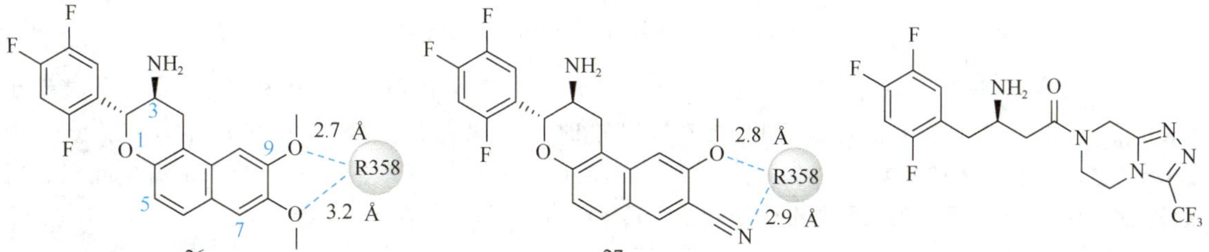

26　　27　　西格列汀

图 6.45　针对精氨酸残基的结构优化

表 6.4　三种化合物的结合动力学特征

化合物	k_{on}（$M^{-1}\cdot s^{-1}$）	k_{off}（s^{-1}）	K_d（k_{off}/k_{on}, nmol/L）	TRT（$1/k_{off}$, s）
26	$(1.44\pm0.022)\times10^6$	$(3.43\pm0.045)\times10^{-3}$	2.38	292
27	$(1.29\pm0.055)\times10^7$	$(2.29\pm0.078)\times10^{-3}$	0.18	437
西格列汀	$(1.18\pm0.010)\times10^6$	$(1.49\pm0.012)\times10^{-2}$	12.7	67

2. 基于酸性氨基酸残基的先导化合物优化　科学家在研制靶向 $KRAS^{G12D}$ 的药物时，选取了 $KRAS^{G12C}$ 抑制剂阿达格拉西布（adagrasib）作为先导化合物。为了与酸性的天冬氨酸残基形成相互作用，研发人员去掉了哌嗪环上针对半胱氨酸残基而设置的丙烯酰基，并对碱性哌嗪环的取代类型进行了考察，最终获得了候选化合物 MRTX1133。有趣的是，结合口袋中除了 D12 为酸性氨基酸之外，还存在另一个酸性氨基酸残基 E62，并且，与 E62 形成相互作用的六氢吡咯嗪侧链同样也是碱性片段（图 6.46）。

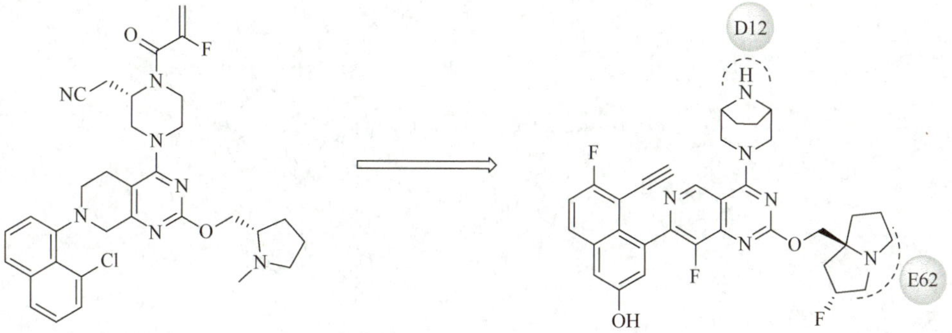

阿达格拉西布　　MRTX1133

图 6.46　针对天冬氨酸和谷氨酸残基的结构优化

3. 基于极性不带电荷的氨基酸残基的先导化合物优化 转染重排（rearranged during transfection，RET）原癌基因编码一种受体酪氨酸激酶，在多种肿瘤中被激活。RET 抑制剂 28 分子中的 *N*-甲基吡唑基团易发生 *N*-去甲基化，导致体内稳定性较差，将此基团替换为甲砜基苯基之后得到候选化合物 NPA101.3（29）。后者分子中的甲砜基苯基除了能与 Y806 形成 π-π 相互作用之外，还能与其形成氢键相互作用，并且甲砜基不会发生去甲基化作用，因此体内代谢稳定性也得以提高（图 6.47）。

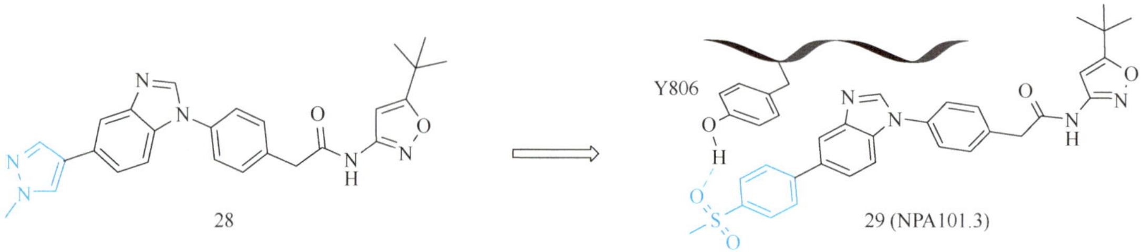

28　29 (NPA101.3)

图 6.47　针对极性酪氨酸的结构优化

4. 基于非极性氨基酸残基的先导化合物优化 科学家在研究 p38α-丝裂原活化蛋白激酶（mitogen-activated protein kinase，MAPK）抑制剂时，发现先导化合物 30 的 B 环附近有一个由 V38、A51、K53、L104 和 T106 形成的浅疏水口袋。据此引入疏水的氯原子或甲基占据此口袋之后得到了化合物 31 和 32，活性分别提升了 100 和 200 倍以上（图 6.48）。

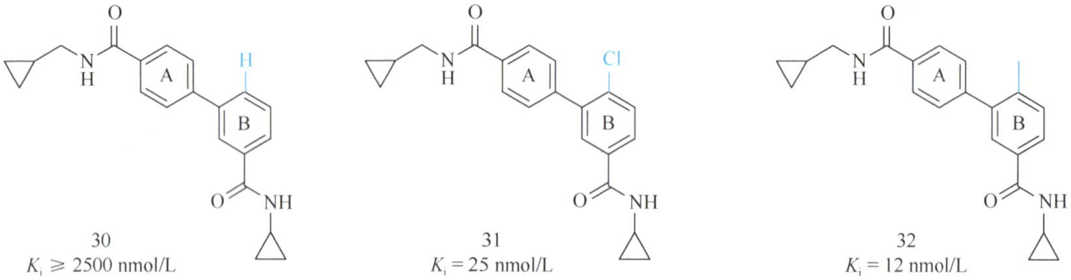

30 $K_i \geqslant 2500$ nmol/L　31 $K_i = 25$ nmol/L　32 $K_i = 12$ nmol/L

图 6.48　针对小疏水口袋的结构优化

MRTX1719 是一种 PRMT5 · MTA 合成致死的抑制剂。在其研发过程中，科学家发现化合物 33 与 PRMT5 · MTA 形成的共晶复合物中吡唑的 C-5 位方向有一个由 V326、F300、Y304 和 F580 等残基组成的疏水口袋，引入苯基取代之后活性大幅增加，其中 MRTX1719 分子中的氰基还与 F580 位于主链（backbone）上的氨基形成了氢键相互作用（图 6.49）。

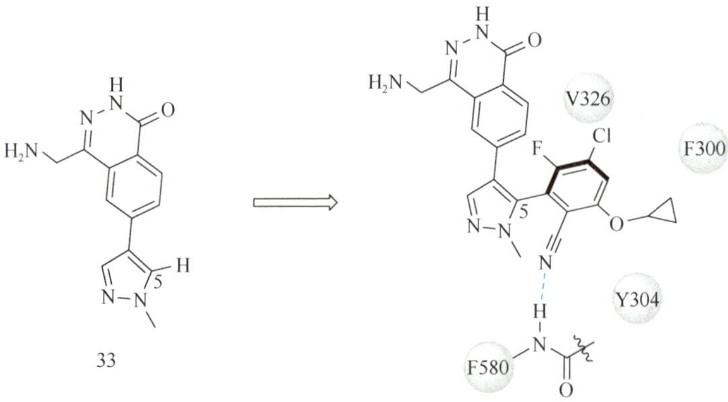

33　MRTX1719

图 6.49　针对大疏水口袋的结构优化

5. 基于亲核性氨基酸残基的先导化合物优化 利用氨基酸残基（C、S和K）的亲核性，引入能与之形成共价相互作用的结构片段，能够增强药效并延长作用时间。目前，基于半胱氨酸残基的不可逆抑制剂已经大放异彩，有许多药物上市。例如，第二代EGFR抑制剂来那替尼（neratinib）和第三代抑制剂奥希替尼（osimertinib），以及前文介绍的BTK抑制剂阿卡替尼和依鲁替尼等均属于此类药物（图6.50）。

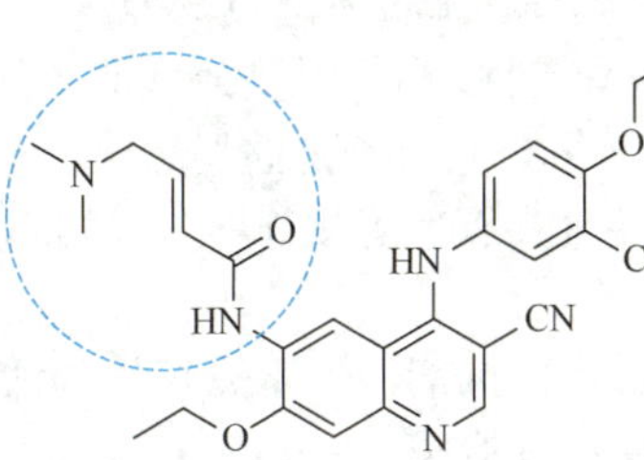
来那替尼

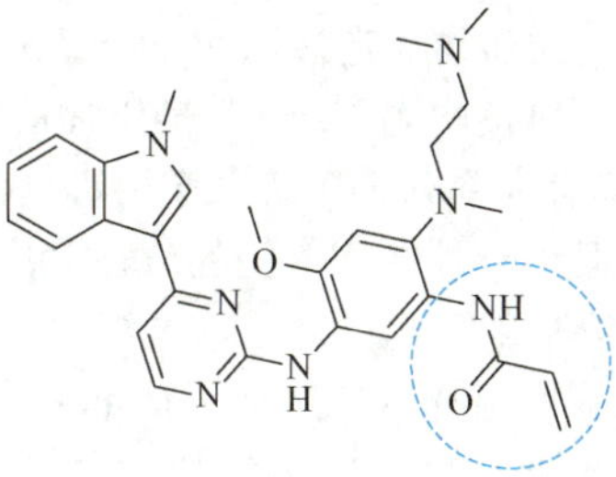
奥希替尼

图6.50 针对半胱氨酸的不可逆抑制剂设计

赖氨酸残基的碱性较强，在生理pH条件下通常会被质子化，无法作为亲核试剂，因此赖氨酸靶向的不可逆抑制剂报道很少。恩迪科特（Endicott）小组发现的首个周期蛋白依赖性激酶（cyclin-dependent kinase，CDK）2共价抑制剂NU6300，能够选择性地与CDK2中的K89残基形成共价键。化合物34是一种K56靶向的热休克蛋白72（heat shock protein 72，HSP72）不可逆抑制剂，与常见的迈克尔受体不同，该分子中采用了磺酰氟基团作为共价弹头（图6.51）。

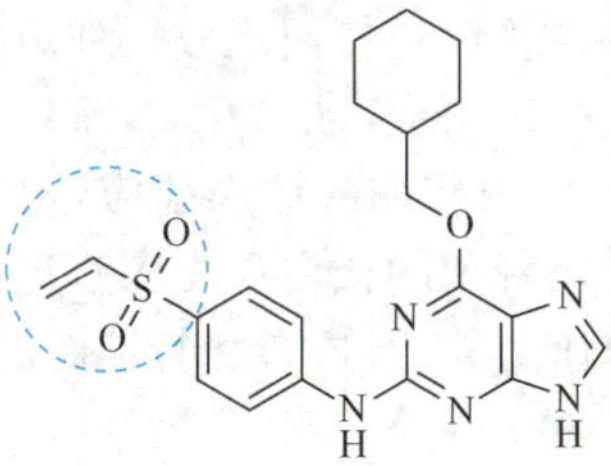
NU6300

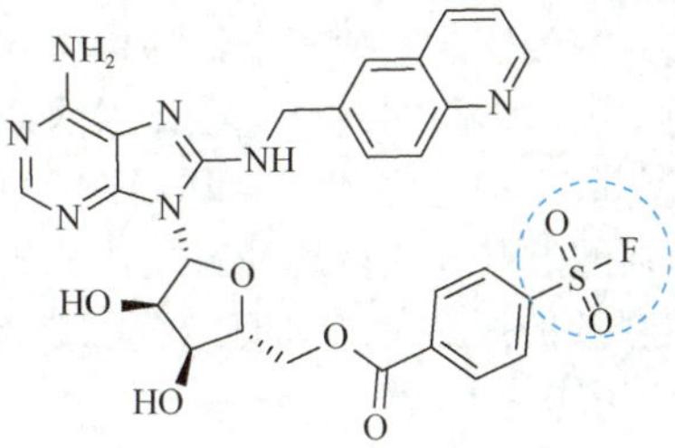
34

图6.51 针对赖氨酸的不可逆抑制剂设计

舒巴坦（sulbactam）是一种β-内酰胺酶抑制剂，可与催化位点的丝氨酸发生共价相互作用而使β-内酰胺酶失活。肖卡特（Shokat）等以阿达格拉西布为先导化合物，通过引入四元内酯环获得了靶向抑制$KRAS^{G12S}$的化合物G12Si-1（35，图6.52）。

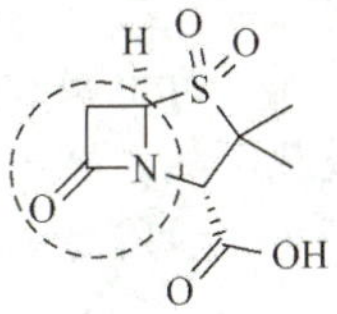
舒巴坦

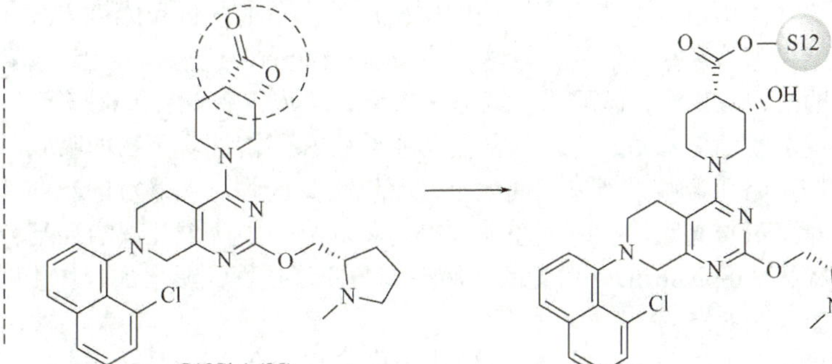
G12Si-1 (35)

图6.52 针对丝氨酸残基的不可逆抑制剂设计

(五)前药原理

前药(prodrug),也称前体药物,是指一类在体外无活性或活性较低,而在体内经酶或非酶作用,释放出活性物质而产生药理作用的化合物。1958年,阿尔伯特(Albert)首次在论文中提出了前体药物的概念,目前这一策略已经在药物研发中得到广泛应用。应用前药策略不会增加原药的活性,但可改变其类药性。应用前药策略的目的主要包括提高药物生物利用度,调节溶解性和渗透性,增加药物稳定性,减小不良反应,促进药物长效化,掩饰不适臭味等。

前药主要包括两大类:一类是生物前体(bioprecursor)药物;另一类是载体前体药物(carrier-prodrug)。前者大部分是在研究作用机制或代谢产物时发现的,具有一定的偶然性,人为理性设计属性较少。但当一种结构类型的代谢为主要代谢途径,并且具有普遍规律时,又可以作为理性前药设计的理论基础。

抗前列腺癌药物氟他胺(flutamide)是一种雄激素受体拮抗剂,但本身在体外活性较弱,而其在体内的主要代谢产物为氧化生成的活性代谢产物羟基氟他胺(hydroxyflutamide,图6.53)。故氟他胺在一定程度上也可视为一种生物前体药物。

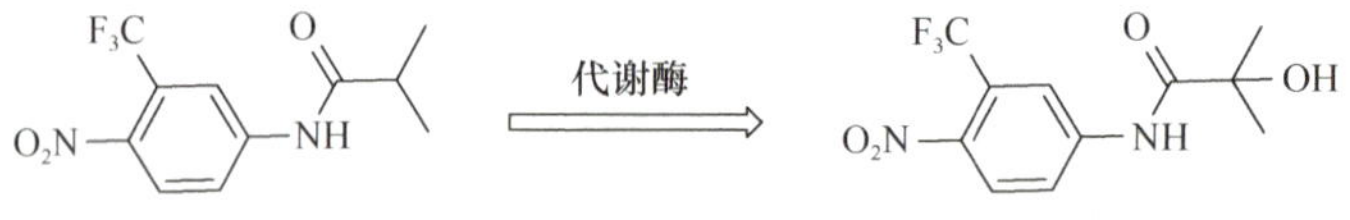

图6.53 氟他胺在体内代谢转化为羟基氟他胺

载体前体药物可以有意识地进行设计,具有明显的理性属性。其设计原理如图6.54所示:把原药(活性形式)与载体(某种无毒性的化合物)通过共价键连接而形成。理想的前药应具有如下特点:①原药与载体之间的共价键在体内酶或非酶的作用下应可断裂;②前药应无活性或活性低于原药;③载体分子应无毒或无生理活性;④前药在体内代谢释放原药应是其主要代谢途径,以免在释放原药前通过其他代谢途径直接代谢失活。原药释放的代谢反应应有足够快的反应动力学,以确保靶位释放的原药能达到有效浓度。值得强调的是,当修饰目的是促进药物长效化时,则可设计代谢速度缓慢的前药。

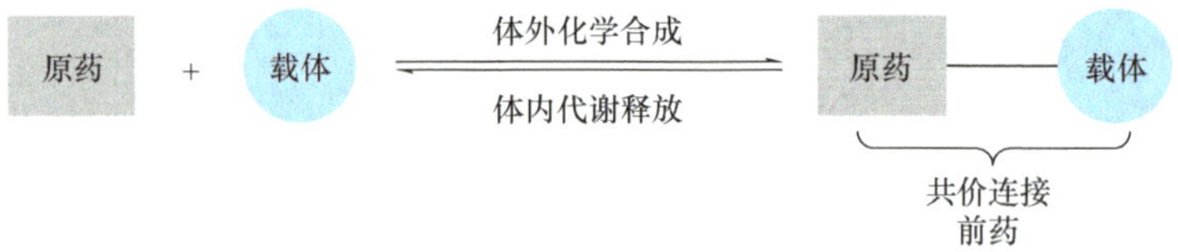

图6.54 载体前药修饰原理示意图

前药设计的中心问题是根据原药的结构选择合适的载体和成键方式。常用于前药设计的官能团主要包括羧基、羟基、巯基、氨基、磷酸盐/磷酸酯、羰基等。通过前药策略修饰,它们可以转化为对应的酯、硫代酯、碳酸酯、氨基甲酸酯、酰胺、磷酸酯和亚胺等。

1. 提高药物的靶器官选择性 药物的水溶性和脂溶性对药物的吸收具有决定性作用,因而通过前药修饰策略和调整给药方式的配合,可以提高药物对靶器官的靶向性。例如,肾上腺素分子极性大,在用于青光眼治疗时角膜吸收差。将其分子中两个儿茶酚羟基转化成叔丁酯之后得到了前药地匹福林(dipivefrin),后者的亲脂性和角膜渗透性大幅增加,作用时间延长,且降低了对心脏的副作用(图6.55)。

氟尿嘧啶(5-fluorouracil,5-FU)是一种胸苷酸合成酶(thymidylate synthetase)抑制剂,主要用于肿瘤治疗。当用于结肠癌时,应增加其在肠道的浓度而减少血药浓度。引入糖基得到前药卡培他滨(capecitabine),后者极性增大,易溶于水,吸收入肠后由胸苷磷酸化酶(thymidine phosphorylase）转化为氟尿嘧啶。对于结肠癌患者，服用卡培他滨后氟尿嘧啶在癌组织与血浆中的含量比为 21.4，使全身毒性大幅降低（图 6.56）。

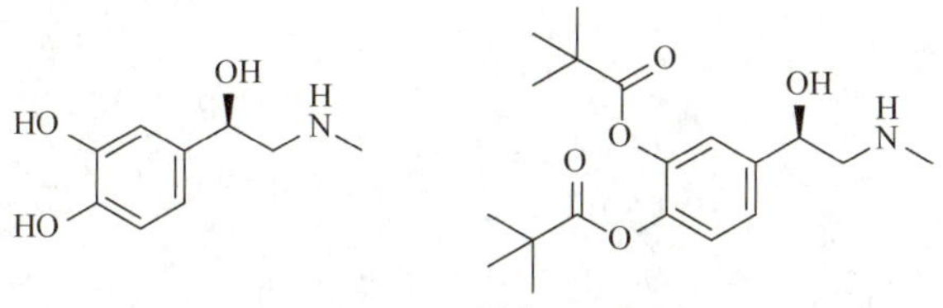

肾上腺素　　地匹福林

图 6.55　肾上腺素和地匹福林的化学结构

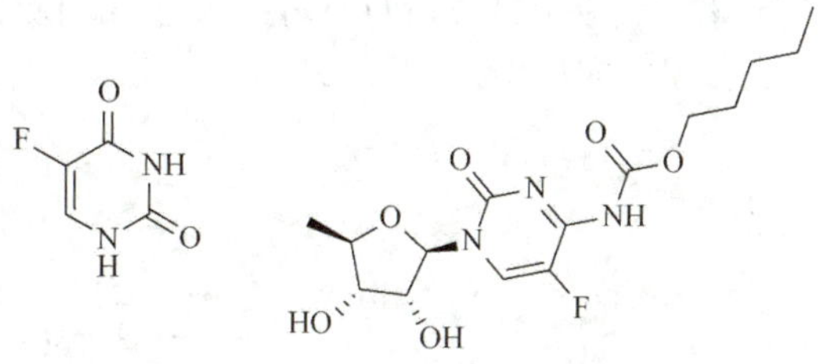

氟尿嘧啶　　卡培他滨

图 6.56　氟尿嘧啶和卡培他滨的化学结构

2. 增加药物的稳定性　特布他林（terbutaline）是一种支气管舒张药物，其分子中含有两个酚羟基，在体外储存时易被氧化而失效，在口服时也容易在肠黏膜和肝脏被代谢，首过效应（first-pass effect）严重。奥尔松（Olsson）等利用前药策略将其修饰为双前药 D2438，后者的化学稳定性和代谢稳定性大幅增加。D2438 口服吸收时，特戊酰酯在肝脏发生水解释放单前药中间体 36，后者可进一步在靶位水解释放原药特布他林而发挥药效。D2438 较特布他林起效慢，但有更稳定更持久的药效（图 6.57）。

3. 延长药物作用时间　比托特罗（bitolterol）是将平喘药可尔特罗（colterol）分子中的两个儿茶酚羟基转化为对甲苯甲酸酯而得到的前药。经吸入给药后，其通过酯酶水解释放出原药可尔特罗而产生药效，但其作用时间由原药的 4 h 延长至 8 h，可增加给药间隔时间，减少给药次数，增加患者的顺应性（图 6.58）。

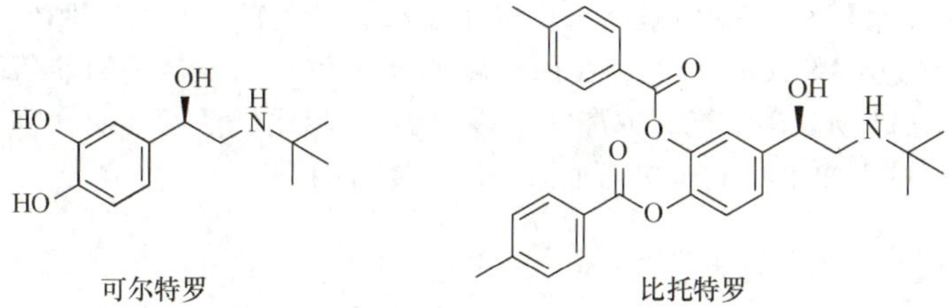

可尔特罗　　比托特罗

图 6.58　可尔特罗和比托特罗的化学结构

4. 改善药物的吸收，提高口服生物利用度　含有羧基或羟基药物的极性较大，脂溶性和渗透性差，很难透过多重生物膜而被吸收，导致口服生物利用度通常较差。例如，PSI-6206 具有很好的丙肝病毒复制抑制作用，但其较差的生物利用度限制了其直接作为候选化合物。利用核苷酸前药（prodrug nucleotide，ProTide）策略将 PSI-6206 优化设计为前药诞生了可以口服的抗丙肝明星药物索非布韦（sofosbuvir），它的上市使治愈丙肝成为可能（图 6.59）。

ProTide 是由麦圭根（McGuigan）教授发明的一种前药技术，其设计原理是将核苷单磷酸或单磷酸类药物分子中的

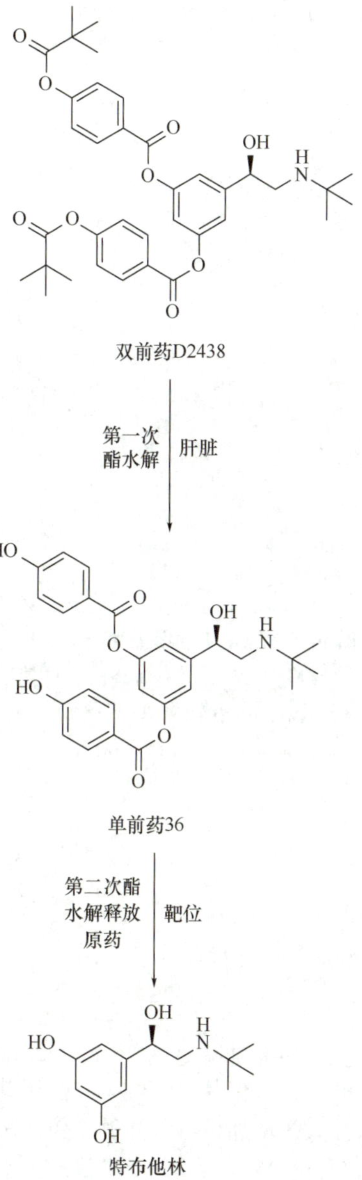

图 6.57　双前药 D2438 的代谢激活

羟基分别通过磷酯键和磷酰胺键（芳基模块和氨基酸酯基模块）修饰而形成磷酯-磷酰胺前药，通过掩蔽极性基团来降低分子极性从而增加生物膜通透性（图 6.60）。目前，ProTide 已经成为核苷类药物领域应用最成功的前药技术之一。除了索非布韦之外，抗乙肝药物 TAF 也是应用 ProTide 前药技术的成功案例（图 6.59）。

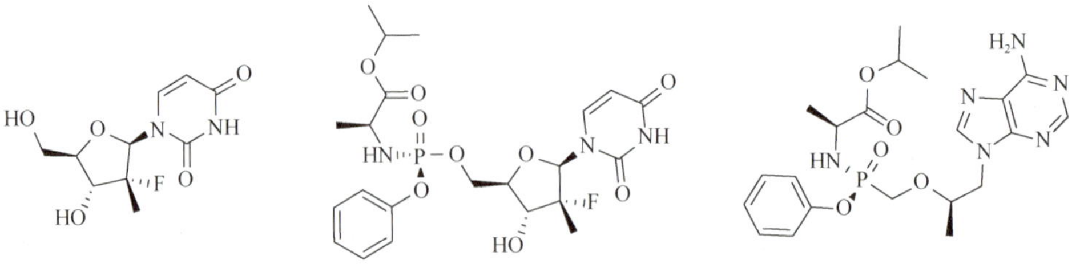

图 6.59　PSI-6206、索非布韦和 TAF 的化学结构

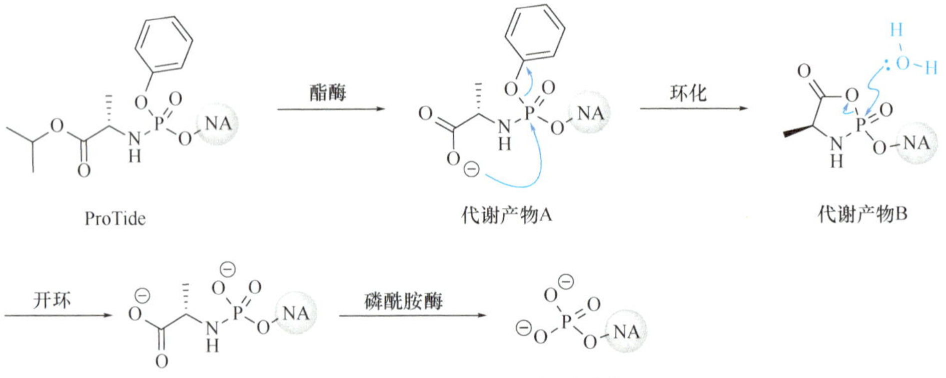

图 6.60　ProTide 技术的原理示意图

NA. nucleoside analogue，核苷类似物

5. 改善药物的溶解性　除了改善脂溶性外，前药策略也可以用于改善药物的水溶性。例如，陈悦小组研发的临床在研抗脑胶质瘤药物 ACT001 是一种在内酯环的 *β*-位引入二甲氨基的前药，它在体内经酶活化后可以得到活性代谢产物 *α*,*β*-不饱和内酯（木香内酯）。相比于活性代谢产物，ACT001 的溶解性大大增强，口服即可进入血液，并可突破血脑屏障（图 6.61）。

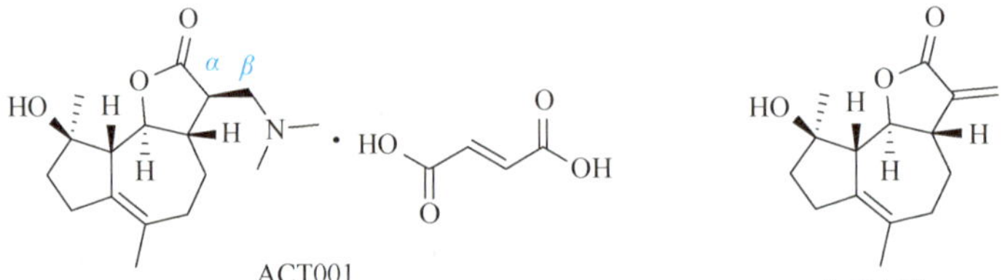

图 6.61　ACT001 及其代谢产物

考布他汀 A-4（combretastatin A-4，CA-4）是一种强效的微管蛋白抑制剂，具有良好的抗肿瘤活性，但其水溶性差。利用其分子中的酚羟基修饰得到前药磷酸酯二钠盐（CA-4P），后者水溶性大大增加，可以注射给药，在体内经酶水解后又释放得到 CA-4（图 6.62）。

6. 降低药物的不良反应　卡托普利是一种 ACEI，其分子中的巯基是活性必需基团，但同时也与皮疹和味觉障碍的副作用有关。在其结构基础上设计得到 *S*-乙酰化的前药阿拉普利（alacepril），其口服吸收良好，副作用大幅降低，并且降压作用比卡托普利更持久，成为一种长效的抗高血压药（图 6.63）。

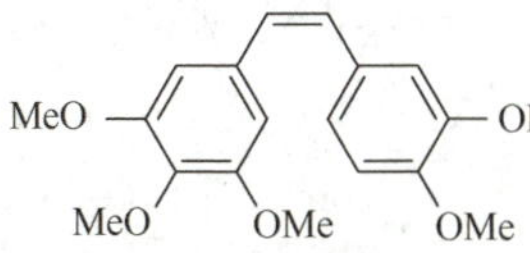

CA-4

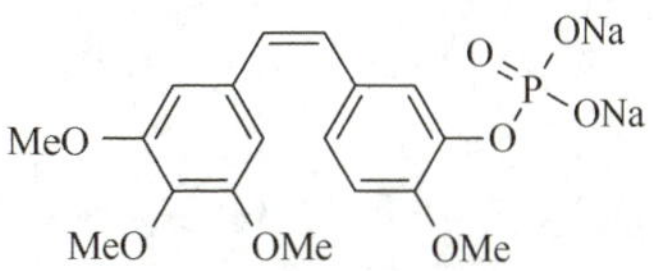

CA-4P

图 6.62　CA-4 和 CA-4P

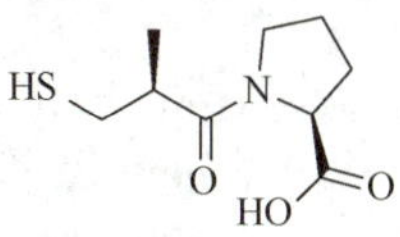

卡托普利

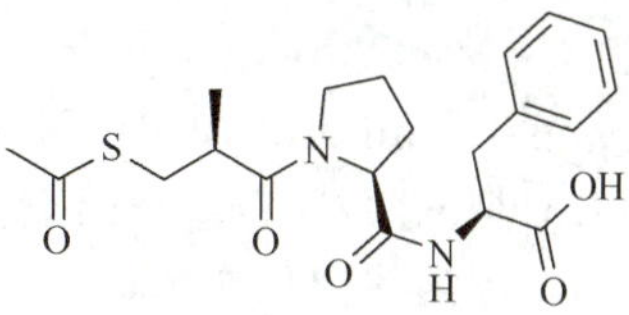

阿拉普利

图 6.63　卡托普利与阿拉普利

（六）软药策略

软药（soft drug）是指本身具有生物活性但容易代谢失活的药物。通常，软药是为了避免药物的蓄积毒性而人为设计的。它们在发挥治疗作用后，会按预先人为设定的代谢途径和可控的速率分解、失活并迅速排出体外。软药设计的母体分子称为原药，在原药分子中设计极易代谢失活的部位，称为软部位。软部位的确立和在软部位设计代谢方式和代谢速率可控的基团是软药设计的关键。

软药设计的先导化合物往往是在研究已知药物的代谢过程时发现的，通常是无毒且无活性的代谢产物。例如，美托洛尔在体内代谢转化为羧酸代谢产物 37 时活性丧失。兰地洛尔（landiolol）就是基于无活性羧酸代谢产物研制得到的新型超短效 β 受体拮抗剂，半衰期仅 4 min。该药具有选择性高、起效迅速、半衰期短、停药后失效快且较少引起低血压、无明显负性肌力作用等优点（图 6.64）。

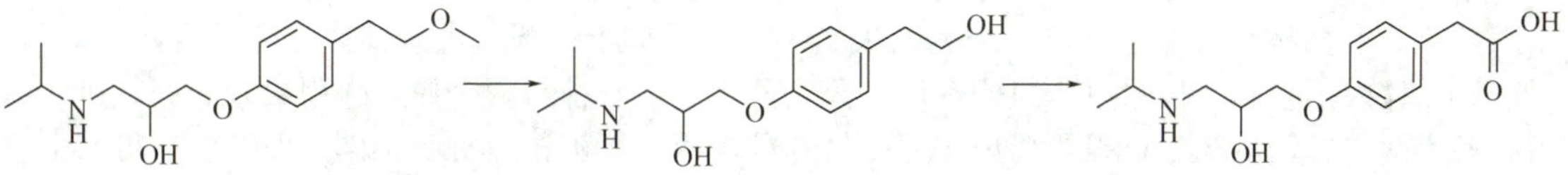

美托洛尔　　*O*-去甲美托洛尔　　失活代谢产物37

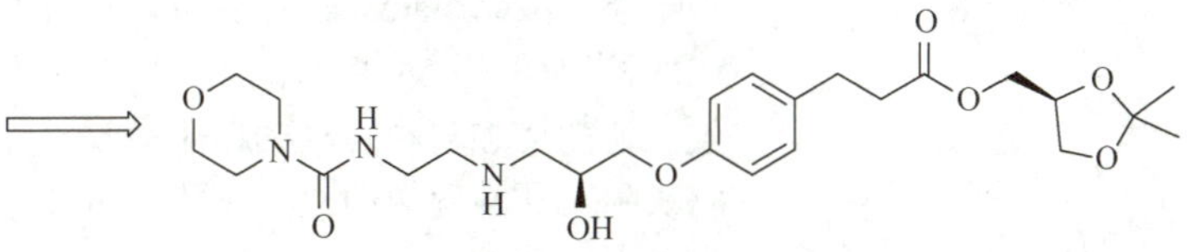

兰地洛尔

图 6.64　软药兰地洛尔的设计思路

麻醉药只需要短时间发挥药效就能满足需要，作用时间长不仅没有实际意义，反而可能产生不良反应。瑞芬太尼（remifentanil）是在卡芬太尼（carfentanil）结构基础上进行酯键修饰而得到的软药，其在静脉给药后，在体内迅速代谢，作用持续时间仅维持 5～10 min，可以大大降低其使用的安全性风险，故多被应用于时间短的小型手术（图 6.65）。

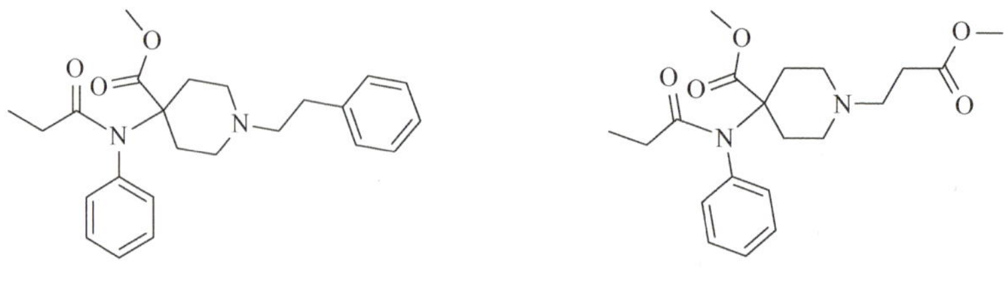

卡芬太尼　　　　瑞芬太尼

图 6.65　软药瑞芬太尼的设计思路

（七）硬药策略

与软药相反的是硬药（hard drug），硬药是指本身具有活性所必需的结构特征，在体内不发生代谢或生物转化，以原型从胆汁或尿液排出体外，避免产生某些毒性代谢产物的药物。绝对意义上的硬药是不存在的，因为体内代谢酶种类众多且功能很强，但可以利用硬药策略通过修饰延缓药物的代谢，延长药物起效时间。例如，金刚烷胺（amantadine）的代谢缓慢，半衰期为 16 h，并且其中 70% 以原型排出体外，在一定程度上是符合硬药理念的。经过结构修饰得到金刚乙胺（rimantadine）和美金刚，二者的半衰期进一步延长，分别为 30 h 和 60～100 h。但二者以原型排出占比均大幅下降，说明它们虽然代谢速率缓慢，但均在体内发生了代谢转化（图 6.66）。目前，通过封闭代谢位点延缓代谢速率已经成为一种普遍应用的药物修饰策略。

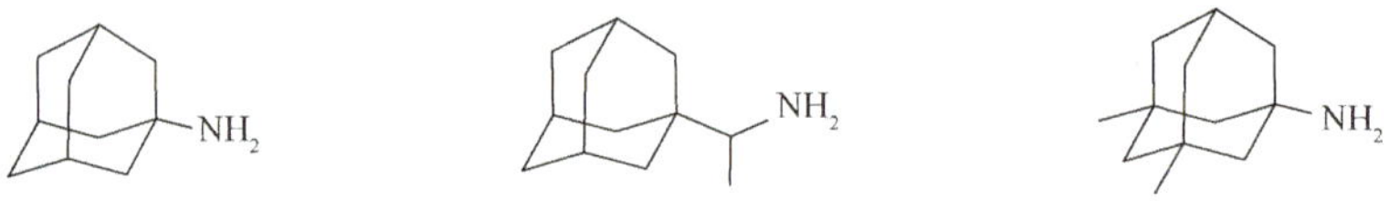

金刚烷胺　$t_{1/2}$ 16 h　原型排出占比70%

金刚乙胺　$t_{1/2}$ 30 h　原型排出占比9%

美金刚　$t_{1/2}$ 60~100 h　原型排出占比48%

图 6.66　金刚烷胺、金刚乙胺和美金刚

（八）孪药策略

孪药（twin drug）是指两个相同或不同的先导化合物或药物经共价键连接，缀合而形成的一个新药物。孪药按照代谢方式可以分为两大类：一种类似于前药，进入体内后分解为两个原药；另一种在体内不裂解。按照原药组成也可以分为两大类：一种与两个原药作用机制相同，进入体内分解为两个原药，产生更强的药理作用；另一种与两个原药作用机制不同，但二者在机制上互补，具有协同效应。

阿司匹林和对乙酰氨基酚（paracetamol）均是解热镇痛药物，二者通过酯化缀合得到的孪药贝诺酯（benorilate）在体内可以水解释放两种原药，这种修饰不但可以增强药效，还能增加阿司匹林的口服吸收，并解决阿司匹林对胃的酸性刺激，可谓一举多得（图 6.67）。

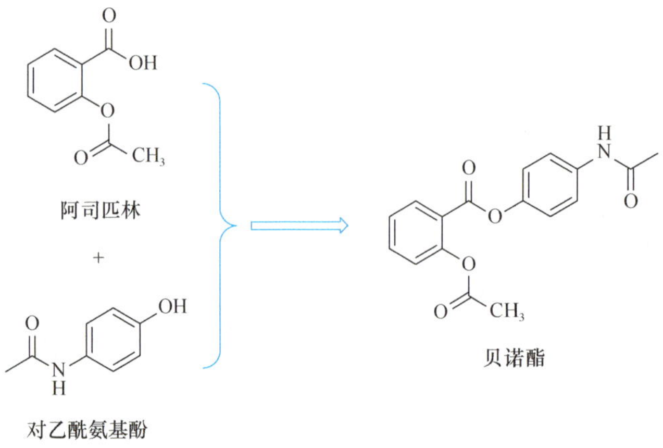

图 6.67　孪药贝诺酯

β-内酰胺类药物易被 β-内酰胺酶代谢开环而失活，导致易发生耐药。此类药物与 β-内酰胺酶抑制剂克拉维酸（clavulanic acid）或舒巴坦在作用机制上形成互补，在联用时可以增强疗效，减少耐药的发生。将氨苄西林与舒巴坦分子中的羧基拼合得到双酯类孪药——

舒他西林（sultamicillin），后者口服效果良好，在体内经酯酶代谢分解出舒巴坦和氨苄西林，二者具有抗菌和β-内酰胺酶抑制的协同作用（图 6.68）。

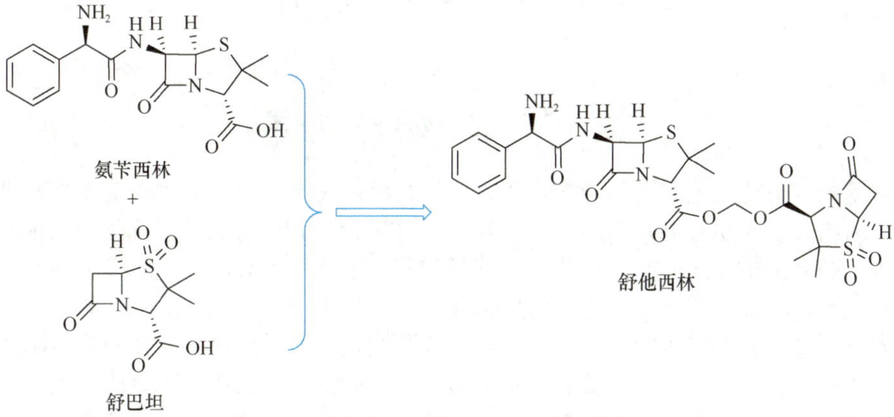

图 6.68 孪药舒他西林

为了应对人工关节感染和其他持续性细菌感染，并降低利福平的耐药性，马振坤等将利福平与氟喹诺酮类药物 ABT-719 进行拼合获得了孪药候选化合物 TNP-2092。TNP-2092 在体内不易分解，不但表现出良好且平衡的 RNA 聚合酶、DNA 旋转酶和拓扑异构酶Ⅳ抑制活性，而且对一些耐药株表现出比利福平与 ABT-719 联合用药更优的药效。此外，它也不是氟喹诺酮类药物外排转运体的底物，故耐药发生的可能性更低（图 6.69）。

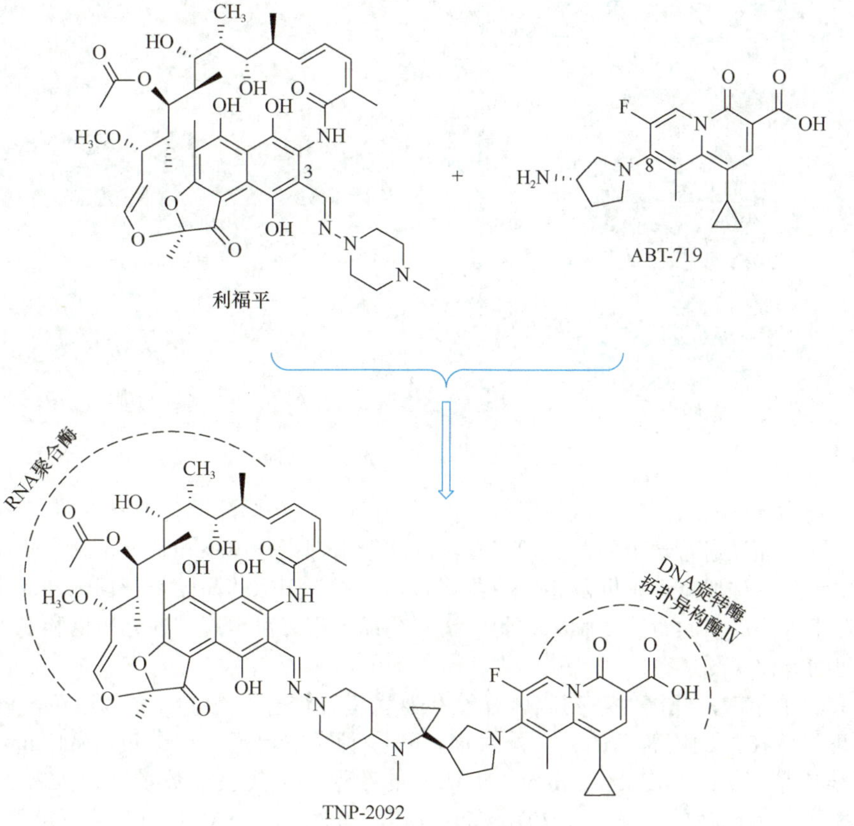

图 6.69 孪药 TNP-2092

（侯 卫）

第七章　药物开发

第一节　药物开发概述

经过成功的先导化合物发现和结构优化之后，最优的化合物将作为候选药物被推进至药物的开发阶段。药物开发（drug development）是指将药物发现过程中确定的候选化合物推向市场的过程，包括支持药品上市注册的药学、药理毒理学和药物临床试验等研究、质量标准的确定、商业规模和生产工艺的验证、药品上市许可的申请及最终获批上市的全过程。现代的药物开发，早已不是“神农尝百草”式的直接尝试，而是要对候选药物进行一系列科学设计的药学研究和药理毒理学研究等临床前研究，初步评价其安全有效后，才能获批进入人体实验阶段，也就是药物临床试验（图 7.1）。药物开发中的临床研究会充分评价候选药物在人体内的安全性和有效性。药品的质量控制贯穿于所有的研究过程中，并随着研究的不断进展而逐渐成熟。通过了药学、药理毒理学和药物临床试验等相关研究工作的候选药物才真正可以成为药物，以保证其作为药品的安全、有效、质量可控这三个基本属性。

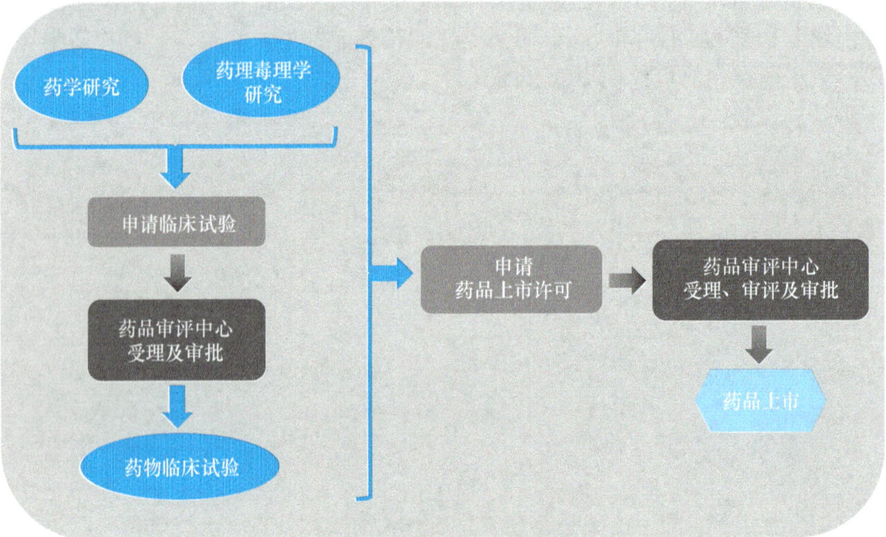

图 7.1　药物开发的主要流程

现代的药物开发有着严格的政策管理。根据 2000 年《药品注册管理办法》，国家药品监督管理局主管全国药品注册管理工作，负责建立药品注册管理工作体系和制度，制定药品注册管理规范，依法组织药品注册审评审批及相关的监督管理工作。国家药品监督管理局药品审评中心（以下简称药品审评中心）负责药物临床试验申请、药品上市许可申请、补充申请和境外生产药品再注册申请等的审评（图 7.1）。

在过去的十年间，我国对新药临床开发和监管审查过程进行了一系列改革，逐渐完善了药品注册管理，旨在鼓励创新药的开发。目前，我国研究中新药（investigational new drug，IND）申请和新药申请（new drug application，NDA）的数量，及其获批数量都已大幅增加，创新药的发展进入了较为高速的阶段。在 2010～2020 年，首次 IND 获批的创新药数量每年增长 35%。NDA 的提交和获批数量也普遍增加，自 2015 年药品注册改革开始，到 2020 年，58 个申请的创新药中有 42 个（72%）获得批准，其中有 37 种是国家药品监督管理局批准的新分子实体（new molecular entity，NME）。2021 年，药品审评中心受理需技术审评的化学药 IND 为 1500 件，同比增长 58.56%。其中，创新化学药 IND 1134 件（487 个品种），同比增长 57.28%；NDA 197 件，同比增长 3.14%，包括创新化学药 NDA 32 件（21 个品种），同比增长 3.23%。2021 年在研新药中，抗肿瘤药的研发最为活跃，占 55%；其次是抗传染病药物，包括抗乙型肝炎和新冠病毒等的药物，占 11%。

我国的新药注册申请制度不断与国际接轨。经过几年的过渡，国家药品监督管理局宣布，从 2020 年起，所有化学药品的注册申请都要以国际人用药品注册技术协调会（International Council for Harmonisation of Technical Requirements for Pharmaceuticals for Human Use，ICH）制定的 M4: The Common Technical Document（CTD）的格式要求来提交。CTD 的内容架构对于统筹和设计新药开发的研究具有重要指导意义，其实施进一步加速了我国创新药的国际化进程。基于我国科学和技术的进步、政府的鼓励和药品监管政策的改革，国产新药的全球影响力将越来越大。

什么是 ICH 和 CTD

ICH：ICH 这一组织的目的是在全球范围内实现人用药品注册申报材料格式的协调，这对于药物开发的全球化极为重要。ICH 在药物开发方面的指导原则分为四大板块，分别为质量指导原则（Quality Guidelines，Q）、安全性指导原则（Safety Guidelines，S）、有效性指导原则（Efficacy Guidelines，E）和多学科指导原则（Multidisciplinary Guidelines，M），从质量、安全性和有效性三个方面对新药注册的指导原则进行了规范，其他不宜列入这三个方面的指导原则被列入 M 板块。

CTD：CTD 是 ICH 制定的药品注册通用技术文档。使用 CTD 进行药物质量、安全性及有效性信息的组织和提交，对于新药的审批有着变革性的意义，避免了向不同国家药品监管部门提交材料时格式的不协调，大大提高了新药的审批效率和国际化进程。目前执行的通用技术文档是第四阶段版本 M4: The Common Technical Document，主要内容划分为质量（M4Q）、安全性（M4S）和有效性（M4E）三大板块。

按照我国现行的化学药物注册管理办法和 ICH 的指导原则，药物开发阶段的研究可以划分为三大部分：药学、药理毒理学和药物临床试验等研究（图 7.2），而药学和药理毒理学研究也可以统称为临床前研究（preclinical study）。这三个阶段研究的侧重点有如下不同。

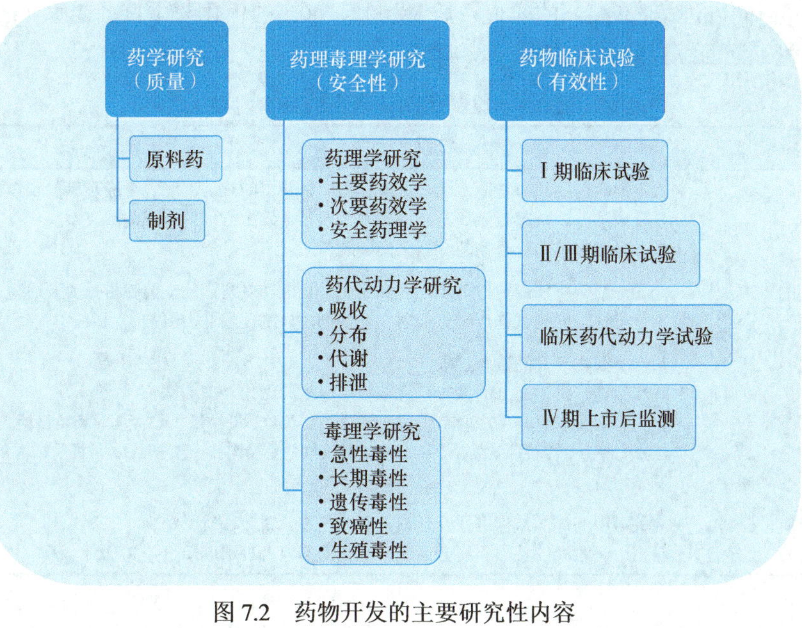

图 7.2　药物开发的主要研究性内容

（1）药学研究，也就是质量研究，是要保证药品的质量可控。

（2）药理毒理学研究重在确定新药的安全性，以支持临床试验的开展。

（3）药物临床试验则在进一步积累安全性数据的基础上，不断夯实有效性数据。

本章将分别从药学研究、药理毒理学研究和药物临床试验这三个方面展开，阐述化学新药开发过程的基本研究内容。

第二节　药学研究

药学研究是药物研究和开发的基础，主要包括原料药［bulk drug，或活性药物成分（API）］和药品（即制剂，preparation）方面的研究，也称为质量（quality）研究。

一、原料药研究

（一）原料药的制备研究

药物开发，可从工艺研究谈起。原料药制备研究（图 7.3）的目的是为药物研发和上市生产提供符合要求的原料药。原料药的生产工艺在很大程度上决定了原料药的质量，而生产中的副产物、反应中起始物料、设备、环境等的差异都会影响其质量。原料药的质量对制剂终产品的特性影响很大。例如，市售不同厂家生产的罗红霉素（roxithromycin）原料药在晶型上存在较大差异，直接影响所制片剂的溶出曲线。原料药制备的原则是工艺可行、稳定，能够工业化生产，能制备出质量合格的原料药。

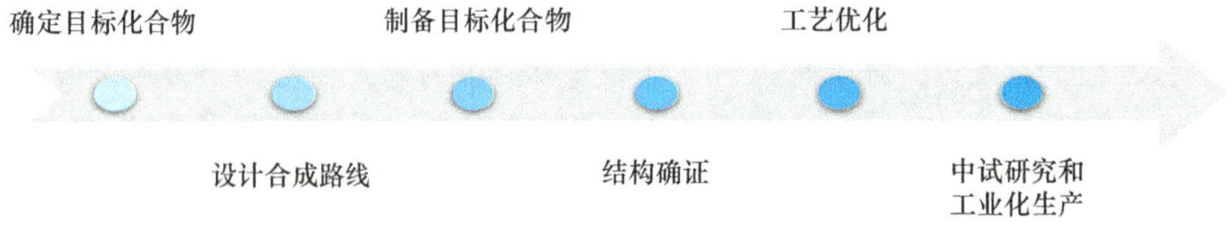

图 7.3　原料药制备研究的流程

2005 年国家食品药品监督管理局发布了《化学药物原料药制备和结构确证研究的技术指导原则》来规范原料药的制备研究。根据该指导原则，原料药制备研究的内容包括生产工艺（production technology）的选择、起始物料（starting material）和试剂（reagent）的要求、工艺数据的积累、中间体（intermediate）的研究及质量控制、工艺的优化与中试、杂质（impurity）分析、“三废”处理和工艺的综合分析等方面（表 7.1）。

表 7.1　原料药制备研究的基本内容

基本内容	具体要求
生产工艺的选择	• 根据原料药的结构特征，综合考虑起始原料获得的难易程度、合成步骤的长短、收率的高低，以及反应条件、反应后处理、环保要求等因素，确定合理的合成路线 • 或参考类似结构化合物的文献来确定制备工艺
起始原料和试剂的要求	• 起始原料应质量稳定、可控，应有来源、标准和供货商的检验报告，必要时建立内控标准 • 选择毒性较低的试剂，避免使用一类溶剂，控制使用二类溶剂
工艺数据的积累	• 贯穿于药物研发的整个过程 • 收集数据，提供充分的报告，进行科学分析，做出合理的结论 • 报告分临床研究和生产两个阶段，包括重要参数、投料量、产品收率及质量检验结果（包括外观、熔点、沸点、比旋度、晶型、结晶水、有关物质、异构体、含量等），并说明样品的批号、生产日期、制备地点
中间体的研究及质量控制	• 对关键中间体的结构进行确证，并研究其理化常数、质量控制 • 根据工艺路线的特点和终产品质量控制的需要合理选取质量控制项目

续表

基本内容	具体要求
工艺的优化与中试	• 是从实验室阶段过渡到工业化阶段不可缺少的环节，是考察该工艺能否工业化的关键。其主要任务如下 （1）考核实验室提供的工艺在工艺条件、设备、原材料等方面是否有特殊的要求，是否适合工业化生产 （2）确定所用起始原料、试剂及有机溶剂的规格或标准 （3）验证实验室工艺是否成熟合理，主要经济指标是否接近生产要求 （4）进一步考核和完善工艺条件，对每一步反应和单元操作均应取得基本稳定的数据 （5）根据中试研究资料制订或修订中间体和成品的分析方法、质量标准 （6）根据原材料、动力消耗和工时等进行初步的技术经济指标核算 （7）提出“三废”的处理方案 （8）提出整个合成路线的工艺流程，各个单元操作的工艺规程
杂质分析	• 制备过程中产生的杂质包括如下几种 （1）起始原料的杂质 （2）副产物 （3）副反应的杂质 （4）残留溶剂、试剂和中间体 （5）催化剂 （6）无机杂质等
“三废”处理	• 应符合国家环境保护要求。尽可能避免使用有毒、严重污染环境的溶剂或试剂
工艺的综合分析	• 从工艺路线、反应条件、产品质量、经济效益、环境保护和劳动保护等方面综合评价

（二）化学药物原料药的结构确证研究

原料药结构确证（structure elucidation）研究（图 7.4）是保证药物开发顺利进行的决定因素之一。除了基本的元素种类及含量、化学键、所含的官能团及其初步的连接方式等信息外，原料药结构确证还包括对化合物绝对构型、晶型、结晶水或结晶溶剂情况的确证。

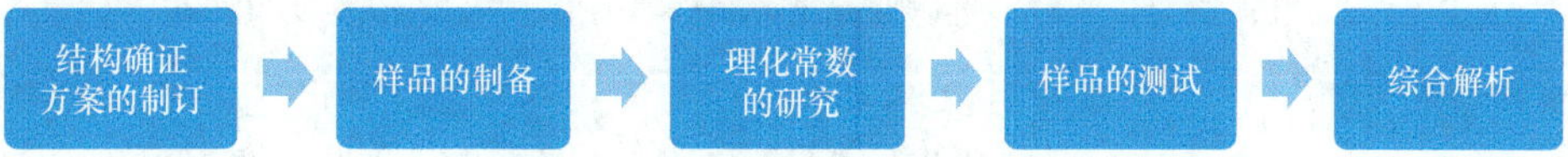

图 7.4 结构确证的一般过程

结构确证研究中，化合物的纯度（purity）也需符合要求：纯度应高于 99.0%，杂质含量应低于 0.5%。采用原料药制备工艺中产品的精制方法精制原料药后，使用质量标准（quality standard）中的方法检测纯度和杂质。

结构确证时，需要确定候选药物的如下信息（表 7.2）：

表 7.2 化合物结构确证所需基本信息

类别	具体说明
药物的名称	• 化学名遵循 IUPAC 规则 • 英文通用名参照国际非专有药名（INN） • 中文通用名遵照命名规则
分子式和分子量	• 分子式提供药物元素组成信息，为制订元素分析方法提供依据 • 依据分子量可对分子式进行验证，这是元素分析的基础，也有助于 MS 的解析。精确程度依所测 MS 的类型而定
结构式	• 结构式有助于深入理解药物的结构和性质，并指导测试方案的制订 • 异构体形式、手性中心绝对构型、配合位置/方式、酸根/碱基和结晶水或溶剂的位置等，若有涉及需标注清楚
物理常数	• 熔点、沸点、沸程、凝点、折光率、黏度、相对密度、溶解度、比旋度、紫外吸收系数等重要物理常数

结构确证时，首先根据其特点选取合适的结构确证方法或手段来获得药物结构的各种局部信息，之后进行综合分析，才能准确而全面地解析药物结构。根据《化学药物原料药制备和结构确证研究的技术指导原则》，化学药品结构确证可采用的方法如表 7.3 所示。

表 7.3　化学药品结构确证的常用方法

测试方法	可获得的信息
一般药物的结构确证	
元素分析法	组成元素的种类及含量
紫外吸收光谱	发色团、助色团种类及初步的连接方式等信息
红外吸收光谱	化学键、官能团及其连接方式、几何构型、晶型、立体构象等
磁共振	组成元素在分子中的类型、数目、连接方式、周围化学环境，甚至空间排列等。常用氢-1 磁共振波谱法和碳-13 磁共振波谱法等
MS	原子量和分子量的测定、同位素的分析、定性或定量的分析
粉末 X 射线衍射	固态单一化合物的鉴别与晶型确定，晶态与非晶态物质的判断
手性药物绝对构型的确证	
单晶 X 射线衍射	药物的相对或绝对构型
圆二色谱	测定在圆偏振光下的科顿（Cotton）效应，可推导其绝对构型
旋光光谱	比较其旋光性，可得到相对构型
核欧沃豪斯效应谱（NOESY，或称 NOE 谱）	可推测邻近官能团的空间构象，获得药物构型
药物晶型的研究	
粉末 X 射线衍射	判断化学药物晶型的首选方法
红外光谱	可以区分药物的晶型
熔点	结构相同但晶型不同的药物其熔点可能出现差异
热分析	物理常数、熔点和沸点。常用差示扫描量热法和差热分析法等
结晶水或结晶溶剂的分析	
热重	吸附水、吸附溶剂、结晶水、结晶溶剂、初步的分解温度等
差热分析	吸附水、吸附溶剂、结晶水、结晶溶剂、熔点、有无多晶型存在和热焓值等
干燥失重	吸附的或结晶的水或溶剂的含量
水分测定	总含水量
单晶 X 射线衍射	结晶水或溶剂的种类、数量、存在方式等
其他特殊结构的结构确证	
原子发射光谱法	金属元素的定性研究
原子吸收分光光度法	金属元素的定量研究
单晶 X 射线衍射	药物中配合金属离子的确切存在方式

（三）原料药质量研究的内容

原料药的质量控制是保证药品质量的首要条件，要在确证化学结构的基础上进行。原料药的纯度要求高，杂质限度要求严格，检查项目应充分考虑安全性、有效性和纯度。根据国家食品药品监督管理局在 2005 年发布的《化学药物质量标准建立的规范化过程技术指导原则》，原料药的质量研究内容主要包括性状、鉴别、检查和含量（效价）测定等（表 7.4）。

表 7.4 原料药质量研究的一般内容

项目类别	研究内容或意义
性状	
外观、色泽、臭、味、结晶性、引湿性等	考察相关项目，对遇光变色、易吸湿、风化、挥发等情况，要如实描述
溶解度	药物在水和一些常用溶剂中的溶解度
熔点或熔距	鉴别和检查原料药纯度的指标之一
旋光度或比旋度	有光学活性的化合物的固有特性及纯度的指标 在不同溶剂中检测其旋光性质，测定旋光度或比旋度
吸收系数	考察化合物的选择性光吸收及最大吸收波长处的吸收系数
鉴别	
化学反应法	选取显色反应、沉淀反应、盐类的离子反应等官能团专属化学反应进行鉴别
色谱法	气相色谱法（gas chromatography，GC）和高效液相色谱法（high performance liquid chromatography，HPLC）的保留时间，薄层色谱法（thin-layer chromatography，TLC）的比移值（R_f）和显色等，可用于鉴别
光谱法	红外吸收光谱法（infrared absorption spectrometry，IR）是原料药鉴别试验的重要方法 紫外可见吸收光谱（UV-visible absorption spectrum，UV）法检测药物在指定溶剂中的最大、最小吸收波长，最大吸收波长处的吸光度比值或特定波长处的吸光度
检查	
一般杂质	包括氯化物、硫酸盐、重金属、砷盐、炽灼残渣等
有关物质	与生产相关的起始原料、中间体、聚合体、副反应产物等 储藏中产生的降解产物等
残留溶剂	有机溶剂残留量
晶型	采用熔点、红外吸收光谱、粉末 X 射线衍射、热分析等检测方法 晶型选型性药物要控制无效晶型
粒度	难溶性原料药的粒度可能影响生物利用度、溶出度和稳定性，应检查粒度和粒度分布，并规定其限度
溶液澄清度与颜色、酸碱度	原料药质量控制的重要指标，特别是注射剂用原料药
干燥失重和水分	常规检查项目 含结晶水的药物应确定结晶水数目
异构体	包括顺反异构体和旋光异构体等
含量（效价）测定	
含量测定	• 首选滴定分析法 • 一般不用紫外分光光度法，因其专属性和准确性都不高 • 色谱法的分离效果良好：GC 一般用于具有一定挥发性的原料药的含量测定；HPLC 主要用于多组分的或者易受杂质干扰的原料药的含量测定
效价测定	以生物学方法或酶化学方法对原料药的效价进行研究

二、制剂研究

就如很多食材都需要经过适宜的加工或烹饪才能以最好的形式供大家食用一样，药物也要制成适宜的剂型（dosage form）才方便用于临床，而不会直接以原料药的形式供患者服用。药物剂型设计的基本目的是保证药物的安全、有效、稳定和使用方便。合理的剂型设计可能增强药物的药理作用或减少不良反应，有时甚至可以决定药物的临床前景。例如，Ca^{2+}通道阻滞剂硝苯地平降压迅速、价格低廉，但是半衰期短。普通片剂给药前后血药浓度波动大，容易产生心率加快等不良反应，甚至增加心肌梗死的风险，因此已经不推荐使用。但 1992 年研发出的控释剂型能够实现硝苯地平的控制释放，维持了血药浓度的平稳，这就稳固了硝苯地平在高血压治疗领域的地位。再如，治疗胃及十二指肠溃疡的艾司奥美拉唑（esomeprazole）和奥美拉唑等，由于其化学结构在胃的酸性环境中不稳定，因此临床使用其肠溶片。而阿司匹林在经过胃部的时候会产生对胃壁细胞的直接损伤，通常也使用肠溶片。2021 年获批的盐酸氨溴索（ambroxol hydrochloride）喷雾剂，适用于治疗 2～6 岁儿童的痰液黏稠及排痰困难，相对于口服制剂，这种喷雾剂可以避免遗洒和呕吐，对于年龄小且不配合服药的儿童而言，具有更好的顺应性。就如好的食材需要好的烹饪一样，好的原创新药也需要最合理的制剂研发才能发挥最大的市场价值和治疗价值。

制剂研发要保证剂型选择依据充分、处方合理、工艺稳定，同时剂型工艺要适合工业化生产并可被有效控制，保证最终能生产出适合患者服用的药物。2005 年国家食品药品监督管理局发布的《化学药物制剂研究基本技术指导原则》将制剂研究的基本内容划分为剂型的选择、处方研究、制剂工艺研究、药品包装材料（容器）的选择、质量研究和稳定性研究等部分（图 7.5）。

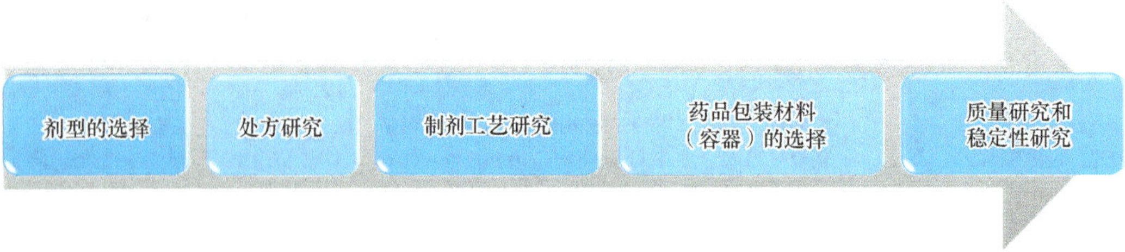

图 7.5 制剂研究的基本内容

（一）剂型的选择

剂型的选择和设计着重考虑原料药的理化性质及生物学性质、临床治疗的需要与临床用药的顺应性（表 7.5）。口服的普通片剂或胶囊剂由于其服药安全且方便、制作工艺简单，仍是最常用的药物剂型；注射剂则因生物利用度高、药效迅速，也是常见剂型。若普通片剂或胶囊剂不能满足需要，可以根据药物理化性质和临床顺应性等，选择使用特殊片剂或胶囊剂，如肠溶制剂、缓释制剂、控释制剂等。

表 7.5 影响药物剂型选择的三个主要因素

影响因素	参考意见
原料药的理化性质及生物学性质	• 对胃酸不稳定的药物，可考虑制成肠溶制剂 • 水溶液中不稳定的药物避免开发成注射液、输液等溶液剂型 • 首过效应明显的药物，避免开发成口服剂型
临床治疗的需要	• 院内急救药物，常制备为注射液、输液等剂型 • 院外急救药物可选择吸入、舌下等吸收较快的剂型 • 有些预防性药物可制成皮肤贴剂等具有一定缓释作用的剂型
临床用药的顺应性	• 缓、控释制剂可减少给药次数，提高患者顺应性 • 对于吞咽困难的患者，不宜使用片剂和胶囊剂，可选择溶液、泡腾片等方便口服的剂型，或换用其他非口服剂型

（二）处方研究

选择了合适的剂型后，就要进行处方（formula）研究。处方研究要在综合考察原料药和辅料的理化及生物学等性质后，设计合理的处方，并通过临床前和临床的各项评价对处方进行筛选与持续的优化。

1. 对原料药和辅料的考察 对原料药和辅料的考察是处方研究的基础。根据《化学药物制剂研究基本技术指导原则》，处方研究中对原料药和辅料的考察项目主要针对它们的理化性质、生物学性质和相容性研究等（表 7.6）。

表 7.6　处方研究中对原料药和辅料的考察项目

项目类别	考察项目及意义
原料药	
理化性质	•色泽、嗅味、pH、pK_a、粒度、晶型、比旋度、旋光异构体、熔点、水分、溶解度、油/水分配系数、溶剂化/或水合状态等 •固态和溶液状态下对光、热、湿、氧等条件的稳定性
生物学性质	•对生物膜的通透性 •在生理环境下的稳定性 •ADME 性质 •不良反应、治疗窗、治疗指数等
相容性研究	•药物-辅料、药物-药物之间的相容性
辅料	
相容性研究	•调研辅料-辅料、辅料-药物间相互作用情况，避免选择不宜的辅料 •必要时进行相容性研究 •如所使用的辅料与药物有相互作用，需进行研究，证明其合理性
理化性质及用量等	•分子量及其分布、取代度、黏度、性状、粒度及其分布、流动性、水分、pH 等 •有生理活性的、超出常规用量的或改变给药途径的辅料，需进行必要的安全性试验

2. 处方设计　基于对药物和辅料的考察结果，在充分考虑临床需要的前提下，结合不同剂型的特点，可对药物进行几种合理的处方设计。例如，难溶性药物考虑可改善药物溶出度的辅料；儿童用口服制剂考虑改善口感的辅料；消除半衰期短的药物考虑采用缓释剂型；口服吸收极差的药物考虑选择注射剂等剂型；吸入制剂考虑药物的雾化和粒径等。

3. 处方筛选和优化　设计好的处方经过制剂基本性能及稳定性评价后可用于相关临床前和临床研究，同时在这些研究的进行过程中处方也被继续评价和优化，必要时临床研究后还可以进一步调整处方（图 7.6），最后才能被用于上市生产。

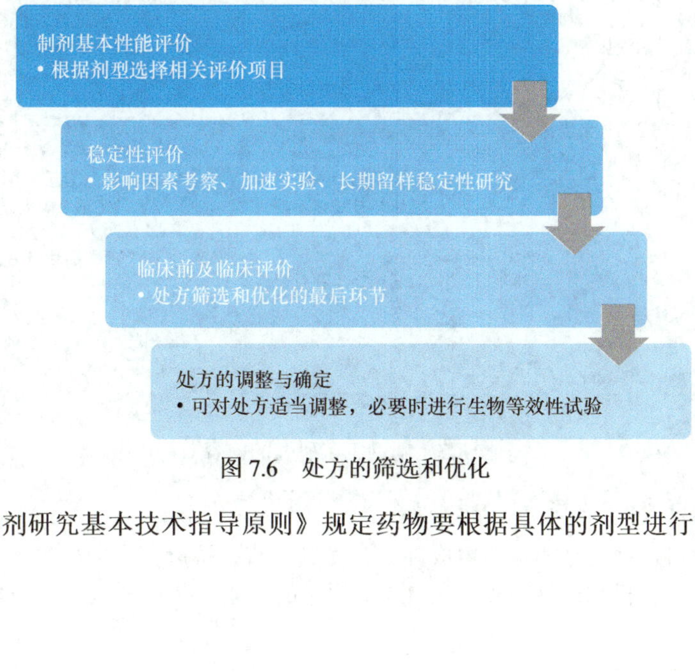

图 7.6　处方的筛选和优化

《化学药物制剂研究基本技术指导原则》规定药物要根据具体的剂型进行如下基本项目的评价（表 7.7）。

表 7.7 药物主要剂型的基本评价项目

剂型	制剂基本评价项目
片剂	性状、硬度、脆碎度、崩解时限、水分、溶出度或释放度、含量均匀度（小规格）、有关物质、含量
胶囊剂	性状、内容物的流动性和堆密度、水分、溶出度或释放度、含量均匀度（小规格）、有关物质、含量
颗粒剂	性状、粒度、流动性、溶出度或释放度、溶化性、干燥失重、有关物质、含量
注射剂	性状、溶液的颜色与澄清度、澄明度、pH、不溶性微粒、渗透压、有关物质、含量、无菌、细菌内毒素或热原、刺激性等
滴眼剂	•溶液型：性状、可见异物、pH、渗透压、有关物质、含量 •混悬型：性状、沉降体积比、粒度、渗透压、再分散性（多剂量产品）、pH、有关物质、含量
软膏剂/乳膏剂/糊剂	性状、粒度（混悬型）、稠度或黏度、有关物质、含量
口服溶液剂	性状、溶液的颜色、澄清度、pH、有关物质、含量
口服混悬剂	性状、沉降体积比、粒度、pH、再分散性、干燥失重（干混悬剂）、有关物质、含量
口服乳剂	性状、物理稳定性、有关物质、含量
贴剂	性状、剥脱力、黏附强度、透皮速率、释放度、含量均匀性、有关物质、含量
凝胶剂	性状、pH、粒度（混悬型）、黏度、有关物质、含量
栓剂	性状、融变时限、溶出度或释放度、有关物质、含量

（三）制剂工艺研究

制剂工艺研究（图 7.7）是药品工业化生产的基础。试验阶段制剂的制备工艺需根据剂型特点，结合药物的性质，考虑生产条件和设备，进行制剂工艺的设计和研究，并建立相应的过程控制指标。考虑实验室制备和工业化生产的差别，须进行工艺放大研究，必要时适当调整制剂工艺。制剂工艺可显著影响药物的吸收和生物利用度。很多仿制药与原研药疗效的差距就来源于制剂工艺的不同，所以仿制药需进行生物等效性（bioequivalence，BE）评价。

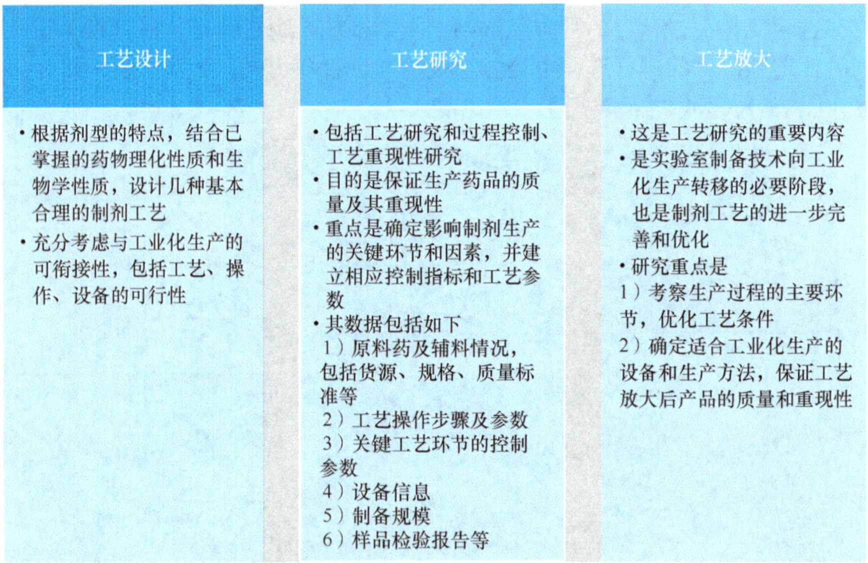

图 7.7 制剂工艺研究的内容

（四）药品包装材料（容器）的选择

药品的包装材料也是药品的重要组成部分，尤其是直接接触药品的内包装的状态会直接影响药品质量。药品包装材料的选择应考虑表 7.8 中列举的因素，从符合国家药用包装材料标准并获得相应注册证的材料中选择。选择包装材料可参考文献调研，并通过加速试验和长期留样试验来最终确定其适配性。

表 7.8 包装材料的选择原则

选择原则	举例
保证制剂质量的稳定	光照或高湿不稳定的制剂选择避光或防潮性能好的包装材料
包装材料和制剂应有良好的相容性，不发生不良相互作用	液体或半固体制剂的药物须谨慎选择包装材料，防止内包装表面对药物的吸附或污染 塑料中的增塑剂易释放于血浆或乳剂中
与制剂工艺相适应	无菌制剂的内包装须满足灭菌工艺的要求
定量给药装置，应能保证定量给药的准确性和重现性	鼻黏膜雾化喷雾给药装置必须真正实现雾化，若雾化不足产生直流会影响吸收情况

（五）质量研究和稳定性研究

1. 药物制剂的质量研究 根据《化学药物质量标准建立的规范化过程技术指导原则》，药物制剂的质量研究项目与原料药相似，包括性状、鉴别、检查和含量测定等方面（表 7.9），所不同的是，制剂的成分较复杂，因此鉴别使用的方法要能够避免辅料的干扰。另外，不同剂型又有各自在质量研究方面的具体要求，可参考现行《中国药典》中的相关规定，同时还要结合处方工艺来确定具体的研究内容。

表 7.9 制剂质量研究的一般内容

项目类别	描述
性状	样品的外形和颜色
鉴别	• 须采用灵敏度较高、专属性较强、操作较简便、不受辅料干扰的方法对制剂进行鉴别 • 采用 2 种以上不同种类的方法，如化学法和 HPLC 等 • 必要时对异构体药物应有专属性强的鉴别试验
检查	《中国药典》附录制剂通则中的共性规定、含量均匀度、溶出度、释放度、杂质、脆碎度、pH、异常毒性、升压物质、降压物质、残留溶剂等
含量（效价）测定	• 制剂的含量限度较宽，可选用方法较多，主要有色谱法、紫外分光光度法、比色法或荧光分光光度法等 • 首选色谱法，包括 HPLC 和 GC

2. 药物制剂的稳定性研究 制剂的稳定性是指制剂保持其物理、化学、生物学和微生物学性质的能力。药物制剂的稳定性研究考察这些性质在温度、湿度、光线等条件影响下随时间变化的规律，为药品的生产、包装、储存和运输条件及有效期的确定提供科学依据。

稳定性研究应根据药品特点和《中国药典》及《化学药物稳定性研究技术指导原则》中对质量控制的有关规定，选择能灵敏反映药品稳定性的指标作为考察项目。一般来说，稳定性研究的内容包括影响因素试验、加速试验、长期试验和上市后稳定性研究等（表 7.10）。

表 7.10 制剂稳定性研究的内容

研究内容	具体要求
影响因素试验	在高温（60℃或 40℃）、高湿（相对湿度 90%±5% 或 75%±5%）、光照（照度 4500 Lx±500 Lx）等剧烈条件下，进行较短时间（如 5 天或 10 天）的考察，快速获得对稳定性产生影响的因素，并研究可能的降解途径和降解产物
加速试验	在超出规定的储存条件下，对药物进行较长时间的稳定性考察，如选择 40℃±2℃、相对湿度 75%±5% 的条件（市售包装中药品的化学或物理变化速度被加快）进行 6 个月试验，考察药品的稳定性
长期试验	在上市药品规定的储存条件下，对药品在运输、保存、使用过程中的稳定性进行长时间（长达数年）的考察
上市后稳定性研究	采用上市生产的产品进行稳定性考察，是确认药品稳定性的最终依据

制剂研究在整个药物开发过程不断被发展和完善。制剂研究服务于非临床和临床研究，并在其执行过程中被继续优化，直至最终上市。上市后根据需要，仍可进行适当的剂型调整，必要时需进行生物利用度（bioavailability，BA）或生物等效性等临床试验确认处方调整的合理性。

第三节　药理毒理学研究

药理毒理学研究，也称非临床（non-clinical）研究，是狭义的临床前研究，指在人体以外进行的生物医学研究，是候选药物走向药物的第一步，主要是为人体临床试验的开展奠定安全性基础。新药注册相关的药理毒理学研究包括药理学研究、药代动力学研究和毒理学研究。这三部分研究相互支撑，缺一不可，共同为新药的安全性保驾护航。

药理学研究用于评价药物的有效性与基本安全性；毒理学研究可发现药物的潜在不良反应；而药代动力学数据则是药物产生药理学作用和毒性作用的内在基础。例如，氨基糖苷类（aminoglycoside）抗生素的耳毒性和肾毒性就是由于其在内耳及肾脏蓄积所引起的。而林可霉素（lincomycin）首选用于治疗金黄色葡萄球菌所致的骨髓炎，也是由于其在骨髓中分布浓度较高。因此，了解药物的体内代谢动力学特点对于充分发挥药物的治疗作用、避免不良反应有着重要的指导意义。

以注册为目的而进行的药物非临床安全性评价研究［包括安全药理学试验、单次和重复给药毒性试验、其他毒性试验、毒物代谢动力学（toxicokinetics，简称毒代动力学）试验等安全性有关评价试验］都必须遵守国家药品监督管理局颁布的《药物非临床研究质量管理规范》（non-clinical Good Laboratory Practice，GLP），并在 GLP 认证的机构进行，确保行为规范，数据真实、准确、完整。其他药物临床前相关研究活动参照 GLP 规范执行。

一、药理学研究

新药注册相关的非临床药理学研究包含主要药效学、次要药效学和安全药理学三个主要方面（图 7.8），另外也可能包含药效学药物相互作用研究。

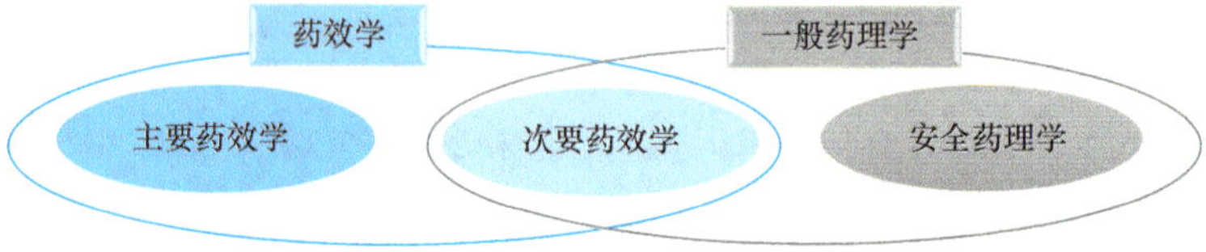

图 7.8　非临床药理学研究的内容

（一）主要药效学研究

针对受试候选药物预期治疗目的进行的药物作用方式和药效的研究被称为主要药效学研究（primary pharmacodynamic study）。非临床阶段的药效学研究所获得的数据是开展临床试验的基础，并且将指导临床试验的研究方向。药效学研究应采用公认的、较新的体内外试验系统和指标来开展作用机制相关的有效性研究，并提供药效与药物暴露（exposure）关系的研究信息。

药效学研究应揭示新药与临床疾病治疗的相关性和有效性潜能，获取以下研究信息。

- 药物主要作用的药理学依据（药物作用机制，包括生物标志物等分子靶点研究等）。
- 量-效或浓度-效应关系，以及作用持续时间。
- 可能的临床有效给药途径。
- 必要时，还需要相关药物基因组学、蛋白质组学等研究。

（二）次要药效学研究

在候选药物预期治疗目的以外进行的药物作用方式和药效的研究被称为次要药效学研究（secondary pharmacodynamic study），有时也被归入一般药理学的范畴（图 7.8）。

（三）安全药理学研究

安全药理学（safety pharmacology study）也称一般药理学研究（general pharmacology study），主要研究药物在治疗范围内或更高剂量时，对生理功能的潜在可能不良影响。安全药理学研究聚焦于不良反应；而一般药理学研究强调对受试药物的主要药效学以外所有效果的研究，广义上包含安全药理学和次要药效学（图 7.8）。选择性环氧合酶（cyclooxygenase，COX）2 抑制药罗非昔布（rofecoxib）是强效的解热镇痛抗炎药，曾广泛用于关节炎等疾病的治疗，仅 2003 年销售额就达 25 亿美元，但由于心血管事件的增加而在 2004 年被全球召回。因此，即使候选药物的主要药效学表现非常出色，若安全药理学研究显示其对于中枢神经系统、心血管系统和呼吸系统这三个核心系统有损伤，则候选药物也不能进入进一步的开发过程。

根据国家食品药品监督管理局在 2005 年公布的《化学药物一般药理学研究技术指导原则》，安全药理学研究主要包括对中枢神经系统、心血管系统和呼吸系统这三个核心系统的试验，以及进一步“追加”或“补充”的试验（表 7.11），它们可分阶段完成。

➢ 临床试验前，应完成对三个核心系统的研究。

➢ 当药物具有潜在不良反应时，可对三个核心系统追加更为深入的研究（follow-up safety pharmacology study），也可补充对其他系统的研究（supplemental safety pharmacology study），包括泌尿系统、自主神经系统、消化系统或其他器官组织。“追加”和“补充”的安全药理学研究可在申报生产前完成。

➢ 药物可能有潜在的依赖性、骨骼肌、免疫和内分泌功能等的影响时，也应做出相应的评价。

安全药理学研究属于安全性评价的范畴，核心组合试验必须执行 GLP 相关要求。追加和补充的安全药理学研究应尽可能遵守 GLP。

表 7.11 安全药理学的研究内容

研究类别	检测指标
核心组合试验	
中枢神经系统	运动功能、行为改变、协调功能、感觉/运动反射和体温等
心血管系统	血压（包括收缩压、舒张压和平均压）、心电图（包括 QT 间期、PR 间期、ST 段和 QRS 波等）和心率等
呼吸系统	呼吸频率和呼吸深度等
追加的安全药理学试验	
中枢神经系统	行为、学习记忆、神经生化、视觉、听觉和（或）电生理等
心血管系统	心排血量、心肌收缩作用、血管阻力等
呼吸系统	气管阻力、肺动脉压力、血气分析等
补充的安全药理学试验	
泌尿/肾脏系统	尿量、比重、渗透压、pH、电解质平衡、蛋白质、细胞和血生化（如尿素氮、肌酐、蛋白质）等
自主神经系统	与受体的结合、体内外对激动剂或拮抗剂的功能反应、对自主神经的直接刺激作用、心血管反应、压力反射和心率等
消化系统	胃液的分泌量和 pH、胃肠损伤、胆汁分泌、体内转运时间、体外回肠收缩等

《化学药物一般药理学研究技术指导原则》对安全药理学试验设计方面的要求见表 7.12。

表 7.12 安全药理学试验设计的基本要求

项目类别	要求
生物材料	• 动物常用小鼠、大鼠、豚鼠、家兔、犬等，多使用清醒动物 • 生物材料包括离体器官、组织、细胞、细胞片段、细胞器、受体、离子通道和酶等，应注意其可行性、对药物反应的敏感性和重现性，以及与人体内反应的相关性等

续表

项目类别	要求
受试物	一般以制剂作为受试物，与药效学或毒理学研究的保持一致
样本量	以能够科学合理地解释所得试验结果，恰当地反映有生物学意义的药理作用，并符合统计学要求为原则 • 每组小动物≥10只，大动物≥6只 • 一般雌雄各半
剂量	要对不良反应的量-效关系和时-效关系进行研究，因此剂量应包括或超过主要药效学的有效剂量或治疗范围
对照	• 一般可选用溶媒和（或）辅料作阴性对照 • 也可增加阳性对照药
给药途径	与临床拟用途径一致
给药次数	一般为单次给药，也可视具体情况合理设计给药次数

二、非临床药代动力学研究

非临床药代动力学研究通过动物体外、体内和人体外试验，揭示药物在体内的吸收、分布、代谢和排泄这四个方面的过程与特点，并获得基本的药代动力学参数。非临床药代动力学研究所获得的药物或活性代谢物的浓度数据及其相关药代动力学参数对于其他非临床研究和临床研究都具有重要的指导意义。

➢ 是阐明药物对靶器官的药效或毒性的依据。

➢ 可用于评价药物制剂的特性和质量。

➢ 可指导临床给药方案的设计和优化。

药代动力学研究甚至可能决定药物开发的成败。曾经广泛用于治疗过敏性鼻炎的抗组胺药特非那定与酮康唑或大环内酯类抗生素同时服用时可产生严重的心血管事件而被撤市。这是由于特非那定在肝脏内的CYP代谢通路被合用药物所抑制，从而造成体内蓄积，展现出它的心脏毒性。后来的研究发现，特非那定的一种活性代谢产物具有良好的药效，但不产生心脏毒性，这就是之后上市的第三代抗组胺药非索非那定（fexofenadine），年销售额达数十亿美元。因此，药代动力学研究不仅为新药研发保驾护航，还可能提供新的药物发现机遇。

进行非临床药代动力学研究，要遵循《化学药物非临床药代动力学研究技术指导原则》的规范，其主要要求见下文。

（一）实验动物的选择

创新性药物的药代动力学研究至少要选用两种动物，一种为啮齿类动物，包括小鼠和大鼠等；另一种为非啮齿类动物，如犬、小型猪或猴等。其他药物可选用一种动物，首选非啮齿类。动力学研究常常需要从同一动物上多次采样。考虑与人体试验的相关性，经口给药试验不宜选用兔等食草类动物。

（二）试验药物方面的要求

受试物的名称、剂型、批号、来源、纯度、保存条件及配制方法均需提供，应尽量与药效学或毒理学研究的一致。

受试药至少设置高中低三个剂量组，一般高剂量接近最大耐受量（maximum tolerated dose, MTD），中、低剂量依有效剂量的上下限范围选取。

给药途径尽可能与临床一致，并要有血管内给药途径，以计算药物的绝对生物利用度。

（三）生物样品的药物分析方法

体内药物代谢的研究需要对来自血浆、尿液或其他组织的生物样品进行定量分析。由于生物样品具有取样量少、药物浓度低、干扰成分多的特点，并且个体差异大，这就要求根据受试药的化学结构、生物介质的性质和预期的浓度范围，建立灵敏、专一、精确、可靠的生物样品定量分析方法，并且要对分析方法进行确证。生物样品中药物的常用分析方法包括色谱法、放射性核素标记法、免疫法和微生物方法：

➢ 色谱法：HPLC 或 GC，可单用，也可与 MS 联用，如液-质联用（LC-MS）或气-质联用（GC-MS），还可以串联多个 MS 使用，如液相色谱串联质谱（liquid chromatography-tandem mass spectrometry，LC-MS/MS）和气相色谱-三重串联四极杆质谱法（gas chromatography-triple quadrupole mass spectrometry，GC-MS/MS）等。串联质谱 LC-MS/MS 和 GC-MS/MS 特异性强、灵敏度高，分析速度快，适合同时测定生物样品中的多种化合物。

➢ 放射性核素标记法：可与色谱法相配合使用，以保证检测的特异性。

➢ 免疫法：包括放射免疫法和酶标免疫法等，灵敏度高，但药物与其代谢产物等常有交叉反应，需证明其特异性。

➢ 微生物法：能反映药效学本质，但特异性较差，应结合色谱法进行。

（四）研究项目

依据《化学药物非临床药代动力学研究技术指导原则》及 ICH 相关指导原则的要求，非临床药代动力学的研究项目如表 7.13 所示。

表 7.13 非临床药代动力学的研究项目

研究项目	具体要求
药-时曲线	•口服给药前应禁食 12 h 以上，以排除食物对药物吸收的影响 •采样时间点应覆盖药物的吸收相、平衡相和消除相；每个采样点不少于 5 个数据 根据药-时数据，计算相关动力学参数 （1）静脉注射，应计算半衰期、表观分布容积、AUC、清除率等参数 （2）血管外给药，还需提供峰浓度和达峰时间等与药物吸收相关的参数 （3）多次给药，还需要提供首次和末次给药的药-时数据、3 次稳态谷浓度数据、平均稳态血药浓度等
吸收	•在体或离体肠道吸收试验中的吸收程度和速率等 •动力学参数、生物等效性和生物利用度（血清/血浆/血液药代动力学试验）等数据
分布	•包括组织分布试验、蛋白结合率和血细胞中的分布试验、胎盘转运试验等 •检测药物在心、肝、脾、肺、肾、胃肠道、生殖腺、脑、体脂、骨骼肌等组织的分布，特别注意有药物蓄积的组织和器官，以及药物在药效或毒性靶器官中的分布 •考察吸收相、平衡相和消除相的药物分布；药物浓度较高的组织，应增加检测点，研究其药物消除情况
排泄	检测时间点涵盖药物开始排泄、达峰及基本排泄完毕的全过程，记录药物经不同途径排泄的速度及总量（占总给药量的百分比） •尿和粪的药物排泄：一般用小鼠或大鼠 •胆汁排泄：一般用麻醉大鼠，进行胆管插管收集胆汁测定
与血浆蛋白的结合	•检测方法可采用平衡透析法、超过滤法、分配平衡法、凝胶过滤法、光谱法等 •需进行受试动物与人血浆蛋白结合率的比较试验 •蛋白结合率 90% 以上的药物要开展体外药物竞争结合试验
生物转化	•研究药物的生物转化类型、转化途径及其代谢酶 •前体药物要对原型药和活性代谢物进行系统的药代动力学研究 •以代谢消除为主（原型药排泄＜50%）的药物 （1）临床前用色谱法或放射性核素标记法分析代谢产物，并用色谱-质谱联用法初步推测其结构 （2）若Ⅱ期临床研究提示受试药有开发前景，申报生产前要对主要代谢产物的结构、代谢途径及代谢酶进行研究 •对于有较强活性的代谢产物，应尽早开展研究
对药物代谢酶活性的影响	考察药物对代谢酶尤其是 CYP 同工酶的诱导或抑制作用 （1）肝药酶抑制作用可用底物法观察，并比较动物和人之间的种属差异 （2）肝药酶诱导作用可观察多次给药后的肝组织或人源肝细胞中 CYP 酶活性的变化

非临床药代动力学研究的综述评估中应比较分析药物在动物和人体中代谢与系统暴露量的差异（AUC、峰浓度和其他参数），并重点说明采用非临床试验预测人体潜在不良反应的适用性和局限性。

三、毒理学研究

新药注册相关的毒理学研究包含单次给药毒性、重复给药毒性、遗传毒性、致癌性、生殖毒性、幼龄动物试验、局部耐受性和其他毒性试验等，是安全性评价的重要内容，须遵守 GLP 的规定。

毒理学研究应关注毒性反应的程度、持续时间、剂量相关性、可逆性、种属及性别差异，特别关注重复给药毒性的反应信息、动物死亡、病理学检查、局部耐受性等。相关结果的评价应关注毒性反应的逻辑评价，并说明外推人体的风险预测，评价因素包括动物种属、动物数量、给药剂量、给药周期、暴露量及其与人体最大暴露量的相关性等。

（一）单次给药毒性

拟用于人体的药物通常要进行单次给药毒性（single dose toxicity）试验。狭义的单次给药毒性研究是考察单次给予受试物后所产生的急性毒性（acute toxicity）反应。本章依据 2014 年国家食品药品监督管理总局发布的《药物单次给药毒性研究技术指导原则》，使用广义的单次给药毒性研究的说法，包含对单次或 24 h 内多次给药进行的药物急性毒性研究（表 7.14）。

表 7.14　单次给药毒性试验的基本要求

项目	要求
受试物、动物、给药途径	同非临床药代动力学试验
给药剂量	• 应根据受试物的特点选择合适的方法，常用近似致死量法、最大给药量法、最大耐受量法、固定剂量法、上下法（序贯法）、累积剂量法（金字塔法）、半数致死量法等。重点在于观察毒性反应，根据不同试验方法的要求选择合适的给药剂量 • 非啮齿类动物出现明显毒性即可，不必致死
观察时间及指标	• 给药后连续观察至少 14 天，注意毒性反应出现的时间及其恢复时间、动物死亡时间等 • 观察指标包括一般指标（如动物外观、行为、对刺激的反应、分泌物、排泄物等）、体重、死亡时间和濒死前反应等
病理学检查	• 所有实验动物均应进行大体解剖 • 出现体积、颜色、质地等改变的组织或器官应记录并进行组织病理学检查

对单次给药毒性试验所获得的数据要进行综合分析及评价。

➢ 采用适当的试验方法来测定最大无毒性反应剂量（no-observed-adverse-effect level，NOAEL）或最小毒性反应剂量（lowest-observed-adverse-effect level，LOAEL），MTD 或近似致死剂量（approximate lethal dose，ALD）或最小致死剂量（minimal lethal dose，MLD）等毒理学指标，以初步判断受试物的安全范围。

➢ 分析各种毒性反应的量-效关系及时-效关系。

➢ 根据毒性反应的特点，综合解剖学和组织病理学结果，初步判断毒性作用靶器官。

单次给药毒性试验的结果对后续毒理研究剂量选择和重点观察指标的确定，以及临床试验起始剂量的选择有重要参考价值。另外，不同途径给药时动物的反应有利于初步判断受试物的吸收速度和程度，可辅助指导药物剂型的选择。

（二）重复给药毒性

重复给药毒性试验（repeat-dose toxicity test），又称为长期毒性试验，主要研究在较长一段时间内（一般在半个月以上）多次重复给药时，药物对动物的毒性。重复给药试验可提供最多的安全性数据，是非临床安全性评价的核心内容，为药物进入临床试验服务。2014 年国家食品药品监督管理总局发布的《药物重复给药毒性试验技术指导原则》对重复给药毒性试验进行了规范，执行重复给药毒性试验后获得的数据有如下应用。

➢ 预测候选药物可能引起的临床不良反应，包括不良反应的性质、程度、量-效和时-效关系，以及可逆性等。

➢ 判断候选药物重复给药的毒性靶器官或靶组织。

➢ 推测第一次临床试验的起始剂量，为后续临床试验提供安全剂量范围。

➢ 提示临床试验中需重点监测的指标。

➢ 为临床试验中的解毒或解救措施提供参考。

1. 受试候选药物 药物要求基本同单次给药毒性试验。

2. 实验动物 根据《药物重复给药毒性试验技术指导原则》，重复给药毒性试验也通常采用一种啮齿类和一种非啮齿类动物。理想的动物应具有以下特点：①对受试物的代谢与人体相近；②对受试物敏感；③已有大量历史对照数据，来源、品系、遗传背景清楚。通常啮齿类动物首选大鼠，而非啮齿类动物首选比格犬。每组动物数方面，啮齿类≥15 只/性别（主试验组 10 只，恢复组 5 只），非啮齿类≥5 只/性别（主试验组 3 只，恢复组 2 只）。

3. 给药方案 根据《药物重复给药毒性试验技术指导原则》，受试药至少设置高、中、低三个剂量组，还需设置溶媒（或辅料）对照组。另外可视情况增加空白对照组或阳性对照组。

给药途径原则上与临床拟用药途径一致。

重复给药毒性试验中动物应每天给药，给药期限长（3 个月或以上）的药物每周至少应给药 6 天。

重复给药毒性试验的给药期限通常与拟定的临床疗程（表 7.15）、临床适应证和用药人群有关。

表 7.15 长期毒性试验的给药期限

药物临床疗程	长期毒性试验给药期限（月）*		可支持的临床试验阶段
	啮齿类	非啮齿类	
单次用药	0.5	0.5	临床及生产
0.5～1 个月	1	1	Ⅱ期
	3	3	Ⅲ期（及生产）
≤3 个月	3	3	Ⅱ期
	6	6	Ⅲ期（及生产）
≤6 个月	6	6	Ⅱ期
	6	9	Ⅲ期（及生产）
＞6 个月	6	9	Ⅱ期
	6	9	Ⅲ期（及生产）

* 不包括恢复期。

4. 检测指标和检测时间 重复给药毒性试验过程历时较长，为最大程度获得有效的数据信息，需在不同的检测节点进行不同指标的检测。

➢ 试验期间选择合适的时间点进行阶段性检测。

➢ 对濒死或死亡动物应及时采集标本进行检测，分析濒死或死亡的原因。

➢ 结束试验动物安乐死时进行一次全面检测。

➢ 给药结束时留部分动物进行恢复期观察，以了解毒性反应的可逆程度和可能出现的延迟性毒性反应。

➢ 恢复期结束时进行一次全面的检测。

根据《药物重复给药毒性试验技术指导原则》等文件的指示，重复给药毒性试验的检测指标见表 7.16。此外，还应结合受试物的特点及其他相关信息，增加其他合理的指标。

表 7.16 重复给药毒性试验的检测指标

项目类别	指标
观察项目	外观、体征、行为活动、腺体分泌、呼吸、粪便性状、给药局部反应、死亡情况等
摄食量、体重、眼科检查	摄食量、体重、眼外观（包括眼睑、泪器、眼眶、眼球和结膜）、眼前节（包括角膜、巩膜、虹膜、瞳孔、前房和晶状体）和眼后节（包括玻璃体、视网膜、视网膜血管、视盘和黄斑等）的病变
体温和心电图检测	仅在非啮齿类动物中进行
血液学检测	红细胞计数、血红蛋白、红细胞容积、平均红细胞容积、平均红细胞血红蛋白、平均红细胞血红蛋白浓度、网织红细胞计数、白细胞计数及其分类、血小板计数、凝血酶原时间、活化部分凝血活酶时间等
血液生物化学检测	天冬氨酸氨基转移酶、丙氨酸氨基转移酶、碱性磷酸酶、肌酸磷酸激酶、尿素氮（尿素）、肌酐、总蛋白、白蛋白、血糖、总胆红素、总胆固醇、甘油三酯、γ-谷氨酰转移酶、钾离子浓度、氯离子浓度、钠离子浓度
尿液观察和分析	尿液外观、比重、pH、尿糖、尿蛋白、尿胆红素、尿胆原、酮体、隐血、白细胞
组织病理学检查的脏器组织	
需称重并计算脏器系数的器官	脑、心脏、肝脏、肾脏、肾上腺、胸腺、脾脏、睾丸、附睾、卵巢、子宫、甲状腺（含甲状旁腺）[a]
需进行组织病理学检查的组织或器官	肾上腺、主动脉、骨（股骨）、骨髓（胸骨）、脑（至少 3 个水平）、盲肠、结肠、子宫和子宫颈、十二指肠、附睾、食管、眼、胆囊（如果有）、哈氏腺（如果有）、心脏、回肠、空肠、肾脏、肝脏、肺脏（附主支气管）、淋巴结（一个与给药途径相关，另一个在较远距离）、乳腺、鼻甲[b]、卵巢和输卵管、胰腺、垂体、前列腺、直肠、唾液腺、坐骨神经、精囊（如果有）、骨骼肌、皮肤、脊髓（3 个部位：颈椎、中段胸椎、腰椎）、脾脏、胃、睾丸、胸腺（或胸腺区域）、甲状腺（含甲状旁腺）、气管、膀胱、阴道、所有大体观察到异常的组织、组织肿块和给药部位

a. 仅在非啮齿类动物称重；b. 针对吸入给药的给药制剂。

5. 毒代动力学 是指伴随重复给药毒性试验进行的考察药物系统暴露情况的代谢动力学研究，可用于分析实验动物的系统暴露量、暴露时间和毒理学结果之间的关系。其数据可以来自重复给药毒性试验的全部或部分动物。某些药物应结合药物血浆蛋白结合率来评价系统暴露量。

6. 结果分析和评价 在数据解读方面，啮齿类动物数量多，组均值的意义通常大于单个动物数据的意义；而非啮齿类动物数量少，单个动物的试验数据也具有重要的参考意义。实验结果的生物学意义的判定需借助统计学分析，但同时还要考虑参数的剂量-反应关系、其他相关参数的改变，以及历史背景数据。对异常数据应进行合理的解释。

重复给药毒性试验是药物非临床毒理学研究中综合性最强、获得信息最多和对临床指导意义最大的研究，应结合受试物的药学、药效学、药代动力学和其他毒理学研究的结果来综合评价，从而判断毒性反应的性质和程度，锁定靶器官并获得可能的机制。其最终目的在于预测人体可能出现的临床不良反应，以帮助确定临床重点检测指标，并制订临床监护或解救措施。

（三）遗传毒性

遗传毒性（genotoxicity）研究与致癌性研究、生殖毒性研究密切相关，是检测受试候选药物通过不同机制直接或间接诱导遗传学损伤的体外和体内试验。对于新的候选化学药物，在人体试验开始前应完成标准组合的遗传毒性试验（表 7.17）。遗传毒性试验三项标准试验组合结果均为阴性的受试物，通常可认为其无遗传毒性。对于得到阳性结果的受试物，根据其治疗用途，可能需要更进一步的遗传毒性试验。遗传毒性试验结果呈阳性的化合物为潜在致癌剂和致突变剂。

表 7.17 遗传毒性推荐的标准试验组合

	考察类别	推荐试验方法
1	体外细菌基因突变试验	细菌回复突变试验（bacterial reverse mutation test）

续表

	考察类别	推荐试验方法
2	体外哺乳动物细胞的基因突变试验	体外哺乳动物细胞染色体畸变试验（*in vitro* mammalian chromosomal aberration test）或小鼠淋巴瘤细胞试验（mouse lymphoma assay，MLA）
3	体内遗传损伤试验	哺乳动物体内微核试验（micronucleus test）

（四）致癌性

致癌（carcinogenicity）试验的目的是考察候选药物在动物体内的潜在致癌作用，从而预测其人体致癌危害。

但致癌试验时间长、成本高，并非所有受试药物都需要进行。根据国家食品药品监督管理局《药物致癌试验必要性的技术指导原则》，对于临床预期连续用药 6 个月以上（含 6 个月）或治疗慢性复发性疾病而需经常间歇使用的药物，应提供致癌性试验或文献资料。对于有潜在致癌因素的药物，需根据其适应证和作用特点等因素报送致癌试验或文献资料。

考虑到癌变过程的复杂性，没有任何一种试验方法可以预测药物对人类的所有致癌潜在风险。致癌性试验的原则是在一种啮齿类动物中进行长期致癌性研究，并补充另一项其他类型的研究以提供长期试验中无法获得的额外信息。啮齿类动物的致癌性长期研究优先选择大鼠。补充的体内致癌性试验可以在一种短期或中期的啮齿类动物体内致癌模型（如转基因技术致癌模型）中进行，或者在第二种啮齿类动物中再进行一次长期的致癌试验。致癌试验通常应在申请上市前完成。若致癌风险较大，则应在大型临床试验之前完成致癌试验。

（五）生殖毒性

新药注册中的生殖毒性（reproductive toxicity）研究考察受试药对哺乳动物生殖功能和发育过程的影响，预测其对生殖细胞、受孕、妊娠、分娩、哺乳等亲代生殖功能，以及子代胚胎-胎仔发育、出生后发育的不良影响。震惊医药界的沙利度胺事件就是由于沙利度胺（thalidomide）在人体的生殖毒性没有被及时发现而导致的。在妊娠 3～8 周时服用沙利度胺来抑制孕吐反应的孕妇，产出畸形胎儿的概率最高，这致使全世界出现了约 1 万名“海豹儿”，沙利度胺因此被召回。生殖毒性研究在限定临床使用范围、降低特殊人群用药风险方面发挥重要作用。

根据国家食品药品监督管理局《药物生殖毒性研究技术指导原则》，生殖毒性试验应采用年轻、性成熟的成年雌性未经产哺乳动物进行。通常用与其他毒理学试验相同的动物种属和品系，啮齿类动物首选大鼠。在胚胎-胎仔发育毒性研究中，还需第二种哺乳动物，非啮齿类动物可选用家兔。生殖毒性研究资料可分阶段提供，生育力与早期胚胎发育毒性试验要在临床研究开始前完成，胚胎-胎仔发育毒性和围生期毒性试验资料在上市申请时提供。

第四节 临床研究

受试药物完成药学研究和药理毒理学研究并获得理想的结果后，即可申请开展药物临床试验。药物临床试验是指以药品上市注册为目的，为确定药物安全性与有效性而在人体开展的系统性药物研究。临床试验以人体（患者或健康受试者）为对象，意在发现或验证受试药的临床医学、药理学及其他药效学作用、不良反应，以及 ADME 特征，从而确定药物的治疗效果，并尽可能全面掌握其安全性数据。由于临床研究是在人体进行的研究，需要医生和患者的参与，因此与前面的药学和非临床研究不同，临床研究依赖于医疗行为，需遵守医疗方面的准则。考虑新药在患者或者健康受试者中可能存在不可预知的不良反应，临床试验的开展必须严格遵守受试者保护等伦理学要求。

一、临床试验的概况

（一）临床试验的申请

临床试验申请要有对受试药物的介绍性说明和总体研究计划、为临床研究者提供受试药物信息的研究者手册、临床试验方案、药学研究信息（原料药、制剂、安慰剂等的药学研究信息）、药理毒理信息（药理作用、毒理研究和药代动力学等的总结报告）、既往临床使用经验说明和可能存在的境外研究资料。申报资料格式和内容可参照 ICH 的 CTD 格式要求来整理和提交。

临床试验申报材料需要伦理委员会的审查和同意，提交国务院药品监督管理部门审批。获得批准后，临床试验可依《药物临床试验质量管理规范》（Good Clinical Practice，GCP）的规定在具有药物临床试验资格的（GCP 认证的）机构中进行。

（二）受试者保护

参与药物临床试验的有关各方都要对受试者提供充分的保护。

➢ 必须遵循世界医学大会赫尔辛基宣言，严格执行 GCP。

➢ 其非临床研究或以往临床研究的结果必须足以证明受试药有可接受的安全性基础。

➢ 在研发过程中，药理毒理和临床专家等要动态地评价药理毒理和临床数据，以评估安全风险，必要时适当调整临床试验方案。

（三）临床试验的不同阶段

临床试验阶段有两种不同的分类描述方法（图 7.9）。按研发阶段，创新性药物的临床试验可以分为Ⅰ期临床试验、Ⅱ期临床试验、Ⅲ期临床试验和上市后的Ⅳ期临床试验；按研究目的又可以分为临床药理学研究、探索性临床试验、确证性临床试验及上市后研究。两种分类方法间有不严格的对应关系，一般而言，Ⅰ期临床试验主要是临床药理学研究，Ⅱ期临床试验为探索性临床试验，Ⅲ期临床试验是确证性临床试验，上市后研究为Ⅳ期临床试验。

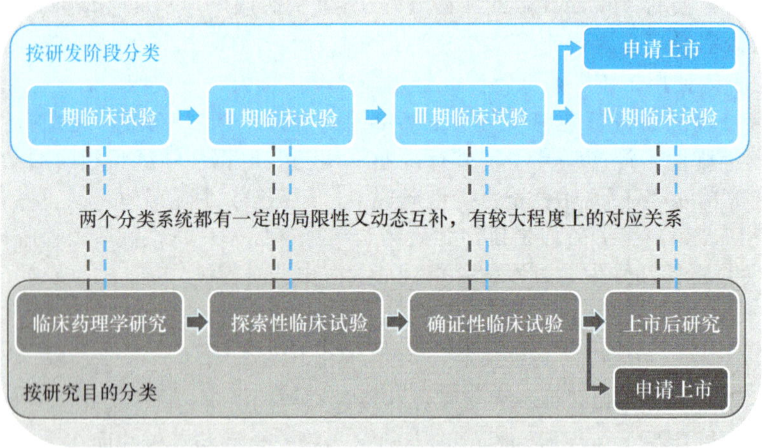

图 7.9　临床试验阶段的分类

Ⅰ～Ⅳ期临床试验的主要特点及要求如表 7.18 所示。顺利完成Ⅰ～Ⅲ期临床试验，获得药品的生物药剂学、临床药理学、临床有效性、临床安全性信息后，则可参照 ICH CTD 的要求整理并提交新药申请，如获得国家药品监督管理局批准，药物即可正式上市销售。此时，部分新药继续进入Ⅳ期上市后监测阶段。

表 7.18 各期临床试验的特点

研发阶段	试验对象	试验目的	要求或特点
Ⅰ期临床试验	健康受试者（20～100名）	药物的耐受性和药代动力学研究	首次人体试验，存在很大的不确定性，风险很高
Ⅱ期临床试验	适应证患者（100～500名）	治疗作用的探索性研究	• 初步获得药物治疗有效性资料，同时也要评价药物在患者体内的药代动力学 • 为确证性试验的研究设计、给药方案、终点设计和方法学等提供基础
Ⅲ期临床试验	适应证患者中扩大范围	治疗作用的确证阶段	• 临床用药要以商业化生产工艺来提供 • 是为药品注册申请获得批准提供依据的关键阶段，往往持续好几年
Ⅳ期临床试验	更大范围患者群	上市后监测阶段	• 在更多的普通人群和特殊人群中全面地评价药物的安全性和有效性，发现罕见不良反应，进一步完善给药方案。如果该阶段发现新的严重不良反应，药品需要加注警告说明甚至下架 • 可从社会和经济等角度综合评价药物使用中的获益/风险关系等

1. Ⅰ期临床试验 Ⅰ期临床试验基本等同于临床药理学试验，一般在健康志愿者中进行，主要考察耐受性和药代动力学情况。有些药物，如抗癌药物，对健康人群有危害，只能在患者中进行研究。由于这是首次在人体进行药物试验，为减少可能造成的损害，选用的受试者人数较少，为20～100名。根据《药物临床试验的一般考虑指导原则》，该临床试验阶段的详细研究内容包括药物对人体的效应（药效学和不良反应）、人体对药物的处置（药代动力学）、药物代谢及物质平衡、剂量-暴露量-效应关系、药物相互作用、药物基因组学、定量药理学、特殊人群的临床药理学、群体药代动力学等。

（1）耐受性试验：人体耐受性试验，属于临床早期的安全性探索试验，是为了确定人体MTD，发现人体不良反应。采用随机、双盲、安慰剂对照的试验设计。给药方式包括单剂量和多剂量。

在药物首次用于人体时，一般应首先用最大推荐起始剂量（maximum recommended starting dose，MRSD）进行单次给药耐受性试验。为保护受试者，对于有安全风险的药物，首次试验应在少数个体中进行，获得安全性数据后再增加受试者例数。

多次给药的耐受性试验的设计依赖于单次耐受性和药代动力学试验的结果，在其数据基础上进行剂量选择，确定给药方式、进餐要求等。

（2）临床药代动力学研究：临床药代动力学的研究，也就是药物在人体内的ADME研究，通常贯穿于整个研发计划，可独立进行，也可伴随其他临床研究同时进行评价（具体内容和要求详见第四节）。

2. Ⅱ期临床试验 Ⅱ期临床试验主要是探索性的临床试验，一般在100～500名临床适应证患者中进行。该阶段的研究目标是为Ⅲ期确证性临床试验确定给药剂量，制订给药方案、研究终点和确定目标患者群。前期初探阶段可采用平行对照和自身对照等研究设计，之后更正式的探索性研究需采用严格的随机化和对照设计。所使用的药物剂量通常低于MTD。

3. Ⅲ期临床试验 Ⅲ期临床试验主要是确证性临床试验。该阶段基于Ⅱ期临床的探索结果，在更大范围的适应证患者群中展开，往往需多个临床试验中心联合进行，目的是进一步确证研究药物的有效性和安全性，为获得上市许可提供足够的证据。临床试验中样本量估算要同时考虑有效性和安全性评价的需求，Ⅲ期临床的试验组患者例数一般不低于300例，对照组例数不能少于治疗组的1/3。该阶段要对量-效关系进一步探索，并在更广泛的患者群中对疾病的不同阶段进行评价，还可能涉及合并用药。Ⅲ期临床的研究周期较长、受试者较多、临床样本量较大，同时伴随研究进展所获得的药学信息也较为丰富。该阶段可同时进行群体药代动力学研究、药物基因组学研究等。

4. Ⅳ期临床试验 药品上市后将在更大的适应证患者群中被应用，此时可能暴露出一些之前未发现的风险，因此要对已上市药品进行持续管理，开展上市后研究，进一步确证药品的安全有效。附条件批准的药品在上市后应采取风险管理措施，并在规定期限内完成相关研究。药品Ⅳ期临床试验包括按管理要求必须进行的研究，以及申请人自主实施的研究，通常有药物间相互作用研究、长期或大样本安全性研究、药物经济学研究、死亡率或发病率的研究等。该阶段的研究方法除了进行临床试验外，还包括观察性药物流行病学研究和荟萃分析等。

（四）临床试验的一般要求

临床试验是化合物成为药物的最重要一环，由于它是在人体开展，耗费的人力、财力都是最大的，而且具有很大的风险，为保证临床试验的高效、有序，结合 ICH 的指导原则，2017 年国家食品药品监督管理总局发布了《药物临床试验的一般考虑指导原则》用于指导临床试验的整体设计等（表 7.19）。

表 7.19 临床试验的一般要求

要求	说明
以目标为导向	• 整个临床研发计划要设定明确的终极目标与清晰的研究路径 • 每个具体的临床试验应有明确的试验目的
阶段性临床试验决策	每个临床试验结束后，都应及时进行阶段性获益与风险评估，以决定终止或继续进行临床研发 • 如数据提示安全且有效，临床试验要继续向下推进 • 如数据提示缺乏有效性或存在安全性问题，临床试验应尽早终止 • 根据临床数据有时要放弃或改变拟定的适应证
规范临床试验过程	临床试验应科学设计、规范实施，综合而严谨地分析，完整而真实地报告
安全性的总体考虑	在药物临床研发阶段，应定性和定量地描述药物的安全性特征 安全性评价应有足够多的样本量和足够长的暴露时间，安全性观察的时限建议与临床拟长期用药的时限一致，充分考虑不良事件随着治疗时间延长的变化趋势

二、临床试验的设计

每一个临床试验都有明确的目的，如评价药代动力学参数、探索或确证药物的有效性或安全性。合理的临床试验设计是达到试验目的的前提。临床试验的设计方法包括平行对照、成组序贯、交叉、析因、适应性设计等，一般建议采用平行对照设计。临床试验设计应清晰地描述受试人群、选择合理的对照、提供样本量估算依据、确定研究指标中的主要和次要终点，并说明随机化和盲法等偏倚控制方法（表 7.20）。

表 7.20 临床试验的设计

因素	设计要求
受试人群的选择	• 根据试验的目的确定受试者的入选标准和排除标准。早期试验受试者人数较少，要用严格的筛选标准选择相对同质的受试者以减少个体差异的影响，获得有指示性的结果；但后期要扩大受试人群以反映在更广泛的目标人群中的情况 • 某些试验需要受试者住院进行 • 受试者不能同时或短时间内先后参加两个或两个以上的临床试验 • 育龄志愿者应有效避孕以避免受试药可能存在的生殖毒性
对照组的选择	• 对照类型：安慰剂对照、阳性对照、自身前后对照、历史对照等 • 对照的选择应依据试验目的而定，并符合科学性和伦理学的要求。一般采用安慰剂对照 • 阳性对照药物的选择标准：公认的、广泛使用的、有良好循证医学证据的预期有效药物

续表

因素	设计要求
样本量估算	• 受试者样本量的确定要基于预期的疗效强度、数据的预期变异程度、所采用的统计分析方法、假阳性或假阴性错误率等 • 安全性评价往往需要比有效性更大的样本量
研究指标	试验终点是临床试验的重要指标，相关计划应预先阐明如下内容 （1）主要终点根据试验主要目的来确定，反映主要的临床效果 （2）次要终点评价药物其他作用 （3）替代终点与临床终点相关，但并不是临床效果的直接证据，仅当其能够合理地预测临床终点时，才可作为主要指标
偏倚控制方法	• 随机化：用以确保组间数据的可比性，可采用区组或分层随机化法 • 盲法：是指药物分组的不透明程度，分双盲、单盲和开放，一般建议双盲。单盲是药物分组仅对受试者不透明，双盲是除了受试者以外，研究者及临床申办方也不知道分组情况。数据管理和统计分析相关人员始终要处于盲态 • 依从性：评价受试者用药依从性的方法应明确

三、临床试验的实施和结果报告

研究者必须遵循试验方案来执行临床研究。如需修改，必须阐明理由并送伦理委员会报批。在研发中须及时向监管机构报告安全性数据。

根据国家食品药品监督管理局发布的《化学药物临床试验报告的结构与内容技术指导原则》，临床试验的具体执行过程要准确详细地记录，整理后形成结果报告，这是临床试验报告的关键内容（表 7.21）。

表 7.21 临床试验的有效性评价内容

项目类别	要求
疗效/效应分析数据集	• 将所有参加效应分析的受试者分类定义为不同的受试者数据集，如①用过受试药的、②按试验方案完成试验的、③某特定依从性的受试者数据集 • 优先使用全分析集（所有受试者数据集）进行数据分析
人口学和其他基线数据	• 为保证试验组间所获疗效数据的可信性，要对不同试验组的主要人口学指标（年龄、性别和种族）和适应证相关基线特征数据（适应证的病情、病程、主要疗效指标的基线值及其他影响疗效分析的因素）等进行统计学差异分析，以判定这些基线数据的组间差异不会影响到药效的判读
依从性	• 记录和评价每个受试者对试验方案的依从性，包括随访次数、用药计数、日记卡及各项监测指标等数据，以及可能的血/尿药物浓度测定等
合并用药	分组列出合并用药情况
疗效/效应的分析	• 所有的疗效/效应指标都必须明确定义 • 分别比较各处理组间主要疗效指标和次要疗效指标、药效学参数、药代动力学参数等的差异 • 根据试验方案分别对全分析集和符合方案集等受试者数据集进行疗效/效应数据的分析
有效性小结	及时对有效性进行小结，以制订后续试验策略

（一）受试者描述

参加试验的所有受试者情况都要详细记录并分类进行描述。筛选人数、随机化人数、完成及未完成试验人数等指标可用图表描述。试验执行过程中所有关于入选和排除标准、受试者管理和评估等与研究方案间出现的偏离均应在报告中阐述。

（二）有效性评价

根据《化学药物临床试验报告的结构与内容技术指导原则》，临床试验中的有效性评价内容参见表 7.21。

（三）安全性评价

根据《化学药物临床试验报告的结构与内容技术指导原则》，临床试验中对安全性的评价内容参见表 7.22。

表 7.22 临床试验中安全性评价的内容

项目类别	要求
受试者用药/暴露的程度	• 指试验药物的给药剂量、用药时程，用药人数，如用药至少一个月，某剂量组有多少受试者
不良事件（adverse event）分析	• 药物不良事件是指用药期间的所有不利的医疗事件，与药物在时间上相关联，但因果关系有待后续确定 • 可用图表直观展示所有不良事件，并按所累及的系统来显示其发生频度、严重程度 • 结合给药剂量、给药时间、基线特征及人口学特征等来分析其与药物的因果关系
严重的或重要的不良事件	• 应单独列出来进行分析，并附病例报告，介绍病例编号、人口学特征，展示不良事件的发生时间、严重程度、持续时间、处理措施和结局，同时要判断与用药间的因果关系
安全性相关实验室检查、生命体征及体格检查	• 描述所有实验室检查中的检查指标及生命体征等 • 提供相应检查指标的分析统计表 • 对有临床意义的实验室检查异常应逐例进行分析和讨论
安全性小结	• 小结安全性研究结果，关注并分析重点不良事件对用药的影响

（四）讨论和结论

对临床研究中的有效性和安全性结果进行分析讨论，权衡分析适应证人群中使用受试药的获益/风险，得出清晰明确的结论，结合文献评述进一步临床试验的意义，并分析可能需要关注的问题。

（五）统计分析报告

临床研究中的统计分析报告包括资料的收集整理过程和统计模型的描述，对病例基线特征、各种疗效观察指标和安全性评价指标的描述及统计检验结果等。结果应尽可能采用图或表来表示。结论应以精确的统计学术语进行阐述。临床试验数据的统计分析应与计划方案中的统计方法、统计分析软件及版本相一致，任何偏离都应在报告中阐明。

（六）多中心临床试验

大型的临床试验往往需要多中心同时进行，各中心受试者的入选情况、试验方案的偏离、基线数据、主要和次要疗效指标、不良事件等都要进行统计描述并提供小结表。

四、临床药代动力学研究

新药临床药代动力学研究贯穿于临床研究的所有阶段，可独立进行，也可伴随耐受性或药效学的临床研究进行，它是全面认识机体和药物相互作用所不可或缺的，目的是获得受试药在人体内的 ADME 动态变化规律，有助于制订合理的临床用药方案。临床药代动力学有自己独特的特点，在这里单独介绍。

临床药代动力学研究中生物样品分析方法的建立和确证与非临床部分类似。

根据国家食品药品监督管理局发布的《化学药物临床药代动力学研究技术指导原则》和 ICH 的指导原则，在药物临床试验阶段，药代动力学研究包括健康志愿者药代动力学研究、目标适应证患者药代动力学研究和特殊人群药代动力学研究等。

（一）健康志愿者药代动力学研究

本研究在 I 期临床试验中进行。根据《化学药物临床药代动力学研究技术指导原则》，健康志愿者药代动力学研究包括单次与多次给药药代动力学研究、进食对口服药物制剂药代动力学影响的研究、药物代谢产物的药代动力学研究、药物-药物药代动力学相互作用研究（表 7.23）。

表 7.23 健康志愿者药代动力学研究的内容

项目类别	要求
单次给药药代动力学研究	
受试者	满足健康状况、遗传多态性、性别、年龄和体重方面的选择标准
实施者例数	一般要求每个剂量组 8～12 例
试验药物	• 在符合《药物生产质量管理规范》（GMP）条件的车间制备，符合质量标准 • 专人保管，严格记录药品使用情况
药物剂量	• 一般选用低、中、高三种剂量；高剂量须接近人体 MTD
研究步骤	• 研究要求受试者在Ⅰ期临床试验病房内参与完成 • 试验日前一天晚上进食统一的清淡饮食，之后禁食不禁水。次晨空腹口服药物。若为注射给药，则不需空腹。若要收集尿样，服药前应排空膀胱 • 在服药前、后不同时间点采取血样或尿样
采样点的确定	• 为得到完整的药-时曲线，一般至少在吸收相设置 2～3 个采样点，峰浓度附近 3 个采样点，消除相 3～5 个采样点。消除相的采样应持续 3～5 个消除半衰期的时间，或采样至血药浓度降低到峰浓度的 1/10 以下 • 尿样收集取样点可参考非临床药代动力学试验中药物排泄数据，涵盖开始排泄、排泄高峰及排泄基本结束的全过程
药代动力学参数的估算和评价	• 科学合理地统计和处理数据 • 绘制各受试者的药-时曲线及平均药-时曲线，估算药代动力学参数达峰时间、峰浓度、AUC_{0-t}、$AUC_{0-\infty}$、表观分布容积、消除速率常数、半衰期，平均停留时间、清除率等，并进行分析评价，指导Ⅱ期临床试验的方案设计 • 从尿药浓度估算肾排泄速率和排泄量
多次给药药代动力学研究	
药物剂量	选用Ⅱ期临床试验拟订的一个或数个剂量进行多次给药试验，根据半衰期确定服药间隔
研究步骤	基本同单次给药药代动力学研究的要求，受试者早、中、晚三餐均进统一饮食
采样点的确定	根据半衰期估算药物到达稳态血药浓度的时间，连续三次在给药前测定血药浓度（谷浓度）以确定达稳态；在最后一次给药后，于各时相采集血样，从而获得完整的稳态药-时曲线
药代动力学参数的估算和评价	• 绘制多次给药的药-时曲线，计算药代动力学参数达峰时间、稳态谷浓度（C_{ss_min}）、稳态峰浓度（C_{ss_max}）、平均稳态血药浓度（C_{ss_av}）、半衰期、清除率、稳态药-时曲线下面积（AUC_{ss}）及波动系数（DF）等 • 分析试验结果，说明多次给药的药代动力学特征，并与单次给药的参数进行比较，评价其差异，特别是吸收和消除方面，分析药物的蓄积作用
进食对口服药物制剂药代动力学影响的研究	
试验餐的要求	高脂、高热量配方，以最大化进食对药代动力学的影响
进食方法	• 从开始进食试验餐起计时，30 min 内完成进食 • 餐后服药组在进食开始 30 min 后给药
药物代谢产物的药代动力学研究	如果非临床药代动力学结果显示药物主要以代谢方式消除，且代谢物的药代动力学可能影响药效和毒性，则应同时进行代谢物的药代动力学研究
药物-药物的药代动力学相互作用研究	若药物在临床上可能与其他药物同时或先后应用，则要进行该研究，并明确其相互作用机制

单次给药旨在了解受试药的吸收速度和程度、给药剂量与药物浓度的关系、药物半衰期等。单次给药获得的药代动力学结果可指导多次给药药代动力学研究的设计，如半衰期短的药物，连续给药的间隔要缩短。多次给药药代动力学研究的主要目的在于获得重复给药后药物的吸收程度、药物达到稳态血药浓度的时间、体内蓄积情况等。

（二）目标适应证患者药代动力学研究

若目标适应证患者的疾病状态可能影响受试药物的药代动力学特征，应在Ⅱ期和Ⅲ期临床试验阶段，对患者进行药代动力学研究，以指导合理用药。

（三）特殊人群的药代动力学研究

肝脏是药物的主要代谢器官，肾脏是主要的排泄器官，因此肝功能或肾功能损伤患者的药代动力学特点会有很多特殊改变。老年人肝、肾功能退化，并且基础疾病较多，药物的药代动力学可能出现不同程度的改变。而儿科人群肝、肾功能发育尚不完善，也会有特殊的药代动力学表现。根据《化学药物临床药代动力学研究技术指导原则》，有些药物要视情况对这些特殊人群展开专门的药代动力学研究（表7.24）。

表7.24 特殊人群的药代动力学研究

特殊人群	研究特点
肝功能损害的患者	
对药代动力学的特殊影响	许多药物依赖于肝脏的代谢和消除，因此肝脏损害可能会减慢这些药物的排泄，使药物在体内蓄积出现不良反应
需执行该研究的条件	•药物或其活性代谢物主要经肝脏代谢或排泄 •药物的治疗范围窄
执行该研究的临床阶段	Ⅲ、Ⅳ期临床试验
肾功能损害的患者	
对药代动力学的特殊影响	主要经肾脏消除的药物，肾损害可能影响药物的药代动力学和药效
需执行该研究的条件	•主要通过肾脏消除的药物 •药物的治疗指数小
执行该研究的临床阶段	Ⅲ、Ⅳ期临床试验
老年人	
对药代动力学的特殊影响	老年人很多与药代动力学相关的生理功能会出现不同程度的减退，包括肝功能下降（肝血流量减少，功能性肝细胞减少）、肾功能下降（肾单位、肾血流量、GFR均下降），同时还存在胃肠道消化吸收功能下降、体内水分减少、脂肪比例增加，血浆蛋白含量减少等，这些均可导致药物ADME的变化
需执行该研究的条件	•拟治疗疾病是一种典型的老年病 •拟治疗人群中包含相当数量的老年患者
执行该研究的临床阶段	Ⅰ～Ⅳ期临床试验
儿科人群	
对药代动力学的特殊影响	儿童的肝脏和肾脏发育不完全，对药物代谢能力较弱；胃肠道功能弱，机体组织水分含量高，血浆蛋白含量低，血脑屏障未发育完全，药物的吸收、分布均与成人存在较大差异。而且不同年龄阶段都有各自的特点
需执行该研究的条件	•拟治疗疾病是典型的儿科疾病 •拟治疗人群中包含儿科人群
执行该研究的临床阶段	可在Ⅰ～Ⅳ期临床试验期间，酌情选取相应发育阶段的目标适应证患儿进行

药物开发是一个庞大而复杂的过程，不仅要药学各个学科密切配合，还需要临床医生和患者的参与。药学研究、药理毒理学研究和药物临床试验共同保证了候选药物的安全、有效和质量可控性，使其获得满足要求的药品属性。

相对于药物发现阶段，药物开发阶段耗时更长，耗费的人力、物力和财力也最多，候选药物的淘汰率也非常高。平均每10 000个化合物，可能只有500个会进入动物试验，10个进入Ⅰ期临床试验，而最终可能只有1个获批上市。新药研发除了需要投入巨大的人力和物力外，整个过程还需要强大的经济支持，根据2009～2018年FDA批准药物的数据估算，研发成功一个药物的成本在3亿～30亿美元。

新药获得上市批准后，除了要有良好的治疗效果，并且无严重的不良反应外，还必须能产生丰厚的社会和经济效益，这才能保证新药真正被推广使用，才真正完成了新药开发的任务。对2011～2020年20家全球顶尖研发型医药企业的168个新药销售情况分析显示，年销售额在10亿美元以上的新药仅有21%，5亿～9.99亿美元的有18%，而30%的新药年销量仅为1亿～4.99亿美元，30%的新药年销售额不足1亿美元；与研发投入相比，研发盈利的新药占比仅为43%。年销售额10亿美元以上的高销售额的重磅药物所提供的利润空间是医药企业持续开展新药研发的主要支持力量。新药开发的最终成功需要市场的真正认可，而市场认可的主要决定因素还是药物开发时是否真正将药物的安全、有效、质量可控，以及患者的临床顺应性等基本要素充分考虑进去。

近十年来，随着新药审评体系和审评能力的持续改革和推进，持续深化ICH工作后与新药国际化的接轨，以及药学工作者的不断努力，我国的新药开发进入了快速发展阶段。2020年起新冠疫情的全球持续肆虐，给药学工作者提出了前所未有的挑战，也警醒了我们，新药研发仍任重而道远。药学研究人员要不断锤炼自身科研创新能力，提高新药开发的效率，努力开发高质量新药，以应对未来各种可能的疾病隐患，服务于全人类的生命和健康。

（刘伟伟）

第八章 计算机辅助药物设计与人工智能在药物研发中的应用

第一节 概 述

鉴于当前对药物疗效、效力和安全性等方面的要求越来越严格，发现新型药物分子已经成为一项长期且昂贵的过程。有研究表明，开发一种药物通常需要平均12年，花费可达28.7亿美元。组合化学的创新发展积累了大量覆盖大型化学空间的化合物数据库，这虽然有助于扩大药物发现的空间，以及开发高通量筛选技术，但是在过去几年中能够成功上市的新药数量还是没有显著增加，通过临床试验的成功率只有大约13%。如何降低成本和加快新药研发速度已成为所有制药公司及科研机构的核心问题。计算方法正在被广泛地应用于药物研发的各个阶段，以更具成本效益的方式加快药物研发过程，并最大限度地减少最终阶段的失败。迄今为止，已有超过70种商业化药物的发现过程包含了某种形式的计算技术。

CADD，顾名思义就是将计算机与药物设计有机结合，其利用目标靶点或已知具有生物学活性配体的结构信息，通过计算机模拟并预测目标靶点与配体之间的相互作用，从而帮助研发人员筛选和优化针对该目标靶点的潜在候选药物。CADD作为计算方法在药物研发领域应用的一种强有力策略而被成功应用于诸如虚拟筛选（virtual screening）、分子对接（molecular docking）和动态模拟（dynamic simulation）、药效团建模（pharmacophore modeling）、药代动力学和药效学评估等多个方面。特别是在虚拟筛选方面，当与现今的化学生物学筛选技术相互结合应用时，可成为发现有效候选药物的有力工具。

CADD技术根据其主要适用的信息可以大致分为两大类（图8.1）：SBDD和基于配体的药物设计（ligand-based drug design，LBDD）。其中，SBDD需要明确靶点蛋白的三维结构信息，其依靠研究靶点受体及其活性/结合位点的三维结构信息来理解靶点-配体复合物之间的分子相互作用关系（如使用分子对接算法和分子动力学进行模拟），同时还可以应用于虚拟筛选化合物库来寻找

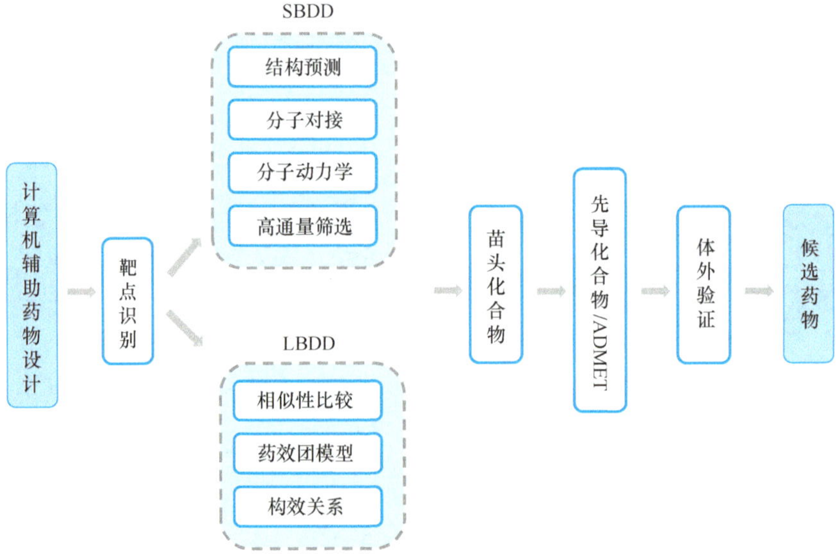

图8.1 CADD流程

候选化合物。而 LBDD 则不需要明确靶点的三维结构信息，相反，其关注的是与靶点相对应的配体的结构信息，应用相似性搜索（similarity search）、QSAR 和药效团（pharmacophore）建模等手段，以进行候选化合物搜寻和先导化合物优化等方向研究。SBDD 和 LBDD 所呈现的特性表明，二者之间的互补使用及其与常规实验的相互结合，对药物研发有着重要的促进作用。

近年来，人工智能（artificial intelligence，AI）机器学习（machine learning，ML）取得了历史性的突破，被广泛地应用于大数据和并行计算应用，如图像语言识别、自动驾驶、机器人和药物研发等领域。而 AI 机器学习方法在药物研发中的应用，已被证明是非常有价值的。基于机器学习的大数据分析和高性能计算极大地促进了药物研发的效率，尤其是在药物的早期发现阶段。机器学习算法已涉及多个药物发现过程，如蛋白质结构预测、基于结构的虚拟筛选、基于配体的虚拟筛选、QSAR、分子对接和药效团建模、药物的 ADMET 预测、药物重定位等。随着生物、药物等相关多维大数据的大量积累、计算能力［如图形处理单元（graphics processing unit，GPU）、张量处理单元（tensor processing unit，TPU）］和并行化，以及深度学习（deep learning，DL）算法理论的飞速发展，越来越多的制药公司正在鼎力投资 AI 技术。长远而言，AI 有望成为药物研发领域中一种经济高效、低风险的方法。

机器学习算法大致可以分为三大类：有监督（supervised）、无监督（unsupervised）和强化学习（reinforcement learning）。监督机器学习［如神经网络（neural network，NN）、随机森林（random forest，RF）、支持向量机（support vector machine，SVM）等］和无监督机器学习［如聚类（clustering）、主成分分析（principle component analysis，PCA）、自编码器（autoencoder，AE）等］的主要区别在于输入数据是否存在标签属性（label）。其中监督机器学习可使用输入数据学习预测标签属性（如化合物的生物活性、ADMET 等），其又可以进一步根据模型预测结果类型分为分类和回归方法。而无监督机器学习输入数据则没有标签属性，其直接根据输入数据发现隐藏模式并获得数据的可解释性。强化学习是一种决策科学，用于描述和解决智能体（agent）在与环境的交互过程中，学习环境中的最佳行为以达成最大回报或实现特定目标的问题。本章 AI 部分将主要介绍药物设计中最常用的监督学习和无监督学习方法。

术语 AI、机器学习和深度学习间的区别

AI、机器学习和深度学习经常被混淆使用。其中，AI 有时也被称为机器智能，是指计算机能够像人一样地思考和行为。机器学习是 AI 的一个子领域，是指赋予计算机学习能力的方法，在没有显式编程的情况下可以进行自我学习。其涉及从建模数据中学习模式或预测变量，通常通过一个评分函数，试图最大限度地提高准确性和可推广性。深度学习又属于机器学习的一个子集，是下一代机器学习，其灵感来源于人脑处理信息的方式，通过组合一系列具有非线性处理单元的“层”，学习数据的高级抽象，从而产生准确的见解。

第二节　基于结构的药物设计

SBDD 是最常用也是最为准确的一种 CADD 方法，识别有效的药物靶点并获取其三维结构信息是其方法学基础，因为其底层原理是将从三维靶点大分子与配体的“结合/活性位点”所获得的结构知识，用于预测受体-配体复合物之间的相互作用关系，同时进一步评估和设计配体。这种方法由于首先需要确定靶点和其三维结构，所以其在识别和优化先导化合物分子方面具有特异性和有效性，有助于在分子水平上理解疾病。分子对接（molecular docking）、分子动力学（molecular dynamics，MD）模拟和基于结构的虚拟筛选是 SBDD 使用的一些典型方法。SBDD 的基本流程如图 8.2 所示。

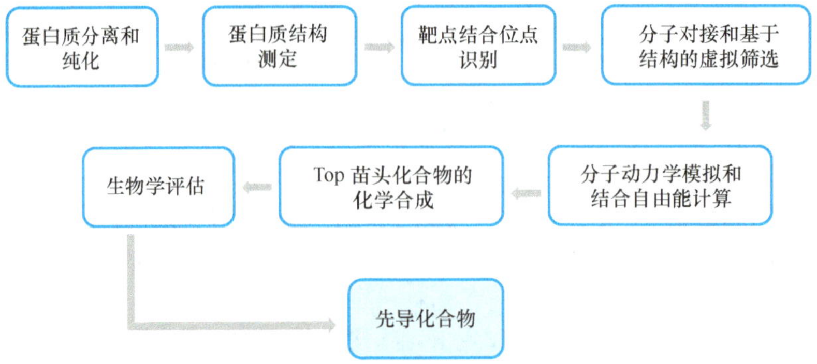

图 8.2 SBDD 基本流程

一、靶点蛋白结构的获取

蛋白质是人体一切细胞、组织的重要组成成分，是执行所有生物活动的基础。蛋白质的活性在很大程度上取决于其三维结构，进行 SBDD 需要使用靶点蛋白的三维结构模型。蛋白质的三维结构可通过 X 射线晶体学（X-ray crystallography）、磁共振和冷冻电镜（cryogenic electron microscope，cryo-EM）等实验方法测定。分辨率是衡量实验获得的蛋白结构精度的一个重要指标，其表示的是蛋白结构内两个可区分特征之间的最小距离。换言之，如果一个实验蛋白结构的精度是 3 Å（0.3 nm），则只有当两个原子之间的距离大于等于 3 Å 时，才能够区分这两个原子结构。蛋白结构的分辨率越高，对实验的要求也就越高。蛋白质的实验结构可从相应的蛋白结构数据库下载获取，如 RCSB PDB 数据库。

但是，蛋白结构的实验测定方法通常耗时、昂贵并且过程复杂。此外，由于实验技术的限制，许多靶点蛋白结构至今无法获得。例如，许多膜蛋白（约占现今成功药靶比例的 60%）很难结晶，因此难以通过 X 射线晶体方法获得蛋白结构。此外，磁共振通常局限于测定小的蛋白结构，而 cryo-EM 作为较新技术除了设备昂贵以外，同时由于技术限制，现阶段测定还仅限于大型复合物或较低分辨率模型。所以基于计算的蛋白质三维结构预测可以成为实验方法的有力补充。

蛋白结构的计算预测就是直接依据蛋白质氨基酸序列预测其三维结构，通常而言，就是搜寻蛋白质最低能量构象的过程。传统的计算预测方法可以分为基于模板和无模板（从头建模）两大类。

1. 基于模板的方法 主要利用了与其他已知蛋白结构相似性的数据。这些方法在序列水平上搜索同源或具有相似折叠的已知结构蛋白，并将其用作构建待预测蛋白结构模型的模板。该方法大致可以分为同源建模（homology modeling）和折叠识别（threading，也称穿针引线法）两种类型。

（1）同源建模：当目标蛋白存在合适的模板时，同源建模是创建可靠蛋白三维预测结构的最准确和最成功的方法。其理论基础是蛋白结构在进化过程中比序列更加保守，在进化上相关蛋白通常具有相似的结构特征。但该方法对模板相似性具有较高要求，通常适用于预测在序列水平上与已知三维结构蛋白同源性超过 40% 的蛋白，而对于同源性小于 30% 的蛋白预测效果则不佳。

（2）折叠识别：该方法对应于识别那些没有很高序列相似性（<25%，非同源），但仍具有相似二级折叠结构的蛋白。折叠识别基于这样一个事实，即在长期的蛋白结构进化过程中，没有任何进化亲缘关系的蛋白也会显示出一定的结构相似性（具有相似折叠）。

2. 无模板方法 由于蛋白结构信息的缺乏，当基于模板的方法无法检测到合适的结构模板时，可以应用从头建模方法。从头建模方法可以是基于物理（也称为纯从头算）或基于知识（也称为基于片段）。其中基于物理的方法使用力场来模拟原子之间的相互作用，而基于知识的技术则依赖于沉积在 PDB 中的已解析结构。但由于该方法对计算要求高，所以通常限制于预测较小的蛋白结构，而且预测精度也相对较差。

近年来，AI 机器学习被广泛应用于对蛋白结构的预测，特别是 2021 年由 DeepMind 团队开发的 AI 系统 AlphaFold。这是一个根据蛋白氨基酸序列预测蛋白三维结构的深度学习系统，被认为是蛋白结构预测史无前例的巨大进步。DeepMind 在《自然》杂志发表文章称，AlphaFold 已经预测出了 35 万种蛋白结构，涵盖了 98.5% 的人体及 20 种常见模式生物的蛋白，并公开了相关数据库。随后，华盛顿大学医学院的大卫·贝克（David Baker）团队也成功开发了一种基于深度学习的蛋白结构预测工具 RoseTTAFold，并发表于《科学》杂志，相比 AlphaFold 其速度更快。AlphaFold 和 RoseTTAFold 等 AI 蛋白结构预测系统的横空出世，打开了蛋白结构预测新世界的大门，使得蛋白结构的计算预测可以精确到与实验测定相竞争的程度。

表 8.1 显示了现阶段部分已开发的蛋白结构预测相关的软件和数据库，更多蛋白结构预测软件信息可以参考相关预测软件的网站页面。

表 8.1　蛋白三维结构预测相关软件和数据库示例

软件	简介	网址
蛋白结构预测软件		
SWISS-MODEL	是一个全自动蛋白结构同源性建模服务器	https://swissmodel.expasy.org/
phyre2	自动折叠识别服务器，用于预测蛋白氨基酸序列的结构和功能	http://www.sbg.bio.ic.ac.uk/phyre2/html/page.cgi?id=index
C-QUARK	从 QUARK 扩展而来的一种从头计算的蛋白结构预测新方法。将基于深度学习的接触图预测集成到片段组装模拟中，提高了预测性能	https://zhanggroup.org/C-QUARK
C-I-TASSER	从 I-Tassar 扩展而来的一种蛋白结构预测的复合方法，用于高精度的蛋白结构和功能预测	https://zhanggroup.org/C-I-TASSER/
AlphaFold	DeepMind 开发的一种 AI 系统，可根据蛋白氨基酸序列预测蛋白结构	https://colab.research.google.com/github/sokrypton/ColabFold/blob/main/AlphaFold2.ipynb
RoseTTAFold	使用 AI 和三轨神经网络准确预测蛋白结构和相互作用的方法	https://robetta.bakerlab.org/
蛋白结构预测相关数据库		
UniProt Knowledge Bases	蛋白氨基酸序列数据库，包含具有准确、一致并且丰富注释的蛋白功能信息	https://www.uniprot.org/
Protein Data Bank (PDB)	蛋白三维结构数据库，包含蛋白、核酸和复杂组件的三维形状组成	https://www.rcsb.org/
CASP dataset	蛋白结构预测中心，为蛋白结构建模方法的评估提供了一种独立的机制	https://predictioncenter.org/

二、分子对接

分子对接是 SBDD 中最著名也是最常见的方法，其理论基础是配体（通常是小分子化合物）和靶点（通常是蛋白质）的识别过程依赖于二者之间结构的空间形状匹配及能量匹配。通过分子对接可以预测配体在特定靶点蛋白结合位点上的可能结合模式，并根据结合后其构象与结合口袋中对应特征的互补性来计算估计结合亲和力，所以被广泛应用于药物筛选和药物设计等领域。例如，选择性靶向大麻素受体 CB2 的药物有望治疗神经退行性疾病、炎症和疼痛，同时避免 CB1 介导的精神副作用，但是 CB2 激活和信号转导的机制尚不清楚。有研究利用计算对接技术分析了对 CB2 具有高度选择性的部分激动剂，但对 CB1 具有拮抗作用的双功能化合物 GW-405833 分别和 CB1、CB2 的相互作用结构，以揭示 CB2 和 CB1 在受体激活、配体识别和 Gi 偶联方面的差异，从而促进以大麻素系统为靶点的基于合理结构的药物发现。又如，黄热病病毒（yellow fever virus，YFV）感染是南美洲和非洲的一个重要的公共问题，严重威胁当地大量人口。到目前为止，还没有特定的抗 YFV 药物可用。有研究通过高通量药物筛选、结合 YFV 复制子和表面等离子共振分析分别获得 YFV 潜在抑制剂利福喷丁（rifapentine）和其作用靶点病毒非结构蛋白 NS5 的依赖于 RNA 的 RNA 聚合酶（RdRp），然后使用分子对接以计算化合物与 NS5 RdRp 结构域活性位点之间的相互作用，从而进一步验证利福喷丁潜在的功能机制。

在确定并获得靶点蛋白的三维结构后，分子对接的首要步骤就是确定蛋白的结合口袋（结合位点）。结合口袋可以指示配体小分子结合到靶点蛋白结构上的位置，该位置通常与疾病相关，从而影响靶点蛋白的生物活性。最直观的结合口袋是一个凹面区域，该区域包含多个化学功能，可以与配体小分子相互作用从而达到预期的结果（如调节、激活或抑制）。蛋白结合口袋的位置信息最好是通过实验确定，如在 PDB 数据库中倾向于下载和底物或已知抑制剂共结晶的蛋白结构，而与底物或抑制剂结合的部位就是最好的参考对接口袋，如图 8.3 所示为新冠病毒主蛋白酶（main protease）和其抑制剂 N3 复合物的共结晶结构（PDB ID: 6LU7）。此外，也可以通过位点定向突变研究或通过文献查找靶点蛋白的相关活性位点氨基酸残基，将其作为结合口袋位置参考。当靶点蛋白没有明确的实验结合位点信息可用时，可使用多种计算方法来识别。计算方法可以使用分子对接软件系统内置识别模块进行，也可以使用专门的外部预测软件，如 Fpocket、SiteHound、MetaPocket、CASTp 和 DEPTH 等。

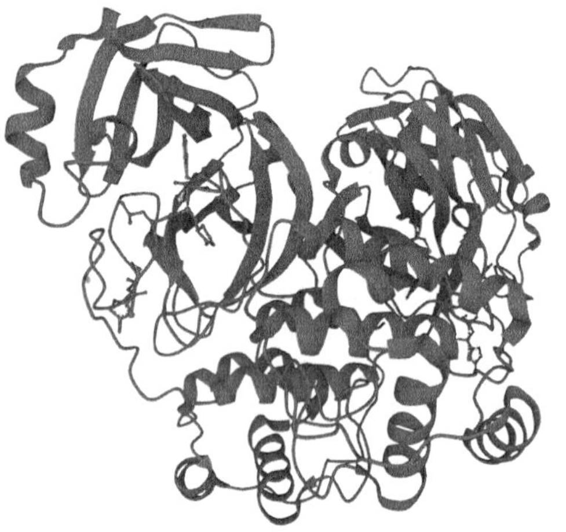

图 8.3 新冠病毒主蛋白酶和其抑制剂 N3 复合物的共晶体结构

结合口袋的预测算法一般分为两大类：基于几何（geometry-based）的方法和基于能量（energy-based）的方法。其中基于几何的方法依赖于预先计算蛋白的分子表面来确定配体可触及的口袋，同时通常以体积最大的口袋作为预测结果。而基于能量的方法则依赖于计算靶点蛋白和探针原子在三维晶格上的相互作用能。从现阶段的应用上而言，基于能量的方法比基于几何的方法更加成功。在确定结合口袋位置后，下一个步骤是估计结合口袋的大小（体积）。利用该信息，可以在对接过程中预先淘汰由于体积过大而无法放入口袋的配体。如图 8.4 所示，应用 AutoDockTools 可以定义对接口袋，并对口袋位置和大小进行相应调节。

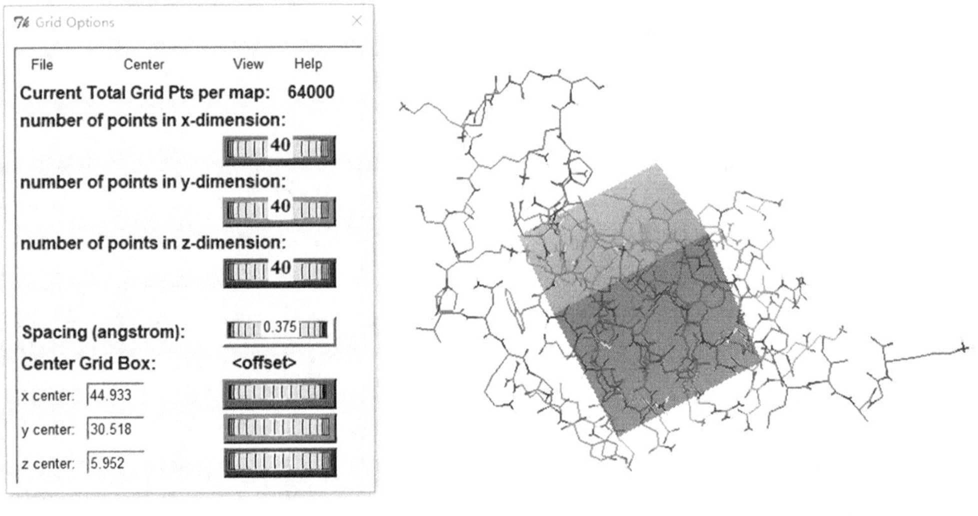

图 8.4 Autodock 中对接口袋位置和大小定义

在确定靶点大分子上的对接口袋和大小后，需要使用对接算法确定小分子配体和靶点之间的正确结合构象。通过计算将配体结构以正确的姿态对接至靶点结合口袋是一个非常具有挑战性的过程。因为即使忽略靶点的构象灵活性，单单由于配体的构象灵活性就可能导致配体在对接至靶点时具有巨量的结构姿态。同时，随着两个对接分子大小的增加，可能结合模式的总数也会呈指数级增长。因此，快速有效的搜索方法是对接算法的关键组成部分。对接搜索算法主要包括遗传算法、增量构造算法（incremental construction）、基于规则的自动设计（rule-based automatic design）算法、匹配算法、多拷贝同时搜索（multiple copy simultaneous search，MCSS）和蒙特卡洛（Monte Carlo）算法等。

基于精度和效率的考量，分子对接策略可以分为如下三类。

（1）刚性对接。该方法中的配体和受体结构都为刚性（对接过程中不能变构），主要研究构象之间的匹配程度，计算方法相对简单，因此计算速度最快。

（2）半柔性对接。该方法中小分子的结构可以自由改变，而受体大分子保持刚性或保留一些可旋转的氨基酸残基以确保计算效率，是最常用的分子对接策略。

（3）柔性对接。该方法中配体和受体都可以自由更改，准确性更高但计算时间最长。

基于对接搜索算法可以生成数量众多的可能配体-靶点结合姿态，所以需要对结合姿态的亲和力进行评分和排序，而其中能量最低的结合姿态通常可被预测为可能的最佳结合模式。该过程由评分函数（scoring function）来完成。评分函数是对接算法的一个关键组成，用于评估配体-靶点复合物的结合亲和力，通常可分为基于知识、基于力场和基于经验的评分函数。

其中，基于知识的评分函数是基于通过大量配体-靶点实验训练数据获得的相互作用原子对信息，同时通过使用玻尔兹曼定律（Boltzmann law）将原子对偏好转化为距离相关的成对势来计算结合能。基于力场的能量函数是使用经典分子力学，计算配体-靶点复合物中物理原子接触产生的结合亲和力，复合物的相互作用包括静电、范德瓦耳斯力和氢键作用。基于经验的评分函数则通过使用来自实验确定的结构数据，并将该信息拟合到参数来获得经验评分函数。目前，已有许多研究比较了不同的对接程序及其评分函数，以评估其对结合至靶点蛋白的配体进行正确评分和排序的能力。由于不同类型评分函数的策略不同，没有一种单一的对接方法能够很好地适用于所有靶点，评分功能的表现取决于目的（评分或排名），以及所研究靶点蛋白家族和配体类型。事实证明，将多个打分函数的结果结合起来进行综合评价，对配体化合物的评分和排名会更为有利。所以又开发出了整合多种打分函数的基于一致性的打分函数，以平衡误差，达到提高精度的目的。

目前，已开发了众多的分子对接软件，常见的分子对接软件如表 8.2 所示，更多信息可以参考对接软件的相关网站。其中 AutoDock 是最常用的免费对接软件，其包含有两代软件程序，即 AutoDock 4 和 AutoDock Vina。AutoDock 4 发布于 2009 年，而 AutoDock Vina 于 2010 年发布。AutoDock4 和 AutoDock Vina 的主要不同在于其评分函数，AutoDock 4 评分函数是基于 AMBER 力场，而 AutoDock Vina 的评分函数是基于 X 评分函数的混合评分函数（经验+基于知识）。此外，由于 AutoDock Vina 加入了并行计算，所以计算速度更快。有研究表明，AutoDock 4 相比 AutoDock Vina 具有更高的结合能计算精度和精确度，但 AutoDock Vina 在预测配体-靶点结合姿态方面比 AutoDock4 更准确。

表 8.2　常用分子对接软件示例

软件名	软件简介	软件地址
AutoDock 4	预测小分子与靶点蛋白的结合，自由能是基于半经验自由能力场	http://autodock.scripps.edu/
AutoDock Vina	依赖于复杂的梯度优化方法，与 AutoDock 相比，在预测绑定模式的速度和准确性方面提高了约两个数量级	http://vina.scripps.edu/
LeDock	基于模拟退火和配体位姿及其旋转键的进化优化相结合，使用从预期虚拟筛选活动中衍生的物理/知识混合评分方案。免费供学术使用	http://lephar.com/

续表

软件名	软件简介	软件地址
rDock	基于随机和确定性搜索技术（GA 和 MC）的组合来生成低能配体位姿。免费供学术使用	http://rdock.sourceforge.net/
UCSF DOCK	基于锚定和增长的对接计划。免费供学术使用	http://dock.compbio.ucsf.edu/
SwissDock	用于预测靶点蛋白和小分子之间可能发生的分子相互作用的 web 服务器	http://www.swissdock.ch/
LigandFit	使用 MC 技术生成的配体构象，根据形状对接到活性位点，然后进一步最小化 CHARMm	http://accelrys.com/
Glide	基于穷举搜索的对接程序。具有额外精度、标准精度和高通量虚拟筛选评分模式	http://www.schrodinger.com/
GOLD	是一个自动配体对接程序（配体对接的遗传优化），允许蛋白的部分灵活性和完整配体的构象灵活性，并使用遗传算法探索结合构象	http://www.ccdc.cam.ac.uk/
MOE Dock	提供构象数据库或动态生成构象，然后使用基于力场的方法和分子力学/广义玻恩体积积分（MM/GBVI）细化位姿	http://www.chemcomp.com/
Surflex-Dock	基于可自动生成或用户定义的“协议”的对接程序。使用更新和重新参数化的经验评分函数对对接位姿进行评分	http://www.tripos.com/

图 8.5 为应用 AutoDock Vina，针对小核核糖核蛋白 SM D2 蛋白进行抑制剂筛选，其中一个小分子对接结果示例。

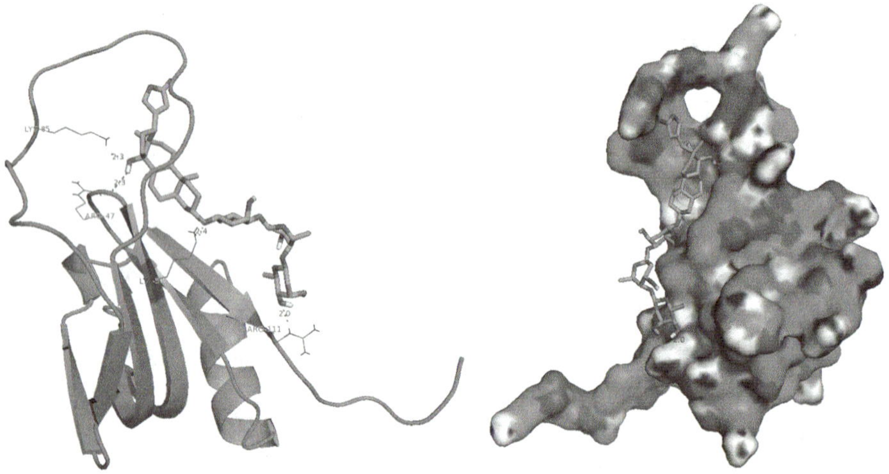

图 8.5　AutoDock 分子对接结果示例

三、分子动力学模拟

分子对接是一种旨在预测靶点大分子与配体最佳结合模式的技术，其基于的靶点大分子结构是一种静态模型。由于药物和靶点在人体内的结合是一个动态的过程，所以基于静态模型的分子对接策略具有一定的局限性。配体可能结合并稳定其动态取样靶点的多种构象，但并不是所有结合构象都可以被实验或计算方法所获取。通过实验或计算方法获得的构象通常会倾向于最能适应的结合，也就是能量最低的构象。与靶点结合后，配体又可能会进一步诱导靶点的构象发生变化（诱导契合），但当配体不存在时，这种构象变化在实验过程中通常是无法取样的，所以基于静态的靶点结构模型会掩盖某些潜在或隐匿的药物作用位点。20 世纪 70 年代末，开发了分子动力学模拟，应用分子动力学可以分析原子和分子在构象空间中的物理运动，其对蛋白运动的洞察通常在药物发现中发挥着重要作用。

分子动力学基于数值求解相互作用粒子系统的牛顿运动方程来模拟原子及分子的轨迹和预测

系统的新构象。其中粒子之间的力及其势能通常使用原子间势或分子力学力场来计算。根据不同的精度要求，可以使用全原子、联合原子和粗粒度方式。通过建立靶点蛋白和配体分子之间固有的原子电子相互作用，分子动力学模拟可产生更加可靠的结合亲和性结果，从而可用来评估分子对接的有效性。例如，微染色体维持复合体7（minichromosome maintenance complex component 7，MCM7）对真核生物DNA复制的启动起着重要作用，MCM7蛋白的过度表达与各种癌症的侵袭性恶性肿瘤有关，抑制MCM7可显著降低与癌症相关的细胞增殖。迄今为止，还没有发现有效的小分子候选物可以阻止MCM7蛋白诱导的癌症进展。有研究首先使用分子对接技术筛选MCM7蛋白的潜在作用化合物，然后进一步使用分子动力学来证实化合物对蛋白结合位点的稳定性。

同时，分子动力学技术最大限度地降低了分子系统在模拟过程中，陷入局部最低能量区域的可能性，允许完整的构象空间采样。在分子对接过程中，可以首先通过分子动力学选取多个蛋白采样结构，也就是获得多个蛋白结构，从而增加蛋白灵活性，提高分子对接质量和命中率，相关应用已有研究进行了详细综述。此外，分子动力学每时每刻都可以捕捉系统中每个原子的位置和速度，进而可以描述蛋白的原子和分子特征、靶点-配体相互作用（缔合和解离）、化学溶剂化和受体在不同情况下表现出的构象调整等底层机制，而这种细节通常无法从实验研究中获得，所以对改善先导化合物的结合性能和功效具有重要的指导意义。然而，由于计算限制，分子动力学的主要不足是无法模拟较长的时间，目前对于大型系统而言，模拟时间约为纳秒。

常用的分子动力学模拟代码包括CHARMM、AMBER、NAMD和GROMACS等（表8.3）。有研究表明，使用最多的软件是GROMACS，其主要特点和优势是可以无限制访问，同时拥有一个相对简单的用户界面和灵活的算法，允许延长模拟的时间步长，从而在不影响精度的情况下提高性能。其次，还包括AMBER，也是一个开放源代码的非商业软件程序。其优势包括全面支持能量后处理和轨迹分析，以及其极其灵活的约束可用性。

更多的分子模拟软件相关信息可以参考分子力学建模软件的比较网站页面。

表8.3 常用分子模拟软件示例

软件名	软件简介	软件地址
GROMACS	高效且通用的分子动力学程序，源代码适用于模拟水环境和膜环境中的生物大分子	https://www.gromacs.org/
AMBER	广泛使用的生物分子模拟程序，具有一组设计用于协同工作的代码	https://ambermd.org/
CHARMM	主要用于研究生物分子、蛋白、肽、脂质、核酸、碳水化合物和小分子配体	https://www.charmm.org/
NAMD	并行分子动力学代码，设计用于生物大分子系统的高性能模拟	https://www.ks.uiuc.edu/Research/namd/
Desmond	强大的分子动力学模拟程序，支持具有周期边界条件的显式溶剂模拟，并可用于在各种条件下模拟显式膜系统	https://www.schrodinger.com/products/desmond
OpenMM	用于分子模拟的高性能工具包	https://openmm.org/
Tinker	分子建模和动态软件包，支持各种经典分子模拟，特别是生物分子计算，并提供各种力场，包括现代可极化原子多极AMOEBA模型	https://dasher.wustl.edu/tinker/
LAMMPS	用于材料建模的经典分子动力学代码	https://www.lammps.org/
DL_POLY	通用的分子动力学模拟软件包，可用于研究高度复杂的液体	https://www.scd.stfc.ac.uk/Pages/DL_POLY.aspx

四、基于结构的高通量虚拟筛选

随着药物筛选技术的发展和改进，化合物的生物实验测定数据的数量正在井喷式增加。因此，产生了大量包含结构化的生物活性分子相关数据的数据库，这些数据库包含了化学物质的各个方面信息，如二维和三维结构、理化属性、分子描述符、不良反应和临床信息，以及靶点和相应活性测量。这些信息对于发现化学结构形式多样的潜在候选化合物至关重要。表 8.4 列举了部分药物设计和发现过程中化合物合成和筛选的常用数据库。

表 8.4 虚拟筛选化合物数据库示例

数据库名	数据库简介	数据库地址
PubChem	是世界上最大的免费获取化学信息的数据库。主要包含小分子，但也包含较大分子，如核苷酸、碳水化合物、脂质、肽和化学修饰的大分子	https://pubchem.ncbi.nlm.nih.gov/
MCULE	在线药物发现平台。通过提供最高质量的可购买化合物数据库和分子建模工具，为制药和生物技术公司提供了独特的解决方案	https://mcule.com/database/
ChEMBL	人工管理的具有药物性质的生物活性分子数据库。汇集了化学、生物活性和基因组数据，以帮助将基因组信息转化为有效的新药	https://www.ebi.ac.uk/chembl/
ZINC	用于虚拟筛选的市售化合物的免费数据库。含有超过 2.3 亿种现成的三维格式的可购买化合物，同时还含有超过 7.5 亿种可购买的化合物类似物	https://zinc.docking.org/
DrugBank	全面的、免费访问的在线数据库，其中包含有关药物和药物靶点的信息	https://go.drugbank.com/
ChemSpider	免费的化学结构数据库，提供对数百个数据源中超过 1 亿个结构的快速文本和结构搜索访问	http://www.chemspider.com/
TTD	提供关于已知和在研的治疗蛋白和核酸靶点、靶向疾病、通路信息，以及针对这些靶点的相应药物信息的数据库	http://db.idrblab.net/ttd/
BindingDB	公共的、免费可访问的数据库，用于测量结合亲和力，主要关注被认为是药物靶点的蛋白与类药物小分子的相互作用	https://www.bindingdb.org/bind/index.jsp

这些化合物数据库的规模和目的各不相同，有的可以自由访问，有的需要商业购买，但其通过提供不同的特性而相互补充。例如，PubChem 主要包含了从高通量实验筛选获得的化合物的生物活性数据，是世界上最大的免费获取化学信息的集合，但其数据是非整理的。ChEMBL 所提供的化合物和生物活性数据是由文献专家以综合方式手动整理的。BindingDB 仅包含经实验验证的化合物靶点复合物的生物活性数据，而不考虑其他功能测定结果。DrugBank、TTD 等数据库包括已获批、临床和实验药物及其靶点的信息。因此，数据量相对较小，但几乎涵盖了药物的所有方面，是具有高质量标准的生物医学资源。ZINC 则提供了可用于虚拟筛选的市售化合物信息。

基于结构的高通量筛选是在靶点及其三维结构明确的基础上，对化合物数据库中的所有或部分化合物分子子集针对该靶点进行高通量计算筛选候选化合物的一种方法。在这里，主要使用分子对接方法，针对库中的每个小分子，分别预测其对相应靶点特定结合口袋的最佳对接位姿和结合亲和力，同时根据亲和力对接结果进行排序，最后得到可能的候选化合物子集，后期进一步筛选后可用于下一步的实验测试验证。例如，有研究针对新冠病毒主蛋白酶（PDB ID：6LU7）和突刺蛋白（PDB ID：6VSB）使用 AutoDock4 筛选药用植物来源的天然产物，来预测两个蛋白的抑制剂以发现对抗新冠病毒的潜在药物。由于需要筛选大型化合物数据库，基于结构的高通量筛选需要使用的对接算法必须快速且足够准确。

除了基于靶点蛋白，对化合物数据库中的小分子进行高通量筛选候选化合物外，还有一种被称为反向对接（inverse/reverse docking）的策略。其技术正好相反，在明确目标小分子的基础上，利用该小分子对一组结构蛋白（如整个 PDB 数据库蛋白质）进行分子对接，从而实现高通量筛选该目标小分子的潜在作用靶点的目的。例如，最新有研究利用反向对接软件（idTarget），同时结合绝对结合自由能（absolute binding free energy，ΔG）计算和分子动力学模拟，以确定 20 种由文献获取的抗缺血天然化合物的潜在作用靶点及与其疾病相关的不同信号通路的可能相互作用。

第三节　基于配体的药物设计

虽然 SBDD 在药物筛选中占有主导地位，但其应用仍有很大的局限性。其中最为关键的一点就是该方法依赖于靶点受体的三维结构信息。但是，由于实验技术和计算方法的限制，一些蛋白的三维结构无法获取。同时，目前大多数分子对接程序都存在一些缺陷，如不能正确处理诱导契合效应、溶剂化效应，以及评分函数的排序能力差等。此外，虽然分子对接的效率相对较高，但其速度相对于百万级的化合物库而言仍远远不够。而 LBDD 则可补足 SBDD。

与 SBDD 不同，LBDD 方法不依赖于靶点的结构信息，相反地，该方法依赖于与靶点结合的配体信息。其原理是从一组对相关靶点具有活性的配体中获取的信息开始，发现配体结构中发挥药效的重要结构和理化性质，然后用来指导配体类似物的选择和进一步的设计优化。其基本假设是基于"相似的结构对应于相似的生物功能"这一事实，从作用于某一特定靶点的一组活性化合物中所获得的信息，可用于识别与给定生物活性相关的理化和结构特性。相较于靶点的结构信息，配体信息始终可以通过体外试验进行测试而获得（如结合自由能、lg *P*、lg *D* 等），这使得基于配体的方法总是可用的。分子相似性搜索、药效团建模和 QSAR 建模是一些主流的 LBDD 方法。

一、相似性搜索

基于相似性的搜索方法是 LBDD 最为简单，同时也是最流行的技术之一，原因除了该方法对计算要求不高之外，还不需要了解配体和靶点的活性构象，同时又没有很高的数据量要求，在只有单个或几个活性分子的情况下也可以应用。相似性搜索旨在从化合物数据库中查找具有已知活性分子的类似化合物结构，其基本假设是在生物、拓扑和化学上相似的化合物往往具有相似的功能及生物活性，因此也具有相似的靶点。该假设通常被证明是有效的，但也会有例外，如"活性悬崖"（cliff）效应。该效应描述的是一种对化合物结构功能组进行微小的改动就会导致其活性突然发生变化的情况。因为这种情况不符合上述假设，该情况下的基于相似性的搜索方法可能会导致失败。

相似性搜索发展了几十年，已经开发了众多方法以应用于不同的目的。从概念上而言，任何相似性搜索方法都包括了两个独立的方面：如何表示化合物分子，以及如何计算分子之间的相似性。

（一）分子表示

同一个化合物可以有不同的计算机分子表示方法，图 8.6 是天然产物 *β*-榄香烯的多种表示方法，每种方法在分子特性表示能力方面各有优劣势。一类是使用线性符号将化合物的二维或三维结构表示为字符串，从而能够在计算化学数据库中存储和搜索，同时还可以被用作计算分子描述符。每种线性符号都使用不同的算法来表示化合物的结构和化学性质（即原子、键和芳香性），最流行的方式有简化分子线性输入规范（SMILES）和国际化合物标记（InChI）符号。另一类图形表示的是化合物的结构图形，以二维或三维显示其原子和键的位置。还有一大类是分子描述符（也称为化学描述符），被广泛地应用在 QSAR 等机器学习建模中，其通过基于几何、结构和理化性质的算法生成的化合物代表性数值向量（即特征向量），在形式上是分子结构的数值表示（数值型）。

分子描述符在 QSAR 和其他计算模型中起着基础性作用，可以根据不同的特性对其分类。其中根据结构维度分类是直观又简单的分类方法，通常可以分为一维、二维和三维。一维描述符是描述化合物聚合信息的标量，如原子计数、键计数、分子量、原子性质和片段计数。一维描述符虽然简单，但会导致不同的化合物具有相同的数值，所以通常需要同其他高维描述符组合使用。二维描述符通常提供包括拓扑指数、分子轮廓、二维自相关和化学指纹等简单但实用的结构信息。三维描述符则引入了化合物分子的三维结构信息，如自相关描述符、取代基常数、表面和体积描述符、量子化学描述符和独特的分子骨架。与二维描述符相比，具有更清晰的物理意义和更丰富的信息，能够更好地反映药物与靶点大分子之间的非键相互作用特性。自 1980 年以来，基于三维构象的三维描述符替代二维描述符已成为主流。但三维描述符的计算成本相对较高，同时对构象的变化较敏感。近年来，又开发了其他高维描述符，如通过同时考虑多种结构构象的四维描述符、考虑了靶点灵活性和诱导拟合等因素的五维描述符，以及溶剂化对主要靶点-配体相互作用影响的六维描述符。

字符串和结构：

化合物名字	分子式	IUPAC名字	InChi	SMILES	结构
β-榄香烯	$C_{15}H_{24}$	(1*S*, 2*S*, 4*R*)-1-ethenyl-1-methyl-2, 4-bis(prop-1-en-2-yl) cyclohexane	1S/C15H24/c1-7-15(6)9-8-13(11(2)3)10-14(15)12(4)5/h7, 13-14H, 1-2, 4, 8, -10H2, 3, 5-6H3/t13-, 14+, 15-/m1/s1	CC(=C)C1CCC(C(C1)C(=C)C)(C)C=C	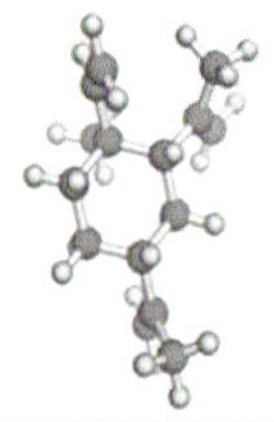

数值型：

1D		2D		3D	
C原子数量	分子量	ALOGP	可旋转键的数量	分子正表面积	几何形状指数
15	204.35	3.23	3	414.43	5.52

布尔型：

≥4个H原子	≥32个H原子	≥2个C原子	≥1个六元环	≥1个O原子	≥1个饱和或芳香含氮6元环
1	0	1	1	0	0
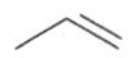	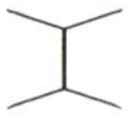	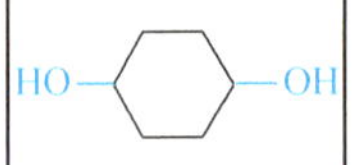	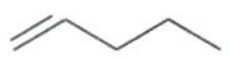	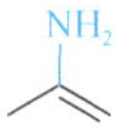	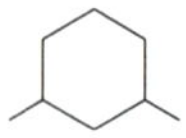
1	1	0	1	0	1

图 8.6　天然产物 *β*-榄香烯的不同计算分子表示方法示例

分子描述符里还有一个特殊的子类就是分子指纹（molecular fingerprint）。分子指纹是一个二进制向量（布尔型，向量全部由数字 0 和 1 组成），其中向量表示特定属性类型，如化学键、结构片段、官能团和连接路径等在化合物里的存在（1 表示）或不存在（0 表示）。分子指纹在长度和复杂性上差异很大，从有限拓扑距离或官能团出现的简单表示到复杂的多点三维药效团排列。最常用于相似性搜索的分子指纹可分为基于拓扑（如 Daylight、atom pairs）、基于结构键（如 MACC、BCI、PubChem）、基于环形（如 Molprint2D、ECFP）和基于药效团（如 CAT 描述符）的指纹。拓扑指纹捕捉分子特征（通常是原子）的路径，线性直至给定数量的连接键。结构键指纹表示预先定义的官能团、亚结构基序或片段的存在或不存在。环形指纹记录每个原子的径向环境连接，原子连接的壳层增加。药效团指纹综合考虑了化学信息和结构信息，从原理上适合于描述分子间的相互作用。

（二）相似性计算

相似性计算用于评估两个分子之间的相似性，基于不同的分子表示方法可以采用不同的相似性计算方法。基于分子指纹的相似性搜索是最常用的方法，其分子之间相似性使用塔尼莫托（Tanimoto）系数进行评估。已有研究进行了一项基准研究，比较了 51 个相似系数，结果支持了塔尼莫托系数的稳健性。塔尼莫托系数计算公式如下：

$$\text{塔尼莫托系数} = N_{ab} / (N_a + N_b + N_{ab})$$

式中，N_a、N_b 和 N_{ab} 分别是表示化合物 a 但不在 b 中、化合物 b 但不在 a 中，以及化合物 a 和 b 中的指纹中设置为 1 的位数。计算示例如图 8.7 所示。塔尼莫托系数评分范围为从 0（无相似性）到 1（相同分子）。塔尼莫托系数为 0.85 或更高的化合物可能具有与母体化合物类似的生物活性。

在一些聚类算法中，需要定义两个化合物之间的距离进行聚类分析，可以使用1-塔尼莫托系数表示。

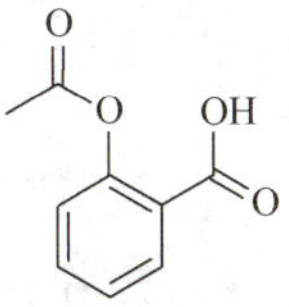

阿司匹林（a）

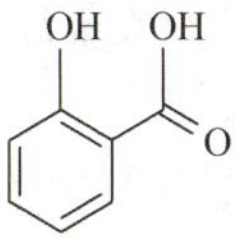

水杨酸（b）

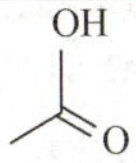	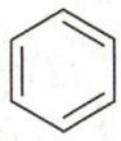	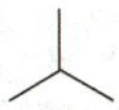	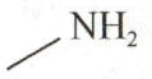	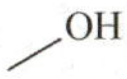	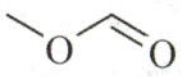	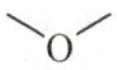	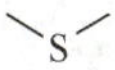
1	1	0	0	1	1	1	0
1	1	0	0	1	0	0	0

N_a：a为1，但b为0的位数＝2
N_b：a为0，但b为1的位数＝0
N_{ab}：a、b同时为1的位数＝3

$$\text{塔尼莫托系数} = \frac{3}{2+0+3} = 0.6$$

图 8.7　塔尼莫托系数评估两个化合物之间的相似性

二、药效团建模

药物分子在与靶点的作用过程中，需要形成与靶点结合位点几何结构和能量相匹配的活性构象。有研究发现，药物分子中不同化学基团的变化对药物和靶点之间的相互作用活性影响是不一样的，有些基团的变化影响很大，而有些几乎没有影响。此外，具有相同活性的分子往往具有一些相同或相似的基团结构特征。而药效团正是对这些相同或相似的基团结构特征的总结，归纳了对活性起最重要作用的结构特征。1967 年，莱蒙特 · 凯（Lemont Kie）首次提到药效团这一概念，并在 1971 年的一份出版物中使用了这一术语。现 IUPAC 将药效团定义为“确保与特定生物靶点的最佳超分子相互作用并触发（或阻断）其生物反应所必需的空间和电子特征的集合”。药效团技术源自配体的活性部位，是靶点大分子对配体进行分子识别所必需分子特征的抽象描述，其解释了结构多样的配体如何与共同的靶点位点相结合。

近年来，随着化合物数据库和计算机技术的发展，药效团模型在药物研发领域已得到广泛应用，主要应用于如下三个领域。

（1）通过发现和定义药物分子的关键药效学特征，建立 QSAR。例如，利用药效团建模和基于原子的 3D-QSAR 对作为 HIV-1 整合酶抑制剂的 *N*-甲基嘧啶酮（*N*-methyl pyrimidones）系列化合物进行研究，用于进一步设计新型高效 HIV-1 整合酶抑制剂。

（2）骨架跃迁，从已知活性化合物出发，通过改变已知活性化合物的中心母核结构，来发现结构新颖的化合物。例如，有研究对葡糖神经酰胺合成酶（glucosylceramide synthase，GCS）抑制剂 T-036 进行了基于药效团的骨架跃迁，以降低安全相关风险，从而发现 T-690，其中 GCS 被认为是治疗 PD 的潜在靶点。

（3）靶点探索，根据化合物的药效团特征，预测给定化合物的靶点。此外还允许识别化合物的潜在副作用靶点，以便尽早淘汰其作为先导化合物的候选资格。例如，利用基于结构的药效团搜索和药效团-靶点-通路网络分析，预测白桦脂醇（betulin）衍生物抑制剂的潜在靶点，白桦脂醇被证明在体外对引起内脏利什曼病的杜氏利什曼原虫无鞭毛体有效。

药效团特征研究可以通过基于单个靶点-配体 X 射线结晶复合物的关系建立，即所谓的基于结构的药效团分析。在缺少靶点-配体复合物结构的情况下，也可根据多个具有相同活性配体的共同结构特征来分析药效团。基于配体的药效团模型构建步骤总结如下。

（1）通过文献或数据库搜索来识别与所需靶点结合的已知活性化合物。

（2）对于二维药效团模型，定义基本原子类型及其连接性；对于三维药效团模型，使用IUPAC命名法定义构象。

（3）对配体进行对齐或叠加，然后寻找所需的共同特征。

（4）建立药效团模型。

（5）对模型进行排序并选择最佳模型。

（6）模型的验证。

现已开发了一系列计算程序来识别和生成药效团模型，如DISCO、GASP和Catalyst等。据报道，GASP和Catalyst在重现药效团模型方面的表现优于DISCO。尽管药效团值得进一步开发，但其实际应用仍面临诸多困难。药效团是靶点特异性的，当所研究药物靶点与构建药效团模型的靶点不同时，即使差异很小，也可能变得无用。同时，药效团对其母体化学结构的变化也很敏感。换言之，结构轻微不同的化合物也可能与药效团不匹配，匹配的难度取决于特征的数量和药效团的耐受性。

三、定量构效关系

QSAR是LBDD在药物研发中的最经典方法，也是机器学习方法的经典应用之一。1964年，汉斯（Hansch）和藤田（Fujita）提出了汉斯-藤田方程（Hansch-Fujita equation），该方程被认为是QSAR方法的起源。QSAR研究的基本假设是化合物的化学结构具有独特的理化和生物特性。生物活性的变化与一组化合物化学结构的变化相关，然后从这种相关性中生成一个数学统计模型（线性或非线性、回归或分类），可以揭示化学结构和理化性质之间（lg P、溶解度等）或生物活性（药物疗效、ADMET等）的统计相关性，并应用于新化合物的特征预测。药物发现通常涉及使用QSAR来识别和优化对特定靶点具有良好抑制作用且低毒（非特异性活性）的先导化合物，以缩短药物发现的时间并减少支出。

QSAR模型的构建可以分为两大类：基于回归的方法和基于分类的方法。其中，基于回归的方法返回一个实际数值，如化合物溶解度、IC_{50}和K_i值等。在基于分类的建模情况下，返回的预测结果以布尔形式提供，如有活性/无活性、正/负分类等。用于QSAR的分子结构需要转化为数字，即前面相似性搜索部分提到的分子描述符。分子描述符是基于化学组成以数值形式表示化合物信息的编码表示，获取合适的分子描述符是QSAR的核心之一。早期QSAR由于给定化学类型的分子描述符数量较少，一般都用一个简单的线性方程如多元线性回归（multiple linear regression，MLR）来构建模型。这种情况的优点是方程中的项通常相对简单并且容易解释，同时被预测的分子类型通常与参与模型构建的已知类型分子相似，所以获得的结果相对可靠。在过去的几十年间，随着计算机技术、多维分子描述符、模型算法的快速发展和多样性大数据集的积累，QSAR的发展已经经历了多个里程碑。现在基于复杂多维分子结构描述符和非线性多元机器学习方法（如神经网络、随机森林、SVM等）的QSAR模型越来越多，与早期基于低多样性数据的模型相比，这些模型在预测多样性结构方面更为可靠，但相对不易解释。

经济合作与发展组织（Organization for Economic Cooperation and Development，OECD）在其2007联席会议上商定了构建QSAR模型应遵循的五项原则：①明确定义的终点；②保证模型透明度的明确算法；③经定义的适用域（applicability domain，AD）；④适当的验证措施，包括内部性能（由拟合优度和稳健性确定）和预测性（由外部验证表示）；⑤可能的机制解释。

需要重点指出的是，OECD提出的QSAR建模原则③是定义模型的适用域。早期QSAR模型由于实验假设和目的通常只能选取有限的训练集化合物，而这些化合物有可能集中于化学空间的某个（局部）区域并表现出共同的理化和生物学特性，从而导致构建的模型通常局部有效。因此外推不同类型化合物（预测模型构建数据集化学空间外的化合物）总是会有更高的不确定性，从而导致预测结果不可靠，所以需要限定模型的适用域。模型的适用域被定义为以训练集中分子的特性为特征的化学空间。所以，只有在位于模型适用域范围内时才能真正应用于模型的预测。

QSAR 模型的适用域构建有多种方法，其中最常用的方法包括描述符空间中的范围；几何方法；基于距离的方法；概率密度分布；响应变量的范围。当然，与早期 QSAR 模型的构建不同，现阶段基于化学结构多样性的大数据集、多维分子描述符和新统计模型算法的新型 QSAR 模型，很多在构建的时候已经不再提供适用域，但是在后面的研究中有必要探索新情况下适用域的应用和验证。

QSAR 方法的基本步骤总结如下。

（1）通过数据库/文献搜索或高通量筛选实验确定与研究靶点结合的活性分子及其相应活性。

（2）计算表示化合物分子生物活性的结构或理化性质的分子描述符，每个分子描述符要避免过度关联、数据归一化和特征筛选。

（3）选择合适的比例将化合物分成训练和测试数据集，选择合适的模型构建 QSAR 模型。

（4）采用实验独立/测试集对预测模型进行验证，以确定其准确性及鲁棒性。

（5）使用最终模型预测新化合物分子活性并进行相关实验测试。

生成可靠的 QSAR 模型需要满足以下几个限制条件。

（1）生物活性数据必须足够多（至少 20 种具有活性的化合物），并从通用实验方案获得，以便构效关系具有可比性。

（2）为训练和测试集选择正确的化合物。

（3）化合物的分子描述符应无自相关，以避免过度拟合。

（4）应使用内部和（或）外部验证对模型进行验证，以确定其适用性和预测准确性。

第四节　人工智能机器学习

一、监督学习

传统监督学习的关键特征是需要使用具有良好“标记”的训练数据进行训练，其目的是找到映射函数 f，以将输入变量 x 与输出变量 y 进行映射：$y=f(x)$。映射函数可以是线性函数也可以是非线性函数。模型训练过程简单而言，就是将给定数据 x 输入映射函数 f 后，将预测的结果 y 与输入数据的原始标记进行比较，使用损失函数（loss function）计算预测结果和标记结果之间的差异（错误），然后使用相应算法优化映射函数 f 的内部参数，不断迭代，最终找到映射函数的最优参数，达到预测结果和训练数据集标记结果之间的错误最小化，最后将最优参数的映射函数（模型）用于对新数据的预测。

监督学习又可分为两类问题：分类和回归。分类问题处理离散输出，其将测试数据精确地分配到特定类别中，如将活性化合物（1 代表）和非活性化合物（0 代表）分开。线性分类器、SVM、决策树和随机森林等都是常见的分类算法。回归使用算法来理解因变量和自变量之间的关系，其返回一个具体的数值。回归模型有助于根据不同的数据点预测数值，如预测化合物的 IC_{50}。常用的回归算法有线性回归和多项式回归等。

药物设计领域监督学习的简要训练步骤如图 8.8 所示，简介如下。

（1）根据研究目的确定训练数据集的类型，然后从不同来源中收集整合含有标记的数据。

（2）确定并计算数据分子描述符，该描述符应具有足够的知识，以便模型能够准确预测输出。最后将收集到的数据按照某种标准拆分为训练集和测试集。

（3）根据数据集的类型确定合适的监督学习算法，使用训练集训练模型参数获得最优模型，常用的训练策略为交叉验证，可以对数据进行归一化/标准化操作，根据情况进行特征筛选。

（4）使用测试集评估最终模型的预测准确性和适用性。

（5）模型应用。

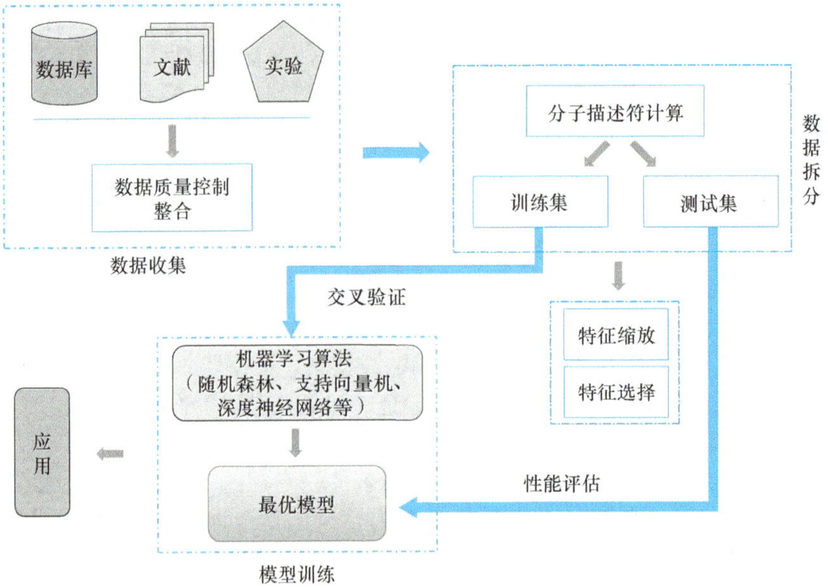

图 8.8　监督学习的基本流程

分子描述符计算是模型构建至关重要的一步（相关介绍请参阅第三节一、相似性搜索部分）。不同的分子描述符从各自不同的方面来表示分子特性，需要根据项目目的选择合适的分子描述符类型。至今为止，已经开发了数千种不同的分子描述符，所以在获得合适的分子描述符之前需要考虑以下两个问题。

（1）特征缩放（feature scaling）：不同的分子描述符由于计算尺度不同，在数值上可能存在巨大的差异。如果将不同尺度的数据同时输入模型进行训练，可能会导致模型偏向具有较大值或方差的特征，最终导致模型预测性能变差。通过特征缩放将所有特征数据拟合到特定比例可解决此问题，以避免模型学习偏向，增强模型的学习能力。需要重点强调的是，参与验证和评估的数据必须依据训练数据的特征缩放标准进行各自缩放操作，以确保验证和评估数据完全独立于训练过程。

标准化和归一化是两种最常见的特征缩放技术。标准化是对数据重新缩放，使其平均值为 0，标准偏差为 1。其假设前提是数据具有高斯（钟形曲线）分布。归一化对数据重新缩放，使其存在于 0～1 内。当不清楚数据的分布或分布不是高斯分布时，可以使用该技术。对数据 x 进行标准化和归一化公式如下所示。

$$x_{\text{standardised}} = [x - \text{mean}(x)] / \text{std.deviation}(x)$$

$$x_{\text{normalised}} = [x - \text{minimum}(x)] / [\text{maximum}(x) - \text{minimum}(x)]$$

（2）特征选择（feature selection）：高维描述符（描述化合物的分子特征很多）内部会具有相似性和相关性（冗余），同时也会包含与结果不相关的特征。所以在模型构建前通常涉及通过分析工具探索数据集以了解所有特征变量，并决定哪些特征会导致有效的预测模型。选择能够创建最准确预测模型的最小数量的特征变量的过程被称为机器学习中的特征选择。

使用不必要的特征变量进行预测可能会降低预测模型的性能。因此，特征选择有助于提高模型性能。此外，线性回归和逻辑回归等算法必须避免使用相关性特征，使用特征选择方法可以更好地拟合这些模型。再者，使用一组最小的建模特征可以显著降低学习算法的复杂性和计算成本。

特征选择可以通过经验选取，但通常会比较困难，需要专家知识，同时可扩展性不高。目前通常使用如下计算方法进行（图 8.9）。

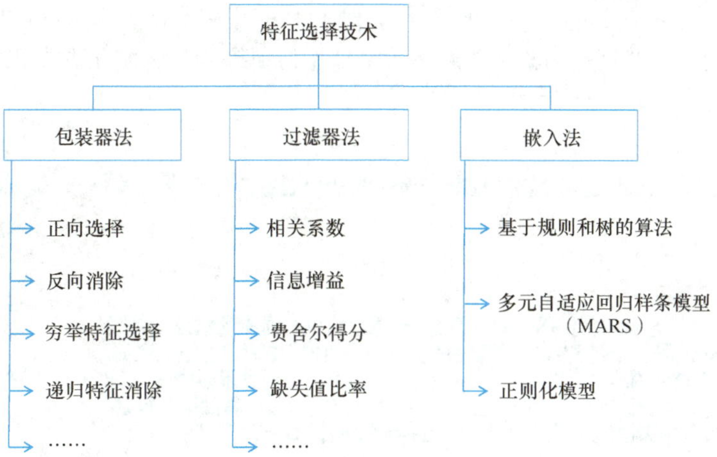

图 8.9　特征选择技术

1）包装器法（wrapper）：基于模型算法，每次选择若干特征或排除若干特征构建特征子集，然后对该子集进行训练并评估模型的预测性能，同时与其他子集的预测性能进行比较，直至选择出最佳的子集。例如，有研究首先通过基于随机森林的包装器特征选择方法从 106 个分子描述符中选择 43 个，然后建立多种机器学习预测模型以预测化合物亲脂性指标 lg *D*。

2）过滤器法（filter）：基于统计度量选择特征。该方法先对数据集基于统计度量进行特征选择，再训练模型，特征选择过程不依赖于模型算法。该方法通过排序使用不同的统计度量从模型中过滤出不相关和冗余的特征列。例如，在基于过滤器的特征选择方法识别肺癌潜在生物标志物研究中，使用了多种过滤器方法如整合了多种统计度量的生物标志物标识符（biomarker identifier）方法、信息增益、Relief-*F*、*t*-检验和卡方检验。

3）嵌入法（embedded）：将特征选择过程与模型训练过程融为一体，两者在同一个优化过程中完成。嵌入法结合了过滤器法和包装器法的特性，在模型训练过程中，得到各个特征的权值系数，根据系数从大到小选择特征。这意味着如果使用这些机器学习算法，就不必使用显式特征选择方法。常见的算法如线性模型中的 LASSO 加 L1 正则化、Ridge 加 L2 正则化及非线性模型如随机森林、ExtraTree 等。

在模型的训练过程中，一个重要的步骤是模型验证，用以确认模型是否实现了预期目的，即模型有多有效。任何机器学习模型的最终目标都是以某种方式从训练集中学习，然后将学习推广到未知的新数据。因此，在获得处理问题的数据集时，找到正确的机器学习算法和创建模型的最优参数是非常重要的。同时，每种算法模式都具有自身的优缺点。例如，一些算法对小数据集具有更高的容忍度，而另一些算法则可能对大数据更适用。因此，使用相似数据的两个不同模型可以以不同的精度预测不同的结果，所以需要对模型性能进行验证。目前开发出了多种模型验证方法，最常见方法如图 8.10 所示，简介如下。

（1）训练集/验证集/测试集分割：是模型验证的最基本技术。可采用分层随机抽样分割，如分割比率为 80/10/10，以确保有足够的训练数据和代表性。使用训练集训练模型后，通过验证集评估性能并优化超参数，直到达到令人满意的性能指标。这一阶段完成后，将使用未加入训练的测试集测试模型，以评估模型的最终性能。

（2）*k*-折叠交叉验证：是模型验证最常用的技术。首先将数据集分为训练集和测试集，如 85/15。然后将训练集分成 *k* 份，*k* 通常为 5 或 10，选择其中一份为验证集，剩余的 *k*-1 份数据用于训练模型。每份都作为验证集训练一次，最终得到 *k* 组训练结果。整个训练过程中，模型评估指标的平均值将用作最终结果。与方法（1）比较，该方法在训练阶段保留了尽可能多的数据，避免了将有价值的数据丢失至验证集的风险。最后使用测试集评估最终模型的性能。

（3）留一法（leave-one-out）交叉验证：类似于 *k*-折叠交叉验证。其中 *k* 为训练集中数据的个数，每次只使用一个数据作为验证，剩余的全部作为训练集。这种方法得出的结果与训练整个测试集的期望值最为接近，但是计算成本最高。

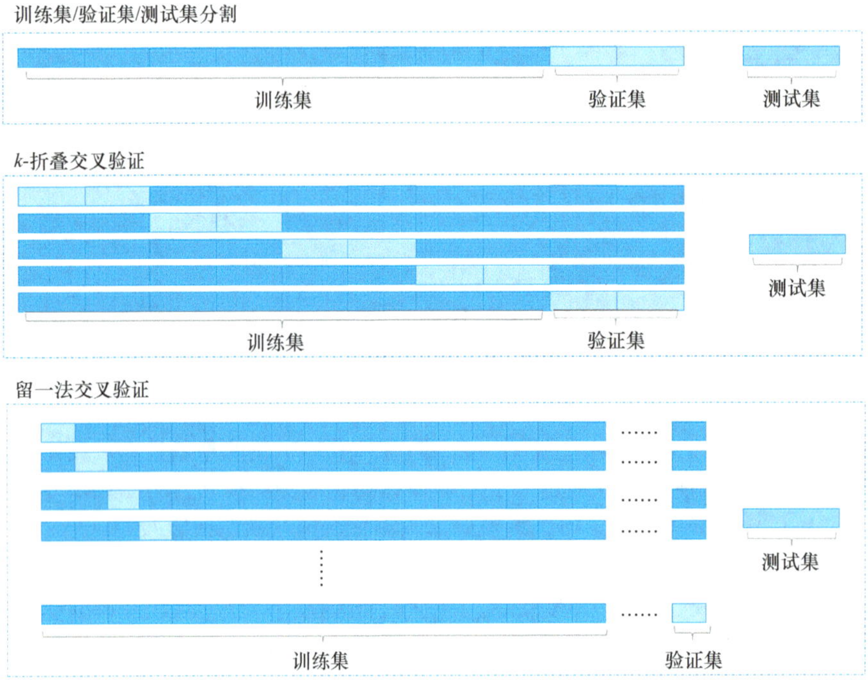

图 8.10　模型验证方法示例

模型参数和超参数关系

模型参数指的是模型内部可以进行自我学习的配置变量，它们可以通过训练数据集拟合到模型来估计，并使用它们对未知数据进行预测，如线性和逻辑回归模型的系数 *W*（或权重）、神经网络中的权重 *W* 和偏置 *b*。模型超参数和训练集数据无关，是指那些由用户明确定义以控制模型学习过程的参数，这些通常由机器学习工程师手动定义。超参数的确切最佳值需要通过经验法则或反复试验来确定，如 SVM 中的 *C* 和 gamma，神经网络中的网络层数、每层节点数和学习率（learning rate）等。

在上述模型验证部分提及在模型训练过程中，需要对模型性能进行评估，其目的是估计模型对未来数据（未知样本）的泛化精度，最终选取性能最好的模型用于后期预测。机器学习模型包括分类模型和回归模型，不同类型的模型具有不同的评估指标。

（一）分类模型评估指标

针对分类模型，首先需要建立混淆矩阵，矩阵如表 8.5 所示。

表 8.5　混淆矩阵

分类算法		真实结果	
		正	负
预测结果	正	真阳性（true positive，TP）	假阳性（false positive，FP）
	负	假阴性（false negative，FN）	真阴性（true negative，TN）

根据预测与实际值的匹配程度，每个预测可以是落到表 8.5 中的四种结果之一。其中，真阳

性（TP）预测为真，真实值也为真；真阴性（TN）预测为假，真实值也为假；假阳性（FP）预测为真，真实值为假；假阴性（FN）预测值为假，真实值为真。然后基于混淆矩阵，建立了一系列的模型预测性能评判指标，部分指标如表 8.6 所示。

表 8.6　分类模型预测性能评判指标示例

准确度（accuracy）	(TP+TN)/(TP+FP+TN+FN)
精确度（precision）	TP/(TP+FP)
召回率（recall）	TP/(TP+FN)
特异性（specificity）	TN/(TN+FP)
F1 分数（F1 score）	$2\times\dfrac{\text{precision}\times\text{recall}}{\text{precision}+\text{recall}}$
马修斯相关系数（Matthews correlation coefficient，MCC）	$\dfrac{\text{TP}\times\text{TN}-\text{FP}\times\text{FN}}{\sqrt{(\text{TP}+\text{FP})\times(\text{TP}+\text{FN})\times(\text{TN}+\text{FP})\times(\text{TN}+\text{FN})}}$
AUC-ROC	真阳性率与假阳性率（1−特异性）的对比曲线图

准确度是分类问题最直接的评估指标，是正确预测的数量与所有预测的比率。但当模型训练数据各个类型的数据量不平衡时，使用准确度评估模型就会变得效果不佳。例如，如果训练集中两个类 A 和类 B 的数量比为 99∶1，其中罕见事件类 B 是我们的正类（自然界里面通常负类数量远远大于正类数量，如非活性化合物数量远远大于活性化合物数量）。在这种情况下，假设类 B 数据全部预测错误，模型的准确率仍然可以高达 99%。因此，需要不同的指标来纠正这种行为。为此，设计了精确度和召回率两个指标。

精确度和召回率是评判阳性预测数据的指标，其中精确度是预测阳性分类中正确阳性分类的比率。分数越大，精度越高，意味着模型正确分类正类的能力越好。召回率或敏感性（sensitivity）也称为真阳性率，是所有阳性中被正确预测的阳性比例。而 F1 分数是精确度和召回率的调和平均值，其中 F1 分数在 1 时达到最佳值（完全精度和召回），在 0 时达到最差值。

除了评判阳性预测，特异性是判断阴性预测数据的指标，也称为真阴性率，是所有阴性数据中被正确预测的阴性比例。测量受试者操作特征（receiver operating characteristic，ROC）曲线下的面积也是评估模型非常实用的方法。通过绘制真阳性率（敏感性）与假阳性率（1−特异性），可以得到 ROC 曲线。这条曲线能够直观地看到真阳性率和假阳性率之间的权衡。ROC 曲线下面积越大，模型性能越好。如果曲线接近 50% 对角线，则表明模型随机预测输出变量。

当类数据量不平衡时，还有其他有用的指标。MCC 测量真实类与预测标签的相关性。MCC 取值范围为 [−1，+1]，在完全错误分类和完全正确分类的情况下分别达到极值−1 和+1，而 MCC=0 则代表了随机分类。有研究表明，MCC 在评估二元分类时比准确性和 F1 分数更具信息量。

（二）回归模型评估指标

与分类模型的预测类别不同，回归是指涉及预测数值的建模问题，不能使用分类精确度等评判指标来评估回归模型的预测准确性。所以，必须使用专门为评估回归问题预测而设计的误差度量。常见的回归模型误差度量方法如下。

1. 均方误差（mean squared error，MSE） 为数据集中预测和期望目标值之间的平方差的平均值。

$$\text{MSE}=\sum_{i=1}^{n}(Y_i-\hat{Y}_i)^2/n$$

式中，Y_i 是数据集中第 i 个数据的期望值，$\hat{Y}_i$ 则对应数据集中第 i 个数据的预测值。取这两个值之差的平方值，具有消除负数的效果，从而产生正误差值。平方还有扩大或放大较大误差的效果。换言之，预测值和预期值之间的差异越大，得到的平方正误差越大。当均方误差用作损失函数时，这会对较大误差的模型产生更大的“惩罚”效果。

2. 均方根误差（root mean squared error，RMSE） 是均方误差的扩展。重要的是，计算误差的平方根，这意味着 RMSE 的单位与预测的目标值的原始单位一致。因此，通常使用 MSE 损失来训练回归预测模型，但使用 RMSE 来评估和报告其性能。

$$\mathrm{RMSE} = \sqrt{\mathrm{MSE}}$$

3. 平均绝对误差（mean absolute error，MAE） 也是一种流行的度量，与 RMSE 一样，误差单位与预测的目标值的单位一致。但是与 RMSE 不同的是 MAE 的变化是线性的，因此是直观的。也就是说，MSE 和 RMSE 由于是误差值的平方，对较大误差的惩罚大于对较小误差的“惩罚”，从而放大了平均误差分数。MAE 不会对不同类型的错误赋予权重，相反，分数会随着错误的增加而线性增加。

$$\mathrm{MAE} = \sum_{i=1}^{n} \left| Y_i - \hat{Y}_i \right| / n$$

4. 决定系数 *R* 平方（R^2） R^2 是识别模型精度的常用度量。其显示数据点与回归算法生成的拟合线的距离，这有助于我们找到自变量与因变量之间的关系。R^2 的得分范围从 0 到 1，越接近 1，回归模型性能越好。如果 R^2 等于 0，则表示模型表现并不比随机模型好，拟合效果很差。如果 R^2 为负，则回归模型是错误的。

$$R^2 = 1 - \sum_i (Y_i - \hat{Y}_i)^2 \Big/ \sum_i (y_i - \overline{y}_i)^2$$

欠拟合和过拟合

模型欠拟合是指机器学习算法无法很好地学习数据的基本趋势，其既不能在训练数据上表现良好，也不能推广到新数据。它的出现意味着模型算法没有很好地拟合数据，当模型没有训练足够的时间或输入变量不足以确定输入和输出变量之间的有意义的关系时，通常会发生这种情况，可以增加训练时间或使用更多的训练数据避免欠拟合。当模型在训练集上表现很好，却不能对测试数据做出准确预测时，该模型被称为过拟合。模型过拟合的原因是非参数和非线性方法，因为这些类型的机器学习算法在模型构建时具有很大的自由度，因此可以构建非常复杂甚至不现实的模型。当模型在训练数据集训练太长时间或模型太复杂时，模型会开始学习数据集中的“噪声”或无关信息，进而导致模型无法对其他新数据集诸如测试集数据进行准确预测。为了防止这种类型的行为，通常将部分训练数据集作为独立的外部“测试集”，以检查是否过度拟合。如果训练数据具有低错误率，而外部测试数据具有高错误率，则表示过拟合。

应用举例，如 BCRP/ABCG2 是一种 ABC 外排转运体，在抗癌药物的多药耐药（multiple drug resistance，MDR）和药物-药物相互作用中起着关键作用。BCRP 抑制的预测有助于在药物发现的早期评估潜在耐药性和药物-药物相互作用。有研究首先通过文献阅读和数据整合收集了包括 1098 个 BCRP 抑制剂（IC_{50} 或 EC_{50}＜10 μmol/L）和 1701 个非抑制剂（IC_{50} 或 EC_{50}＞50 μmol/L）的一个结构多样的数据集，然后分别对化合物数据集计算分子描述符（379 维理化、结构和药物性质相关的分子描述符和 881 维由二维子结构构成的 Pubchem 分子指纹），在去除内部差异小和相互间相关性大的分子指纹和归一化操作后，最终剩下 382 维分子描述符。下一步对数据集按照 4∶1 的比例拆分为训练集和测试集，并使用包装器法类型特征筛选策略偶合随机森林的模拟退火算法（simulated annealing algorithm coupled with random forest，rfSA）对训练集数据进行特征选择。依据特征选择后的分子特征，对训练集按照五折交叉验证策略训练包括 SVM、*k* 近邻查询（k-nearest neighbor query，kNN）、朴素贝叶斯（naïve Bayes）、深度神经网络（deep neural network，DNN）等在内的多个机器学习模型来预测区分 BCRP 抑制剂和非抑制剂。模型性能指标为基于混淆矩阵的 accuracy、MCC 和 AUC-ROC，最终 SVM 分类器产生了最佳预测，其测试集预测性能 MCC=0.812，AUC=0.958。同时为了获得一个稳定的预测，该研究还基于非参数概率密度分布的方法定义了模型的适用域。

二、传统监督机器学习方法

在现代计算机辅助药物研发中，机器学习方法，特别是传统的机器学习方法，被广泛用于构建预测模型，如 QSAR 模型。下面简要介绍几种常见的传统机器学习方法基础概念。

（一）*k* 近邻查询

kNN 是所有机器学习方法中最简单，同时也是最直观的算法之一，可以被视为从化学相似性搜索到监督学习的延伸。kNN 是一种非参数监督学习方法（模型学习过程中，无模型参数训练，只需训练超参数 *k*），首先由伊芙琳·菲克斯（Evelyn Fix）和约瑟夫·霍奇斯（Joseph Hodges）于 1951 年开发，后来由托马斯·科弗（Thomas Cover）进一步扩展。值得注意的是，kNN 属于“懒惰学习”模型家族。换言之，其只存储训练数据集，而不经历训练阶段拟合映射函数。这也意味着所有计算都在进行分类或预测时发生。由于其严重依赖于内存来存储所有训练数据，因此也被称为基于实例或基于内存的学习方法。虽然 kNN 可用于回归或分类问题，但通常用作分类算法。例如，有研究训练包括 kNN、SVM 和概率神经网络（probabilistic neural networks）三种机器学习方法构建蛋白功能二分类预测模型，用于预测未知功能蛋白是否属于某种功能类型。

kNN 输入由数据集中 *k* 个最邻近的训练示例（近邻）组成，输出取决于用于分类还是回归，如果是分类问题，则根据少数服从多数原则判别为 *k* 个近邻中成员最多的那个类别；如果是回归问题，则取近邻类别成员最多那个类别的平均值。同时也可以对近邻赋予权重，使得较近的近邻比较远的近邻对平均值的贡献更大。分类过程示例如图 8.11 所示，kNN 算法中的 *k* 值定义了将要检查多少个邻近数据点以确定特定查询点的分类。星为未知分类的查询点，如果 *k*=3，算法将计算获得离查询点最近的 3 个数据点，然后根据数据点类别少数服从多数的原则进行判定，这里圆圈类型数目为 2，正方形类型数目为 1，所以判定查询点类别为圆圈（2 VS 1）。但如果将 *k* 设定为 5，查询点将被判别为正方形（2 VS 3）。

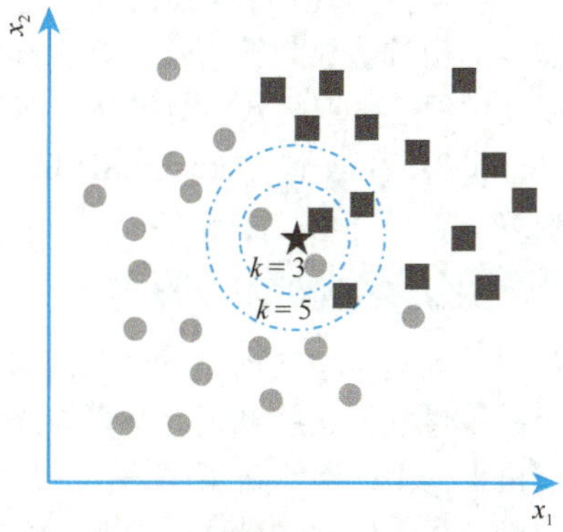

图 8.11 kNN 原理的示意图

由示例可知，不同的 *k* 值会导致模型最终的预测结果存在差异，所以模型的训练过程其实就是选择最佳 *k* 值的过程。*k* 的定义可以是一种平衡行为，不同的值可能导致模型过拟合或欠拟合。其中过拟合的模型典型表现是具有很高的训练精度，却不能很好地推广到其他新数据集。而欠拟合则表现为由于训练数据量较少或模型不够复杂，因而导致模型能够学习到的规律不多，模型预测性能不好。相对而言，较小的 *k* 值可以具有高方差，但偏差低；而较大的 *k* 值可能导致高偏差和低方差。*k* 的选择在很大程度上取决于输入数据，因为具有更多噪声或离群值的数据在 *k* 值较高的情况下可能表现得更好。总体而言，建议将 *k* 设置为奇数，以避免分类中的联系，交叉验证策略可以帮助为数据集选择最佳 *k* 值。

（二）支持向量机

科特斯（Cortes）和瓦普尼克（Vapnik）于 20 世纪 90 年代引入了 SVM。SVM 是近数十年来最为经典，也是最受欢迎的机器学习方法之一，可以用于分类和回归问题，不过和 kNN 一样，最常见的还是用于分类问题。根据 SVM 算法，每个数据项构成 *n* 维空间中的一个点（*n* 等于分子特征数），坐标由相应分子特征值定义。模型的目标是创建最佳直线或决策面（超平面，hyperplane），可以将训练集数据根据类别进行分割，以便我们将来将新数据点放入正确的类别中。

如图 8.12 所示，分超平面可以有多种划分方法，不同的方法会极大地影响模型最终的预测性能。模型的训练过程就是选择最优超平面的过程。超平面的选择标准是最大化两个分类标签的边距。换言之，超平面就是其到每个标记的最近数据点的最大距离。定义这种边界的超平面称为支持超平面，直接位于这些超平面上的数据点称为支持向量（support vector）。对未知数据进行预测时，根据其坐落于超平面相对位置判别其类型，图中未知数据（五角星）位于正方形一侧，所以模型预测结果为正方形。

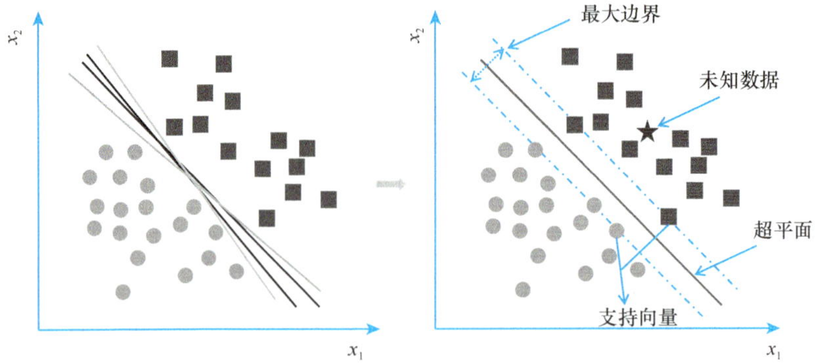

图 8.12　SVM 的原理示意图

在利用 SVM 进行数据分类时，由于通常的数据不是线性可分的，所以不能进行线性判别，需要应用核函数将输入转换到更高维度的空间，从而将不可分割的问题转换为可分离的问题，然后使用线性判别函数将数据从不同的类中分离出来。原始数据的转换可以通过应用线性、多项式、Sigmoid 或径向基（radial basis function，RBF）等核函数来完成。其中最常用的核函数为 RBF 核函数。

（三）决策树

当人类专家在面对不确定性问题并需要做出决策的时候，通常会采用一组简单规则来指导整个决策过程。这些规则有些可能来自经验，有些可能是统计分析的结果。此外，规则又可以组合成自上而下的层次决策序列，然后以树的形式出现。而机器学习算法决策树（decision tree）就是通过一个被称为“决策树归纳”的过程生成这种树形结构。决策树是一种用于分类和回归的模型，该模型在“if-then”条件下运行，最终产生特定的结果路径。同时，决策树还是一个优秀的可视化工具，因为其揭示了相关关系并暗示了因果关系。

决策树学习算法由独立特征变量所描述的实例列表（如化合物）表示，并用相应的端点标记。图 8.13 所示的是 3 个独立特征变量（分子量，lg *P* 和氢键受体数）代表的两种类型化合物实例，分别以正方形和圆形标记。学习算法首先查找最适合分离化合物类别的一个特征变量（分子量），其分离的标准是同质性（纯度），换言之，根据该特征变量分离的组越纯越好（更同质）。用于拆分的特征变量将成为树的根节点。为了进一步分离类，学习算法将获取每个子集，并尝试通过选择另一个特征变量来分离子集（lg *P*、氢键受体数）。这一过程以这种递归方式进行，分离子集越来越多，也就相当于将越来越多的节点添加到树中。而分离到最后的节点（分类标签），也就对应植物学类比的树枝的最后一个元素——“叶子”。到达“叶子”节点的标准就是没有特征变量剩余或是没有特征变量可以改进模型，或是单纯到达了定义树的层次极限。整个训练准则旨在最小化训练数据上的杂质度量（通常是熵）。

在理想模型中，每个“叶子”只包含同一类的数据实例。然而，在现实中，“叶子”节点很少是纯的或同质的。因此，最终决策的置信度等于子集中大多数类的贡献。例如，如果一个“叶子”节点包含某个类的 90% 数据，其将为任何数据实例分配该标签。

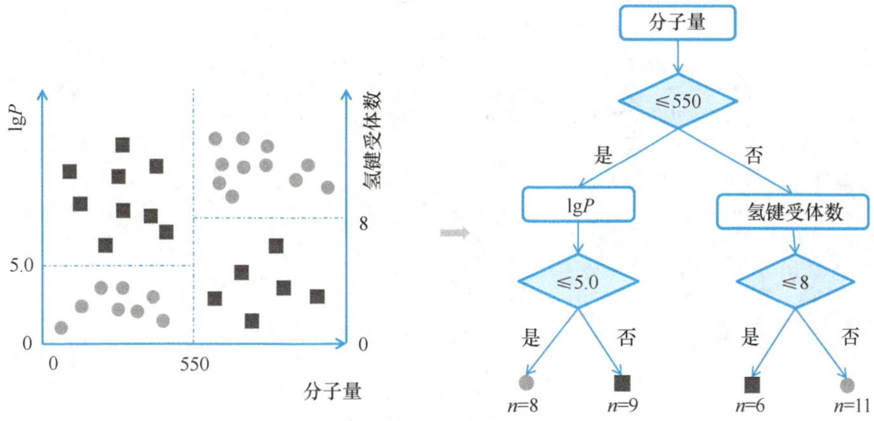

图 8.13　决策树原理的示意图

相较于其他黑箱类型的学习模型，决策树模型的重要特点如下。

1. 优点

（1）易于解释，便于直观可视化。

（2）内部工作能够被观察到，可以重现工作。

（3）在大型数据集上表现良好。

（4）速度极快。

2. 缺点

（1）高方差，即使是训练数据集中的一个微小变化也可能会对决策树的逻辑产生巨大影响，这种不稳定性的原因很大程度上是由于过程的分层性质造成的，顶部拆分中的错误影响会传播到下面的所有拆分。

（2）容易过拟合，尤其是当决策树特别深时，由于关注的属性特殊性或树层次太深，导致满足当前属性的样本数据量较小，这个小的样本可能会导致不合理的结论。

（四）随机森林

决策树算法的最大缺点之一是容易过拟合。为了应对决策树算法的不足，基于决策树，构建了随机森林。随机森林是决策树的集合，其算法通过使用自助投票（bagging）或自举（bootstrap）重采样的技术组合多个决策树做出的预测，并返回单个输出从而来克服决策树不足。自助投票是一种用于减少机器学习模型方差的过程，其通过对一组观测值求平均来减少方差。以下是自助投票的基本工作原理。

如果有多个训练数据集，可以对每个数据集各自训练决策树，然后对结果进行平均。然而，由于在大多数真实场景中，通常只有一个训练数据集，因此需要使用一种被称为自举的技术对数据集进行替换采样从而获得多个训练数据集。其过程就是对初始数据集进行有放回的抽样来构造多个子数据集，每个构造好的子数据集的数据量和初始数据集数据量相同。同时，子数据集内部和相互间的元素都可以重复。最后，对不同的子数据集各自训练决策树，并最终平均结果。

如图 8.14 所示，应用自助投票和自举策略从训练数据集创建三个子样本集，同时对每个子样本集单独训练决策树。更进一步的是可以使用随机变量子集来构建每棵树，从而可以提升系统的多样性，进而提升分类性能。最终，每个决策树的预测将被组合以产生单个输出。在分类问题的情况下，以少数服从多数原则进行预测。在回归问题中，所有决策树的预测将被平均以得出一个值。

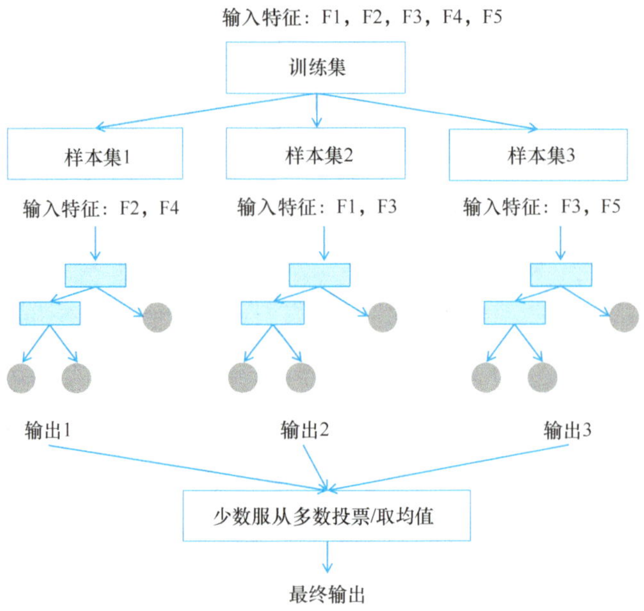

图 8.14　随机森林的原理示意图

（五）朴素贝叶斯

朴素贝叶斯是基于贝叶斯定理使用概率和统计知识的机器学习分类方法。具体而言，贝叶斯分类器近似于类标签和数据特征的联合概率分布。其根据变量的向量值给出的描述，为每个样本分配最可能的类别。朴素贝叶斯分类器在化学信息学中经常与其他分类器一起使用，或与其他分类器进行比较，通常用于预测生物特性而不是理化特性。

贝叶斯定理，以 18 世纪英国数学家托马斯·贝叶斯（Thomas Bayes）命名，是一个用于计算条件概率的简单数学公式。其描述了一个事件的概率，基于可能与该事件相关的条件的先验知识。条件概率是假设一个事件已经发生时，另一个事件发生概率的度量。具体公式如下所示：

$$P(y|x) = P(y,x) / P(x) = P(y)P(x \mid y) / P(x)$$

式中，$P(y|x)$ 也称为后验概率，告诉我们假设 x 发生，获得结果 y 的概率是多少。$P(x)$、$P(y)$ 为证据和先验概率，分别代表了特征 x 的训练数据集中出现的概率和结果 y 在训练数据集中出现的概率。$P(x|y)$ 为类条件概率，表示在训练集中结果为 y 时特征为 x 的概率。

朴素贝叶斯算法主要基于以下假设。

（1）变量相互间是独立的，不会影响彼此的性能，这也就是其被称为“朴素”的原因。

（2）所有特征都同等重要。例如，如果具有 10 个特征，而只清楚 5 个特征将不会获得准确的结果。所以所有特征都是预测结果所必需的，并给予同等的重要性。

尽管以上假设是不现实的（并非所有变量都同等重要和不相关），但该技术在应用中表现得非常稳健，即使在某些情况下，其属性集存在很强依赖性，也显示出良好的性能。

朴素贝叶斯分类器包括以下类型。

多项式朴素贝叶斯：特征向量表示由多项式分布生成某些事件的频率。

伯努利朴素贝叶斯：用于离散数据，其中特征值仅为二进制形式。

高斯朴素贝叶斯：在处理连续数据时使用，并使用高斯分布。

如图 8.15 所示，假设存在一个化合物数据集，化合物特征向量分别为 $x_1, x_2, \cdots, x_7$，化合物属性 y 代表活性化合物 1 和非活性化合物 0。

由于该数据集特征向量为二进制形式，可以使用伯努利朴素贝叶斯针对该数据集构建分类器：

$$P(y=1|x)=P(y=1)P(x|1)/P(x)=P(y=1)P(x_1|y=1)\cdots(x_7|y=1)/P(x)$$

$$P(y=0|x)=P(y=0)P(x|0)/P(x)=P(y=0)P(x_1|y=0)\cdots(x_7|y=0)/P(x)$$

其中先验概率 $P(y=1)$ 和 $P(y=0)$ 分别是训练数据集中活性数据和非活性数据所占比例，$P(x_1|y=1)$ 和 $P(x_1|y=0)$ 是活性数据集和非活性数据集中特征 x_1 为 0 或 1 占各自数据集的比例，$P(x_1=0|y=1)=1-P(x_1=1|y=1)$，其他几个特征的先验概率以此类推获得。分母 $P(x)$ 可以约除。

	y	x_1	x_2	x_3	x_4	x_5	x_6	x_7
化合物 1	1	1	0	0	1	0	1	1
化合物 2	0	0	1	0	0	0	0	1
化合物 3	1	1	1	0	1	0	1	0
化合物 4	1	1	0	1	1	0	0	1
化合物 5	0	0	0	1	0	0	0	1
				……				
化合物 n	1	1	0	0	1	0	1	0

图 8.15　$nx7$ 化合物数据集的示例

当一个未知化合物需要根据模型预测其是否为活性化合物时，根据其特征向量和公式分别计算 $P(1|x)$ 和 $P(0|x)$，最终哪个概率大则判定为哪一类型。最终执行时可进行一些细节操作，如先验概率 $P(x|y)$ 某一特征在某类数据集中概率为 0，则会出现问题，因为这意味着化合物对该类型的预测概率都为 0，这一缺点通常通过应用广义拉普拉斯平滑（Laplace smoothing）来校正，该校正用一个小常数来代替零概率。

（六）人工神经网络

人工神经网络（artificial neural network，ANN），其灵感来自于生物神经系统处理信息的方式，在这种方式中，高度互连的神经元以分布式方式协同工作，从输入信号中学习。如图 8.16 所示，典型的人工神经网络包括三个层次：输入层、隐藏层和输出层。

在介绍人工神经网络之前，首先可以了解一下感知机（perceptron），其于 1958 年由美国学者弗兰克·罗森布拉特（Frank Rosenblatt）提出，是第一个可以从输入中学习权重的模型，同时也被认为是神经网络的起源算法。感知机是一种相对简单的二分类的线性分类模型，其接受多个信号输入，然后输出一个信号。图 8.17 所示的是一个接收两个输入信号的感知机示例。其中 x_1，x_2 是输入信号，y 是输出信号，w_1，w_2 分别是输入信号 x_1 和 x_2 的权重，控制对应输入信号的重要性。图中的圆圈则代表了神经元或节点。根据图右边公式，在输入信号送往输出神经元的时候，每个信号会被乘以对应权重，然后输出神经元计算传输过来的信号总和，当这一信号总和超过某个阈值 θ 时，代表该神经元被激活（$y=1$ 表示）。

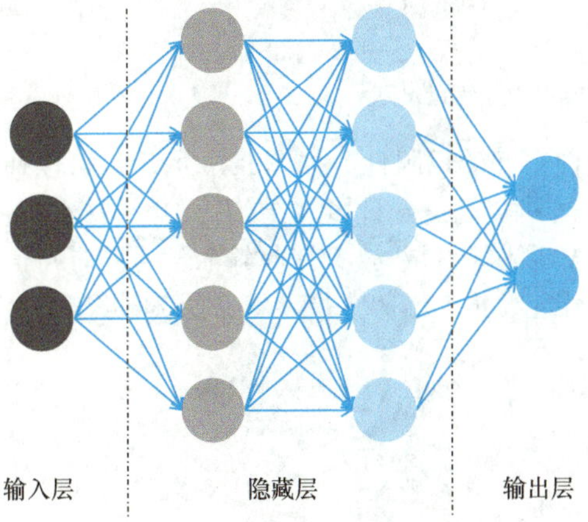

图 8.16　人工神经网络的基本结构

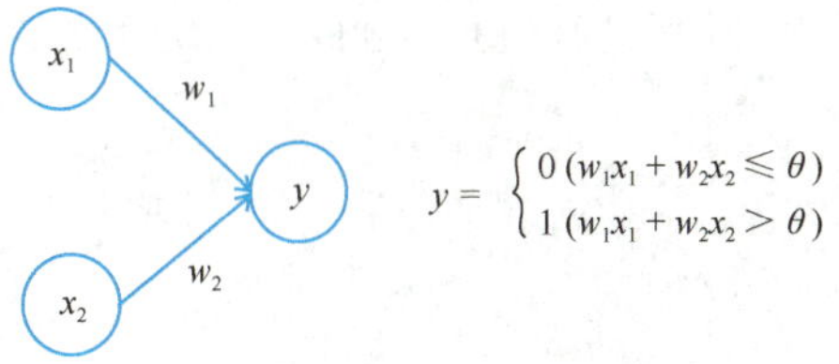

图 8.17　单个感知机结构

基于单个感知机，我们可以实现表 8.7 逻辑电路与门、或门和与非门。以与门为例，实际上，能有无数个满足与门的感知机的参数组合（可以类比于 SVM 中可以有多个超平面来划分数据），如 $(w_1, w_2, \theta)=(0.5, 0.5, 0.9)$、$(w_1, w_2, \theta)=(1, 1, 1)$ 等。

表 8.7　逻辑与门、与非门和或门真值表

x_1	x_2	y（与门）	y（或门）	y（与非门）
0	0	0	0	1
1	0	0	1	1
0	1	0	1	1
1	1	1	1	0

但单个感知机模型具有一定的缺陷，就异或门（表 8.8）而言，无法使用单个感知机来实现。

表 8.8　逻辑异或门

x_1	x_2	y
0	0	0
1	0	1
0	1	1
1	1	0

如图 8.18 所示，与门在 x_1，x_2 二维空间内可以由一条直线直接分开，即线性可分，与非门和或门也一样，但是对于异或门，y 值无法使用直线分割，但可以由曲线分割。可以由直线分割的空间称为线性空间，而不能由直线分割的空间则称为非线性空间。感知机的局限性就在于它拟合的是线性函数，所以只能表示线性空间。

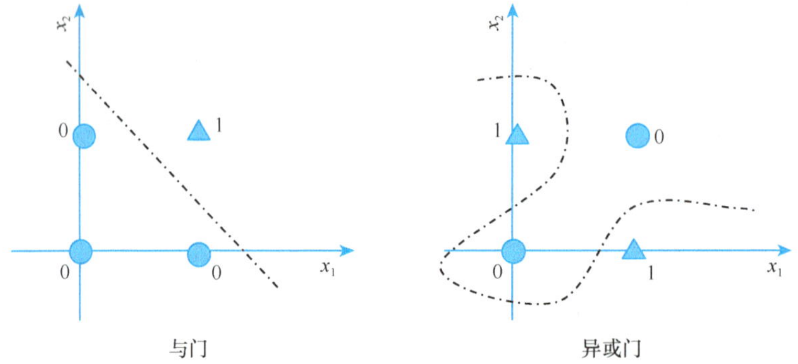

图 8.18　逻辑与门和异或门的空间表示

可使用多层感知机来克服感知机无法表示非线性空间的局限性。如图 8.19 所示，可以通过组合与门、与非门和或门来实现异或门。这里的异或门其实就是一种多层结构的神经网络，实现了从线性到非线性的转变。最左边层为输入层（通常表示为第 0 层），其接收输入信号同时将信号发送至第 1 层的神经元。中间第 1 层为隐藏层，将信号继续传递给第 2 层。第 2 层为神经元输出层，

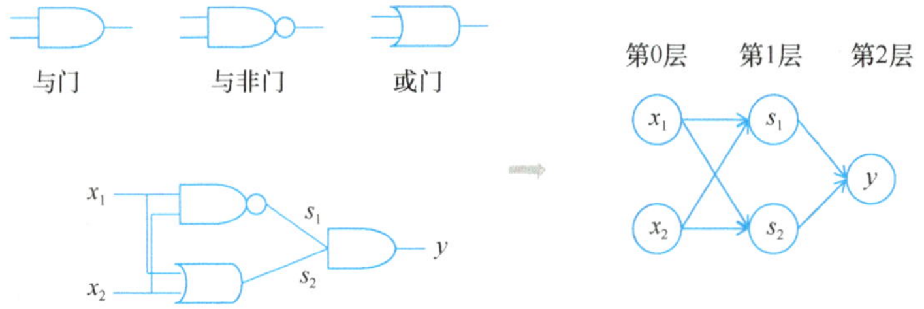

图 8.19　多层感知机到神经网络

输出结果 y。

实现结果如表 8.9 所示，其中 s_1 为与非门的输出，s_2 为或门的输出，同时 s_1、s_2 为与门的输入，最终实现异或门。

表 8.9　多层感知机异或门逻辑控制

x_1	x_2	s_1	s_2	y
0	0	1	0	0
1	0	1	1	1
0	1	1	1	1
1	1	0	1	0

通过组合多层感知机能够进行复杂的表述，有研究证明，通过二层感知机就可以表示任意函数。将感知机公式转化为经典神经网络公式：

$$y=\begin{cases}0\ (w_1x_1+w_2x_2+b\leqslant 0)\\ 1\ (w_1x_1+w_2x_2+b>0)\end{cases}$$

这里感知机公式中$-\theta$用偏置 b 表示，代表控制神经元激活的难易程度。针对该公式，进一步进行简化，引入新函数 $h(x)$，可以将上式简化为

$$y=h(w_1x_1+w_2x_2+b)\text{，其中 } h(x)=\begin{cases}0\ (x\leqslant 0)\\ 1\ (x>0)\end{cases}$$

基于上述公式，输入信号的总和会被函数 $h(x)$ 转换，转换后的值就是输出 y，当 y 超过 0 时，返回 1，否则返回 0。这种将输入信号的总和转换为输出信号的函数，称为激活函数（activation function）。不同于感知机的阶跃函数，常见的神经网络激活函数为平滑变化的 Sigmoid 函数、ReLU（rectified linear unit）函数、tanh 函数等。需要注意的是，神经网络的激活函数必须使用非线性函数，如果使用线性函数，加深网络的层次就没有意义，因为多层线性函数的叠加始终可以用一个线性函数表示。

神经网络从输入层开始，通过信号传递，最终到达输出层，执行分类或回归任务。对应于输出层的激活函数，需要根据情况改变，输出层激活函数使用 $y=\sigma(x)$ 表示。一般而言，单标签分类问题使用 Softmax 函数，多标签分类问题使用 Sigmoid 函数，而回归问题使用恒等函数。所以整个二层神经网络信号传递如图 8.20 所示。

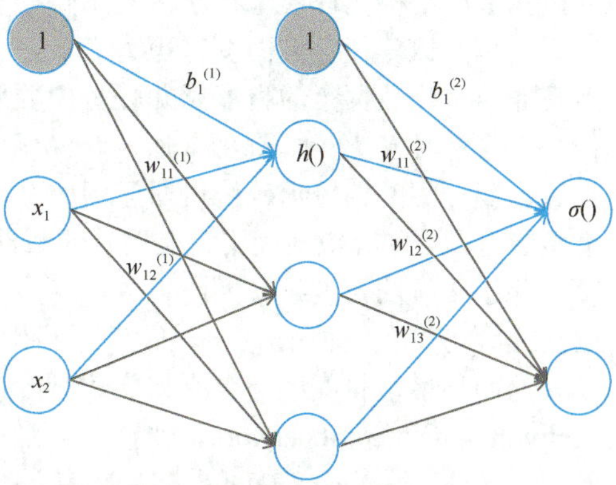

图 8.20　二层神经网络的信号传递

神经网络输入层的神经元数量等于输入特征数，中间隐藏层层数和神经元数量根据模型训练调整，输出神经元数量也需要根据待解决的问题来决定。一般对于分类问题，输出层的神经元数量设定为分类类别的数量。整个神经网络的信号传递也称为神经网络的向前传播（forward propagation）。

对应于前面的感知机，只有 3 个参数（w_1, w_2, θ），由于参数数量较少，所以可以进行人工设定。但是对于人工神经网络，参数的数量可以成千上万甚至上亿。所以神经网络必须由模型算法从训练数据中学习，进而优化模型参数。损失函数是寻找最优权重参数的指标，其以判断预测结果和实际结果之间的差异程度来表示神经网络性能的优劣程度。用作损失函数的函数有很多，其中最知名的有均方误差（回归问题）和交叉熵误差（分类问题）。在参数优化过程中，使用梯度

下降（gradient descent）和误差反向传播（back propagation）算法来更新模型权重参数。优化过程还可以使用随机梯度下降法（stochastic gradient descent，SGD）、Momentum 法、AdaGrad 法和 Adam 法等优化策略，其中 Adam 法较为常用。同时为了提高模型性能，在整个训练过程还可以加入其他技巧，如参数初始化策略、批量归一化（batch normalization）、正则化和随机删除神经元（dropout）等。

三、深度学习

2016 年 3 月，AlphaGo 击败了世界上最强的围棋选手之一李世石（Lee Sedol），使 AI 深度学习一夜之间引起公众的广泛关注。其实深度学习不是一种新技术，相关概念包括深度和自适应网络架构、自组织映射、序列和时间序列分析的循环系统，以及自编码器等很早已被提出。但是，由于当时计算硬件和学习算法方面的限制，深度学习并未发展起来。现如今，随着计算机技术（GPT、TPU）的飞速发展和深度学习算法的不断完善，深度学习终于获得突破。

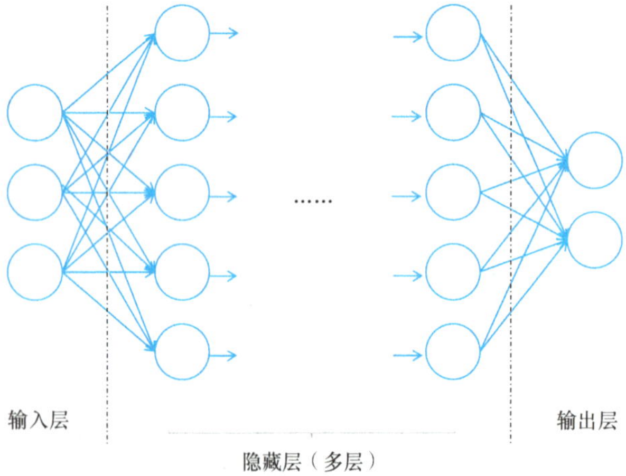

图 8.21　深度学习的网络结构

如图 8.21 所示，深度学习模型可以描述为深度神经网络模型，而“深度”一词则与网络中的层数相关。区别于经典（或浅层）人工神经网络只包含两到三层，深度学习模型能够在隐藏层中添加更多的层，层数越多，网络越深。

相较于传统机器学习方法预先定义数据特征，深度学习网络还可以自动地从训练数据集中提取特征，而无须额外的人工干预。深度学习的每个隐藏层都在比上一层更高的抽象级别上学习表示输入数据，经过多层次的抽象，最终建立高层概念。这意味着深度学习可以执行复杂的任务，而这些任务通常需要广泛的特征工程。此外，其多层结构允许模型在学习复杂特征和执行更密集的计算任务方面变得更为有效，其在涉及非结构化数据集的机器感知任务中要胜过传统机器学习方法。如图 8.22 所示，深度学习是数据驱动的，相较于传统机器学习方法，深度学习可以更加有效地利用日益增长的数据。

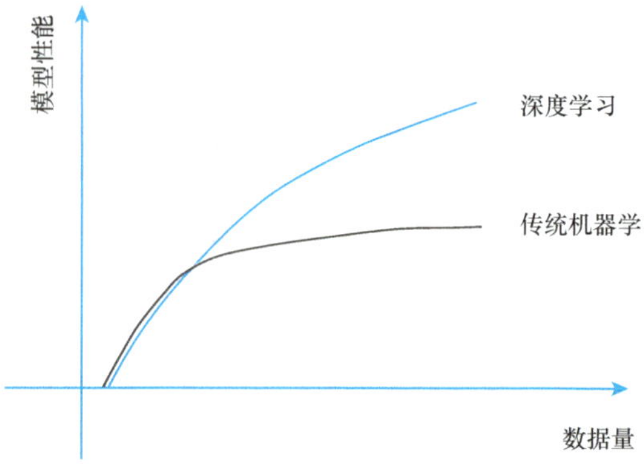

图 8.22　数据驱动的深度学习

除了传统的深度神经网络以外，深度学习网络模型可以有多种结构，下面主要介绍深度学习的两种最常见类型，分别为卷积神经网络（convolutional neural network，CNN）和递归神经网络（recurrent neural network，RNN）。

（一）卷积神经网络

CNN 一直在计算机视觉任务中占主导地位，也是最具代表性的一种深度学习网络架构，常用于图像分类，其优点是可以提取图像中的抽象特征，如边缘、纹理、对象和场景等。CNN 的结构如图 8.23 所示。与传统人工神经网络结构一样，CNN 同样由输入层、隐藏层和输出层组成。但是相较于传统人工神经网络隐藏层全部由全链接层组成，CNN 隐藏层还包含了卷积层和池化层。

卷积层和池化层是 CNN 的主要组成部分。其中卷积层包含一组滤波器（或核），其参数将在

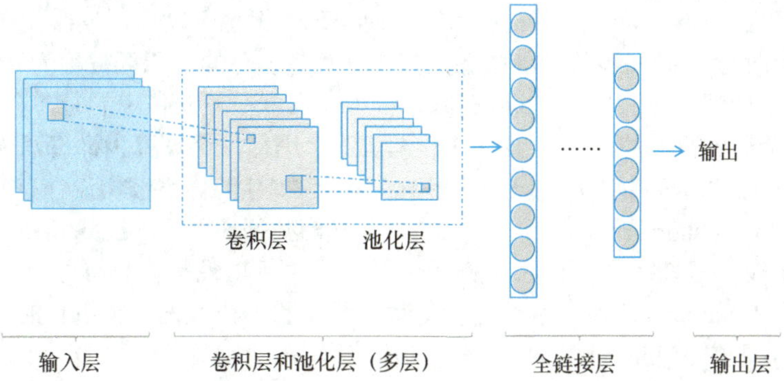

图 8.23 CNN 的基本结构

整个训练过程中学习。卷积层有利于从图像中提取特征，因为其通过权重共享处理空间冗余。最初的卷积层捕获图像的低级特征（如线），而后面的层提取高级特征（如形状、特定对象）。池化层用以实现减少空间维度操作，该操作被设计为减少下一层的可训练参数的数量，并允许它们关注输入模式的更大区域。

应用举例，蛋白质和核酸之间的相互作用在大多数细胞过程中发挥着中心作用，如 DNA 复制和修复、转录、基因表达调控，以及免疫/宿主防御等，揭示蛋白质-核酸结合和识别的机制仍然是生命科学的最大挑战之一。识别 DNA 蛋白上的潜在 DNA 结合位点和残基对于理解蛋白质与其结合核酸之间的相互作用至关重要，可以为研究蛋白质功能和药物发现提供关键线索，所以开发一种新的、可靠的 DNA 结合位点预测方法对未来的研究至关重要。有研究从 PDB 蛋白数据库中收集蛋白质-DNA 相互作用数据，然后根据相互作用结构确定结合蛋白作用位点表面原子和原子类型分类并计算分子特征矩阵，进而使用数据分割策略训练被称为 UNET 的卷积神经网络模型。该模型的最终性能与现有的其他模型比较，研究者认为在准确性、特异性、精密度和 MCC 值方面均优于其他现有方法。

（二）递归神经网络

在传统的人工神经网络中，所有输入和输出都是相互独立的，所以仅适用于相互独立的数据点。然而，如果有一个时间相关数据或涉及序列的数据，前后的数据点具有相关性，就需要修改神经网络结构，以学习这些数据点之间的相关性。RNN 是传统前馈人工神经网络的一种变体，可以处理顺序数据，并且可以被训练保留过去或历史信息以预测未来价值。其具有“记忆”的概念，帮助存储先前输入的状态或信息，以生成序列的下一个输出。RNN 在自然语言处理中得到了广泛的应用并取得了巨大的成功。

RNN 流程如图 8.24 所示。单步 RNN 结构与传统人工神经网络结构相似，分为输入层、隐藏层和输出层。但是为了能够处理序列数据，RNN 设计成多步结构，同时引入隐藏状态 H_t，这个隐藏状态能够捕捉截至当前时间步的序列的历史信息。每个时间步隐藏层神经元会同时接收当前时

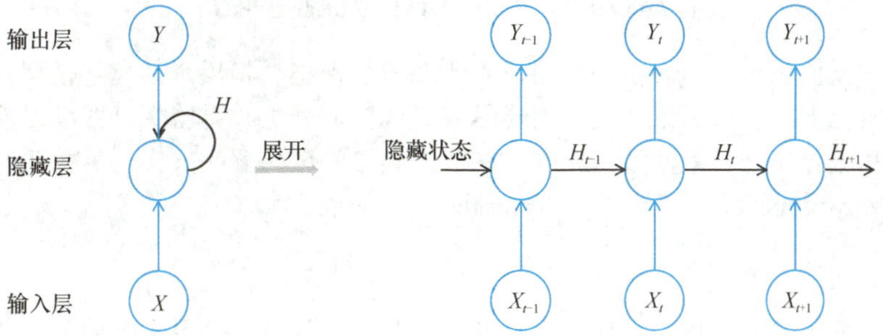

图 8.24 RNN 流程

间步的输入数据和上一个时间步的隐藏状态，从而实现“记忆”功能。同时由于隐藏状态在当前时间步的定义使用了上一时间步的隐藏状态，整个计算是循环的，所以被称为RNN。

但是，RNN，特别是在深层次RNN训练过程中，梯度在反向传递的时，会倾向于逐渐消失，导致后面的结点无法更新参数，整个学习过程无法正常进行，这被称为梯度消失现象。为了能更好地模拟长期依赖性并减轻梯度消失问题的影响，基于RNN的体系结构设计有两个结构变体，分别为长短期记忆（long short-term memory，LSTM）和门控循环单元（gated recurrent unit，GRU），其中GRU模型相较于LSTM模型而言结构更为简单，也可以说是LSTM模型的简化版。这两个模型都利用了门控（gating）机制的优势，很好地实现了长期依赖性，在更长的序列中能够有更好的表现。LSTM还是GRU哪个更可取取决于具体应用。LSTM单元可以保存比GRU更长的历史信息。然而，LSTM中的附加参数可能会增加过度拟合的风险。

应用举例，抗癌肽为癌症治疗开辟了一个很有前景的途径，具有各种诱人的优势。有研究提出了一种基于LSTM的模型ACP-DL，用于有效预测新型抗癌肽。通过整合二元轮廓特征和简化氨基酸字母表的k-mer稀疏矩阵，开发了一种高效的特征表示方法。然后，实现了一个深度LSTM模型，以自动学习如何识别抗癌肽和非抗癌肽。研究提出的ACP-DL模型在基准数据集上具有较高的准确性和满意的特异性，显著优于其他比较方法。

（三）深度生成模型

近年来，深度生成模型引起了广泛的关注，它试图学习训练数据的概率分布，提取代表性特征并生成低维连续表示，最终通过从学习的数据分布中采样来生成与训练数据非常相似的新数据。生成模型在图像、文本、语音和音乐等的生成方面显示出非凡的效果。同时其发展也为解决药物设计难题带来了新的思路，并被认为是最有前途的药物设计方法之一。生成模型大致可以分为四类，包括基于RNN、自编码器、生成对抗网络（generative adversarial network，GAN）的模型，以及将深度生成模型与强化学习（RL）相结合的变压器和混合模型。当将生成模型应用于生成化合物分子方向时，其本质是学习分子在训练集中的分布，从而获得与训练集中的分子相似但不同的分子。同时通过结合进化算法或强化学习，可以进一步优化生成分子的特定属性。生成模型中的分子表示可以是任何形式，包括化学指纹、SMILES、分子图、三维结构等。

RIPK1是一种丝氨酸/苏氨酸蛋白激酶，为程序性细胞坏死的关键调节因子，与各种炎症和免疫疾病的发生和发展密切相关，因而被认为是治疗坏死相关疾病的一个潜在靶点。有研究使用LSTM算法，提出了基于分布式学习架构的生成性深度学习模型，然后将该模型应用于生成针对RIPK1的虚拟化合物库。通过针对生成的定制化合物库进行虚拟筛选和随后的生物活性评估，该研究发现了一种有效和选择性的RIPK1抑制剂，该抑制剂具有完全新颖的化合物骨架结构，同时在保护细胞免于坏死方面显示出强大的体外活性，在两种炎症模型中显示出良好的体内效力。该研究证明了生成性深度学习模型在使用未报告的化合物骨架生成苗头化合物/先导化合物方面的能力，突出了药物发现中深度学习的巨大潜力。

第五节　无监督机器学习

顾名思义，无监督机器学习指的是用户不需要监督模型。相反，其允许模型自己工作，在没有人工干预的情况下发现未标记数据集的隐藏模式或数据分组。无监督机器学习能够自主发现信息中的相似点和差异，是探索性数据分析、图像识别等的理想解决方案。其主要有两个目标：降维（dimensionality reduction）和聚类（clustering）。

一、降　　维

在机器学习分子表征过程中，通常会涉及使用几十、几百，甚至上千的分子特征来描述一个对象（如化合物分子或蛋白质）。此外，生物学高维数据（单细胞测序、RNA序列、蛋白表达等）

也在急剧暴发当中。以有意义的方式分析和可视化这些高维数据的需求正在变得越来越重要。由于无法直接观察高维空间中的物体，因此需要使用降维工具将高维空间维数降低至低维空间（二维或三维），以帮助可视化数据中的关系，但同时又需要尽可能多地保留数据集的相关结构信息。此外，对高维数据进行降维也可以大大提高计算效率。

降维可以包括许多种方法，这些方法将一组多维变量转换为少量变量，同时尽可能多地保留原始的多维信息。相关方法可以分为三类：特征选择、矩阵分解和相邻图。特征选择在前文第四节一、监督学习部分已有介绍，本部分主要介绍矩阵分解和相邻图。其中，矩阵分解降维的典型代表是 PCA；相邻图包括随机近邻嵌入（stochastic neighbor embedding，SNE）、*t* 分布随机近邻嵌入（*t*-SNE）和统一流形逼近及投影（uniform manifold approximation and projection，UMAP）。

（一）主成分分析

PCA 是一种在尽可能保留原始集信息的前提下，将一大组变量进行线性变换，转换为一小组线性不相关变量来降低数据维数的方法，这一小组变量被称为主成分，所以 PCA 可以看作一个线性方程。其基本思想是如果样本在某一维度上的方差越大，则该维度包含的信息就越多；反之，如果某一维度上的方差非常小，则该维度基本不含信息，去掉也不会有多大损失。其目标是希望找到空间变换矩阵使得样本在新空间各坐标轴上的方差尽可能大，而其主要步骤是对数据矩阵的协方差矩阵进行分解，以得出数据的主成分（即特征向量）与它们的权值（即特征值）。

如图 8.25 所示，要将点表示的三维空间数据集降维到二维空间，可以有多种二维坐标（PC1，PC2）表示方法。PCA 的策略就是使所有选取点到 PC1 的距离总和最小，也就是说该坐标轴上携带的数据集信息最多（数据在坐标上跨度越大，代表着总方差最大），PC2 为次高。

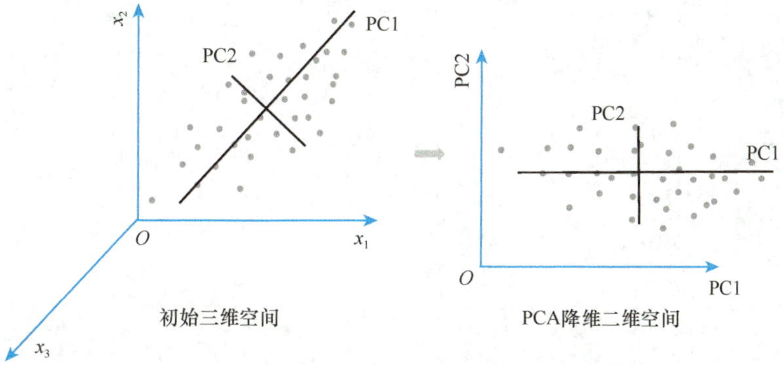

图 8.25　PCA 原理的示意图

图 8.26 为一个 2638×2000 外周血单个核细胞的单细胞测序数据应用 PCA 的降维的结果示例。其中，2638 为细胞数，2000 为经高表达差异筛选后的转录本数。

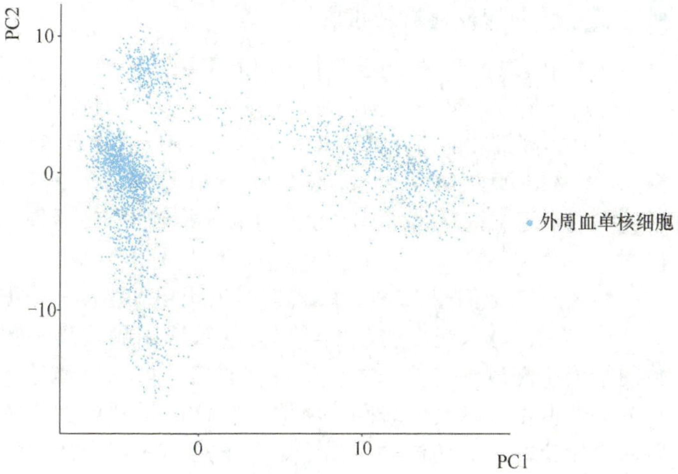

图 8.26　PCA 降维效果图示

（二）随机近邻嵌入和 *t* 分布随机近邻嵌入

基于矩阵分解的 PCA 是对数据进行降维的线性方法的代表，而基于相邻图的 SNE、*t*-SNE 和 UMAP 是常见的非线性方法。SNE 将高维空间的欧氏距离转换为条件概率分布来定义高维空间中样本点之间的相似度，同时构建低维空间的高斯分布，然后使用库尔贝克-莱布勒散度（Kullback-Leibler divergence）来衡量两个分布之间的相似性，并将其作为损失函数然后使用梯度下降法求解。目标是两个分布尽可能相似。SNE 方法会碰到维度灾难问题，换言之，低维空间由于空间容纳问题，高维空间的距离关系不能完整地在低维空间中保留，到最后高维空间中的点，尤其是远距离和中等距离的点，在低维空间中会被塞在一起，被称为“拥挤问题”，拥挤问题带来的一个直接后果，就是高维空间中分离的簇，在低维中未被明显分离（但是可以分成一个个区块）。

t-SNE 是一种特殊的 SNE，其在低维空间使用长尾分布的 *t* 分布代替 SNE 中的高斯分布来定义数据的概率分布，从而来减缓维度灾难造成的数据拥挤问题。相比于 PCA 方法的结果确定性，*t*-SNE 方法的结果具有一定的随机性。换言之，多次计算可能会得到各自不同的结果。PCA 降维可以应用于新数据，而常规 *t*-SNE 实际上只能嵌入二维或三维，即仅用于可视化目的，因此很难使用 *t*-SNE 作为通用的降维技术。此外，比较 *t*-SNE 两堆的大小没有意义，*t*-SNE 会根据邻居的拥挤程度来调整区块的大小，比较两堆的距离也没有意义，并不是靠得越近的群集彼此就比较相像。*t*-SNE 还不能很好地适应快速增加的样本量，因为算法对计算内存要求较高。

图 8.27 为上例图 8.26 中 PCA 降维所用单细胞测序数据应用 *t*-SNE 的降维结果示例。

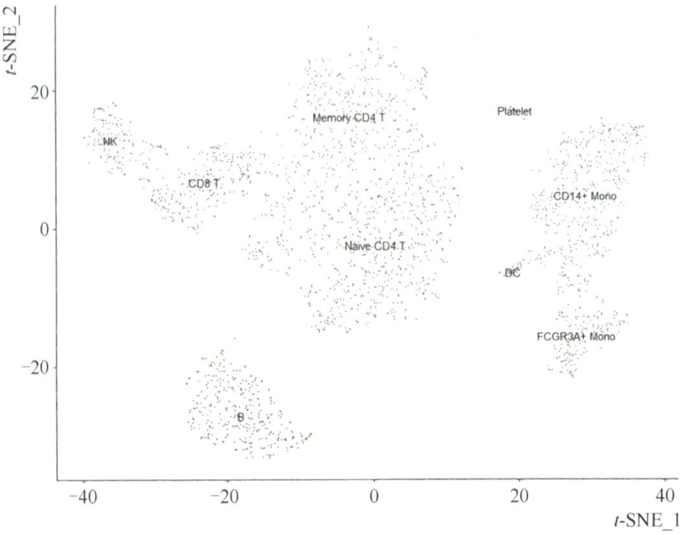

图 8.27 *t*-SNE 降维效果图示

（三）统一流形逼近及投影

UMAP 和 *t*-SNE 源自基本上相同的想法：构建一个在高维空间中表示数据的图形，然后尽可能类似地在低维空间中重构图形。但 UMAP 以一种更聪明的方式创建了一个模糊图，该图准确地反映了真实高维图的拓扑结构（又称形状），同时计算该图的边的权重，然后构建模仿模糊图的低维图。UMAP 算法在可视化质量上与 *t*-SNE 相比具有竞争力，它在提高运行时性能的同时又保留了更多的全局结构。此外，UMAP 对嵌入维数没有计算限制，因此可以作为机器学习的通用降维技术。

图 8.28 为上例图 8.26 中 PCA 降维所用单细胞测序数据应用 UMAP 的降维结果示例。

近年来，越来越多的深度学习方法被应用到将高维数据降维到低维空间。用于降低数据维数的最流行深度学习技术之一是自编码器。自编码器是一类非监督人工神经网络，包含编码器和解码器两部分。其中编码器将输入特征向量映射到低维表示，然后通过相应的解码器将其映射回原始空间。其通过最小化原始数据点和应用上述解码器获得的数据点之间的误差，来学习低维表示。

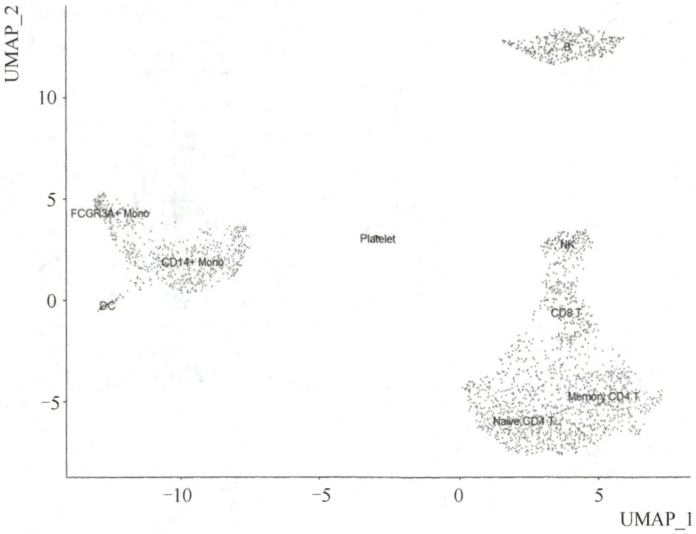

图 8.28　UMAP 降维效果图示

二、聚　　类

聚类是一种在数据中发现模式和关系的技术，其目的是根据数据之间相似性形成类似对象的子集。有研究通过层次聚类法构建了包含 13 万个天然产物的化学空间，然后分析天然产物先导化合物在整个天然产物化学空间上的分布，首次获得了天然产物先导化合物在天然产物化学空间上最全面的分布模式，并发现它们往往是由于其优先结合到特定的靶点位点而在化学空间上呈现聚集现象，进而定义了60个天然产物药物先导化合物富集区并对应45个药靶位点分类，为新药来源、鉴别和优化提供重要线索。

聚类算法需要使用各种“距离”度量来评估数据对象之间的相似性。距离度量是一个客观得分，评估了问题域中两个对象之间的相对差异，其在相似性比较和机器学习中都起着重要作用。在计算两个对象之间的距离时，对象通常用包含不同特征值的数据向量（行）表示，其中不同的特征列会使用不同的数据类型如实值、布尔值、类别值和序数值等。不同的数据类型需要使用不同的距离度量，其选择应基于研究领域的理论关注，即距离度量需要以适合研究领域的方式定义相似性。同时不同的特征数值可能具有不同的标度，如有些特征值在 0～1，而有些特征值在几百到上千，相互之间的值相差几个数量级，这可能会极大地影响距离度量的计算，所以在计算距离度量之前对数值进行归一化或标准化通常是一种良好的做法。

1. 机器学习中最常用的距离度量如下。

（1）欧几里得距离（Euclidean distance）最为常用的距离，计算两个实值向量之间的距离（图 8.29）。

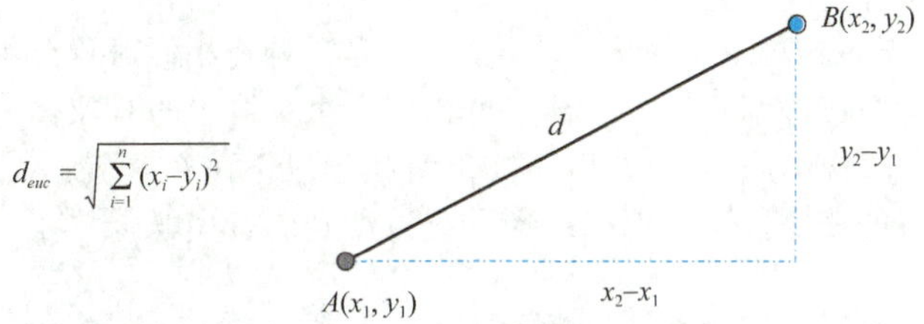

图 8.29　欧几里得距离

（2）曼哈顿距离（Manhattan distance）：也称为出租车距离或城市街区距离，计算两个实值向量之间的距离（图 8.30）。

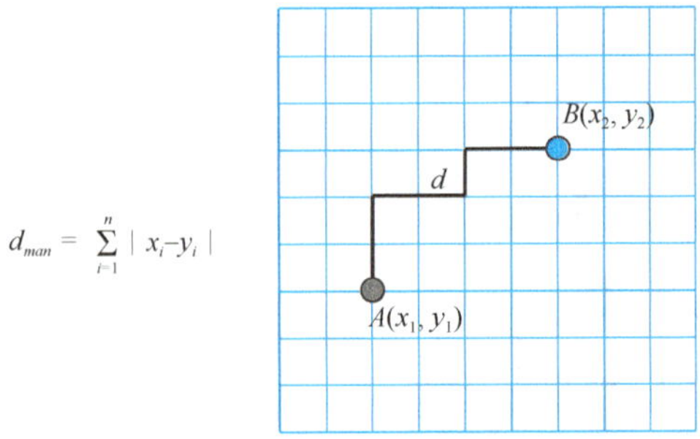

图 8.30 曼哈顿距离

（3）闵可夫斯基距离（Minkowski distance）：它是欧几里得距离度量和曼哈顿距离度量的推广，计算两个实值向量之间的距离。

$$d_{\min} = \sqrt[p]{\sum_{i=1}^{n} |x_i - y_i|^p}$$

（4）余弦指数（cosine index）：它测量在多维空间中投影的两个实值向量之间的角度的余弦通常被用于确定文档的相似程度，无论其大小如何，角度越小，相似度越高（图 8.31）。

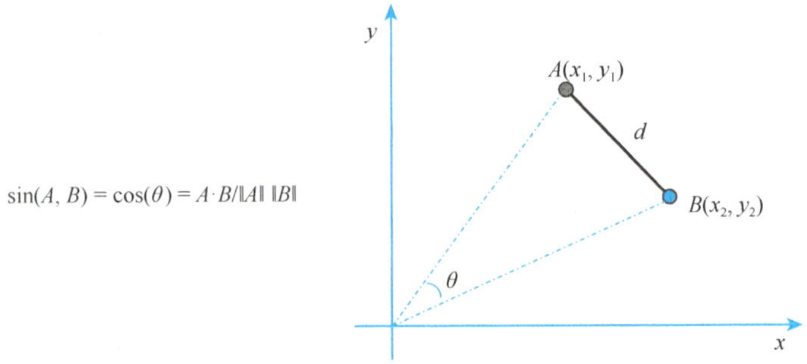

图 8.31 余弦指数

（5）塔尼莫托系数（Tanimoto coefficient）：前面相似性搜索小结已有介绍，计算两个布尔型向量之间的距离。两个数据集向量项的相似性度量为这些项的交集除以数据项的并集。

$$T(A,B) = A \cap B / A \cup B = A \cap B / \left(A + B - A \cap B\right)$$

（6）汉明距离（Hamming distance）：计算两个布尔型向量之间的距离，也称为二进制字符串或位字符串，是两个字符串对应位置的不同字符的个数。

$$d(A,B) = A \oplus B$$

2. 常见的聚类方法有层次聚类法和分区聚类法。

（1）层次聚类法（hierarchical cluster）：层次聚类是一种将相似对象分组为“簇”的算法。端点是一组集群，其中每个集群都不同于其他集群，但每个集群中的对象彼此相似。层次聚类过程首先将每个数据点视为单独的聚类。然后，其重复执行以下两个步骤：①识别最接近的两个聚类；②合并两个最相似的聚类。这个迭代过程一直持续到所有集群合并在一起。具体示例请参考图 8.32。

整个层次聚类过程首先需要选择合适的距离度量，如化合物相似性搜索部分选择使用塔尼莫托系数来代表化合物之间的相似性，其他距离度量如前所述。选择距离度量后，需要确定从何处计算距离。例如，它可以在聚类的两个最相似数据点、聚类的两位最不相似数据点、聚类中心或其他标准之间进行计算。

如图 8.32 所示，层次聚类通常通过顺序合并相似的聚类来工作，这种聚类策略被称为凝聚式层次聚类。从理论上讲，也可以通过将所有数据初始分组到一个集群中，然后依次拆分集群来实现，这种被称为分裂式层次聚类，但类型聚类在实践中很少进行。层次聚类是确定性的，但它需要很高的计算能力和存储能力，这限制了它在大型数据集上的应用。

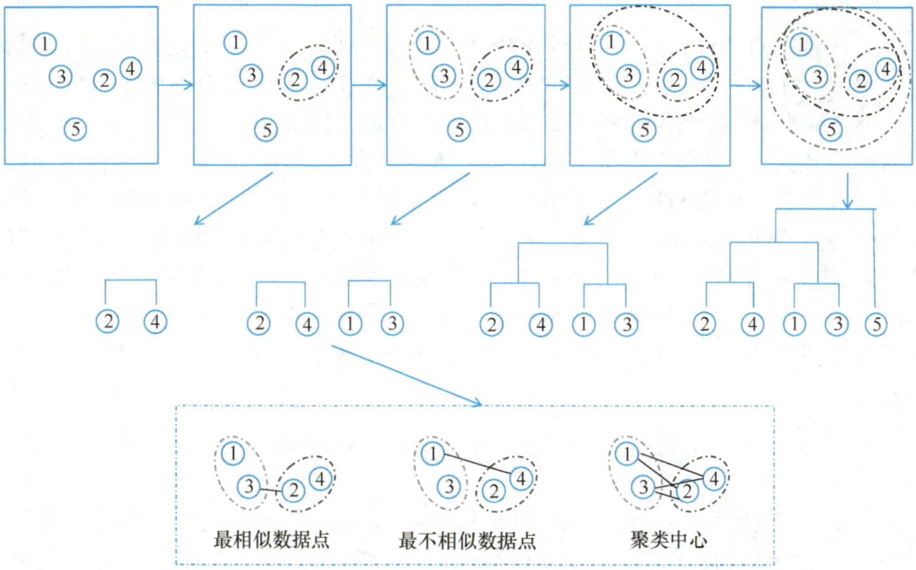

图 8.32 层次聚类法

（2）*k* 均值（*k*-mean）聚类算法：*k* 均值聚类算法是另外一种常见的聚类方法，同层次聚类法不同，*k* 均值算法需要事先定义好需要聚类的簇数，即 *k* 的值。该方法中的聚类过程从 *k* 个初始中心点的随机放置开始，再计算每个数据点到 *k* 个中心点之间的距离，根据距离将数据点分配给最近距离的中心点形成 *k* 个簇，然后重新确定每个簇的新中心。整个聚类流程以这样的方式迭代，当集群成员身份不再变化时（获得收敛），聚类进程停止。

如图 8.33 所示，同聚类结果具有确定性的层级聚类方法不同，*k* 均值聚类算法的缺点是最终聚类结果依赖于初始中心点的选择，不同的初始化中心点位置，可能会导致不同的最终聚类结果。

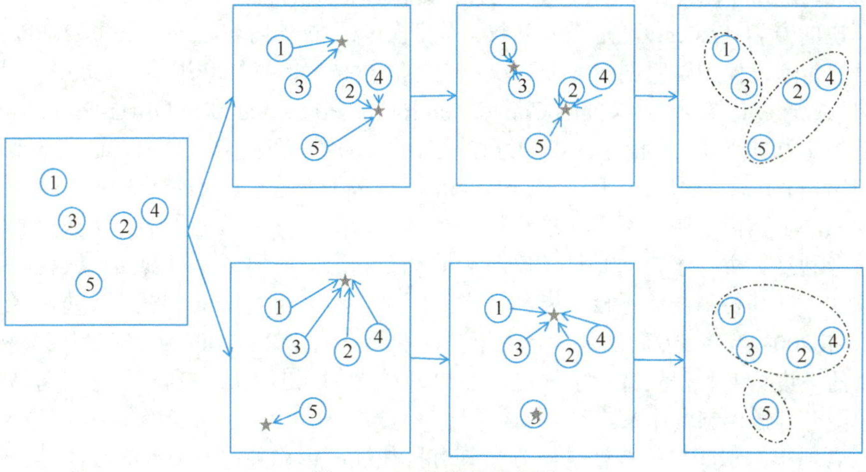

图 8.33 *k* 均值聚类算法

（陶 林）

第九章　新药研发中的专利与知识产权保护

新药研发历经靶点确证、先导化合物的发现和优化，到候选分子确定，然后经过临床前和临床研究，最终获批上市，每一关都可谓“九死一生”。对于过去十年间（2011～2020年）的药物开发项目，从Ⅰ期临床试验到获得美国FDA批准上市的平均成功率仅为7.9%，获批新药的临床开发中位时间为8.3年，平均成本超10亿美元。新药研发的高投入、长周期和低成功率，使之成为高风险的行业。与之对比的是，一个新药成功上市可为企业带来巨大的利润回报。例如，降血脂药物阿托伐他汀（atorvastatin，商品名为立普妥）在整个专利保护期限内，总利润超过1000亿美元，峰值年销售达到130亿美元；但是2011年专利到期后，其销售额在全球范围内直线下降，到2017年，只有20亿美元，降幅超过80%。因此，知识产权保护对新药研发的重要性不言而喻。药品研发的高额投入使其对专利具有高度依赖性，知识产权的保护已成为新药研发企业生存与发展的核心任务。

第一节　知识产权与专利概述

按照传统保护对象而言，知识产权（intellectual property，IP）主要包括著作权、专利权和商标权。它是一种无形的财产权，与之对应的是有形的物权，如房子、车子等。我国教材常将知识产权定义为“基于创造成果和工商标记依法产生的权利的统称”。1923年关税及贸易总协定（General Agreement on Tariffs and Trade）通过的《与贸易有关的知识产权协定》（Agreement on Trade-Related Aspects of Intellectual Property Rights，TRIPS）规定的知识产权的保护范围如下：①著作权及相关权（邻接权）；②商标权；③地理标志权；④工业品外观设计权；⑤专利权；⑥集成电路布图设计权；⑦未披露过的信息专有权（即商业秘密或技术诀窍）等。知识产权的客体是创造性智力成果和识别性标记，属于非物质的财富范畴。我国实施的《中华人民共和国民法典》中规定：“民事主体依法享有知识产权。知识产权是权利人依法就下列客体享有的专有权利：①作品；②发明、实用新型、外观设计；③商标；④地理标志；⑤商业秘密；⑥集成电路布图设计；⑦植物新品种；⑧法律规定的其他客体。”

通常所说的专利（patent），是指专利权，属于知识产权的内容之一，其主要功能是保护技术发明；其目的是通过保护发明创造的专利权，促进科学技术的发展和进步。1883年，欧洲国家通过了《保护工业产权巴黎公约》（Paris Convention for the Protection of Industrial Property，简称《巴黎公约》），规定法律保护专利、商标等工业产权的基本原则和标准。目前《巴黎公约》已有177个成员，成为国际上最重要的知识产权公约。我国于1984年通过了《中华人民共和国专利法》（以下简称《专利法》），但是明确不予保护饮料、食品和药品，以及通过化学方法获得的物质。1992年国家对《专利法》进行了首次修订，修改后的《专利法》取消了“对食品、饮料和调味品，药品和通过化学方法获得的物质不授予专利权”的限制，药品相关知识产权正式纳入《专利法》管理。2000年和2008年对《专利法》进行了第二次和第三次修订。2008年修订的《专利法》，首次从药品监管的角度对专利侵权进行了规定。2020年修改的《专利法》确立了建立药品专利期限补偿制度和中国专利链接制度体系。

专利权表现出知识产权的特性，一方面具有排他性，也称独占性或专有性，是一种以法律手段实现的技术垄断，是发明创造申请人在一定时间内对发明创造拥有的专有权利，未经其许可或者出现法律规定的特殊情况，任何人不得使用，否则即构成侵权。另一方面，专利权需要以书面的形式实现对技术信息的公开，发明人公开技术或设计，国家对其公开的技术或设计给予保护，即“以公开换取保护”。此外，专利权还具有时间性和地域性，即法律对专利权所有人的保护不是无期限的，而有限制，超过这一时间限制则不再予以保护，而专利权随即成为人类的共同财富，任何人都可以利用。此外，任何专利权，只有遵照一定地域内的法律才得以产生并在该地域内受到法律保护。

不同国家的专利保护对象有所差异，德国、日本等多数国家专利法保护的对象仅限于发明专利。我国专利法保护的对象包括发明、实用新型和外观设计等，其中发明是指对产品、方法或者其改进所提出的新的技术方案。从专利法的角度而言，发明必须利用自然规律或自然现象。其作为一种技术方案，是在利用自然规律的基础上发展而来的各种操作工艺方法或生产技能，以及与之相应的物质设备、生产工具等。另外，违背自然规律的创造不属于发明，而自然规律本身也不属于发明。要将“科学发现”与“技术发明”区分开来，“发现”是指自然规律或自然现象，而发明是指技术方案。无论自然规律、自然现象还是某种物质、某种科学规律或理论都不是人类创造的，而是一种原本就存在的客观存在。发现是对自然的认知而不是创造，因此不属于发明，如在地球上发现的新矿物、在野外发现的新植物，没有修改过的人类基因。但是基因改造的发明是可申请发明专利，如通过改造微生物来合成人体蛋白（如胰岛素），以及通过基因编辑构建的动物疾病模型等。

专利法对发明最常见的一种分类是将发明分为产品发明或方法发明。通常专利法的产品主要包括制造品，如机器、设备；材料，如化学物质、组合物等。而专利法中的方法是一种实现某种技术效果的步骤或程序，如制造某种产品的化学方法，也可以是测量方法、分析方法等，还包括产品的新用途等。方法发明是多个步骤或程序按照一定规则和时间坐标开展形成的组合。但是，不是所有的发明创造都可以获得专利保护。我国《专利法》规定，违反法律、社会公德或者妨害社会公共利益的发明创造，以及违法获取或利用遗传资源完成的发明创造，不授予专利权。这里的遗传资源所指是来自人类、动植物或微生物的具有遗传功能单位并具有实际或潜在价值的材料，具体指遗传功能单位的载体，既包括整个生物体，也包括生物体的某些部分，如器官、组织、血液、体液、细胞、基因组、基因、DNA 或者 RNA 片段等。《专利法》第二十五条也规定，疾病的诊断和治疗方法不授予专利权。疾病的诊断和治疗方法是以有生命的人体或动物体为直接实施对象，识别、确定或消除病因病灶的过程。这主要是出于人道主义和伦理道德考虑，医生在诊断和治疗疾病的过程中应当有选择各种条件和方法的自由，不宜进行垄断。但用于实施疾病诊断和治疗方法的仪器或装置，以及在疾病诊断和治疗方法中使用的物质或材料是可以申请专利的。虽然使用药物治疗疾病的方法是不能被授予专利权的，但是药物本身是可以被授予专利权的。

第二节　新药研发中的专利类型

我国《药品注册管理办法》（2020 年 1 月修订）将化学药注册按照化学药创新药、化学药改良型新药和仿制药进行分类。本教材提及的新药是指化学药创新药，即境内外均未上市的创新药，也称为专利药、原研药，具体指具有明确的全新化学结构、具有特定药理作用，且具有临床价值的药物。仿制药，也称为非专利药，是指境外或境内已经上市的原研药的仿制品。相对于仿制药，创新药强调化学结构或者治疗用途的新颖性。

在创新药研发过程中，从早期的苗头化合物到最终上市的药品，涉及的发明创造都可申请专利，具体可以分为产品专利和方法专利（表 9.1）。产品专利，包括化合物、盐、旋光异构体、晶型、前药、代谢物、中间体、制剂、组合物等方面。例如，可用于治疗肿瘤的化合物；一种从苦瓜中利用发酵方法获得的降血糖多肽；具有某种功能的蛋白质、核酸、抗体等。方法专利，是指药物的制备方法，如制备治疗肿瘤的化合物的方法；一种苦瓜中发酵制备降血糖多肽的方法；制备某种功能的蛋白质、核酸、抗体的方法；还包括药物的分析方法、纯度检验方法，以及化合物的用途和新适应证等。需要指出的是，在新药研发中发现已知化合物的新用途的难度不比发现新活性分子的难度小，因此化合物的第二次医药用途发明应该被授予专利。但是在我国“疾病的诊断和治疗方法”不属于《专利法》可以授予专利权的对象。为应对上述问题，在我国撰写二次医药用途通常采用瑞士型权利要求的表达方式，即必须采用药品制备方法的权利要求撰写格式，具体书写为“化合物（或组合物）*X* 在制备治疗疾病 *Y* 的药物中的应用（或用途）”。事实上，第二次医药用途发明一般不涉及药品的制备方法，撰写成制备方法权利要求是一种申请技巧。而美国《专利法》规定，疾病的治疗和诊断方法都是可以被授予专利权的客体，因此在美国物质的用途专利可撰写为“一种治疗 *Y* 疾病的方法，其特征在于……”。

表 9.1 新药研发中的专利分类

专利类别	专利内容
产品专利	化合物专利：通式化合物、药学上可接受的盐、活性代谢物、前药、手性药物或旋光异构体、医药中间体、药物杂质、衍生物等
	晶型：无定型、单晶、水合物、溶剂化合物等
	制剂：制剂开发、制剂生产工艺改进、制剂升级等
	药物组合物/复方制剂专利：新化合物和可药用载体，新化合物和一种或多种已知的药用化合物的组合物等
方法专利	制备方法：化合物、晶型、制剂等产品的化学或生物制备新方法、新路线，精制或纯化方法、制剂工艺等
	分析检测方法：药物及其中间体、制剂、有效成分或有效部位、蛋白质、抗体等的分析方法
	药物新用途或新适应证：化合物在制备治疗新疾病中的用途

鉴于新药研发的长周期和高失败率，在新药研发过程中如何有效的布局和申请发明专利成为后期药品能否成功获得回报的关键。各大医药公司除了对化合物申请发明专利外，还会对化合物之外的其他方面进行一系列保护性专利申请，从而形成一套完备的、层层保护的专利网，进而尽可能延长产品周期以获得最大的研发回报。从研发过程中专利的重要程度而言，新药研发中的专利分为核心专利和外围专利。核心专利，通常是指在新药研发过程中取得的首创性的发明创造，是整个专利保护体系的核心，一般情况具体为化合物、旋光异构体、晶型、制剂、用途专利。外围专利，是指在核心专利的基础上，外围布局的防御性专利，以阻止与原研相似的跟随性创新，或者延长产品的专利保护期，一般情况具体为化合物外围的马库什化合物、前药、代谢物产物、新晶型、盐型、组合物专利等。当前新药研发竞争日益加剧，围绕核心专利构建严密健全的专利保护体系，在新药研发中的重要性日益凸显。

第三节 新药研发中的专利授权条件

授予专利权的实质条件包括实用性、新颖性和创新性，即人们所说专利“三性”。新药研发过程中的技术成果只有获得专利授权才能获得专利保护，而一项技术成果能否获得授权，需满足专利的授权的条件，即具备实用性、新颖性和创造性。

一、实 用 性

在专利审查中，实用性是首要的审查条件，只有具备实用性的发明创造才有必要进一步接受新颖性和创造性的相关审查。在专利审查中实用性判断相对较为容易，但是同新颖性和创造性一样，实用性是作为授权专利的积极条件之一。我国《专利法》第二十二条第四款规定，实用性是指该发明或者实用新型能够制造或者使用，并且能够产生积极效果。一项具备实用性的发明创造一方面要能够制造或使用，即具备可实施性，同时还要求可以重复实施；另一方面还必须能够产生积极效果，即具备有益性。可以付诸实施的发明专利必须具备可实施的具体方案，如果仅为一个构思，而没有具体的实施方案，这一发明创造就不具备可实施性，故不具备实用性。有的发明具有翔实的技术方案，但是在工业上不可重复实施，同样不具备可实施性。此外，我国《专利法》

特别强调了发明创造的有益性，这里的有益性是指对社会经济的发展、对物质和精神文明建设能够产生积极的效果，如提高生产效率、降低生产成本、减少污染物排放、节约能源等。

在制药领域，化合物的实用性主要体现在对疾病的预防或治疗上。但是药物要实现对疾病的治疗就必须具备有效性和安全性，而药物的安全性和有效性需要通过人体试验来证明，但获得人体的实验数据需要投入大量的时间、资金和资源。如果专利的实用性需要人体试验数据来证明，那将是难以实现的。因此，在制药领域，一类新型化合物仅需要具有体外相关活性便可申请专利。例如，如果某一新化合物具有抑制环氧合酶的活性，因为环氧合酶是已知的与抗炎作用关联的作用靶点，因此通过化合物在体外对环氧合酶的活性便可预期该化合物在临床上是否具有抗炎治疗作用，虽然目前所带来的积极效果还未产生，但只要具有产生积极效果的可能性即可。因此，在申请专利时可以不需要人体试验数据，有时也不需要体内动物模型数据。因为这些化合物既能够被制造出来，也能够投入使用，可以预期将来可能产生积极效果的要求。因此，与药物有关的发明创造，实用性审查是较为容易的。

二、新　颖　性

授予发明创造专利权的另一个积极条件是新颖性。我国《专利法》规定，新颖性，是指该发明或者实用新型不属于现有技术；也没有任何单位或者个人就同样的发明或者实用新型在申请日以前向国务院专利行政部门提出过申请，并记载在申请日以后公布的专利申请文件或者公告的专利文件中。本法所称现有技术，是指申请日以前在国内外为公众所知的技术。新颖性的核心在于“新”，在专利法中，技术的新颖性是以现有技术为参照，而现有技术是指在专利申请之前，世界范围内已知的公开技术和知识总和。

新颖性判断的实质是一项技术在申请日之前是否已知公开，为公众所知。任何公开的与专利相同的现有技术信息、知识或者材料，都能够作为证据来表明发明专利不具备新颖性。公开的方式包括出版物公开、使用公开和其他公开，且无地域限制。例如，公开出版的专利文献、科技刊物、学术论文、专业文献、教材、技术手册等；另外一种情况是使用公开，虽然这种产品或技术没有在任何出版物中记载，但由于产品已在市场使用，那么这种产品已经公开，将属于现有技术；还包含其他的公开方式，包括口头方式、广播、电视、网络等传播方式为非特定人群所知的产品或技术也属于现有技术，不具备新颖性。

需要说明的是，根据我国《专利法》第二十二条第二款的规定，发明的新颖性要求“也没有任何单位或者个人就同样的发明或者实用新型在申请日以前向国务院专利行政部门提出过申请，并记载在申请日以后公布的专利申请文件或者公告的专利文件中”。因为专利申请通常在申请日之后一定期限内才会公开，在专利申请日之前，如果有申请人就相同的内容申请了专利，那么这一专利可能因为未被公开而查询不到。但是，在先申请专利最终被公开的情况下，后申请的专利将会被视为不具备新颖性。我国《专利法》也有特殊情况下的宽限期：申请专利的发明创造在申请日以前六个月内，如有下列情形之一的，不丧失新颖性：①在国家出现紧急状态或者非常情况时，为公共利益目的首次公开的；②在中国政府主办或者承认的国际展览会上首次展出的；③在规定的学术会议或者技术会议上首次发表的；④他人未经申请人同意而泄露其内容的。

根据我国《专利审查指南》(2021 年修改，局令第 391 号)：“专利申请要求保护一种化合物的，如果在一份对比文件中记载了化合物的化学名称、分子式（或结构式）等结构信息，使所属技术领域的技术人员认为要求保护的化合物已被公开，则该化合物不具备新颖性，但申请人能提供证据证明在申请日之前无法获得该化合物的情况除外。如果依据一份对比文件中记载的结构信息不足以认定要求保护的化合物与对比文件公开的化合物之间的结构异同，但在结合该对比文件记载的其他信息，包括物理化学参数、制备方法和效果实验数据等进行综合考量后，所属技术领域的技术人员有理由推定二者实质相同，则要求保护的化合物不具备新颖性，除非申请人能提供证据证明结构确有差异。”

三、创 造 性

在审查发明创造是否能够被授予专利权时，除了实用性和新颖性审查外，还需要审查其创新性，创新性也是授予专利权的积极条件之一。创新性，在一些国家也被称为“先进性”“进步性”“非显而易见性”等。我国《专利法》对创造性概括为“与现有技术相比，该发明具有突出的实质性特点和显著的进步，该实用新型具有实质特点和进步。”如果说新颖性强调是“新”，那么创新性强调的是“实质性特点”，侧重一个“难”。如果一项发明创造的内容对于该专业领域内的普通技术人员是可以从先前的发明中很容易联想到的，那么该内容是一种无创造性的、显而易见的产品或者技术，该发明创造是无法获得授权的。由于创造性是基于所属技术领域的技术人员知识和能力进行的评价，随着判断者的知识水平、思维方式、认知能力的不同，可能会有不同看法，因此创造性的判断具有一定程度的任意性和灵活性。同新颖性相比，创造性判断的难点在于判断标准涉及所属领域内普通技术人员的主观因素。因此，在所在专利复审和答复，甚至行政诉讼阶段，对创造性的争辩最多。我国《专利审查指南》规定，判断要求保护的发明相对于现有技术是否显而易见，通常可按照以下三个步骤进行，俗称“三步法”：第一步，确定最接近的现有技术；第二步，确定发明的区别技术特征和发明实际解决的技术问题；第三步，判断要求保护的发明对本领域的技术人员而言是否显而易见。

以 2018 年专利复审无效十大案件之一为例，阿斯利康（瑞典）制药公司（简称阿斯利康公司）拥有替格瑞洛（ticagrelor）（图 9.1）的发明专利，专利名称为“新的三唑并 (4,5-*D*) 嘧啶化合物”，专利号为 ZL99815926.3（涉案专利）。2017 年 4 月 27 日，深圳信立泰药业股份有限公司（简称信立泰公司）针对涉案专利权向国家知识产权局专利复审委员会（专利复审委员会）提出了无效宣告请求。涉案专利权利要求 1 与专利 WO098/28300A1 证据 1 实施例 86 相比，二者的母核相同，区别仅有两处（图 9.1）：①上方苯基上的取代基不同，替格瑞洛为 3,4-二氟，而实施例 86 相应的为 4-氯；②右侧环戊烷上的取代基不同，替格瑞洛为羟基乙氧基，而实施例 86 的酰胺基。专利复审委员会认定两者区别特征是常规取代基替换的技术手段，根据结构的相似性和公知常识的认定涉案专利不具备创造性，宣告涉案专利的权利要求无效。

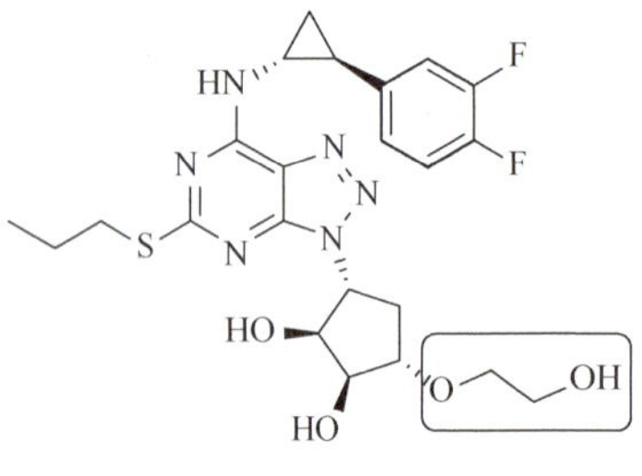

替格瑞洛
专利号：ZL99815926.3

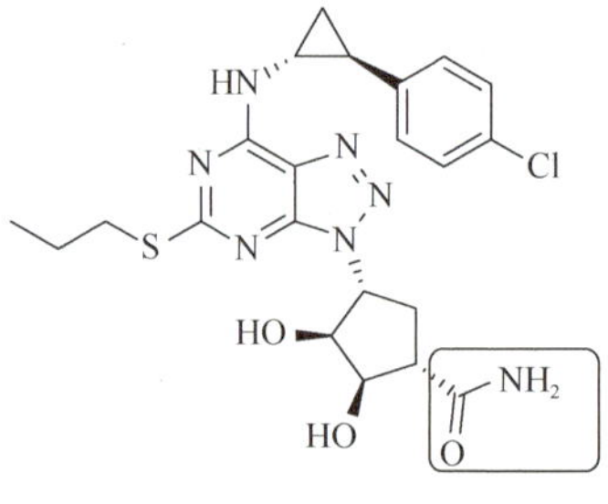

现有技术的证据1实施例86
专利号：WO098/28300A1

图 9.1　替格瑞洛与涉案专利实施例的结构对比

阿斯利康公司不服被诉决定，提起行政诉讼。一审法院判决驳回阿斯利康公司的诉讼请求。阿斯利康公司不服一审判决，提出上诉。二审判决撤销了之前的一审判决和复审委的审查决定。二审判决的解释是，马库什权利要求（Markush claim）包括不可变的骨架部分和可改变的马库什要素。证据 1 公开的实施例 86 化合物应当在证据 1 整体技术方案中进行理解。在证据 1 整体技术方案中，右下角酰胺基的羰基属于不可变的骨架，并非可修饰的可变基团。专利复审委员会将本属于不可变的骨架部分的羰基纳入可变基团，违背了本领域技术人员的通常认知，属于事实认定错误。

2021 年 1 月 15 日起施行《专利审查指南》的第二部分第十章第 6.1 节给出判断化合物创新性

的逻辑思路：①判断化合物发明的创造性，需要确定要求保护的化合物与最接近现有技术化合物之间的结构差异，并基于进行这种结构改造所获得的用途和（或）效果确定发明实际解决的技术问题，在此基础上，判断现有技术整体上是否给出了通过这种结构改造以解决所述技术问题的技术启示。需要注意的是，如果所属技术领域的技术人员在现有技术的基础上仅仅通过合乎逻辑的分析、推理或者有限的试验就可以进行这种结构改造以解决所述技术问题，得到要求保护的化合物，则认为现有技术存在技术启示。②发明对最接近现有技术化合物进行的结构改造所带来的用途和/或效果可以是获得与已知化合物不同的用途，也可以是对已知化合物某方面效果的改进。在判断化合物创造性时，如果这种用途的改变和/或效果的改进是预料不到的，则反映了要求保护的化合物是非显而易见的，应当认可其创造性。③需要说明的是，判断化合物发明的创造性时，如果要求保护的技术方案的效果是已知的必然趋势所导致的，则该技术方案没有创造性。例如，现有技术的一种杀虫剂 A-R，其中 R 为 C1-3 的烷基，并且已经指出杀虫效果随着烷基 C 原子数的增加而提高。如果某一申请的杀虫剂是 A-C_4H_9，杀虫效果比现有技术的杀虫效果有明显提高。由于现有技术中指出了提高杀虫效果的必然趋势，因此该申请不具备创造性。《专利审查指南》第二部分第十章第 6.1 节给出了具体创造性判断的示例如下。

【例 1】

现有技术：

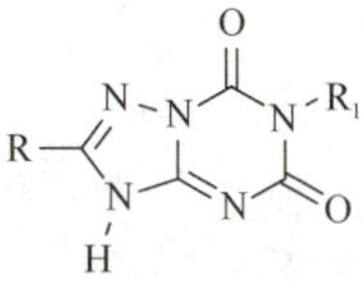

Ⅰa

申请：

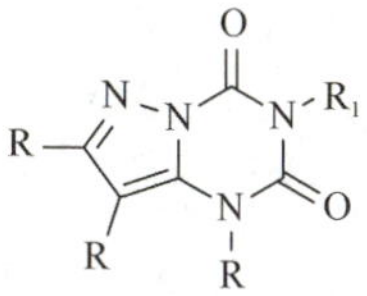

Ⅰb

Ⅰb 与Ⅰa 的母核结构不同，但二者具有相同的用途。所属技术领域的技术人员通常认为结构接近的化合物具有相同或类似的用途，且结构接近通常是指化合物具有相同的基本核心部分或者基本的环。现有技术中不存在对Ⅰa 的基本的环进行改造以获得Ⅰb 且用途不变的技术启示，故Ⅰb 具有创造性。

【例 2】

现有技术：$H_2N—C_6H_4—SO_2—NHR_1$

Ⅱa

申请：$H_2N—C_6H_4—SO_2—NHCONHR_1$

Ⅱb

Ⅱb 是在Ⅱa NHR_1 结构片段中插入了—CONH—，二者用途完全不同，Ⅱa 磺胺是抗生素，而Ⅱb 磺酰脲是抗糖尿药。所属技术领域的技术人员没有动机将抗生素中的 R_1 改造为 $CONHR_1$ 以获得抗糖尿药，故Ⅱb 具有创造性。

【例 3】

现有技术：$H_2N—C_6H_4—SO_2—NHCONHR_1$

Ⅲa

申请：$H_3C—C_6H_4—SO_2—NHCONHR_1$

Ⅲb

Ⅲa 氨基-磺酰脲与Ⅲb 甲基-磺酰脲之间仅存在 NH_2 与 CH_3 的结构差异，两者均为抗糖尿药，且效果相当，Ⅲb 相对于Ⅲa 为所属技术领域提供了另一种抗糖尿药。由于 NH_2 与 CH_3 是经典一价电子等排体，所属技术领域的技术人员为获得相同或相当的抗糖尿活性有动机进行这种电子等排体置换，故Ⅲb 无创造性。

【例 4】

现有技术：

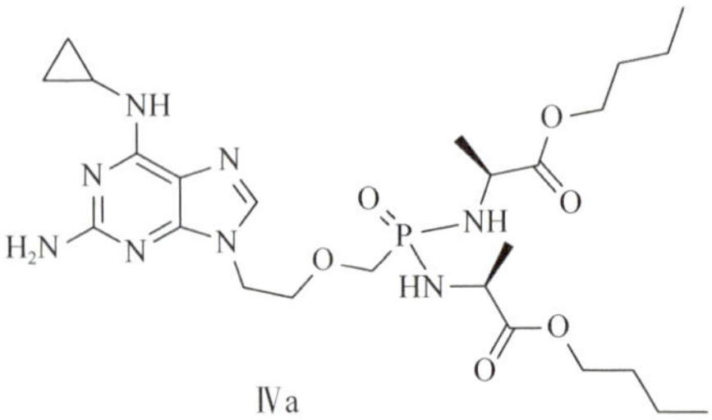

Ⅳa

申请：

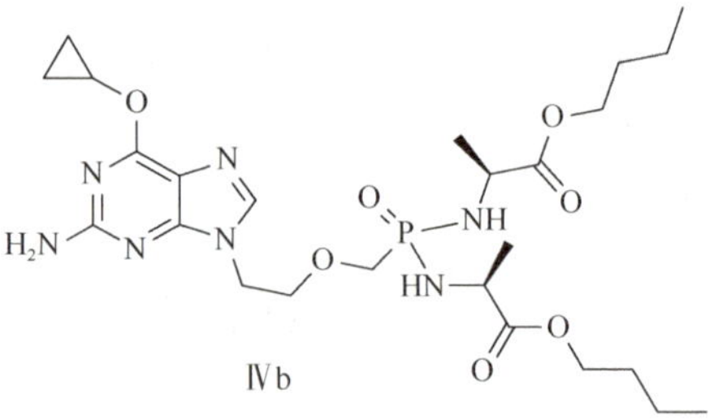

Ⅳb

Ⅳ b 与Ⅳ a 化合物的区别仅在于嘌呤 6-位上以—O—替换了—NH—。尽管—O—与—NH—为所属技术领域公知的经典电子等排体，但Ⅳ b 的癌细胞生长抑制活性比Ⅳ a 提高约 40 倍，Ⅳ b 相对于Ⅳ a 取得了预料不到的技术效果，由此反映Ⅳ b 是非显而易见的，故Ⅳ b 具有创造性。

【例 5】

现有技术：

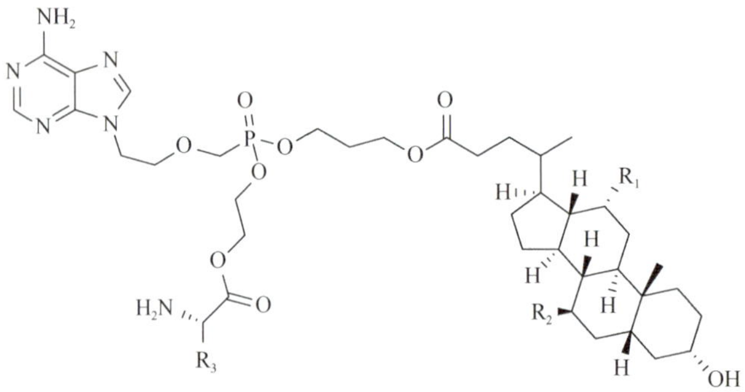

Ⅴa

其中 R_1=OH，R_2=H 且 R_3=$CH_2CH(CH_3)_2$。

申请：

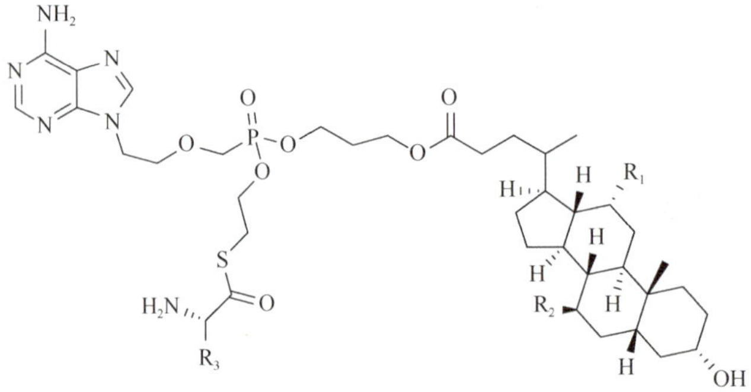

Ⅴb

其中 R_1 和 R_2 选自 H 或 OH，R_3 选自 C1～6 烷基，并包括了 R_1=OH，R_2=H 且 R_3=$CHCH_3CH_2CH_3$ 的具体化合物 Vb_1。且 Vb_1 的抗乙肝病毒活性明显优于 Ⅴa。

当要求保护 Ⅴb 通式化合物时，Ⅴb 与 Ⅴa 的区别仅在于磷酰基烷基与氨基酸残基之间的连接原子不同，Ⅴb 为—S—，而 Ⅴa 为—O—。Ⅴb 通式化合物相对于 Ⅴa 为所属技术领域提供了另一种抗乙肝病毒药。由于—S—与—O—性质接近，为获得同样具有抗乙肝病毒活性的其他药物，所属技术领域的技术人员有动机进行这种替换并获得所述 Ⅴb 通式化合物，故 Ⅴb 无创造性。

当要求保护 Vb_1 具体化合物时，Vb_1 与 Ⅴa 的区别不仅在于上述连接原子不同，而且 R_3 位取代基亦不相同，Vb_1 的抗乙肝病毒活性明显优于 Ⅴa。现有技术中不存在通过所述结构改造以提升抗乙肝病毒活性的技术启示，故 Vb_1 具有创造性。

虽然“三步法”给出了创造性判断思路，但是判断一项发明创造是否具有创造性是一个非常复杂的过程。【例 4】和【例 5】的结构改造思路都为生物电子等排替换，【例 4】将—N—替换为—O—，【例 5】将—O—替换为—S—，但是【例 4】具有创造性，而部分【例 5】不具有创造性。如何把握结构改造与用途/效果的关系，是判断化合物是否具有创造性的关键。这需要深入理解发明创造的内容，从整体把握发明所要解决的技术问题和现有技术的关系，从多方面进行综合考虑和判断。

第四节　专利的申请和审批

专利法规定，一项发明创造只能授予一项专利权，一项专利申请的内容只能包含一项发明创造，不能将两项或多项发明创造作为一项专利申请，但是属于一个总发明构思的两项及以上的发明可以作为一项申请。如果两个发明人分别独立完成了相同的发明内容，两者都向专利局提交了专利申请，这就出现了专利法中的抵触申请。我国采用的办法是先申请制，即基于时间先后来决定专利的批准。因此，理论上而言，发明人应该尽早、尽快地将发明创造申请专利。但在实际工作中，一项发明专利完成之后是否提出专利申请，何时提出专利申请，应当从全盘考虑。专利保护期仅为 20 年，过早的申请也就面临着专利过期和过早的公开问题。若确定要申请发明专利，发明创造需要经过申请人提出申请、主管当局审查且满足法定要求后才能获得专利权。简略而言，专利权的获得需要经过专利申请和专利审查两个步骤。

一、专利申请

我国专利申请过程中的各种文件，包括专利申请、专利审查、专利代理及专利实施的各种专利事务，应当以书面形式或者国务院专利行政部门规定的其他形式办理。目前我国已实施专利的电子申请，但是在法律解释上，我国将电子数据同样解释为书面证据。在专利申请中，向专利局递交的各类文件都要以书面的形式。专利申请文件主要包括发明专利请求书、权利要求书、说明书、摘要、附图等。准备好的申请文件可以面交至国家知识产权局专利局受理大厅或寄交“国家知识产权局专利局受理处”，同样也可面交至各地的国家知识产权局专利局代办处的受理窗口或寄交至各地的国家知识产权局专利局代办处。直接送交的以专利局收到申请文件之日作为申请日，邮寄的以寄出的邮戳日为申请日。提交申请文件的同时需要交纳相关费用。

（一）发明专利请求书

在我国，专利请求书是一种专利局专门印制的标准表格，申请人只能按照表格规定的格式或要求填写，否则申请将不被受理或被要求补正。请求书包括如下内容：①发明名称；②发明人；③申请人；④专利代理机构；⑤优先权要求；⑥申请文件清单；⑦附加文件和申请费等信息。

1. 发明名称　发明名称须准确地表达专利申请要求保护的主题和类型，即表明申请文件撰写的内容，还需要体现出申请的专利属于产品专利还是方法专利。词语尽可能简短，清晰无歧义，前后一致，不得含有非技术词语，发明名称的长度一般不能超过 25 个字。特殊情况下，化学领域的某些发明，可以允许最多 40 个字。此外，当权利要求存在多个独立权利要求时，这些独立权利要求的主题名称均应当在发明名称中体现。例如，新药的化合物专利通常包含化合物的制备和医药上的用途两项独立权利要求，专利申请的发明名称不应仅仅是“化合物的制备”或“医药上的用途”，而应当是“制备方法及医药用途”。

2. 发明人　发明人是完成发明创造的人。《专利法实施细则》第十三条规定：“专利法所称发明人或者设计人，是指对发明创造的实质性特点作出创造性贡献的人。在完成发明创造过程中，只负责组织工作的人、为物质技术条件的利用提供方便的人或者从事其他辅助工作的人，不是发明人或者设计人。”发明人必须是个人，不得填写单位或者集体，发明人也可以请求不公布姓名。

3. 申请人 申请人是指就一项发明创造向专利局申请专利的人，是指遵照法律规定或合同约定享受专利申请权的自然人、法人或其他组织。一般情况下，对于非职务发明（个人发明），发明人与专利申请人为同一人。对于职务发明的专利，一般发明人和申请人不同，其中，发明人为自然人，申请人为该发明人所在的单位。《专利法》第六条规定，职务发明是指企业、事业单位、社会团体、国家机关等组织的工作人员执行本单位任务或主要是利用本单位的物质条件所完成的职务发明创造。换言之，发明人只能是自然人，而申请人可以是自然人，也可以是组织。发明人和申请人所享有的权利是不同的，发明人仅对专利享有名誉权和奖励权，申请人对专利享有财产权，包括独占、许可、转让的权利。

4. 专利代理机构 如果发明人不懂得专利法及具体程序，就需要委托专利代理人办理。专利代理人是指获得专利代理人资格证书，在合法的专利代理机构执业，并且在国家知识产权局办理了专利代理人执业证的人员。专利代理机构需要按照专利代理条例经国家知识产权局批准成立。在申请专利、进行专利许可证贸易或解决专利纠纷的过程中，专利申请人（或者专利权人）可委托专利代理人，按照专利法的规定向专利局办理专利申请或其他专利事务所进行的民事法律行为。专利代理人也能够接受专利权无效宣告请求人的委托，以委托人的名义，按照专利法的规定向复审委员会办理专利权无效宣告请求相关事宜。

5. 优先权要求 我国《专利法》第二十九条规定："申请人自发明或者实用新型在外国第一次提出专利申请之日起十二个月内，或者自外观设计在外国第一次提出专利申请之日起六个月内，又在中国就相同主题提出专利申请的，依照该外国同中国签订的协议或者共同参加的国际条约，或者依照相互承认优先权的原则，可以享有优先权。申请人自发明或者实用新型在中国第一次提出专利申请之日起十二个月内，或者自外观设计在中国第一次提出专利申请之日起六个月内，又向国务院专利行政部门就相同主题提出专利申请的，可以享有优先权。"第三十条："申请人要求发明、实用新型专利优先权的，应当在申请的时候提出书面声明，并且在第一次提出申请之日起十六个月内，提交第一次提出的专利申请文件的副本。"《专利审查指南》规定了优先权审查的一般原则其中最重要的是："作为要求优先权的在先申请是否涉及与要求优先权的在后申请相同的主题。"

美国专利的临时申请制

美国临时专利申请制度类似于我国优先权制度，美国专利申请分为临时申请（provisional application）和正式申请（nonprovisional application）。临时申请提交时，可以为保护的主题获得一个较早的优先权，且不占据专利的有效期。临时申请不进入审查阶段，且对内容和格式并没有特殊的要求，也不需要包含权利要求。但是为了进一步推进临时申请，必须在申请日后12个月内，提交第二份正式申请。如果申请人没有将该临时申请转换为正式申请，或者提出另一与该临时申请相关的正式申请，该临时申请视为放弃。正式申请需要包括如下几个部分：权利要求书、说明书（必备）、附图（如果需要）、宣誓书或声明书（oath 或 declaration），或其他信息披露文件（information disclosure statement，IDS）。美国专利的优先权政策与中国类似，正式申请必须和临时申请具有相同的主题，才能要求临时申请的优先权。美国专利局将对正式申请的专利性进行审查，正式申请将会在18个月后公开。提交临时申请后12个月内，申请人可以对发明专利进行补充和完善，但是增补的材料必须属于原临时申请的范畴。

（二）权利要求书

权利要求书是申请人就申请专利的发明创造请求专利法保护范围的书面文件。专利获批后，权利要求书是具体说明专利权限范围的书面文件，因此其语言描述需要十分严谨。权利要求书是以专利申请说明书为依据，说明发明创造的技术特征，清楚、简要地写出要求专利保护的范围，并提出一项或多项独立的专利权项，用阿拉伯数字依次编号。专利申请权利请求书应当包括独立权利要求，也可有从属权利要求。一份专利申请权利请求书中应当至少包括一项独立权利要求。

化合物专利申请时，需将化合物结构表示为化合物结构通式的形式，即以马库什权利要求进行专利保护，该通式化合物称为马库什化合物，其结构称为马库什结构。马库什权利要求在新药研发化合物专利申请中广泛使用。如图 9.2 所示，马库什化合物通常是指具有一个或多个可变基团或可变量的通式化合物，这些化合物性质或用途相同、结构类似，从而可以归为一类（或称一组），并以通式来表示。马库什权利要求采用列举的方式对没有共同上位概念的多个选项进行概括，马库什通式化合物可以涵盖大量的具体化权利要求撰写方式。

权利要求：(US8609849B1)

1. 具有如通式（Ⅰ）所示的化合物：

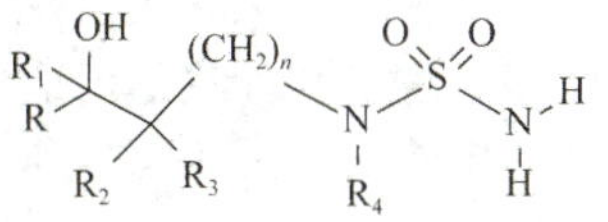

（Ⅰ）

包括水合物、溶剂化合物、药用可接受的盐、前药和组合物，其中：

R 选自任意的取代芳基，任意的取代苯并异噁唑，任意的取代苯并噻吩，其中 R 可以被 0～5 个基团取代。

***n* 是 1 或者 2。**

R_1 选自卤素和任意取代的 $C_{1\sim6}$ 烷基。

R_2、R_3 和 R_4 独立的选自氢、卤素和任意取代的 $C_{1\sim6}$ 烷基。

R_1 和 R_4 与原子连接，该原子参与形成任意取代的 5～7 元环。

2. 根据权利要求 1，其中 R 为 2-苯基、2-氟苯基、3-氟苯基、4 氟苯基、2,4-二氟苯基、2,5-二氟苯基、2,6-二氟苯基、2-氯苯基、2-溴苯基、2-三氟甲基苯基、3-三氟甲基苯基、2,6-二氯苯基、2,4-二氯苯基、2-氯-6-氟苯基、2-氯-4-氟苯基、2-氟-6-甲氧基、苯并 [b] 噻吩-3-基或 3-苯并 [b] 噁唑基。

图 9.2　马库什权利要求实例

第一项权利要求提供了一个马库什结构，描述了由发明者发明的化合物。第二项权利要求是一个从属权利要求，缩小了在第一项权利要求中描述的发明范围

（三）说明书

专利说明书是世界各个专利局和国际专利组织出版的主体文献，包括经过专利局授权的说明书和未授权的说明书。我国《专利法》要求：“说明书应当对发明或者实用新型做出清楚、完整的说明，以所属技术领域的技术人员能够实现为准。”专利说明书内容应当包含技术领域、背景技术、发明内容、附图说明、具体实施方法。专利说明书是专利权利要求的依据，也是发明专利公开的核心信息。在专利说明书中能够得到申请专利的全部技术信息和准确的专利权保护范围的法律信息。

（四）说明书摘要

说明书摘要是对专利说明书所公开内容的简要概况，公布说明书摘要的目的是方便公众对专利文献的检索。我国《专利法实施细则》规定，说明书摘要应当写明发明或者实用新型的名称和所属技术领域，并清楚地反映所要解决的技术问题、解决该问题的技术方案的要点及主要用途。说明书摘要可以包含最能说明发明的化学式。有附图的专利申请，还应当提供一幅最能说明该发明或者实用新型技术特征的附图。

二、专利的审查和批准

专利审查包括初步审查和实质审查。我国《专利审查指南》规定，专利局收到专利申请文件后，会对文件进行初步审查。初步审查的内容：一方面是申请文件的形式审查，如申请表格的填写、文件撰写的形式，提交文件种类、数量等；另一方面对申请文件的明显实质性缺陷审查，包括申请内容是否符合专利法及实施细节的规定，是否违反法律、社会公德等。初步审查合格的，将自申请日起满 18 个月将发明专利申请予以公布。如果申请人请求提前公布的，可以填写并提交提前

公布声明。

在申请日或者优先权日起三年内，申请人可以向国务院专利行政部门申请实质审查，并在此期间缴纳实质审查费，进入实质审查程序。审查员将会根据申请文件的内容，着重针对权利要求书和说明书的记载，进行新颖性、创新性和实用性审查。审查过程中，对于不符合专利法规定的内容，审查员将会发出审查意见通知书。申请人应根据通知书提出的问题陈述授予专利权的理由，或者对申请文件进行补正修改。修改后仍不合格将会被驳回，符合要求的将会被授予专利权。国务院行政部门发出授予专利权的通知后，申请人在两个月期限内办理登记手续并缴纳专利权办理登记费、年费等费用。专利局颁发专利证书，并予以公告。

三、专利的复审和无效宣告程序

按照我国《专利法》第四十一条规定："专利申请人对国务院专利行政部门驳回申请的决定不服的，可以自收到通知之日起三个月内向国务院专利行政部门请求复审。国务院专利行政部门复审后，作出决定，并通知专利申请人。专利申请人对国务院专利行政部门的复审决定不服的，可以自收到通知之日起三个月内向人民法院起诉。"

如果请求人认为已经公告授权的专利不符合法律的规定，依法可以向专利复审委员会提出无效宣告的请求。不符合法律的规定主要体现在：①不符合专利授权实质条件，如非法定保护客体；②不具备新颖性、创造性、实用性；③说明书或权利要求书公开不充分。专利复审委员会将对无效宣告请求的理由进行审查，作出宣告无效（包括部分无效）或维持专利权的决定并通知请求人和专利权人。无效宣告请求人或专利权人对于专利复审委员会的复审决定不服的，可以向北京市第一中级人民法院提起行政诉讼，状告专利复审委员会。

《专利合作条约》专利申请和审查

《专利合作条约》（Patent Cooperation Treaty，PCT）是有关专利的国际条约。根据 PCT 的规定，专利申请人可以通过 PCT 途径递交国际专利申请，向多个国家申请专利。PCT 申请的主要程序可分为国际阶段和国家阶段。在申请人提交国际专利申请日起 18 个月（或于申请人提出优先权要求的首次专利申请日起 30 个月）后，将进入国家阶段。详细申请步骤及流程如下：

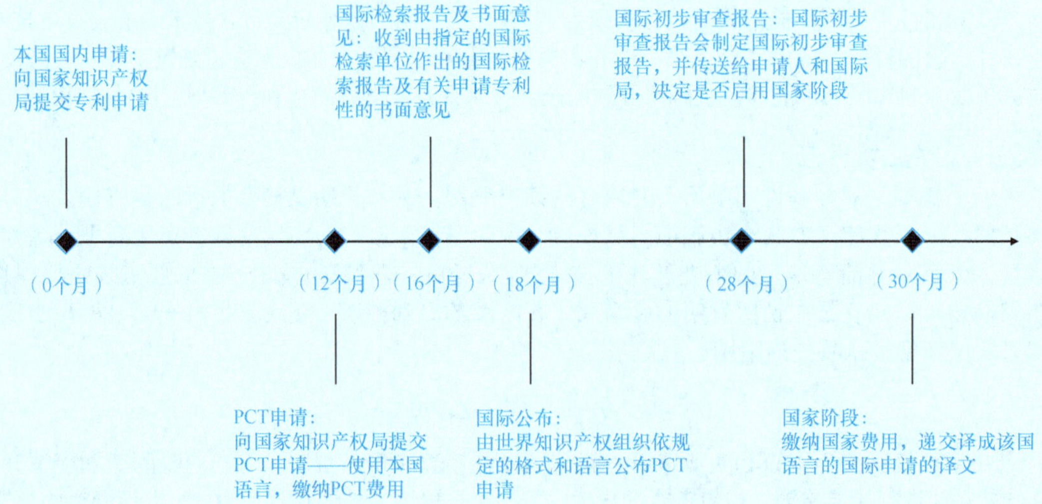

第五节 专利权的内容和保护

在专利法律关系中，专利权的内容是至关重要的。我国《专利法》在专利权效力方面的规定与发达国家是一致的，同时也完全达到和满足了世界贸易组织TRIPS的规定。专利权的主要内容是专利权人享有实施其专利的独占性权利；任何单位或者个人未经专利权人的许可，禁止以营利为目的实施其专利技术的权利；同时专利权人有处理其专利的权利，如转让、标记、放弃或者质押等权利。专利权具体实施的内容包括对专利产品的制造、使用、销售、进口，以及为销售目的的展示、出租、占有、派送；还包括对专利方法的使用或销售、使用、进口用专利方法获得的产品，以及为销售目的展示、出租、派送、占有用专利方法获得的产品。从商品流通的角度看，专利实施包括了整个流通领域的每一个环节。

专利权人在享受权利的同时，依法应当承担相应的义务。专利人获得专利权时，需要向专利局缴纳年费，专利的年费采用累进方式逐年增加。专利权也是受时间限制的，发明专利的保护期仅为20年，自申请之日算起。2020年我国修订的《专利法》首次引入了药品专利期限补偿制度，即为补偿新药上市审评占用的时间，对于在中国获得上市许可的新药相关发明专利，国家专利行政部门应专利权人的请求给予专利权期限补偿，补偿期限不超过五年，且新药批准上市后总有效专利权期限不超过十四年。美国的《哈奇-韦克斯曼法案》(Hatch-Waxman Act）和《日本特许法》也有类似规定。此外，首次销售后的专利产品，包括专利权人自己制造或者许可他人制造的，专利权人不再享有对这些产品的支配权，即购买者对产品的再转让或者使用与专利权人无关。此外，为了科学研究或者实验使用专利技术等非营利实施专利技术的行为不构成侵权。

专利的权利要求书是界定权利范围的法律文件。判断侵权与否的依据是专利权的保护范围，即以权利要求书的内容为准，同时可以参照附图及说明书的内容。如果被控侵权产品或方法落入专利保护范围，就会构成侵权。具体而言，侵害专利权的行为是指在专利获得授权后，他人在无法律上的依据亦未征得专利人授权的情形下，实施专利的行为。侵害专利权行为的责任包括行政责任和民事责任。行政责任是指认定侵权成立后责令侵权人承担的立即停止侵权行为的责任，而民事责任主要包括停止侵害及赔偿损失。

美国《哈奇-韦克斯曼法案》

1984年，美国的众议员哈奇（Hatch）和参议员韦克斯曼（Waxman）联合提出《哈奇-韦克斯曼法案》(Hatch-Waxman Act)，又称为《药品价格竞争与专利期补偿法》(Drug Price Competition and Patent Restoration Act)。该法案对美国乃至世界制药产业产生了深远的影响。其主要内容：①延长原研药公司的专利期限，以弥补由于新药审批所带来的专利时限的消耗；②通过专利侵权豁免规定，仿制药研发公司如果是为了上市申请的目的，在原研药的专利年限内，只要符合FDA的法规，就可以进行仿制药的研发，而不会被认为侵权；③设立机制来挑战原研药专利的合法性，对原研药专利的合法性、可执行性或侵权性进行挑战的行为设立奖励政策。

该法案通过之前，仿制药的审批程序与原研药没有区别，且专利保护期内禁止仿制药公司使用原研药的数据及进行仿制药申请，极大地限制了仿制药研制的动力。《哈奇-韦克斯曼法案》提出了简略新药申请（Abbreviated New Drug Application，ANDA）的规定，即仿制药申请人仅需向FDA提供数据证明仿制药同参照药之间的生物等效性即可，而不再需要开展重复的临床试验。此外，法案允许仿制药企业在相关专利期满之前，在没有提交专利侵权声明之前，就可以提交申请和开展生物等效试验。法案还规范化了仿制药公司对原研药专利的挑战过程。

第六节　专利数据库简介

据世界知识产权组织（World Intellectual Property Organization）统计，全世界90%以上的技术信息都记载在专利文献中，因此专利文献无疑是最重的信息资源。对于发明人而言，进行专利检索不仅可以了解现有技术的概况，评价专利申请获得授权的可能性，还可以获得前沿的研究动态。对于企业而言，专利检索可以避免不必要的技术重复，节约研发时间和成本，在技术创新中抢占先机。世界五大专利局，即中国国家知识产权局（China National Intellectual Property Administration，CNIPA）、欧洲专利局（European Patent Office，EPO）、美国专利与商标局（United States Patent and Trademark Office，USPTO）、日本特许厅（Japan Patent Office，JPO）、韩国专利局（Korean Intellectual Property Office，KIPO）中的专利数据库涵盖全世界超过 90% 的专利数据，都免费对外开放。此外，很多商业的付费专利数据库近年来也得到蓬勃发展。

（1）中国国家知识产权局专利数据库。国家知识产权局专利检索系统网站（https://pss-system.cponline.cnipa.gov.cn/conventionalSearch）提供中英文两种界面，收录 1985 年以来公布的全部中国专利信息，包括发明、实用新型和外观设计三种专利的著录项目及摘要，并可浏览到各种专利说明书全文及外观设计图形。

（2）欧洲专利局数据库（Espacenet）。Espacenet 数据库（https://www.epo.org/）包括三个子数据库：worldwide 数据库、EP 数据库和 WIPO 数据库。worldwide 数据库提供超过 90 个不同国家和地区公布的专利申请信息，并以 PCT 最低文献量为基础。EP 数据库提供欧洲专利局公布的所有专利申请。WIPO 数据库包括世界知识产权组织公布的所有专利申请。Espacenet 数据库提供三种检索方式：智能检索、高级检索和分类检索，其中专利说明书是 PDF 格式的文件。

（3）USPTO 数据库（https://www.uspto.gov/）包括授权专利数据库和公开专利数据库两部分。授权专利数据库（Issued Patent，PatFT）收录了 1790 年 7 月 31 日至今的美国专利，全部免费提供说明书全文。其中 1975 年前的专利只提供图像格式（TIFF 格式）专利说明书，1976 年后还提供了 HTML 格式专利全文。公开专利数据库（Published Application，AppFT）对 2000 年 11 月 9 日起递交的专利申请进行公开，从 2001 年 3 月 15 日开始正式出版专利申请说明书，且全部免费提供图像格式和 HTML 格式全文。美国专利类型包括实用专利（Utility Patent）、外观设计专利（Design Patent）、植物专利（Plant Patent）、再公告专利（Reissued Patent）、防卫性公告（Defensive Publication）和法定发明登记（Statutory Invention Registration，SIR）。USPTO 数据库每周会进行更新。

（4）日本特许厅专利检索。JPO（www.jpo.go.jp/）通过其网站上的工业产权数字图书馆（Industrial Property Digital Library，IPDL）在网上免费公开，提供自 1885 年以来公布的所有日本专利、实用新型和外观设计电子文献检索。工业产权数字图书馆的检索网址为 https://www.j-platpat.inpit.go.jp/。

（5）韩国知识产权信息中心数据库。韩国知识产权信息中心（Korea Intellectual Property Rights Information Service，KIPRIC）是 KIPO 下属的信息机构，该数据库网址为 http://eng.kipris.or.kr/enghome/main.jsp。KIPRIS 包括专利数据库（Patent）、外观设计数据库（Design）、商标数据库（Trademark）、韩国英文文摘（Korea Patent Abstract，KPA）等数据库的检索入口。

（6）世界知识产权组织（World Intellectual Property Organization，WIPO）。WIPO 提供 PATENGSCOPE 可检索 PCT 国际申请及 WIPO 收录国家/地区专利文献，网址为 https://patentscope2.wipo.int/search/en/search.jsf。

（7）万方中外专利数据库（Wanfang Patent Database，WFPD）。WFPD（https://c.wanfangdata.com.cn/patent）涵盖 1.3 亿余条国内外专利数据。其中，中国专利收录始于 1985 年，共收录 3300 万余条专利全文，可本地下载专利说明书。其数据与国家知识产权局保持同步，包含发明专利、外观设计和实用新型三种类型，准确地反映中国最新的专利申请和授权状况，每月更新。此外，WFPD 还包含 1 亿余条国外专利信息，均提供欧洲专利局网站的专利说明书全文链接，收录范围涉及中国、美国、日本、英国、德国、法国、瑞士、俄罗斯、韩国、加拿大、澳大利亚十一国和世界知识产权组织、欧洲专利局等两组织数据。

（李　清　本杰明·E. 布拉斯）

第二部分　分类药物研发实践

第十章　镇　痛　药

第一节　镇痛药概述

疼痛（pain）是一种因组织损伤或潜在的组织损伤而产生的痛苦感觉，常伴有不愉快的情绪或心血管、呼吸方面的变化，是一种复杂的生理心理现象。疼痛的原因有很多，当人体受到创伤、感染或者外界刺激时，会导致局部组织发生损伤；或者组织内部存在炎症因子和炎症介质时，都会导致人体产生疼痛。根据疼痛持续的时间和性质，可将其分为急性疼痛（acute pain，持续时间三个月以内）和慢性疼痛（chronic pain，持续时间大于三个月）。

急性疼痛可作为机体受到伤害的一种警告，引起机体一系列防御性保护反应。然而，某些长期的剧烈疼痛，会成为机体一种难以忍受的折磨，并逐渐演化成相应的疾病（图 10.1）。

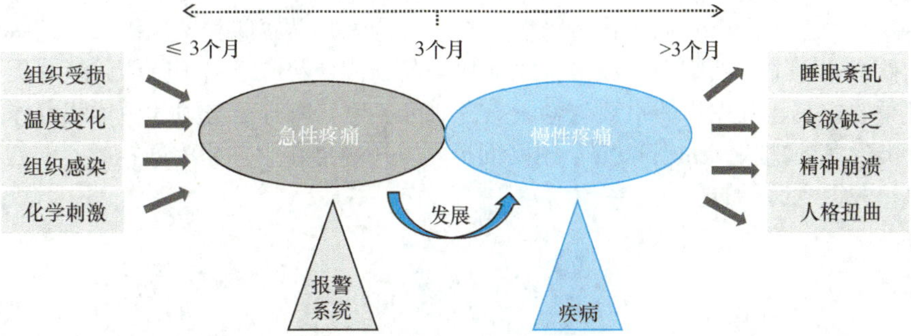

图 10.1　急性疼痛和慢性疼痛

痛觉是周围神经纤维中被称为痛觉感受器（pain receptor）的亚群检测到强烈的热、机械或化学刺激的过程。痛觉感受器的细胞体位于身体的背根神经节（dorsal root ganglia，DRG）和面部的三叉神经节（trigeminal ganglion），具有一个周围和中央轴突分支，分别支配相应的目标器官和脊髓。痛觉感受器只有在刺激强度达到有害范围时才会被激发，这表明其具有生物物理和分子特性，进而能够有选择性地检测和响应潜在的伤害刺激。痛觉感受器主要包括两类，第一类为中等直径的髓鞘（Aδ）传入，介导定位良好的急性疼痛。第二类痛觉感受器为小直径无髓鞘的“C”纤维，传递定位不准的慢性疼痛。

镇痛药（analgesic）是指能够缓解或解除疼痛的药物，主要作用于中枢神经系统［阿片类镇痛药（opioid analgesic）］或外周神经系统（非阿片类镇痛药，即 NSAID），通过降低痛觉感受器的兴奋性或阻止疼痛冲动的传导来发挥作用。其中 NSAID 对源自皮肤、肌肉和关节的浅表疼痛有效，通过减轻炎症而镇痛，因此对于术后或癌症等引起的剧烈疼痛效果不佳；而阿片类药物可更有效地麻木源自更深器官的疼痛，具有麻醉的效果，常用于术后或癌痛的治疗。

镇痛（analgesia）和麻醉（anesthesia）的区别

镇痛和麻醉是两个完全不同的概念，主要区别在于，镇痛是一种完全没有意识丧失的无痛状态，而麻醉是使患者各种反射消失、记忆力消失及失去（全身麻醉）或不失去意识（局部麻醉）的状态，常用于临床诊断和手术治疗过程中。

麻醉与一定程度的镇痛有关，但反之则不然。麻醉是一种医学治疗，可防止患者在手术、某些筛查和诊断测试、组织样本去除（如皮肤活检）等过程中的疼痛感。为了产生麻醉作用，医生会使用麻醉药。这些药物包括全身麻醉药、区域麻醉药和局麻药。全身麻醉药可使患者在手术过程中失去知觉，而局部和区域麻醉药只是使身体的某一部分麻木并使患者保持清醒。

本章主要介绍阿片类镇痛药。阿片，一般指鸦片，俗称大烟，源于罂粟植物果实，包含 20 多种生物碱，而吗啡是其中最主要的活性成分，具有较强的镇痛活性。其他成分主要包括可待因、蒂巴因（thebaine）和罂粟碱（papaverine）等。阿片类药物通过阻断大脑和身体之间的疼痛信号来治疗中度至重度疼痛。除了控制疼痛外，阿片类药物还可使一些人感到放松、快乐或“兴奋”。但这种强效镇痛药具有许多副作用，如会引起呼吸减慢、恶心、呕吐、便秘、嗜睡、精神错乱和严重瘙痒，长期使用还可能会导致依赖、成瘾和许多身体并发症，包括死亡。

第二节 阿片受体和内源性阿片肽

一、阿片受体及晶体结构

吗啡是于 1806 年由德国药师塞尔特纳（Sertürner）从罂粟中分离得到的。但直到 1853 年，随着皮下注射针头的发明和吗啡化学结构式的确定，临床上才开始广泛使用。与吗啡类似，如前所述，还可从罂粟中分离出其他 3 种植物衍生胺：可待因、罂粟碱和蒂巴因。对这些天然药物进行简单结构修饰产生了一系列合成和半合成阿片类药物，目前广泛用于临床。阿片类药物发展和应用的关键是鉴定其相互作用的重要生物靶点。研究表明，吗啡是与阿片受体相互作用并通过与内源性阿片类物质脑啡肽（enkephalin）相同的机制发挥镇痛作用，即中间神经元的超极化和抑制与疼痛传递相关神经递质的释放（图 10.2）。

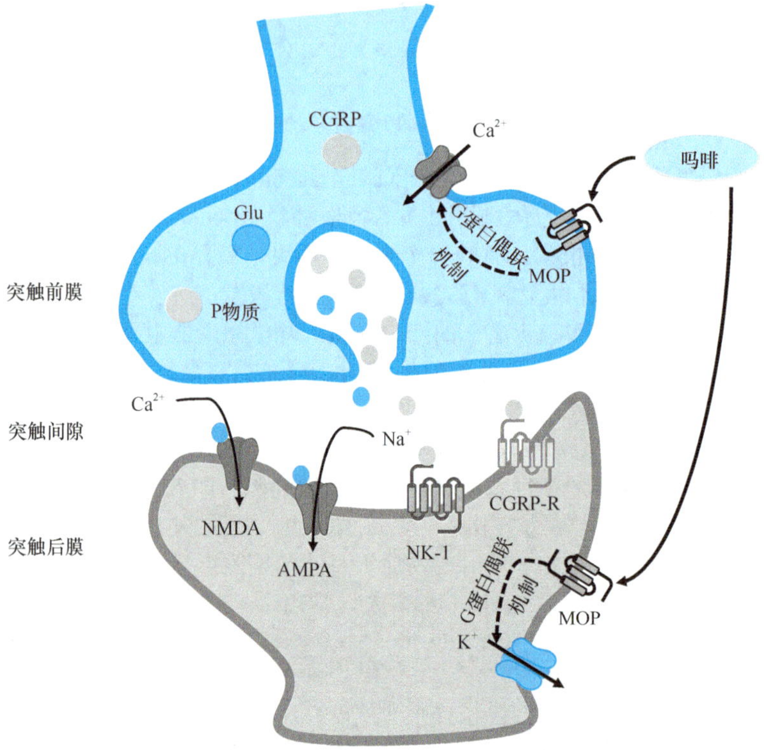

图 10.2 吗啡的镇痛机制示意图

CGRP. calcitonin-generelated peptide，降钙素基因相关肽；Glu. glutamate，谷氨酸；MOP. mu opioid receptors，μ 阿片受体

阿片受体是1954年根据对合成阿片类药物的药理学研究首次提出的。20世纪70年代初，研究人员证实了阿片受体的存在，并阐明了吗啡类阿片镇痛药的作用机制。迄今为止，在中枢系统内共发现至少4种阿片受体，分别命名为μ（mu opioid receptors，MOP），κ（kappa opioid receptors，KOP），δ（delta opioid receptors，DOP）和孤啡肽受体（orphanin receptor，NOP）。其中NOP又称为阿片受体样受体（opioid receptor-like 1，ORL1），最初由于其内源性配体未知而被归为孤儿受体（orphan receptor），目前已鉴定其内源性配体是伤害性肽的多肽结构。NOP不与纳洛酮（一种吗啡受体拮抗剂）结合，也不可被纳洛酮逆转，因此被认为是阿片受体家族的非阿片类分支。这些受体不仅是镇痛药的重要作用靶点，也是抗抑郁药、抗成瘾药和抗焦虑药的重要靶点。阿片受体属于A类γ亚群7个跨膜GPCR，其基因间同源性为50%～70%。它们介导人体对大多数激素、神经递质、药物的反应，并参与视觉、味觉和嗅觉的感官知觉，可进一步细分为μ_1、μ_2；κ_{1a}、κ_{1b}、κ_{2a}、κ_{2b}、κ_3和δ_1、δ_2（图10.3）。

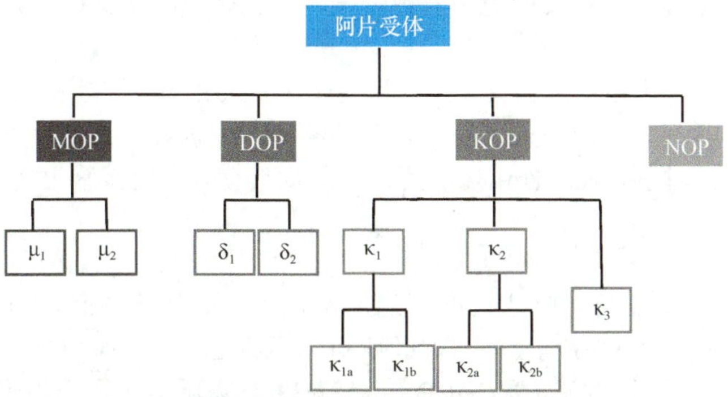

图10.3 阿片受体的分类

其中μ_1受体与脊髓上镇痛有关，而μ_2受体兴奋则可引起呼吸抑制、欣快感及依赖性等，虽然镇痛效果最佳，仍是造成阿片类药物成瘾性强及副作用大的最主要的原因；κ受体的特性是脊髓性镇痛，并有缩瞳、淡漠和成瘾性及呼吸抑制作用，其典型激动剂为喷他佐辛（pentazocine）；δ受体主要调控μ受体作用，且有平滑肌效应，激动剂为脑啡肽。吗啡是典型的强μ受体激动剂，但对κ和δ受体也有一定的亲和力。

镇痛药能作用于阿片受体，且对不同类型的阿片受体亲和力及内在活性也不完全相同（表10.1）。阿片类镇痛药根据与受体相互作用的关系，可分为激动剂、激动-拮抗剂、部分激动剂和拮抗剂。

表10.1 镇痛相关阿片受体的亚型分类、功能及其配体

受体	亚型	激活后效应	激动剂	拮抗剂
μ（MOR）	μ_1、μ_2	镇痛、欣快感、便秘、呼吸抑制、减轻炎症	DAMGO；吗啡；芬太尼；内啡肽；β-内啡肽；DiPOA；氟哌啶醇；DALDA	纳诺酮；阿维莫潘；甲碘化纳洛酮；甲基纳曲酮
κ（KOR）	κ_1、κ_2、κ_3	镇痛、利尿、减轻炎症	布雷马佐辛；强啡肽；阿西马多林；FE200665/CR845；ICI204448	去甲比萘尔托啡；纳洛酮；甲碘化纳洛酮
δ（DOR）	δ_1、δ_2	镇痛、惊厥、抗焦虑	SNC 80；脑啡肽；δ-啡肽；β-内啡肽；ADL5859；ADL5747	纳曲多尔；纳洛酮；甲碘化纳洛酮
NOP	/	降压、利尿	SCH221510；Ac-RYYRWK-NH_2	SB-612111；Trap-101盐酸盐

DAMGO. [*D*-丙氨酸2,*N*-甲基苯丙氨酸4,甘氨酸醇]-脑啡肽；DiPOA. [8-(3,3-二苯基丙基)-4-氧代-1-苯基-1,3,8-三氮杂螺[4.5]十-3-基]-乙酸；DALDA. Tyr-Arg-Phe-Lys-NH_2；FE200665/CR845. H-D-Phe-D-Phe-D-NleD-Arg-NH-4-吡啶甲基；ICI204448. (*R*,*S*)-*N*-[2-(*N*-甲基-3,4-二氯苯基乙酰氨基)-2-(3-羧基苯基)-乙基]吡咯烷盐酸盐；SNC 80.4-(*α*-(4-烯丙基-2,5-二甲基-1-哌嗪基)-3-甲氧基苄基)-*N*,*N*-二乙基苯甲酰胺；ADL5747. *N*,*N*-二乙基-3-羟基-4-(螺[铬烯-2,4-哌啶]-4-基)苯甲酰胺；ADL5859. *N*,*N*-二乙基-4-(5-羟基螺[铬烯-2,4-哌啶]-4-基)苯甲酰胺；SCH221510. 3-内-8-[双(2-甲基苯基)甲基]-3-苯基-8-氮杂双环[3.2.1]辛-3-醇；SB-612111. (5*S*,7*S*)-7-[[4-(2,6-二氯苯基)-1-哌啶基]甲基]-6,7,8,9-四氢-1-甲基-5*H*-苯并环庚烯-5-醇；Trap-101盐酸盐. 1-(1-(环辛基甲基)-5-(羟基甲基)-1,2,3,6-四氢吡啶-4-基)-3-乙基-1H-苯并[*d*]咪唑-2(3*H*)-酮盐酸盐

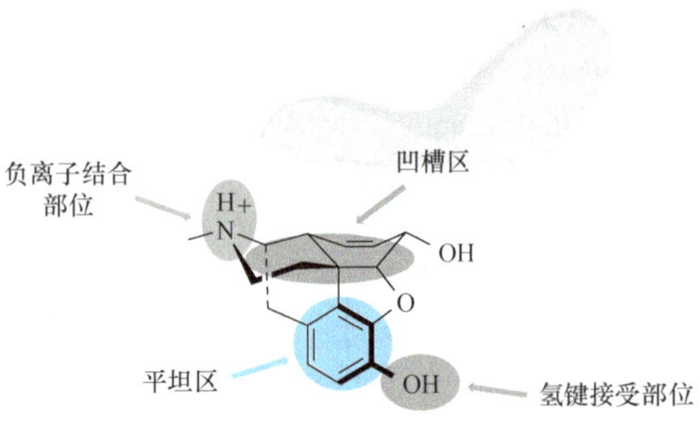

图 10.4 吗啡受体活性部位结合模式图

通过对吗啡受体活性部位的结合模式分析，发现吗啡受体活性部位中的主要结合位点：①一个负离子结合部位；②一个适合芳环的平坦区；③一个与烷基链相适应的凹槽区；④一个氢键接受部位（图 10.4）。换言之，镇痛药所需具备的化学结构特征：具有一个正电中心，与受体表面的阴离子部位结合；具有苯环结构，能够与受体的平坦区通过范德瓦耳斯力相互作用；结构中应具有烷烃部分以结合至受体的凹槽区；结构中应含有氮、氧、氟等能接受氢键的原子。

药物不同部位结构的变化也会导致与受体结合力的改变，因此通过对吗啡进行一系列的结构改造，可以获得活性更优，不良反应更小的镇痛药，这也是吗啡及其衍生物和合成镇痛药的设计原理。

药物与受体的相互作用模式是药物发挥作用的关键。2012 年《自然》(*Nature*) 杂志分别报道了四种阿片受体亚型与其拮抗剂形成的复合物晶体结构。这也首次为阿片类药物与其受体的结合模式提供了直接证据，对于寻找副作用弱的阿片类药物具有一定的借鉴意义。

二、内源性阿片肽

人体内的内源性镇痛系统可防止过度疼痛而干扰正常的身体功能。当伤害感受器受到伤害性热、强机械刺激和化学刺激后，会产生神经冲动，即痛觉信号，而痛觉信号向中枢传导过程中会刺激感觉神经末梢并释放神经递质 CGRP、谷氨酸和 P 物质，作用于相应受体［P 物质作用于 NK-1 受体、Glu 作用于 NMDA 受体和 AMPA 受体、CGRP 作用于 CGRP-R 受体］而完成痛觉冲动向中枢的传递，从而使机体感知到疼痛。

例如，内源性的阿片类物质脑啡肽（enkephalin），在由特定的神经元释放后可与受体结合，通过 G 蛋白偶联机制，抑制腺苷酸环化酶（adenylate cyclase）、促进 K^+外流、减少 Ca^{2+}内流，使突触前膜递质释放减少、突触后膜超极化，最终减弱或阻滞 P 物质等神经递质的传递，干扰痛觉冲动传入中枢而发挥镇痛效果。内源性脑啡肽是从猪脑中分离提纯的，可分为蛋氨酸脑啡肽（methionine enkephalin，ME）和亮氨酸脑啡肽（leucine enkephalin，LE），二者都属于五肽结构，对 δ 受体具有较强的选择性，被认为是 δ 受体的内源性配体（图 10.5）。

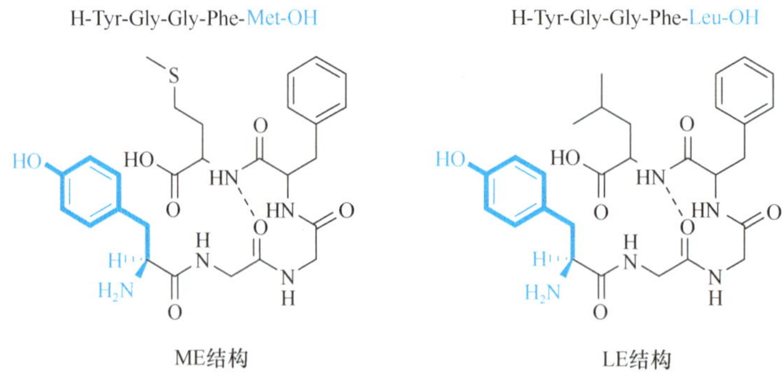

图 10.5 脑啡肽

目前已发现了至少 15 种内源性多肽［脑啡肽、强啡肽（dynorphin）和内啡肽（endorphin）］，其长度从 5 到 33 个氨基酸不等。其中内啡肽是从垂体中分离得到的，其镇痛活性是吗啡的 10 倍；强啡肽是从猪脑和垂体中提取得到的，是目前已知的内源性多肽中活性最强的一类。这些化合物被认为是大脑中的神经递质或神经激素，是人体的天然止痛药。三者主要来自三种非活性前体蛋白，分别为前脑啡肽原、前强啡肽和阿黑皮质素原。

所有这些多肽在其N端都具有蛋氨酸（methionine，Met）或亮氨酸（leucine，Leu）脑啡肽骨架（图10.6），证明这种五肽结构对维持镇痛活性的重要性。研究还表明，酪氨酸（tyrosine，Tyr）对活性至关重要，这也突出了外源性镇痛药吗啡骨架中酪氨酸的重要性（详见第三节）。

H-Tyr-Gly-Gly-Phe-Met-Thr-Ser-Glu-Lys-Ser-Gly-Thr-Pro-Leu-Val-Thr-Leu-Phe-Lys-Asn-Ala-Ile-Ile-Lys-Asn-Ala-Tye-Lys-Lys-Lys-Gly-Glu

内啡肽

H-Tyr-Gly-Gly-Phe-Leu-Arg-Arg-Ile-Arg-Pro-Lys-Leu-Lys-Trp-Asp-Asn-Gln

强啡肽

图10.6 内啡肽和强啡肽

如果这些分子的关键部分是N端五肽，那么为什么需要如此多不同长度的肽链来发挥相同的功能呢？事实上，每条多肽的剩余肽链负责将其靶向特定类型的镇痛受体。换言之，多肽分子的一部分结构负责发挥药理活性，另一部分负责发挥靶点选择性。因此，脑啡肽对δ受体具有选择性，强啡肽对κ受体具有选择性，而β-内啡肽对μ受体和δ受体都具有选择性。

最新的内源性阿片配体于1995年被发现，命名为伤害肽或孤啡肽（nociceptin or orphanin，FQ）。该肽是一种七肽，是（ORL1）受体的配体，对μ受体、κ受体和δ受体的亲和力可以忽略不计。而且，与内源性阿片类物质，如脑啡肽、强啡肽和内啡肽相比，其N端的氨基酸为苯丙氨酸（phenylalanine，Phe）而不是酪氨酸，因此，也证明了内源性配体N端的氨基酸种类对于受体选择性至关重要的作用。最近还发现了内吗啡肽（endomorphin），与上述的阿片肽具有明显的差异。首先，其具有两种四肽结构，分别为内吗啡肽-1（EM-1）和内吗啡肽-2（EM-2），而所有其他阿片肽都是五肽或更长的肽链。此外，其骨架中的第二和第三个氨基酸不是传统的甘氨酸（glycine，Gly）。其次，其在C端含有一个初级酰胺官能团。但是，它们仍具有其他阿片肽中必需的酪氨酸和苯丙氨酸残基（图10.7）。内吗啡肽对μ受体具有很强的亲和力和选择性。然而，内吗啡肽是内源性阿片肽还是在蛋白质分离过程中产生的分解产物，仍有待确认。

H-Tyr-Pro-Trp-Phe-NH_2　　H-Tyr-Pro-Phe-Phe-NH_2

内吗啡肽-1　　内吗啡肽-2

图10.7 内吗啡肽

当内源性镇痛系统不能控制疼痛时，可以使用外源镇痛药来增强镇痛效果。鉴于阿片受体各亚型内源性配体的发现，研究人员首先对内源性配体进行了一系列的构效关系研究，以开发更多多肽类的镇痛药。对脑啡肽构效关系的研究表明酪氨酸残基的酚环和氨基为活性必需基团，失去任何一个，其活性都会丧失。另外，如果酪氨酸被另一种氨基酸取代，活性也会丧失，唯一的例外是*D*-丝氨酸（serine，Ser）。此外，已经发现脑啡肽在体内可被肽酶灭活，最不稳定的键是酪氨酸和甘氨酸之间的肽链。因此，为了开发酶解稳定性更强的类似物，研究人员尝试以非天然的*D*-氨基酸［如*D*-丙氨酸（alanine，Ala）］替换一个或两个甘氨酸单元或对肽链进行*N*-甲基化。由于这些氨基酸在人体中不是天然存在的，因此肽酶不会识别其结构，从而可以通过阻断或延长其酶解作用时间而提高药效。但是，脑啡肽在μ受体上也有一定的活性，因此对选择性药物的研究仍在继续。

第三节 吗啡及其衍生物

吗啡是鸦片中的主要生物碱，是一种强效镇痛剂。但由于耐受性和滥用风险等原因限制了其进一步使用。直到1923年，英国曼彻斯顿大学的科学家古兰（Gulland）和鲁宾逊（Robinson）推测出了吗啡的结构。1952年，盖茨（Gates）完成了吗啡的全合成，同时也证实了其分子式和结构。随着阿片受体的发现及药物和受体相互作用关系的解析，天然吗啡类镇痛药的研究得以迅速发展，也为吗啡的结构简化及合成镇痛药的开发奠定了基础。

镇痛药吗啡——天使还是恶魔?

吗啡是当今社会人尽皆知的一种强效的镇痛药，于1806年由德国化学家泽尔蒂纳（Zeltina）首次将其从鸦片中分离获得，并使用希腊梦神Morpheus的名字将其命名为吗啡。吗啡自诞生以来，在临床上拯救了成千上万患者的性命，使人类免受各种剧烈疼痛的折磨，所以吗啡被称为现代医学史上最伟大的发明之一。

除了医疗用途外，含有吗啡的药物和后来的纯吗啡还被作为娱乐剂，这助长了其非法应用。源自吗啡的海洛因仍然是世界上最危险的毒品之一。阿片类药物的滥用引发了严重的社会问题，因此吗啡是我国法律上明确定义的毒品。《中华人民共和国刑法》第357条规定，毒品是指鸦片、海洛因、甲基苯丙胺（冰毒）、吗啡、大麻、可卡因以及国家规定管制的其他能够使人形成瘾癖的麻醉药品和精神药品。滥用吗啡，不仅会引发循环、呼吸、肠胃系统副作用，而且容易产生严重的成瘾性。

所以无论是患者还是医生，都应该清楚，吗啡是天使还是恶魔，完全取决于使用途径，临床合理使用是救命的天使，滥用享乐则是害人的恶魔。

吗啡由5个环稠合而成，分别为酚环A、环己烷B、环己烯醇C、部分饱和呋喃环D和*N*-甲基哌啶E，并含有五个手性中心（构型分别为5*R*、6*S*、9*R*、13*S*和14*R*）（图10.8）。X射线衍射分析证实了吗啡的立体化学结构。天然存在的吗啡为左旋体，其立体构象呈三维的“T”形，环A、B和E构成“T”形的垂直部分，环C、D为其水平部分。吗啡的镇痛作用与其立体结构关系密切，化学合成的吗啡右旋体，不具有镇痛及其他生理活性。

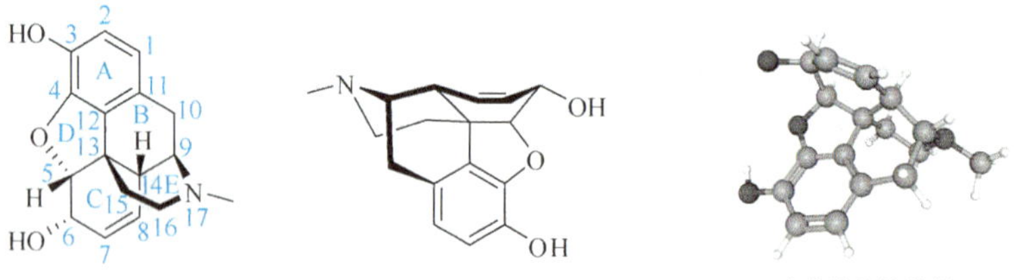

图10.8 吗啡

环系的存在使得吗啡在结构上具备一定的刚性，但是部分官能团，如C3位的酚羟基、C6位的仲醇、C7-C8的双键和C4-C5的氧桥，使吗啡具备独特的理化性质。

吗啡及其水合物$C_{17}H_{19}NO_3 \cdot H_2O$不溶于水或脂类。5 L水仅能溶解大约1 g吗啡。因此，吗啡的市售形式为吗啡盐，如盐酸盐和硫酸盐，其水溶性约为母体分子的300倍。这些盐的酸性（$pH \approx 5$）比饱和吗啡水合物溶液（$pH = 8.5$）要强得多。

由于3位酚羟基的存在，使吗啡及其盐的水溶液不稳定，放置过程中受光催化易被空气氧化而变色（氧化反应机制为自由基反应），生成毒性较大的双吗啡（dimorphine）或称伪吗啡（pseudomorphine），以及*N*-氧化吗啡。吗啡的稳定性受pH和温度的影响，在$pH = 4$条件下最稳定，中性和碱性条件下极易被氧化。因此，吗啡应在避光及在偏酸性的条件下保存（图10.9）。

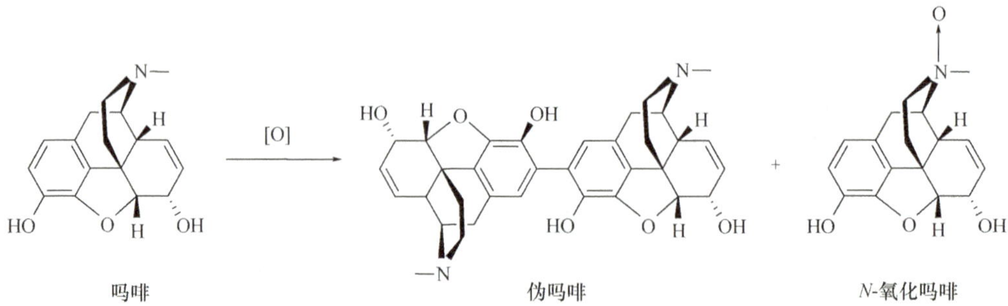

图10.9 吗啡及其氧化产物

此外，吗啡结构中由于具有氧桥和C6位仲醇，造成其对强酸比较敏感。吗啡与盐酸或磷酸一起加热后，经脱水和分子重排生成的阿扑吗啡（apomorphine），具有邻二酚结构，更易被氧化。在碱性条件下被碘氧化后，在有水和醚同时存在时，水层呈绿色，醚层呈红色，此反应可用于盐酸吗啡中的杂质阿扑吗啡的限量检查（图 10.10）。

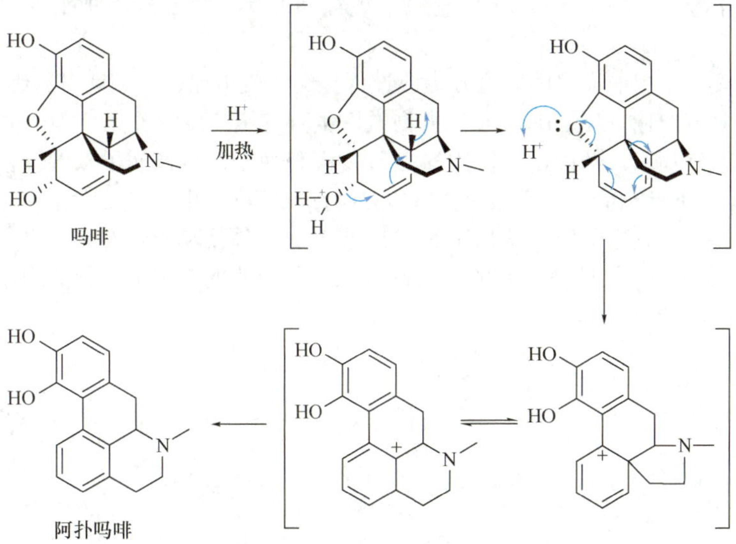

图 10.10　吗啡及其重排产物

吗啡可以透过血脑屏障，但由于其脂溶性差且与葡糖醛酸结合迅速，其穿过血脑屏障的能力较差。而且，由于严重的成瘾性等副作用，其临床应用也受到了极大的限制。因此，为了得到镇痛活性高和不良反应小的镇痛药物，研究人员对吗啡进行构效关系研究，合成了大量的吗啡衍生物。

吗啡的分子结构由四部分组成：①保留四个双键的氢化菲核（环A、B、C）；②与菲核环B相稠合的*N*-甲基哌啶环；③连接环A与环C的氧桥；④环A上的一个酚羟基与环C上的醇羟基。

因此，针对吗啡的结构改造主要针对上述四个部分，分别为芳环体系的改造，脂环体系的改造，叔胺氮原子的改造，以及环氧桥的改造（图 10.11）。

芳香苯环对吗啡的活性至关重要，苯环酚羟基上任何其他取代基都会降低其活性，成瘾性也会随之降低。例如，C3-OH甲基化后得到可待因，乙基化后得到乙基吗啡（ethylmorphine）。可待因活性低于吗啡，成瘾性小，原因是其大部分在肝脏内代谢，仅有10%可待因可转变为吗啡而发挥作用，因此常作为中枢性的镇咳药，这也说明C3-OH是吗啡发挥作用的必要结构（图 10.12）。

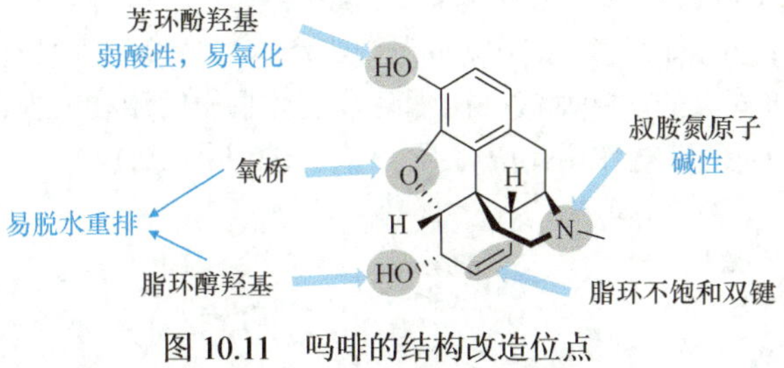

图 10.11　吗啡的结构改造位点

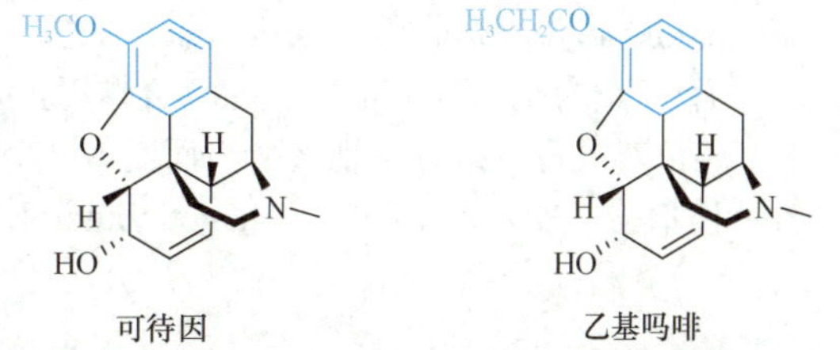

图 10.12　吗啡芳香苯环酚羟基的改造

脂环的改造对吗啡衍生物活性的影响较大，当C6-OH被甲基化、酯化、氧化、去除或被卤素取代时，所得化合物的镇痛作用明显增强，同时毒性也有所增大。说明C6-OH并不是吗啡作用的必需基团。例如，C6-OH甲基化得到异可待因（isocodeine），而C3-OH和C6-OH同时乙酰化得到海洛因（heroin），其镇痛效果和成瘾性比吗啡强 2～3 倍，是目前我国毒品吸食者吸食和注射的主要毒品之一。

C7-C8 位的双键对于镇痛活性不是必需的。相反，双键的饱和能产生更有效的化合物。例如，C7-C8 双键氢化，C6-OH 被氧化后得到氢吗啡酮（hydromorphone），其活性比吗啡强 8 倍，属于选择性 μ 受体激动剂。而当 C14 位氢原子被羟基取代，得到羟吗啡酮，其镇痛活性是吗啡的 10 倍。

吗啡是从罂粟汁中提取而来的，这一提取过程也会产生诸如蒂巴因和可待因之类的鸦片制剂。其中蒂巴因是一种异喹啉（isoquinoline）生物碱，虽具有镇痛麻醉作用，但也具有强烈的惊厥作用，毒性极大，不宜药用。然而，蒂巴因的 C 环中存在两个双键，属于双烯体，能与亲双烯体发生第尔斯-阿尔德（Diels-Alder）反应，产生 C6-C14 endo 的乙烯四氢蒂巴因衍生物，通常称为“东罂粟碱”（oripavine）。部分东罂粟碱衍生物是极强的 μ 受体激动剂，如埃托啡（etorphine）和丁丙诺啡（buprenorphine），这些衍生物的镇痛活性大约是吗啡的千余倍，但是由于成瘾性和副作用明显，具有被滥用的风险（图 10.13）。

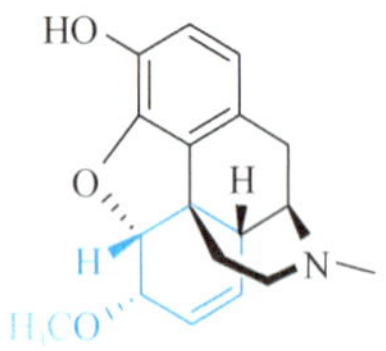

异可待因

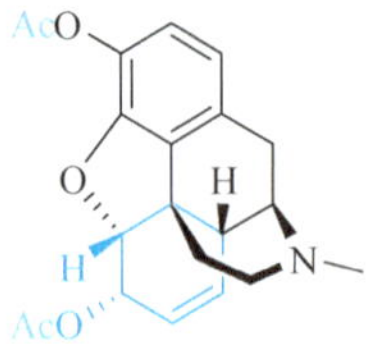

海洛因

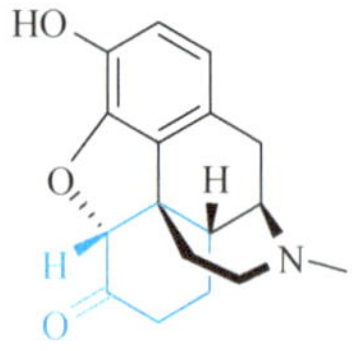

氢吗啡酮

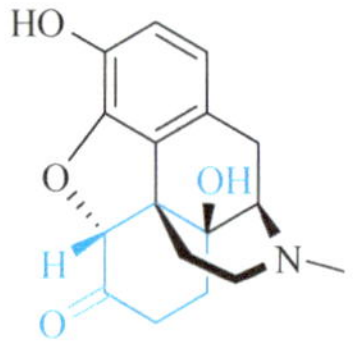

羟吗啡酮

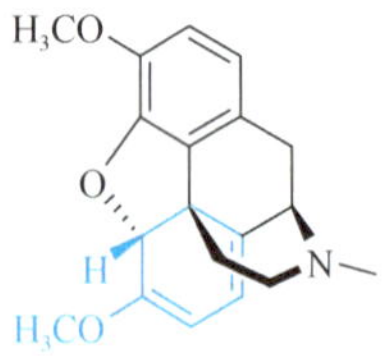

蒂巴因

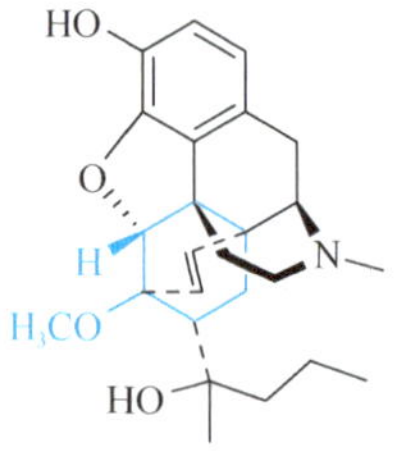

埃托啡

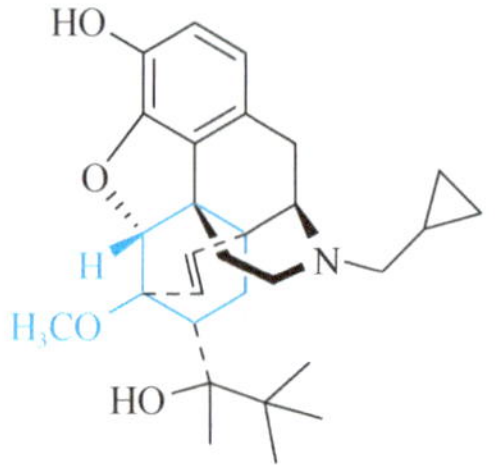

丁丙诺啡

图 10.13　吗啡脂环羟基及双键的改造

C17 位的叔胺通常是阿片类药物活性的必需基团，*N*-甲基取代具有良好的激动特性。*N*-取代基的大小可以决定化合物的药效及其激动剂、拮抗剂的性质。当取代基的大小增加 3～5 个碳时，会产生拮抗作用。例如，氢吗啡酮 *N*-烯丙基和 *N*-环烷基取代后得到阿片受体的拮抗剂纳诺酮（naloxone）及纳曲酮（naltrexone），通过竞争阿片受体（依次为是 μ、κ、δ）而发挥作用；同时伴有激动作用，即激动-拮抗的复合作用，可用于解除类阿片药物过量中毒和术后持续的呼吸抑制，还可对吸毒者进行鉴别诊断。而当 *N* 上连接更大的取代基时会降低阿片受体物质的激动特性，且活性增强，如苯乙基吗啡（phenethylmorphine）的镇痛作用比吗啡强 14 倍左右（图 10.14）。

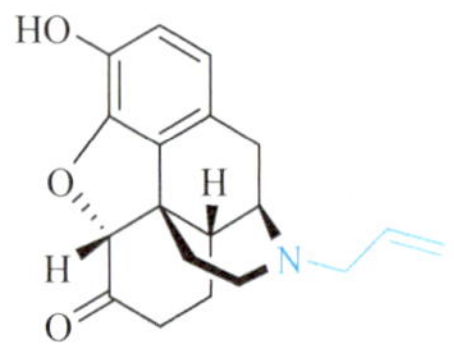

纳诺酮

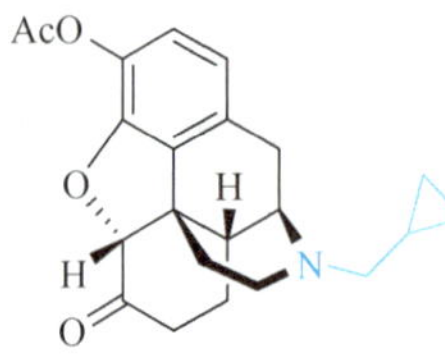

纳曲酮

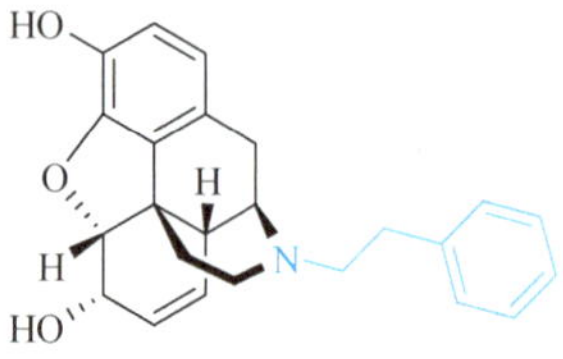

苯乙基吗啡

图 10.14　吗啡叔胺的改造

环氧桥通常也是吗啡活性的必需基团，去除吗啡结构中的环氧桥可得到被称为吗啡喃的化合物，但吗啡喃只能通过化学合成制备，因此属于合成镇痛药的范畴（详见第四节）。

综上，吗啡的构效关系如图 10.15 所示。

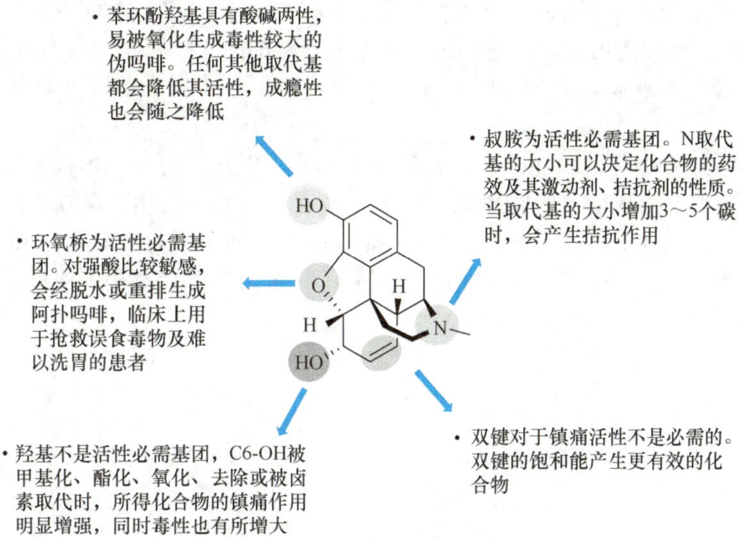

图 10.15 吗啡的构效关系图

第四节 合成镇痛药

吗啡镇痛作用强，但易成瘾，并可引起呼吸抑制。因此，陆续开发了一系列吗啡的替代药物。合成镇痛药是指对吗啡结构进行简化后得到的化学合成的非天然镇痛药。根据其结构可以分为吗喃及苯吗喃类（benzodiazepines）、哌啶类（piperidines）和氨基酮类（aminoketones）等。

一、吗喃及苯吗喃类药物

去除吗啡结构中的环氧桥可以产生吗喃化合物。吗喃只能通过合成制备，由于合成过程中产生的化合物是外消旋体，其中只有左旋异构体具有阿片样物质活性，而右旋异构体则具有较好的镇咳活性，因此合成后异构体的拆分较为关键。吗喃类代表药物包括左啡诺（levorphanol）和布托啡诺（butorphanol）。

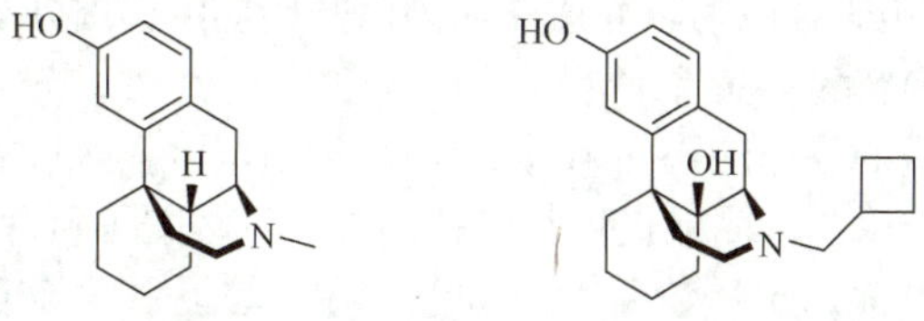

左啡诺　　　　布托啡诺

左啡诺是一种脱羟基菲类阿片药物，化学名为左旋-3-羟基-*N*-甲基吗啉（*L*-3-hydroxy-*N*-methylmorpholine）。其化学结构类似于吗啡，但缺少 4,5 环氧桥、7,8 双键和 6-羟基。20 世纪 50 年代，左啡诺首次获准在美国使用，以 Levo Dromoran 的商品名上市。1949 年首次合成左啡诺的外消旋混合物。然而，外消旋化合物在 1500 多名患者中进行临床研究发现，只有左旋对映体是一种有效的 μ 受体激动剂，而右旋对映体没有镇痛作用，但具有 NMDA 受体拮抗和镇咳作用。因此，研究并开发了左啡诺的左旋异构体作为镇痛剂，并于 1953 年获得美国 FDA 批准，以酒石酸盐的二水合物的形式上市，主要用于慢性疼痛和癌症疼痛。左啡诺的作用与吗啡相似，但其效力是吗啡的 8 倍。左啡诺产生一定程度的呼吸抑制，类似于吗啡在等镇痛剂量下产生的效果，并且与许

多 μ 阿片类药物一样，左啡诺会产生欣快感或使人的精神兴奋性增强，它作用于大脑和脊髓的脑室周围及导水管周围灰质的受体，以改变疼痛的传递和感知。

布托啡诺分子中含有 *N*-环丁甲基，其主要代谢产物激动 κ 阿片肽受体，对 μ 受体则具激动和拮抗双重作用。布托啡诺与其代谢产物的作用特点相似，主要通过与中枢神经系统中的相关受体相互作用间接发挥其药理作用。布托啡诺是一种不易上瘾的阿片类药物，具有独特的药理学特征。研究表明，布托啡诺的镇痛效力为吗啡的 3.5～7 倍，可缓解中度和重度的疼痛，常作为麻醉前用药。

将吗喃母环再去除 C 环，并在断裂处残留小的烃基（甲基）得到立体构型与吗啡相似的苯吗喃类衍生物，是一类镇痛作用比吗啡更强，且大都具有拮抗性的药物，属双重作用药物。代表药物包括非那佐辛（phenazocine）、喷他佐辛（pentazocine）。非那佐辛为阿片 μ 受体激动剂，镇痛效力为吗啡的 10 倍，镇静作用较弱。喷他佐辛是第一个非麻醉性镇痛药，成瘾性很小。

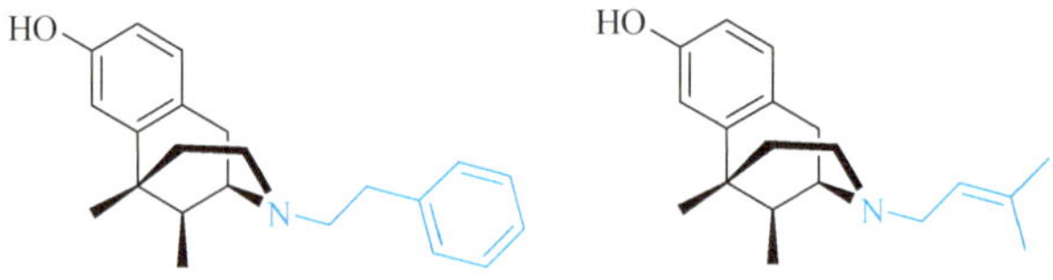

非那佐辛　　　　喷他佐辛

喷他佐辛（Pentazocine）

化学名：(2*R**,6*R**,11*R**)-1,2,3,4,5,6-六氢-6,11-二甲基-3-(3-甲基-2-丁烯基)-2,6-亚甲基-3-苯并吖辛因-8-醇

(2*R**,6*R**,11*R**)-1,2,3,4,5,6-hexahydro-6,11-dimethyl-3-(3-methyl-2-butenyl)-2,6-methano-3-benzazocin-8-ol

分子式：$C_{19}H_{27}NO$

分子量：285.43

熔点：145～147℃

水溶性：不溶于水

lg *P*=4.64

pK_a=8.88

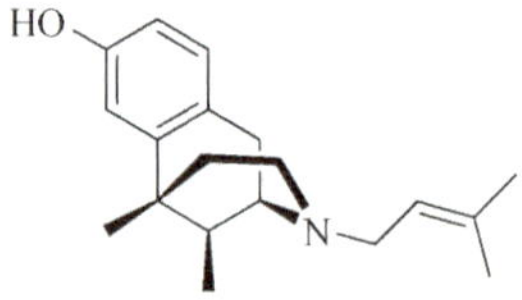

喷他佐辛，又名镇痛新（Talwin），于 1967 年被 FDA 批准成功上市，在国外应用于临床已有数十年。在国内，于 2007 年研制成功，并逐渐在国内开始应用。国外认为本品不易成瘾，故列为不易成瘾性镇痛药，不作为麻醉药品管理。

喷他佐辛是第一个上市的临床应用的阿片受体激动/拮抗型强效镇痛剂，是 κ 和 δ 受体的激动剂，对 μ 受体具有弱拮抗作用。本品能提供与包括吗啡、哌替啶等阿片样药物相接近的镇痛作用，常被用于麻醉诱导、术中麻醉、术后镇痛等；适用于各种腔镜手术等的镇痛；同时也适用于癌症患者的镇痛，可以作为外科手术麻醉的辅助用药。分子中存在叔氮原子可与酸成盐，临床常用其盐酸盐。喷他佐辛的作用机制是通过竞争相同的受体位点，尤其是阿片类药物 μ 受体来拮抗阿片类药物的作用。

喷他佐辛口服很快通过胃肠道吸收，但存在相当大的个体差异。该药物血浆蛋白结合率约为 60%；生物利用度为 11%～32%；半衰期约为 2 h。据报道，喷他佐辛肌内注射后 15 min，静脉注射 2～3 min 后达到血浆峰浓度。由于口服首过效应明显，1 h 后发挥作用，1～3 h 达血药峰浓度，单次给药，作用可持续 5 h 以上。该药主要经肝肾代谢，并且能够通过胎盘屏障。口服给药下，其在大鼠中的 LD_{50} 为 205 mg/kg。

喷他佐辛给药后，主要通过二甲基烷基侧链的末端甲基氧化形成醇（M1）和羧酸（M2）代谢物；也发生葡糖苷酸结合。最后经尿液排出，24 h 约排出总量的 60%，这些代谢产物均无活性（图 10.16）。

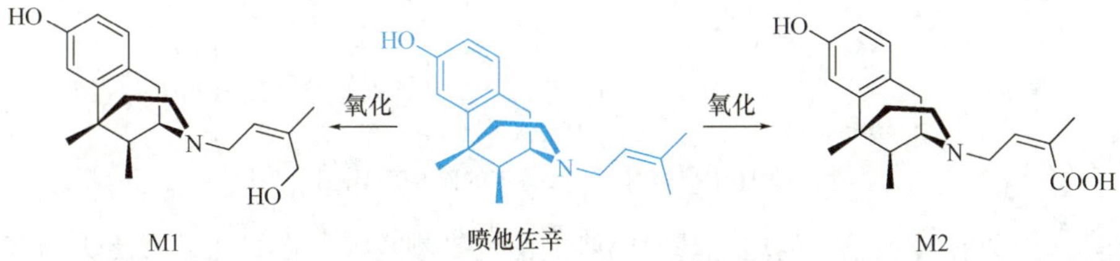

图 10.16 喷他佐辛的代谢示意图

喷他佐辛具有多种合成方法。传统方法是以 3,4-二甲基吡啶（Ⅰ-1）为原料，与碘甲烷反应生成碘化 1,3,4-三甲基吡啶鎓（Ⅰ-2），然后将上述形成的化合物与 4-甲氧基苄基氯化镁反应，得到 2-甲氧基苄基-3,4-二甲基-1,2-二氢吡啶（Ⅰ-3），最后形成的化合物的双键使用钯催化剂加氢生成 3-甲氧基苄基-3,4-二甲基-1,2,3,4-四氢吡啶（Ⅰ-4）。所得化合物经分子内烷基化和同时去甲基化形成 2-羟基-2,5,9-三甲基苯并-6-吗烷（Ⅰ-5），上述形成的化合物通过溴化氰进行 *N*-去甲基化，形成 2-羟基-5,9-二甲基苯并-6-吗烷-*N*-去甲唑辛（Ⅰ-6）。最后，通过 1-溴-3-甲基-2-丁烯将所得产物烷基化得到喷他佐辛（图 10.17）。

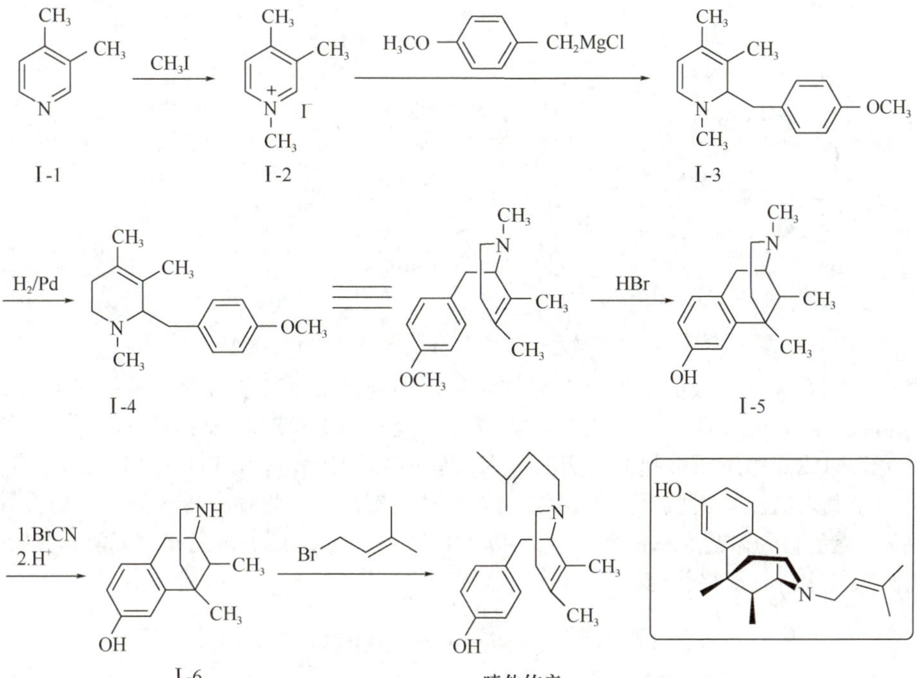

图 10.17 喷他佐辛的合成路线

二、哌啶类药物

哌啶类合成镇痛药又可以分为 4-苯基哌啶类［如哌替啶（pethidine）］和 4-苯氨基哌啶类［如芬太尼（fentanyl）］。

哌替啶又称为美吡利啶（meperidine）、唛啶、地美露（demerol），商品名为杜冷丁（dolantin）。该药可以看作吗啡的 A、E 环类似物。其活性构象与吗啡 A、E 环保持一致。因此与吗啡一样可以通过激动中枢神经系统中的 μ 及 κ 受体产生强效镇痛镇静作用（图 10.18）。

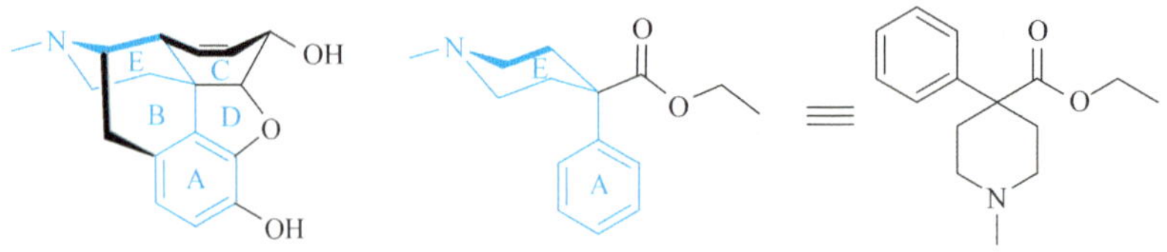

吗啡　　　　哌替啶

图 10.18　哌替啶与吗啡的结构对比图

吗啡结构中叔胺 N 原子上的取代基对吗啡的活性影响较大，当 N 上连接更大的取代基时其活性增强。同样，当哌替啶的 N 原子上被苯烷基取代时镇痛作用也相应增强，如已用于临床的阿尼利定（anileridine）、苯哌利定（phenoperidine）和匹米诺定（piminodine）等。而将哌替啶的 C4-甲酸乙酯部分替换成 C4-哌啶醇丙酸酯，同时在哌啶环的 C3 位引入甲基，可以得到 α 构象的阿法罗定（alphaprodine）和 β 构象的倍他罗定（betaprodine）。但是，由于两者皮下注射见效快，持续时间短，易成瘾，不宜久用，目前临床使用较少，已被列入麻醉药品品种目录管控。

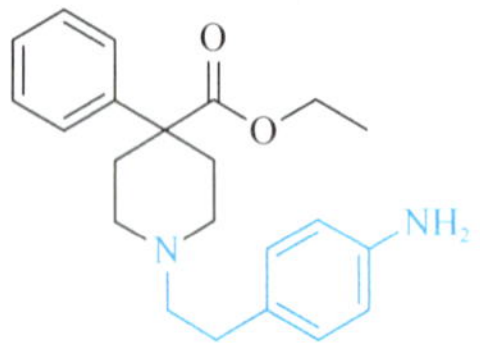

阿尼利定

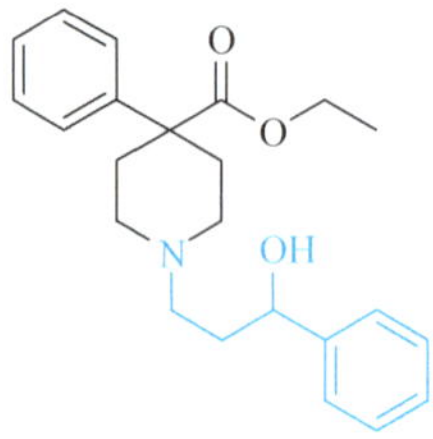

苯哌利定

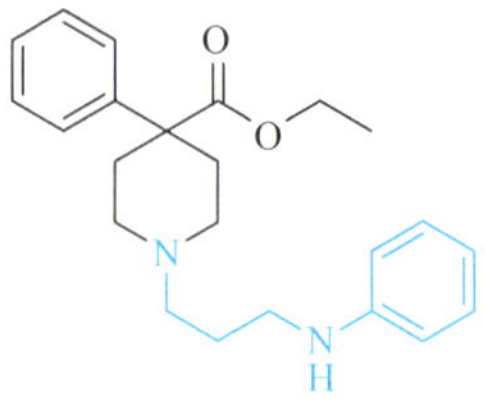

匹米诺定

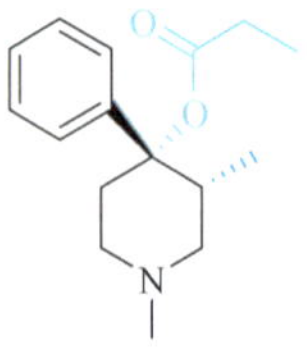

阿法罗定

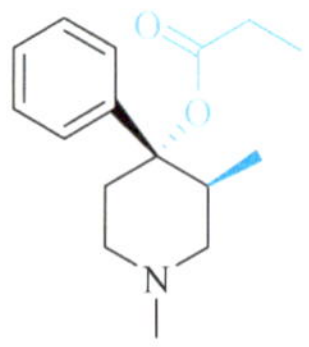

倍他罗定

哌替啶是完全人工合成的第一个哌啶类阿片镇痛药，常用其盐酸盐。哌替啶于 1930 年由奥托·艾斯利布（Otto Eislib）合成，几年后由奥托·肖曼（Otto Schaumann）进行药理学检查时发现其具有显著的镇痛作用而引起了人们的重视。该药物于 1942 年由 FDA 批准上市，专门用于伤口止痛。由于其对心脏和组胺释放的影响，其使用正在减少。此外，哌替啶的滥用会导致成瘾，成为毒品，严重危害人体健康和生命安全。1987 年 11 月 28 日，国务院发布《麻醉药品管理办法》，将哌替啶列入其中进行严格管理。

盐酸哌替啶（Pethidine Hydrochloride）

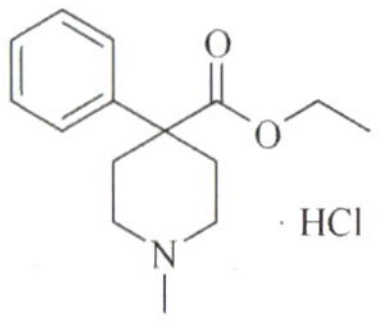

化学名：1-甲基-4-苯基-4-哌啶甲酸乙酯盐酸盐

1-methyl-4-phenyl-4-piperidinecarboxylate hydrochloride

分子式：$C_{15}H_{21}NO_2 \cdot HCl$

分子量：283.80

水溶性：微溶于水

$\lg P = 2.72$

$pK_a = 8.59$

哌替啶具有与吗啡相似的中枢及外周作用，但其镇痛强度为吗啡的 1/10～1/8。除镇痛作用外，哌替啶还具有镇静安眠及解除平滑肌痉挛的作用。其用药后的欣快感和反复使用后的成瘾性均比吗啡低。该药作用时间较吗啡短，对各种疼痛都有效，尤其是对内脏痛的效果更好。肌内注射哌替啶 50 mg，痛阈可提高 50%；如注射 75 mg，痛阈提高 75%。其作用机制与吗啡类似，通过激动κ阿片受体，抑制伤害性神经递质如P物质、GABA、DA、ACh和去甲肾上腺素（norepinephrine，NE）的释放，进而降低神经元兴奋性。

盐酸哌替啶给药后可被快速吸收，然而由于广泛的首过代谢，哌替啶在肝功能正常的患者中的口服生物利用度为 50%～60%，而在肝功能不全（如肝硬化）患者中的生物利用度增加至 80%～90%。与肠胃外给药相比，口服给药时哌替啶的效果不到一半。该药血浆蛋白结合率为 60%～80%；在肝肾功能正常人体内的半衰期为 3～5 h，肝功能不全患者的消除半衰期延长，平均为 7～11 h。该药主要经肝脏代谢，随尿液排出，以原型或代谢物形式排泄的药物比例取决于 pH。口服给药下，其在大鼠中的 LD_{50} 为 1110 mg/kg。

哌替啶给药后，在肝脏中可水解为哌替啶酸（M3），然后与葡糖醛酸部分结合而由肾脏代谢。哌替啶也可经过 *N*-去甲基化生成去甲哌替啶（M4），然后经历水解和部分缀合，以去甲哌替啶酸（M5）形式经代谢等排出体外。去甲哌替啶的效力大约是哌替啶的一半，但其中枢神经系统刺激作用是哌替啶的两倍，具有累积毒性（图 10.19）。

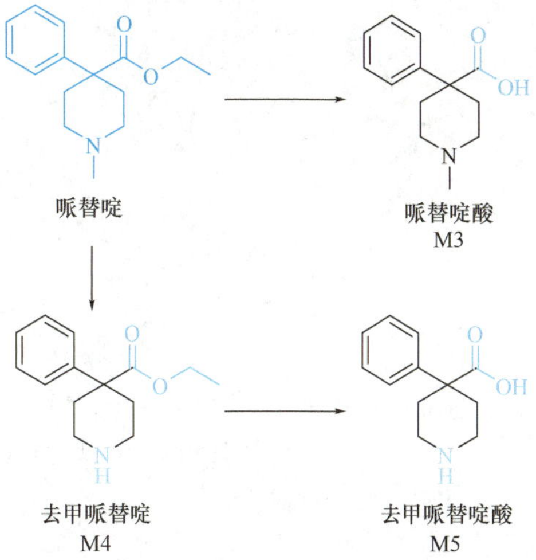

图 10.19　哌替啶的代谢途径

哌替啶的合成首先是以双（2-氯乙基）甲胺与苯乙腈（Ⅱ-1）在氨基钠存在下在甲苯中的环缩合反应，得到 1-甲基-4-苯基哌啶-4-甲腈（Ⅱ-2）。然后以甲醇和浓硫酸处理或以甲醇和氢氧化钾水解，同时加热至 190～200℃，在甲醇中与亚硫酰氯反应，制备得到哌替啶（图 10.20）。

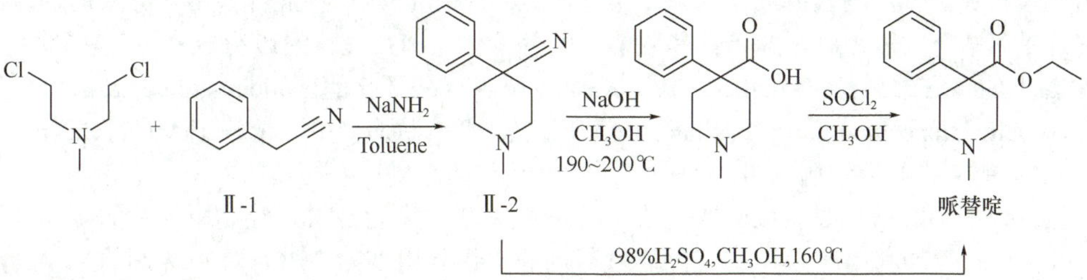

图 10.20　哌替啶的合成路线

对哌替啶进行结构修饰，将其 C4 位的苯基替换成苯氨基，将 C4 位的酯基转移至 N 原子上，得到4-苯氨基哌啶类，即芬太尼（fentanyl）。芬太尼是一种强效的μ受体激动剂，常用其枸橼酸盐，镇痛作用约为哌替啶的 500 倍，吗啡的 80 倍。芬太尼于 1960 年由比利时结构活性药理学家保罗·杨森（Paul Janssen）首次合成，从 20 世纪 60 年代中期起在欧洲广泛使用。1968 年芬太尼在美国获批上市。1974 年，我国批准生产使用芬太尼。1976 年，舒芬太尼（sufentanil）和阿芬太尼（alfentanil）被成功研发，两者于 1983 年在荷兰正式上市后，又于 1984 年、1987 年分别在美国上市。1996 年，瑞芬太尼被成功研发并于当年在美国上市。由此形成了目前国际上普遍应用的 4 种芬太尼类药品，满足了对强效和快速镇痛的需求。而芬太尼的另一种衍生物卡芬太尼（carfentanil）则效力过强，药效可达芬太尼的 100 倍，只需 20 mg 的微小用量，就足以使一名成年人毙命，是目前世界上最强效的阿片类药物，规定只能用于大型动物麻醉。

几乎所有的外科手术中都会用到芬太尼类药物。作为强效麻醉性镇痛药，芬太尼注射液可用于复合全身麻醉、神经安定镇痛麻醉、心血管“快通道”麻醉、门诊和日间手术麻醉等。在此类药物中，瑞芬太尼（remifentanil）是起效快的短效药，多用于简单小手术。舒芬太尼药效较长，多用于患者的术后镇痛。而卡芬太尼仅用于大型动物静脉注射，并未批准用于人体的医疗用途。由于芬太尼类药物的这些特性，常被用于治疗慢性癌痛或麻醉。但是其高效力也使其成为非法药物（尤其是海洛因）中常见的掺假剂。

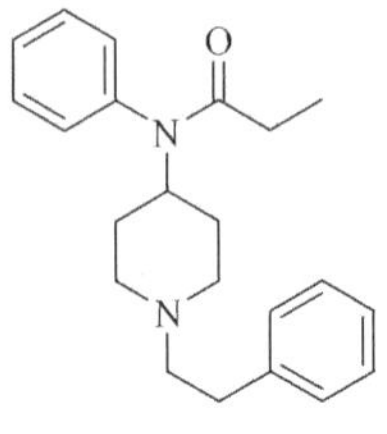
芬太尼

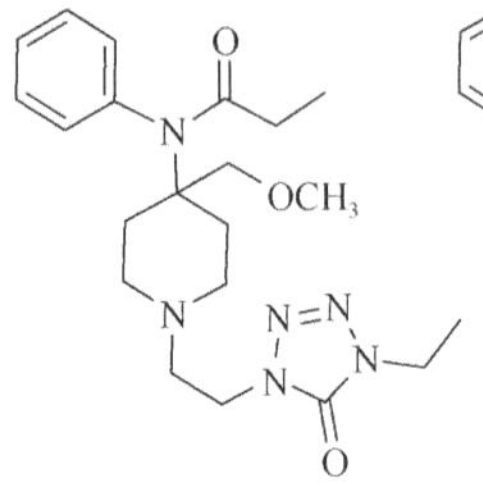
阿芬太尼

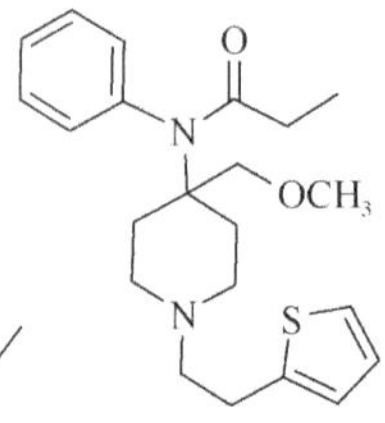
舒芬太尼

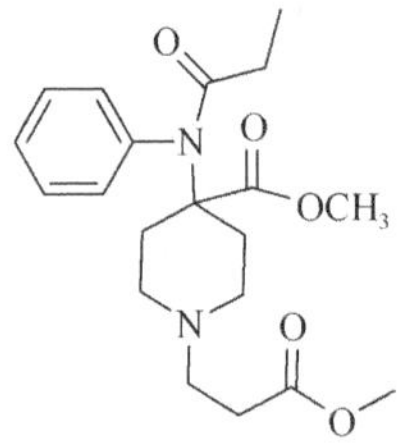
瑞芬太尼

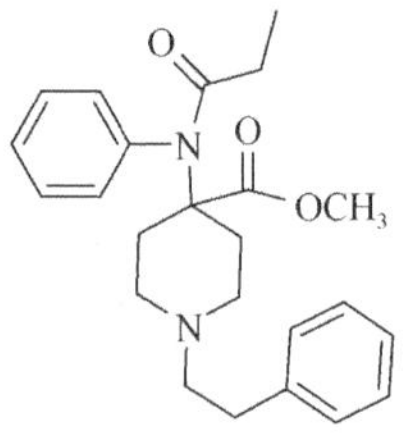
卡芬太尼

枸橼酸芬太尼（Fentanyl Citrate）

化学名：*N*-[1-(2-苯乙基)-4-哌啶基]-*N*-苯基丙酰胺枸橼酸盐

N-[1-(2-phenethyl)-4-piperidinyl]-*N*-phenylpropionamide citrate

分子式：$C_{28}H_{36}N_2O_8$

分子量：528.60

熔点：153～156℃

水溶性：能溶于水

lg *P*=4.05

pK_a=8.99

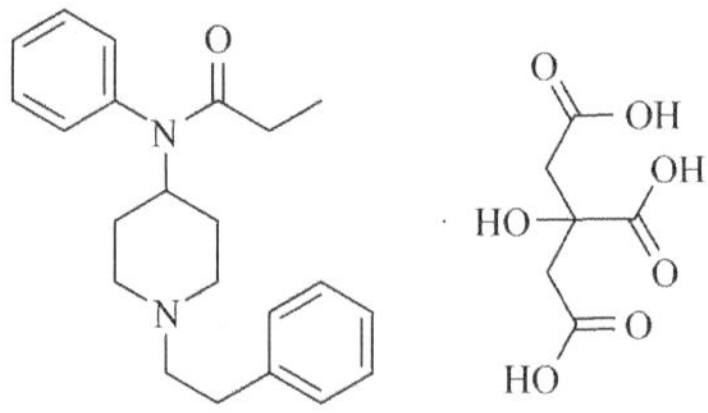

芬太尼是一种强效的阿片类药物激动剂，通过激活阿片受体产生强镇痛作用。芬太尼与成瘾和滥用风险相关，不应与乙醇或苯二氮䓬类（benzodiazepine）药物混合使用。芬太尼的作用机制是与阿片受体结合，尤其是与G蛋白偶联的μ阿片受体。阿片受体的激活导致鸟苷三磷酸（GTP）与G蛋白上的鸟苷二磷酸（GDP）交换，从而下调腺苷酸环化酶（adenylate cyclase），降低环磷酸腺苷（cyclic adenosine monophosphate，cAMP）的浓度，从而减少了依赖cAMP的Ca^{2+}流入细胞。GTP与GDP的交换导致细胞超极化和神经活动抑制从而起到镇痛的作用。

芬太尼口服后很快通过胃肠吸收，舌下片的生物利用度为54%，经黏膜含片的生物利用度为50%，口含片的生物利用度为65%，舌下喷雾剂的生物利用度为76%，鼻喷雾剂的生物利用度为64%。该药血浆蛋白结合率为80%～85%；半衰期约为7 h；口服表观分布容积为25.4 L/kg。该药能穿过血脑屏障和胎盘，主要通过肾脏代谢，随尿液和粪便排出体外。在72 h内，75%的芬太尼经尿中排泄，9%经粪便中排泄。口服给药下，其在大鼠中的LD_{50}为2.91 mg/kg。

芬太尼在体内可被代谢为多种无活性的代谢产物。例如，99%的芬太尼被CYP经*N*-脱烷基化生成去甲芬太尼（norfentanyl）（M6），也可经酰胺水解为去丙酰基芬太尼（despropionyl fentanyl）（M7），或烷基羟基化成羟基芬太尼（hydroxyfentanyl）（M8）。羟基芬太尼继续被*N*-脱烷基化生成羟基去甲芬太尼（hydroxynorfentanyl）（M9）（图10.21）。

1977年科学家完成了芬太尼的全合成，分子内曼尼希（Mannich）型环化是合成的关键步骤。首先，苯乙胺的三氟乙酸盐（Ⅲ-1）与烯丙基三甲基硅烷和37%水甲醛反应，生成的*N*-苯乙基-4-羟基哌啶（Ⅲ-2），继续被氧化为*N*-苯乙基-哌啶酮（Ⅲ-3）。接着与苯胺在硼氢化钠的存在下或镍催化加氢，通过还原胺化反应制备得到*N*-苯乙基-4-苯胺哌啶（Ⅲ-4）。随后，与丙酸酐发生酰化反应合成芬太尼。最后在异丙醇中与枸橼酸成盐即可得到枸橼酸芬太尼（图10.22）。

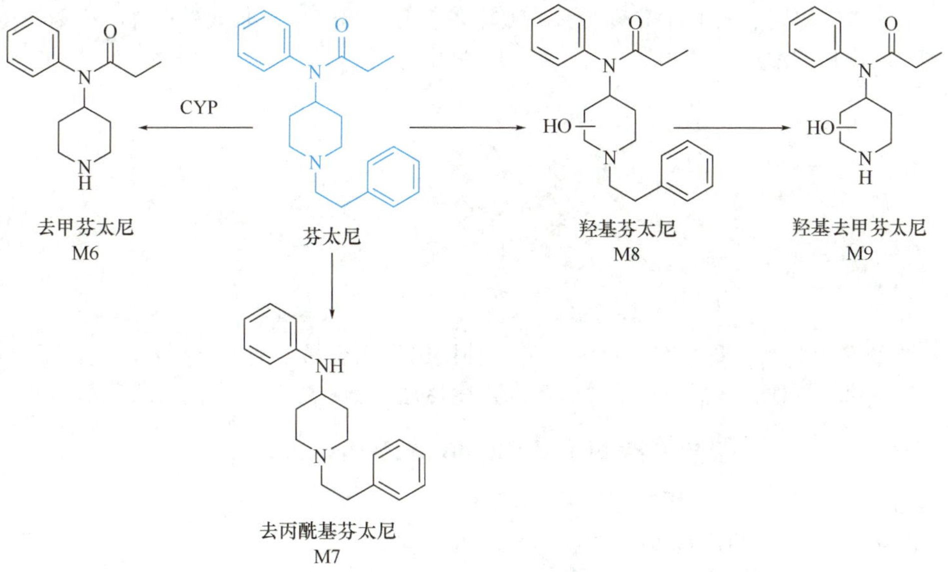

图 10.21 芬太尼的代谢

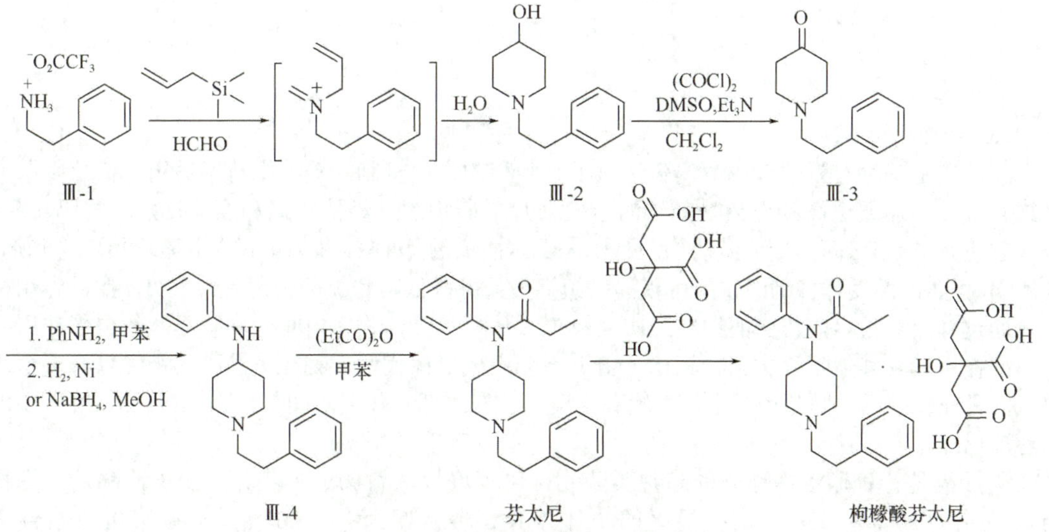

图 10.22 枸橼酸芬太尼的合成路线

三、氨基酮类药物

氨基酮类药物，也称双苯基丙胺类，可看作在哌替啶的基础上，将哌啶环（E 环）打开的类似物。临床常用的药物为盐酸美沙酮（methadone hydrochloride）。盐酸美沙酮镇痛作用较强，并有显著镇咳作用；临床常用于治疗创伤痛、癌症剧痛和手术后止痛，还可用于戒毒治疗（脱瘾疗法），但长期使用也有成瘾性，毒性较大，有效剂量与中毒剂量接近，安全性小。对美沙酮进一步改造，得到盐酸右丙氧芬（dexpropoxyphene hydrochloride）和酒石酸右吗拉胺（dexmolamine

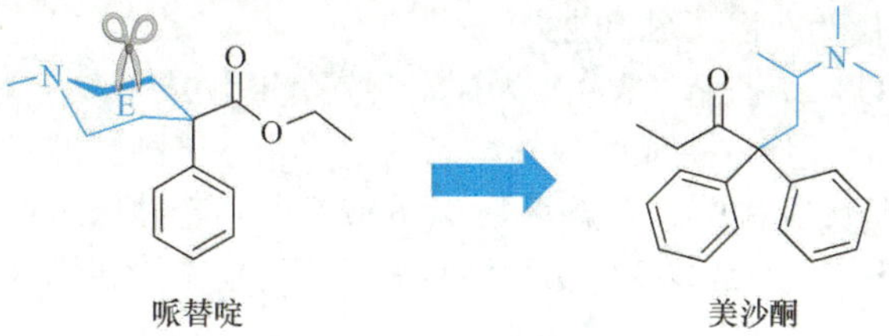

tartrate）等，二者均属于弱阿片类镇痛药，镇痛效果弱于吗啡，口服效果良好，成瘾性小，常被用于轻到中度疼痛的治疗。

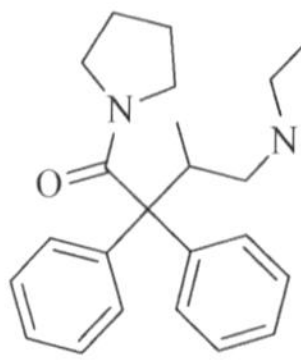

右吗拉胺

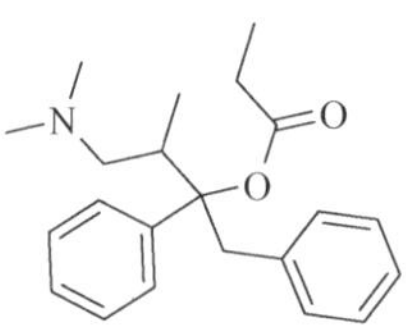

右丙氧芬

美沙酮的发现是由于科学家正试图开发一种比吗啡更容易上瘾的止痛药。该药于 1947 年首次上市，用于治疗创伤、术后、癌症等引起的重度疼痛等，最终被用于治疗麻醉品成瘾。

盐酸美沙酮（Methadone Hydrochloride）

化学名：4,4-二苯基-6-(二甲氨基)-3-庚酮盐酸盐

4,4-diphenyl-6-(dimethylamino)-3-heptanone hydrochloride

分子式：$C_{21}H_{28}ClNO$

分子量：345.91

熔点：232～234℃

水溶性：易溶于水

lg P=3.93

pK_a=9.20

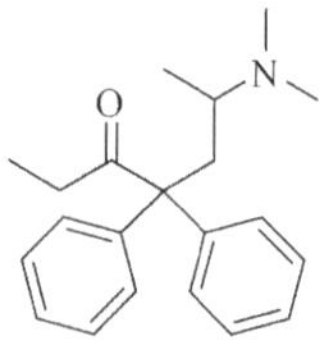

美沙酮是一种有效的合成镇痛药，由于其独特的作用机制，美沙酮特别适用于治疗复杂的疼痛综合征，如需要更高和更频繁剂量的短效阿片类药物的神经性疼痛和癌症疼痛。与吗啡相比，美沙酮还充当 κ 和 δ 阿片受体激动剂、NMDA 受体拮抗剂及 5-HT 和去甲肾上腺素再摄取抑制剂等。美沙酮对 NMDA 受体抑制的作用可以提高镇痛效果并降低阿片类药物耐受性。美沙酮的作用机制也是通过释放参与疼痛传递的神经递质来模拟人体阿片类药物、内啡肽和脑啡肽的自然作用而发挥镇痛作用。与其他阿片类药物相比，由于不会生成活性代谢产物，美沙酮的神经精神毒性风险较低，且在肾衰竭中的蓄积最小，生物利用度高，成本低，作用时间长，因此在过去 20 年中的使用逐渐增加。

美沙酮是一种脂溶性更强的阿片类药物，可很好地从胃肠道吸收。口服美沙酮后，生物利用度范围为 36%～100%，具有显著的个体差异。半衰期为 15～207 h，与血浆蛋白结合率为 80%～90%；表观分布容积为 189～470 L，广泛分布于体内各组织和器官。美沙酮主要经肝脏代谢消除，由肾脏和粪便排泄。未代谢的美沙酮及其代谢物在不同程度上随尿液排出。口服给药下，其在大鼠中的 LD_{50} 为 124 mg/kg。

美沙酮在体内可发生广泛的首过代谢。相关代谢酶主要是细胞色素酶 CYP3A4、CYP2B6 和 CYP2C19，其次是 CYP2C9、CYP2C8 和 CYP2D6。在其作用下，美沙酮首先经过 *N*-去甲基化形成高度不稳定的化合物，该化合物通过环化和脱水自发转化为 2-亚乙基-1,5-二甲基-3,3-二苯基吡咯烷（2-ethylidene-1,5-dimethyl-3,3-diphenylpyrrolidine，EDDP）(M10)。然后将 EDDP 转化为 2-乙基-5-甲基-3,3-二苯基-1-吡咯啉（2-ethyl-5-methyl-3,3-diphenyl-1-pyrroline，EDMP）(M11)。EDDP 和 EDMP 都属于非活性代谢产物（图 10.23）。

美沙酮的合成一般以二苯乙腈（Ⅳ-1）为原料，在氨基钠或丁醇钾等强碱的作用下与 1-二甲氨基-2-氯丙烷发生烷基化反应，生成两种异构腈的混合物，一种高熔点腈［通常称为美沙酮腈、2,2-二苯基-4-二甲基氨基戊腈（Ⅳ-2），熔点为 91～92℃］和一种低熔点腈［异美沙酮腈、2,2-二苯基-3-甲基-4-二甲基氨基丁腈（Ⅳ-3），熔点为 69～70℃］。高熔点腈与乙基溴化镁反应并水解

可生成美沙酮，而低熔点腈与乙基溴化镁反应生成稳定的酮亚胺（Ⅳ-4），很难水解成异美沙酮（也是一种活性阿片类药物和受控物质）。在反应中形成两种异构腈的原因是 1-二甲氨基-2-氯丙烷（或 1-氯-2-二甲氨基-丙烷，也可用于合成）环化成氮丙啶鎓盐，在所采用的反应条件下：取决于二苯乙腈阴离子从哪一侧进攻并进行氮丙啶鎓盐的开环反应，如果阴离子从右侧进攻（路线 1），则形成美沙酮腈（methadone nitrile），如果从左侧进攻（路线 2），则形成异美沙酮腈（isomethadone nitrile）（图 10.24）。

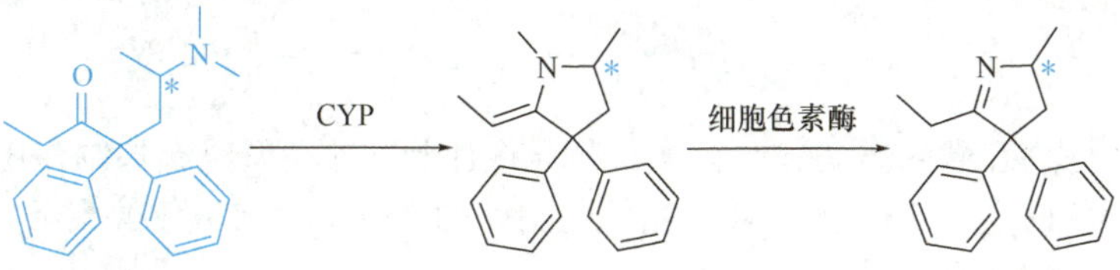

图 10.23　美沙酮的代谢

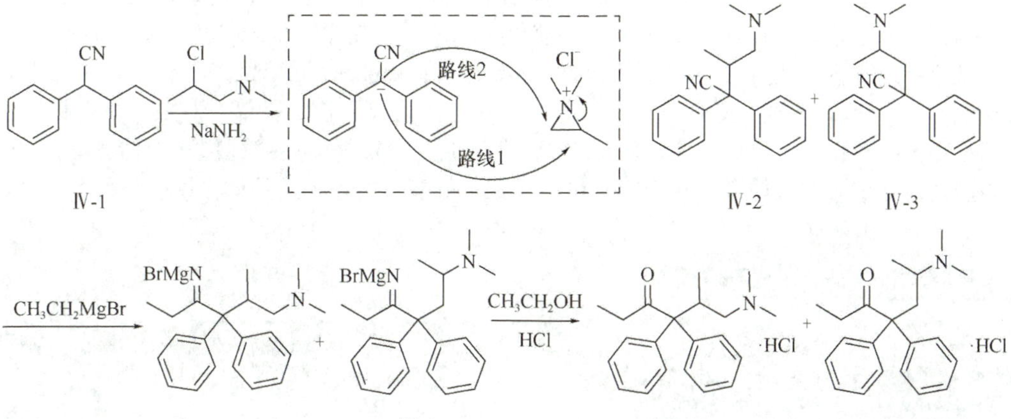

图 10.24　美沙酮的合成路线

四、其他药物

除上述阿片类合成镇痛药外，还开发了许多基于上述结构的衍生物，同样具有镇痛活性，如喷他佐辛的类似物地佐辛（dezocine）。地佐辛是一种胃肠外麻醉镇痛剂，具有激动剂和拮抗剂活性，在镇痛效力、起效和作用持续时间方面与吗啡相似，麻醉拮抗剂活性大于喷他佐辛。地佐辛是一种激动剂-拮抗剂混合型阿片类镇痛药。该药物可与中枢神经系统内立体特异性受体结合，以改变影响疼痛感知和对疼痛的情绪反应的过程。这些受体中至少有 2 种（μ 和 κ）介导镇痛。

另一个常见的药物为曲马多（tramadol），为合成的可待因类似物，是一种 μ 阿片受体激动剂和 5-羟色胺去甲肾上腺素再摄取抑制剂（5-HT/norepinephrine reuptake inhibitor，SNRI），在结构上与可待因和吗啡相关。曲马多与 κ、δ 和 μ 阿片受体的结合较弱，亲和力比吗啡低 6000 倍。由于其良好的耐受性和多模式作用机制，曲马多通常被认为是治疗中度至重度疼痛的低风险阿片类药物，其效力约为吗啡的 1/10。曲马多对 5-HT 和去甲肾上腺素的再摄取抑制作用与度洛西汀（duloxetine）和文拉法辛（venlafaxine）等其他 SNRI 抗抑郁药的作用相似。

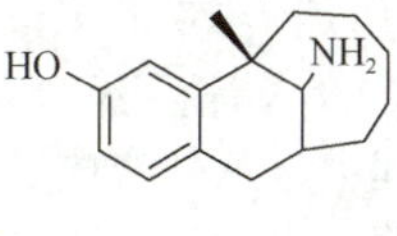

地佐辛

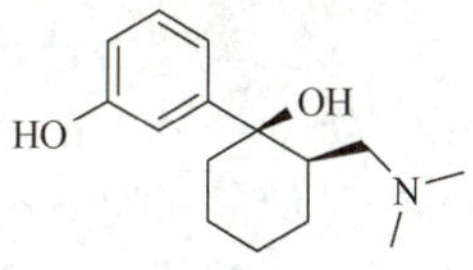

曲马多

（章映茜）

第十一章　镇静催眠药和抗癫痫药

第一节　镇静催眠药

一、镇静催眠药及其作用机制

镇静催眠药（sedative-hypnotics）是指一类能够对中枢神经系统起抑制作用，产生镇静、催眠效应的药物。中枢神经系统是人体神经系统最主体的部分，对于机体健康至关重要，所以镇静催眠药可以用于多种疾病的治疗。

镇静催眠药物种类繁多，历史悠久。在 20 世纪初期，第一个巴比妥类（barbiturates）镇静催眠药——二乙基巴比妥酸（diethyl barbituric acid）上市，极大推动了此类药物的发展。此后苯二氮䓬类药物——氯氮䓬（chlordiazepoxide）和地西泮相继上市，由于此类药物疗效更好且副作用小，在临床上几乎取代了巴比妥类药物，目前仍在临床广泛使用。临床常用的镇静催眠药可以分为以下几类：苯二氮䓬类、非苯二氮䓬类（non-benzodiazepines）$GABA_A$ 受体激动剂、褪黑素受体激动剂、α_2 受体激动剂及其他类药物。苯二氮䓬类药物和非苯二氮䓬类 $GABA_A$ 受体激动剂作用于 $GABA_A$ 受体的特异位点，通过增加 Cl^-通道开放频率发挥作用；褪黑素受体激动剂和 α_2 受体激动剂则是通过影响人体激素水平的变化，达到镇静催眠的效果，具体作用机制见图 11.1。

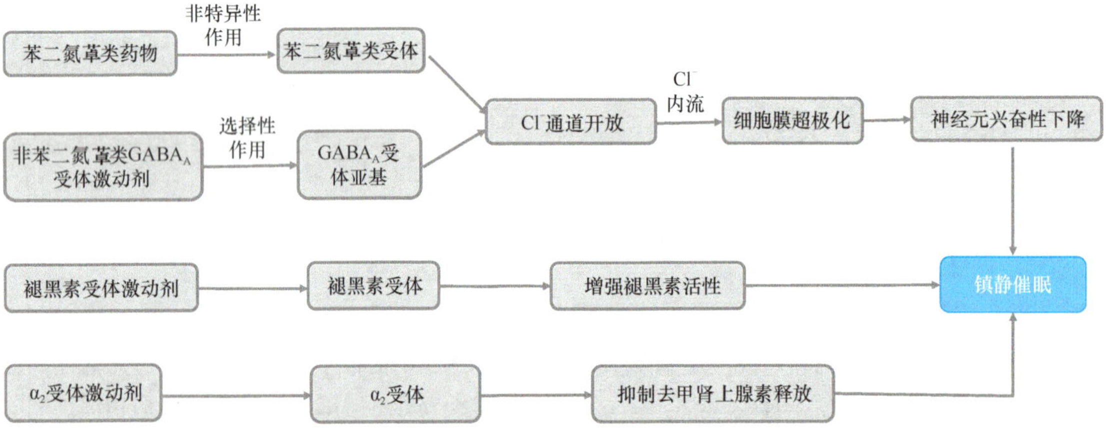

图 11.1　镇静催眠药物及其作用机制

应当注意的是，镇静催眠药所产生的镇静与催眠效果并没有绝对的界限，通常小剂量使用时产生镇静作用，中剂量使用时产生催眠效果，大剂量使用时则产生抗惊厥作用。如果长期使用，有产生依赖性的风险。

二、苯二氮䓬类药物

苯二氮䓬类镇静催眠药是于 20 世纪开发的一类药物，由于其不良反应远小于巴比妥类药物，因此一经上市就得到广泛关注。苯二氮䓬类药物的发现是源于偶然的机会，研究人员在进行新型镇静药物研究的过程中，意外合成了七元骈合产物——氯氮䓬。进一步研究发现，氯氮䓬分子中的脒基和连接在氮原子上的氧并不是维持活性所必需的部分，经过后续结构修饰，相继研发了地西泮、奥沙西泮、替马西泮，用于焦虑、失眠等疾病的治疗。苯二氮䓬类药物的发展历程如图 11.2 所示。

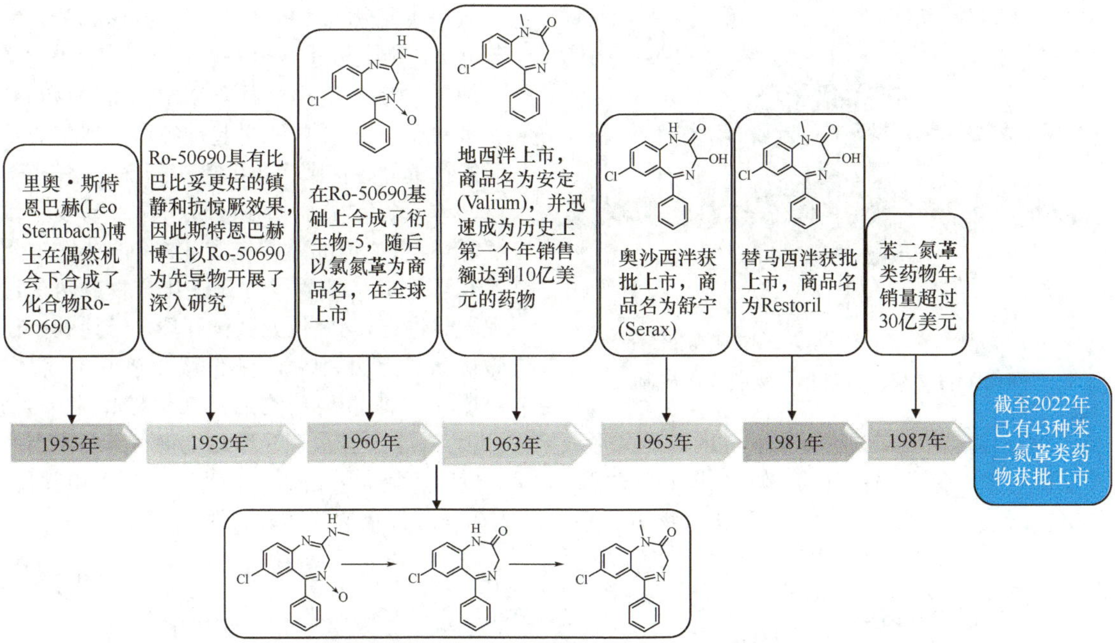

图 11.2　苯二氮䓬类药物研发过程中的里程碑事件

苯二氮䓬类药物的基本结构是苯环和七元亚胺内酰胺环骈合的 1,4-苯二氮䓬母核，该类药物结构中具有 1,2 位的酰胺键和 4,5 位的亚胺键，两者在酸性条件下容易发生开环反应。在 1,2 位骈合五元含氮杂环（如咪唑），即可得到词尾为唑仑（-azolam）的一系列苯二氮䓬类药物，其代谢活性、受体亲和力均显著增强，如艾司唑仑（estazolam）、咪达唑仑、三唑仑（triazolam）等。代表性苯二氮䓬类药物如图 11.3 所示。

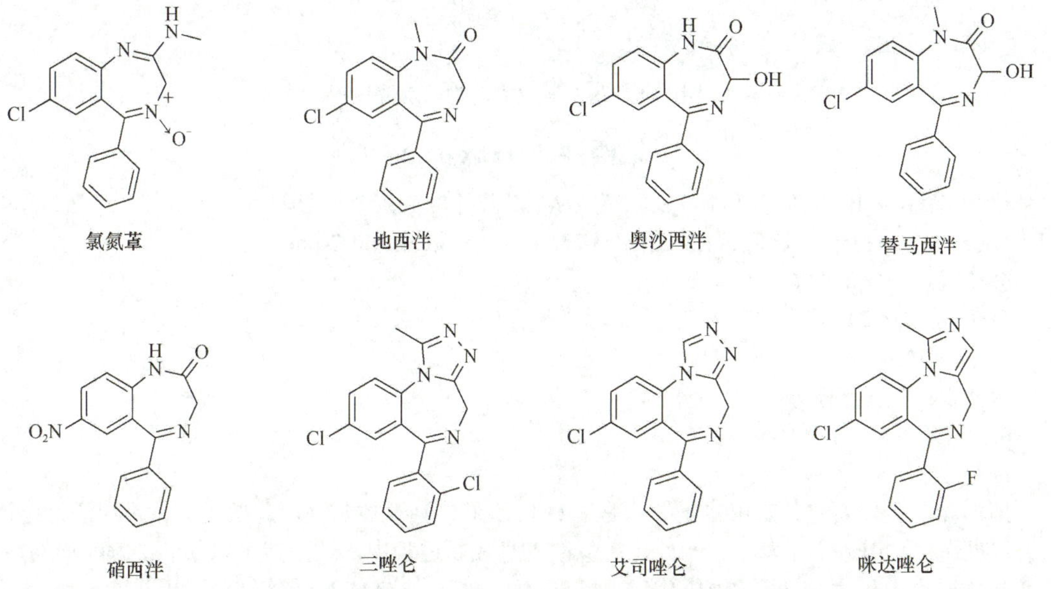

图 11.3　代表性苯二氮䓬类药物

苯二氮䓬类药物的作用机制与脑内 GABA 有关。GABA 是哺乳动物神经系统中的主要抑制性神经递质，其受体可分为 $GABA_A$、$GABA_B$ 和 $GABA_C$ 三种类型。$GABA_A$ 受体由五个亚基组成，五个亚基中心为门控 Cl^- 通道（图 11.4）。苯二氮䓬类药物的镇静催眠作用主要与 $GABA_A$ 受体的 α 亚基相关。α 亚基上存在特异的苯二氮䓬类药物结合位点，所以又被称为苯二氮䓬类受体。当苯

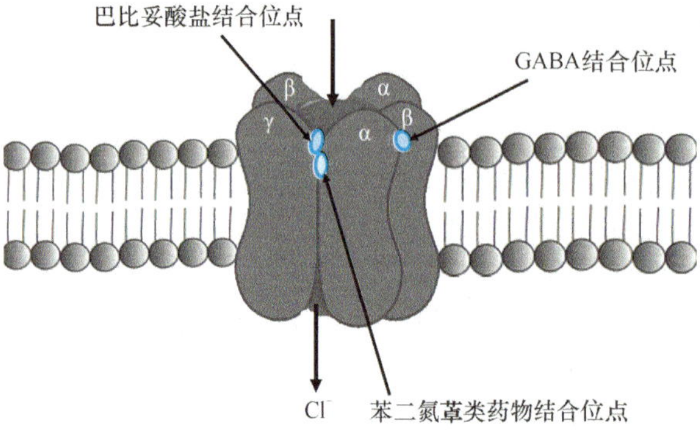

图 11.4　苯二氮䓬类药物的作用机制

二氮䓬类药物与受体结合时，会形成苯二氮䓬-Cl^-通道大分子复合物，进而增加Cl^-通道开放的频率，增强受体与 GABA 的亲和力，促进 GABA 的释放，引起神经抑制作用，从而发挥镇静、催眠、抗惊厥等药理作用。

苯二氮䓬类药物在酸性条件下易发生水解开环，1,2 位的酰胺键和 4,5 位的亚胺键水解开环生成二苯酮及甘氨酸化合物，两个过程同时进行。4,5 位亚胺键开环是可逆的，在酸性条件下开环后，可在碱性条件下闭环。口服苯二氮䓬类药物后，在胃酸作用下 4,5 位水解开环，开环产物进入弱碱性的肠道又形成闭环。因此，4,5 位水解开环对生物利用度不会产生影响。苯二氮䓬类药物的生物转化过程发生在肝脏，代谢途径大致相似，主要包括 *N*-去甲基化、C3 位氧化、苯环酚羟基化、氮氧化合物的还原、1,2 位和 4,5 位水解开环等（图 11.5）。

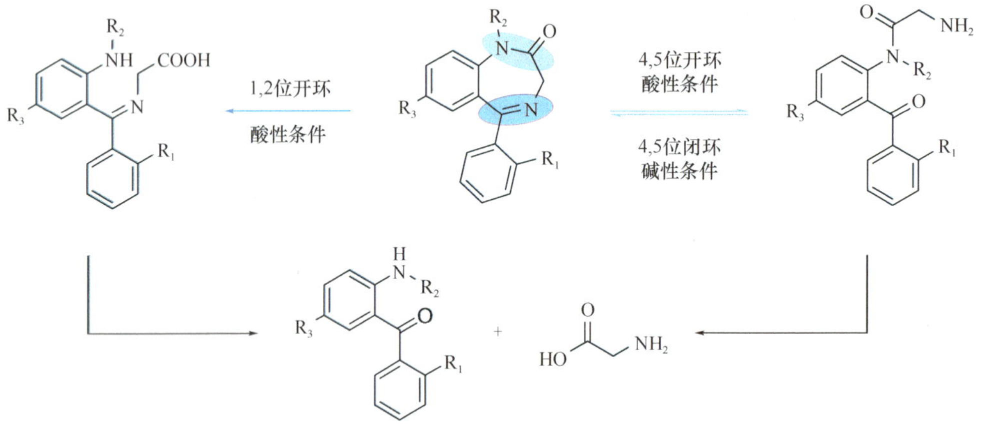

图 11.5　苯二氮䓬类药物的水解过程

地西泮（Diazepam）

化学名：1-甲基-5-苯基-7-氯-1,3-二氢-2*H*-1,4-苯并二氮杂䓬-2-酮

1-methyl-5-phenyl-7-chloro-1,3-dihydro-2*H*-1,4-benzodiazepin-2-one

分子式：$C_{16}H_{13}ClN_2O$

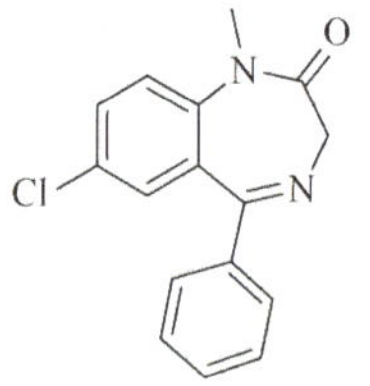

分子量：284.74

熔点：130～134℃

水溶性：极微溶于水

$pK_a=3.40$

$\lg P=2.82$

地西泮，又称安定、苯甲二氮䓬，是一种长效苯二氮䓬类药物，起效迅速，常用于治疗严重焦虑、恐慌症、缓解癫痫发作。此外，在急性乙醇戒断过程中，地西泮可以帮助缓解躁动的症状。地西泮主要作用于大脑和脊髓中的苯二氮䓬受体，通过与 GABA 受体结合，促进 GABA 的释放来发挥神经抑制作用。地西泮于 1963 年获批上市，仅在 1978 年销量就达到 20 亿片剂。

地西泮口服后在胃肠道内被迅速吸收，达峰时间为 1～1.5 h，生物利用度为 64%～97%。该药具有双相半衰期，包括初始快速分布阶段和终末消除阶段，半衰期为 1～2 天。其主要活性代谢物为去甲基地西泮，半衰期为 3～7 天。地西泮与血浆蛋白结合率为 96%～99%，表观分布容积为 0.8～1.0 L/kg，且广泛分布于组织中。该药脂溶性高，可以穿过血脑屏障及血胎屏障，因此孕妇慎用、肝功能损害者禁用。在口服情况下，地西泮在小鼠和大鼠内的 LD_{50} 分别为 720 mg/kg 和 1240 mg/kg。地西泮过量的主要症状包括共济失调、嗜睡、肌无力、低血压、心动过缓、眼球震颤等，超过量服用甚至会导致昏迷和呼吸暂停。过量使用地西泮的解毒剂是氟马西尼（flumazenil），该药物可以治疗严重的呼吸抑制及心血管并发症。

地西泮主要与葡糖醛酸结合，通过尿液排泄。该药主要被 CYP3A4 去甲基化生成 *N*-去甲基地西泮（M1），也可被 CYP3A4 羟基化为替马西泮（M2）。*N*-去甲基地西泮和替马西泮进一步代谢生成奥沙西泮（M3），最终替马西泮和奥沙西泮通过葡糖醛酸化（M4）经尿液排泄（图 11.6）。

地西泮的合成是以 2-甲氨基-5-氯二苯甲酮（Ⅰ-1）为起始原料，首先与氯乙酰氯进行酰化反应生成 2-(*N*-甲基-*N*-氯乙酰基)-5-氯二苯甲酮（Ⅰ-2），再在六亚甲基四胺的醇溶液中环合制得该药（图 11.7）。

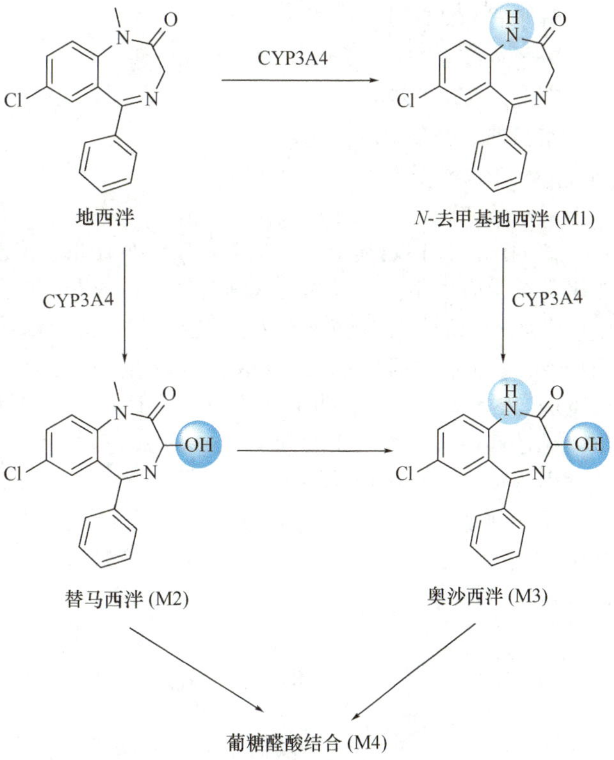

图 11.6　地西泮的代谢途径

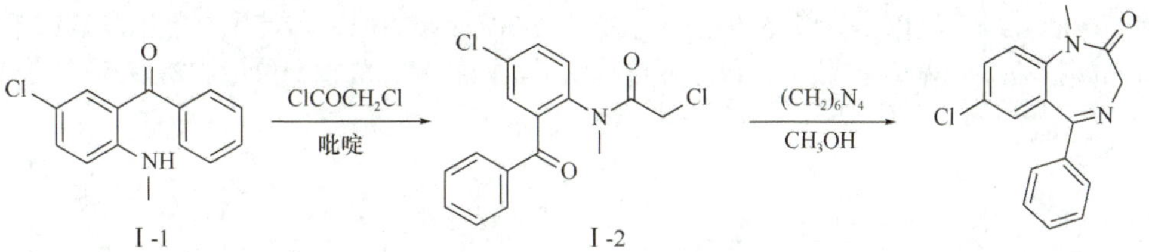

图 11.7　地西泮的合成路线

世界经典药物——地西泮

青霉素、阿司匹林和地西泮是世界公认度最高的三大经典药物，在药物更迭的进程中历久弥坚，是延长人类寿命的重要治疗药物。

地西泮作为镇静催眠药，是全球处方量最大的药物之一。1955 年某公司的药剂师试图研究一种可以代替巴比妥类的药物而未获得成功，两年后实验室助手在清理垃圾时无意中发现了这些“失败”的化合物并对其进行检测，结果发现这些化合物具有极好的镇定催眠作用。该公司很快将此药物推向市场，并在全球范围内销售。尽管地西泮的耐受性和成瘾性不容忽视，但其临床使用安全有效，并不会影响它成为世界经典药物之一。

硝西泮（Nitrazepam）

化学名：5-苯基-7-硝基-1,3-二氢-2*H*-1,4-苯并二氮杂䓬-2-酮

5-phenyl-7-nitro-1,3-dihydro-1,4-2*H*-benzodiazepin-2-one

分子式：$C_{15}H_{11}N_3O_3$

分子量：281.27

熔点：223～227℃

水溶性：不溶于水

$pK_a=11.66$

$\lg P=2.25$

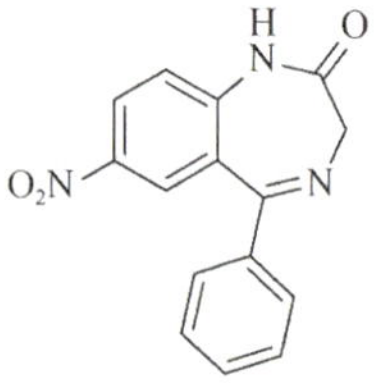

硝西泮，又称硝基安定，是一种广泛使用的苯二氮䓬类催眠药物，具有很强的镇静催眠、抗焦虑、抗惊厥作用，可以缩短入睡时间，延长睡眠时间，用于治疗严重焦虑和失眠问题，还具有中枢性肌松弛的作用。硝西泮主要作用于大脑边缘系统，通过与苯二氮䓬受体结合，促进 GABA 的释放来发挥神经抑制作用。过量服用硝西泮可能会导致呼吸障碍、头晕、口齿不清、极度嗜睡等，严重服药过量时，这些症状可能发展为昏迷，并有致死的可能。

硝西泮口服生物利用度为 53%～94%，药物半衰期为 15～38 h，口服半数致死量在小鼠和大鼠体内分别约为 550 mg/kg 和 825 mg/kg。

硝西泮主要在肝脏中代谢，通过醛氧化酶还原为 7-氨基硝西泮（M5），随后通过 *N*-乙酰基转移酶乙酰化为 7-乙酰氨基硝西泮（M6）（图 11.8）。

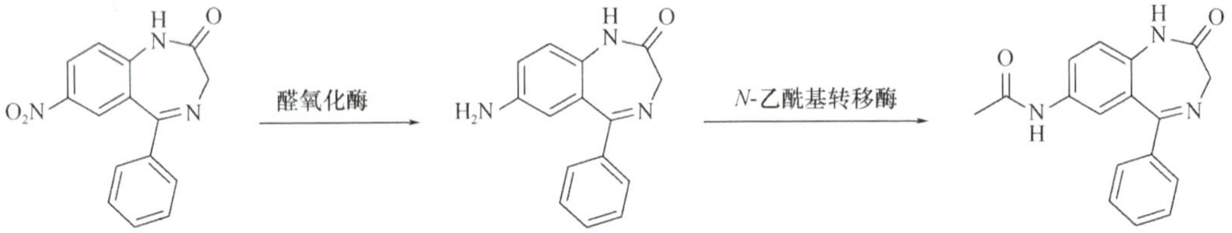

图 11.8　硝西泮的体内代谢途径

硝西泮的合成一般以 2-氨基-5-硝基二苯酮（Ⅰ-3）为起始原料，首先与氯乙酰氯在苯中回流得 2-氯乙酰胺基-5-硝基二苯酮（Ⅰ-4），再与六亚甲基四胺和乙醇混合反应制得该药（图 11.9）。

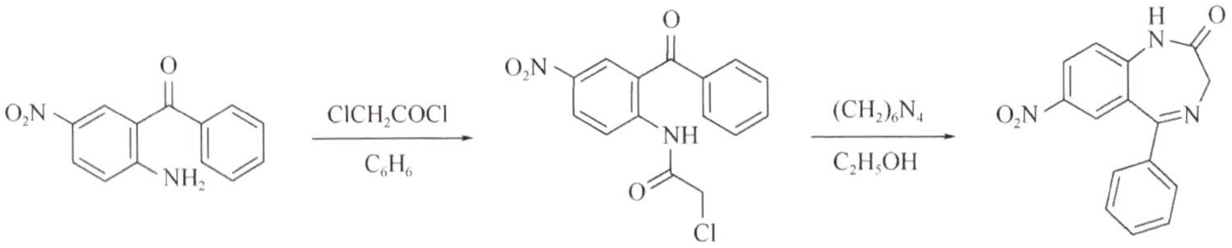

图 11.9　硝西泮的合成路线

苯二氮䓬类药物的活性必需基团为七元亚胺内酰胺环，当 R_1 或 R_3 为吸电子基团如卤素时，可以增强药物的活性；当 R_2 为甲基或长链烷基时，可以延长药物的作用时间；在 1,2 位或 4,5 位骈合杂环也可增强药物活性；在 3 位引入取代基后，由于取代基对七元环的构象产生了影响，一般左旋体的作用略弱于右旋体。苯二氮䓬类药物的构效关系如图 11.10 所示。

三、非苯二氮䓬类 $GABA_A$ 受体激动剂

非苯二氮䓬类 $GABA_A$ 受体激动剂（non-benzodiazepines $GABA_A$ agonist）于 20 世纪 90 年代迅速发展，成为一种新型镇静催眠药。苯二氮䓬类药物因其残留效应、呼吸抑制和成瘾性等副作用，已渐少用于失眠治疗。而非苯二氮䓬类催眠药物不影响健康人的正常睡眠生理结构，而且相比于苯二氮䓬类药物，副作用很小，几乎不会成瘾，且没有失眠反跳现象，因此逐渐成为临床治疗失眠的首选药物。目前临床常用的非苯二氮䓬类 $GABA_A$ 受体激动剂包括咪唑并吡啶类药物，

如酒石酸唑吡坦（zolpidem tartrate），以及吡咯酮类药物，如佐匹克隆（zopiclone）、扎来普隆（zaleplon）等。

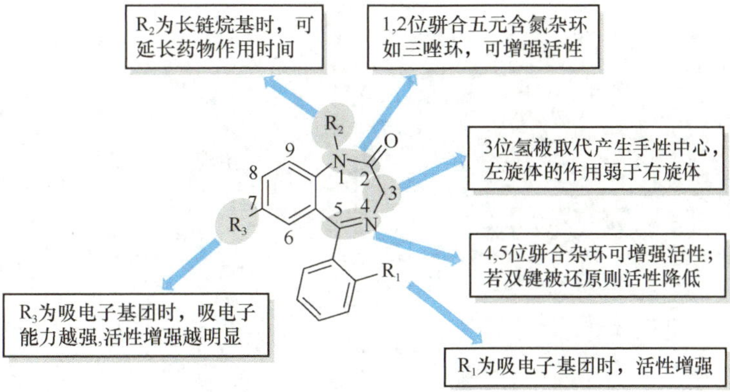

图 11.10　苯二氮䓬类药物的构效关系

非 $GABA_A$ 受体激动剂可特异性作用于 $GABA_A$ 受体的亚基，增加 Cl^- 通道开放的频率，引起神经抑制而发挥镇静催眠作用。苯二氮䓬类药物非选择性作用于苯二氮䓬受体 ω_1 和 ω_2 亚型，与其不同的是，非苯二氮䓬类 $GABA_A$ 受体激动剂常选择性作用于苯二氮䓬受体的 ω_1 亚型和（或）作用于 $GABA_A$ 受体的其他特殊结合位点。

酒石酸唑吡坦（Zolpidem Tartrate）

化学名：*N*,*N*,6-三甲基-2-(4-甲基苯基)咪唑并[1,2-*α*]吡啶-3-乙酰胺-*L*-(+)-酒石酸盐

N,*N*,6-trimethyl-2-(4-methylphenyl)imidazo[1,2-*α*]pyridin-3-acetamide-*L*-(+)-tartrate

分子式：$(C_{19}H_{21}N_3O)_2 \cdot C_4H_6O_6$

分子量：764.88

熔点：194～197℃

水溶性：微溶于水

$pK_a=6.20$

$\lg P=2.42$

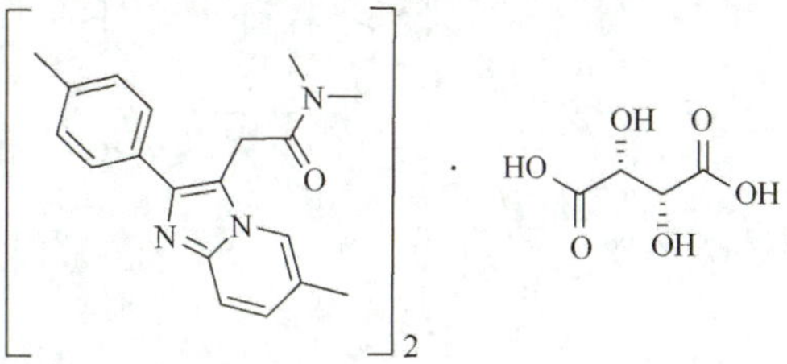

酒石酸唑吡坦，小剂量常用于治疗失眠，是目前临床治疗失眠的首选药物。既能选择性与中枢神经系统的苯二氮䓬受体 ω_1 亚型结合，又能特异性作用于 $GABA_A$ 受体的其他位点，产生神经抑制作用；其能缩短入睡时间，延长睡眠时间，具有较强的镇静作用，对呼吸作用无抑制。酒石酸唑吡坦于 1987 年获批上市。在目前使用的镇静催眠药中，酒石酸唑吡坦的安全性最高，有逐步取代苯二氮䓬类药物的趋势。

唑吡坦口服后可以迅速被胃肠道完全吸收，但由于首过效应，其生物利用度仅为 70% 左右；该药物血浆蛋白结合率约为 93%；表观分布容积为 0.54～0.68 L/kg；半衰期约为 2 h，肝功能不全的患者半衰期延长。在口服条件下，该药物在大鼠中的 LD_{50} 约为 695 mg/kg。该药主要以氧化的方式在肝脏代谢，主要生成的活性羧酸代谢产物经肾脏由尿液排出，仅 1% 的药物以原型存在于尿液中。肾功能不全的患者，药物清除速率较慢，会引起药物在体内蓄积，因此肾功能不全者慎用该药。

酒石酸唑吡坦几乎完全在肝脏中被代谢消除，主要是通过将苯环或咪唑并吡啶环上的甲基氧化成相应的羧酸（M7，M8）或吡啶环上羟基化（M9）（图 11.11）。

酒石酸唑吡坦的合成是以 6-甲基-2-(4-甲基苯基)咪唑并[1,2-*α*]吡啶（Ⅰ-5）为原料，先与 2,2-乙氧基乙酰二甲胺反应，所得化合物（Ⅰ-6）通过氯化（Ⅰ-7）、加氢脱氯（Ⅰ-8）和成盐 3 步反应制得该药（图 11.12）。

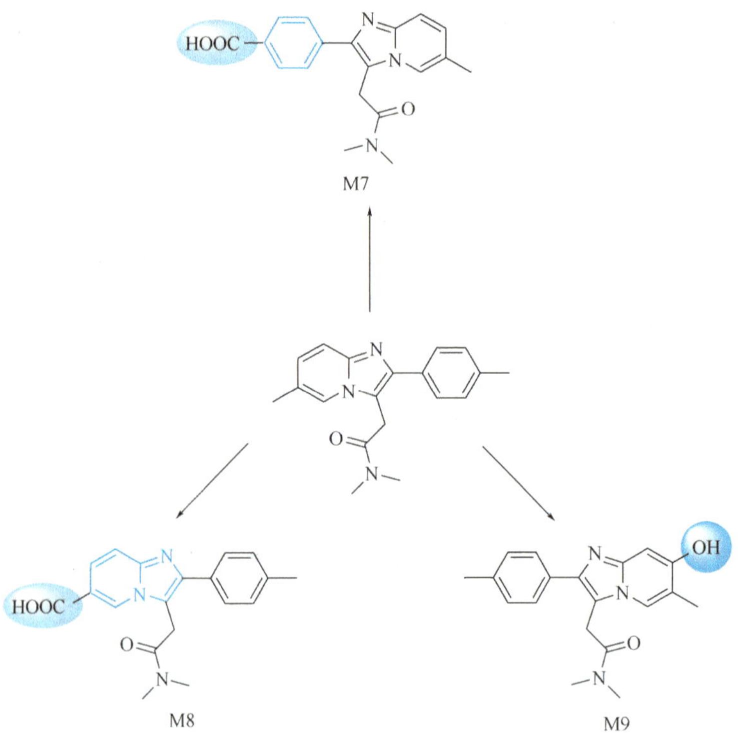

图 11.11　唑吡坦的代谢途径

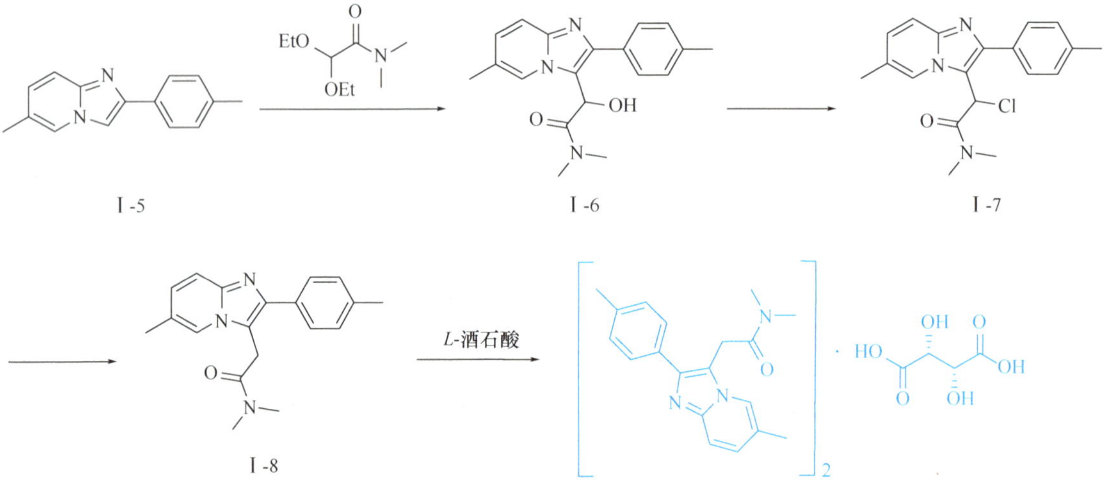

图 11.12　酒石酸唑吡坦的合成路线

佐匹克隆（Zopiclone）

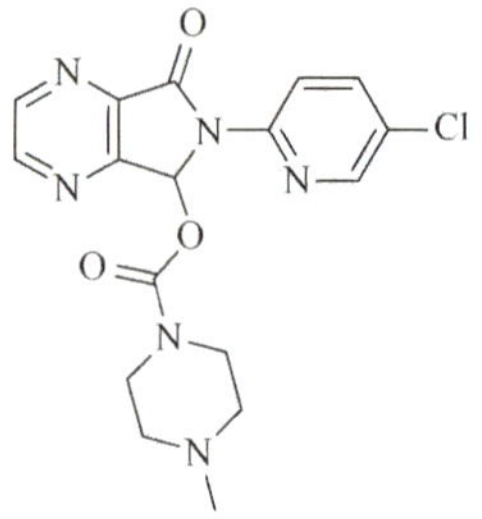

化学名：6-(5-氯吡啶-2-基)-7-[(4-甲基哌嗪-1-基) 甲酰氧基]-5,6-二氢吡咯并 [3,4-*β*] 吡嗪-5-酮

6-(5-chloropyridin-2-yl)-7-[(4-methylpiperazine-1-yl)formyloxyl]-5,6-dihydropyrrolo[3,4-*β*]pyrazin-5-one

分子式：$C_{17}H_{17}ClN_6O_3$

分子量：388.81

熔点：175～178℃

水溶性：几乎不溶于水

pK_a=8.04

lg P=0.80

佐匹克隆是一种用来治疗失眠的新型催眠剂，临床上用于治疗各种原因引起的失眠症，尤其适用于不能耐受次晨残余作用的患者，属于速效催眠药。该药作用于$GABA_A$受体的特殊结合位点，结合方式与传统的苯二氮䓬类药物完全不同。口服后迅速吸收，消除半衰期约为 5 h，肝功能不全者消除半衰期约 12 h。主要在肝脏代谢，代谢方式包括 *N*-去甲基、*N*-氧化及脱羧，代谢产物包括无活性的 *N*-去甲基代谢物（M10）和有弱活性的 *N*-氧化物（M11）（图 11.13），所有代谢物经肾脏由尿液排出。佐匹克隆于 1984 年获批上市，此后经过深入研究发现右旋佐匹克隆具有更好的疗效，并于 2004 年上市。过量服用佐匹克隆会导致困倦、头痛、恶心、呕吐、焦虑等，已有报道因过量使用本品而致命的病例。

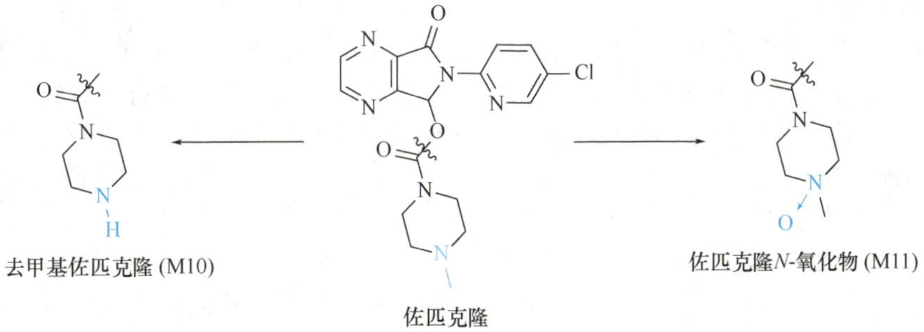

图 11.13　佐匹克隆在体内的主要代谢途径

佐匹克隆口服后迅速吸收，消除半衰期约为 5 h，肝功能不全者消除半衰期约 12 h，血浆蛋白结合率为 54%，口服在小鼠和大鼠内的 LD_{50} 分别为 2174 mg/kg 和 827 mg/kg。

佐匹克隆的合成是将吡嗪-2,3-二羧酸酐（Ⅰ-9）和 2-氨基-5-氯吡啶（Ⅰ-10）在乙腈中回流反应后，所得化合物（Ⅰ-11）在 $SOCl_2$ 作用下进行环化反应（Ⅰ-12），再通过 KBH_4 还原（Ⅰ-13），最后在 NaH 存在下与哌嗪甲酰氯发生酯化反应制得该药（图 11.14）。

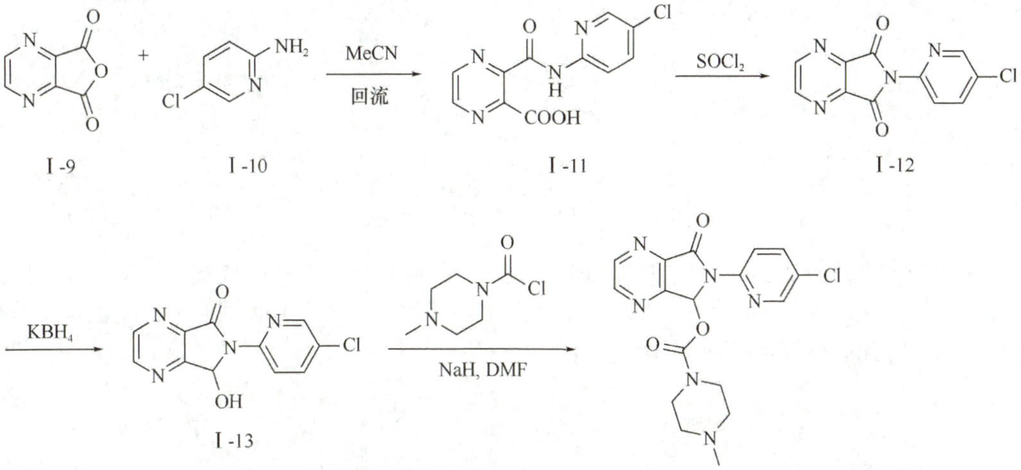

图 11.14　佐匹克隆的合成路线

扎来普隆（Zaleplon）

化学名：*N*-[3-(3-氰基吡唑并 [1,5-*α*] 嘧啶-7-基) 苯基]-*N*-乙基乙酰胺

N-[3-(3-cyanopyrazolo[1,5-*α*]pyrimidin-7-yl)phenyl]-*N*-ethylacetamide

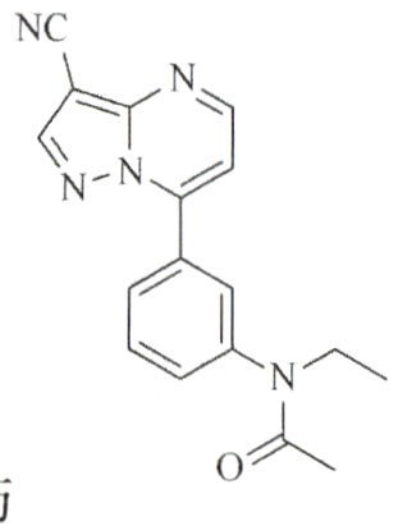

分子式：$C_{17}H_{15}N_5O$

分子量：305.33

熔点：185～188℃

水溶性：不溶于水

pK_a=0.28

lg P=0.90

扎来普隆是属于吡唑并嘧啶类非苯二氮䓬类药物，临床用于治疗失眠。该药选择性地结合苯二氮䓬受体的 ω_1 亚基，增加氯离子通道开放的频率，同时与 GABA-GABA$_A$ 受体复合物相互作用，增强 GABA 的活性，引起神经抑制，发挥镇静、抗焦虑和抗惊厥作用。扎来普隆于 1999 年获批上市。

扎来普隆的血浆蛋白结合率约为 60%；生物利用度约为 30%；表观分布容积为 1.4 L/kg；肾脏清除率约为 71%。

扎来普隆主要通过肝脏的多种醛氧化酶代谢，以去乙基扎来普隆（M12）、5-氧代扎来普隆（M13）、5-氧代去乙基扎来普隆（M14）的形式经尿液代谢排出体外，仅有＜1% 的扎来普隆以原型存在于尿液中（图 11.15）。扎来普隆有时会与肝脏中的 CYP（主要为 CYP3A4）发生相互作用，引起肝损伤，但这种情况较为罕见。

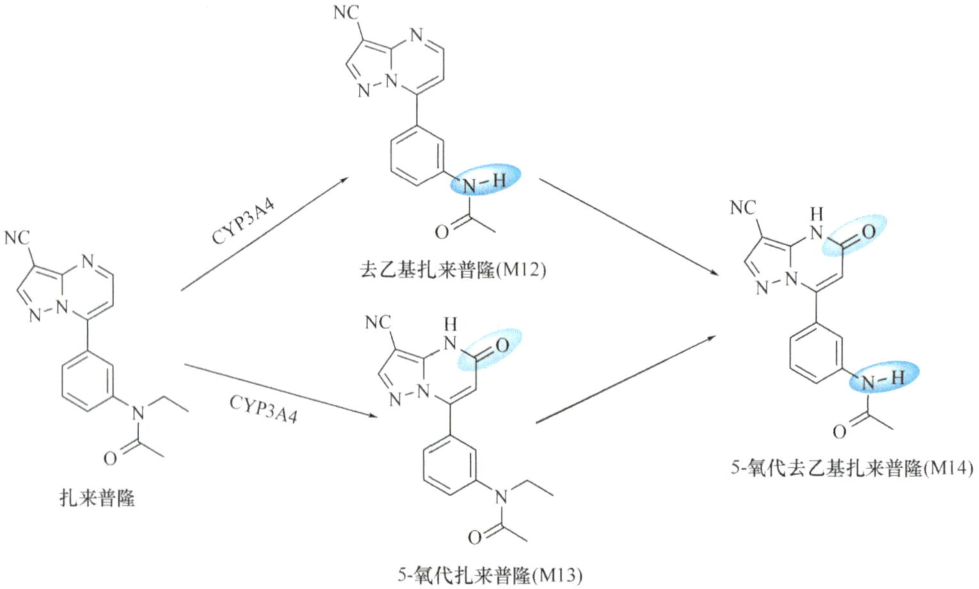

图 11.15　扎来普隆的体内代谢途径

扎来普隆的合成首先由 *N*-(3-乙酰苯基) 乙酰胺（Ⅰ-14）与二甲基甲酰胺二甲基缩醛在回流条件下缩合，所得化合物（Ⅰ-15）在 NaH 作用下发生乙基化反应（Ⅰ-16），再与 3-氨基-4-氰基吡唑在乙酸中回流环化制得该药（图 11.16）。

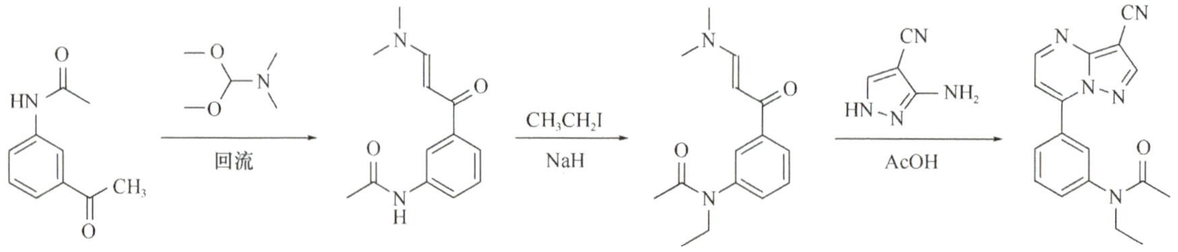

Ⅰ-14　　Ⅰ-15　　Ⅰ-16

图 11.16　扎来普隆的合成路线

四、褪黑素受体激动剂

褪黑素（melatonin，MT）是人体自然产生的一种激素，由大脑松果体产生，具有调节昼夜节律和正常睡眠周期的作用。褪黑素受体包括两种亚型，即褪黑素受体 1（MT_1）和褪黑素受体 2（MT_2）。其中，MT_1 与人体节律调节相关，MT_2 与体内褪黑素活性变化相关。褪黑素受体激动剂可与大脑中的褪黑素受体结合，产生促进睡眠的作用（图 11.17）。

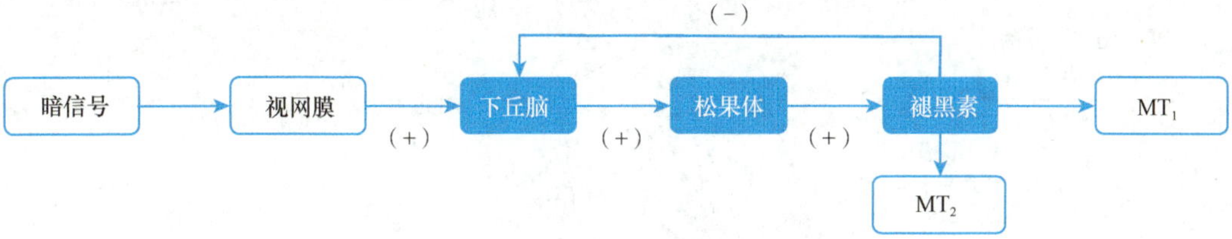

图 11.17　褪黑素受体激动剂的作用机制

雷美替胺（Ramelteon）

化学名：(*S*)-*N*-[2-(1,6,7,8-四氢-2*H*-茚并 [5,4-*b*] 呋喃-8-基) 乙基] 丙酰胺

(*S*)-*N*-[2-(1,6,7,8-tetrahydro-2*H*-indeno[5,4-*b*]furan-8-yl)ethyl]propionamide

分子式：$C_{16}H_{21}NO_2$

分子量：259.34

熔点：113～115℃

水溶性：几乎不溶于水

pK_a=15.82

lg *P*=2.40

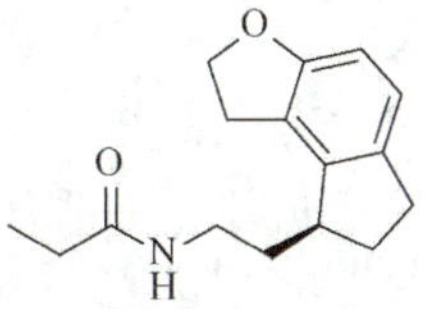

雷美替胺为常见的褪黑素受体激动剂，对于 MT_1 和 MT_2 具有比较高的亲和力，且对于 MT_1 选择性更高，而对其他神经递质受体的亲和力有限，因此具有促进睡眠的作用。该品对于启动睡眠疗效较好，没有药物依赖性，也不会产生戒断现象。雷美替胺是首个未被列为特殊管制要求的失眠症治疗药物，于 2005 年获批上市。

雷美替胺吸收迅速且比较完全，生物利用度＞84%；人体血浆蛋白结合率约为 84%；药物半衰期为 1～2.6 h；表观分布容积为 73.6 L。该药主要经肝脏代谢，但不会引起明显的肝损伤或血清酶含量升高，代谢可以产生活性代谢产物，但镇静效果较弱。该药口服后约 84% 通过尿液排出，4% 通过粪便排出，不到 0.1% 的药物以原型排出。该药代谢途径如图 11.18 所示。

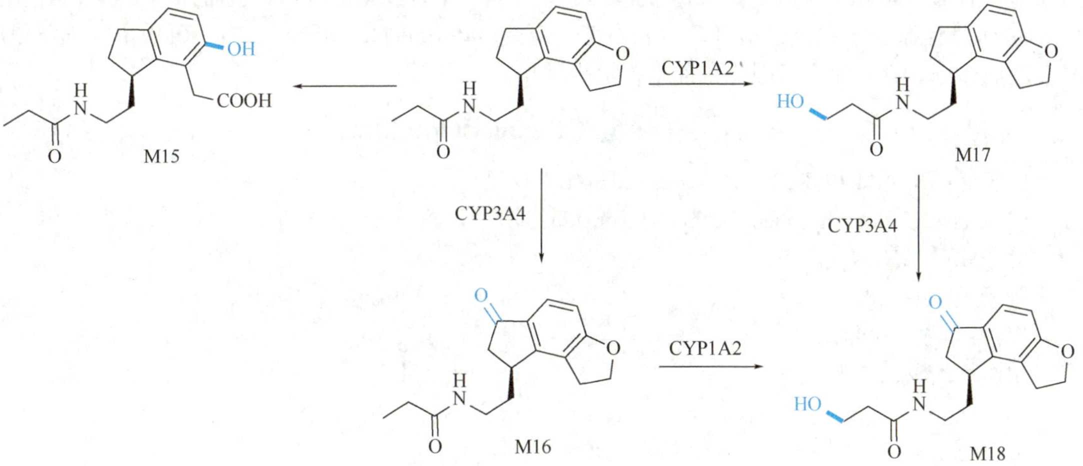

图 11.18　雷美替胺的体内代谢途径

雷美替胺的合成是以2,3-二氢苯并呋喃（Ⅰ-17）和二氯甲基甲醚为原料，在$TiCl_4$作用下生成2,3-二氢苯并呋喃-5-甲醛（Ⅰ-18），进一步经缩合得到丙烯酸酯化合物（Ⅰ-19），再通过Br_2溴代、Fe还原得到6,7-二溴代丙酸酯化合物（Ⅰ-20），然后依次经过碱水解（Ⅰ-21）、氯化（Ⅰ-22）、环化（Ⅰ-23）、还原（Ⅰ-24）、缩合（Ⅰ-25）及再水解反应后得到2-(2,6,7,8-四氢呋喃-1*H*-茚并[5,4-b]呋喃-8-亚基)乙胺（Ⅰ-26），再与丙酰氯发生酰化反应后，所得化合物（Ⅰ-27）最后通过手性催化剂进行对映选择性还原得到目标(*S*)-对映体（图11.19）。

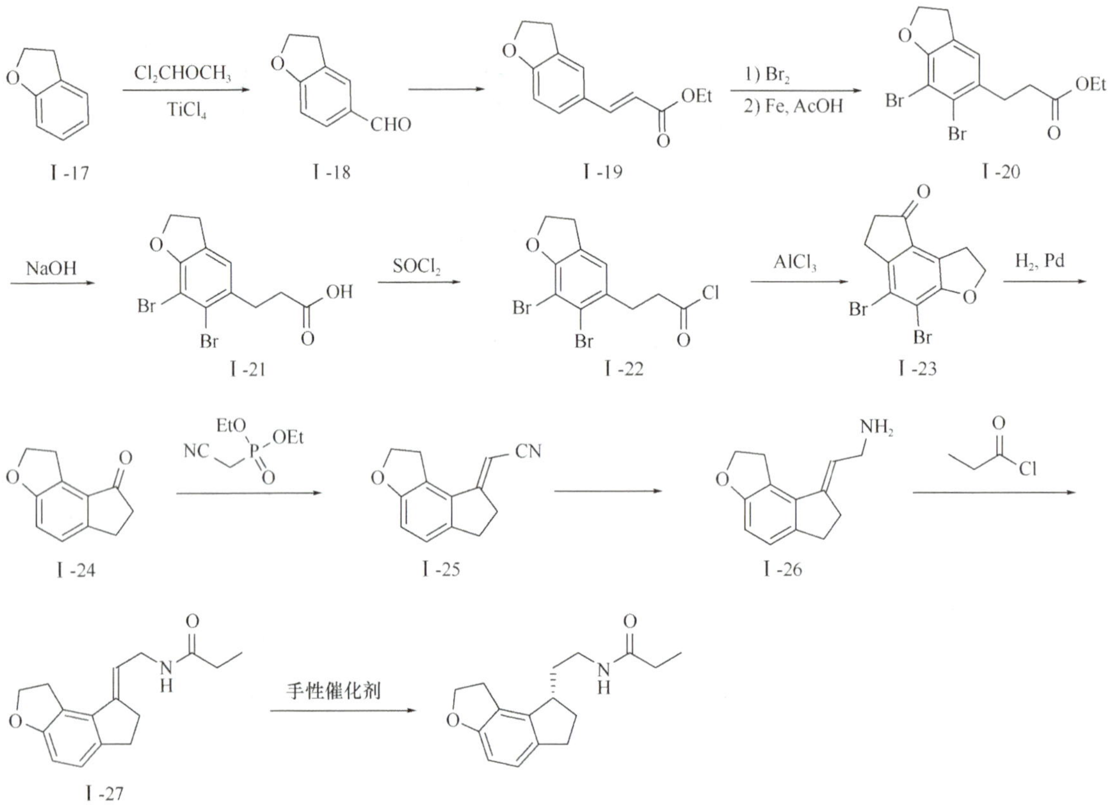

图11.19　雷美替胺的合成路线

五、α_2受体激动剂

α_2受体激动剂作用于脑干，与α_2受体结合，抑制去甲肾腺素的释放，从而抑制交感神经活动。代表性α_2受体激动剂主要包括可乐定和右美托咪定（dexmedetomidine）。由于可乐定大剂量使用时会造成休克，甚至死亡，因此目前临床很少使用。

右美托咪定（Dexmedetomidine）

化学名：(*S*)-4-[1-(2,3-二甲基苯基)乙基]-1*H*-咪唑

(*S*)-4-[1-(2,3-dimethylphenyl)ethyl]-1*H*-imidazole

分子式：$C_{13}H_{16}N_2$

分子量：200.28

熔点：146～149℃

水溶性：易溶于水

$pK_a=7.10$

$\lg P=3.18$

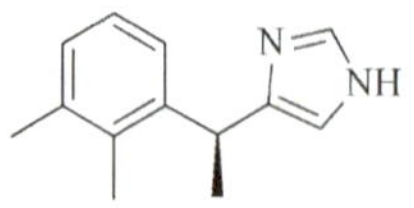

右美托咪定是一种特异性α_2受体激动剂，属于邻二甲苯类化合物，临床上用作镇静剂和镇痛

剂，如果大剂量使用也可作为全身麻醉剂。右美托咪定于 1999 年获批上市。

右美托咪定与其他镇静催眠药的区别在于，其可以诱导产生一种独特的镇静反应，被称为可唤醒镇静，即使用者可轻松由睡眠过渡到清醒状态，从而使患者在受到刺激时可以较容易地转变为清醒状态。该药通过与 α_2 受体结合，抑制去甲肾上腺素的释放，使交感神经张力降低，从而发挥镇静作用，同时降低血压和心率，常用于机械通气的镇静。右美托咪定会产生较为严重的副作用，如心搏骤停，因此临床应谨慎使用。

右美托咪定血浆蛋白结合率为 94%，药物半衰期约为 2 h，表观分布容积约为 118 L，主要通过肝脏代谢，生成 *N*-葡糖醛酸化产物，通过肾脏经尿液排出体外。

右美托咪定的合成是以咪唑苯甲酮（Ⅰ-28）为原料，先与氯甲酸乙酯反应（Ⅰ-29），再与甲醛缩合（Ⅰ-30），通过氢气/手性催化剂进行对映选择性还原（Ⅰ-31），最后酸脱保护制得该药（图 11.20）。

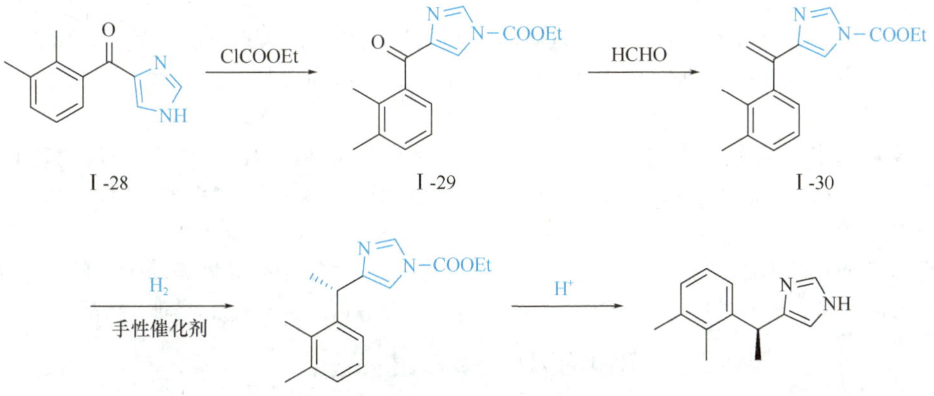

图 11.20　右美托咪定的合成路线

六、其他药物

水合氯醛（Chloral Hydrate）

化学名：2,2,2-三氯-1,1-乙二醇

2,2,2-trichloroethane-1,1-diol

分子式：$C_2H_3Cl_3O_2$

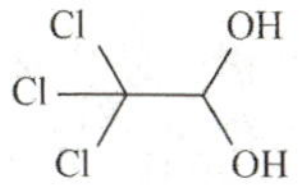

分子量：165.40

熔点：56～58℃

溶解性：可溶于水

$pK_a=9.51$

$\lg P=0.99$

水合氯醛又称三氯乙醛，是常用的镇静剂和抗惊厥剂。此种药物对于中枢神经系统的作用与巴比妥类药物类似，催眠作用较温和，可诱导入睡，副作用较小。小剂量可作为催眠药，较大剂量具有抗惊厥作用，再增加用量可应用于临床麻醉，但作麻醉用途较少。水合氯醛于 1963 年在美国获批上市。

水合氯醛的作用机制尚不清楚，可能与对 $GABA_A$ 受体的抑制有关。该药在胃肠道迅速吸收，代谢物可以通过血脑屏障和血胎屏障，因此孕妇慎用。水合氯醛使用后 30～60 min 达到血液峰浓度，血浆蛋白结合率为 35%～40%，药物半衰期为 8～12 h。在口服条件下，对大鼠的 LD_{50} 为 200～500 mg/kg。

水合氯醛的代谢主要在肝脏和红细胞内进行，经醇脱氢酶催化生成活性代谢物三氯乙醇，三氯乙醇进一步氧化生成三氯乙酸。水合氯醛也可进行葡糖醛酸化生成无活性的代谢物，代谢物由肾脏经尿液排出。

格鲁米特（Glutethimide）

化学名：3-乙基-3-苯基哌啶-2,6-二酮

3-ethyl-3-phenylpiperidine-2,6-dione

分子式：$C_{13}H_{15}NO_2$

分子量：217.26

熔点：83～85℃

水溶性：不溶于水

$pK_a=9.20$

$\lg P=1.90$

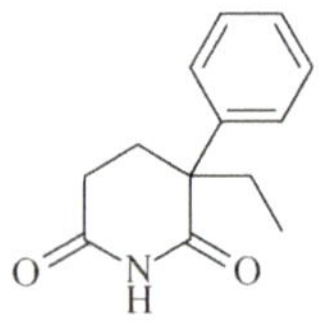

格鲁米特是一种哌啶类药物，小剂量时具有镇静催眠效果，大剂量具有致死风险。该药于20世纪上市，作为巴比妥类药物的替代品，但此后发现此种药物也具有依赖性，很快被停用，临床上已被其他药物取代。

格鲁米特的半衰期为10～12 h；血浆蛋白结合率约为50%。口服条件下，在小鼠和大鼠内的 LD_{50} 分别为360 mg/kg和600 mg/kg。该药主要在肝脏代谢，几乎可以完全被代谢，代谢物经尿液排出，只有约2%的药物以原型存在于尿液中。

格鲁米特作用机制尚未完全清楚，格鲁米特可能是一种GABA受体激动剂，其作用也可能与诱导CYP2D6有关。此种药物与可卡因一起服用时，会促进可卡因转化为吗啡，镇静效果显著增强。

甲丙氨酯（Meprobamate）

化学名：2-甲基-2-丙基-1,3-丙二醇二氨基甲酸酯

2-methyl-2-propyl-1,3-propanediol dicarbamate

分子式：$C_9H_{18}N_2O_4$

分子量：218.25

熔点：104～106℃

水溶性：可溶于水

$pK_a=15.17$

$\lg P=0.70$

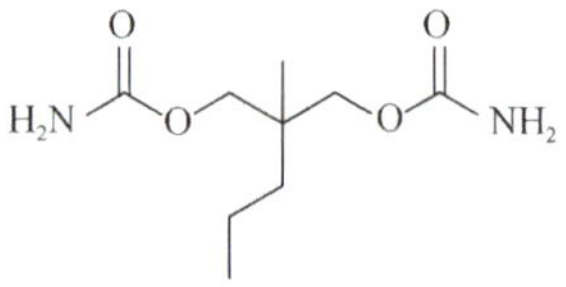

甲丙氨酯在临床上用作催眠药、镇静剂，特定情况下也可作肌肉松弛剂使用。该药物也可用于治疗焦虑症，对于发作性癫痫有抗惊厥作用，但对大发作性癫痫没有抗惊厥作用，反而可能会加重病情。甲丙氨酯于1955年获批上市，目前属于管控药物，由于会产生依赖性，临床上已逐步被苯二氮䓬类药物所取代。

甲丙氨酯口服后可以被胃肠道充分吸收，血浆半衰期约为10 h；在口服条件下，在小鼠和大鼠内的 LD_{50} 分别为750 mg/kg和794 mg/kg。服用过量的症状包括昏迷、嗜睡、休克、乏力、反应迟钝等。该药在肝脏进行代谢，代谢物经尿液排出体外。甲丙氨酯在中枢神经系统的多个部位（如丘脑和边缘系统）发挥作用，与 $GABA_A$ 受体结合，对网状结构和脊髓中传递信号的神经元产生抑制作用，产生镇静效果。

第二节 抗癫痫药

一、癫痫及其作用机制

癫痫（epilepsy）是由多种原因引起的大脑局部神经元过度兴奋，进而产生阵发性放电引起的脑功能失调疾病，涉及神经元死亡、神经元损伤和神经元网络改变，具体与癫痫发作的类型和持

续时间有关。癫痫的临床表现为运动、感觉、意识、行为功能异常。按照癫痫发作时的表现可以将其分为三类：全身发作、部分发作、非典型性发作。每一类又分为不同的类型，即大发作、小发作、精神运动性发作、局限性发作和癫痫持续状态。值得注意的是，癫痫的特点是癫痫发作，但并非所有的癫痫发作都是由癫痫引起的，如发热性癫痫发作或者药物引起的癫痫发作。

癫痫的发病机制十分复杂，包括离子通道异常、中枢神经系统神经递质分泌失衡、神经环路异常及神经胶质细胞异常等，具体通路如图 11.21。

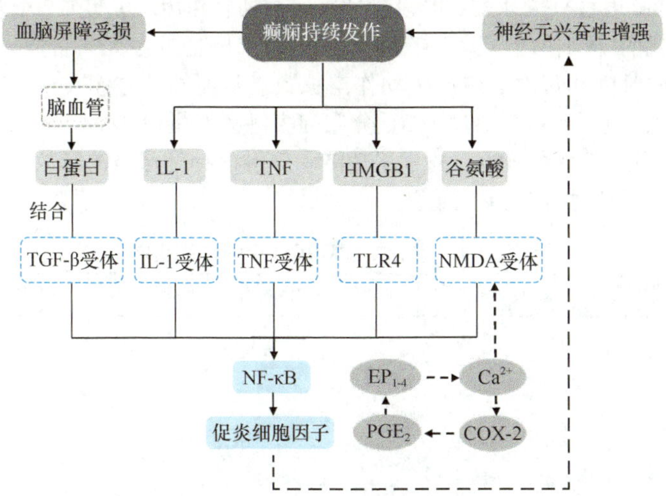

图 11.21　癫痫的发病机制

IL-1. interleukin-1，白介素-1；TNF. tumor necrosis factor，肿瘤坏死因子；HMGB1. high mobility group box-1 protein，高迁移率族蛋白B1；TGF. transforming growth factor，转化生长因子；TLR4. Toll-like receptor 4，Toll样受体4；NMDA. N-methyl-D-aspartic acid，N-甲基-D-天冬氨酸；NF-κB. nuclear factor-kappa B，核因子-κB；COX-2. cyclooxygenase-2，环氧合酶-2；PGE_2. prostaglandin E2，前列腺素 E_2；EP_{1-4}. prostaglandin E receptor 1-4, 前列腺素 E 受体 1-4

抗癫痫药起源于 19 世纪人们用于治疗癫痫的溴化物。溴化物有一定的疗效，但是存在明显的副作用，恶心、呕吐、产生睡眠障碍，长期服用还有成瘾性和耐药性。1912 年，巴比妥类药物苯巴比妥问世，逐步取代溴化物成为主要的癫痫治疗药物。由于巴比妥类药物会对患者的认知功能产生影响，所以后来也被其他抗癫痫药取代。1938 年，研发出了抗癫痫新药苯妥英，这也是抗癫痫药发展史上的里程碑事件，极大推动了抗癫痫药的发展。在 1960～1975 年，卡马西平、丙戊酸盐（valproic acid salt）等抗癫痫药相继问世，为临床治疗提供了更多选择（图 11.22）。

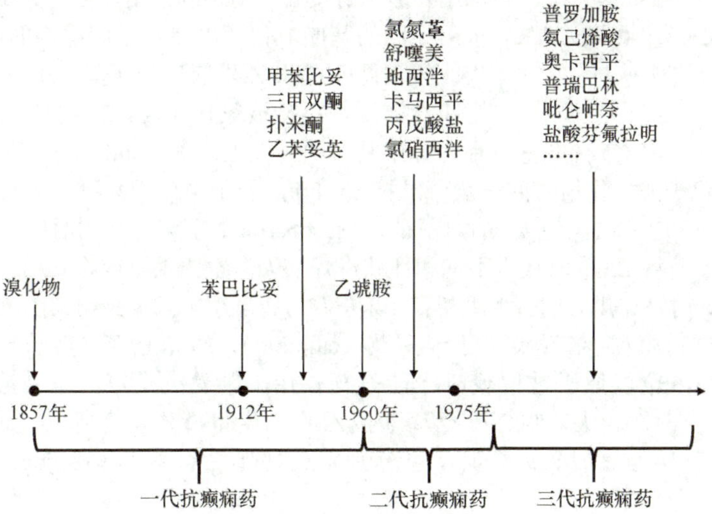

图 11.22　抗癫痫药的发展历程

二、抗癫痫药

抗癫痫药（antiepileptic，AED）是指可以抑制大脑神经兴奋性，阻止或减轻癫痫发作的药物。抗癫痫药按照化学结构可以分为以下几类：酰脲类（ureides）、二苯并氮䓬类（dibenzazides）、脂肪酸类（fatty acids）、GABA 类似物（GABA analogues）和其他类。抗癫痫药的作用机制包括以下几个方面。①电压门控 Na^+通道阻滞：通过阻滞 Na^+通道，减少兴奋性递质谷氨酸的释放，抑制癫痫发作。②增加脑内 GABA 水平：增强对神经元的抑制作用。③增强 $GABA_A$ 受体的介导作用：间接地增强对神经元的抑制作用。④直接促进 Cl^-内流：降低神经元兴奋性。⑤ Ca^{2+}通道阻滞剂：减少癫痫放电持续的时间和每次放电产生动作电位数，从而控制癫痫发作。⑥其他：如左乙拉西坦（levetiracetam）可与中枢神经系统内广泛分布的突触囊泡蛋白 2A（synaptic vesicle protein 2A，SV2A）发生作用，调节突触囊泡的胞外分泌功能和突触前神经递质的释放，抑制癫痫发作。相关代表药物的抗癫痫作用机制如表 11.1 所示。

表 11.1 常见抗癫痫药治疗的作用机制

	Na^+通道阻滞	Ca^{2+}通道阻滞	增加脑内 GABA 水平	增强 $GABA_A$ 受体介导作用	直接促进 Cl^-内流
苯巴比妥				+	++
丙戊酸钠		+	++		
苯妥英钠	++				
加巴喷丁		++			
拉莫三嗪	++	++	+		
左乙拉西坦		+			
奥卡西平	++				
托吡酯	++	+	+	+	

（一）酰脲类抗癫痫药

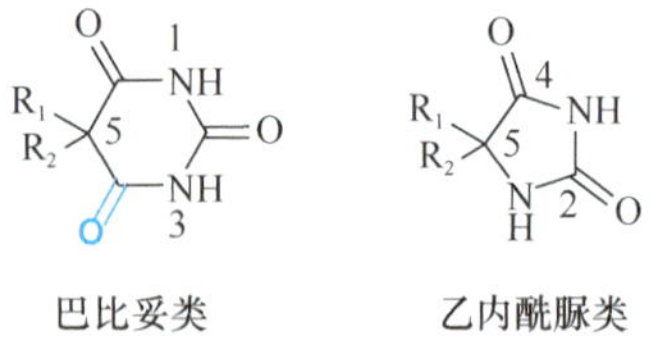

图 11.23 巴比妥类和乙内酰脲类药物的化学结构对比

酰脲类抗癫痫药主要分为两类：巴比妥类（barbiturate）和乙内酰脲类（hydantoine），二者都属于环状酰脲类药物，结构上相差一个羰基（图 11.23）。

巴比妥类药物为巴比妥酸（barbituric acid）的衍生物。巴比妥酸本身没有中枢抑制作用，但将其 C5 位上的两个氢原子用不同的基团取代可以产生不同程度的镇静催眠作用。当 C5 位分别被苯基和乙基取代（即苯巴比妥）时，由于芳基和饱和直链烷基不易被氧化代谢，作用时间可维持 10 h 以上，属于长效类药物；当将 C5 位苯基替换为异戊基［即异戊巴比妥（amobarbital）］时，由于支链烷基相对容易被氧化为醇，作用时间一般可维持 6～8 h，属于中效类药物；当将 C5 位取代为相对更容易氧化的不饱和支链烷烃［如司可巴比妥（secobarbital）］时，作用时间一般可维持 1～4 h，属于短效类药物；而将 C5 位取代为不饱和环状烷烃（如海索比妥）或将 C2 位氧原子替换为硫原子（如硫喷妥钠）时，作用时间一般维持在 1 h 左右，属于超短效类药物（图 11.24）。

乙内酰脲类药物包括苯妥英、乙苯妥英（ethotoin）、磷苯妥英（fosphenytoin）（图 11.25）等，同样是在其 C5 位氢原子被取代时才能发挥作用。苯妥英是第一个被应用于临床的乙内酰脲类药物，由于毒性较大，临床上已逐渐被乙苯妥英和磷苯妥英所取代。当将乙内酰脲结构中 1 位氮原子替换为氧或碳原子时，可分别得到噁唑烷酮类（oxazolidinediones）或丁二酰亚胺类（succinimides）乙内酰脲类似物，代表药物包括三甲双酮（trimethadione）和苯琥胺（phensuximide）（图 11.25）。

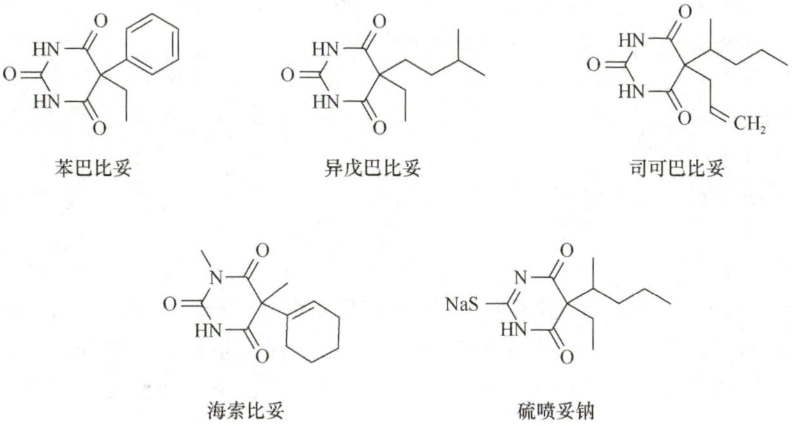

图 11.24　巴比妥类代表药物的化学结构

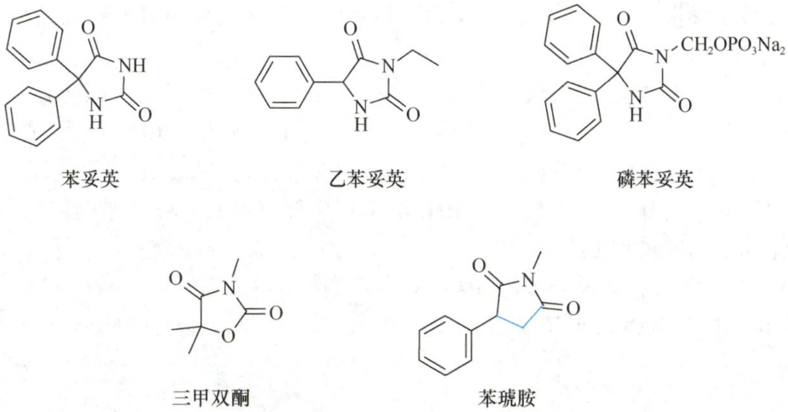

图 11.25　乙内酰脲类代表药物及其类似物的化学结构

巴比妥类药物主要作用于 $GABA_A$ 受体-Cl^-通道大分子表面的特定位点，形成复合物，通过复合物构象的改变，影响 Cl^-通道的开放时间，使细胞内膜电位增大，发挥中枢抑制作用。巴比妥类药物在浓度较低时，通过与 $GABA_A$ 受体结合发挥作用；当其浓度较高时，部分此类药物可无须 $GABA_A$ 受体介导而直接发挥作用（如戊巴比妥）。巴比妥类药物副作用较明显，即使是短期使用也会产生反跳现象。长期使用会产生依赖性和成瘾性，突然停用会产生戒断现象。此外，该类药物与乙醇合用有交叉耐药性，即饮酒时服用会加速成瘾性的形成。

巴比妥类药物以肝脏代谢为主，代谢途径主要为 5 位取代基的氧化。若 5 位取代基为烷烃（包括饱和或不饱和烷烃）时，一般被氧化为醇类；若 5 位取代基为芳基时，则被氧化为酚类。此外，巴比妥类药物在体内还会发生水解开环，若 1,6 位开环则生成酰脲，而 1,2 位开环则生成酰胺，如图 11.26 所示。

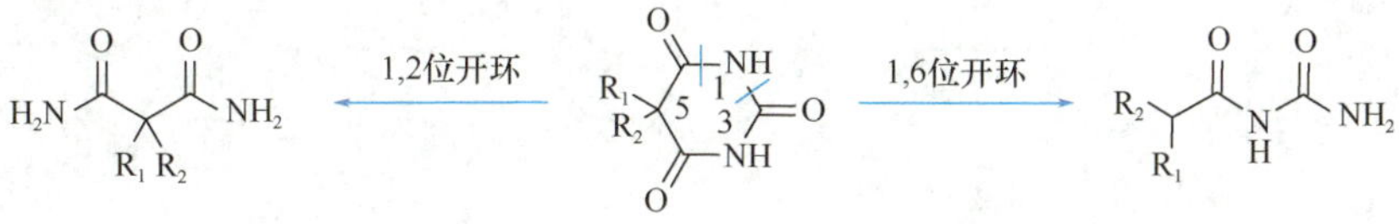

图 11.26　巴比妥类药物的水解开环

苯巴比妥（Phenobarbital）

化学名：5-乙基-5-苯基-2,4,6(1*H*,3*H*,5*H*)-嘧啶三酮

5-ethyl-5-phenyl-2,4,6(1*H*,3*H*,5*H*)-pyrimidinetrione

分子式：$C_{12}H_{12}N_2O_3$

分子量：232.24

熔点：174～178℃

水溶性：不溶于水

pK_a=7.30

lg *P*=1.47

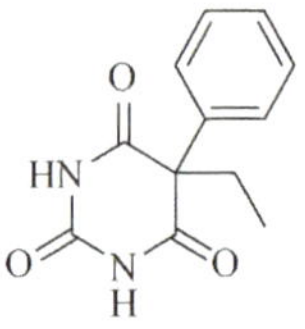

苯巴比妥是一种长效巴比妥类镇静剂，属于巴比妥酸衍生物，具有抗惊厥和镇静催眠作用，临床上可被用于治疗几乎所有原因引起的癫痫，对癫痫大发作治疗效果较好，对癫痫小发作治疗效果相对较差。过量使用时会使患者心动过速、低血压、体温下降和昏迷，严重时会导致休克综合征，甚至导致死亡。

苯巴比妥可与 GABA 受体结合，通过受体通道调节 Cl^-电流，提高癫痫发作阈值；同时也可抑制 Ca^{2+}通道，减少兴奋性递质的释放，发挥抑制作用；苯巴比妥还可抑制谷氨酸诱导的去极化。苯巴比妥于 1904 年研制成功，1912 年获批上市。

口服苯巴比妥 8～12 h 后达血液峰浓度，10～15 h 达到脑峰浓度。该药血浆蛋白结合率为 20%～45%；平均药物半衰期为 79 h。在口服条件下，其在大鼠内的 LD_{50} 约为 162 mg/kg。

苯巴比妥主要由肝脏 CYP2C9 酶系代谢，由 CYP2C19 和 CYP2E1 进行代谢，被羟基化生成无活性代谢物对羟基苯巴比妥（M19），以葡糖醛酸结合物（M20）或硫酸盐结合物（M21）的形式随尿液排出体外，具体过程如图 11.27。

苯巴比妥的合成是以 2-乙基-2-苯基丙二酸二乙酯（Ⅰ-32）为原料，在甲醇钠作用下与尿素缩合（Ⅰ-33），再经酸化制得该药（图 11.28）。

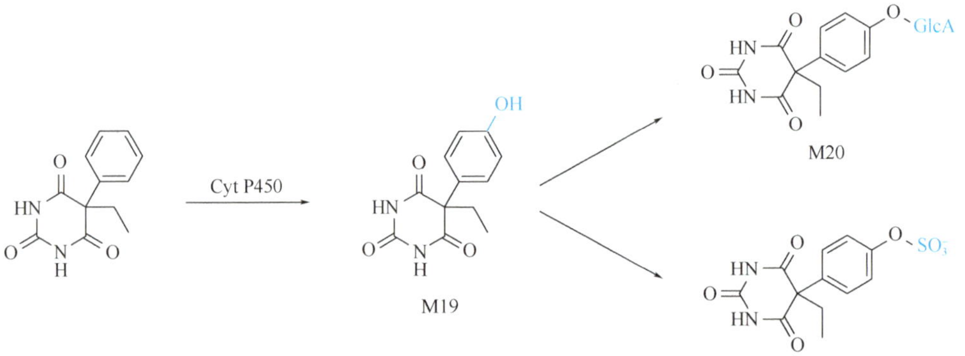

图 11.27　苯巴比妥的体内代谢途径

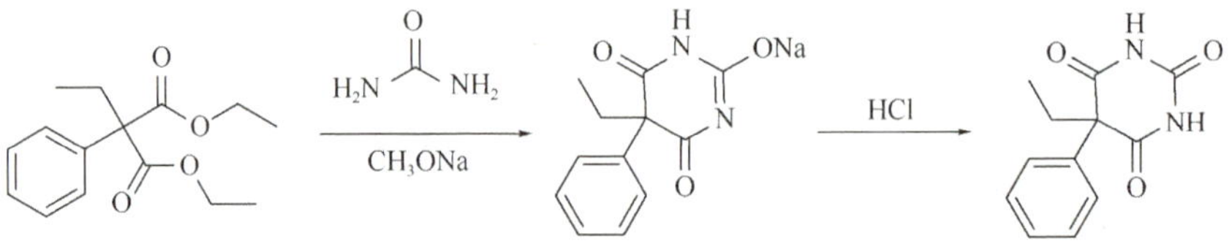

Ⅰ-32　Ⅰ-33

图 11.28　苯巴比妥的合成路线

扑米酮（Primidone）

化学名：5-乙基-5-苯基-二氢-4,6(1*H*,5*H*)-嘧啶二酮

5-ethyl-5-phenyldihydro-4,6(1*H*,5*H*)-pyrimidinedione

分子式：$C_{12}H_{14}N_2O_2$

分子量：218.26

熔点：280～284℃

水溶性：极微溶于水

$pK_a=11.50$

$\lg P=0.91$

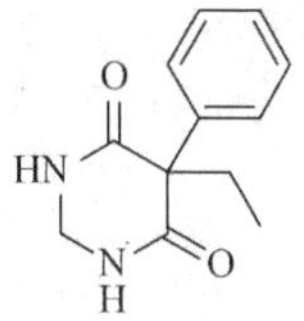

扑米酮，又名扑痫酮，是一种巴比妥类抗癫痫药，用于治疗癫痫大发作，部分性发作、精神运动性癫痫发作，也可作抗惊厥药使用。该药可直接影响 Na^+通道和 Ca^{2+}通道的转运，降低神经放电的频率。扑米酮于 1954 年获批上市。该药作用与苯巴比妥相似，但不作为首选药物，只在苯巴比妥无效时考虑使用。

扑米酮治疗窗较广，口服生物利用度可达 80%。该药口服后 2～4 h 达到血液峰浓度；血浆蛋白结合率约为 25%；半衰期在成人体内为 7～22 h；在儿童体内为 5～11 h；清除速率为 30 mL/min。在口服条件下，该药在小鼠和大鼠内的 LD_{50} 分别为 280 mg/kg 和 1500 mg/kg。扑米酮主要在肝脏中代谢，参与的酶系主要包括 CYP2C9、CYP2C19、CYP2E1 等，代谢产物经尿液排出。其代谢物苯巴比妥和苯乙基丙二酰胺（phenylethylmalonamide，PEMA）也具有很好的抗惊厥作用。

扑米酮的合成首先由苯基乙基丙二酸二乙酯（Ⅰ-34）和硫脲在乙醇钠作用下生成硫代苯巴比妥钠（Ⅰ-35），再经酸化得到硫代苯巴比妥（Ⅰ-36），最后加氢还原制得该药（图 11.29）。

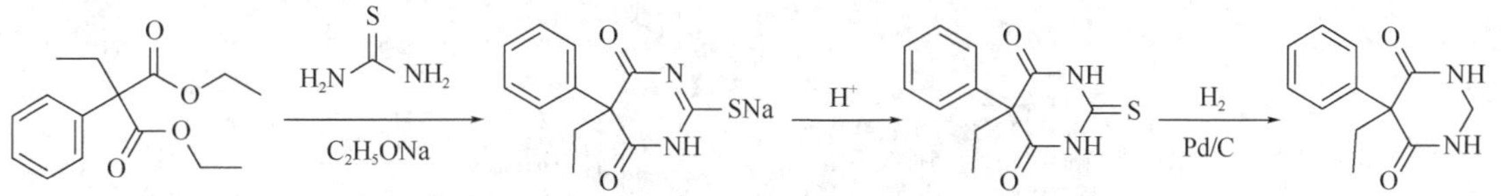

图 11.29 扑米酮的合成路线

苯妥英钠（Phenytoin Sodium）

化学名：5,5-二苯基乙内酰脲钠盐

5,5-diphenylhydantoin sodium salt

分子式：$C_{15}H_{11}N_2NaO_2$

分子量：274.25

熔点：290～299℃

水溶性：易溶于水

$pK_a=8.30$

$\lg P=2.21$

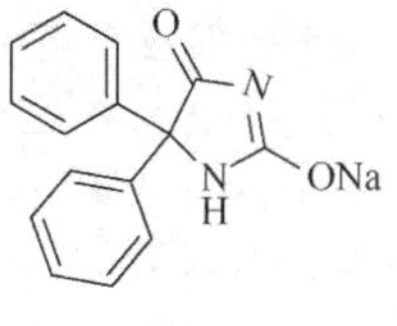

苯妥英钠，又称大伦丁钠，临床上用于治疗多种原因引起的癫痫发作，也可用作肌肉松弛剂、抗心律失常和降压药物。该药于 1956 年在美国获批上市，是一种乙内酰脲类非镇静抗癫痫药。

苯妥英钠的作用机制尚未完全清楚，可能与对离子通道和膜稳定性的影响有关。苯妥英钠作用于大脑运动皮质，促进 Na^+流出，抑制突触传递并稳定神经元，抑制动作电位的激活过程，从而抑制癫痫发作。苯妥英钠的肌肉松弛作用可能与其降低肌梭敏感性有关。苯妥英钠产生的不良反应包括头痛、眩晕、共济失调等，严重时会导致昏迷。值得注意的是，青少年长期使用苯妥英钠可能会导致牙龈增生，一般停药 3～6 个月后可以恢复。

口服苯妥英钠吸收比较缓慢，但生物利用度较高，约为79%，血浆蛋白结合率约为90%；半衰期为6～24 h；口服后4～12 h达到血药峰浓度，药物吸收后主要分布在细胞内液。苯妥英钠主要在肝脏中代谢，生成无活性产物羟基苯妥英，大部分药物与葡糖醛酸结合排出体外，约5%以原型经尿液排出体外。

苯妥英钠的合成是以苯甲醛（Ⅰ-37）为原料，依次经缩合（Ⅰ-38）、氧化后得到二苯乙二酮（Ⅰ-39），再与尿素进行环合、重排后可制得该药（图11.30）。

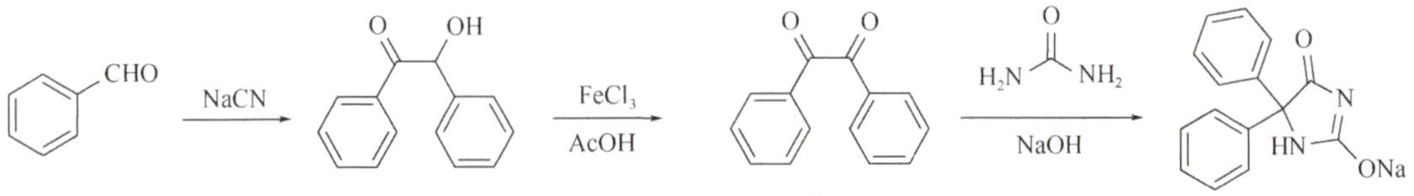

图11.30　苯妥英钠的合成路线

巴比妥类药物的作用效果与整个分子的脂水分配性质相关，当R_1、R_2碳原子总数为4～8时，巴比妥类药物分子具有良好的脂水分配性质，镇静催眠作用较好。其中，当R_1、R_2碳原子总数为7～8时，作用效果最强，如异戊巴比妥（碳原子总数为7）、苯巴比妥（碳原子总数为8）、司可巴比妥（碳原子总数为8）都是临床常用的药物。巴比妥类药物的构效关系如图11.31所示。

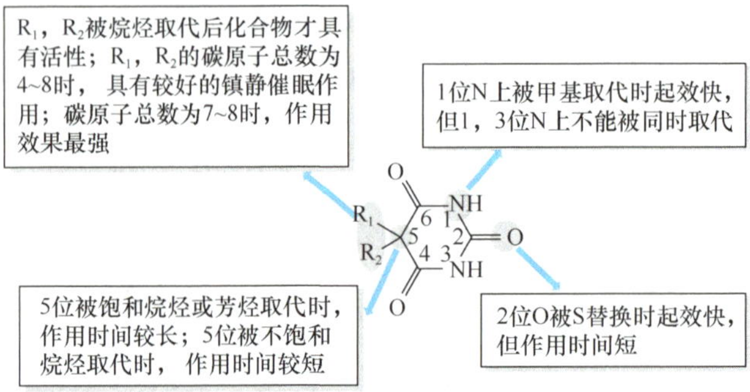

图11.31　巴比妥类药物的构效关系

"巴比妥酸"的来源

1864年德国化学家拜耳（Bayer）利用丙二酸和尿素合成了一种新的物质——丙二酰脲，也就是今天的巴比妥酸。关于巴比妥酸这个名字的由来众说纷纭，一种说法是拜耳出于感情原因使用该名称，以纪念他的朋友芭芭拉（英文barbara与巴比妥类药物barbital相似）；还有的说法带有宗教色彩，称此命名为了纪念圣芭芭拉诞辰；第三种说法是该名称受到尿酸结晶外观的启发。无论如何，"barb"和"urea"构成了巴比妥类药物名称的基础。

（二）二苯并氮䓬类抗癫痫药

二苯并氮䓬类药物，又称亚芪胺类（iminostibenes）药物，主要用于治疗癫痫大发作、复杂部分性发作或其他全身性发作。代表药物主要包括卡马西平和奥卡西平（oxcarbazepine），其中奥卡西平是卡马西平的酮基衍生物，二者都具有很强的抗癫痫作用。

奥卡西平（Oxcarbazepine）

化学名：10,11-二氢-10-氧代-5*H*-二苯并[*b*,*f*]氮杂䓬-5-甲酰胺

10,11-dihydro-10-oxo-5*H*-dibenz[*b*,*f*]azepine-5-carboxamide

分子式：$C_{15}H_{12}N_2O_2$

分子量：252.27
熔点：215～216℃
水溶性：几乎不溶于水
$pK_a = 13.73$
$\lg P = 1.50$

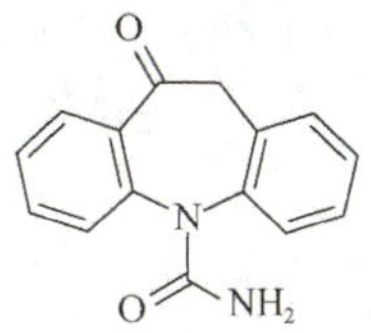

奥卡西平，又称卡西平，是一种抗癫痫药，用于治疗部分癫痫发作、全身性癫痫发作、惊厥、三叉神经痛和情感精神性障碍。奥卡西平是卡马西平的衍生物，药效与卡马西平相似，其羟基代谢物也具有抗惊厥活性。临床上奥卡西平主要作为卡马西平的替代药物使用。奥卡西平于2000年获批上市。

奥卡西平通过阻断电压门控 Na^+ 通道发挥作用，Na^+ 通道的开放与关闭造成动作电位的传导，若动作电位的产生超过了正常所需，那么重复性放电则会导致癫痫发作，奥卡西平通过调节 Na^+ 通道对动作电位进行调节，以防止癫痫发作。也有研究表明，奥卡西平也可以调节电压激活的 Ca^{2+} 通道和 Na^+ 通道发挥作用。

奥卡西平口服吸收迅速，生物利用度＞95%，与食物同用时可以增加生物利用度；血浆蛋白结合率为40%；半衰期为2 h。在口服条件下，其在大鼠内的 LD_{50} 约为1240 mg/kg。

奥卡西平主要在肝脏中由CYP快速而广泛地代谢，代谢产物主要为单羟基（M24，M25）和双羟基衍生物（M28，M29）（图11.32）。单羟基产物是抗惊厥作用的来源，以外消旋体的形式分布在血浆中，包括80%的 *S*-构型（M24）及20%的 *R*-构型（M25）。代谢物主要以葡糖醛酸结合形式（M22，M23，M26，M27）在肾脏随尿液排出，少量经消化道排出。单羟基代谢物在体内分布广泛，可以通过血胎屏障和血脑屏障，因此孕妇慎用。

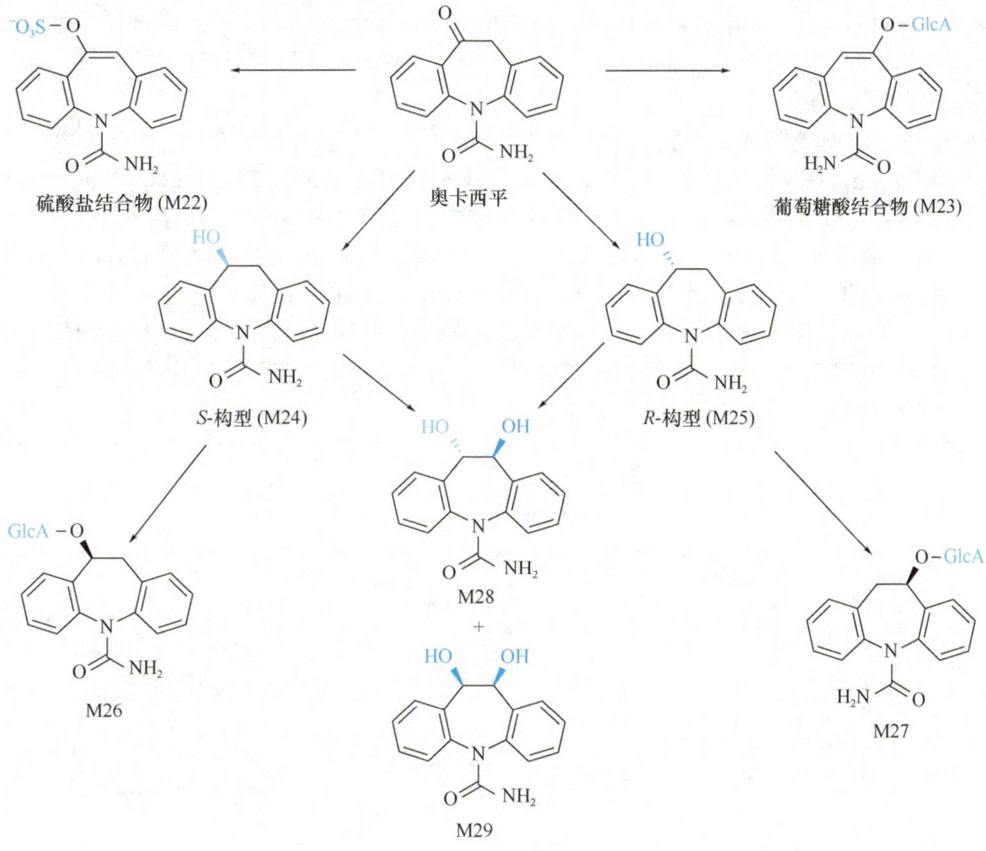

图11.32　奥卡西平的体内代谢途径

奥卡西平的合成是以亚氨基芪（Ⅰ-40）为原料，首先与氯氰反应生成5-氰基亚氨基芪（Ⅰ-41），再与三氧化二氮或四氧化二氮反应生成10-硝基-5-氰基亚氨基芪（Ⅰ-42），最后用三氟化硼处理可得该药（图11.33）。

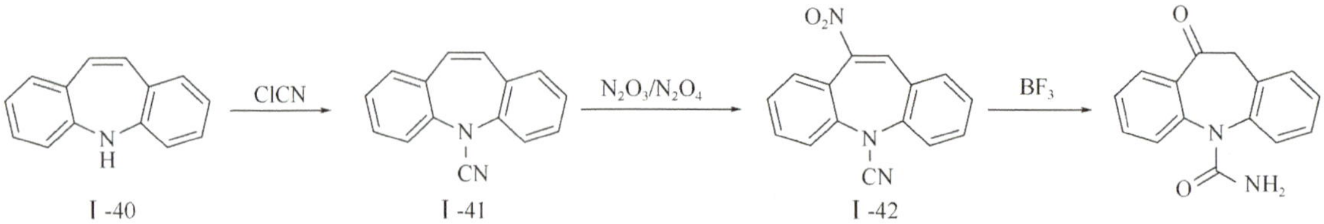

Ⅰ-40 Ⅰ-41 Ⅰ-42

图11.33 奥卡西平的合成路线

卡马西平（Carbamazepine）

化学名：5*H*-二苯并[*b*,*f*]氮杂䓬-5-甲酰胺

5*H*-dibenzo[*b*,*f*]azepine-5-carboxamide

分子式：$C_{15}H_{12}N_2O$

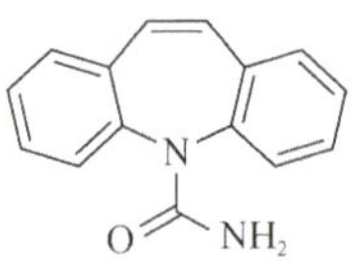

分子量：236.27

熔点：189～193℃

水溶性：微溶于水

$pK_a = 15.96$

$\lg P = 2.77$

卡马西平，又称氨甲酰苯䓬，是一种广谱抗癫痫药，对于癫痫复杂局限性发作疗效比较好，还可以治疗外周神经痛、舌咽神经痛，可以预防和治疗狂躁症。卡马西平于1968年首批上市。卡马西平通过与电压依赖性Na^+通道结合，抑制动作电位的激发，阻止神经递质的释放，降低多突触神经反应来发挥作用。

卡马西平吸收较为缓慢，生物利用度为75%～85%；血浆蛋白结合率为75%～80%；表观分布容积为1.0 L/kg。在口服条件下，其在小鼠和大鼠内的LD_{50}分别为3750 mg/kg和4025 mg/kg。

该药主要在肝脏中代谢，可通过CYP3A4代谢成活性产物卡马西平-10,11-环氧化物（M30），再通过环氧化物酶代谢为无活性的反式10,11-二羟基卡马西平（M31）（图11.34）；也可通过CYP3A4少量代谢生成酚类代谢物（M32）和醌类代谢物（M33）；还可通过CYP3A4少量代谢成卡马西平-2,3-环氧化物（M34），再进一步代谢成酚类代谢物（M35）和去氨甲酰基酚类代谢物（M36）。代谢物经葡糖醛酸转移酶作用排出体外。卡马西平相比于其他抗癫痫药的特别之处在于，其可以诱导自身代谢，提高药物清除率。

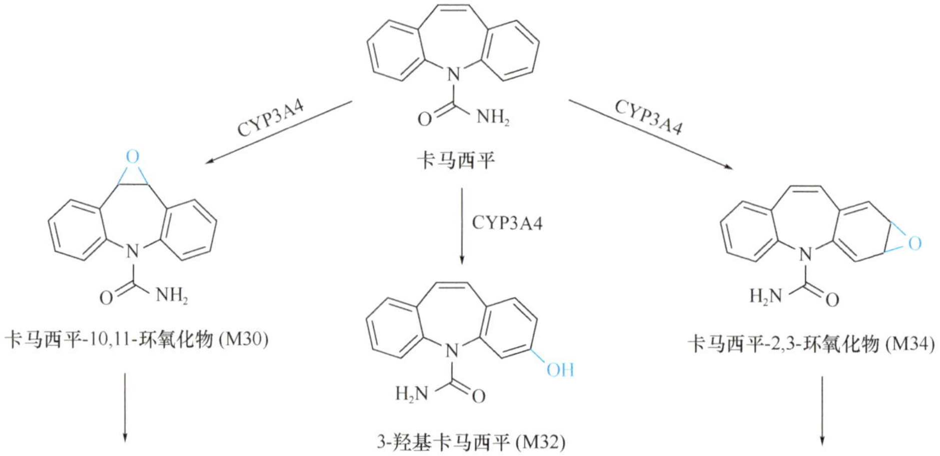

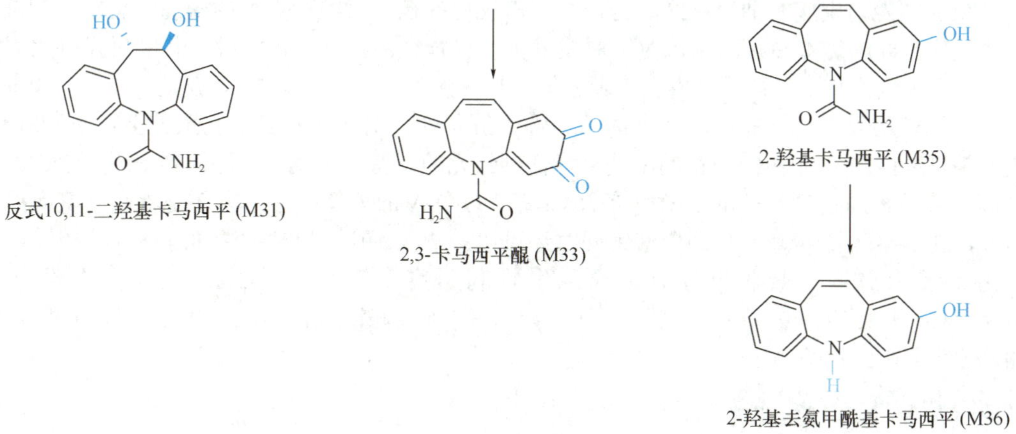

图 11.34　卡马西平的代谢途径

卡马西平的合成是以 5*H*-10,11-二氢二苯并 [*b*, *f*] 氮䓬（Ⅰ-43）为原料，依次经 5 位氯甲酰化（Ⅰ-44）、10 位溴代（Ⅰ-45）、脱溴化氢（Ⅰ-46）及氨解制得该药（图 11.35）。

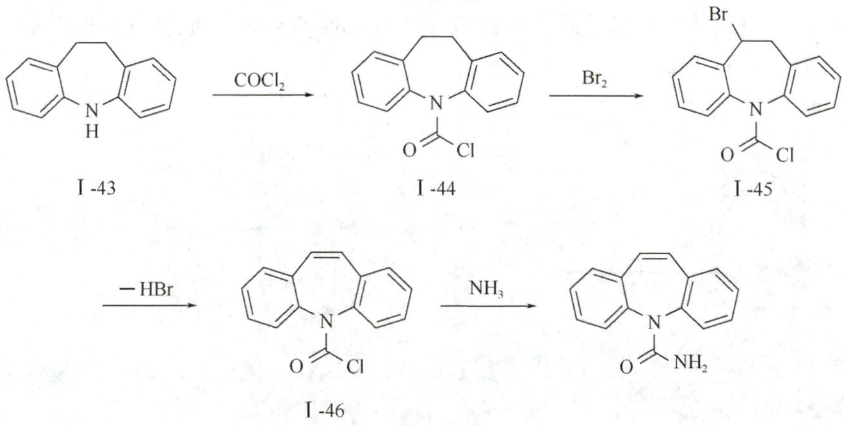

图 11.35　卡马西平的合成路线

（三）脂肪酸类抗癫痫药

丙戊酸钠（sodium valproate）作为一种广谱抗癫痫药，是首个投入临床使用的脂肪酸类抗癫痫药，并一直沿用至今。在脂肪酸类抗癫痫药中，直链药物的抗惊厥作用较弱，支链药物作用较强。若将支链碳数延长至 9 个时，药物将产生镇静作用。常见的脂肪酸类抗癫痫药除丙戊酸钠外，还有丙戊酰胺（valpromide）等。

丙戊酸钠（Sodium Valproate）

化学名：2-丙基戊酸钠

2-propylpentanoate sodium

分子式：$C_8H_{15}NaO_2$

分子量：166.20

熔点：299～301℃

水溶性：可溶于水

$pK_a=4.80$

$\lg P=0.95$

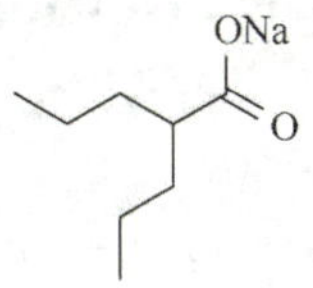

丙戊酸钠为丙戊酸的钠盐形式，是一种广谱抗癫痫药，对各种类型的癫痫都有较好的治疗作用，是临床主要的癫痫治疗药物，对于原发性大发作疗效较好，对部分性发作和继发性大发作疗效较差，还可以治疗双相情感障碍、惊厥、偏头痛等疾病。该药于 1974 年获批上市。丙戊酸钠的副作用也比较明显，会引起不同程度的急、慢性肝损伤，对于 3 岁以下儿童甚至会引发肝衰竭。丙戊酸钠可以增加大脑中 GABA 的浓度，降低神经元的兴奋性，发挥神经抑制作用。GABA 浓度的升高一方面是通过抑制分解 GABA 的酶，减少 GABA 的分解；另一方面是提高谷氨酸脱羧酶的活性，使 GABA 合成增加。丙戊酸钠同时还可以影响 K^+通道，产生直接的膜稳定作用。

丙戊酸钠口服后吸收迅速且完全，生物利用度几乎可达 100%；血浆蛋白结合率为 80%～90%；半衰期为 9～16 h，服用后 1～4 h 达到血液峰浓度。丙戊酸钠主要通过肝脏代谢，代谢产物由肾脏经尿液排出。

（四）GABA 类似物抗癫痫药

GABA 类似物是结构与 GABA 相似，但其作用方式不同药物的统称。此类药物大致可分为以下几类：①可与 GABA 受体结合的 GABA 类似物；②可抑制 GABA 转氨酶活性的 GABA 类似物（减少 GABA 的降解）；③可补充 GABA 前体的 GABA 类似物；④可促进 GABA 合成的 GABA 类似物。总之，GABA 类似物可以激动 GABA 受体或增加中枢 GABA 的含量（图 11.36），以发挥中枢抑制作用，进而治疗癫痫或防止癫痫发作。代表性 GABA 类似物包括加巴喷丁、氨己烯酸（vigabatrin）、普瑞巴林等。

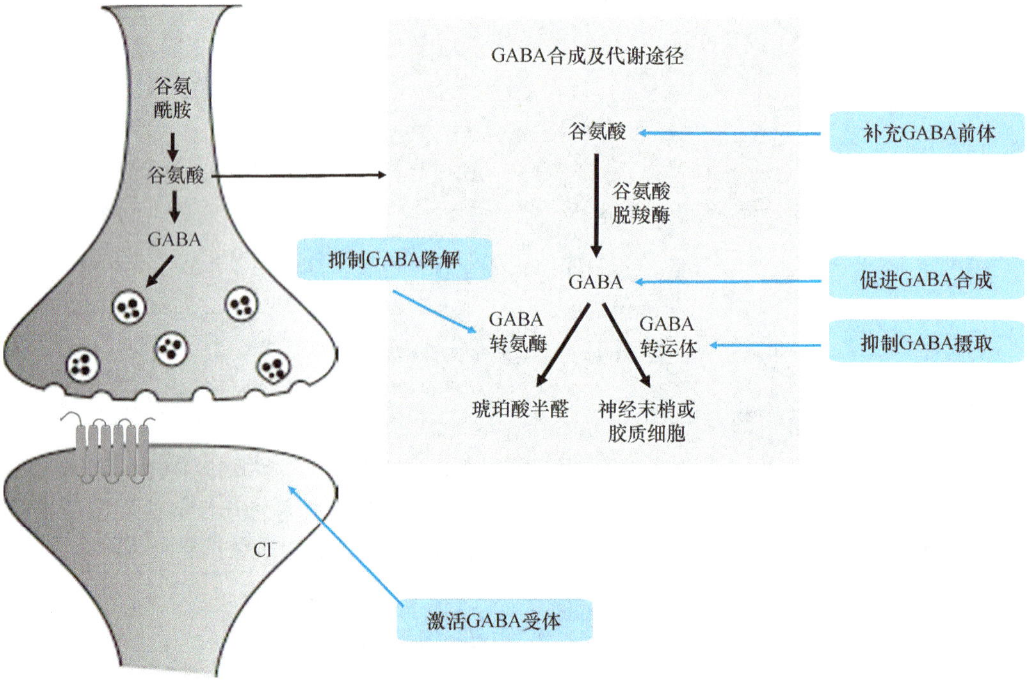

图 11.36　GABA 类似物的作用机制

加巴喷丁（Gabapentin）

化学名：1-(氨甲基) 环己基乙酸

1-(aminomethyl)cyclohexaneacetic acid

分子式：$C_9H_{17}NO_2$

分子量：171.24

熔点：162～166℃

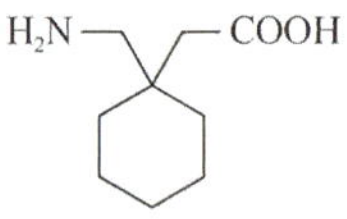

水溶性：易溶于水

$pK_a=3.70$

$\lg P=1.25$

加巴喷丁，又称诺立汀，是GABA的环状衍生物，于1993年获批上市。该药用于部分性癫痫发作和全身性癫痫发作的附加治疗，此外还可用于治疗周围神经性疼痛。临床上可与伐昔洛韦联合使用减少带状疱疹后神经痛。与其他抗惊厥药相比，该药对心血管系统副作用较小。加巴喷丁最初被认为是相对安全的抗癫痫药，但多个国家相继报道了加巴喷丁的滥用现象，引起了广泛关注。加巴喷丁不仅可以影响GABA代谢，而且还可影响电压门控K^+通道，但其具体作用机制尚不清楚。

加巴喷丁的治疗指数宽泛；生物利用度为27%～60%，随剂量增加而减少；半衰期为5～7 h；血浆蛋白结合率＜3%；口服1～3 h达到血液峰浓度。在口服条件下，其在小鼠内的LD_{50}＞8000 mg/kg。该药在体内不易代谢，仅以原型从尿液中排出。

加巴喷丁的合成首先以环己酮（Ⅰ-47）和氰乙酸乙酯为原料进行反应，所得产物（Ⅰ-48）通过水解脱羧（Ⅰ-49）、环合（Ⅰ-50），然后用羟胺处理后得单甲酰胺（Ⅰ-51），再经霍夫曼重排得单胺羧酸盐（Ⅰ-52），最后水解制得该药（图11.37）。

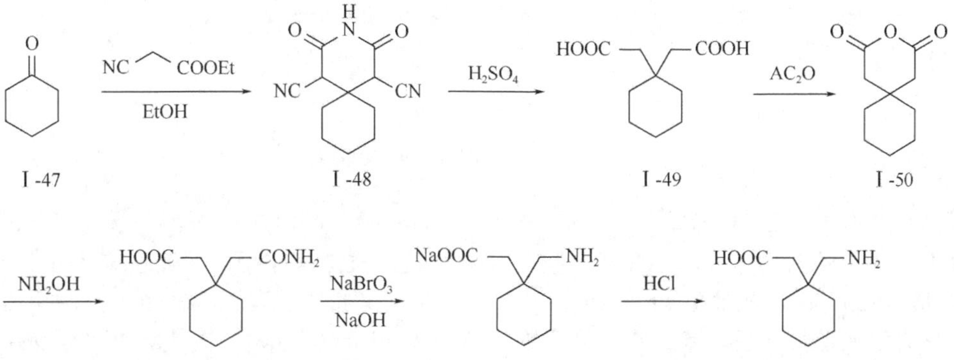

Ⅰ-47　Ⅰ-48　Ⅰ-49　Ⅰ-50

Ⅰ-51　Ⅰ-52

图11.37　加巴喷丁的合成路线

普瑞巴林（Pregabalin）

化学名：(*S*)-3-氨甲基-5-甲基己酸

(*S*)-3-(aminomethyl)-5-methylhexanoic acid

分子式：$C_8H_{17}NO_2$

分子量：159.23

熔点：176～178℃

水溶性：易溶于水

$pK_a=4.80$

$\lg P=-1.40$

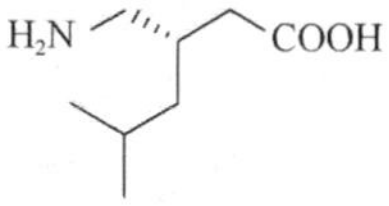

普瑞巴林的结构和功能与加巴喷丁相似，具有抗惊厥、抗癫痫、镇静的作用，但其活性远强于加巴喷丁。临床上主要用于治疗神经性疼痛，与其他抗癫痫药合用可以治疗部分发作性癫痫。该药可能会有产生依赖性和成瘾性的风险。

普瑞巴林作为一种GABA类似物，与传统的抗癫痫药不同，其并不是与GABA受体结合，而是结合于中枢神经系统电压门控Ca^{2+}通道的$\alpha_2\delta$亚单位，调节谷氨酸、去甲肾上腺素等兴奋性递质的释放。

普瑞巴林口服之后迅速吸收且分布广泛，不与血浆蛋白结合；生物利用度大于90%；药物清除半衰期约为 6.3 h；口服表观分布容积约为 0.5 L/kg。该药亲脂性虽然不高，但仍可通过血脑屏障和血胎屏障。该药的代谢主要发生在肝脏，通过肾脏经尿液排泄，仅 2% 的药物以原型存在于尿液中。

普瑞巴林的合成首先以 2-甲基丙醛与氰乙酸乙酯（Ⅰ-53）为原料进行缩合，然后在 HCl 中回流处理，所得 3-异丁基戊二酸（Ⅰ-54）通过乙酸酐处理转化为相应的酸酐（Ⅰ-55），再与 NH_4OH 反应得到戊二单酰胺消旋体（Ⅰ-56），后通过光学拆分得到 *S*-对映体（Ⅰ-57），最后经霍夫曼降解可制得该药（图 11.38）。

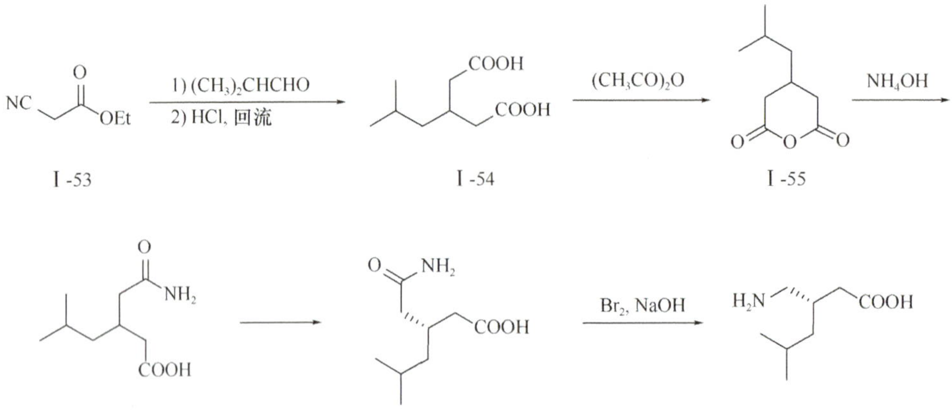

图 11.38　普瑞巴林的合成路线

（五）其他药物

除上述提及的药物之外，一些磺酰胺类药物也具有抗癫痫作用，如舒噻美（sultiame）、唑尼沙胺（zonisamide）、托吡酯（topiramate）等。近年来又相继发现了一些新型抗癫痫药，如吡咯烷类化合物左乙拉西坦、苯三嗪类化合物拉莫三嗪（lamotrigine）、氨基酸类化合物拉考沙胺（lacosamide）等。

托吡酯（Topiramate）

化学名：2,3,4,5-双-*O*-(1-甲基亚乙基)-*β*-*D*-吡喃果糖氨基磺酸酯

2,3,4,5-bis-*O*-(1-methylethylidene)-*β*-*D*-fructopyranose sulfamate

分子式：$C_{12}H_{21}NO_8S$

分子量：339.36

熔点：123～125℃

pK_a=8.70

lg *P*=0.13

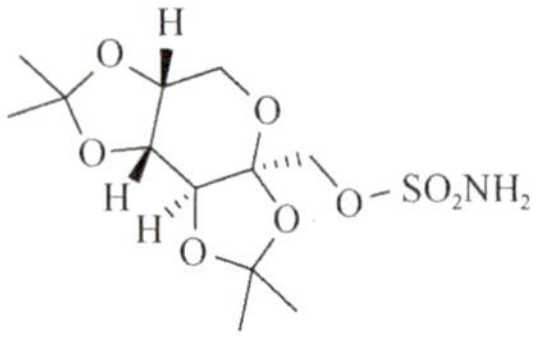

托吡酯，又名妥泰（topamax），临床用于控制部分癫痫发作的抗癫痫药，也可用于治疗成人偏头痛，具有神经保护作用。托吡酯与其他抗癫痫药的区别在于，托吡酯是一种含有氨基磺酸盐的单糖，氧含量占总分子量的 40% 以上。

托吡酯的作用与其对 Na^+ 通道、GABA 受体和谷氨酸受体的影响有关。托吡酯通过增加 GABA 受体活性，而抑制谷氨酸受体活性，阻断神经元兴奋性，进而降低神经通路的兴奋性。

托吡酯的血浆蛋白结合率为 13%～41%；生物利用度约为 80%；在服用后 1.8～4.3 h 内达到血浆峰浓度；半衰期约为 21 h；表观分布容积为 0.55～0.80 L/kg。该药主要通过肾脏排泄，与肾脏功能有关，肾功能损伤者慎用。

托吡酯主要通过三种途径代谢：葡糖醛酸化、羟基化和水解。代谢物不具有活性，主要代谢

物包括9-羟基托吡酯（M37）、10-羟基托吡酯（M38）、2,3-去异丙基托吡酯（M39）、4,5-去异丙基托吡酯（M40）等（图11.39）。

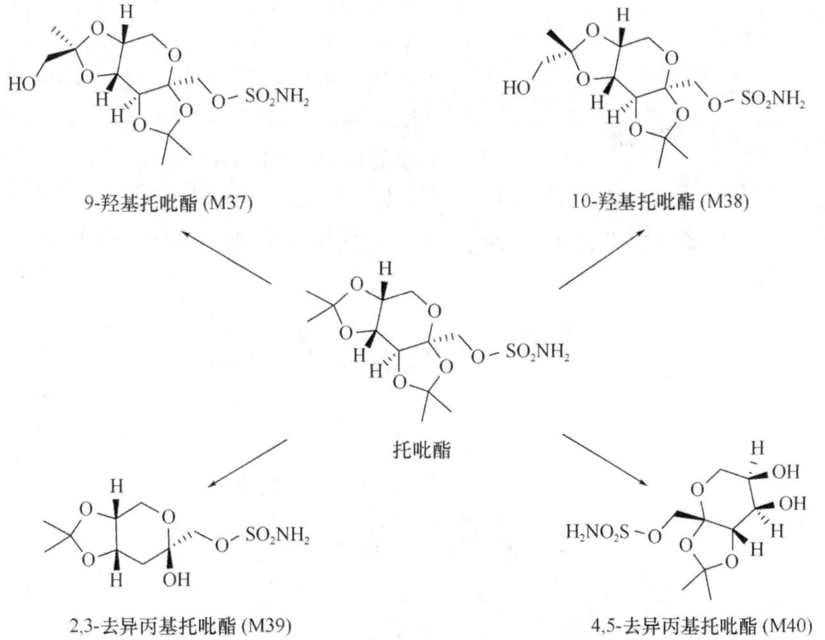

图11.39 托吡酯的体内代谢产物

托吡酯的合成是以*D*-果糖（Ⅰ-58）为起始原料，首先与丙酮反应生成热力学上更稳定的双缩酮（Ⅰ-59），然后在钠氢存在下，通过与氨磺酰氯缩合即可制得该药（图11.40）。

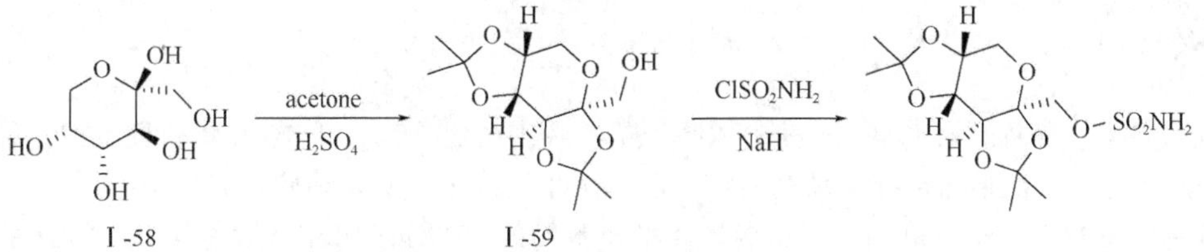

图11.40 托吡酯的合成路线

左乙拉西坦（Levetiracetam）

化学名：(*S*)-2-(2-氧代吡咯烷-1-基) 丁酰胺

(*S*)-2-(2-oxopyrrolidin-1-yl)butanamide

分子式：$C_8H_{14}N_2O_2$

分子量：170.21

熔点：115～119℃

水溶性：易溶于水

$pK_a=16.09$

$\lg P=-0.60$

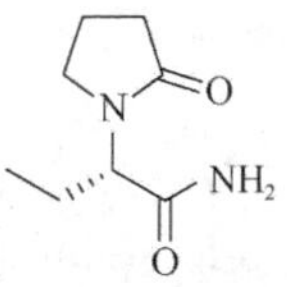

左乙拉西坦是一种吡咯烷类抗癫痫药，是部分发作癫痫的辅助治疗药物，临床上常用于治疗由癫痫疾病引起的各种类型的癫痫发作，主要适用于4岁以上儿童。左乙拉西坦的治疗指数很广，相比于其他抗癫痫药更具优势。左乙拉西坦于1999年获批上市。

左乙拉西坦的作用机制尚不明确，其活性可能与SV2A的结合有关。SV2A是一种膜结合蛋白，存在于突触囊泡上，在胞吐过程中发挥作用。左乙拉西坦通过增加可用于神经传递的分泌囊泡的数量来调节突触传递。左乙拉西坦在对 SV2A 的亲和力与抗癫痫作用之间存在相关性。

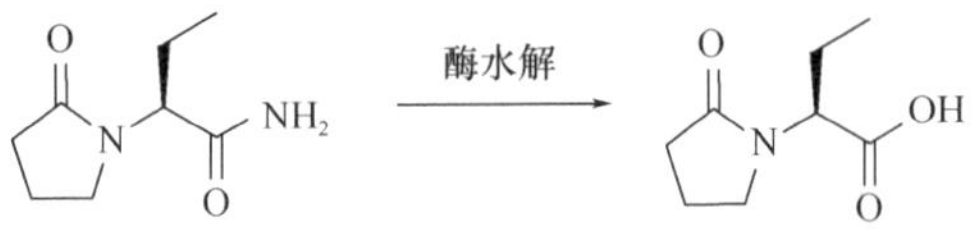

左乙拉西坦　　L057 (M41)

图 11.41　左乙拉西坦的体内代谢

左乙拉西坦口服之后几乎可以完全吸收，绝对生物利用度接近 100%；血浆蛋白结合率＜10%；半衰期为 6～8 h；表观分布容积为 0.5～0.7 L/kg。左乙拉西坦在人体内的代谢途径主要是通过水解酶水解产生非活性羧酸代谢产物 L057（M41），经尿液排出（图 11.41）。

左乙拉西坦的合成是以氨基丁胺（Ⅰ-60）与 4-溴丁酸乙酯为起始原料，二者首先在甲苯中反应得到 (*S*)-4-[1-(氨甲酰基) 丙基氨基] 丁酸乙酯（Ⅰ-61），然后此化合物再在甲苯中进行环合可制得该药（图 11.42）。

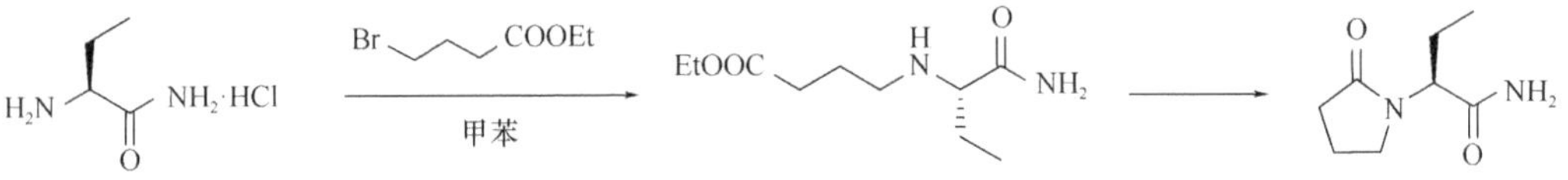

Ⅰ-60　　Ⅰ-61

图 11.42　左乙拉西坦的合成路线

拉莫三嗪（Lamotrigine）

化学名：6-(2,3-二氯苯基)-1,2,4-三嗪-3,5-二胺

6-(2,3-dichlorophenyl)-1,2,4-triazine-3,5-diamine

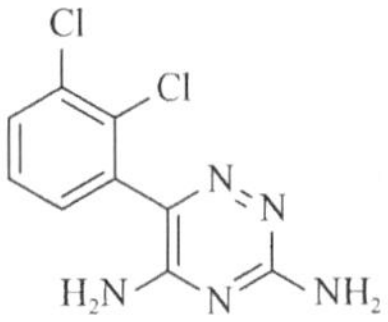

分子式：$C_9H_7Cl_2N_5$

分子量：256.09

熔点：177～181℃

水溶性：微溶于水

$pK_a = 5.70$

$\lg P = 1.93$

拉莫三嗪，又称利必通（lamictal），属于苯三嗪类抗癫痫药，于 1990 年获批上市，临床上用于部分发作性癫痫的单药治疗和辅助治疗，还可用于治疗Ⅰ型双相情感障碍。

拉莫三嗪的主要作用机制类似于卡马西平和苯妥英钠，通过阻滞突触前膜电压门控 Na^+通道，减少 Na^+内流，增加神经元稳定性；拉莫三嗪还可以通过选择性结合非活性 Na^+通道来抑制钠电流，抑制兴奋性谷氨酸的释放，同时对于钾电流和钙电流也有抑制作用。

拉莫三嗪吸收迅速且完全，没有明显的首过效应，生物利用度可达 98%；血浆蛋白结合率约为 55%；半衰期为 14～59 h；表观分布容积为 0.9～1.3 L/kg；口服给药后 2.5 h 达到血浆峰浓度。在口服条件下，其在小鼠和大鼠内的 LD_{50} 分别约为 250 mg/kg 和 640 mg/kg。拉莫三嗪的主要代谢途径为葡糖醛酸化，形成无活性代谢物 2-*N*-葡糖醛酸结合物、5-*N*-葡糖苷酸及各种次要代谢物，并通过尿液排出。

拉莫三嗪的合成是以二氯苯甲酸（Ⅰ-62）为起始原料，首先通过二氯亚砜氯化（Ⅰ-63），然后相继经氰化亚铜氰基化（Ⅰ-64）和氨基胍缩合（Ⅰ-65），最后在碱性条件下环合得到该药（图 11.43）。

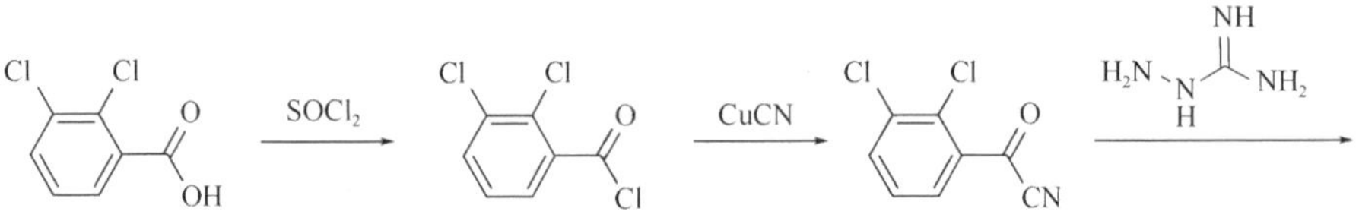

Ⅰ-62　　Ⅰ-63　　Ⅰ-64

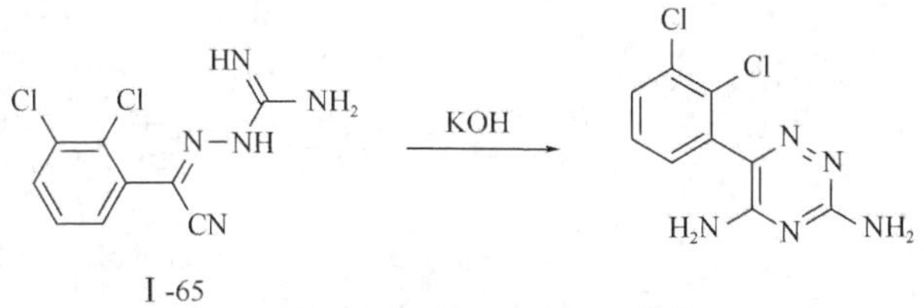

图 11.43　拉莫三嗪的合成路线

拉考沙胺（Lacosamide）

化学名：(*R*)-2-乙酰胺基-*N*-苄基-3-甲氧基丙酰胺

(*R*)-2-acetamido-*N*-benzyl-3-methoxypropionamide

分子式：$C_{13}H_{18}N_2O_3$

分子量：250.29

熔点：140～146℃

水溶性：微溶于水

$pK_a = 12.46$

$\lg P = 0.73$

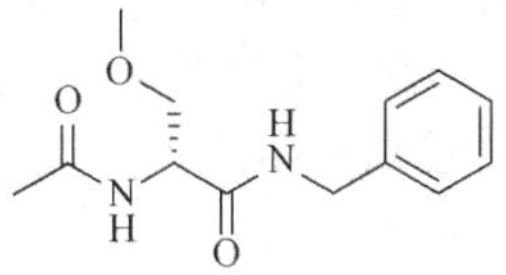

拉考沙胺是一种功能化氨基酸，于 2008 年获批上市。该药可用于全面发作的部分发作性癫痫和糖尿病神经性疼痛的辅助治疗。拉考沙胺只影响那些长时间去极化或活跃的神经元，尤其是癫痫发作病灶处的神经元；拉考沙胺可以降低癫痫发作的频率。

拉考沙胺的作用机制尚未完全清楚，其治疗作用可能与抑制 Na^+通道相关，也可选择性地抑制去极化神经元。拉考沙胺还可与脑衰反应调节蛋白-2（collapsin response mediator protein-2, CRMP-2）结合，CRMP-2 是在神经系统中表达的磷蛋白，参与神经元分化和轴突生长的调节。

拉考沙胺的首过效应几乎可以忽略，生物利用度接近 100%；血浆蛋白结合率＜15%；半衰期约为 13 h；表观分布容积约为 0.6 L/kg；口服用后 1～4 h 达到血浆峰浓度。拉考沙胺的代谢产物主要为邻去甲基乳糖酰胺（*O*-desmethyl-lacosamide）和其他少量极性化合物，通过生物转化和肾脏代谢排出，其中 95% 存在于尿液中，5% 存在于粪便中。

拉考沙胺的合成是以 Boc-*D*-丝氨酸（Ⅰ-66）为起始原料，依次经过甲基化（Ⅰ-67）、酰胺化（Ⅰ-68）、脱 Boc（Ⅰ-69）、乙酰化制得（图 11.44）。

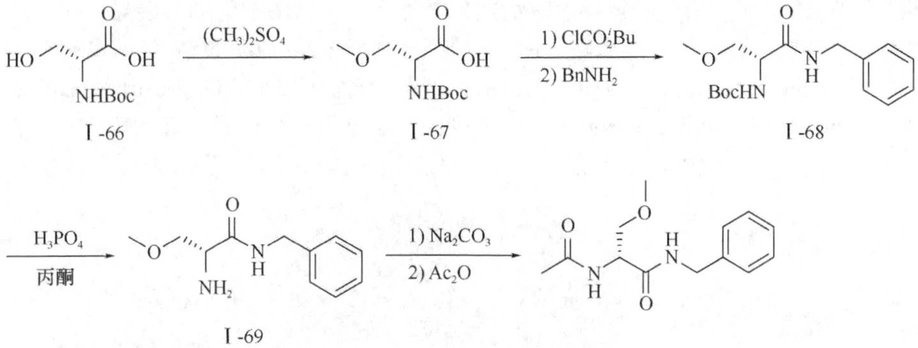

图 11.44　拉考沙胺的合成路线

（陈继超）

第十二章　抗精神病药与抗抑郁药

第一节　抗精神病药

一、精神病与抗精神病药概述

尽管以认知心理学为主流的西方心理学认为生理体验与心理状态之间具有紧密联系，但不可否认的是，人类的精神活动仍然是认知塑造中具有决定性意义的枢轴。而由于各种原因导致的神经障碍与精神失常，特别是精神分裂症（schizophrenia）和双相情感障碍（bipolar affective disorder），严重影响着患者的日常生活与身心健康。抗精神病药（antipsychotics）能在不影响意识清醒的情况下逐步改善神经精神障碍患者的幻觉和妄想，主要用于精神分裂症，故也称抗精神分裂症药（antischizophrinic）、强安定药（major tranquilizer）。

抗精神病药对精神神经疾病具有治疗作用，适用于治疗精神分裂症、器质性精神病（organic psychosis）及躁狂-抑郁症（manic-depressive illness）的躁狂期，并且可用于治疗许多其他疾病，最常见的是难治性抑郁症、痴呆症、强迫症和睡眠障碍等。然而，此类药物的研发在20世纪50年代前进展缓慢，早期主要采用溴化钾等药物进行治疗。自1952年以氯丙嗪（chloropromazine）为首的吩噻嗪类药物被偶然发现后，药物治疗才成为精神疾病的主要治疗方式。二苯并二氮䓬类药物氯氮平（clozapine）自1958年问世，可降低以往抗精神病药的锥体外系反应和迟发性运动障碍等不良反应，揭开了抗精神病药的新篇章。而20世纪80年代后研发的新型非典型抗精神病药，如奥氮平（olanzapine）、喹硫平（quetiapine）及齐拉西酮（ziprasidone）等药物，很快成为治疗精神分裂症的主要药物。

大多数精神疾病的病因不明，除了与神经递质紊乱等相关的生物因素外，环境、社会、心理等因素的影响也不可忽视，所以研究人员对精神疾病发病机制及药物的作用机制提出了多种假说。尽管存在其他非多巴胺受体（non-dopamine receptor）介导的作用，如谷氨酸（glutamic acid）的兴奋性对大脑的结构和功能至关重要，去甲肾上腺素在调节各种生理活动中发挥重要作用，ACh可维持突触间神经功能的传递等作用，但主流学说仍认为精神分裂症的病因是由于脑内DA神经系统的功能亢进，DA在突触信号转导中的活性异常破坏了正常的神经信号转导。

脑内DA神经核具有多条神经通路（图12.1），分别为中脑-边缘通路（mesolimbic pathway）、中脑-皮质通路（mesencephalic cortical pathway）、黑质纹状体通路（nigrostriatal pathway）和结节-漏斗通路（nodular infundibular pathway）。中脑-边缘通路与精神分裂症的阳性症状产生相关，即幻觉、妄想和偏执等。此外，精神分裂症还表现在认知和情绪上，患者表现出退缩和情感淡漠

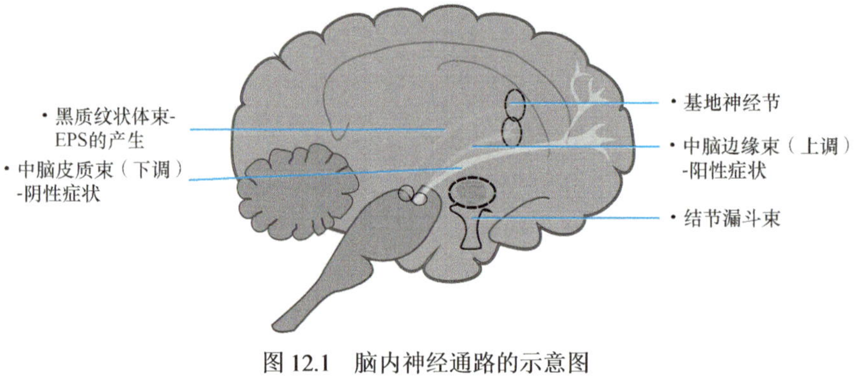

图12.1　脑内神经通路的示意图

这些精神分裂症的阴性症状，这些症状的产生与中脑-皮质通路密不可分。黑质纹状体通路是锥体外系运动功能的高级中枢，主要调控锥体外系运动协调功能，典型抗精神病药所导致的锥体外系副反应，也称锥体外系综合征（extra pyramidal symptom，EPS），就是该通路进行所介导的。EPS主要包括迟发性运动障碍（tardive dyskinesia，TD）和急性锥体外系症状，如帕金森病（PD）、静坐不能、急性肌张力障碍。

DA是大脑中含量最丰富的儿茶酚胺类神经递质，作为神经递质调控中枢神经系统多种生理功能，涉及PD、精神分裂症和注意力缺陷多动综合征等。多巴胺受体（dopamine receptor，DAR）是能与DA特异性结合的受体，目前分为D_1、D_2、D_3、D_4和D_5五个亚型，DAR能通过异源二聚化将信号传递下去。D_1和D_2这两种受体主要集中于基底神经节，参与运动的调控，D_2的总效应是激活脑内的精神运动通道，而这些通道的过度活跃可能导致精神分裂症的阳性症状。此外，精神分裂症的阴性症状是不能通过D_1和D_2来解释的，但有学者认为D_3与DA结合后，其产生的生物效应是抑制行为而不是刺激行为，这一发现可能解释阴性症状是由D_3来调节的原因。

总之，在精神分裂症病因的探讨中，DA调节障碍是由五种受体亚型（即D_1、D_2、D_3、D_4和D_5）所介导的。其中，D_2受体分布于轴突终端及神经元胞体-树突区域，发挥负反馈或控制调节作用，是典型和非典型抗精神病药的主要靶点。早期典型抗精神病药（typical antipsychotic drug）的治疗剂量与D_2受体的结合亲和力之间有很强的相关性，这些药物发挥抗精神病作用时，D_2受体结合率为65%～70%，但D_2受体结合率超过80%会显著增加EPS的风险。非典型抗精神病药（atypical antipsychotic drug）对D_2受体占用率低可能是其低EPS倾向的原因，但不能解释其更强的治疗效果。5-HT（又称血清素）-DA拮抗理论表明，非典型抗精神病药对5-HT_{2A}的亲和力比D_2受体的亲和力高，这是解释其治疗效果强和低EPS倾向的又一个原因（图12.2）。

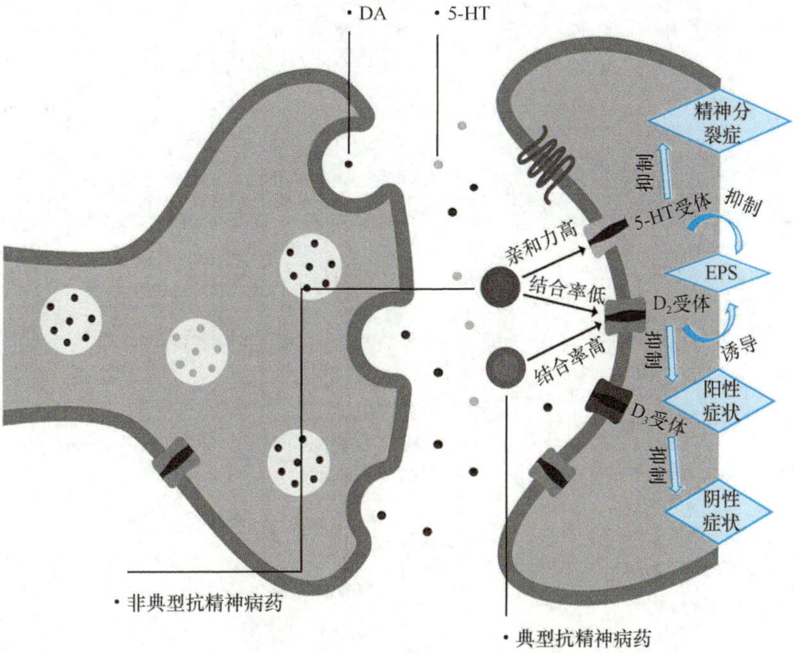

图12.2 抗精神病药作用机制图

二、抗精神病药概述

（一）吩噻嗪类药物

1. 吩噻嗪类药物概述 吩噻嗪（phenothiazine）于1883年被首次合成，曾用作驱虫药，其部分衍生物具有很强的抗组胺作用，如异丙嗪。在临床使用异丙嗪过程当中，发现异丙嗪对中枢神经系统具有抑制作用，可延长巴比妥类催眠药的作用时间。相关研究者为了使异丙嗪的中枢神经系统抑制作用与抗组胺作用分开，对其结构进行改造，并得到如下构效关系：当吩噻嗪环和侧链氨基之间的碳原子数增加至 3 个后，抗组胺作用减弱，精神稳定作用增强；当 2 位被氯取代后，脂溶性增加，更容易穿透血脑屏障而使抗精神病作用增强（图 12.3）。因此，氯丙嗪成为第一个吩噻嗪类抗精神病药，并于 1952 年和 1957 年分别于法国和美国上市。

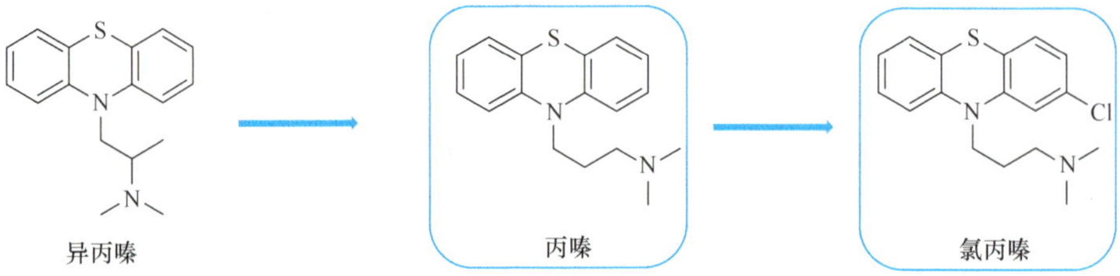

图 12.3 氯丙嗪的研发历程

氯丙嗪的成功发现促进了吩噻嗪类药物的深入研究，后续研发了一系列抗精神病药（图 12.4），如乙酰丙嗪（acepromazine）、氟奋乃静（fluphenazine）和三氟拉嗪（trifluoperazine）等。为了延长抗精神病药的作用时间，对氟奋乃静伯醇基团进行前药修饰，得到庚氟奋乃静（fluphenazine enanthate）和癸氟奋乃静（fluphenazine decanoate）等长效抗精神病药。精神疾病的治疗方式因此发生根本变化，有效提高了精神病患者的生活质量。

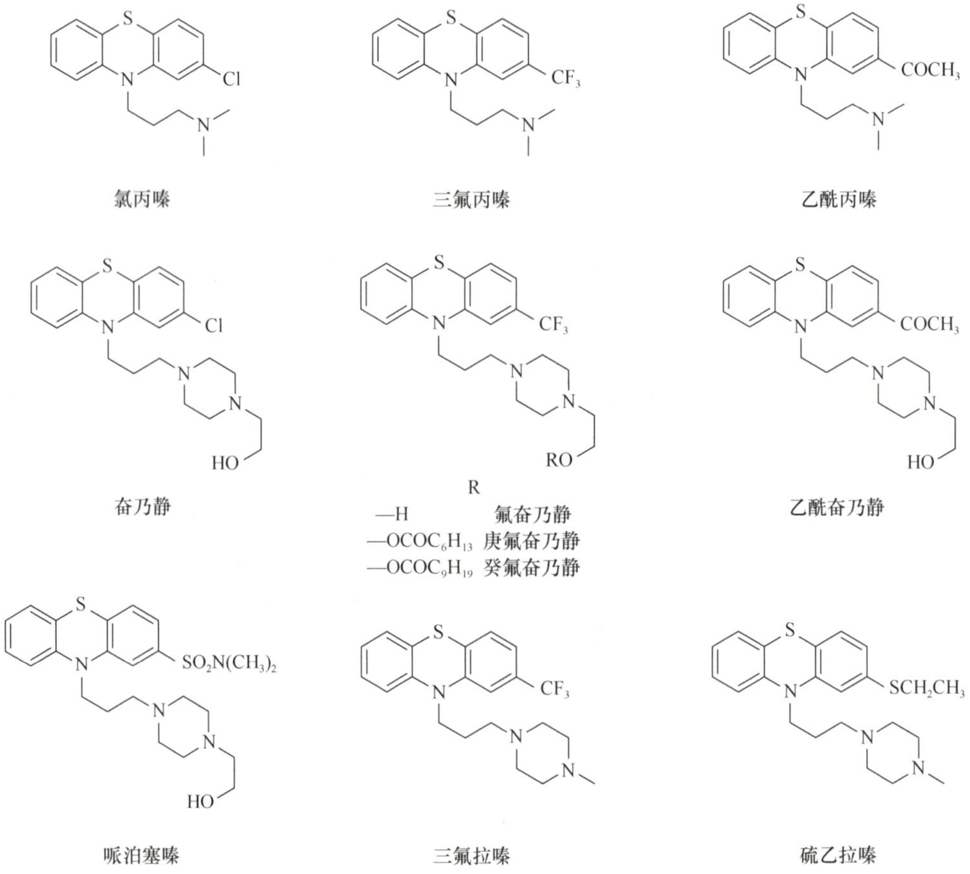

图 12.4 吩噻嗪类药物

“精神科的青霉素”——氯丙嗪的发现历程

氯丙嗪的发现有许多偶然的因素，其发现过程也颇具传奇色彩。1950 年，研发人员在研究抗组胺药物时合成了氯丙嗪，其本来目的是从中找出抗疟疾药。但由于这些产品中有一些具有抗组胺作用，因此将其中一种药物命名为“异丙嗪”进行销售。同年，巴黎外科医生亨利·拉伯里特（Henri Laborit）正在探索抗组胺药物异丙嗪能否减轻休克，结果发现患者应用异丙嗪之后情绪变得平静且放松。基于此发现，拉伯里特发表一篇没有数据的临床观察记录。这篇论文被研发公司看到后该公司立即着手将研发抗组胺药转向研发作用于中枢神经系统的药物。1950 年 12 月，在异丙嗪的基础上，化学家保罗·卡本提（Paul Charpentier）合成了化合物 RP-3277，也就是日后的氯丙嗪。1952 年拉伯里特建议氯丙嗪可以用于精神病的治疗。同年，精神病学家让·雷德（Jean Delay）和皮埃尔·德尼尔克（Pierre Deniker）对氯丙嗪开展了进一步的临床试验，试验结果证明氯丙嗪可以明显减轻精神病患者的幻想和错觉，这一结果报告于第 15 届法国精神病学和神经病学大会，在医学界引起轰动。1952 年 12 月，氯丙嗪在法国上市，于 1957 年获得 FDA 批准上市。1964 年，全世界约 5000 万人使用了氯丙嗪。

1972 年，科研实验室首次发现氯丙嗪的作用与 DAR 有关，由此掀起了 DA 研究的一股热潮。作为治疗精神病的第一种药物，氯丙嗪历史功绩卓越，其发现改变了精神病患者的预后，并在西方国家掀起了非住院化运动，也是在此基础上，人们继续寻找其他有效的抗精神病药。

盐酸氯丙嗪（Chlorpromazine Hydrochloride）

化学名：*N*,*N*-二甲基-2-氯-10*H*-吩噻嗪-10-丙胺盐酸盐

N,*N*-dimethyl-2-chloro-10*H*-phenothiazine-10-propanamine hydrochloride

分子式：$C_{17}H_{19}ClN_2S \cdot HCl$

分子量：355.33

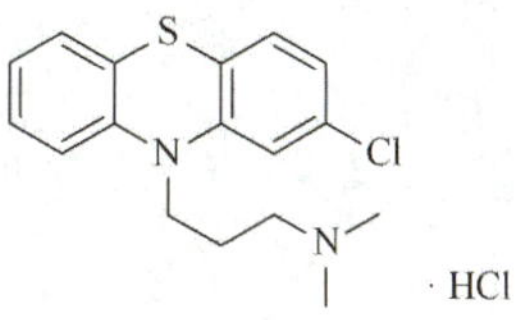

熔点：194～198℃

性质：易溶于水

$pK_a=9.30$

$\lg P=5.41$

盐酸氯丙嗪于 1957 年获 FDA 批准上市。盐酸氯丙嗪是典型抗精神病药，在中枢神经系统中具有普遍作用。由于氯丙嗪的抗精神病的作用机制在于阻断脑内 DAR，所以它也是一种弱突触前 DA 再摄取抑制剂，会产生包括帕金森综合征在内的副作用，同时可与 5-HT 受体、组胺受体、肾上腺素受体和毒蕈碱（胆碱能）受体结合产生多种药理作用。氯丙嗪主要用于治疗精神分裂症和躁狂症，还具有镇静和止吐作用。

盐酸氯丙嗪口服后易吸收，但吸收不规则，个体差异甚大，生物利用度为 10%～80%；血浆蛋白结合率大于 90%；半衰期约为 30 h；表观分布容积约为 20 L/kg。可通过胎盘屏障，进入胎儿体内。在口服条件下，其在大鼠中的 LD_{50} 为 142～225 mg/kg。

氯丙嗪在肝脏中主要经 CYP 的催化，在体内的代谢过程非常复杂，主要代谢产物就有数十种。代谢以氧化为主，主要途径为 5 位硫原子氧化、7 位羟基化、10 位和侧链氮原子氧化或 *N*-脱甲基。5 位硫原子氧化为亚砜（M1）或砜 (M2)，为无活性代谢物（经 CYP3A4 代谢）。苯环氧化产生 3-OH 氯丙嗪（M3）与 8-OH 氯丙嗪（M4），7 位的苯环氧化其代谢产物 7-OH 氯丙嗪为活性代谢物（M5）（经 CYP2D6 代谢），可进一步与葡糖醛酸结合（M6）或生成硫酸酯（M7）经肾脏排泄体外，或经甲基化生成甲氧基氯丙嗪（M8）。侧链氮原子脱烃，如单脱甲基氯丙嗪（M9）与双脱甲基氯丙嗪（M10），仍可与 D_2 受体结合产生作用，为活性代谢物。氯丙嗪的体内代谢过程及产物见图 12.5。

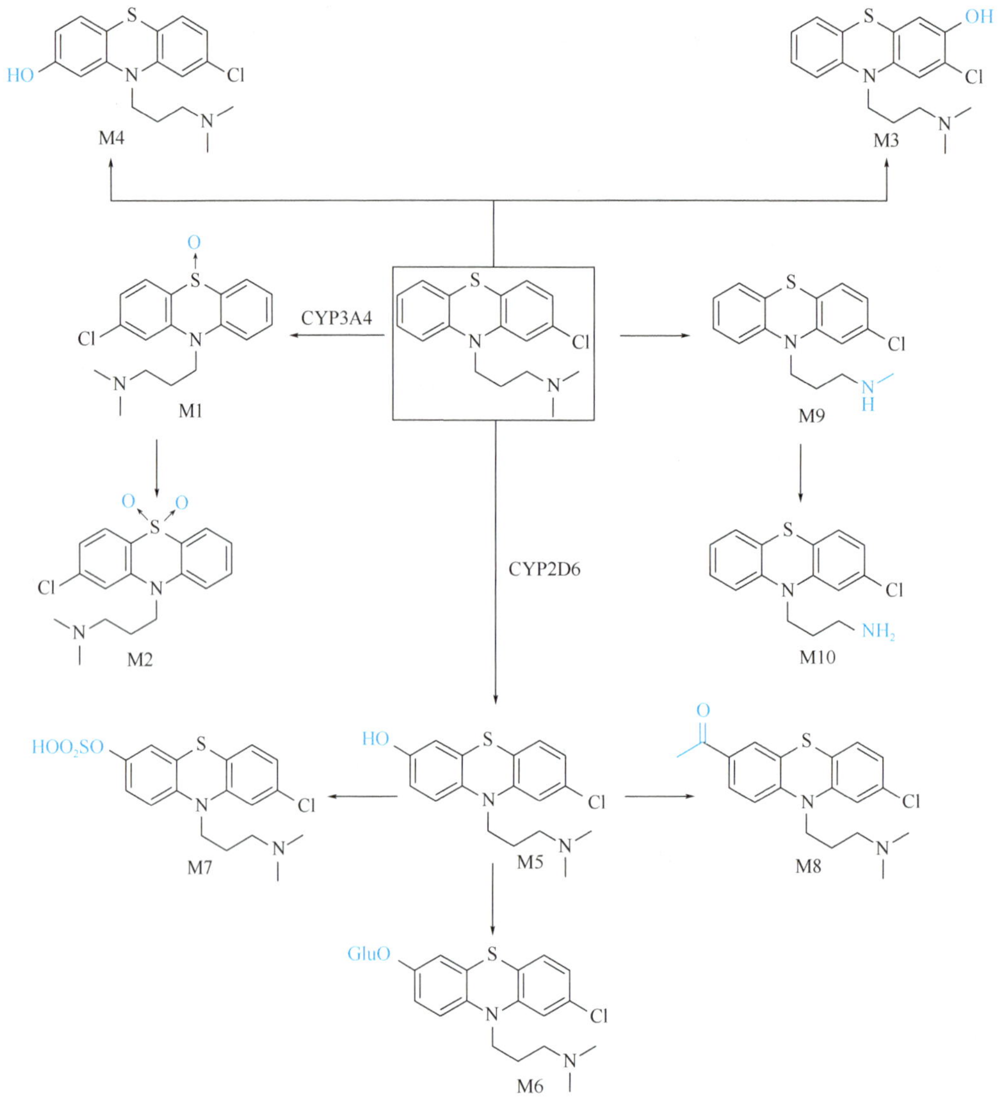

图 12.5 氯丙嗪的体内代谢过程及产物

生物分子的光敏损伤是光毒性反应的初始过程，许多光毒性化合物可以光敏破坏不止一种生物基质产生不良反应。例如，氯丙嗪在光照下会产生自由基或者光电离产生自由基阳离子和电子，所产生的自由基和自由基阳离子会和体内 DNA、蛋白质及细胞膜发生作用产生过敏反应（图 12.6）。部分患者口服氯丙嗪后，在强烈日光照射下，会发生过敏反应产生红疹，所以使用氯丙嗪后应尽量减少户外运动避免日光直射带来的不良反应。

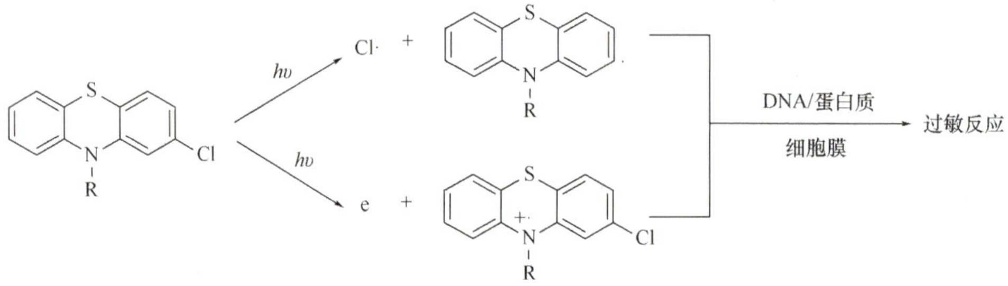

图 12.6 氯丙嗪的光敏副作用机理

盐酸氯丙嗪的制备方法如图 12.7 所示。首先，以邻氯苯甲酸（Ⅰ-1）和间氯苯胺为原料进行乌尔曼（Ullmann）反应生成（Ⅰ-2），经高温脱羧后制得间氯二苯胺（Ⅰ-3）；再经碘催化与硫熔融，环化生成 2-氯-吩噻嗪（Ⅰ-4）；然后与 *N,N*-二甲基-3-氯丙胺缩合，生成氯丙嗪（Ⅰ-5），在盐酸中生成盐酸氯丙嗪。

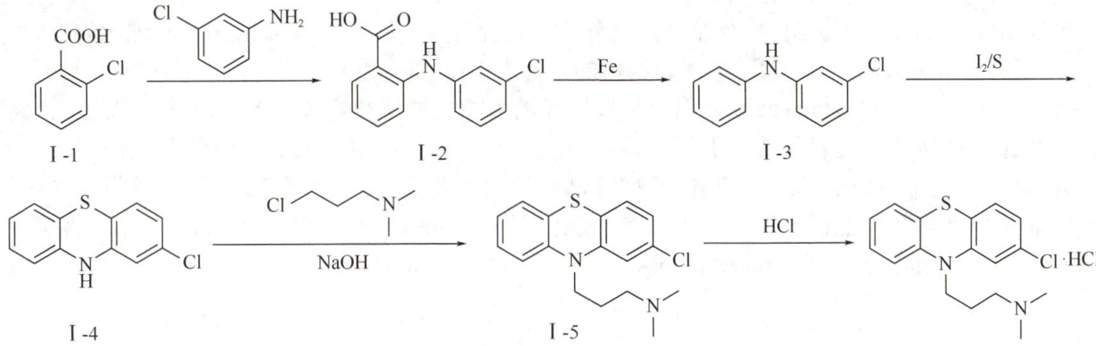

图 12.7　盐酸氯丙嗪的合成路线

2. 吩噻嗪类药物的构效关系　近年来，氯丙嗪和 DA 的分子结构已通过 X 射线晶体学确定（图 12.8）。X 射线分析清楚地显示氯丙嗪的侧链从中线倾向于有氯取代的芳香环的方向，显示 DA 侧链完全延伸至苯环上方的平面上，即在反构象中，DA 几乎可以完美地叠加在氯丙嗪分子的一部分上，其芳香环位于氯丙嗪的 A 环之上，因此氯丙嗪的硫原子上覆盖着元羟基，DA 侧链完全延伸的伯胺会叠加在氯丙嗪侧链的叔胺基团上。DA 构象与氯丙嗪部分结构的相似性表明氯丙嗪可能通过与 DA 相关位点相互作用发挥其临床作用。这也能解释与氯丙嗪具有相似结构的吩噻嗪类药物几个重要的结构-活性关系，其具体构效关系如图 12.9。

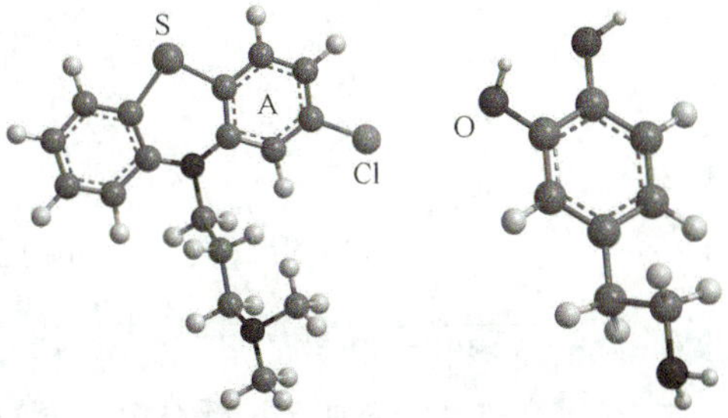

图 12.8　氯丙嗪和 DA 的构象

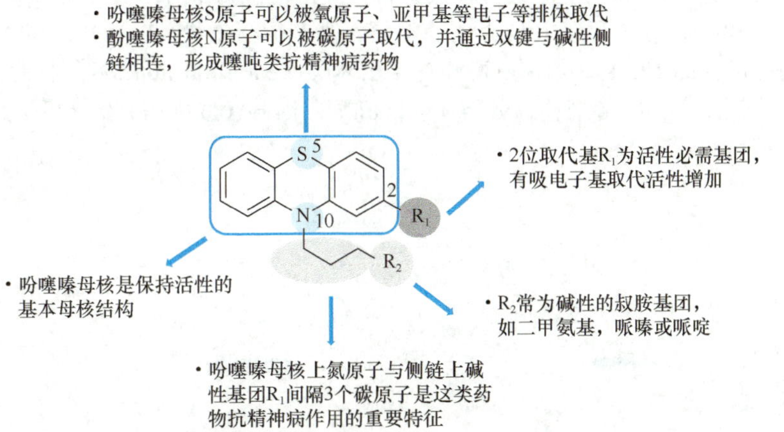

图 12.9　吩噻嗪类药物的构效关系

2 位取代的活性影响：引入吸电子基团时可增强活性，总体上 2 位取代基对活性大小的影响顺序为 CF_3＞Cl＞$COCH_3$＞H＞OH。除了影响活性以外，2 位取代亦可降低药物的毒性和副作用。

10 位取代的活性影响：10 位氮原子上的取代基对活性的影响很大，其基本结构特征为吩噻嗪三环与侧链上碱性氨基之间皆相隔 3 个碳原子。

（二）噻吨类药物

噻吨类（thioxanthenes）药物亦称为硫杂蒽类药物，是一种结构上与吩噻嗪相关的典型抗精神病药。将吩噻嗪母核中的10位氮原子替换为碳原子，并通过双键与侧链相连，即可得到噻吨结构母核。部分噻吨类药物的侧链结构也与吩噻嗪类药物相同。由于噻吨侧链双键的存在，故存在几何异构体，其中侧链与2位取代基在同侧称为顺式异构体（*Z*型，cis-isomer）；异侧称为反式异构体（*E*型，trans-isomer），通常顺式异构体的活性大于反式异构体。

氯普噻吨（chlorprothixene）是第一个被研发的噻吨类抗精神病药，于1959年开发上市。氯普噻吨作为噻吨类的代表药物，不仅侧链与氯丙嗪相似，还与氯丙嗪有相似的药理作用。二者皆为多巴胺受体拮抗剂，氯普噻吨的抗精神病作用弱于氯丙嗪，但镇静催眠作用较强，并且具有明显的抗抑郁和抗焦虑作用。其他噻吨类抗精神病药还有替沃噻吨（thiothixene）、氯哌噻吨（clopenthixol）和氟哌噻吨（flupenthixol）等（图12.10）。

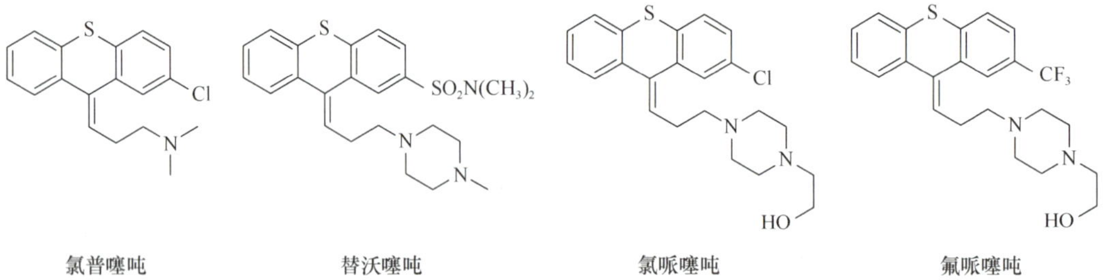

图12.10　噻吨类代表药物

（三）丁酰苯类药物

在对合成麻醉镇痛药进行系统研究的过程中，研发人员研究了许多哌替啶衍生物。其中将去甲哌替啶和苯乙酮通过曼尼希（Mannich）反应生成了比哌替啶作用强100多倍的丙酮衍生物（R-951）。R-951中连接碱性氮和酮碳原子的双碳乙烯链延长一个甲基，得到了去甲哌替啶的丁炔酮衍生物（R-1187），该化合物具有吗啡类镇痛作用和氯丙嗪类神经抑制作用。此发现促进詹森合成了一系列R-1187衍生物，其目的是寻找一种具有特异性抗精神病作用，但去除吗啡样活性并且药效更强的药物。1958年，相关科研人员合成了4-氟丁基苯酚衍生物（R-1625），并将其命名为氟哌啶醇（haloperidol）（图12.11）。氟哌啶醇作为丁酰苯类（butyrophenones）药物的代表药物，最早应用于临床，广泛用于治疗各型精神分裂症、躁狂症，因其疗效确切、价格低廉，目前仍为处方量最大的一线抗精神病药之一。

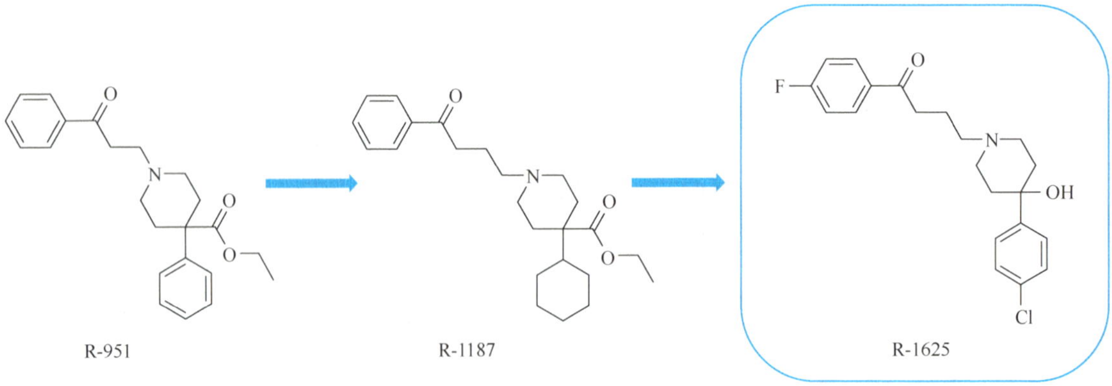

图12.11　氟哌啶醇的研发历程

氟哌啶醇（Haloperidol）

化学名：1-(4-氟苯基)-4-[4-(4-氯苯基)-4-羟基-1-哌啶基]-1-丁酮

1-(4-fluorophenyl)-4-[4-(4-chlorophenyl)-4-hydroxy-1-piperidinyl]-1-butanone

分子式：$C_{21}H_{23}ClFNO_2$

分子量：375.87

熔点：149～153℃

水溶性：几乎不溶于水

$pK_a=8.66$

$\lg P=4.30$

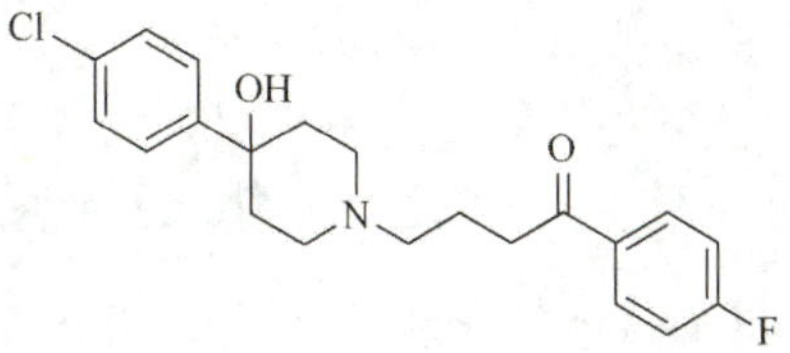

氟哌啶醇于 1967 年获得 FDA 批准上市。该药与氯丙嗪有相似的药理作用，两者都可拮抗 DAR，但在等同剂量下，氟哌啶醇拮抗 DAR 的作用为氯丙嗪的 20～40 倍，属于强效低剂量抗精神病药。氟哌啶醇对中脑边缘和中脑皮质系统内 DAR（主要是 D_2 受体）具有强烈拮抗作用，适用于治疗精神分裂症，还可用于治疗小儿抽动症和狂妄症，该药特点为抗焦虑症、抗精神病作用强而久，对精神分裂症与其他精神病的躁狂症状都有效。氟哌啶醇的镇吐作用亦较强，心血管系统不良反应较少，但镇静作用弱，降温作用不明显。

氟哌啶醇口服后吸收良好，其生物利用度为 60%～70%；血浆蛋白结合率约为 90%；半衰期为 14～26 h；表观分布容积为 9.5～21.7 L/kg；主要经 CYP3A4 和 CYP2D6 代谢，只有给药剂量的 1% 以原型从尿中排出。口服给药条件下，氟哌啶醇在大鼠中的 LD_{50} 为 71 mg/kg。

氟哌啶醇的主要代谢产物是氟哌啶醇葡糖苷酸（M11），由 UDP 葡糖醛酸转移酶（UGT1A4、UGT1A9 和 UGT2B7）催化生成。该药羰基被还原可以生成还原的氟哌啶醇（M12），通过 *N*-脱烷基化代谢为氟苯甲酰丙酸和 4-(4-氯苯基)-4-羟基哌啶（M13）。此外，氟哌啶醇在脱水为氟哌啶四氢吡啶（M14）后，能生成氟哌啶醇吡啶衍生物（M15、M16），这种衍生物已被证明具有神经毒性，有可能引起迟发性运动功能障碍（图 12.12）。

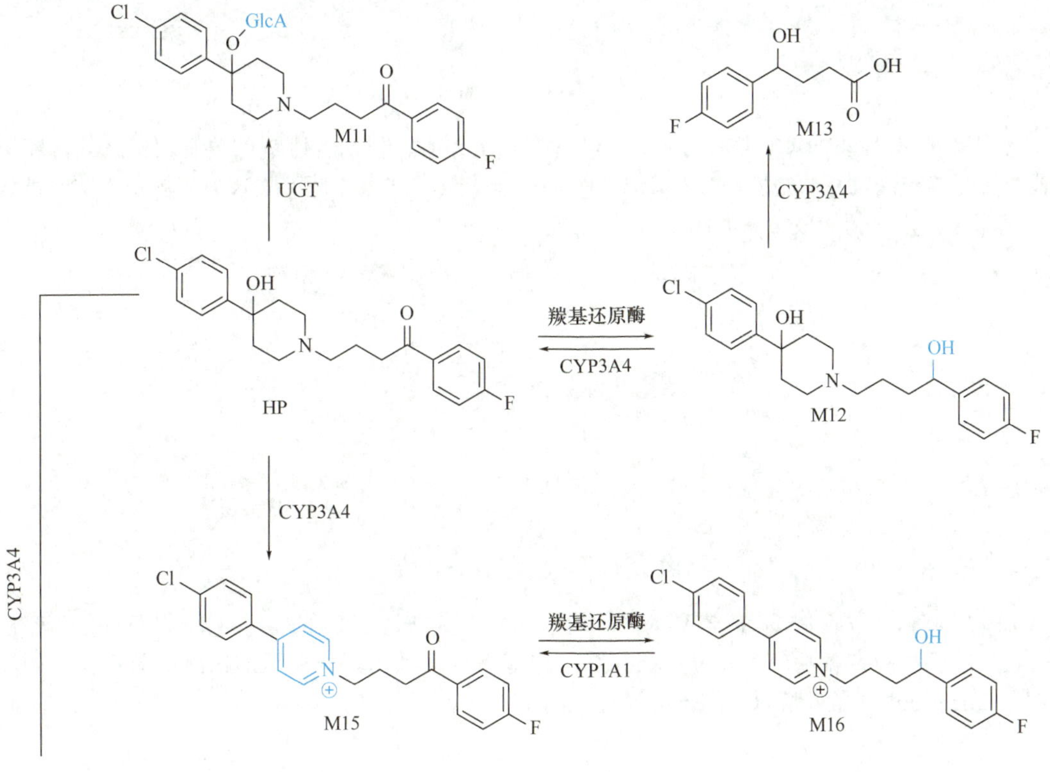

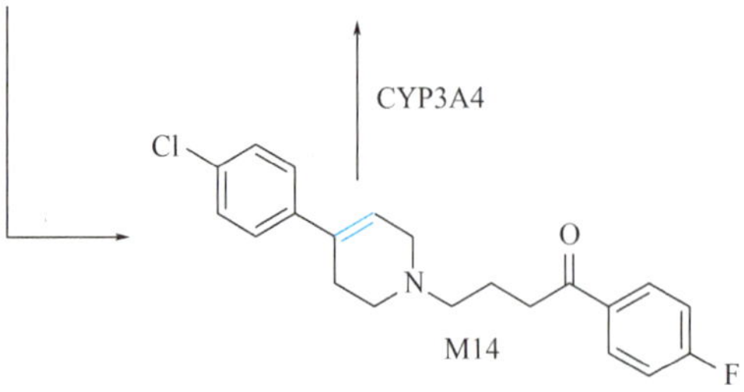

图 12.12 氟哌啶醇的合成路线

氟哌啶醇的合成是以 4-氯-α-甲基苯乙烯（Ⅱ-1）为原料，与甲醛和氯化铵反应制得 6-(4-氯苯基)-6-甲基-6*H*-1,3-噁嗪（Ⅱ-2）；然后加入过量盐酸使其转化为 4-(4-氯代苯基)-1,2,3,6-四氢吡啶（Ⅱ-3）；再加入氢溴酸得到 4-溴-4-(4-氯苯基) 哌啶；随后经水解反应生成 4-(4-氯苯基) 吡啶-4-醇（Ⅱ-4）；最后，水解产物与 4-氯-1-(4-氟苯基) 丁烷-1-酮经取代反应制得氟哌啶醇（图 12.13）。

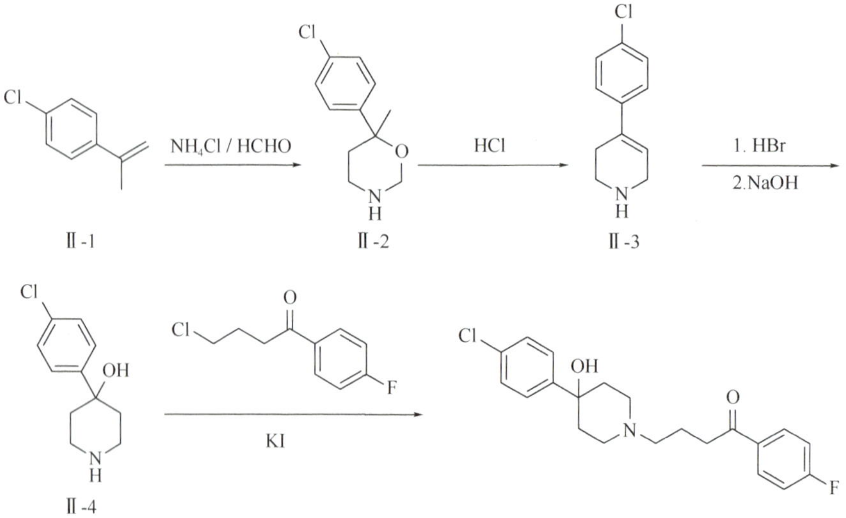

图 12.13 氟哌啶醇的合成路线

虽然丁酰苯类与吩噻嗪类药物的基本结构有很大差别，但两者侧链部分有相似之处，相较于 3 碳连接侧链碱性氨基的结构，3 个碳原子的末端连接叔胺结构，是丁酰苯类药物发挥抗精神病作用的基本结构，具体构效关系如图 12.14 所示。

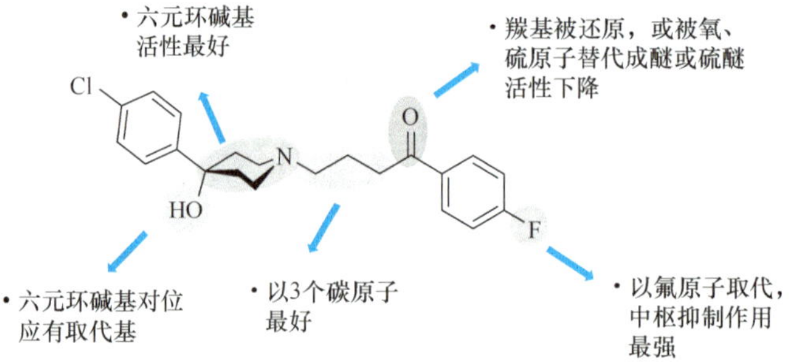

图 12.14 氟哌啶醇的构效关系

研究发现，当哌啶环的苯环取代基为三氟甲基时，可以得到活性更好的三氟哌多（trifluperidol）；改变哌啶环上 4 位的取代基，也能得到一系列氟哌啶醇结构改造的药物，如氟哌利多（droperidol）、螺哌隆（spiperone）等（图 12.15）。

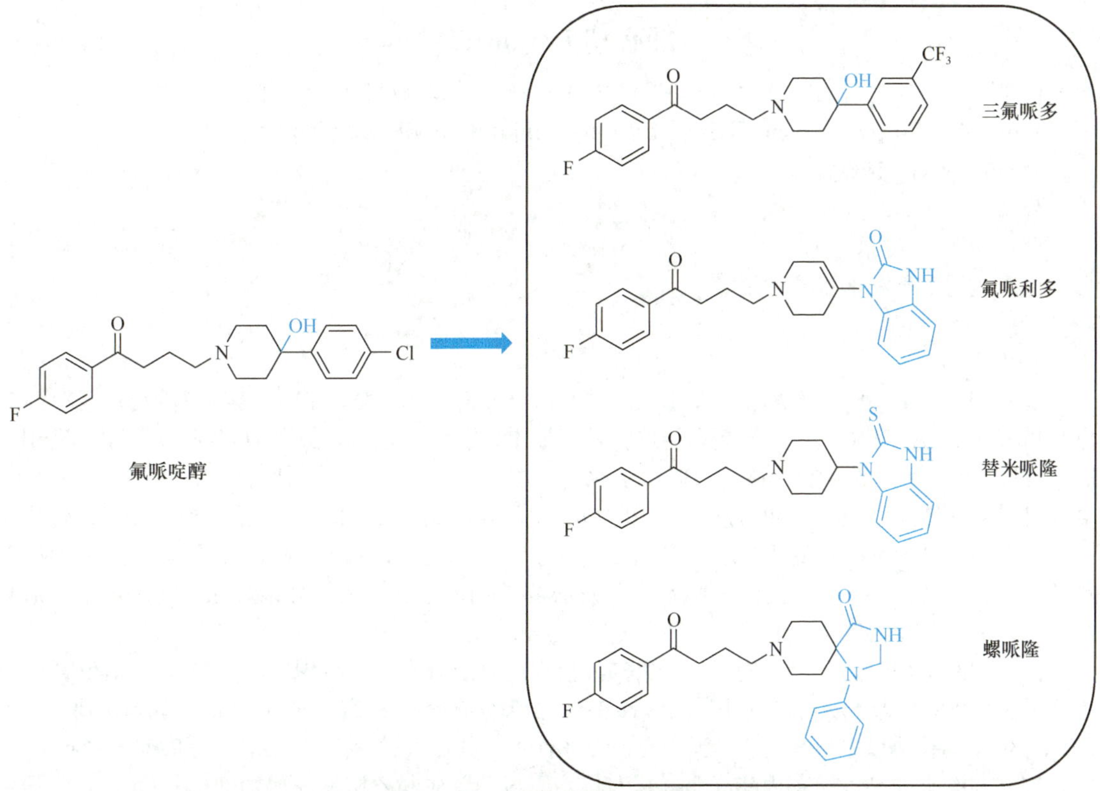

图 12.15　氟哌啶醇结构改造得到的药物

（四）苯甲酰胺类药物

在对氨基苯甲酸（para-amino benzoic acid，PABA）衍生物的合成和氨基水杨酸类似物的研究中，通过对局麻药普鲁卡因进行结构改造，得到甲氧氯普胺（metoclopramide）。该药局麻作用减弱，但止吐作用很强，由此发现了苯甲酰胺类（benzamides）抗精神病药。不同于其他典型抗精神病药，苯甲酰胺类抗精神病药具有激活情感作用，而无镇静催眠作用，用药后不影响正常活动。在结构上，苯甲酰胺类药物也无丙胺侧链结构。此外，苯甲酰胺类药物的不良反应较小，抗胆碱作用较轻。进一步对苯甲酰胺类结构进行研究，得到了一系列以舒必利（sulpiride）为代表的含有吡咯烷基的苯甲酰衍生物（图 12.16）。该类药物不仅能选择性阻断中脑边缘系统的 D_1、D_2 受体，对 D_3、D_4 受体也有一定拮抗作用，临床应用也较广泛。

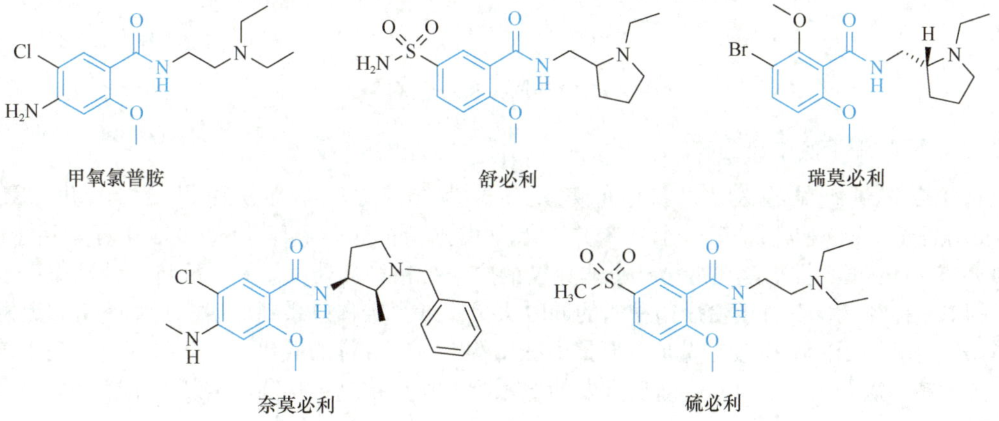

图 12.16　含有吡咯烷基的苯甲酰衍生物药物

舒必利（Sulpiride）

化学名：*N*-[(1-乙基-2-吡咯烷基) 甲基]-2-甲氧基-5-(氨基磺酰基) 苯甲酰胺

N-[(1-ethyl-2-pyrrolyl)methyl]-2-methoxy-5-(aminosulfonyl)benzamide

分子式：$C_{15}H_{23}N_3O_4S$

分子量：341.42

熔点：177～180℃

性质：几乎不溶于水

pK_a=9.12

lg P=0.57

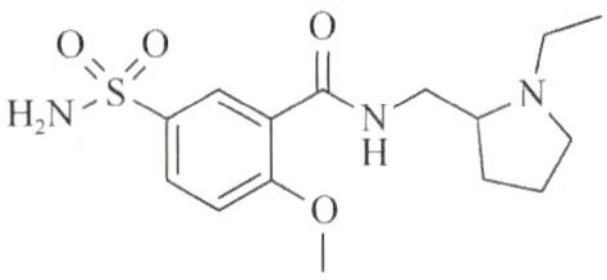

舒必利于1967年被报道，虽未经FDA批准，但在亚洲、欧洲和中南美洲等地被广泛应用，相关临床试验仍在开展完善。舒必利能选择性阻断D_2受体，具有非常强的抗精神病作用，适用于治疗急性和慢性精神分裂症。该药口服作用比氯丙嗪强166倍，皮下注射时强142倍。有报道显示，患者服用单剂量高达16 g（通常规格为100 mg）时仍可存活，因此舒必利治疗窗口较宽。但服用过量舒必利的患者可能出现低血压、窦性心动过速、心律失常、肌张力障碍、中枢神经系统抑制、幻觉、呕吐等副作用，需要给予对症治疗。舒必利因剂型适宜，锥体外系反应副作用较小，故收录于《国家基本药物目录》中。

舒必利的口服生物利用度为18%～36%，吸收后迅速分布于各组织中，1～3 h达血药峰浓度；血浆蛋白结合率约为40%；半衰期为7.2～8.3 h；表观分布容积为2.06～3.38 L/kg。该药主要经肾消除，约95%的药物以原型经尿液排泄。在口服条件下，其在大鼠体内的LD_{50}约为9800 mg/kg。

舒必利的合成是以γ-丁内酯（Ⅲ-1）为起始原料，首先与乙胺反应得中间体（Ⅲ-2），所得中间体与硝基甲烷经加成反应生成*N*-乙基-2-硝基亚甲基吡咯烷（Ⅲ-3）；然后通过骨架镍（Raney nickel，又称雷尼镍）氢化将其还原为*N*-乙基-2-氨甲基吡咯烷（Ⅲ-4）；该产物与2-甲氧基-5-氨基磺酰苯甲酸甲酯反应后经碱化生成终产物舒必利（图12.17）。

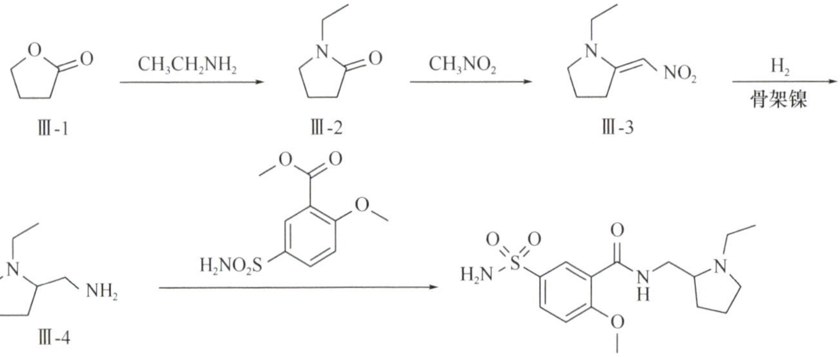

图12.17 舒必利的合成路线

（五）二苯并二氮䓬类药物

对噻嗪环进行结构改造，将中间六元环改为二苯二氮䓬环从而得到二苯并二氮䓬类（dibenzodiazepines）药物。第一个二苯并二氮䓬类抗精神病药氯氮平于1966年开始用于临床，1989年获FDA正式批准，也是第一个非典型的广谱抗精神病药。氯氮平能特异性地作用于中脑皮质的DA神经元，在有效治疗精神病的同时大大降低了锥体外系副作用，基本不引起迟发性运动障碍。对氯氮平的结构改造先是主要集中在结构2、5、8位的取代，由此得到一系列二苯并二氮䓬类抗精神病药（图12.18）。随后开发的一系列非典型抗精神病药，为新型抗精神病药谱写了新篇章。

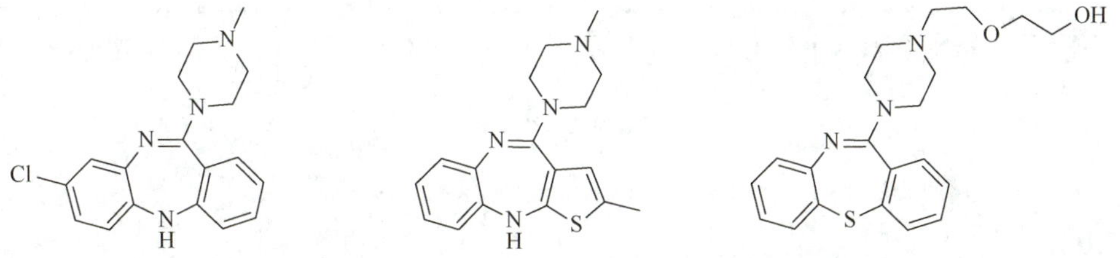

图 12.18 二苯并二氮䓬类抗精神病药

构效关系研究发现，将氯氮平 5 位 N 以电子等排体 O 或 S 取代时，具有类似的抗精神病作用。5 位 N 以 O 取代时，代表药物为洛沙平（loxapine）。尽管该药也属于三环类抗精神病药，但其化学结构不同于噻吨与吩噻嗪。洛沙平不仅可以通过阻断纹状体 DAR 发挥作用，还可以有效抑制 5-HT 和去甲肾上腺素的再摄取。阿莫沙平（amoxapine）为洛沙平的 *N*-脱甲基代谢物，该药通过抑制脑内突触前膜对去甲肾上腺素的再摄取从而产生较强的抗抑郁作用，临床上用作抗抑郁药。5 位 N 以 S 取代时，代表药物为氯噻平（clothiapine），用于治疗各种精神病、偏执性精神障碍和焦虑症，有较好的抗幻觉和妄想及抗兴奋躁动作用。上述药物的化学结构与不良反应与氯氮平相似。与氯丙嗪相比，这类药物没有或较少产生锥体外系和迟发性运动障碍等副作用，它们的共同特点是对 5-HT_2 及 D_2 受体有拮抗活性且疗效高（图 12.19）。

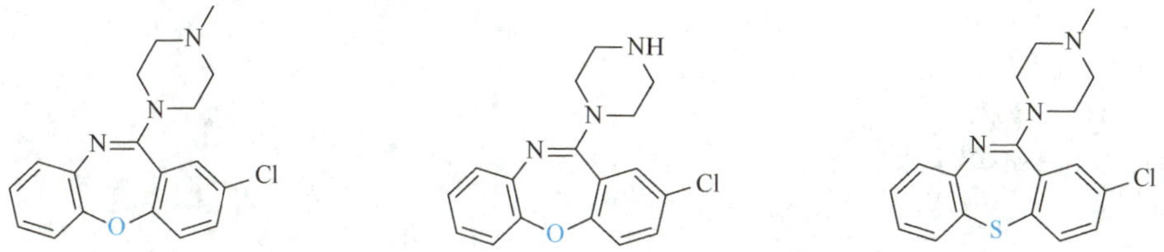

图 12.19 洛沙平药物及其衍生物

氯氮平——精神治疗学领域的里程碑

氯氮平最初的研究颇具戏剧性。在动物模型中，研究员发现氯氮平能提高疼痛的阈值，于是将氯氮平引入人体试验。动物实验中显示氯氮平能提高疼痛的阈值，是氯氮平引起流涎过多造成动物口腔电极短路产生的结果。

20 世纪 60 年代早期，一位研究人员在他的研究报告中描述："我们惊讶地发现氯氮平和其他的抗精神病药如此的不同，他不产生锥体外系反应却有如此强的抗精神病作用。在那个时代，关于抗精神病药作用机制的教条就是产生锥体外系反应。"然而在整个 20 世纪 60 年代，氯氮平都没有被广泛接受。研发人员没有放弃对氯氮平的研究，氯氮平于 1972 年上市。1975 年，《柳叶刀》(*The Lancet*) 杂志上，芬兰的科学家们报道："氯氮平在芬兰上市 4 个月后，18 例患者服用氯氮平后出现了一种或多种的严重的血液系统疾病，其中 9 例死亡。16 例患者中（8 例男性）出现了粒细胞缺乏。粒细胞缺乏的原因是骨髓造血粒细胞功能被抑制。"芬兰政府与其他欧洲国家随即宣布停用氯氮平。

芬兰事件唤起了人们对氯氮平药物治疗安全性的重视。戏剧性的是，由于氯氮平能对难治性精神分裂症产生更优越的治疗效果，退出市场几年的氯氮平重新进入了研究人员的视野。在 1989 年，FDA 正式批准氯氮平用于治疗难治性精神分裂症，并且建立了氯氮平使用监管系统。氯氮平的成功引发了药企对新一代非典型抗精神病药的研究热潮，氨磺必利、利培酮、奥氮平、喹硫平、阿立哌唑、齐拉西酮等相继问世，氯氮平的成功上市也掀开了非经典抗精神病药的时代篇章。氯氮平研发时间线见图 12.20。

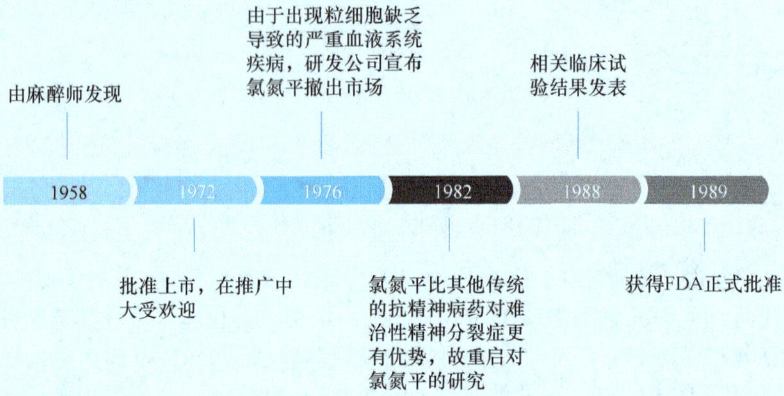

图 12.20　氯氮平研发的重要时间线

氯氮平（Clozapine）

化学名：8-氯-11-(4-甲基-1-哌嗪基)-5*H*-二苯并 [*b*,*e*][1,4] 二氮杂䓬

8-chloro-11-(4-methyl-1-piperazinyl)-5*H*-dibenzo[*b*,*e*][1,4]diazepine

分子式：$C_{18}H_{19}ClN_4$

分子量：326.84

熔点：181～185℃

水溶性：几乎不溶于水

pK_a=7.50

lg *P*=3.23

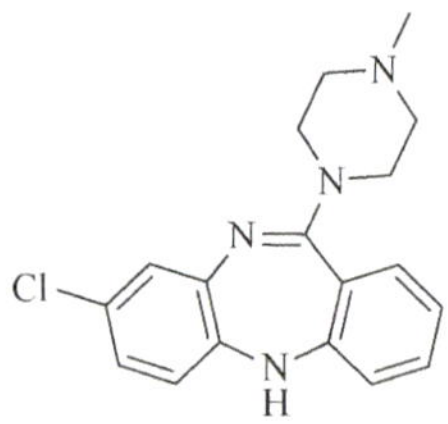

氯氮平作为典型抗精神病药的代表药物，能阻断 DAR，抑制 DA 与 D_1、D_2 受体结合，并具有拮抗 5-HT_2 受体的作用，还能与许多非 DA 能部位的受体相结合。该药主要用于治疗躁狂症，以兴奋躁动为主要症状的其他精神病，以及难治性急、慢性精神分裂症。与典型抗精神病药相比，氯氮平的锥体外系反应及迟发性运动障碍等副作用较轻，但氯氮平能引起粒细胞缺乏症，并且在代谢过程中，人的肝微粒体、中性粒细胞或骨髓细胞中能产生有毒的硫醚代谢物，故在使用时应监测白细胞的数量。

氯氮平口服后可被迅速吸收，具有肝脏首过效应，生物利用度平均为 50%；血浆蛋白结合率约为 97%；半衰期为 3.6～14.3 h；表观分布容积为 4.04～13.78 L/kg。在口服条件下，其在大鼠体内的 LD_{50} 为 251 mg/kg。

氯氮平主要经肝脏代谢，由 CYP 催化。药物剂量的 80% 以代谢物形式出现在粪便和尿液中，主要代谢产物为 *N*-去甲基代谢物（M17）和 *N*-氧化物（M18），其中 *N*-去甲基代谢物为活性代谢物。氯氮平也会代谢成 8-羟基-8-去氯基氯氮平（M19），8 位与葡糖醛酸结合生成葡糖醛酸化代谢物（M20）。在体重一定的情况下，同等剂量的女性患者血清药物浓度明显高于男性患者；吸烟可加速氯氮平的代谢；氯氮平的肾清除率及代谢率在老年人中明显降低（图 12.21）。

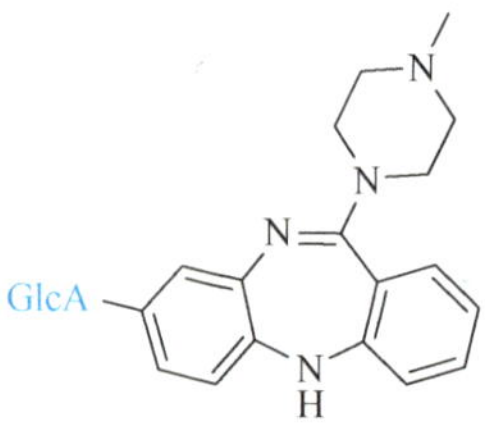

M20

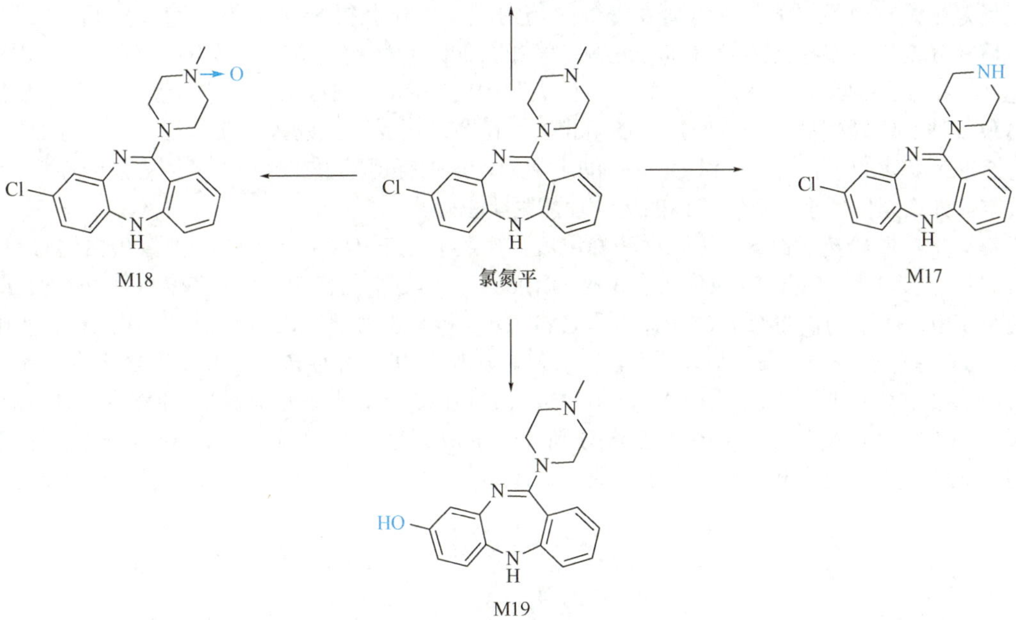

图 12.21 氯氮平的体内代谢途径

氯氮平的合成首先是卤代硝基芳烃（Ⅳ-1）与2-氨基苯甲酸（Ⅳ-2）进行乌尔曼反应，得到二取代苯胺（Ⅳ-3）；将硝基部分还原（Ⅳ-4），随后在二甲苯中回流，生成关键的中间产物（Ⅳ-5）；之后用三氯氧磷处理得到氯亚胺衍生物（Ⅳ-6），最后与*N*-甲基哌嗪反应得到终产物氯氮平（图 12.22）。

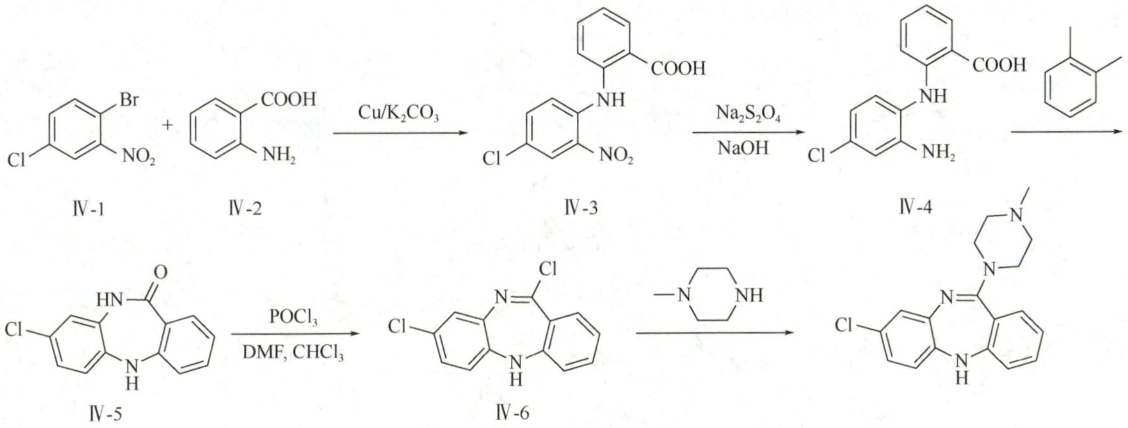

图 12.22 氯氮平的合成路线

奥氮平（Olanzapine）

化学名：2-甲基-4-(4-甲基-1-哌嗪基)-10*H*-噻吩并 [2,3-*b*][1,5] 苯并二氮杂䓬

2-methyl-4-(4-methyl-1-piperazinyl)-10*H*-thieno[2,3-*b*][1,5]benzodiazepine

分子式：$C_{17}H_{20}N_4S$

分子量：312.43

熔点：191～196℃

水溶性：在水中几乎不溶

pK_a=10.57

lg P=4.09

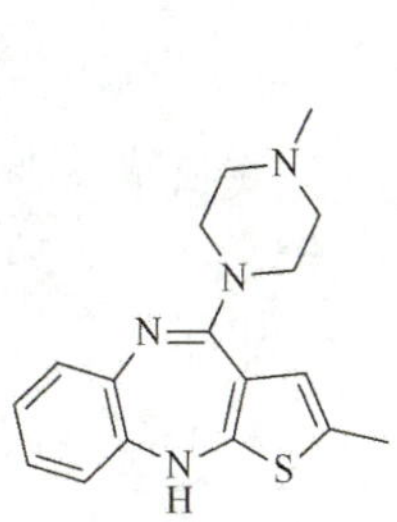

奥氮平是在氯氮平的基础上研发得到的药物，1996 年获得 FDA 批准上市。奥氮平主要用于治疗精神分裂症、双相情感障碍和与这些疾病相关的躁动症状。奥氮平具有广泛的靶点，因而可以通过拮抗多种神经元受体发挥药效，包括大脑中的 DAR、5-HT 受体、肾上腺素受体、组胺 H_1 受体和多种毒蕈碱受体。一方面，它能阻止 DA 在突触后受体上发挥潜在作用；另一方面，奥氮平对 5-HT_2 受体的亲和力大于对 D_2 受体的亲和力，这使得奥氮平在显著改善阴性及阳性症状的同时，锥体外系副作用小，对纹状体的运动功能影响也较小。

奥氮平口服给药后约 6 h 达到血药峰浓度，生物利用度为 60%～65%；血浆蛋白结合率约为 93%；半衰期为 21～54 h；表观分布容积约为 1000 L。奥氮平的代谢主要由糖苷酸酶和 CYP 催化，肝脏系统中，主要的代谢酶是 CYP1A2 和 CYP2D6；该药主要通过代谢消除，经尿液和粪便排泄，只有 7% 以原型被发现。在口服条件下，其在大鼠体内的 LD_{50} 约为 177 mg/kg。奥氮平进入体内后，由 CYP1A2 催化代谢为奥氮平 10-*N*-葡糖苷酸（M21）和 4′-*N*-去甲基奥氮平（M22），均为无活性代谢产物。同时可被 CYP2D6 和 FMO3 分别催化生成 2-羟甲基奥氮平（M23）和奥氮平的 *N*-氧化物（M24）及 7-羟基奥氮平（M25）（图 12.23）。

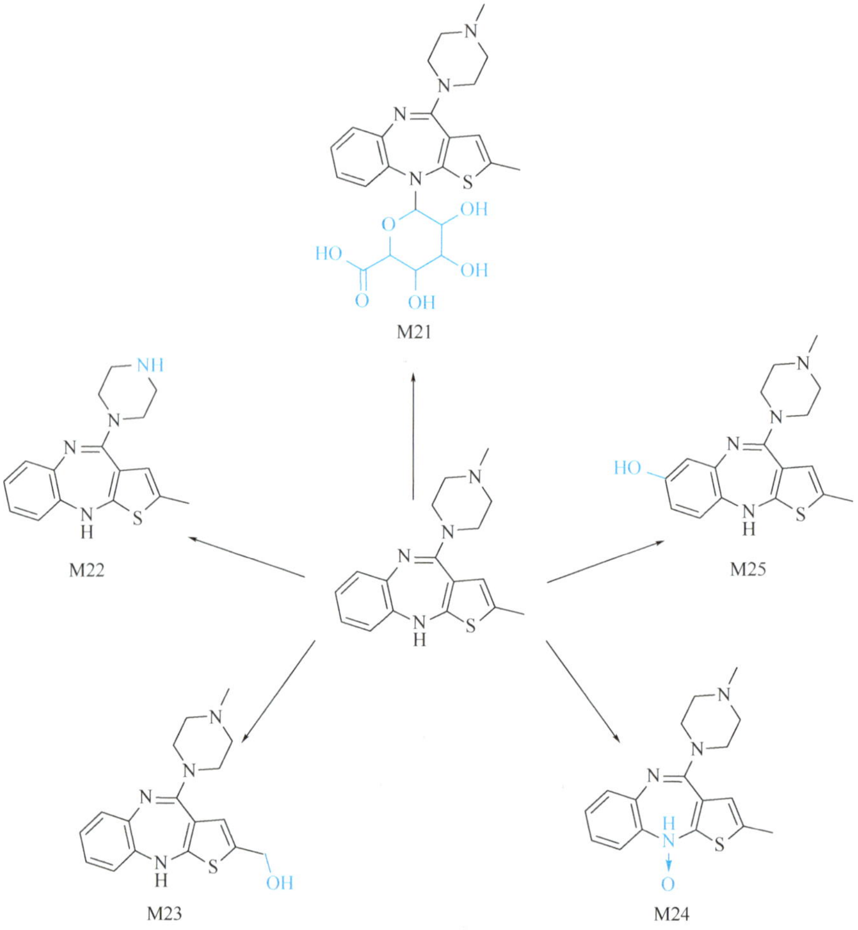

图 12.23　奥氮平的体内代谢途径

奥氮平合成首先是用原料 V-1 和原料 V-2 通过胺氟化物的亲核取代，获得最关键的噻吩苯并二氮杂环（V-3）；随后使用 Pd/C 催化氢化硝基得中间体（V-4）；再在醇的 HCl 溶液中进行环化得到中间体（V-5）；最后在高温及长时间反应下得到终产物奥氮平（图 12.24）。

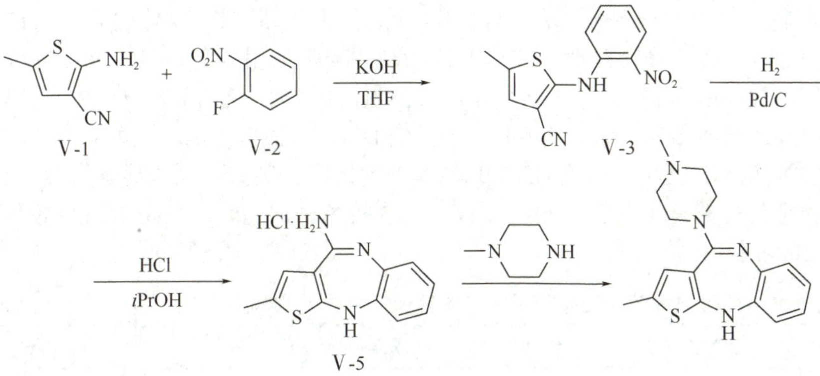

图 12.24　奥氮平的合成路线

三、非典型抗精神病药

典型抗精神病药的作用机制与 DAR 的拮抗作用相关。典型抗精神病药通过选择性地抑制 D_2 受体发挥较强的抗精神病作用，如果黑质-纹状体 D_2 受体被过度阻断，则会导致 DA 神经受体密度出现代偿性增加，形成超敏状态。此外，还会导致较大的锥体外系副作用，出现肌肉张力异常、类帕金森病、迟发性运动障碍及静坐不能等现象。而作用于非 D_2 受体的一些药物也有较强的抗精神病作用，这表明存在其他受体亚型的药理拮抗作用亦能治疗精神疾病。在此启发下，选择性拮抗受体亚型的新药研发思路得以开拓。黑质-纹状体系统具有调节运动功能的作用，经研究发现，5-HT_2 受体拮抗剂可以使黑质-纹状体系统的 DA 释放，恢复 DA 神经调节功能，从而在减轻锥体外系反应的同时增强临床效能，最终研发出第二代抗精神病药（second generation antipsychotics，SGA），如上文提及的二苯并二氮䓬类抗精神病药——氯氮平。在此基础上经过相关实验研究，开发了许多非典型抗精神病药（atypical antipsychotic drug），包括利培酮（risperidone）、喹硫平、阿立哌唑（aripiprazole）等，都已被列入 2022 年版《国家基本药物目录》（图 12.25）。

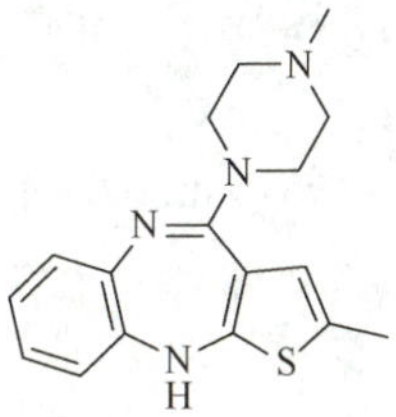

奥氮平

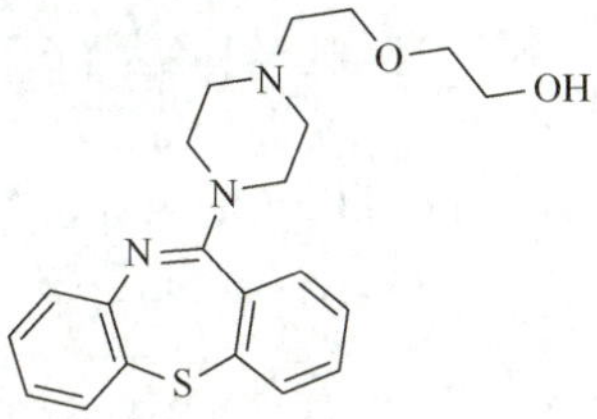

喹硫平

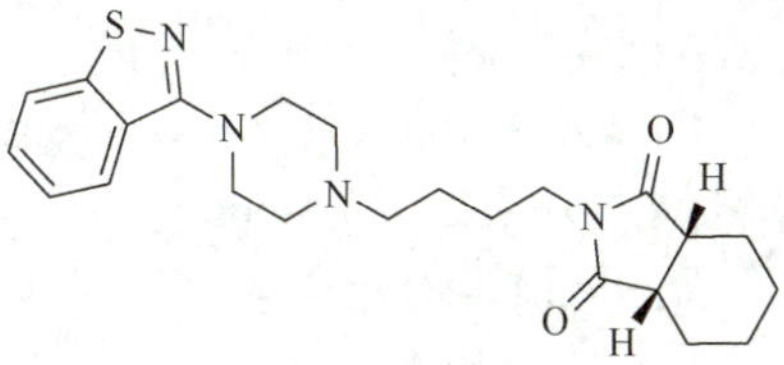

哌罗匹隆

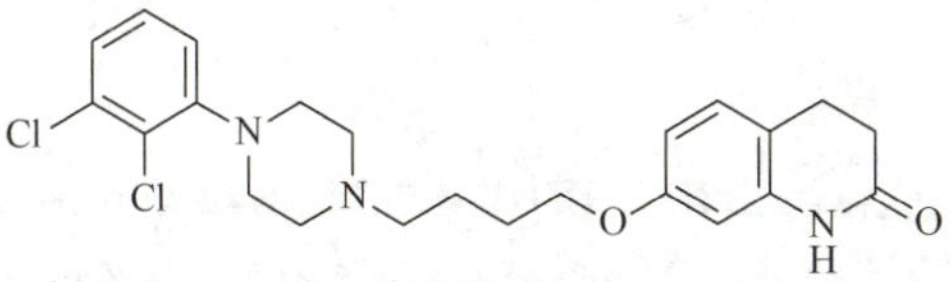

阿立哌唑

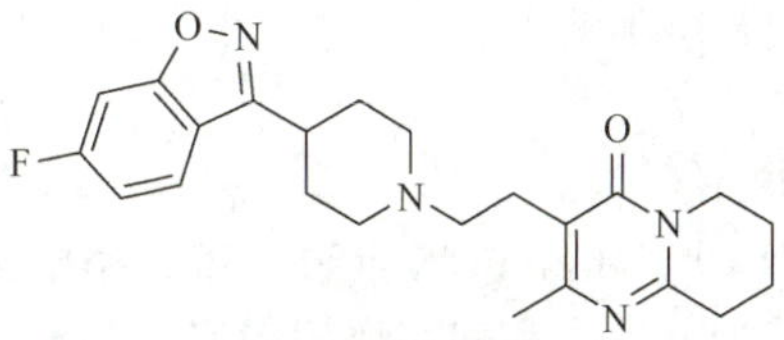

利培酮

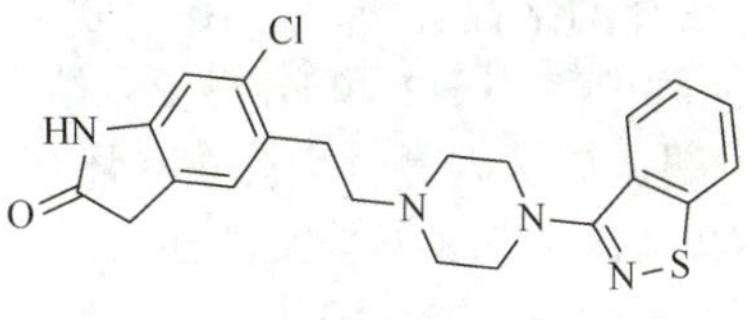

齐拉西酮

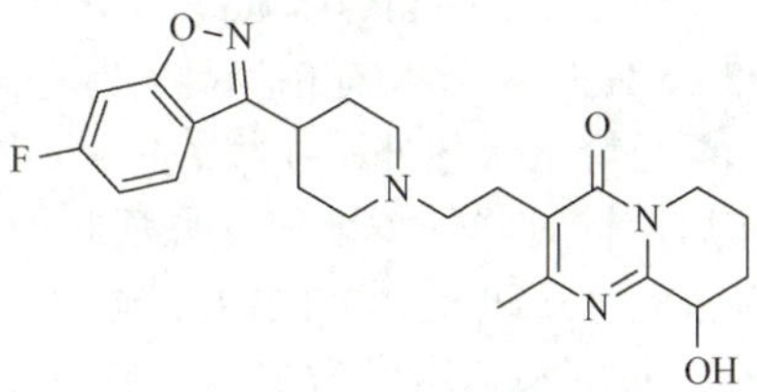

帕利哌酮

图 12.25　部分《国家基本药物目录》包含的非典型抗精神病药

非典型抗精神病药的特点是能同时拮抗 DAR 与 5-HT 受体，且对 $5\text{-}HT_{2A}$ 受体的亲和力比对 D_2 受体的亲和力强（表 12.1）。后续研究发现，非典型抗精神病药按作用机制也可以继续细分为两类，一类是上述提及的第二代抗精神病药；另一类是 D_2/D_3 受体拮抗剂，这两类药物都能与 5-HT 的其他亚型产生作用。例如，氨磺必利（amisulpride）不仅是 D_2/D_3 受体拮抗剂，还可对 $5\text{-}HT_7$ 产生拮抗作用。而典型抗精神病药中也存在拮抗 DAR 其他亚型的情况。例如，氟哌啶醇为 D_3 受体拮抗剂，所以非典型抗精神病药的分类并非绝对。相较于典型抗精神病药，非典型抗精神病药可以在临床有效剂量下产生最轻的 EPS。

表 12.1　抗精神病药在治疗剂量下与神经递质受体的亲和力

受体	氯氮平	奥氮平	喹硫平	阿立哌唑	利培酮	齐拉西酮
D_1	+	++	−	−	+	+
D_2	+	++	+	++++	+++	+++
D_3	+	+	−	++	+	++
D_4	++	++	−	+	−	++
$5\text{-}HT_{1A}$	−	−	−	++	−	+++
$5\text{-}HT_{2A}$	+++	+++	++	+++	++++	++++
$5\text{-}HT_6$	++	++	−	+	−	+
$5\text{-}HT_7$	++	−	−	++	+++	+++
α_1	+++	++	+++	+	+++	++
α_2	+	+	−	+	++	−
H_1	+++	+++	+++	+	−	−

注：−. 接近于零；+. 低；++. 中等；+++. 高；++++. 非常高。

利培酮（Risperidone）

化学名：3-[2-[4-(6-氟-1,2-苯并异噁唑-3-基)-1-哌啶基] 乙基]-6,7,8,9-四氢-2-甲基-4*H*-吡啶并 [1,2-*α*] 嘧啶-4-酮

3-[2-[4-(6-fluoro-1,2-benzisoxazol-3-yl)-1-piperidinyl]ethyl]-6,7,8,9-tetrahydro-2-methyl-4*H*-pyrido[1,2-*α*]pyrimidin-4-one

分子式：$C_{23}H_{27}FN_4O_2$

分子量：410.49

熔点：169～173℃

水溶性：几乎不溶于水

pK_a= 8.30

lg *P*= 2.88

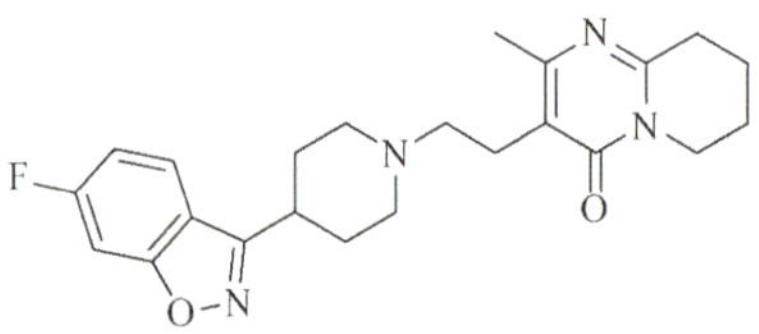

利培酮于 1993 年经 FDA 批准上市，属于第二代抗精神病药，用于治疗多种情绪和心理健康状况，包括精神分裂症和双相情感障碍。精神分裂症被认为是由于 D_2 受体和 $5\text{-}HT_{2A}$ 受体的过度激活引起的，分别会导致中脑边缘通路和中脑皮质通路过度活跃。利培酮与 D_2 受体短暂结合，亲和力较弱；但与 $5\text{-}HT_{2A}$ 受体具有相当高的亲和力，比与 D_2 受体的结合亲和力高 10～20 倍。此外，$5\text{-}HT_{2A}$ 受体阻断可降低锥体外系症状的风险。综上所述利培酮阻断 5-HT 和 D_2 与受体结合，从而在发挥协同作用的同时降低了锥体外系症状的风险。利培酮也被认为是肾上腺素受体（α_1 受体、α_2 受体）和组胺受体（H_1 受体）的拮抗剂，阻断这些受体也可改善精神分裂症的症状。

利培酮的口服生物利用度为 70%；血浆蛋白结合率约为 88%；半衰期随个人体质的不同而差异较大，为 3～20 h；表观分布容积为 1～2 L/kg。主要经肝 CYP 代谢，生成同样具有抗精神

病活性的 9-OH 化合物帕利哌酮（M26）（paliperidone）（图 12.26）。用药一周后，70% 的药物经尿液排泄，14% 的药物经粪便排泄。在口服条件下，其在雄性和雌性小鼠体内的 LD_{50} 分别为 82.1 mg/kg 和 63.1 mg/kg；在雄性和雌性大鼠体内的 LD_{50} 分别为 113 mg/kg 和 56.6 mg/kg。

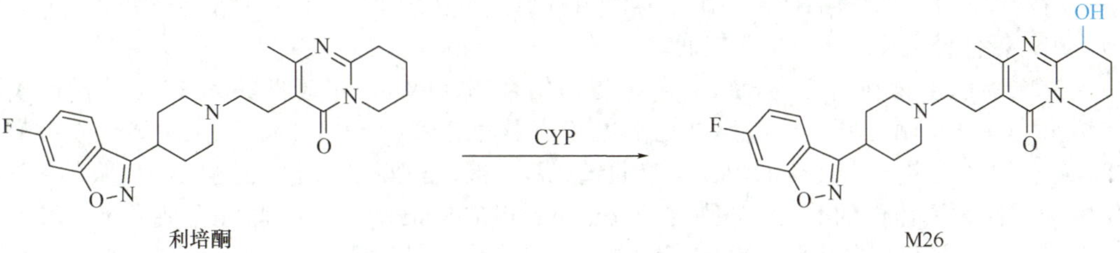

图 12.26 利培酮的体内代谢途径

利培酮的合成是以 4-哌啶甲酸（Ⅳ-1）为原料，经氨基保护得 1-乙氧甲酰基-4-哌啶甲酸（Ⅳ-2）、氯代得到 1-乙氧甲酰基-4-哌啶甲酰氯（Ⅳ-3）后，再与 1,3-二氟苯经过傅克酰基化得中间体（Ⅳ-4）、脱氨基保护得中间体（Ⅳ-5）、肟化得中间体（Ⅳ-6）、环合、成盐得到 6-氟-3-(4-哌啶基)-1,2-苯并异噁唑盐酸盐（Ⅳ-7），最终与 3-(2-氯乙基)-6,7,8,9-四氢-2-甲基-4*H*-吡啶并 [1,2-*α*] 嘧啶-4-酮在碱催化下缩合得到利培酮（图 12.27）。

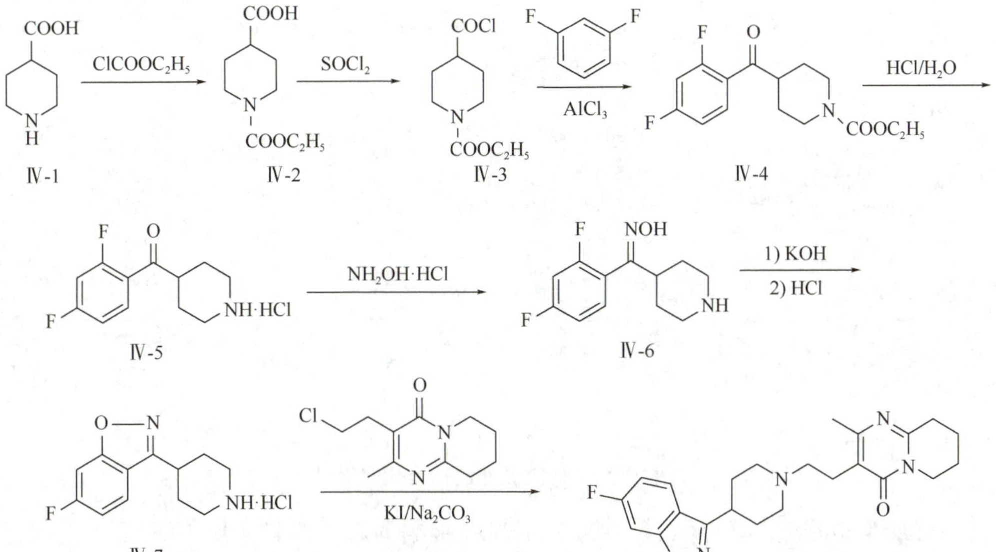

图 12.27 利培酮的合成路线

阿立哌唑（Aripiprazole）

化学名：7-[4-[4-(2,3-二氯苯基)-1-哌嗪基] 丁氧基]-3,4-二氢喹诺酮

7-[4-[4-(2,3-dichlorophenyl)piperazin-1-yl]butoxy]-3,4-dihydroquinolinone

分子式：$C_{23}H_{27}Cl_2N_3O_2$

分子量：448.39

熔点：139℃

水溶性：几乎不溶于水

pK_a=7.60

lg *P*=5.59

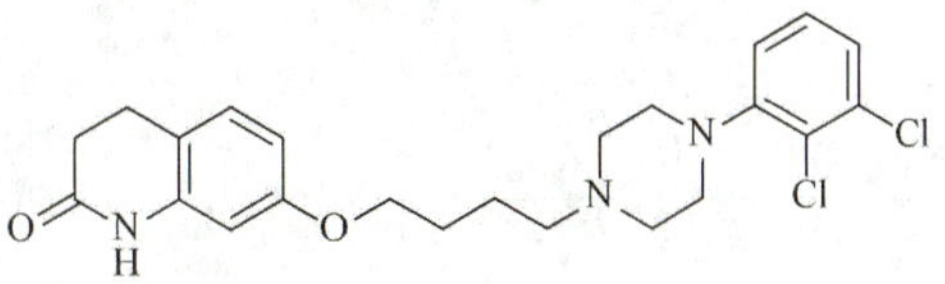

阿立哌唑于 2002 年经 FDA 批准上市，是一种口服的新型非典型抗精神病药，用于治疗精神

分裂症、双相情感障碍、重度抑郁症及与孤独症相关的妥瑞症等。阿立哌唑与 D_2、D_3、5-HT_{1A} 和 5-HT_{2A} 受体有很高的亲和力，与 D_4、5-HT_{2c}、5-HT_7、α_1、H_1 受体及 5-HT 重吸收位点具有中度亲和力。阿立哌唑的作用靶点涉及多种受体，其抗精神分裂作用依赖于对 D_2 和 5-HT_{1A} 受体的部分激动作用及对 5-HT_{2A} 受体的拮抗作用，其作用机制较为复杂和独特，对 DA 能神经系统具有双向调节作用，锥体外系反应等发生率较低。

阿立哌唑的生物利用度为 87%；血浆蛋白结合率＞99%；半衰期约为 5 h，其活性代谢物的半衰期为 94 h；阿立哌唑的静脉注射后的稳态分布容积为 4.9 L/kg。该药主要经 CYP3A4 和 CYP2D6 代谢。给定剂量 25% 的阿立哌唑通过尿液排泄，55% 在粪便中消除。在口服条件下，其在雄性和雌性大鼠体内的 LD50 分别为 965 mg/kg 和 705 mg/kg。阿立哌唑主要通过三种生物转化途径代谢：脱氢化得脱氢阿立哌唑（M27）、羟基化的 4-羟基阿立哌唑（M28）和 *N*-脱烷基化得 2,3-二氯苯基哌啶（M29）和 4-[(2-氧代-3,4-二氢-1*H*-喹啉-7-基) 氧基] 丁醛（M30）。根据体外试验的结果，CYP3A4 和 CYP2D6 参与羟基化，CYP3A4 参与脱氢和 *N*-脱烷基化。阿立哌唑在体循环中是主要的药物成分。在稳态时，其活性代谢物脱氢阿立哌唑约占血浆中活性成分的 40%（图 12.28）。

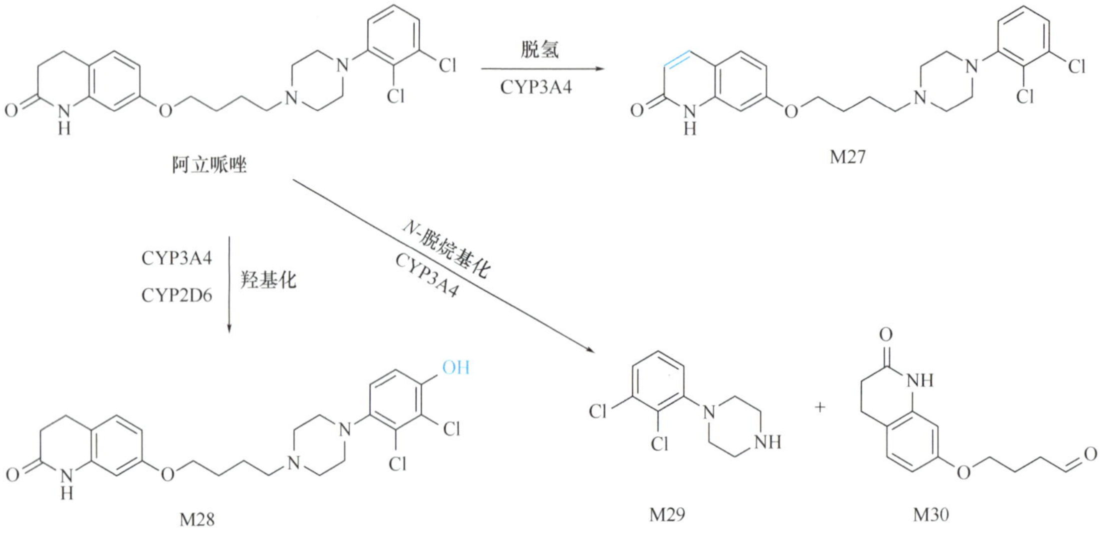

图 12.28 阿立哌唑的体内代谢途径

阿立哌唑的合成以 7-羟基-3,4-二氢-2-(1*H*)-喹啉酮为起始原料（Ⅶ-1），经过 *O*-羟基化合成中间体（Ⅶ-2），然后 *N*-溴丁基化合成阿立哌唑。本方法反应条件温和，且提高了反应收率（图 12.29）。

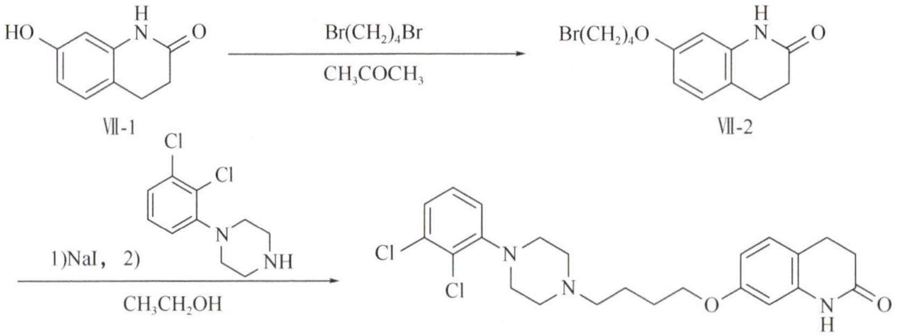

图 12.29 阿立哌唑的合成路线

第二节　抗抑郁药

一、抑郁症与抗抑郁药概述

抑郁症（depressive disorder）是一种常见的情绪障碍综合征，主要以情绪低落为特点，可引起消化、免疫、神经系统等方面的损伤。随着人们的生活节奏加快和社会压力增加，该病患病率逐年增高且难以治愈，复发率高。据 WHO 统计，全球大约有 2.8 亿人患有抑郁症。抑郁症不同于通常的情绪波动及日常生活中因挑战产生的短暂情绪反应。当抑郁症反复发作，达到中度或重度时，可能会成为一个严重的健康隐患，患者在生活及工作中可能会受到极大影响。病情最严重时，抑郁症可导致自杀，全球每年有超过 70 万抑郁症患者自杀身亡。

目前，抑郁症的病因尚不明确，其发病机制较为复杂，通常认为与炎症反应、单胺类神经递质失调等因素密切相关（图 12.30）。其中，中枢单胺类神经递质的功能失调是抑郁症发生机制的一个重要假说，该假说认为抑郁症是由低水平的去甲肾上腺素、5-HT 引起的。作为去甲肾上腺素前体，酪氨酸的缺乏或酪氨酸代谢酶活力的降低可使去甲肾上腺素的合成和再摄取减少，造成去甲肾上腺素的含量降低，进而导致抑郁。

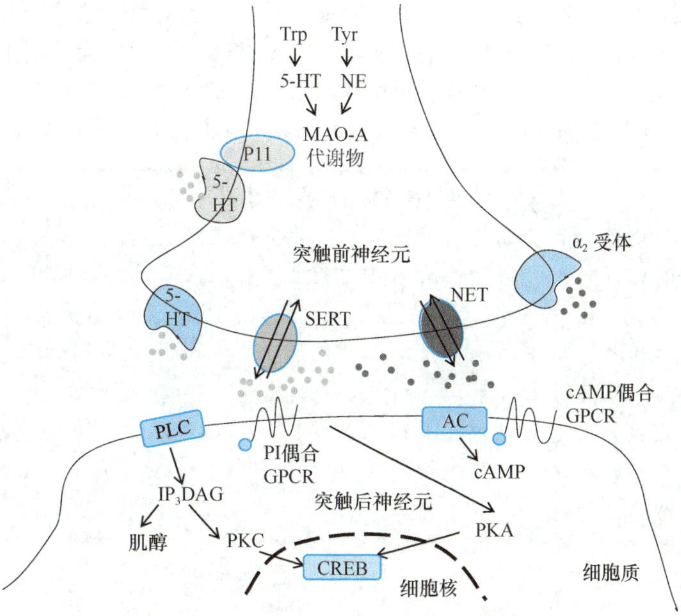

图 12.30　单胺类神经递质的信号转导

Try. 色氨酸；NET. 去甲肾上腺素转运体；PKC. 蛋白激酶 C

炎症假说认为，当机体处于炎症状态时，促炎性细胞因子分泌增加，同时抗炎性细胞因子水平降低，导致免疫系统过度激活，神经内分泌及免疫系统功能紊乱，出现中枢炎症，最终引发抑郁症。促炎性细胞因子在抑郁症的发病中具有重要作用，可通过影响单胺类神经递质、下丘脑-垂体-肾上腺轴（hypothalamic-pituitary-adrenal axis，HPAA），以及减少脑源性神经营养因子（brain derived neurotrophic factor，BDNF）而引发抑郁症。例如，致炎细胞因子 IL-6 可使大鼠体内的 5-HT 和 DA 神经元活动增强，进而加速中枢单胺类神经递质的再摄取，从而使突触部位的神经递质浓度下降，继而诱发抑郁。

药物治疗是抑郁症的主要治疗方法，能从根本上改善甚至消除患者的抑郁、焦虑症状。抗抑郁药（antidepressant）于 20 世纪 50 年代问世，最早发现的药物是异烟肼（isoniazid），但由于副作用较大，很快被三环类和四环类药物替代。此后，研发出一系列作用于 5-HT 受体的抗抑郁药，由此开启了抗抑郁药的新篇章。

2000 年初，新的抗抑郁药陆续问世，如去甲肾上腺素、5-羟色胺选择性再摄取抑制剂（serotonin-selective reuptake inhibitor，SSRI）、5-羟色胺去甲肾上腺素再摄取抑制剂（serotonin-noradrenalin reuptake inhibitor，SNRI）、去甲肾上腺素再摄取抑制剂（noradrenalin reuptake inhibitor，NRI）等。近年，全新作用机制的抗抑郁药不断问世，近年，以阿戈美拉汀（agomelatine）为代表的新型褪黑素受体激动剂作为全新作用机制的抗抑郁药物也获得了欧洲市场的许可。

多数抗抑郁药是通过调节脑内去甲肾上腺素水平，以及提高 5-HT 的含量而达到治疗效果。临床常用的抗抑郁药主要可分为以下四类：①单胺氧化酶抑制剂（monoamine oxi-dase inhibitor，MAOI）；②去甲肾上腺素再摄取抑制剂（NRI），也常被称为三环类抗抑郁药（tricyclic antidepressive agent，TCA）；③ 5-羟色胺选择性再摄取抑制剂；④其他类。

抗抑郁药最大的问题是作用弱和起效慢，特别是起效慢，严重影响了药物的疗效和应用。因此，抗抑郁药的研究方向是“广谱、起效快、重度抑郁症有效”。维拉佐酮、沃替西汀的起效快，对重度抑郁症疗效较好。另外，2019 年，FDA 批准了氯胺酮的 *S*-型对映体艾氯胺酮（esketamine）用于难治性抑郁症的治疗。上述这些新药的批准，必将颠覆现有的抑郁症治疗局面，给抑郁症的治疗带来新的曙光。

对于其他类抗抑郁药，还处在研发的关键时期，只有上述艾氯胺酮等少数几种药物获得了突破性药物的资格，而其他的大部分药物还处在早期临床试验的探索阶段。由于这些药物后续的实验出现了不同程度的副作用，未能达到预期疗效，所以还需要开展更多针对新靶点的研究，以帮助我们更深入地探讨抑郁症的病因，并在未来研究出广谱、起效快、重度抑郁症有效的药物。

抗抑郁药和抗焦虑药

抑郁症是一种以连续且长期的心情低落为主要临床表现的心理疾病。

焦虑症是一种以发作性和持续性情绪焦虑为主要临床表现的神经官能征。

不同于抗抑郁药，抗焦虑药是一种主要用于缓解焦虑和紧张的药物。临床应用的抗焦虑药可分为苯二氮䓬类、氨甲酸酯类及二苯甲烷类药物。其中最常用的是苯二氮䓬类药物，包括氯氮䓬、地西泮及其衍生物等。

总之，抗焦虑药与抗抑郁药的主要区别在于：抗焦虑药用于缓解各种原因引起的焦虑，松弛肌肉紧张等症状；而抗抑郁药则用于治疗情绪抑郁等精神疾病，只能使抑郁症状消除，不能使正常人的情绪提高。

二、抗抑郁药

（一）单胺氧化酶抑制剂

MAO 是一类借助氧分子氧化代谢单胺类物质的酶家族。人体内的单胺氧化酶有两种亚型：单胺氧化酶 A（monoamine oxidase A，MAO-A）和单胺氧化酶 B（monoamine oxidase B，MAO-B）。MAO-A 主要分布于儿茶酚胺能神经元中；而 MAO-B 主要分布在 5-HT 能神经元、组胺能神经元和神经胶质细胞中，这两种亚型都可以使单胺类神经递质失活。

MAOI 通过抑制 MAO 对单胺类物质的氧化活性，可减轻或消除因单胺类物质合成减少而导致的疾病。常用 MAOI 包括苯乙肼（phenelzine）、异烟肼、异卡波肼（isocarboxazid）、反苯环丙胺（tranylcypromine）、司来吉兰（selegilin）和帕吉林（pargyline）等（图 12.31）。其中司来吉兰主要用于治疗早期 PD，而帕吉林为降压药。

最先用于治疗抑郁症的药物是不可逆 MAOI 异烟肼。在临床治疗肺结核时，偶然发现其具有兴奋中枢的作用，随即将其应用于治疗抑郁症。受其启发，又合成了异苯肼（isophenylhydrazine）和异卡波肼等。肼类化合物可使脑内神经细胞的 MAO 活性降低，引起单胺类神经递质降解减少，从而提高去甲肾上腺素、5-HT 和 DA 的含量而发挥抗抑郁的作用。虽然肼类化合物有较强的内源性兴奋作用，但是也因为陆续出现和某种食物或药物相互作用，引发急性黄色肝萎缩、高血压危象等副作用而被淘汰。反苯环丙胺属于非肼类的 MAOI，其作用效果比肼类化合物要好，通常用于对三环类药物无效的严重抑郁症患者。

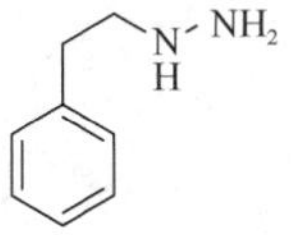

苯乙肼

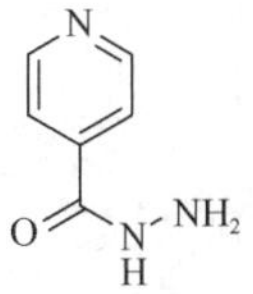

异烟肼

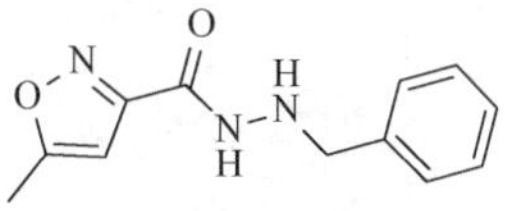

异卡波肼

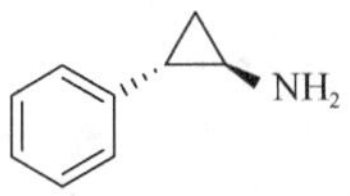

反苯环丙胺

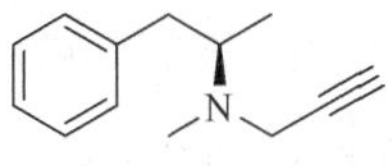

司来吉兰

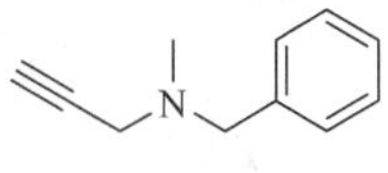

帕吉林

图 12.31　MAOI

MAO-A 与去甲肾上腺素和 5-HT 的代谢有关，药物特异性作用于 MAO-A，提高了选择性并且增强抗抑郁作用。吗氯贝胺（moclobemide）和托洛沙酮（toloxatone）是该类抗抑郁药的代表药物（图 12.32）。

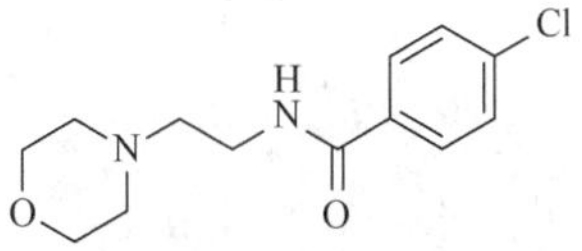

吗氯贝胺

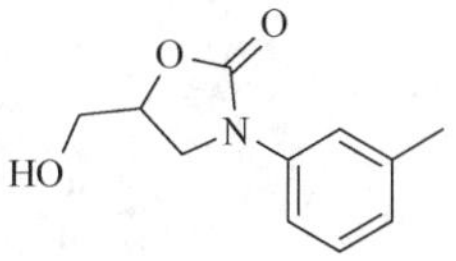

托洛沙酮

图 12.32　选择性 MAO-A 抑制剂

吗氯贝胺（Moclobemide）

化学名：4-氯-*N*-[2-(4-吗啉基乙基)] 苯甲酰胺

4-chloro-*N*-[2-(4-morpholinyl)ethyl]benzamide

分子式：$C_{13}H_{17}ClN_2O_2$

分子量：268.74

熔点：136～140℃

水溶性：微溶于水

pK_a=6.02

lg P=1.73

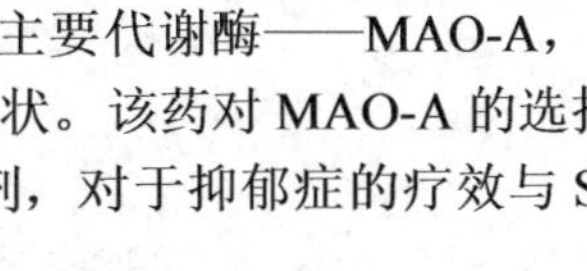

吗氯贝胺是苯甲酰胺的衍生物，为特异性 MAO-A 的可逆性抑制剂，于 1990 年在瑞典上市。吗氯贝胺通过抑制中枢去甲肾上腺素和 5-HT 的主要代谢酶——MAO-A，使中枢单胺类介质代谢减少，增加其在突触间隙内的浓度，改善抑郁症状。该药对 MAO-A 的选择性是对 MAO-B 的 170 倍，安全性方面优于去甲肾上腺素再摄取抑制剂，对于抑郁症的疗效与 SSRI 效果相当，但在患者的耐受程度上则表现更好。

吗氯贝胺口服后约 95% 经胃肠道吸收，但由于首过效应，生物利用度仅为 56% 左右；血浆蛋白结合率约为 50%；半衰期为 1～2 h；表观分布容积为 1～1.5 L/kg。该药主要经肝脏 CYP2C19 和 CYP2D6 代谢，氮氧化得 M31，芳香环的羟基化得 M32 及氧化脱氨基作用得 M33（图 12.33）。在口服条件下，其在小鼠和大鼠体内的 LD_{50} 分别为 1300 mg/kg 和 730 mg/kg。

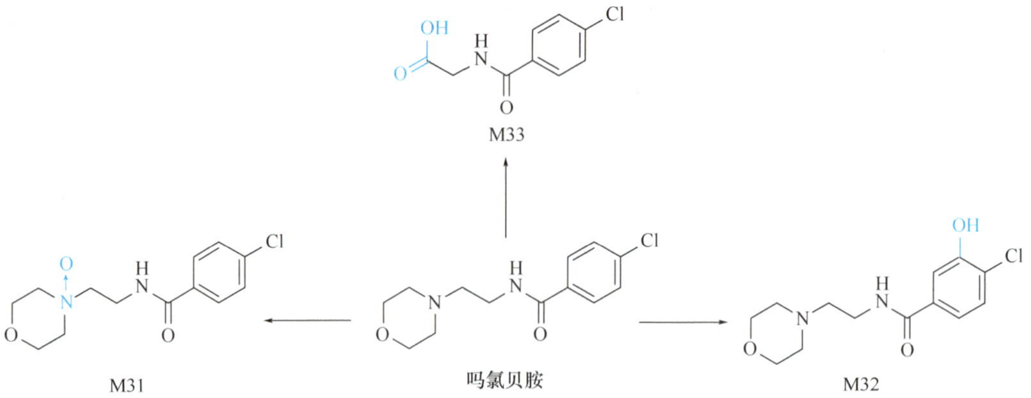

图 12.33　吗氯贝胺的体内代谢

吗氯贝胺的合成是以乙醇胺为原料，先通过亲核取代生成溴乙胺氢溴酸盐，再与对氯甲酰氯苯（Ⅷ-1）酰胺化合成中间体 4-氯-*N*-(2-溴乙基) 苯甲酰胺（Ⅷ -2），最后与吗啉反应制得吗氯贝胺（图 12.34）。

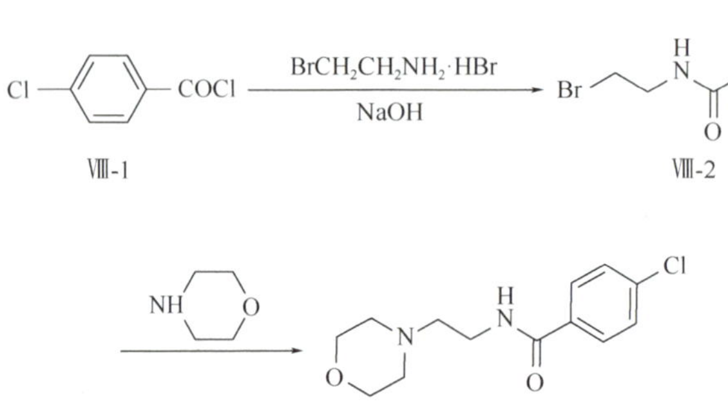

图 12.34　吗氯贝胺的合成路线

（二）去甲肾上腺素再摄取抑制剂

去甲肾上腺素再摄取抑制剂通过阻断去甲肾上腺素转运体（norepinephrine transporter，NET）的作用，抑制神经元突触前膜对去甲肾上腺素的再摄取，阻止去甲肾上腺素和肾上腺素（adrenaline，AD）的再摄取，从而延长此类神经递质对神经活动的影响。此类药物多为三环类化合物，侧链通常为叔胺或仲胺，又称三环类抗抑郁药（图 12.35）。

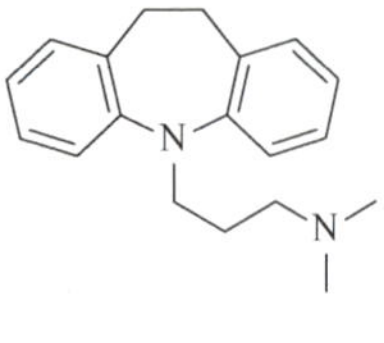

丙米嗪

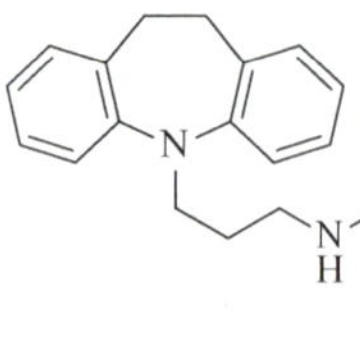

地昔帕明

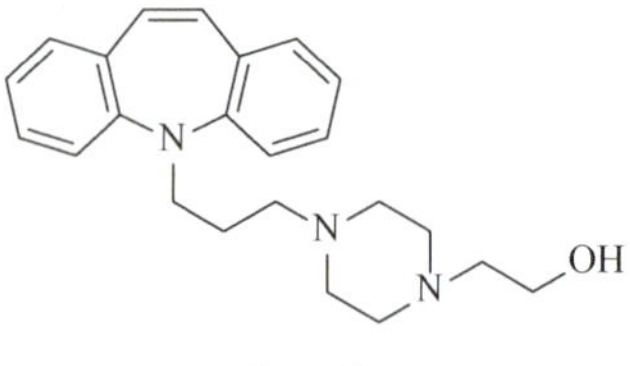

奥匹哌醇

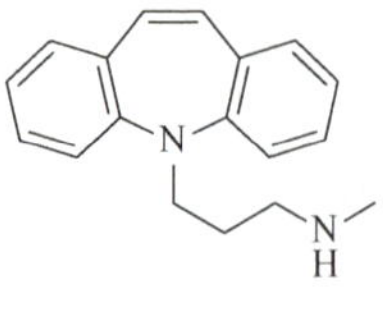

普罗替林

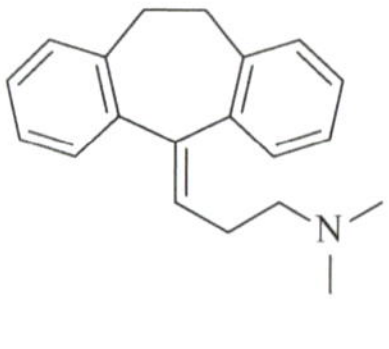

阿米替林

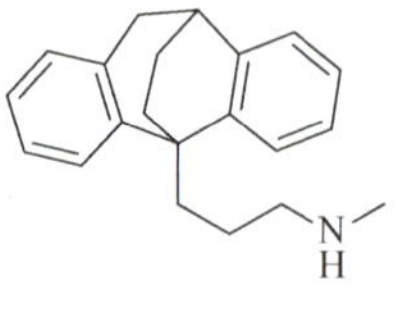

马普替林

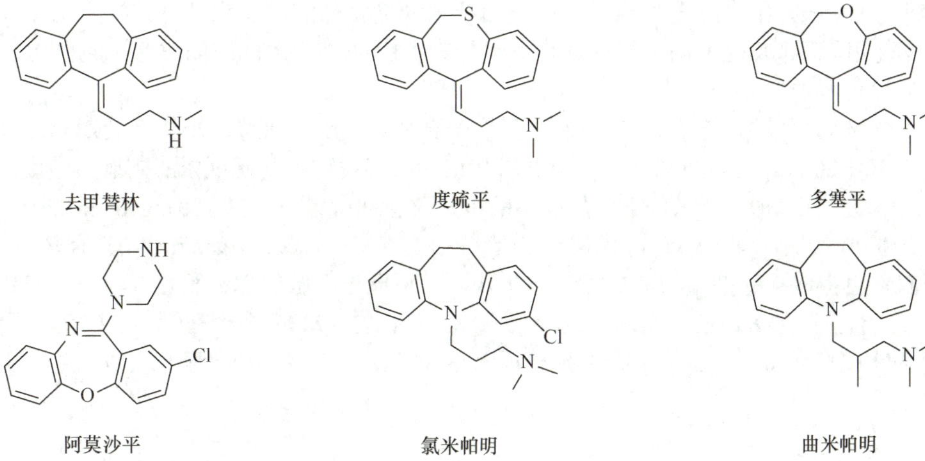

图 12.35　去甲肾上腺素再摄取抑制剂

去甲肾上腺素再摄取抑制剂的构效关系如（图 12.36）所示。其结构中的两个苯环处于非共平面，中间七元环扭曲程度越大，抑制去甲肾上腺素重摄取作用越强，治疗抑郁症效果越明显。侧链末端氨基的结构和甲基的立体结构都是很重要的结构，药物分子中具有与去甲肾上腺素侧链部分相同的仲胺时，对去甲肾上腺素的重摄取的抑制作用更强，代表药物为丙米嗪（imipramine）。

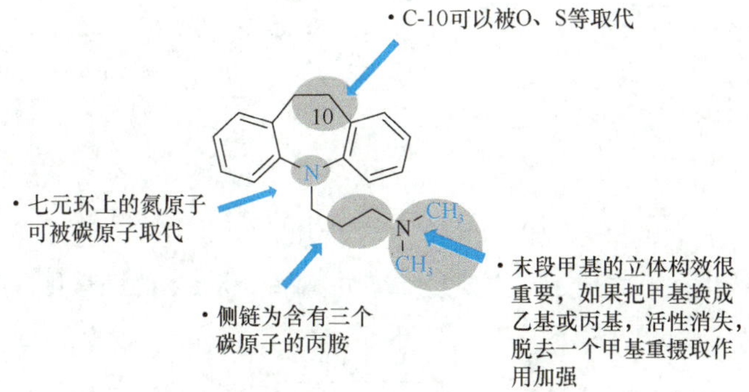

图 12.36　去甲肾上腺素再摄取抑制剂构效关系

三环类抗抑郁药从结构上可分为二苯并氮杂䓬类（dibenzodiazepine）、二苯并氧氮杂䓬类（dibenzoxazepine）、二苯并环庚二烯类（dibenzocycloheptadiene）和二苯并噁庚英类（dibenzoxaheptanoid）。下文将对上述分类药物进行详细介绍。

1. 二苯并氮杂䓬类药物　以生物电子等排体 1,2-亚乙基（—CH_2CH_2—）或电子等排体 1,2-亚乙烯基（—CH=CH—）取代吩噻嗪类药物分子中的硫，即可得到二苯并氮杂䓬类抗抑郁药。

丙米嗪（Imipramine）

化学名：*N*,*N*-二甲基-10,11-二氢-5*H*-二苯并 [*b*,*f*] 氮杂䓬-5-丙胺

N,*N*-dimethyl-10,11-dihydro-5*H*-dibenz[*b*,*f*]azepine-5-propanamine

分子式：$C_{19}H_{24}N_2$

分子量：280.42

熔点：174～175℃

水溶性：微溶于水

pK_a=9.20

lg *P*=4.53

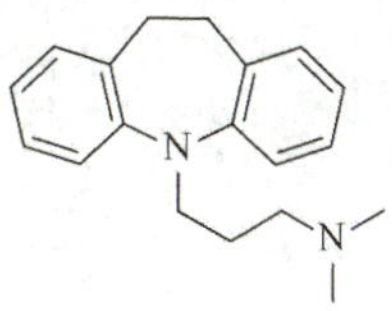

丙米嗪于 1957 年开始应用于临床，适用于治疗内源性抑郁症、反应性抑郁症及更年期抑郁症。随着长期使用，丙米嗪会下调大脑皮质 β 受体，增加 5-HT 在突触间隙的浓度，促进神经传递。丙米嗪的起效时间需要 2～4 周，通常 4～6 周才会显效。

丙米嗪的生物利用度为 29%～77%；血浆蛋白结合率为 60%～96%；平均半衰期为 12 h；表观分布容积为 10～20 L/kg。该药几乎完全由肝脏代谢，其代谢物主要通过尿液排泄，<5% 的药物以原型经尿液排泄。在口服给药条件下，其在小鼠和大鼠中的 LD_{50} 分别为 188 mg/kg 和 250 mg/kg。

丙米嗪经肝脏代谢（图 12.37），代谢产物地昔帕明（M34）（desipramine），具有药理活性，是去甲肾上腺素再摄取抑制剂，与原药可进一步代谢，可通过血脑屏障、胎盘屏障，生成代谢物后与葡糖醛酸结合，则失去活性。丙米嗪也会代谢成氮氧化物（M35），羟基化和去甲基化成 *N*-去甲基-3-羟基丙米嗪（M36）及羟基化成 3-羟基丙米嗪（M37），3-羟基丙米嗪也可进一步与葡糖醛酸结合。

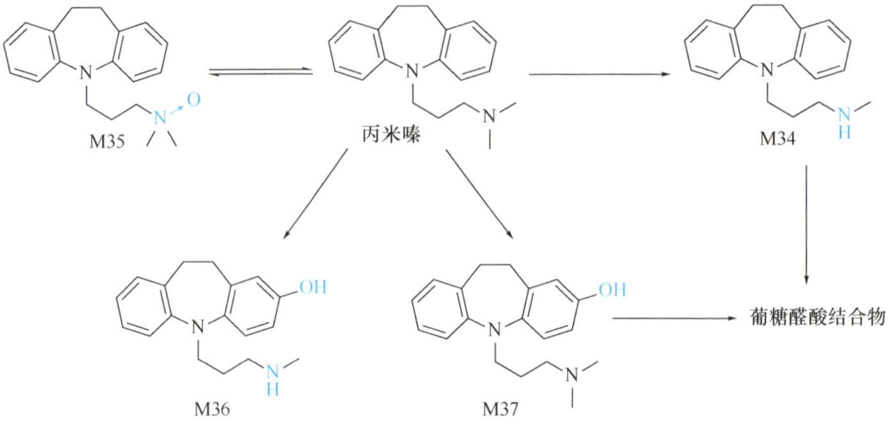

图 12.37 丙米嗪的代谢途径

丙米嗪合成路线如图 12.38 所示，主要经二苯并氮䓬（Ⅸ-1）的烷基化反应合成。

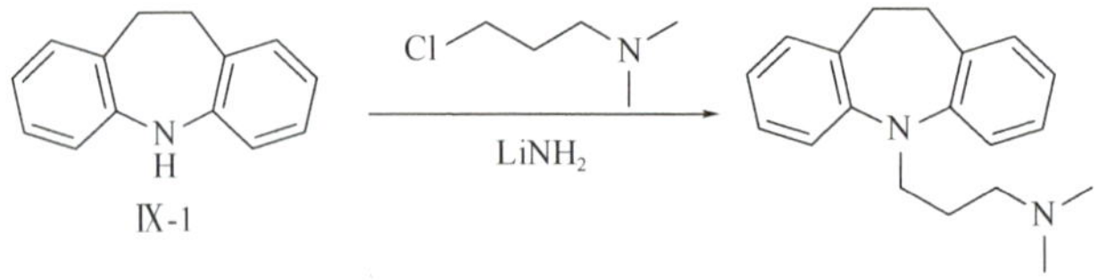

图 12.38 丙米嗪的合成路线

2. 二苯并氧氮杂䓬类药物 以氧原子取代抗精神病药氯氮平的 5 位氮原子，即可得到二苯并氧氮杂䓬类抗抑郁药阿莫沙平，又称氯氧平，作用与丙米嗪类似，但副作用更小，为去甲肾上腺素再摄取抑制剂，具有混合的抗抑郁和神经安定作用。

阿莫沙平（Amoxapine）

化学名：2-氯-11-(1-哌嗪基) 二苯并 [*b*,*f*][1,4] 氧氮杂䓬

2-chloro-11-(1-piperazinyl)dibenz[*b*,*f*][1,4]oxazepine

分子式：$C_{17}H_{16}ClN_3O$

分子量：313.78

熔点：175～176℃

水溶性：微溶于水

pK_a=8.83

lg P=3.13

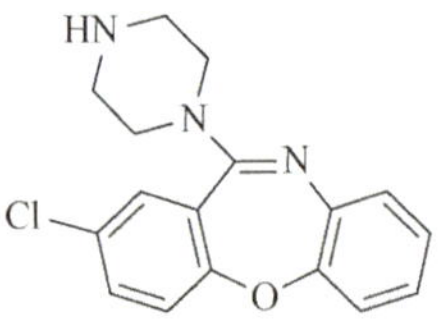

阿莫沙平于 1992 年在美国上市。该药可抑制去甲肾上腺素和 5-HT 的摄取，并阻断 DAR 对 DA 的反应。临床研究表明，阿莫沙平比阿米替林或丙米嗪起效更快。

阿莫沙平的生物利用度约＞60%；血浆蛋白结合率约为 90%；半衰期约为 8 h。单次口服剂量下，药物的 60%～69% 经尿液排泄，＜5% 的药物以原型经尿液排泄。在口服条件下，其在大鼠体内的 LD_{50} 约为 313 mg/kg。

该药由 CYP 同工酶在肝脏中代谢，主要代谢物为 8-OH 阿莫沙平（M38），次要代谢物为 7-OH 阿莫沙平（M39）（图 12.39）。

本品由二苯并噁氮平（X-1）和哌嗪反应合成，路线如图 12.40 所示。

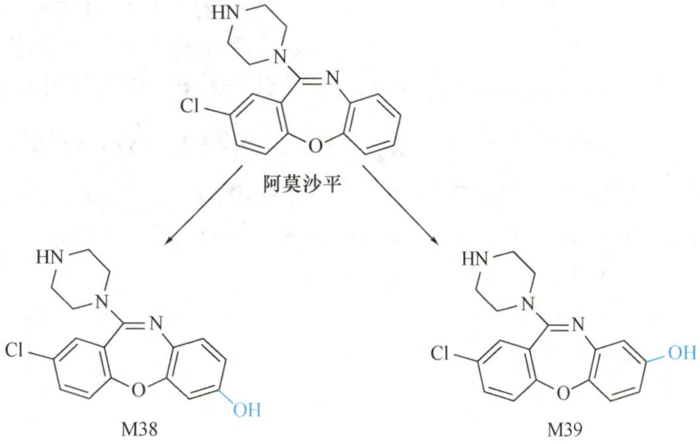

图 12.39　阿莫沙平的代谢产物

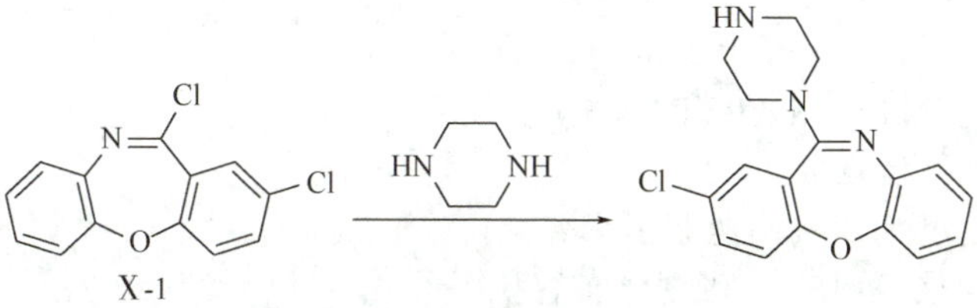

图 12.40　阿莫沙平的合成路线

3. 二苯并环庚二烯类药物　将二苯并氮杂䓬母核中的单原子以碳原子取代氮，并与双键侧链相连，即得到二苯并环庚二烯类抗抑郁药，如阿米替林（amitriptyline）等。

阿米替林（Amitriptyline）

化学名：*N,N*-二甲基-3-(10,11-二氢-5*H*-二苯并 [*a,d*] 环庚三烯-5-亚基)-1-丙胺

N,N-dimethyl-3-(10,11-dihydro-5*H*-dibenzo[*a,d*]cyclohepten-5-ylidene)-1-propanamine

分子式：$C_{20}H_{23}N$

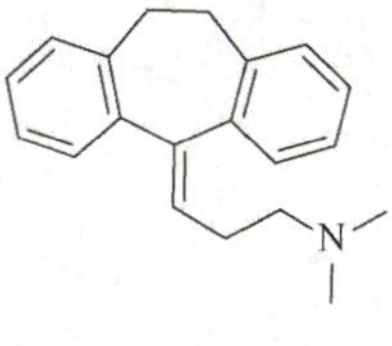

分子量：277.41

熔点：196～197℃

水溶性：易溶于水

pK_a=4.81

lg P=9.76

阿米替林于 20 世纪 50 年代末被发现，并于 1961 年被美国 FDA 批准列入 WHO 的基本药物清单。2019 年，它是美国最常见的第 94 种处方药，有超过 800 万张处方。阿米替林是去甲肾上腺素再摄取抑制剂，选择性抑制中枢突触部位去甲肾上腺素的再摄取，其具有双苯并稠环共轭体系，对日光较敏感，易被氧化变黄，需避光保存。

阿米替林口服后迅速吸收，生物利用度为 30%～60%；血浆蛋白和组织蛋白结合率约为 95%；半衰期约为 25 h；表观分布容积为 769～1702 L（16 L/kg±3 L/kg）。主要以葡糖醛酸或硫酸盐代谢物偶联物的形式通过尿液排泄，约 2% 以原型经尿液排泄。在口服条件下，其在小鼠体内的 LD_{50} 约为 140 mg/kg。

其活性代谢产物（图 12.41）去甲替林（nortriptyline）抗抑郁作用强于丙米嗪，可提高患者

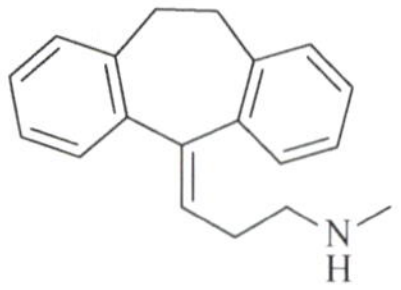

图 12.41　阿米替林的活性代谢产物

的情绪。

4. 二苯并噁庚英类药物　二苯并噁庚英类药物，作用机制是通过抑制 5-HT 及去甲肾上腺素的再摄取，使突触间隙中这两种神经递质含量增加，此外其具有的抗焦虑和镇静作用也有助于抗抑郁作用的发挥。代表药物为多塞平（doxepin）。

多塞平（Doxepin）

化学名：*N,N*-二甲基-3-二苯并 [*b,e*] 噁庚英-11(6*H*) 亚基-1-丙胺

N,N-dimethyl-3-dibenzo[*b,e*]oxoheptanoin-11(6*H*)subunit-1-propanamine

分子式：$C_{19}H_{21}NO$

分子量：279.38

熔点：185～191℃

水溶性：易溶于水

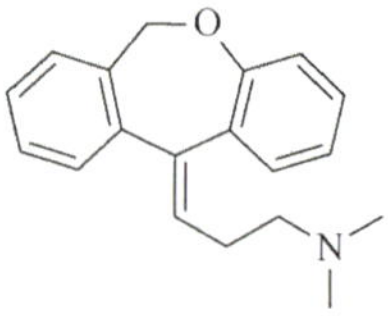

pK_a=9.76

lg P=4.29

多塞平于 1969 年获批上市。其抗抑郁作用主要与抑制中枢神经系统生物胺的再摄取有关，特别是在突触神经末梢的去甲肾上腺素和 5-HT 中。这种效应增加了突触部位中单胺的水平，从而增加了突触后神经元受体位点的活性。

多塞平生物利用度为 30%；血浆蛋白结合率约为 75.5%；半衰期约为 15 h；表观分布容积约为 20 L/kg。其被广泛代谢为 *N*-去甲基多塞平（M40）及多塞平 *N*-氧化物（M41）（图 12.42），主要以葡萄糖苷酸偶联物的形式在尿液中排泄。口服给药时，其在小鼠和大鼠中的 LD_{50} 分别为 180 mg/kg 和 147 mg/kg。

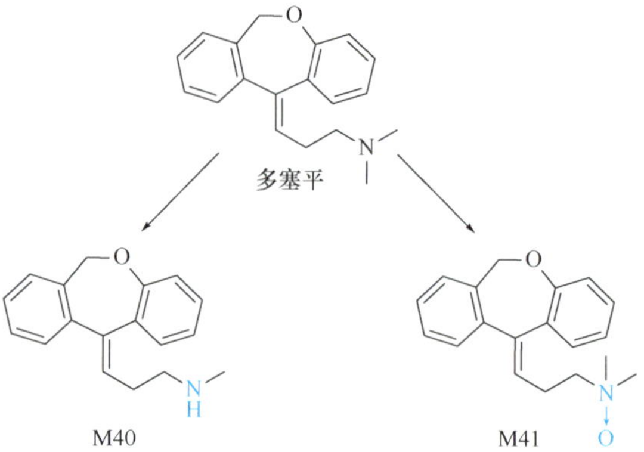

图 12.42　多塞平的体内代谢条途径

多塞平的合成路线如图 12.43 所示。首先，将 6,11-二氢二苯并 [b,e] 噁庚英-11-酮（Ⅺ-1）和 3-氯丙基-叔丁基醚进行加成反应得醇类化合物；所得醇类化合物（Ⅺ-2）在浓盐酸条件下消除羟基得到烯烃类化合物（Ⅺ-3）；然后与二氯亚砜反应得到氯代物；最后与 *N,N*-二甲基甲胺偶联即制备得多塞平。

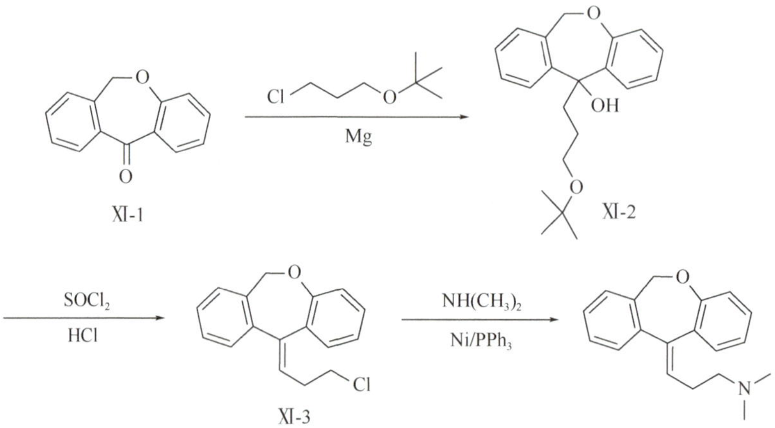

图 12.43　多塞平的合成路线

（三）5-羟色胺选择性再摄取抑制剂（SSRI）

SSRI 可特异性抑制突触前神经元对突触内 5-HT 的再摄取，提高其在突触间隙的浓度，且对去甲肾上腺素再摄取影响很小，几乎不影响 DA 的再摄取。

目前，氟西汀、帕罗西汀（paroxetine）、氟伏沙明（fluvoxoxamine）、舍曲林（sertraline）、西酞普兰（citalopram）、艾司西酞普兰（escitalopram）这六个 SSRI 类代表药物被我国精神医学界形象地称为“六朵金花”（图 12.44）。

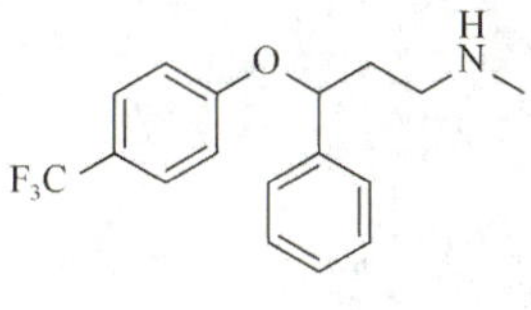

氟西汀

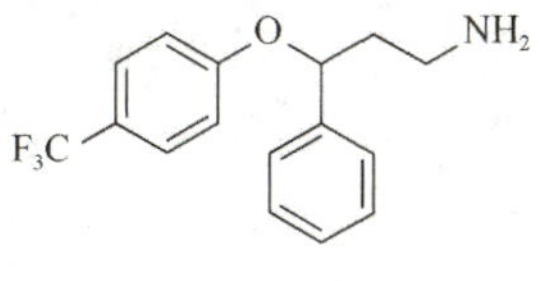

去甲氟西汀

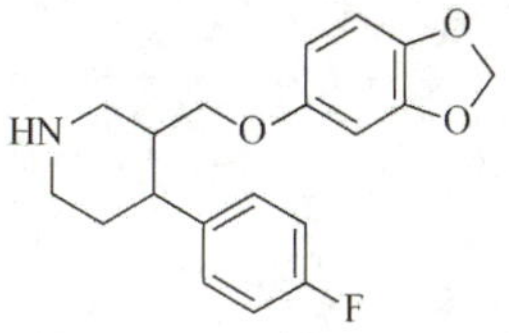

帕罗西汀

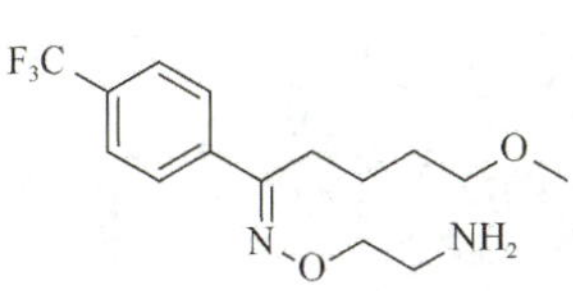

氟伏沙明

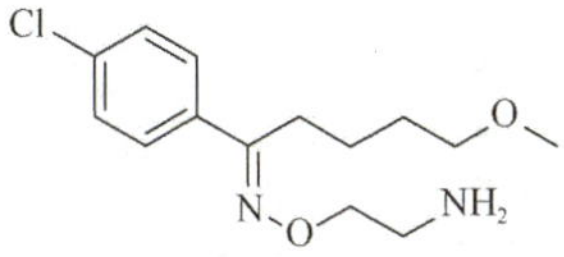

氯伏沙明

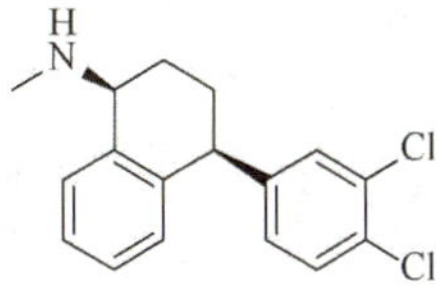

舍曲林

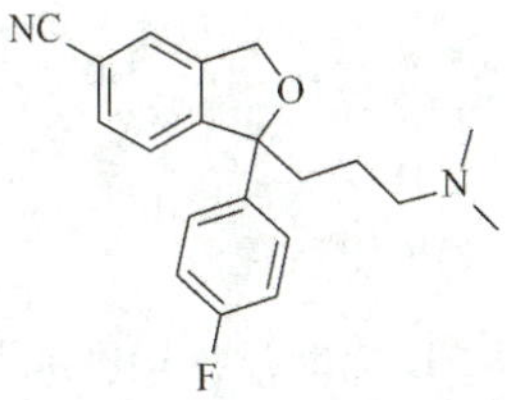

西酞普兰

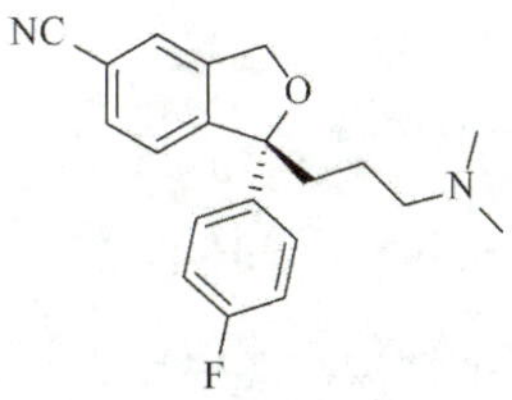

艾司西酞普兰

图 12.44　5-羟色胺选择性再摄取抑制剂

帕罗西汀（Paroxetine）

化学名：(-)-(3*S*,4*R*)-4-(4-氟苯基)-3-[[(3,4-亚甲二氧基) 苯氧基] 甲基] 哌啶

(-)-(3*S*,4*R*)-4-(4-fluorophenyl)-3-[[(3,4-(methylenedioxy)phenoxy]methyl]piperidine

分子式：$C_{19}H_{20}FNO_3$

分子量：329.37

熔点：118℃

水溶性：在水中极微溶解

$pK_a=9.77$

$\lg P=3.15$

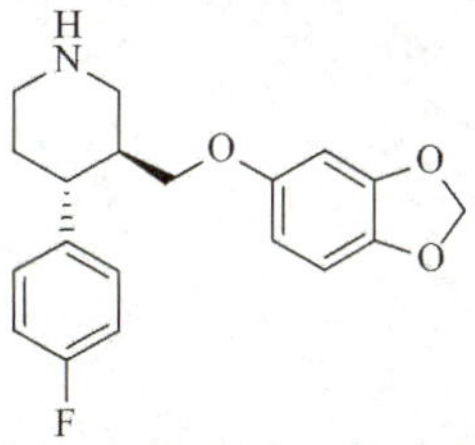

帕罗西汀是一种苯基哌啶衍生物，于 1992 年 12 月在美国获批上市。帕罗西汀于 1992 年在美国被批准用于医疗用途。2018 年，它在美国最常开的抗抑郁药中排在前 10 位。2019 年，它是美国第 78 个最常用的处方药，有超过 900 万张处方。

该药可竞争性地干扰神经递质进入神经元膜的主动转运过程，选择性地抑制 5-HT 转运体，阻断突触前膜对 5-HT 的再摄取，增强 5-HT 的作用并且延长其作用时间，从而发挥抗抑郁作用。

帕罗西汀口服后可完全吸收，生物利用度为 50%；血浆蛋白结合率为 95%；其血浆半衰期为 24 h。在口服条件下，该药在小鼠和大鼠中的 LD_{50} 约为 350 mg/kg。帕罗西汀主要经肝脏代谢，部分经 CYP2D6 介导，被氧化成儿茶酚代谢物（M42），通过甲基化得代谢物（M43）和（M44），以及 *O*-脱烷基化得代谢物（M45），最后经肾脏排出体外，小部分经胆汁分泌从粪便排出。食物或药物均不影响其吸收，但会经历首过效应（图 12.45）。

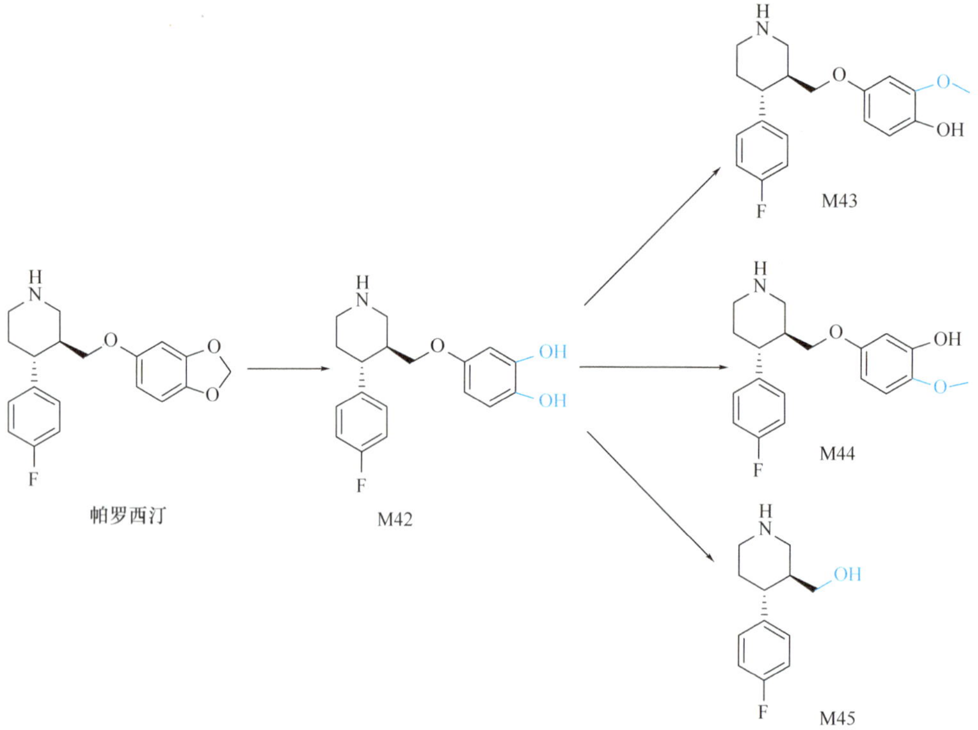

图 12.45　帕罗西汀的体内代谢途径

帕罗西汀有两个手性碳，其中反式-(–)-异构体具有抗抑郁作用，(3*S*,4*R*) 型异构体的活性最高，是其对映体的 130 倍左右。为了合成特定手性碳构型，以 *N*-叔丁氧羰基-*N*-苯基-对氟苯丙烯胺（Ⅻ-1）为原料，在等摩尔量的左旋斯巴丁 [(–)-sparteine] 存在下反应生成中间体（Ⅻ-2），经硼氢化钠还原得中间体（Ⅻ-3），其硝基经 Pd/C 还原成氨基再进一步引入叔丁氧羰基（Boc）保护基团（Ⅻ-4）。中间体（Ⅻ-4）进一步环合成关键中间体（Ⅻ-5），最后得到产物（图 12.46）。

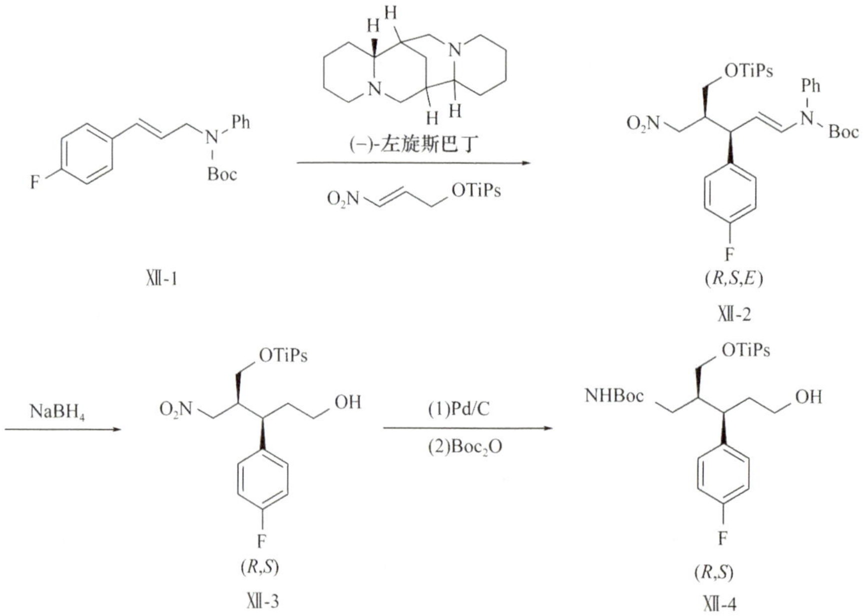

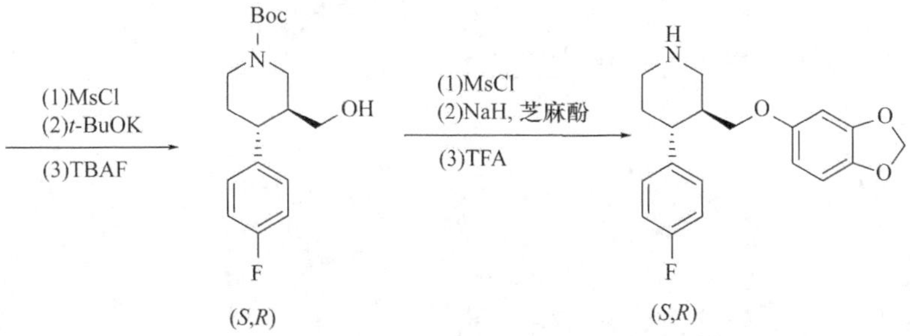

图 12.46 帕罗西汀的合成路线

氟西汀（Fluoxetine）

化学名：(±)*N*-甲基-3-苯基-3-(4-三氟甲基苯氧基) 丙胺

(±)*N*-methyl-3-phenyl-3-[4-(trifluoromethyl)phenoxy]propylamine

分子式：$C_{17}H_{18}F_3NO$

分子量：309.33

熔点：158℃

水溶性：微溶于水

pK_a=10.05

lg P=4.09

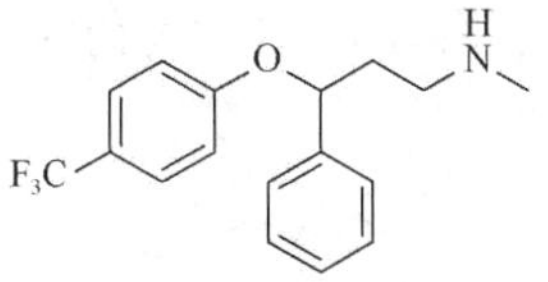

氟西汀于 1987 年获得 FDA 批准。1988 年 1 月在美国上市，1995 年获批进入我国市场。氟西汀适用于重度抑郁症、强迫症和急性神经性贪食症（bulimia nervosa，BN）的治疗，也可与奥氮平联用用于治疗与双相Ⅰ型障碍相关的抑郁症和难治性抑郁症。氟西汀还可用于治疗患有经前焦虑症（premenstrual dysphoric disorder，PMDD）的女性患者。抑郁症的单胺能假说认为抑郁症与去甲肾上腺素和 5-HT 等神经递质的功能障碍相关。研究表明，抑郁症患者脑脊液中的 5-HT 水平低于正常人群。基于这一假设，开发了以盐酸氟西汀为代表的调节血清素水平的药物。盐酸氟西汀属于 SSRI 药物，它通过抑制神经递质 5-HT 的突触前再摄取来发挥其治疗作用。盐酸氟西汀还可通过与 5-HT_{2C} 受体相互作用，增加前额叶皮质中的去甲肾上腺素和 DA 水平，发挥其治疗作用。

盐酸氟西汀的生物利用度接近 100%；血浆蛋白结合率约为 94%；半衰期为 1～3 天；表观分布容积为 25.9 L/kg。主要经 CYP2D6、CYP2C9 和 CYP3A4 代谢；其代谢物主要通过尿液排泄，80% 通过尿液排泄，15% 通过粪便排出。口服给药时，在大鼠和小鼠中的 LD_{50} 分别为 452 mg/kg 和 248 mg/kg。

氟西汀在摄入体内后，在肝脏中被 CYP1A2、CYP2B6、CYP2C9、CYP2C19、CYP2D6、CYP3A4 和 CYP3A5 代谢为活性代谢产物去甲氟西汀（M46）。尽管以上酶都有助于氟西汀的 *N*-去甲基化，但 CYP2D6、CYP2C9 和 CYP3A4 才是Ⅰ期代谢的主要贡献酶。此外，CYP2C19 和 CYP3A4 参与氟西汀和去甲氟西汀的 *O*-脱烷基化，生成对三氟甲基苯酚（M47），随后代谢为马尿酸（M48）。氟西汀还会与葡糖醛酸结合成氟西汀葡糖苷酸（M49）（图 12.47）。

氟西汀的合成以苯乙酮（XIII-1）为原料（图 12.48），与甲胺盐酸盐、多聚甲醛进行曼尼希（Mannich）反应生成 3-甲氨基-1-苯基丙酮盐酸盐（XIII-2）；然后在甲醇中用硼氢化钾还原制备 3-甲氨基-1-苯基丙醇（XIII-3）；最后经醚化合成氟西汀。

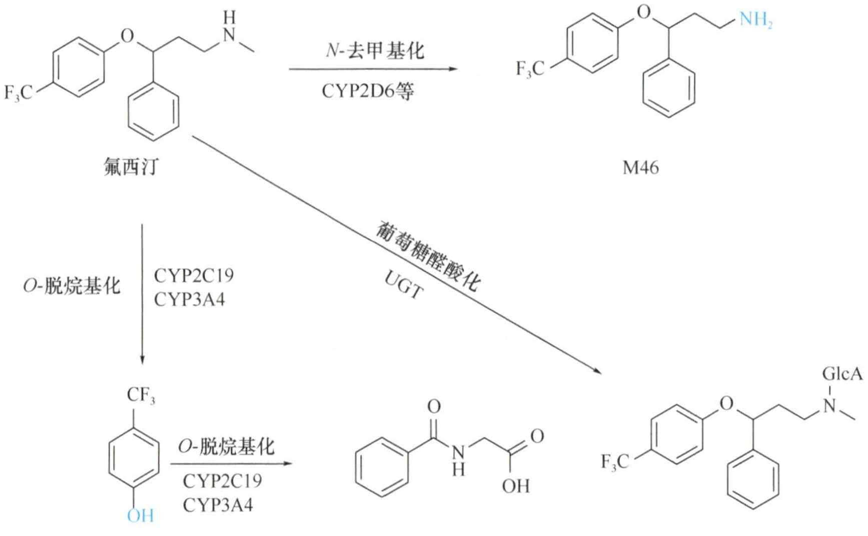

图 12.47　氟西汀的体内代谢途径

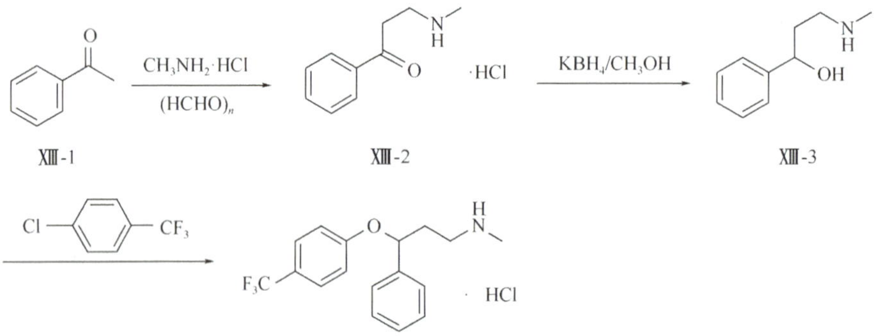

图 12.48　盐酸氟西汀的合成路线

百忧之解——氟西汀的诞生

汪大卫博士刚开始主要从事杀虫剂研究，当时的科学界对生物化学及脑神经科学的研究才刚起步，主流观点依旧认为去甲肾上腺素才是调节情绪的主要物质，而忽略了 5-HT 的作用。于是，汪大卫决定从 5-HT 入手，试图寻找一种高选择性、高安全性的抗抑郁药。与此同时，他的同事药物化学家布赖恩·摩洛（Bryan Molloy）也在寻找更为有效的抗抑郁药，并且通过研究苯海拉明（diphenhydramine）的构效关系合成了一系列的苯氧基丙胺化合物。两人在脱水吗啡处理过的老鼠模型中测试了具有潜力的化合物，结果表明这些化合物能够消除 ACh 的作用。但只是阻断了去甲肾上腺素的再摄取，而不能阻断 5-HT 的再摄取。但若不能阻断 5-HT 的重新摄取，从 5-HT 入手，寻找更为安全的抗抑郁药就是行不通的。幸运的是，汪大卫坚持测试那些看起来在脱水吗啡老鼠模型实验中已经失败的化合物。

六个月后，他终于看到了曙光——其中一个名为“fluoxetine”的化合物能够选择性抑制 5-HT 的消除，而且不影响其他大多数生物胺。他所在公司立即投入巨额资金，成立了一个由众多专家组成的研发团队，全力研发合成了新药“Prozac”。1988 年，美国 FDA 批准盐酸氟西汀上市，商品名“百忧解”。氟西汀的问世，在当时被誉为世界药物开发史上的一大里程碑。

（四）其他类

临床使用的抗抑郁药的作用机制大多是选择性抑制 5-HT 或去甲肾上腺素再摄取。如果药物对两者产生双重抑制，即 5- 羟色胺去甲肾上腺素再摄取抑制剂，则可能表现出更快或更好的疗效。文拉法辛和度洛西汀都对 5-HT 和去甲肾上腺素的再摄取产生双重抑制作用，使体内的 5-HT 和去甲肾上腺素浓度同时升高，用于抑郁症的治疗（图 12.49）。

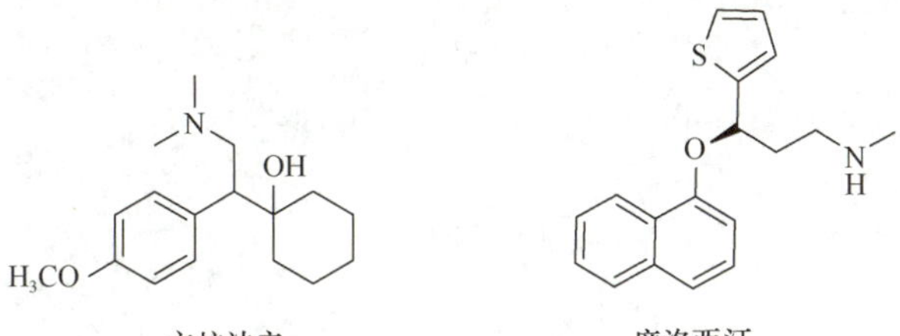

图 12.49　其他类抗抑郁药

文拉法辛（Venlafaxine）

化学名：(±)1-[2-(*N*,*N*-二甲氨基)-1-(4-甲氧基苯基) 乙基] 环己醇

(±)1-[2-(*N*,*N*-dimethylamine)-1-(4-methoxyphenyl)ethyl]cyclohexanol

分子式：$C_{17}H_{27}NO_2$

分子量：277.41

熔点：138～220℃

水溶性：易溶于水

lg P=2.69

pK_a=8.91

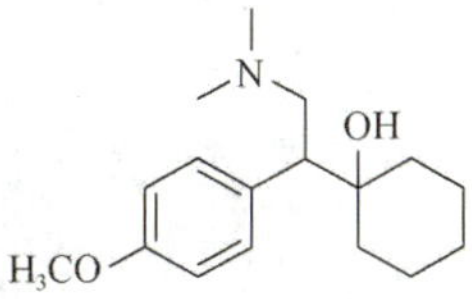

文拉法辛是全球首个对 5-HT、去甲肾上腺素再摄取双重抑制，主要通过阻断参与神经递质和去甲肾上腺素再摄取的转运体来发挥作用，在突触中留下更活跃的神经递质。2014 年，文拉法辛被正式批准用于重度抑郁症、广泛性焦虑症（generalized anxiety disorder，GAD）、社交焦虑症（social anxiety disorder，SAD）和恐慌症的治疗。文拉法辛的右旋体主要对 5-HT 具有抑制作用，而左旋体同时抑制 5-HT 和去甲肾上腺素的再摄取。与其他抗抑郁药相比，文拉法辛具有明显优势，已成为治疗抑郁症的一线药物。

文拉法辛在口服给药后吸收良好，绝对生物利用度约为 45%。其在稳态下的表观分布容积为 7.5 L/kg±3.7 L/kg，其血浆蛋白结合率为 27%。在口服条件下，该药在大鼠中的 LD_{50} 大于 1600 mg/kg。

文拉法辛在肝脏中经历广泛的系统前代谢。它主要经 CYP2D6 介导的去甲基化以形成其活性代谢物 *O*-去甲基文拉法辛（M50）（*O*-desmethyl venlafaxine，ODV），也可以由 CYP2C9 和 CYP2C19 和 CYP3A4 介导的 *N*-去甲基化，形成 *N*-去甲基文拉法辛（M51）（*N*-desmethyl venlafaxine，NDV）（图 12.50）。约 87% 的药物 48 h 内在尿液中恢复为文拉法辛原型、未结合的 ODV、结合的 ODV 或其他次要的无活性代谢物。

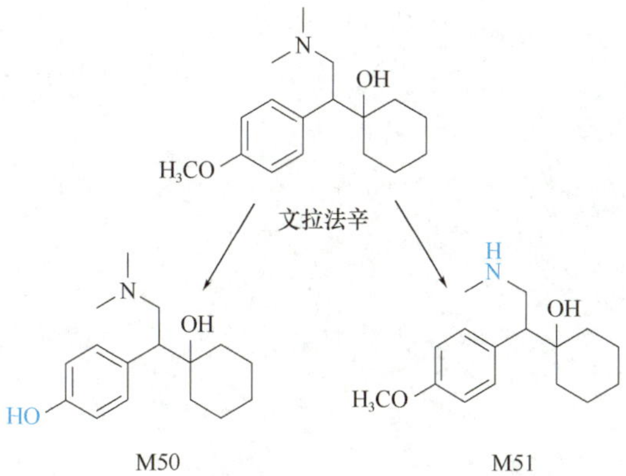

图 12.50　文拉法辛的体内代谢途径

文拉法辛的合成路线如（图 12.51）所示。首先，低温下将甲氧基苯乙腈（XⅣ-1）与环己酮偶合，得到 1-[氰基 (4-甲氧基苯基) 甲基] 环烷醇

（XIV-2），再与甲醇反应即可合成文拉法辛。

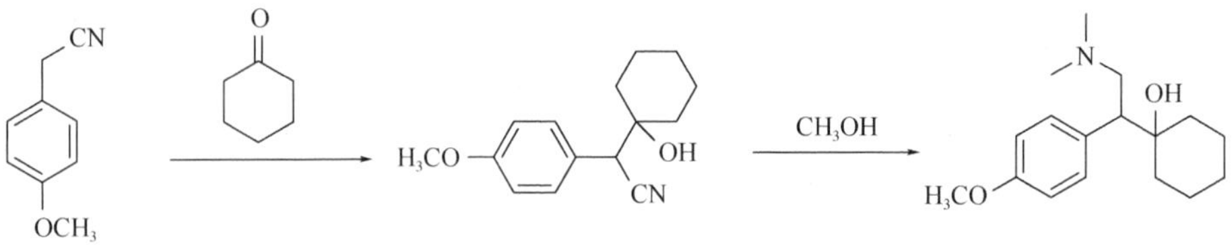

XIV-1　　XIV-2

图 12.51　文拉法辛的合成路线

（刘武昆）

第十三章　神经退行性疾病治疗药物

神经退行性疾病（neurodegenerative disease，ND），也称为神经系统变性疾病，是一类由于神经元结构或功能逐渐丧失而导致的疾病，主要包括PD、AD、亨廷顿病（Huntington disease，HD），以及肌萎缩侧索硬化（amyotrophic lateral sclerosis，ALS）等。此类疾病病因尚不明确，研究表明蛋白质错误折叠和聚集所产生具有细胞毒性的神经纤维缠结、神经炎症、异常的细胞间信号转导、细胞运动受损和表观遗传变化可能是导致神经退行性疾病发生的元凶。人体神经系统极为复杂，而且一旦受损，一般不能再生。目前，临床针对该类疾病无特效治疗药物，往往只能延缓疾病的进展，而不能从根本上进行治疗。据WHO预测，到2040年，神经退行性疾病将取代癌症成为人类第二大致死性疾病。AD和PD是临床最常见的两种神经退行性疾病，本章将主要介绍抗帕金森病药（anti-Parkinson disease drug）和抗阿尔茨海默病药（anti-Alzheimer disease drug）。

第一节　抗帕金森病药

PD又称震颤麻痹（paralysis agitans），是一种由于中枢神经系统锥体外系功能障碍导致的慢性进行性神经疾病，也是仅次于AD的第二常见神经退行性疾病。其主要临床症状为静止震颤、肌肉强直、运动迟缓和共济失调。除了上述典型的运动症状之外，还常伴有部分非运动症状，如自主神经系统功能异常、神经精神疾病（包括情绪、认知、行为和思想改变）、感觉和睡眠障碍等。目前认为，PD的发病主要和年龄、环境及基因因素有关。大量研究结果证实，年龄增长与PD发病有密切关系，年龄越高，PD的发病率也越高；但一般认为年龄增长只是PD的一个诱发因素，而不是造成PD发病的直接原因。环境中有多种因素也可以导致PD，如重金属、杀虫剂、神经毒素等。但是，部分PD患者在年轻时就已发病，而且没有明显环境致病因素存在，进一步研究证明，这些患者体内的某些基因发生了突变或缺失，被称为家族性PD。

PD的发现

1817年，一位名叫詹姆斯·帕金森（James Parkinson）的英国外科医生发表了题为“震颤麻痹”（“An Essay on the Shaking Palsy”）的论文，首次对PD的症状进行了阐述，其典型临床症状为伴随肌力减弱的不自主震颤。这位外科医生同时还是一位知名的地质学家、古生物学家。除PD外，还有3种化石也是以他的名字命名的。

帕金森的发现在当时并没有引起大家更多的关注。直到19世纪70年代，法国著名的神经病学家、现代神经病学的奠基人沙尔科（Charcot）注意到了这篇文章，并对该病进行了系统研究，提出了另一个核心症状“僵直”，从而形成了现代对PD诊断的4个主要体征：运动缓慢、强直、震颤和步态异常。后来，沙尔科提议将该病以发现者的名字“Parkinson”进行命名以纪念他发现了该疾病。詹姆斯·帕金森的生日4月11日也被定为每年的“世界帕金森日”。

PD的病变部位主要位于脑部基底神经节的黑质、纹状体及黑质纹状体通路。黑质是脑内合成并储存神经递质DA的主要部位，而黑质纹状体通路用于将DA输送至纹状体。DA为纹状体内的抑制性神经递质，而ACh为纹状体内的兴奋性神经递质。目前较为公认的“多巴胺学说”指出：在正常情况下，这两种神经递质保持动态平衡，共同维持锥体外系的正常功能。而PD患者的中脑黑质DA能神经受损，导致DA合成量降低、纹状体DA含量显著减少，破坏了DA与ACh之间的平衡，表现为胆碱能神经功能相对占优势，最终导致震颤麻痹症状。另一学说——“氧化应激说”（theory of oxidative stress），解释了黑质 DA 能神经元变性的原因，由于 DA 氧化代谢过程中产生大量过氧化氢和超氧阴离子，这些物质与神经黑色素中的 Fe^{2+} 反应生成具有高度毒性的羟自由基。正常情况下，DA 毒性产生的过氧化氢被还原型谷胱甘肽清除，故不会造成危害。但 PD 患者残存的 DA 神经元中还原型谷胱甘肽缺乏，导致过氧化氢不能有效清除。最终，过量的自由基通过攻击某些关键酶、生物膜类酯，直接破坏细胞 DNA，导致神经元变性死亡。

目前临床上对 PD 一般采取对症治疗。鉴于 DA 与 ACh 平衡的维持在 PD 的发生发展中具有重要作用，目前临床药物主要围绕提高 DA 含量、延缓 DA 分解、提高对 DA 的敏感性，以及抑制 ACh 的功能来发挥治疗作用。根据作用机制，抗帕金森病药大致可以分为以下几类：拟多巴胺药（dopaminergic）、多巴胺受体激动剂（dopamine receptor agonist）、多巴胺增强剂（dopamine-potentiating agent）及基于其他靶点的抗帕金森病药。其中，前三类药物是通过补充 DA，提高体内 DA 含量或减少 DA 降解，从而维持 DA 的正常水平；而其他药物主要为抗胆碱药物，通过拮抗相对过高的胆碱能神经功能发挥作用。其中多巴胺增强剂通过抑制 DA 体内代谢的酶，减少 DA 的代谢，从而提高脑内的 DA 水平，包括外周性脱羧酶抑制剂（peripheral decarboxylase inhibitor）、单胺氧化酶-B 抑制剂（monoamine oxi-dase B inhibitor，MAO-B 抑制剂）和儿茶酚-*O*-甲基转移酶抑制剂（catechol-*O*-methyltransferase inhibitor，COMT 抑制剂）。此外，部分抗组胺药、抗抑郁药、谷氨酸受体拮抗剂（glutamic acid receptor antagonist）、腺苷受体拮抗剂（adenosine receptor antagonist）和 5-羟色胺激动剂（5-hydroxytryptamine agonist）等，通过作用于相应的靶点，也可在一定程度上改善 PD 患者的症状（图 13.1）。

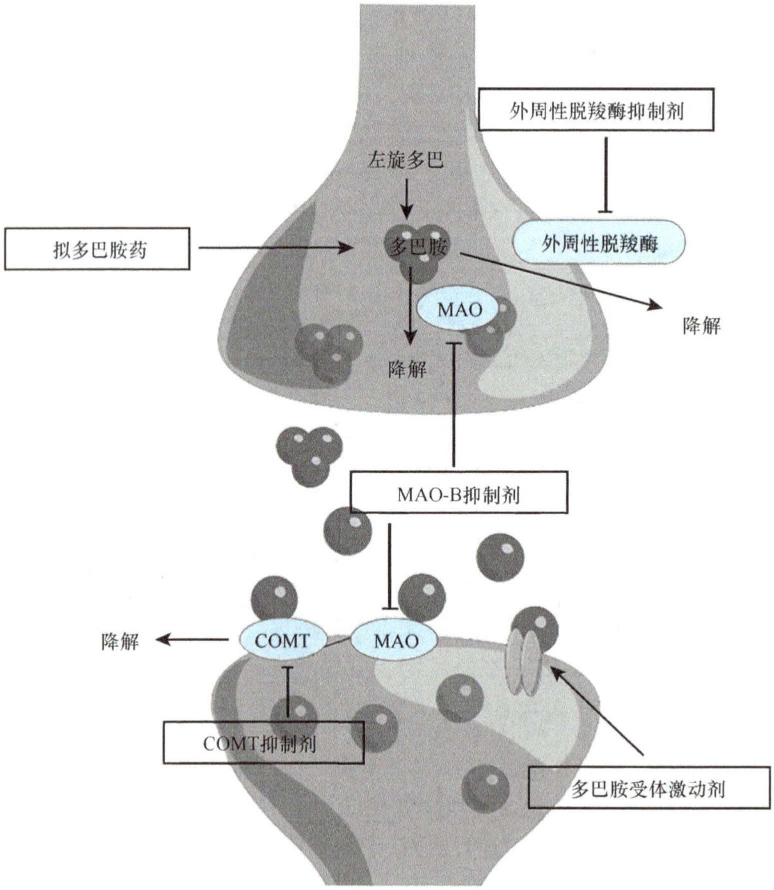

图 13.1　临床抗帕金森病药的主要类型及作用机制

诺贝尔生理学或医学奖与DA

2000年度的诺贝尔生理学或医学奖颁发给了阿尔维德·卡尔森（Arvid Carlsson）、保罗·格林加德（Paul Greengard）和埃里克·坎德尔（Eric Kandel），以表彰三人在人体“神经系统中信号转导”领域做出的突出贡献。

来自瑞典哥德堡大学药理学专业的阿尔维德·卡尔森教授获奖的原因是他发现了DA可作为人体大脑中的信号传送器，而且这种物质对于控制身体动作具有非常重要的作用。他的研究成果使人们意识到，导致PD的原因是人体大脑中某个部位DA水平较低。这一发现推动了拟多巴胺类抗帕金森病药的研发。

一、拟多巴胺药

1960年，有研究发现，PD患者纹状体中的DA水平仅为正常人的20%，而临床给予PD患者高剂量外消旋的DA可缓解PD症状，证实了DA的有效性。但是，DA碱性较强，在生理pH条件下以质子化形式存在，无法透过血脑屏障，因此不能直接药用。为了解决该问题，药物科学家们研发了拟多巴胺药。此类药物进入体内后能以分子形式透过血脑屏障达到神经中枢，并在中枢内转化成DA，以补充PD患者DA的不足，从而达到治疗目的。拟多巴胺药主要以左旋多巴为代表。

DA在体内生物合成和代谢的主要途径如图13.2所示。左旋多巴是DA的生物前体物质，其碱性较弱，在体内只能部分质子化，能以分子的形式透过血脑屏障进入黑质细胞中，并在芳香*L*-氨基酸脱羧酶（aromatic *L*-amino acid decarboxylase，AADC）的作用下，脱去羧基，生成DA，从而起到补充脑内DA的作用，以减轻PD的症状。

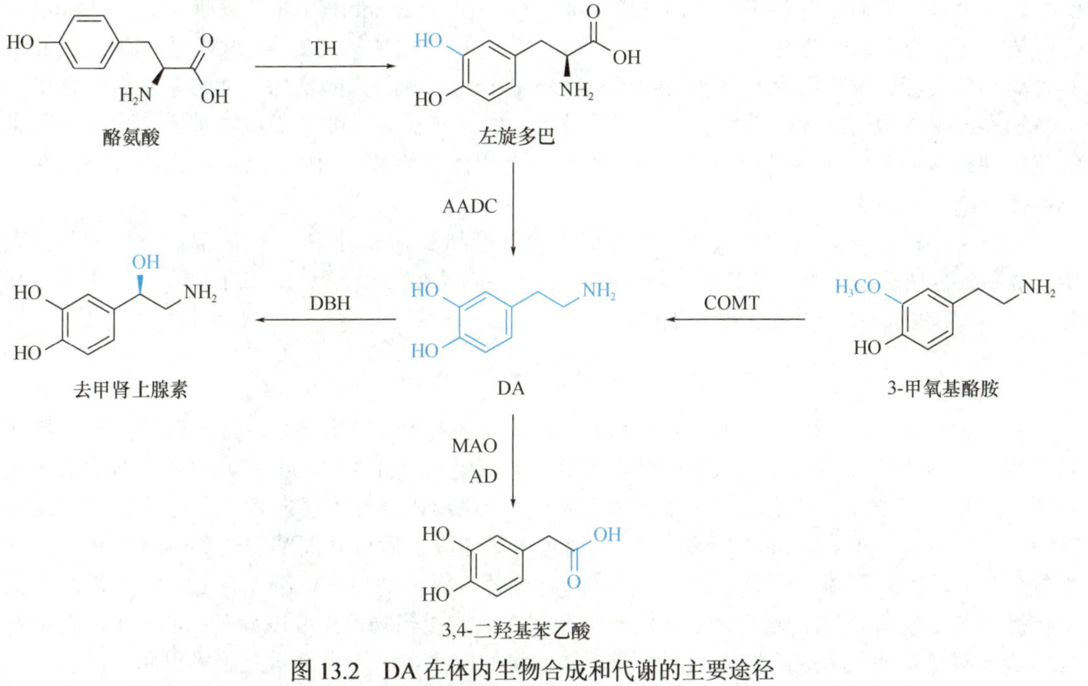

图13.2　DA在体内生物合成和代谢的主要途径

TH. tyrosine hydroxylase，酪氨酸羟化酶；DBH. dopamine *β*-hydroxylase，多巴胺-*β*-羟基化酶；AD. aldehyde dehydrogenase，醛脱氢酶

左旋多巴（Levodopa）

化学名：(–)-3-(3,4-二羟基苯基)-*L*-丙氨酸

(–)-3-(3,4-dihydroxyphenyl)-*L*-alanine

分子式：$C_9H_{11}NO_4$

分子量：197.19

熔点：276～278℃

水溶性：微溶于水

pK_a=1.65（预测值）

$\lg P$=0.05

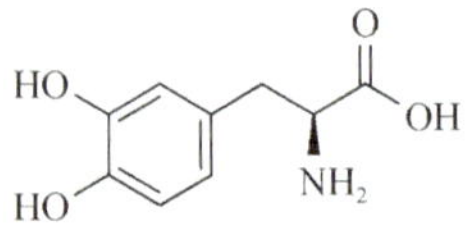

左旋多巴于1973年在瑞士首次上市。以左旋多巴为主的DA替代疗法至今仍被誉为PD治疗的“金标准”。晚发型患者或伴有智力减退者，首选复方左旋多巴，药效减退时可与多巴胺受体激动剂、DA代谢酶抑制剂等药物联用。PD是一种慢性进展性疾病，早期使用左旋多巴治疗，患者的疗效较好，但随着时间的推移，左旋多巴的疗效会减退。

口服后，左旋多巴通过芳香族氨基酸的主动转运系统从小肠中被迅速吸收，0.5～2 h达血药峰浓度。该药血浆半衰期为1～3 h；生物利用度约为70%；表观分布容积约为168 L。在口服条件下，其在大鼠体内的LD_{50}约为2363 mg/kg。

左旋多巴吸收后，在首次通过肝时大部分即被脱羧，转化为DA。也有相当部分在肠、心、肾中被脱羧生成DA。左旋多巴脱羧成DA后其代谢途径与人体自身合成的DA一致，在不同酶的催化下代谢成去甲肾上腺素、3-甲氧基酪胺等。

左旋多巴口服进入体内后，95%以上被外周组织的脱羧酶转化为DA，转化生成的DA不能进入脑内，不仅无法发挥治疗作用，还会引起不良反应。为减少左旋多巴在外周组织中代谢引起的损耗，可以与外周性脱羧酶抑制剂联用，如卡比多巴（carbidopa）和苄丝肼（benserazide）。联合用药可使左旋多巴的血浆半衰期延长至1.5 h以上，有效增加了左旋多巴的生物利用度，并减少其外周不良反应。维生素B_6是多巴脱羧酶（dopadecarboxylase）的辅酶，如与左旋多巴合用，则会增加多巴脱羧酶的活性，增加不良反应的发生；吩噻嗪类和丁酰苯类抗精神病药均能阻断黑质纹状体通路内DAR；利血平（reserpine）能耗竭纹状体中的DA，因此上述药物均可降低左旋多巴的疗效，不宜同服。

左旋多巴的化学合成途径很多，但合成出来的产品多为*D*-型和*L*-型的混合物，拆分较为困难。豆科黎豆属草质藤本植物猫豆［*Mucuna cochinchinensis* (Lour.) Cheval.］中左旋多巴含量高达5.22%～9.94%，适用于工业化提取生产。

二、多巴胺受体激动剂

目前治疗PD的一线药物仍然是左旋多巴，其对各种PD症状都有较好的改善，但长期或大量应用易出现“剂末”（wearing-off）现象（指疗效减退）、“开关”（on-off）现象（指症状在突然缓解与加重之间波动）的发生。中枢内的DA必须与DAR结合才能发挥生理作用。目前发现的DAR主要分为D_1样受体和D_2样受体两类，D_1样受体激活后可升高细胞内cAMP的水平，这类受体包括D_1和D_5受体；而D_2、D_3、D_4为D_2样受体，激活后可降低细胞内cAMP水平。多巴胺受体激动剂能激动DAR，重新恢复通路的平衡状态。此类药物可克服左旋多巴的不足，并能够减轻由醌基对黑质细胞造成的损伤，大大降低并发症的发生。联用小剂量左旋多巴和多巴胺受体激动剂可有效改善PD患者的临床症状及体征，且用药安全性高于单用大剂量左旋多巴。

多巴胺受体激动剂可分为两类：麦角类多巴胺受体激动剂，如溴隐亭（bromocriptine）、*α*-二氢麦角隐亭（dihydro-*α*-ergocryptine）、培高利特（pergolide）、麦角乙脲（lisuride）和卡麦角林（cabergoline），以及非麦角类多巴胺受体激动剂，如阿扑吗啡（apomorphine）、吡贝地尔（piribedil）、罗匹尼罗（ropinirole）和普拉克索（pramipexole）等（图13.3）。

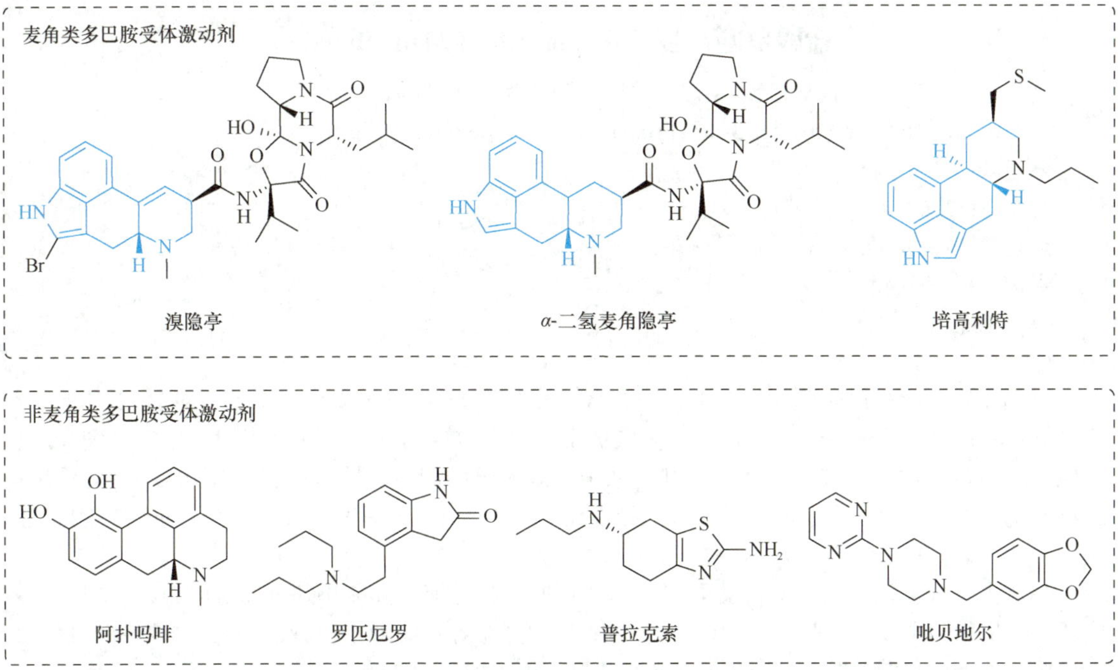

图 13.3 部分多巴胺受体激动剂的结构

溴隐亭是第一个多巴胺受体激动剂，对 D_2 受体具有激动作用，对 D_1 受体具有微弱的拮抗作用。该药最早作为催乳素抑制剂用于临床。目前用于早期 PD 患者，作为左旋多巴辅助用药，以改善晚期 PD 患者运动功能障碍，减少异动症和运动波动。

α-二氢麦角隐亭为 D_1 受体激动剂及 D_2 受体部分激动剂，疗效与溴隐亭相当，适用于原发性 PD，但副作用相对较少。对于早期轻症患者可单独使用，而对于晚期重症患者则作为左旋多巴的辅助治疗，达到减少左旋多巴用量、减少并发症的作用。

培高利特对 D_1 和 D_2 受体均有激动作用，其作用强度为溴隐亭的 10 倍。该药作为左旋多巴的辅助治疗时可明显改善左旋多巴长期治疗引起的运动波动，延长有效作用时间。由于其半衰期较长，晚间服用有利于改善夜间症状。其常见的副作用是恶心、呕吐、头晕、幻觉、乏力、便秘等。

阿扑吗啡又名阿朴吗啡，为吗啡的酸重排产物，是一种典型的非选择性多巴胺受体激动剂，最早用于催吐和治疗多种精神病，20 世纪 70 年代证实其具有抗 PD 作用，可用于治疗由于长期接受左旋多巴治疗而出现严重症状波动的 PD 患者。阿扑吗啡是一种强效的多巴胺受体激动剂，能在 15 min 或更短时间内逆转 PD 症状。阿扑吗啡属于吗啡的类似物，因此也保留了类似于吗啡的轻微镇痛和呼吸抑制作用。

普拉克索是一种非麦角类多巴胺受体激动剂，能高选择性地作用于 D_3 受体，可明显减少 PD 静息期的震颤。该药通过选择性兴奋纹状体突触后膜的 DAR，改善 PD 患者的运动症状，可长时间、稳定地对 DA 合成提供刺激，同时还可对氧化应激反应加以抑制，减少自由基生成。此外，普拉克索还具有神经保护作用，可阻断 DA 能神经元变性、坏死。

吡贝地尔为非麦角类多巴胺受体激动剂，可通过对患者脑内的 D_1、D_2、D_3 受体的作用，提高 DA 及其受体反应性，可有效缓解患者的肢体运动障碍和精神障碍。吡贝地尔是用于治疗 PD 的一线药物，口服给药后吸收迅速，透过血脑屏障后发挥与 DA 相同的生物效应。在单用左旋多巴治疗效果不理想时，联合使用吡贝地尔有利于缓解病情进展，改善 PD 患者的震颤症状，提高生活质量，改善预后。

盐酸罗匹尼罗（Ropinirole Hydrochloride）

化学名：4-[2-(二丙胺基) 乙基]-1,3-二氢-2*H*-吲哚-2-酮盐酸盐

4-[2-(dipropylamino)ethyl]-1,3-dihydro-2*H*-indol-2-one hydrochloride

分子式：$C_{16}H_{24}N_2O \cdot HCl$

分子量：296.84

熔点：241～243℃

水溶性：溶于水

$pK_a=10.17$

$\lg P=3.06$

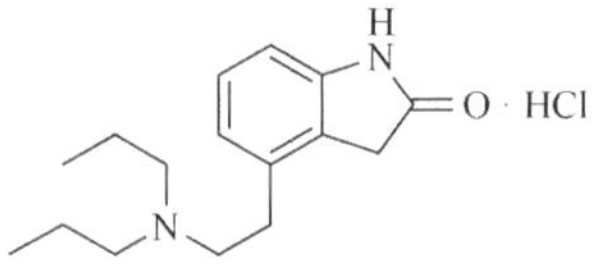

本品属第二代多巴胺受体激动剂，是强效非麦角类 D_2/D_3 DA 受体激动剂，对 D_3 受体的亲和力最高。盐酸罗匹尼罗于 1997 年首次被 FDA 批准用于 PD 治疗。与左旋多巴合用时可缓和左旋多巴导致的运动波动，减轻其动作困难，减少左旋多巴的用量。罗匹尼罗治疗 PD 的具体作用机制仍不是很清楚，研究表明罗匹尼罗可选择性作用于大脑尾状核突触后 D_2 受体，对其产生持续的刺激，改善 PD 患者震颤、少动、强直等症状。

临床上一般使用其盐酸盐，盐酸罗匹尼罗口服吸收迅速，并能迅速分布进入组织，但首过效应严重，生物利用度为 50%；半衰期约为 6 h；表观分布容积约为 7.5 L/kg。该药主要经肝脏代谢。在口服条件下，盐酸罗匹尼罗在大鼠体内的 LD_{50} 约为 396 mg/kg。

在 CYP1A2 作用下，罗匹尼罗的主要代谢途径为 *N*-去丙基化（M1）和羟基化（M2），代谢为非活性物质，随后代谢产物迅速葡糖醛酸化被排出体外，只有低于 10% 的罗匹尼罗以原形经尿排出（图 13.4）。

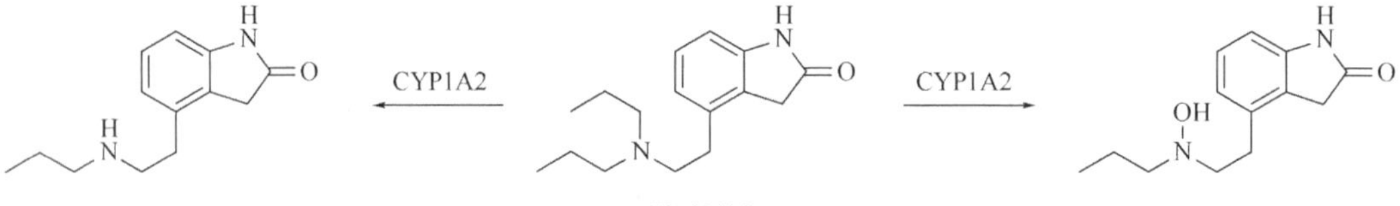

图 13.4 罗匹尼罗的主要体内代谢途径

本品的合成是以异色满（Ⅰ-1）为起始原料，经索姆莱反应（Sommelet reaction），硝基甲烷加成反应得 2-(2-苯甲酰氧基乙基)-*β*-硝基苯乙烯（Ⅰ-4）；接着在三氯化铁和乙酰氯存在下环合得吲哚酮（Ⅰ-5）；随后经 Pd/C 和水合肼脱氯并水解（Ⅰ-6）；羟基经对甲苯磺酰氯活化后（Ⅰ-7）与二正丙胺反应得到罗匹尼罗（图 13.5）。

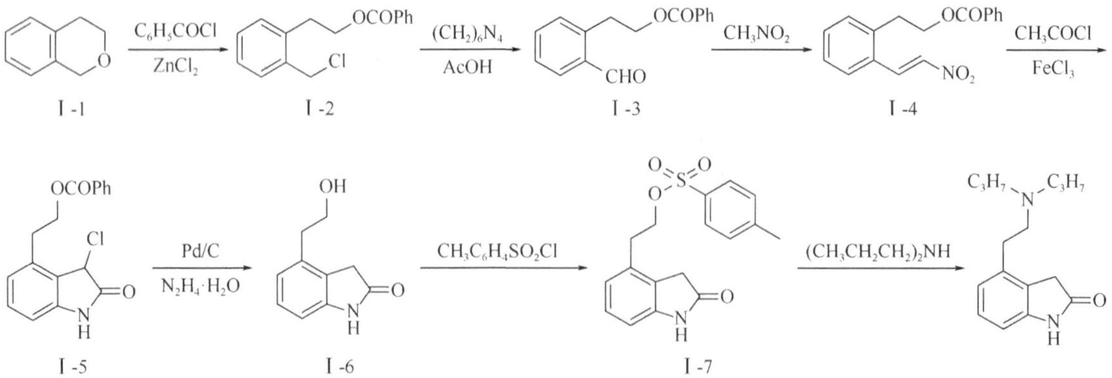

图 13.5 罗匹尼罗的合成方法

三、多巴胺增强剂

DA 的体内代谢途径如图 13.2 表示，主要通过 MAO、多巴胺-*β*-羟基化酶和 COMT 催化进行代谢。抑制这三种酶的活性即可减少脑内 DA 的代谢，增加脑内 DA 水平，这些抑制剂被称为多巴胺增强剂或多巴胺保留剂。目前临床使用的主要是 MAO 和 COMT 的抑制剂。

口服左旋多巴后，约 95% 的左旋多巴在外周被脱羧酶转化为 DA，无法进入脑内发挥作用。因此，外周性脱羧酶抑制剂与左旋多巴合用，可有效减少左旋多巴在外周的损耗，提高进入脑内的左旋多巴的含量，故也属于多巴胺增强剂。

（一）单胺氧化酶-B 抑制剂

MAO 是一类催化单胺类物质氧化脱氨的酶，人体内存在两种同工型：MAO-A 及 MAO-B。两者对底物的选择性不同，MAO-A 偏向于代谢极性芳香胺，如 5-HT 和去甲肾上腺素；MAO-B 主要代谢非极性芳香胺，如苯乙胺、甲基组胺和色胺。MAO-A 抑制剂可以选择性且可逆性地抑制 MAO-A，阻止脑内 5-HT 和去甲肾上腺素降解，临床主要用于治疗抑郁症。MAO-B 抑制剂可选择性抑制脑内 MAO-B 受体活性，减缓 DA 的降解，从而提高脑内 DA 的浓度，用于 PD 的早期单药治疗或左旋多巴的辅助治疗。目前用于治疗 PD 的 MAO-B 抑制剂均为不可逆抑制剂，与酶结合后会导致酶彻底失效，导致恶心、幻觉和高血压危象等副作用。正在研发的第三代 MAO-B 抑制剂主要为可逆抑制剂，停药后几小时即可完全恢复生理功能，但目前还没有药物进入市场。

司来吉兰（selegiline），又称司立吉林，是第一代 MAO-B 抑制剂，与左旋多巴联用可减轻患者的“开关”现象，并可减少左旋多巴用量的 20%～30%。此外，司来吉兰能阻断 1-甲基-4-苯基-1, 2, 3, 4 四氢吡啶（MPTP）氧化成神经毒素，延缓病情发展，一般用作左旋多巴治疗的辅助用药。临床上还将司来吉兰与抗氧化剂维生素 E 联合治疗 PD。司来吉兰口服后吸收迅速，1 h 达到血药峰浓度，易透过血脑屏障。

雷沙吉兰（rasagiline）是第二代 MAO 抑制剂，能选择性抑制 MAO-B，减缓神经递质 DA 的分解，与司来吉兰相比抑制作用强 5～10 倍，对长期应用左旋多巴出现衰退的患者也具有改善作用。雷沙吉兰的代谢产物是一种无活性的非苯丙胺物质，副作用小，单独使用该药有一定的症状缓解作用。有较多证据证明雷沙吉兰还具有一定的神经保护作用。

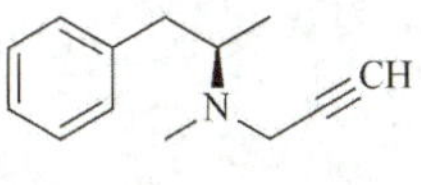

司来吉兰

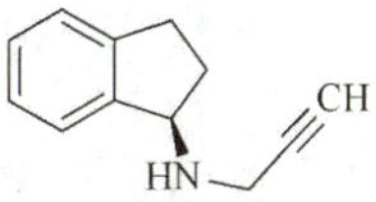

雷沙吉兰

（二）儿茶酚-*O*-甲基转移酶抑制剂

COMT 为 DA 体内代谢的重要酶体，其抑制剂可减慢 DA 的代谢，并延长左旋多巴在体内的半衰期。临床将 COMT 抑制剂与左旋多巴制剂同时使用，能有效抑制左旋多巴的 *O*-甲基化，减缓左旋多巴在体内的降解速度，延长其临床效果，从而减少其用量及服药次数，并改善左旋多巴长期治疗引起的运动波动。COMT 抑制剂主要有恩他卡朋（entacapone）和托卡朋（tolcapone），两者分别于 1997 年和 1998 年由 FDA 批准上市。2020 年，FDA 批准了奥匹卡朋（opicapone）上市。

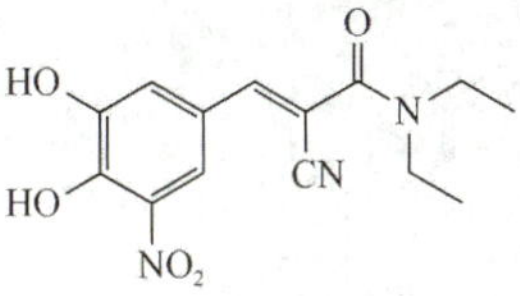

恩他卡朋

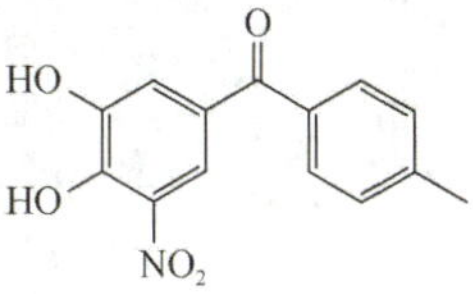

托卡朋

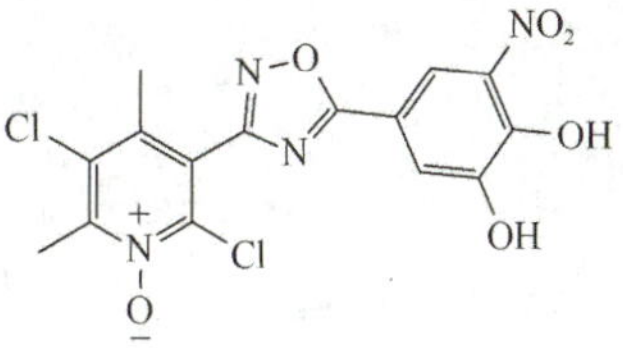

奥匹卡朋

托卡朋（Tolcapone）

化学名：3,4-二羟基-5-硝基苯基-4-(甲基苯基) 甲酮

3,4-dihydroxy-5-nitrophenyl-4-(methylphenyl)methanone

分子式：$C_{14}H_{11}NO_5$

分子量：273.24

熔点：126～128℃

水溶性：难溶于水

pK_a=4.78

$\lg P$=4.00

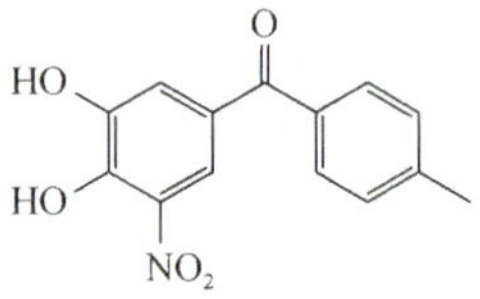

托卡朋最早于 1997 年 11 月在英国和德国上市，商品名为答是美（Tasmar®）。1998 年 1 月，美国 FDA 批准托卡朋用于治疗 PD。但托卡朋的服用导致多名患者死于急性肝衰竭，随后研究发现，托卡朋可能使患者的谷丙转氨酶（glutamic pyruvic transaminase，GPT，又称 ALT）、谷草转氨酶（glutamic-oxaloacetic transaminase，GOT，又称 AST）异常升高，因此托卡朋在 1998 年 11 月在欧洲停售。随后欧洲药品管理局（EMEA）根据托卡朋临床试验数据的安全分析得出结论，在临床收益与危害的平衡中，托卡朋给患者带来的益处更多。2004 年 7 月 EMEA 发表一项公开声明，宣布解除对托卡朋的停售，托卡朋也因此成为第一个由 EMEA 停售后而又重新启用的药物。

托卡朋是一种选择性可逆的 COMT 抑制剂，可减少左旋多巴的代谢，增加血液中左旋多巴的浓度。临床上将托卡朋与左旋多巴联用，以延长左旋多巴有效血药浓度持续时间，延迟运动障碍的出现，增加“开”的时间，主要用作左旋多巴和卡比多巴联合治疗的原发性 PD 的辅助治疗。

托卡朋口服吸收迅速，并呈现剂量线性分布，其绝对生物利用度约 65%；血浆蛋白结合率接近 100%；半衰期为 2～3.5 h。在口服条件下，其在大鼠体内的 LD_{50} 约为 1600 mg/kg。

托卡朋主要在肝脏中进行葡糖醛酸化（M3）后被代谢，小部分药物在血浆中被甲基化（M4），从而具有很长的半衰期，可能导致在人体内发生聚集。绝大部分托卡朋在被排泄之前已被代谢完全，只有极少量（0.5%）通过尿液排出体外，葡糖醛酸化的托卡朋主要经尿液和粪便排出体外（图 13.6）。

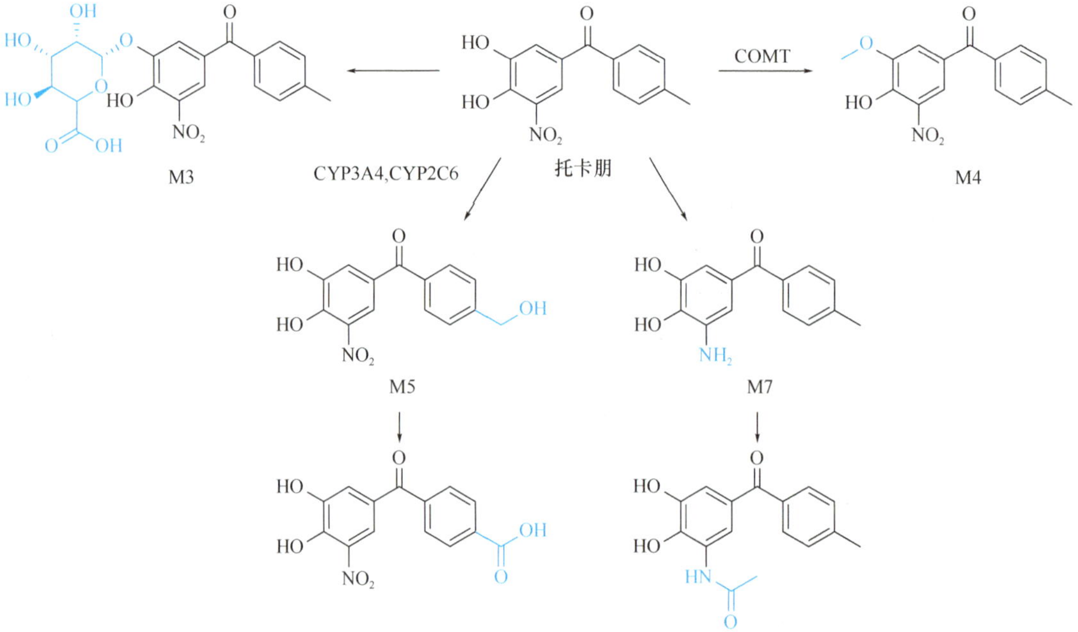

图 13.6　托卡朋的体内代谢途径

托卡朋的合成以 3-甲氧基-4-苄氧基苯甲醛（Ⅱ-1）和对甲苯基溴化镁（Ⅱ-2）为起始原料，通过格氏反应得到 1-(4-苄氧基-3-甲氧基苯基)-1-(4-甲基苯基) 甲醇（Ⅱ-3）；再通过氧化得到酮（Ⅱ-4）；随后经过氢气钯碳脱苄（Ⅱ-5）、硝化（Ⅱ-6）、脱甲基等反应得到托卡朋（图 13.7）。

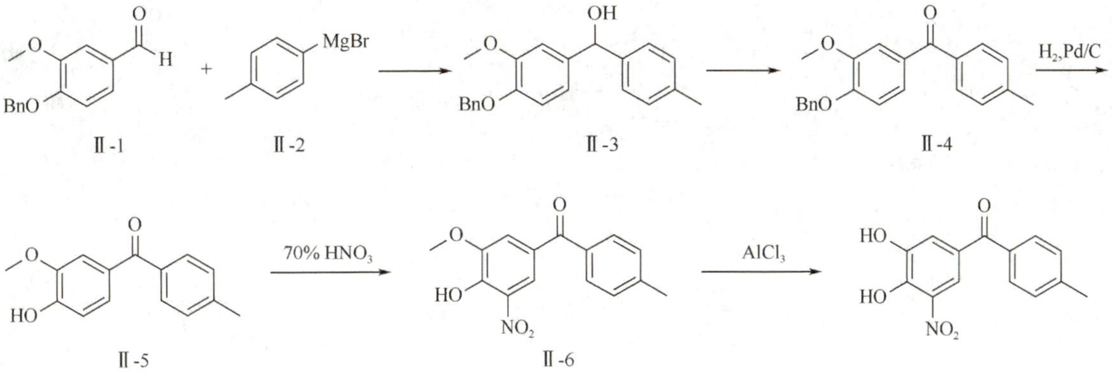

图 13.7　托卡朋的合成路线

奥匹卡朋（Opicapone）

化学名：5-[3-(2,5-二氯-4,6-二甲基-1-氧代-3-吡啶基)-1,2,4-噁二唑-5-基]-3-硝基-1,2-苯二醇

5-[3-(2,5-dichloro-4,6-dimethyl-1-oxido-3-pyridinyl)-1,2,4-oxadiazol-5-yl]-3-nitro-1,2-benzenediol

分子式：$C_{15}H_{10}Cl_2N_4O_6$

分子量：413.17

熔点：240 ℃

水溶性：极难溶于水

pK_a=6.12（预测值）

lg P=3.05（预测值）

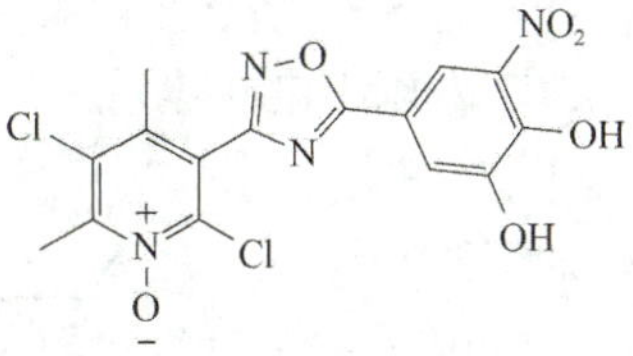

奥匹卡朋为新一代 COMT 抑制剂，于 2016 年 6 月首次获欧盟批准，2020 年 4 月被美国 FDA 批准作为左旋多巴/多巴脱羧酶抑制剂的辅助疗法，以治疗出现“剂末”现象不能稳定控制运动症状的 PD 病患者。

奥匹卡朋是一种强效、可逆、作用于外周的第三代 COMT 抑制剂。许多使用左旋多巴和多巴脱羧酶抑制剂治疗的 PD 患者随着时间推移出现运动并发症，这就需要使用其他作用机制的药物来控制症状。奥匹卡朋适用于症状在左旋多巴和多巴脱羧酶抑制剂的联合治疗下不能得到稳定控制，出现剂量结束时的运动波动或“关闭”发作的成人 PD 患者的辅助治疗。

奥匹卡朋口服吸收迅速，其口服生物利用度约 20%；血浆蛋白结合率接近 100%；半衰期为 1～2 h。尽管半衰期很短，但研究发现，奥匹卡朋在人类红细胞中抑制 COMT 的半衰期长达 61.6 h± 37.6 h。因此，奥匹卡朋在体内的作用时长超过 24 h，每天给药一次即可。服用奥匹卡朋后，约 70% 的药物经粪便排出，其中 22% 以原型排出。约 5% 经尿液排出，其中不到 1% 的剂量以原型被代谢。

硫酸化（M10）是奥匹卡朋的主要代谢途径（约占 67%），形成非活性代谢物。奥匹卡朋还可进行葡糖醛酸化（M9）、COMT 介导的甲基化（M11、M12）、和还原（M13）反应（图 13.8）。

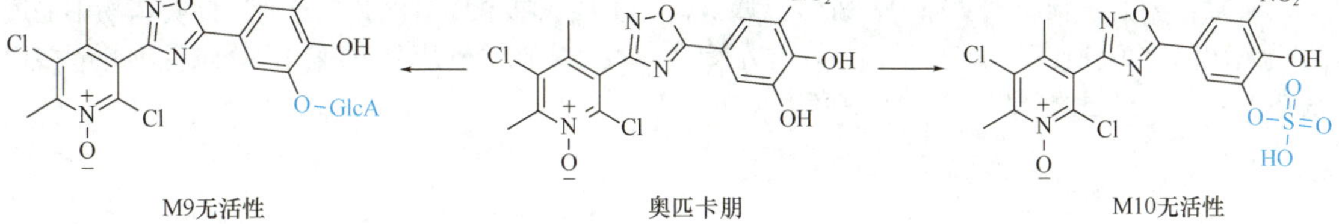

M9无活性　　奥匹卡朋　　M10无活性

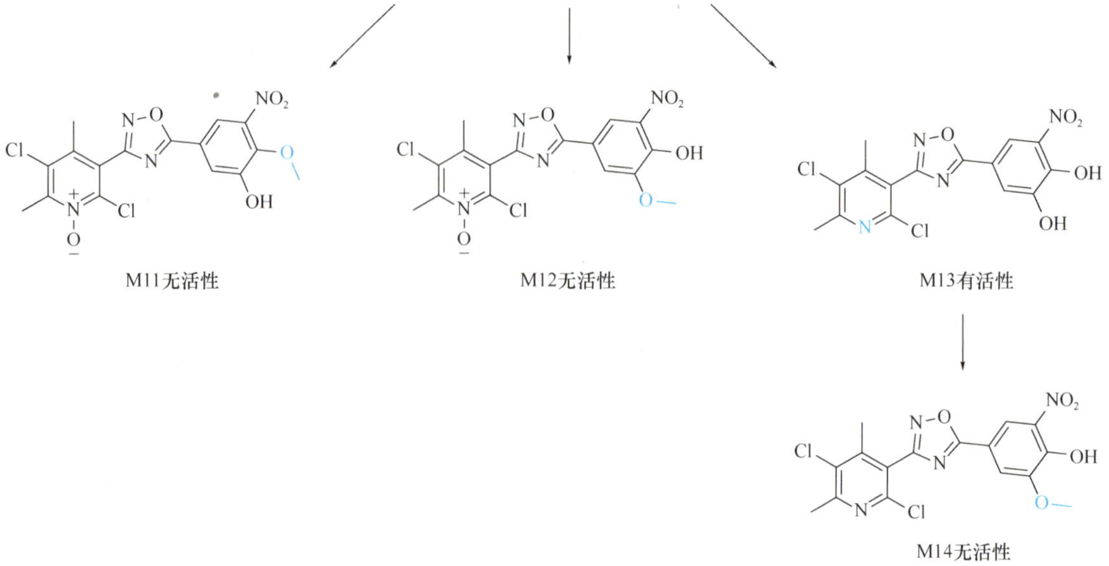

图 13.8　奥匹卡朋的体内代谢途径

奥匹卡朋的合成是以 3,4-二羟基-5-硝基苯甲酸（Ⅲ-1）为起始原料，用溴苄同时醚化与酯化保护酚羟基及羧基（Ⅲ-2）；再对苄酯水解（Ⅲ-3）；接下来与吡啶甲酰肟原料（Ⅲ-5）用羰基二咪唑（CDI）缩合后高温关环（Ⅲ-6），随后经过氧化脲（UHP）和三氟乙酸酐（TFAA）对吡啶环进行氧化（Ⅲ-7），最后采用三氯化铝-吡啶体系脱苄基得到奥匹卡朋（图 13.9）。

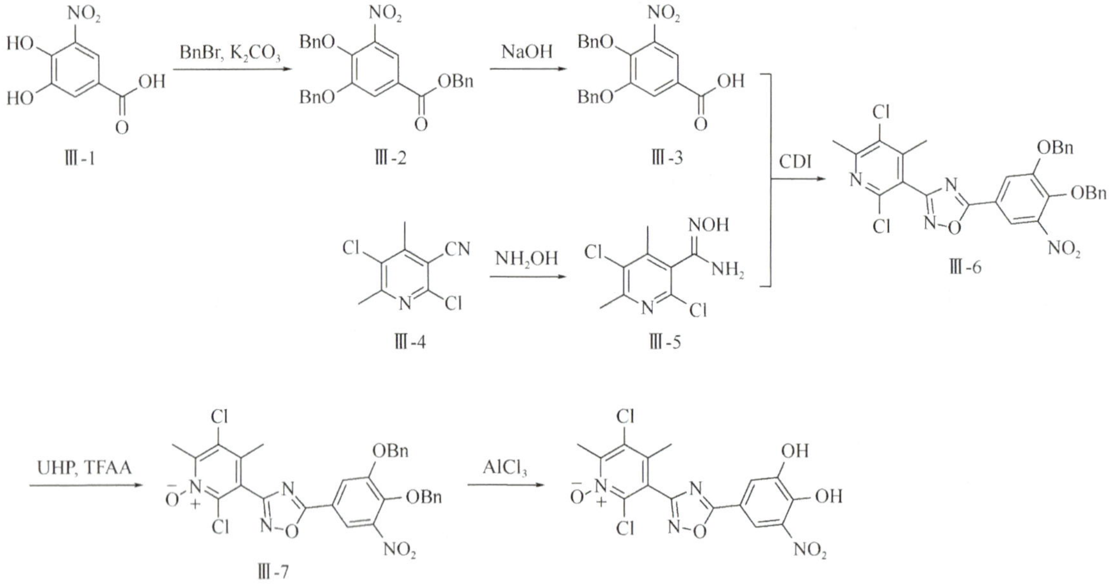

图 13.9　奥匹卡朋的合成路线

（三）外周性脱羧酶抑制剂

外周性脱羧酶抑制剂又称为左旋多巴增效药，主要包括卡比多巴和苄丝肼。此类药物不能透过血脑屏障，单独使用无药理学活性，与左旋多巴按一定比例制成复方制剂，通过抑制外周多巴脱羧酶对左旋多巴的分解，从而达到治疗 PD 的作用。

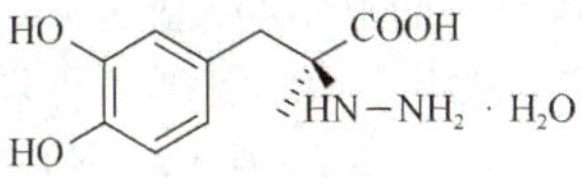

卡比多巴

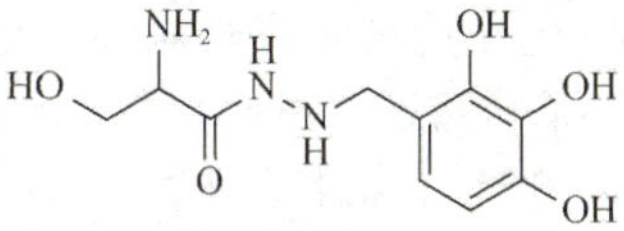

苄丝肼

卡比多巴口服后1.5 h达血浆峰浓度，血浆半衰期约为3 h。恩他卡朋双多巴片是新型的左旋多巴复方制剂，用于治疗经左旋多巴/多巴脱羧酶抑制剂疗法未能控制或者出现“剂末”运动功能波动的成人PD患者，其有效成分包括左旋多巴（100 mg）、卡比多巴（25 mg）和恩他卡朋（200 mg）。该药物同时抑制AADC和COMT对左旋多巴的外周代谢，能够使左旋多巴的半衰期延长85%，生物利用度提高35%。苄丝肼作用与卡比多巴类似，口服吸收迅速但不完全，吸收率约为58%，不易透过血脑屏障，主要在肠内代谢，代谢物随尿液排出，12 h约排泄90%。临床以左旋多巴（200 mg）和苄丝肼（50 mg）按4∶1的比例配制成复方制剂多巴丝肼用于治疗PD，疗效最佳，常见不良反应包括恶心、呕吐、直立性低血压、精神抑郁等。

四、基于其他靶点的抗帕金森病药

一个多世纪以来，作用于中枢胆碱能的药物一直是抗PD的主要药物类别之一。ACh是纹状体内的兴奋性神经递质，通过服用抗胆碱能药物，可降低脑内ACh水平，使其与脑内低水平的DA保持平衡状态，从而改善PD症状。随着作用于DA能神经系统药物的广泛使用，该类药物逐渐成为PD治疗的二线药物。目前临床常用的抗胆碱能药物是苯海索。

苯海索（Benzhexol）

化学名：(±)-*α*-环己基-*α*-苯基-1-哌啶丙醇

(±)-*α*-cyclohexyl-*α*-phenyl-1-piperidinepropanol

分子式：$C_{20}H_{31}NO$

分子量：301.47

熔点：115℃

水溶性：微溶于水

$pK_a=8.70$

$\lg P=4.49$

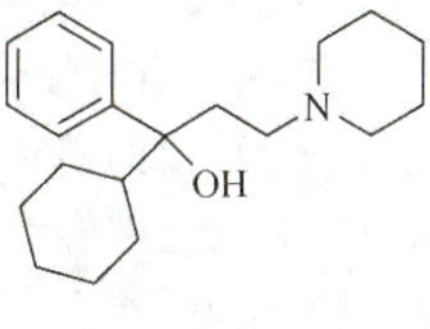

苯海索于1949年被FDA批准上市，为具有中枢抗胆碱作用的抗帕金森病药，其作用机制是通过选择性阻断纹状体的胆碱能神经通路，减少脑内ACh的作用，从而有利于恢复PD患者脑内DA和ACh的平衡，发挥抗震颤的作用。该药可选择性阻断纹状体的抗胆碱能神经通路，对外周作用较小，为阿托品的1/10～1/3，因此不良反应轻，并且对部分继发症状，如忧郁、流涎、多汗等有改善作用。苯海索主要用于对服用多巴胺受体拮抗剂引起的锥体外系反应及少数不能使用左旋多巴或多巴胺受体激动药的PD患者。

苯海索临床上一般用其盐酸盐，口服后通过胃肠道快速吸收，透过血脑屏障进入中枢神经系统。该药口服1 h后起效；作用时间可持续6～12 h；56%随尿排出；消除半衰期约为3.2 h。苯海索可分泌入乳汁，孕妇及哺乳期妇女慎用。在口服条件下，该药在小鼠体内的LD_{50}约为335 mg/kg。

盐酸苯海索的合成以苯乙酮（Ⅳ-1）为原料，与甲醛和盐酸哌啶通过曼尼希反应（Mannich reaction）反应得到*β*-哌啶基苯丙酮盐酸盐（Ⅳ-2）；再与环己基氯化镁进行格式反应而得（图13.10）。

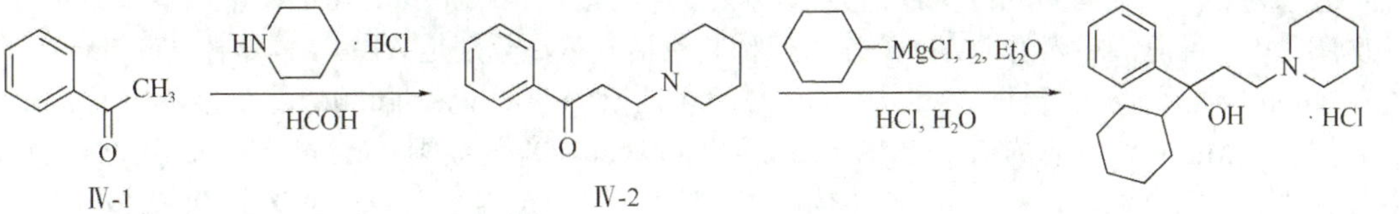

图13.10　苯海索的合成路线

另一个临床广泛使用的抗帕金森病药为金刚烷胺，该药物既可以改善PD患者的经典运动症状，又可以改善服药后出现的“异动症”。金刚烷胺最早是用作抑制流感病毒复制的抗病毒药，临床发现PD患者在服用金刚烷胺治疗流感时可改善其震颤、肌肉强直的症状，故FDA于1973年正式批准其用于治疗PD。金刚烷胺治疗PD的作用机制尚不清楚，可能与促进纹状体神经末梢释放DA，同时刺激去甲肾上腺素反应，增加神经元内的DA浓度有关。动物实验亦证明，使用金刚烷胺后动物脑内的DA释放增加。适用于原发性PD、脑炎后的PD、药物诱发的锥体外系反应、一氧化碳中毒后PD，以及老年人合并有脑动脉硬化的PD。

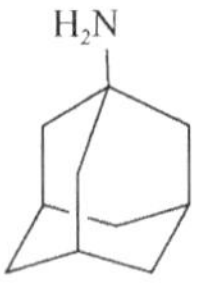

金刚烷胺

第二节 抗阿尔茨海默病药

AD是一种由多种原因引起且不可逆转的神经退行性疾病，是痴呆症中最常见的一种类型。AD主要以记忆力减退、认知障碍、表达障碍、视觉空间技能损害、执行功能障碍和情感障碍及人格变化等全面性痴呆表现为特征，同时伴随着社会活动能力和自身生活能力的减退。据中国疾病预防控制中心估计，目前我国AD患者约有1000万，预计到2050年，将会超过3000万。

AD的发病与年龄、遗传及环境因素密切相关，到目前为止，其具体病因和发病机制仍未完全研究清楚。AD的病理学特征主要表现为β淀粉样蛋白（beta-amyloid protein，Aβ）在大脑皮质和海马区聚集形成寡聚体、原纤维，最终形成神经炎症斑块；细胞内高度磷酸化的Tau蛋白异常聚集形成神经原纤维缠结（neurofibrillary tangle，NFT）；神经元末端的树突和轴突发生营养不良性萎缩，以及脑血管壁淀粉样变性。生化特点主要表现为胆碱乙酰转移酶（choline acetyltransferase，ChAT）活性降低和ACh含量减少。

在AD的发病机制中，胆碱能假说是较早被提出的，也是目前比较公认的假说之一。中枢胆碱能系统与学习、记忆密切相关，ACh是中枢胆碱能系统中重要的神经递质之一，其主要功能是维持意识的清醒，在学习、记忆中起重要作用。正常基底前脑的胆碱能神经元（主要位于基底核、斜角带核和内侧隔核）合成大量ACh经投射纤维输送至大脑皮质和海马，从而实现细胞间信息的快速传递。然而，AD病变过程中，胆碱能神经元严重丢失，造成ChAT活性降低、ACh含量异常，出现中枢胆碱能神经系统紊乱，进而引起学习、记忆和识别功能障碍。

Aβ毒性假说在目前AD致病机制中也具有较大的影响力。Aβ是由淀粉样前体蛋白（amyloid precursor protein，APP）经过β和γ分泌酶的蛋白质水解作用生成的含有39～43个氨基酸的多肽。其中，Aβ40易溶，而Aβ42为β片层结构，疏水性强，容易沉积，具有神经毒性。AD患者脑内Aβ42/40比例失衡，Aβ42增多。过多的Aβ42在脑内沉积，导致神经元细胞膜被破坏，引起细胞通透性增加，大量Ca^{2+}涌入细胞内后，依次激活钙依赖性激酶、蛋白酶、脂肪酶，以及细胞内自由基生成，最终造成细胞损伤乃至死亡。

NFT的生成是AD患者的另一个主要病理特征。NFT的主要成分为过度磷酸化的异常Tau蛋白。Tau蛋白是一种微管相关蛋白，通过与微管结合，维持细胞骨架的稳定性，对神经元内的物质传输和神经细胞之间的信息传递起着重要的作用。Tau蛋白的过度磷酸化导致微管溃变，使轴浆运输终止或紊乱，造成神经元死亡。此外，高度磷酸化的Tau蛋白聚集成双股螺旋细丝，形成NFT的主要成分，进而产生神经毒性。临床上，Tau蛋白的磷酸化程度与AD的严重程度呈正相关性。

迄今为止，尚无有效治疗AD的方法，现有药物治疗策略主要是增加中枢胆碱能神经功能，以改善症状。目前，临床用于AD治疗的药物共包括6款，分别是AChEI他克林（tacrine）、多奈哌齐（donepezil）、加兰他敏（galanthamine）、利凡斯的明（rivastigmine）、石杉碱甲（huperzine A），以及NMDA受体拮抗剂（NMDA receptor antagonist）美金刚（memantine）。这些药物的长期有效性还不完全清楚，但作为AD的姑息疗法可以在一定程度上缓解AD患者的部分症状，延缓疾病的进展。全球各大制药公司都在针对 Aβ 或 Tau 蛋白开发 AD 治疗药物，但迄今为止仍未取得成功。

AD 的发现

1901 年 11 月，德国法兰克福精神病院收治了一位叫奥古斯特·迪特（Auguste Deter）的 51 岁女性患者，37 岁的爱罗斯·阿尔茨海默（Alois Alzheimer）成为了她的主治医生。根据 1997 年发表于《柳叶刀》的《奥古斯特和阿尔茨海默病》论文中的描述，阿尔茨海默在对奥古斯特进行尸检时发现：她的脑体积缩小、NFT 并伴有神经元退化。此外，他还在奥古斯特的脑部发现了很多斑块，分散在整个大脑皮质，尤其是上层。

1906 年 11 月 3 日，阿尔茨海默在第 37 届德国西南精神病学会议上报告了奥古斯特的病例，并展示了他的观察结果，这是研究者对老年痴呆新亚型的首次描述，但当时该研究并未受到关注。直到 1910 年，他的导师埃米尔·克雷佩林（Emil Kraepelin）在其出版的第 8 版《精神病学手册》中以阿尔茨海默的名字为这种痴呆症命名，由于克雷佩林在精神疾病领域的权威性，“阿尔茨海默病”这一病名开始被广泛使用。但即便是这样，医学界仍没有对这种严重影响生活质量的疾病投以更多的关注。直到 80 年后的 20 世纪末，这项重大的发现才得到应有的重视。

一、乙酰胆碱酯酶抑制剂

AChEI 是第一类明确用于 AD 治疗的药物，通过抑制突触间隙 ACh 的降解，增加 ACh 与受体的作用，从而增强认知功能。AChEI 抗阿尔茨海默病药按结构可分为吖啶类（acridine）、氨基甲酸酯类（carbamate）、*N*-苄基哌啶类（*N*-benzyl piperidine）和天然生物碱类药物。

（一）吖啶类药物

四氢氨基吖啶类药物主要代表药物是他克林。他克林是第一个用于治疗 AD 的 AChEI。该药物可分别与乙酰胆碱酯酶（AChE）的中心位点和外周部位结合进而抑制该酶的活性，对 30% 左右患者的记忆、思维及其他认知功能，以及某些继发性精神症状具有改善作用，主要用于轻度至中度 AD 的治疗。但是，由于他克林肝毒性较大，现已撤市。

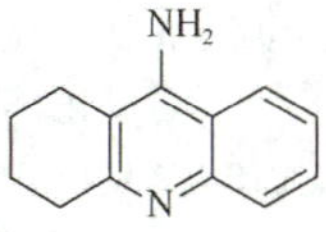

他克林

（二）氨基甲酸酯类药物

氨基甲酸酯类药物是一类选择性 AChEI，通过对胆碱酯酶活性部位的丝氨酸残基进行氨甲酰化，使其失活。主要代表药物为利凡斯的明，也称为利斯的明、卡巴拉汀，临床主要应用其重酒石酸盐。利凡斯的明是 AChE 和丁酰胆碱酯酶（butyrylcholinesterase，BuChE）双重抑制剂，可通过延缓功能完整的胆碱能神经元所释放的 ACh 的降解而促进胆碱能神经传导。此外，利凡斯的明还可通过减少淀粉样蛋白斑块的神经毒性，为 AD 患者带来额外的神经保护作用。该药目前主要有口服胶囊、口服液及透皮贴片三种剂型，对轻、中度 AD 患者有效，尤其适用于有心脏、肝脏及肾脏等疾病的 AD 患者。利凡斯的明改善记忆力、注意力和方位感等认知能力的效果显著。利凡斯的明吸收迅速而完全，约 1 h 达到峰浓度。由于药物与其靶酶相互作用及饱和代谢的原因，其动力学是非线性的。利凡斯的明与血浆蛋白结合力较弱，易透过血脑屏障，代谢产物主要通过肾脏排泄。

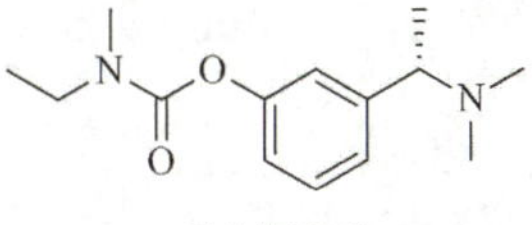

利凡斯的明

（三）*N*-苄基哌啶类

当前 AD 治疗的最重要的药物是多奈哌齐，属于非竞争性可逆的 AChEI，具有 *N*-苄基哌啶类骨架结构，临床用其盐酸盐。

盐酸多奈哌齐（Donepezil Hydrochloride）

化学名：(±)-2-[(1-苄基-4-哌啶基)-甲基]-5,6-二甲氧基-1-茚酮盐酸盐

(±)-2-[(1-benzyl-4-piperidyl)methyl]-5,6-dimethoxy-1-indanone hydrochloride

分子式：$C_{24}H_{29}NO_3 \cdot HCl$

分子量：415.95

熔点：223～227℃

水溶性：溶于水

$pK_a = 8.90$

$\lg P = 4.70$

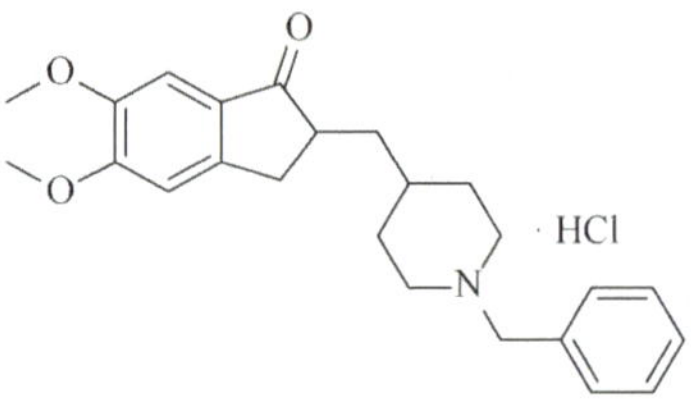

盐酸多奈哌齐是苄基哌啶类衍生物，于 1996 年被 FDA 批准上市。多奈哌齐临床上用于轻度或中度 AD 的治疗，与同类药物相比具有不良反应发生率低和疗效明显等特点，是唯一能达到 FDA 痴呆症治疗指南标准的药物，也是唯一一种同时被美国 FDA 和英国药品管理机构［Medicines Control Agency (UK)，MCA］批准上市的用于轻、中度 AD 的药物。

多奈哌齐为高选择性、可逆的 AChEI，可以剂量依赖性地抑制胆碱酯酶对 ACh 的水解作用，提高中枢神经系统特别是大脑皮质和基底神经节突触 ACh 的表达水平。有研究表明，多奈哌齐在抑制 AChE 活性的同时，还可以下调 NMDA 受体来拮抗谷氨酸诱导的兴奋性传递和调节淀粉样蛋白，这些都已被证实对 AD 的发病过程有显著影响。多奈哌齐抑制 AChE 活性是其主要的作用机制，但随着病程的进展，功能完整的胆碱能神经元逐渐减少，多奈哌齐的作用可能会减弱。目前尚无证据表明多奈哌齐可以改变 AD 基础病程的发展。

盐酸多奈哌齐口服吸收良好，生物利用度接近 100%；血浆蛋白结合率约为 95%；半衰期为 70～80 h；表观分布容积为 12～16 L/kg。多奈哌齐透过血脑屏障的能力较强，在 5 mg 剂量下测定的脑脊液浓度为 15.7%，且该药物对脑组织 AChE 的抑制作用强于血浆，持续时间长且无周围神经系统不良反应。在口服条件下，该药在大鼠体内的 LD_{50} 约为 32.6 mg/kg。

多奈哌齐主要由肝脏代谢，其主要代谢途径如图 13.11 所示，包括 *O*-去烷基（M15，M17），*N*-脱烷基（M16），和 *N*-氧化反应（M18）。其中 6-*O*-去甲基衍生物（M15）在体外的抗 AChE 活性与多奈哌齐相当。

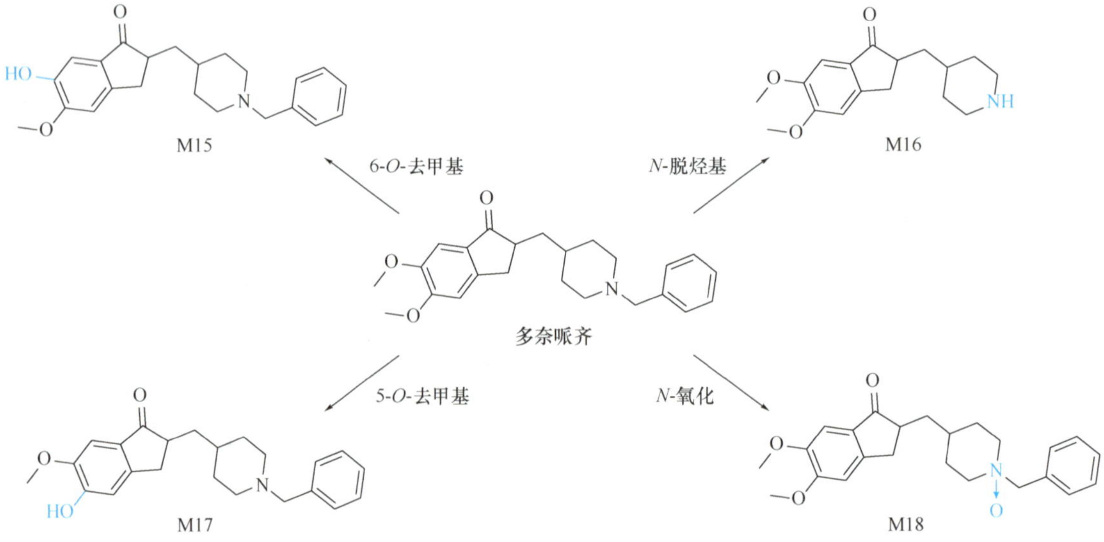

图 13.11　多奈哌齐在体内的主要代谢途径

盐酸多奈哌齐的合成主要有两种方法。

方法一：以 5,6-二甲氧基-2,3-二氢-茚酮（Ⅴ-1）和 1-苄基哌啶-4-甲醛（Ⅴ-2）为原料，在甲醇钠的作用下发生缩合反应（Ⅴ-3）；然后通过催化氢化还原双键；最后与盐酸成盐得到盐酸多奈哌齐（图 13.12）。

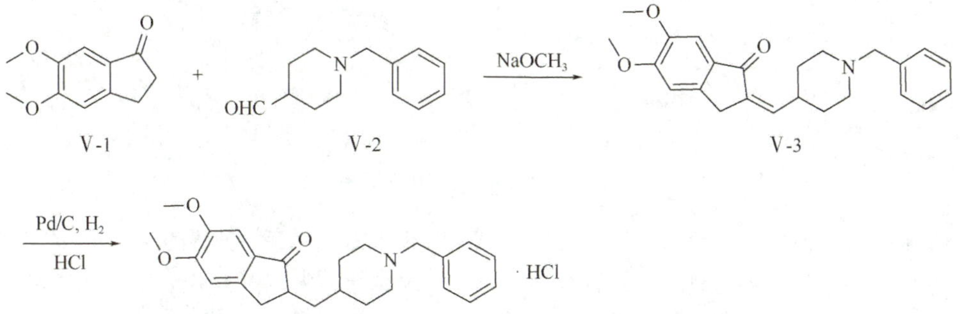

图 13.12　盐酸多奈哌齐的合成路线一

方法二：以 5,6-二甲氧基-2,3-二氢-茚酮（Ⅴ-1）和 4-吡啶甲醛（Ⅴ-4）为原料，在对甲苯磺酸（PTS）的催化下发生缩合反应（Ⅴ-5）；随后经氢化还原双键和吡啶环（Ⅴ-6）；最后与溴苄进行取代反应并与盐酸成盐得到盐酸多奈哌齐（图 13.13）。

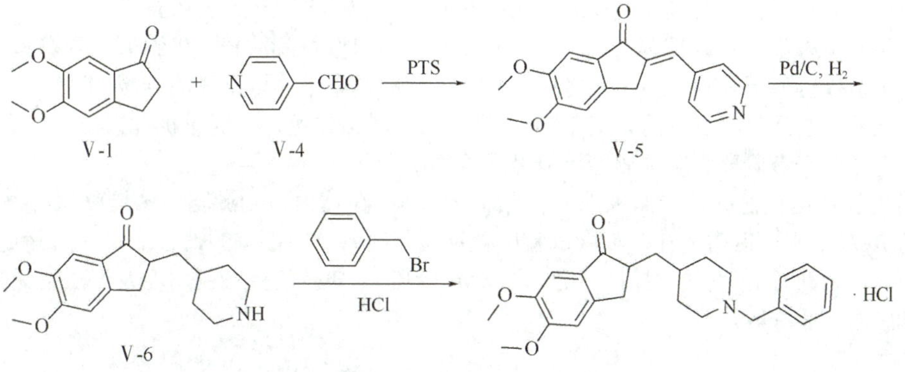

图 13.13　盐酸多奈哌齐的合成路线二

（四）天然生物碱类药物

天然产物是 AChEI 发现的重要来源。近年来，研究人员致力于从天然产物中寻找适宜长期服用、不良反应小的 AD 治疗药物，并发现了一系列具有抑制 AChE 活性的单体成分，主要包括生物碱类、萜类、黄酮类和香豆素类天然产物，其中生物碱类占很大比例。

加兰他敏又名尼瓦林，是从石蒜科属植物石蒜［*Lycoris radiata* (L'Her.) Herb.］的鳞茎中提取得到的一种生物碱，是一种选择性、可逆 AChEI，最初用于治疗重症肌无力、闭角型青光眼、术后肠肌麻痹等。20 世纪 90 年代左右，研究表明加兰他敏能增强烟碱神经传递进而增强认知和记忆能力；并在突触前调节谷氨酸、5-羟色胺和去甲肾上腺素的释放，对患者日常学习和活动有明显改善。其氢溴酸盐作为 AD 治疗药物首先在奥地利获批，后在美国、欧洲等国陆续上市。加兰他敏的副作用与其他 AChEI 相似，最常见的是胃肠道症状。

石杉碱甲是我国科学家于 1986 年首次从石杉科植物千层塔［*Huperzia serrate* (Thunb.) Trev.］的酚性部分中分离得到的一种倍半萜生物碱。石杉碱甲在低剂量下对 AChE 具有高选择性抑制作用，可减少 ACh 的降解，使分布在神经突触间隙的 ACh 含量明显升高，从而增强神经元兴奋传导，强化学习与记忆脑区的兴奋作用，起到提高认知功能、增强记忆保持和促进记忆再现的作用。研究发现，石杉碱甲还具有抗氧化作用，可提高神经细胞生存率和抗过氧化物酶（如谷胱甘肽过氧化物酶、超氧化物歧化酶、过氧化物酶）活性，同时减少丙二醛等脂质过氧化产物。

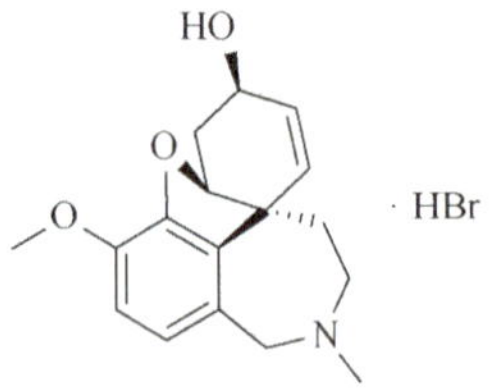
氢溴酸加兰他敏

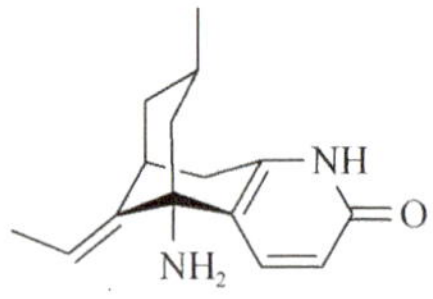
石杉碱甲

二、M_1 受体激动剂

AChEI 虽已成为目前临床 AD 治疗的主要药物，但其疗效依赖于胆碱能神经元的完整程度，随着 AD 进展，功能完整、能够释放 ACh 的神经元数量不断减少，AChEI 的疗效也逐步降低。而在整个病程中，突触后毒蕈碱受体（muscarinic receptor，M 受体）大部分完好，数目变化不大，其中位于突触后的 M_1 亚型在中枢神经系统中占优势，因此直接激动脑内 M_1 受体可能是治疗 AD 更有前景的策略。越来越多的研究表明，应用 M_1 受体激动剂可以改善 AD 患者的诸多典型症状，起到认知能力部分恢复的作用。此外，M_1 受体激动剂还对减少老年斑的形成、调节内源性神经生长因子功能，以及降低 Tau 蛋白磷酸化发挥一定作用。但由于不良反应较大，限制了 M_1 激动剂的临床应用。该类药物主要包括槟榔碱（arecoline）、占诺美林（xanomeline）等。

槟榔碱是从棕榈科植物槟榔（*Areca catecthu* L.）中提取得到的一种生物碱，具有拟胆碱作用，医疗上用于治疗青光眼，也可用作驱绦虫药。在一定的剂量下，槟榔碱能刺激 M 受体以补偿 ACh 的不足。该药物易透过血脑屏障，对中枢 M 受体具有激活作用，以促进机体兴奋，提高学习和记忆能力。但近年来有研究表明槟榔碱可能是致癌物质。

占诺美林是由槟榔碱改造而来的 M_1 受体激动剂，在体内可刺激脑内磷脂酰肌醇水解，适度增加脑内 ACh 水平。占诺美林在临床试验中被证明能改善 AD 患者的部分症状，尤其是在认知和行为方面，由于缺乏 M 受体选择性（激动 M_1/M_4 受体）、较差的生物利用度及无法忍受的副作用，导致Ⅲ期临床试验失败。

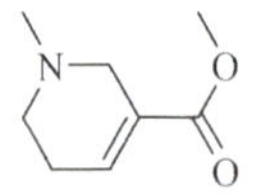
槟榔碱

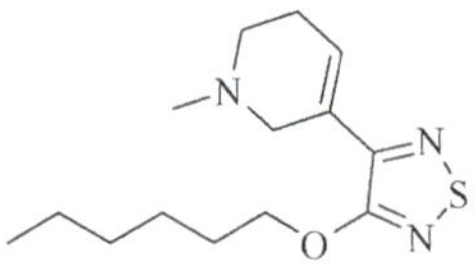
占诺美林

三、作用于 β 淀粉样蛋白的药物

AD 病理现象复杂，但患者脑内普遍存在 Aβ。根据 Aβ 学说，Aβ 的形成和沉积是 AD 病理的始发因素及中心环节，因此，抑制 Aβ 的形成和沉积已经成为目前开发 AD 治疗药物的研究热点之一。Aβ 由 APP 水解产生，体内 APP 水解有两条途径：①被 α 分泌酶水解，产生可溶性的 APP 片段 α-APP 和 C83 肽，后者进一步被 γ 分泌酶切割为 p3 肽链；②极少部分的 APP 经 β 分泌酶催化水解为可溶性的 APP 片段 β-APP 和 C99 肽，后者可被 γ 分泌酶切割为 Aβ40 和 Aβ42。Aβ 可在细胞基质发生沉淀和聚积，其中，Aβ 的可溶性聚集体被认为是产生神经毒性并最终造成认知功能紊乱的主要形式。近年来，针对这一理论开发的药物主要包括三类：①通过减少 Aβ 的生成以降低其脑内水平，包括 β 位淀粉样前体蛋白裂解酶-1（β-site APP-cleaving enzyme 1，BACE-1）抑制剂和 γ 分泌酶抑制剂；② Aβ 聚集抑制剂；③ Aβ 清除剂。

（一）β 位淀粉样前体蛋白裂解酶-1 抑制剂

BACE-1 是控制脑内淀粉样前体蛋白水解产生 Aβ 的关键酶，抑制其活性将是控制 AD 的一个有效策略。近年来BACE-1抑制剂作为修复和治疗AD的潜在手段，已经成为抗AD药物研发的热点。BACE-1抑制剂的设计多采用肽类片段取代蛋白酶作用的位点，形成肽、多肽或肽类类似物。BACE-1抑制剂主要分为肽类抑制剂和非肽类抑制剂。

1. 肽类BACE-1抑制剂　最早设计的BACE-1抑制剂多数是含有酰胺键的过渡态类似物，主要为多肽或拟肽类化合物，以OM99-2为代表。抑制剂上的羟基与天冬氨酸残基形成氢键，模拟酶与底物相互作用的过渡态，从而竞争性抑制BACE-1。第一代BACE-1抑制剂均为多肽类物质，其固有的药物劣性（如入脑通透性差、半衰期短、首过效应等）使这些多肽物质不适合应用于临床。但通过对这类物质进行改造修饰，可设计出能透过血脑屏障、适用于临床的小分子抑制剂类药物，对BACE-1抑制剂的开发具有指导意义。

2. 非肽类BACE-1抑制剂　近年来，分子片段药物技术和计算机高通量筛选技术的发展，为新型高效抑制剂的设计和结构改造提供了重要依据，因此更多的小分子非肽类BACE-1抑制剂被发现。但目前所发现的非肽类BACE-1抑制剂都还处于临床前研究阶段，也有许多因副作用或难以透过血脑屏障等问题终止于临床。Elenbecestat是一种小分子BACE-1抑制剂，于2016年被FDA指定为治疗早期AD的快车道药物，一度进入Ⅲ期临床试验，研究结果显示elenbecestat可减缓AD导致的认知功能下降，但根据数据安全监督委员会进行的安全审查之后，鉴于不利的风险-收益比，于2019年停止研发。

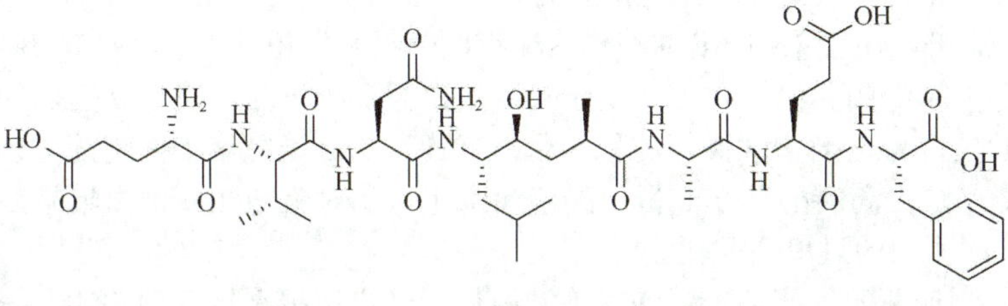

OM99-2

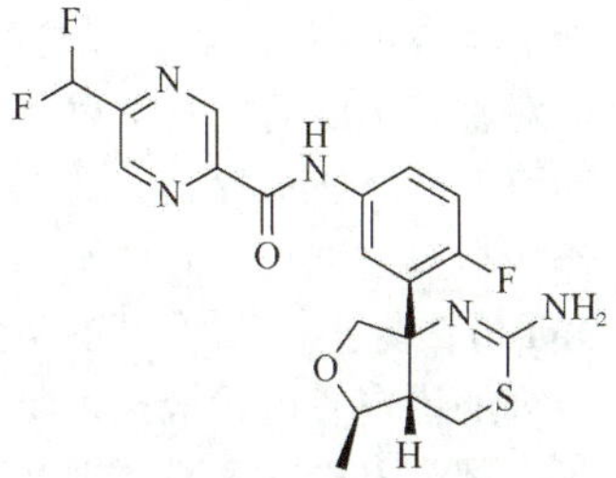

elenbecestat

（二）γ分泌酶抑制剂

APP可经γ分泌酶水解产生Aβ，因此抑制γ分泌酶的切割活性，减少淀粉样斑块沉积是一个重要的治疗AD的策略。但是，γ分泌酶的底物除了APP外，还包括其他蛋白质，如Notch、Erb B4、E-钙黏着蛋白、肝配蛋白-B2和CD44等，这些蛋白质在许多关键的信号通路中扮演重要角色。因此，抑制γ分泌酶的药物会影响其他信号通路的正常生理功能，产生不良反应。最典型的是Notch跨膜蛋白，其代谢产物对细胞分化等功能至关重要，许多γ分泌酶抑制剂正是因为抑制了Notch信号通路，引起了一系列的不良反应而无缘于临床。曾进入临床研究的γ分泌酶抑制剂有氟比洛芬（tarenflurbil）、司马西特（semagacestat）、塞来西布（avagacestat）等，但均由于选择性低或毒性大，最后以失败告终，未能应用于临床。

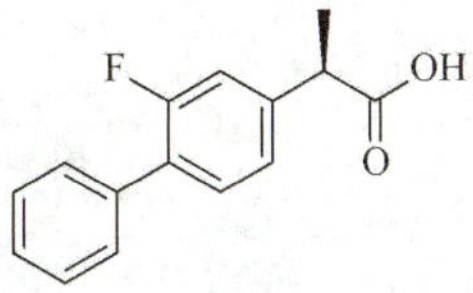

氟比洛芬

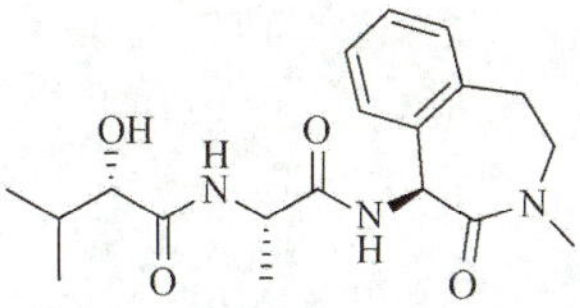

司马西特

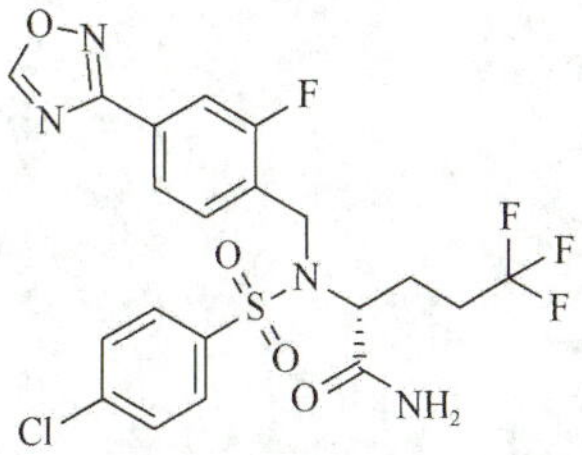

塞来西布

（三）Aβ聚集抑制剂

在开发靶向Aβ的抗阿尔茨海默病药时，除了可以通过抑制Aβ的生成来减少淀粉斑块的形成，还可以采用抑制 Aβ 聚集的策略。Aβ 聚集抑制剂也分为肽类抑制剂和非肽类抑制剂两个类型。在开发 Aβ 聚集抑制剂时，最初普遍以 Aβ 肽链本身作为先导物进行相关衍生肽的设计，肽类 Aβ 聚集抑制剂虽然具有较好的抑制活性，且几乎没有毒性，但也存在无法透过血脑屏障、体内易消除等缺点。近年来，研究人员报道了结构多样的小分子 Aβ 聚集抑制剂，但多缺乏选择性，且作用机制不清楚，限制了进一步的临床开发。

（四）Aβ 清除剂

Aβ 在体内的含量对 AD 的病理进程也有不可忽视的作用，除了 Aβ 的生成增加，与对照组相比，晚发型 AD 患者中枢神经系统中 Aβ42 和 Aβ40 的清除速率都显著降低，这也导致了 Aβ 在体内的聚集，从而产生淀粉样沉淀。因此，促进 Aβ 清除也是抑制淀粉样斑块形成、减慢 AD 患者疾病进程的另一手段。体外证据表明，Aβ 可以被多种水解酶降解，其中最受关注的两种水解酶是胰岛素降解酶（insulin-degrading enzyme，IDE）和脑啡肽酶（enkephalinase）。

四、作用于 Tau 蛋白的药物

Tau 蛋白是神经元中含量最高的微管相关蛋白，是维系神经元骨架系统稳定的重要物质，其经典生物学功能是促进微管组装和维持微管的稳定性。Tau 蛋白过度磷酸化会导致其异常聚集，最终形成 NFT，这也是 AD 的一个典型病理特征。在 AD 患者脑内，Tau 蛋白的磷酸化较正常人增加了 3～4 倍，NFT 普遍存在，Tau 蛋白聚集导致神经元末端的树突和轴突发生营养不良性萎缩，这对临床 AD 病理发生有重要的影响。由于采用 Aβ 通路作为靶点的药物开发相继失败，靶向 Tau 通路开发 AD 治疗药物的策略越来越受到关注。目前，基于 Tau 蛋白假说的抗阿尔茨海默病药的作用机制主要如下：①通过 Tau 蛋白稳定剂增强微管的稳定化；②通过 Tau 蛋白聚集抑制剂防止 Tau 蛋白聚集；③采用主动免疫疗法提高磷酸化 Tau 蛋白的清除水平；④对参与 Tau 蛋白转录后修饰的蛋白质进行调控，防止 Tau 蛋白的过度磷酸化。

随着社会老龄化的加剧和检测诊断的加强，AD、PD 等神经退行性疾病越来越受到关注。一方面是患者数量不断的上升；另一方面是有效药物的缺乏，患者的生活质量在目前的治疗手段下并没有得到明显的改善。针对神经退行性疾病的研究一直是国内外研究的热门，但 AD 和 PD 的发病机制尚未得到完全阐明。这导致针对神经退行性疾病，特别是 AD 的治疗一直都是治标不治本，效果不显著。只有当该类疾病的发病机制得到明确的证实，发现了确切的药物开发靶点，才有可能针对性地研发出理想药物，并提高药物研发的成功率。

（徐盛涛）

第十四章　作用于肾上腺素神经系统的药物

第一节　肾上腺素与肾上腺素受体

一、肾上腺素

19 世纪末，研究人员发现从肾上腺中提取的物质对活体动物的血管、心脏和骨骼肌具有强烈的兴奋作用，后经分离获得提取物的活性成分，并将其命名为肾上腺素（图 14.1）。肾上腺素是负责串联腺体与肌肉（心肌、骨骼肌和平滑肌）的重要神经递质。

肾上腺素与相应的受体结合之后才能产生生物效应，这些受体被称为肾上腺素受体（adrenergic receptor 或 adrenoreceptor，AR），亦称肾上腺素能受体。

去甲肾上腺素是肾上腺素的类似物（图 14.1），也由肾上腺髓质分泌，具有类似肾上腺素的活性。肾上腺素或去甲肾上腺素分子结构中包含一个氨基，因此被称为单胺类神经递质。此外，肾上腺素和去甲肾上腺素结构中均含有邻苯二酚基团［即儿茶酚（catechol）］，故此类神经递质也被称为儿茶酚胺类神经递质。除肾上腺素和去甲肾上腺素外，DA 也属于儿茶酚胺类神经递质（图 14.1），也可与肾上腺素受体结合。

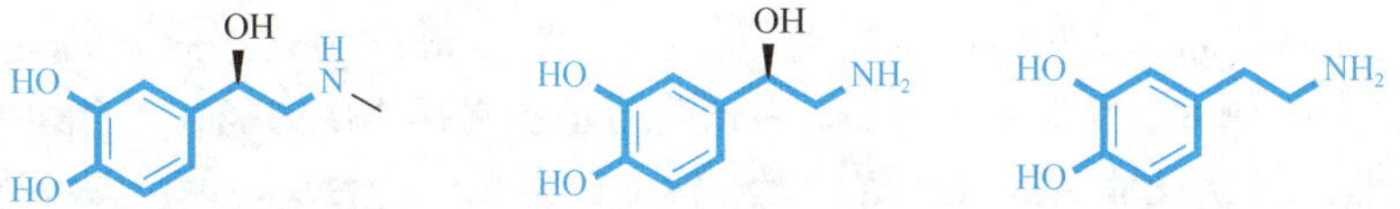

肾上腺素　　去甲肾上腺素　　DA

图 14.1　儿茶酚胺类神经递质

上述三种儿茶酚胺类神经递质具有类似结构，它们在内源合成方面也具有密切联系。如图 14.2 所示，以 *L*-酪氨酸（Ⅰ-1）为起始物，经酪氨酸羟化酶（tyrosine hydroxylase）作用后生成具有儿茶酚胺结构的左旋多巴（Ⅰ-2），后经多巴脱羧酶转化为 DA。DA 是合成去甲肾上腺素和肾上腺素的前体，在进入囊泡后由多巴胺-*β*-羟化酶（dopamine-*β*-hydroxylase）将其转化为去甲肾上腺素，再经苯乙胺醇-*N*-甲基转移酶（*N*-methyltransferase）转化生成肾上腺素。

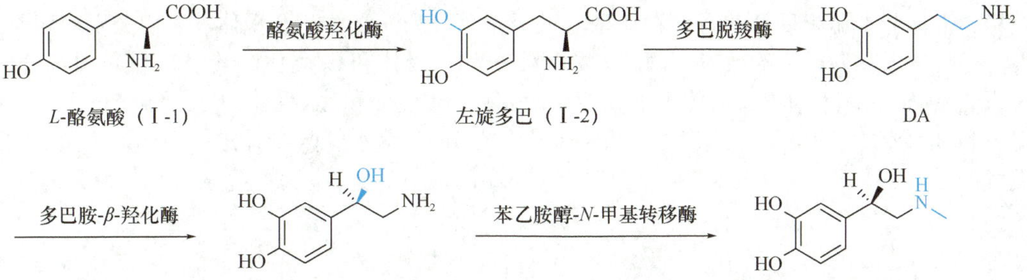

L-酪氨酸（Ⅰ-1）　　左旋多巴（Ⅰ-2）　　DA

去甲肾上腺素　　肾上腺素

图 14.2　儿茶酚胺类神经递质的生物合成途径

二、肾上腺素受体

肾上腺素受体属于 GPCR 超家族成员，具有七个 α 螺旋疏水跨膜区域，N 端朝向细胞膜外，C 端朝向细胞膜内（图 14.3）。每个跨膜区分别由胞内或胞外的环形结构（loop）连接。肾上腺素受体胞外区域与内源性配体结合后，受体构象发生改变，使其胞内区域与 G 蛋白结合。G 蛋白由

G_α、G_β 和 G_γ 三个亚基组成。当 G 蛋白与肾上腺素受体结合后，其 G_α 与 G_β、G_γ 分离（G_β 和 G_γ 一般成对存在），G_α 与下游的受体结合进行信号转导。迄今已发现了 27 种不同的 G_α 亚基，它们分别与 G_β、G_γ 组装形成不同的 G 蛋白（包括 G_q、G_i、G_o、G_s 等），对应不同的下游第二信使信号变化。因此，在不同的细胞或组织中，肾上腺素与肾上腺素受体结合后产生的效应可能会有所不同，甚至有时会产生截然相反的生物效应。

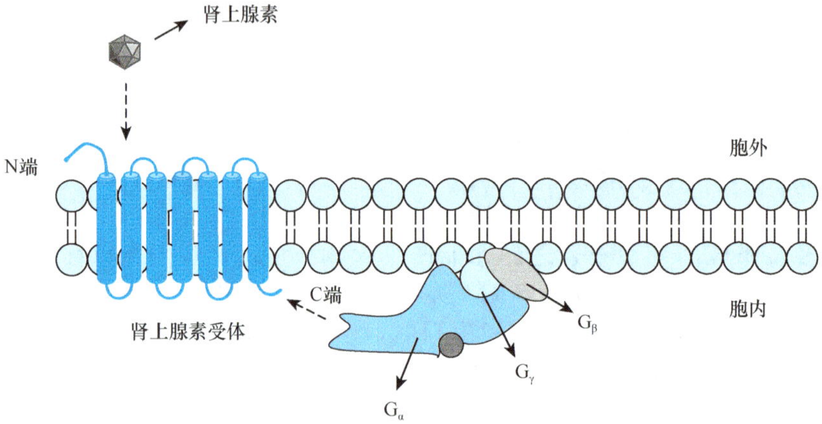

图 14.3　肾上腺素受体与 G 蛋白

在阐述肾上腺素受体与化学分子之间的关系之前，需要了解两个概念，即肾上腺素受体激动剂（adrenergic receptor agonist）和肾上腺素受体拮抗剂（adrenergic receptor antagonist）。肾上腺素受体激动剂是一类使肾上腺素受体兴奋，并产生肾上腺素样作用的药物，也称为拟肾上腺素药（adrenergics）。肾上腺素受体拮抗剂，是一类与肾上腺素受体结合后，能降低或完全遏制肾上腺素受体与激动剂的作用，从而抑制产生肾上腺素样作用的药物。

在前分子生物学时代，研究人员发现不同组织或分布位置的肾上腺素受体对肾上腺素、去甲肾上腺素及异丙肾上腺素（isoprenatine，一种人工合成的肾上腺素受体激动剂）的反应存在差异，因此将肾上腺素受体进行细分，分为 α 受体和 β 受体。例如，α 受体对异丙肾上腺素的反应性较弱，而对内源性肾上腺素及去甲肾上腺素反应性较好，且对肾上腺素更为敏感（肾上腺素≥去甲肾上腺素≫异丙肾上腺素）；而 β 受体对异丙肾上腺素最为敏感，其次为肾上腺素，对去甲肾上腺素敏感性较弱。

事实上，肾上腺素受体不同类型间的差异本质是由其氨基酸序列及空间结构不同引起的功能性差异。人体肾上腺素受体共有九种亚型，大类型可分为 α 受体和 β 受体，它们分别对应不同的 G 蛋白，故导致其激活后的效应不同。α 受体可分为 α_1 受体和 α_2 受体，其中 α_1 受体可细分为 α_{1A} 受体、α_{1B} 受体和 α_{1D} 受体，α_2 受体可细分为 α_{2A} 受体、α_{2B} 受体和 α_{2C} 受体，β 受体可细分为 β_1 受体、β_2 受体和 β_3 受体（图 14.4）。本章中，仅将 α 受体分为 α_1 受体和 α_2 受体进行阐述，不做更细致的分类讨论。

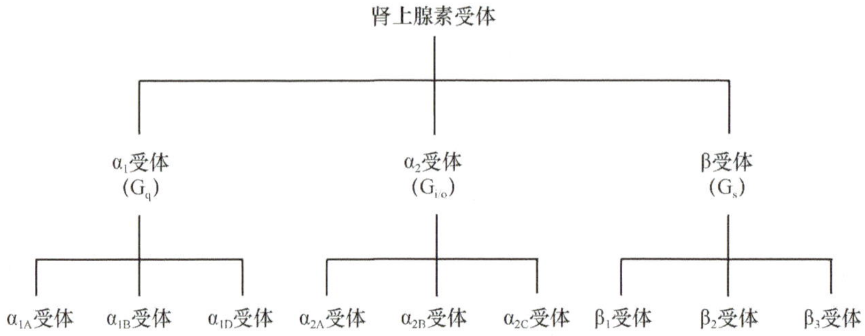

图 14.4　肾上腺素受体亚型分类

肾上腺素受体广泛分布于全身，并且具有极其重要的生理作用，包括应激反应、控制心率和血压、调节代谢，被认为是高血压、休克、心力衰竭、心律失常和哮喘等疾病的重要靶点。表 14.1 所示为肾上腺素受体的体内分布和激动后效应。根据期望调控相应生理功能的需求，研究人员开发了非选择性的肾上腺素受体药物和具有亚型选择性的肾上腺素受体药物。

表 14.1　肾上腺素受体的体内分布和激动后效应

分布部位	主要肾上腺素受体	激动后效应
心肌	β_1	加快心率和增加心肌收缩力
支气管平滑肌	α_1	收缩支气管
	β_2	扩张支气管
小动脉平滑肌（血液不供应肌肉）	α	收缩小动脉并增加血压（高血压）
小动脉平滑肌（血液供应肌肉）	β_2	扩张小动脉并增加肌肉的血液供应
静脉	α	收缩静脉，增加血压（高血压）
	β_2	扩张静脉，降低血压（低血压）
肝脏	α_1 和 β_2	促进糖原分解产生葡萄糖
胃肠道平滑肌	α_1、α_2 和 β_2	减少肠道蠕动，减慢吸收速度
肾脏	β_2	升压
脂肪细胞	β_3	分解脂肪

GPCR 具有鲜明的七个跨膜结构特征，为方便锁定氨基酸残基归属哪一区域，胡安 · A. 巴列斯特罗斯（Juan A. Ballesteros）和哈雷尔 · 温斯坦（Harel Weinstein）提出一套针对 GPCR 的氨基酸残基序列编号方案，被称为“巴列斯特罗斯-哈雷尔编号”（Ballesteros-Harel Weinstein numbering，BWN）。了解 BWN 将有利于理解后续内容中涉及的肾上腺素受体与配体相互作用的阐述。

该编号方式将 GPCR 蛋白按跨膜区段分成七个区域，依次为 TMH1～TMH7，选取各区段中最保守的氨基酸（即该氨基酸无论是在 GPCR 野生型还是突变型蛋白质中基本没有发生过突变）作为该区域的标准位置氨基酸，以数字代码 50 定义其位置，位于参考残基上游（靠近 N 端）n 个氨基酸单位的氨基酸相对位置表示为 $50-n$。位于参考残基下游（靠近 C 端）n 个氨基酸单位的氨基酸相对位置表示为 $50+n$。氨基酸残基的编号通式为“$X(n_1).(n_2)$”，其中 X 为氨基酸单字母缩写，n_1 表示该氨基酸残基位于 TMH1～TMH7 中的具体区域，n_2 表示该氨基酸残基位于该区域最保守氨基酸的相对位置。

以 β_2 受体为例（图 14.5），TMH1～TMH7 最保守氨基酸分别为 51 号 Asn（N）、79 号 Asp（D）、131 号 Arg（R）、158 号 Trp（W）、211 号 Pro（P）、288 号 Pro（P）和 323 号 Pro（P），其 BWN 分别为 N1.50、D2.50、R3.50、W4.50、P5.50、P6.50 和 P7.50。在野生型 β_2 受体蛋白中，按常规编号，第 162 号氨基酸残基为甘氨酸（Gly，G），位于 TMH4 区，且位于 W4.50 下游（靠近 C 端）4 个氨基酸单位，因此其 BWN 为 G4.54。有时为了同时显示氨基酸残基的常规编号，也可以写作 G4.54（162）。如果该甘氨酸突变为苯丙氨酸（Phe，F），则 BWN 可写作 G4.54F，或 G4.54（162）F。

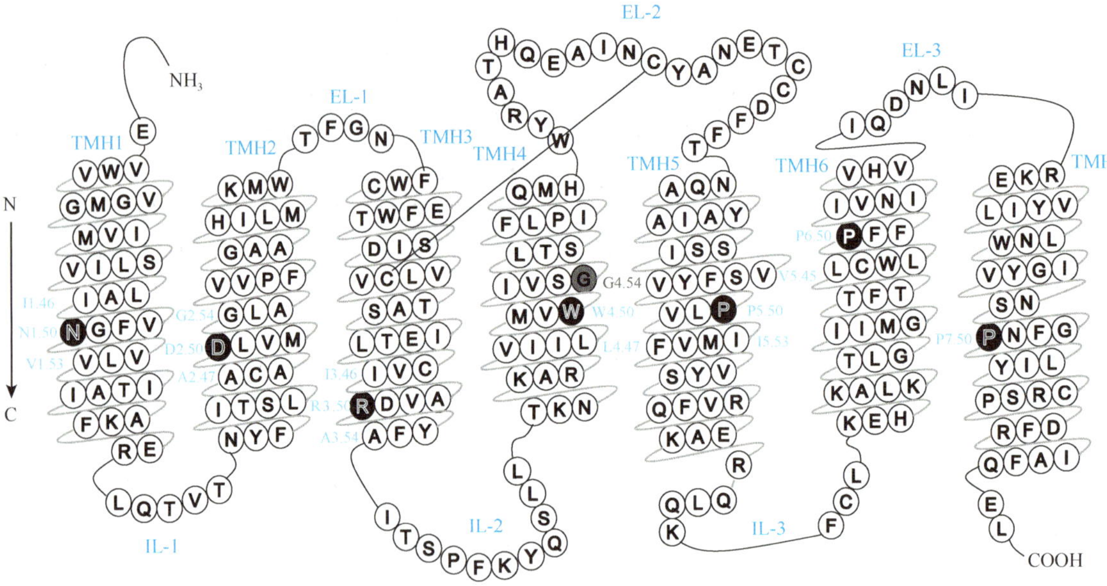

图 14.5　β_2 受体的编号方式

三、肾上腺素与肾上腺素受体的作用方式

肾上腺素与各类亚型的肾上腺素受体的结合模式较为保守，以 β_2 受体与肾上腺素的结合为例（图 14.6），肾上腺素的儿茶酚结构可分别与 S5.42、S5.46 形成氢键；苯环可与 F6.52 形成 π-π 相互作用与疏水作用；乙醇胺部分的羟基可与 N7.39 和 D3.32 形成氢键，羟基的朝向会影响氢键形成，因此 *R*-构型优于 *S*-构型；乙醇胺的氨基部分质子化后可分别与 D3.32 和 N7.39 形成离子键和氢键作用。需要特别指出的是，N6.55 和 N7.39 两个氨基酸残基位置在不同肾上腺素受体类型中存在一定差异。这两个位点的氨基酸残基差异是后续开发具有亚型选择性药物的一大关键，将在第二节部分作深入讨论。

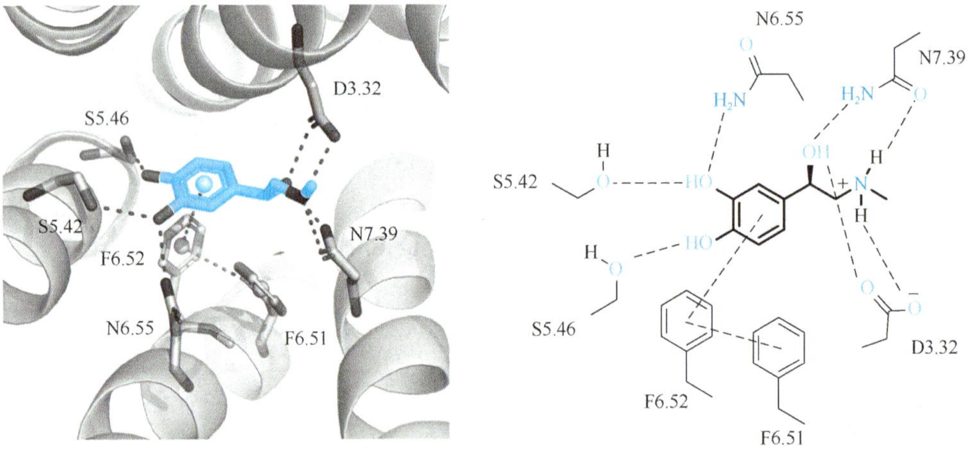

	α_{1A}	α_{1B}	α_{1D}	α_{2A}	α_{2B}	α_{2C}	β_1	β_2	β_3
6.55	M	L	L	Y	Y	Y	N	N	N
7.39	F	F	F	F	F	F	N	N	N

图 14.6　肾上腺素与 β_2 受体结合模式（PDB ID：4LDO）

PDB ID：4LDO 表示以上结合模式来自于共晶

肾上腺素虽然分子量小，结构简单，但由共晶结果可知，其与靶点作用时基团利用率极高，故具有很强的激动活性。但肾上腺素与靶点发生相互作用的氨基酸残基位点（本章将统一称为正构结合口袋）在各类肾上腺素受体亚型中保守，因此，肾上腺素对各类肾上腺素受体亚型选择性不佳。

但药物化学研究人员基于肾上腺素结构进行修饰改造时，发现了一些有趣的现象（图 14.7）。当肾上腺素结构中去除乙醇胺部分的羟基（如 DA）或将 R 基团缩减为小基团（如去甲肾上腺素）时，则相较肾上腺素，配体对 β 受体的结合能力显著降低，对 α受体的选择性增强；如果将 R 基团用大基团替代，则配体对 α 受体的结合能力显著降低，对 β 受体的选择性增强。这也意味着，虽然肾上腺素受体与肾上腺素的结合模式在各类肾上腺素受体亚型中较为保守，但各个基团对结合能力的贡献在各类肾上腺素受体亚型中存在差异。

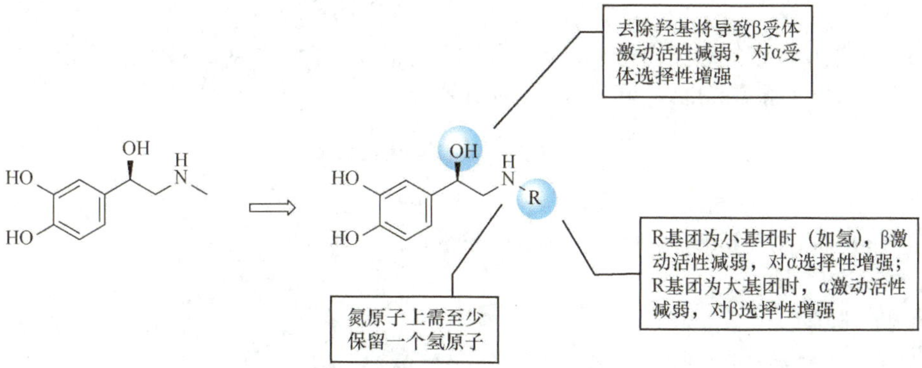

图 14.7 研究人员对肾上腺素结构改造的初期探索

事实上，不同亚型的肾上腺素受体由正构结合口袋周边的氨基酸残基组成的空间结构也存在一定差异。肾上腺素受体各主要类型间的正构结合口袋残基同源性差异在 36%～64%（图 14.8），特别是 β 受体与 α_1、α_2 受体之间存在较大差异，但各主要类型之间的亚型差异较小，同源性在 58%～88%。各主要类型间的正构结合口袋同源性差异为开发具有选择性的配体提供了结构基础。

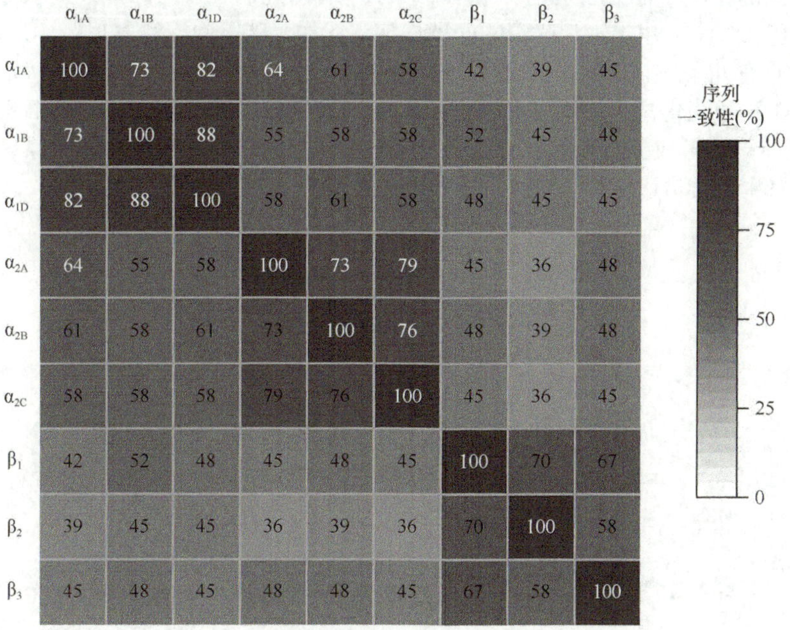

图 14.8 肾上腺素受体各主要类型间的正构结合口袋残基序列差异

序列选自邻近正构结合口袋附近的 33 个氨基酸：2.61，2.64，2.65；3.28，3.29，3.32，3.33，3.36，3.37；4.50，4.54；5.38，5.39，5.42，5.43，5.46；6.48，6.51，6.52，6.55，6.58，6.59，6.62；7.30，7.32，7.35，7.36，7.39，7.40，7.43

在本章后续内容中，将依据分子与肾上腺素受体结合后产生的效应分为激动剂与拮抗剂进行介绍。目前已开发了相当数目的肾上腺素受体药物，在以下内容中将以药物化学视角选择部分代表性药物进行介绍。

第二节　肾上腺素受体激动剂

肾上腺素受体激动剂按选择性可以分为α、β受体激动剂，α受体激动剂和β受体激动剂。需要特别指出的是，选择性并不表示该分子对另一种亚型没有活性，而是指分子对不同类型的受体活性差异在10倍以上。

一、α、β受体激动剂

α、β受体激动药指的是药物对α和β受体均具有激动活性，且对二者的作用无明显选择性差异。代表药物有肾上腺素、DA、麻黄碱（ephedrine）等。

肾上腺素（Epinephrine）

化学名：(*R*)-4-[2-(甲氨基)-1-羟基乙基]-1,2-苯二酚

(*R*)-4-[(2-(methyl)-1-hydroxyethyl] 1,2-benzenediol

分子式：$C_9H_{13}NO_3$

分子量：183.21

熔点：211～212℃

水溶性：极微溶于水

pK_a=8.59

lg *P*=−1.37

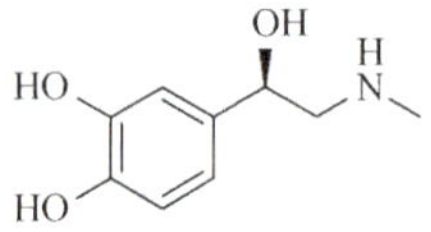

临床上以其盐酸盐或酒石酸盐注射液形式使用，用于Ⅰ型过敏反应的紧急治疗；恢复因各种原因引起的心搏骤停的心律（但不适用于心力衰竭或出血性、外伤性或心源性休克）；注射肾上腺素可延长局麻药的作用；肾上腺素也可用于眼内手术时瞳孔的维持。除上述症状外，肾上腺素还可作为非处方药（OTC）用于治疗哮喘的间歇性症状，如气喘、胸闷和气短。

肾上腺素具有儿茶酚胺结构，在空气或光照条件下，容易发生氧化变质，特别是在碱性条件下，会促进儿茶酚发生电离，加剧氧化过程，形成氧化中间体邻二醌（A），随后反应形成肾上腺素红（B），进而聚合形成棕色多聚体（C）（图14.9）。人体肠液偏碱性，肾上腺素在肠道中易发生氧化，因此肾上腺素口服无效，这亦是儿茶酚胺类药物普遍存在的现象。

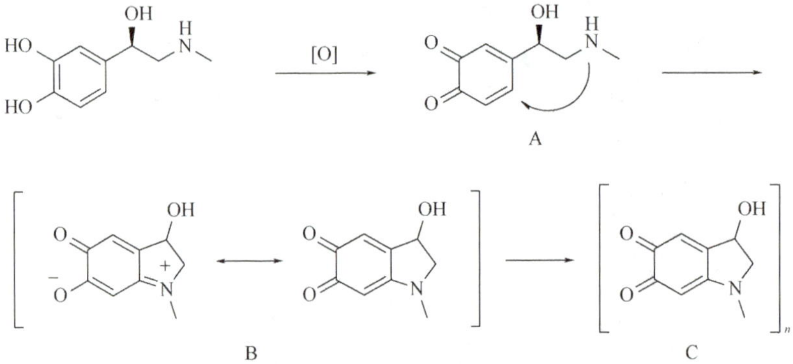

图14.9　肾上腺素氧化过程

肾上腺素具有一个手性中心，在酸性条件下可发生消旋，尤其当pH＜4时，其消旋化反应速度加剧（图14.10）。

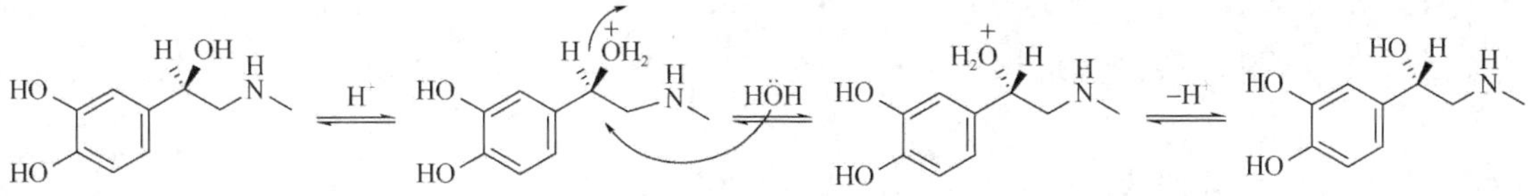

图 14.10 肾上腺素的消旋机制

肾上腺素在体内极不稳定，其血浆半衰期仅为 2～3 min，皮下或肌内注射可以延迟肾上腺素的吸收，故能延长半衰期。肾上腺素的体内代谢与去甲肾上腺素相似，经 COMT（M1）或 MAO（M2）酶解失活，进而代谢成 M3。失活的分子（M2、M3）一大显著结构特征在于，其氨基被代谢去除，由此可见氨基对活性的保持至关重要。值得注意的是，图 14.11 所示的肾上腺素代谢物 M3 还会被醛还原酶或醛脱氢酶进一步代谢，得到其他多种代谢物。

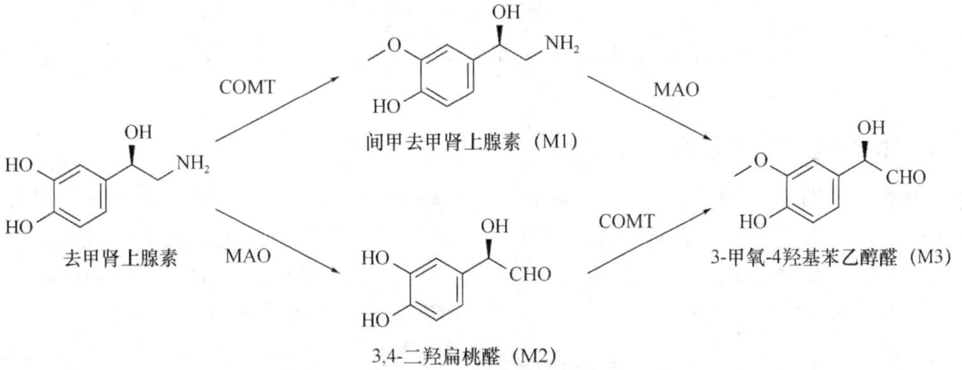

图 14.11 去甲肾上腺素的体内代谢途径

肾上腺素有多种工业合成路线，现以其中一条代表性路线进行阐述。以邻苯二酚（Ⅱ-1）为起始原料，在三氯氧磷的作用下，邻苯二酚与氯乙酸发生弗里德-克拉夫茨反应得到 2-氯-3,4-二羟基苯乙酮（Ⅱ-2），再经甲胺胺化生成肾上腺素酮（Ⅱ-3），进一步经氢气、Pd/C 氢化还原得到肾上腺素消旋体，最后经 *L*-(+)-酒石酸拆分得到 *R*-构型的肾上腺素（图 14.12）。

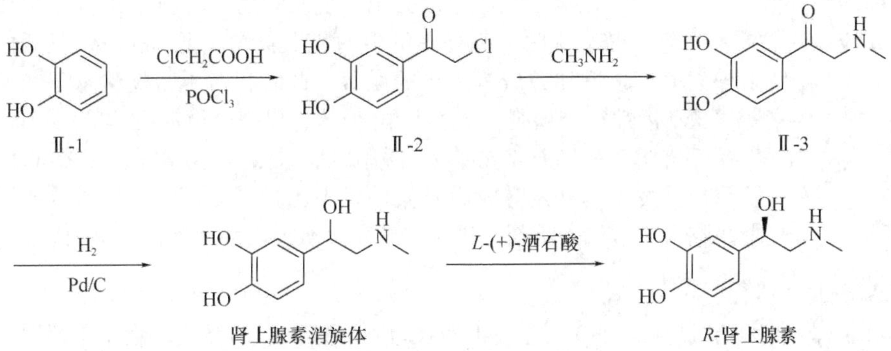

图 14.12 肾上腺素的合成方法

除肾上腺素外，DA 和麻黄碱也是较为常用的 α、β 受体激动剂。DA 是内源性合成去甲肾上腺素和肾上腺素的前体，因含有儿茶酚胺结构，故口服无效。其在体内被 MAO 和 COMT 快速代谢而失活，作用时间短暂。DA 不易透过血脑屏障，主要表现为外周活性，临床主要用于抗休克，包括感染性休克、出血性休克和心源性休克等。此外，本品还可与利尿药联用，用于治疗急性肾衰竭。

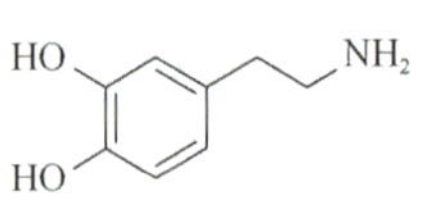
DA

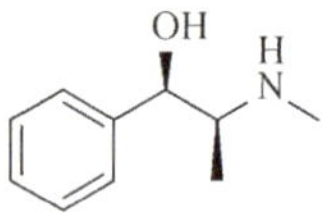
麻黄碱

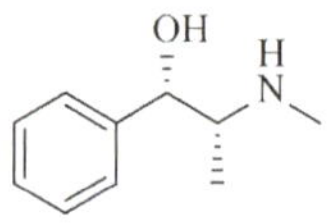
伪麻黄碱

麻黄碱具有与肾上腺素类似结构，能同时兴奋 α、β 两种受体。对比肾上腺素，麻黄碱不含儿茶酚结构，故可口服。麻黄碱含有两个手性中心，其中羟基需要与肾上腺素受体形成氢键，其朝向将直接影响氢键形成能力，当与羟基相连的碳原子为 *R*-构型时具有最优活性，而与甲基相连的碳原子构型对活性影响较小。需要指出的是，麻黄碱的对映异构体为伪麻黄碱（pseudoephedrine），其拟肾上腺素作用相对较弱（伪麻黄碱中与羟基相连的碳原子为 *S*-构型），但对中枢影响较小，被广泛用于复方感冒药中，缓解患者鼻充血症状。

二、α 受体激动剂

按激动剂对 α_1 和 α_2 受体的选择性情况可进一步分为非选择性 α 受体激动剂、选择性 α_1 受体激动剂和选择性 α_2 受体激动剂。

（一）非选择性 α 受体激动剂

非选择性 α 受体激动剂是指对 α_1 受体和 α_2 受体不具明显选择性差异的激动剂，但对 α 受体的亲和力显著优于 β 受体。代表药物包括去甲肾上腺素、间羟胺（metaraminol），该类结构均为苯乙醇胺衍生物，且氨基为伯胺。伯胺结构不利于配体与 β 受体结合，而对 α 受体的影响较小，故能提高配体对 α/β 受体的选择性，该选择性机制将在下文“β 受体激动剂”中作进一步探讨。

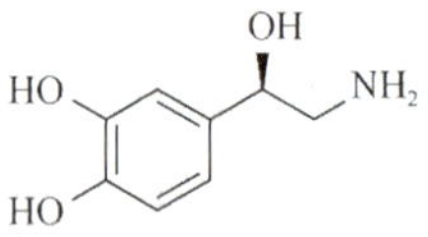
去甲肾上腺素

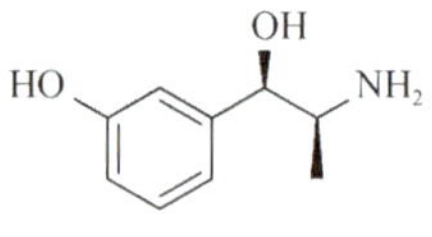
间羟胺

去甲肾上腺素和肾上腺素一样，也是内源性神经递质，主要激动 α 受体，但也能微弱激动 β 受体，对 β_1 受体的亲和力是 β_2 受体的 10 倍。这种选择性赋予机体在应对不同环境时可以进行选择性调控的能力。常规生理状态下，循环系统中以去甲肾上腺素为主，因而 β_2 受体被激动程度较低；在进入应激状态或心血管系统受损时，循环系统中的肾上腺素（无选择性，且活性强于去甲肾上腺素）含量增加并成为主导的激素，此时相对于常规状态下，各类肾上腺素受体激动活性得到增强，尤其是 β_2 受体，以充分调动机体的应激能力。

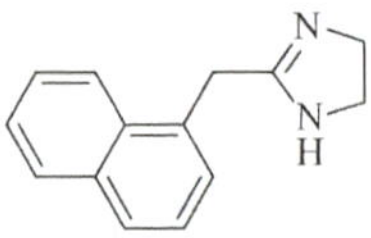
萘甲唑啉

萘甲唑啉（naphazoline）又名鼻眼净，是通过药理筛选获得的一类咪唑啉类药物，其发现为开发咪唑啉骨架的肾上腺素受体药物提供了重要思路。萘甲唑啉在临床上常作为滴剂，用于缓解由过敏或炎症引起的鼻充血、急慢性鼻炎。

（二）选择性 α_1 受体激动剂

α_1 受体被激动时可引起血管收缩、心脏正性变力、缩瞳、K^+的释放，临床主要用于升高血压和抗休克。α_1 受体激动剂主要包括甲氧明（methoxamine）和去氧肾上腺素（phenylephrine），两者都不具有儿茶酚胺的结构，不会被 COMT 代谢，故作用时间相比去甲肾上腺素持久。

甲氧明具有明显血管收缩作用，对心脏没有直接作用，刺激较小。去氧肾上腺素在眼科检查中可作为安全的短效扩瞳药使用。

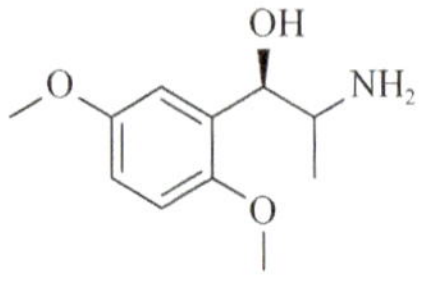
甲氧明

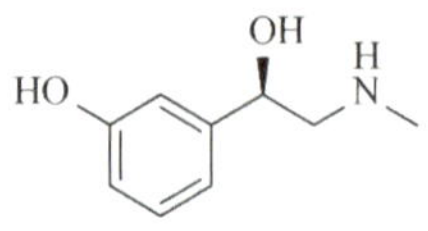
去氧肾上腺素

（三）选择性 α_2 受体激动剂

选择性 α_2 受体激动剂具有镇痛、镇静、抗焦虑和抗交感作用，还可用于辅助麻醉用药和稳定血流动力学。

可乐定（Clonidine）

化学名：2-[(2,6-二氯苯基) 亚氨基] 咪唑烷

2-[(2,6-dichlorophenyl) imino] imidazolidine

分子式：$C_9H_9Cl_2N_3$

分子量：230.09

熔点：141～142℃

水溶性：溶解于水

$pK_a=8.05$

$\lg P=1.59$

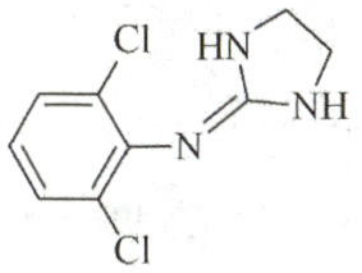

可乐定是具有咪唑啉结构的 α_2 受体激动剂，光谱学研究显示可乐定存在互变异构，并且大部分以亚胺型存在。可乐定在生理 pH 条件下大部分以离子型存在，正电荷在分子的胍基部分（图 14.13）。与去甲肾上腺素相比，可乐定咪唑啉上的氮原子与苯环质心距离极为接近，并且具有相似的二面角（图 14.13）。

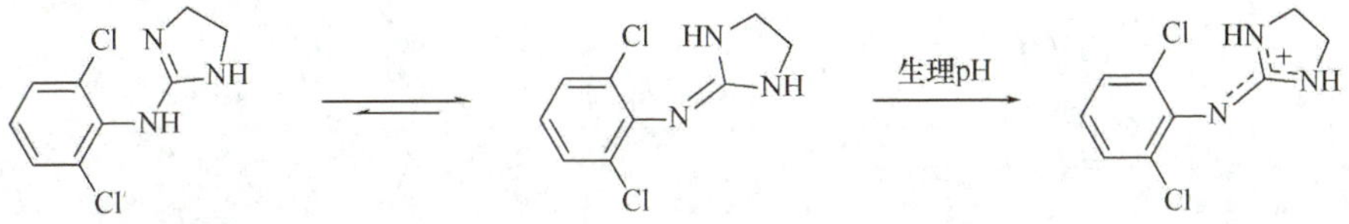

氨基型　　亚胺型　　离子型

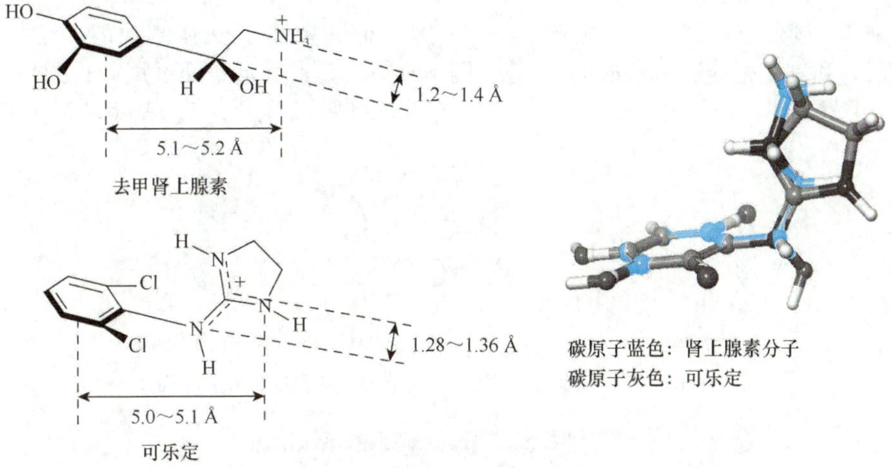

图 14.13　可乐定结构特征

可乐定分子中的两个邻位氯原子具有如下作用：①氯取代可产生位阻效应，迫使苯环与咪唑啉采取非平面构象，这种构象使得可乐定更契合 α 受体；②两个氯原子提升了分子整体亲脂性，增强了可乐定透过血脑屏障的能力。当可乐定分布于脑中时可以产生对心血管系统抑制的活性，而分布于外周时产生血管收缩活性。

临床上常用可乐定盐酸盐，可用于治疗中、重度高血压，患有青光眼的高血压；也用于偏头痛、严重痛经；绝经潮热和青光眼。可乐定的作用机制是通过激动 α_2 受体发挥作用，这些受体具有降低血压、镇静等作用。

可乐定在口服后 60～90 min 内达到峰浓度，生物利用度为 55%～87%；血浆蛋白结合率为 20%～40%。约 50% 的可乐定以原型从尿中排出，20% 从粪便中排出。在口服给药下，大鼠 LD_{50} 为 126 mg/kg。

可乐定进入体内后在肝脏代谢，经 CYP 转化为 4-羟基可乐定（图 14.14）（M4）。

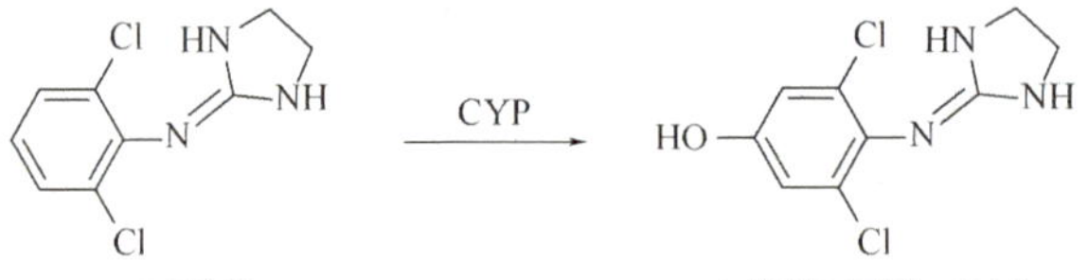

图 14.14 可乐定的体内代谢途径

可乐定的经典合成方法是由 2,6-二氯苯胺（Ⅲ-1）制备 *N*-(2,6-二氯苯基)-*S*-甲基异硫脲（Ⅲ-2），随后经碘甲烷甲基化后得Ⅲ-3，再与乙二胺环合即可制得可乐定（图 14.15）。

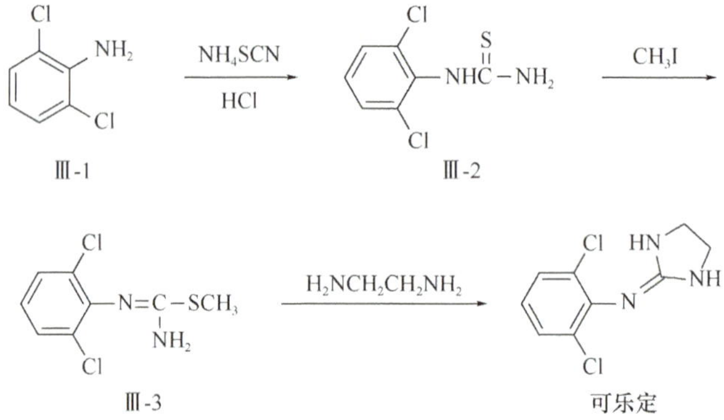

图 14.15 可乐定的合成方法

后续基于可乐定结构的生物电子等排，得到多个选择性 α_2 受体激动剂，包括莫索尼定（moxonidine）和利美尼定（rilmenidine）等（图 14.16）。莫索尼定是通过用芳香杂环（嘧啶环）替换可乐定中的苯环；利美尼定是通过用噁唑啉替换咪唑啉，并用二环丙基甲基替换可乐定苯环部分。

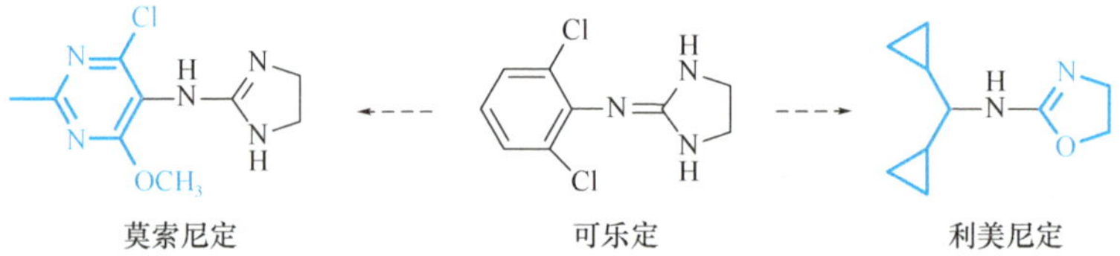

图 14.16 基于可乐定结构的生物电子等排策略发现的药物

右美托咪定（Dexmedetomidine）

右美托咪定（具体药物信息及结构参见第十一章）是一种特异性和选择性的 α_2 受体激动剂（其对 α_2 受体的激动活性是 α_1 受体的 100 倍以上），是麻醉品种中的明星药物。其通过与突触前 α_2 受体结合，抑制去甲肾上腺素的释放，从而终止疼痛信号的传播。突触后 α_2 受体的激活可抑制交感神经活动，降低血压和心率。临床上常用右美托咪定盐酸盐形式，主要通过静脉给药，适用于在重症监护室治疗期间对最初插管和机械通气的患者进行镇静，以及在手术和其他程序之前和（或）期间对未插管的患者进行镇静。本品也可制成可溶性薄膜含服或舌下给药，用于急性治疗与精神分裂症或双相Ⅰ或Ⅱ型障碍相关的激越症状。

右美托咪定的咪唑环是与 α_2 受体发生相互作用的主要贡献区域，环上质子化的氮原子可与

D3.32 形成离子键，同时咪唑环还可与 N7.39、F6.51 形成 π-π 堆积（图 14.17）。与肾上腺素不同，右美托咪定的苯环部分不能与保守的 S5.42、S5.46 发生氢键作用，只与 F6.52 发生弱的 π-π 相互作用。

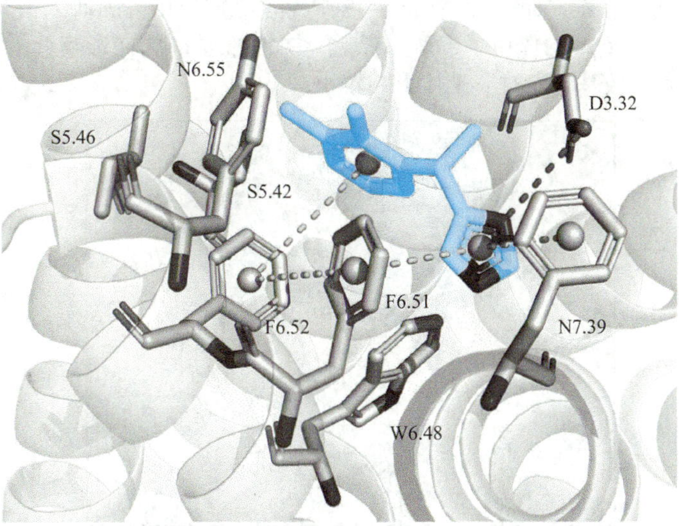

图 14.17　右美托咪定与 α_2 受体的结合模式（PDB ID：6K41）

右美托咪定具有明显的首过效应，口服生物利用度低。静脉输注后，快速分布相的分布半衰期约为 6 min，终末消除半衰期约为 2 h。该药物主要经肝脏代谢，代谢产物主要随尿液（95%）和粪便排泄。由于右美托咪定的清除率随着肝脏损伤的严重程度下降，肝功能损伤患者应该考虑降低剂量，但肾功能受损患者不受影响。在口服条件下，该药物在大鼠和小鼠体内的 LD_{50} 分别为 3000 mg/kg 和 4000 mg/kg。

三、β 受体激动剂

β_1 受体主要存在于心肌细胞中，其在激动时可引起心率加快，使心肌的收缩力增加；β_2 受体主要存在于支气管平滑肌、血管平滑肌和内脏平滑肌等的细胞中，其在激动时可引起支气管扩张、血管舒张、内脏平滑肌松弛等；β_3 受体主要存在于脂肪细胞中，其在激动时可引起脂肪分解。

（一）非选择性 β 受体激动剂

非选择性 β 受体激动剂是指对 β 受体的亲和力显著高于 α 受体，但对 β 受体亚型无明显选择性，代表药物为异丙肾上腺素。

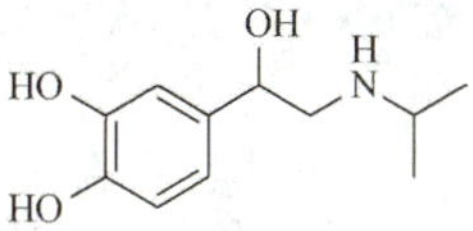

异丙肾上腺素

异丙肾上腺素是最早使用的人工合成肾上腺素类似物，是典型的非选择性 β 受体激动剂，可兴奋 β_1 和 β_2 受体，具有舒张支气管平滑肌和兴奋心脏的作用。临床一般使用其消旋体形式，用于治疗支气管哮喘和抗休克。但由于其选择性较低，在治疗支气管哮喘时，也会产生心悸、心率过快等较强的心脏副作用，因此很少用于治疗哮喘。

共晶结构显示，异丙肾上腺素与 β 受体结合的模式与肾上腺素基本一致（图 14.18）。从配体结构上看，异丙肾上腺素仅比去甲肾上腺素多一个异丙基，但两者对肾上腺素受体亚型的选择性差异巨大，说明氨基取代基团的大小会影响苯乙醇胺类化合物的肾上腺素受体选择性。

因目前尚未解析出 α 受体与肾上腺素或去甲肾上腺素结合的复合物单晶结构，但咪唑类激动剂能较好模拟肾上腺素构型及电性，此处以 α_2 受体与右美托咪定结合口袋为例进行阐述。如图 14.18 所示，右美托咪定的咪唑基团模拟的是肾上腺素的氨基部分，在右美托咪定与 α_2 受体结合的靠近咪唑区域，其周边口袋较小，难以容纳大基团。而异丙肾上腺素与 β_1 受体的单晶复合物结构显示，在靠近氨基部分还留有较大口袋空腔。此外，α 受体激动剂或拮抗剂与靶点的结合依赖于配体与 F7.39 的 π-π 相互作用（详见图 14.17），因此，α 受体激动剂或拮抗剂倾向于在氨基端引入具有平面结构的咪唑啉和胍，但对带有 N7.39 的 β 受体不利。β 受体的 N7.39 能与乙醇胺部分的羟基和氨基形成双氢键，而 α 受体的 F7.39 则无该氢键作用，因此大多 β 受体激动剂（包括后续介绍的 β 受体拮抗剂）均保留了乙醇胺结构，并且羟基的朝向影响分子与 β 受体结合能力，而相对来说，乙醇胺的羟基朝向对 α 受体影响较小。

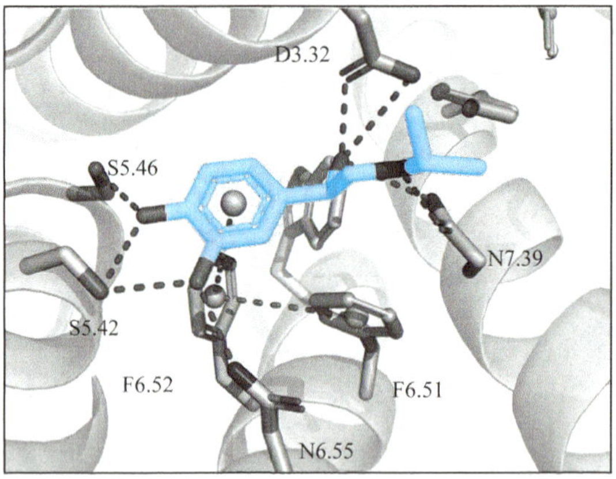

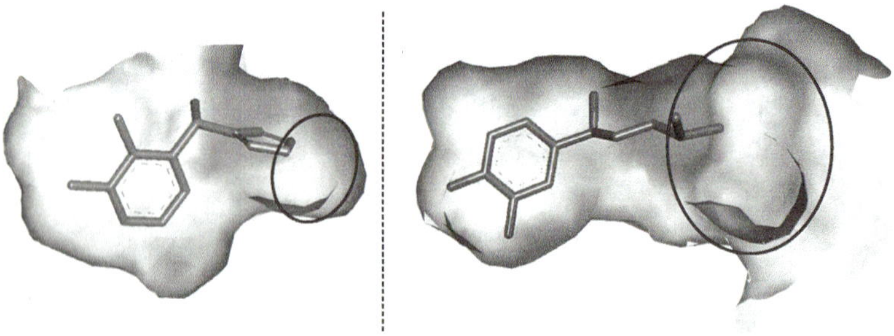

图 14.18　异丙肾上腺素-β_1 受体结合模式（PDB ID：6H7J）与右美托咪定-α_2 受体结合模式（PDB ID：6K41）对比

（二）选择性 β_1 受体激动剂

多巴酚丁胺（Dobutamine）

化学名：4-[2-[[1-甲基-3-(4-羟苯基) 丙基] 氨基] 乙基]-1,2-苯二酚

4-[2-[[1-methyl-3-(4-hydroxyphenyl)propyl]amino]ethyl]-1,2-benzenediol

分子式：$C_{18}H_{23}NO_3$

分子量：301.39

熔点：184～186℃

水溶性：微溶于水

pK_a=10.14（预测值）

lg P=3.60

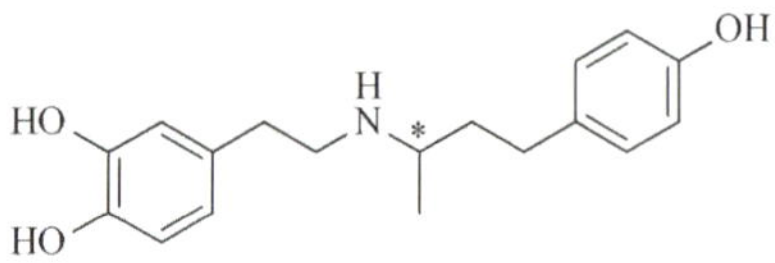

多巴酚丁胺的苯乙胺结构基本保留了所有肾上腺素（除羟基外）与肾上腺素受体正构结合口袋结合的次级键作用力（图 14.19）。叠合多巴酚丁胺和异丙肾上腺素的共晶结构显示，多巴酚丁胺与异丙肾上腺素相同基团部分在构象上几乎重合，这说明多巴酚丁胺实现 β_1 受体选择性结合的

原因在于氨基端伸出的芳烷基链，其酚异丁胺部分不仅能很好占据 β_1 受体正构位点之外的空腔口袋，而且能与 W7.40 形成氢键。

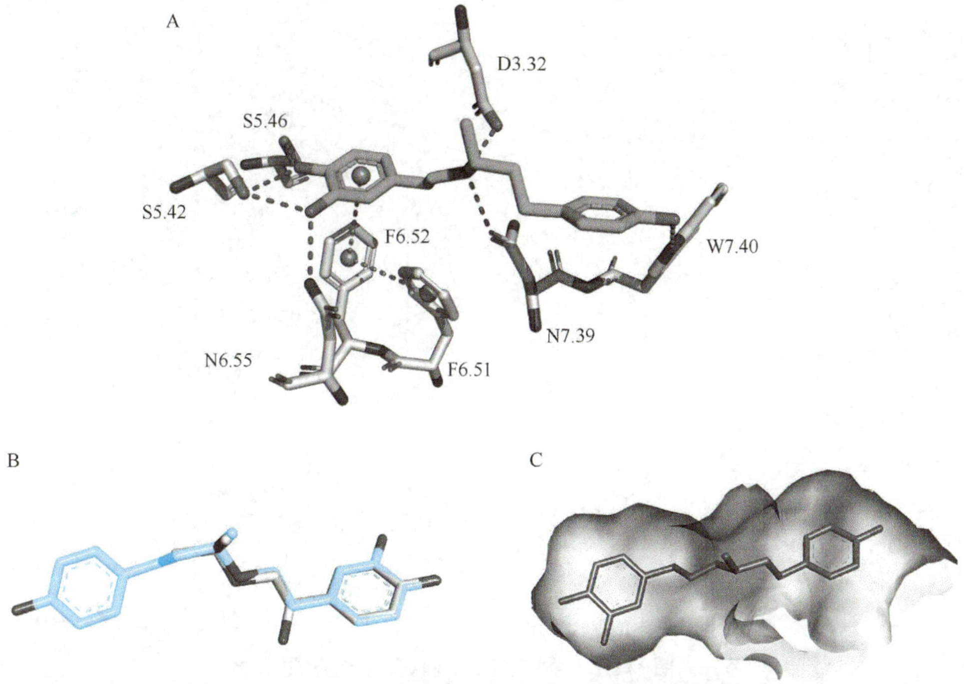

图 14.19　多巴酚丁胺与 β_1 受体结合模式

A. 多巴酚丁胺与 β_1 受体正构结合口袋关键氨基酸残基的作用方式（PDB ID：6H7I）；B. 多巴酚丁胺（碳原子蓝色）的活性构象与异丙肾上腺素（碳原子灰色）的活性构象叠合；C. 多巴酚丁胺与 β_1 受体的正构结合口袋空腔

临床上目前使用多巴酚丁胺的消旋体盐酸盐。多巴酚丁胺是 DA 的 *N*-取代衍生物，其结构中含有一个手性碳原子，有两种旋光异构体。其 *S*-(–)-异构体为 α_1、β_1 受体激动剂，*R*-(+)-异构体为 α_1 受体拮抗剂，对 β_1 受体激活性仅为 *S*-(–)-异构体的 1/10。因此，当使用外消旋体时，其对映体的 α 受体效应相互抵消，主要呈现 β_1 受体效应，可减少不良反应。

多巴酚丁胺的正性肌力作用强于 DA。治疗量能增加心肌收缩力，增加心排血量（很少增加心肌耗氧量），降低外周血管阻力，降低心室充盈压，并促进房室结传导。临床主要用于治疗器质性心脏病所发生的心力衰竭、心肌梗死所致的心源性休克及术后低血压。

多巴酚丁胺口服无效，静脉注射后 1～2 min 内起效。该药物半衰期约为 2 min；表观分布容积为 0.2 L/kg，可在肝脏代谢成无活性的代谢产物，主要经肾脏排出，主要代谢途径为经 COMT 作用生成儿茶酚甲基化产物（图 14.20）（M5）。

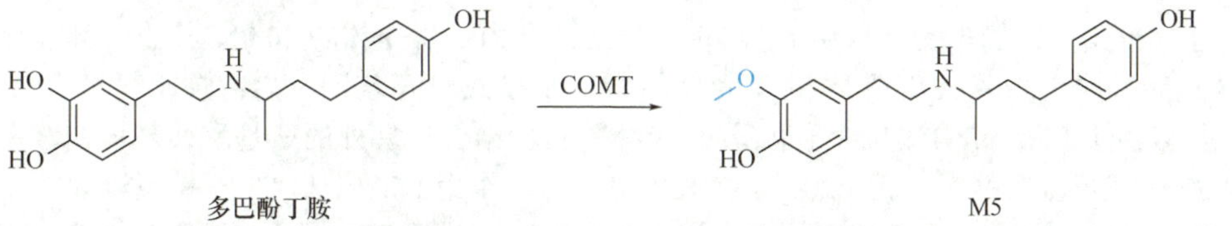

图 14.20　多巴酚丁胺主要体内代谢途径

盐酸多巴酚丁胺的合成路线如图 14.21 所示，首先以 3,4-二甲氧基苯乙酸（Ⅳ-1）和 4-甲氧基-*α*-甲苯-丙胺（Ⅳ-2）为起始原料，200℃下反应得到酰胺化合物（Ⅳ-3），通过硼烷还原得三甲氧基仲胺化合物（Ⅳ-4）。在乙酸和 HBr 的作用下脱去甲氧基，得到多巴酚丁胺氢溴酸盐，最后溶于甲醇并加入盐酸制得产物盐酸多巴酚丁胺。

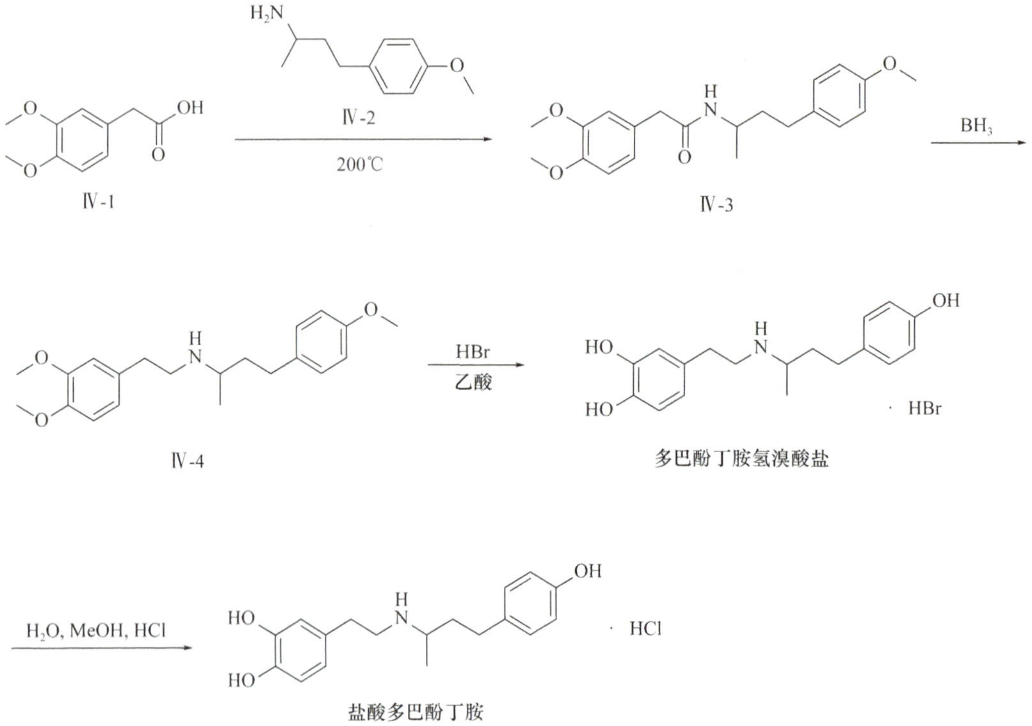

图 14.21　盐酸多巴酚丁胺的合成方法

（三）选择性 β_2 受体激动剂

尽管 β_1 受体和 β_2 受体在序列和结构上高度相似，但在正构结合口袋边缘的一些残基是不同的。研究人员通过改变氨基的取代基以实现化合物对 β_1 受体和 β_2 受体的选择性。

沙丁胺醇（Salbutamol）

化学名：1-(4-羟基-3-羟甲基苯基)-2-(叔丁氨基) 乙醇

1-(4-hydroxy-3-hydroxymethylphenyl)-2-(tertbutylaminol)ethanol

分子式：$C_{13}H_{21}NO_3$

分子量：239.31

熔点：154～158℃

水溶性：略溶于水

$pK_a = 10.30$

$\lg P = 1.40$

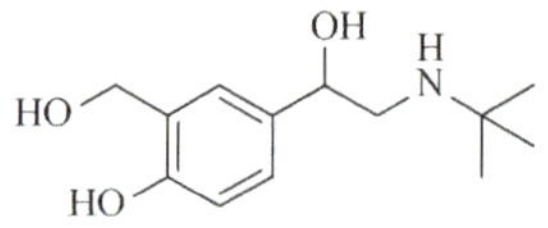

沙丁胺醇是短效的 β_2 受体激动剂，对 β_2 受体的亲和力是 β_1 受体的 20 倍，其药效可维持 4～6 h。结合模式显示沙丁胺醇与 β_1 受体和 β_2 受体结合作用模式没有差别，为常规正构结合口袋模式。但通过比较沙丁胺醇-β_1 受体与沙丁胺醇-β_2 受体除正构结合口袋外的氨基酸残基可知，在 β_1 受体（图 14.22 中灰色部分）中，因 F201 与 W182 存在相互作用，F201 与 F325 相距较远；而在 β_2 受体中，F193 与 Y308 仍处在范德瓦耳斯力作用距离区间，并且 D192 与 K305 也存在静电作用，这就导致沙丁胺醇与 β_2 受体结合后因周边氨基酸残基收缩得更紧，故相较于 β_1 受体，沙丁胺醇更不容易从 β_2 受体中解离下来，从而产生了选择性。

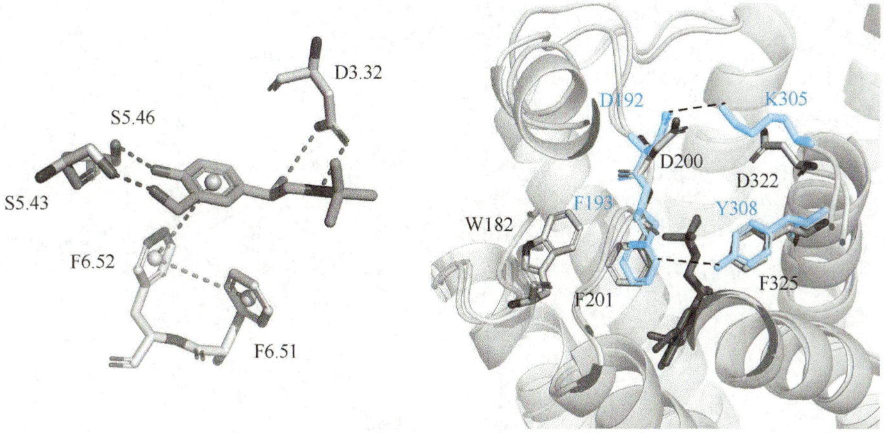

图 14.22　沙丁胺醇与 β_2 受体的结合模式

左图为沙丁胺醇与 β_2 受体（PDB ID：7DHI）的结合方式；右图为沙丁胺醇分别与 β_1（灰色，PDB ID：7DHI）和 β_2 受体结合构象对比（蓝色，PDB ID：6H7M）；虚线表示氨基酸残基之间的距离

临床上一般使用的沙丁胺醇为消旋体的硫酸盐形式。沙丁胺醇主要用于缓解和预防由支气管哮喘、慢性支气管炎、可逆性阻塞性气道疾病和其他以支气管痉挛为并发症的慢性支气管肺疾病引起的支气管痉挛，以及用于预防运动和刺激物诱发的支气管痉挛。吸入或口服沙丁胺醇的消除半衰期为 2.7～5 h；硫酸沙丁胺醇口服后，经胃肠道吸收进入循环的原型药物少于 20%，大部分在肝脏和肠壁代谢，并经肾排泄。其主要代谢物为 4-*O*-葡萄糖苷酸（M6）和 4-*O*-硫酸酯（M7）（图 14.23）。在口服条件下，该药在小鼠体内的 LD_{50} 为 1100 mg/kg。

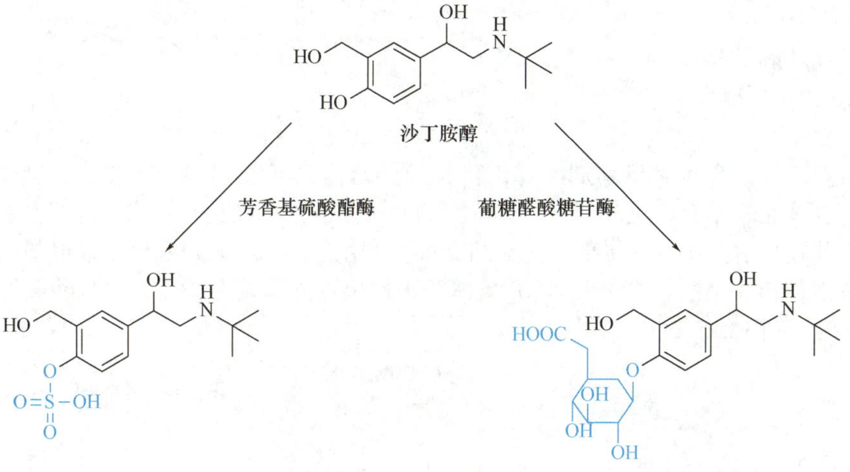

4-*O*-硫酸酯（M7）　　4-*O*-葡萄糖苷酸（M6）

图 14.23　沙丁胺醇的代谢途径

硫酸沙丁胺醇的合成路线如图 14.24 所示。以水杨醛（V-1）和氯乙酰氯为原料，经弗里德-克拉夫茨反应（V-2）、选择性还原羰基（V-3）、丙叉基保护（V-4）、叔丁胺缩合（V-5）、酮羰基还原（V-6）、脱保护和成盐等步骤得到硫酸沙丁胺醇。

虽然临床一般使用的沙丁胺醇为消旋体，但左旋沙丁胺醇（*R*-构型）对 β_2 受体的亲和力约为右旋沙丁胺醇 100 倍，另有研究显示右旋沙丁胺醇可能会促进平滑肌收缩和炎症，并且右旋沙丁胺醇在体内的清除速度比左旋体慢约 4 倍，具有更久蓄积时长。因此，研究者开发了左旋沙丁胺醇，并于 1999 年经 FDA 获批上市，其临床效力与安全性均优于消旋体。

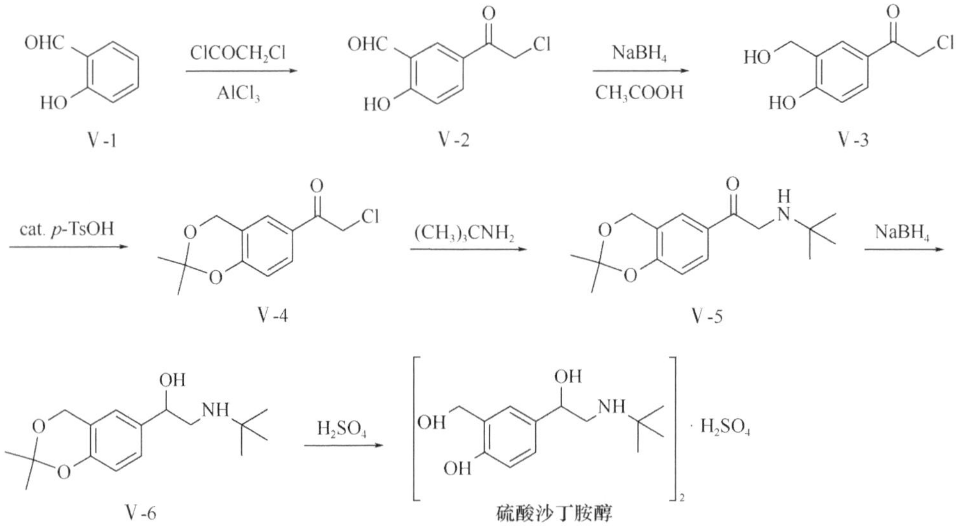

图 14.24 硫酸沙丁胺醇的合成方法

沙美特罗（Salmeterol）

化学名：2-(羟甲基)-4-[1-羟基-2-[6-(4-苯基丁氧) 己基氨基] 乙基]-苯酚

2-(hydroxymethyl)-4-[1-hydroxy-2-[6-(4-phenylbutoxy)hexylamino]ethyl]-phenol

分子式：$C_{25}H_{37}NO_4$

分子量：415.57

熔点：75.5～76.5℃

水溶性：难溶于水

pK_a=10.12（预测值）

lg P=4.20

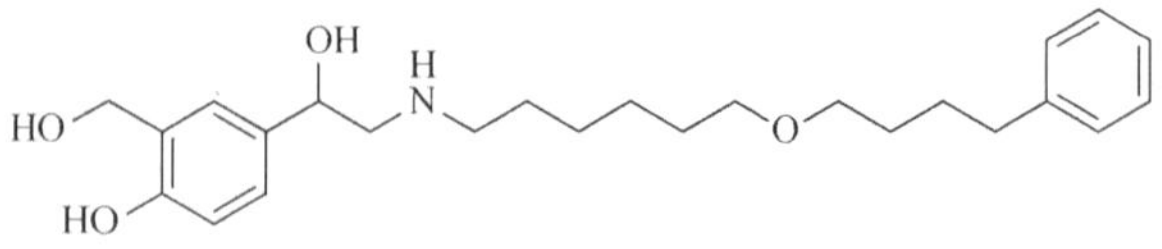

沙美特罗是长效 β_2 受体激动剂，对 β_2/β_1 受体的选择性可达 1400～3000 倍，其作用时间长达 12 h。在 β_2 受体正构结合口袋部分，沙美特罗的儿茶酚胺部分结构基本维持与肾上腺素相同的结合方式，而其较长的芳氧烷基尾部虽然在结合中不产生氢键或 π-π 相互作用，但却能很好占据 β_2 受体正构位点外口袋空腔。由于 β_1 与 β_2 受体在正构位点外口袋存在差异，故沙美特罗具有较好的亚型选择性（图 14.25）。

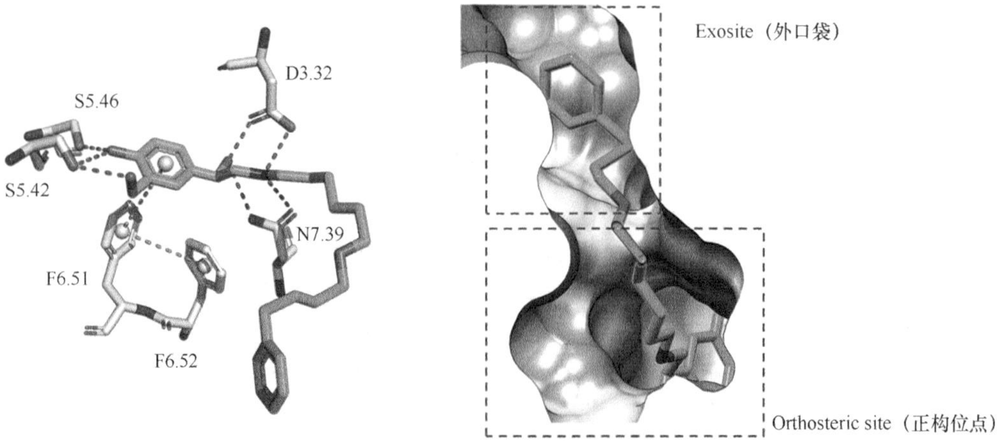

图 14.25 沙美特罗与 β_2 受体结合模式（PDB ID：6MXT）

沙美特罗除 β_2 受体激动活性外，尚有强大的抑制肺肥大细胞释放过敏反应介质作用，可抑制吸入抗原诱发的早期和迟发相反应，降低气道高反应性，可用于哮喘（包括夜间哮喘和运动性哮喘）、喘息性支气管炎和可逆性气道阻塞。

沙美特罗的血浆蛋白结合率约为 96%；半衰期为 5.5 h，主要通过 CYP3A4 代谢为 *α*-羟基沙美特罗（M8），少数通过未知机制代谢为 *O*-脱烷基代谢物（M9）（图 14.26）。本品大部分于 72 h 内消除，用药后 168 h 分别从尿中和粪便中排出 23% 和 57%。

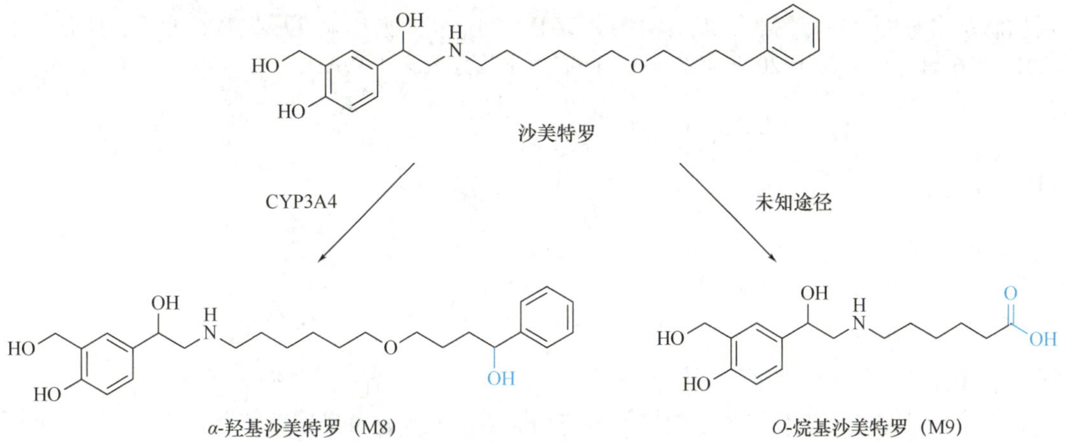

图 14.26　沙美特罗的体内代谢途径

沙美特罗的合成如图 14.27 所示，4-苯基丁醇（Ⅵ-1）在 NaH 存在下与 1,6-二溴己烷反应得到 (4-((6-溴己基) 氧基) 丁基) 苯（Ⅵ-2），用苄胺处理得到 *N*-(6-(4-苯基丁氧基) 己基) 苯甲酰胺（Ⅵ-3）；2-羟基苯甲醛（Ⅵ-4）通过傅克反应得到 2-(2-溴乙酰基)-6-羟基苯甲醛（Ⅵ-5）。将Ⅵ-5 与Ⅵ-3 在乙腈中回流得到 *N*-(2-(3-甲酰基-4-羟基苯基)-2-氧乙基)-*N*-(6-(4-苯基丁氧基) 己基) 苯甲酰胺（Ⅵ-6），最后用硼氢化钠和氢气、钯碳还原制得沙美特罗。

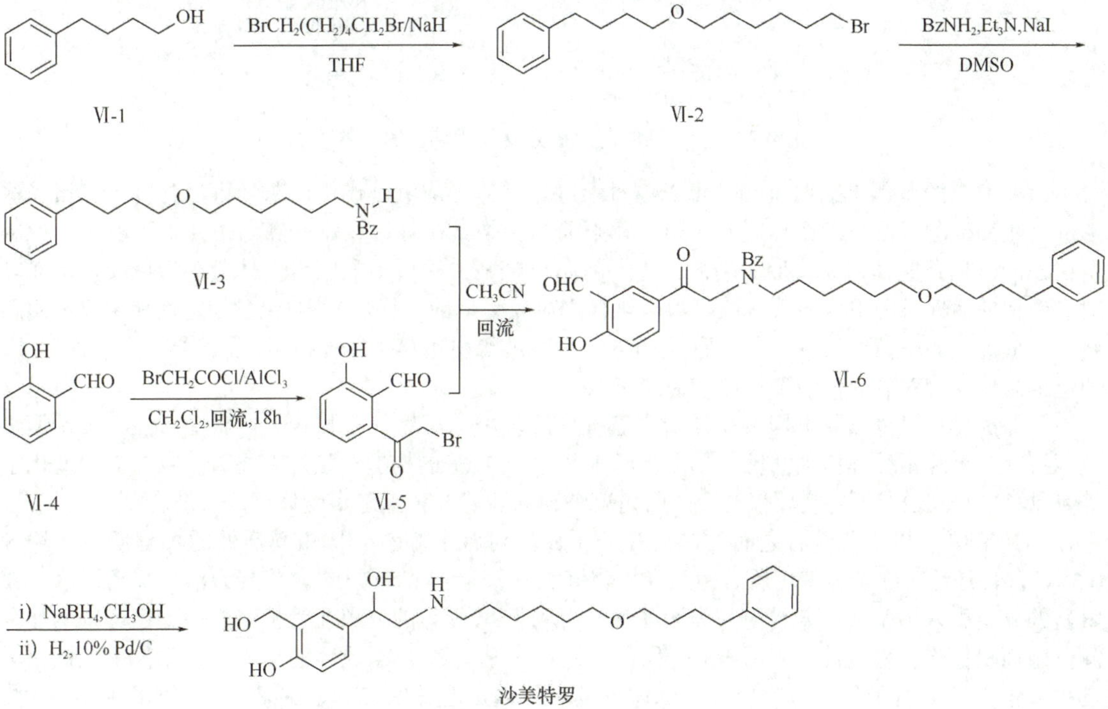

图 14.27　沙美特罗的合成方法

（四）选择性 β_3 受体激动剂

肾上腺素受体分布于脂肪、胆囊、小肠、膀胱、尿道括约肌、胃和前列腺等多种组织中，β_3 激动剂能在不影响食欲的情况下，有效加快白色脂肪组织和棕色脂肪组织分解，降低三酰甘油水平，减少体重。

米拉贝隆（mirabegron）是一种 β_3 受体的激动剂，可以激动 β_3 受体，松弛逼尿肌平滑肌，从而增加膀胱容量用于治疗膀胱过度活动症（OAB）的症状，如急迫性尿失禁、尿急和尿频。本品于 2011 年在日本上市，于 2012 年经 FDA 批准用于治疗成年人 OAB。

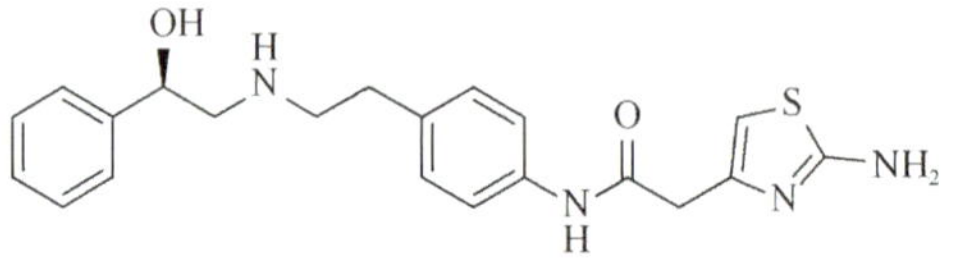

米拉贝隆

四、肾上腺素受体激动剂的构效关系

（一）苯乙胺类激动剂

肾上腺素是苯乙胺类骨架肾上腺素受体药物前期研究开发中最为重要的先导分子，其大致构效关系如图 14.28 所示。

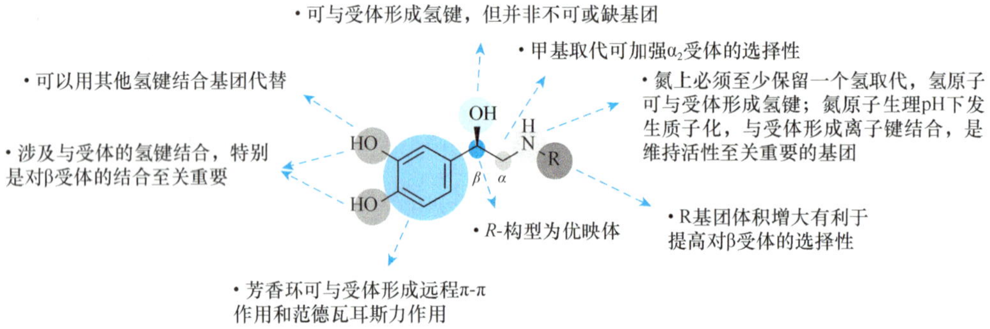

图 14.28　苯乙胺类肾上腺素受体激动剂的构效关系

（1）儿茶酚基团上的两个羟基可以与肾上腺素受体形成氢键作用，苯环可以与肾上腺素受体形成远程 π-π 作用及范德瓦耳斯力作用。儿茶酚结构是其在碱、氧化、高温条件下不稳定的原因所在，同时也是其体内易代谢失活的位点。将两个羟基去除后肾上腺素受体激动活性减弱，尤其对 β 受体的活性下降更为显著（故可提高化合物对 α 受体的选择性），但化学稳定性和生物利用度将大大提高（如麻黄碱）。将 3-位羟基用甲醇、甲酰胺等电子等排体替换后，虽然会导致活性下调，但可提高化合物对 β 受体的选择性（如沙丁胺醇）。

（2）*β*-羟基可以与肾上腺素受体形成氢键作用，去除后对肾上腺素受体激动活性下降，但仍能保持对肾上腺素受体激动活性（如多巴酚丁胺）。*β*-羟基的构型对活性有显著影响，*R*-构型优于 *S*-构型，主要原因在于它需要保持合适的角度和距离才能与肾上腺素受体形成氢键。

（3）氮原子与苯环质心之间的距离是分子保持对肾上腺素受体激动活性的关键所在（约为 0.5 Å），若延长氮原子与苯环质心距离（如将链长延长至三个碳原子），将导致活性显著下降。在氨基的 *α* 位引入甲基（如苯异丙胺类激动剂）有利于 β_2 受体的外周血管扩张作用，还可以增加空间位阻而增加代谢稳定性，阻碍 MAO 代谢；无 *α*-甲基有利于 β_2 受体的支气管扩张作用。氮原子在生理条件下会质子化，与肾上腺素受体形成离子键，这是保持肾上腺素能活性的关键作用力。同时在 β 受体中，氮原子上的氢原子可与受体形成氢键，故若将氮原子上的氢全部取代后会导致活性下降。

（4）R 基团的取代情况是影响配体对 α 受体与 β 受体的选择性关键所在。当 R 基团为氢原子时（如去甲肾上腺素），配体对 α 受体的亲和力将显著优于 β 受体；当 R 基团为大位阻取代基团时（如异丙肾上腺素），配体对 β 受体的亲和力将显著优于 α 受体。

（二）咪唑啉类肾上腺受体药物

咪唑啉类肾上腺素受体激动剂的构效关系大致如图 14.29 所示。

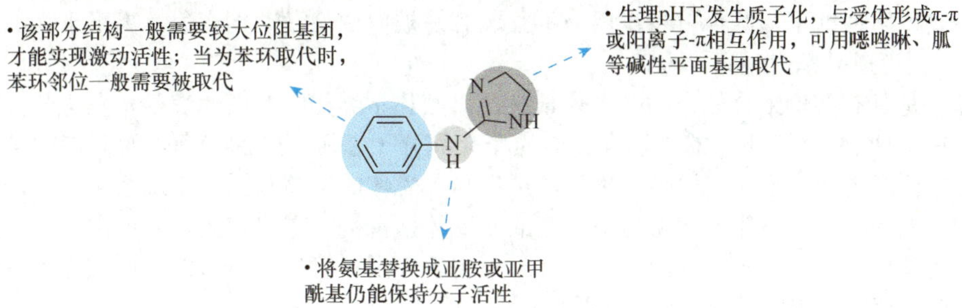

图 14.29　咪唑啉类肾上腺素受体激动剂的构效关系

（1）芳香区一般需要较大位阻基团，才能实现激动活性。当芳香区为苯环取代时，增加苯环的邻位取代可以提高化合物对 α_2 受体的选择性。

（2）氨基主要起到连接链的作用，将氨基替换成亚胺或亚甲酰基仍能保持分子活性，但毒性也相应增大。

（3）咪唑啉部分在生理 pH 下会质子化，与氨基部分发生共轭，形成大平面带正电基团，与 α 受体形成 π-π 或阳离子-π 相互作用，咪唑可以被噁唑啉或胍替换。

第三节　肾上腺素受体拮抗剂

肾上腺素受体拮抗剂按选择性可分为 α、β 受体拮抗剂，α 受体拮抗剂，β 受体拮抗剂。α 受体拮抗剂可进一步细分为非选择性 α 受体拮抗剂、选择性 α_1 受体拮抗剂、选择性 α_2 受体拮抗剂；β 受体拮抗剂可进一步细分为非选择性 β 受体拮抗剂、选择性 β_1 受体拮抗剂、选择性 β_2 受体拮抗剂。需要注意的是，肾上腺素受体拮抗剂并非选择性越强越好，临床中各类选择性能力不同的药物均有其特异适用的疾病特征。例如，针对心力衰竭患者，其心肌细胞中的 β_2 受体表达上调，使用非选择性 β 受体拮抗剂效果往往优于选择性 β_1 受体拮抗剂。

一、α 受体拮抗剂

（一）非选择性 α 受体拮抗剂

非选择性 α 受体拮抗剂是指对 α_1 和 α_2 受体均具有阻断作用，且对二者的亲和力差异并不显著的药物，代表药物包括短效 α 受体拮抗剂妥拉唑啉（tolazoline）、酚妥拉明（phentolamine）和长效 α 受体拮抗剂酚苄明（phenoxybenzamine）。

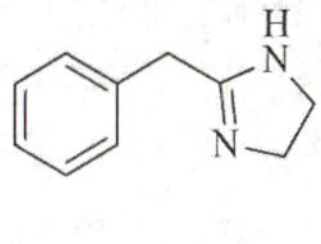

妥拉唑啉

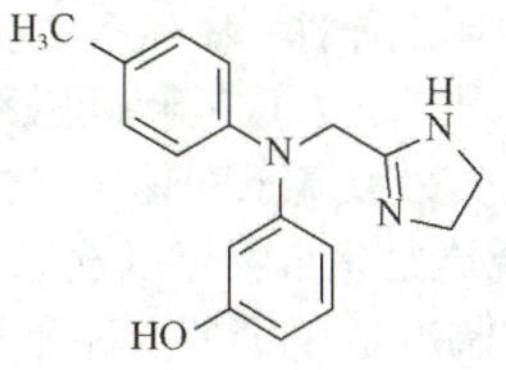

酚妥拉明

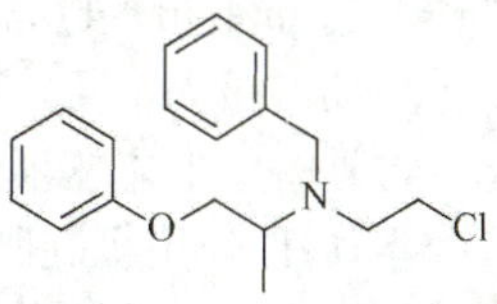

酚苄明

酚妥拉明和妥拉唑啉以氢键、离子键和疏水键作用力与受体结合，与激动剂为竞争结合关系，作用时间较短，主要用于治疗血管痉挛性疾病，如肢端动脉痉挛病、手足发绀等。妥拉唑啉相比

酚妥拉明对 α 受体的阻断作用较弱，这两种药物结构中均含有与组胺相似的咪唑啉结构，表现出较强的组胺作用和抗胆碱作用。

对于咪唑啉类肾上腺素受体药物，其激动剂与 α 受体结合后，会通过苯环区域的挤压作用将 W6.48 往胞内方向推动，这要求其苯环区域有大位阻取代基，而妥拉唑啉和酚妥拉明的苯环部分没有取代基，无法通过挤压疏水区使 W6.48 向胞内移动，故只能占据 α 受体的正构结合口袋，阻止肾上腺素等激动剂进入（具体可参照“选择性 α_2 受体拮抗剂”部分的机制介绍）。但由于妥拉唑啉和酚妥拉明占据正构结合口袋作用力不强，容易被内源性激动剂竞争解离下来，因此它们与 α 受体的作用可逆且作用时间较短。

酚苄明是具有共价结合能力的 α 受体拮抗剂，其化学结构中的卤代烷基是发生共价结合的位点所在。在生理 pH 条件下，酚苄明存在着质子化和分子态游离碱的平衡，游离态的氨基具有亲核性，发生分子内反应形成吖丙啶鎓离子，然后与 α 受体的亲核基团发生烷基化反应，生成稳定的共价键（图 14.30），因此该药物是不可逆的 α 受体拮抗剂，作用持久。但也由于该活性基团易与其他蛋白共价结合，故不良反应较多。临床上用于周围血管扩张，治疗由前列腺增生引起的排尿困难，以及嗜铬细胞瘤引起的高血压等。

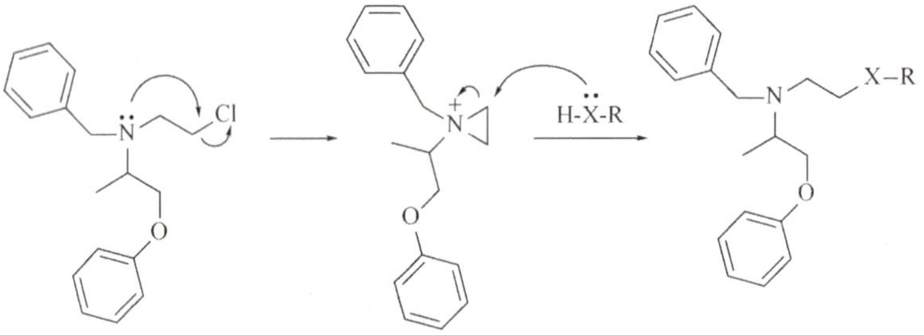

图 14.30　酚苄明的作用机制

（二）选择性 α_1 受体拮抗剂

选择性 α_1 受体拮抗剂的代表药物有哌唑嗪（prazosin）、特拉唑嗪（terazosin）、多沙唑嗪（doxazosin）、坦洛新（tamsulosin）和西洛多辛（silodosin）等。

哌唑嗪（Prazosin）

化学名：1-(4-氨基-6,7-二甲氧基-2-喹唑啉基)-4-(2-呋喃甲酰基) 哌嗪

1-(4-amino-6,7-dimethoxy-2-quinazolinyl)-4-(2-furanylcarbonyl) piperazine

分子式：$C_{19}H_{21}N_5O_4$

分子量：383.41

熔点：277～280℃

水溶性：几乎不溶于水

$pK_a=6.54$

$\lg P=1.30$

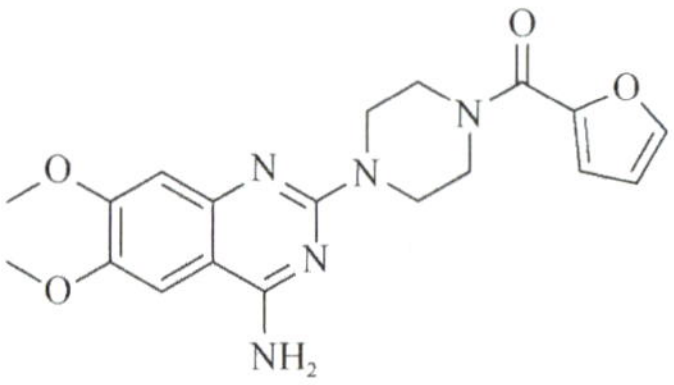

哌唑嗪是首个上市的喹唑啉类 α_1 受体拮抗剂。喹唑啉是优势骨架（privileged scaffold），该片段在众多药物中极为常见。研究人员针对一些合成的喹唑啉结构进行动物水平的活性筛选，发现部分化合物具有一定降压活性。研究人员采取基于配体结构修饰改造的策略，最终发现哌唑嗪（图 14.31），随后的作用机制研究探索发现这些化合物可以选择性抑制 α_1 受体。

临床使用中常用其盐酸盐。哌唑嗪在临床适用于各型高血压，单用治疗轻、中度高血压；与 β 受体阻断药及利尿药联用可用于治疗重度高血压。哌唑嗪的作用机制是通过选择性拮抗突触后 α_1 受体，进而松弛血管平滑肌，扩张周围血管，降低血压；同时，该药物还能扩张动脉和静脉，降低心脏前负荷与后负荷，使左心室舒张末压下降，心功能改善。

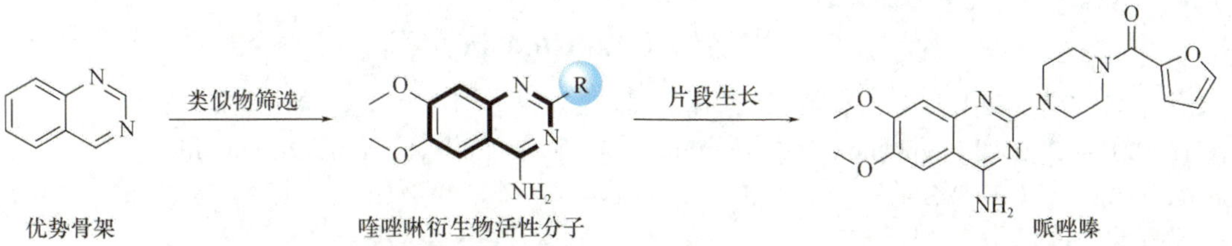

图 14.31　哌唑嗪的发现历程

哌唑嗪口服吸收完全，生物利用度为50%～80%；口服后0.5～2 h起效，1～3 h达血药峰浓度，作用可持续10 h；血浆蛋白结合率为92%～97%；半衰期为2～3 h。该药主要在肝内代谢，随胆汁与粪便排泄，尿中仅占6%～10%，5%～11%以原型排出，其余以代谢产物排出。在口服条件下，其在大鼠体内的LD_{50}约为1950 mg/kg。

哌唑嗪的合成路线如图14.32所示，首先通过将2-氨基-4,5-二甲氧基苯甲酸（Ⅶ-1）与氰酸钠在酸性水介质中经环化反应得到2,4-二羟基-6,7-二甲氧基喹唑啉（Ⅶ-2），而后用三氯氧磷在其2位和4位进行氯化，而后再经氨解得到4-氨基-2-氯-6,7-二甲氧基喹唑啉（Ⅶ-4）。最后，将其与1-(2-呋喃甲酰基)哌嗪（Ⅶ-5）缩合生成哌唑嗪。

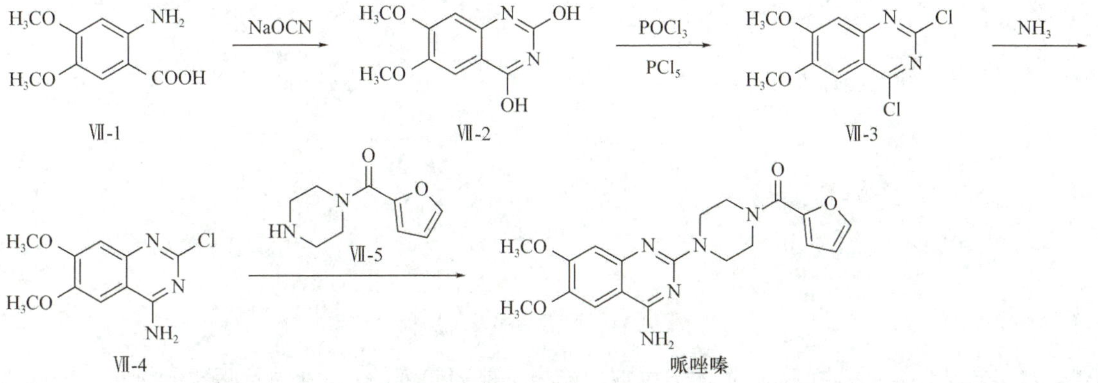

图 14.32　哌唑嗪的合成方法

哌唑嗪在体内代谢过程中，部分会发生水解反应，其呋喃环部分会发生水解反应，生成代谢物M10，影响其体内半衰期。针对这一问题，研究人员将哌唑嗪的呋喃环通过电子等排，替换为四氢呋喃环和苯并二氧六环，分别得到特拉唑嗪和多沙唑嗪（图14.33）。这两种药物均有比哌唑嗪更长的半衰期，更小的不良反应。

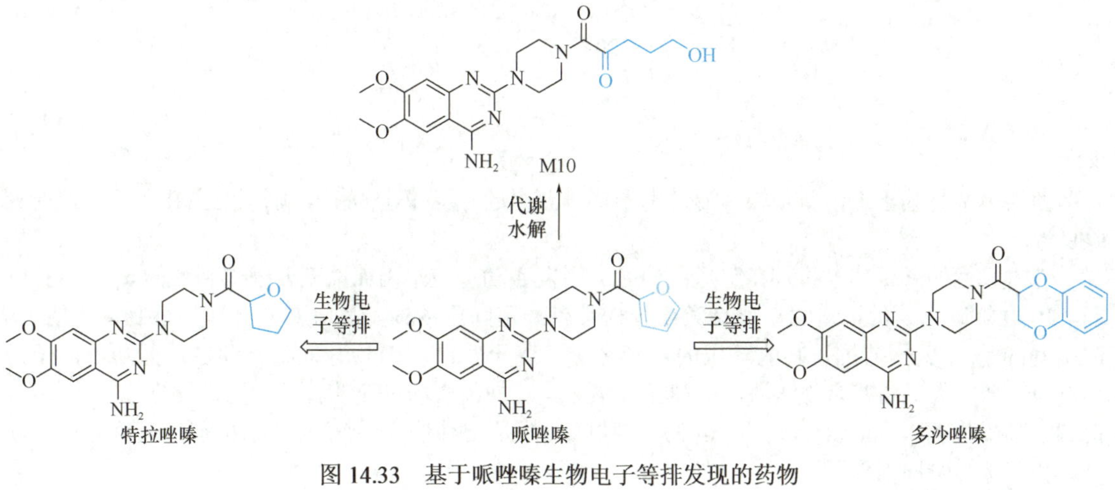

图 14.33　基于哌唑嗪生物电子等排发现的药物

坦洛新（Tamsulosin）

化学名：(*R*)-5-[2-[[2-(2-乙氧基苯氧基) 乙基] 氨基] 丙基]-2-甲氧基苯磺酰胺

(*R*)-5-[2-[[2-(2-ethoxyphenoxy)ethyl]amino]propyl]-2-methoxybenzenesulfonamide

分子式：$C_{20}H_{28}N_2O_5S$

分子量：408.51

熔点：226～228℃

水溶性：微溶于水

pK_a=9.93（预测值）

lg *P*=2.30

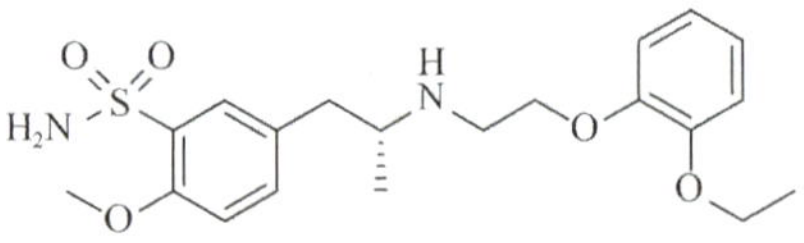

研究人员在对 α、β 受体拮抗剂拉贝洛尔（labetalol，见本章 α、β 受体拮抗剂）进行结构改造，发现了其磺胺电子等排衍生物氨磺洛尔（amosulalol），显示出对 α_1 受体具有更好的选择性。进一步结构修饰改造中发现去掉氨磺洛尔的羟基并用甲基取代 R_1 位置可以提升化合物对 α_1 受体的选择性，最后将两侧苯环取代调整后发现了坦洛新（图 14.34）。

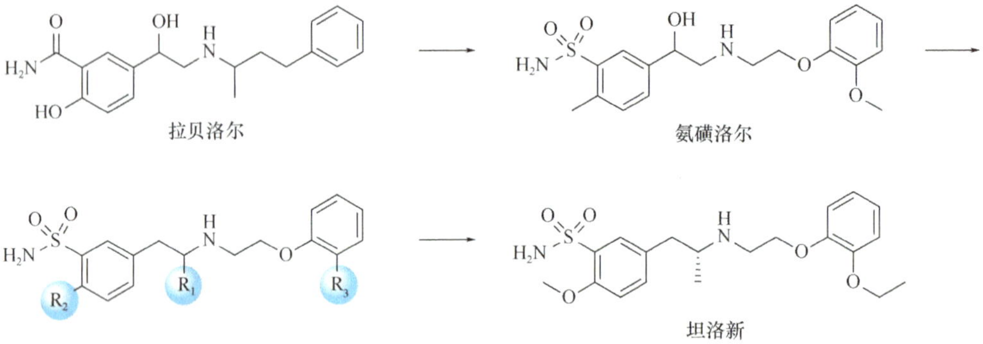

图 14.34　坦洛新的发现历程

坦洛新是一种高选择性 α_1 受体拮抗剂，能拮抗前列腺内的 α_{1A} 受体及膀胱内的 α_{1A} 和 α_{1D} 受体，使上述部位平滑肌松弛，降低前列腺尿道压力，从而改善患者的排尿功能与临床症状，用于前列腺增生症引起的排尿障碍。临床一般使用坦洛新盐酸盐形式，其口服生物利用度为 90%；半衰期约为 14.9 h；静脉注射的表观分布容积为 16 L。在口服条件下，其在大鼠体内的 LD_{50} 为 650 mg/kg。

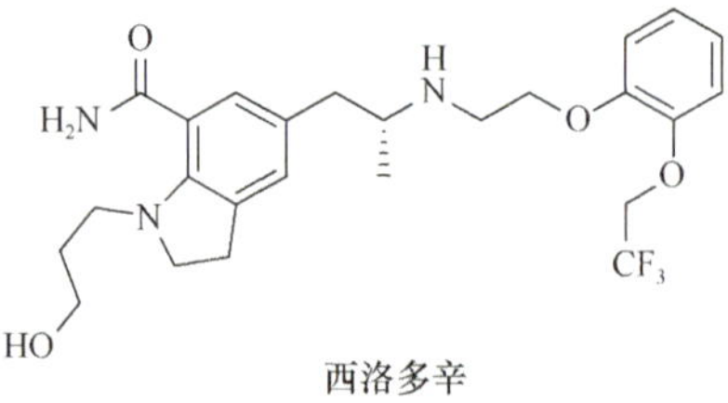

西洛多辛

西洛多辛是基于坦洛新结构，通过电子等排获得的 α_1 受体拮抗剂，临床上主要用于治疗前列腺良性增生。

非选择性的 α 受体拮抗剂在降压的同时会引发心动过速，因而需要开发选择性的 α_1 受体抑制剂。1970 年研究人员报道的双吲哚类化合物具有一定降压活性，尽管其具体作用机制并不明晰，但明确的是 α_1 受体拮抗是其能降压的机制之一。鉴于普鲁卡因具有抑制心动过速的功效，于是 1971 年，研究人员将具有降压活性的吲哚骨架与具有抑制心动过速的普鲁卡因进行分子结构杂交，得到了吲哚拉明（indoramin）（图 14.35）。吲哚拉明是一种选择性 α_1 受体拮抗剂，无反射性心动过速和直接心肌抑制作用。

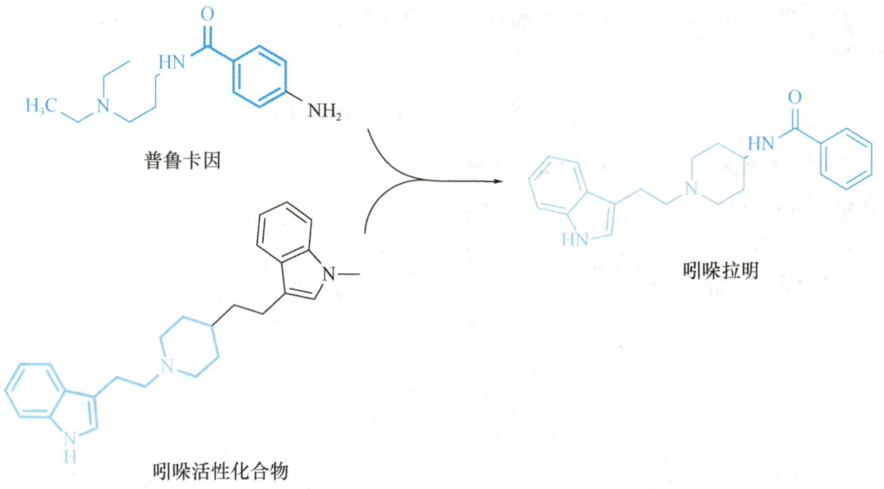

图 14.35　吲哚拉明的设计策略

二、选择性 α_2 受体拮抗剂

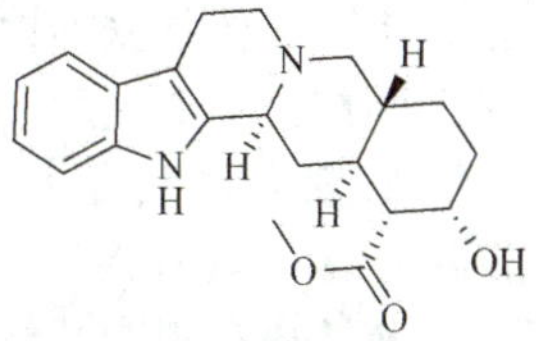

育亨宾

育亨宾（yohimbine）最早是从非洲西部植物柯楠的干皮中提取分离得到的天然产物，是一种重要的单萜吲哚类生物碱。育亨宾能使血管平滑肌扩张，增加外周副交感神经张力、降低交感神经张力，扩张阴茎动脉，增加阴茎海绵体血流量，临床上可以用来治疗勃起功能障碍。

RS79948 也是一种类似育亨宾的多稠环选择性 α_2 受体拮抗剂，虽未上市但常作为 α_2 受体拮抗剂工具性药物。对比选择性 α_2 受体激动剂右美托咪定和 RS79948 与 α_2 受体的结合构象，RS79948 会将 α_2 受体中的 F7.39 挤压翻转到另一侧，并使该部分口袋被挤出更大空间，从而能够容纳庞大的配体，育亨宾可能具有类似的结合模式（图 14.36）。

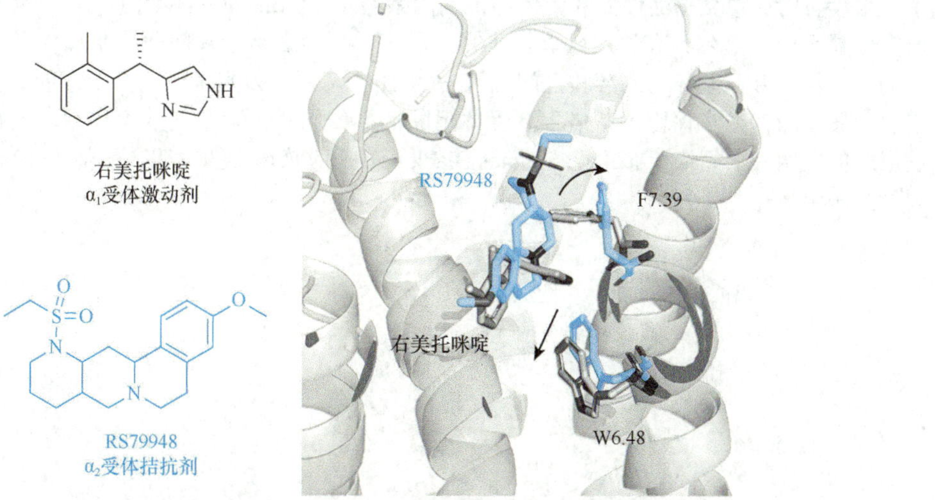

图 14.36　右美托咪定-α_1 受体（PDB ID：6K41）与 RS79948-α_2 受体叠合（PDB ID：6KUW）

灰色标记的分子为 α_1 受体氨基酸残基，蓝色标记的为 α_2 受体氨基酸残基

三、β 受体拮抗剂

（一）非选择性 β 受体拮抗剂

非选择性 β 受体拮抗剂是指对 α 受体无明显拮抗作用，但对 β_1 和 β_2 受体均具有拮抗作

用，且对二者的亲和力差异并不显著的药物，代表药物包括普萘洛尔（propranolol）和卡拉洛尔（carazolol）等。

普萘洛尔（Propranolol）

化学名：1-异丙氨基-3-(1-萘氧基)-2-丙醇

1-isopropylamino-3-(1-naphthyloxy)-2-propanol

分子式：$C_{16}H_{21}NO_2$

分子量：259.35

熔点：96℃

水溶性：几乎不溶于水

pK_a=9.53

lg P=3.48

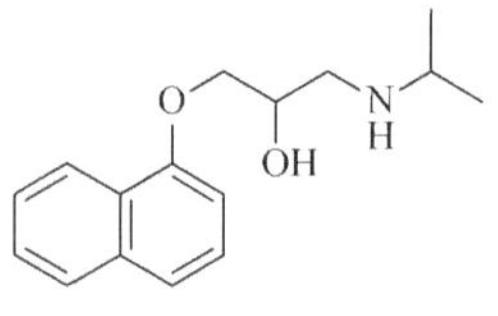

20 世纪 50 年代，研究人员希望能发现具有比肾上腺素作用时间更长、比麻黄碱作用更强且专一性更高的支气管扩张剂。基于对肾上腺素的结构改造，得到异丙肾上腺素类似物氯丙那林（clorprenaline）（图 14.37）。该药物虽然达到了研究人员的预期目标，但在后续豚鼠支气管离体模型实验中，研究人员发现了一个奇特现象——暴露于氯丙那林后的支气管，再使用肾上腺素，无法达到原先的扩张活性。在当时，关于肾上腺素受体的亚型和功能的认识尚不明晰，但研究人员大胆猜想：基于氯丙那林进行结构改造也许可以获得肾上腺素受体拮抗剂。

研究人员在异丙肾上腺素的苯环的不同位置引入氯原子，获得的二氯特诺（dichloroiso-proterenol）具有很好的 β 受体拮抗作用。但后续研究显示其除了具有拮抗肾上腺素受体作用外，还具有“内在拟交感活性”（intrinsic sympathomimetic activity），即一些 β 受体拮抗剂在抑制 β 受体活性的同时，也会产生部分激动活性。但这种激动活性较弱，常规情况下会被其拮抗作用掩盖。当使用利血平等药物耗竭机体内儿茶酚胺神经递质后，这些具有内在拟交感活性的 β 受体拮抗剂便能显示其激动活性。研究人员通过系列的构效关系研究发现，可能是具有一定极性的氯原子造成分子的内在拟交感活性。于是，二氯特诺的两个氯原子被同样具有较大位阻的苯环取代后得到了几乎没有内在拟交感活性的 β 受体拮抗剂丙萘洛尔（pronetalol）（图 14.37）。然而，在小鼠模型研究中显示丙萘洛尔具有致癌风险。研究人员进一步尝试将乙醇胺取代基由丙萘洛尔萘环的 β 位移动到 α 位，并在萘环与乙醇胺之间插入—OCH_2—基团，得到了第一个上市的 β 受体拮抗剂普萘洛尔（图 14.37），在保留丙萘洛尔 β 受体阻断活性的同时去除了其致癌作用。值得提出的是，普萘洛尔的发明人詹姆斯·布莱克（James Black）亦是西咪替丁的发明人，他于 1988 年获诺贝尔生理学或医学奖。

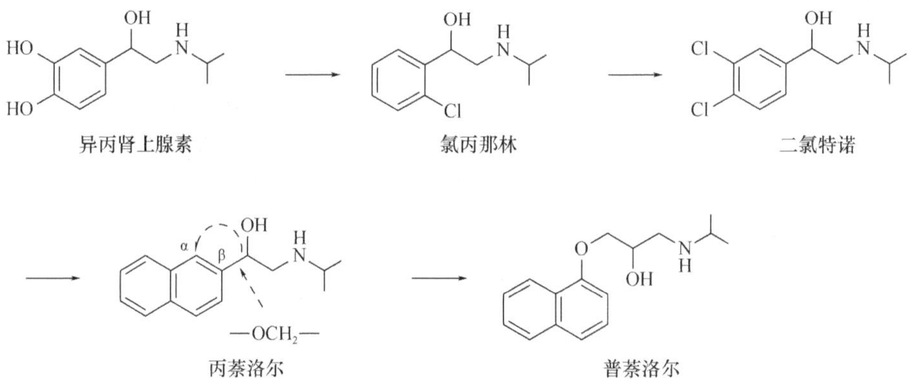

图 14.37　普萘洛尔的发现历程

普萘洛尔为非选择性 β 受体拮抗剂，具有膜稳定作用，无内在拟交感活性，脂溶性大，在肝脏存在首过效应。其能降低心脏自律性，减慢心率，抑制心脏收缩力与房室传导，减少心排血量，降低心肌氧耗量。临床上用于检查窦房结功能，嗜铬细胞瘤术前准备，治疗室上性心律失常、心绞痛、高血压、甲状腺功能亢进、肥厚型心肌病、洋地黄中毒的心律失常。

普萘洛尔口服吸收完全，但因首过效应明显，生物利用度仅为26%；血浆蛋白结合率大于90%；半衰期约4 h。该药脂溶性大，容易透过血脑屏障，也可进入胎盘和分泌于乳汁中；主要在肝代谢，其代谢产物4-羟基普萘洛尔仍有β受体拮抗作用。在口服条件下，其在大鼠和小鼠体内的 LD_{50} 分别为466 mg/kg和320 mg/kg。

普萘洛尔经侧链氧化为*α*-萘氧基乳酸（M11），环氧化为4-羟基普萘洛尔（M12），或*O*-葡糖醛酸化为普萘洛尔葡糖醛酸（M13），也可以被*N*-去异丙基化为*N*-去异丙基普萘洛尔（M14）（图14.38）。

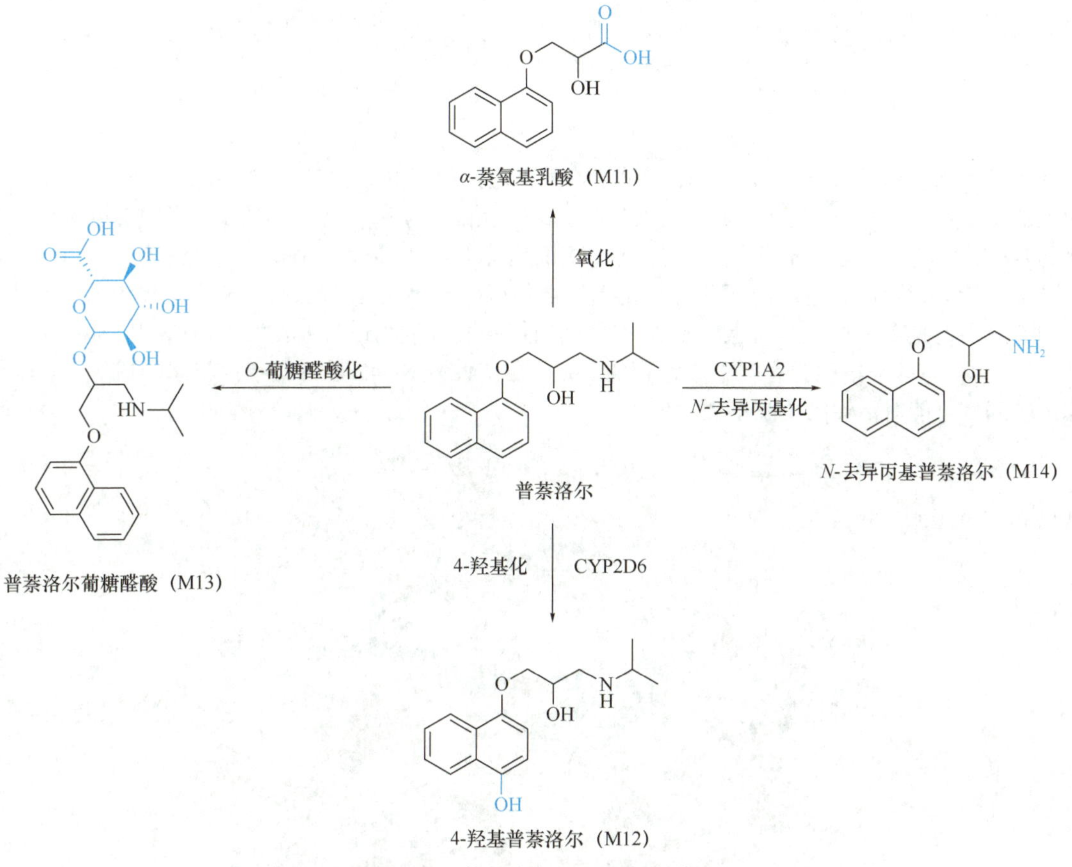

图14.38　普萘洛尔的体内代谢途径

临床常用普萘洛尔盐酸盐形式，合成方法为：碱性条件下用环氧氯丙烷对*α*-萘酚（Ⅷ-1）进行*O*-烃化反应，得中间体1,2-环氧-3-(*α*-萘氧基)丙烷（Ⅷ-2），再以异丙胺氨解得到Ⅷ-3，再与盐酸成盐即得盐酸普萘洛尔（图14.39）。

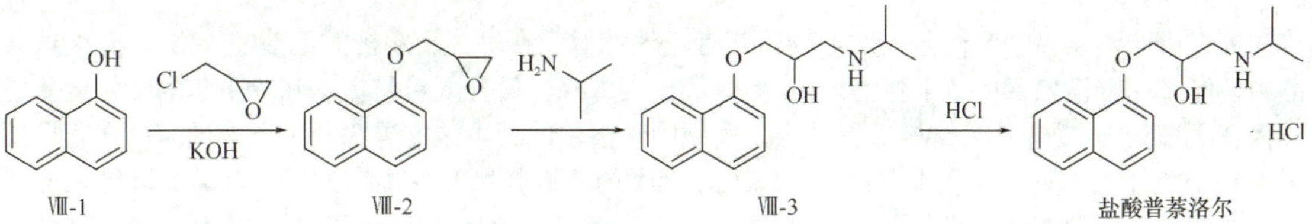

图14.39　盐酸普萘洛尔的合成方法

在普萘洛尔取得成功后，各大药业公司也迅速跟进，对其结构的芳香环区域进行生物电子等排替换，获得了系列非选择性 β 受体拮抗剂。其中的代表药物有卡拉洛尔、吲哚洛尔（pindolol）、纳多洛尔（nadolol）、索他洛尔等。

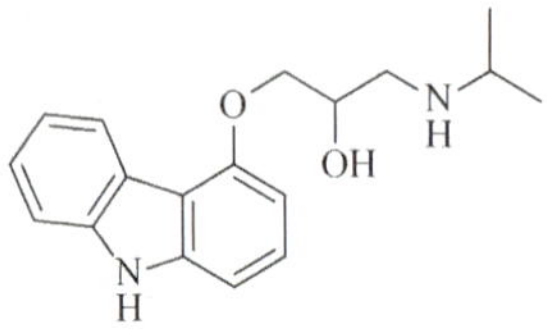

卡拉洛尔

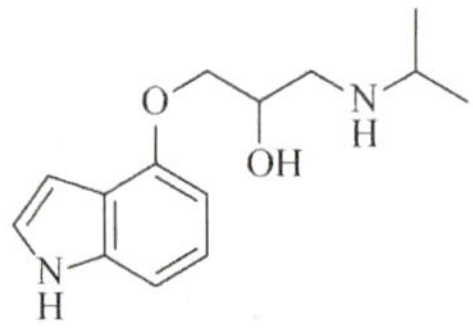

吲哚洛尔

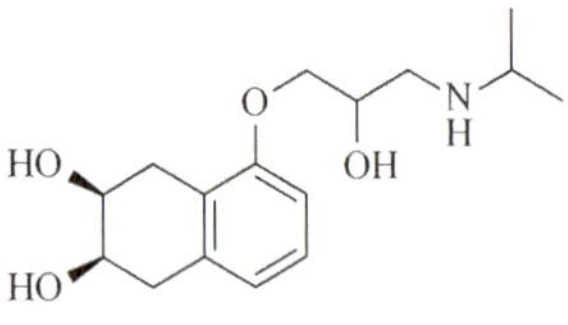

纳多洛尔

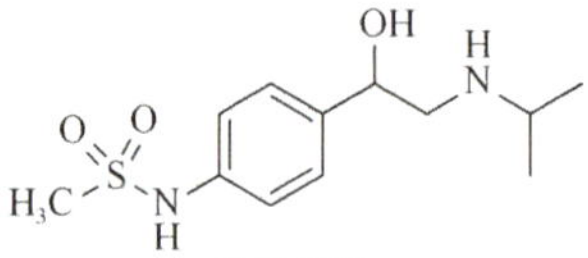

索他洛尔

尽管目前没有普萘洛尔与 β 受体共晶结构的报道，但从其结构类似物卡拉洛尔与 $β_1$ 受体结合的共晶模型可以看出，该类结构基本保留了异丙肾上腺素与 $β_1$ 受体结合方式（图 14.40）：D3.32、N7.39 分别与氨基和羟基形成氢键，虽然临床上这些药物大多使用消旋体，但从结合方式来看，当羟基保持与肾上腺素一样的朝向时与靶点结合最好，即 *S*-构型为优映体（注：普萘洛尔及其类似物 *S*-构型时的羟基朝向与肾上腺素 *R*-构型朝向相同），普萘洛尔 *S*-构型活性约是其 *R*-构型的 40 倍。F6.52 可与该类结构芳香区形成远程的 π-π 作用，此外 S5.42 也可与卡拉洛尔形成氢键，但该氢键较弱，可能对活性的贡献不大。

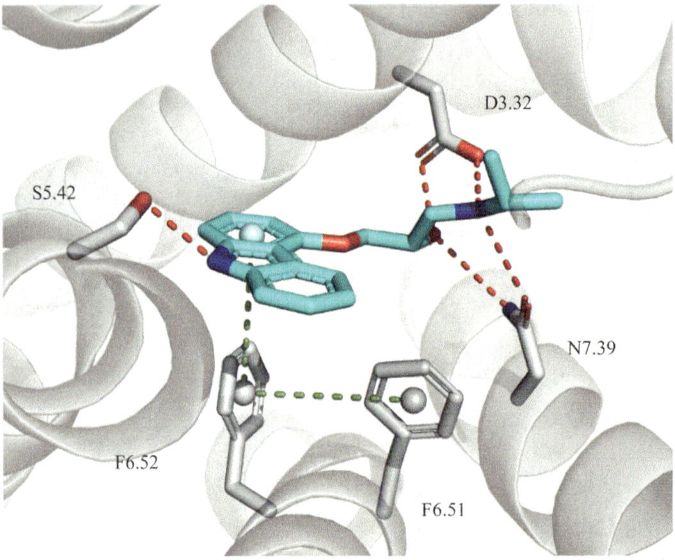

图 14.40　卡拉洛尔与 $β_1$ 受体的结合模式（PDB ID：7BVQ）

氰基吲哚洛尔是吲哚洛尔的类似物，两者活性相似。在进一步解析的氰基吲哚洛尔-$β_1$ 受体共晶中，氰基吲哚洛尔保留了卡拉洛尔-$β_1$ 受体的作用方式，研究人员将氰基吲哚洛尔的活性构象与异丙肾上腺素-$β_1$ 受体共晶结构进行叠合，发现吲哚洛尔的芳香区比异丙肾上腺素的苯环在正构结合口袋中“插入”更深（图 14.41）。纵观上述列举的非选择性 β 受体拮抗剂，其芳香环区域的体积一般较大，诸如萘环（普萘洛尔）、咔唑环（卡拉洛尔）、稠环（纳多洛尔）、取代的苯环（索他洛尔）等，这也是这类化合物区别于异丙肾上腺素并起到 β 受体拮抗作用的关键所在。

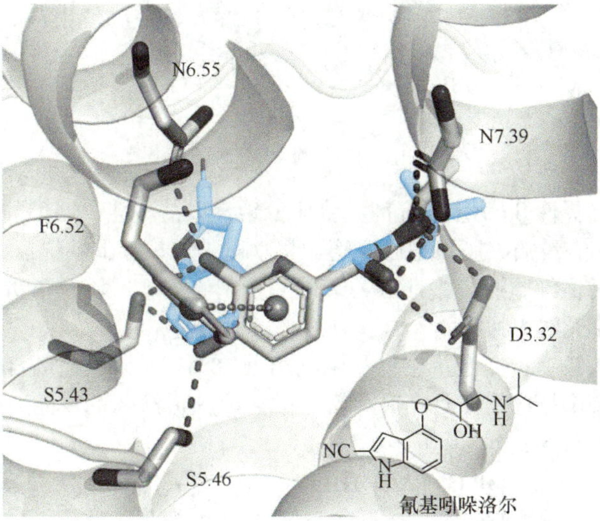

图 14.41　异丙肾上腺素-β_1 受体共晶结构与氰基吲哚洛尔活性构象的叠合图（PDB ID：6H7J）

（二）选择性 β_1 受体拮抗剂

选择性 β_1 受体拮抗剂的代表药物包括美托洛尔、倍他洛尔（betaxolol）、阿替洛尔（atenolol）、艾司洛尔（esmolol）、兰地洛尔（landiolol）和奈必洛尔（nebivolol）等。

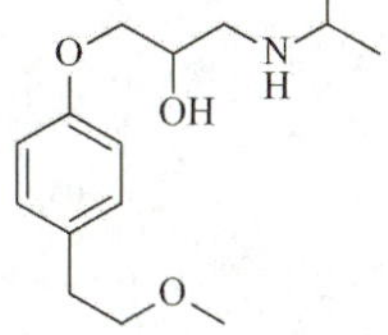

美托洛尔

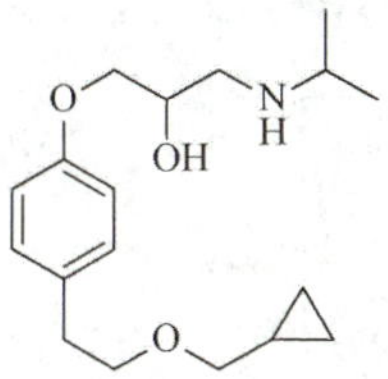

倍他洛尔

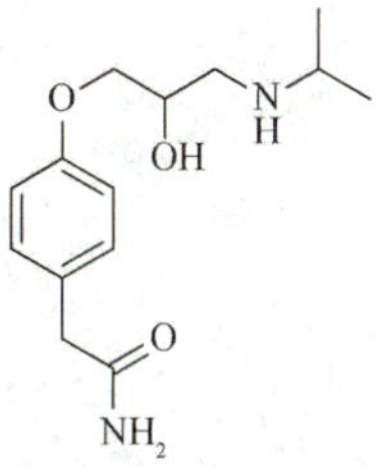

阿替洛尔

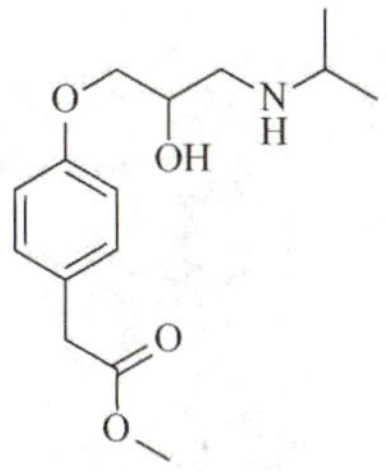

艾司洛尔

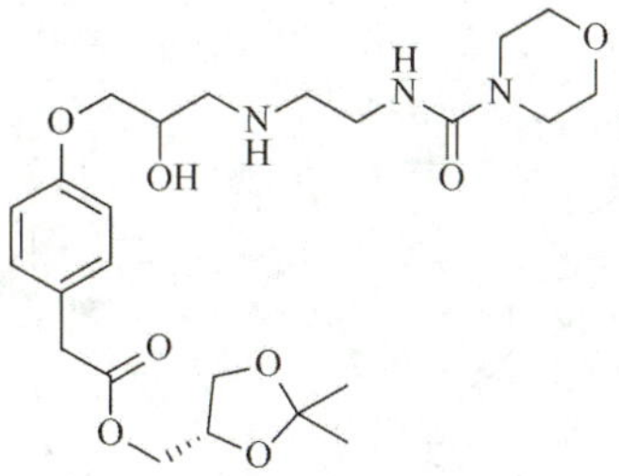

兰地洛尔

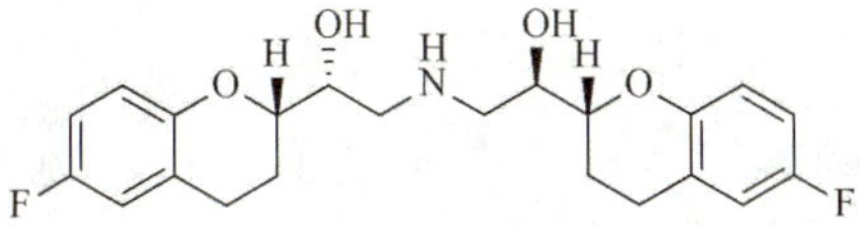

D-奈必洛尔

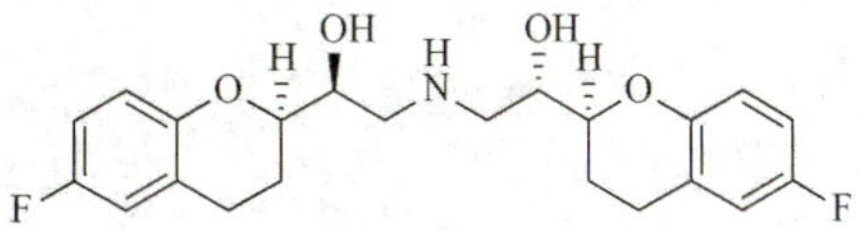

L-奈必洛尔

美托洛尔（Metoprolol）

化学名：(±)-1-异丙氨基 3-[4-(2-甲氧乙基) 苯氧基]-2-丙醇

(±)-1-isopropylamino-3-[4-(2-methoxyethyl)phenoxy]-2-propanol

分子式：$C_{15}H_{25}NO_3$

分子量：267.37

熔点：120℃

水溶性：极易溶于水

pK_a=9.56

lg P=1.88

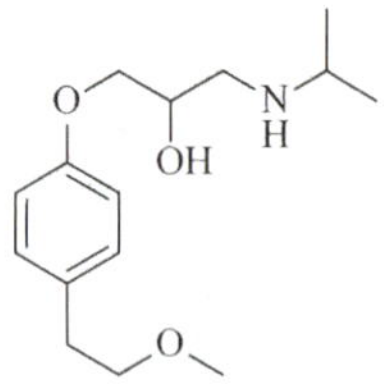

美托洛尔是一种选择性 β_1 受体拮抗剂，临床上通常以盐酸盐、琥珀酸盐和酒石酸盐的形式使用，用于治疗高血压、心绞痛、肥厚型心肌病、主动脉夹层、室上性快速型心律失常、心房颤动、甲状腺功能亢进症、嗜铬细胞瘤、慢性心力衰竭和控制心室率，以及预防和治疗急性心肌梗死的心肌缺血、快速型心律失常和胸痛。

美托洛尔口服吸收迅速、完全，生物利用度约为 50%；血浆蛋白结合率约为 12%；半衰期为 3～4 h。在肝脏经多条途径代谢，具有显著首过效应，约占给药剂量的 50%。大鼠口服美托洛尔的 LD_{50} 为 3090～4670 mg/kg。

该药代谢主要由 CYP2D6 和 CYP3A4 及 CYP2C19 介导，主要有三条途径（图 14.42），分别为 *O*-去甲基化反应（主要代谢途径）、*α*-羟化反应和 *N*-脱烷基化反应。体内代谢生成 4 种代谢产物：*O*-去甲基美托洛尔（*O*-demethylmetoprolol，ODM）（有 β 受体活性）（M15）、美托洛尔酸（无 β 受体活性）（M16）、*α*-羟基美托洛尔（*α*-hydroxymetoprolol，HM）（有 β 受体活性）（M17）、*N*-脱烷基美托洛尔（无 β 受体活性）（M18），其中，美托洛尔酸为 ODM 继续氧化代谢的最终产物，最终主要以代谢物的形式经肾脏排泄。

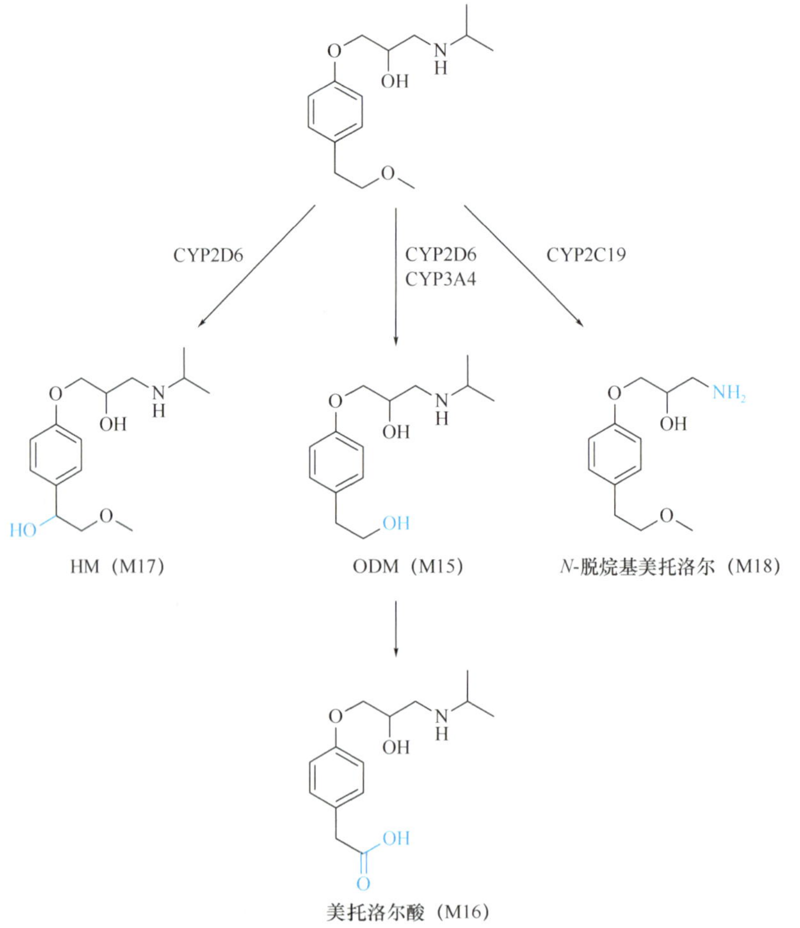

图 14.42　美托洛尔的代谢途径

美托洛尔的合成方法如图 14.43 所示。以对甲氧基乙基苯酚（Ⅸ-1）为原料与环氧氯丙烷反应得到Ⅸ-2，再以异丙胺氨解制得目标产物。

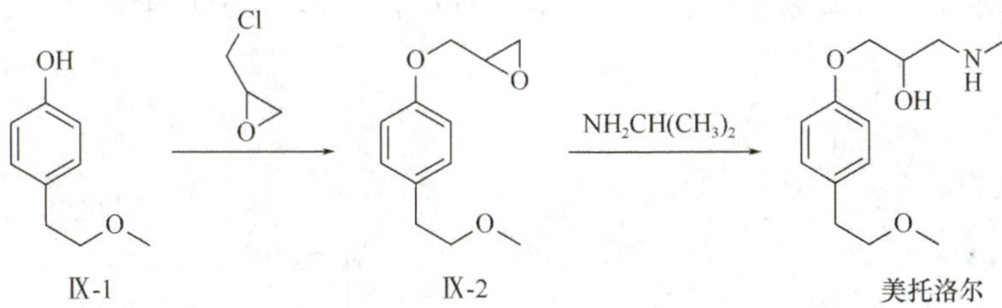

图 14.43　美托洛尔的合成方法

美托洛尔和倍他洛尔作为中长效的选择性 β_1 受体拮抗剂，起作用时间较长，但根据不同的临床用途往往需要作用时长不同的药物分子。例如，手术过程中有时患者会出现心动过速影响手术进行，临床中期望获得短效的 β_1 受体拮抗剂用于手术中控制患者心率但对患者血压影响较小。美托洛尔经 CYP2D6 和 CYP3A4 代谢可生成有 β 受体阻断活性的 ODM，继而氧化代谢成无活性化合物美托洛尔酸。研究人员设想，通过在美托洛尔酸的羧基端经成酯反应引入相应基团得到活性分子，而酯键在体内会被酯酶水解，利用引入基团对酯酶稳定性的差异即可控制活性分子预期作用的时间长短。经过多种酯基片段的考察，研究人员发现了艾司洛尔（图 14.44）。艾司洛尔的成功又进一步激发多家公司在该方向的研究，后续又有多个类似药物开发进入临床或上市，兰地洛尔是其中的一个重要代表药物（图 14.44），其半衰期仅为 4 min，并且对 β_1 受体的选择性（β_1/β_2=255）比艾司洛尔（β_1/β_2=33）要好。

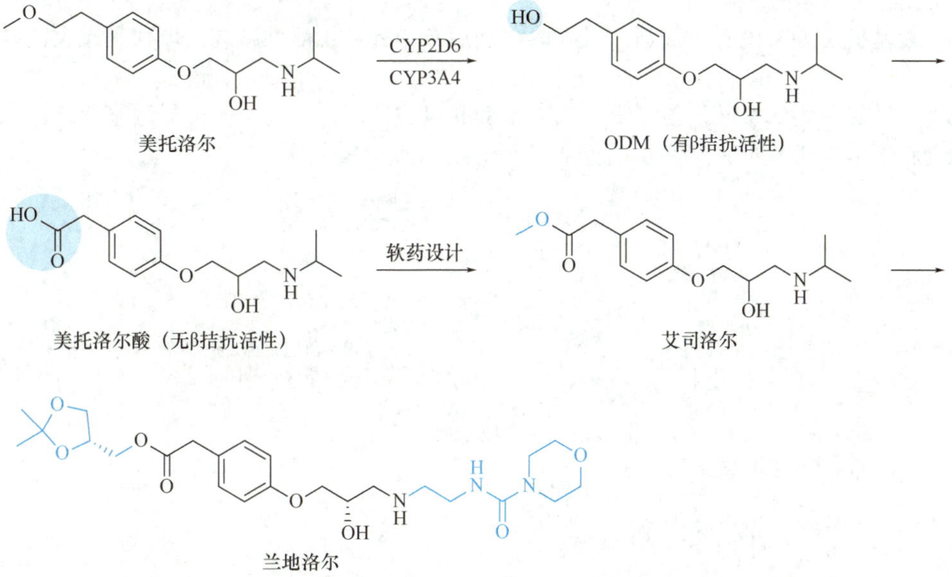

图 14.44　艾司洛尔与兰地洛尔的发现历程

四、α、β 受体拮抗剂

α、β 受体拮抗剂是指对 α 和 β 受体均有拮抗作用的分子。虽然在过去很长一段时间里，临床大量使用 β 受体拮抗剂治疗高血压、心律失常等心血管疾病，但在临床使用过程中发现，单纯拮抗 β 受体会导致 α_1 受体激动效应失去制衡，造成心率和心排血量改变，因此 α、β 受体拮抗剂得到研究人员的重视，并被视为第三代 β 受体拮抗剂（第一代为非选择性 β 受体拮抗剂，第二代为选择性的 β_1 受体拮抗剂）。

拉贝洛尔是第一个具备 α_1、β_1 和 β_2 拮抗活性的抗高血压药。其含有两个手性碳原子，包含 4 个异构体，其中 (*S,S*)-和 (*R,S*)-两个异构体无活性，(*S,R*)-异构体属于 α 受体拮抗剂，(*R,R*)-异构体具有 β 受体拮抗作用。目前临床使用的是拉贝洛尔的外消旋体，主要用于各种类型高血压，是治疗突发严重高血压的一线静脉用药。

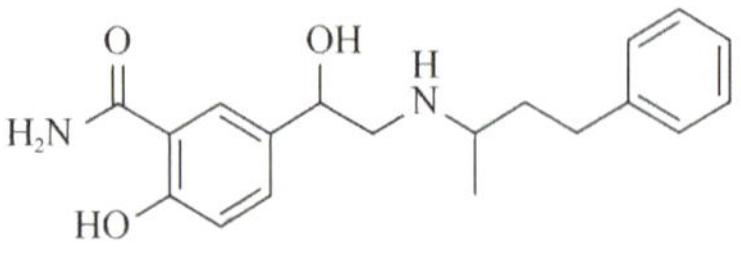

拉贝洛尔

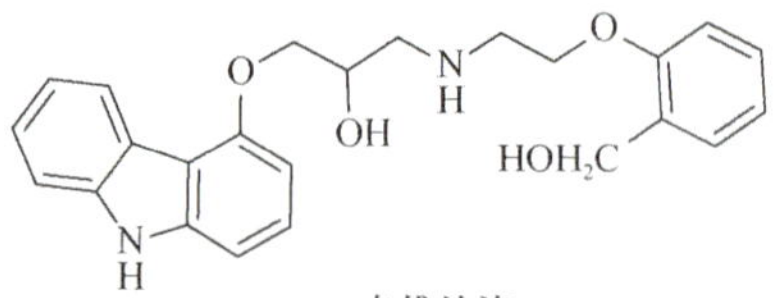

卡维地洛

卡维地洛（carvedilol）是第一个被 FDA 批准用于治疗心力衰竭的 β 受体拮抗剂，在具有拮抗 β 受体作用的同时，也具有较强的 α_1 受体拮抗作用，因此表现出良好的舒张血管活性作用。此外，卡维地洛还具有抗氧化作用，可减少中性粒细胞浸润、抑制细胞凋亡、减少血管平滑肌迁移、改善急性心肌梗死后的心肌重塑，在治疗动脉粥样硬化疾病的形成和发展方面有很大的前景。

五、β 受体拮抗剂的构效关系

（1）芳香区可以是苯、萘、芳杂环或稠环。当苯环的对位上引入长链基团后有利于提高拮抗剂对 β_2 受体的选择性（图 14.45）。

（2）β 受体拮抗剂大多为芳香丙醇胺结构，但也有苯乙醇胺结构的 β 受体拮抗剂（如索他洛尔）。

（3）羟基保持与肾上腺素一样朝向时活性最优，因命名原则影响，其最优构型为 *S*-构型，实则对应的是肾上腺素的 *R*-构型。

（4）烷基链上通常没有取代基，引入取代基后会导致拮抗活性减弱，取代基越大，减弱程度就越大。

（5）氨基必须为二级胺，与靶点形成离子键和氢键作用。氨基上多见异丙基取代，也有部分拮抗剂为叔丁基取代（如纳多洛尔），可伸入受体的疏水口袋中。

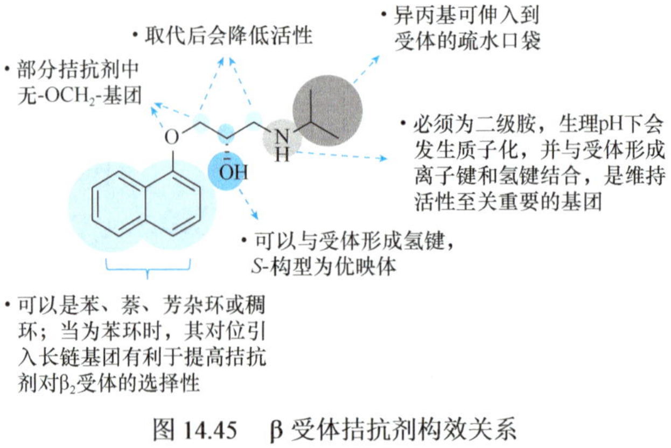

图 14.45　β 受体拮抗剂构效关系

（姚　鸿）

第十五章　非甾体抗炎药

第一节　炎症与非甾体抗炎药概述

一、炎　　症

炎症（inflammation）是机体对感染、抗原攻击或组织损伤的一种防御性免疫反应，旨在根除引发机体损伤的微生物或刺激物，并增强组织修复。虽然炎症在本质上是机体的一种自身防御性反应，但过度的炎症可能导致组织损伤，严重的炎症可能会造成生理失代偿、器官功能障碍，甚至死亡。

根据持续时间和病理特征，炎症可分为两大类，即急性炎症（acute inflammation）和慢性炎症（chronic inflammation）（图 15.1）。急性炎症是机体对突然伤害的反应，如过敏反应、化学刺激、感染、创伤、烧/冻伤等，具体表现为发红、发热、肿胀、疼痛和功能丧失，这主要是由血管通透性增加、血流加速和神经纤维敏化作用导致的。在炎症发生后，机体会将炎症细胞募集至发生急性损伤的部位，以杀灭病原微生物或进行组织修复。急性炎症的持续时间通常相对较短（数小时至数天），其特点是血管舒张、富含蛋白质液体（血浆）的渗出，以及炎症细胞（主要为中性粒细胞）向损伤部位的迁移。血管扩张是急性炎症的典型特征，其临床特征是损伤部位发红和发热。炎症诱导的血管舒张主要是由 NO 和血管舒张性前列腺素（prostaglandin，PG）所介导的，而血管舒张的目的是促进可溶性介质和炎症细胞的局部递送。而对于慢性炎症，即使没有遭遇外源性损伤，机体也会持续募集炎症细胞。慢性炎症可能是由未治愈的急性炎症或自身免疫性问题引发，其特点是持续时间较长（数周、数月至数年），其中炎症、组织破坏和组织修复同时发生。事实上，许多疾病都与慢性炎症有关，主要的慢性炎症性疾病包括心血管疾病［如动脉粥样硬化（atherosclerosis）］、自身免疫病［如类风湿性关节炎（rheumatoid arthritis，RA）、系统性红斑狼疮（systemic lupus erythematosus）、炎症性肠病（inflammatory bowel disease，IBD）］、神经炎症疾病［如神经退行性疾病、抑郁症（depression）］，以及癌症等。需要强调的是，慢性炎症与癌症发生的各个阶段都具有至关重要的联系，并被认为是多种癌症发生的关键危险因素。此外，许多其他慢性疾病也是由于轻度而持续炎症引起的。

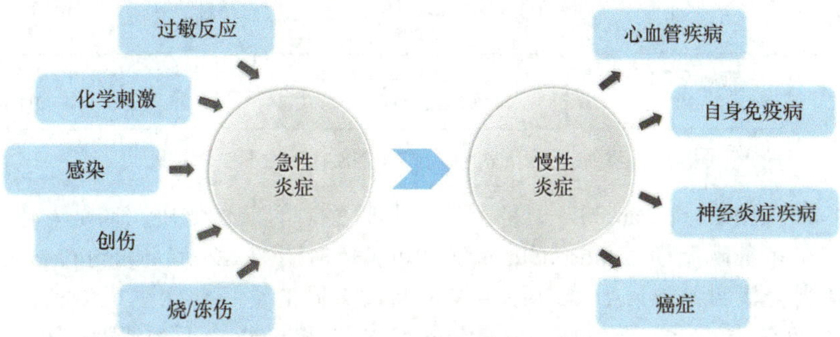

图 15.1　急性炎症和慢性炎症

炎症的一个早期迹象是水肿的形成。由于毛细血管的舒张，血浆中的各种蛋白质内容物和炎症细胞会从血管内皮细胞扩大的间隙中渗出，进入炎症组织中。内容物的渗出导致炎症组织渗透压的增高，进一步引起血管内水分的流出，最终导致水肿，末端神经细胞受到挤压后进一步引发疼痛。这些改变的目的是将抗体和功能蛋白等可溶性因子输送到损伤部位，进而发挥组织修复作用。然而，严重的全身炎症会导致血管通透性的不适当增加，从而导致肺部和四肢水肿。肺部积液可导致急性呼吸窘迫综合征，这也是危重患者高发病率和死亡率的主要原因；而四肢水肿可能导致隔室综合征和四肢远端重要灌注功能丧失。

炎症的机制十分复杂，所涉及的通路、靶点繁多。目前临床上应用的抗炎药物，主要是作用于花生四烯酸（arachidonic acid，AA）代谢相关的通路。具体炎症通路如图 15.2 所示。

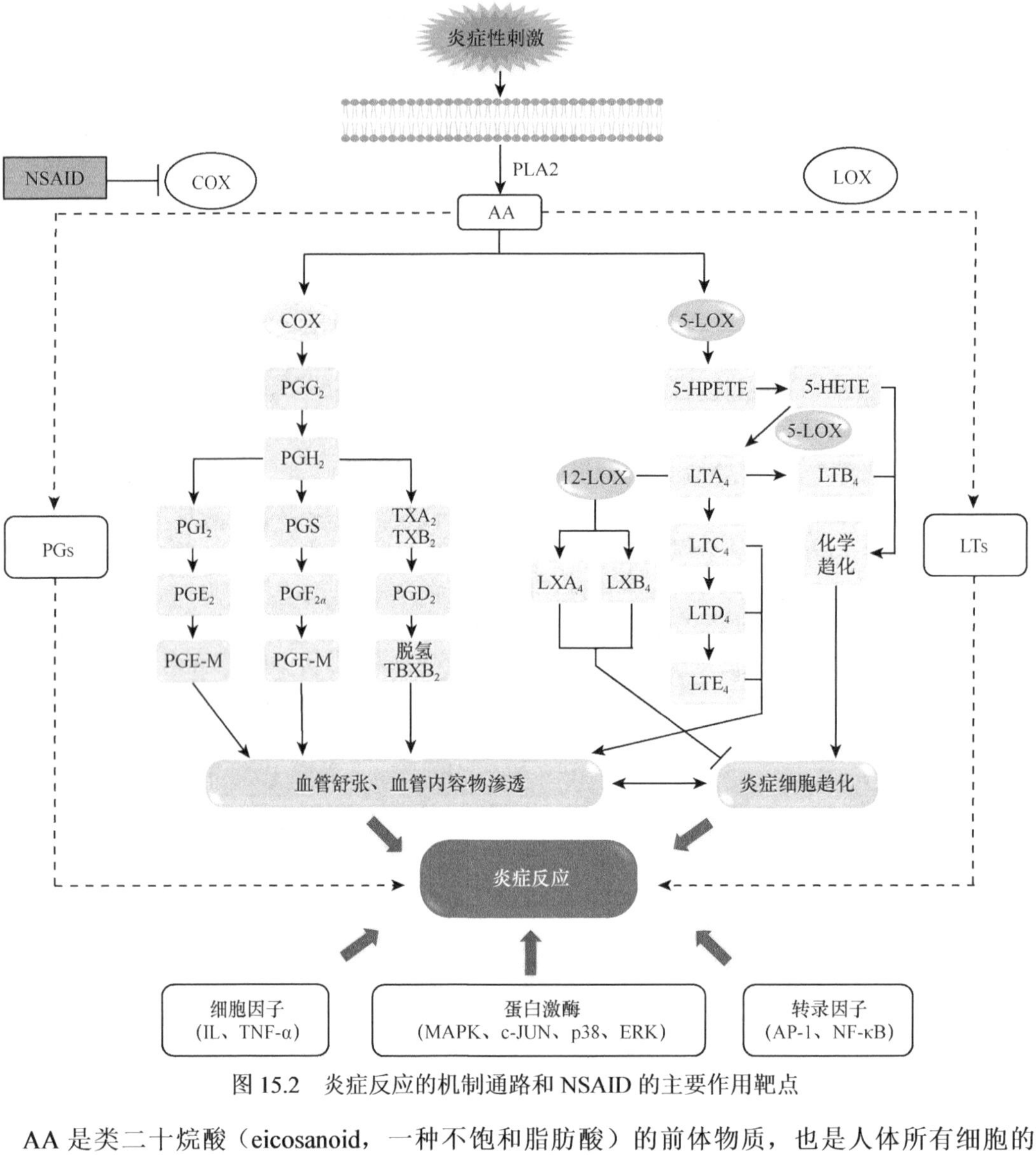

图 15.2　炎症反应的机制通路和 NSAID 的主要作用靶点

AA 是类二十烷酸（eicosanoid，一种不饱和脂肪酸）的前体物质，也是人体所有细胞的基本组成成分。在多种磷脂酶（phospholipase），特别是磷脂酶 A2（phospholipase A2，PLA2）的作用下，膜磷脂会代谢释放 AA。随后，AA 可通过不同的途径代谢生成多种含氧产物。代谢 AA 的酶主要包括两类，一类是 COX，主要包括 COX-1 和 COX-2 两种亚型；另一类是脂氧合酶（lipoxygenase，LOX），主要包括 5-LOX、8-LOX、12-LOX 和 15-LOX 四种亚型。

AA 可在 COX 作用下生成多种 PG 和血栓素（thromboxane，TX）（图 15.3）。其中 PG 是一组具有生理活性的类二十烷酸，含有 20 个碳原子及一个 5 元环。根据 PG 中 5 元环结构的不同可进一步将 PG 分为十一大类（PGA、PGB、PGC、PGD、PGE、PGF、PGG、PGH、PGI、PGJ、PGK）（图 15.4），根据每一类 PG 不饱和双键的数目，可继续对其进行细分，一般会在简称中加注数字下标，以表示具体的双键数目（含一个双键，则下标“1”通常省略）。PG 具有强效的血管扩张作用，因此广泛参与炎症反应，其中 PGE_2、PGF_2、PGI_2、PGD_2、PGJ_2 都具有较强的致炎作用。同时 PG 还可抑制血小板聚集，具有防止血栓形成的保护作用。TX 主要包括 TXA_2 和 TXB_2（命名方式与 PG 类同），其中 TXA_2 主要是在止血过程中由活化的血小板产生，通过作用于 TX 受体刺激新血小板的活化并促进血小板聚集，同时还具有血管收缩作用；而 TXB_2 主要是 TXA_2 的非活性代谢产物。

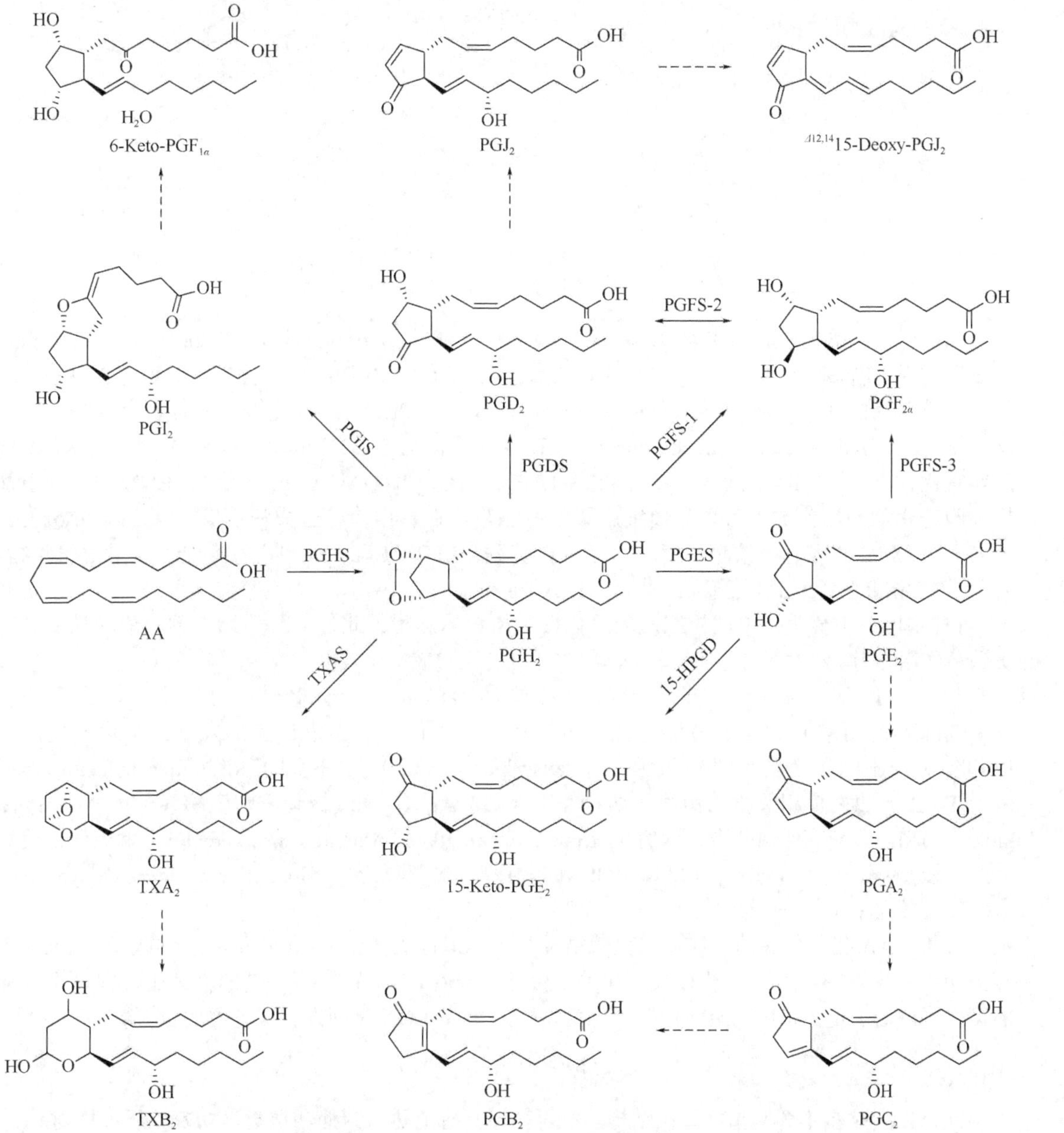

图 15.3　基于 COX 的 AA 代谢通路

PGDS. prostaglandin D synthase，前列腺素 D 合成酶；PGES. prostaglandin E synthase，前列腺素 E 合成酶；PGFS-1. prostaglandin F synthase-1，前列腺素 F 合成酶-1；PGFS-2. prostaglandin F synthase-2，前列腺素 F 合成酶-2；PGFS-3. prostaglandin F synthase-3，前列腺素 F 合成酶-3；PGIS. prostaglandin I synthase，前列腺素 I 合成酶；PGHS. prostaglandin H synthase，前列腺素 H 合成酶；TXAS. thromboxane A2 synthase，血栓素合成酶；15-HPGD. 15-hydroxy prostaglandin dehydrogenase，15-羟基前列腺素脱氢酶

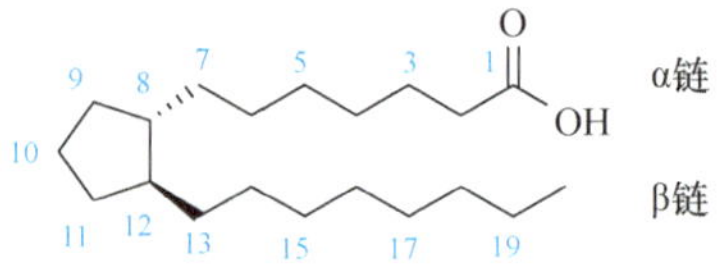

前列腺烷酸（prostanoic acid）

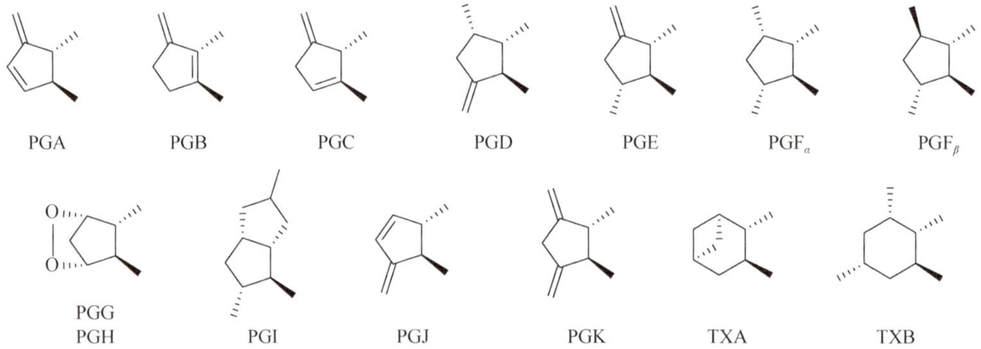

图 15.4　不同 PG 和 TX 的结构母核

AA 的另一条代谢途径是经 LOX 代谢为炎症介质（inflammatory mediator）白三烯（leukotriene，LT）和脂氧素（lipoxin，LX）（图 15.2）。在 5-LOX 作用下，AA 首先被氧化为 5-羟基过氧化二十碳四烯酸（5-hydroperoxyeicosatetraenoic acid，5-HPETE），该酸会自发还原为 5-羟基二十碳四烯酸（5-hydroxyeicosatetraenoic acid，5-HETE）。而后 5-LOX 再次将 5-HETE 氧化为不稳定的环氧化物 LTA_4。LTA_4 可进一步代谢生成 LTB_4、LTC_4、LTD_4 和 LTE_4。其中，LTB_4 是一种中性粒细胞趋化剂和活化剂，可诱导白细胞聚集并黏附至血管内皮、生成活性氧簇（reactive oxygen species，ROS），以及释放溶酶体酶。含有半胱氨酰的 LTC_4、LTD_4 和 LTE_4 可诱导小静脉血管收缩、支气管痉挛和血管通透性增强。此外，LTA_4 可在 12-LOX 作用下代谢为 LX（LXA_4 和 LXB_4）。LX 可抑制白细胞募集、中性粒细胞的趋化性和内皮的黏附。此外，LX 对 LT 的合成和功能具有负调节作用，有助于炎症的消退。因此，LX 和 LT 通常成反比关系。

一旦炎症反应被触发，就会导致多种促炎细胞因子（cytokine）的产生，如白介素-1（interleukin-1，IL-1）、IL-6、肿瘤坏死因子等，进一步促进了炎症反应的发生。强化的炎症反应和促炎细胞因子还会促进转录因子（transcription factor）[如核因子 κB（nuclear factor-kappa B，NF-κB)] 和炎症相关蛋白激酶 [如 MAPK、p38 激酶、c-Jun 氨基末端激酶（c-Jun *N*-terminal kinase，JNK）、细胞外调节蛋白激酶（extracellular regulated protein kinase，ERK)] 的表达，使炎症进一步加重。此外，过氧自由基、ROS 和诱导型一氧化氮合酶（inducible nitric oxide synthase，iNOS）的分泌，也会使炎症反应进一步增强。

综上，AA 代谢相关的炎症通路虽然错综复杂，但可概括如下：AA 可通过 COX 和 5-LOX 介导的两条代谢通路，分别生成促炎因子 PG 和炎症介质 LT，而 PG 和 LT 的大量生产促进了炎症的发生，激活了更大范围的炎症通路。因此，COX 和 5-LOX 是研发抗炎药物的重要靶点。

二、非甾体抗炎药概述

NSAID，是指不含有甾体母核结构的抗炎药，具有退热、镇痛和抗炎等功效。通过抑制 COX 而抑制 PG 的生成是 NSAID 的主要抗炎机制。

1941 年，汉斯·塞利（Hans Selye）首次对皮质类固醇进行了报道。1949 年，糖皮质激素（glucocorticoid）疗法首次应用于医学领域，也成为第一个具有疾病改善特性的抗类风湿性关节炎药物，在当时被称为“真正的奇迹疗法”。1950 年，英国药学家亨奇（Hench）和肯德尔（Kendall）因为发现糖皮质激素并确认了其对类风湿性关节炎的疗效而获得了诺贝尔生理学或医学奖。但是，随着糖皮质激素的过度使用和不当处方，其严重副作用日益显现，如溃疡、皮肤变薄、骨质疏松症、免疫反应受损、软骨修复受损，以及成瘾性，这也逐渐使糖皮质激素开始背负“污名”。20世纪60年代初，基于保泰松陆续开发了吲哚美辛（indomethacin）和氟芬那酸（flufenamic acid）等新型抗炎药物。为了“澄清”新的抗炎药物不具有糖皮质激素的相关风险，便将其命名为“非激素药物”以与糖皮质激素“保持距离”、进行区分，尽管当时还没有很多类别的抗炎药物。这也是NSAID名称的由来。

NSAID通过抑制COX而抑制致炎性PG的合成，进而发挥抗炎作用。根据对COX的选择性，NSAID进一步分为非选择性COX抑制剂（同时抑制COX-1和COX-2）和选择性COX-2抑制剂两大类。

由于一部分NSAID具有良好的退热和镇痛的作用，因此也被归类为解热镇痛药（antipyretic analgesic）。在解热镇痛药物中，除乙酰苯胺类药物（如对乙酰氨基酚）外，也都具有抗炎作用。一般而言，NSAID会兼具抗炎、解热和镇痛作用，但是不同作用的强弱会随着药物的不同而不同，且与用药的剂量有关，一般在高剂量下抗炎作用更强。但是在临床上，对于广义上的NSAID，还是会根据其最主要的适应证对其进行区分，将一部分归类为主要用于解热和镇痛的“解热镇痛药”；将另一部分归类为用于治疗慢性炎症的狭义上的NSAID。下文将分别对上述两类药物进行详细介绍。

抗炎药与“消炎药”

在日常生活中，除了抗炎药之外，我们还会经常听到“消炎药”一词。那么，什么是“消炎药”呢？其实，在医学专业领域并不存在“消炎药”这一类药物，这只是日常生活中的一种通俗说法。实际上，抗炎药和“消炎药”有着本质的区别，抗炎主要是抑制炎症反应，而消炎则主要是指杀灭病原微生物。

抗炎药的作用是抑制炎症部位的炎症反应，主要包括甾体抗炎药和NSAID，其中甾体抗炎药包括糖皮质激素、氢化可的松（hydrocortisone）等；NSAID包括非选择性COX抑制剂和选择性COX-2抑制剂。所谓“消炎药”，实质上是指能够杀灭病原菌的抗生素和合成抗菌药。抗炎药与“消炎药”在临床上往往会同时使用，尤其是针对病原菌引起的炎症，联合使用有利于病情恢复及好转。

需要注意的是，引起炎症的因素有很多，炎症过程中不一定发生感染，但是感染过程中一定会引发炎症。

第二节　解热镇痛药

解热镇痛药是指能使发热患者的体温恢复正常，但对正常体温没有影响的药物，此类药物还具有中等强度的镇痛作用，因此被称为解热镇痛药。抗炎性镇痛药通过减轻炎症而镇痛，主要用于治疗酸痛、胀痛或闷痛等钝性疼痛（钝痛），如头痛、牙痛、关节疼痛、背痛和肌肉酸痛等；但对锐性疼痛（锐痛）无效，如刺痛、刀割痛、灼痛、绞痛、撕裂样疼痛等。与解热镇痛药不同，阿片类镇痛药（opioid analgesic）是通过改变大脑对疼痛的感知而发挥镇痛作用。

PG作为重要的炎症介质，不会直接激活伤害感受器，但会增强伤害性传入神经对机械性刺激和化学介质（如缓激肽和组胺）的敏感性［痛觉过敏（hyperalgesia）］，进而引起痛觉敏感性增强。通常PGE_2与急性炎症中的痛觉过敏有关，并与其他炎症介质发生协同作用，导致炎症性疼痛的产生。因此，抑制PG的生物合成是NSAID的发挥镇痛作用的主要机制。

正常体温是昼夜节律性的，从清晨的约36.48℃低点到傍晚的36.98℃高点变化。体温调节的核心是一个综合的神经网络，涉及下丘脑（hypothalamus）、大脑边缘系统（limbic system）、下脑干（lower brain stem）、网状结构（reticular formation）、脊髓（spinal cord）和交感神经节（sympathetic ganglion）。其中下丘脑“视前区”（preoptic area）在体温调节中发挥着至关重要的作用，包括下丘脑前部视前核（preoptic nuclei of the anterior hypothalamus，POAH）和隔膜。PGE_2 被认为是 POAH 发热反应的重要介质，通过作用于视前神经元前列腺素 E 类受体（prostanoid E receptor）（PGE_2 具有四种已知的受体：EP1～EP4）调节体温的升高。中枢神经系统中生成 PGE_2 的细胞主要是微血管内皮细胞，其在压力刺激后会大量表达 COX-2。因此，可以通过抑制外周炎症及 PGE_2 的中枢生成而发挥解热作用。换言之，解热药的作用机制是减弱外周炎症或抑制中枢热原信号，或两者兼而有之。具体而言，包括大多数解热镇痛药在内的 NSAID 主要是通过抑制下丘脑中的 COX（主要是 COX-2）而减少 PGE_2 的生成，进而降低体温。此外，有研究表明，NSAID 还能够通过下调 COX 酶的表达来减少 PGE_2 的产生。但总体而言，NSAID 发挥解热药效的直接机制还是降低了下丘脑内热原信号分子 PGE_2 的水平。

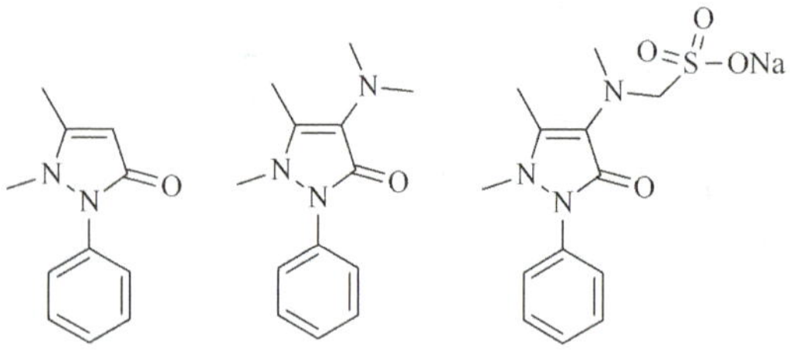
安替比林　　氨基比林　　安乃近

解热镇痛药主要包括苯胺类药物和水杨酸类药物两大类。吡唑酮类解热镇痛药物，如安替比林（antipyrin，phenazone）、氨基比林（aminopyrine，aminophenazone）和安乃近（analgin，metamizole）等，由于不良反应较强，已被临床淘汰。2020 年 3 月，国家药品监督管理局正式发布了《关于注销安乃近注射液等品种药品注册证书的公告》（2020 年第 29 号）和《关于修订安乃近相关品种说明书的公告》（2020 年第 34 号），正式要求停止安乃近注射液等品种在我国的生产、销售和使用，对安乃近片、重感灵片、重感灵胶囊、复方青蒿安乃近片等品种说明书进行了修订。

“退烧神药”安乃近的陨落

安乃近是一款用于解热镇痛的药物，于 1922 年被赛诺菲（Sanofi）开发上市。由于其吸收好、起效快、价格低，一度风靡全球，被誉为“退烧神药”。然而随着其广泛应用，逐渐暴露了严重的不良反应，如引发白细胞减少症、粒细胞减少症、血小板减少、再生障碍性贫血、急性溶血性贫血、自身免疫性溶血性贫血、荨麻疹、剥脱性皮炎等严重不良反应。鉴于其严重的临床风险，澳大利亚于 1965 年禁止进口安乃近；挪威于 1976 年将安乃近撤市；菲律宾于 1977 年规定只有在严重威胁生命，且其他低毒性解热药无效时，方可在监管下使用安乃近；美国于 1977 年正式禁用安乃近并将其撤市；印度于 2013 年停止制造、销售和分销人用安乃近及所有含有安乃近成分的制剂；我国于 2020 年禁用安乃近。截至目前，已有近 30 多个国家相继明令禁用或限用安乃近。

一、苯胺类药物

苯胺类解热镇痛药主要包括乙酰苯胺（acetanilid）、非那西汀（phenacetin）和对乙酰氨基酚（又称扑热息痛，Paracetamol）（注：扑热息痛是其在澳大利亚和英国的批准名称，以及 WHO 和许多其他国家使用的通用名；对乙酰氨基酚是其在美国、日本和加拿大使用的名称）。但是，由于长期应用乙酰苯胺会干扰血红蛋白的正常功能，而长期应用非那西汀会造成致癌风险，因此两药物均已被淘汰。目前临床上仍在应用的苯胺类药物是较为安全的对乙酰氨基酚，也是乙酰苯胺和非那西汀的体内代谢产物。需要注意的是，与 NSAID 不同，包括对乙酰氨基酚在内的苯胺类解热镇痛药并不抑制外周组织中的 COX，因此不具有外周抗炎作用，在分类上并不属于 NSAID。

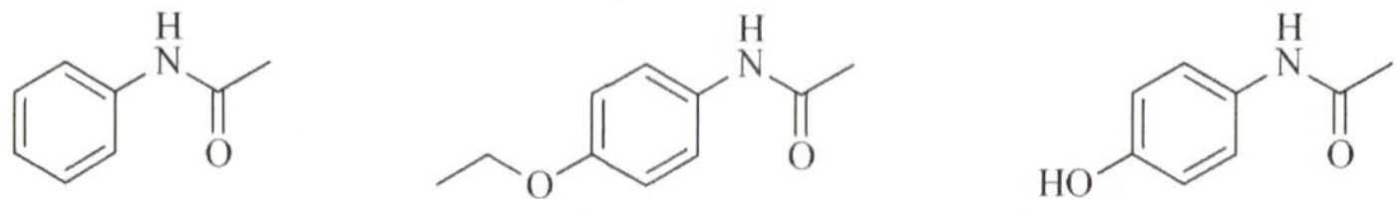
乙酰苯胺　　非那西汀　　扑热息痛

1878 年，哈蒙·诺斯罗普·莫尔斯（Harmon Northrop Morse）最先合成了对乙酰氨基酚。1955 年，对乙酰氨基酚在美国上市。

对乙酰氨基酚（Acetaminophen）

化学名：4′-羟基乙酰苯胺

4′-hydroxyacetanilide

分子式：$C_8H_9NO_2$

分子量：151.16

熔点：168～172℃

水溶性：略溶于水，易溶于热水

pK_a=9.38

lg P=0.91

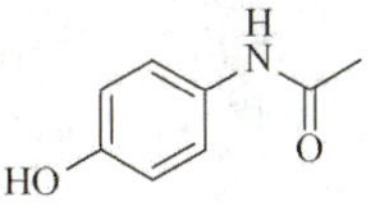

对乙酰氨基酚是一种广泛使用的解热镇痛药物，用于治疗轻度至中度疼痛、辅助阿片类镇痛药治疗中度至重度疼痛，以及退热，也是许多感冒和流感药物及多种处方镇痛药的主要成分，但其不具有抗炎、抗血小板作用。对乙酰氨基酚主要作用于中枢神经系统，通过抑制参与 PG 合成的 COX-1 和 COX-2，以及增加疼痛阈值而发挥镇痛作用。其解热特性可能是由于直接作用于下丘脑的热量调节中心，导致外周血管舒张、出汗，因此表现出散热作用。

对乙酰氨基酚的生物利用度呈剂量依赖性，为 63%（500 mg）～89%（1000 mg）；血浆蛋白结合率为 10%～25%；半衰期为 1.9～2.5 h；表观分布容积约为 0.9 L/kg。该药主要经 CYP2E1 代谢，其代谢物主要通过尿液排泄，＜5% 的药物以药物原型经尿液排泄，＞90% 的药物可在 24 h 内从体内排出；口服给药时，其在小鼠和大鼠中的 LD_{50} 分别为 338 mg/kg 和 1944 mg/kg。

对乙酰氨基酚在肝脏中主要遵循一级动力学代谢，如与葡糖醛酸结合（M1）、与硫酸盐结合（M2）、脱乙酰基生成对氨基苯酚（M3）并与脂肪酸结合（M4），以及经 CYP2E1 氧化生成反应性代谢产物 *N*-乙酰-对苯醌亚胺（*N*-acetyl-p-benzoquinone imine，NAPQI）（M5）（图 15.5）。在正常治疗剂量下，NAPQI 可与谷胱甘肽（glutathione，GSH）快速结合（M6），随后代谢产生半胱氨酸和巯基酸结合物。由于谷胱甘肽的耗尽，以及高水平 NAPQI 与肝细胞重要部位的结合，高剂量（过量）的对乙酰氨基酚可导致肝坏死。

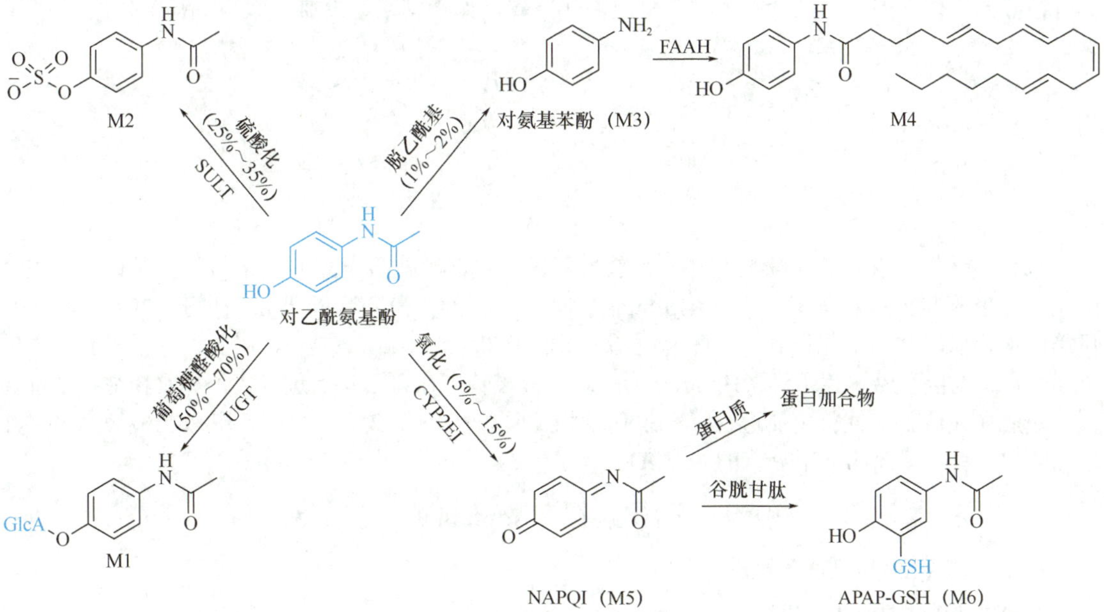

图 15.5　扑热息痛的体内代谢途径

FAAH. fatty acid amide hydrolase，脂肪酰胺水解酶；SULT. sulfotransferase，磺基转移酶

对乙酰氨基酚的合成包括经典合成法和塞拉尼斯（Celanese）合成法。在经典合成法中，虽然4-氨基苯酚的制备方式有所不同，但最后一步都是以乙酸酐对4-氨基苯酚进行乙酰化。例如，首先苯酚（Ⅰ-1）经硝酸硝化得到4-硝基苯酚（Ⅰ-2），然后通过雷尼镍（Raney Ni）氢化将其还原为4-氨基苯酚（Ⅰ-3），最后经乙酸酐乙酰化制得对乙酰氨基酚（图15.6）。

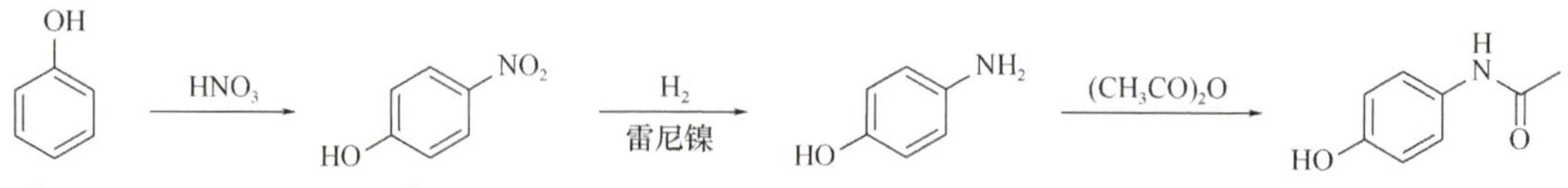

Ⅰ-1　Ⅰ-2　Ⅰ-3

图15.6　对乙酰氨基酚的经典合路线

在某公司报道的工业合成方法中，首先在氟化氢催化下以乙酸酐对苯酚进行酰化制得4-羟基苯乙酮（Ⅰ-4），酮羰基再与羟胺反应生成肟（Ⅰ-5），最后在酸催化下进行贝克曼重排（Beckmann rearrangement）制得对乙酰氨基酚（图15.7）。

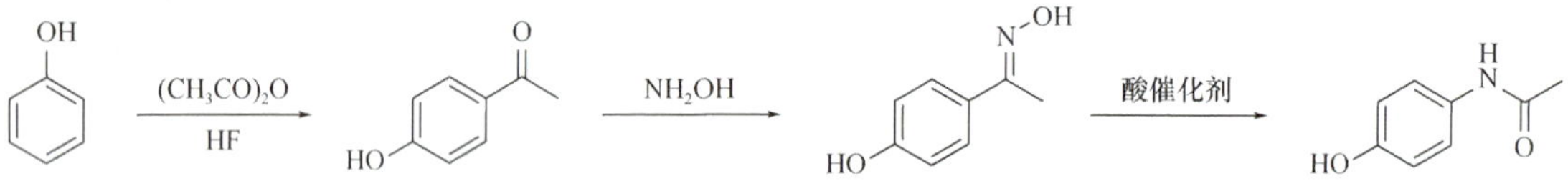

Ⅰ-1　Ⅰ-4　Ⅰ-5

图15.7　对乙酰氨基酚的塞拉尼斯合路线

二、水杨酸类药物

大约4000年前，在苏美尔时期的亚述人就开始使用柳叶（willow leaf）治疗风湿病。希波克拉底（Hippocrates）将柳树皮提取物用于治疗发热、疼痛，以及减轻分娩痛苦。实际上，柳树叶中真正发挥抗炎、镇痛和解热作用的活性成分为水杨苷（salicin）。1828年，德国化学家约翰·安德烈亚斯·布赫纳（Johann Andreas Buchner）首次从柳树皮中分离得到了水杨苷单体。随后，意大利化学家拉斐尔·皮里亚（Raffaele Piria）将水杨苷水解、氧化后得到了水杨酸（salicylic acid）。1839年，德国研究人员从绣线菊（*Filipendula ulmaria*）中分离出水杨酸。这些提取物虽然具有很好的疗效，但在高剂量服用时会引起消化问题，如胃刺激、出血、腹泻，甚至死亡。

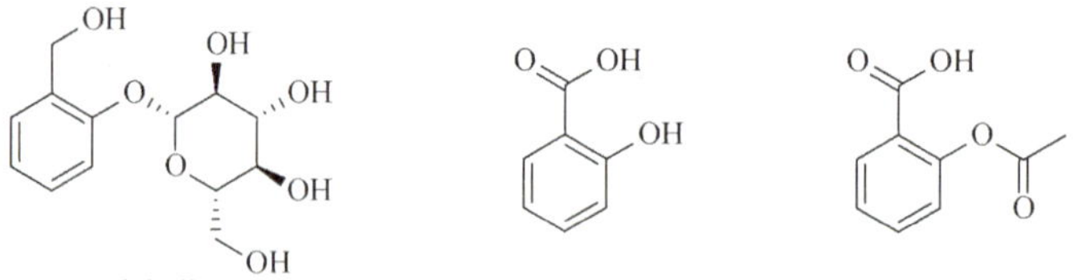

水杨苷　水杨酸　阿司匹林

水杨酸结构中含有一个酚羟基和一个羧酸基团。虽然其他科学家专注于对羧基的研究，但德国化学家菲利克斯·霍夫曼（Felix Hoffman）博士专注于对酚羟基的研究，并于1897年8月10日第一次将酚羟基乙酰化得到了乙酰水杨酸（acetylsalicylic acid，ASA）。在认识到霍夫曼发现的重要性后，海因里希·德雷泽（Heinrich Dreser）教授首先在自己身上进行了乙酰水杨酸的活性验证，随后在人体临床试验之前进行了一系列动物试验。1899年2月1日，乙酰水杨酸被命名并注册为阿司匹林，成为第一个上市的NSAID。

阿司匹林（Aspirin）

化学名：2-(乙酰氧基) 苯甲酸

2-(acetyloxy)benzoic acid

分子式：$C_9H_8O_4$

分子量：180.16
熔点：138～140℃
水溶性：微溶于水
$pK_a=3.50$
$\lg P=1.18$

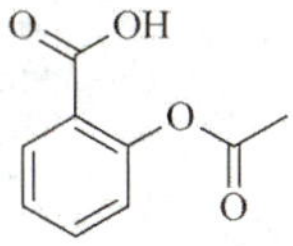

阿司匹林用于缓解与许多疾病相关的疼痛、发热和炎症，包括缓解颈部和背部疼痛、痛经、头痛、牙齿疼痛、神经痛，治疗流感、普通感冒、扭伤、骨折、肌炎、滑膜炎、关节炎、滑囊炎、烧伤和各种损伤，以及外科和牙科手术后缓解疼痛。由于其可抑制血小板聚集，也用于预防心血管疾病。阿司匹林的作用机制是非选择性地抑制 COX-1 和 COX-2，进而抑制 PG 的全身性合成。

阿司匹林可在胃部和近端小肠中迅速吸收，生物利用度较高，为 80%～100%；其代谢产物水杨酸盐的血浆蛋白结合率为 50%～90%；半衰期呈剂量依赖性，低剂量下为 2～3 h，高剂量下为 15～30 h；表观分布容积为 0.1～0.2 L/kg；主要经 CYP2C19 代谢，也可在肠壁和血浆中水解为水杨酸；水杨酸盐主要经肾脏排泄，在尿液中的含量为 10%～85%（取决于尿液的 pH），大约 48 h 可从体内完全排泄；口服给药下，其在多种动物中的 LD_{50} 超过 1000 mg/kg，如小鼠 1100 mg/kg、大鼠 1480 mg/kg、豚鼠 1200 mg/kg。

阿司匹林进入体内后首先在酯酶催下水解为水杨酸（M7），而水杨酸主要在肝脏中代谢，其酚羟基和羧基发生葡糖醛酸化（M8、M9），少部分水杨酸被 CYP 转化为龙胆酸（M10）和其他羟基苯甲酸（M11、M13），或在甘氨酸 *N*-酰基转移酶（glycine *N*-acyltransferase，GLYAT）催化下生成水杨尿酸（salicyluric acid）（M12）（图 15.8）。

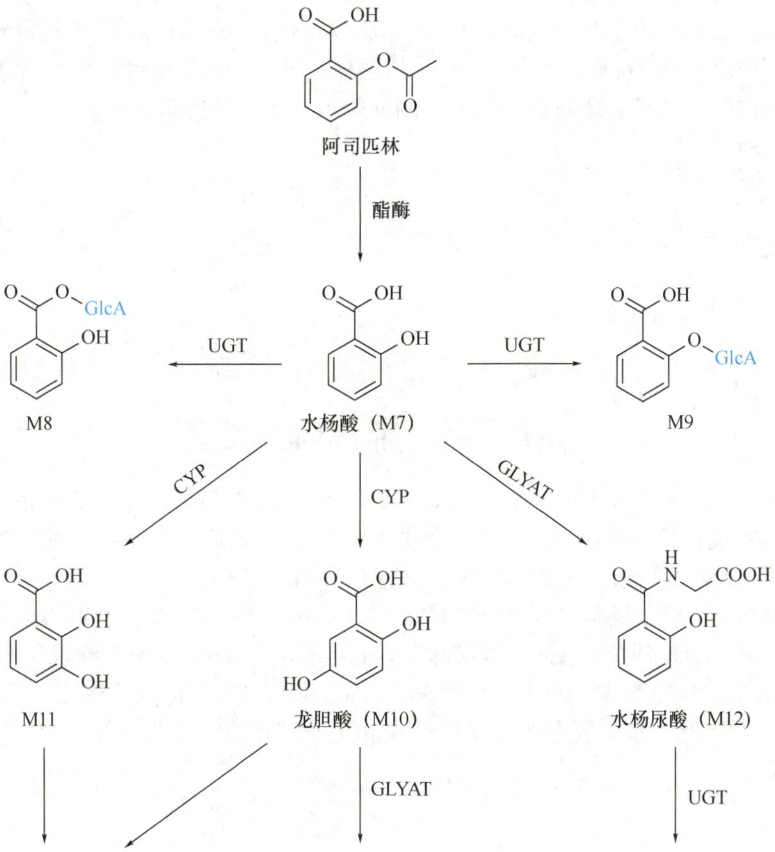

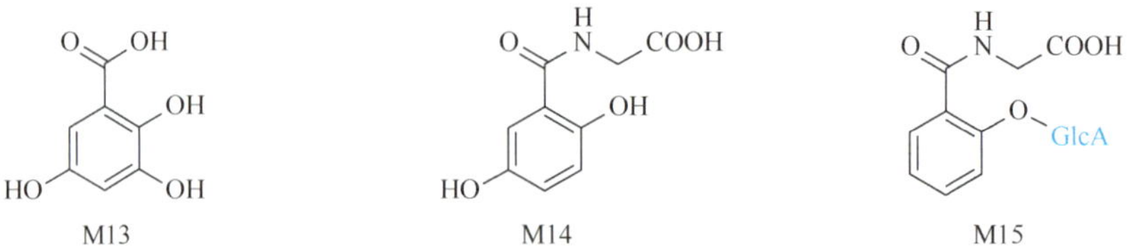

图 15.8 阿司匹林的体内代谢途径

阿司匹林的经典合成方法是在硫酸或磷酸催化下，以乙酸酐对水杨酸酚羟基进行乙酰化，即可制备获得阿司匹林（图 15.9）。

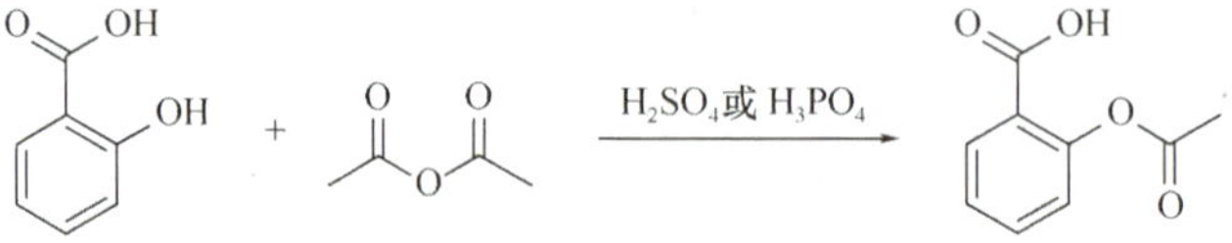

图 15.9 阿司匹林的合成路线

对水杨酸进行结构修饰（如阿司匹林）是降低其毒性和副作用的有效策略。基于水杨酸开发的解热镇痛药物还包括水杨酰水杨酸（salsalate）和二氟尼柳（diflunisal）。

水杨酰水杨酸主要用于治疗类风湿性关节炎、骨关节炎和相关风湿性疾病的症状缓解。该药物可看作水杨酸的二聚体，即一分子水杨酸的羧基与另一分子水杨酸的酚羟基发生酯化反应而得。水杨酰水杨酸本身对 COX 的抑制作用较弱，吸收进入体内后可水解释放出两分子的水杨酸，进一步发挥抗炎活性。但是，与阿司匹林不同，水杨酰水杨酸不会抑制血小板聚集。

二氟尼柳，又名二氟尼酸、双氟尼酸、二氟苯水杨酸，是于 1971 年开发的水杨酸衍生物，用于治疗轻度至中度疼痛、炎症、骨关节炎和类风湿性关节炎。二氟尼柳的疗效与其他 NSAID 相似，但作用持续时间较长（半衰期为 8～12 h），因此每日口服剂量更低。

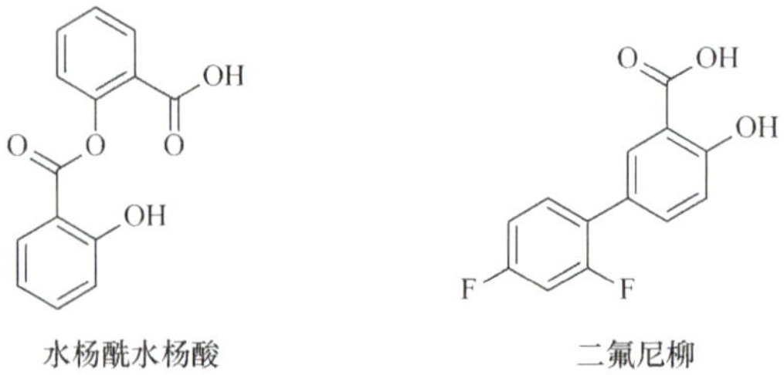

第三节 非甾体抗炎药

广义上的 NSAID 是指作用于 COX-PG 通路的所有抗炎药物；而狭义上的 NSAID 是指除去前文介绍的具有突出解热镇痛作用药物之外的 NSAID，主要适应证为各种慢性炎症。本节所介绍的 NSAID 实际上就是指狭义上的 NSAID。根据 NSAID 对 COX 的选择性，可将其分为两大类，分别是非选择性 COX 抑制剂（非选择性 NSAID）和选择性 COX-2 抑制剂（选择性 NSAID）。其中非选择性 COX 抑制剂主要包括芳基烷酸类、1,2-苯并噻嗪类、3,5-吡唑烷二酮类和邻氨基苯甲酸类药物。由于 3,5-吡唑烷二酮类和邻氨基苯甲酸类药物的不良反应较大，目前在临床上的使用已逐渐减少，因此本节主要介绍芳基烷酸类和 1,2-苯并噻嗪类非选择性 COX 抑制剂与选择性 COX-2 抑制剂。

一、非选择性非甾体抗炎药

（一）芳基烷酸类药物

1. 芳基乙酸类药物 5-HT 来源于色氨酸（tryptophan），是一种重要神经递质，参与调节体内众多行为和生物学功能，在中枢神经系统及骨骼和肠道等外周组织中也发挥重要作用。5-HT 也是一种炎症介质，与自身免疫病和炎症性疾病密切相关，如炎症性肠病、类风湿性关节炎和多发性硬化症等。研究人员基于色氨酸和 5-HT 的结构开展新型抗炎药物的研发，并设计、合成了一系列吲哚乙酸衍生物，最终筛选获得了全新的 NSAID 吲哚美辛，开创了芳基乙酸类 NSAID 的研发先河（图 15.10）。吲哚美辛于 1961 年获得专利，并于 1963 年被 FDA 批准上市。

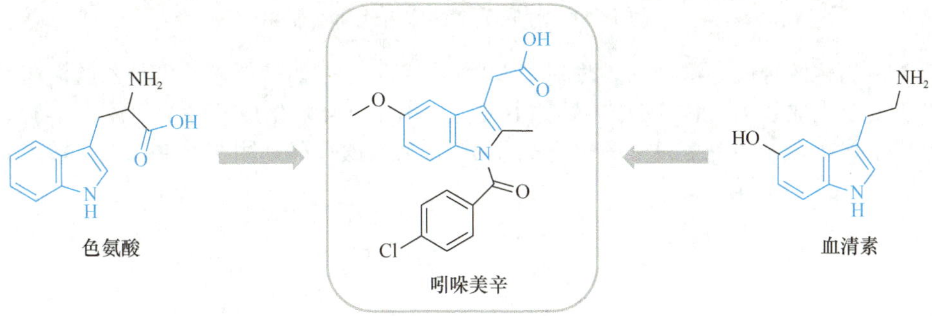

图 15.10　吲哚美辛的发现思路

吲哚美辛（Indomethacin）

化学名：2-甲基-1-(4-氯苯甲酰基)-5-甲氧基-1*H*-吲哚-3-乙酸

2-methyl-1-(4-chlorobenzoyl)-5-methoxy-1*H*-indol-3-acetic acid

分子式：$C_{19}H_{16}ClNO_4$

分子量：357.79

熔点：158～162℃

水溶性：几乎不溶于水

$pK_a=4.50$

$\lg P=4.27$

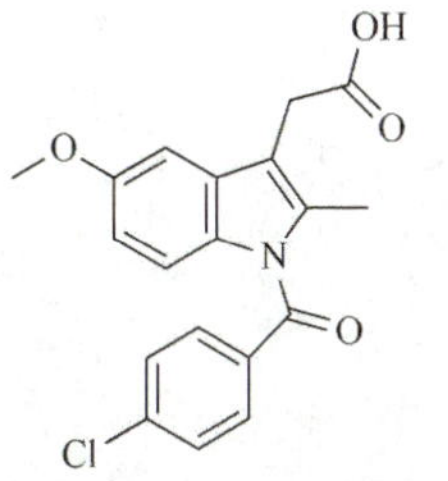

吲哚美辛主要用于治疗中度至重度类风湿性关节炎、中度至重度强直性脊柱炎、中度至重度骨关节炎、急性肩痛（滑囊炎或肌腱炎）、急性痛风性关节炎，以及各种头痛。吲哚美辛的作用机制是非选择性地抑制 COX-1 和 COX-2，进而抑制 PG 的全身性合成。2019 年，吲哚美辛位列美国第 267 种最常用药物，处方量超过 157 万。

吲哚美辛口服后可被快速吸收，90% 的给药剂量可在 4 h 内被吸收，生物利用度接近 100%；半衰期约为 4.5 h；血浆蛋白结合率约为 99%；表观分布容积为 0.34～1.57 L/kg；主要经 CYP2C9 代谢；该药物主要通过肾脏（60%）和粪便（33%）排泄，还可通过与葡糖醛酸结合排泄到胆汁中，然后水解转化为吲哚美辛后再次进入肠肝循环，另外也可通过母乳排泄；口服给药下，其在小鼠和大鼠中的 LD_{50} 分别为 50 mg/kg 和 12 mg/kg。

吲哚美辛主要经肝脏代谢，生成 *O*-去甲基（M16）、*N*-去 4-氯苯甲酰基（M17）和 *O*-去甲基-*N*-去 4-氯苯甲酰基代谢产物（M18），以及代谢产物的葡糖醛酸化产物。这些代谢物及其葡糖醛酸产物都是无活性的（图 15.11）。

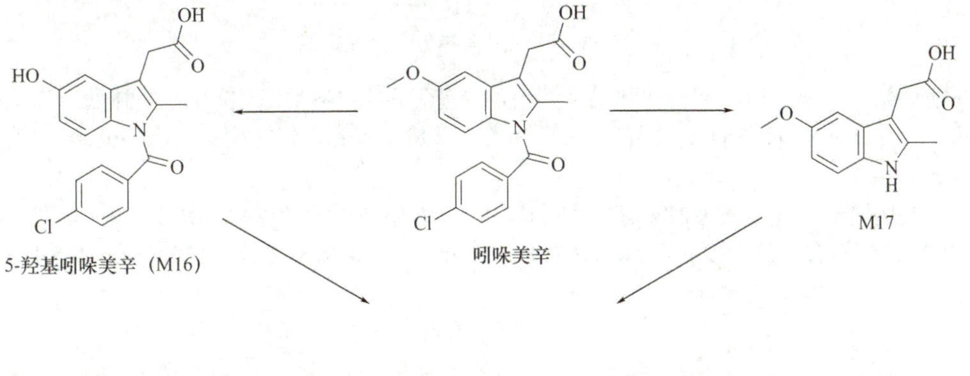

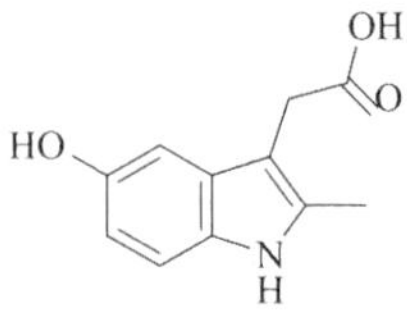

M18

图 15.11 吲哚美辛的体内代谢途径

吲哚美辛的传统合成方法是以 4-甲氧基苯肼（Ⅱ-1）为起始原料，首先与乙酰丙酸甲酯在酸催化条件下反应生成Ⅱ-2；Ⅱ-2 在加热条件下发生异构化并环化生成吲哚中间体（Ⅱ-3）；然后吲哚中的氮原子与 4-氯苯甲酰氯发生酰化生成Ⅱ-4；最后羧酸甲酯基团在酸催化下水解生成了最终产物吲哚美辛（图 15.12）。

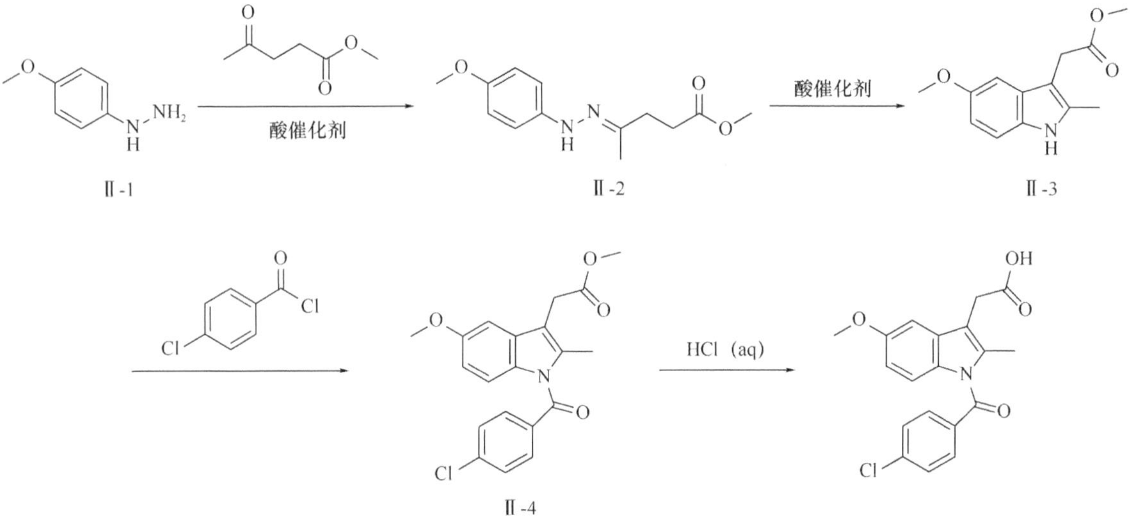

图 15.12 吲哚美辛的合成路线

为了进一步提高吲哚美辛的收率并缩短合成步骤，研究人员开发出了现代的合成方法。该方法以 4-甲氧基苯肼磺酸钠（Ⅱ-5）为原料，首先在吡啶催化下与 4-氯苯甲酰氯发生酰化反应，由于吸电子磺酸基降低了 β-氮的亲核性，因此会优先于 α-位进行酰化，然后在稀酸条件下将磺酸基水解生成Ⅱ-6；最后在酸性条件下与 α-当归内酯反应生成吲哚美辛（图 15.13）。

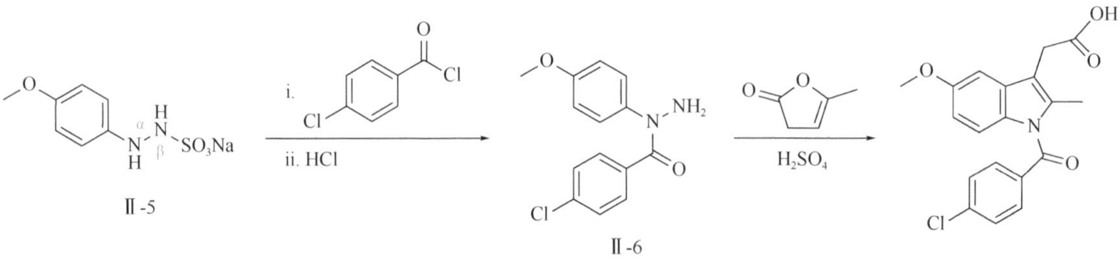

图 15.13 吲哚美辛的另一合成路线

在吲哚美辛上市之后，又陆续开发了其他的芳基乙酸类 NSAID。例如，舒林酸、双氯芬酸钠（diclofenac sodium）、溴芬酸（bromfenac）、托美汀（tolmetin）、依托度酸（etodolac）和萘丁美酮（nabumetone）等。

依托度酸属于芳基乙酸类 NSAID。该药物于 1971 年获得专利保护，并于 1991 年在美国获批上市。依托度酸具有一定程度的COX-2选择性。此外，只有 *S*-构型的依托度酸具有 COX 抑制活性，

而 *R*-构型没有活性。

萘丁美酮属于一种前药，于 1991 年获批上市。萘丁美酮在肝脏中可快速代谢为具有抗炎活性的原药 6-甲氧基-2-萘乙酸（6-methoxy-2-naphthyl acetic acid，6-MNA）。6-MNA 虽然会同时抑制 COX-1 和 COX-2，但其对 COX-2 的抑制作用更强，具有一定的选择性。因此，在非选择性 NSAID 中，其对胃肠道的副作用相对较小。

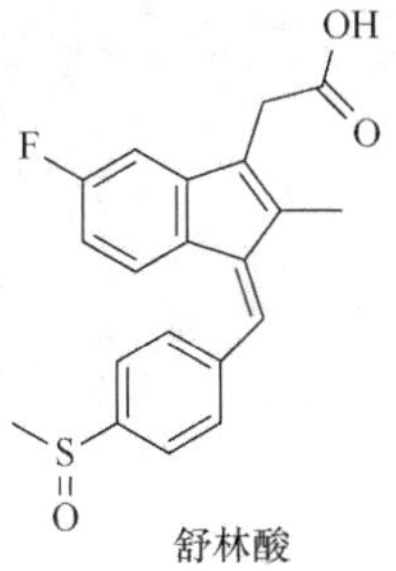
舒林酸

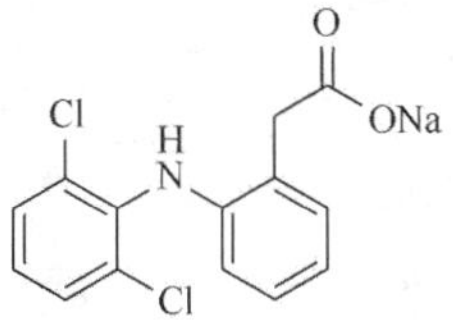
双氯芬酸钠

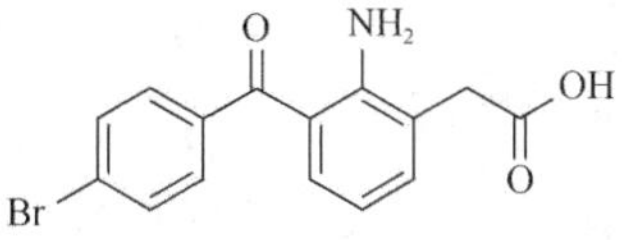
溴芬酸

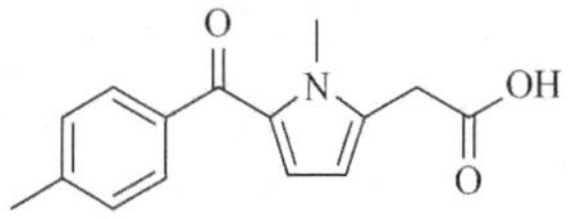
托美汀

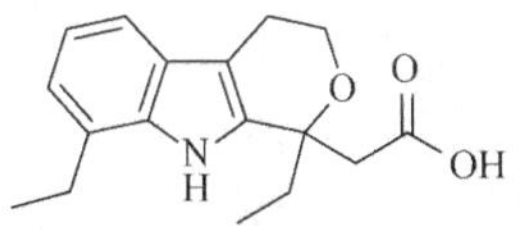
依托度酸

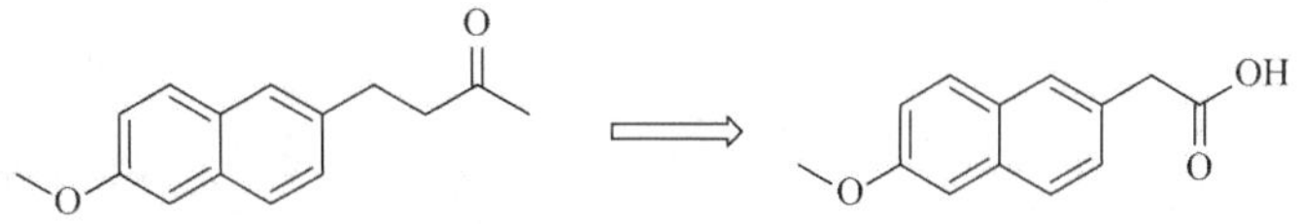
萘丁美酮　　6-MNA

双氯芬酸钠（Diclofenac Sodium）

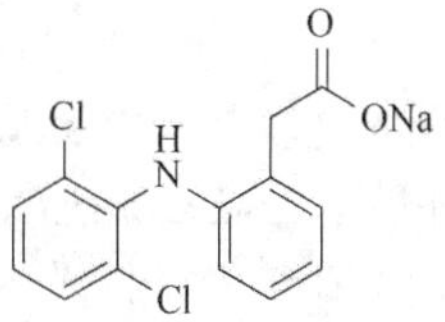

化学名：2-[(2,6-二氯苯基) 氨基]-苯乙酸钠

sodium [2-[(2,6-dichlorophenyl)amino]phenyl]acetate

分子式：$C_{14}H_{10}Cl_2NNaO_2$

分子量：318.13

熔点：283～285℃

水溶性：略溶于水

pK_a=4.15

lg *P*=4.51

双氯芬酸钠于 1965 年获得专利保护，并于 1988 年在美国获批上市。一般将该药物制备为钠盐或钾盐，即双氯芬酸钠或双氯芬酸钾（diclofenac potassium）。

双氯芬酸钠主要用于治疗各种疼痛和炎症，包括骨关节炎、类风湿性关节炎和强直性脊柱炎等炎症，以及手术和身体创伤引起的损伤性炎症。双氯芬酸钠的作用机制是非选择性地抑制 COX-1 和 COX-2，进而抑制 PG 的全身性合成。此外，也有研究证明双氯芬酸钠可抑制 LOX，进而减少 LTB_4 的合成；同时还可抑制 PLA2 的活性。基于综合的抗炎机制，双氯芬酸钠也成为最有效的 NSAID 之一。2019 年，双氯芬酸钠位列美国第 74 种最常用药物，处方量超过 1011 万。

双氯芬酸钠可被胃肠道完全吸收，但由于经历显著的首过代谢，只有 60% 的药物可进入全身循环，因此生物利用度约为 60%；半衰期为 1.2～2 h；血浆蛋白结合率约为 99%；表观分布容积为 0.1～0.2 L/kg；主要经 CYP2C9 代谢，CYP2C8 和 CYP3A4 也参与部分代谢；双氯芬酸钠主要通过代谢消除，60%～70% 的给药剂量通过尿液消除，30% 通过粪便消除，没有明显的肠肝循环；口服给药下，其在小鼠、大鼠和豚鼠中的 LD_{50} 分别为 389 mg/kg、173 mg/kg 和 1110 mg/kg。

双氯芬酸主要经过氧化代谢生成羟基代谢产物（M19～M22），随后母核的羧基和代谢产生的羟基可与葡糖醛酸、硫酸盐和牛磺酸结合。其最主要的代谢产物是经 CYP2C9 生成的 4′-羟基双氯芬酸（M19），该代谢产物的活性非常弱，只有双氯芬酸的 1/30。其他次要的代谢产物包括 3′-羟基双氯芬酸（M20）、5-羟基双氯芬酸（M21）和 4′,5-二羟基双氯芬酸（M22）（图 15.14）。

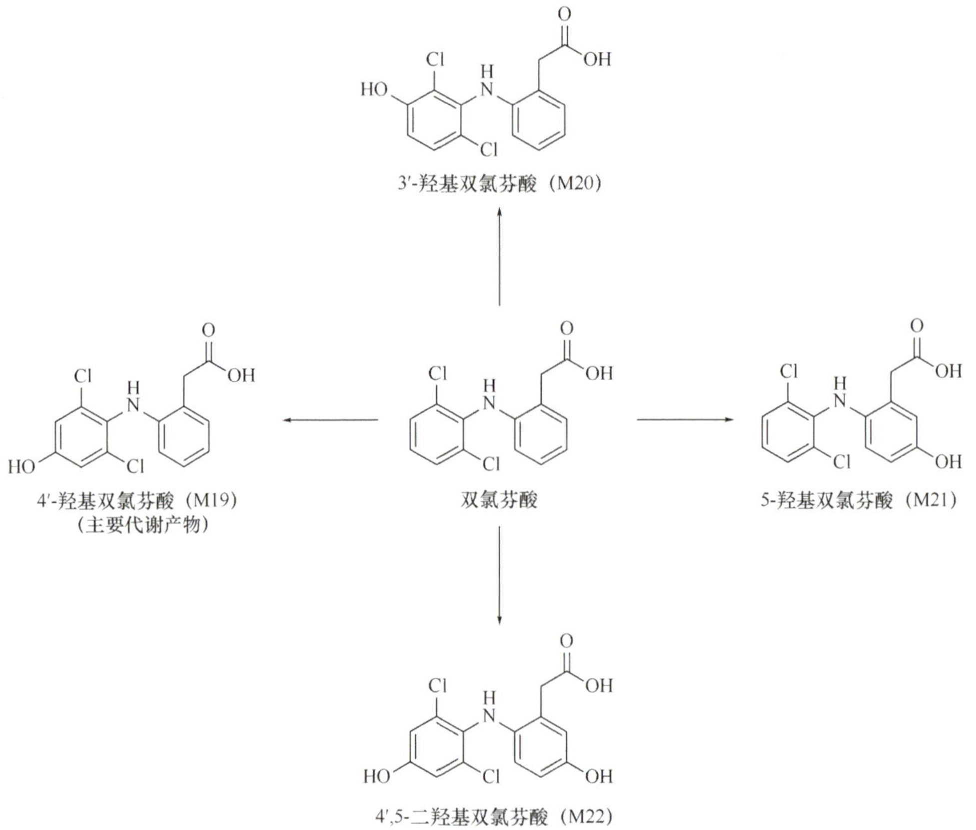

图 15.14 双氯芬酸的体内代谢途径

双氯芬酸的合成是以 2,6-二氯苯酚（Ⅲ-1）为原料，首先与苯胺缩合制得 *N*-2,6-二氯苯基苯胺（Ⅲ-2）；然后仲胺基与氯乙酰氯酰化制得Ⅲ-3，再发生分子内环合制得 1-(2,6-二氯苯基) 二氢吲哚-2-酮（Ⅲ-4）；最后在碱性条件下水解制得双氯芬酸钠（图 15.15）。

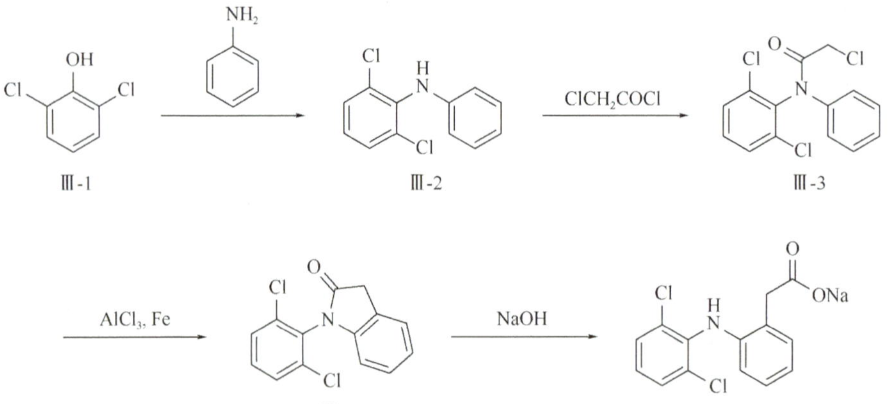

图 15.15 双氯芬酸钠的合成路线

吲哚芳基乙酸类药物的构效关系总结如下（图 15.16）。

2. 芳基丙酸类药物 斯图尔特 · 亚当斯（Stewart Adams）博士开创了芳基丙酸类药物研发的先河。亚当斯于 1953 年立项研发比阿司匹林更有效、更安全的新型的抗类风湿性关节炎药

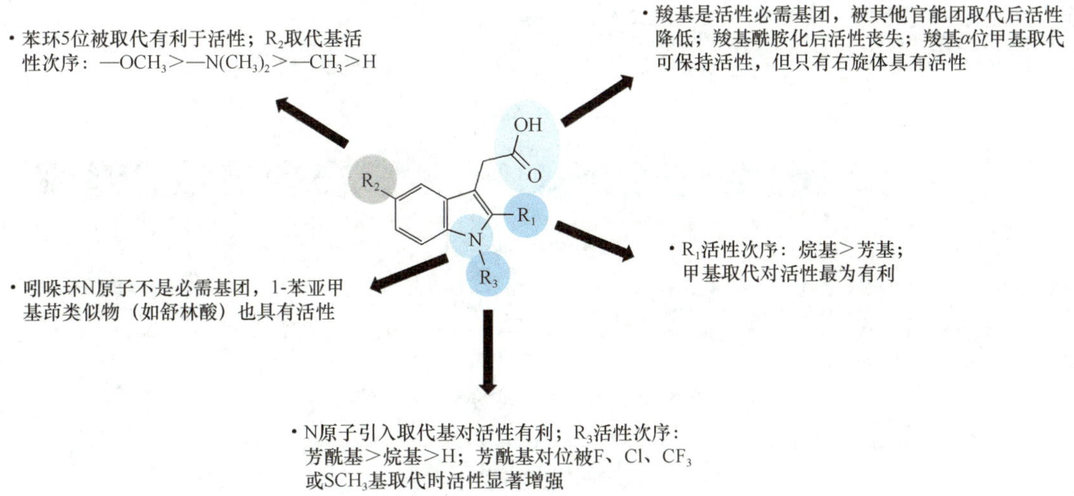

图 15.16 吲哚芳基乙酸类药物的构效关系

物。他们保留了阿司匹林的羧基，并开展新型化合物的合成。课题组成员约翰·尼科尔森（John Nicholson）博士合成了 600 多个苯氧酸衍生物，动物模型测试发现部分化合物的活性强于阿司匹林 10 多倍。其中化合物 BTS8402（图 15.17）被选为先导化合物，但其在类风湿性关节炎患者中无效。尼科尔森随后又合成了一系列苯乙酸和苯丙酸类衍生物，其中化合物 BTS10335 被推进至临床试验。虽然 BTS 10335 对类风湿性关节炎患者有效，但超过 50% 的患者出现了严重的皮疹，最终该候选药物被淘汰。但 BTS10335 令人鼓舞的数据为候选药物布芬酸（ibufenac，异丁芬酸）的发现铺平了道路。该候选药物对类风湿性关节炎患者有效，也没有皮肤和胃部刺激的不良反应，最终获批上市。但是，布芬酸因导致少数患者的肝损伤而被英国撤市。随后对化合物 BTS10499 开展了临床试验。研究发现，虽然其可有效治疗类风湿性关节炎，但与 BTS10335 类似，20% 的患者出现了皮疹，导致研发终止。出于这一原因，亚当斯最终决定放弃 4-取代苯乙酸衍生物，并专注于研发 4-取代苯丙酸衍生物。最终于 1961 年在众多被测试的苯丙酸类化合物中发现了布洛芬（ibuprofen）。临床试验表明，布洛芬不仅对类风湿性关节炎有效，且具有良好的安全性。布洛芬分别于 1969 年和 1974 年在英国及美国上市，用于治疗类风湿性关节炎。鉴于其安全性，布洛芬分别于 1983 年和 1984 年在英国及美国成为非处方药（图 15.18）。

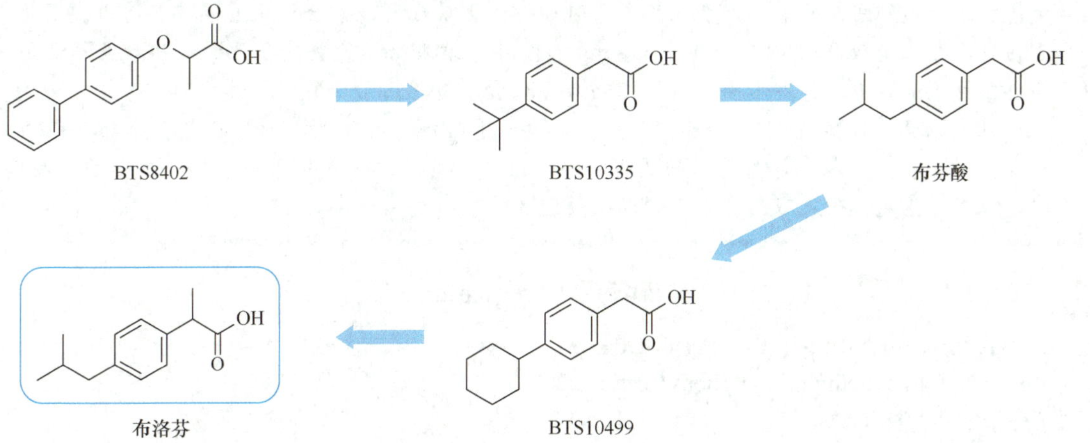

图 15.17 布洛芬的研发过程

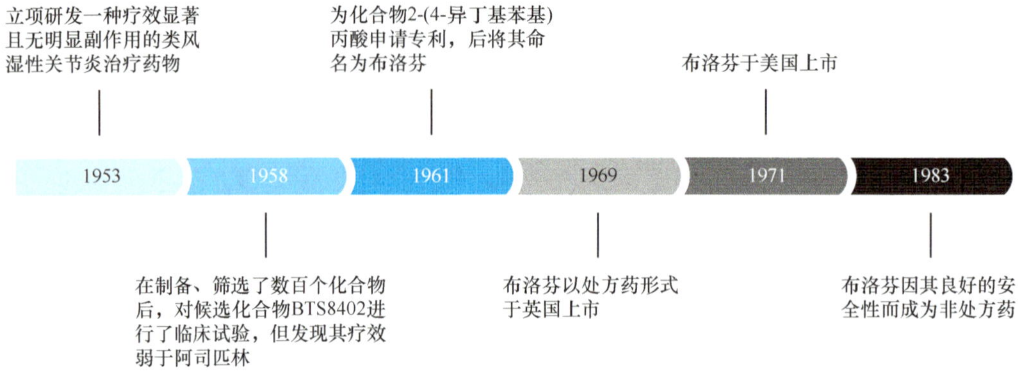

图 15.18 布洛芬研发的重要时间线

亚当斯和布洛芬的故事

亚当斯在 16 岁时开始了他的制药职业生涯。他最初在布茨公司的一家药店当学徒，而后于诺丁汉大学（University of Nottingham）获得药学学位，并于利兹大学（University of Leeds）获得药理学博士学位。亚当斯致力于类风湿性关节炎治疗药物的研发。他的目标是开发一种与激素一样有效但没有明显副作用的药物。而后亚当斯聘请了化学家约翰·尼科尔森（John Nicholson），并测试了他合成的 600 多个化合物，希望从中找到一种既能减轻炎症并且大多数人都能耐受的化合物。他们将化合物的范围缩小到五个候选化合物，其中前四个都在临床试验中失败了，但第五个化合物，也就是布洛芬的临床试验取得了成功。1969 年，布洛芬在英国被批准为处方药，并很快作为非处方止痛药在世界各地上市。布洛芬目前是世界上最受欢迎的 NSAID 之一，据估计每三秒就会在美国售出一盒。

尽管亚当斯和尼科尔森（1983 年去世）发现了布洛芬并为其申请了专利，但他们并没有因这一巨大的成功而获得任何专利收益，而且，亚当斯还为此支付了 1 英镑的专利申请费。因此，亚当斯的父亲经常开玩笑说亚当斯是唯一一个因布洛芬的发明而赔钱的人。

虽然布洛芬的发现没有给亚当斯带来巨额的经济回报，但却为其赢得了无数荣誉。他于 1987 年获得了由伊丽莎白女王授予的大英帝国勋章。他还于 2007 年入选英国卫报评选的“真正了解女性的 50 位男性”(位列第 26 位)，因为布洛芬已成为治疗女性痛经最有效的药物。

1971 年，在一次于莫斯科举办的庆功会上，亚当斯饮用伏尔加过量，在第二天早上由于宿醉而引起剧烈的头痛。由于在几个小时后他还需要在药理学会议上发表重要演讲，因此他在自己身上进行了试验，服用了 600 mg 布洛芬，结果很好地去除了他的头痛。虽然该药物已在临床试验中进行过疼痛测试，但尚未有人尝试将其用于乙醇引起的头痛。

亚当斯于 2019 年去世，享年 95 岁。他的儿子这样评价父亲：亚当斯是一个非常谦虚的人，他会和其他人一样去药店购买布洛芬。他并没有从他的发明中得到什么特别的东西，但其对布洛芬能为数百万患者带来帮助而感到欣慰。

布洛芬（Ibuprofen）

化学名：α-甲基-4-(2-甲基丙基) 苯乙酸

α-methyl-4-(2-methylpropyl)phenylacetic acid

分子式：$C_{13}H_{18}O_2$

分子量：206.28

熔点：74.5～77.5℃

水溶性：几乎不溶于水

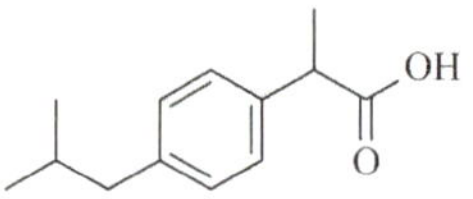

$pK_a = 5.30$

$\lg P = 3.97$

布洛芬主要用于治疗发热（包括接种疫苗后发热）；轻度至中度疼痛（包括手术后疼痛缓解）、痛经、牙痛、头痛和肾结石引起的疼痛；同时用于骨关节炎、类风湿性关节炎、幼年特发性关节炎等炎症性疾病。因此，布洛芬实际上也属于一种解热镇痛药，甚至比部分解热镇痛药应用得更多。布洛芬在 *α* 位含有一个手性碳，一般以消旋体形式给药，但 *S*(右旋)-异构体活性更强。目前已经有单一 *S*-构型的右旋布洛芬（dexibuprofen，右布洛芬）上市。布洛芬的作用机制是非选择性地抑制 COX-1 和 COX-2，进而抑制 PG 的全身性合成。布洛芬也是最常用的 NSAID。2019 年，布洛芬位列美国第 29 种最常用药物，处方量超过 2174 万。

布洛芬口服后吸收良好，1～2 h 即可达到血药峰浓度（C_{max}），生物利用度为 80%～100%；半衰期为 1.2～2 h；血浆蛋白结合率约为 98%；表观分布容积约为 0.1 L/kg；主要经 CYP2C9 代谢，CYP2C19 和 CYP2C8 也参与部分代谢；＞90% 的药物经尿液排泄，99% 的给药剂量发生代谢，约有 1% 原型药物和Ⅱ相代谢产物经胆汁排泄；口服给药下，其在小鼠、大鼠和豚鼠中的 LD_{50} 分别为 740 mg/kg、636 mg/kg 和 495 mg/kg。

布洛芬在肝脏中主要由 CYP2C9、CYP2C19 和 CYP2C8 将其烷基侧链氧化为羟基及羧基（M23～M26）。主要代谢产物是经 CYP2C9 代谢为 3′-羟基布洛芬（M23），该羟基衍生物可以进一步氧化为 3′-羧基布洛芬（M26）（图 15.19）。

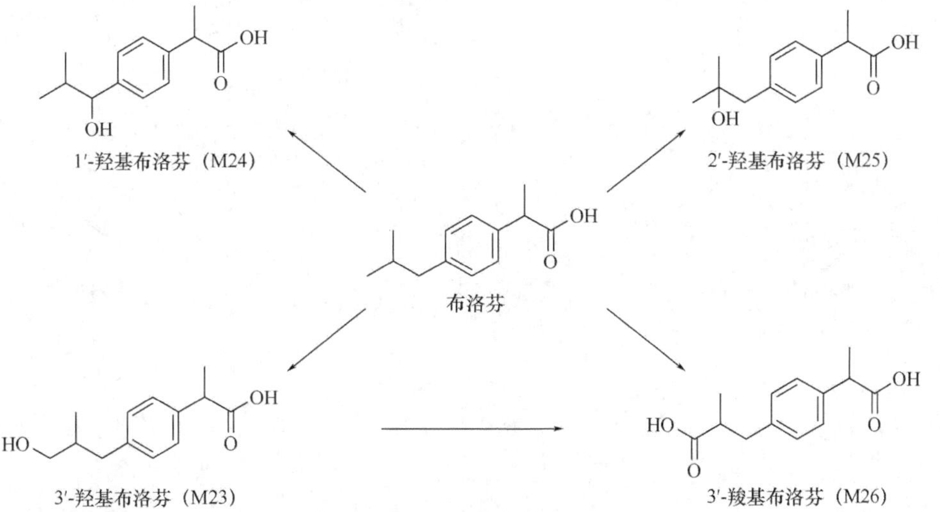

图 15.19　布洛芬的体内代谢途径

布洛芬的经典合成方法是以异丁基苯（Ⅳ-1）为原料，经乙酰氯傅克酰化反应在其对位引入乙酰基（Ⅳ-2），乙酰基再与氯乙酸乙酯发生达参反应（Darzens reaction）转化为 *α*,*β*-环氧酯（Ⅳ-3）并水解、脱羧得到醛（Ⅳ-4）；醛基与羟胺缩合制得醛肟（Ⅳ-5）后，再通过乙酸酐将其脱水生成氰基（Ⅳ-6）；最后，将氰基水解为羧酸，即获得布洛芬（图 15.20）。

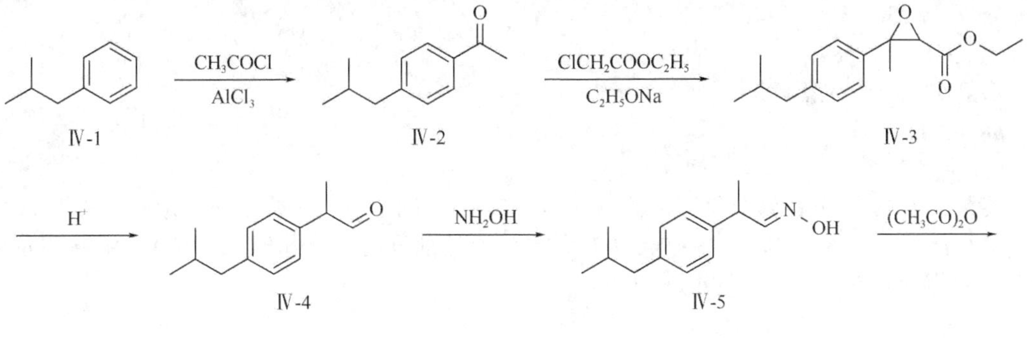

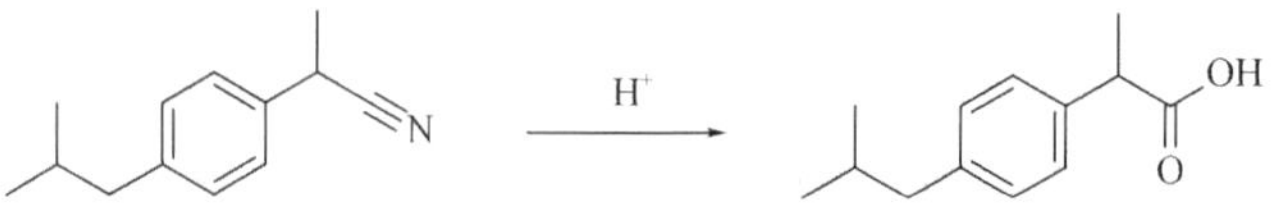

Ⅳ-6

图 15.20　布洛芬的合成路线

布洛芬成功上市后，又陆续上市了许多其他芳基丙酸类 NSAID。相关药物包括右旋布洛芬、酮洛芬（ketoprofen）、右旋酮洛芬（dexketoprofen）、舒洛芬（suprofen）、洛索洛芬（loxoprofen）、培比洛芬（pelubiprofen）、非诺洛芬（fenoprofen）、扎托洛芬（zaltoprofen）、萘普生（naproxen）、氟比洛芬（flurbiprofen）、吡洛芬（pirprofen）和奥沙普秦（oxaprozin）等。在上述药物中，部分药物活性甚至强于布洛芬，但临床上最为常用的芳基丙酸类药物还是布洛芬和萘普生。

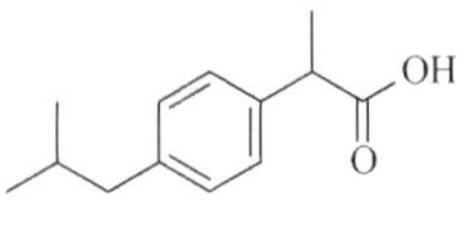

布洛芬

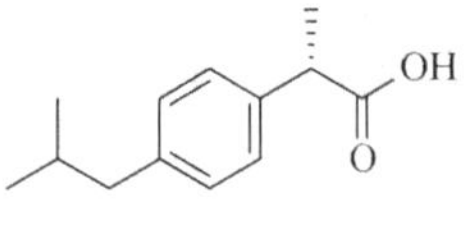

右旋布洛芬

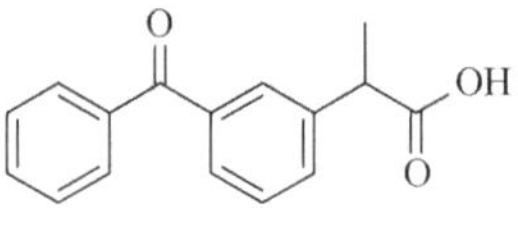

酮洛芬

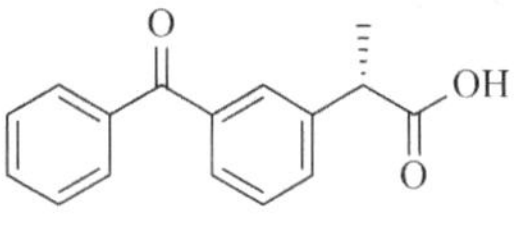

右旋酮洛芬

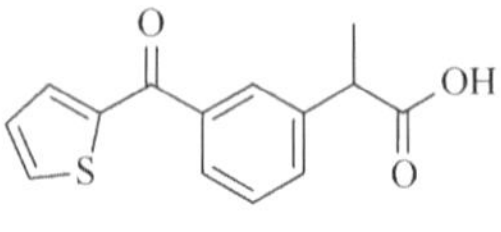

舒洛芬

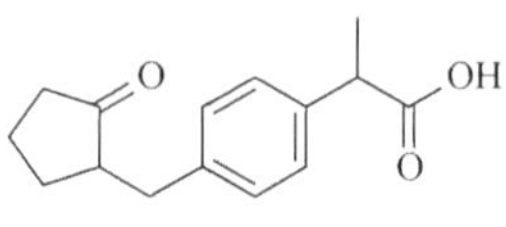

洛索洛芬

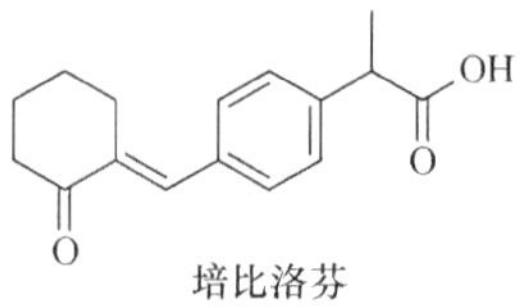

培比洛芬

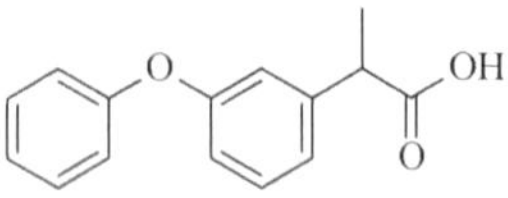

非诺洛芬

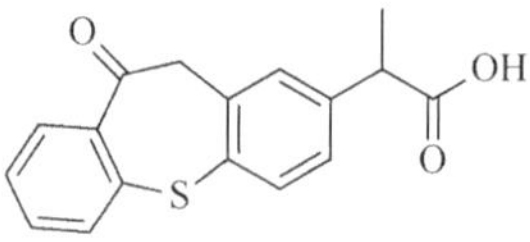

扎托洛芬

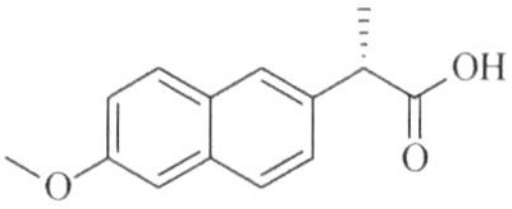

萘普生

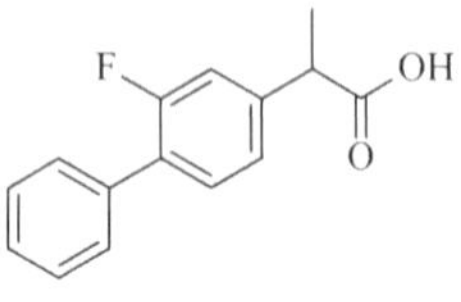

氟比洛芬

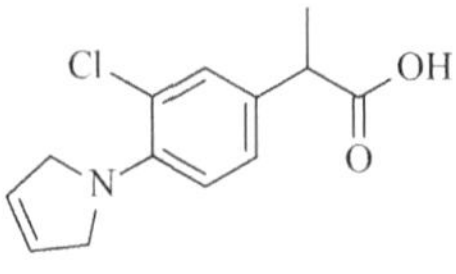

吡洛芬

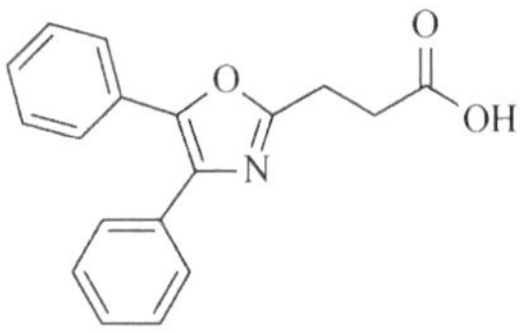

奥沙普秦

萘普生（Naproxen）

化学名：(+)-(*S*)-*α*-甲基-6-甲氧基-2-萘乙酸

(+)-(*S*)-*α*-methyl-6-methoxy-2-naphthaleneacetic acid

分子式：$C_{14}H_{14}O_3$

分子量：230.26

熔点：153～158℃

水溶性：几乎不溶于水

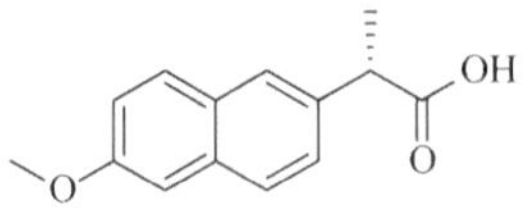

$pK_a=4.15$

$\lg P=3.18$

萘普生于 1967 年获得专利，并于 1976 年在美国获批上市。萘普生钠作为处方药于 1980 年在美国获批上市。1994 年 6 月，FDA 批准萘普生为低剂量的非处方药。2019 年，萘普生位列美国第 61 种最常用药物，处方量超过 1176 万。

萘普生主要用于治疗类风湿性关节炎、骨关节炎、强直性脊柱炎、多关节幼年特发性关节炎、肌腱炎、滑囊炎、急性痛风、原发性痛经，以及缓解轻度至中度疼痛。此外，该药物也是骨关节炎、急性痛风性关节炎、痛经和肌肉骨骼炎症及疼痛的一线治疗药物。萘普生的作用机制是非选择性地抑制 COX-1 和 COX-2，进而抑制 PG 的全身性合成。

萘普生及其钠盐口服吸收良好，生物利用度约为 95%；半衰期为 12～17 h；血浆蛋白结合率约为 99%；表观分布容积约为 0.16 L/kg；该药主要经 CYP1A2、CYP2C8 和 CYP2C9 代谢；口服给药后约 95% 的药物及其代谢物经尿液排泄，其中 66%～92% 为Ⅱ相代谢产物，＜1% 的药物为原型药物或脱甲基代谢产物；＜5% 的药物经粪便排泄；口服给药下，其在小鼠、大鼠和仓鼠中的 LD_{50} 分别为 1200 mg/kg、500 mg/kg 和 4000 mg/kg，在犬中的 LD_{50} 超过 1000 mg/kg。

萘普生可直接发生Ⅱ相代谢，也可在经历Ⅰ相代谢后再经Ⅱ相代谢消除。萘普生可在 CYP1A2、CYP2C8 和 CYP2C9 催化下脱除甲基（M27），其酚羟、羧基及代谢产生的羟基也可进一步与甘氨酸（M28）、葡糖醛酸（M29～M31）、硫酸盐结合（M32）而发生Ⅱ相代谢（图 15.21）。

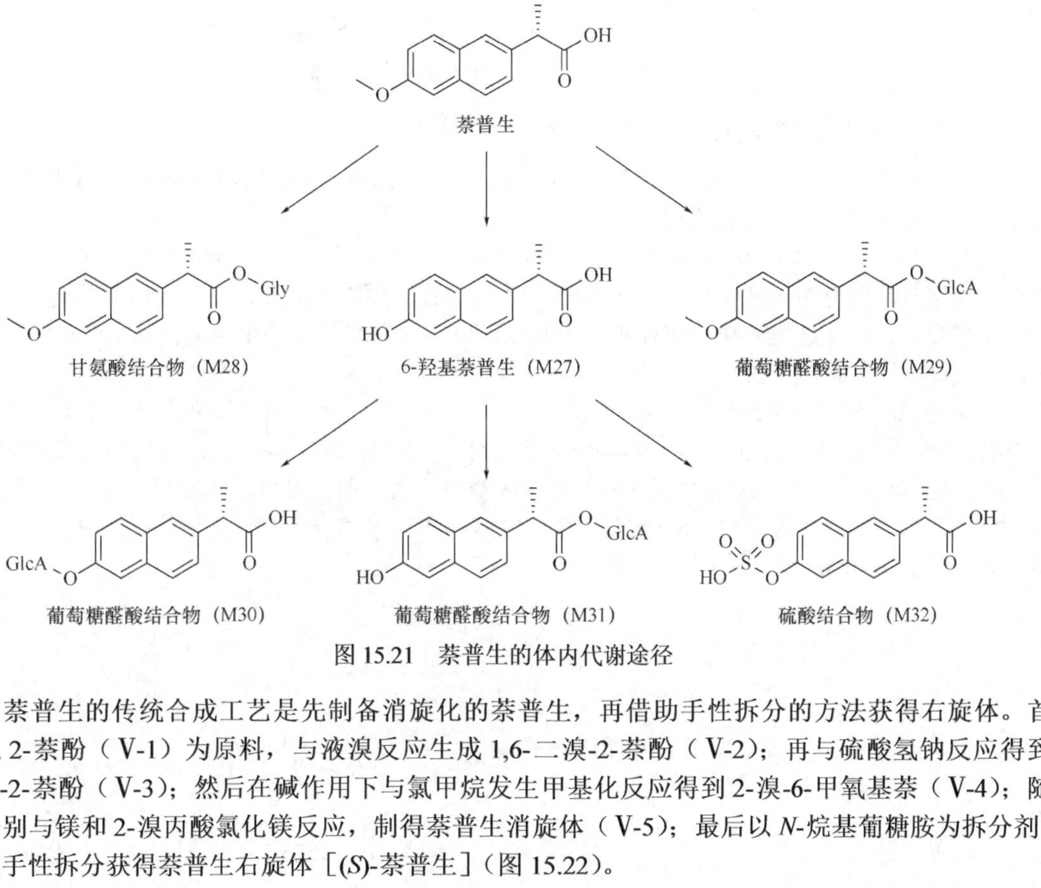

图 15.21　萘普生的体内代谢途径

萘普生的传统合成工艺是先制备消旋化的萘普生，再借助手性拆分的方法获得右旋体。首先以 2-萘酚（V-1）为原料，与液溴反应生成 1,6-二溴-2-萘酚（V-2）；再与硫酸氢钠反应得到 6-溴-2-萘酚（V-3）；然后在碱作用下与氯甲烷发生甲基化反应得到 2-溴-6-甲氧基萘（V-4）；随后分别与镁和 2-溴丙酸氯化镁反应，制得萘普生消旋体（V-5）；最后以 *N*-烷基葡糖胺为拆分剂，通过手性拆分获得萘普生右旋体［(*S*)-萘普生］（图 15.22）。

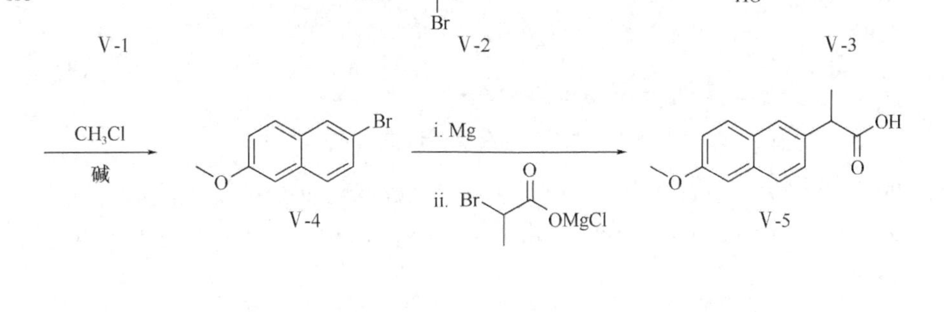

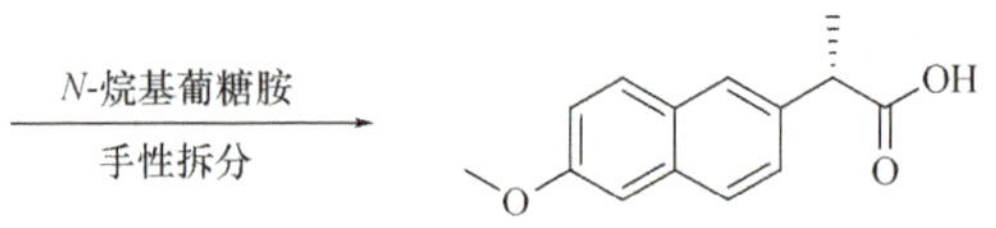

图 15.22　萘普生的合成路线

芳基丙酸类药物的构效关系总结如图 15.23。

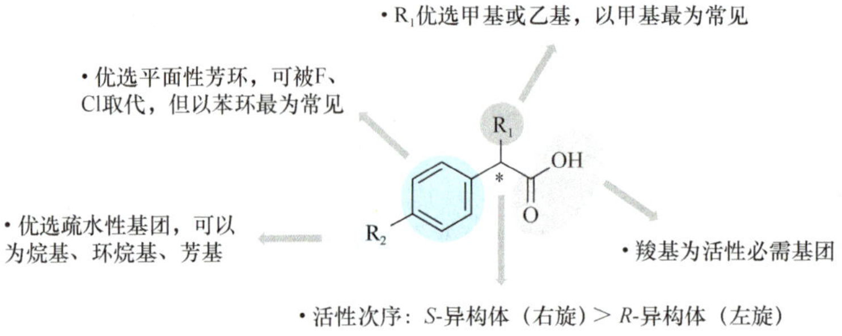

图 15.23　芳基丙酸类药物的构效关系

（二）1,2-苯并噻嗪类药物

1,2-苯并噻嗪类药物，又称为昔康类药物（oxicams）或烯醇酸（enolic acid）衍生物类药物，其结构中含有 4-羟基-1,2-苯并噻嗪甲酰胺关键药效团。

在经典的非选择性 COX 抑制剂中，大多数药物含有羧基基团，这似乎成为研发抗炎药物的一个思维定式，使得不含羧基 NSAID 的研发一直被忽视。而羧基的存在在一定程度上会引发胃部副作用，也可能由于在肠道中电离而不利于吸收。此外，游离的羧基很容易被葡糖醛酸化，造成药物半衰期缩短，排泄过快。

为了研发全新的不含羧基的抗炎药物，研究人员以 2-芳基茚二酮骨架为先导，经历 2-芳基苯并 [b] 噻吩衍生物、1,3-二氧代异喹啉-4-酰胺衍生物、1,2-苯并噻嗪-4-甲酰胺衍生物等几个研究阶段，最终发现了具有显著抗炎活性的 1,2-苯并噻嗪类衍生物（图 15.24）。在 20 世纪 50 年代发现 1,2 苯并噻嗪结构后，又历时十余年的研究，直至 1968 年申请专利对此类化合物进行保护，首个药物吡罗昔康（piroxicam）于 1982 年在美国获批。

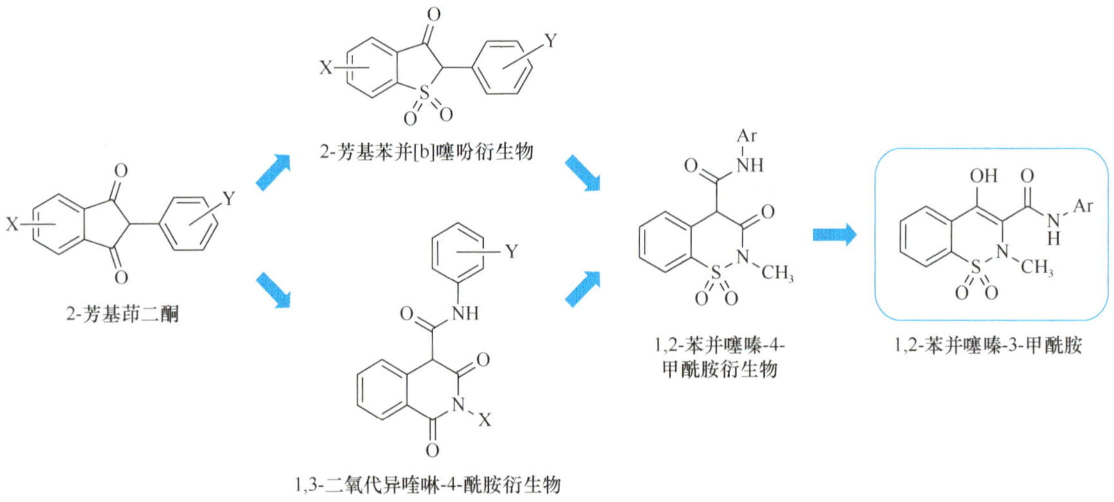

图 15.24　1,2-苯并噻嗪类衍生物的发现历程

吡罗昔康一经推出，立即在市场上获得认可，处方量连续数年排名前 50。在吡罗昔康之后，又陆续研发了辛诺昔康（cinnoxicam）、安吡昔康（ampiroxicam）、屈昔康（droxicam）、舒多昔康

（sudoxicam）、美洛昔康（meloxicam）、替诺昔康（tenoxicam）和氯诺昔康（lornoxicam）。其中辛诺昔康、安吡昔康和屈昔康是吡罗昔康的前药。前药本身对 COX 的抑制活性很弱且在胃部不会发生转化，因此可减轻对胃部的副作用，进入肠道后可水解转化为吡罗昔康。

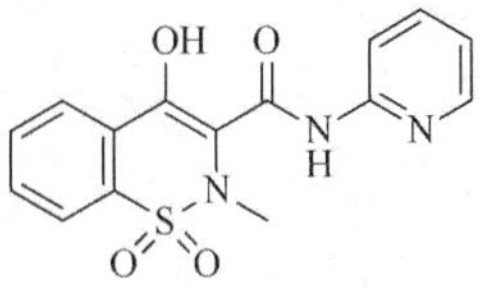
吡罗昔康

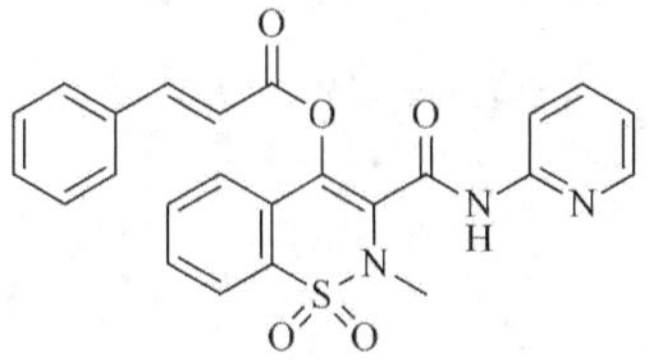
辛诺昔康

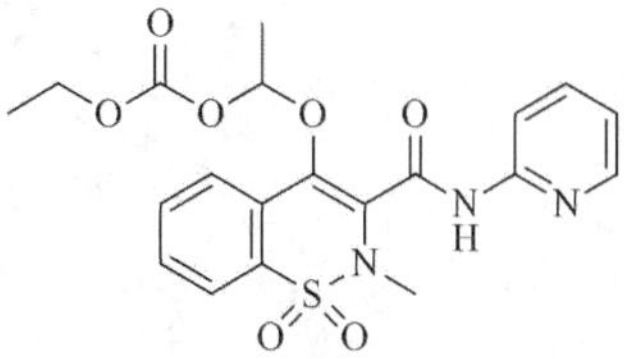
安吡昔康

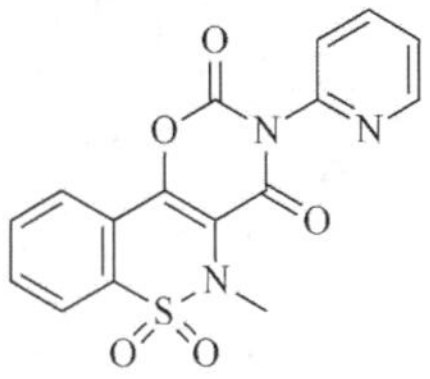
屈昔康

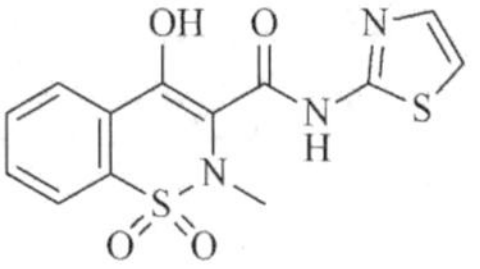
舒多昔康

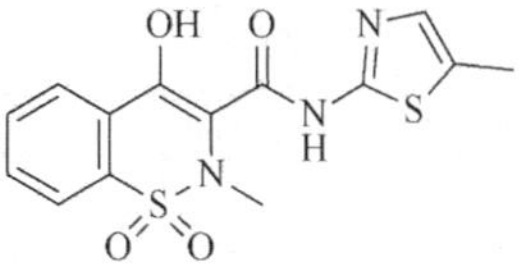
美洛昔康

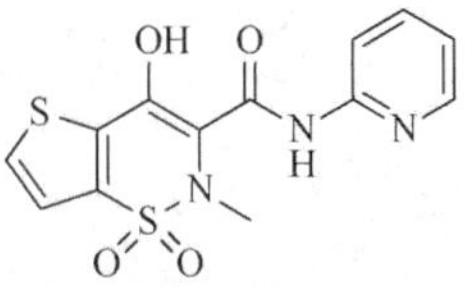
替诺昔康

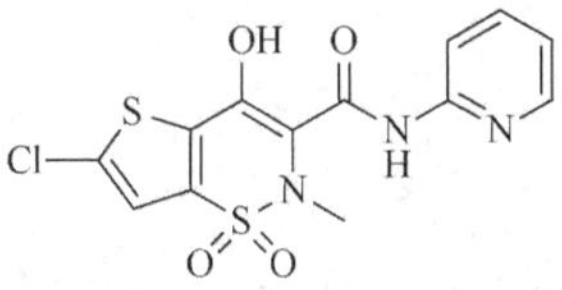
氯诺昔康

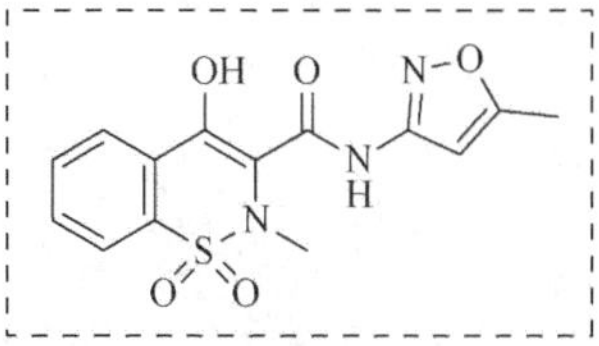
依索昔康

依索昔康（isoxicam）是吡罗昔康的类似物，其吡啶环被替换为甲基异噁唑环。该药物于 1983 年研发上市。但由于其可能会引起致死性中毒性表皮坏死松解症（又称莱伊尔综合征，Lyell syndrome），于 1985 年首先在法国撤市，而后在全球范围内撤市。

吡罗昔康（Piroxicam）

化学名：2-甲基-4-羟基-*N*-(2-吡啶基)-2*H*-1,2-苯并噻嗪-3-甲酰胺-1,1-二氧化物

2-methyl-4-hydroxy-*N*-(2-pyridinyl)-2*H*-1,2-benzothiazine-3-carboxamide-1,1-dioxide

分子式：$C_{15}H_{13}N_3O_4S$

分子量：331.35

熔点：198～202℃

水溶性：几乎不溶于水

$pK_a=6.30$

$\lg P=3.06$

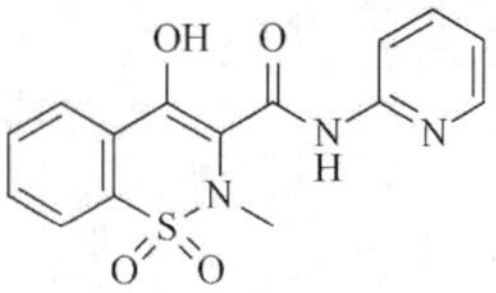

吡罗昔康主要用于治疗骨关节炎、类风湿性关节炎、痛经和手术后疼痛。其作用机制是非选择性地抑制 COX-1 和 COX-2，进而抑制 PG 的全身性合成。

吡罗昔康口服后吸收良好；半衰期约为 50 h；血浆蛋白结合率高达 99%；表观分布容积约为 0.14 L/kg；主要经 CYP2C9 代谢；该药及其代谢产物主要通过尿液和粪便排泄，其中尿液中的含量约为粪便中的两倍，大约 5% 的药物以原型排泄；吡罗昔康还可经母乳排泄，其在母乳中的浓度为 1%～3%；口服给药下，其在小鼠和大鼠中的 LD_{50} 分别为 300 mg/kg 和 216 mg/kg。

吡罗昔康在肝脏中主要经由 CYP2C9 代谢为 5′-羟基吡罗昔康（5′-hydroxypiroxicam）（M33），这也是其在人体内的主要代谢产物。该代谢产物并无明显抗炎活性，经葡糖醛酸化后可排出体外。此外，吡罗昔康还可发生环化脱水、侧链酰胺键水解、脱羧、缩环和 *N*-去甲基化等代谢反应（M34～M38）。吡罗昔康的具体代谢通路如图 15.25 所示。

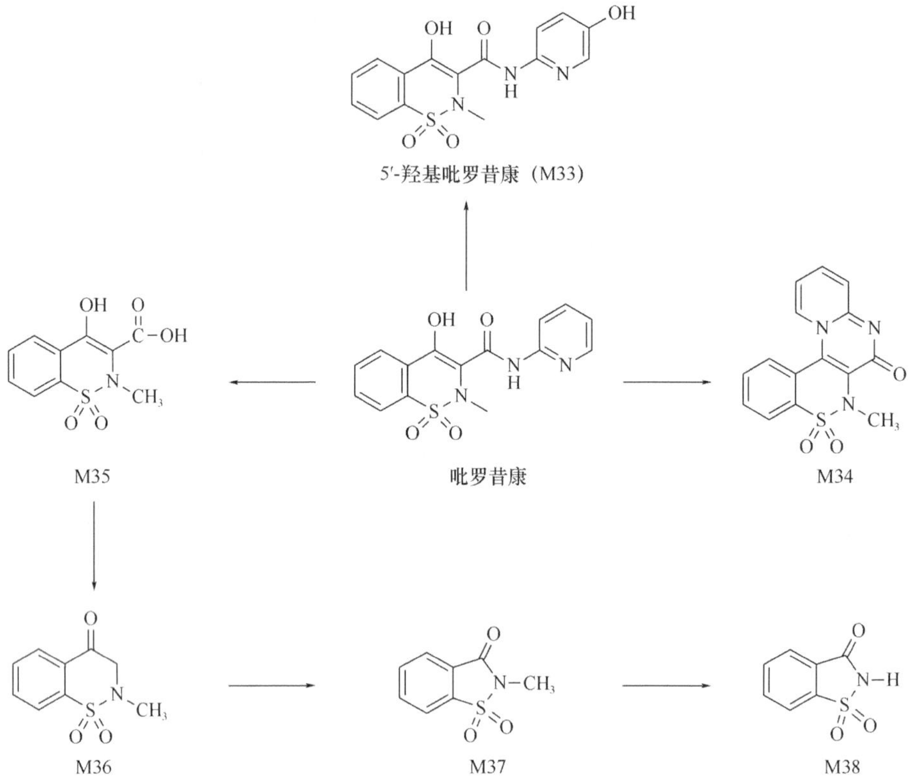

图 15.25 吡罗昔康的体内代谢途径

吡罗昔康的经典合成路线是以苯并 [d] 异噻唑-3(2*H*)-酮-1,1-二氧化物（Ⅵ-1）为原料，经成盐（Ⅵ-2）、C-N 偶联（Ⅵ-3）、扩环（Ⅵ-4）、*N*-甲基化（Ⅵ-5），最后与 2-氨基吡啶进行胺解反应制备而得（图 15.26）。

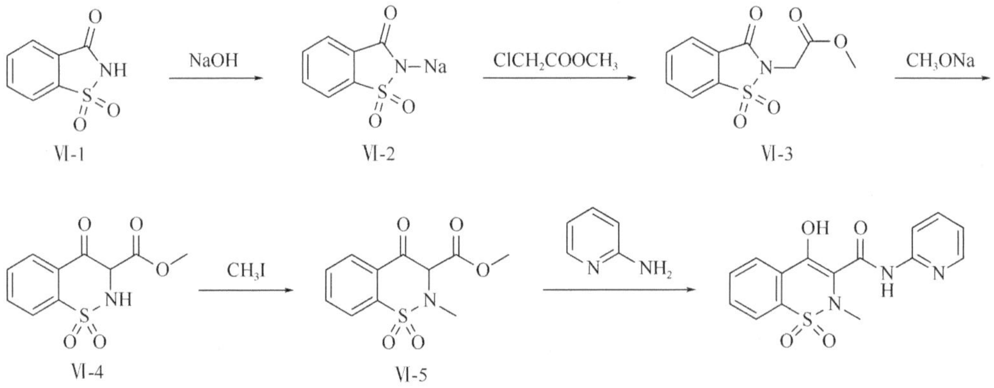

图 15.26 吡罗昔康的合成路线

美洛昔康（Meloxicam）

化学名：2-甲基-4-羟基-*N*-(5-甲基-2-噻唑基)-2*H*-1,2-苯并噻嗪-3-甲酰胺-1,1-二氧化物

2-methyl-4-hydroxy-*N*-(5-methyl-2-thiazolyl)-2*H*-1,2-benzothiazine-3-carboxamide-1,1-dioxide

分子式：$C_{14}H_{13}N_3O_4S_2$

分子量：351.42

熔点：254～256℃

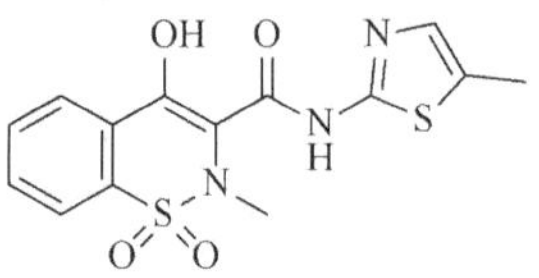

水溶性：几乎不溶于水

pK_a=4.08

lg P=0.10

美洛昔康于 1977 年获得专利，2000 年在美国获批上市。美洛昔康主要用于缓解各类疼痛，包括肌肉骨骼疾病、骨关节炎和类风湿性关节炎引起的疼痛。与大多数 NSAID 相比，其半衰期更长，对于需要每日服用一次的患者而言是一个有利的选择。其作用机制是非选择性地抑制 COX-1 和 COX-2，进而抑制 PG 的全身性合成。2019 年，美洛昔康位列美国第 31 种最常用药物，处方量超过 2145 万。

美洛昔康口服后吸收良好，生物利用度约为 89%；半衰期约为 20 h；血浆蛋白结合率高达 99.4%；表观分布容积为 10～15 L/kg；口服给药后其在滑液（synovial fluid）中的浓度为血浆浓度的 40%～50%；该药主要经 CYP2C9 代谢，少部分由 CYP3A4 代谢；美洛昔康主要通过代谢消除，代谢物通过肾脏和粪便排泄，＜0.25% 的药物以原型从尿液中排泄，约 1.6% 的药物经粪便排泄；口服给药下，其在大鼠中的 LD_{50} 为 98 mg/k。

美洛昔康几乎会完全发生代谢。约 60% 的药物会在 CYP2C9 作用下代谢为 5′-羟甲基美洛昔康（M39），而后该代谢产物继续被代谢为 5′-羧基美洛昔康（M40）（图 15.27）。两主要代谢产物均无抗炎活性。

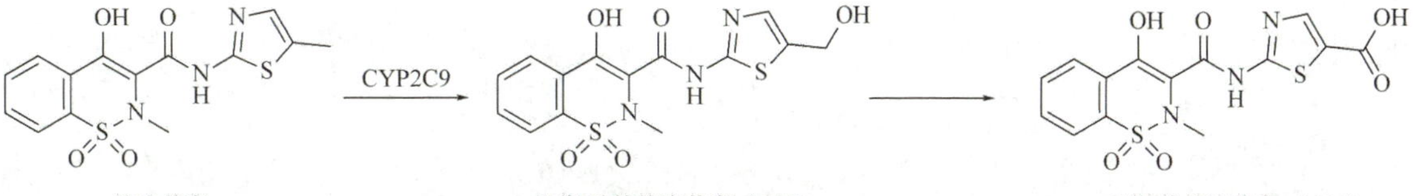

图 15.27　美洛昔康的代谢途径

美洛昔康的合成路线与吡罗昔康基本相同，同样是以苯并 [d] 异噻唑-3(2*H*)-酮-1,1-二氧化物（Ⅵ-1）为原料，经成盐（Ⅶ-1）、C-N 偶联（Ⅶ-2）、扩环（Ⅶ-3）、*N*-甲基化（Ⅶ-4），最后与 2-甲基-5-氨基噻唑进行胺解反应制备而得（图 15.28）。

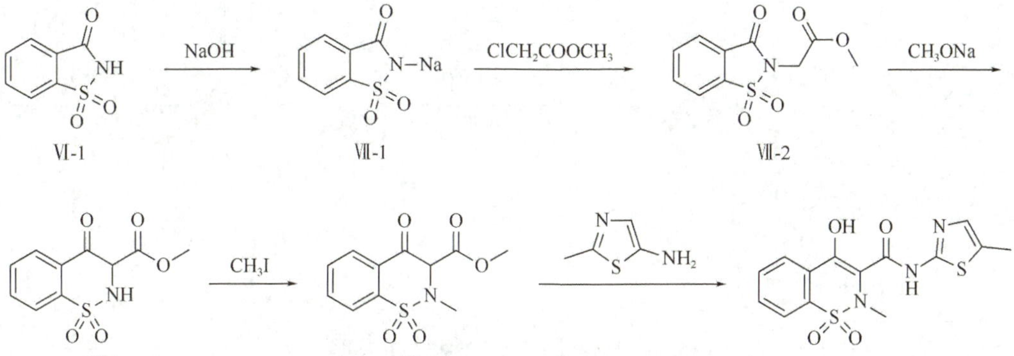

图 15.28　美洛昔康的合成路线

1,2-苯并噻嗪类药物的构效关系如图 15.29 所示。

二、选择性非甾体抗炎药

前文中提及，在 20 世纪 40 年代曾研发出一类 3,5-吡唑烷二酮类 NSAID，如 1949 年上市的保泰松，及其活性代谢产物羟布宗（oxyphenbutazone）（图 15.30）。但此类药物具有严重的副作用，如抑制白细胞生成和再生障碍性贫血，目前临床上极少使用。保泰松在欧美国家主要用于动物（马、犬等），在我国主要用于治疗风湿性关节炎、类风湿性关节炎、强直性脊柱炎。羟布宗可导致骨髓抑制和史-约综合征（Stevens-Johnson syndrome），在20世纪80年代被撤市。我国国家药品监督管理局于2020年发布《关于注销羟布宗片药品注册证书的公告》（2020年第31号），停止羟布宗在我国的生产、销售和使用。

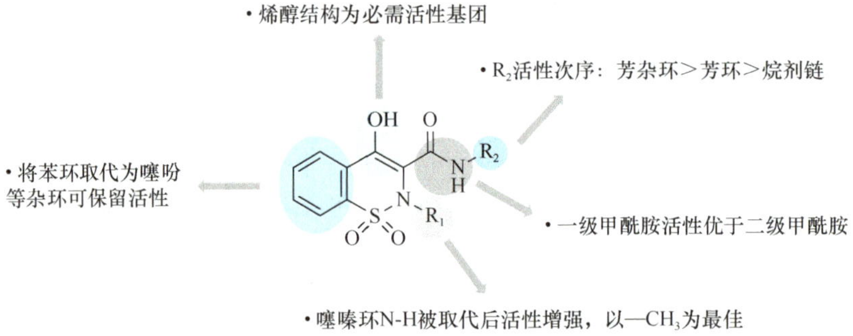

图 15.29　苯并噻嗪类药物的构效关系

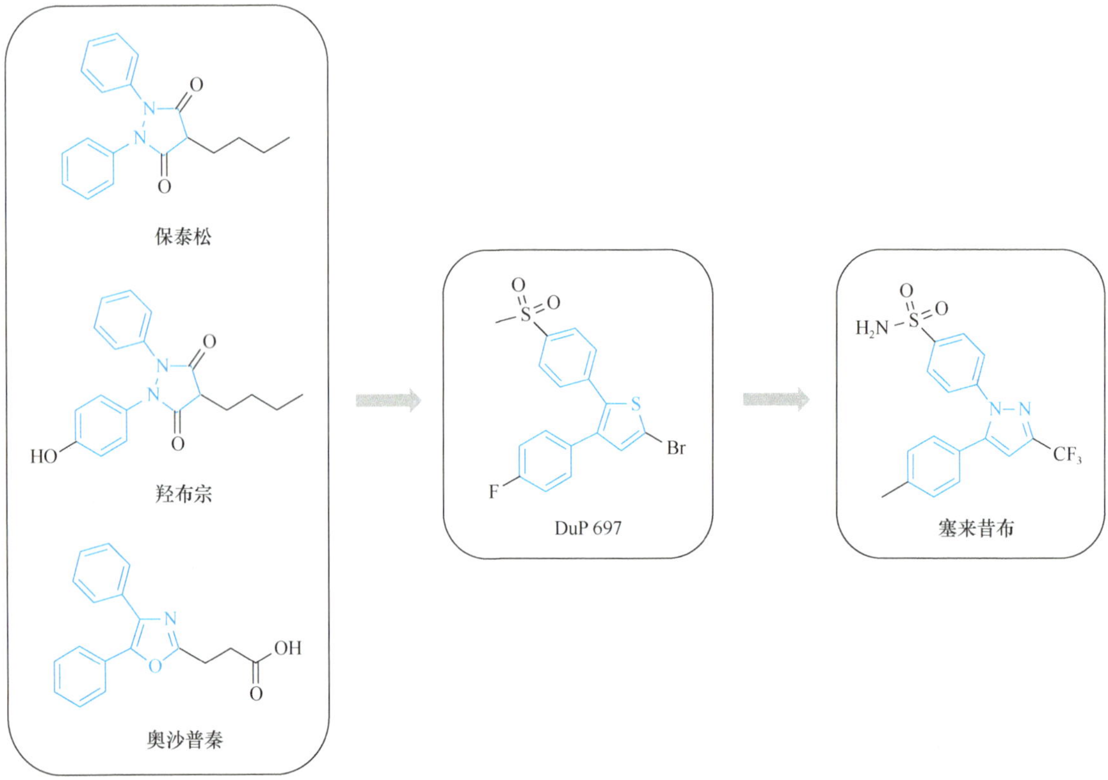

图 15.30　选择性 COX-2 抑制剂的发现历程

上述3,5-吡唑烷二酮类药物及4,5-二苯噁唑类药物奥沙普秦都属于二芳基杂环类NSAID，相关研究和关键结构为选择性COX-2抑制剂的研发打下了关键基础。基于上述结构，研究人员设计、合成了许多在中心杂环上具有多种变化的其他二芳基杂环类化合物，致力于发现具有COX-2选择性的抗炎新药。随后，研究人员发现了化合物DuP 697（图15.30），其能够选择性地抑制被激活巨噬细胞中诱导的COX-2的活性，但不能抑制血小板中COX-1的活性。因此，化合物DuP 697成为开发选择性COX-2抑制剂的有利先导化合物。深入的构效关系研究表明，其苯环上的4-磺胺或4-甲基磺酰基引入了对COX-2的选择性。

基于上述发现，首个选择性COX-2抑制剂塞来昔布（celecoxib）于1999年被开发上市，5

个月后，第二个选择性 COX-2 抑制剂罗非昔布获批上市。后续开发的其他选择性 COX-2 抑制剂还包括伐地昔布（valdecoxib）、帕瑞昔布（parecoxib）、依托昔布（etoricoxib）和艾瑞昔布（imrecoxib）。其中，帕瑞昔布为伐地昔布的前药。艾瑞昔布于 2011 年获批上市，是我国自主研发的抗炎新药。

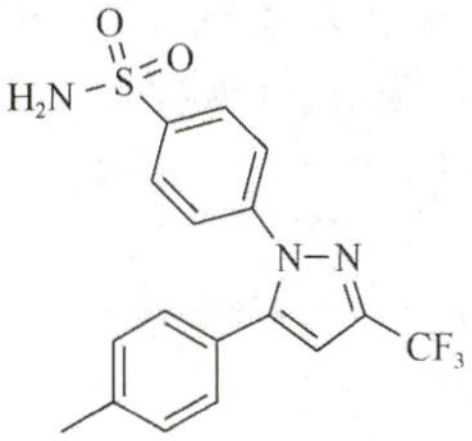
塞来昔布

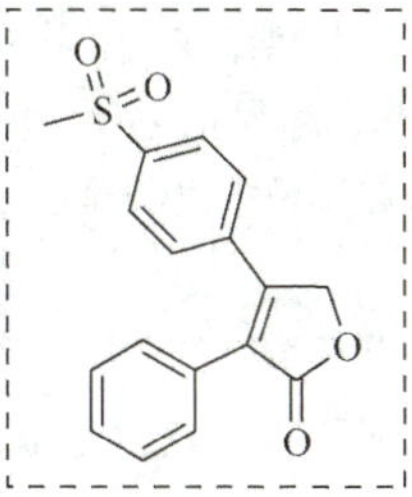
罗非昔布

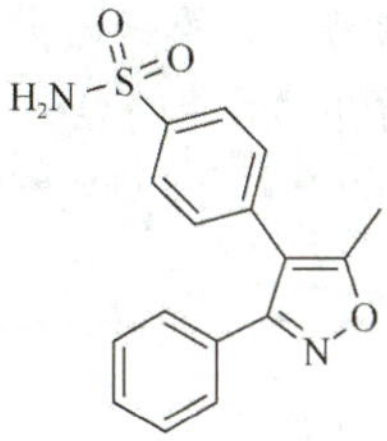
伐地昔布

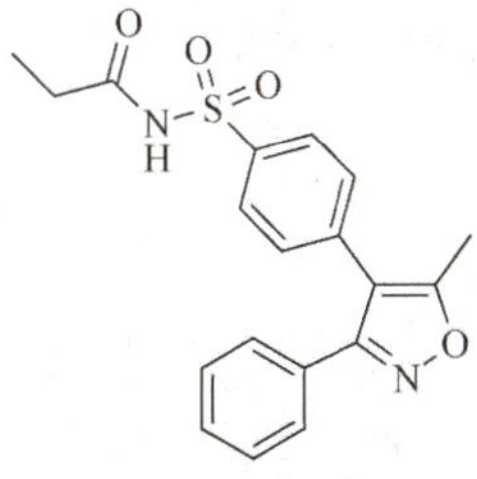
帕瑞昔布

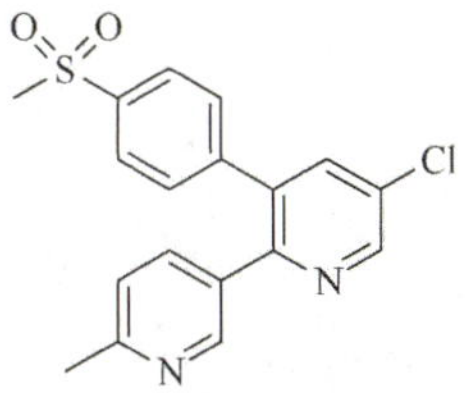
依托昔布

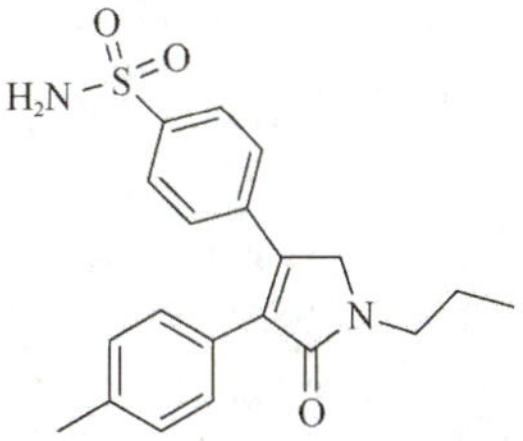
艾瑞昔布

由于长期、高剂量使用罗非昔布可能会增加心脏病发作和脑卒中的风险，默克公司于 2004 年 9 月自愿将罗非昔布撤市。罗非昔布也成为有史以来被撤市最广泛使用的药物之一，其在撤市前一年的销售额超过 25 亿美元。罗非昔布的原研公司被披露其在五年多的时间里向医生和患者隐瞒了有关罗非昔布的风险。有研究显示，与服用其他 NSAID 相比，服用罗非昔布的患者患冠心病的概率会增高 34%。在美国，罗非昔布可能导致了 88 000～140 000 例严重的心脏病。

不过，有研究显示选择性 COX-2 抑制剂并不会明显提高心脏病和脑卒中的风险；也有研究显示非选择性 NSAID 和选择性 COX-2 抑制剂的心血管风险一样高；甚至有的研究显示塞来昔布在心血管方面的风险低于罗非昔布。但这些结果尚未得到广泛的认可，还需要开展更为深入和长期的研究以确定相关风险。

2017 年 11 月，有公司宣布计划将罗非昔布用作血友病性关节炎（hemophilic arthropathy，HA）治疗药物重返市场，并宣布 FDA 已授予罗非昔布治疗 HA 的孤儿药资格。2022 年 3 月，另有公司宣布，其已获得一项罗非昔布外用制剂的专利，用于治疗骨关节炎。罗非昔布是否能够重返历史舞台，值得期待。

药物化学家约翰·塔利（John Talley）

约翰·塔利（John Talley）出生于艾奥瓦州滑铁卢。他分别于 1974 年和 1975 年获得北爱荷华大学（University of Northern Iowa）科学学士学位和化学学士学位，并于 1979 年获得明尼苏达大学（University of Minnesota）有机化学博士学位。塔利博士在不对称催化、抗 HIV 和抗炎药物研发领域取得了令人瞩目的成就。其后，塔利博士担任某公司药物发现高级副总裁。在其任职期间，该公司研发上市了治疗胃肠动力障碍的治疗药物利那洛肽（Linaclotide）。而后，塔利博士与他人共同创立了制药公司，并担任首席科学官。

或许制药行业的大多数药物化学家穷其一生也未必能研发上市一个新药。但是，塔利博士已成功研发了 4 个上市药物，分别是选择性 COX-2 抑制剂塞来昔布、伐地昔布、帕瑞昔布，以及蛋白酶抑制剂类抗 HIV 药物安普那韦（Amprenavir）；同时获得了 215 项美国授权专利。这也使他成为最成功的药物化学家之一。

2002 年，塔利博士因发现塞来昔布而获得了著名的美国医药研究与制造商协会（Association of Pharmaceutical Research and Manufacturers，PhRMA）发现者奖，并入选《制药商》（*The Medicine Maker*）杂志 2015 年和 2016 年全球 100 位医药行业最具影响力人物榜单，分别位列第 11 位和第 17 位。

与塔利博士长期共事的同事马克·柯里这样评价他："他几乎对什么是所要寻找的正确分子有着与生俱来的品位，对他想达到的方向有着过人的直觉。"塞来昔布研发负责人彼得·伊萨克森（Peter Isakson）补充道："这是一种你无法教授的本能，你要么知道，要么不知道。"

塞来昔布（Celecoxib）

化学名：4-[5-(4-甲基苯基)-3-(三氟甲基)-1*H*-吡唑-1-基] 苯磺酰胺

4-[5-(4-methylphenyl)-3-(trifluoromethyl)-1*H*-pyrazol-1-yl]benzenesulfonamide

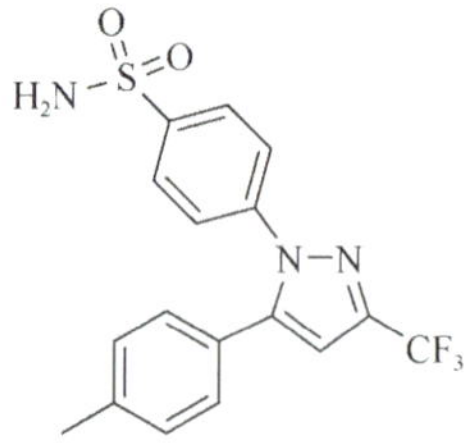

分子式：$C_{17}H_{14}F_3N_3O_2S$

分子量：381.40

熔点：157～159℃

水溶性：不溶于水

pK_a=11.10

lg *P*=3.53

塞来昔布主要用于治疗成人骨关节炎和成人类风湿性关节炎、各种来源的急性疼痛、2 岁以上儿童的幼年类风湿性关节炎、强直性脊柱炎和原发性痛经。其作用机制是选择性地抑制 COX-2，进而抑制 PGE_2、PGI_2、TXA_2、PGD_2 和 PGF_2 的合成。2019 年，塞来昔布是美国第 102 种最常用的处方药，处方量超过 600 万。

塞来昔布口服后可被快速吸收，生物利用度约为 99%；半衰期约为 11 h；血浆蛋白结合率高达 97%；稳态时的表观分布容积约为 429 L，可广泛分布至身体各种组织中；该药主要经 CYP2C9 代谢，少部分由 CYP3A4、CYP2C8 和 CYP2D6 代谢；塞来昔布主要通过肝脏代谢消除，尿液和粪便中的原型药物＜3%；口服给药下，其在大鼠和犬中的 LD_{50} 均＞2000 mg/kg。

塞来昔布给药后，吡唑环 5 位苯环的 4′-甲基首先被代谢为醇甲基（M41），接着继续被代谢为羧基（M42），最后羧基与葡糖醛酸结合（M43）（图 15.31），经尿液排出体外。羧酸代谢产物也可经粪便排泄。这些代谢物都是无活性的。

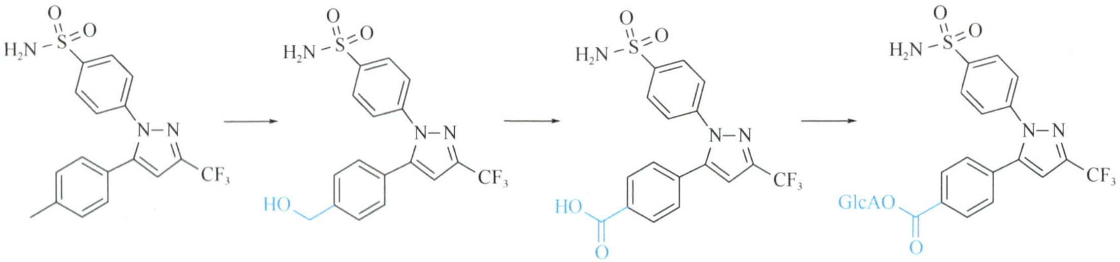

图 15.31 塞来昔布的体内代谢途径

塞来昔布的常规合成方法是以 4-甲基苯乙酮（Ⅷ-1）为原料，与三氟乙酸甲酯缩合生成中间体（Ⅷ-2）；再与 4-氨磺酰基苯基肼盐酸盐缩合成环制得塞来昔布。但是，在构建吡唑环的过程中会生成一定量的位置异构体杂质，需要通过重结晶去除，以获得高纯度的塞来昔布（图 15.32）。

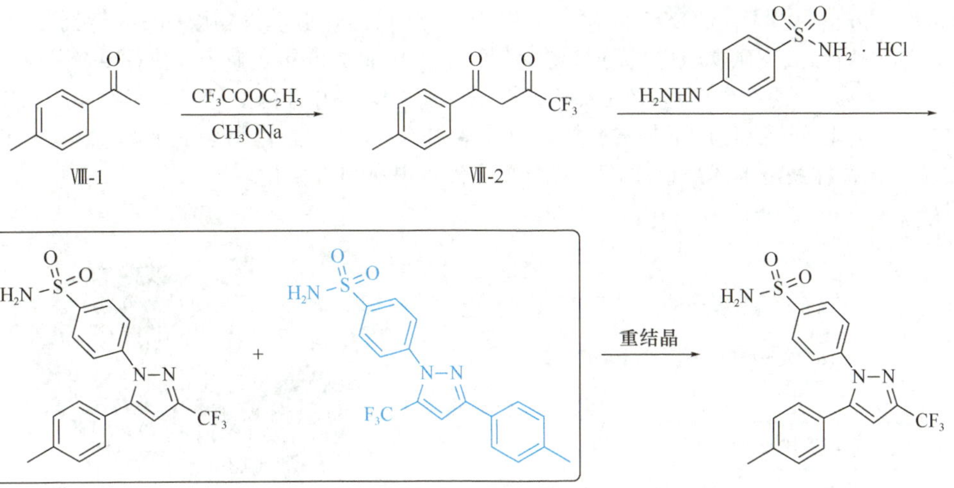

图 15.32　塞来昔布的合成路线

选择性 COX-2 抑制剂的构效关系如图 15.33 所示。

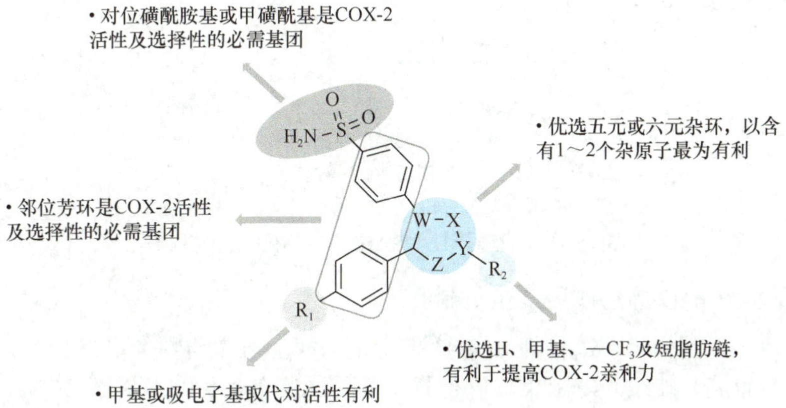

图 15.33　选择性 COX-2 抑制剂的构效关系

三、非甾体抗炎药的副作用

如前文所述，COX 具有两种亚型，分别是 COX-1 和 COX-2。其中 COX-1 主要存在于胃黏膜中，而 COX-2 主要表达于炎症部位的炎症细胞中（图 15.34）。

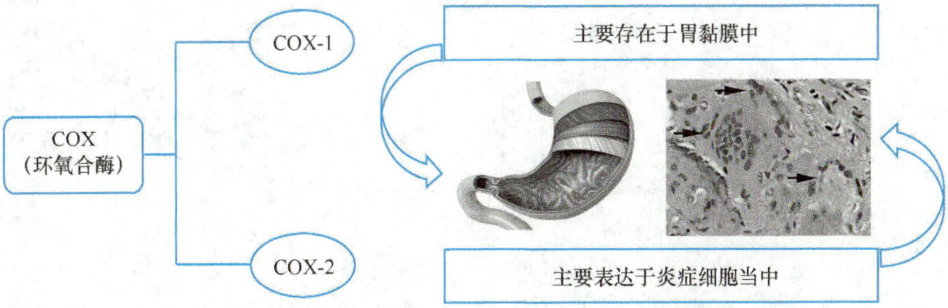

图 15.34　COX 的两种亚型及体内分布

（一）非选择性 NSAID 的副作用产生机制

胃部 COX-1 催化 AA 所生成的 PG 是保护胃黏膜免受胃酸腐蚀的重要保护因子。非选择性的 NSAID（阿司匹林、布洛芬、萘普生、双氯芬酸钠、吲哚美辛等）在抑制炎症细胞中 COX-2 的同时，也会抑制胃黏膜中 COX-1 催化合成生理必需的 PG。由于胃黏膜中 PG 特别是 PGE_2 水平的下降，使得胃黏液、碳酸氢盐的分泌均受到抑制，血流量也随之减少，进而导致胃黏膜对胃酸的防护墙“垮塌”，逐渐受到胃酸侵蚀形成损伤，加之幽门螺杆菌的感染，最终可发展为胃溃疡（图 15.35）。由于这一副作用不易被察觉，且患者对 NSAID 的副作用缺乏了解，大多未能及时停药接受治疗，往往最终形成严重溃疡，甚至发展为胃出血和胃穿孔。

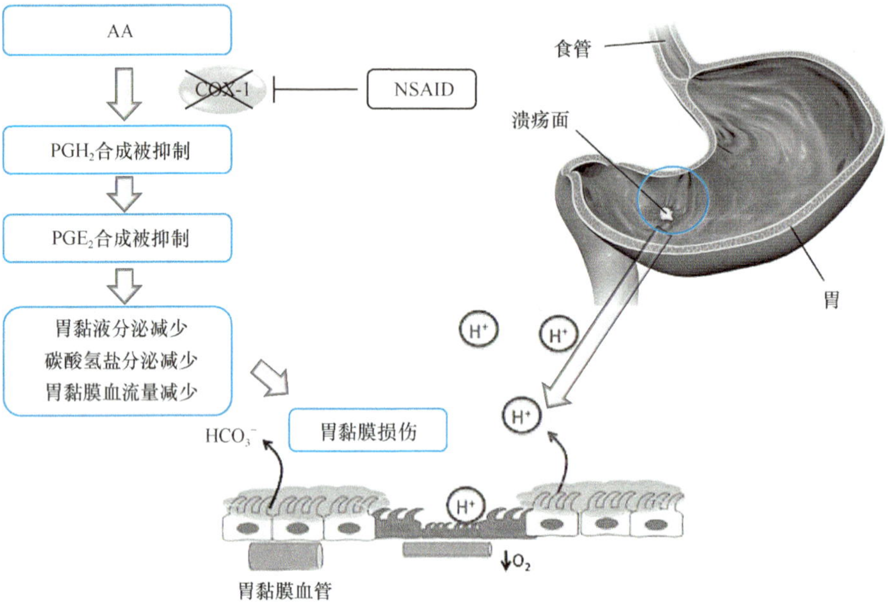

图 15.35　非选择性 NSAID 副作用的发生机制

（二）选择性 NSAID 的副作用产生机制

为了减轻消化道副作用，选择性 COX-2 抑制剂，即昔布类药物（塞来昔布、罗非昔布、伐地昔布、派瑞昔布等）陆续开发上市。值得肯定的是，昔布类药物对胃部 COX-1 的抑制程度明显减轻，降低了消化性溃疡的发生率，但并不能完全杜绝消化道损伤的出现。另外，高选择性的 COX-2 抑制剂打破了体内 COX-1/COX-2 通路的动态平衡，带来了新的副作用。

如图 15.36 所示，AA 在 COX-2 催化下生成 PGI_2 的同时，可经 COX-1 催化生成 TXA_2。PGI_2 可保持血管舒张，抑制血小板的聚集；而 TXA_2 会使血管收缩，触发血小板的聚集。正常情况下，

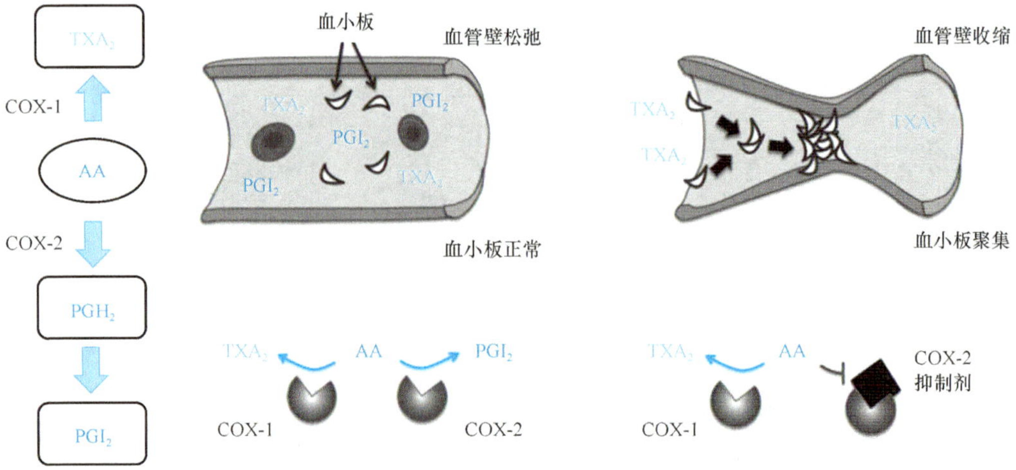

图 15.36　选择性 COX-2 抑制剂副作用的发生机制

COX-1 和 COX-2 均未被抑制，体内 PGI_2 和 TXA_2 水平相当，血管和血小板都处于正常状态。而 COX-2 抑制剂单方面抑制了 PGI_2 的合成，进而打破了 PGI_2 和 TXA_2 的动态平衡，使得 PGI_2 水平远低于抗衡 TXA_2 所需的水平，导致血管收缩，血小板聚集，长期应用易引发高血压、心肌梗死和脑卒中等一系列严重副作用。

因此，非选择性 NSAID 的消化道损伤副作用及选择性 COX-2 抑制剂的心脑血管风险都是由药物作用靶点本身所决定的。体内 COX-1 和 COX-2 相关代谢通路平衡一旦被打破，便可能引发相应的不良反应。表 15.1 总结了常见 NSAID 对 COX-1 和 COX-2 的抑制活性及选择性。

表 15.1 常见 NSAID 对 COX-1 和 COX-2 的抑制活性及选择性

药物	IC_{50}（μmol/L）		选择性（COX-1/COX-2）
	COX-1	COX-2	
阿司匹林	3.57	29.3	0.122
吲哚美辛	0.11	0.78	0.141
双氯芬酸钠	0.06	0.2	0.3
萘普生	8.70	5.2	1.673
布洛芬	13	370	0.035
吡罗昔康	0.76	8.99	0.085
美洛昔康	36.6	4.7	7.787
塞来昔布	15	0.04	375
伐地昔布	40	0.65	61.538
依托昔布	116	1.1	105.455
艾瑞昔布	0.115	0.018	6.389

（白仁仁）

第十六章　抗肿瘤药

第一节　肿瘤与抗肿瘤药概述

一、肿　　瘤

肿瘤（tumor）是指正常机体在多种外源性或内源性致瘤因子影响下，局部组织的某一细胞遗传物质发生突变，丧失正常的细胞周期，进入一种异常的增殖状态，进而形成增生组织，导致人体内形成异常病变的一种生理现象（图 16.1）。

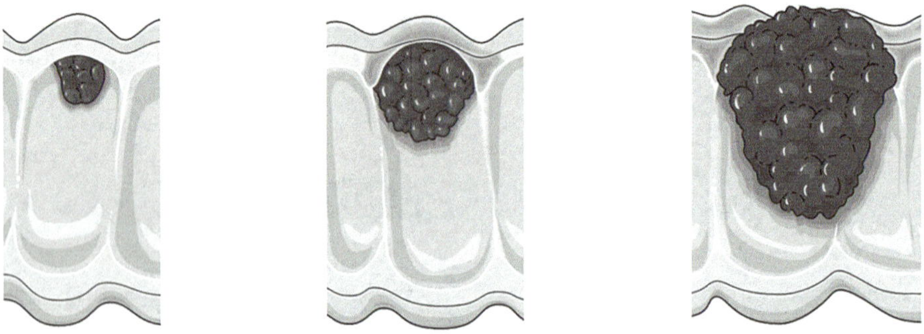

图 16.1　肿瘤的发展阶段

根据增生组织的细胞特性及对人体的危害性程度，可将肿瘤分为良性肿瘤（benign tumor）和恶性肿瘤（malignant tumor）两大类（表 16.1）。良性肿瘤组织通常具有生长缓慢、存在包膜、边界清楚、无转移能力及预后良好等特征，要注意的是良性肿瘤并非绝对安全，部分良性肿瘤也存在转变为恶性肿瘤的可能。恶性肿瘤通常也被称为癌症，由于其组织内细胞分化程度较低，导致其具有生长迅速、侵蚀性生长、边界不清、极易转移及预后较差等特征，在生长转移的过程中还会产生有害物质，从而对机体产生极大的危害。

表 16.1　良性肿瘤组织与恶性肿瘤组织的特性比较

	良性肿瘤	恶性肿瘤
生长速度	缓慢	迅速
生长方式	膨胀性生长	侵蚀性生长
组织结构	存在包膜，边界清晰	无包膜，边界模糊
组织转移	不转移	转移
预后效果	较为良好	较差
致死率	较低	高

恶性肿瘤是一种严重危害人类健康的恶性疾病，其致死率仅次于心脑血管疾病，居所有疾病死亡率中的第二位。2020 年，全球新发癌症约 1929 万例，癌症死亡患者约 995 万例。其中，肺癌和女性乳腺癌分别是导致男性和女性死亡的首要原因。预计到 2040 年，全球新增癌症病例将达到 2840 万例，相比于 2020 年将上升 47%，且发展中的国家病例增幅最大。我国癌症死亡率仍然

呈现上升趋势，2020年的恶性肿瘤发病人数约是450万，死亡人数约为300万。每年恶性肿瘤所导致的医疗花费超过2200亿，恶性肿瘤造成的负担日益加重，且城乡差异较大，地区分布不均衡，导致癌症防控形势严峻，防治难度巨大。因此，我国正在扩大相关肿瘤的筛查及早诊早治覆盖面、肿瘤临床诊治规范化和同质化推广应用等方面共同发力，以降低我国恶性肿瘤死亡率。

恶性肿瘤的发病因素至今尚未完全明确，但现已查明的病因可大致分为外源性和内源性两类。肿瘤的外源性病因主要指环境因素，其中包括物理因素、化学因素及生物因素。与外源性病因相比，内源性病因具有复杂多样的特点，主要是遗传因素、免疫异常、内分泌紊乱、信号转导异常、细胞周期调控异常，以及精神因素相互作用的结果。肿瘤的治疗方法有手术治疗、放射治疗、药物治疗［如化学治疗（chemotherapy），简称化疗］和生物治疗。手术治疗可能会残留部分肿瘤组织，导致预后较差；放射治疗和部分药物治疗会对正常的机体组织器官产生严重影响；生物治疗的价格较高，但对于机体的损伤较小。现阶段肿瘤的治疗仍以化疗为主，因此研发效果好且不良反应小的抗肿瘤药越来越引起重视。

二、抗肿瘤药概述

传统的抗肿瘤药（antineoplastics）是指能够直接杀伤肿瘤细胞，抑制肿瘤细胞生长、增殖的一类细胞毒类化疗药物。传统抗肿瘤药是肿瘤化疗的基石，在恶性肿瘤的综合治疗和新辅助治疗中占有重要地位。

1946年，有研究人员使用芥子气衍生物氮芥（nitrogen mustard）治疗淋巴瘤，揭开了现代肿瘤化疗的序幕。以氮芥为出发点，又陆续开发出了烷化剂（alkylating agent）、抗代谢药（antimetabolites）、抗癌抗生素（anti-cancer antibiotic）和抗肿瘤天然活性产物（antitumor natural active product）等多种抗肿瘤药。20世纪60年代至70年代是化疗药物发展的加速阶段，从植物中分离出长春碱类药物，从抗生素发酵液中提取到丝裂霉素C（mitomycin C）、放线菌素D（actinomycin D）等药物。顺铂（cisplatin）的发现又促使肿瘤药物治疗进入新的阶段，这一时期新型细胞毒抗肿瘤药不断出现，联合化疗的概念深入人心。到了20世纪90年代，由于理论、技术、思路和方法的更新，传统的治疗方法及药物正受到冲击，寻找药物作用新靶点成为新的发展趋势。在21世纪，抗肿瘤药的研发主要面临两大难题：增强抗肿瘤药对肿瘤细胞的靶向性，以使其在不损害正常细胞的情况下尽可能消除肿瘤细胞；降低抗肿瘤药的毒性，从而避免不良事件的发生影响患者的生存率。

随着生命科学的发展，传统抗肿瘤药通过与分子靶向治疗、免疫治疗及放射治疗的联合应用，极大地提高了肿瘤患者的生存率。随着对肿瘤基因组和肿瘤发生发展机制的深入研究，精准医学和个体化治疗的理念被提出，并在临床实践中取得成功。近年来，抗肿瘤药的研究取得了飞速发展，有利于肿瘤治疗实现新的突破。目前，研究人员将关注的重点聚焦在作用于肿瘤发生及转移的不同环节和新型靶向抗肿瘤药上，这些药物改变了传统化疗药物对快速分裂细胞的全面“打击”方式，针对肿瘤细胞的基因突变或基因表达异常进行治疗，具有药物吸收更好、副作用更小、生物利用度更高等优势。目前新型治疗药物逐渐兴起，尽管传统治疗药物依然占据着肿瘤市场的大半“江山”，但抗肿瘤药现阶段的治疗方案正逐渐从传统的细胞毒性药物，向多环节作用的新型抗肿瘤药发展。

第二节　细胞毒类抗肿瘤药

细胞毒类药物是指一类有效杀伤特定细胞并抑制其生长繁殖的药物，通过皮肤接触或吸入等方式摄入低剂量即可造成生殖、泌尿、肝肾系统等方面的毒性，具有致癌、致畸和致突变特性。细胞毒类药物主要分为作用于DNA结构的药物、干扰核酸生物合成的药物、干扰核酸转录的药物、干扰DNA复制的药物、干扰微管相关蛋白的药物等。

一、作用于DNA结构的药物

随着对抗肿瘤药研究的深入，进一步认识了药物在分子水平的作用机制，目前将临床作用于DNA结构的抗肿瘤药进行如下分类：抗肿瘤烷化剂和铂类药物。

（一）抗肿瘤烷化剂

烷化剂是一类化学性质高度活泼的化合物，又称生物烷化剂（biological alkylating agent）。此类药物通常含有一个或两个烷基作为细胞毒性成分，因此分别称为单功能或双功能烷化剂。这些烷基在体内能形成碳正离子或其他具有亲电性基团的活泼中间产物，进而与细胞中的生物大分子（DNA、RNA及蛋白质）中含富电子基团（如氨基、巯基、羟基、羧基和磷酸基等）发生共价结合，从而影响核酸、蛋白质的结构和功能，使细胞的分裂增殖受到抑制或引起肿瘤细胞死亡。烷化剂药物在临床上应用广泛，特别是治疗慢性淋巴细胞白血病和小细胞肺癌所致的上腔静脉综合征。但是烷化剂类药物作用具有广谱性，在抑制肿瘤细胞的同时，也会抑制增生较快的骨髓细胞、肠上皮细胞等正常细胞，具有较严重的不良反应，如恶心、呕吐和骨髓抑制等，其根本原因可能与烷化剂对DNA结构和功能的破坏有关，故临床上多采用联合用药。常见的具有抗肿瘤作用的烷化剂可分为氮芥类、烷基磺酸盐类、亚硝基脲类、乙撑亚胺类、环氧化物类和其他等。

1. 氮芥类药物 氮芥类药物是结构与芥子气相似的一类细胞毒类化疗药物，属于非选择性烷化剂的一种。早期的氮芥类物质被用作化学武器（如芥子气，图16.2），是一种毒性强烈且持久的糜烂性毒剂。二战时许多国家都存有氮芥，但后来由于其毒性较大并未投入使用。1946年，美国药理学家路易斯·戈德曼（Louis Goldman）和阿尔弗雷德·吉尔曼（Alfred Gilman）使用芥子气成功缓解了小鼠的淋巴瘤。之后他们又在一位非霍奇金淋巴瘤的患者身上注射了代号为“HN2”的军用毒剂并观察到肿瘤显著缩小。这种物质作为人类历史上发现的第一种化疗药物，被命名为氮芥。由此，氮芥类药物作为*β*-氯乙胺类化合物的代表，是最早应用于临床并取得突出疗效显著的抗肿瘤药之一。从结构上而言，氮芥类抗肿瘤药（图16.2）可分为两部分：氮芥部分（又称烷化剂部分，主要为双*β*-氯乙胺基）和载体部分。其中，氮芥部分是发挥抗肿瘤活性的功能基团；载体部分主要影响药物的理化性质，可用于改善该类药物在体内的吸收、分布等药动学性质，从而提高选择性、抗肿瘤活性及影响毒性。虽然氮芥类药物抗瘤谱广、对肿瘤细胞杀伤力强，但其仍存在生物利用度低、选择性差且不良反应大等缺点。因此，针对氮芥进行药物设计以开发氮芥类抗肿瘤药具有重大意义，根据载体部分不同可将氮芥类药物分为脂肪氮芥、芳香氮芥、氨基酸氮芥、杂环氮芥和多肽氮芥等。

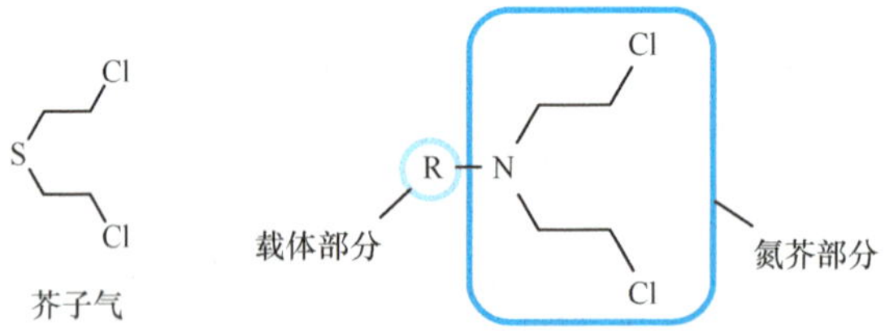

图16.2 氮芥类抗肿瘤药的构效关系

氮芥类抗肿瘤药的代表药物包括硝卡芥（nitrocaphane）、苯丁酸氮芥（chlorambucil）和美法仑（melphalan）等。硝卡芥为脂肪氮芥，其载体部分为甲基氮芥衍生物，可增加药物在肿瘤部位的浓度和亲和力。硝卡芥是我国研发的氮芥类抗肿瘤药，能明显抑制DNA的合成，并且对肿瘤细胞分裂各时期均有影响。苯丁酸氮芥是一种芳香氮芥类化合物，是治疗慢性淋巴细胞白血病的首选药。美法仑，又名左旋苯丙氨酸氮芥，首次合成于1953年，最早用于治疗多发性骨髓瘤，被称为溶肉瘤素。美法仑分子的载体部分是含有一个手性碳原子的苯丙氨酸，具有两种旋光相反的异构体，其药用制剂为左旋（*L*-）美法仑，抗肿瘤活性强于普通的消旋体。

氮芥类抗肿瘤前药包括环磷酰胺（cyclophosphamide，CTX）和异环磷酰胺（ifosfamide，IFO）等。环磷酰胺因其酰胺基的吸电子性质，降低了氯原子的活性和氮芥的烷化能力，在体外对肿瘤无效，到体内后经肝脏活化发挥作用。异环磷酰胺是结构上与环磷酰胺相似的烷化的氧氮磷环类（oxazaphosphorine）药物，二者作用机制相似，抗瘤谱不完全相同。异环磷酰胺也是一种需在体内经 CYP 系统活化而发挥细胞毒活性的前体药物。

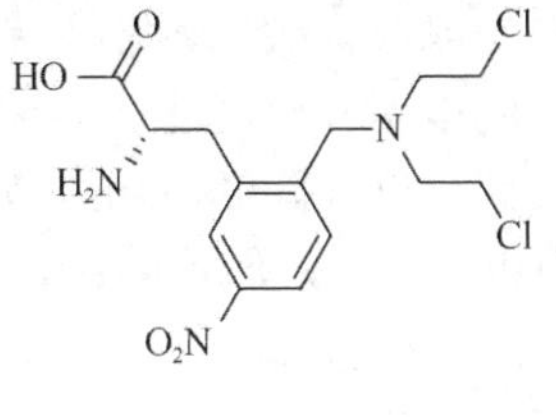

硝卡芥

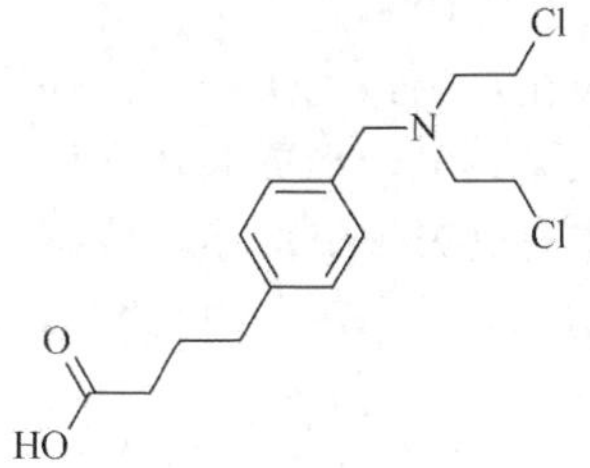

苯丁酸氮芥

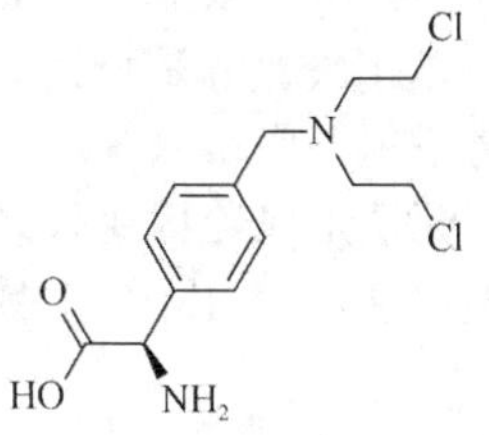

左旋苯丙氨酸氮芥

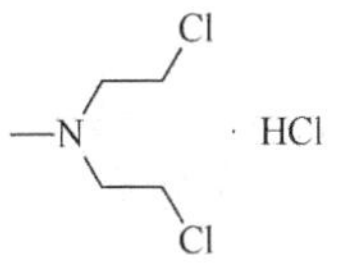

盐酸氮芥

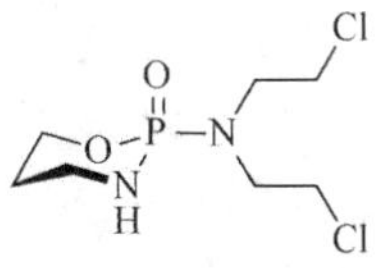

环磷酰胺

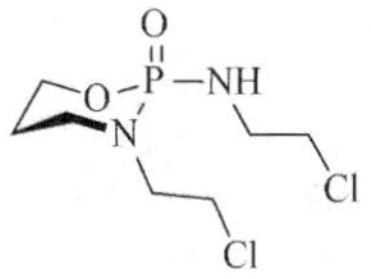

异环磷酰胺

氮芥（Nitrogen Mustard）

化学名：*N*-甲基-*N*-(2-氯乙基)-2-氯乙胺

N-methyl-*N*-(2-chloroethyl)-2-chloroethylamine

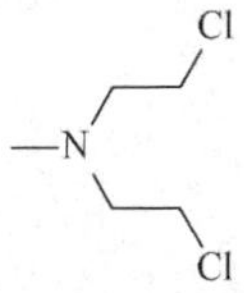

分子式：$C_5H_{11}Cl_2N$

分子量：156.05

熔点：108～110℃

水溶性：微溶于水

pK_a=3.24

lg *P*=1.66

氮芥类抗肿瘤药的活性与氮原子的碱性有关，盐酸氮芥属于脂肪氮芥的一种，其结构中氮原子碱性较强，在生理 pH（7.4）下，盐酸氮芥变为游离碱后，易分子内成环生成高度活泼的乙撑亚胺离子，该离子具有强亲电性，极易与核酸、蛋白质的富电子基团（如鸟嘌呤或者胞嘧啶等）发生烷基化反应，进而改变其结构和功能，发生分子链内、链间交联，从而阻止了核酸的形成，使细胞停止分裂，杀死肿瘤细胞（图 16.3）。

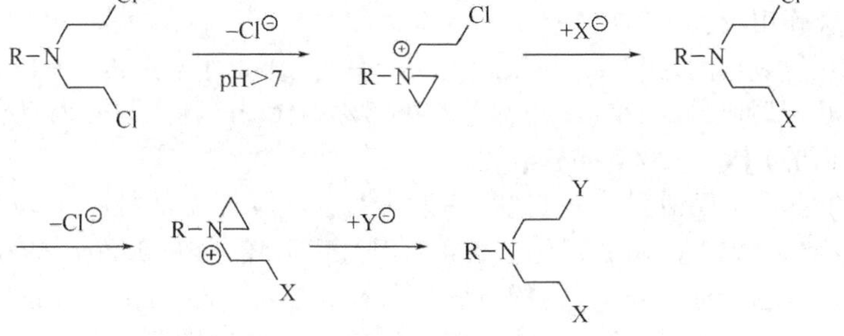

（其中X和Y代表细胞中的亲核基团）

图 16.3　脂肪氮芥的烷化历程

脂肪氮芥的烷基化过程属于双分子亲核取代反应（S_N2），反应速度取决于烷化剂和亲核中心。盐酸氮芥最早用于治疗肾病综合征，疗效较佳。但因较强的局部组织刺激作用、胃肠道反应、骨髓抑制作用且选择性差、毒性大而较少使用。

该药一次静脉注射剂量为 50～90 mg/m^2，主要在体液和组织中代谢。动物实验表明，用药后 48 min，血药浓度降低 65%～90%。20% 的药物以二氧化碳的形式经呼吸排出，有多种代谢产物从尿中排泄，原型药经尿排出量低于 0.01%。

苯丁酸氮芥是一种芳香氮芥类化合物，为类白色结晶性粉末，遇光或久置颜色逐渐变深。由于芳香氮芥中引入苯环，可与氮上孤对电子形成共轭作用，使氮原子的电子云密度降低，碱性变弱，无法形成乙撑亚胺离子，在体内仅失去氯原子形成碳正离子，使其亲核性降低，导致烷化基团的烷基化能力降低（图 16.4）。并且，芳香氮芥对正常细胞的破坏力也变小，从而降低不良反应。

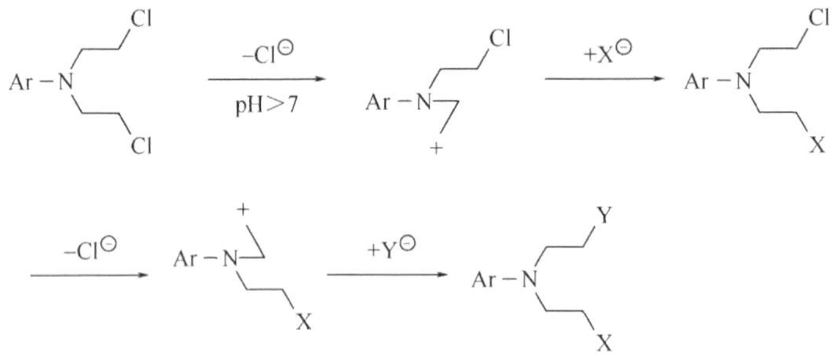

（其中X和Y代表细胞中的亲核基团）

图 16.4　芳香氮芥的烷化历程

与脂肪氮芥相比，芳香氮芥的氮原子上电子云密度减小，活性和毒性降低，选择性提高。

环磷酰胺（Cyclophosphamide，CTX）

化学名：*P*-[*N*,*N*-双 (*β*-氯乙基)]-1-氧-3-氮-2-磷杂环己烷-*P*-氧化物

P-[*N*,*N*-bis(*β*-chloroethyl)]-1-oxo-3-nitro-2-phosphocyclohexane-*P*-oxide

分子式：$C_7H_{15}Cl_2N_2O_2P$

分子量：261.08

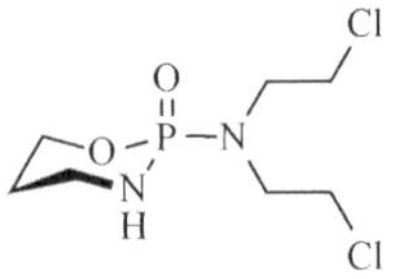

熔点：48.5～52.0℃

水溶性：可溶于水

pK_a=51.38

lg P=0.79

环磷酰胺于 1959 年获 FDA 批准上市。其分子中的磷原子是具有手性的，并以外消旋体使用。其作为广谱烷化剂类抗肿瘤药，对白血病和实体瘤（如恶性淋巴瘤、多发性骨髓瘤、神经母细胞瘤和视网膜母细胞瘤等）疗效显著。与其他细胞毒类药物相比，环磷酰胺毒性较小，免疫抑制作用强而持久，抗炎作用较弱。

环磷酰胺的生物利用度＞75%；血浆蛋白结合率＞60%；半衰期为 3～12 h；表观分布容积为 30～50 L。48 h 内经肾脏排出 50%～70%，其中 68% 为代谢产物，32% 为原型药物。在口服条件下，其在大鼠体内的 LD_{50} ＞2000 mg/kg。

环磷酰胺的激活和代谢发生在肝脏，原型药物在体外无活性，必须在肝脏中通过 CYP（CYP2B6、CYP2A6、CYP3A4 等）活化生成 4-羟基环磷酰胺（4-hydroxycyclophosphamide）（M1），进一步氧化代谢为无毒的 4-酮基环磷酰胺（4-ketocyclophosphamide）（M2），或水解成活性醛磷酰胺（aldophosphamide）（M3），再转运到组织中形成磷酰胺氮芥（M4）而发挥作用。环磷酰胺可由脱氢酶转变为无毒的羧磷酰胺而失活，或生成活性代谢产物丙烯醛（acrolein）（M5）

（图 16.5）。环磷酰胺可诱导其自身代谢，导致清除率总体增加，4-羟基代谢物形成增加，重复给药后半衰期缩短。

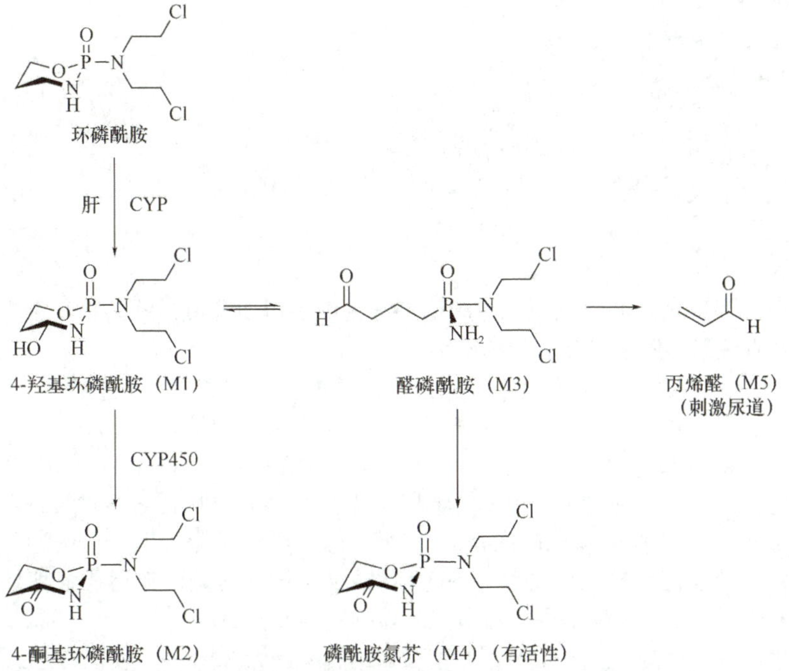

图 16.5　环磷酰胺的体内代谢途径

环磷酰胺合成路线如图 16.6 所示。首先，二乙醇胺（Ⅰ-1）和三氯氧磷在吡啶中反应生成氮芥磷酰二氯（Ⅰ-2），再与丙醇胺环化生成环磷酰胺。

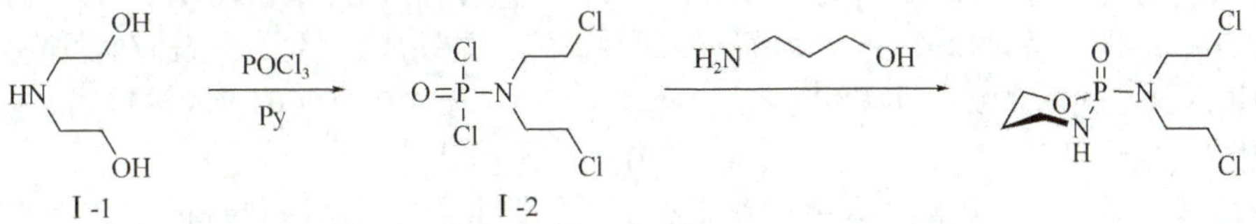

图 16.6　环磷酰胺的合成路线

环磷酰胺的毒性弱于其他氮芥类抗肿瘤药的原因

环磷酰胺是利用前药原理设计出来的药物。由于氮原子上连有吸电子的磷酰基，降低了氮原子的亲核性，因此在体外对肿瘤细胞无效。进入体内后，由于正常组织和肿瘤组织中所含的酶不同，导致代谢产物不同，在正常组织中的代谢产物是无毒的 4-酮基环磷酰胺和羧基化合物，而肿瘤组织中缺乏正常组织所具有的酶，代谢途径不同，经逆迈克尔加成反应生成丙烯醛和磷酰氮芥，后者经非酶水解生成去甲氮芥，这三个代谢产物都是较强的烷化剂。因此环磷酰胺对正常组织的影响较小，其毒性比其他氮芥类药物小。

2. 烷基磺酸盐类药物　烷基磺酸盐类抗肿瘤药的代表药物为白消安（busulfan）。1951 年，研究人员首次合成了白消安；1953 年，科学家高尔顿（Galton）等最早将其试用于慢性粒细胞白血病，并证明了其对于慢性粒细胞白血病的疗效优于放射治疗；一年后，白消安片［马利兰（Myleran）］于美国上市。1999 年，FDA 批准白消安注射液上市，用于治疗慢性粒细胞白血病。2018 年，国产白消安注射液陆续获批上市。

白消安（Busulfan）

化学名：1,4-丁二醇二甲磺酸酯

1,4-butanediol dimethyl sulfonate

分子式：$C_6H_{14}O_6S_2$

分子量：246.29

熔点：114～118℃

水溶性：微溶于水

pK_a=103.50

lg P=−1.15

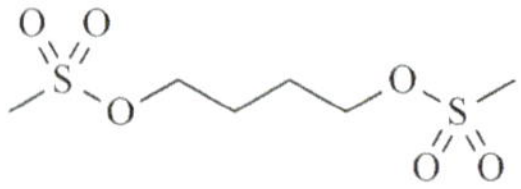

白消安是一种双甲基磺酸酯类双功能烷化剂，为细胞周期非特异性药物，主要用于治疗慢性粒细胞白血病及真性红细胞增多症、骨髓纤维化等。

白消安含有两个不稳定的甲磺酸盐基团，分别连接在4-碳烷基链的两端。白消安进入人体后水解，释放甲磺酸盐基团并产生碳酸根离子。这些碳酸根离子烷基化DNA，导致DNA复制和RNA转录受到干扰，最终破坏核酸功能。具体而言，白消安通过细胞内亲核试剂的烷基化作用，产生鸟嘌呤-腺嘌呤链内交联而破坏DNA的结构与功能。DNA交联的程度已被证明与化合物的剂量和细胞毒性成正比。白消安诱导的DNA与核蛋白的交联也可能发生，被认为是一种细胞毒性机制。据报道，白消安还可以酯化染色体DNA的磷酸基团，这是治疗后在各种细胞类型中出现染色体片段化的原因。染色体损伤进一步增强整体细胞毒性作用。

白消安的生物利用度为60%～80%；血浆蛋白结合率约为32%；半衰期约为2.5 h。在口服条件下，其在小鼠体内的LD_{50}约为120 mg/kg。白消安是一种高度亲脂的小分子，可透过血脑屏障，导致有些患者在使用白消安时会发生癫痫，因此常在使用白消安前使用地西泮进行预防。

白消安主要在肝脏中广泛代谢，代谢产物主要经肾脏排泄。白消安在GST的催化下，与谷胱甘肽偶联形成结合物而排出体外。涉及的GST亚型包括GSTA1、GSTM1和GSTP1，其中GSTA1呈现多态性，是人体内GST最常见的活性形式，是造成口服白消安药动学个体差异的重要影响因素。这些代谢产物不具有细胞毒活性。MGST2（一种GST）的过表达被认为会赋予对白消安的抗性。然而，MGST2在白消安代谢中的作用尚不清楚。

3. 亚硝基脲类药物 亚硝基脲类抗肿瘤药主要包括卡莫司汀（carmustine，BCNU）、洛莫司汀（lomustine，CCNU）、司莫司汀（semustine，Me-CCNU）、福莫司汀（fotemustine）和尼莫司汀（nimustine）等。

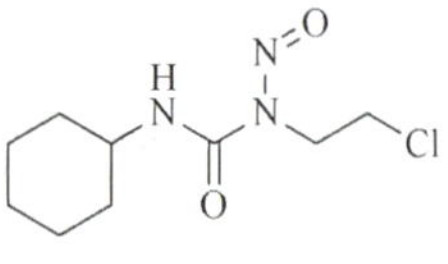

洛莫司汀

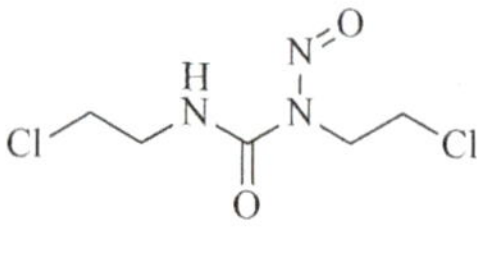

卡莫司汀

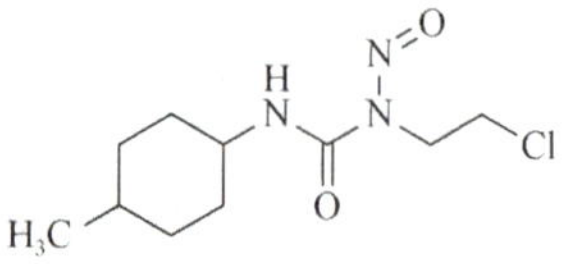

司莫司汀

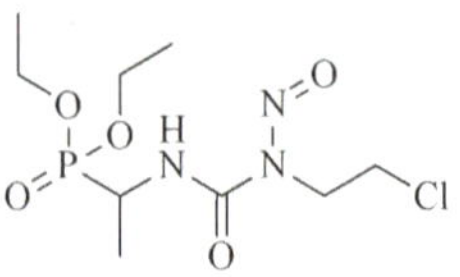

福莫司汀

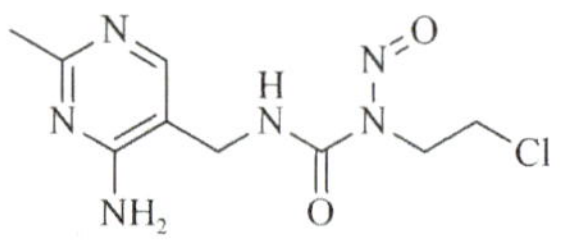

尼莫司汀

卡莫司汀又名卡氮芥、双氯乙亚硝脲。由于卡莫司汀能透过血脑屏障，故临床上主要用于脑瘤和颅内转移瘤的治疗。洛莫司汀又名环己亚硝脲，是一种具有抗肿瘤活性的N-亚硝基脲，不仅发生烷基化和DNA交联，还会使DNA和蛋白质发生氨基甲酰化，抑制核酸的合成并破坏RNA

的加工。洛莫司汀是亲脂性分子，可透过血脑屏障，临床上主要用于治疗霍奇金病、淋巴瘤和脑癌等。司莫司汀是洛莫司汀的甲基衍生物，与氯霉素、氨基比林、磺胺类药联用可加重骨髓抑制；与皮质激素合用可加重免疫抑制。用药时应检查血常规，注意骨髓的延迟毒性。福莫司汀是一种用于治疗转移性黑色素瘤的烷化剂，作为亚硝基脲类的抗有丝分裂细胞抑制剂，其具有烷化和氨甲酰基化作用，动物实验显示其有广谱抗肿瘤活性，可抑制原发性脑内肿瘤、播散性恶性黑色素瘤（包括脑内部位）和多发性淋巴转移性恶性肿瘤等。其结构中含有一个丙氨酸的生物等配物（1-氨乙基磷酸），易于透过血脑屏障，在亚硝脲类药物中，其渗透性最强。尼莫司汀属亚硝脲类药物，具有烷化作用，能抑制 DNA 和 RNA 的合成，目前已被用于研究胶质母细胞瘤治疗的试验中。与尼莫司汀联合用药时，应避免合用有严重降低白细胞和血小板作用的抗癌药。

4. 乙撑亚胺类药物 氮芥类药物是通过在体内转变成乙撑亚胺中间体发挥烷化剂作用，乙撑亚胺的磷酰胺衍生物可提高抗肿瘤作用并减小毒性，临床常用于治疗白血病。

塞替派（Thiotepa）

化学名：1,1′,1″-硫次膦基三氮丙啶

1,1′,1″-phosphinothioylidynetrisaziridine

分子式：$C_6H_{12}N_3PS$

分子量：189.22

熔点：54～57℃

水溶性：不溶于水

$pK_a=2.74$

$\lg P=0.52$

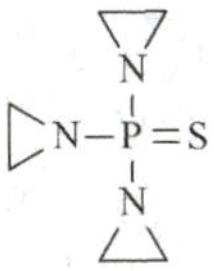

塞替派是乙撑亚胺类烷化剂的代表药物，主要用于预防干细胞移植中的移植物排斥反应和治疗各种恶性肿瘤。其作用原理与氮芥类似，其在生理条件下可形成不稳定的亚乙基亚胺基，具有较强的细胞毒性作用。塞替派通过鸟嘌呤碱基与 DNA 双链交联，导致 DNA 不可修复性损伤，从而阻止 DNA、RNA 和蛋白质合成，是一种细胞周期非特异性药物。

塞替派不易被消化道吸收，注射后广泛分布在各组织内。其蛋白质结合率为 10%～20%；半衰期为 1.5～4.1 h；表观分布容积为 0.3～1.6 L/kg；可以很好地透过血脑屏障。塞替派通过尿液排出，其中＜2% 以原型排泄。塞替派通过肝脏 CYP 系统进行代谢，主要代谢产物为四乙烯五胺（TEPA）。其代谢产物 TEPA 的半衰期更长，为 4～17 h。在口服条件下，其在大鼠体内的 LD_{50} 约为 23 mg/kg。

5. 环氧化物类药物 环氧化物类抗肿瘤药主要包括 1,6-二溴甘露醇（dibrommannitol，DBM）和二溴卫矛醇（dibromidulcitol，DBD）。

1,6-二溴甘露醇主要用于治疗慢性粒细胞性白血病，疗效显著，其对白消安耐药的患者仍然有效；也可用于真性红细胞增多症。二溴卫矛醇为二溴甘露醇的异构体，在体内转化成具有二乙环氧结构的去水卫矛醇后，具有烷化作用，作用与二溴甘露醇相似。

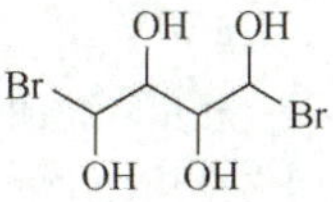

1,6-二溴甘露醇

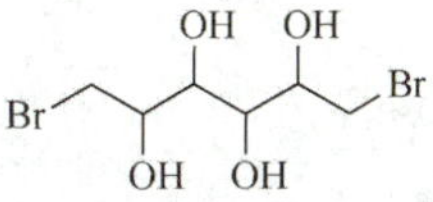

二溴卫矛醇

6. 其他烷化剂类药物 其他类型的烷化剂包括安吖啶（amsacrine）、丙卡巴肼（procarbazine，PCB）、达卡巴嗪（dacarbazine）、替莫唑胺（temozolomide，TMZ）、甲异靛（meisoindigo）、六甲蜜胺（altretamine）等。

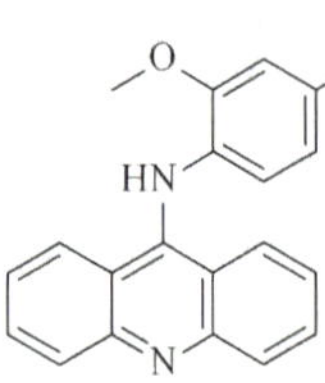

安吖啶

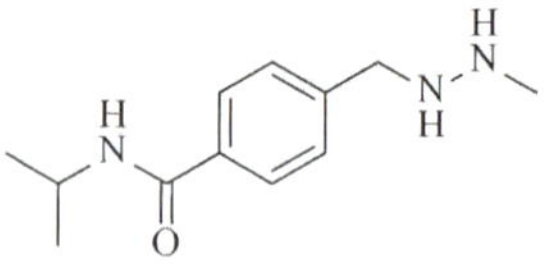

丙卡巴肼

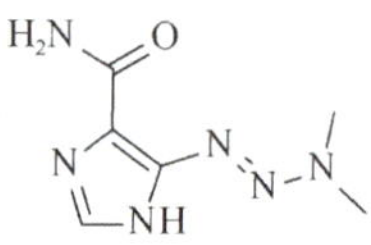

达卡巴嗪

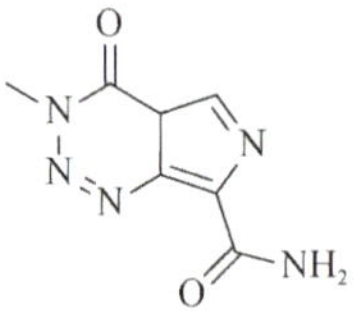

替莫唑胺

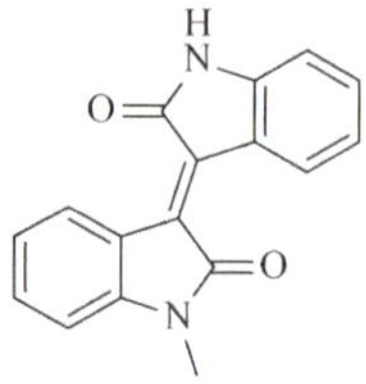

甲异靛

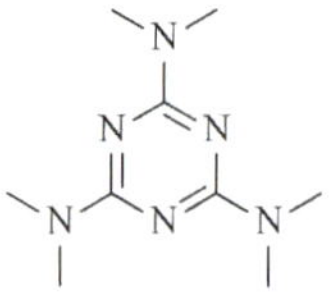

六甲蜜胺

安吖啶是于1974年合成的吖啶衍生物，作为一种细胞毒类药物，对治疗急性白血病和恶性淋巴瘤有效，但在治疗实体瘤方面活性较差。丙卡巴肼又称甲基苄肼，临床用于治疗霍奇金淋巴瘤、恶性淋巴瘤、骨髓瘤、黑色素瘤和脑瘤等，主要与氮芥、长春新碱和泼尼松龙（prednisolone）联用治疗Ⅲ期和Ⅳ期霍奇金淋巴瘤。达卡巴嗪是一种抗肿瘤药，可治疗转移性恶性黑色素瘤，当与其他抗肿瘤药联合使用时，可作为霍奇金淋巴瘤的二线治疗药物。本品口服吸收不完全，个体差异较大，故均用静脉注射。因不能透过血脑屏障，故在对原发瘤有疗效时仍可出现脑转移。替莫唑胺是达卡巴嗪的三嗪类似物，临床用于治疗多形性胶质母细胞瘤和难治性间变性星形细胞瘤。甲异靛的疗效较好且不良反应较小，对于患者出现的慢性粒细胞白血病能够起到很好的效果。六甲蜜胺可用于卵巢癌、恶性淋巴瘤和子宫内膜癌的联合化疗，对卵巢癌疗效尤佳。该药物不良反应主要为胃肠道反应、恶心、呕吐和骨髓抑制。

（二）铂类药物

铂类化疗药物分为三代：一代为顺铂（cisplatin）；二代为卡铂（carboplatin）、奈达铂（nedaplatin）和环铂（cycloplatin）；三代为奥沙利铂（oxaliplatin）和洛铂（lobaplatin）（表16.2）。此类药物的适应证及不良反应之间有非常独特的区别，不同药物之间的交叉耐药情况也有差异。铂类抗癌药物属于细胞周期非特异性药物，主要通过进入肿瘤细胞后与DNA形成Pt-DNA加合物，从而介导肿瘤细胞坏死或凋亡，进而产生抗癌效果。具体抗肿瘤作用包括以下4个过程：①跨膜转运进入细胞；②在细胞内发生离解反应，生成水合配离子；③向靶DNA迁移；④与DNA配位形成Pt-DNA加合物，使DNA的合成受阻。

表16.2 三代铂类化疗药发展历程

发展历程	药物名称	上市情况	化学结构	作用特点
第一代	顺铂	1978年于美国上市	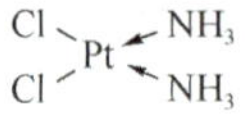	抗癌活性高，交叉耐药性少；有严重的消化道反应及肾毒性
第二代	卡铂	1986年于美国上市	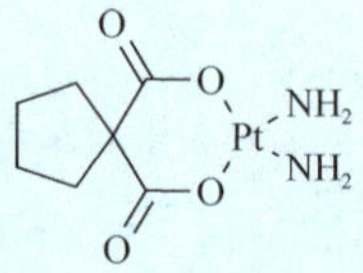	主要用于小细胞肺癌、卵巢癌、睾丸肿瘤、头颈部鳞癌和子宫内膜癌等；无明显肾毒性；在体内存留时间短，因而消化道毒性低于顺铂、肾毒性轻微且不常见；但骨髓抑制比顺铂强，有剂量限制性
	奈达铂	于1995年在日本上市	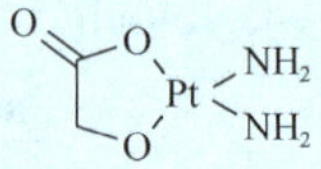	广谱性不如顺铂，疗效也未强于顺铂。消化道反应没有顺铂强烈，但骨髓抑制比顺铂严重，尤其是血小板、白细胞降低。但其胃肠道和肾毒性较小

续表

发展历程	药物名称	上市情况	化学结构	作用特点
第三代	奥沙利铂	于1996年在法国上市	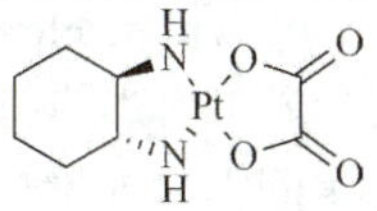	第一个对结肠癌有显著疗效的铂类药物；与顺铂无交叉耐药，也用于卵巢癌、乳腺癌和淋巴瘤等
	洛铂	于2005年在中国上市	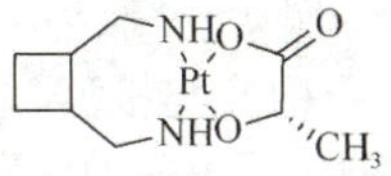	主要用于治疗乳腺癌、小细胞肺癌和慢性粒细胞白血病

第一代铂类药物的代表药为顺铂，其目前仍然是临床上应用最多的化疗药物之一。1844年，化学家佩隆（Peyrone）成功合成了顺铂［*cis*-$PtCl_2(NH_3)_2$］。1965年美国生物物理学教授罗森博格（Rosenberg）等报道了顺铂具有潜在的抗癌活性。1978年12月，FDA批准顺铂用于睾丸癌的治疗。随后，顺铂的应用范围不断拓展，作为一线治疗抗癌药物在临床上广泛应用。顺铂的诞生，引发了铂类药物研究的热潮，其后卡铂、奥沙利铂等多款药物陆续问世。即使在靶向药物和免疫药物发展迅猛的癌症精准治疗时代，以顺铂为代表的铂类化疗，仍然在癌症治疗的各个阶段发挥着作用。

顺铂（Cisplatin）

化学名：(*Z*)-二氨二氯铂

(*Z*)-diamino platinum dichloride

分子式：$Cl_2H_6N_2Pt$

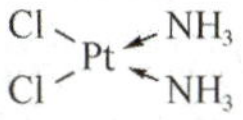

分子量：300.05

熔点：268～272℃

水溶性：微溶于水

顺铂的化学结构是简单的平面四方形，以二价铂为中心，两个氨基为配体，同时连接两个氯作为离去基团。顺铂属于细胞周期非特异性药物，是一种含铂的抗癌药物，其作用机制是使肿瘤细胞DNA停止复制，阻碍细胞的分裂。进入体内后，在Cl^-浓度较高的条件下较稳定，进入细胞后，由于细胞Cl^-浓度低，药物水解为阳离子的水合物，再解离生成羟基配合物。羟基配合物进入肿瘤细胞后与DNA结合形成Pt-DNA加合物，引起交叉联结，从而破坏DNA的复制和转录，介导肿瘤细胞坏死或凋亡，并抑制细胞有丝分裂。不同铂类药物与DNA结合的方式和位点略有不同，但作用机制一致。顺铂是多种实体瘤的一线用药，可作为放疗增敏剂。临床上对卵巢癌、前列腺癌、睾丸癌、肺癌、鼻咽癌、食管癌、恶性淋巴瘤、头颈部鳞癌、甲状腺癌及成骨肉瘤等多种实体肿瘤均有疗效，且无交叉耐药性，有免疫抑制作用。其中，睾丸癌是顺铂最重要的适应证，自顺铂上市以来，睾丸癌患者的死亡率从接近100%直接降低到10%以下。

顺铂能够迅速进入组织，尤其在肝、前列腺、肾等部位药物浓度较高，且能够迅速分布于胸腔积液和腹水。但这款药物没有透过血脑屏障的能力，对于脑转移病灶的治疗效果较差。顺铂的肾毒性、血液毒性及神经毒性均较强。顺铂水合和代谢过程中产生的大量氧自由基是引起肾损伤的重要原因之一，离去基团氯对产生的氧自由基有重要影响。铂类化合物通常不被认为具有肝毒性，但患者在使用顺铂治疗期间血清酶升高率较低。这些升高通常是轻度、自限性和无症状的，很少需要调整剂量。只有极少数病例报告了顺铂引起的临床明显肝损伤。

顺铂在水中不稳定，易水解。若溶剂中含有Cl^-，则抑制了顺铂的水解。因此，顺铂主要制备成氯化钠注射液。该药血浆蛋白结合率＞95%；半衰期为30～100 h。该药主要由肾排泄，通过肾小球过滤或部分由肾小管分泌，用药后96 h内25%～45%由尿排出。腹腔内注射后腔内器官浓度为静脉注射给药的2.5～8.0倍。在口服条件下，其在小鼠和大鼠体内的LD_{50}分别为33mg/kg和26 mg/kg；在静脉注射条件下，其在小鼠体内的LD_{50}约为11 mg/kg。

二、干扰核酸生物合成的药物

干扰核酸生物合成的药物（drugs interfereing with nucleic acid biosynthesis）也被称为抗代谢抗肿瘤药，其作用机制主要是竞争性抑制核酸合成中所需的碱基或抑制DNA复制过程中所需的酶，从而参与到核酸的合成中，进而抑制肿瘤细胞的生长和增殖，最终导致肿瘤细胞的死亡。干扰核酸生物合成的药物主要可以分为叶酸类似物、嘧啶类似物、嘌呤类似物、核糖核苷酸还原酶抑制剂和DNA多聚酶抑制剂，上述药物的化学结构均与核酸代谢的必需物质相似，故能够特异性识别生长增殖迅速的细胞，进而特异性干扰核酸的合成。由于现阶段并未发现肿瘤细胞具有独特的代谢方式，所以干扰核酸生物合成的药物在肿瘤治疗上仍占有很大的比重。在选择性上，干扰核酸生物合成的药物虽然对大部分正常细胞并无影响，但对增殖较为旺盛的细胞，如骨髓、消化道黏膜、毛发细胞等则呈现毒性。

（一）叶酸类似物

叶酸（folic acid，FA）是蝶啶的衍生物，属于B族维生素，最初分离于肝脏，后来发现其在植物的绿叶中含量丰富，故称为叶酸。叶酸可用作抗贫血药，对正常红细胞形成有促进作用，同时也参与体内氨基酸及核酸合成，并与维生素B_{12}共同促进红细胞的生成。叶酸主要用于各种巨幼红细胞性贫血，尤适用于孕妇及婴儿巨幼红细胞性贫血。

叶酸在机体内参与多种重要的代谢途径，为体内的各种生物合成提供一碳单位（图16.7）。叶酸在二氢叶酸还原酶（dihydrofolate reductase，DHFR）催化作用下先转化二氢叶酸（dihydrofolic acid，FH_2），二氢叶酸继续反应生成四氢叶酸（tetrahydrofolic acid，FH_4），四氢叶酸再由丝氨酸羟甲基转移酶（serine hydroxymethyl transferase，SHMT）催化生成N^5,N^{10}-亚甲基四氢叶酸（FH_4-N^5,N^{10}-CH_2），经胸腺嘧啶合成酶（thymidylate synthetase，TS）催化提供一碳单位，将单磷酸脱氧尿嘧啶核苷（deoxyuracil nucleoside，dUMP）转化为单核苷酸脱氧胸腺嘧啶核苷（deoxythymidine，dTMP），为DNA合成提供胸腺嘧啶（图16.8）。

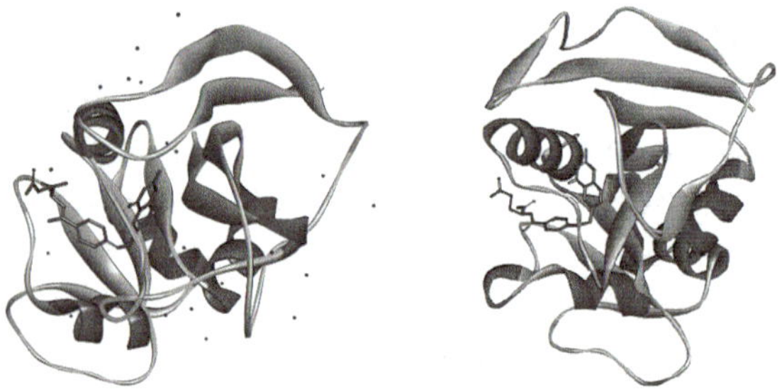

图16.7　大肠杆菌二氢叶酸还原酶与叶酸结合的结构（左）和人体二氢叶酸还原酶与叶酸结合的结构（右）

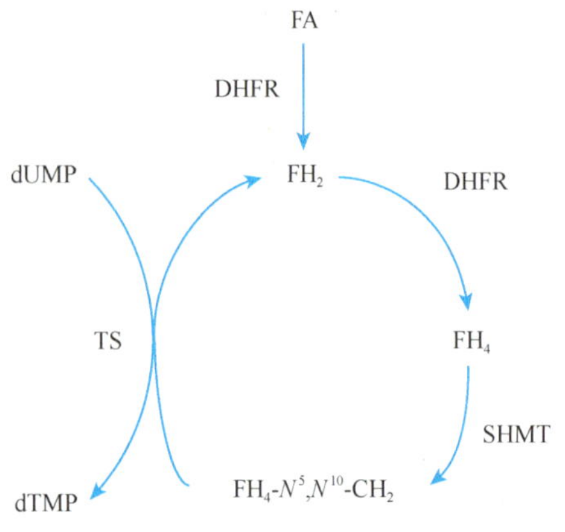

图16.8　叶酸的体内代谢途径

叶酸类似物是指结构与叶酸相似，且能够抑制叶酸代谢途径中不同酶的药物，通常用于治疗急性白血病，如抑制二氢叶酸还原酶的氨基蝶呤（aminopterin）和甲氨蝶呤［amethopterine，methotrexate（MTX）］。此外，还有针对叶酸代谢新途径而研发的培美曲塞（pemetrexed）和雷替曲塞（raltitrexed）。雷替曲塞作用靶点为胸腺嘧啶合成酶，副作用较少，不良反应较轻。相比之下，培美曲塞是具有多靶点的叶酸类似物，其作用于多种叶酸代谢途径中的酶，临床药效较强。

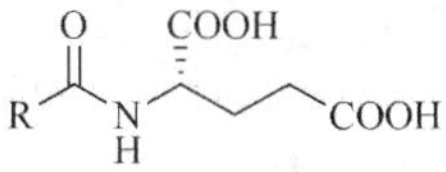

氨基蝶呤 R= 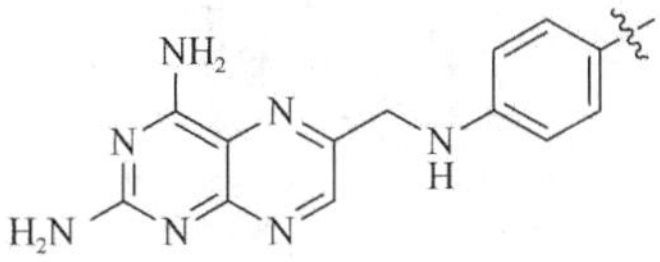

雷替曲塞 R= 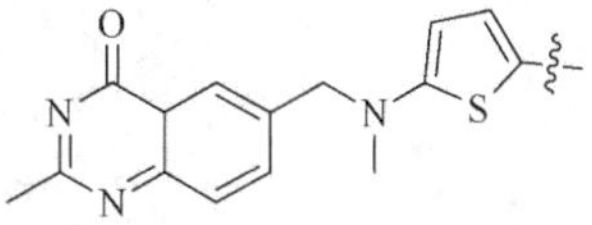

甲氨蝶呤 R= 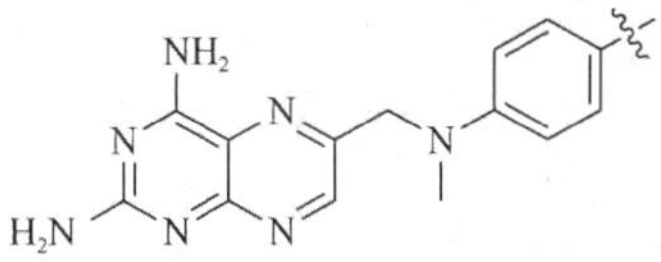

培美曲塞 R= 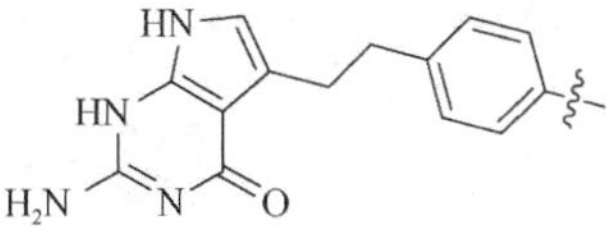

甲氨蝶呤（Methotrexate）

化学名：*L*-(+)-*N*-[4-[[(2,4-二氨基-6-蝶啶基) 甲基] 甲氨基] 苯甲酰基] 谷氨酸

L-(+)-*N*-[4-[[(2,4-diamino-6-pteridinyl)methyl]methylamino]benzoyl]glutamic acid

分子式：$C_{20}H_{22}N_8O_5$

分子量：454.45

熔点：193～195℃

水溶性：几乎不溶于水

pK_a=4.80

lg *P*=0.94

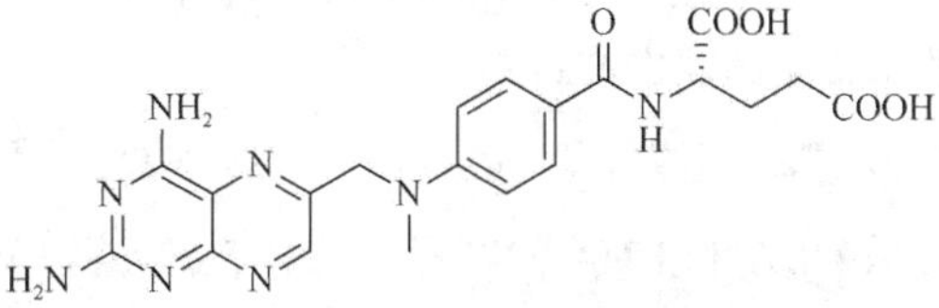

1947 年，美国波士顿儿童医院的西德尼 · 法伯（Sidney Farber）医生通过大量实验得到了氨基蝶呤，用于治疗儿童白血病，但其不良反应较大。同年，法伯医生研发出了一种更安全有效且毒性更低的叶酸拮抗剂——甲氨蝶呤。1956 年，甲氨蝶呤首次治愈了转移癌。1953 年 12 月，其获得 FDA 批准上市。

甲氨蝶呤在临床上主要用于恶性肿瘤和各种急性白血病，以急性淋巴细胞白血病、恶性淋巴瘤和多发性骨髓瘤为主。另外，还可以用于头颈部癌、肺癌、乳腺癌、卵巢癌、宫颈癌、绒毛上皮癌及睾丸癌等多种恶性肿瘤。除了抗肿瘤之外，甲氨蝶呤具有一定的免疫抑制和免疫调节的作用，也可用于自身免疫病，如类风湿性关节炎、系统性红斑狼疮。总之，甲氨蝶呤主要通过干扰叶酸的代谢，从而起到抗肿瘤及免疫调节的作用。

若甲氨蝶呤大剂量使用时，会导致体内四氢叶酸缺乏，进而产生多种不良反应，这时可静脉注射或肌内注射亚叶酸钙（leucovorin calcium）来解毒。亚叶酸钙在体内代谢可生成四氢叶酸，所以与甲氨蝶呤合用可降低毒性，却不会降低抗肿瘤活性。

甲氨蝶呤在低剂量时的生物利用度约为 60%，高剂量时生物利用度降低；其血浆蛋白结合率为 35%～50%；半衰期为 3～10 h；表观分布容积约为 1 L/kg。该药主要经肾（40%～90%）排泄，大多以原型排出体外，＜10% 的药物通过胆汁排泄。在口服条件下，其在小鼠和大鼠体内的 LD_{50} 分别为 146mg/kg 和 135 mg/kg。

甲氨蝶呤的合成是以四氨基嘧啶（Ⅱ-1）为起始原料，与 2,3-二溴丙醛环化得到 6-溴甲基蝶呤（Ⅱ-2），然后在稀盐酸中与对甲氨基苯甲酰谷氨酸缩合制得甲氨蝶呤（图 16.9）。

自甲氨蝶呤获批上市以来，随后的 60 多年，叶酸类抗代谢药物仍以甲氨蝶呤为主，直至 2004 年培美曲塞的出现，才填补这一空白。普林斯顿大学（Princeton University）有机化学家泰勒（Taylor）教授从辅酶的化学作用入手，研发出可同时作用于叶酸代谢路径上 5 个酶系的培美曲塞，疗效显著优于甲氨蝶呤，标志着叶酸类似物得到了进一步发展。

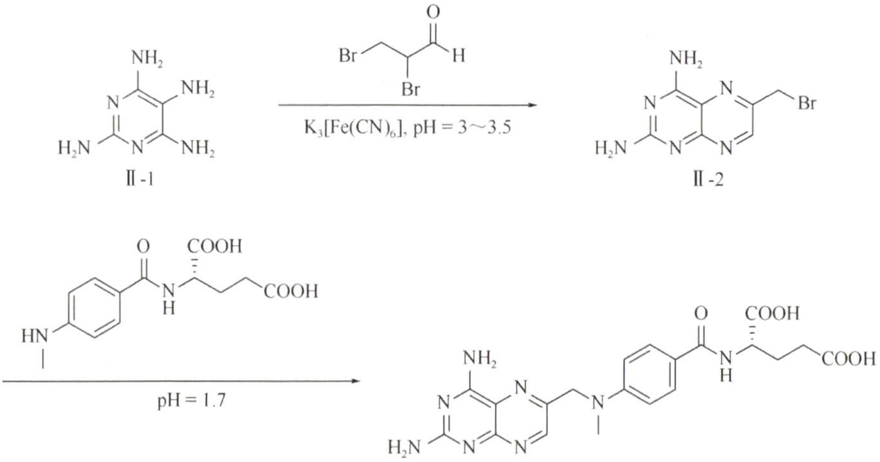

图 16.9　甲氨蝶呤的合成路线

培美曲塞最早于 2004 年 2 月被美国 FDA 批准用于治疗恶性胸膜间皮瘤，同年培美曲塞又被批准用于晚期非小细胞肺癌的治疗，随后 2005 年在中国上市。2008 年 9 月美国 FDA 和欧盟批准其用于非鳞状细胞非小细胞肺癌的一线化疗。2009 年美国 FDA 和欧盟批准培美曲塞用于非鳞状细胞非小细胞肺癌的维持治疗。

（二）嘧啶类似物

合成 DNA 和 RNA 的碱基一共有 5 种，其中有 3 种为嘧啶衍生物：胸腺嘧啶（thymine）、胞嘧啶（cytosine）及尿嘧啶（uracil）。嘧啶类似物抗肿瘤药按照其结构可以分为尿嘧啶类似物和胞嘧啶类似物两类。由于胸腺嘧啶是靠叶酸的代谢在体内进行生物合成，故对于胸腺嘧啶改造所获得的胸腺嘧啶类似物在抗肿瘤方面的效果，与其他两类相比较差。

嘧啶类似物竞争性地参与核酸的生物合成，其掺入核酸分子后，会抑制核酸的合成，最终导致肿瘤细胞的死亡。此类药物具备一定的选择性，对于肿瘤细胞具有很好的抑制作用，但对于一些分裂旺盛的细胞也会产生不良反应。

1. 尿嘧啶类似物　尿嘧啶是核酸生物合成中不可缺少的一种碱基，通常用于 RNA 的合成，但在体内也可代谢为胸腺嘧啶。由于尿嘧啶进入肿瘤组织的速度比其他嘧啶快，故利用这一特性，结合生物电子等排原理，对尿嘧啶进行改造，获得了一系列尿嘧啶类似物，如氟尿嘧啶、替加氟（tegafur）、双呋氟尿嘧啶（tegadifur）、去氧氟尿苷（doxifluridine）和卡莫氟（carmofur）等，用于多种恶性肿瘤的治疗。

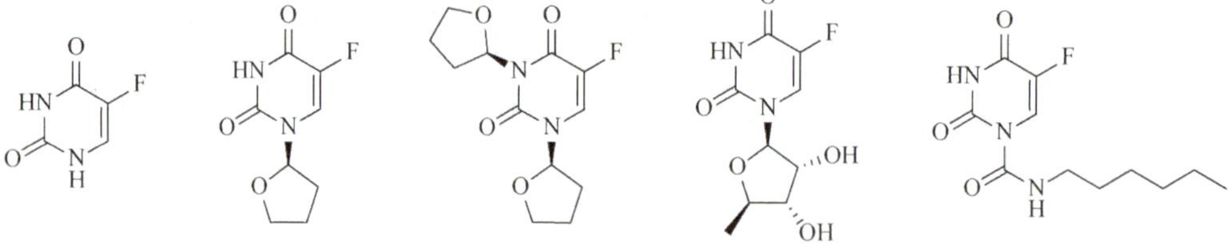

氟尿嘧啶（Fluorouracil）

化学名：5-氟-2,4(1*H*,3*H*)-嘧啶二酮

5-fluoro-2,4(1*H*,3*H*)-pyrimidinedione

分子式：$C_4H_3FN_2O_2$

分子量：130.08

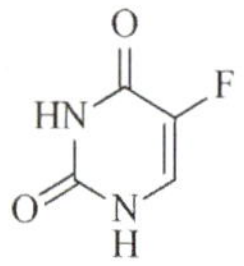

熔点：282～286℃（分解）

水溶性：略溶于水

pK_a=8.00；3.00

lg P=−1.31

查尔斯·海德伯格（Charles Heidelberger）首先发现氟乙酸中的氟原子可抑制一种关键酶。后续他邀请罗伯特·杜辛斯基（Robert Duschinsky）和罗伯特·施尼泽（Robert Schnitzer）合成氟尿嘧啶，同时发现氟尿嘧啶可以明显抑制小鼠体内肿瘤。1957年海德伯格教授将研究结果发表于《自然》。

氟尿嘧啶是首个根据设想而合成的抗代谢药，在临床上是应用最广的嘧啶类似物，对绒毛膜上皮癌、侵蚀性葡萄胎有显著疗效，对结肠癌、直肠癌和胃癌等其他实体瘤有良好疗效，在肿瘤内科治疗中占有重要地位。其作用机制是针对胸腺嘧啶核苷酸合成酶，抑制胸腺嘧啶的合成，从而抑制DNA的合成，最终导致肿瘤细胞的死亡。此外，其对RNA的合成也有一定抑制作用。

氟尿嘧啶口服吸收生物利用度偏低，约为28%，因此通常注射给药。静脉注射后迅速分布到全身各组织，其中脑脊液和肿瘤组织中浓度较大。氟尿嘧啶血浆蛋白结合率为8%～12%；半衰期为10～20 min。其代谢降解可在许多组织中进行，尤其是在肝脏，10%～30%通过尿以原型排出。在口服条件下，其在小鼠和大鼠体内的LD_{50}为115mg/kg和230 mg/kg；在注射条件下，其在其在小鼠体内的LD_{50}约为81 mg/kg。

氟尿嘧啶在体内首先转化为5-氟尿嘧啶脱氧核苷酸（FUDRP）（M6），后与胸腺嘧啶核苷酸合成酶结合，再与N^5,N^{10}-亚甲基四氢叶酸进行共价连接，由于C-F键结合较为牢固，致使肿瘤细胞无法合成胸腺嘧啶脱氧核苷酸（TDRP）（M9），进而抑制了DNA合成，最终导致肿瘤细胞死亡（图16.10）。

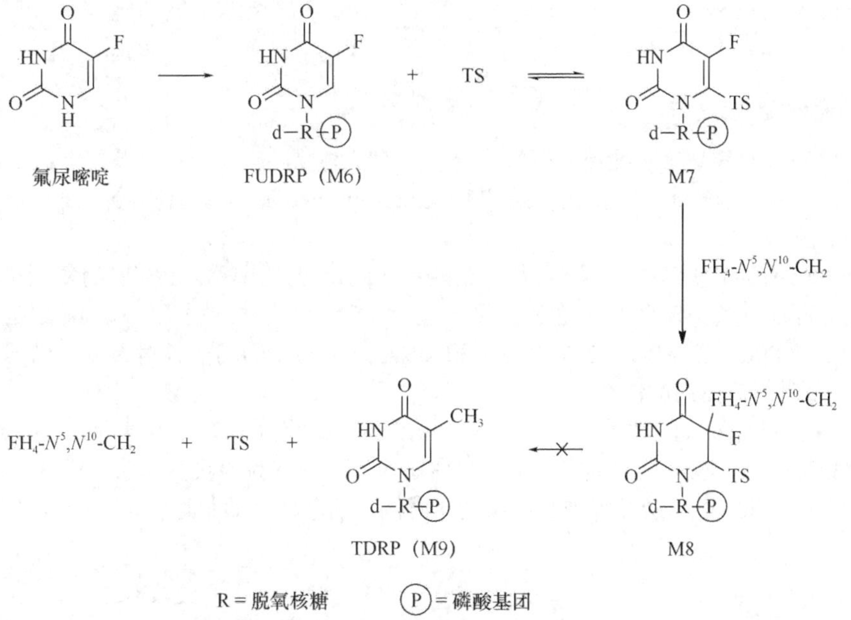

图16.10　氟尿嘧啶体内代谢途径

氟尿嘧啶的合成以氯乙酸乙酯（Ⅲ-1）为原料，首先以乙酰胺作溶剂，与无水氟化钾进行氟化反应，得到氟乙酸乙酯（Ⅲ-2）；随后与甲酸乙酯进行缩合反应，获得烯醇式氟代甲酰乙酸乙酯钠盐（Ⅲ-3）；再进行甲基异脲环化得到5-氟-4-羟基-2-甲氧基嘧啶（Ⅲ-4）；最后稀盐酸水解得到氟尿嘧啶（图16.11）。

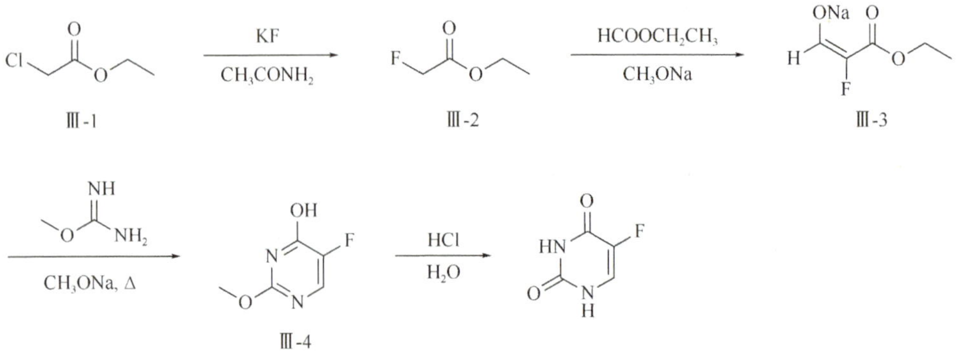

图 16.11　氟尿嘧啶合成路线

2. 胞嘧啶类似物　胞嘧啶类似物主要包括阿扎胞苷（azacitidine）、地西他滨（decitabine）、阿糖胞苷（cytarabine）和吉西他滨（gemcitabine）等。阿扎胞苷和地西他滨的作用方式独特，能够阻止或减少胞嘧啶甲基化，进而引起DNA低甲基化。因为部分癌症表现为肿瘤抑制基因低甲基化，阿扎胞苷和地西他滨具有潜在的特定抗肿瘤活性。阿扎胞苷和地西他滨目前是治疗脊髓发育不良的主要药物。

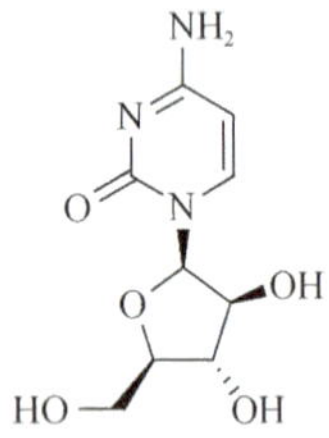
阿糖胞苷

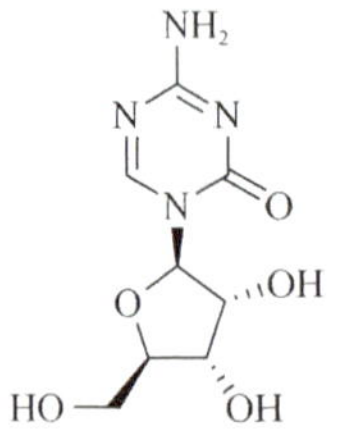
阿扎胞苷

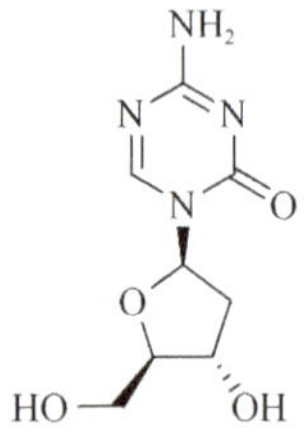
地西他滨

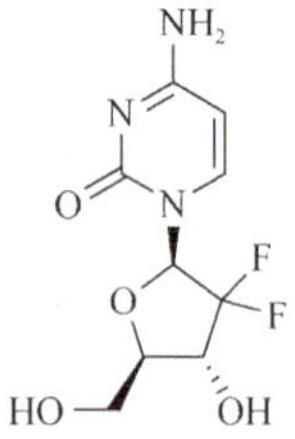
吉西他滨

（三）嘌呤类似物

合成遗传物质的碱基除三种嘧啶衍生物外，还有两种嘌呤衍生物：鸟嘌呤（guanine）和腺嘌呤（adenine）。主要的嘌呤类似物包括巯嘌呤（mercaptopurine）、硫鸟嘌呤（tioguanine）与氟达拉滨（fludarabine）等。

巯嘌呤可以抑制DNA的合成，同时在免疫反应的诱导期阻断淋巴细胞的复制扩张，对细胞免疫及体液免疫均有效。硫鸟嘌呤通常被用于治疗急性白血病并减缓急性粒细胞白血病。氟达拉滨具有阻断多种DNA聚合酶、DNA引发酶和DNA连接酶Ⅰ的功能且对S期有特异性（因为这些酶在DNA复制时有较高的活性）。

1951年，格特鲁德·B. 埃利恩（Gertrude B. Erin）和乔治·H. 希钦斯（George H. Hitchens）发现，巯嘌呤是很强的嘌呤拮抗剂，在小鼠与白血病患者的试验中获得成功。1953年，FDA批准了巯嘌呤上市——此时距离巯嘌呤被合成仅两年时间，而临床试验只进行了十个月。

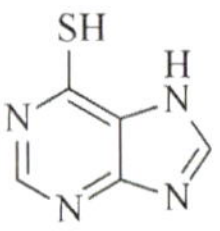
巯嘌呤

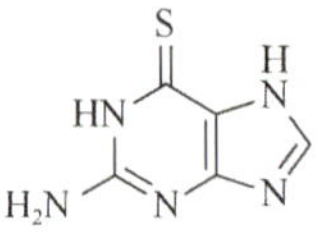
硫鸟嘌呤

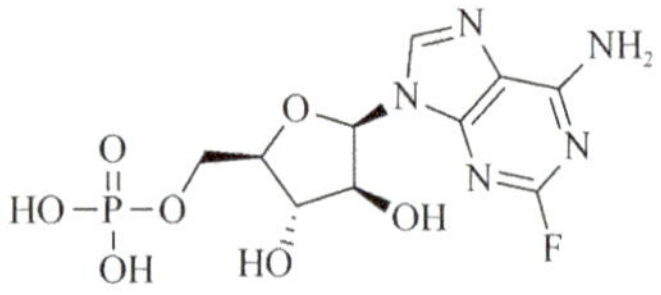
磷酸氟达拉滨

巯嘌呤（Mercaptopurine）

化学名：6-嘌呤硫醇

6-mercaptopurine

分子式：$C_5H_4N_4S$

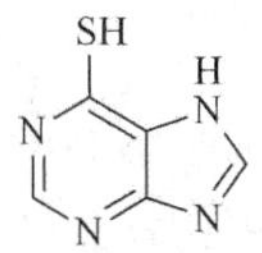

分子量：152.19

熔点：313～314℃

水溶性：不溶于水

$pK_a=7.77$

$\lg P=0.95$

巯嘌呤属于嘌呤类似物类核酸合成干扰药物，又称抗代谢药物。其可以阻止核酸的合成，但蛋白质合成并不停止，因而发生不平衡生长，使癌细胞死亡。巯嘌呤属于周期特异性药物，主要作用于S期，对G_1期也有延缓作用，对体液免疫和细胞免疫也有抑制作用。巯嘌呤常用于治疗急性淋巴细胞白血病（acute lymphoblastic leukemia，ALL）、慢性粒细胞白血病（chronic myelocytic leukemia，CML）、克罗恩病（Crohn disease，CD）和溃疡性结肠炎（ulcerative colitis，UC），还可用于急性淋巴细胞及急性非淋巴细胞白血病的维持治疗、慢性粒细胞白血病的急变期，此外还适用于绒毛膜上皮癌、侵蚀性葡萄胎等。

巯嘌呤生物利用度呈现剂量依赖性，平均约为50%；血浆蛋白结合率约为20%；静脉注射后的半衰期约为1.5 h。其代谢过程主要在肝脏内进行，在肝内经黄嘌呤氧化酶等氧化及甲基化作用后分解为硫尿酸等而失去活性。其代谢物主要通过尿液排出体外，约50%药物代谢后在24 h即从肾脏排泄，其中7%～39%以原型药经尿液排出；口服给药时，其在小鼠和大鼠中的LD_{50}分别为480 mg/kg和425 mg/kg。

巯嘌呤的合成通常以硫脲（Ⅳ-1）为原料，首先合成次黄嘌呤（Ⅳ-2），然后对次黄嘌呤进行亚硝基化得到亚硝基次黄嘌呤（Ⅳ-3），对亚硝基次黄嘌呤进行还原、脱巯基和环化得到羟基嘌呤（Ⅳ-6），对羟基嘌呤最终进行硫代即可获得巯嘌呤（图16.12）。

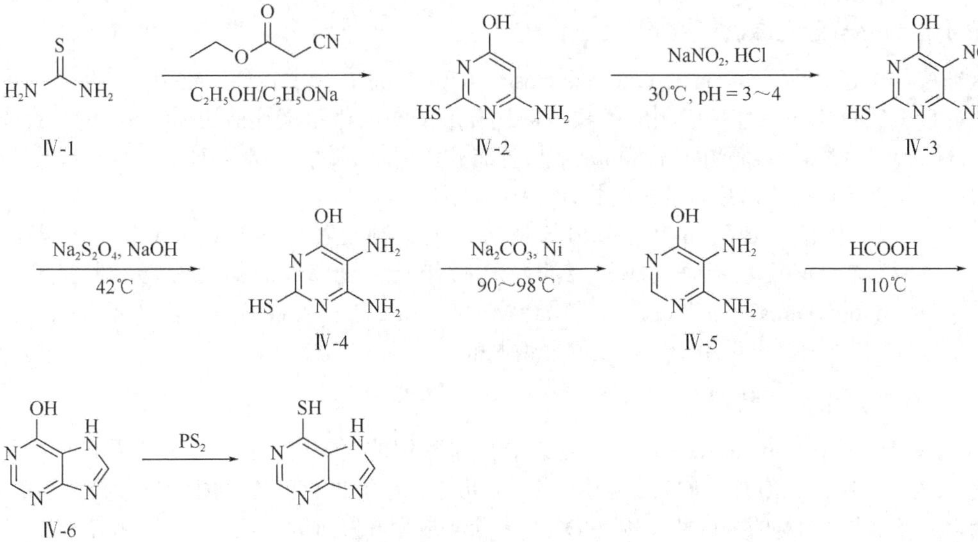

图16.12 巯嘌呤的合成路线

磺巯嘌呤钠（Sulfomercaprine Sodium）

化学名：6-巯基嘌呤磺酸钠盐

6-sulfomercaprine sodium

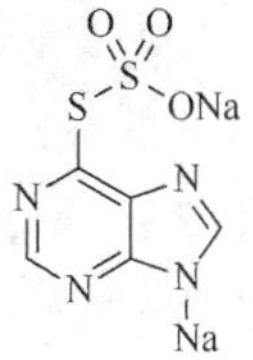

分子式：$C_5H_2N_4Na_2O_3S_2$

分子量：312.23

水溶性：极易溶于水

pK_a=0.25（预测值）

lg P=3.46（预测值）

磺巯嘌呤钠是我国创制的一种巯嘌呤的水溶性衍生物，在体内可转变成巯嘌呤而发挥抗肿瘤作用。该药是一种抗核酸代谢的细胞周期特异性药物，作用机制与巯嘌呤相似。磺巯嘌呤钠在体内转变成6-巯基嘌呤核苷酸，可抑制次黄嘌呤核苷酸转变成腺嘌呤核苷酸和黄嘌呤核苷酸，磺巯嘌呤钠还可抑制烟酰胺和腺嘌呤二核苷酸的合成，且反馈抑制嘌呤前体物质5-磷酸核糖胺的形成。此外，本品对细胞增殖各周期均有抑制作用。在酸性环境和存在活性巯基物质时易分解成巯嘌呤，而肿瘤组织较正常组织pH低，巯基化合物含量较高，故对肿瘤组织有一定的选择性作用。该药物作为广谱抗癌药，毒性小、显效快，并可注射给药，适用于急性白血病、绒毛上皮癌、葡萄胎、慢性粒细胞白血病、恶性淋巴瘤和多发性骨髓瘤等。

除以上两个药物外，嘌呤类似物抗肿瘤药还包括硫唑嘌呤（azathiopine，6-AP）、喷司他丁（pentostatin）、克拉屈滨（cladribine）和奈拉滨（nelarabine）。这些药物均以鸟嘌呤或腺嘌呤为母核进行结构改造而得，主要作用于DNA合成期，几乎可以干扰嘌呤代谢的各个环节，甚至作用于一些静止期细胞，特异性地抑制细胞的增殖，被用于治疗多种白血病。

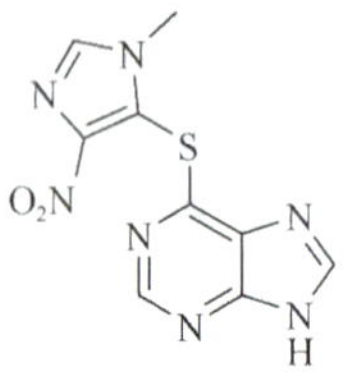

硫唑嘌呤

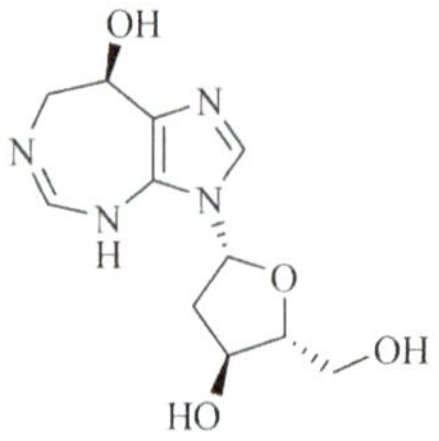

喷司他丁

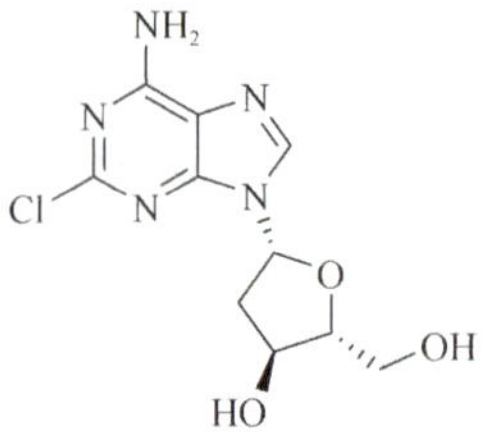

克拉屈滨

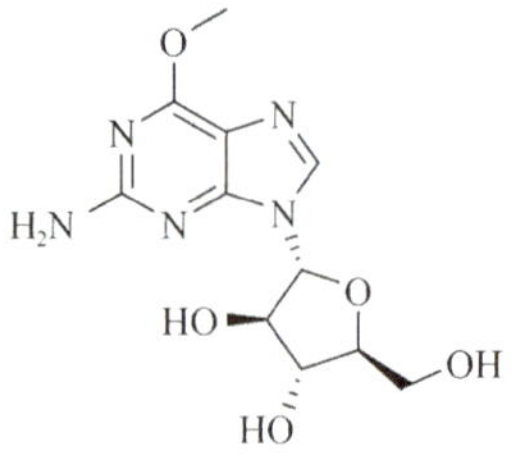

奈拉滨

（四）核糖核苷酸还原酶抑制剂

核糖核苷酸还原酶（ribonucleotide reductase，RR）广泛存在于各种生物中，是生物体内唯一催化四种核糖核苷酸还原并生成相应脱氧核糖核苷酸的酶。核糖核苷酸还原酶是DNA合成与修复的关键酶和限速酶，对细胞的增殖和分化起着调控作用。因此，该酶是研究DNA合成与修复、细胞增殖与分化及癌症的治疗与抗癌药物开发的重要靶点。

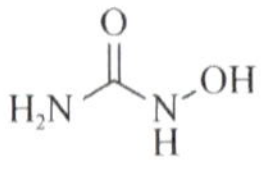

羟基脲

核糖核苷酸还原酶抑制剂是指一类抑制生物体内核糖核苷酸还原酶，阻止核苷或核苷酸还原生成相应的脱氧核苷或脱氧核苷酸的化合物，主要以羟基脲（hydroxyurea）为代表。这类化合物抑制了DNA的生物合成，阻止了肿瘤细胞的分裂和扩增，可以用于治疗多种恶性肿瘤。

（五）DNA多聚酶抑制剂

DNA多聚酶（polymerase，Pol）是DNA合成过程中的关键酶，其主要功能是催化四种脱氧核苷酸（dATP、dTTP、dGTP、dCTP）合成DNA，此外还具备3′核酸外切酶5′核酸外切酶的功能，是准确合成及修复DNA的关键酶，因此DNA多聚酶成为开发抗肿瘤药的另一个靶点。

DNA多聚酶抑制剂是一类具备抑制DNA合成能力的药物。此类药物在细胞DNA复制的特定阶段掺入细胞代谢过程，抑制了DNA多聚酶的活性，进而达到阻止癌细胞增殖的目的。DNA多聚酶抑制剂的代表药物包括阿糖胞苷、吉西他滨等。这些药物在结构上与DNA合成所需的脱氧核苷相似，转化为活性代谢物后，可在DNA合成期间替换相对应脱氧核苷，促进恶性细胞的凋亡，最终阻止肿瘤生长。

阿糖胞苷于1959年由加州大学伯克利分校的理查德·沃尔维克（Richard Walwick）、沃尔登·罗伯茨（Walden Roberts）和查尔斯·德克尔（Charles Dekker）首次合成。美国FDA于1969年6月批准阿糖胞苷上市。该药物的化学结构是胞嘧啶与阿拉伯糖结合成的核苷，因此得名“阿糖胞苷”。

阿糖胞苷（Cytarabine）

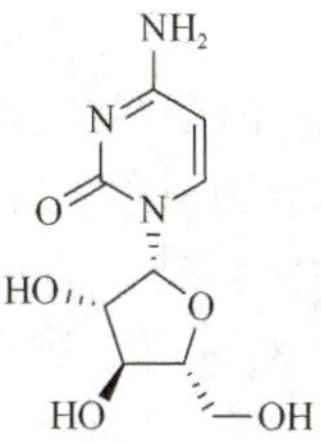

化学名：1-β-D-阿拉伯呋喃糖基-4-氨基-2(1H)-嘧啶酮

1-β-D-arabinofuranosyl-4-amino-2(1H)-pyrimidinone

分子式：$C_9H_{13}N_3O_5$

分子量：243.22

熔点：189～195℃，熔融同时分解

水溶性：极易溶于水

pK_a=4.30

lg P=−1.93

阿糖胞苷主要用于治疗白细胞癌，如急性髓系白血病（acute myeloid leukemia，AML）和非霍奇金淋巴瘤，此外还具备一定的抗代谢、抗病毒和免疫抑制活性。阿糖胞苷与柔红霉素联用可治疗1岁及以上相关性急性髓系白血病或急性髓系白血病伴骨髓增生异常相关改变（acute myeloid leukemia with myelodysplasia-related changes，AML-MRC）。

阿糖胞苷作为一种DNA多聚酶抑制剂，具有与其他核苷相似的结构（阿拉伯糖代替核糖），能够抑制DNA的合成。其作用机制是抑制α-DNA聚合酶与β-DNA聚合酶，进而阻止了DNA的合成和修复。此外，阿糖胞苷的三磷酸形式可与胞苷竞争性掺入DNA的合成中，其药物结构中的阿拉伯糖会阻碍DNA双螺旋结构的形成，使DNA复制停止在细胞周期的S期，从而阻止肿瘤细胞正常地发育和分裂，达到抗癌的效果。

阿糖胞苷的生物利用度小于20%；血浆蛋白结合率约为13%；双相半衰期分别为10 min，1～3 h。该药主要经肝脏代谢，其代谢物主要通过尿液排泄；口服给药时，其在小鼠和大鼠中的LD_{50}分别为3000 mg/kg和3150 mg/kg；注射给药时，其在大鼠中的LD_{50}为7000 mg/kg。

三、干扰核酸转录的药物

干扰核酸转录的药物能抑制RNA的合成，从而作用于mRNA干扰细胞的转录过程，主要分为抗生素类抗肿瘤药及RNA聚合酶Ⅱ抑制剂。

（一）抗生素类抗肿瘤药

抗生素类抗肿瘤药主要作用于遗传信息传递的不同环节，通过抑制DNA、RNA和蛋白质的合成发挥抗肿瘤作用。现已报道此类抗肿瘤药1500多种，用于临床治疗的已有10多种，包括放线菌素类、蒽环类和其他抗生素。

1. 放线菌素类药物　放线菌作为抗生素的主要来源，是重要的微生物资源，也是目前国内外研究微生物的热点之一。从放线菌次级代谢产物中已分离得到抗生素4000多种，放线菌素类药物在抗肿瘤、免疫抑制及酶抑制剂等方面发挥了重大作用。

放线菌素D（Dactinomycin）

化学名：N^1,N^9-双[(6S,9R,10S,13R,18aS)-2,5,9-三甲基-1,4,7,11,14-五氧代-6,13-双(丙-2-基)-十六氢-1H-吡咯并[2,1-i]1-氧杂-4,7,10,13-四氮杂环己酮-10-基]-2-氨基-4,6-二甲基-3-氧代-3H-苯噁嗪-1,9-二甲酰胺

N^1,N^9-bis[(6S,9R,10S,13R,18aS)-2,5,9-trimethyl-1,4,7,11,14-pentaoxo-6,13-bis(propan-2-yl)-hexadecahydro-1H-pyrrolo[2,1-i]1-oxa-4,7,10,13-tetraazacyclohexadecan-10-yl]-2-amino-4,6-dimethyl-3-oxo-3H-phenoxazine-1,9-dicarboxamide

分子式：$C_{62}H_{86}N_{12}O_{16}$

分子量：1255.44

熔点：251～253℃

水溶性：在水中几乎不溶，在 10℃水中溶解

$pK_a=11.90$

$\lg P=1.60$

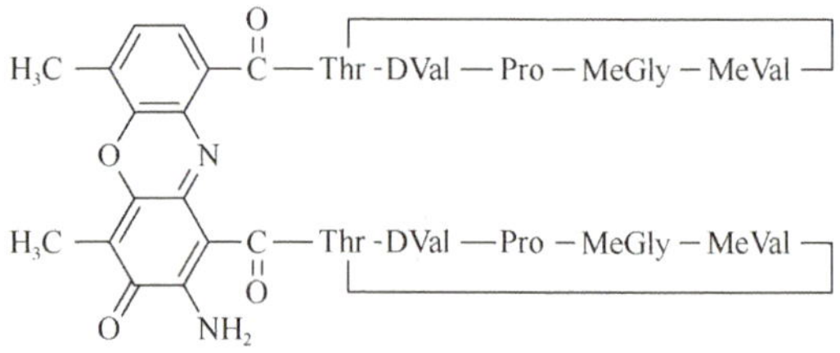

放线菌素 D 为一种抗生素类抗肿瘤药，具有细胞周期非特异性，但对 G_1 前期最敏感。其能选择性地与 DNA 中的鸟嘌呤结合，插入 DNA 分子的鸟嘌呤和胞嘧啶碱基结构中，抑制以 DNA 为模板的 RNA 多聚酶，从而抑制 RNA 的合成，使蛋白质合成受阻。放线菌素 D 对肾母细胞瘤（Wilms 瘤）、横纹肌肉瘤、神经母细胞瘤、霍奇金淋巴瘤及绒毛膜癌有效，对睾丸肿瘤也有一定疗效。

放线菌素 D 的血浆蛋白结合率约为 5%；半衰期为 36 h。该药主要经肝脏代谢，原型药的 10% 随尿液、50%～90% 通过胆管随粪便排出；口服给药时，其在小鼠中的 LD_{50} 为 7.2 mg/kg。

2017 年 10 月 27 日，WHO 国际癌症研究机构公布的致癌物清单中将放线菌素 D 列为 3 类致癌物（国际癌症研究机构于 2018 年 1 月 26 日更新资料显示：3 类致癌物为对人类是否致癌尚无足够证据）。

2. 蒽环类药物 蒽环类药物是抗肿瘤常用药物之一，特别针对乳腺癌、白血病、淋巴瘤、卵巢癌和肺癌等。蒽环类药物基本结构为蒽环与一个氨基糖以糖苷键相连，是由微生物产生的具有抗肿瘤活性的化学物质。蒽环类药物主要包括多柔比星、柔红霉素（daunorubicin）、表柔比星（epirubicin）、吡柔比星（theprubicine）和米托蒽醌（mitoxantrone）等。

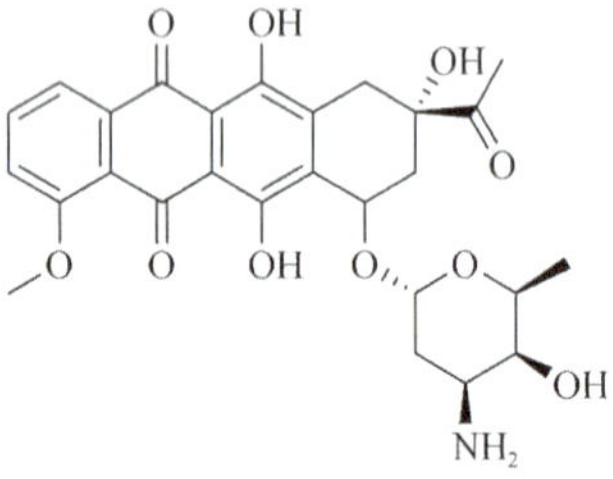

柔红霉素

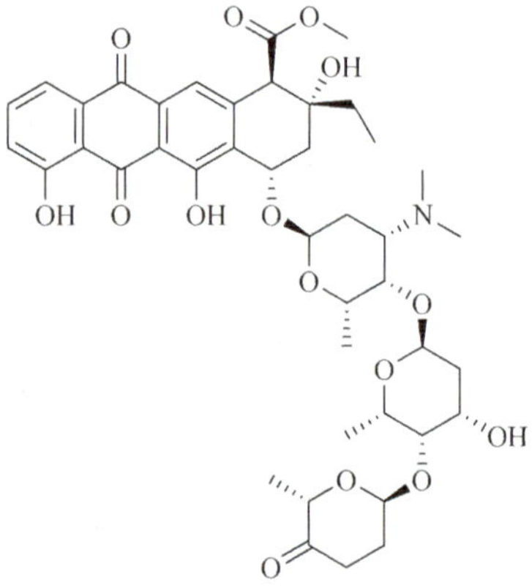

阿柔比星

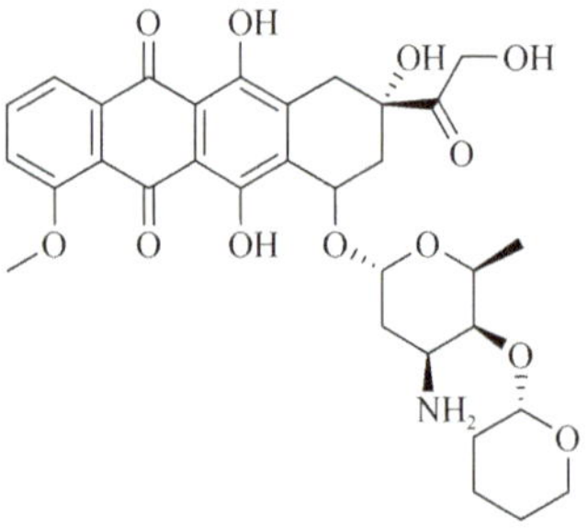

吡柔比星

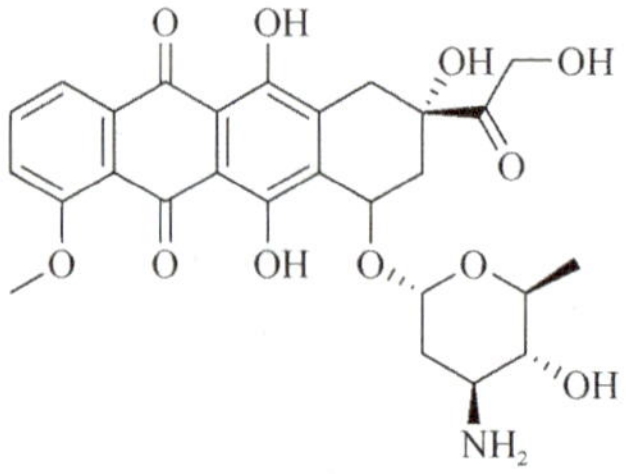

表柔比星

多柔比星（Doxorubicin）

化学名：(8*S*,10*S*)-10-[(3-氨基-2,3,6-三去氧基-*α*-*L*-来苏己吡喃基)-氧]-7,8,9,10-四氢-6,8,11-三羟基-8-(羟乙酰基)-1-甲氧基-5,12-萘二酮

(8*S*,10*S*)-10-[(3-amino-2,3,6-trideoxy-*α*-*L*-lysopyrano)-oxy]-7,8,9,10-tetrahydro-6,8,11-trihydroxy-8-(hydroxyacetyl)-1-methoxy-5,12-naphthalenedione

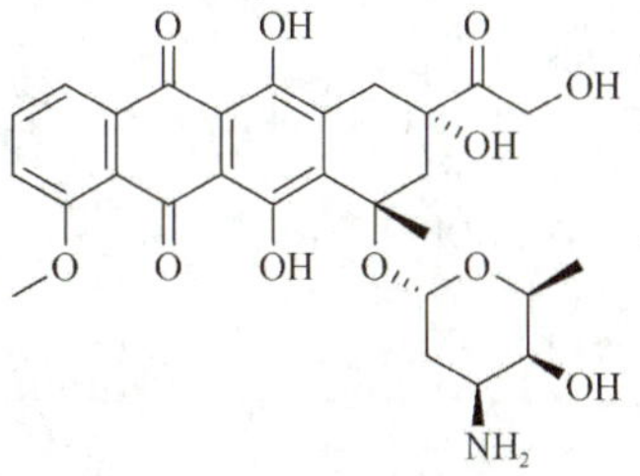

分子式：$C_{27}H_{29}NO_{11}$

分子量：543.52

熔点：229～231℃

水溶性：可溶于水

$pK_a=8.20$

$\lg P=-1.34$

多柔比星是一种细胞周期非特异性抗肿瘤药，S 早期肿瘤细胞对其最为敏感，M 期细胞次之，G_1 期细胞对其最不敏感，对 G_1、S 和 G_2 期有延缓作用。多柔比星既含有脂溶性的蒽环，又有水溶性的柔红糖胺基，并有酸性酚羟基和碱性氨基。多柔比星可嵌入 DNA 的碱基对之间，使 DNA 链裂解，阻碍 DNA 及 RNA 的合成。此外，多柔比星在酶的作用下还原为半醌自由基，与氧反应可导致氧自由基的形成，并有破坏细胞膜结构及功能的特殊作用。

多柔比星抗瘤谱广，对无氧代谢细胞也有效，在肿瘤的化疗中占有重要地位。该药临床上用于治疗急性白血病（淋巴细胞性和髓细胞性）、恶性淋巴瘤、乳腺癌、肺癌（小细胞和非小细胞肺癌）、卵巢癌、骨及软组织肉瘤、肾母细胞瘤、神经母细胞瘤、膀胱癌、甲状腺癌、前列腺癌、头颈部鳞癌、睾丸癌、胃癌和肝癌等。同时也用于获得性免疫缺陷综合征（AIDS）相关的晚期卡波西肉瘤、慢性淋巴细胞白血病、多发性骨髓瘤和晚期尤因肉瘤（FDA 批准适应证）。

多柔比星的血浆蛋白结合率极低；三相半衰期分别为 30 min、3 h 和 40～50 h。该药主要经胆汁排泄，6 h 内仅 5%～10% 原型药随尿液排出；口服给药时，其在小鼠中的 LD_{50} 为 570 mg/kg。

米托蒽醌（Mitoxantrone）

化学名：1,4-二羟基-5,8-双 [[2-[(2-羟乙基) 氨基] 乙基] 氨基]-9,10-蒽醌

1,4-dihydroxy-5,8-bis[[2-[(2-hydroxyethyl)amino]ethyl]amino)-9,10-dihydroanthracene

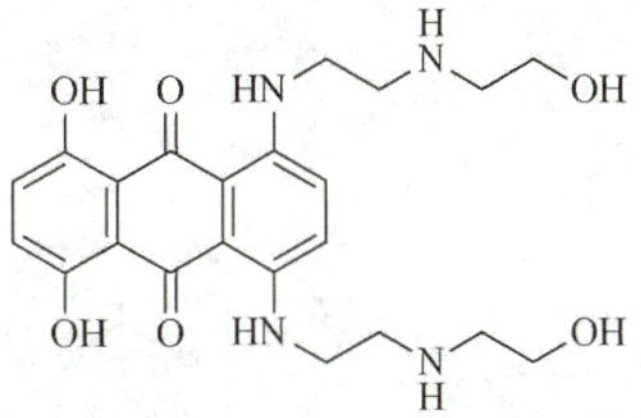

分子式：$C_{22}H_{28}N_4O_6$

分子量：444.48

熔点：170～174℃

水溶性：易溶于水

$pK_a=8.27$

$\lg P=-1.16$

米托蒽醌又名丝裂蒽醌，是一种人工合成的蒽醌类化疗药物，具有抗肿瘤作用强、心脏毒性低的优点，用于治疗晚期乳腺癌、慢性淋巴细胞白血病（chronic lymphocytic leukemia，CLL）和成人急性非淋巴细胞白血病等。米托蒽醌极微量入血，不产生全身不良反应，具有良好的耐受性和安全性。

米托蒽醌结构及抗癌作用与多柔比星相近，因其无氨基糖结构，不产生自由基，且有抑制脂质过氧化作用，故对心脏毒性较低。米托蒽醌为细胞周期非特异性药物，可消除任何细胞周期的肿瘤细胞，增殖与非增殖细胞均受到抑制。分裂细胞比休止细胞对本品更敏感，S 后期肿瘤细胞对本品最敏感。

米托蒽醌的血浆蛋白结合率为 78%；半衰期为 75 h。该药主要经 CYP2E1 代谢，其代谢物主要通过尿液排泄；口服给药时，其在小鼠和大鼠中的 LD_{50} 分别为 3 g/kg 和 4 g/kg。

米托蒽醌的合成是以 1,4,5,8-四羟基蒽醌（Ⅴ-1）为原料，首先，在氩气保护下，与 *N*-(2-羟乙基) 乙二胺反应 2 h；再经空气缓慢氧化 4 h 后制得米托蒽醌（图 16.13）。

3. 其他抗生素类药物 还有一些其他类抗生素类药物，如平阳霉素（pingyangmycin）、丝裂霉素（mitomycin）、博来霉素（bleomycin）等，也有明显的抗肿瘤作用。

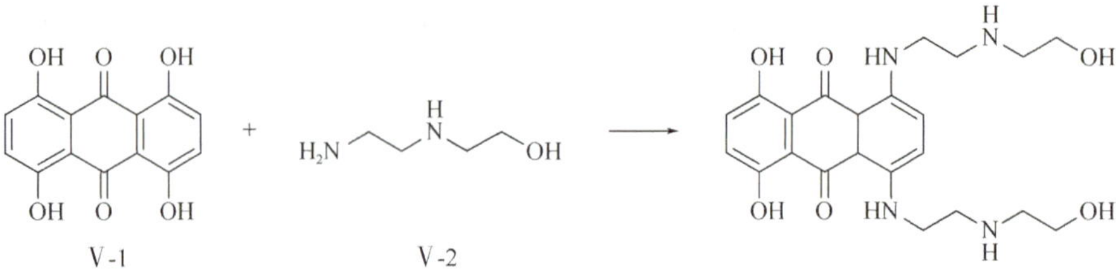

V-1　　V-2

图 16.13　米托蒽醌的合成路线

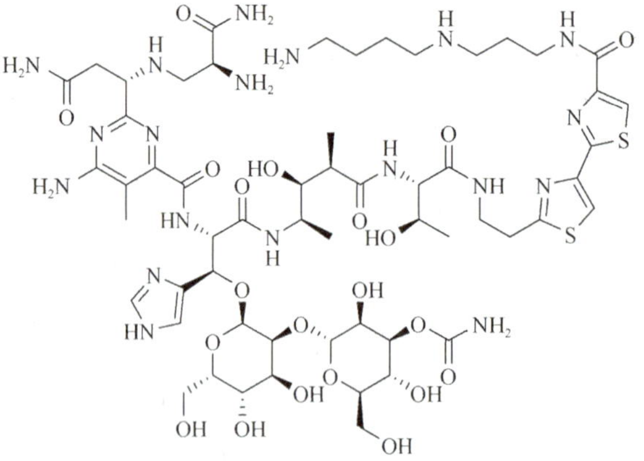

平阳霉素

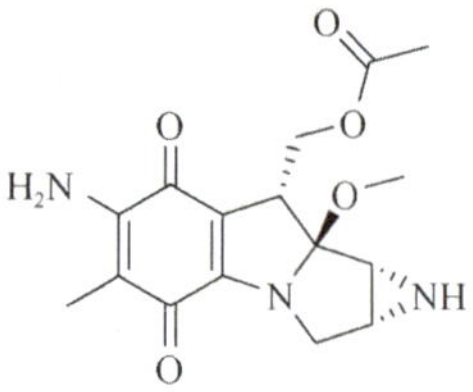

丝裂霉素

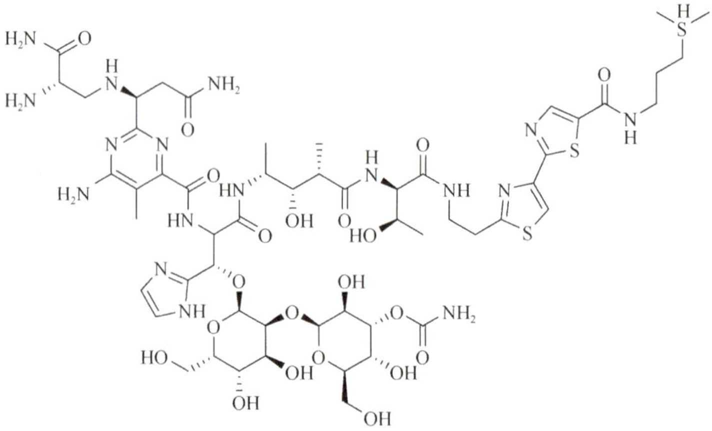

博来霉素

（二）RNA 聚合酶Ⅱ抑制剂

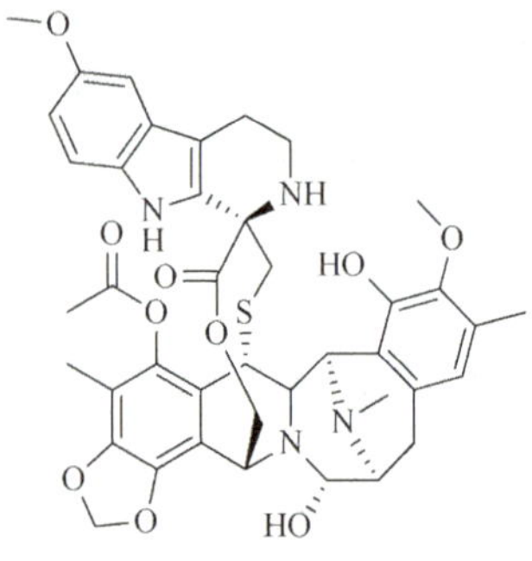

卢比克替定

RNA 聚合酶Ⅱ（RNA polymerase Ⅱ）抑制剂通过抑制 RNA 聚合酶Ⅱ以阻断、抑制或者干扰核酸的代谢过程，最终抑制转录，代表药物为卢比克替定（lurbinectedin）等。

卢比克替定是一种海鞘素的衍生物，可使肿瘤细胞在有丝分裂过程中畸变、凋亡，最终减少细胞增殖。临床试验表明，卢比克替定对转移性小细胞肺癌具有良好的疗效，常见不良反应为骨髓抑制、恶心和呕吐等，患者耐受性较好。

四、干扰 DNA 复制的药物

通过干扰 DNA 复制来抑制肿瘤是抗肿瘤药的研究方向之一，如拓扑异构酶Ⅰ（topoisomerase Ⅰ，Topo Ⅰ）抑制剂与拓扑异构酶Ⅱ（topoisomerase Ⅱ，Topo Ⅱ）

抑制剂，均具有良好的疗效。

（一）拓扑异构酶 I 抑制剂

拓扑异构酶 I 参与 DNA 复制、转录、重组、修复等所有关键的细胞核内过程，是抗肿瘤研究的重要靶点，以拓扑异构酶 I 为靶点的药物在肿瘤化疗中被广泛应用。目前临床使用的拓扑异构酶 I 抑制剂主要分为喜树碱类和非喜树碱类化合物。

喜树碱，是从我国特有珙桐科植物喜树的树干、树皮和果实中提取的一种具有抗肿瘤活性的生物碱，属于拓扑异构酶 I 抑制剂。临床上使用的全部喜树碱同系物均包含一个活性内酯五元环。这种结构的变化受 pH 的影响，当 pH＜4 时，以羟基内酯环的结构为主，而在较高的 pH 条件下，内酯型可逆水解为开环的羧酸型（图 16.14）。

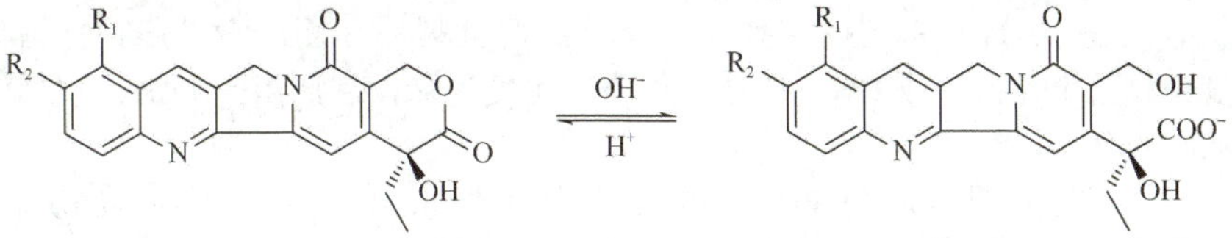

HCPT　　R_1=H；R_2=OH
CPT　　R_1=R_2=OH

图 16.14　喜树碱同系物五元内酯环的互变

羟喜树碱（Hydroxycamptothecin）

化学名：(*S*)-4-乙基-4,9-二羟基-1*H*-吡喃 [3′,4′:6,7] 吲哚 [1,2-*b*] 喹啉-3,14(4*H*,12*H*)-二酮

(*S*)-4-ethyl-4,9-dihydroxy-1*H*-pyrano[3′,4′:6,7]indolizino[1,2-*b*]quinoline-3,14(4*H*)-dione

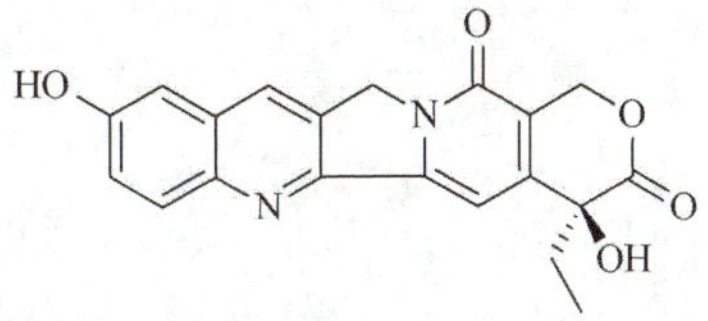

分子式：$C_{20}H_{16}N_2O_5$

分子量：364.35

水溶性：不溶于水

pK_a=9.65

lg *P*=1.69

羟喜树碱是 1966 年由沃尔（Wall）等从我国特有植物喜树木质部中分离得到的一种具有抗肿瘤活性的生物碱。后来又陆续在夹竹桃科狗牙花属的海木狗牙花（*Ervatamia heyneana* T. Cooke）、茶茱萸科假柴龙树属臭假柴龙树（*Nothapodytes foetida*）及茜草科蛇根草属的硬毛蛇根草（*Hiorrhiza mungas* L.）等植物中发现了羟喜树碱的痕量存在。羟喜树碱及其衍生物抗肿瘤作用的机制是通过抑制 DNA 拓扑异构酶 I 的活性而抑制肿瘤细胞的生长。羟喜树碱及其衍生物、紫杉醇及维 A 类化合物抗肿瘤作用的发现被誉为“20 世纪 90 年代抗癌药物的三大发现”。羟喜树碱衍生物伊立替康和拓扑替康的抗癌作用总体上与紫杉醇相当或优于后者。羟喜树碱及其衍生物对恶性肿瘤和实体肿瘤均有良好的疗效。

羟喜树碱在人体内半衰期短，静脉滴注时，其 α 相半衰期为 3.138～36.78 min，β 相半衰期为 1.03～2.42 h；腹腔注射给药时，其在小鼠中的 LD_{50} 为 104 mg/kg。

伊立替康（Irinotecan）

化学名：(4*S*)-4,11-二乙基-4-羟基-9-[(4-哌啶基哌啶) 羰基]-1*H*-吡喃并 [3′,4′:6,7] 吲哚嗪 [1,2*b*] 喹啉-3,14-(4*H*,12*H*)-二酮

(4*S*)-4,11-diethyl-4-hydroxy-9-[(4-piperidinopiperidino)carbonyl]-1*H*-pyrano[3′,4′:6,7] indolizino[1,2-*b*]quinoline-3,14-(4*H*,12*H*)-dione

分子式：$C_{33}H_{38}N_4O_6$

分子量：586.68

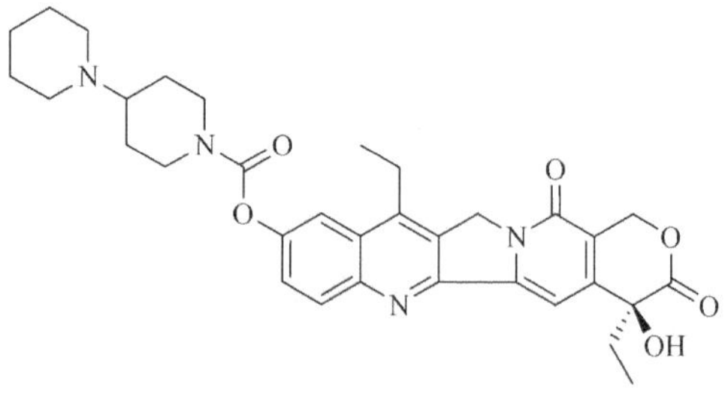

熔点：222～223℃

水溶性：可溶于水

pK_a=11.71

lg P=3.20

伊立替康是一种喜树碱类衍生物，于 1994 年在日本上市，作为转移性结直肠癌的有效药物引起全世界广泛关注。该药于 1998 年获美国 FDA 批准；于 2001 年 3 月在中国上市，商品名为开普拓（Caputo）。伊立替康为晚期大肠癌的一线用药，也可用于术后的辅助化疗；对肺癌、乳腺癌、胰腺癌等也有一定疗效。

伊立替康是一种水溶性喜树碱类前药，在体内经羧酸酯酶裂解转化为 7-乙基-10-羟基喜树碱而发挥作用。7-乙基-10-羟基喜树碱主要作用于癌细胞分裂的 S 期，它以拓扑异构酶 I 为靶点，使其可断裂复合物稳定化，导致 DNA 单链断裂不能再度连接，从而阻碍 DNA 复制和 RNA 合成，最终抑制癌细胞的分裂。

伊立替康的血浆蛋白结合率为 30%～68%；半衰期为 6～12 h。该药主要经肝脏代谢，其代谢物主要通过尿液排泄，<25% 的药物以药物原型经尿液排泄。

目前伊立替康的制备主要是以半合成主。其半合成方法是以喜树碱（Ⅵ-1）为起始原料，首先将其 7 位烷基化，使其成为 7-乙基喜树碱（Ⅵ-2）；进一步制得 10-羟基-7-乙基喜树碱（Ⅵ-3）；其与光气反应后再与哌啶基哌啶反应即得伊立替康（图 16.15）。

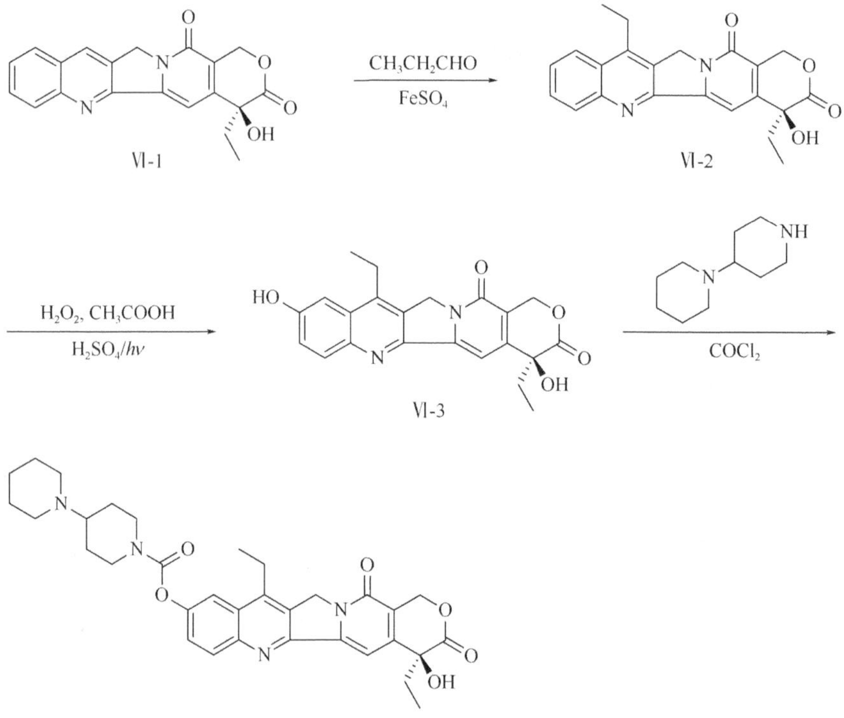

图 16.15 伊立替康的半合成路线

托泊替康（Topotecan）

化学名：(S)-10-[(二甲氨基) 甲基]-4-乙基-4,9-二羟基-1H-吡喃并 [3′,4′:6,7] 吲嗪并 [1,2-b] 喹啉-3,14(4H,12H)-二酮

(S)-10-[(dimethylamino)methyl]-4-ethyl-4,9-dihydroxy-1H-pyrano[3′,4′:6,7]indolizino[1,2-b] quinoline-3,14(4H,12H)-dione

分子式：$C_{23}H_{23}N_3O_5$
分子量：421.45
熔点：213～218℃
水溶性：可溶于水
pK_a=8.92
lg P=0.80

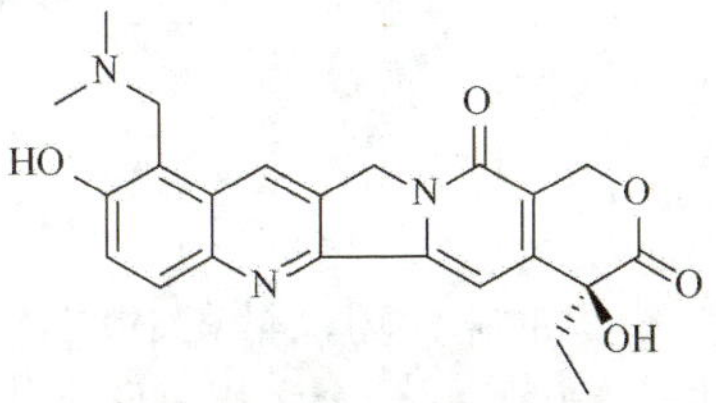

托泊替康是一种喜树碱衍生物，于1996年5月获FDA批准上市，用作卵巢癌的二线治疗药物。该药物于1999年获批用于小细胞肺癌的二线治疗。此外，托泊替康对乳腺癌、肺癌、顽固性结肠癌和恶性神经胶质瘤也有一定疗效。

托泊替康的生物利用度约为30%；血浆蛋白结合率约为35%；半衰期为2～3 h。该药主要经肾脏代谢，其代谢物主要通过尿液排泄，<40%的药物以药物原型经尿液排泄。

在托泊替康的合成中，10-羟基喜树碱是合成托泊替康的关键中间体，在天然植物喜树中的含量较低，仅约十万分之一，价格昂贵。可用较为廉价的喜树碱（Ⅶ-1）合成10-羟基喜树碱（Ⅶ-2），再经曼尼希（Mannich）反应得到托泊替康。由喜树碱制备10-羟基喜树碱主要有两种方法：第一种方法，以氧化铂为催化剂，加氢还原喹啉环，再用四乙酸铅氧化得到；另一种方法，喜树碱先氧化为N-氧化物（Ⅶ-3），再经光照重排得到托泊替康（图16.16）。

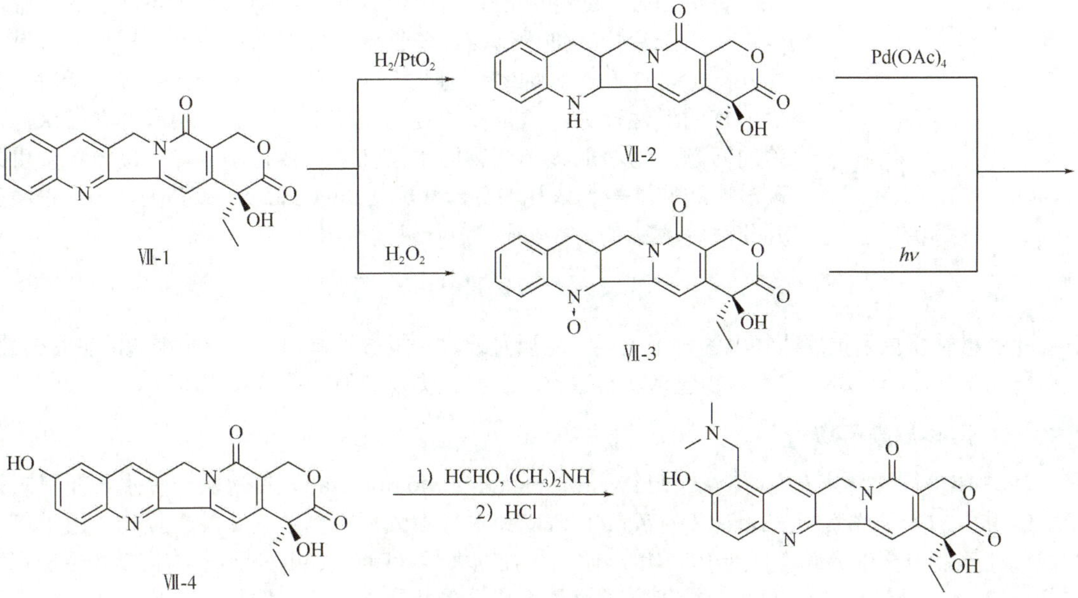

图16.16 托泊替康的合成路线

（二）拓扑异构酶Ⅱ抑制剂

拓扑异构酶Ⅱ参与催化各种遗传过程中DNA链的断开和再连接，拓扑异构酶抑制剂有助于研究异构酶的作用方式和功能，已发现许多这种抑制剂可作为抗肿瘤药，如依托泊苷（etoposide）等一些拓扑酶Ⅱ的特异性抑制剂。

依托泊苷（Etoposide）

化学名：9-[4,6-O-(R)-亚乙基-β-D-吡喃葡萄糖苷]-4′-去甲基表鬼臼毒素
9-[4,6-O-(R)-ethylenebis-β-D-glucopyranoside]-4′-demethylepipodophyllotoxin
分子式：$C_{29}H_{32}O_{13}$
分子量：588.56

熔点：236～251℃

水溶性：微溶于水

pK_a=9.80

lg P=0.60

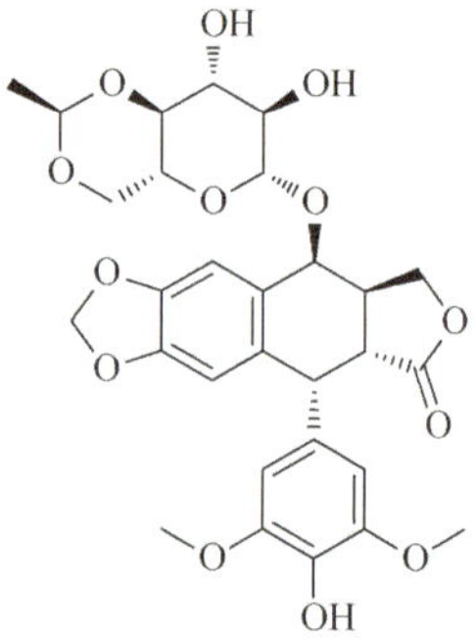

依托泊苷是鬼臼毒素半合成的化疗药，早在1967年就已应用于临床。该药于1984年获FDA批准，是治疗霍奇金淋巴瘤联合化疗方案常用药物，也是治疗大细胞淋巴瘤、白血病、小细胞肺癌、睾丸癌和部分胃肠道恶性肿瘤等常用的化疗药物。

依托泊苷是一种拓扑异构酶Ⅱ的抑制剂，可与拓扑异构酶Ⅱ可逆性结合，形成一种"依托泊苷-拓扑异构酶Ⅱ-DNA"的复合物，该复合物能够降低DNA拓扑异构酶Ⅱ的正常活性，导致DNA双链断裂，延长DNA断裂的时间，并能抑制细胞内线粒体的呼吸作用和DNA复制，最终抑制肿瘤。

依托泊苷的平均生物利用度约为50%（范围为25%～75%）；血浆蛋白结合率为97%；半衰期为4～11 h。该药主要经肝脏（通过CYP 3A4同工酶途径通过*O*-去甲基化）代谢，其代谢物主要通过胆汁排泄，45%的药物以药物原型经尿液排泄。

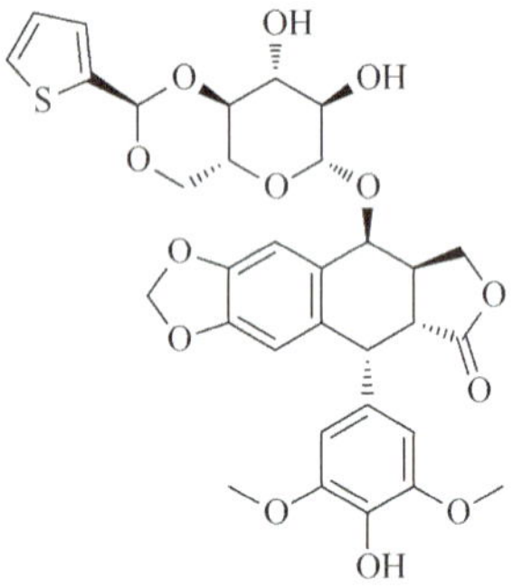

替尼泊苷

替尼泊苷（teniposide）为中性亲酯性药物，几乎不溶于水。临床上主要用于治疗小细胞肺癌、急性淋巴细胞白血病及淋巴病等。其亲酯性高，可透过血脑屏障，因此为脑瘤首选。两者在相等剂量时，替尼泊苷的活性较大，但依托泊苷的化疗指数较高。两者都存在水溶性差的问题，为增加该类药物的水溶性，在依托泊苷C-4位酚羟基引入磷酸酯结构，得到依托泊苷磷酸酯（etopophos）。该药为前药，在给药几分钟后迅速水解生成依托泊苷发挥作用。

五、干扰微管相关蛋白的药物

干扰微管蛋白是抗癌药物中的一个大类，主要是通过干扰微管蛋白，以影响细胞的有丝分裂，进而起到抗肿瘤的作用，代表药物包括紫杉醇类、长春碱类及其他干扰微管的药物。

（一）紫杉醇类药物

1963年美国化学家瓦尼（Wansukh Wani）和沃尔（Monroe Wall）首次从一种生长在美国西部大森林中的太平洋紫杉（*Taxus brevifolia*）树皮和木材中分离得到了紫杉醇粗提物。由于该活性成分在植物中含量极低，直到1971年，他们与杜克大学（Duke University）的化学教授麦克法尔（McPhail）合作，通过X线分析确定了该活性成分的化学结构——四环二萜化合物，并将其命名为紫杉醇。1992年，紫杉醇获批上市。迄今为止，国际市场上只有两种紫杉醇原料药：一种来自各种红豆杉树皮；另一种是从欧洲观赏紫杉枝条中提取出的"10-浆果赤霉碱"。多西他赛（docetaxel，多烯紫杉醇）也是紫杉醇类药物，其结构与天然提取紫杉醇十分相似。

紫杉醇（Paclitaxel）

化学名：(2*aR*,4*S*,4*aS*,6*R*,9*S*,11*S*,12*S*,12*aR*,12*bS*)-1,2*a*,3,4,4*a*,6,9,10,11,12,12*a*,12*b*-十二氢-4,6,9,11,12,12*b*-六羟基-4*a*,8,13,13-四甲基-7,11-亚甲基-5*H*-环节癸[3,4]苯并[1,2-*b*]氧杂环丁烷-5-酮6,12*a*二醋酸酯,12-苯甲酸酯,9-(2*R*,3*S*)-*N*-苯甲酰-3-苯基异丝氨酸酯

(2*aR*,4*S*,4*aS*,6*R*,9*S*,11*S*,12*S*,12*aR*,12*bS*)-1,2*a*,3,4,4*a*,6,9,10,11,12,12*a*,12*b*-dicyclohexyl-4,6,9,11,12,12*b*-hexahydroxy-4*a*,8,13,13-tetramethyl-7,11-methylene-5*H*-dodecane[3,4]benzo[1,2-*b*]oxocyclobutan-5-ketone 6,12*a* diacetate,12-benzoate,9-(2*R*,3*S*)-*N*-benzoyl-3-phenylisoserine ester

分子式：$C_{47}H_{51}NO_{14}$

分子量：853.91

熔点：213～216℃

水溶性：难溶于水

pK_a=11.90

lg P=3.95

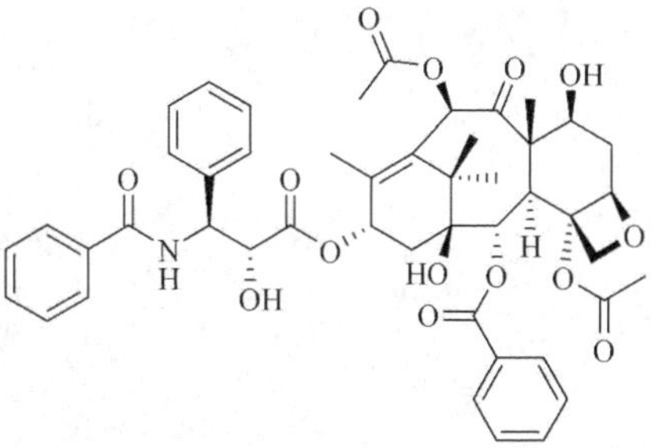

紫杉醇是从天然植物红豆杉属树皮中提取的二萜类化合物，可以促进微管聚合和稳定已聚合微管的药物。肿瘤细胞在紫杉醇的作用下会在细胞内积累大量的微管，这些微管的积累干扰了细胞的各种功能，特别是使细胞分裂停止于有丝分裂期，阻断了细胞的正常分裂。紫杉醇主要适用于卵巢癌和乳腺癌，对肺癌、大肠癌、黑色素瘤、头颈部癌、淋巴瘤和脑瘤也都有一定疗效。

紫杉醇具有较低的口服生物利用度，约为2%，临床常用静脉注射给药；血浆蛋白结合率为89%～98%；半衰期约为52.7 h；表观分布容积为227～668 L/kg。该药主要经CYP2C8及CYP3A4代谢，代谢产物主要通过粪便排泄，14%的药物经尿液排泄；口服给药时，其在小鼠和大鼠中的LD_{50}分别为128 mg/kg和32.5 mg/kg，在注射条件下小鼠的LD_{50}为12 mg/kg。

紫杉醇主要经CYP的同工酶CYP3A4代谢为3′-对羟基紫杉醇（M10），或由CYP2C8代谢的两种次要代谢物，6α,3′-对二羟基紫杉醇（M11）和6α-羟基紫杉醇（M12）（图16.17）。

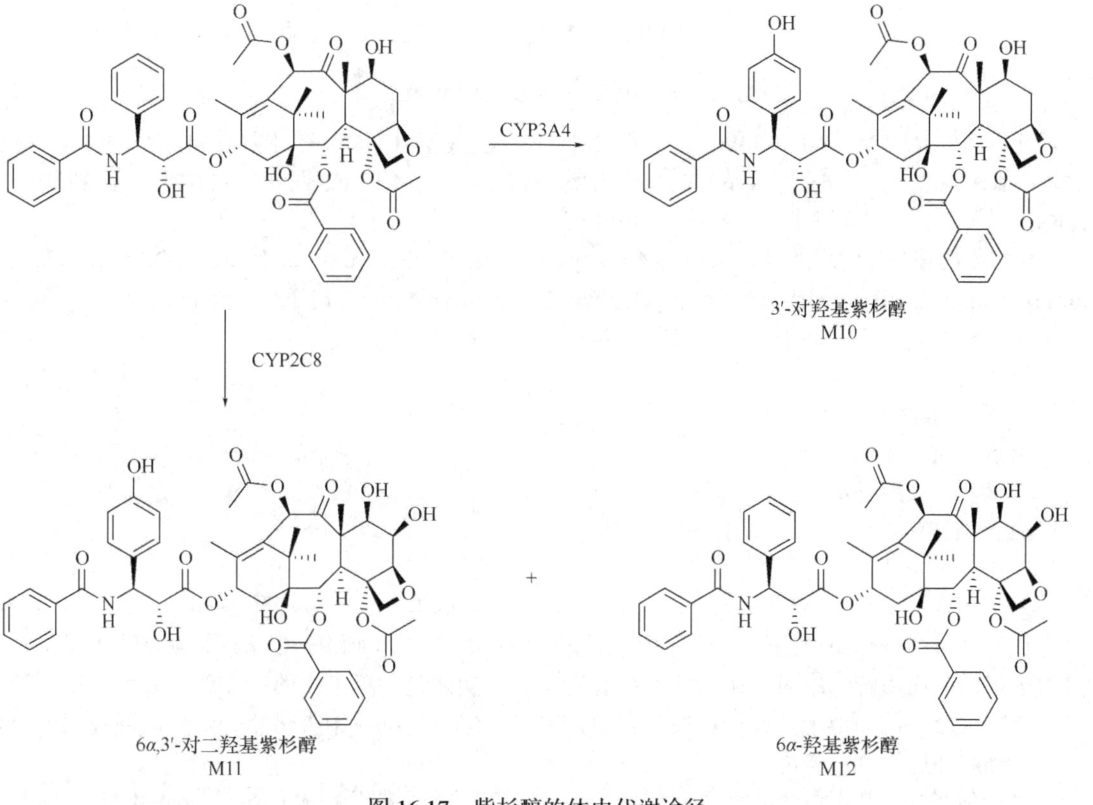

图16.17 紫杉醇的体内代谢途径

紫杉醇作为抗癌药物市场需求非常大，但其结构十分复杂，进行全合成时的路线复杂，收率较低，因此一般通过半合成制备。10-去乙酰-巴卡亭Ⅲ在红豆杉属植物枝叶中含量较丰富，提取方法简单，而且枝叶可以再生，不断地大量采集不会破坏资源，因此，选择10-去乙酰-巴卡亭Ⅲ（Ⅷ-1）为半合成紫杉醇的原料，通过选择性保护C-7羟基和酯化C-10羟基，加上连接侧链，最后除去保护基就可以得到紫杉醇。合成途径如图16.18。

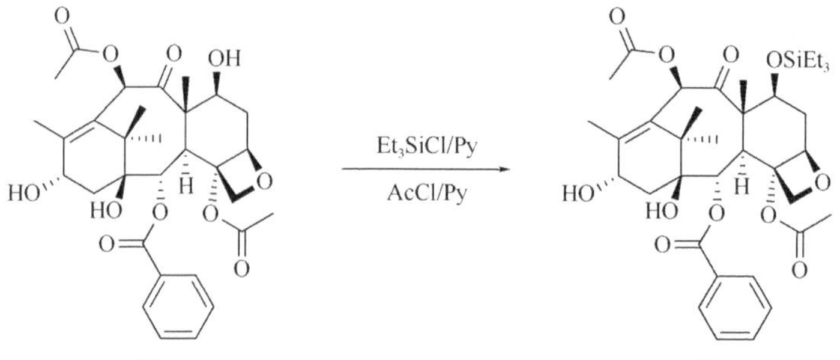

Ⅷ-1 Ⅷ-2

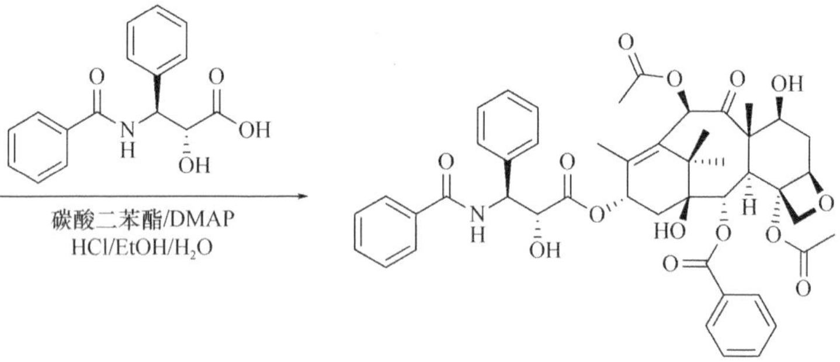

图 16.18 紫杉醇的合成方法

多西他赛（Docetaxel）

化学名：[(1*S*,2*S*,3*R*,4*S*,7*R*,9*S*,10*S*,12*R*,15*S*)-4-乙酰氧基-1,9,12-三羟基-15-[(2*R*,3*S*)-2-羟基-3-[(2-甲基丙烷-2-基)氧羰基氨基]-3-苯基丙酰基]氧基-10,14,17,17-四甲基-11-氧代-6-氧代四环[11.3.1.$0^{3,10}$.$0^{4,7}$]十七烷基-13-烯-2-基]苯甲酸酯

[(1*S*,2*S*,3*R*,4*S*,7*R*,9*S*,10*S*,12*R*,15*S*)-4-acetyloxy-1,9,12-trihydroxy-15-[(2*R*,3*S*)-2-hydroxy-3-[(2-methylpropan-2-yl)oxycarbonylamino]-3-phenylpropanoyl]oxy-10,14,17,17-tetramethyl-11-oxo-6-oxatetracyclo[11.3.1.$0^{3,10}$.$0^{4,7}$]heptadec-13-en-2-yl] benzoate

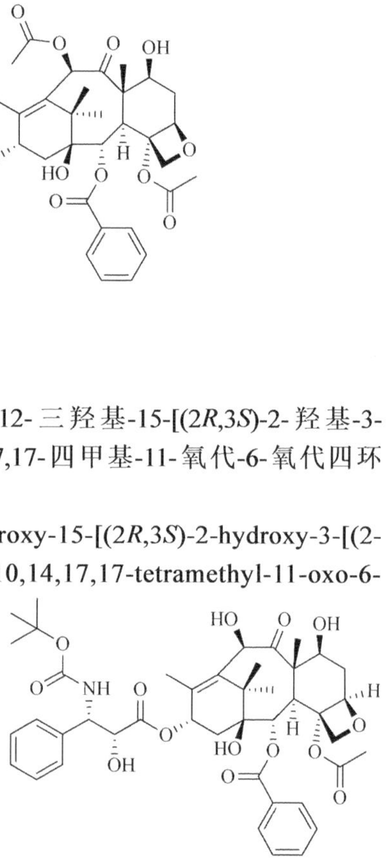

分子式：$C_{43}H_{53}NO_{14}$

分子量：807.88

熔点：186～192℃

水溶性：难溶于水

$pK_a=11.20$

$\lg P=2.45$

多西他赛，又名多西紫杉醇，于1986年获得专利保护，并于1995年获批上市。该药物能够促进微管蛋白二聚体组装微管，并通过防止解聚稳定微管。这种稳定性导致对微管网络正常动态重组的抑制，而微管网络对生命间期和细胞有丝分裂功能是必不可少的。多西他赛可以用于治疗既往化疗失败后的局部晚期或转移性乳腺癌，也可用作治疗既往铂类化疗失败后局部晚期或转移性非小细胞肺癌的单一药物。

多西他赛与血浆蛋白的结合率为97%；α、β、γ期的半衰期分别为4 min、36 min和11.1 h；表观分布容积约为113 L/kg，该药主要经CYP3A4同工酶代谢，其代谢物主要通过粪便排泄，约6%的药物经尿液排泄；口服给药，大鼠的LD_{50} >2000 mg/kg，注射条件下小鼠的LD_{50}是138 mg/kg。

多西他赛的药理作用比紫杉醇强，在细胞内浓度比紫杉醇高3倍，而且在细胞内停留时间长，其对微管亲和力是紫杉醇的2倍；作为微管稳定剂和装配促进剂，活性比紫杉醇强2倍；作为微管解聚抑制剂，活性比紫杉醇强2倍。多西他赛是目前为止蒽环类耐药乳腺癌的二线治疗中最有效的药物；在非小细胞肺癌单药治疗和联合化疗中，多西他赛是最有效的药物之一。

（二）长春碱类药物

1958 年罗伯特·诺贝尔（Robert Nobel）和查尔斯·贝尔（Charles Beer）在长春花的叶子中提取了一种新的纯结晶形式的生物碱，这种生物碱可以使白细胞的数量减少，后来被简称为长春碱（vinblastine）。1961 年，在长春花的叶子中又有一种生物碱被提取出来，这就是长春新碱（vincristine）。在接下来对长春碱的研究中，陆续发现了长春地辛（vindesine）和长春瑞滨（vinorelbine）等一系列长春碱类药物（图 16.19）。

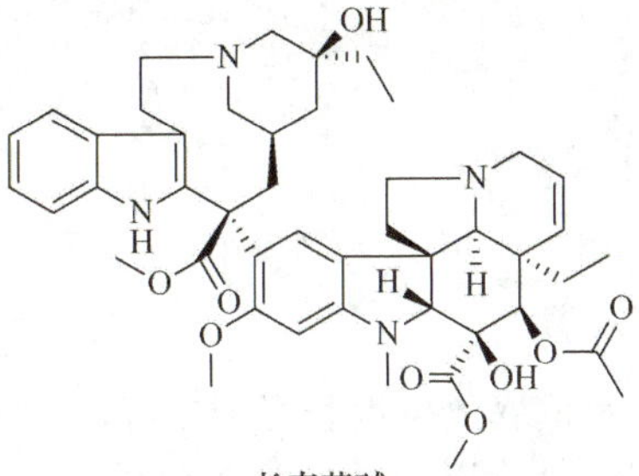

长春花碱

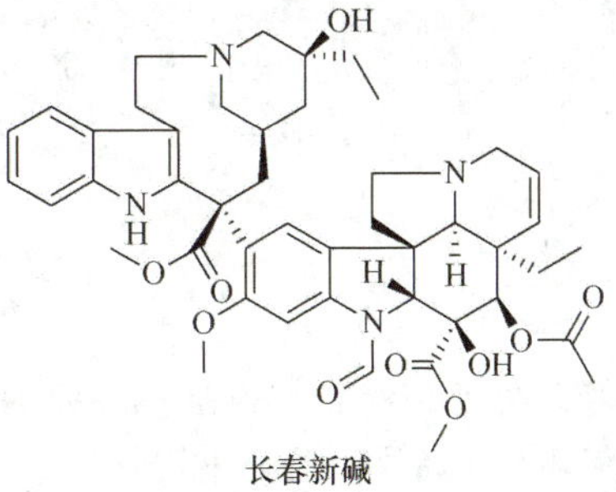

长春新碱

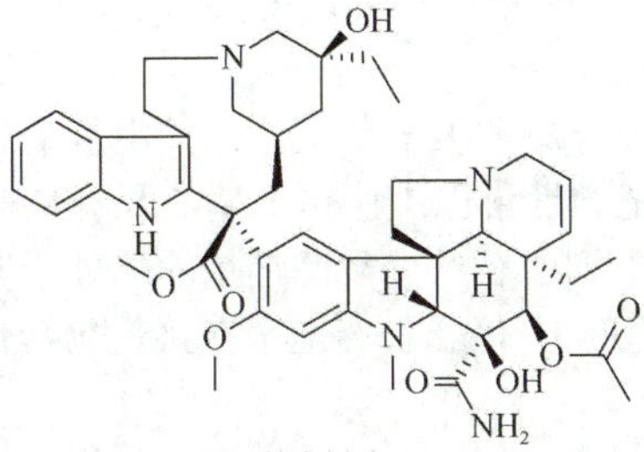

长春地辛

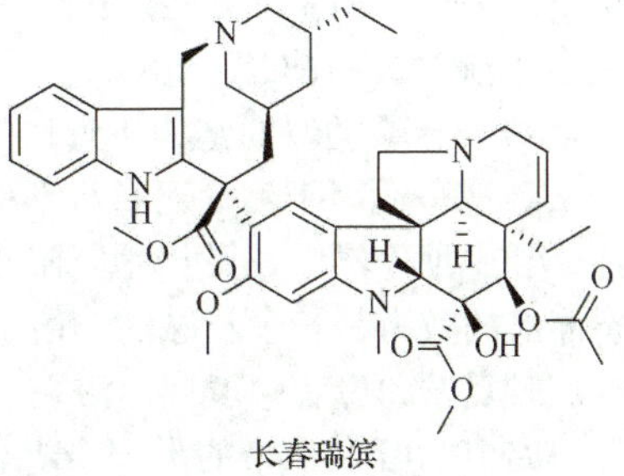

长春瑞滨

图 16.19　长春碱类药物

长春碱（Vinblastine）

化学名：甲基 (1*R*,9*R*,10*S*,11*R*,12*R*,19*R*)-11-乙酰氧基-12-乙基-4-[(13*S*,15*R*,17*S*)-17-乙基-17-羟基-13-甲氧基羰基-1,11-二氮杂四环 [13.3.1.$0^{4,12}$.$0^{5,10}$] 壬癸-4(12),5,7,9-四烯-13-基]-10-羟基-5-甲氧基-8-甲基-8,16-二氮杂戊环 [10.6.1.$0^{1,9}$.$0^{2,7}$.$0^{16,19}$] 壬烷-2,4,6,13-四烯-10-羧酸酯

methyl(1*R*,9*R*,10*S*,11*R*,12*R*,19*R*)-11-acetyloxy-12-ethyl-4-[(13*S*,15*R*,17*S*)-17-ethyl-17-hydroxy-13-methoxycarbonyl-1,11-diazatetracyclo[13.3.1.$0^{4,12}$.$0^{5,10}$]nonadeca-4(12),5,7,9-tetraen-13-yl]-10-hydroxy-5-methoxy-8-methyl-8,16-diazapentacyclo[10.6.1.$0^{1,9}$.$0^{2,7}$.$0^{16,19}$]nonadeca-2,4,6,13-tetraene-10-carboxylate

分子式：$C_{46}H_{58}N_4O_9$

分子量：810.99

熔点：211～216℃

水溶性：难溶于水

$pK_a=5.40$

$\lg P=3.70$

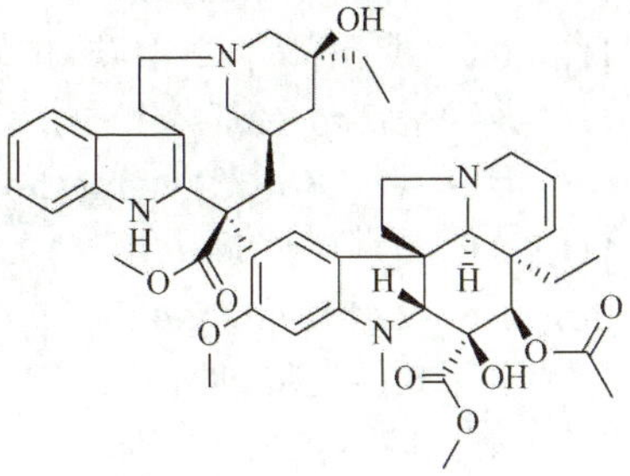

1965 年，长春碱获批上市。其作用机制与紫杉醇类似，它也是通过与微管蛋白结合，抑制微管聚合过程，从而阻止纺锤丝的形成，导致细胞有丝分裂停滞于中期。长春碱主要用于治疗急性白血病、恶性淋巴瘤及绒毛膜上皮癌。

长春碱口服生物利用度差，需静脉注射给药；蛋白结合率约为75%；该药主要经肝 CYP 3A4 同 I 酶代谢，其代谢物主要通过粪便排泄，21%的药物以药物原型经尿液排泄，主要代谢产物是去乙酰长春碱（M13）（图 16.20）。口服给药时，其在小鼠和大鼠中的 LD_{50} 分别是 423 mg/kg 和 30 mg/kg。

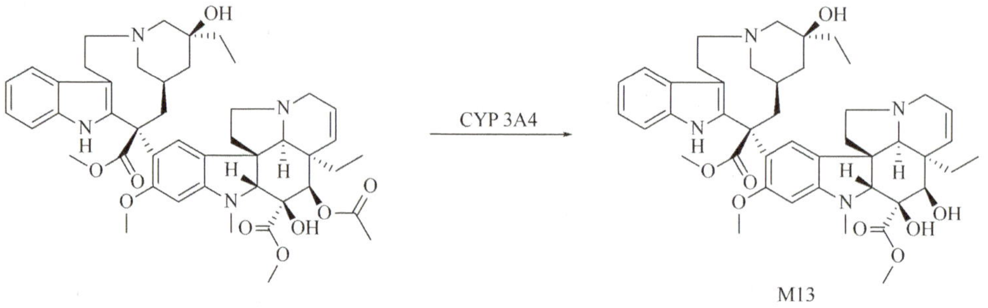

图 16.20　长春碱的代谢

除长春碱外，长春新碱也是抗肿瘤的有效成分，其抗癌效果比长春碱更好，是治疗白血病的首选化疗药物，特别对急性淋巴性白血病、霍奇金淋巴瘤等癌症有很好的效果。静脉注射长春新碱后迅速分布于各组织，神经细胞内浓度较高，很少透过血脑屏障，脑脊液浓度是血浆浓度的1/30～1/20，蛋白质结合率为75%，在肝内代谢，在胆汁中浓度最高，主要随胆汁排出，粪便排泄 70%，尿中排泄 5%～16%。

研究者在对长春碱类似的结构进行研究时，成功地合成了很多衍生物，其中包括长春地辛和长春瑞滨。长春地辛适用于治疗对长春新碱耐药的儿童急性淋巴细胞白血病。长春地辛可使肿瘤细胞在有丝分裂中期停滞。在设计用于阻止 10%～15% 细胞有丝分裂的剂量的体外研究中，其引起有丝分裂停滞的效力是长春新碱的 3 倍，是长春碱的近 10 倍。长春地辛在接受包括长春新碱在内的多药治疗时复发的患者中表现出活性。

长春瑞滨是其后开发上市的另一个半合成类长春碱衍生物，为周期特异性药物，作用近似长春新碱。对肺癌尤其是非小细胞肺癌的疗效好，还用于乳腺癌、卵巢癌、食管癌等的治疗。长春瑞滨的神经毒性比长春碱和长春新碱低。其在人体内经历大量的肝脏清除。

（三）三尖杉类药物

高三尖杉酯碱为从三尖杉科植物三尖杉或其同属植物中得到的生物碱。三尖杉科三尖杉属植物共9种，其中8种产于我国。此属植物中含有多种生物碱，如高三尖杉酯碱（homoharringtonine）、异三尖杉酯碱（isoharringtoneine）、脱氧三尖杉酯碱（deoxyharringtoneine），以及非酯碱的三尖杉碱（harringtonine）等。20世纪70年代初，美国科学家鲍威尔（Powell）等发现三尖杉属植物中的三尖杉酯碱类化合物具有抑制小鼠白血病细胞生长作用，从而引起人们对其生物碱类成分的广泛研究和重视。

高三尖杉酯碱（Homoharringtonine）

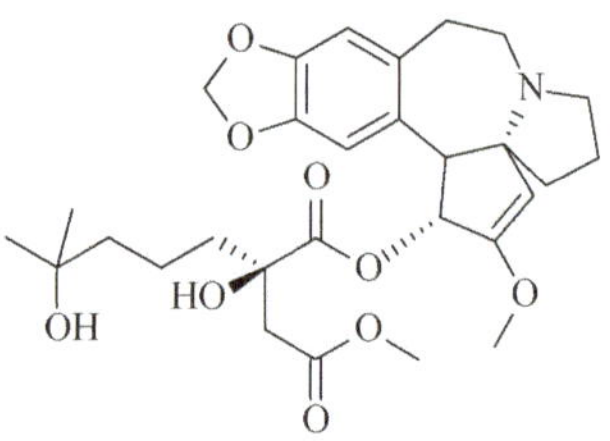

化学名：1-*O*-[(2*S*,3*S*,6*R*)-4-甲氧基-16,18-二氧杂-10-氮杂五环[11.7.0.0^{2,6}.0^{6,10}.0^{15,19}]二十碳-1(20),4,13,15(19)-四烯-3-基]4-*O*-甲基(2*R*)-2-羟基-2-(4-羟基-4-甲基戊基)丁二酸酯

1-*O*-[(2*S*,3*S*,6*R*)-4-methoxy-16,18-dioxa-10-azapentacyclo[11.7.0.0^{2,6}.0^{6,10}.0^{15,19}]icosa-1(20),4,13,15(19)-tetraen-3-yl]4-*O*-methyl(2*R*)-2-hydroxy-2-(4-hydroxy-4-methylpentyl)butanedioate

分子式：$C_{29}H_{39}NO_9$

分子量：545.63

熔点：144～146℃

水溶性：难溶于水

pK_a=11.60

lg P=1.27

高三尖杉酯碱是从粗榧属植物的总生物碱中分离出的一种生物碱，是我国研制的高效抗肿瘤药。该药物通过抑制蛋白质的合成来抑制肿瘤的生长，对急性粒细胞白血病、急性单核细胞白血病、红系白血病等各种急性非淋巴性白血病及慢性粒细胞白血病均有较好疗效。但其具有极强的细胞毒性，亦可导致心脏毒性及骨髓抑制，限制了化疗剂量的增加。

高三尖杉酯碱血浆蛋白结合率约＜50%；皮下给药后半衰期约为 6 h；该药主要通过血浆酯酶代谢，其代谢物 42.2% 经尿排出，6.3% 经粪便排出；给药 24 h 内的排出量约占药物总量的 50%；主要通过血浆酯酶水解代谢成 4′-去甲高三尖杉酯碱（4′-DMHHT）（图 16.21）。

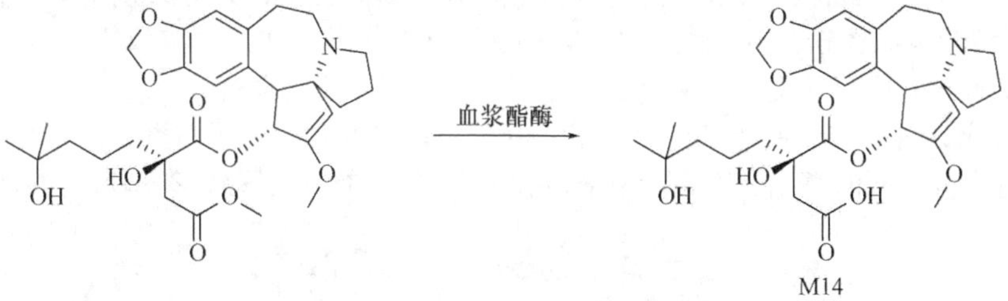

图 16.21　高三尖杉酯碱的肝脏代谢产物

高三尖杉酯碱的合成路线是以 δ-甲基-δ-己内酯（Ⅸ-1）和乙醇为起始原料，经开环并消除得到 5-甲基-4-己烯酸乙酯（Ⅸ-2），再与草酸二乙酯缩合得 2-(3-甲基-2-丁烯基) 丙二酸二乙酯（Ⅸ-3）；然后与含水的DMSO在氯化钠存在下进行β-脱羧反应得到6-甲基-2-氧代-5-庚烯酸乙酯（Ⅸ-4）；再经碱水解得 6-甲基-2-氧代-5-庚烯酰（Ⅸ-5）；酰化三尖杉碱得 6-甲基-2-氧代-5-庚烯酸三尖杉酯碱（Ⅸ-6）；然后进行雷福尔马茨基反应得到高三尖杉酯碱（图 16.22）。

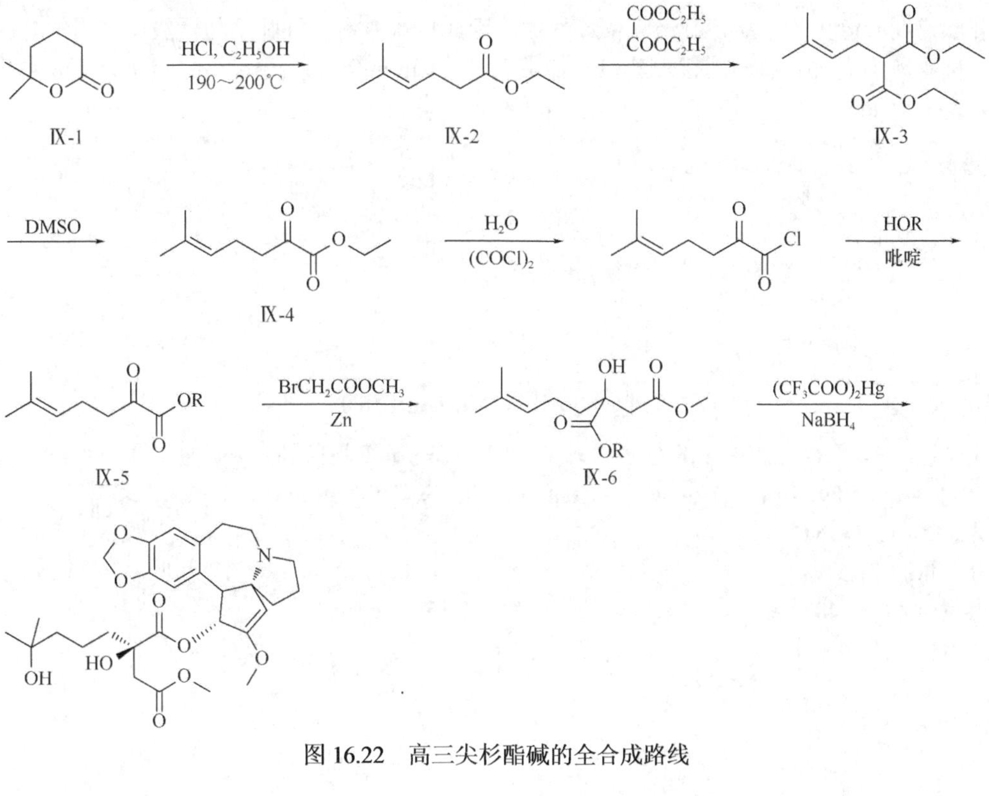

图 16.22　高三尖杉酯碱的全合成路线

（四）其他干扰微管蛋白抗肿瘤药

其他干扰微管蛋白抗肿瘤药还包括雌莫司汀（estramustine）和亚砷酸（arsenous acid）等。

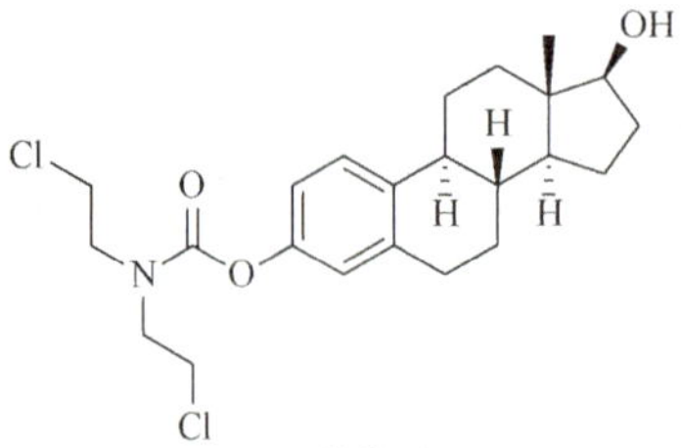

雌莫司汀

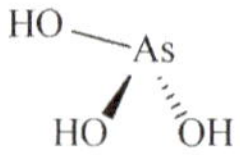

亚砷酸

雌莫司汀是含有氮芥部分的雌二醇衍生物，这使其具有烷基化特性。在体内，氮芥成分具有活性，能够与快速分裂细胞的DNA和其他细胞成分（如微管蛋白成分）发生烷基化反应。这会使DNA链断裂或编码错误，导致细胞凋亡和细胞死亡。此外，由于具有雌激素成分，可选择性地结合活性雌激素受体。雌莫司汀用于治疗转移性或进行性前列腺癌。

亚砷酸氯化钠进入人体后能直接作用于微管蛋白，可抑制微管蛋白聚合，同时导致分裂期的微管蛋白发生崩解，从而避免癌细胞不断繁殖和增生，达到缩小肿瘤、控制病情的目的。

第三节　激素类抗肿瘤药

激素类抗肿瘤的作用机制通常是通过特异性与激素受体结合而发挥作用的。激素受体均为胞质蛋白和核蛋白，与激素具有高度亲和力和特异性。内源性或外源性类固醇激素可透过细胞膜进入细胞后，与特异性受体结合，形成激素受体复合物，并被活化进入细胞核内，活化的激素受体复合物与染色质的特殊受体结合，与核内各种成分发生作用，经过一系列酶反应，引起DNA的复制与细胞分裂，从而影响细胞的生理功能。

一、抗雌激素类抗肿瘤药

乳腺癌细胞的生长可能是雌激素依赖性的，因此抗雌激素类抗肿瘤药一般可以用于乳腺癌的治疗。抗雌激素类抗肿瘤药的代表药包括他莫昔芬（tamoxifen）、托瑞米芬（toremifene）和依西美坦（exemestane）等。

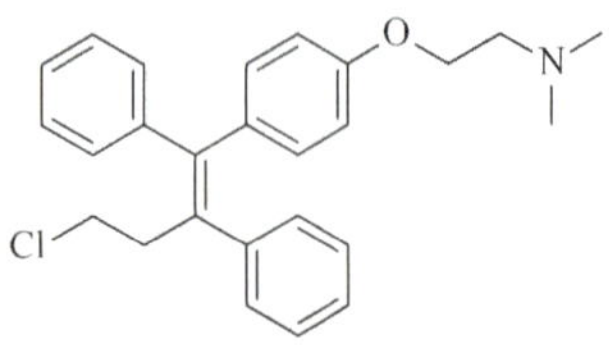

托瑞米芬

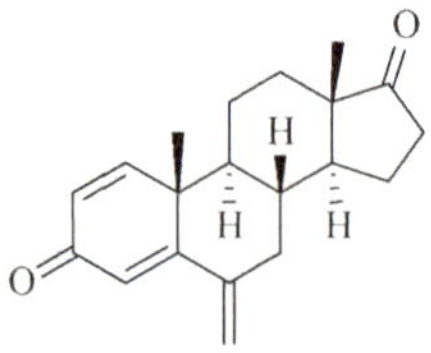

依西美坦

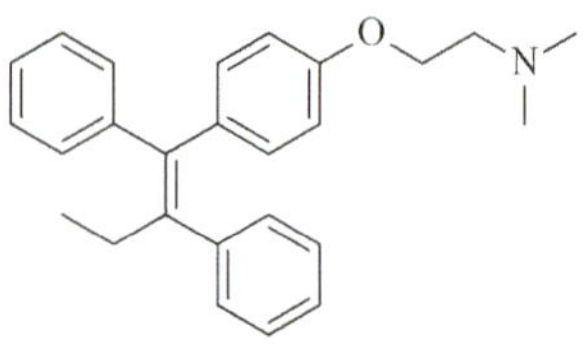

他莫昔芬

他莫昔芬（Tamoxifen）

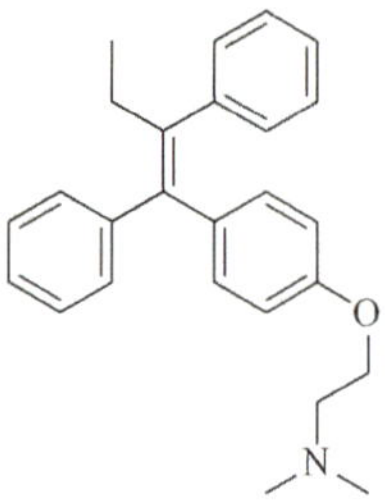

化学名：(*Z*)-*N*,*N*-二甲基-2-[4-(1,2-二苯基-1-丁烯基)苯氧基]乙胺

(*Z*)-*N*,*N*-dimethyl-2-[4-(1,2-diphenyl-1-butenyl)phenoxy]ethylamine

分子式：$C_{26}H_{29}NO$

分子量：371.51

熔点：142～148℃

水溶性：不溶于水

$pK_a=8.71$

$\lg P=6.30$

他莫昔芬于 1977 年 12 月 30 日获得 FDA 批准，属于人工合成的抗雌激素药物。其结构类似雌激素，能与雌二醇竞争雌激素受体，与雌激素受体形成稳定的复合物，并转运入核内，阻止染色体基因开放，从而使癌细胞的生长和发育受到抑制。该药主要用于乳腺癌术后辅助治疗，临床治疗乳腺癌的有效率一般在 30% 左右，雌激素受体阳性患者疗效较好，阴性患者疗效较差。

他莫昔芬在血浆中的蛋白结合率超过 98%，主要与血清白蛋白结合；该化合物清除半衰期为 5～7 天；表观分布容积为 50～60 L/kg；该药在体内主要经各种 CYP 进行代谢，主要通过粪便排泄，主要代谢产物有 *N*-去甲基他莫昔芬（M15）、*N*,*N*-二去甲基他莫昔芬（M16）、4-羟基他莫昔芬（M17），以及 4-羟基-*N*-去甲基他莫昔芬（M18）（图 16.23）。

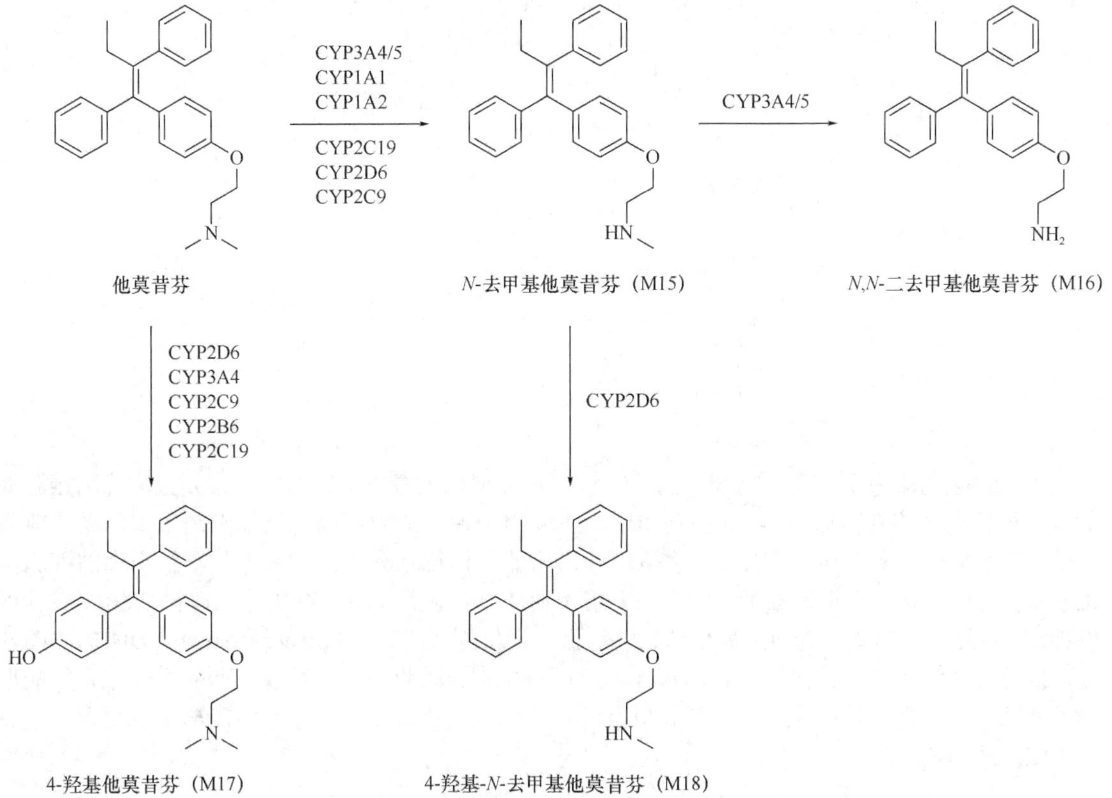

图 16.23　他莫昔芬的体内代谢途径

他莫昔芬的合成主要是以 1,2-苯基乙酮（X-1）为原料，首先与苯基氯化镁试剂进行反应，生成季醇类化合物（X-2）；反应结束后再进行消除反应生成他莫昔芬（图 16.24）。

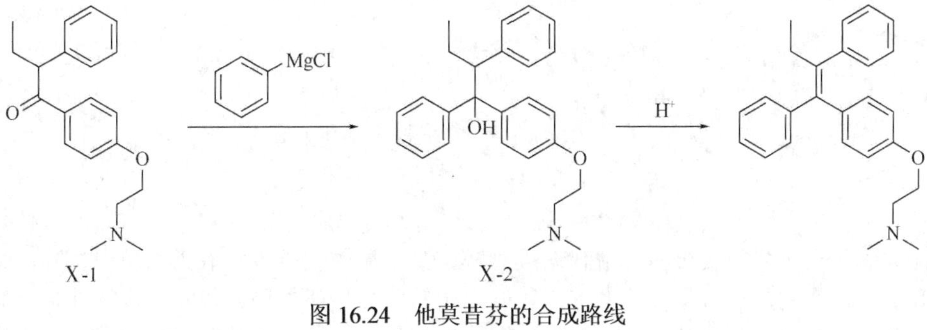

图 16.24　他莫昔芬的合成路线

1997 年托瑞米芬获得 FDA 批准上市。托瑞米芬是一种抗肿瘤的激素类药物，主要用于治疗晚期乳腺癌。托瑞美芬能够与雌激素竞争肿瘤细胞的结合位点，阻断雌激素在肿瘤中的生长刺激作用。托瑞米芬还可以通过其他机制抑制肿瘤生长，如诱导细胞凋亡、调节癌基因表达和生长因子。

依西美坦于 1999 年获得 FDA 批准。该药主要用于绝经后妇女激素反应性（也称为激素受体阳性，雌激素反应性）乳腺癌的辅助治疗。依西美坦通过抑制芳香酶来抑制雌激素的生成，可用于绝经后激素依赖性乳腺癌患者的治疗。

二、抗雄激素类抗肿瘤药

抗雄激素类抗肿瘤药主要用于治疗前列腺癌，主要代表药包括有恩杂鲁胺（enzalutamide）、氟他胺、比卡鲁胺和阿比特龙（abiraterone）等。

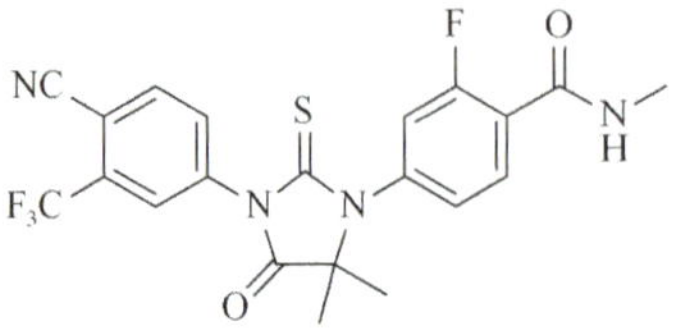

恩杂鲁胺

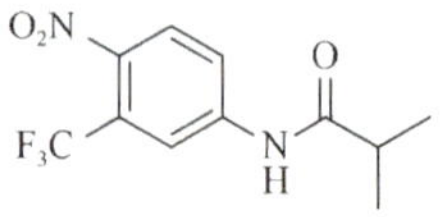

氟他胺

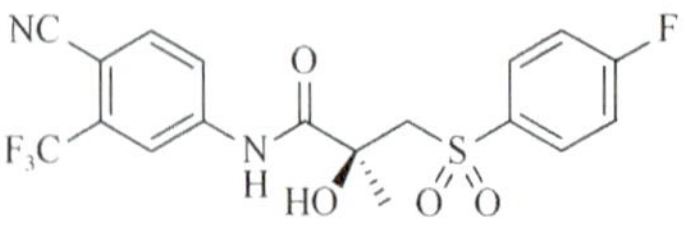

比卡鲁胺

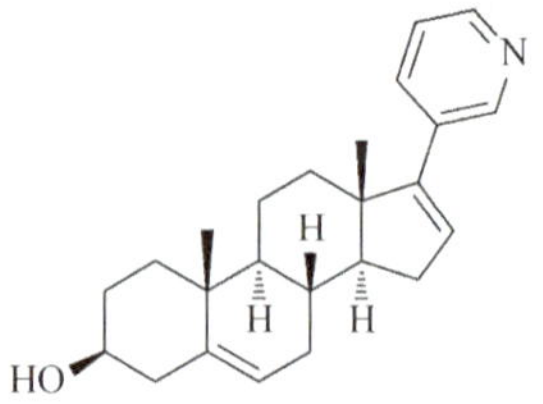

阿比特龙

恩杂鲁胺为雄激素受体抑制剂，能够竞争性地抑制雄激素与受体的结合，并且能抑制雄激素受体的核转运及该受体与 DNA 的相互作用，主要用于治疗前列腺癌。氟他胺是睾酮刺激的前列腺 DNA 合成的有效抑制剂。比卡鲁胺是一种口服非甾体抗雄激素，可通过与靶组织中的细胞质雄激素受体结合，完全抑制雄激素的作用，用于治疗前列腺癌。阿比特龙通过抑制 CYP17A1，可以抑制 17-羟基孕烯醇酮通过 CYP17A1 酶向脱氢表雄酮（dehydroepiandrosterone，DHEA）的转化，以降低血清睾酮和其他雄激素的水平。阿比特龙本身吸收不良，容易被酯酶水解。它的盐形式乙酸阿比特龙是一种前体药物，具有更高的口服生物利用度，并且还具有酯酶抗性，因此一般作为临床药物使用。

三、性激素类抗肿瘤药

性激素类抗肿瘤药主要包括甲基睾酮（methyltestosterone）、丙酸睾酮（testosterone propionate）、雌激素（estrogen）及己烯雌酚（estrostilben）等。

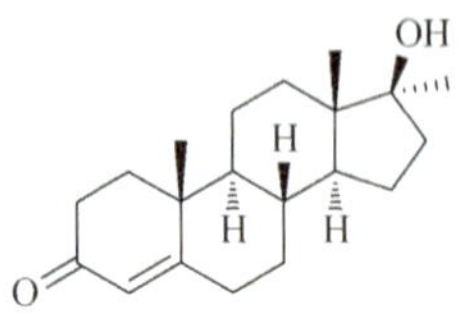

甲基睾酮

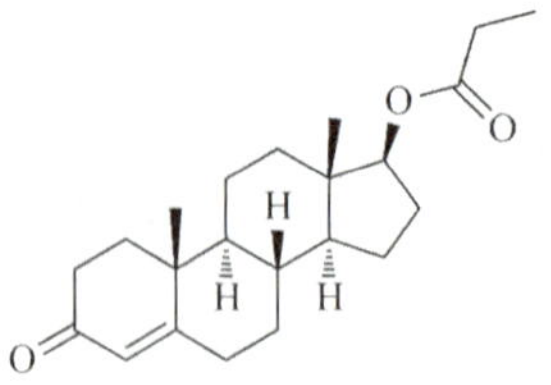

丙酸睾酮

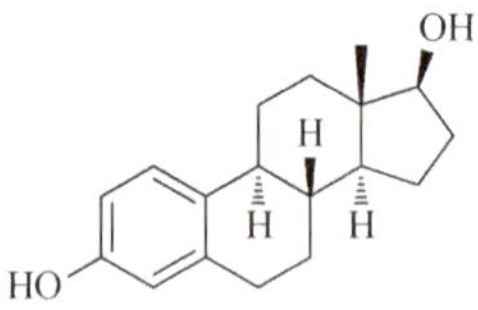

雌激素

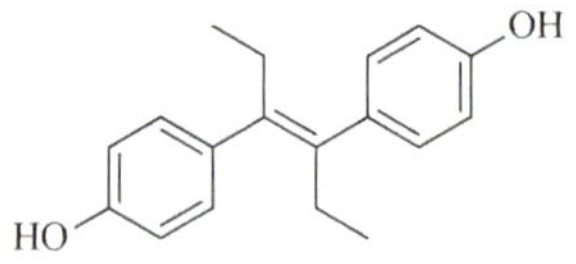

己烯雌酚

丙酸睾酮是一种释放较慢的合成代谢类固醇，是睾酮的合成雄甾烷类固醇衍生物，临床适用于晚期乳腺癌，特别是对有骨转移者疗效较好，子宫肌瘤、卵巢癌、肾癌、多发性骨髓瘤等与其他抗肿瘤药联合应用可提高疗效，并对骨髓有一定的保护作用。甲基睾酮是一种合成代谢类固醇激素，用于治疗睾酮缺乏症的男性，也用于治疗乳腺癌、乳房疼痛及妊娠引起的肿胀，与雌激素联用可以治疗更年期症状。己烯雌酚是一种合成雌激素，旨在补充女性的天然雌激素。1971 年，

FDA 发布了一份药物公告，建议医生停止向孕妇使用己烯雌酚，因为其与女性后代中罕见的阴道癌有关。雌激素通过与雌激素受体的亚型雌激素受体 α（ERα）和雌激素受体 β（ERβ）结合起作用。一旦雌激素受体与其配体结合，它就进入靶细胞的细胞核，调节基因转录和 mRNA 的形成。雌激素受体的激动作用增加促雌激素作用，导致绝经后或低雌激素状态的泌尿生殖系统症状的缓解。

四、孕激素类抗肿瘤药

孕激素类抗肿瘤药主要通过对子宫内膜的影响来抑制肿瘤细胞的生长，主要代表药物包括甲羟孕酮（medroxyprogesterone）和甲地孕酮（megestrol）等。

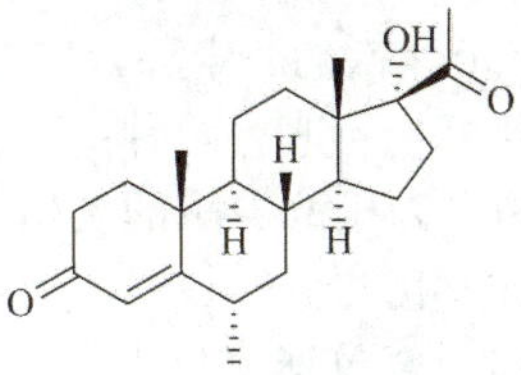

甲羟孕酮

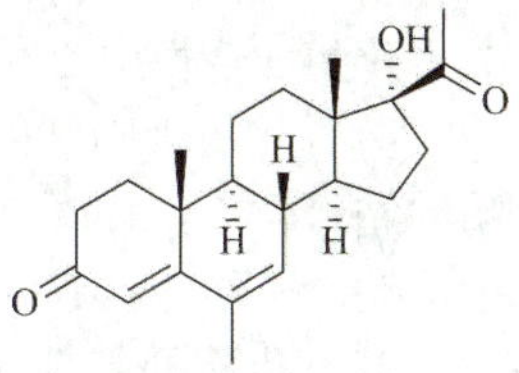

甲地孕酮

甲羟孕酮是一种黄体酮衍生物，可抑制促性腺激素的产生，减少子宫内膜上皮细胞中 DNA 合成，并在癌细胞系中诱导 p53 依赖性凋亡。甲羟孕酮口服片剂的半衰期为 40～60 h，而其他剂型的半衰期则更长，因此作用持续时间也更长。甲地孕酮是一种合成孕激素，具有与天然孕酮相同的生理作用。这些影响包括诱导子宫内膜分泌性改变、基础体温升高、垂体抑制及在雌激素存在下产生撤退性出血。其孕激素抗肿瘤活性可能涉及通过抑制垂体功能来抑制黄体生成素。

五、促黄体生成素释放激素类似物

促黄体生成素释放激素（luteinizing hormone releasing hormone，LHRH）是一种由下丘脑分泌的一种肽类物质，作用于垂体产生促黄体生成素（全称 LH）。1973 年，安德鲁·沙利（Andrew Schally）等阐明了 LHRH 的结构和生理特征，并成功合成了 LHRH 类似物。1976 年，德·桑布尔（De Sombre）等首次报道 LHRH 类似物可用于治疗大鼠乳腺肿瘤。此后，LHRH 类似物被广泛应用于乳腺及妇科肿瘤的治疗。经科研人员深入研究后发现，LHRH 类似物作为人工合成的肽类化合物，虽与天然 LHRH 类似物作用相同，但活性和稳定性都有较大提升。

促黄体素释放激素类似物代表药物主要包括戈舍瑞林（goserelin）、醋酸亮丙瑞林（leuprolide）等。

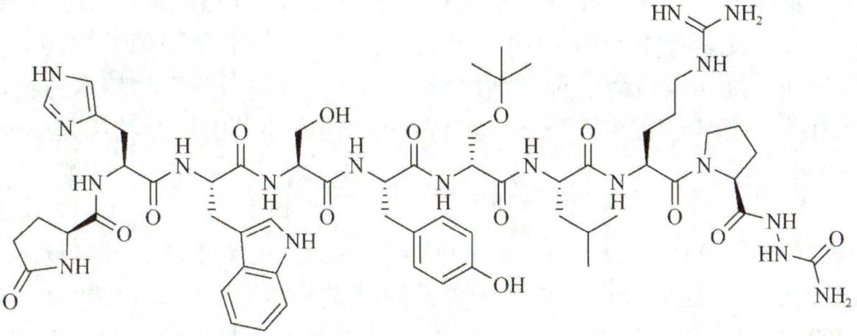

戈舍瑞林

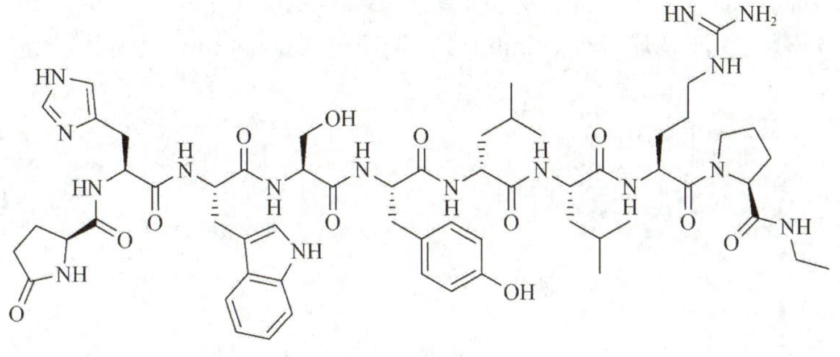

醋酸亮丙瑞林

六、芳香化酶抑制剂类抗肿瘤药

芳香化酶（aromatase）也称为雌激素合成酶，是 CYP 中的一种雌激素生物合成限速酶，可以催化雄烯二酮、睾酮分别形成雌二醇和雌酮。雌激素与乳腺癌、子宫内膜癌、卵巢癌等常见女性疾病的发生有密切关系，因此抑制体内雌激素水平可一定程度抑制以上疾病的发展。芳香化酶只作用于雌激素生物合成的最后一步，所以抑制芳香化酶的活性并不会干扰其他甾体的合成过程。芳香化酶的活性中心存在一个含铁的卟啉环，它对酶的催化活性起决定性作用。

芳香化酶抑制剂的作用机制一般有两种：一种是与酶的天然底物具有相似结构，竞争芳香化酶的结合位点，此类抑制剂多为雄烯二酮的类似物；另一种是结构中含有杂原子，可以与血红素中的铁原子结合，起到抑制作用。

芳香化酶抑制剂代表药主要包括氨鲁米特（aminoglutethimide）、福美司坦（formestane）、依西美坦（exemestane）、来曲唑（letrozole）和阿那曲唑（anastrozole）等。

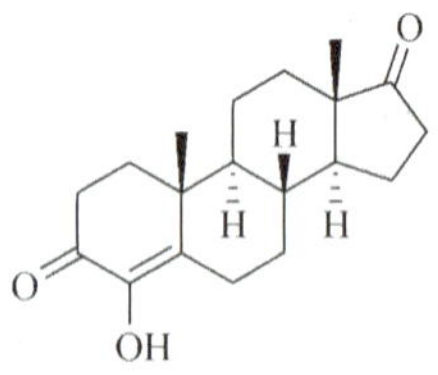
福美司坦

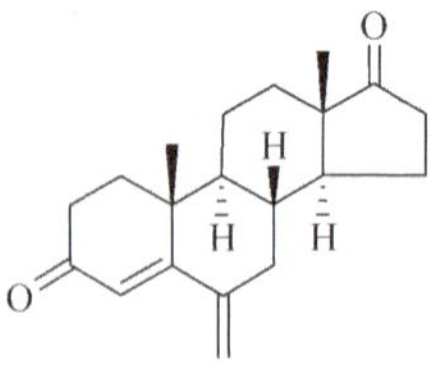
依西美坦

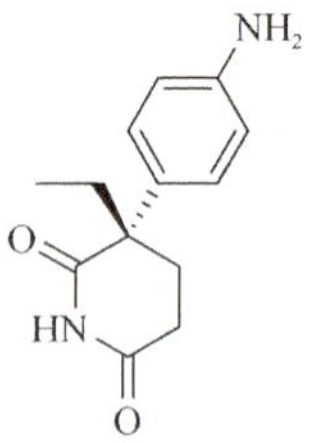
氨鲁米特

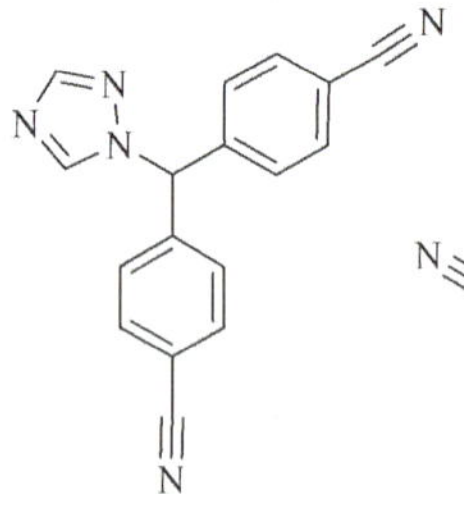
来曲唑

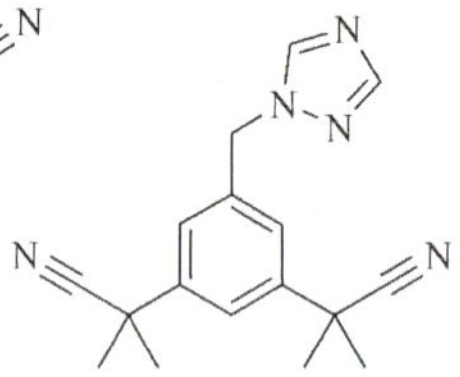
阿那曲唑

第四节　分子靶向抗肿瘤药

随着对肿瘤发病机制及生物学行为研究地不断深入，小分子靶向治疗以其特异性高、不良反应少且疗效好等优点受到了广泛关注。分子靶向治疗是以肿瘤细胞过度表达的某些分子为靶点，选择特异性阻断剂来有效干预受这些分子调控的并与肿瘤发生密切相关的信号转导通路，从而抑制肿瘤生长、浸润及转移。目前已经有数十个抗肿瘤药上市，分子靶向治疗已经成为肿瘤治疗的重要策略。已经上市的新型分子靶向抗肿瘤药可分为小分子化学药物和生物技术药物，前者主要由各种小分子激酶抑制剂和蛋白酶体抑制剂组成。以单抗为代表的生物技术药物也逐渐发展成为抗肿瘤药的重要力量，这部分内容在下一小节中做介绍，本小节主要介绍相关小分子化学药物。

一、BCR-ABL 抑制剂

融合基因 BCR-ABL（breakpoint cluster region-Abelson murine leukemia viral oncogene homolog 1 fusion gene）在人体内表达的蛋白质是一种异常的酪氨酸激酶，可导致慢性粒细胞白血病发生。随着对慢性粒细胞白血病发病机制的进一步研究，使得开发选择性抑制异常 BCR-ABL 的抑制剂成为重要的研究方向。迄今为止，已开发了一系列 BCR-ABL 抑制剂，主要有伊马替尼（imatinib）、尼洛替尼（nilotinib）、达沙替尼（dasatinib）、普纳替尼（ponatinib）和阿西米尼（asciminib）。

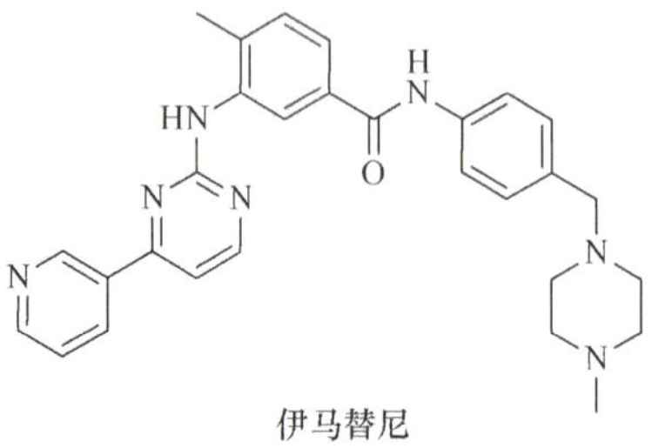
伊马替尼

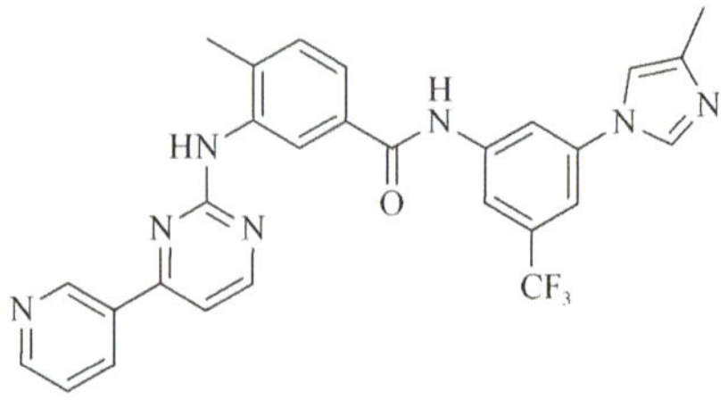
尼洛替尼

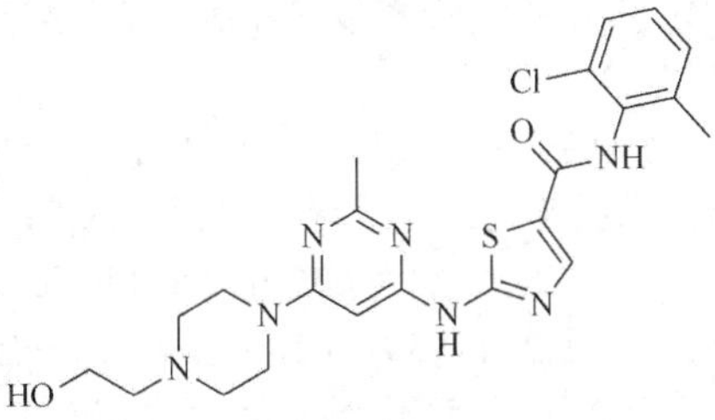

达沙替尼

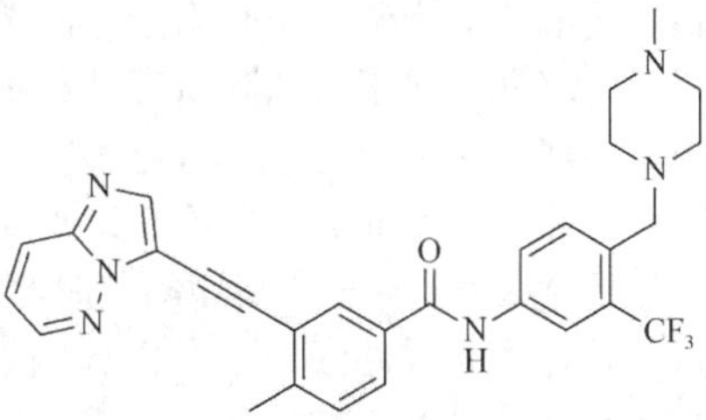

普纳替尼

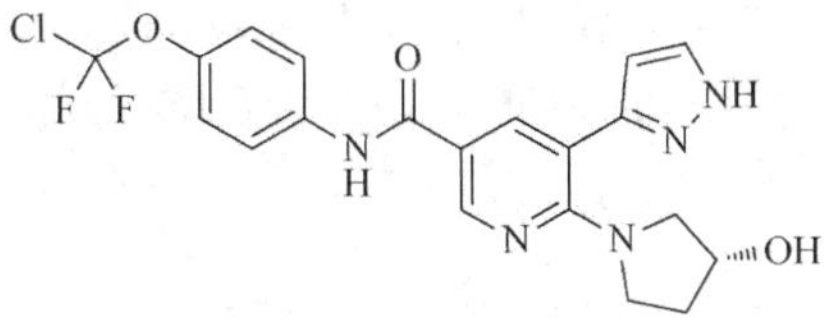

阿西米尼

伊马替尼是首个 BCR-ABL 抑制剂，于 2001 年获 FDA 批准上市，用于治疗慢性粒细胞白血病。1960 年，在费城工作的彼得·诺威尔（Peter Nowell）和大卫·亨格福特（David Hungerford）首先确定了慢性粒细胞白血病患者大都出现的染色体异常现象，该染色体随后被称为费城（Philadelphia，Ph）染色体。1972 年，芝加哥大学的珍妮特·罗利（Janet Rowley）等利用喹吖因及吉姆萨（Giemsa）染色技术发现 Ph 染色体是 22 号染色体和 9 号染色体长臂移位的结果。1983 年，以吉拉德·葛罗维尔德（Gerard Grosveld）领衔的 NCI 和荷兰鹿特丹伊拉斯姆斯大学（Erasmus University Rotterdam）的科学家发现位于 9 号染色体的 *c-ABL* 癌基因移位至 22 号染色体，成为 Ph 染色体的一部分，同时他们发现 22 号染色体的断裂点簇集区（breakpoint cluster region，BCR），并认为 *c-ABL* 与 BCR 结合形成 Ph 染色体 *BCR-ABL* 融合基因。后续研究证明由此产生的嵌合 *BCR-ABL* 致癌基因编码了一个融合蛋白，该蛋白质具有异常的 ABL 酪氨酸激酶活性，在慢性粒细胞白血病中起着重要作用。

基于对 BCR-ABL 抑制剂研究的进一步深入，伊马替尼（化合物 STI571）被证实在体外能够选择性抑制 BCR-ABL 蛋白活性，并能在体内、外抑制 BCR-ABL 表达细胞的增殖而不作用于正常细胞。1996 年，相关研究成果一经发表就在医学界引起高度关注。1998～2001 年，伊马替尼的治疗慢性粒细胞白血病的 I 期临床试验成功，并于 2001 年被 FDA 批准上市，成为首个针对特定蛋白激酶开发的药物，也是第一个分子靶向抗肿瘤药。

伊马替尼（Imatinib）

化学名：4-[(4-甲基哌嗪-1-基) 甲基]-*N*-[4-甲基-3-[(4-吡啶-3-基嘧啶-2-基) 氨基] 苯基] 苯甲酰胺

4-[(4-methylpiperazin-1-yl)methyl]-*N*-[4-methyl-3-[(4-pyridin-3-ylpyrimidin-2-yl)amino]phenyl]benzamide

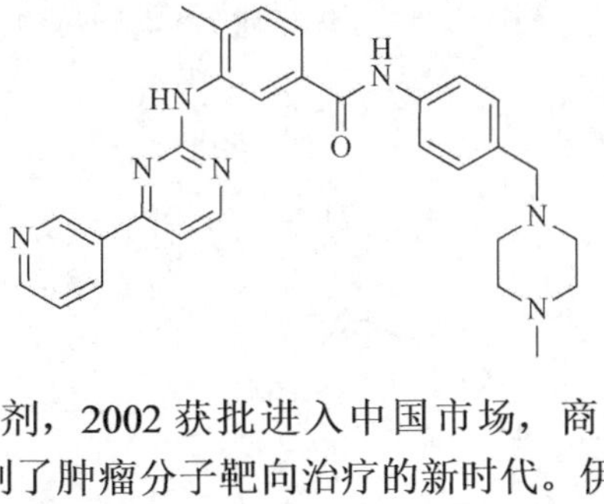

分子式：$C_{29}H_{31}N_7O$

分子量：493.25

熔点：208～210℃

水溶性：易溶于水

$pK_a=7.84$

$\lg P=3.83$

伊马替尼被认为是第一代 BCR-ABL 抑制剂，2002 获批进入中国市场，商品名为格列卫（Gleevec）。作为肿瘤首个靶向治疗药物，其开创了肿瘤分子靶向治疗的新时代。伊马替尼竞争性阻断 BCR-ABL 激酶（与 ATP 位点结合），特异性抑制白血病相关信号转导通路的异常激活，进而抑制了癌细胞的增殖，同时由于其高选择性，只对 ABL 蛋白酪氨酸激酶和其他少数激酶有抑制活性，大大降低了对正常细胞的毒性和不良反应。

伊马替尼口服生物利用度约为 98%；血浆蛋白结合率约为 95%；半衰期约为 18 h；该药主要经 CYP3A4 代谢，其代谢物主要通过粪便排泄，约 20% 的药物以药物原型经粪便排泄，约 81% 的药物可在 7 天内从体内排出；口服给药时，其在小鼠和大鼠中的 LD_{50} 分别为 60.2 mg/kg 和 450 mg/kg。

伊马替尼的合成路线最早是由齐默尔曼（Zimmermann）等在 1993 年提出。采用 2-甲基-5-硝基苯胺（Ⅺ-1）与 3-乙酰基吡啶（Ⅺ-2）为主要原料，利用 2-甲基-5-硝基苯胺与硝酸成盐后再与单氰胺反应制备 2-甲基-5-硝基苯基硝酸胍（Ⅺ-3）；3-乙酰基吡啶与甲酸乙酯、二甲胺缩合制备 3-二甲氨基-1-(3-吡啶基)-2-丙烯-1-酮（Ⅺ-4）；随后两种中间产物在碱性条件下环合制备嘧啶胺（Ⅺ-5）；嘧啶胺经过钯碳还原得到 *N*-(5-氨基-2-甲基苯基)-4-(3-吡啶基)-2-嘧啶胺（Ⅺ-6），最后，与 4-(4-甲基哌嗪基甲基) 苯甲酰氯在吡啶中酰化，即可合成得到伊马替尼（图 16.25）。

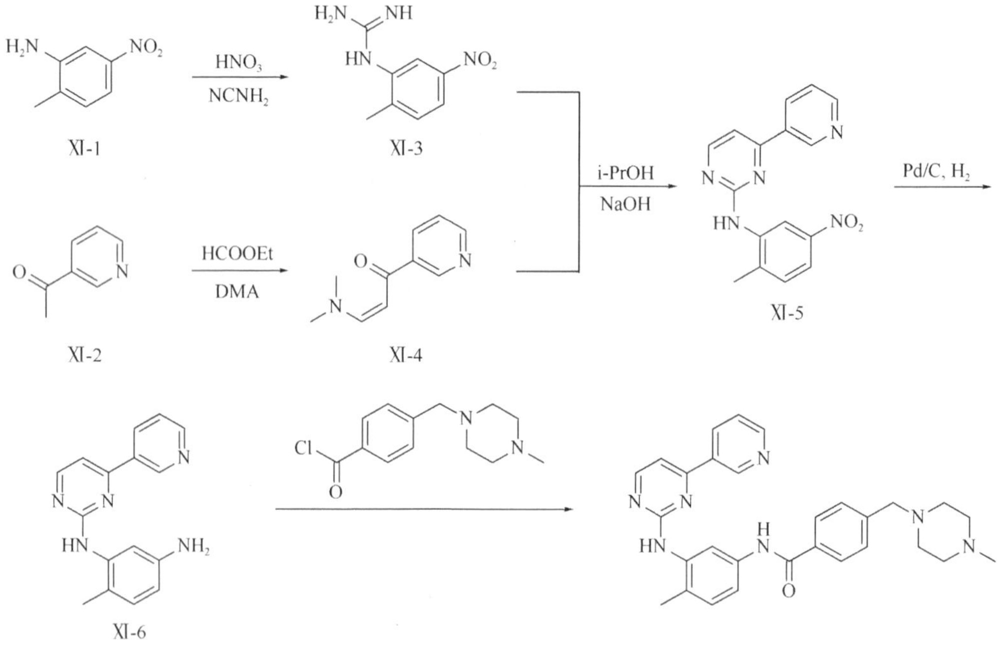

图 16.25　伊马替尼的合成路线 1

卢瓦尔（Olivier）等根据齐默尔曼的合成路线进行改进，提出了利用 4-甲基-3-硝基苯胺（Ⅺ-7）、对氯甲基苯甲酰氯（Ⅺ-8）及 *N*-甲基哌嗪（Ⅺ-9）为原料的合成路线。此路线利用甲基氯的活泼性低于对氯甲基苯甲酰氯中酰基氯的特点，从而使酰基氯先和氨基反应成酰胺；再与 *N*-甲基哌嗪反应生成 *N*-(4-甲基-3-硝基苯基)-4-[(4-甲基哌嗪) 甲基] 苯甲酰胺（Ⅺ-10）；接着经 Pd/C 还原得到 *N*-(3-氨基-4-甲基苯基)-4-[(4-甲基哌嗪) 甲基] 苯甲酰胺（Ⅺ-11）；再与单氰胺反应成胍，胍在碱性条件下与 3-二甲氨基-1-(3-吡啶基)-2-丙烯-1-酮（Ⅺ-12）环合，得到伊马替尼（图 16.26）。

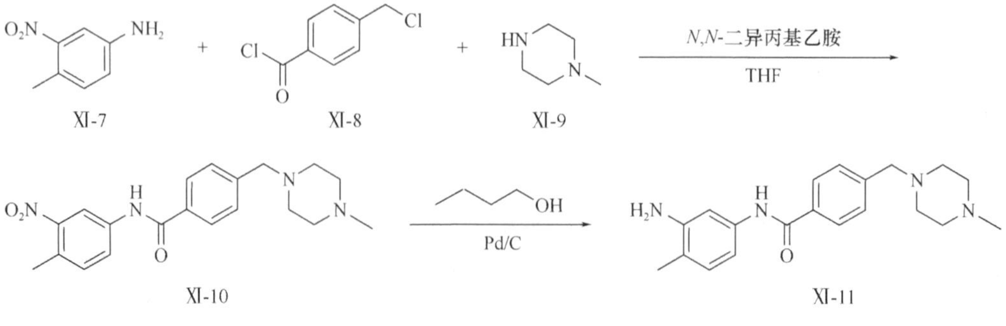

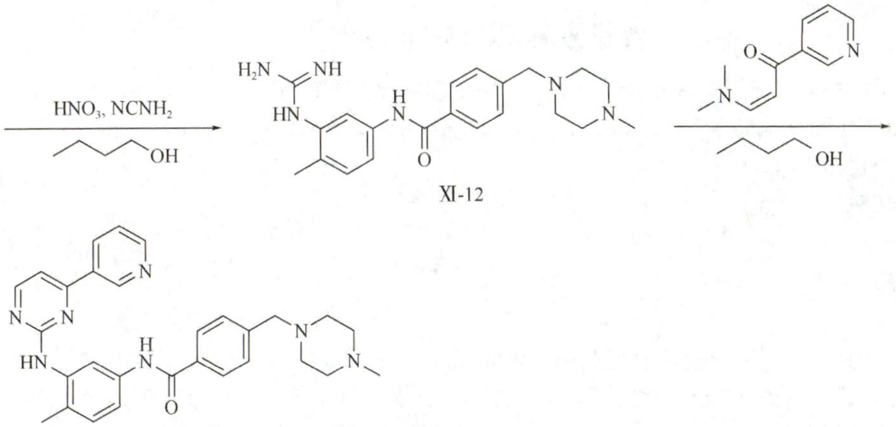

图 16.26 伊马替尼的合成路线 2

尼洛替尼于 2007 年获得 FDA 批准上市，主要用于治疗慢性粒细胞性白血病或者慢性髓性白血病。尼洛替尼是选择性 BCR-ABL 抑制剂，细胞抑制活性是伊马替尼的 20 倍。达沙替尼于 2006 年 5 月被 FDA 批准上市，用于慢性粒细胞白血病、对包括伊马替尼在内的治疗方案耐药或不能耐受的慢性粒细胞白血病、Ph 染色体阳性急性淋巴细胞白血病和实体瘤患者的治疗。达沙替尼是双重 ABL-Src 抑制剂，与尼洛替尼被统称为第二代 BCR-ABL 抑制剂。

普纳替尼是第三代 BCR-ABL 抑制剂，于 2012 年 12 月被美国 FDA 特许经过快速审批上市，用于 ABL T315I 突变的慢性粒细胞白血病或 Ph^+的急性淋巴细胞白血病的治疗，也可用于对以往酪氨酸激酶抑制剂耐药或不耐受的慢性粒细胞白血病或急性淋巴细胞白血病的治疗。

阿西米尼是一款 BCR-ABL1 抑制剂，于 2021 年 10 月 29 日由 FDA 批准上市，用于治疗慢性粒细胞白血病的两种不同适应证，包括先前已接受过至少两种酪氨酸激酶抑制剂治疗、Ph 染色体阳性慢性髓性白血病慢性期成人患者或携带 T315I 突变的上述患者。

二、表皮生长因子受体抑制剂

EGFR 酪氨酸激酶（tyrosine kinase）在信号转导、细胞增殖、分化及各种调节机制中发挥重要作用，是细胞外信号传递到细胞内的重要枢纽。研究发现，在多种癌细胞中都存在 EGFR 的过度表达或异常突变的情况。EGFR 抑制剂主要包括吉非替尼、厄洛替尼（erlotinib）、埃克替尼（icotinib）、阿法替尼（afatinib）和奥希替尼等。

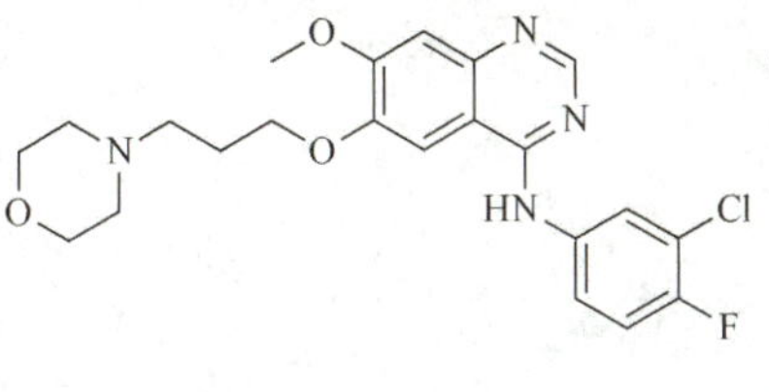

吉非替尼

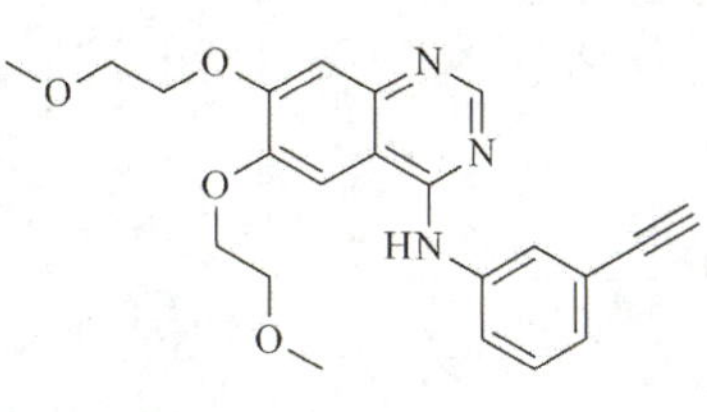

厄洛替尼

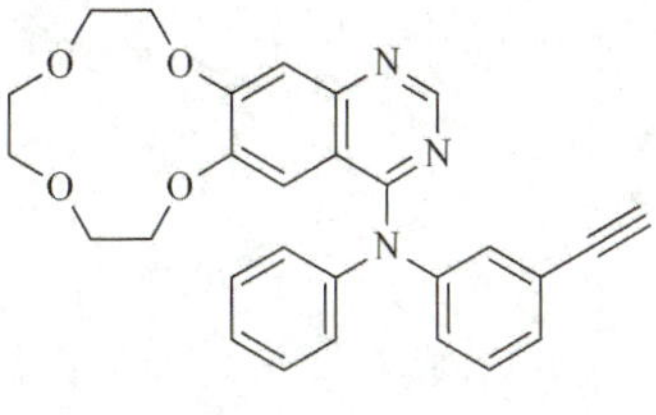

埃克替尼

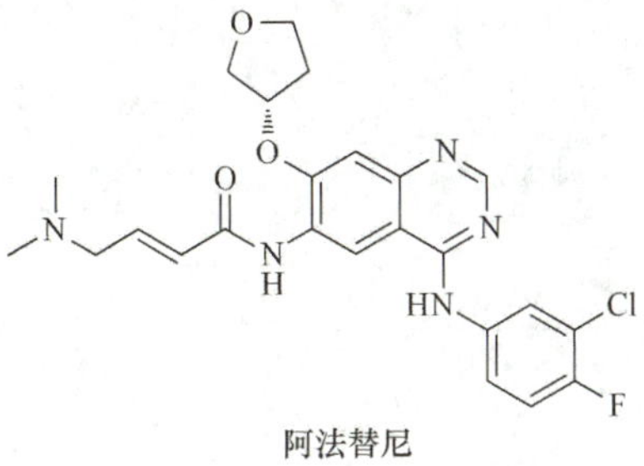

阿法替尼

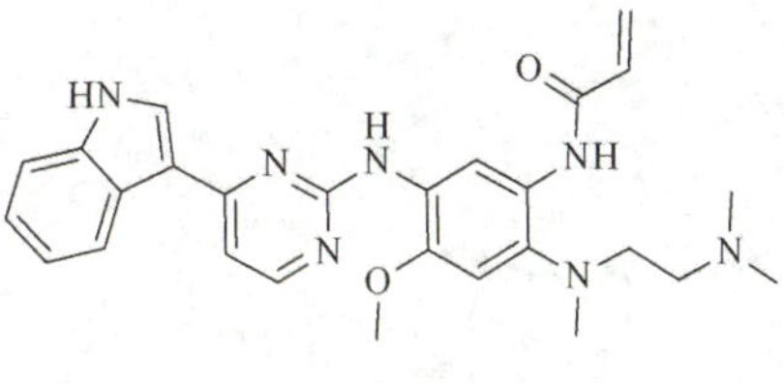

奥希替尼

吉非替尼（Gefitinib）

化学名：*N*-(3-氯-4-氟苯基)-7-甲氧基-6-(3-吗啉-4-丙氧基) 喹唑啉-4-胺

N-(3-chloro-4-fluorophenyl)-7-methoxy-6-(3-morpholinopropoxy)quinazolin-4-amine

分子式：$C_{22}H_{24}ClFN_4O_3$

分子量：446.90

熔点：119～120℃

pK_a=7.00

lg *P*=4.11

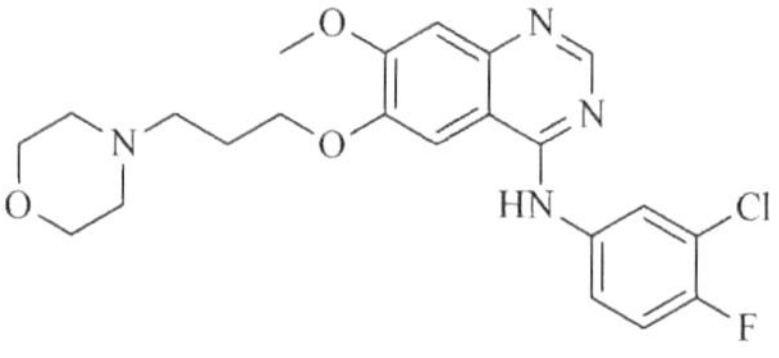

吉非替尼是一种小分子 EGFR 酪氨酸激酶抑制剂（tyrosine kinase inhibitor，TKI）(可逆抑制剂)。2002 年 8 月，吉非替尼首先作为非小细胞肺癌一线治疗药物在日本上市，并于 2005 年在我国上市。该药适用于治疗既往接受过化疗或不适于化疗的局部晚期或转移性非小细胞肺癌。吉非替尼耐受性较好，大多不良反应较轻，临床应用率很高。吉非替尼可直接作用于酪氨酸激酶结构域与 ATP 的结合位点、干扰 ATP 与其结合，通过蛋白激酶 B（protein kinase B，PKB）MAPK 等途径阻断 EGFR 信号通路，阻止 EGFR 异常表达的肿瘤细胞生长。吉非替尼经口服给药后缓慢吸收，血浆峰浓度出现在给药后的 3～7 h，平均生物利用度为 60%，食物对吉非替尼生物利用度的影响不明显。静脉给药后，吉非替尼在体内分布广泛，稳态时的平均表观分布容积为 1400 L。吉非替尼与血浆蛋白的结合率近 90%，且与药物浓度无关。吉非替尼的代谢中，三个生物转化的位点已被确定：*N*-丙基吗啉类的代谢、喹唑啉上甲氧取代基的脱甲基作用及卤代苯基类的氧化脱氟作用。

吉非替尼的代表性合成路线如所示（图 16.27）。首先 3-羟基-4-甲氧基苯甲醛（Ⅻ-1）与硫酸羟胺进行反应，得到 3-羟基 4-甲氧基苯腈 (Ⅻ-2)，后与 3-溴-1-丙醇缩合，可得到 3-(3-羟基丙氧基)-4-甲氧基苯腈 (Ⅻ-3)。3-(3-羟基丙氧基)-4-甲氧基苯腈 (Ⅻ-3) 与对甲苯磺酰氯缩合、硝酸硝化及二亚硫酸钠还原得到化合物Ⅻ-6。3-氯-4-氟苯胺（Ⅻ-7）与 DMF-DMA 进行酯化缩合，得到化合物Ⅻ-8。将Ⅻ-6 与Ⅻ-8 进行环化得到化合物Ⅻ-9。最后对Ⅻ-9 进行水解，并与吗啉环缩合，得到吉非替尼。

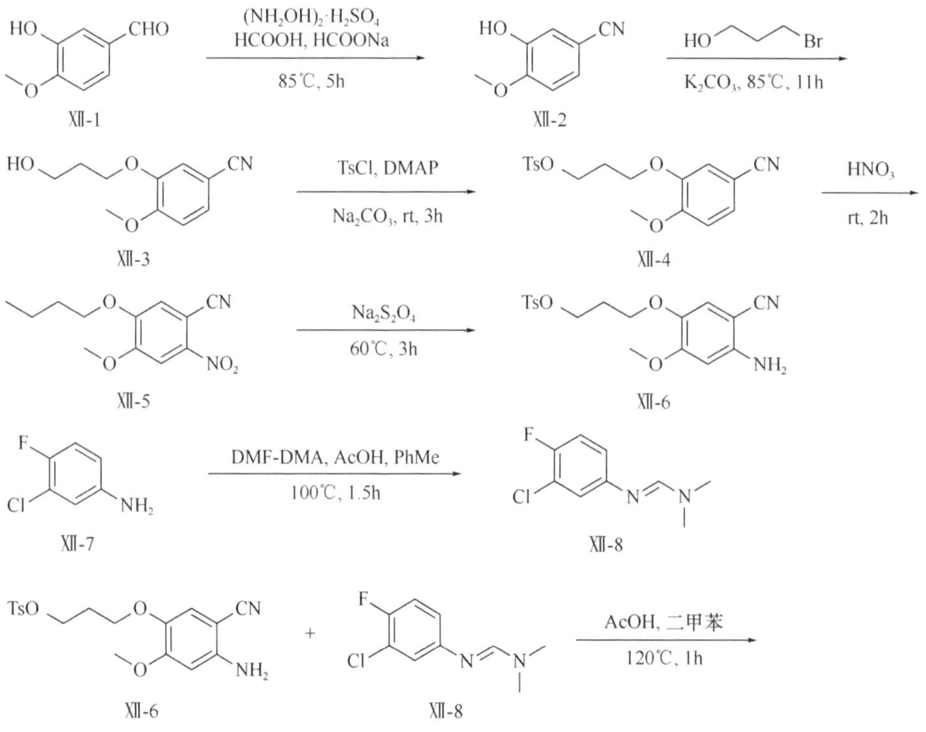

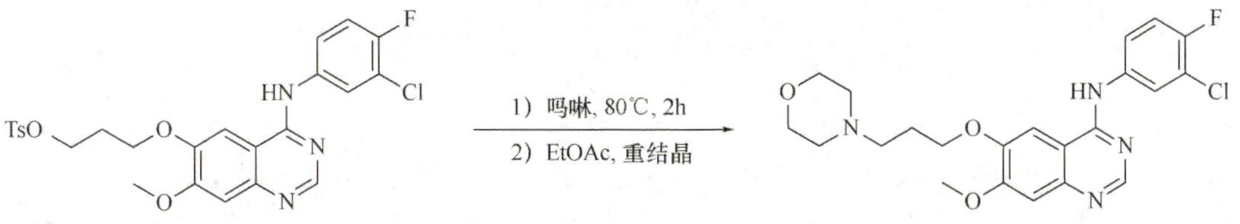

图 16.27 吉非替尼的合成路线

厄洛替尼是一种高特异性、可逆的 EGFR 抑制剂，可以抑制 EGFR 的自磷酸化，并阻断下游信号转导，达到抑制细胞增殖，诱导细胞凋亡，抑制血管生成、侵袭及转移，最终发挥抗肿瘤活性。埃克替尼是由中国自主研发的首个 EGFR 抑制剂，2011 年已成功上市并应用于临床。

阿法替尼是一款第二代 EGFR 酪氨酸激酶抑制剂，于 2013 年获得 FDA 批准上市。阿法替尼是一种苯胺-喹唑啉衍生物，其分子量较低，它是具有高度选择性的第二代 EGFR 抑制剂，能够与 EGFR 家族形成的二聚体不可逆共价结合，同时阻断 EGFR-人表皮生长因子受体-2（human epidermal growth factor receptor 2，HER2）介导的肿瘤信号转导，抑制酪氨酸激酶的活性，在 EGFR 突变的非小细胞肺癌患者中可获得较好的治疗效果。阿法替尼与第一代 EGFR 抑制剂的不同在于其与 EGFR 家族二聚体结合导致的构象改变具有不可逆性，同时可减少用药时间长引起的可逆性非共价结合点位替换的概率，有效降低了耐药发生率。

奥希替尼是治疗非小细胞肺癌的第三代 EGFR 抑制剂。该药通过不饱和的丙烯酰胺基结合 EGFR 的 C797 残基，从而对 EGFR 与信号底物 ERK、AKT 的磷酸化产生抑制作用，同时其对血脑屏障具有较高的渗透率，在临床 EGFR 突变型肺腺癌脑转移一线治疗效果与二线治疗效果均比较满意，给肺癌晚期患者带来了新希望。但是奥希替尼口服吸收缓慢，且长期使用仍会导致耐药性的发生，一旦发生耐药，治疗难度大大增加。

三、其他蛋白激酶抑制剂

人体内激酶组包括 500 多种蛋白激酶，除上述 BCR-ABL 抑制剂和 EGFR 抑制剂外，还有其他激酶抑制剂也已被开发成抗肿瘤药。

（一）人表皮生长因子受体-2 抑制剂

HER2 也称为受体酪氨酸激酶（receptor tyrosine kinase，RTK），与 HER1（EGFR）、HER3、HER4 共同构成 HER 家族。HER2 蛋白表达于细胞膜上，是一个跨膜蛋白，由胞外配体结合结构域、跨膜结构域和胞内蛋白酪氨酸激酶结构域三部分构成。与多数受体酪氨酸激酶家族成员不同的是，HER2 没有特异性受体，其活化形式为与 EGFR 和 HER3 等形成二聚体，导致胞内酪氨酸激酶结构域发生自身磷酸化，进而激活下游 PI3K/AKT、RAS/RAF、JAK/STAT3 等信号通路，从而维持细胞的生存和发育，促进细胞增殖和迁移等。约有 20% 乳腺癌过表达 HER2。HER2 阳性乳腺癌较 HER2 阴性乳腺癌具有更高的侵袭性，HER2 阳性乳腺癌早期复发风险高，总体预后较差。

HER2 抑制剂的研发已成为国际研究热点之一，其中拉帕替尼（lapatinib）、吡咯替尼（pyrotinib）、来那替尼和妥卡替尼（tucatinib）为四种重要的 HER2 抑制剂。

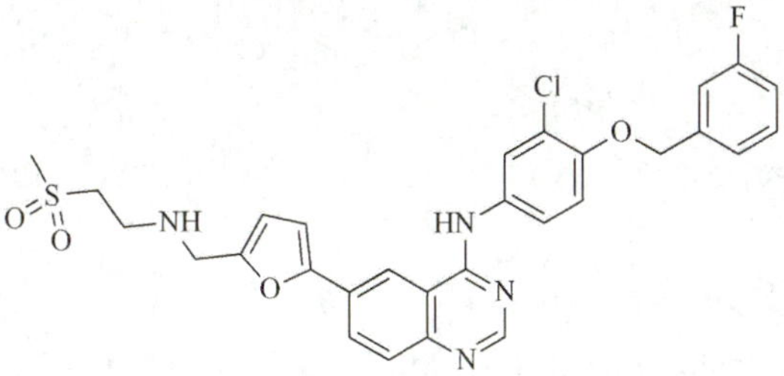

拉帕替尼

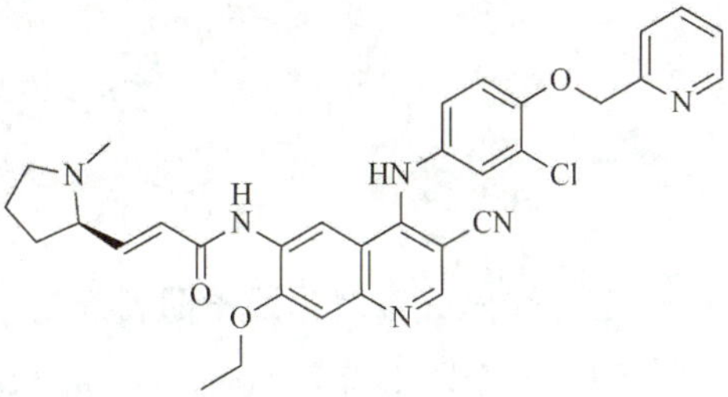

吡咯替尼

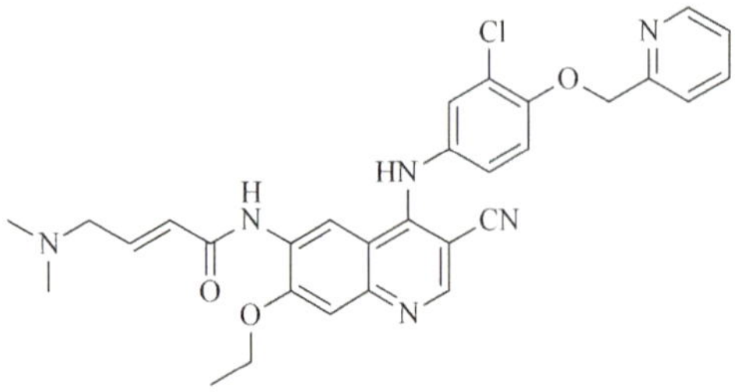

来那替尼

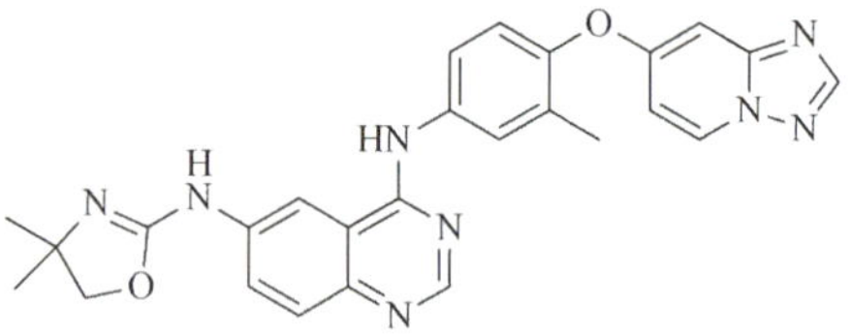

妥卡替尼

（二）间变性淋巴瘤激酶抑制剂

ALK 属于胰岛素受体超家族，是一种高度保守的受体型酪氨酸激酶。ALK 主要在神经系统、睾丸和小肠中表达并参与调控神经系统的功能和发育。然而，已有研究表明，ALK 的异常表达，如基因突变、重排及扩增与多种人类恶性肿瘤密切相关。

克唑替尼是第一个 ALK 抑制剂。克唑替尼是一款可针对 ROS1 融合基因阳性非小细胞肺癌的酪氨酸激酶抑制剂。阿来替尼（alectinib）是第二代 ALK 抑制剂，与第一代 ALK 抑制剂克唑替尼相比，其对 ALK 阳性肿瘤细胞和多种 ALK 耐药性突变具有更强的抑制作用。研究中发现阿来替尼能抑制 ALK 的磷酸化进程和 ALK 介导的下游信号蛋白 STAT3 和 AKT 的激活，并能降低具有 ALK 蛋白融合、增殖或者激活突变能力的细胞株的存活率。塞瑞替尼（ceritinib）于 2014 年 4 月被美国 FDA 批准上市，2018 年 5 月在中国批准上市。塞瑞替尼的作用靶点包括 ALK 和胰岛素样生长因子-1 受体（insulin-like growth factor 1 receptor，IGF-1R），其通过抑制 ALK 及其参与介导的下游 JAK/STAT3、MEK/ERK、mTOR 等信号通路蛋白的磷酸化，使 ALK 阳性非小细胞肺癌细胞的生存与增殖受到抑制。劳拉替尼是由美国辉瑞公司研制的第一个能克服 ALK-G1202R 耐药突变的新型、可逆、强效小分子第三代 ALK 抑制剂。可用于解决 ALK 阳性晚期非小细胞肺癌患者对第一代（如克唑替尼）或第二代 ALK 抑制剂（如塞瑞替尼）的耐药性问题，并可透过血脑屏障从而提高脑转移患者的健康收益。布格替尼（brigatinib）又名布吉他滨，于 2017 年 4 月获 FDA 批准上市，主要用于治疗不耐受抗肿瘤药克唑替尼或用药后疾病发生进展和转移性非小细胞肺癌患者。

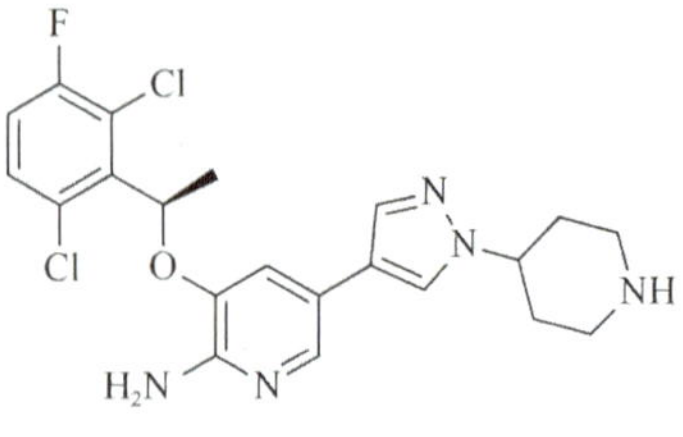

克唑替尼

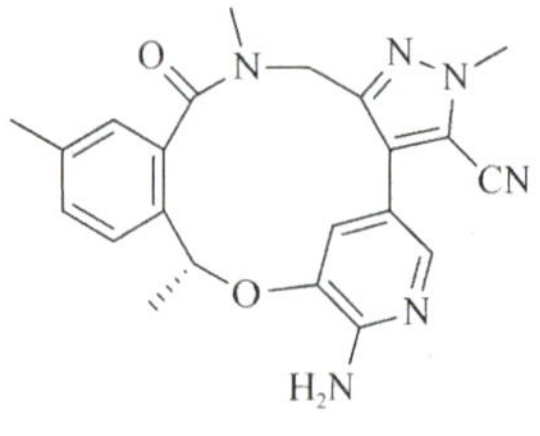

劳拉替尼

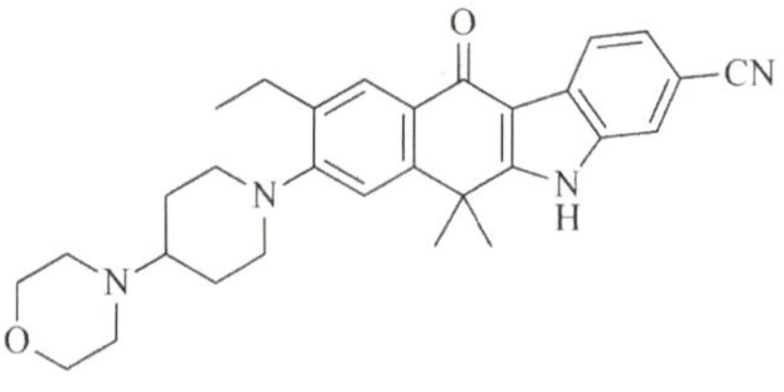

阿来替尼

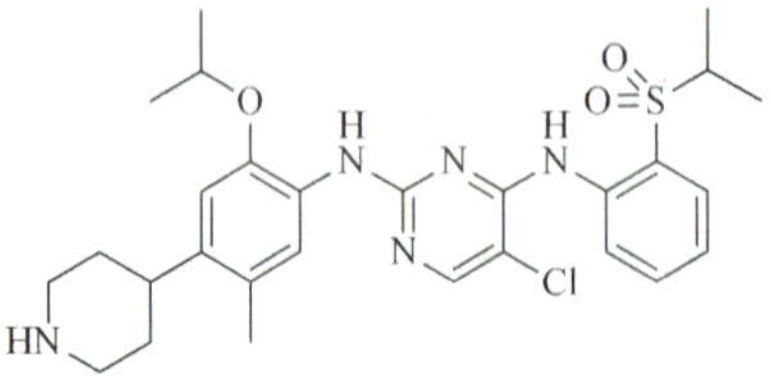

塞瑞替尼

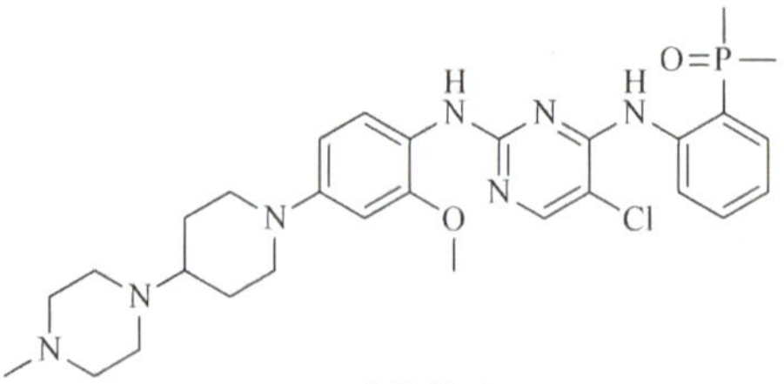

布格替尼

（三）间质表皮转化因子抑制剂

间质表皮转化因子（mesenchymal to epithelial transforming factor，MET）酪氨酸激酶促进细

胞分散、转移、侵袭，促进血管生成，保护细胞免于凋亡，与癌症发展和转移密切相关。MET 在突变的肿瘤细胞持续稳定高表达，而有些肿瘤的生长和存活则依赖于 MET 活性，由于 MET 既是某些肿瘤的辅助性癌前转移基因，同时又是一些肿瘤的癌基因，所以它提供了一种肿瘤靶向治疗的可能。

卡马替尼（capmatinib）于 2020 年 5 月 6 日经 FDA 批准在美国上市，其商品名为 Tabrecta。该药用于治疗携带 MET 外显子 14 跳跃突变的晚期或转移型非小细胞肺癌成人患者。2021 年 6 月，国家药品监督管理局通过优先审评审批程序，附条件批准 1 类创新药赛沃替尼片（savolitinib tablet）上市。该药为我国拥有自主知识产权的创新药，用于含铂化疗后疾病进展或不耐受标准含铂化疗的、具有 MET 外显子 14 跳跃突变的局部晚期或转移性非小细胞肺癌成人患者。

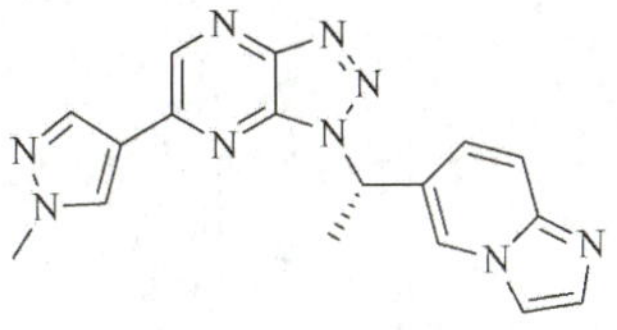

赛沃替尼

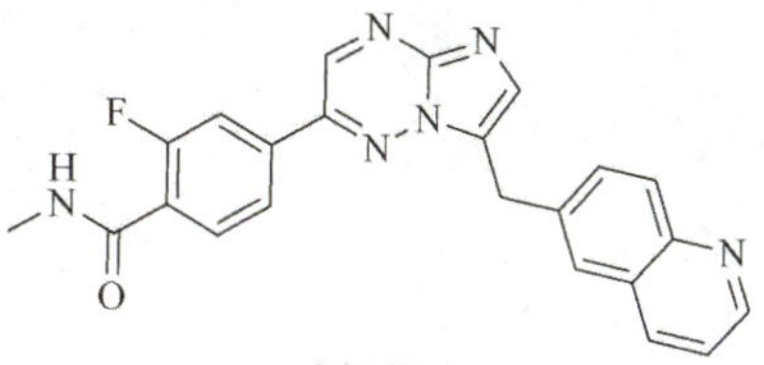

卡马替尼

（四）布鲁顿酪氨酸激酶抑制剂

BTK 是 B 细胞抗原受体信号传递级联的重要组成部分，涉及 B 细胞的发育、增殖、成熟、分化、凋亡和细胞迁移等。由于 BTK 在 B 细胞淋巴组织增生性疾病的进展中起着关键作用，近年来成为治疗 B 细胞恶性肿瘤的极富吸引力的药物研究靶点，BTK 抑制剂是 B 细胞淋巴瘤的重要治疗药物。

伊布替尼是一种口服生物可利用的 BTK 抑制剂，用于治疗以前接受过至少一种治疗的套细胞淋巴瘤（MCL）患者。2013 年，伊布替尼获美国 FDA 批准上市。泽布替尼抑制 BTK 的活性，并阻止 B 细胞抗原受体信号通路的激活，这阻止了 B 细胞激活和 BTK 介导的下游存活途径的激活，从而抑制了过度表达 BTK 的恶性 B 细胞的生长。泽布替尼的体内浓度高（为伊布替尼的 10 倍），脱靶效应小，选择性更强，抑制效果更好，其生物活性与伊布替尼相当，但不良反应更低。阿卡替尼于 2017 年获 FDA 批准上市，用于治疗 B 细胞恶性肿瘤，包括难治性套细胞淋巴瘤和慢性淋巴细胞白血病。

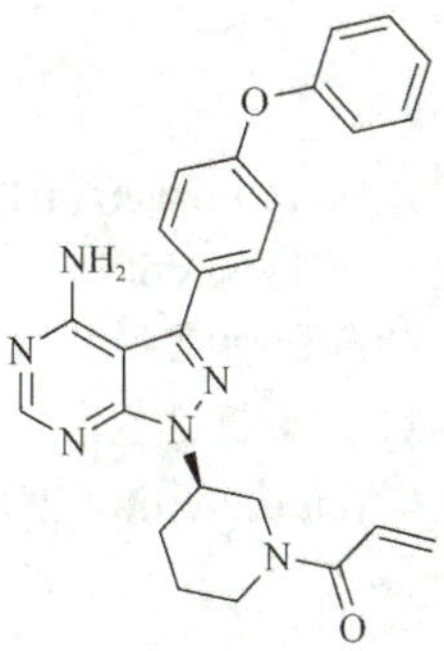

伊布替尼

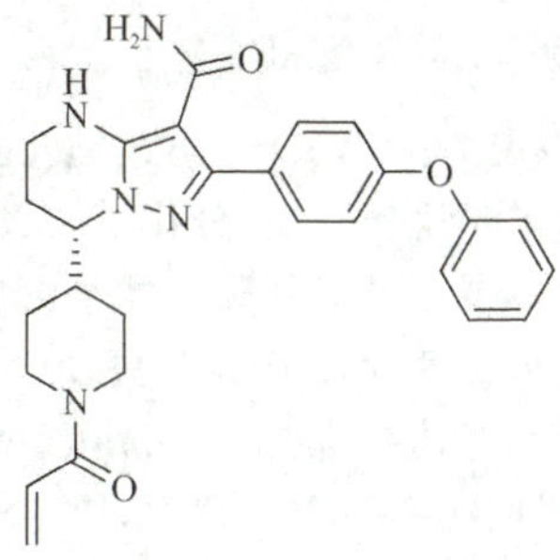

泽布替尼

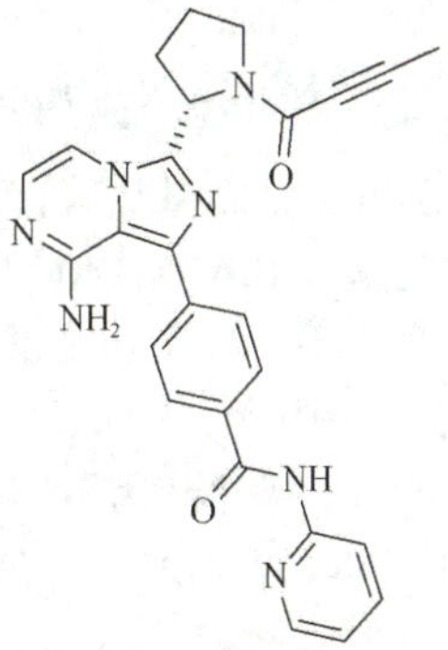

阿卡替尼

（五）原癌基因酪氨酸蛋白激酶受体 Ret 抑制剂

原癌基因是一种重要的癌症驱动基因，与人类多种肿瘤的发生、发展密切相关。原癌基因酪氨酸蛋白激酶受体 Ret（proto-oncogene tyrosine-protein kinase receptor Ret，RET）相关肿瘤的发病机制包括 RET 基因激活性点突变与 RET 基因融合突变。近年来，针对致癌性 RET 基因融合突变开发的精准靶向药物取得了突破性进展。

目前已批准上市或仍在研发阶段的 RET 靶向抑制剂有多靶点药物 RET 抑制剂和高选择性的 RET 抑制剂等。其中普拉替尼（pralsetinib）、塞尔帕替尼（selpercatinib，LOXO-292）、卡博替尼（cabozantinib）均为有效的 RET 突变抑制剂。

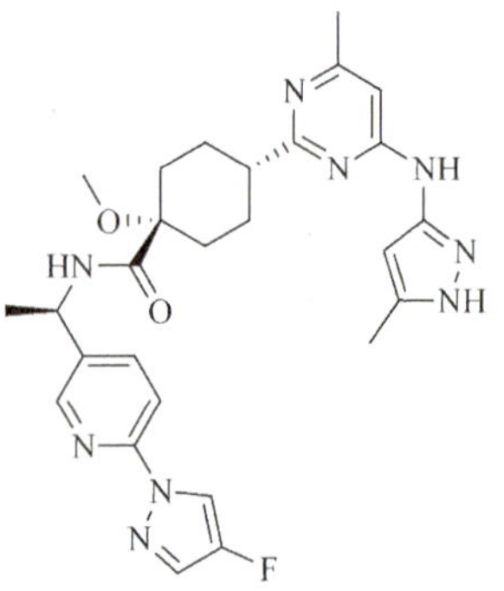

普拉替尼

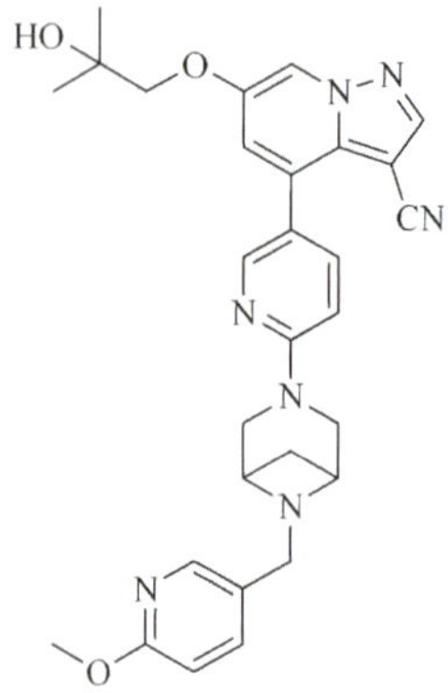

塞尔帕替尼

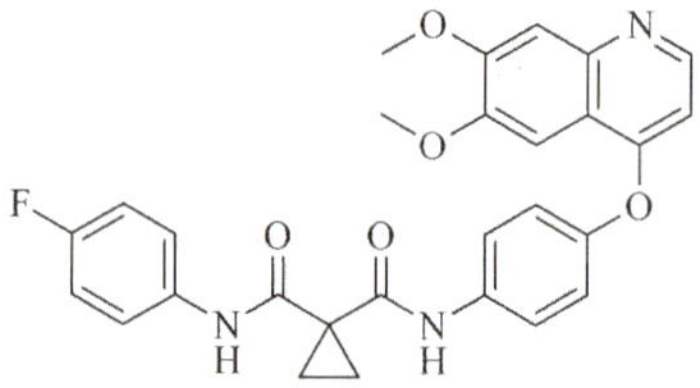

卡博替尼

（六）神经营养因子受体酪氨酸激酶抑制剂

神经营养因子受体酪氨酸激酶（neurotrophin receptor tyrosine kinase，NTRK），包含 NTRK1、NTRK2 和 NTRK3。*NTRK* 基因融合广泛分布在多种类型的癌症当中，如结直肠癌、甲状腺癌、婴儿型纤维肉瘤和非小细胞癌等。*NTRK* 基因与其他基因融合，可导致编码的 TRK 蛋白表达异常。其中拉罗替尼（larotrectinib）、恩曲替尼（entrectinib）均为高选择性的 NTRK 抑制剂。

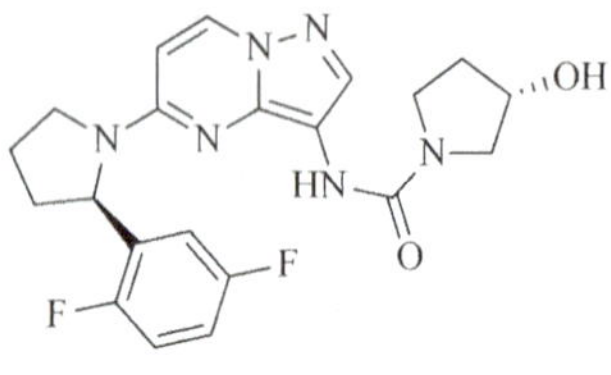

拉罗替尼

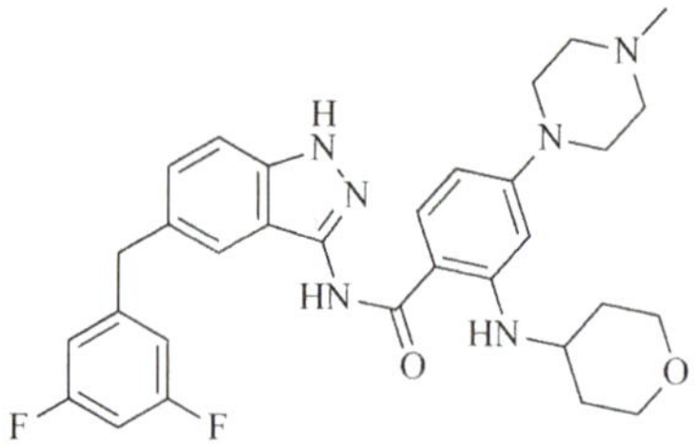

恩曲替尼

（七）B-Raf 原癌基因丝氨酸/苏氨酸激酶抑制剂

B-Raf 原癌基因丝氨酸/苏氨酸激酶（B-Raf proto-oncogene，serine/threonine kinase，BRAF）可通过调节 MAPK/ERK 信号通路影响细胞分裂和分化。*BRAF* 基因最常见的突变为 V600E，且常在黑色素瘤、非霍奇金淋巴瘤、大肠癌、甲状腺癌、非小细胞肺癌、多毛细胞白血病和肺癌中发生突变。中国有约 23.7% 的黑色素瘤患者存在 BRAF 突变，BRAF 抑制剂对于晚期黑色素瘤的治疗具有重要意义。BRAF 靶向抑制剂有达拉非尼（dabrafenib）、维罗非尼（vemurafenib）和康奈非尼（encorafenib）等，均为高选择性的 BRAF 抑制剂。

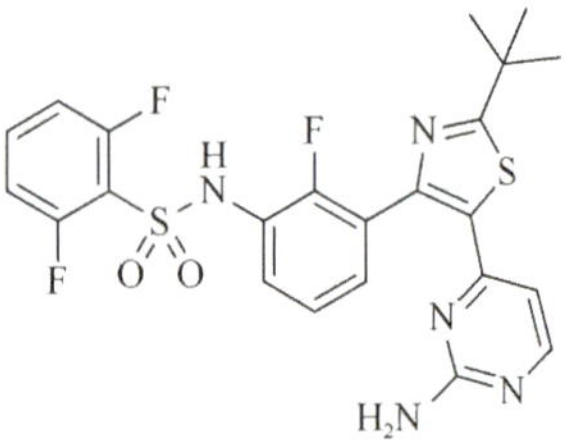

达拉非尼

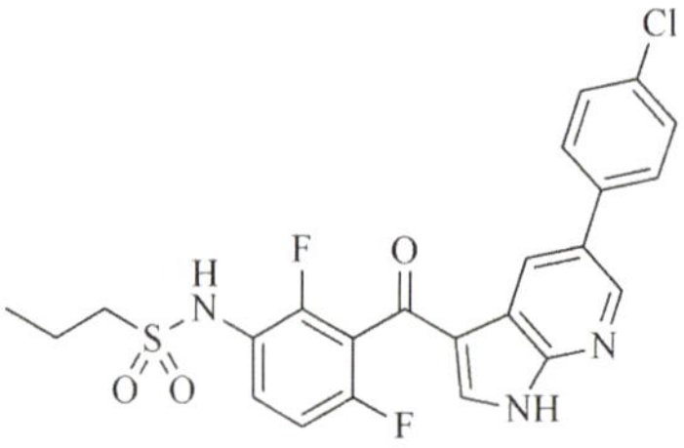

维罗非尼

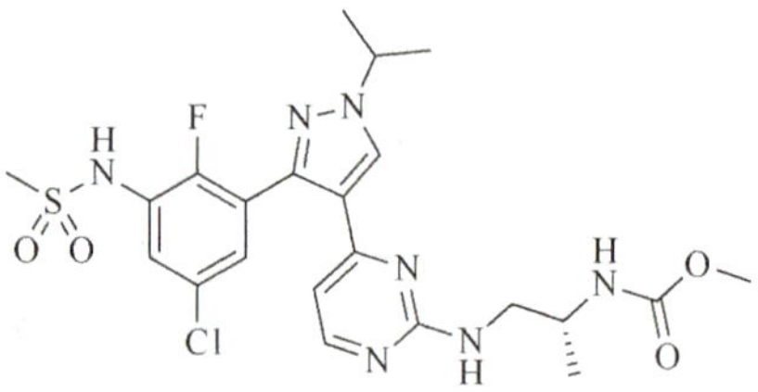

康奈非尼

（八）丝裂原活化蛋白抑制剂

丝裂原活化蛋白（mitogen-activated protein，MEK）是一种可磷酸化靶蛋白上的丝氨酸/苏氨酸和酪氨酸残基的双特异性激酶，也是 RAS-RAF-MEK-ERK 信号转导途径的主要组分，该信号通路参与了细胞凋亡，细胞周期，细胞迁移、分化、代谢和细胞增殖等众多过程的调节。研究表明，MEK 抑制剂不仅可以下调 MEK 的自身活性，还可阻断异常活化的 RAS 和 RAF，进而有效地抑制该信号通路异常所致的肿瘤生长。已上市的 MEK 抑制剂有曲美替尼（trametinib）、考比替尼（cobimetinib）、司美替尼（selumetinib）和比美替尼（binimetinib）等。

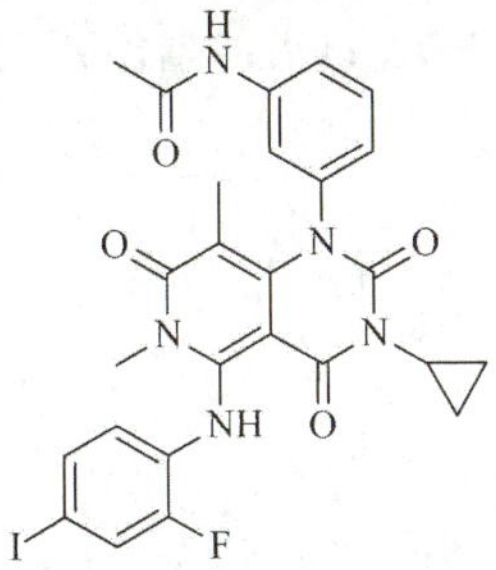
曲美替尼

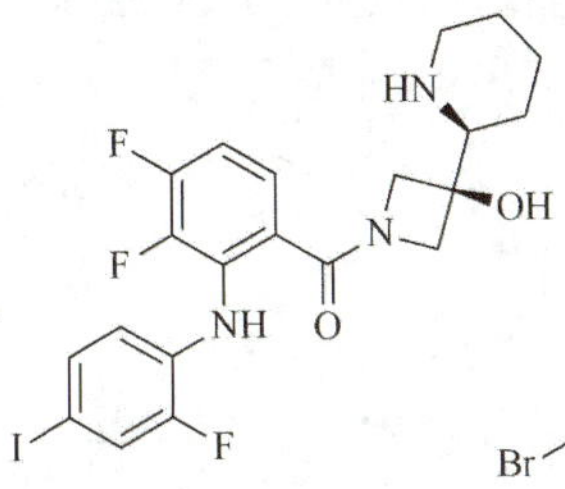
考比替尼

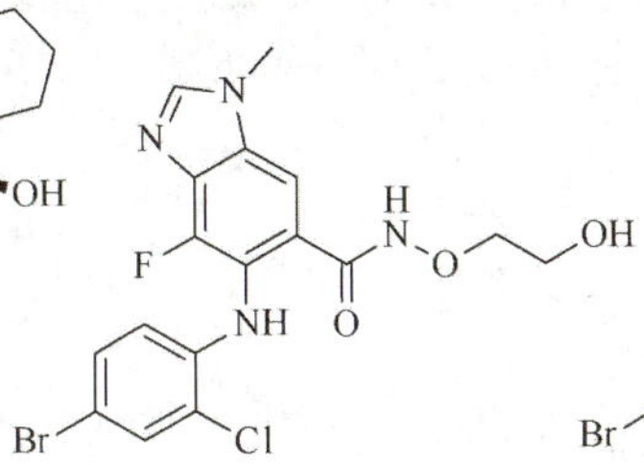
司美替尼

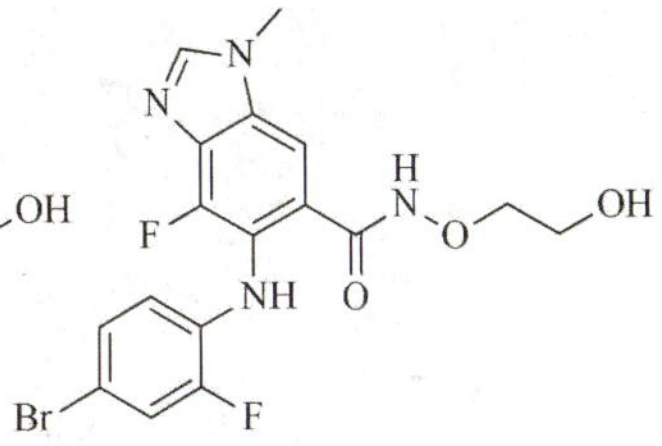
比美替尼

（九）细胞周期蛋白依赖性激酶 4/6 抑制剂

CDK4/6 是细胞周期的关键调节因子，控制着细胞周期各阶段的转变。CDK4/6 也是大多数恶性肿瘤发生、发展的关键蛋白激酶，因此成为抗肿瘤药的重要作用靶点之一。CDK4/6 抑制剂主要通过抑制细胞周期从 G_1 期向 S 期转变来达到抑制肿瘤细胞持续增殖的目的。另外，CDK4/6 抑制剂还可激活抗肿瘤免疫应答、影响肿瘤微环境和调节细胞代谢等，进而控制肿瘤的发生、发展。

作为抗肿瘤药的研发热点，目前 CDK4/6 抑制剂已成功开发出 4 个药物，分别是用于治疗乳腺癌的药物哌柏西利（palbociclib）、瑞博西尼（ribociclib）、阿贝西利（abemaciclib）及治疗非小细胞肺癌的药物曲拉西利（trilaciclib）。据报道 CDK4/6 在消化道肿瘤中也有扩增和过度表达，与肿瘤的发生相关。

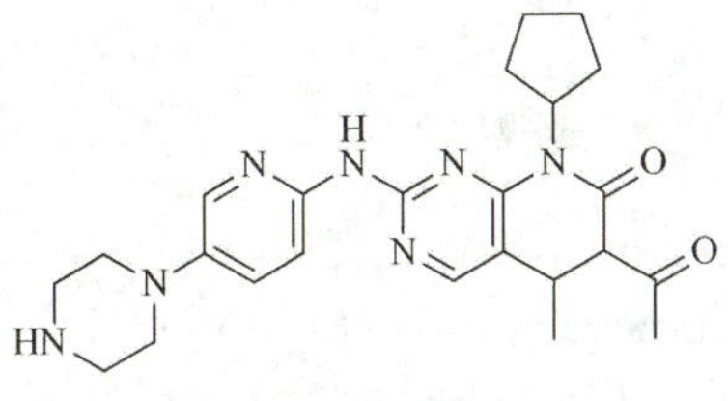
哌柏西利

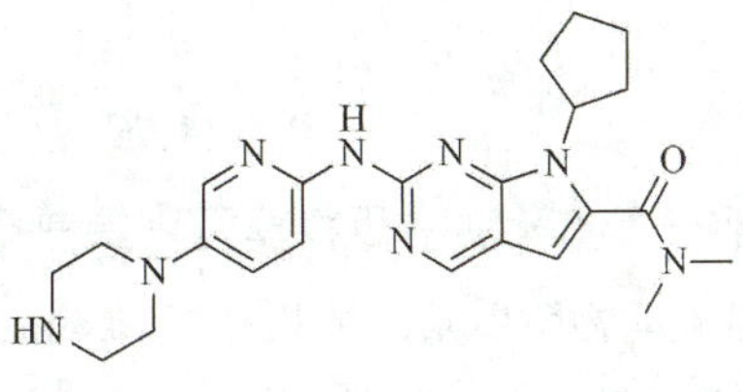
瑞博西利

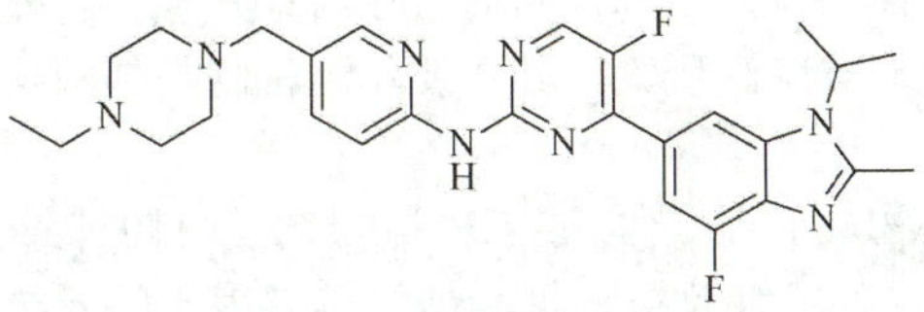
阿贝西利

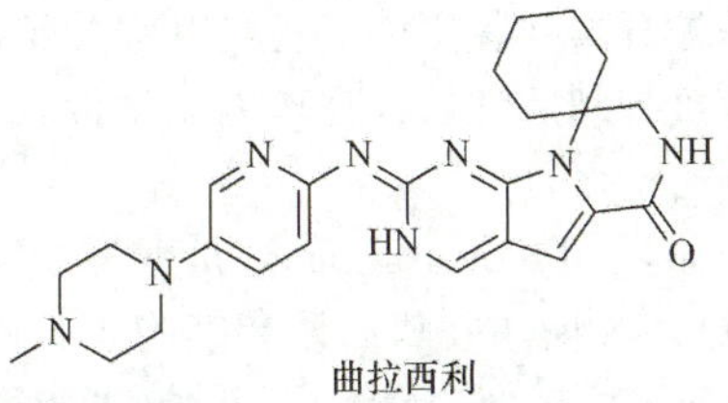
曲拉西利

（十）磷脂酰肌醇 3-激酶抑制剂

PI3K 由于参与细胞增殖、分化、凋亡等多种细胞功能调节而成为小分子肿瘤靶向治疗的靶点。阿培利司（alpelisib）于 2019 年 5 月 24 日获美国 FDA 批准上市，商品名为 Piqray，是一种

PI3Kα 选择性抑制剂。库潘尼西（copanlisib）于 2017 年获 FDA 批准上市，用于治疗滤泡性淋巴瘤（follicular lymphoma，FL）。

艾代拉里斯（idelalisib）于 2014 年获 FDA 批准上市。艾代拉里斯是一种首创的高度选择性、口服有效的 PI3Kδ 抑制剂，用于治疗慢性淋巴细胞白血病和复发性小淋巴细胞淋巴瘤（small lymphocytic lymphoma，SLL）。

度维利塞（duvelisib）是一种口服可利用的、高选择性的 PI3K 小分子抑制剂，用于治疗复发性或难治性慢性淋巴细胞白血病或小淋巴细胞淋巴瘤。

乌帕利斯（Umbralisib）于 2021 年获 FDA 批准上市，用于治疗成人复发和难治性边缘区淋巴瘤（marginal zone lymphoma，MZL）和滤泡性淋巴瘤，但是于 2022 年，FDA 以可能增加死亡风险为由，撤回了乌帕利斯的淋巴瘤适应证应用。

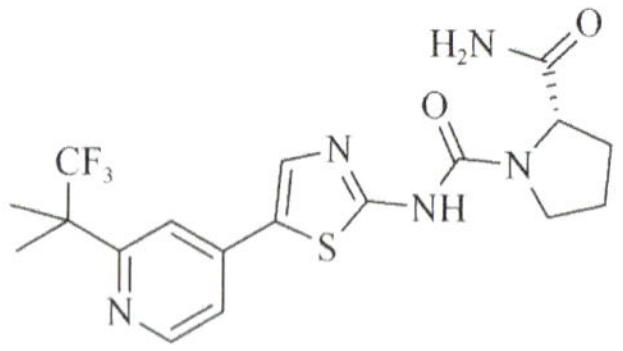

阿培利司

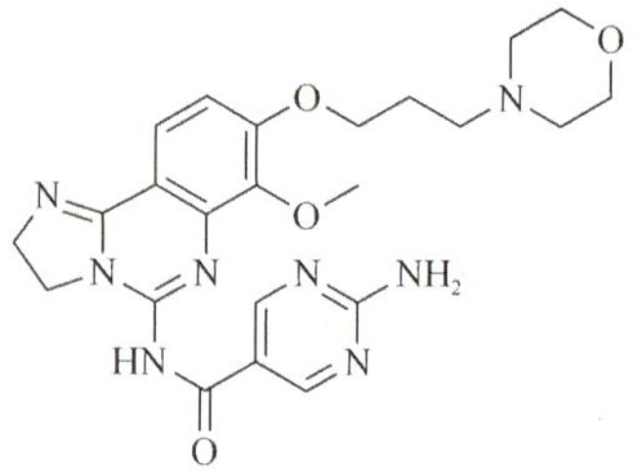

库潘尼西

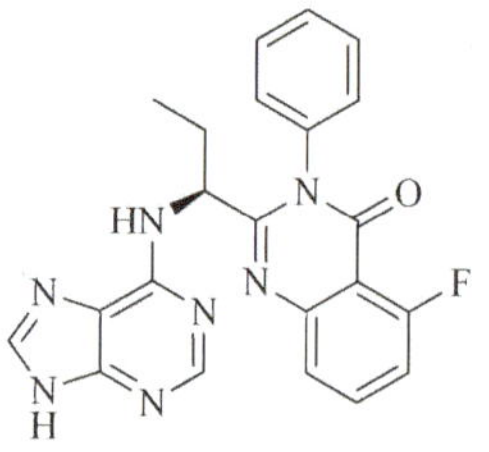

艾代拉里斯

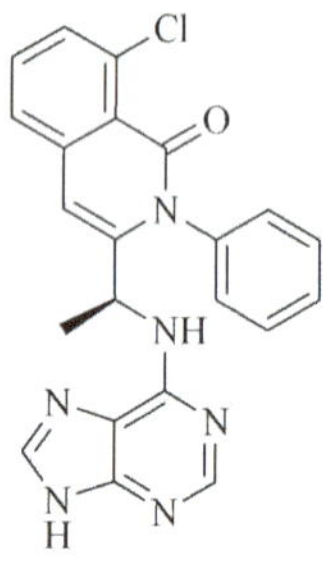

度维利塞

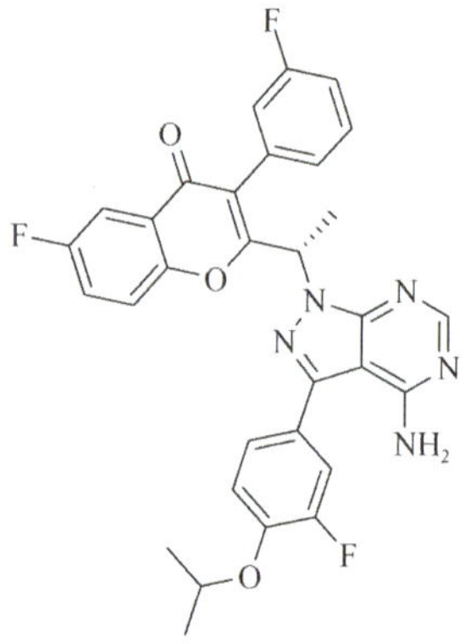

乌帕利斯

（十一）哺乳动物西罗莫司靶蛋白抑制剂

哺乳动物西罗莫司靶蛋白（mammalian target of rapamycin，mTOR）在多种肿瘤的发生、发展中扮演着十分重要的调控作用，因此 mTOR 抑制剂在肿瘤治疗中拥有巨大的潜力。

西罗莫司（sirolimus）也称为雷帕霉素（rapamycin），是一种由细菌产生的大环内酯抗生素，它首先被分离并鉴定为一种具有强效抗念珠菌活性的抗真菌药；然而，在后来发现其有效的抗肿瘤和免疫抑制活性后，它作为免疫抑制和抗肿瘤剂被广泛研究，其主要作用机制是抑制哺乳动物西罗莫司靶点。

依维莫司（everolimus）是西罗莫司的衍生物，它是一种 mTOR 抑制剂，可阻滞细胞分裂从 G_1 进入 S 期，并随后诱导细胞生长停滞和凋亡。依维莫司还抑制缺氧诱导因子的表达，导致 VEGF 的表达减少，最终抑制肿瘤细胞增殖、血管生成和葡萄糖摄取。替西罗莫司（temsirolimus）是西罗莫司的衍生物，用于治疗肾细胞癌（renal cell carcinoma，RCC），于 2007 年获得 FDA 批准。

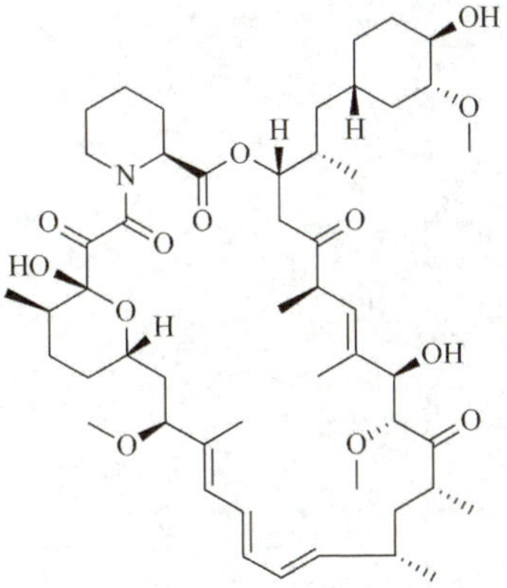

西罗莫司

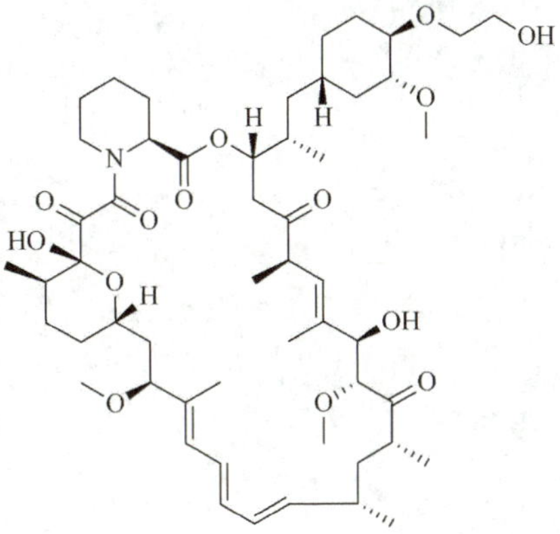

依维莫司

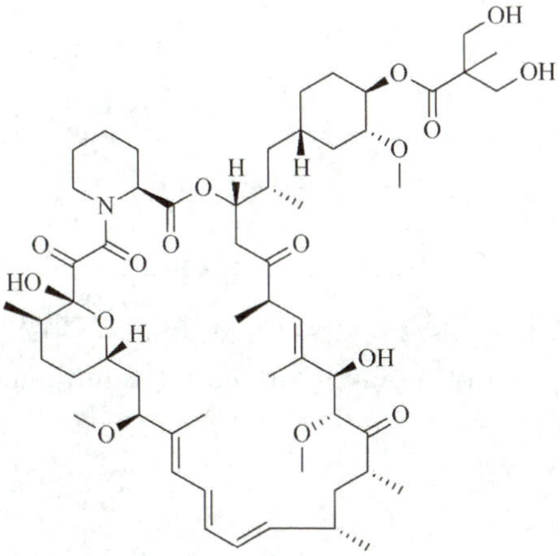

替西罗莫司

四、多激酶抑制剂

人类的激酶能够对 1/3 左右的人类蛋白质进行磷酸化作用，在多个生理、病理过程发挥重要作用。激酶异常激活（突变、过表达、融合表达等）被证实参与众多疾病进程，已经成为肿瘤、炎症等疾病的重要治疗靶点。多激酶抑制剂（multi-kinase inhibitor）是以激酶为治疗靶点而被设计的一种小分子药物，其大多能够同时抑制多个激酶，影响多个细胞信号通路，从多个方面抑制肿瘤细胞。代表药物包括有索拉非尼（sorafenib）、安罗替尼（anlotinib）、瑞戈非尼（regorafenib）、仑伐替尼（lenvatinib）、阿帕替尼（apatinib）、呋喹替尼（fruquintinib）、舒尼替尼（sunitinib）、阿昔替尼（axitinib）、凡德他尼（vandetanib）和帕唑帕尼（pazopanib）等。

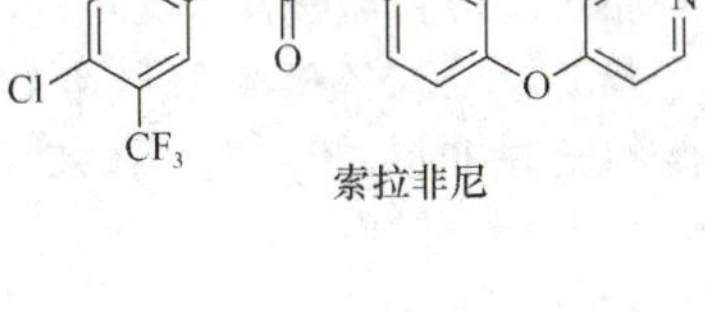

索拉非尼

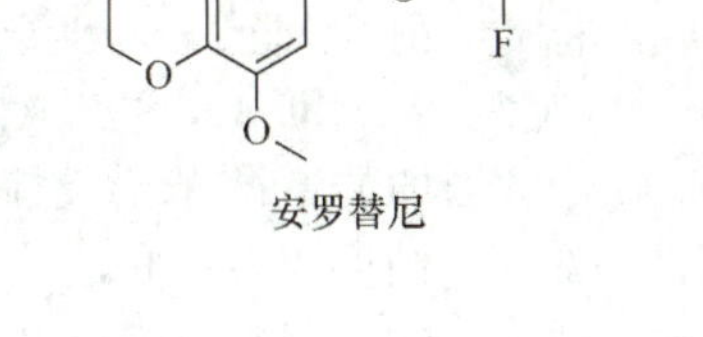

安罗替尼

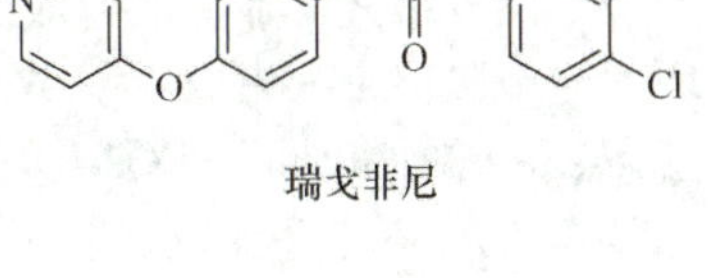

瑞戈非尼

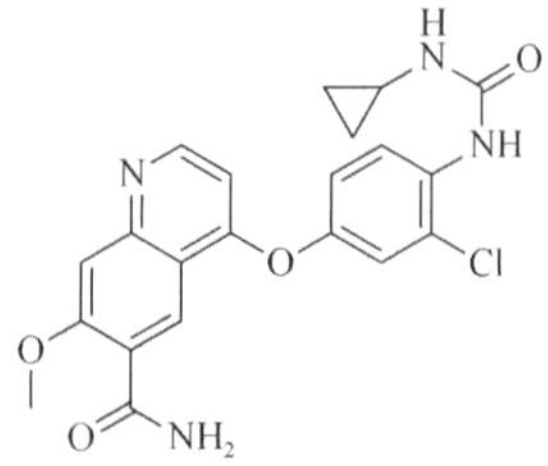

仑伐替尼

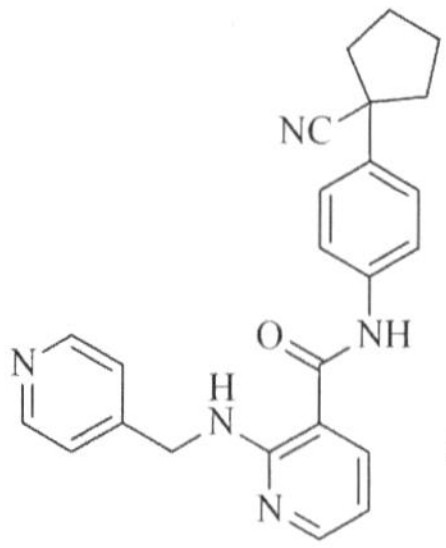

阿帕替尼

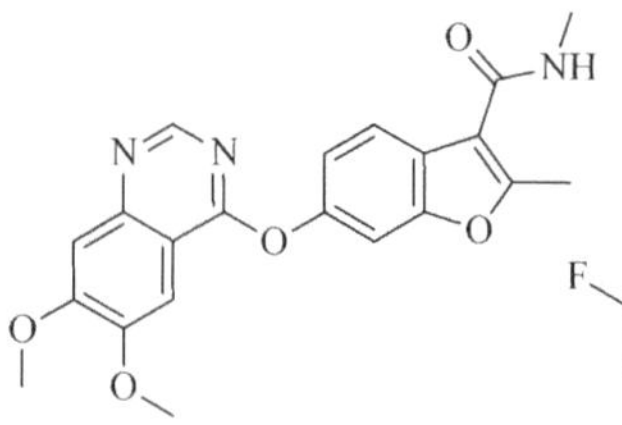

呋喹替尼

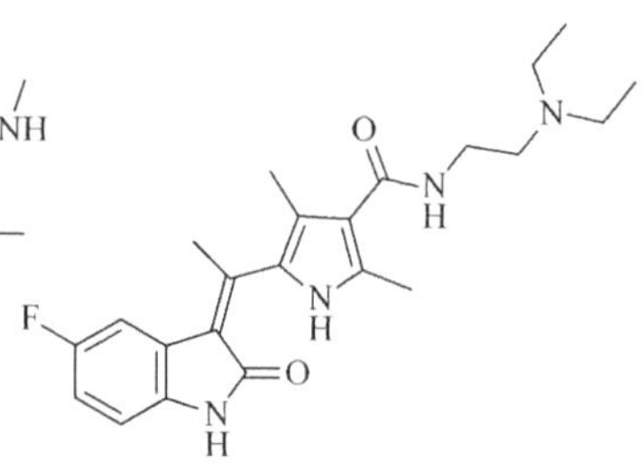

舒尼替尼

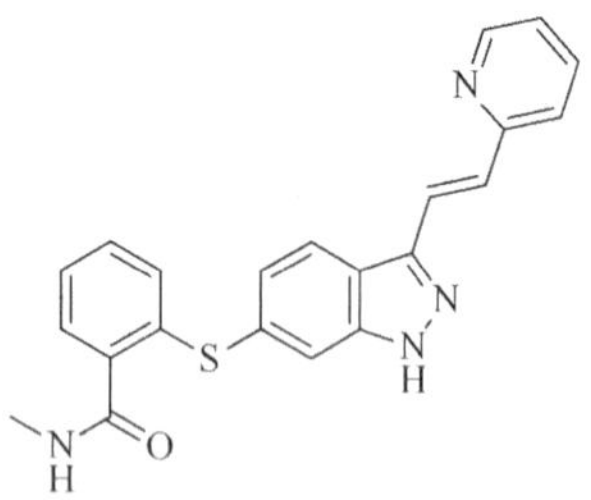

阿昔替尼

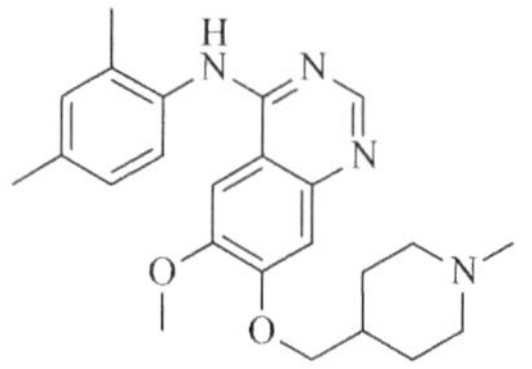

凡德他尼

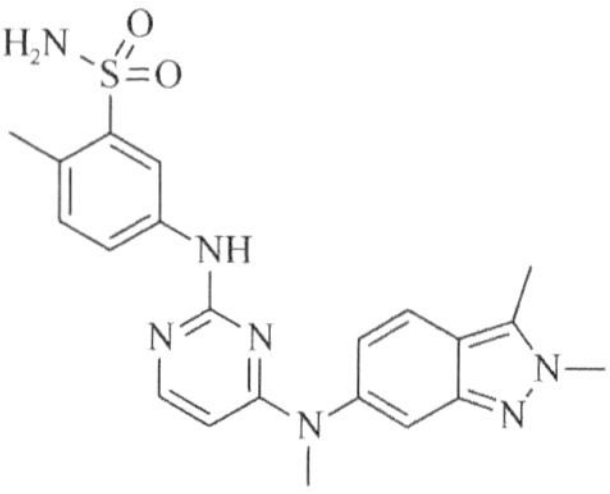

帕唑帕尼

索拉非尼（Sorafenib）

化学名：4-[4-[[4-氯-3-(三氟甲基) 苯基] 氨基甲酰氨基] 苯氧基]-*N*-甲基吡啶-2-甲酰胺

4-[4-[[4-chloro-3-(trifluoromethyl)phenyl]carbamoylamino]phenoxy]-*N*-methylpyridine-2-carboxamide

分子式：$C_{21}H_{16}ClF_3N_4O_3$

分子量：464.82

熔点：202～204℃

水溶性：难溶于水

pK_a=12.89

lg P=3.80

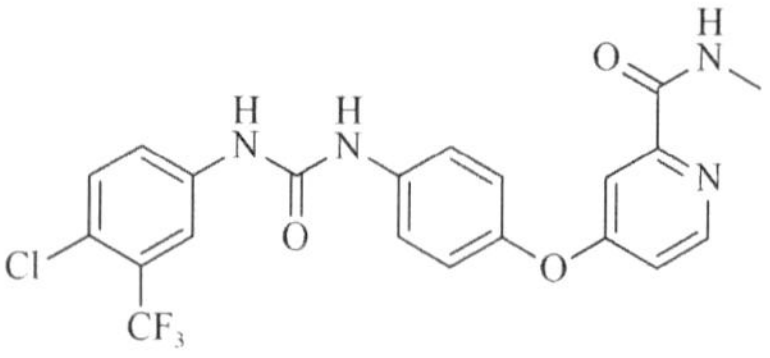

索拉非尼是一种多激酶抑制剂，2005 年被 FDA 批准用于治疗初期肾细胞癌和中期肝癌。索拉非尼能够抑制肿瘤细胞靶部位的丝氨酸/苏氨酸激酶 RAF，而 RAF 是控制细胞分裂和增殖的 Raf/MEK/ERK 信号通路的关键成分；此外，索拉非尼可抑制 VEGFR-2、VEGFR-3 和血小板源性生长因子受体（platelet-derived growth factor receptor，PDGFR），从而阻断肿瘤血管生成；其还以干细胞生长因子（c-Kit）和 FLT-3 为靶点，而这些激酶均作用于肿瘤细胞信号通路、血管生成和凋亡。

索拉非尼生物利用度为 38%～49%；血浆蛋白结合率约为 99.5%；半衰期为 25～48 h；该药主要经 CYP3A4 代谢，其代谢物主要通过粪便排泄，约 51% 的药物以药物原型经粪便排泄，约 96% 的药物可在 14 天内从体内排出。

下面介绍索拉非尼的合成路线，将吡啶酸（XⅢ-1）与亚硫酰氯加热，得到盐酸盐（XⅢ-2），后者与甲胺反应，生成 4-氯-*N*-甲基吡啶酰胺（XⅢ-3），再与对氨基苯酚反应制备 3-(4-氨基苯氧基)-*N*-甲基吡啶酰胺（XⅢ-4），最后与适当的异氰酸苯酯反应，得到索拉非尼，产率大于 90%（图 16.28）。本方案比较复杂并且得到的产物纯度相对较低。

安罗替尼是由我国自主研发的一种新型的多靶点口服酪氨酸激酶抑制剂，2018 年 5 月 8 日，国家药品监督管理局正式批准单药安罗替尼应用于非小细胞肺癌患者的三线及以上治疗。它能有效地抑制 VEGFR、PDGFR、成纤维细胞生长因子受体（fibroblast growth factor receptor，FGFR）、 c-Kit 等激酶，因而可以在抗肿瘤血管生成和抑制肿瘤细胞生长方面发挥有效的作用。安罗替尼在多种类型肿瘤中都具有一定的疗效，但长期应用安罗替尼后所带来的不良反应尚不完全明确。

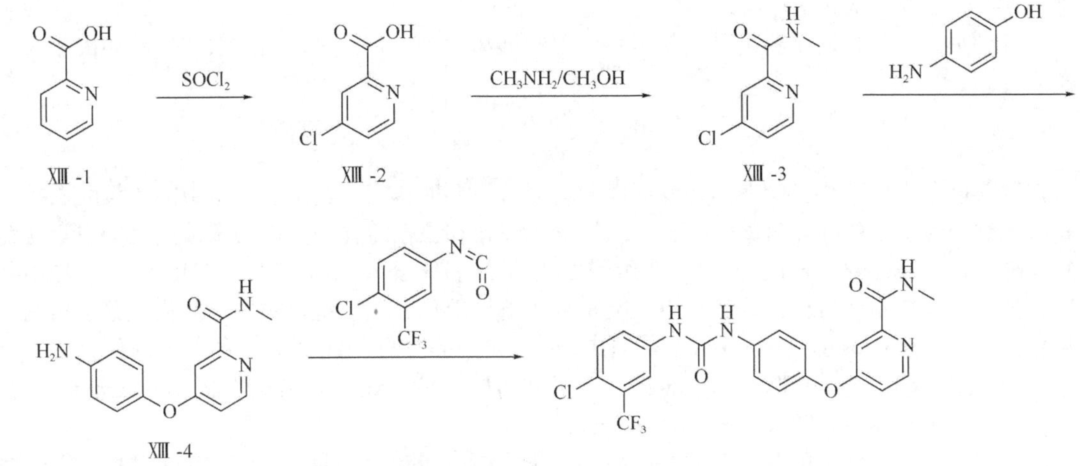

图 16.28　索拉非尼合成路线

瑞戈非尼是第一个治疗转移性结肠直肠癌的口服小分子多激酶抑制剂，于 2012 年 9 月在美国上市。瑞戈非尼是多种膜结合与细胞内激酶的小分子抑制剂，涉及正常细胞功能和病理过程，如肿瘤发生、血管生成和微环境的维持。

仑伐替尼是一种口服的多受体酪氨酸激酶抑制剂，仑伐替尼可抑制 VEGFR1（FLT1）、VEGFR2（KDR）和 VEGFR3（FLT4）的激酶活性。仑伐替尼还可抑制与致病性血管生成、肿瘤生长和癌症进展有关的其他受体酪氨酸激酶，包括 FGFR1～FGFR4、PDGFRα、c-Kit 和 RET。仑伐替尼给患者带来临床获益的同时，也不可避免地引发了包括高血压、腹泻、血小板减少症在内的诸多不良事件。

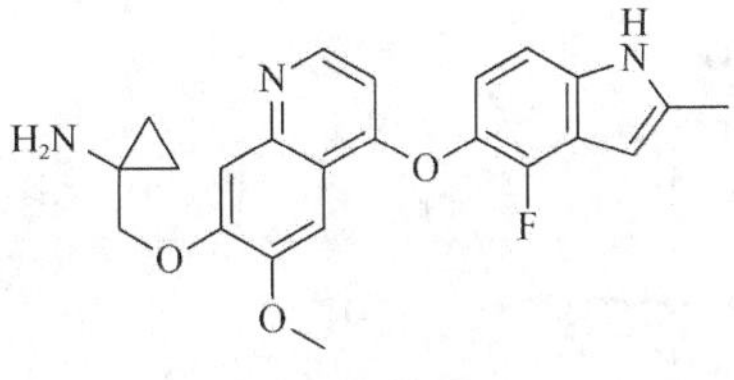

安罗替尼

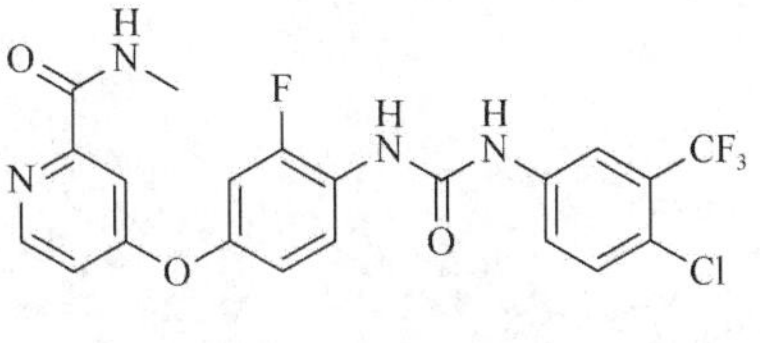

瑞戈非尼

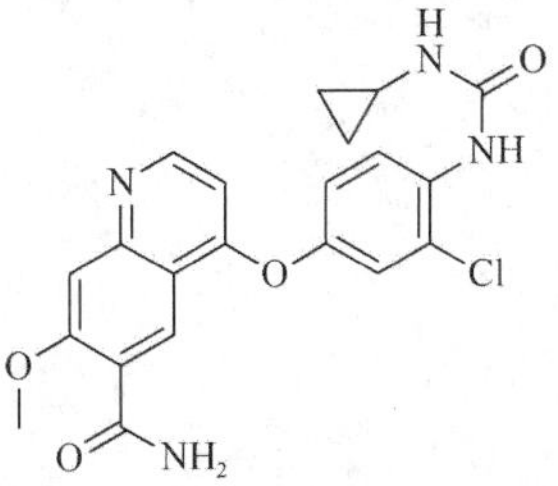

仑伐替尼

阿帕替尼主要作用于 VEGFR2 上的 ATP 结合位点，阻断 VEGF 及 VEGFR 的下游信号转导通路，使肿瘤内新生血管生成减少，有助于抑制肿瘤的增殖、侵袭和转移。据统计胃癌患者的 VEGFR 表达率高达 36%，因此靶向抑制 VEGFR 是治疗晚期胃癌的一种重要策略。

呋喹替尼于 2018 年 9 月 4 日被国家药品监督管理局批准上市，用于治疗至少经过二线系统化疗的复发或难治性晚期结直肠癌。呋喹替尼是一种具有强效性的小分子酪氨酸激酶抑制剂，抑制 VEGFR1、VEGFR2 和 VEGFR3，抑制血管内皮细胞的增殖、迁移和管腔形成，抑制肿瘤血管生成，从而发挥其抑制肿瘤生长的作用。

舒尼替尼是一种口服小分子多靶向受体酪氨酸激酶抑制剂，由 FDA 批准用于治疗肾细胞癌（RCC）和伊马替尼耐药的胃肠道间质瘤。舒尼替尼对多种激酶具有抑制活性，是 PDGFRα、PDGFRβ、VEGFR1、VEGFR2、VEGFR3、干细胞因子受体（KIT）、Fms 样酪氨酸激酶-3（FLT3）、集落刺激因子受体 1 型（CSF-1R）和 RET 的抑制剂。

阿昔替尼通过选择性抑制 VEGFR-1、VEGFR-2、VEGFR-3 发挥作用，阻断血管生成、肿瘤生长和转移。

凡德他尼具有广泛的肿瘤治疗潜力。2011 年，FDA 批准凡德他尼用于治疗成人患者不可切除、局部晚期或转移性甲状腺髓样癌。

帕唑帕尼是一种口服生物可利用的多靶点酪氨酸激酶抑制剂，用于治疗实体瘤和年龄相关性黄斑变性。

五、组蛋白脱乙酰酶抑制剂

研究表明，表观遗传机制在癌症发展中起着至关重要的作用。其中蛋白质中的赖氨酸乙酰化是真核细胞中最丰富的翻译后修饰之一，赖氨酸乙酰化和去乙酰化的动态稳态是由组蛋白乙酰转移酶（histone acetyltransferase，HAT）和组蛋白脱乙酰酶（histone deacetylase，HDAC）的作用共同决定的，HDAC 是组蛋白修饰过程中一类重要的酶，催化并调控组蛋白去乙酰化。组蛋白脱乙酰酶抑制剂（histone deacetylase inhibitor，HDACI）是一类具有干扰 HDAC 的功能的化合物。已上市的 HDACI 药物有伏立诺他（vorinostat）、贝利司他（belinostat）、西达本胺（chidamide）、帕比司他（panobinostat）和罗米地辛（romidepsin）等。

伏立诺他是一种新型的分子靶向抗肿瘤药，于 2006 年获 FDA 批准上市，其通过抑制组蛋白去乙酰基酶而使细胞周期停滞或细胞凋亡。贝利司他于 2014 年获 FDA 批准上市，适用于治疗复发或难治性外周 T 细胞淋巴瘤（peripheral T-cell lymphoma，PTCL）患者。帕比司他于 2015 年获 FDA 批准上市，是一种非选择性组蛋白去乙酰酶抑制剂，用于与其他抗肿瘤药联合治疗多发性骨髓瘤。罗米地辛于 2009 年获 FDA 批准上市，是目前临床领域针对外周 T 细胞淋巴瘤，应用最成功和使用最广泛的 HDACI 之一。

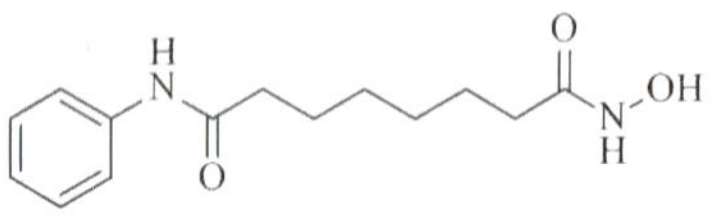

伏立诺他

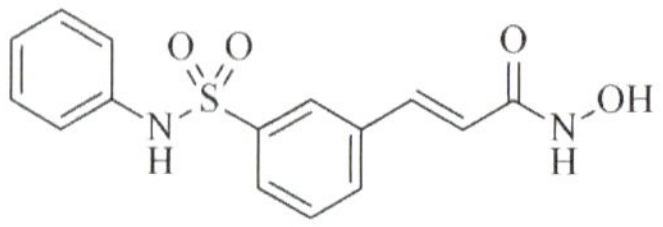

贝利司他

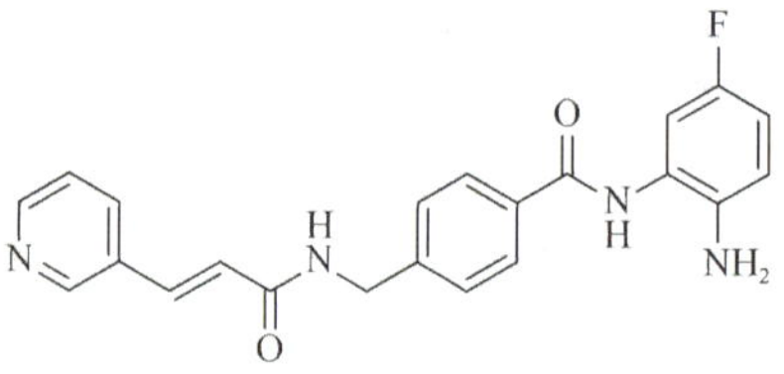

西达本胺

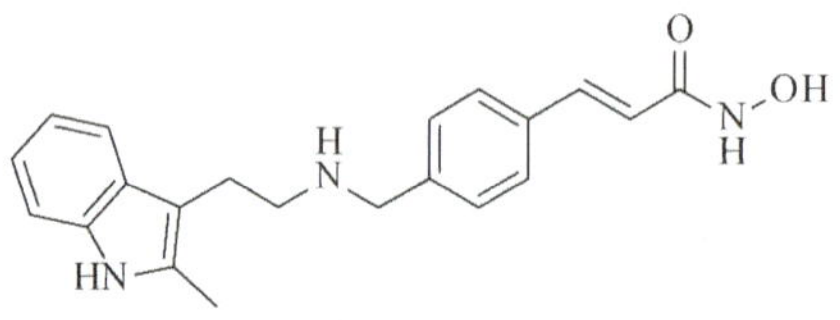

帕比司他

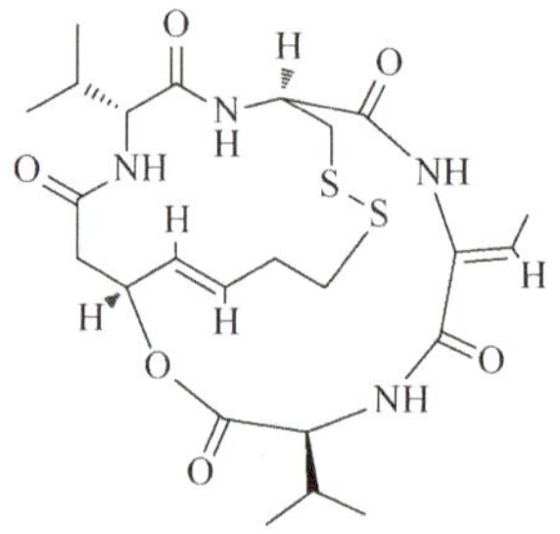

罗米地辛

西达本胺（Chidamide）

化学名：*N*-(2-氨基-5-氟苯基)-4-[(3-(吡啶-3-基) 丙烯酰氨基) 甲基] 苯甲酰胺

N-(2-amino-5-fluorophenyl)-4-[(3-(pyridin-3-yl)acrylamido)methyl]benzamide

分子式：$C_{22}H_{19}FN_4O_2$

分子量：390.41

熔点：＞145℃

水溶性：难溶于水

pK_a=12.30（预测值）

lg P=2.47（预测值）

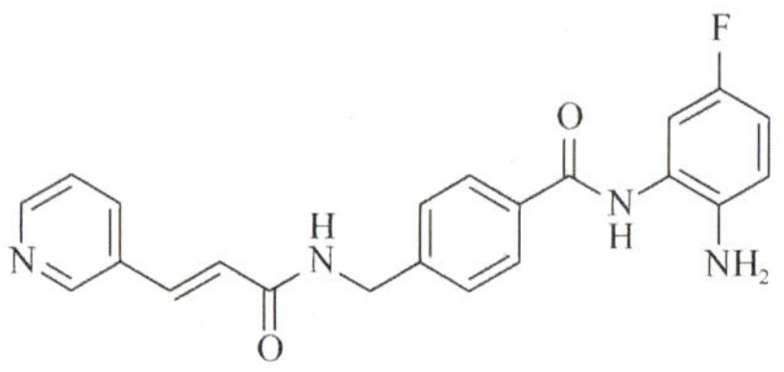

西达本胺于 2014 年获中国国家食品药品监督管理总局批准上市，用于治疗复发及难治性外周 T 细胞淋巴瘤。西达本胺是一种苯甲酰胺类 HDAC 抑制剂，可靶向针对 HDAC1、HDAC2、HDAC3 和 HDAC10。

西达本胺血浆蛋白结合率为 89.1%（20 ng/mL）～99.3%（150 ng/mL）；半衰期约为 17 h；该药的代谢产物主要通过尿液排泄，约 39.4% 的药物以药物原型经尿液排泄，约 80.2% 的药物可在 7 天内从体内排出。

六、蛋白酶体抑制剂

蛋白酶体是癌症治疗的公认靶点，是细胞中主要的蛋白质降解系统，是细胞生长、存活和发生功能的关键。蛋白酶体抑制剂（proteasome inhibitor，PI）可使 26S 蛋白酶体中的 20S 催化核心失活，并有效阻断细胞中所有蛋白酶体复合物的蛋白质降解，从而抑制细胞生长并诱导凋亡。蛋白酶体主要由 26S 蛋白酶体、多种 20S 复合物和免疫蛋白酶体组成。硼替佐米（bortezomib）和伊沙佐米（ixazomib）是临床上常见的用于治疗多发性骨髓瘤的两种蛋白酶体抑制剂。

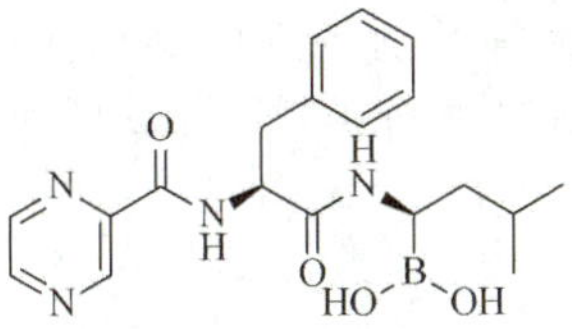
硼替佐米

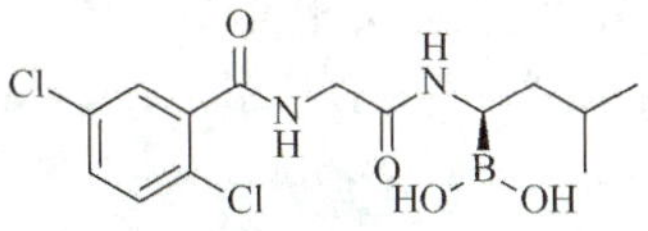
伊沙佐米

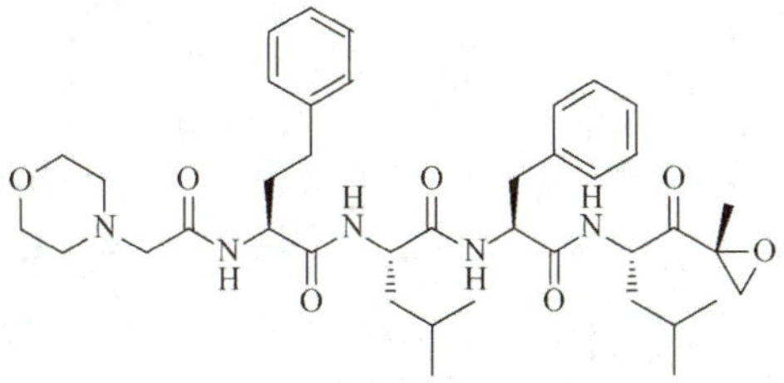
卡非佐米

硼替佐米于 1995 年首次合成。2003 年 5 月，硼替佐米成为 FDA 批准的第一个抗癌蛋白酶体抑制剂。硼替佐米是衍生于二肽硼酸的蛋白酶体抑制剂，用于治疗多发性骨髓瘤和套细胞淋巴瘤。26S 蛋白酶体是一种蛋白质复合物，降解泛素-蛋白酶体途径中的泛素化蛋白质。26S 蛋白酶体的可逆抑制，导致癌细胞的细胞周期停滞和凋亡，被认为是硼替佐米的主要作用机制。

伊沙佐米于 2015 年 11 月 20 日首次在美国获得批准上市，批准的适应证为伊沙佐米与来那度胺和地塞米松联合用于治疗既往至少接受过一线治疗的多发性骨髓瘤。

卡非佐米于 2012 年获 FDA 批准上市，用于单药治疗既往至少已接受过两种疗法，包括硼替佐米和一种免疫调节剂治疗且有在完成最后一次治疗后 60 天内疾病进展证据的多发性骨髓瘤患者。

七、多聚 ADP-核糖聚合酶抑制剂

多聚 ADP-核糖聚合酶［poly(ADP-ribose) polymerase，PARP］抑制剂是治疗具有同源重组缺陷（HRD）肿瘤的靶向药物，利用合成致死原理，针对特定的 DNA 修复途径，致 BRCA1/2 突变的肿瘤死亡。代表药物有奥拉帕尼（olaparib）、卢卡帕尼（rucaparib）、尼拉帕尼（niraparib）、他拉唑帕尼（talazoparib）及氟唑帕尼（fuzuloparib）等，用于卵巢癌、转移性乳腺癌、晚期前列腺癌和胰腺癌的治疗，其在 BRCA1/2 突变的患者中使用最多。

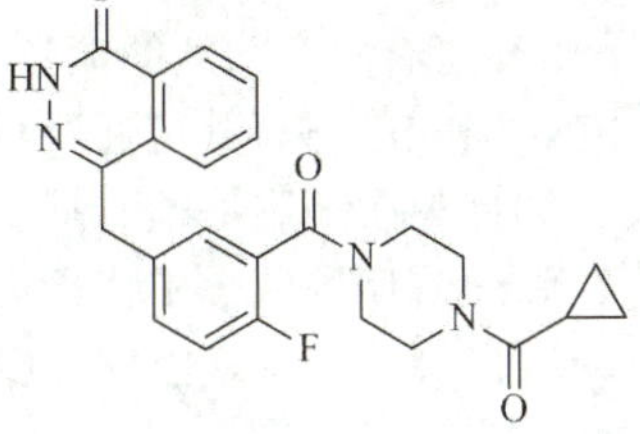
奥拉帕尼

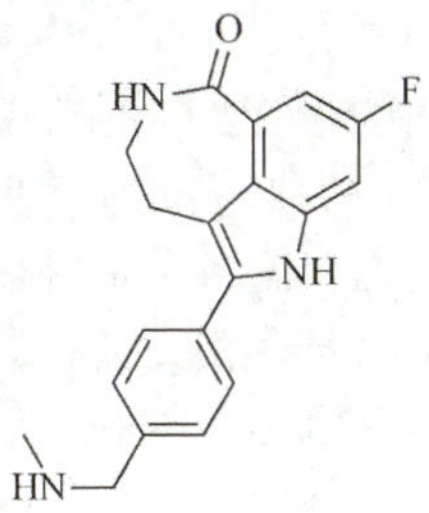
卢卡帕尼

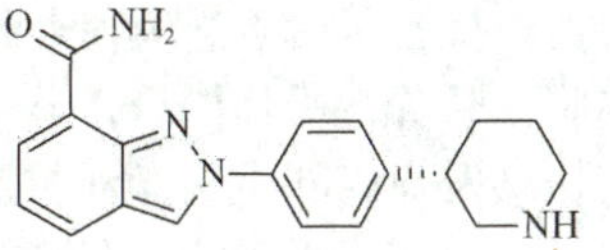
尼拉帕尼

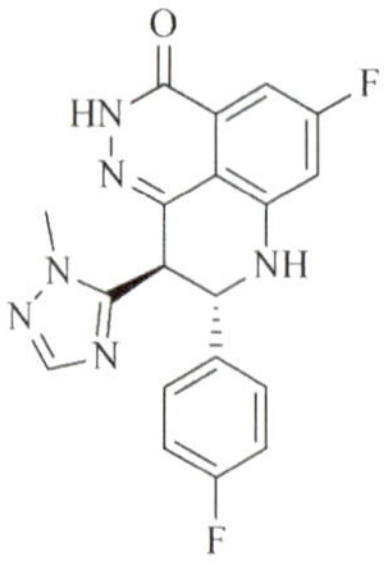

他拉唑帕尼

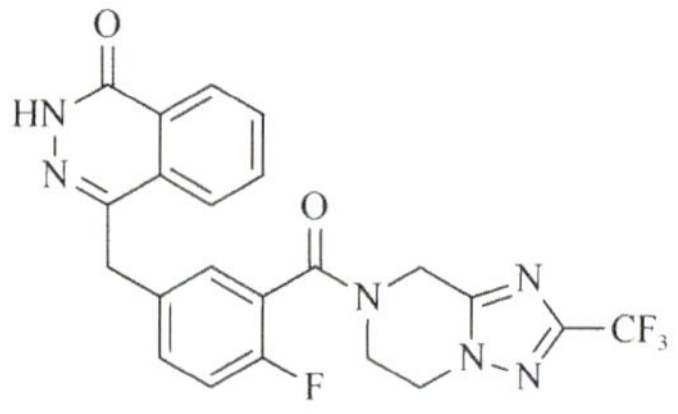

氟唑帕尼

八、选择性核转运蛋白抑制剂

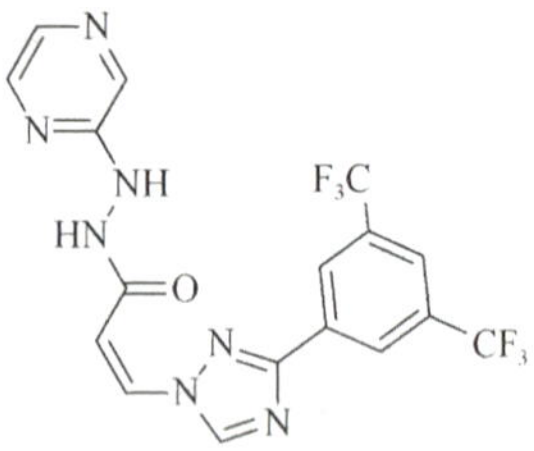

塞利尼索

人类核输出蛋白 XPO-1（exportin-1，XPO-1）是细胞中关键的核质转运蛋白，是一种核输出受体蛋白，负责将蛋白质（包括肿瘤抑制蛋白）运输出细胞核。肿瘤抑制蛋白的核输出是肿瘤细胞逃避凋亡的重要机制。

塞利尼索（selinexor）是全球首款口服的选择性核输出抑制剂（selective inhibition of nuclear export，SINE），能结合并抑制 exportin-1（XPO1），于 2019 年获得 FDA 批准上市，塞利尼索目前被批准结合硼替佐米和地塞米松用于治疗多发性骨髓瘤。

九、异柠檬酸脱氢酶 1 抑制剂

异柠檬酸脱氢酶（isocitrate dehydrogenase，IDH）是细胞代谢过程中的关键酶，在很多生理过程中都发挥着重要作用，如血管生成、代谢等，它包括 3 种同工酶，分别是 IDH1、IDH2 和 IDH3。2-羟基戊二酸（2-HG）是 IDH1 突变时的产物。由于 2-HG 与 α-酮戊二酸结构极其相似，而累积的 2-GH 能够发挥抑制双加氧酶的作用，而且 2-HG 本身也是一种肿瘤细胞代谢产物，容易引起细胞分化障碍。IDH1 在一些癌症中经常突变和过度表达，导致异常的细胞生长和增殖，IDH1 抑制剂可以抑制 IDH1 突变体，降低 2-HG 的产生，从而使其达到正常水平，发挥抑制肿瘤的作用。

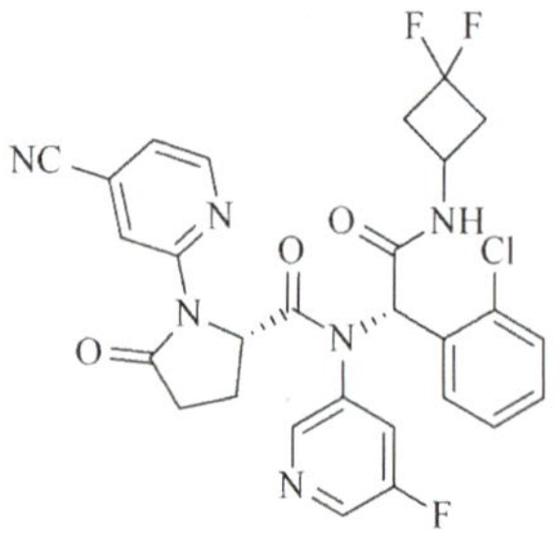

艾伏尼布

艾伏尼布（ivosidenib）于 2018 年或 FDA 批准上市，成为首个 IDH1 抑制剂。2022 年 2 月 9 日，中国国家药品监督管理局已批准同类首创药物艾伏尼布的新药上市申请。该药是中国首个获批的 IDH1 抑制剂。

第五节　其他抗肿瘤相关药物

一、生物反应调节剂

（一）干扰素

干扰素（interferon，IFN）是多功能细胞因子家族成员之一，是一类高活性多功能的糖蛋白。根据干扰素蛋白质结构和来源的不同，干扰素可分为三类：IFN-α、IFN-β 和 IFN-γ。其可通过与细胞膜上特异性受体结合，诱导机体或细胞分泌各种活性因子和酶类，调控肿瘤细胞增殖、抑制肿瘤转移及血管新生、激活抗肿瘤免疫反应发挥强大的抗肿瘤作用。在肿瘤治疗领域，干扰素已被用于白血病、骨髓瘤、肾细胞癌和黑色素瘤等多种肿瘤的治疗，临床数据显示干扰素能够减少肿瘤患者的术后复发、控制肿瘤进展。

但由于干扰素的不良反应，一定程度上阻碍了干扰素的广泛应用。干扰素主要的临床不良反应有白细胞减少症、中性粒细胞减少症、流感样症状、心血管系统并发症及疲劳及恶心等。干扰素与某些临床抗癌药物联合使用不仅可以提高这些药物的利用效率或者提高活性，同时，也可以减少干扰素应用的剂量，降低临床不良反应的发生率。

（二）白介素-2

白介素-2（interleukin 2，IL-2）是一种有广泛免疫调节作用的淋巴因子，IL 是免疫治疗为基础的重要生物化疗药物之一。作为生物反应调节剂，IL-2 并非直接抗肿瘤，而是通过激活 T 细胞、自然杀伤细胞及淋巴因子杀伤细胞等效应细胞，进而产生细胞毒性杀灭肿瘤细胞，IL-2 适于治疗起源于肾小管上皮的恶性肾细胞癌、由黑色素细胞恶化而来的黑色素瘤、因乳腺上皮细胞增殖失控导致的乳腺癌、泌尿系统常见的膀胱黏膜膀胱癌、原发性肝癌、消化系统病变直肠癌、淋巴结和淋巴组织恶化的淋巴癌等。IL-2 治疗恶性肿瘤有多种给药途径，可单独使用或联合其他药物使用。

IL-2 在体内的药代动力学符合二室模型。其血浆分布时相半衰期为 6～13 min，β 清除时相半衰期为 30～120 min。肌内注射 IL-2 的生物可利用率为 37%（15%～64%）。IL-2 的总体清除率为 120 mL/min，肾脏是主要的清除途径。

（三）胸腺肽类药物

胸腺肽（thymosin ）也称为胸腺素，是胸腺组织分泌的具有生理活性的一组多肽，胸腺素类免疫调节剂也是当前临床应用较广的药物之一。米勒（Miller）等于 1961 年发现了胸腺与机体的免疫功能及淋巴细胞的发育有密切的依赖关系，自此掀开了人类利用胸腺肽的研究。1966 年戈德斯坦（Goldstein）等首先从小牛胸腺组织中提取出该活性物质，命名为胸腺肽。美国 1974 年开始把小牛胸腺肽应用于临床，主要治疗原发性细胞免疫缺陷病和某些肿瘤。目前较为常用的胸腺肽类药物有三种：胸腺肽、胸腺法新和胸腺五肽。

二、细胞分化诱导剂

（一）维 A 类药物

肿瘤细胞分化诱导疗法的基本特点为不杀伤肿瘤细胞，而诱导肿瘤细胞分化为正常或接近正常细胞，即在一些化学制剂的作用下，使部分肿瘤细胞出现类似正常细胞的表型，恢复至正常细胞的某些功能，此类药物被称为分化诱导剂，运用分化诱导剂促进体内肿瘤细胞分化来治疗癌症，被称为分化诱导疗法。研究最广泛而且在临床取得很好疗效的分化诱导剂是维甲类（retinoids）药物，具体指维生素 A 的天然及合成衍生物，主要包括视黄醇（retinol）、视黄醛（retinal）、维 A 酸（retinoic acid，视黄酸）、维胺酯（viaminati）等，其中维 A 酸的研究很广泛，包括全反式维 A 酸（all-*trans* retinoic acid，ATRA）、13-顺式维 A 酸（13-*cis*-retinoic acid）、9-顺式维 A 酸、芳香维 A 酸等。维 A 酸受体可调节触发发育过程的关键步骤，调控体内稳态的维持，诱导或抑制细胞增殖、分化和死亡的复杂生理事件，具有非常强的分化和抗增殖活性。维 A 酸最早作为诱导剂用于血液系统肿瘤的治疗，目前用维 A 酸治疗急性早幼粒细胞白血病已成为诱导分化疗法的典范。

（二）砷剂类药物

砷剂用于肿瘤的治疗早在《本草纲目》中即有记载，但因其长期被列为剧毒物质而影响其使用。近年来，对砷剂的研究又有了新的进展。目前认为砷剂（As_2O_3 和 As_3O_4 等）有促进细胞凋亡、诱导细胞分化和抑制细胞增殖的作用。临床上使用砷剂治疗早幼粒细胞白血病（APL）已取得了巨大成功。砷剂与其他诱导剂可共同作用从而增强其在临床治疗上的作用。在某些体内模型中，As_2O_3 与全反式维 A 酸联用或者顺序使用能通过增强分化和凋亡作用加速肿瘤细胞凋亡，并且联合治疗时 As_2O_3 在较低剂量即可起作用，从而使其毒性及药物间拮抗作用达到最小。此外，砷剂的各种作用也依赖于细胞的类型和砷剂的形式，一些类型的肿瘤细胞对砷剂特别敏感，在低浓度即可产生超过其毒性的治疗作用，在早幼粒细胞白血病及其他肿瘤类型的临床模型中表现出相当的潜力。

三、化疗增敏剂

化疗增敏或多药耐药逆转作用是指采用微小剂量的药物与化疗药物联用即能使化疗效果有显著提高。国际上对放化疗增敏剂的研究始于20世纪60年代英国的亚当斯（Adams）实验室。注射用甘氨双唑钠（glycididazole sodium）是目前国内外唯一一个在临床上应用的高效低毒的放化疗增敏剂。大量的临床试验证实该药是一种安全有效的放化疗增敏剂。目前已有多项研究证实其对多种实体瘤具有放化疗增敏效果，对头颈部肿瘤、食管癌和肺癌等都有显著的疗效，尤其能明显提高患者的缓解率，而且安全性好，对心肝肾功能无明显损伤，不增加放化疗的不良反应。

注射用甘氨双唑钠分子两端的硝基咪唑环是保证化合物发挥放射增敏作用的关键，其具有强大的亲电子能力，能够通过夺取靶分子自由基上的电子，使受放射损伤的靶分子自由基不能重新获得电子而被修复，造成损伤被固定下来，从而提高了靶分子的放射敏感性。同时，注射用甘氨双唑钠能够抑制DNA聚合酶β，而DNA聚合酶β是DNA辐射受损后关键的修复酶之一，从而抑制受损DNA分子的修复，尤其是乏氧肿瘤细胞的潜在致死损伤修复和亚致死损伤修复。

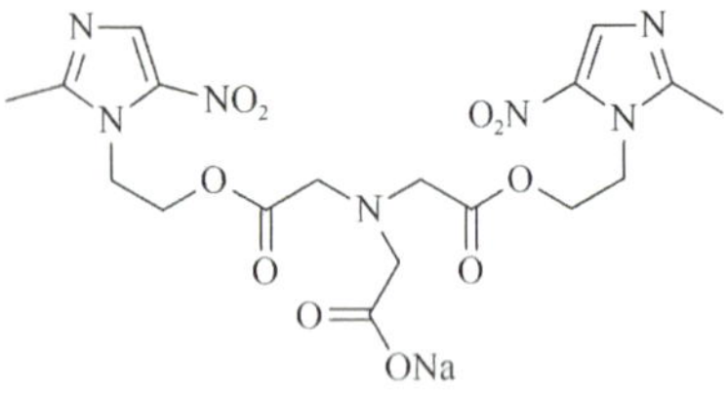

甘氨双唑钠

四、肿瘤疫苗

肿瘤疫苗（tumor vaccine）旨在激活机体自身免疫反应，清除体内肿瘤细胞，从而达到根治肿瘤的目的。肿瘤疫苗是近年来的研究热点之一，其原理是将肿瘤抗原以多种形式（肿瘤细胞、肿瘤相关蛋白或多肽、表达肿瘤抗原的基因等）导入患者体内，克服肿瘤引起的免疫抑制状态，增强免疫原性，激活患者自身的免疫系统，诱导机体细胞免疫和体液免疫应答，从而达到控制或清除肿瘤的目的。2010年4月，FDA批准普罗文奇（provenge，sipuleucel-T）用于晚期前列腺癌的治疗，使其成为第一个自体主动免疫疗法药及第一个真正的治疗性癌症疫苗。

关于肿瘤疫苗的分类，迄今尚无统一的标准。从广义方面分类，可分为预防性疫苗和治疗性疫苗。目前常用分类将肿瘤疫苗分为树突状细胞（dendritic cell，DC）疫苗、基因疫苗和多肽疫苗3大类。其中，树突状细胞疫苗作为一种外源性抗原提呈细胞，能获取肿瘤抗原的特征信息并呈递给淋巴细胞，从而激活机体的免疫应答反应杀伤肿瘤细胞。

普罗文奇是首个经FDA批准的树突状细胞疫苗，主要用于转移性去势抵抗前列腺癌（castration-resistant prostate cancer，CRPC）治疗。基因疫苗利用基因工程技术，将编码肿瘤特异性抗原的基因导入病毒载体或者质粒中，这些重组基因导入人体后通过表达肿瘤相关性抗原来诱导机体对肿瘤细胞产生免疫应答，能够较为持久地维持机体免疫反应。目前用于肿瘤治疗的基因疫苗均处于临床研究阶段，尚未有产品上市。

多肽疫苗是肿瘤疫苗中研究和应用最广泛的一种，该疫苗中的肿瘤相关性抗原肽可被T细胞特异性识别，从而引起宿主免疫系统的主动免疫反应来破坏肿瘤组织，具有安全性高、特异性强等特点，目前已上市的多种肿瘤疫苗（如HPV和M-Vmax）均属于多肽疫苗。

迄今，对肿瘤疫苗的探索研究已进行了一个多世纪，但是将肿瘤疫苗开发为临床有效的治疗性疫苗却一直是个挑战。经过研究人员的大量努力，肿瘤疫苗的开发获得了一些进展。在预防性肿瘤疫苗开发方面，美国FDA批准了用于预防肝癌的乙肝病毒疫苗和预防宫颈癌、肛门癌等癌症的HPV疫苗；在治疗性肿瘤疫苗开发方面，瑞士等国先后批准了5种治疗性肿瘤疫苗，包括瑞士先后批准的DCVax®-Brain和M-Vax™，巴西批准的HybriCell，俄罗斯批准的Oncophage®和古巴与秘鲁先后批准的CIMAVax EGF®。随后，美国FDA于2010年批准了普罗文奇。这些进展推动了治疗性肿瘤疫苗开发与研究的不断深入。

五、抗体类抗肿瘤药

抗体类抗肿瘤药可分为单克隆抗体药物、双克隆抗体药物和抗体偶联药物。单克隆抗体药物针对特定的单一抗原表位，具有高度的特异性。抗体类抗肿瘤药的研究表明，其特异性主要表现为特异性结合、选择性杀伤靶细胞、体内靶向性分布及具有更强的疗效。双克隆抗体能够结合单一抗原上的两个表位，因此，与单克隆抗体药物相比，它们对靶抗原的亲和性更高，可放大低表达水平靶抗原的信号。抗体类抗肿瘤药近年来取得了突飞猛进的发展，在某些类型肿瘤的治疗中起到了极为重要的作用。

（李达翊）

第十七章 抗 生 素

第一节 抗生素概述

一、抗 生 素

抗菌药（antibacterial drug）是指能够抑制细菌生长繁殖或杀灭细菌的药物，一般包括抗生素和人工合成抗菌药两大类。本章主要介绍抗生素。

抗生素曾称抗菌素，是一类能抑制病原微生物生长（抑菌）或将其杀灭（杀菌）的微生物代谢产物或人工半合成的类似物。按疾病治疗类型，抗生素可以分为抗细菌抗生素、抗真菌抗生素、抗病毒抗生素和抗肿瘤抗生素，以及针对其他微小病原体的抗生素；但在临床应用中抗生素通常指抗细菌抗生素。

第一种被人类熟知的抗生素——青霉素，是由微生物学家亚历山大·弗莱明于 1928 年从被霉菌污染的葡萄球菌培养皿中偶然发现的，并于 1942 年上市应用于临床。抗生素药物的发展历程如图 17.1 所示。至今，抗生素种类已达近千种之多，临床常用的也多达数百种。根据化学结构，抗生素可分为 β-内酰胺类抗生素（β-lactam antibiotic）[青霉素类（penicillins）、头孢菌素类（cephalosporins）和其他 β-内酰胺类抗生素]、四环素类抗生素（tetracycline antibiotics）、氨基糖苷类抗生素（aminoglycoside antibiotics）、大环内酯类抗生素（macrolide antibiotics）、糖肽类抗生素（glycopeptide antibiotics），以及其他类抗生素（多黏菌素类抗生素、林可胺类抗生素、氯霉素类等）。天然来源抗生素的主要生产工艺为发酵，也包括半合成和全合成方法，其中临床应用的头孢菌素类主要由半合成获得。

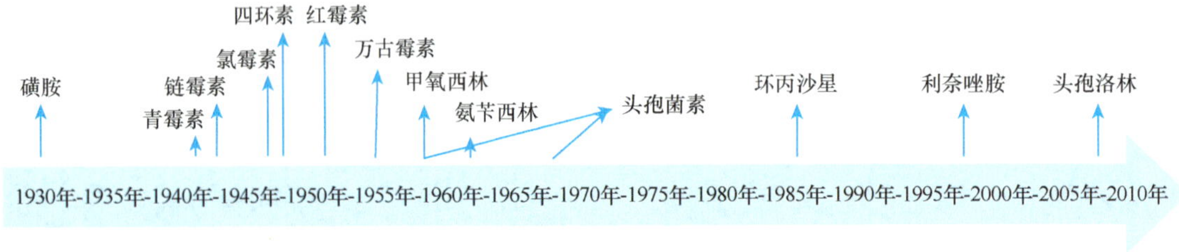

图 17.1 抗生素药物的发展历程

二、抗生素的抗菌机制

抗生素等抗菌药具有抑菌或杀菌作用，但对微生物的作用一般具选择性。抗菌谱（antimicrobial spectrum）是指一种抗菌药物（抗生素）能杀灭或抑制的微生物的种属范围。根据抗菌谱的范围，抗细菌抗生素可以分为广谱抗生素（broad spectrum antibiotic）与窄谱抗生素（narrow spectrum antibiotic）。

抗细菌抗生素主要是通过干扰病原微生物的生理功能和生化代谢过程而产生抗菌作用，具体包括 4 大类作用机制（图 17.2）。

1. 阻断细胞壁合成 细菌细胞壁具有维持形态、抵抗渗透压变化的重要功能，其主要成分是肽聚糖（peptidoglycan）。肽聚糖合成的最后阶段由青霉素结合蛋白（penicillin-binding protein，PBP）参与完成。一些抗生素可通过与细菌细胞壁的 PBP 结合，抑制细胞壁的合成，最终引起细菌破裂死亡。具有这种抗菌机制的抗菌药物包括青霉素类和头孢菌素类抗生素。

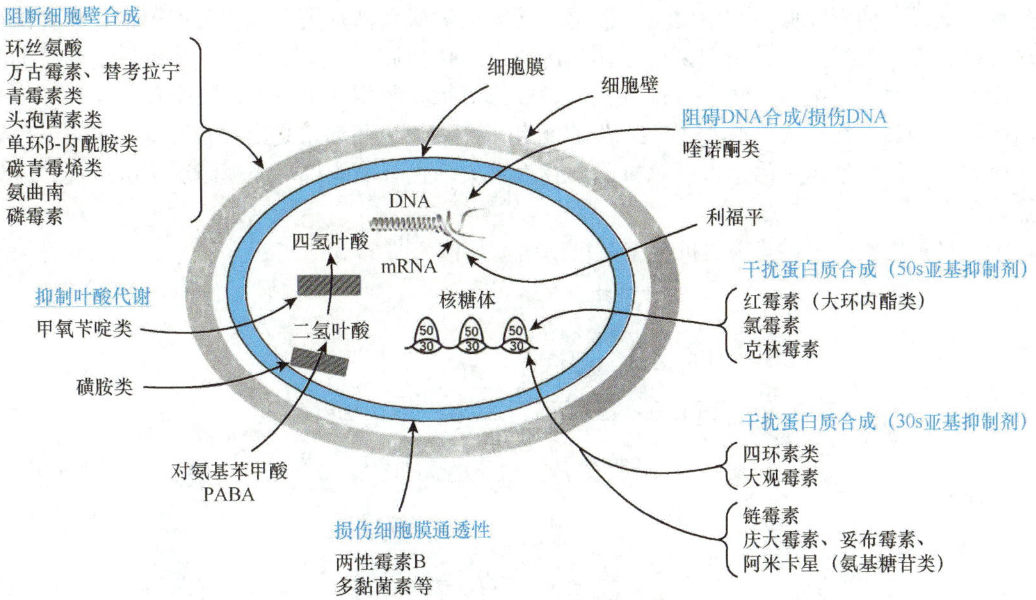

图 17.2 抗菌药物抗菌作用机制

2. 损伤细胞膜通透性 部分抗生素与细菌细胞膜相互作用后，可以增强细菌细胞膜通透性，并打开细菌细胞膜上离子通道，引起细菌因内部重要物质外漏或电解质失衡，导致细菌死亡。具有这种抗菌机制的抗生素主要包括抗真菌的两性霉素 B（amphotericin B）和多黏菌素（polymyxin）等。

3. 干扰细菌蛋白质合成 细菌蛋白质的合成是在核糖体上进行的，其核糖体由 30S 和 50S 两个亚基组成。一些抗生素通过与细菌核糖体或其反应底物（如 tRNA、mRNA）的相互所用，进而抑制或干扰细菌存活所必需的结构蛋白和相关酶的合成。具有这种抗菌机制的抗生素主要包括四环素类、氨基糖苷类、大环内酯类抗生素和氯霉素等。其中，四环素类和氨基糖苷类抗生素作用于核糖体 30S 亚基，大环内酯类抗生素和氯霉素等主要作用于核糖体 50S 亚基。另外，人工合成抗菌药噁唑烷酮类也主要作用于核糖体 50S 亚基。

4. 抑制细菌核酸的转录和复制 一些合成抗菌药物是通过影响细菌核酸的转录和复制，抑制其核酸功能，进而抑制细菌分裂或所需酶的合成。具有这种抗菌机制的抗菌药物包括磺胺类（sulfonamides）及其增效剂甲氧苄啶类（trimethoprims）和喹诺酮类（quinolones）等人工合成抗菌药。其中，磺胺类药物通过和 PABA 竞争二氢叶酸合成酶（dihydrofolate synthetase），进而阻碍叶酸的合成；磺胺增效剂甲氧苄啶可抑制细菌的二氢叶酸还原酶（dihydrofolate reductase），阻止四氢叶酸的合成。它们两者联用可以同时抑制二氢叶酸合成酶和二氢叶酸还原酶，通过双重阻断增强抗菌作用。喹诺酮类抗菌药物可抑制 DNA 旋转酶（DNA gyrase）和 DNA 拓扑异构酶Ⅳ（DNA topoisomerase Ⅳ），阻碍 DNA 生物合成，最终导致细菌死亡；抗结核杆菌药物利福平则是通过抑制细菌 RNA 的合成从而阻止细菌 DNA 和蛋白的合成。

在以上四种抗菌机制中，通过与细胞壁或细胞膜作用破坏菌体完整性的方式杀死细菌的两类药物称为杀菌剂（bactericidal agent）；以抑制细菌大分子合成的方式阻断细菌繁殖的两类药物称为抑菌剂（bacteriostatic agent）。

三、细菌对抗生素耐药机制

细菌耐药性（bacterial resistance）是指细菌对抗菌药产生不敏感现象，是细菌自身生存过程中的一种现象。细菌耐药性包括天然耐药（natural drug resistance）和获得性耐药（acquired drug resistance）。其中，天然耐药又可称为固有耐药，是由于细菌结构与化学组成的不同，本身对抗菌药物不敏感，如铜绿假单胞菌对氨苄西林，肠球菌对氨基糖苷类和三代头孢菌素，肠杆菌科细菌对青霉素等。天然耐药是由细菌染色体基因决定，传代后一般不会改变。获得性耐药是细菌接触抗菌药后，改变了某些生物学特性或代谢途径，对抗菌药物产生耐受，如金黄色葡萄球菌与淋球菌产生β-内酰胺酶而对β-内酰胺类抗生素耐药。获得性耐药通常是由质粒介导，也由染色体介导所引起。获得性耐药可因不再接触抗菌药物而消失，也有可能将耐药基因遗传给后代并转化为天然耐药。

细菌对抗生素产生耐药性的机制主要包括如下几种（图 17.3）。

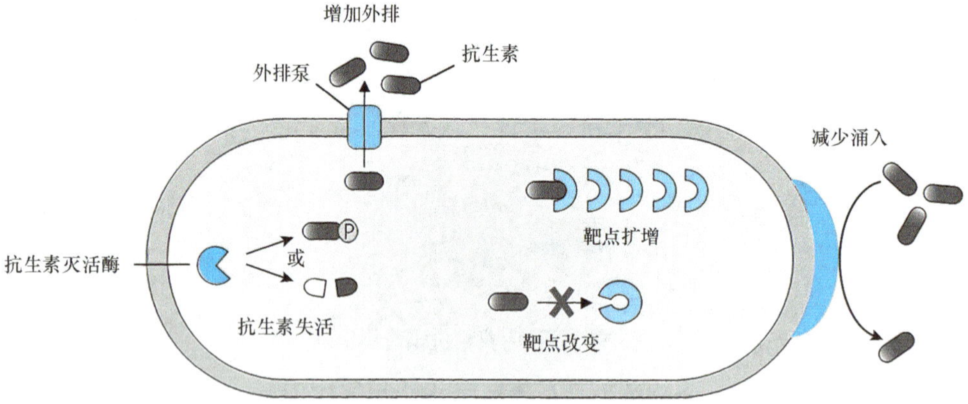

图 17.3 细菌对抗生素耐药机制

1. 抗生素灭活酶的产生 细菌产生的抗生素灭活酶（antibiotic inactivating enzyme）可在抗菌药物作用于细菌之前将其破坏而使其失去抗菌作用，这是细菌耐药性产生的重要机制之一。目前发现的抗生素灭活酶包括β-内酰胺酶（β-lactamase）、氨基糖苷钝化酶（aminoglycoside modifying enzyme）、氯霉素乙酰转移酶（chloramphenicol acetyltransferase）和核苷酸基转移酶（nucleotidyltransferase）等。

2. 抗菌药作用靶点蛋白的改变 抗菌药作用靶点蛋白的改变有如下多种方式。①表达替代酶（alternative enzyme）：细菌在抗生素作用下产生诱导酶对菌体进行化学修饰，使抗生素结合的有效靶位发生改变，最终抗生素因不能与靶蛋白新的靶位结合，从而失去抗菌活性。例如，MRSA 可以产生低亲和力青霉素结合蛋白 2A（PBP2A），对大多数β-内酰胺具有交叉耐药性。②靶点改变（target alternations）：通过改变细菌细胞内膜上抗生素作用的靶蛋白，降低其与抗生素的亲和力，使抗生素不能与之结合，导致耐药的产生。例如，肺炎链球菌通过该机制对青霉素高度耐药。③靶点蛋白数量的增加（target amplification）：即使药物存在时，当有足够量的靶蛋白时仍可以维持细菌的正常功能和形态，让其继续生长和繁殖，从而引起耐药。例如，肠球菌通过产生β-内酰胺酶、增加 PBP 的水平和降低 PBP 与抗生素的亲和力，最终形成对β-内酰胺类抗生素的多重耐药。

3. 主动外排系统的影响 某些细菌能通过主动外排系统（active efflux system）将进入菌体的药物泵出体外。细菌的外排系统由三个蛋白质组成，即外膜蛋白（outer membrane channel）、附加蛋白（accessory protein）和转运体（transporter），三者缺一不可。外膜蛋白类似于通道蛋白，位于外膜（革兰氏阴性菌，Gram negative bacteria，G^-菌）或细胞壁（革兰氏阳性菌，Gram positive bacteria，G^+菌），是药物被泵出细胞的外膜通道；附加蛋白位于转运体与外膜蛋白之间，起桥梁作用；转运体位于胞质膜，发挥外排泵的作用。细菌对四环素、大环内酯类抗生素耐药，以及金黄色葡萄球菌对喹诺酮类药物耐药主要是通过这种外排泵机制产生的。

4. 减少摄取和涌入（decreased influx） 此种耐药机制包括如下两种方式。①改变细菌外膜通透性，减少摄取。大部分抗生素通过细菌细胞膜上的通道蛋白进入细菌内部而发挥作用。细菌接触抗生素后，可以通过改变通道蛋白的数量和性质降低细菌外膜的通透性，产生获得性耐药。②形成细菌生物被膜。细菌生物被膜（bacterial biofilm）是指当细菌黏附于固体或有机腔道表面形成微菌落时，可以分泌细胞外多糖蛋白复合物，进而将自身包裹形成的膜状物。细菌生物被膜中的大量胞外多糖可形成分子屏障和电荷屏障，进而延缓或阻止抗生素的涌入。此外，被膜中还含有一些较高浓度的水解酶，可将进入被膜的抗生素水解灭活。

第二节 β-内酰胺类抗生素

一、β-内酰胺类抗生素概述

β-内酰胺类抗生素是指分子结构中含有β-内酰胺母核的抗生素。β-内酰胺类抗生素根据其结构类型可以分为经典β-内酰胺类（青霉素类、头孢菌素类）、非经典β-内酰胺类（单环β-内酰胺类、青霉烯类和碳青霉烯类）和β-内酰胺酶抑制剂（氧青霉烷类和青霉烷砜类）等（图17.4）。其中，青霉素类和头孢菌素类为经典β-内酰胺类抗生素，其结构特点如下。

（1）含有β-内酰胺环，可与另外一个五元或六元环稠合。

（2）β-内酰胺环是一个平面结构，但两个稠环不共平面：青霉素类沿N1-C5轴折叠，母核有3个手性中心（2*S*,5*R*,6*R*）；头孢菌素类沿N1-C6轴折叠，母核有2个手性中心（6*R*,7*R*）。

（3）与β内酰胺环稠合的环上有一个羧基。

（4）β-内酰胺环的羰基邻位碳上都含有一个酰胺侧链。

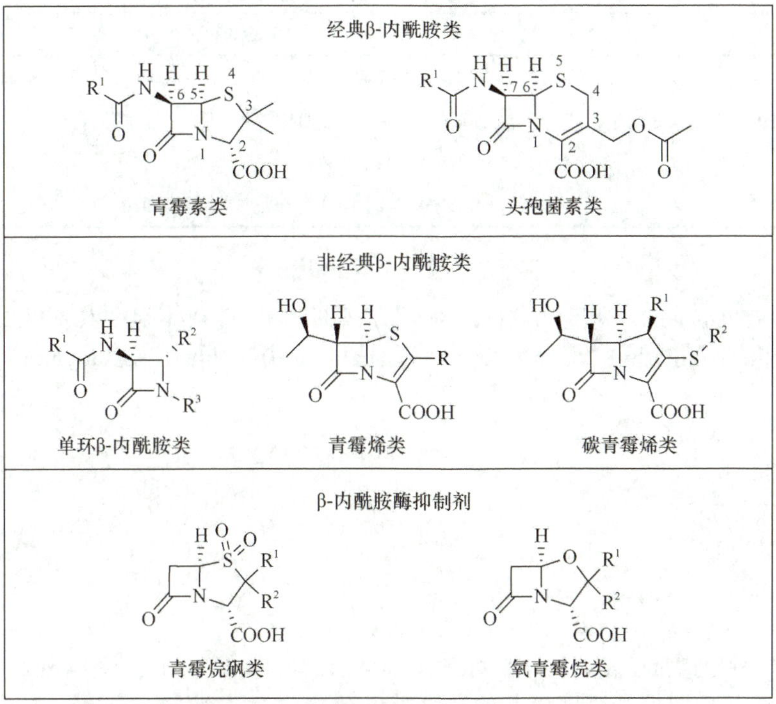

图17.4 β-内酰胺类抗生素按结构分类

β-内酰胺类抗生素与*D*-丙氨酰-*D*-丙氨酸结构相似，其β-内酰胺核能够与PBP的Ser403残基进行不可逆结合，使PBP无法链接正在形成的肽聚糖层，从而抑制细胞壁的合成，导致细菌因细胞壁损坏和水分不断渗透而胀裂死亡。此外，β-内酰胺类抗生素与PBP的结合还可以激活细胞壁中的自溶酶。

β-内酰胺类抗生素的效力取决于其是否能够完整地到达PBP并与其结合。因此，细菌有两种途径抵抗β-内酰胺类抗生素。①产生β-内酰胺酶等灭活酶，水解β-内酰胺类抗生素中的β-内酰胺环，使其失效。这些灭活酶的基因可能天然存在于细菌染色体上，也可以通过质粒交换获得。②PBP结构的改变，可导致减弱或避免与β-内酰胺的结合。

二、青霉素类抗生素

青霉素又称为青霉素G（即苄基青霉素，penicillin G），是最早发现的抗生素。1928年英国伦敦大学圣玛莉医学院［St Mary's Hospital Medical School，现属伦敦帝国学院（Imperial College London）］细菌学教授亚历山大·弗莱明在实验室中发现了青霉菌具有杀菌作用。1938年，牛津大学（University of Oxford）恩斯特·伯利斯·柴恩（Ernst Boris Chain）和霍德华·弗洛里（Howard Florey）领导的团队通过使用冷冻干燥和色谱法等方法分离出纯品青霉素。1941年，柴恩和弗洛里对青霉素粗提物进行了第一次临床试验，并取得了巨大成功。鉴于他们的重要贡献，弗莱明、柴恩和弗洛里共同获得了1945年诺贝尔生理学或医学奖。1945年，多罗西·克劳福特·霍奇金（Dorothy Crowfoot Hodgkin）与同事合作通过X射线晶体学分析确定了青霉素的结构，但直到1949年才正式发表这项成果。她的研究促进了青霉素的大规模生产及后来DNA结构的发现。由于在维生素B_{12}方面的工作，多罗西最终获得了1964年的诺贝尔化学奖。

青霉素类抗生素是一大类β-内酰胺类中抗生素的总称，它们具有相似的抗菌作用机制。青霉素类抗生素按抗菌谱可以分为窄谱青霉素、窄谱抗β-内酰胺酶青霉素、广谱青霉素和超广谱青霉素（表17.1）。

表17.1 青霉素类抗生素按抗菌谱分类

分类	代表性药物
窄谱青霉素	青霉素、青霉素V、苄星青霉素、普鲁卡因青霉素
窄谱抗β-内酰胺酶青霉素	甲氧苯青霉素、双氯西林、氟氯西林
广谱青霉素	阿莫西林、氨苄西林
超广谱青霉素	阿洛西林、替卡西林、美洛西林、哌拉西林

青霉素（Penicillin）

化学名：(2*S*,5*R*,6*R*)-3,3-二甲基-7-氧代-6-(2-苯乙酰氨基)-4-硫杂-1-氮杂双环[3.2.0]庚烷-2-甲酸

(2*S*,5*R*,6*R*)-3,3-dimethyl-7-oxo-6-(2-phenylacetamido)-4-thia-1-azabicyclo[3.2.0]heptane-2-carboxylic acid

分子式：$C_{16}H_{18}N_2O_4S$

分子量：334.39

熔点：214～217℃

水溶性：微溶于水

pK_a=2.74

lg P=1.83

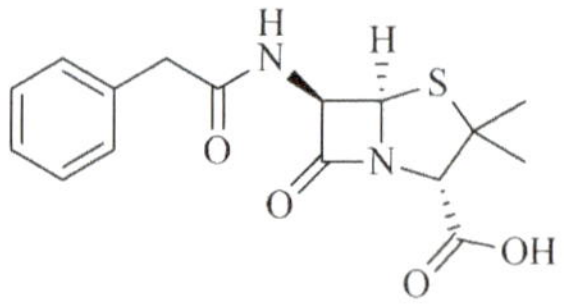

青霉素是一种窄谱抗生素，用于治疗敏感细菌引起的感染。它是一种天然的青霉素抗生素，是几种由易感革兰氏阳性需氧菌引起的感染首选药物，如肺炎链球菌，A、B、C和G组链球菌，非肠球菌D组链球菌，绿色菌组链球菌和不产生青霉素酶的葡萄球菌；也可作为一线或二线药物用于对抗敏感的革兰氏阳性好氧杆菌，如炭疽杆菌和白喉棒状杆菌。青霉素是一种有机酸，可与金属离子或有机碱结合成盐。常用的有钠盐、钾盐、普鲁卡因盐和苄星盐，临床上主要用其钠盐。

青霉素的杀菌活性是通过抑制细胞壁的合成而产生的，并通过青霉素与PBP的结合而介导。因为青霉素容易被酸催化水解，其口服吸收只有15%～30%。所以青霉素临床上以肌内注射为主或静脉注射给药。

经肌内注射和皮下注射后青霉素迅速吸收，血浆蛋白结合率为45%～68%；表观分布容积为0.53～0.67 L/kg；半衰期为0.5～0.67 h。在口服条件下，青霉素在大鼠体内的LD_{50}为8900 mg/kg。

青霉素基本上不发生代谢，绝大部分青霉素以原型自肾排出，有少量原型药自胆汁排出。只有极少量青霉素在肝内代谢，主要代谢产物有青霉二酸（penillic acid）、青霉噻唑酸（penilloic acid）和青霉素裂解酸（penicilloic acid）。在酸性条件下，青霉二酸是主要产物，也会产生青霉烯酸（penicillenic acid）、青霉胺（penicillamine）和青霉醛（penilloaldehyde）（图 17.5）。在碱性条件下，青霉素裂解酸是主要产物，它会进一步脱羧产生青霉噻唑酸。在生理条件下，青霉素会脱苯乙酰基生成 6-氨基青霉素酸。青霉素的代谢物不具有抗菌性能，但它们可与人类蛋白质形成免疫原性偶联物。

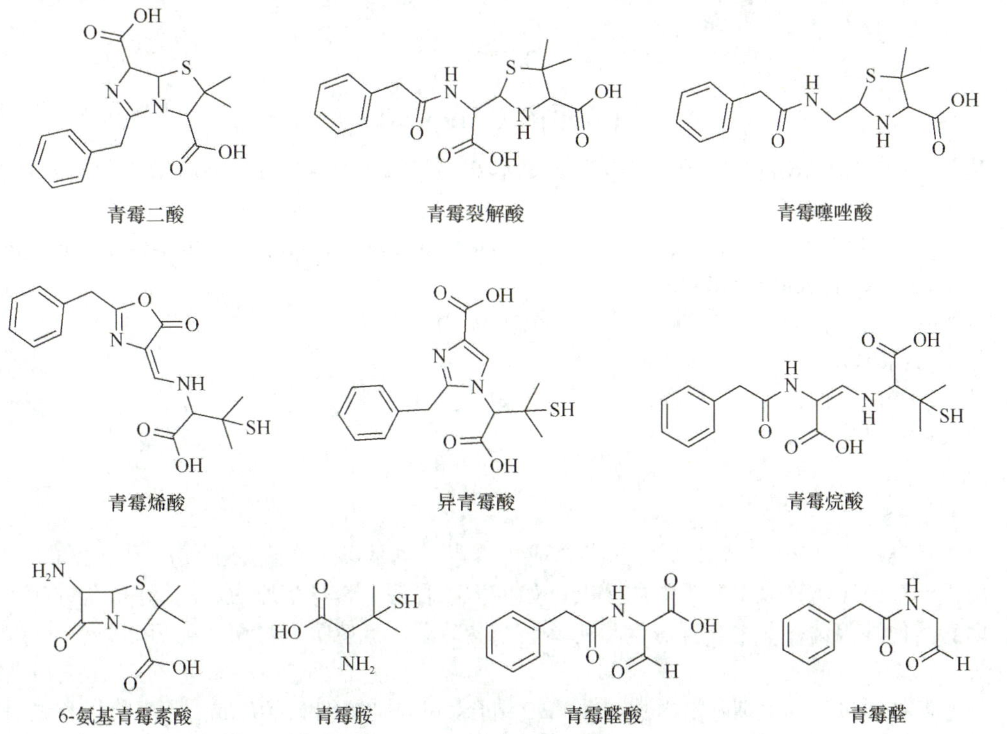

图 17.5　青霉素的主要体内代谢产物

青霉素是由产黄青霉菌（*Penicillium chrysogenum*）发酵生产的，具体制备工艺又可分为菌种发酵和提取精制两个步骤。

（一）广谱青霉素类

青霉素存在抗菌谱较窄、对酸不稳定、对细菌产生的 β-内酰胺酶不稳定、易产生耐药性，不能口服、易出现过敏反应等缺点。针对青霉素抗菌谱窄和酸不稳定的缺点，对青霉素结构中酰胺键侧链进行结构修饰，在酰胺 α 位引入氨基后，于 1961 年发现了抗生素氨苄西林；进一步在苯环对位引入酚羟基后，得到口服广谱 β-内酰胺类抗生素阿莫西林（amoxicillin），并于 1972 年上市。随后，美洛西林（mezlocillin）、哌拉西林（piperacillin）和阿洛西林（azlocillin）等超广谱抗生素也相继上市。

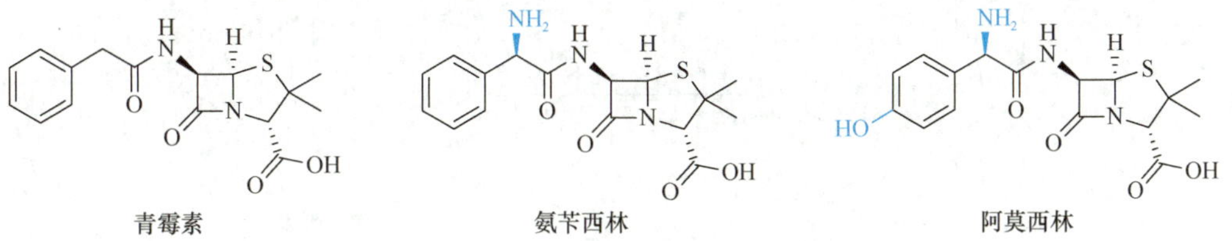

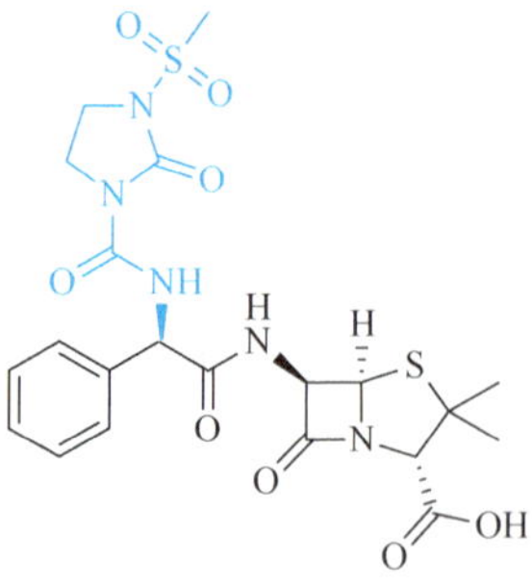

美洛西林

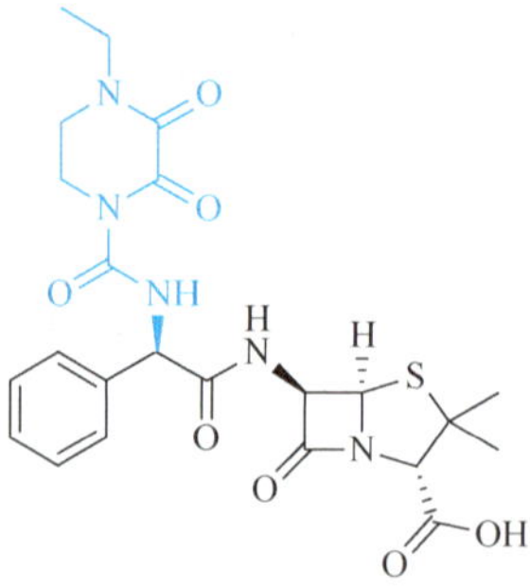

哌拉西林

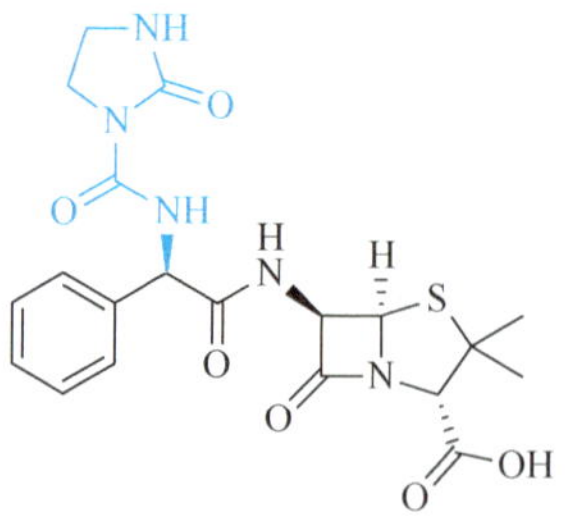

阿洛西林

氨苄西林（Ampicillin）

化学名：(2*S*,5*R*,6*R*)-3,3-二甲基-6-[(*R*)-2-氨基-2-苯乙酰氨基]-7-氧代-4-硫杂-1-氮杂双环 [3.2.0] 庚烷-2-甲酸三水合物

(2*S*,5*R*,6*R*)-3,3-dimethyl-6-[(*R*)-2-amino-2-phenylacetamido]-7-oxo-4-thia-1-azabicyclo[3.2.0] heptane-2-carboxylic acid trihydrate

分子式：$C_{16}H_{19}N_3O_4S \cdot 3H_2O$

分子量：403.45

熔点：198～200℃

水溶性：微溶于水

$pK_a=2.50$

$\lg P=1.35$

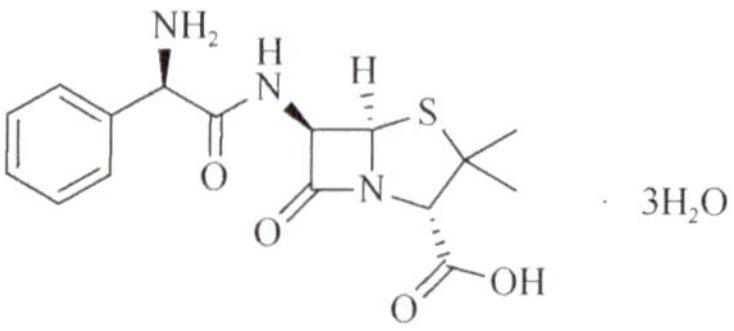

氨苄西林是于 1961 年首次发现的半合成青霉素，也是第一个临床上使用的半合成广谱青霉素。用于治疗或预防许多不同类型的感染，如由大肠杆菌、奇异疟原虫、肠球菌、志贺菌、伤寒沙门菌和其他沙门菌、非生产青霉素酶的淋病奈瑟球菌、流感嗜血杆菌、葡萄球菌、链球菌引起的感染。

氨苄西林通过和细菌细胞壁内特异性 PBP 结合，可以抑制细胞壁合成的第三阶段和最后阶段。

氨苄西林对酸稳定，但不耐酶，生物利用度不高，临床上一般以注射和颗粒剂使用。氨苄西林分的血浆蛋白结合率为 20%～25%；表观分布容积为 0.28 L/kg；半衰期约为 1.5 h。在口服条件下，其在小鼠体内的 LD_{50} 约为 3000 mg/kg。该药主要以药物原型从尿中排出。

目前氨苄西林生产工艺如图 17.6 所示。*D*-(−) 苯基甘氨酸（Ⅰ-1）与乙酰乙酸乙酯反应形成内

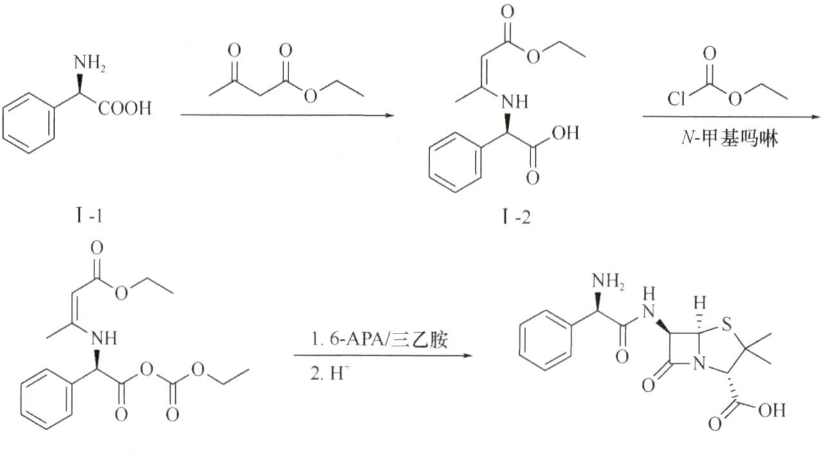

图 17.6　氨苄西林的合成路线

胺被保护，生成左旋苯甘氨酸乙基邓钾盐（dane salt，简称邓盐，I-2）。然后在碱性条件下与氯甲酸乙酯或三甲基乙酰氯反应，形成混合酸酐I-3。随后与6-氨基青霉烷酸（6-aminopicillanic acid，6-APA）三乙胺盐反应生成氨基保护的氨苄西林，最后在酸性条件下脱保护基得到氨苄西林。

阿莫西林（Amoxicillin）

化学名：(2*S*,5*R*,6*R*)-3,3-二甲基-6-[(*R*)-(–)-2-氨基-2-(4-羟基苯基)乙酰氨基]-7-氧代-4-硫杂-1-氮杂双环[3.2.0]庚烷-2-甲酸三水合物

(2*S*,5*R*,6*R*)-3,3-dimethyl-6-[(*R*)-(–)-2-amino-2-(4-hydroxyphenyl)acetamido]-7-oxo-4 -thia-1-azabicyclo[3.2.0]heptane-2-carboxylic acid trihydrate

分子式：$C_{16}H_{19}N_3O_5S \cdot 3H_2O$

分子量：419.46

熔点：140℃

水溶性：微溶于水

$pK_a = 2.60$

$\lg P = 0.87$

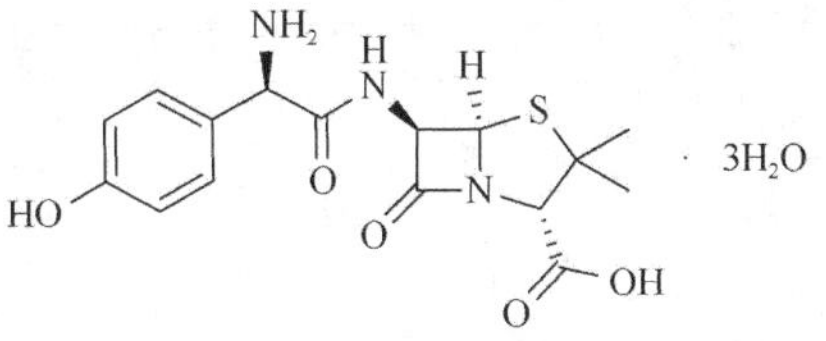

阿莫西林属于半合成青霉素类抗生素，1972年首次上市销售，1974年获得FDA批准上市。阿莫西林具有与氨苄西林相似的活性，但血药浓度高于氨苄西林。

阿莫西林的抗菌谱及抗菌活性基本与氨苄西林相同，其耐酸性强于氨苄西林。该药对大多数致病的革兰氏阳性菌和阴性菌（包括球菌和杆菌）均有强效的抑菌和杀菌作用，一般用于治疗由敏感菌（不产β-内酰胺酶菌株）所致的相关疾病。

阿莫西林的生物利用度约为60%；血浆蛋白结合率为17%；半衰期约为1 h；表观分布容积为27.7 L；平均清除率为21.3 L/h。在口服条件下，其在大鼠体内的LD_{50}＞2000 mg/kg。

阿莫西林经过肝微粒代谢后，主要生成7种代谢产物（图17.7），分别是羟基化产物（M1）、

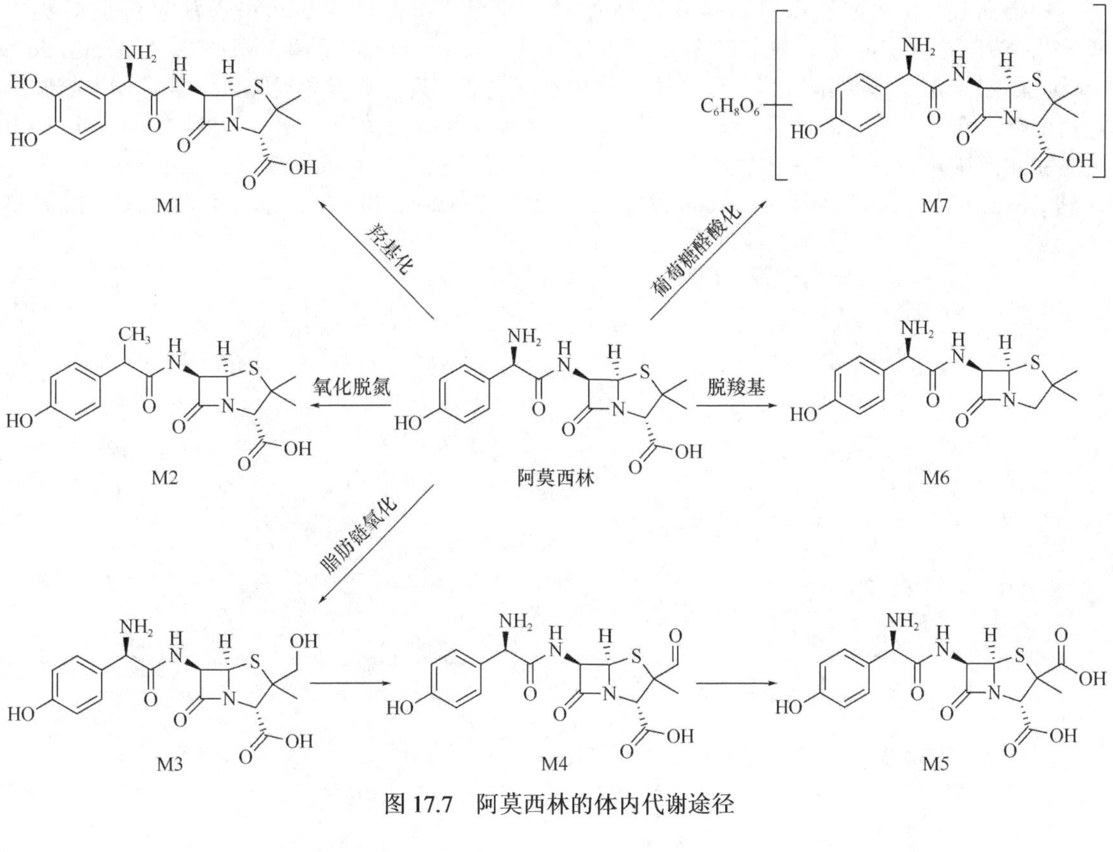

图17.7 阿莫西林的体内代谢途径

氧化脱氨产物（M2）、三种脂肪链的氧化物（M3、M4 和 M5）、脱羧基产物（M6）和葡糖醛酸化（M7）产物。

阿莫西林有多种合成方法，主要包括化学合成法和酶促合成。化学合成法与氨苄西林的合成方法类似，以 *D*(–)-对羟基苯甘氨酸（Ⅱ-1）与乙酰乙酸乙酯反应得到邓盐（*D*-对羟基苯甘氨酸邓钾盐，Ⅱ-2），随后和氯甲酸乙酯在碱性条件下生成混合酸酐（Ⅱ-3），最后与 6-APA 的三乙胺盐反应，经缩合和酸性条件水解后得到阿莫西林（图 17.8）。

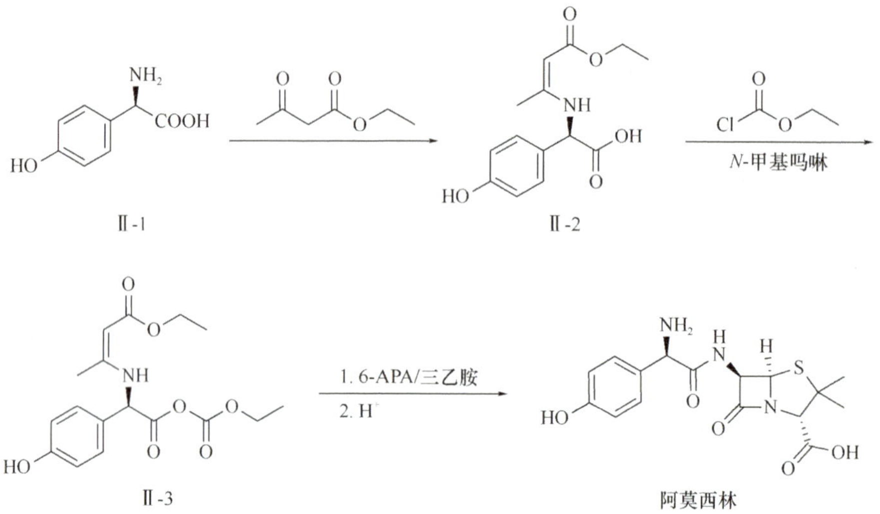

图 17.8　阿莫西林的合成路线

（二）耐 β-内酰胺酶的青霉素类

如前所述，β-内酰胺酶可水解 β-内酰胺类抗生素，细菌产生 β-内酰胺酶是细菌对 β-内酰胺类抗生素耐药的主要机制。例如，青霉素Ⅴ（penicillin Ⅴ）和苄星青霉素（benzathine benzylpenicillin）对 β-内酰胺酶比较敏感，易被水解失活。为提高青霉素类抗生素对 β-内酰胺酶的耐受性，通过在酰胺侧链引入大体积取代基，增加空间位阻效应，使 β-内酰胺环不易被 β-内酰胺酶水解破坏，得到对 β-内酰胺酶耐受的青霉素类抗生素，如甲氧西林（methicillin）、苯唑西林（oxacillin）、氯唑西林（cloxacillin）、双氯西林（dicloxacillin）和奈夫西林（nafcillin）等（图 17.9）。

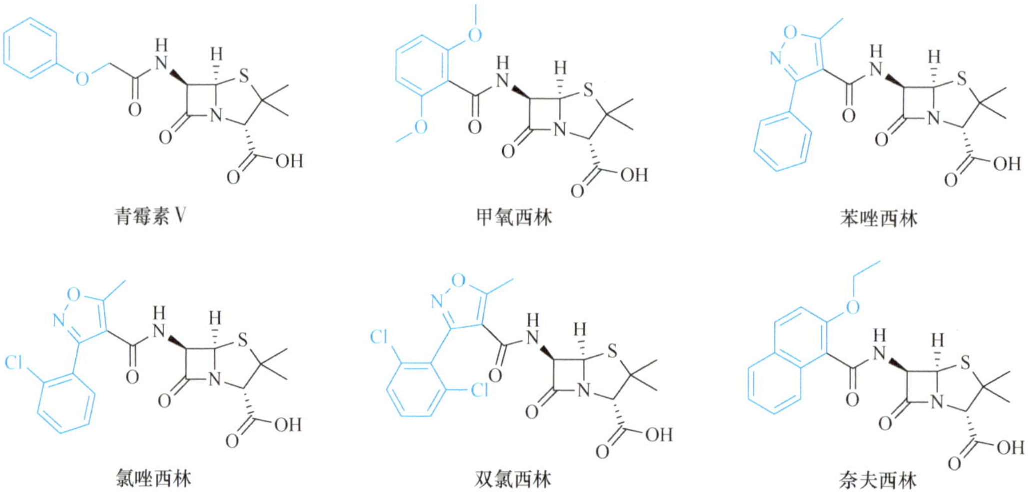

图 17.9　青霉素Ⅴ和耐 β-内酰胺酶的青霉素类抗生素

苯唑西林（Oxacillin）

化学名：(2*S*,5*R*,6*R*)-3,3-二甲基-6-(5-甲基-3-苯基-4-异噁唑甲酰氨基)-7-氧代-4-硫杂-1-氮杂双环 [3.2.0] 庚烷-2-甲酸

(2*S*,5*R*,6*R*)-3,3-dimethyl-6-(5-methyl-3-phenyl-4-isoxazolecarboxamido)-7-oxo-4-thia-1-azabicyclo[3.2.0]heptane-2-carboxylic acid

分子式：$C_{19}H_{19}N_3O_5S$

分子量：401.43

熔点：187～188℃

水溶性：微溶于水

pK_a=2.72

lg P=2.38

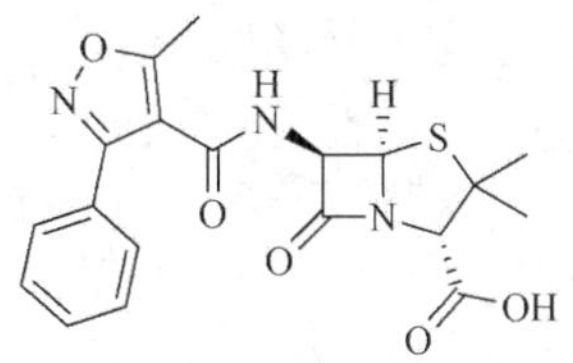

苯唑西林是一种青霉素类窄谱 β-内酰胺抗生素，于 1971 年经美国 FDA 批准上市。苯唑西林对革兰氏阳性和阴性需氧及厌氧菌具有体外活性，主要用于治疗耐青霉素葡萄球菌引起的感染。

苯唑西林的抗菌机制是通过与 PBP 结合，进而抑制细胞壁的合成。苯唑西林对多种 β-内酰胺酶的水解是稳定的。因为苯唑西林属于耐酸和耐青霉素酶类抗生素，所以临床上可以肌内注射和口服给药。

苯唑西林口服吸收生物利用度为 30%～33%；血浆蛋白结合率为 92%～96%；半衰期为 0.5～0.7 h。在口服条件下，该药在大鼠体内的 LD_{50} 约为 10 g/kg。苯唑西林通过肾小球过滤，通过活性肾小管分泌，在尿液中作为原型药排泄。

苯唑西林的代谢产物主要包括 5-羟甲基衍生物和苯唑西林裂解酸等（图 17.10）。

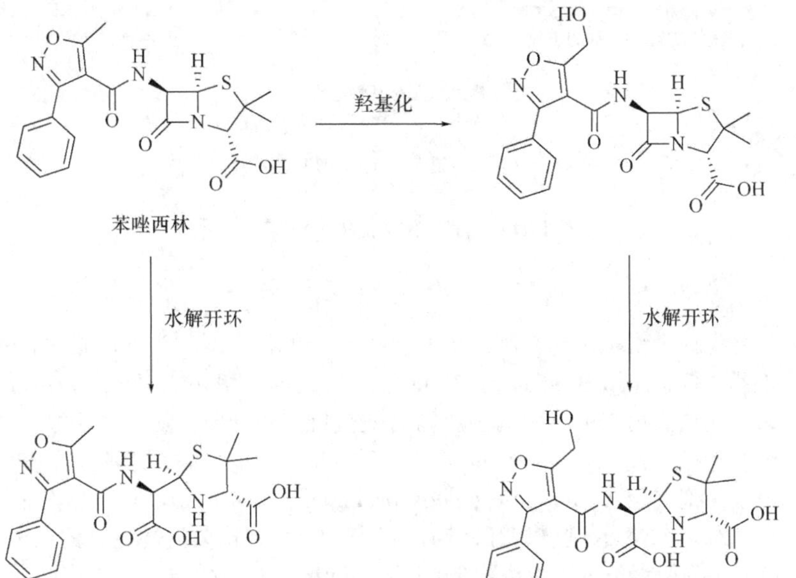

图 17.10　苯唑西林的体内代谢途径

苯唑西林的合成路线如图 17.11 所示。首先，苯甲醛（Ⅲ-1）与羟胺反应生成苯甲醛肟（Ⅲ-2），随后被氯气转化生成苯甲羟肟酰氯（Ⅲ-3）。然后，在乙醇钠存在下与乙酰乙酸乙酯反应，得到 5-甲基-3-苯基-4-异噁唑甲酸乙酯（Ⅲ-4）。该酯在碱性条件下水解得到相应的羧酸（Ⅲ-5），继续与氯化亚砜反应转化为酰氯（Ⅲ-6），最后和 6-APA 的三乙胺盐反应得到苯唑西林。

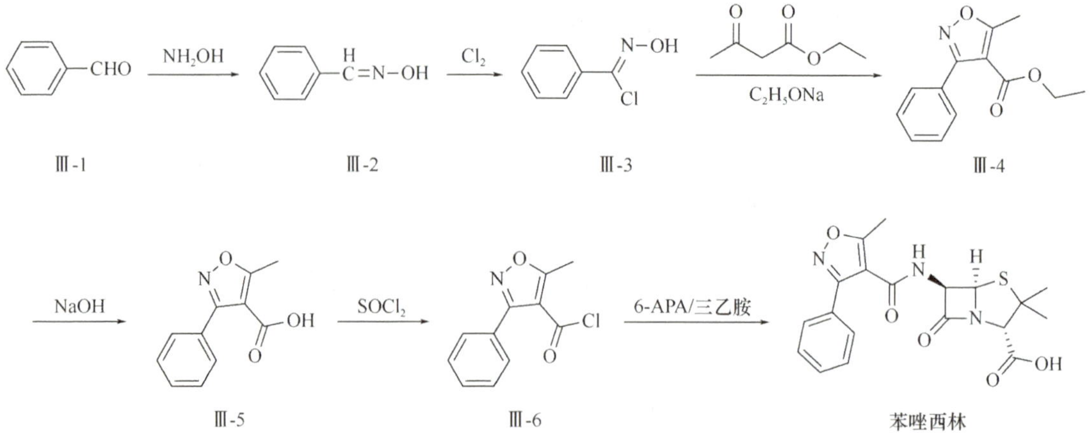

图 17.11　苯唑西林的合成路线

青霉素类抗生素的构效关系总结如图 17.12 所示。

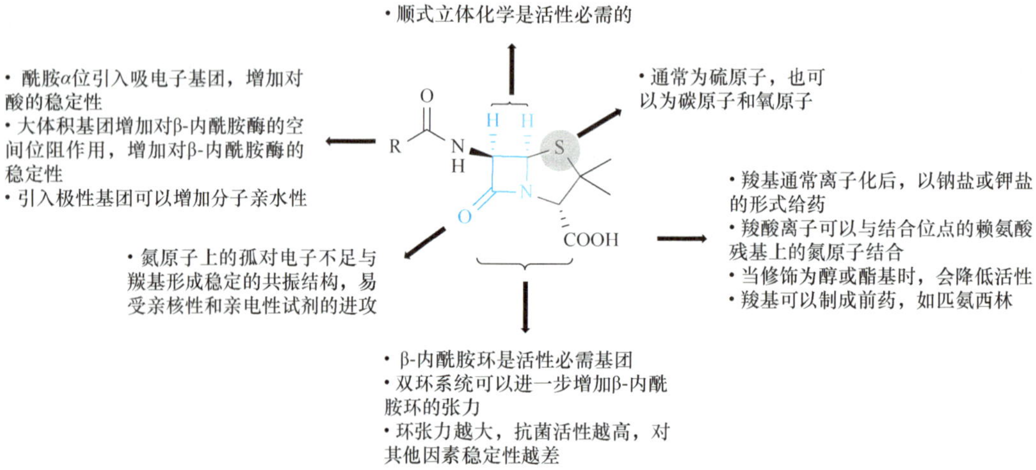

图 17.12　青霉素类抗生素的构效关系

三、头孢菌素类抗生素

头孢菌素又名先锋霉素，是一系列属于 β-内酰胺类的抗生素。头孢菌素化合物是意大利科学家约瑟佩 · 布洛祖（Giuseppe Brotzu）于 1948 年从顶头孢霉菌（*Cephalosporins acremonium*）中提取而来的。他发现顶头孢霉菌分泌的物质能有效抵抗伤寒杆菌。随后，牛津大学的科研人员成功提取发现了对 β-内酰胺酶稳定的头孢菌素 C，但因其抗菌效力弱而未应用于临床。头孢菌素的母核结构是 7-氨基头孢烷酸（7-amino-cephalosporinic acid，7-ACA），与青霉素的母核结构 6-APA 相似（图 17.13）。对 7-ACA 的侧链进行修饰，得到了一系列抗菌活性更好的头孢菌素类抗生素，其中第一个上市的头孢菌素类抗生素头孢噻吩（cefalotin）于 1964 年上市。

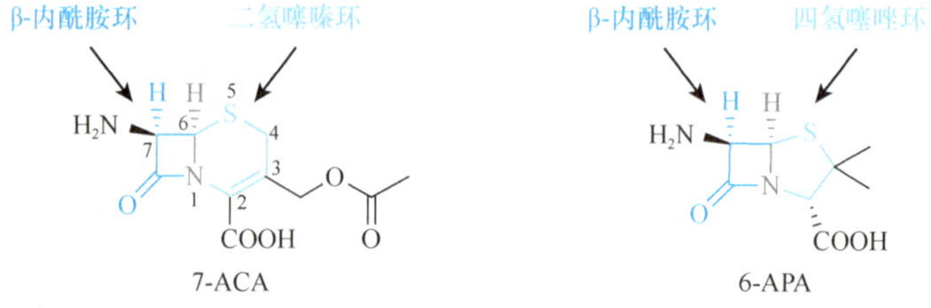

图 17.13　头孢菌素母核 7-ACA 和青霉素母核 6-APA 的结构比较

从头孢菌素母核7-ACA和青霉素母核6-APA的结构可以看出：①头孢菌素母核7-ACA由β-内酰胺环和二氢噻嗪环并环而成，具有比青霉素母核6-APA更小的环张力；②C-2与C-3位双键的存在使头孢菌素具有比青霉素更好的稳定性；③3位乙酰氧基和7位氨基是7-ACA的两个活性基团，通过连接不同侧链可以调控头孢菌素类抗生素的成药性。

7-ACA的制备可以通过头孢菌素C裂解得到，按裂解方法的不同分为化学法和酶法。化学法需要在极端条件下进行；酶法又分为一步法和两步法（图17.14）。其中一步法是头孢菌素C经头孢菌素C酰基转移酶作用直接得到7-ACA；两步法则是头孢菌素C先经*D*型氨基酸氧化酶得到酮己二酸单酰-7-ACA，随后自发形成戊二酰-7-ACA（GL-7-ACA），最后经GL-7-ACA酰基转移酶得到7-ACA。

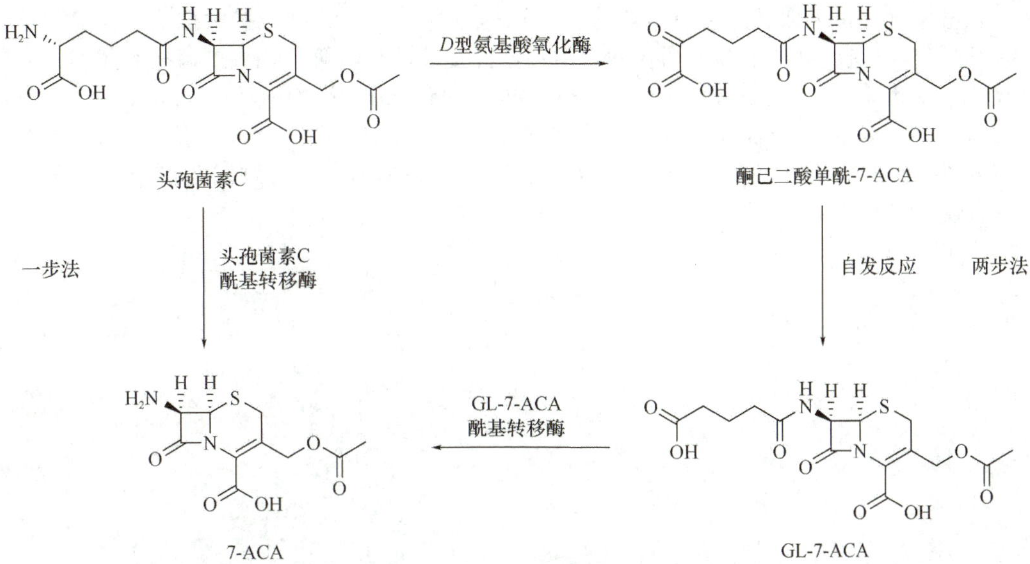

图17.14 7-ACA的酶法制备路线

头孢菌素类抗生素与其他β-内酰胺类抗生素（如青霉素）具有相同的作用机制，可作用于细菌细胞壁肽聚糖的转化和合成过程，阻止肽聚糖的合成，进而导致细菌体丧失抵抗渗透压的能力而胀破。

对头孢菌素母核进行不同的修饰可以达到不同的抗菌特性。头孢菌素类抗生素可以通过它们的抗菌特性来分类（表17.2）。从第一代至第五代，每新一代的头孢菌素对革兰氏阴性菌的抗菌活性都显著优于上一代，但某些药物会对革兰氏阳性菌的抗菌活性有所降低。第四代和第五代头孢菌素则对革兰氏阳性菌和阴性菌都有较强的抗菌活性。

表17.2 头孢菌素类抗生素分类

分类	抗菌谱		对β-内酰胺酶稳定性		代表性药物
	革兰氏阳性菌	革兰氏阴性菌	金黄色葡萄球菌	革兰氏阴性菌	
第一代	+++	+	+++	+	头孢噻吩、头孢氨苄、头孢唑林、头孢拉定、头孢硫脒、头孢匹林、头孢羟氨苄
第二代	++	++	++	++	头孢呋辛、头孢呋辛酯、头孢丙烯、头孢克洛、头孢替安、头孢美唑、头孢西丁、头孢米诺
第三代	+	+++	+	+++	头孢曲松、头孢噻肟、头孢克肟、头孢地尼、头孢他啶、头孢唑肟、头孢布烯、头孢托仑

续表

分类	抗菌谱		对β-内酰胺酶稳定性		代表性药物
	革兰氏阳性菌	革兰氏阴性菌	金黄色葡萄球菌	革兰氏阴性菌	
第四代	+++	+++	+++	+++	头孢吡肟、头孢匹罗、头孢唑兰、头孢噻利、头孢泊肟
第五代	++++	+++	++++	++++	头孢托罗、头孢洛林酯、头孢地尔

（一）第一代头孢菌素类

自第一种头孢菌素药物头孢噻吩上市后，第一代头孢菌素类药物主要集中在对 7-位酰胺侧链的改造，酰胺键 *α* 位无取代或被氨基取代且手性构型为 *R*-型，有助于扩大抗菌谱和提高抗菌活性；3 位取代基改造，有利于改善药代动力学性质并提高活性。第一代头孢菌素类药物主要包括头孢噻吩、头孢硫脒（cefathiamidine）、头孢匹林（cefapirin）、头孢氨苄（cefalexin）、头孢拉定（cefradine）、头孢羟氨苄（cefadroxil）和头孢唑林（cefazolin）（图 17.15）。第一代头孢菌素类药物对需氧革兰氏阳性菌相当敏感，对革兰氏阴性菌作用较弱，耐 β-内酰胺酶的金黄色葡萄球菌对本品具有较好的耐受性。

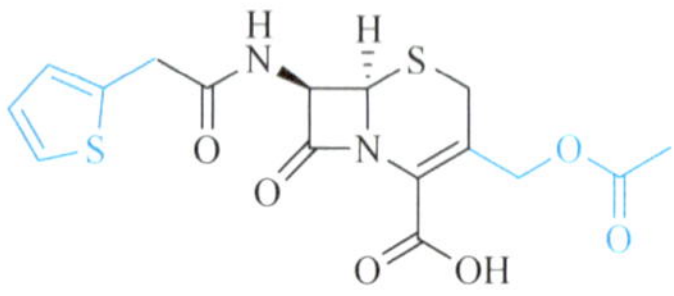

头孢噻吩

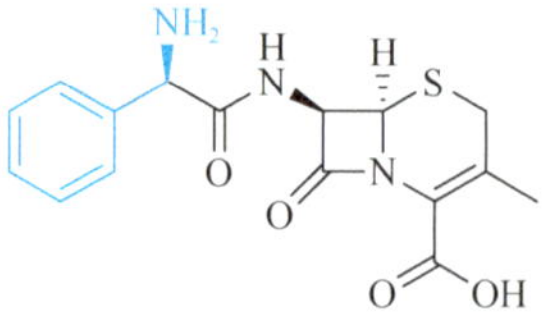

头孢氨苄

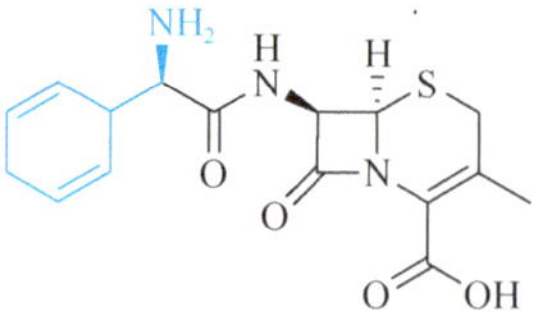

头孢拉定

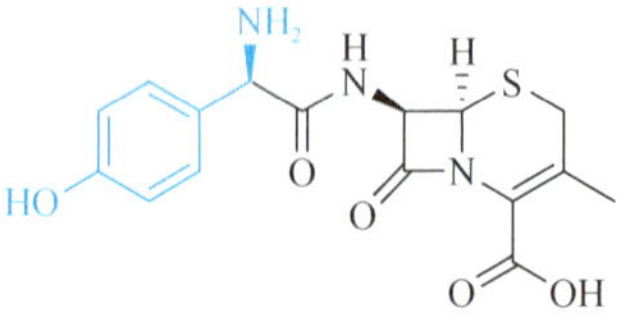

头孢羟氨苄

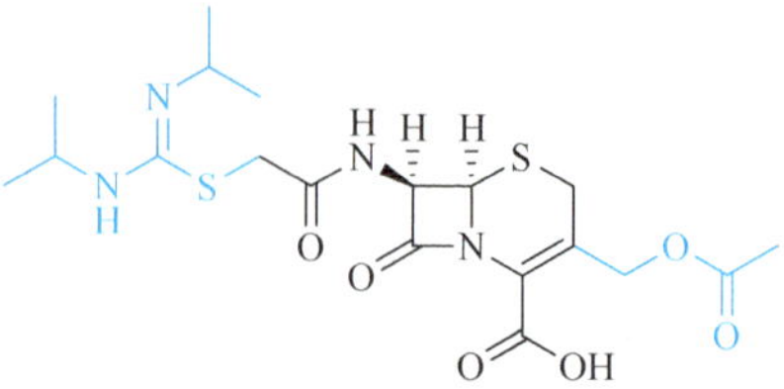

头孢硫脒

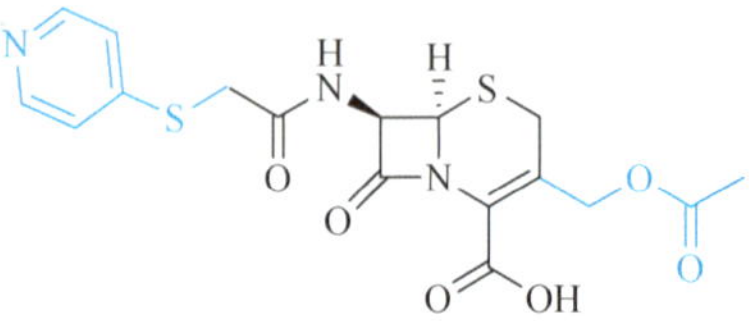

头孢匹林

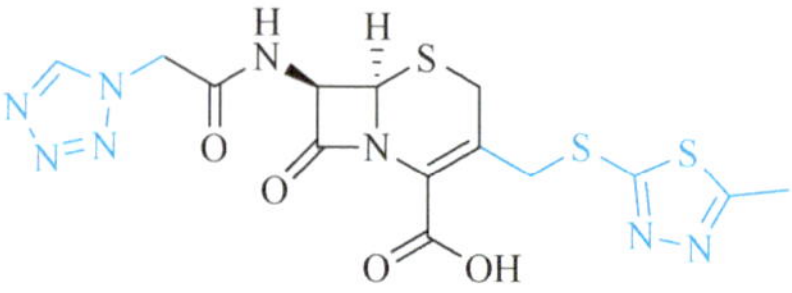

头孢唑林

图 17.15　第一代头孢菌素类抗生素

头孢噻吩（Cefalotin）

化学名：(6*R*,7*R*)-3-[(乙酰氧基)甲基]-7-[2-(2-噻吩基)乙酰氨基]-8-氧代-5-硫杂-1-氮杂双环[4.2.0]辛-2-烯-2-甲酸

(6*R*,7*R*)-3-[(acetyloxy)methyl]-7-[2-(thiophen-2-yl)acetamido]-8-oxo-5-thia-1-azabicyclo[4.2.0]oct-2-ene-2-carboxylic acid

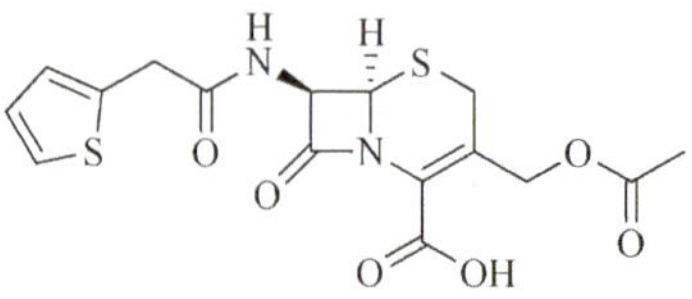

分子式：$C_{16}H_{16}N_2O_6S_2$

分子量：396.44

熔点：160～160.5℃

水溶性：溶于水

pK_a=3.80（预测值）

lg P=−0.41

头孢噻吩于 1964 年开发上市。该药对金黄色葡萄球菌产生的β-内酰胺酶的稳定性强于头孢噻啶（cephaloridine），但其对革兰氏阴性杆菌产生的β-内酰胺酶不稳定。其对青霉素敏感和耐药的金黄色葡萄球菌（MRSA 除外）等革兰氏阳性菌的抗菌活性强于第二代和第三代头孢菌素，但对革兰氏阴性菌的作用不及第二代和第三代头孢菌素。头孢噻吩主要用于治疗敏感菌所致的呼吸道、皮肤和软组织、胆道和泌尿生殖系统感染等。

头孢噻吩的抗菌活性是通过对 PBP 的亲和力抑制细胞壁合成而产生的，该抑制作用会阻止细胞壁重要成分肽聚糖的正确合成。

头孢噻吩口服后吸收很差，生物利用度很低；蛋白结合率为 50%～65%；半衰期为 0.5～0.8 h。在静脉注射条件下，该药在小鼠体内的 LD_{50} 约为 4990 mg/kg。该药的 20%～30% 在肝内被迅速代谢成为去乙酰头孢噻吩；60%～70% 在 6 h 内通过肾小管分泌随尿液排泄，其中 70% 为头孢噻吩，30% 为代谢产物。

头孢噻吩的合成以 7-ACA（Ⅳ-1）为原料，在碱性条件下（如三乙胺）7-ACA 与 2-噻吩乙酰氯反应得到头孢噻吩（图 17.16）。

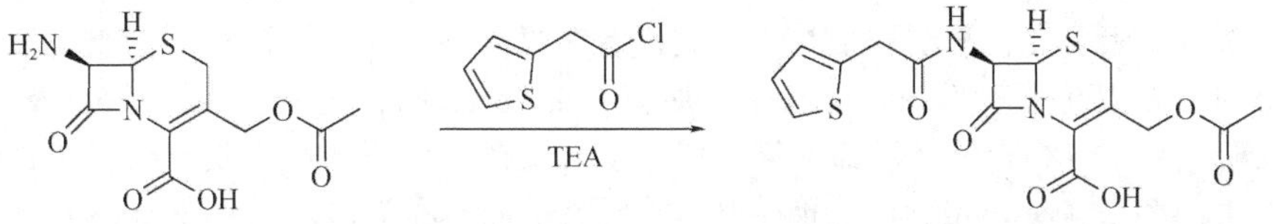

图 17.16 头孢噻吩的合成路线

头孢氨苄（Cephalexin）

化学名：(6R,7R)-3-甲基-7-[(R)-2-氨基-2-苯乙酰氨基]-8-氧代-5-硫杂-1-氮杂双环 [4.2.0] 辛-2-烯-2-甲酸一水合物

(6R,7R)-3-methyl-7-[(R)-2-amino-2-phenylacetamido]-8-oxo-5-thia-1-azabicyclo[4.2.0]oct-2-ene-2-carboxylic acid monohydrate

分子式：$C_{16}H_{17}N_3O_4S \cdot H_2O$

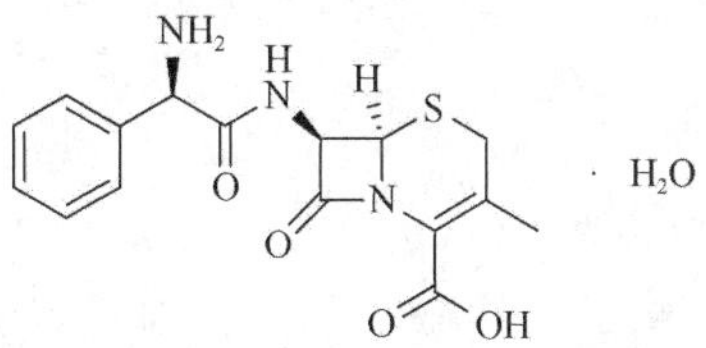

分子量：365.41

熔点：326.8℃

水溶性：微溶于水

pK_a=2.53

lg P=0.65

头孢氨苄是 1967 年开发的半合成广谱口服抗生素，1971 年在意大利以盐酸头孢氨苄一水合物形式首次上市。头孢氨苄主要用于敏感菌所致的呼吸道感染、尿路感染和皮肤软组织感染。其抗菌能力比青霉素类抗生素高 20 倍，比磺胺类抗菌药高 10 倍，比喹诺酮类抗菌药高 5 倍。

头孢氨苄口服吸收良好，生物利用度接近 100%；血浆蛋白结合率为 10%～15%；半衰期为 0.6～1.2 h；表观分布容积为 0.23～0.29 L/kg。在口服条件下，该药在大鼠和猴体内的 LD_{50} 分别为大于 5000 mg/kg 和大于 1000 mg/kg。

该药吸收后可分布广泛，难以透过血脑屏障，但可少量分泌入乳汁。本品吸收后主要以原型经肾小球滤过和肾小管分泌排出，8 h 内可排除 90% 以上，另有约 5% 的口服药量经胆汁排出。头孢氨苄的代谢产物或分解产物未在体内检测到。

头孢氨苄的合成路线如图 17.17 所示。首先，N-苄氧羰基苯甘氨酸（Ⅴ-1）和氯甲酸异丁酯反应得到混合酸酐后，与 7-ACA 反应得到中间体Ⅴ-2，然后经钯碳催化下氢化还原脱去 *N*-苄氧羰基保护基（Cbz）得到中间体Ⅴ-3，最后在钯/硫酸钡催化剂作用下氢化还原得头孢氨苄。

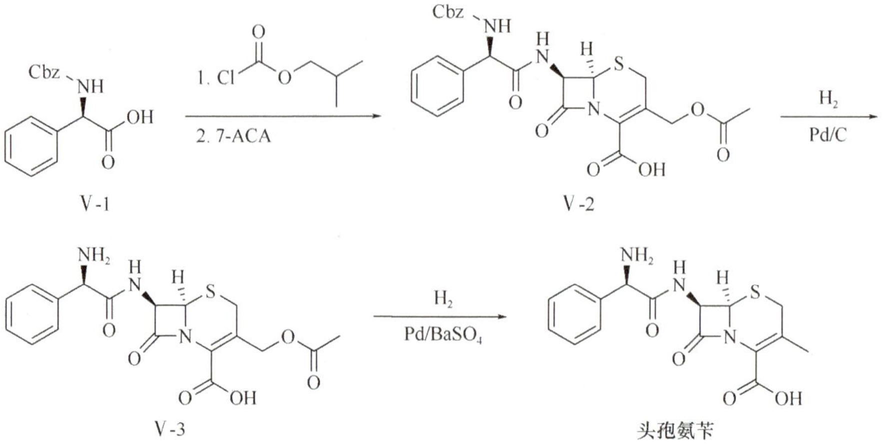

图 17.17　头孢氨苄的合成路线

（二）第二代头孢菌素类

第二代头孢菌素类在化学结构上与第一代没有明显区别，主要也是对 3-位取代基和 7-位酰胺侧链进行修饰，如头孢呋辛（cefuroxime）、头孢克洛（cefaclor）、头孢丙烯（cefprozil）和头孢替安（cefotiam）（图 17.18）。此外，部分第二代分子首次在 7-位引入甲氧基，以增加 β-内酰胺环的稳定性，如头孢西丁（cefoxitin）、头孢美唑（cefmetazole）和头孢米诺（cefminox）。第二代头孢菌素类抗生素比第一代抗菌谱广，对革兰氏阴性菌的活性比第一代强，但对革兰氏阳性菌的活性比第一代弱。

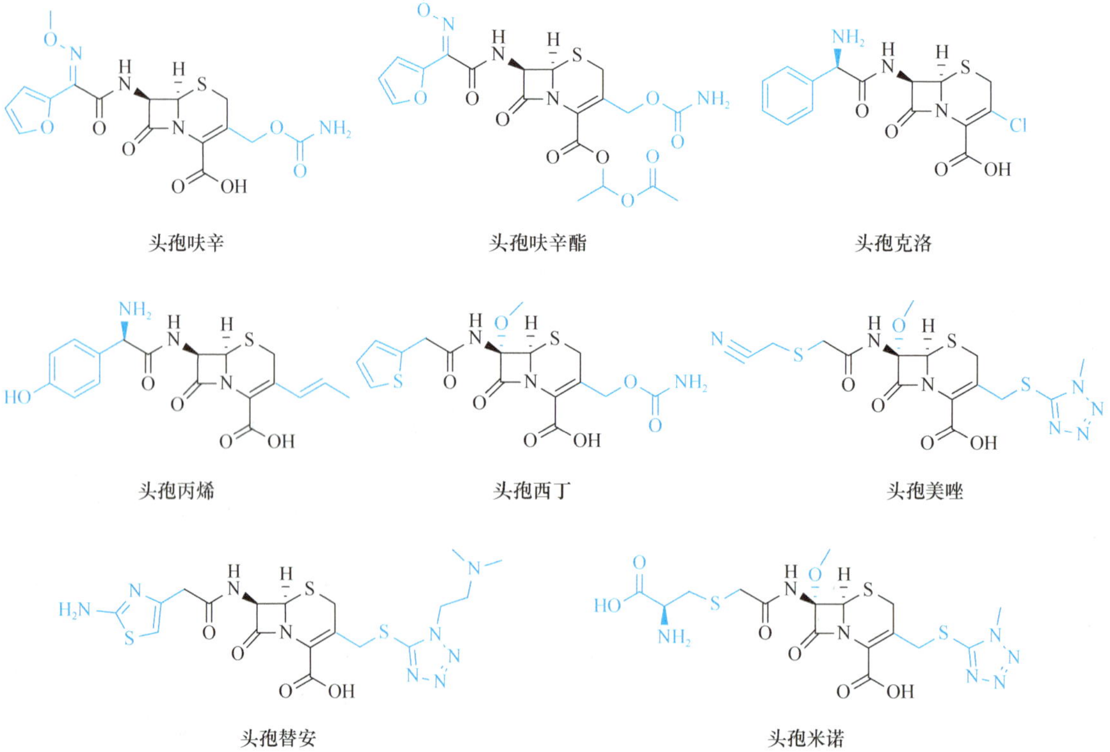

图 17.18　第二代头孢菌素类抗生素

头孢克洛（Cefaclor）

化学名：(6*R*,7*R*)-7-[(*R*)-2-氨基-2-苯乙酰氨基]-3-氯-8-氧代-5-硫杂-1-氮杂双环[4.2.0]辛-2-烯-2-甲酸一水合物

(6*R*,7*R*)-7-[(*R*)-2-amino-2-phenylacetamido]-3-chloro-8-oxo-5-thia-1-azabicyclo[4.2.0]oct-2-ene-2-carboxylic acid monohydrate

分子式：$C_{15}H_{14}ClN_3O_4S \cdot H_2O$

分子量：385.82

熔点：327℃

水溶性：微溶于水

$pK_a=2.83$

$\lg P=0.40$

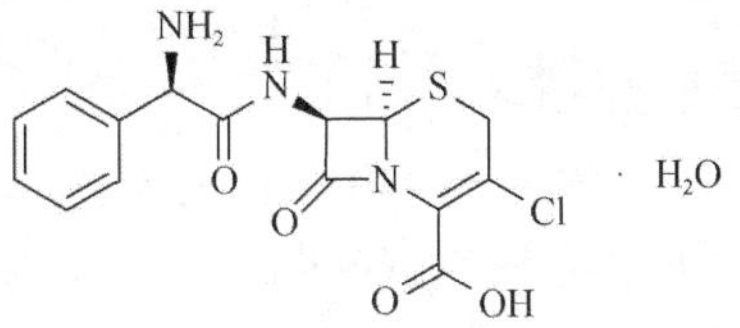

头孢克洛于1973年被发现，并于1979年上市。与其他头孢菌素类药物一样，头孢克洛通过抑制细胞壁合成杀菌。头孢克洛对大多数革兰氏阳性需氧菌（葡萄球菌、肺炎链球菌和化脓性链球菌）和革兰氏阴性需氧菌（大肠杆菌、流感嗜血杆菌、克雷伯菌属和奇异变形杆菌）等菌株有效。该药主要用于治疗敏感菌所致的呼吸道、泌尿道和皮肤、软组织感染，以及中耳炎等。

头孢克洛口服后吸收良好，与食物摄入无关。头孢克洛血浆蛋白结合率为22%～26%；半衰期为0.6～0.9 h。该药在肝脏没有明显的生物转化，60%～85%的药物在8 h内通过尿液排出，大部分在前2 h内排泄。在口服条件下，该药在大鼠和小鼠体内的LD_{50}均大于20 g/kg。

头孢克洛的合成如图17.19所示。以7-氨基-3-丙烯基-4-头孢烷酸对硝基苄酯（Ⅵ-1）为原料，经臭氧分解后得到中间体Ⅵ-2，然后与2-噻吩乙酰氯进行酰胺化反应得到化合物Ⅵ-3。Ⅵ-3和氯化亚砜反应后得到氯代中间体Ⅵ-4，在五氯化磷和吡啶条件下酰胺水解后得到Ⅵ-5，然后继续与(*R*)-2-苯甘氨酰氯反应得到中间体Ⅵ-6，最后在锌粉和盐酸条件下水解得到头孢克洛。

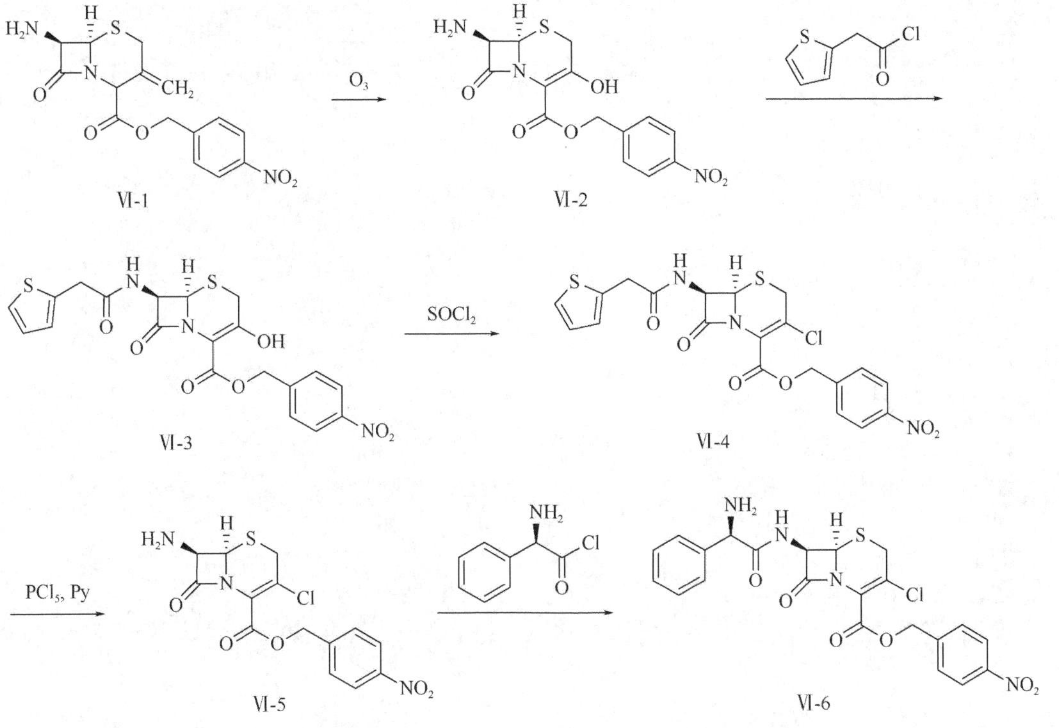

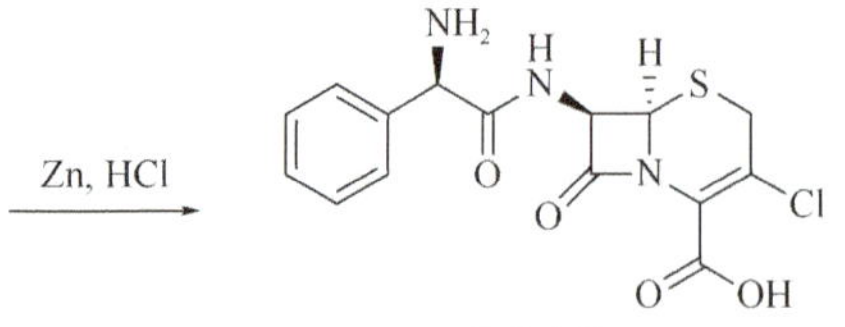

头孢克洛

图 17.19 头孢克洛的合成路线

（三）第三代头孢菌素类

在化学结构上，大部分第三代头孢菌素类抗生素的 7-位酰胺侧链含有 2-氨基噻唑基团和酰胺 α 位的甲氧肟基，如头孢噻肟（cefotaxime）、头孢曲松（ceftriaxone）、头孢唑肟（ceftizoxime）、头孢他美（cefetamet）和头孢托仑（cefditoren）（图 17.20）。2-氨基噻唑基团的引入可以增加药物与细菌 PBP 的亲和力；甲氧肟基则可以提高分子对 β-内酰胺酶的稳定性。对甲氧肟基基团和 3-位取代基进一步修饰改造后，得到了其他第三代头孢菌素类抗生素，如头孢他啶（ceftazidime）、头

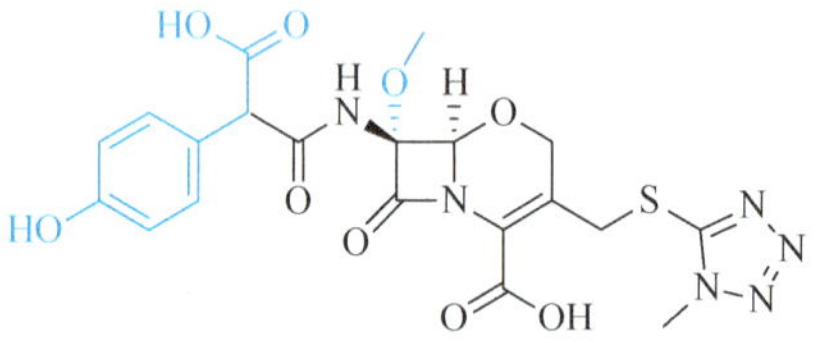

拉氧头孢

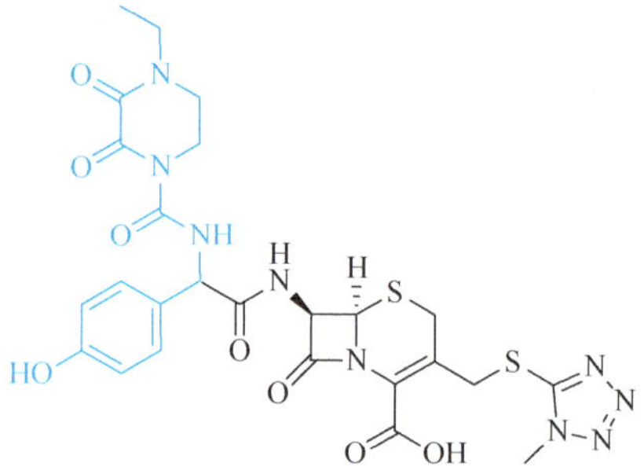

头孢哌酮

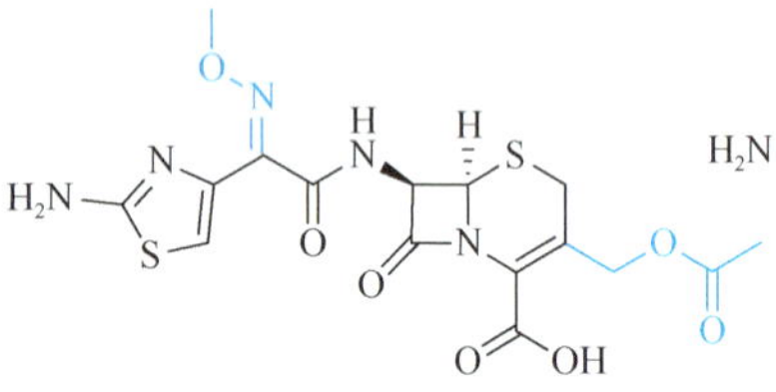

头孢噻肟

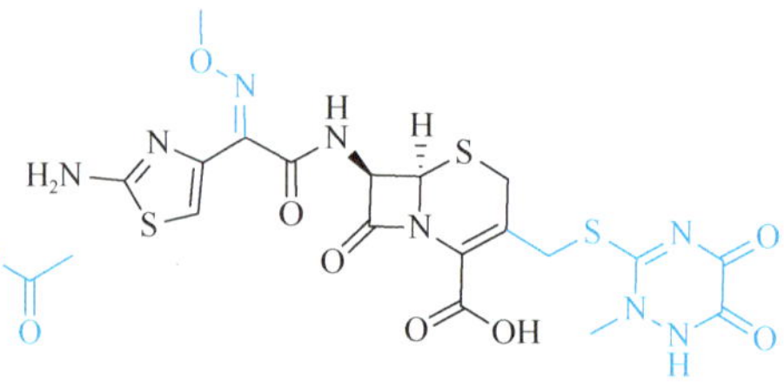

头孢曲松

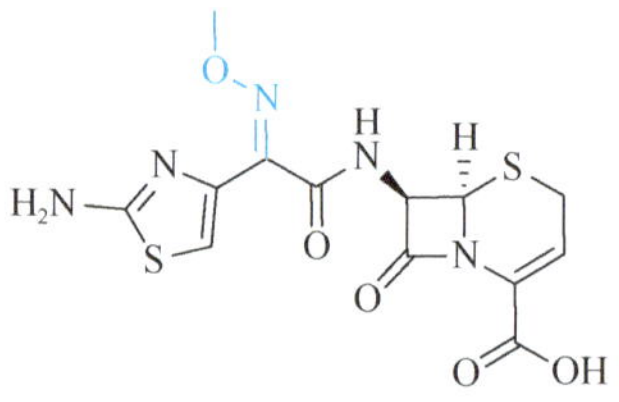

头孢唑肟

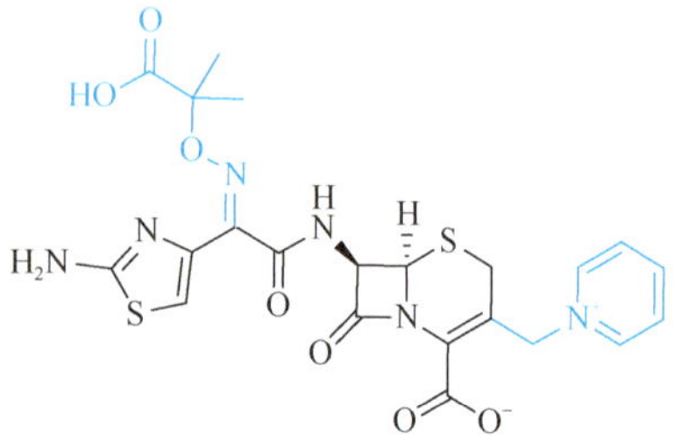

头孢他啶

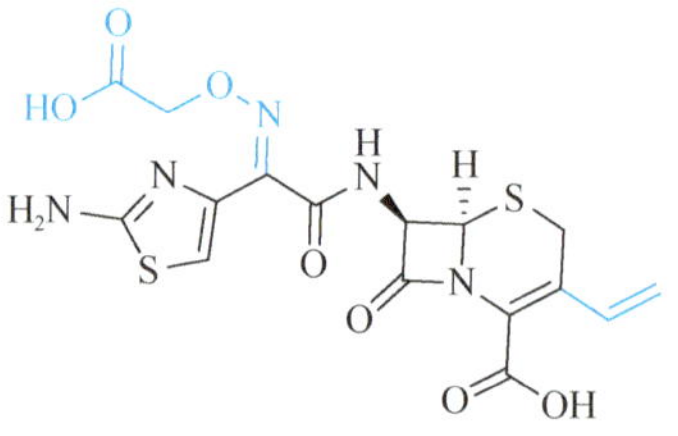

头孢克肟

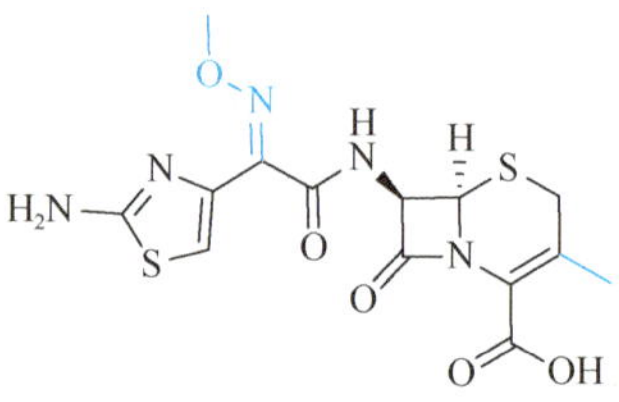

头孢他美

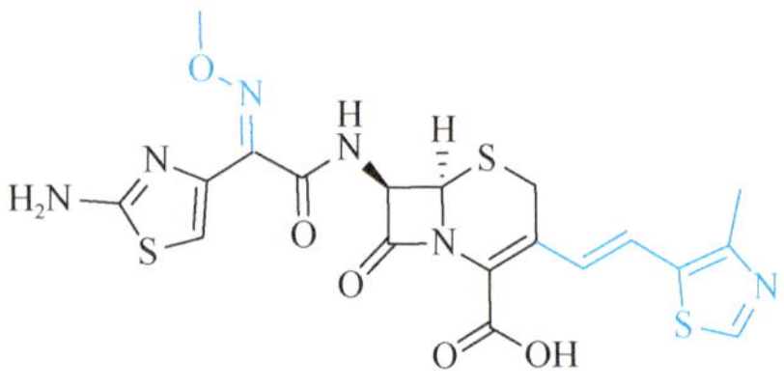

头孢托仑

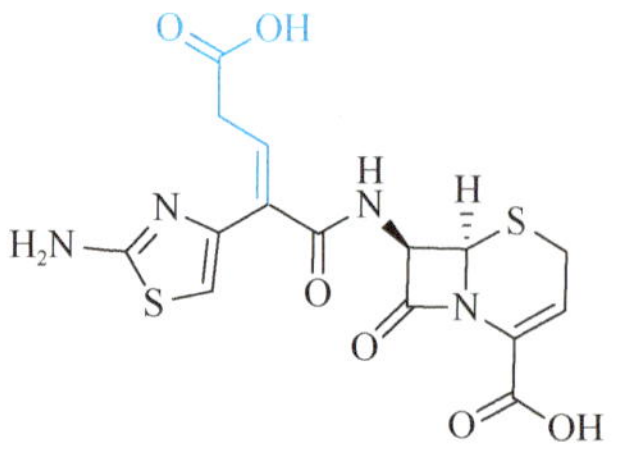

头孢布烯

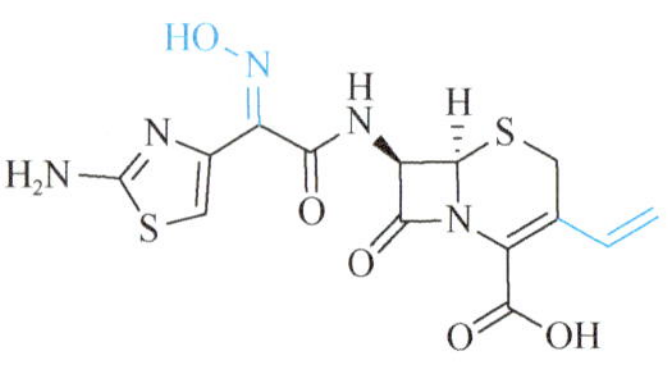

头孢地尼

图 17.20 氧头孢烯类抗生素拉氧头孢和第三代头孢菌素类抗生素

孢克肟（cefixime）、头孢地尼（cefdinir）和头孢布烯（ceftibuten）。第三代头孢菌素类抗生素对革兰氏阴性菌的抗菌活性进一步增强，特别是对耐β-内酰胺酶的革兰氏阴性菌也有非常好的抑制效果。

在此期间，氧头孢烯类抗生素拉氧头孢（latamoxef）被发现，其结构与头孢菌素类相似，5位硫原子被氧原子替换。因为氧原子的体积比硫原子小，使双环系统的环张力增大，其抗菌活性增强，对革兰氏阴性菌和厌氧菌作用显著。同时，拉氧头孢对β-内酰胺酶稳定，作用强且持久。

头孢噻肟（Cefotaxime）

化学名：(6*R*,7*R*)-3-[(乙酰氧基) 甲基]-7-[2-(2-氨基噻唑-4-基)-2-(甲氧亚氨基) 乙酰氨基]-8-氧代-5-硫杂-1-氮杂双环 [4.2.0] 辛-2-烯-2-甲酸

(6*R*,7*R*)-3-[(acetyloxy)methyl]-7-[2-(2-aminothiazol-4-yl)-2-(methoxyimino)acetamido]-8-oxo-5-thia-1-azabicyclo[4.2.0]oct-2-ene-2-carboxylic acid

分子式：$C_{16}H_{17}N_5O_7S_2$

分子量：455.47

熔点：163℃

水溶性：微溶于水

pK_a=2.73

lg *P*=−0.50

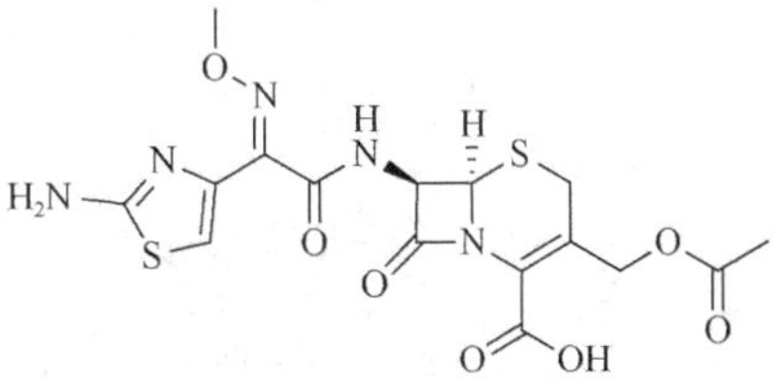

头孢噻肟于1976年被发现，并于1980年上市。头孢噻肟属于半合成肟型头孢菌素，对革兰氏阳性和革兰氏阴性细菌具有广谱活性。该药物对革兰氏阴性杆菌的抗菌作用强于第一代和第二代头孢菌素，但对革兰氏阳性球菌抗菌作用逊色于第一代和部分第二代头孢菌素。头孢噻肟适用于敏感细菌所致的肺炎及其他下呼吸道感染、尿路感染和皮肤软组织感染等，还是婴幼儿脑膜炎的选用药物。

头孢噻肟通过抑制细菌细胞壁生物合成起作用。该药的主要特点是其对青霉素酶表现出耐药性，有助于治疗对青霉素衍生物有抗药性的感染。

头孢噻肟静脉注射和静脉滴注后的平均半衰期分别为0.98 h和0.9 h；平均表观分布容积分别为0.98 L和0.90 L；总清除率分别为246 mL/min和284 mL/min。肌内注射后吸收迅速，半衰期约为1.35 h，平均表观分布容积为9.2 L。在口服和静脉注射条件下，该药物在大鼠体内的LD_{50}分别为大于20 000 mg/kg和大于7000 mg/kg。

在静脉注射给药后，经肾脏代谢，代谢物中15%～25%为主要代谢物去乙酰头孢噻肟（图17.21）。去乙酰头孢噻肟具有抗菌活性，但弱于头孢噻肟，可与母药协同抗菌。其余代谢产物均无抗菌活性。

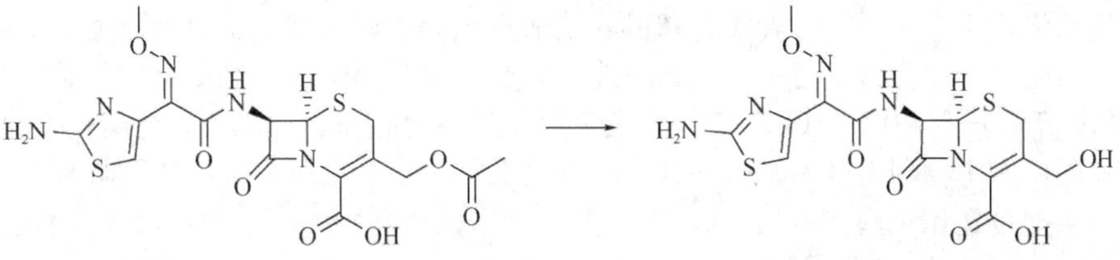

图17.21 头孢噻肟的主要体内代谢途径

头孢噻肟的合成路线如图17.22所示。首先，乙酰乙酸乙酯（Ⅶ-1）与亚硝酸亚硝化得到异硝基乙酸乙酯（Ⅶ-2），然后在碳酸钾存在下，与硫酸二甲酯进行甲基化得到中间体Ⅶ-3。经溴代得到Ⅶ-4后，和硫脲经环化反应得到化合物Ⅶ-5。在三乙胺存在下与三苯基氯甲烷反应对氨基进行保护得到中间体Ⅶ-6，碱性条件下水解得到羧酸中间体Ⅶ-7。在二环己基碳二酰亚胺（DCI）存

在下与 7-ACA 进行酰胺化反应得到Ⅶ-8，最后脱除三苯甲基保护基得到头孢噻肟。

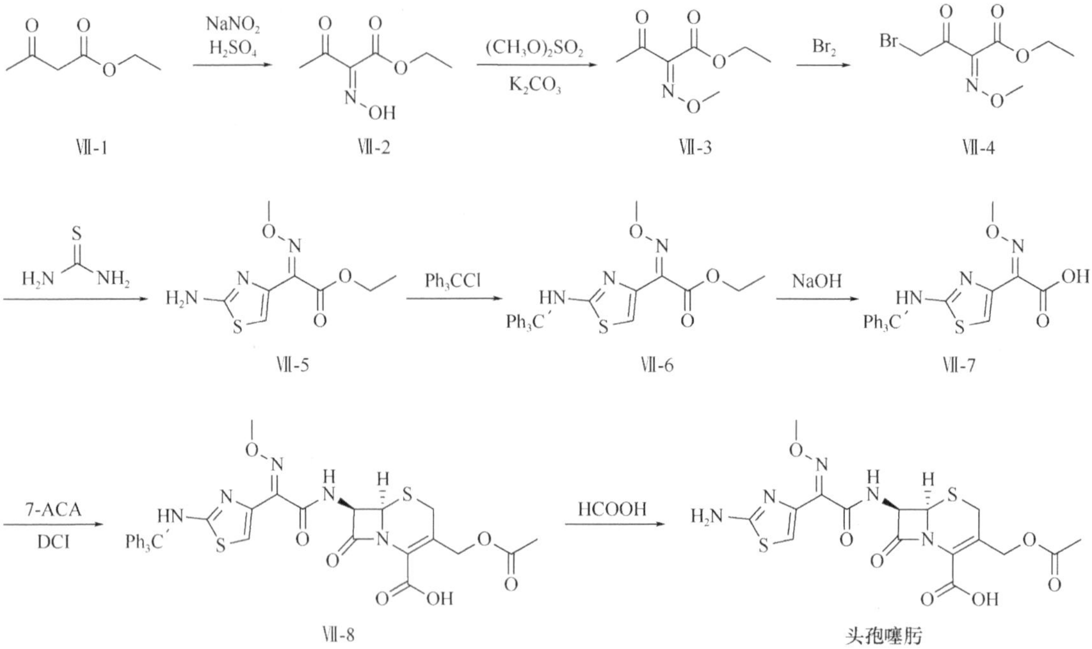

图 17.22　头孢噻肟的合成路线

头孢克肟（Cefixime）

化学名：(6*R*,7*R*)-7-[[(*Z*)-2-(2-氨基-4-噻唑基)-2-[(羧甲氧基)亚氨基]乙酰基]氨基]-3-乙烯基-8-氧代-5-硫杂-1-氮杂双环[4.2.0]辛-2-烯-2-羧酸三水合物

(6*R*,7*R*)-7-[[(*Z*)-2-(2-amino-4-thiazolyl)-2-(carboxymethyloxyimino)oxoethyl]amino]-3-ethenyl-8-oxo-5-thia-1-azabicyclo[4.2.0]oct-2-ene-2-carboxylic acid trihydrate

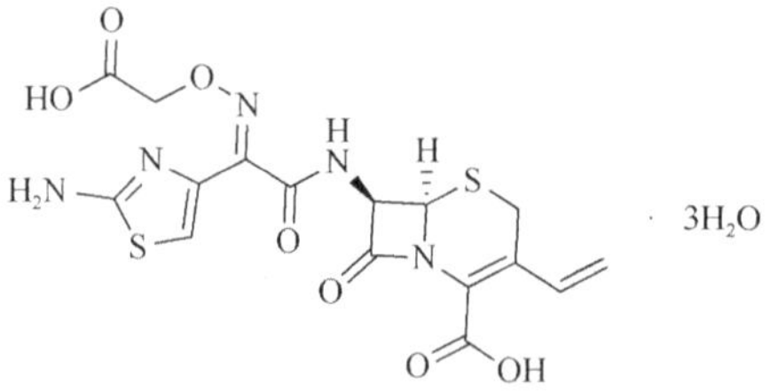

分子式：$C_{16}H_{15}N_5O_7S_2 \cdot 3H_2O$

分子量：507.50

熔点：218～225℃

水溶性：难溶于水

pK_a=2.54

lg *P*=−0.40

头孢克肟是于 1987 年上市的头孢菌素类抗生素，1989 年经美国 FDA 批准在美国上市。头孢克肟主要用于治疗由大肠杆菌、肺炎链球菌和嗜血杆菌等引起的咽炎、扁桃体炎、急性与慢性支气管炎及尿路感染等。头孢克肟对革兰氏阴性杆菌产生的β-内酰胺酶高度稳定，对革兰氏阴性杆菌抗菌作用强于第一代和第二代头孢菌素，对革兰氏阳性球菌抗菌作用不如前两代头孢菌素。

头孢克肟口服生物利用度为 30%～50%；血浆蛋白结合率约为 65%；半衰期为 3～4 h，长于头孢氨苄、头孢拉定和头孢克洛的 1 h。在口服条件下，该药物在大鼠和小鼠体内的 LD_{50} 均大于 10 000 mg/kg。没有证据表明头孢克肟在体内发生代谢。

头孢克肟的合成路线如图 17.23 所示。首先，化合物Ⅷ-1 在丙酮-水中与苯甲酰氯反应，然后与二苯基重氮甲烷反应，得到Ⅷ-2。然后与 PCl_5 反应转化为相应的氯甲基衍生物Ⅷ-3，随后与三苯基膦和 NaI 在 DMF 中反应生成中间体Ⅷ-4，通过在二氯甲烷中经与甲醛发生维蒂格缩合得到化合物Ⅷ-5，然后氨解得到中间体Ⅷ-6。化合物Ⅷ-7 和Ⅷ-8 反应得到烯胺中间体Ⅷ-9，Ⅷ-9 与中间体Ⅷ-6 经酰胺化反应得到Ⅷ-10，依次脱去甲酰基和叔丁基保护水解后得到头孢克肟。

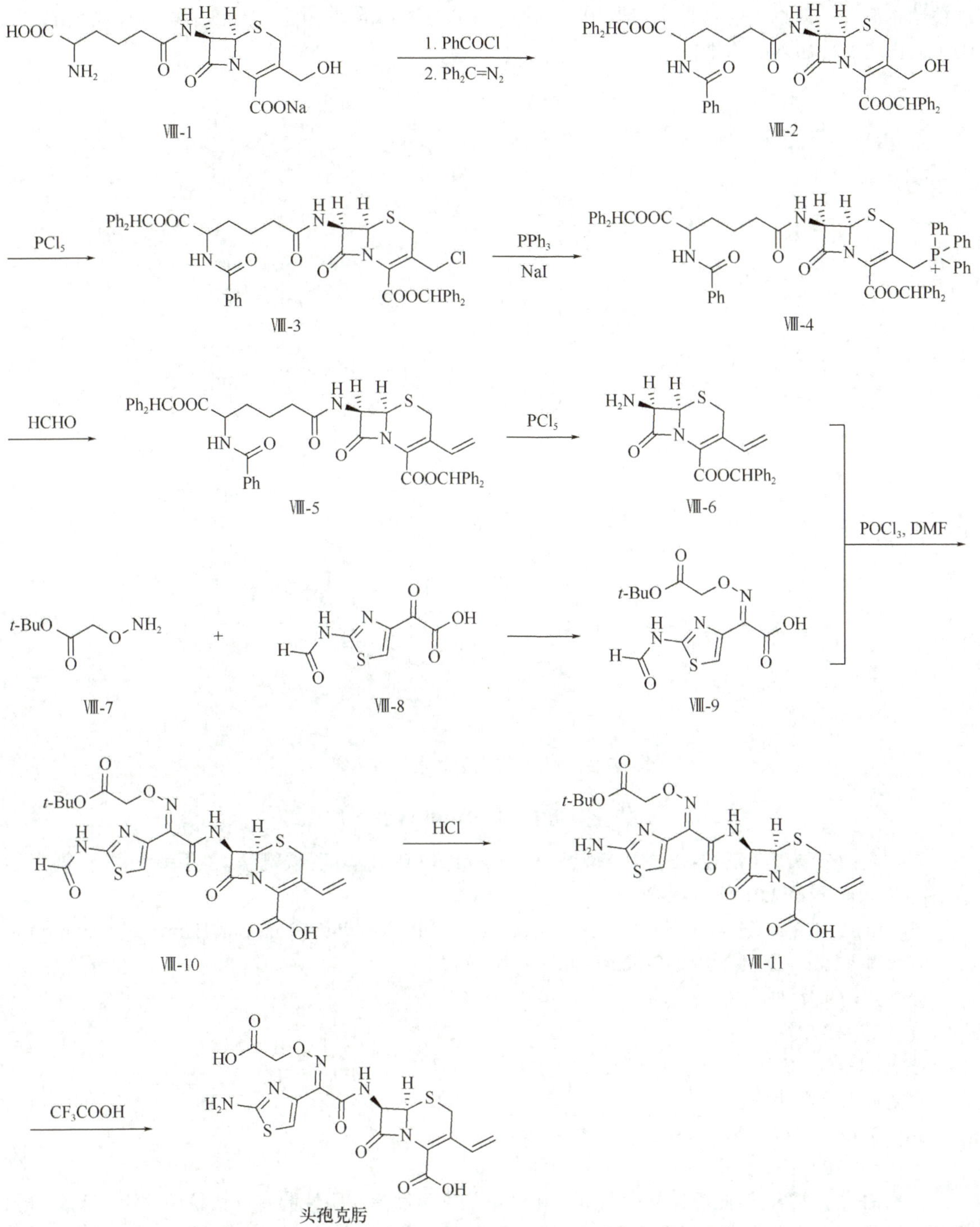

图 17.23 头孢克肟的合成路线

（四）第四代头孢菌素类

第四代头孢菌素类抗生素是在第三代的基础上，对 3-位取代基进行改造，引入含有带正电荷的季铵基团。经修饰后，分子具有较低的 β-内酰胺酶亲和性和诱导性，可通过革兰氏阴性菌外膜迅速扩散到细菌间质并维持高浓度，表现出更强的抗菌活性。第四代头孢菌素类抗生素代表药物主要包括头孢匹罗（cefpirome）、头孢唑兰（cefozopran）、头孢噻利（cefoselis）、头孢泊肟（cefpodoxime）和头孢吡肟（cefepime）（图 17.24）。第四代头孢菌素类抗生素对革兰氏阳性菌和阴性菌都有非常好的抑制活性，主要用于各种严重的革兰氏阴性菌感染，包括耐第三代头孢菌素的革兰氏阴性菌所致的感染。

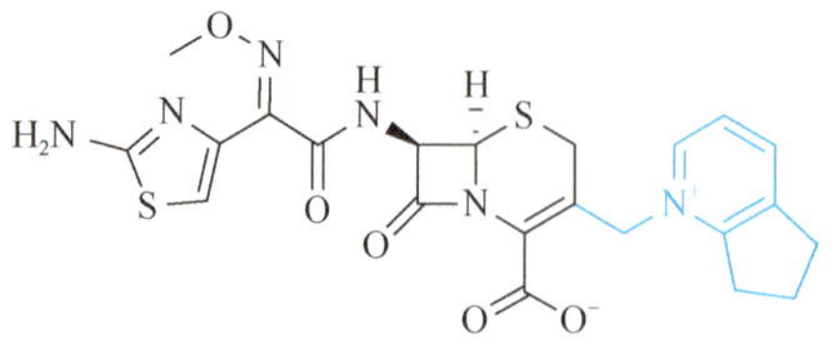

头孢匹罗

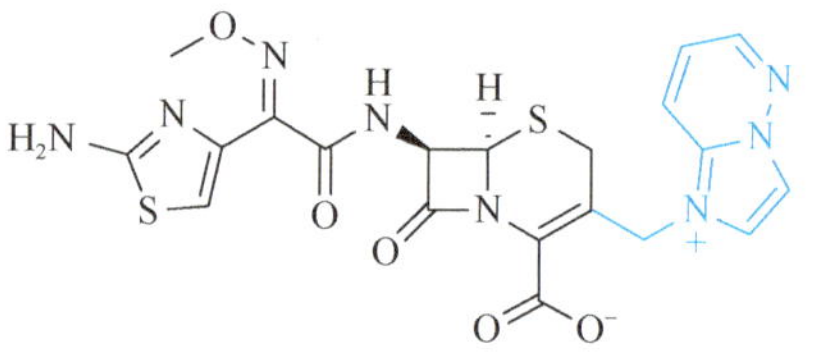

头孢唑兰

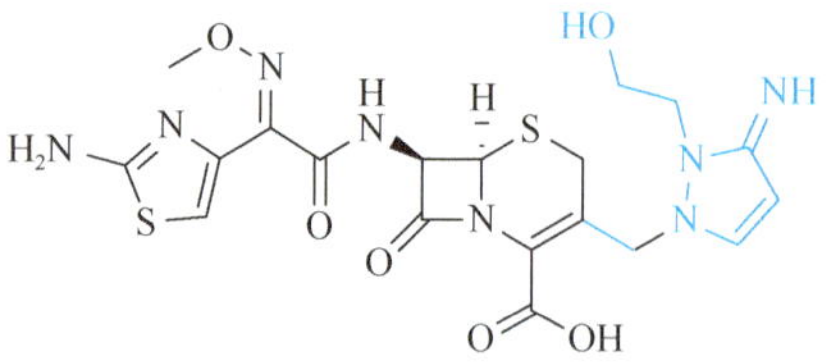

头孢噻利

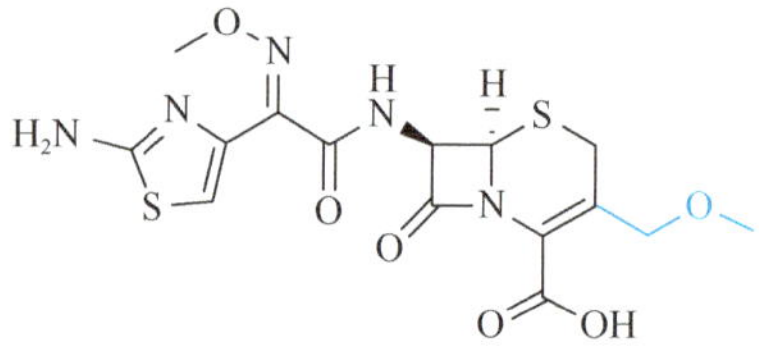

头孢泊肟

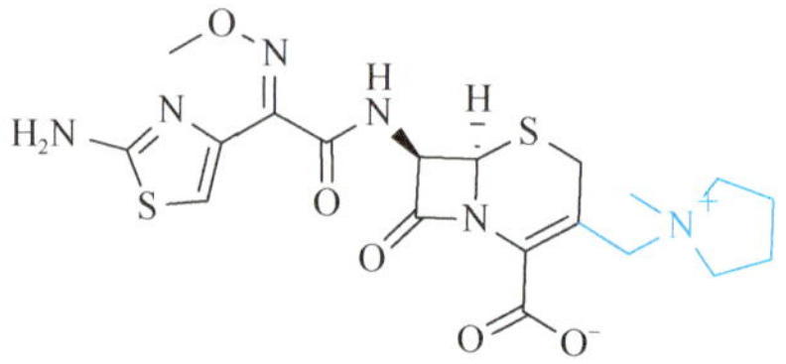

头孢吡肟

图 17.24　第四代头孢菌素类抗生素

头孢泊肟（Cefpodoxime）

化学名：(6*R*,7*R*)-7-[2-(2-氨基-4-噻唑基)-(*Z*)-2-(甲氧亚氨基) 乙酰氨基]-3-甲氧甲基-8-氧代-5-硫杂-1-氮杂双环 [4.2.0] 辛-2-烯-2-甲酸

(6*R*,7*R*)-7-[[(2-amino-4-thiazolyl)-(*Z*)-2-(carboxymethyloxyimino)oxoethyl]amino]-3-ethenyl-8-oxo-5-thia-1-azabicyclo[4.2.0]oct-2-ene-2-carboxylic acid

分子式：$C_{15}H_{17}N_5O_6S_2$

分子量：427.46

熔点：111～113℃

水溶性：微溶于水

pK_a=2.75（预测值）

lg P=−1.30

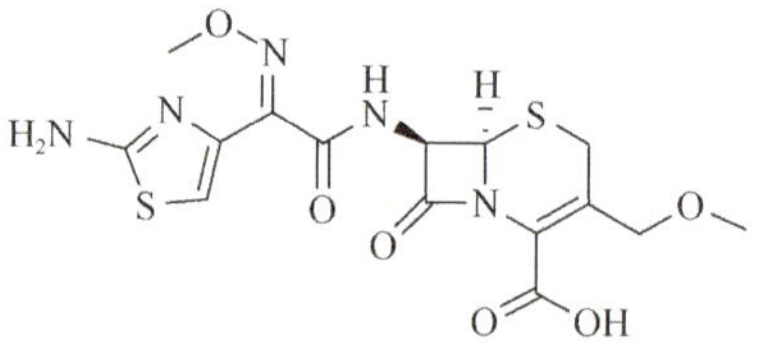

头孢泊肟于 1990 年在日本首次上市，其对革兰氏阳性菌和阴性菌有广谱抗菌作用。此外，该药对厌氧菌中的消化链球菌属也具有很好的抑制作用。头孢泊肟主要适用于敏感菌所致的支气管炎、肺炎及泌尿系统等部位的感染。

头孢泊肟的作用机制是抑制细菌细胞壁合成而发挥杀菌作用。其作用点因菌种而异，但对 PBP1 和 PBP3 的亲和性较高。

头孢泊肟口服 3～4 h 后达到血清峰浓度，并具有剂量依赖性。该药口服生物利用度约为 50%；血清蛋白结合率约为 30%；半衰期约为 2 h。在静脉注射条件下，其在大鼠体内的 LD_{50} 大于 4000 mg/kg。头孢泊肟在人体内的代谢极少，未被吸收的药物在胃肠道降解，随粪便排出。

头孢泊肟的合成路线如图 17.25 所示。2-(2-氨基噻唑-4-基)-2(*Z*)-(甲氧基亚氨基) 乙酸-2-苯并噻唑酯（Ⅸ-1）与 7-氨基头孢烷酸（Ⅸ-2）在有机碱［如三乙胺、吡啶、N-甲基哌啶、1,8-二氮杂二环 [5.4.0] 十一碳-7-烯（1,8-diazabicyclo[5.4.0]undec-7-ene，DBU）或 4-二甲氨基吡啶等］条件下经缩合反应得到头孢泊肟。

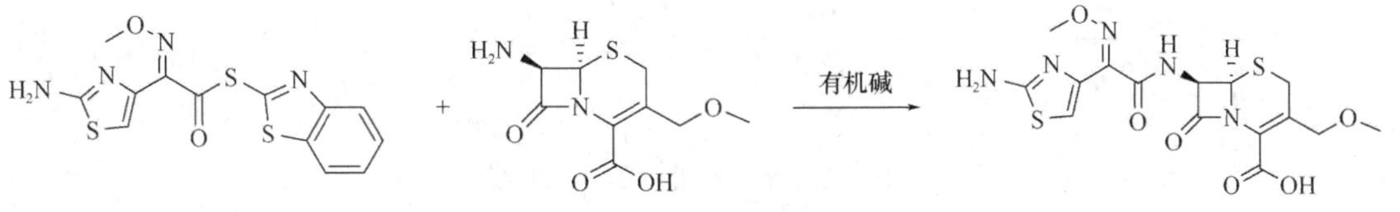

Ⅸ-1　　Ⅸ-2　　头孢泊肟

图 17.25　头孢泊肟的合成路线

头孢吡肟（Cefepime）

化学名：1-[[(6*R*,7*R*)-7-[(2*Z*)-(2-氨基噻唑-4-基)-2-(甲氧亚氨基) 乙酰氨基]-2-羧基-8-氧代-5-硫杂-1-氮杂双环 [4.2.0] 辛-2-烯-3-基] 甲基]-1-甲基吡咯烷鎓

1-[[(6*R*,7*R*)-7-[(2*Z*)-(2-aminothiazol-4-yl)-2-(methoxyimino))acetamido]-2-carboxy-8-oxo-5-thia-1-azabicyclo[4.2.0]oct-2-ene-3-yl]methyl]-1-methylpyrrolidinium

分子式：$C_{19}H_{24}N_6O_5S_2$

分子量：480.56

熔点：210℃

水溶性：难溶于水

pK_a=2.82（预测值）

lg P=−4.20

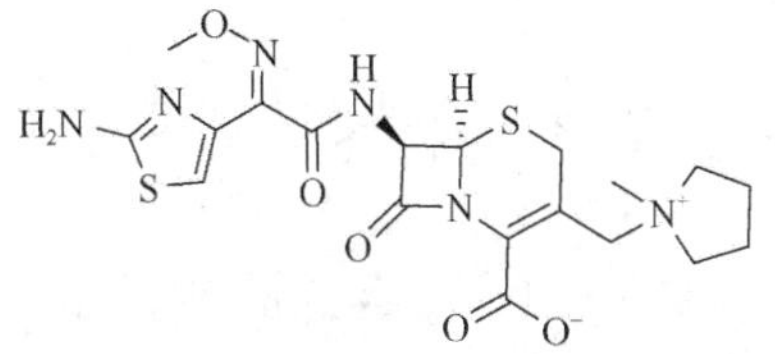

头孢吡肟于 1982 年研制开发，于 1994 年在日本上市。头孢吡肟可用于治疗敏感菌引起的中重度感染，包括下呼吸道感染、单纯性下尿路感染和复杂性尿路感染、非复杂性皮肤和皮肤软组织感染、复杂性腹腔内感染和败血症等，也可用于儿童细菌性脑脊髓膜炎。

头孢吡肟绝对生物利用度接近 100%，且与剂量不相关；血浆蛋白结合率约为 20%；半衰期约为 2 h；稳态表观分布容积约为 20 L/kg。该药主要通过肾脏排泄。在静脉注射条件下，该药在大鼠和小鼠体内的 LD_{50} 分别为 1272 mg/kg 和 1500～2000 mg/kg；在口服条件下，该药在大鼠体内的 LD_{50} 大于 5110 mg/kg。

头孢吡肟的合成方法如图 17.26 所示。以 7-ACA（Ⅹ-1）为原料，首先和三甲基碘硅烷（TMSI）反应对氨基和羧基进行三甲基硅烷（TMS）保护得到中间体Ⅹ-2，经碘代后和 N-甲基吡咯烷反应得到化合物Ⅹ-4，继续在酸性条件下脱 TMS 保护基得到中间体Ⅹ-5，最后和中间体Ⅹ-6 反应得到头孢吡肟。

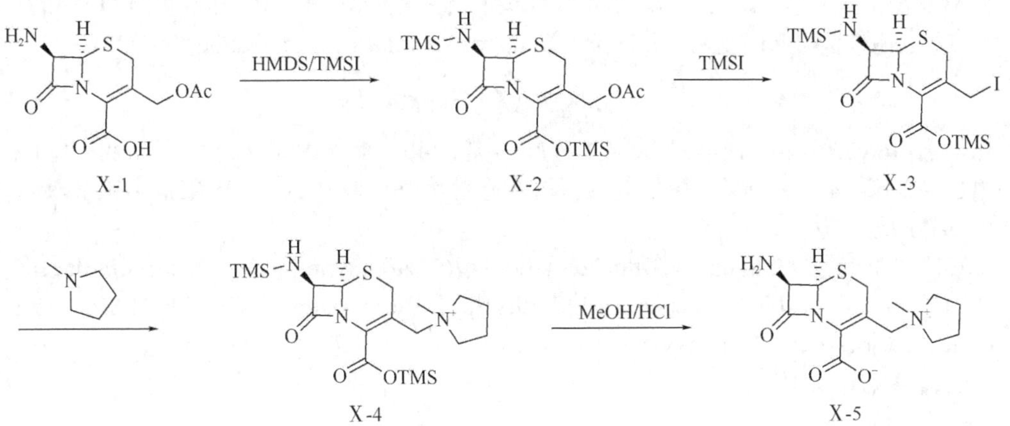

X-1　　X-2　　X-3

X-4　　X-5

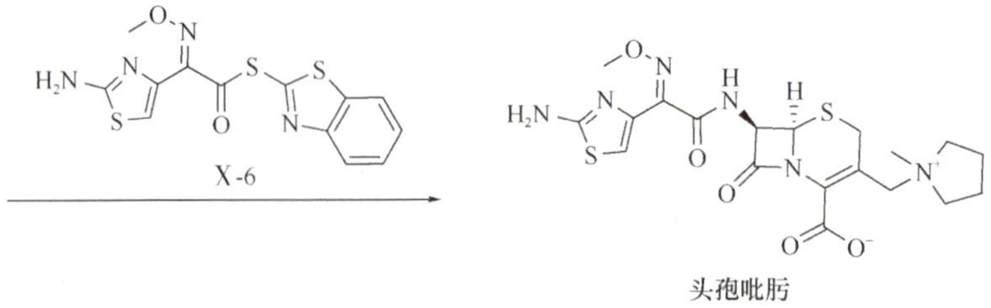

图 17.26 头孢吡肟的合成路线

（五）第五代头孢菌素类

第五代头孢菌素类药物主要包括头孢托罗（头孢吡普，ceftobiprole）、头孢洛林酯（ceftaroline fosamil）和头孢地尔（cefiderocol）（图 17.27）。此类药物对革兰氏阳性菌具有更广的抗菌谱，特别是对 MRSA 有较强的抗菌作用。

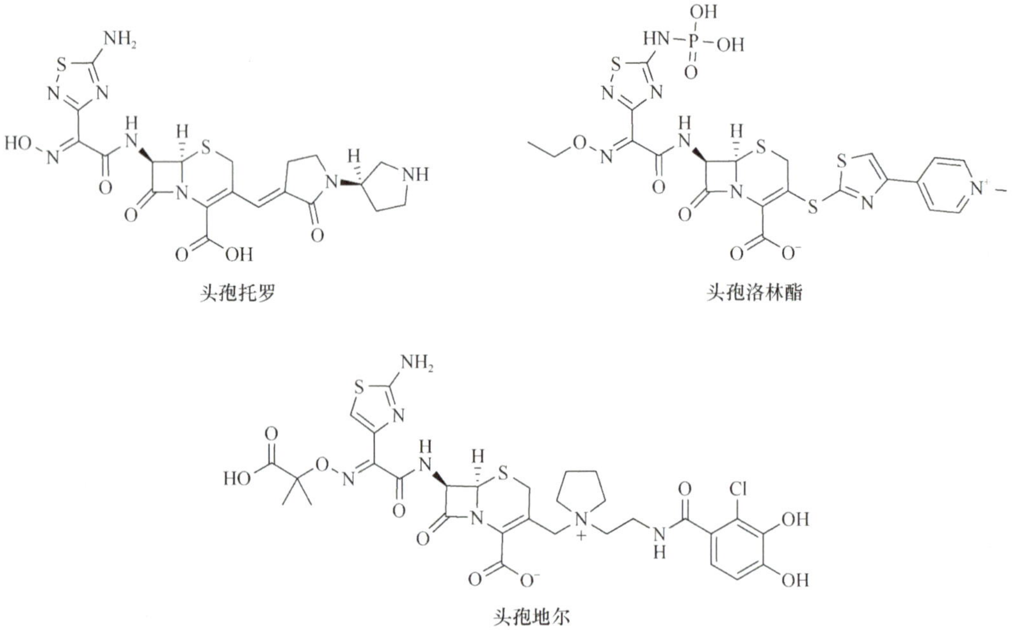

图 17.27 第五代头孢菌素类抗生素

头孢托罗又名头孢吡普，是首个抗 MRSA 头孢菌素类药物，于 2008 年在加拿大上市。头孢洛林酯是头孢洛林的前药，于 2010 年 10 月 29 日经 FDA 批准上市，应用于治疗成人社区获得性肺炎和 MRSA 所致的感染。头孢地尔是第五代头孢菌素类药物，于 2019 年经美国 FDA 批准上市，用于治疗革兰阴性菌引起的复杂尿路感染（complicated urinary tract infection，cUTI）。

头孢地尔（Cefiderocol）

化学名：(6*R*,7*R*)-7-[(2*Z*)-2-(2-氨基-1,3-噻唑-4-基)-2-[[(2-羧基丙烷-2-基)氧基]亚氨基]乙酰氨基]-3-[[1-[2-(2-氯-3,4-二羟基苯甲酰氨基)乙基]吡咯烷-1-基]甲基]-8-氧代-5-硫杂-1-氮杂双环[4.2.0]辛-2-烯-2-羧酸盐

(6*R*,7*R*)-7-[(2*Z*)-2-(2-amino-1,3-thiazol-4-yl)-2-[[(2-carboxypropan-2-yl)oxy]imino]acetamido]-3-[[1-[2-(2-chloro-3,4-dihydroxybenzamido)ethyl]pyrrolidin-1-ium-1-yl]methyl]-8-oxo-5-thia-1-azabicyclo[4.2.0]oct-2-ene-2-carboxylate

分子式：$C_{30}H_{34}ClN_7O_{10}S_2$

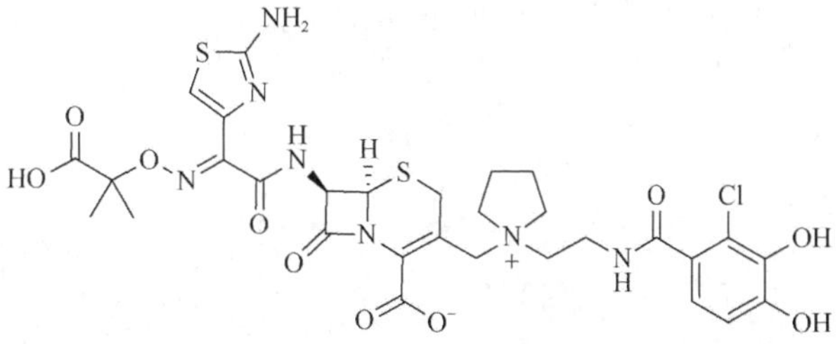

分子量：752.21

水溶性：微溶于水

pK_a=2.64（预测值）

lg P=−2.27

头孢地尔于 2019 年经 FDA 批准上市，是新型抗菌药，用于治疗革兰氏阴性菌引起的 cUTI。该药是一种能够通过铁通道主动转运到细菌细胞中的铁载体，已被证明在体外对多重耐药菌株有效，包括超广谱 β-内酰胺酶产生菌和产生碳青霉烯酶的细菌。

头孢地尔的作用机制是通过结合和抑制 PBP 发挥作用，阻止细胞壁合成并最终导致细菌细胞死亡。与其他 β-内酰胺类抗生素一样，头孢地尔能够通过孔蛋白被动扩散进入细菌细胞。但是与其他 β-内酰胺不同的是，头孢地尔含有一个氯儿茶酚基团，可以螯合铁离子。与三价铁离子结合后，头孢地尔可以通过细胞外膜中的铁通道主动转运到细菌细胞中。一旦进入细胞，头孢地尔就以高亲和力结合并抑制 PBP3，从而阻止肽聚糖层通过五肽桥连接，PBP1a、PBP1b、PBP2 和 PBP4 也被头孢地尔结合和抑制，但效力低于 PBP3，因此，预计对其抗菌作用的贡献较小。

头孢地尔的血浆蛋白结合率为 56%～58%；半衰期为 2～3 h；平均表观分布容积为 18 L。60%～70% 的头孢地尔以原型从肾脏排泄，仅有小于 10% 的头孢地尔以代谢产物的形式排泄。

头孢地尔的合成路线如图 17.28 所示。首先，将氨基噻唑乙酸衍生物Ⅵ-1 作为 C-7 侧链与头孢菌素母核（7-氨基-3-氯甲基-3-头孢菌素-4-羧酸对甲氧基苄基酯）酰胺化得到中间体Ⅵ-2，再经间氯过氧苯甲酸 *m*-CPBA 氧化得到中间体Ⅵ-3，然后和四氢吡咯衍生物Ⅵ-4 偶联得到中间体Ⅵ-5，最后经还原和脱去所有保护基后，得到头孢地尔。

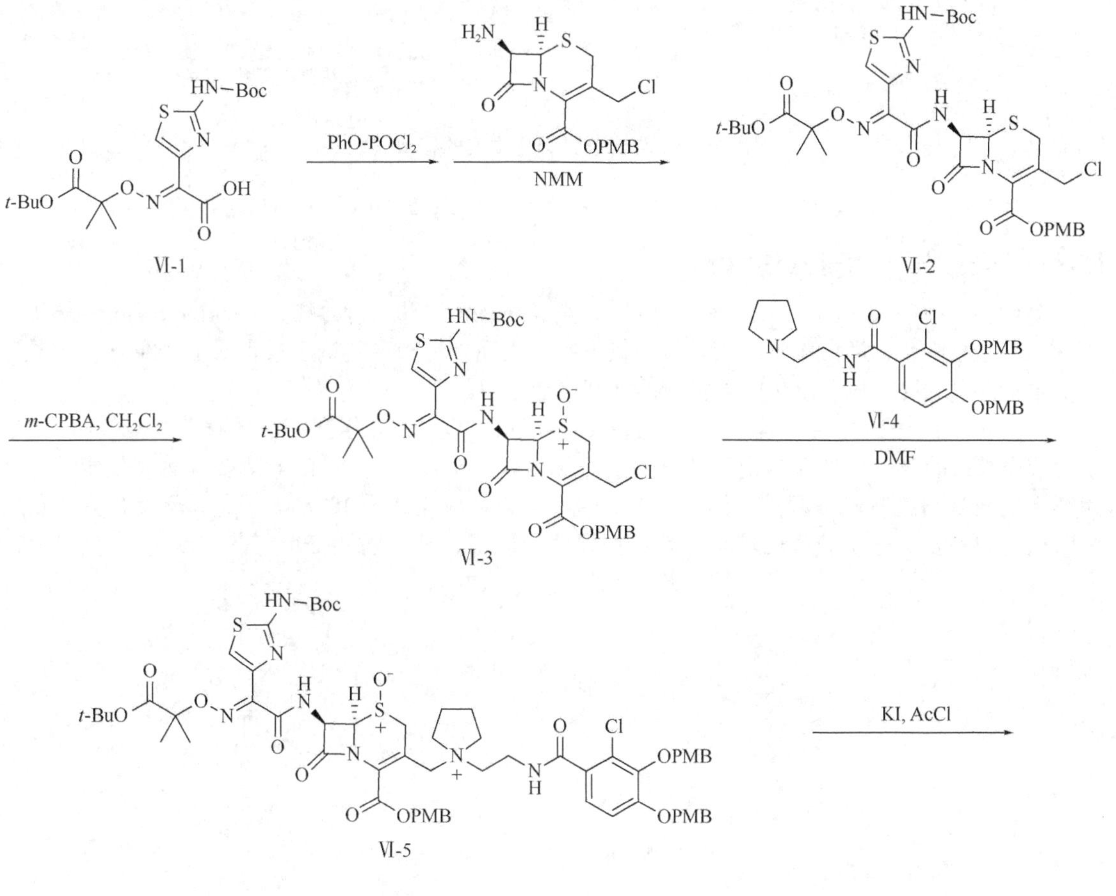

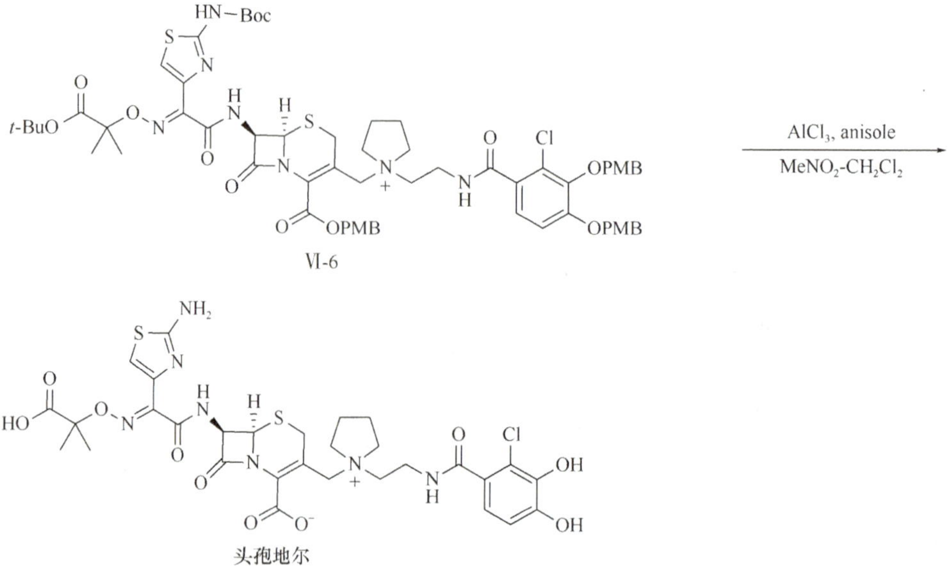

图 17.28 头孢地尔的合成路线

头孢菌素类抗生素的构效关系如图 17.29 所示。

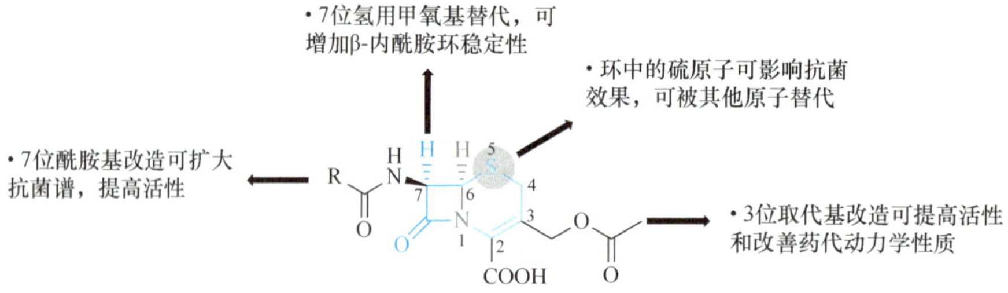

图 17.29 头孢菌素类抗生素的构效关系

四、非经典 β-内酰胺类和 β-内酰胺酶抑制剂

（一）非经典 β-内酰胺类抗生素

单环 β-内酰胺类（monobactams）、青霉烯类（penems）和碳青霉烯类（carbapenems）抗生素通常归为非经典 β-内酰胺类抗生素。虽然氧青霉烷类和青霉烷砜类抗生素也属于非经典 β-内酰胺类抗生素，本章将其归纳为 β-内酰胺酶抑制剂进行介绍。

1. 单环 β-内酰胺类抗生素 诺卡菌素（nocardicin）是 1976 年在诺卡放线菌（*Nocardia*）的发酵液中获得的第一个单环 β-内酰胺抗生素，含有 A～G 7 个组分。诺卡菌素 A 为主要组分，其侧链上的肟基与酰胺基是顺式结构（图 17.30），其全合成完成于 1978 年。诺卡菌素对各种 β-内酰胺酶都很稳定，但抗菌作用较差，除对铜绿假单胞菌、吲哚阴性变形杆菌与沙雷菌有作用外，

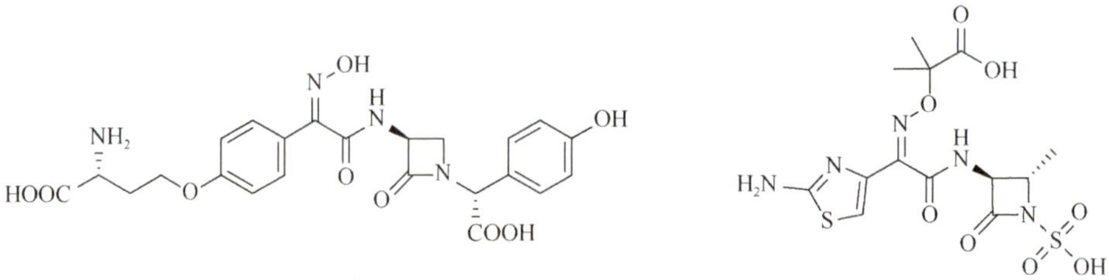

图 17.30 单环 β-内酰胺类抗生素

对其他细菌几乎无作用，因此未应用于临床。通过对其结构改造，获得了第一个全合成的单环β-内酰胺抗生素氨曲南（aztreonam）。其中，C-2位α-甲基的引入提高了氨曲南对β-内酰胺酶的稳定性。

氨曲南（Aztreonam）

化学名：[2*S*-[2*α*,3*β*(*Z*)]]-2-[[[1-(2-氨基-4-噻唑基)-2-[(2-甲基-4-氧代-1-磺基-3-氮杂环丁烷基)氨基]-2-氧代亚乙基]氨基]氧]-2-甲基丙酸

[2*S*-[2*α*,3*β*(*Z*)]]-2-[[[1-(2-amino-4-thiazolyl)-2-[(2-methyl-4-oxo-1-sulfo-3-azetidinyl)amino]-2-oxoethylidene]amino]oxy]-2-methylpropanoic acid

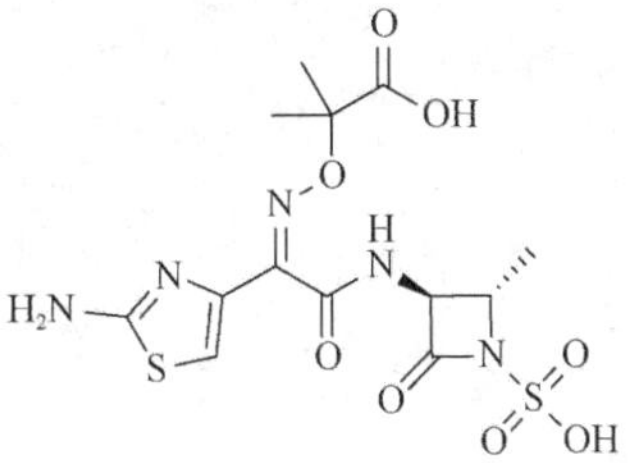

分子式：$C_{13}H_{17}N_5O_8S_2$

分子量：435.43

熔点：227℃

水溶性：微溶于水

pK_a=−1.50（预测值）

lg P=−3.10（预测值）

氨曲南于1981年首次研制成功，1986年在美国获FDA批准，用于治疗敏感需氧革兰阴性菌所致的各种感染。氨曲南单用可用于治疗尿路感染、下呼吸道感染、败血症和腹腔内感染等。此外，*L*-赖氨酸氨曲南（aztreonam *L*-lysine）于2009年获得EMA的附条件上市批准，用于治疗囊性纤维化患者的慢性铜绿假单胞菌感染。

氨曲南通过与敏感需氧革兰氏阴性菌细胞膜上的PBP-3高度亲和而抑制细胞壁的合成，使细胞迅速溶解死亡。不同于大多数β-内酰胺类抗生素，氨曲南不诱导细菌产生β-内酰胺酶，同时对细菌产生的质粒介导和大部分染色体介导的β-内酰胺酶具有较高稳定性，因而该药可用于多种耐药菌的治疗。

氨曲南口服后，胃肠道的吸收不到1%，肌内注射后完全吸收。该药血清蛋白结合率约为56%；半衰期约为1.7 h。在口服条件下，该药在大鼠和小鼠体内的LD_{50}分别为大于10 000 mg/kg和大于5600 mg/kg；在静脉注射条件下，其在大鼠体内的LD_{50}约为3300 mg/kg。

氨曲南通过主动肾小管分泌和肾小球滤过从尿中排出；单次注射12 h后，通过尿液排泄基本完成。该药6%～16%通过β-内酰胺键水解形成开环化合物，代谢为无活性产物。

氨曲南的合成路线如图17.31所示。首先，*N*-Boc-苏氨酸（Ⅺ-1）和*O*-苄基羟胺经酰胺化反应得到中间体Ⅺ-2，然后在三苯基膦和偶氮二甲酸二异丙酯（DIAD）条件下经光延（Mitsunobu）反应得到Ⅺ-3。中间体Ⅺ-3经钯碳氢化脱去苄基得到化合物Ⅺ-4，继续在三氯化钛条件下还原得到内酰胺中间体Ⅺ-5。随后经三氟乙酸脱去Boc保护基，与氯甲酸苄酯反应对氨基进行苄氧羰基（Cbz）保护得到化合物Ⅺ-6。经与SO_3与四丁基硫酸铵反应得到中间体Ⅺ-7，脱去Cbz保护基后得到Ⅺ-8。然后与氨基噻唑衍生物Ⅺ-9经酰胺缩合得到中间体Ⅺ-10，最后经三氟乙酸水解后得到氨曲南。

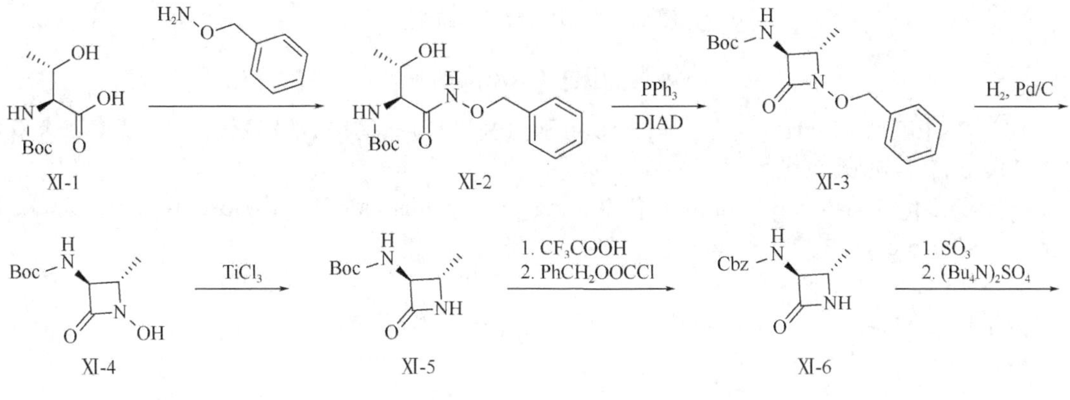

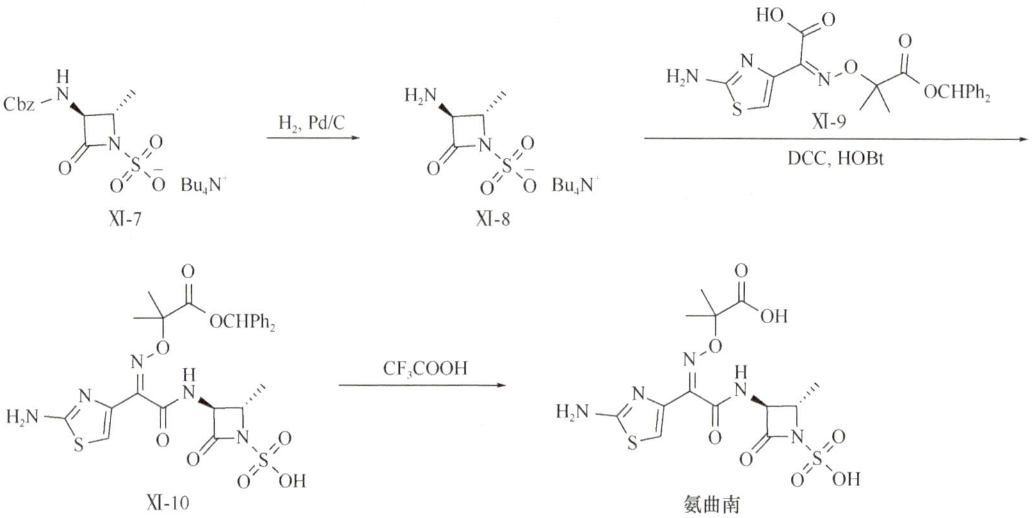

图 17.31 氨曲南的合成路线

2. 碳青霉烯类抗生素 1976 年科学家从卡特利链霉菌（*Streptomyces cattleya*）发酵液中分离出第 1 个碳青霉烯类抗生素沙纳霉素（thienamycin，噻吩培南）（图 17.32）。不同于青霉素类的青霉烷环，沙纳霉素噻唑环中 C-2 和 C-3 间含有不饱和双键，1 位的硫原子为碳原子所替代，继而开发出抗菌作用优异的碳青霉烯类抗生素。此类药物的结构特点：①噻唑环上的硫原子替换为碳原子，且 C-2 和 C-3 位之间存在不饱和双键；② 6 位羟乙基侧链为反式构象，不同于青霉素类的顺式构象；③ 3 位取代基主要为硫醚取代基。碳青霉烯类抗生素主要包括亚胺培南（imipenem）、美罗培南（meropenem）、比阿培南（biapenem）、厄他培南（ertapenem）和多利培南（doripenem）。此类药物具有抗菌谱广和抗菌活性高等优点，并且对 β-内酰胺酶稳定性高。

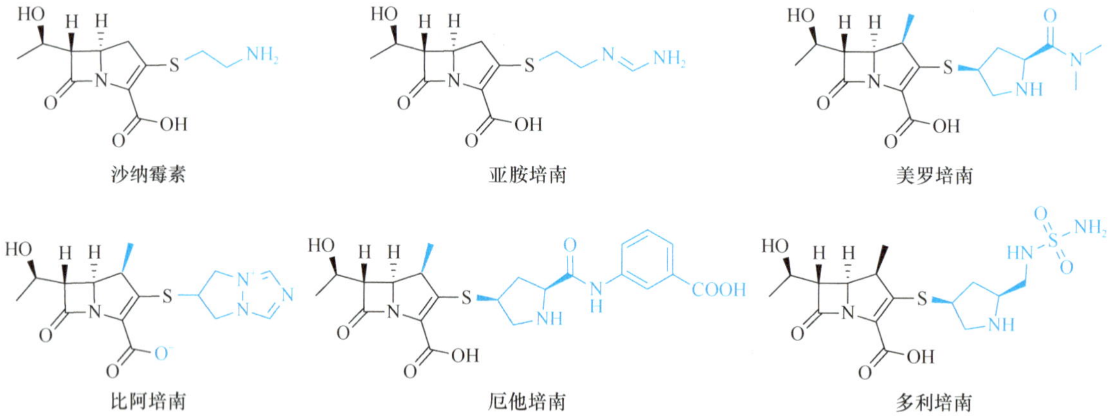

图 17.32 碳青霉烯类抗生素

亚胺培南（Imipenem）

化学名：(5*R*,6*S*)-6-[(1*R*)-1-羟乙基]-3-[[2-[(亚氨基甲基) 氨基] 乙基] 硫代]-7-氧代-1-氮杂双环[3.2.0] 庚-2-烯-2-羧酸

(5*R*,6*S*)-6-[(1*R*)-1-hydroxyethyl]-3-[[2-[(iminomethyl)amino]ethyl]thio]-7-oxo-1-azabicyclo[3.2.0]hept-2-ene-2-carboxylic acid

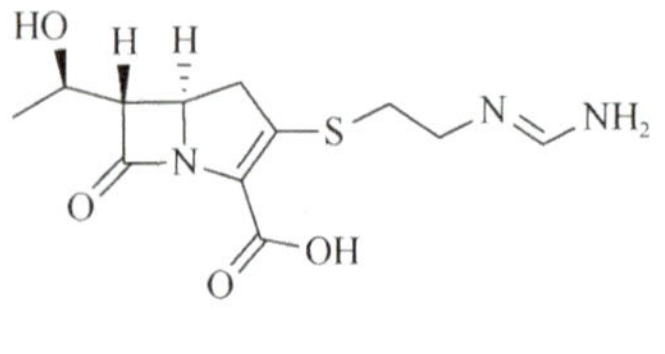

分子式：$C_{12}H_{17}N_3O_4S$

分子量：299.34

熔点：106～111℃

水溶性：微溶于水

pK_a=−3.90

lg P=−1.30

亚胺培南是美国默克公司在1979年开发的首个碳青霉烯类抗生素，于1985年11月经美国FDA批准上市。该药具有对β-内酰胺酶稳定、抗菌谱广等特点。单药亚胺培南对铜绿假单胞菌和厌氧菌有强大抑制作用，对大肠杆菌、克雷伯肺炎杆菌、痢疾志贺杆菌、沙门菌、奇异变形杆菌、产气杆菌等也有较好的抑制活性。 亚胺培南与西司他丁钠（cilastatin sodium）联合使用可治疗包括呼吸道、皮肤、骨骼、妇科、泌尿道和腹腔内及败血症和心内膜炎等细菌感染。

亚胺培南通过抑制各种革兰氏阳性菌和阴性菌的细胞壁合成来发挥抗菌作用。其对细菌细胞壁合成的抑制是通过与PBP结合来实现的。

亚胺培南不能有效地从胃肠道吸收，因此必须肠胃外给药。肌内注射的生物利用度为89%；血清蛋白结合率为20%；表观分布容积范围为0.23～0.31 L/kg。当通过静脉注射给药时，该药的半衰期约为1 h。在口服条件下，该药在大鼠体内的LD_{50}约为10 000 mg/kg。亚胺培南由肾脱氢肽酶代谢，大约70%的亚胺培南以母体药物从尿中排出。

亚胺培南的合成路线如图17.33所示。起始原料Ⅻ-1与氯磷酸二苯酯反应得到中间体Ⅻ-2，继续与2-氨基乙硫醇缩合得到化合物Ⅻ-3。随后与亚氨甲酸苄酯反应得到中间体Ⅻ-4，最后氢化水解得到亚胺培南。

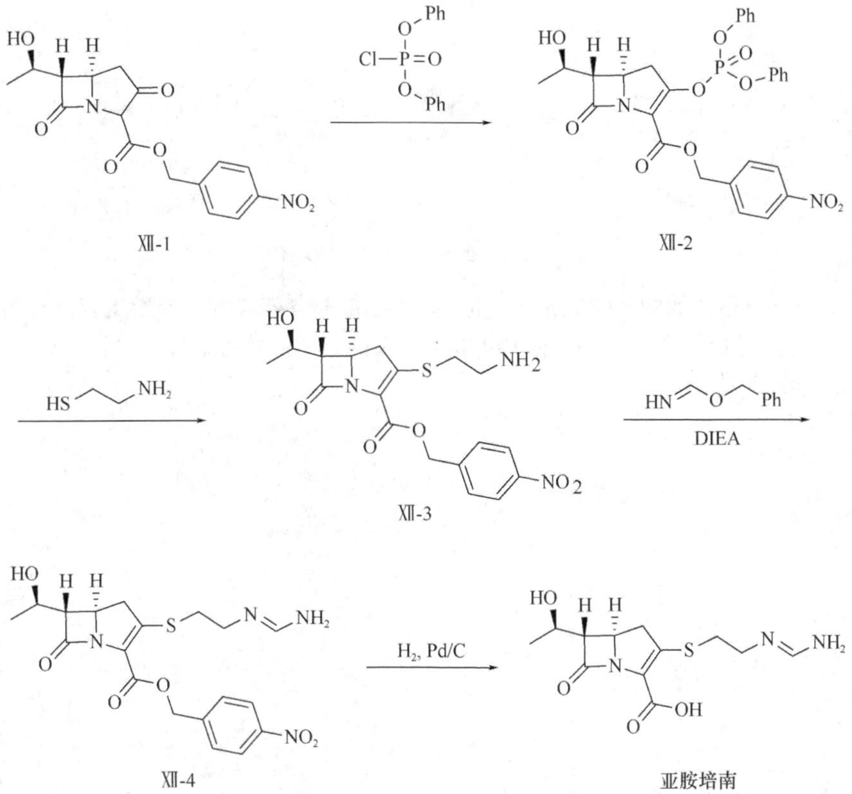

图17.33 亚胺培南的合成路线

多利培南（Doripenem）

化学名：(4*R*,5*S*,6*S*)-3-[[(3*S*,5*S*)-5-[[(氨基磺酰)氨基]甲基]-3-吡咯烷基]硫]-6-[(1*R*)-1-羟基乙基]-4-甲基-7-氧代-1-氮杂双环[3.2.0]庚-2-烯-2-甲酸

(4*R*,5*S*,6*S*)-3-[[(3*S*,5*S*)-5-[[(aminosulfonyl)amino]methyl]-3-pyrrolidinyl)thio]-6-[(1*R*)-1-

hydroxyethyl]-4-methyl-7-oxo-1-azabicyclo[3.2.0]hept-2-ene-2-carboxylic acid

分子式：$C_{15}H_{24}N_4O_6S_2$

分子量：420.50

熔点：124～132℃

水溶性：微溶于水

pK_a=3.34（预测值）

lg P=−5.60

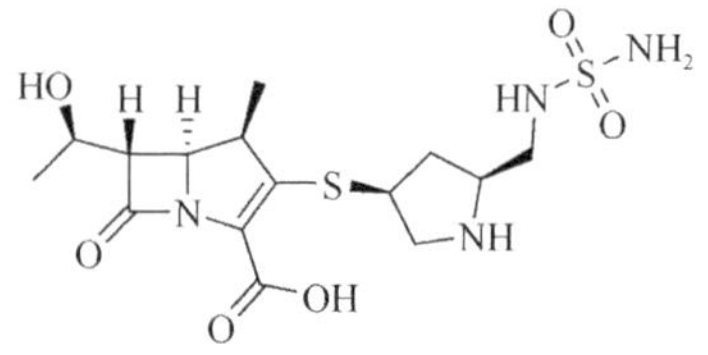

多利培南于 2005 年 9 月在日本获准首次上市，并于 2007 年 10 月获得美国 FDA 批准，用于敏感菌所致的复杂性感染。多利培南用于治疗由大肠杆菌、肺炎克雷伯菌、铜绿假单胞菌、粪拟杆菌、脆弱拟杆菌、多形拟杆菌等敏感株导致的并发性腹内感染和泌尿系统感染。

多利培南通过与细菌 PBP 结合抑制细菌细胞壁合成，从而产生杀菌作用。多利培南对绝大多数 β-内酰胺酶稳定，包括青霉素酶、头孢菌素酶及超广谱 β-内酰胺酶（extended-spectrum β-lactamase，ESBL）。此外，多利培南对人脱氢肽酶-1（dehydropeptidase-1，DHP-1）稳定，在体内不被脱氢肽酶-1 水解，可单独使用。

多利培南作为输液静脉内给药，血清蛋白结合率为 8.1%；半衰期为 1 h；平均表观分布容积为 16.8 L。多利培南主要通过肾脏以原型消除，并经历肾小球滤过和肾小管主动分泌。

多利培南的代谢是通过脱氢肽酶-1 转化为无生物活性的开环代谢物多利培南-M1（图 17.34）。

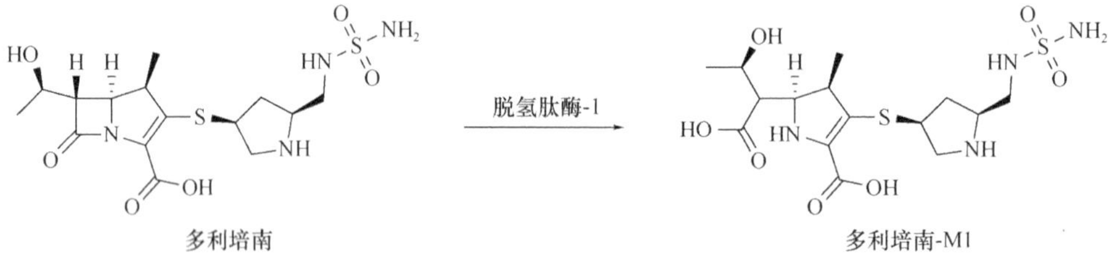

图 17.34　多利培南的代谢途径

多利培南的合成路线如图 17.35 所示。起始原料 XIII-1 与氯磷酸二苯酯反应得到相应的二苯磷酸酯衍生物 XIII-2，随后与四氢吡咯衍生物 XIII-3 反应得到中间体 XIII-4，最后在 $AlCl_3$ 条件下对甲氧基苄酯水解得到多利培南。

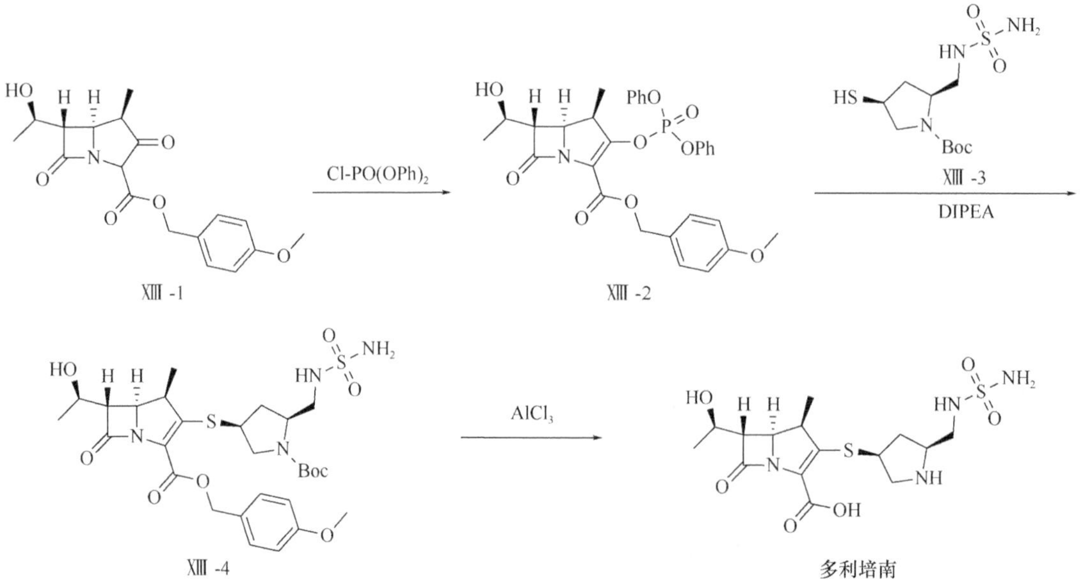

图 17.35　多利培南的合成路线

3. 青霉烯类抗生素 1975 年哈佛大学著名化学家罗伯特·伯恩斯·伍德沃德（Robert Burns Woodward）将青霉素与头孢菌素的结构进行融合，在青霉素结构骨架中引入双键，以增加 β-内酰胺环的反应性，从而提高抗菌活性，设计开发了青霉烯类抗生素。青霉烯类药物主要以法罗培南（faropenem）为代表。不同于碳青霉烯类药物，法罗培南以青霉烯为母核，噻唑环中硫原子的存在导致母核上 5 元环构象改变，更加稳定，可以降低与其他碳青霉烯类抗菌药的免疫交叉反应性。2 位四氢呋喃基团的引入不仅可以增强抗菌活性，而且提高了药物的物理化学稳定性。同时其不带电荷，所以又减少了对中枢神经系统等的影响。与碳青霉烯类药物相似，3 位的羧基和 C-6 位的反式羟乙基是活性必需基团，对于保持较高抗菌活性和对 β-内酰胺酶的稳定性至关重要。

法罗培南（Faropenem）

化学名：(5*R*,6*S*)-6-[(1*R*)-1-羟基乙基]-7-氧代-3-[(2*R*)-四氢呋喃-2 基]-4-硫杂-1-氮杂双环 [3.2.0] 庚-2-烯-2-羧酸

(5*R*,6*S*)-6-[(1*R*)-1-hydroxyethyl]-7-oxo-3-[(2*R*)-tetrahydrofuran-2-yl]-4-thia-1-azabicyclo[3.2.0] hept-2-ene-2-carboxylic acid

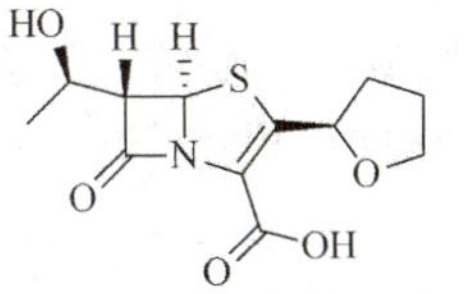

分子式：$C_{12}H_{15}NO_5S$

分子量：285.32

熔点：160～162℃

水溶性：微溶于水

pK_a=3.97（预测值）

lg P=−0.75

法罗培南于 1986 年在日本获得专利，并于 1997 年首先获准在日本上市。该药主要适用于多种敏感细菌引起的各种系统的感染，如金黄色葡萄球菌、大肠杆菌、链球菌、肺炎球菌、流血嗜血杆菌等引起的感染性疾病、泌尿系统疾病、妇科疾病及皮肤组织感染性疾病等。

法罗培南对各种 PBP 具有高亲和性，通过其共价键与 PBP 结合，进而抑制细菌细胞壁的合成。

法罗培南半衰期约为 1 h，与用药剂量无关。该药部分以原型从尿液排泄，其余经肾中的脱氢肽酶-1 代谢后经尿液排泄。人血浆及尿中没有发现具有抗菌活性的法罗培南钠代谢物。

法罗培南的合成路线如图 17.36 所示。β-内酰胺衍生物 XIV-1 和 (*R*)-四氢-2-呋喃硫代甲酸反应得到中间体 XIV-2，与烯丙基乙醛酸酯缩合生成化合物 XIV-3。随后与氯化亚砜反应得到氯代中间体 XIV-4；XIV-4 与三苯基膦反应转化为化合物 XIV-5。在加热条件下环化后得到 XIV-6 后，经四丁基氟化铵（TBAF）脱去叔丁基二甲基硅基（TBDMS）保护基得到中间体 XIV-7，最后水解得到法罗培南。

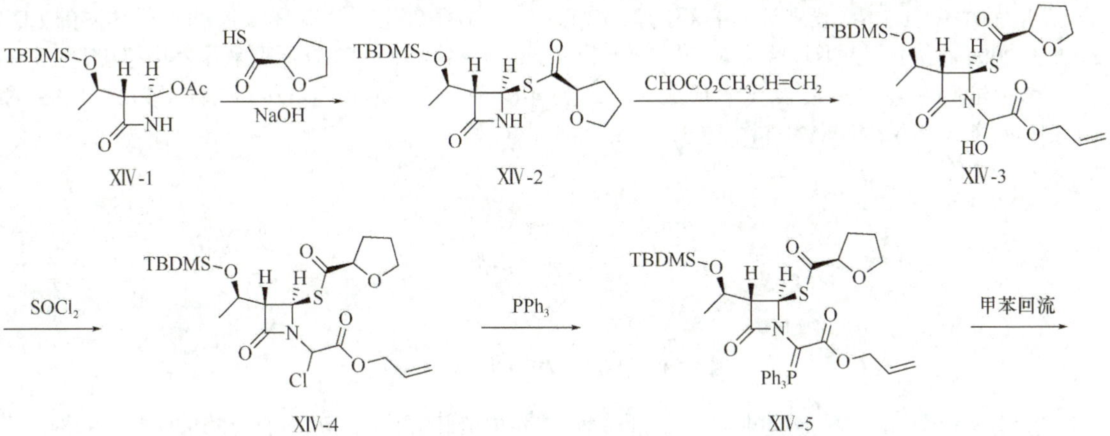

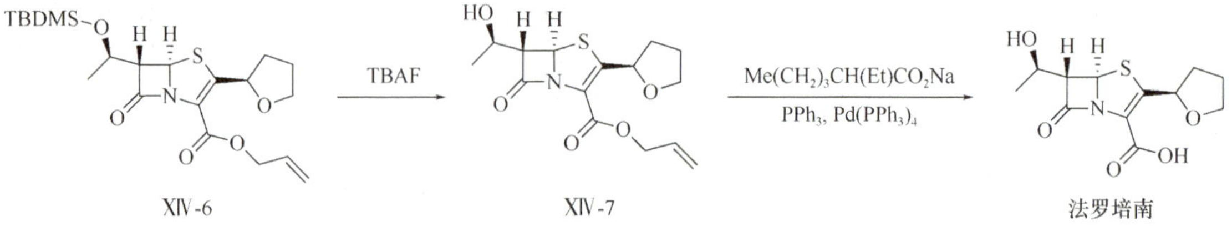

图 17.36　法罗培南的合成路线

（二）β-内酰胺酶抑制剂

β-内酰胺酶抑制剂的研发始于 1969 年。通过微生物筛选和酶抑制剂的结构改造，现已获得多种 β-内酰胺酶抑制剂，目前已用于临床的药物包括克拉维酸（clavulanic acid）、舒巴坦（sulbactam）、舒他西林（sultamicillin）和他唑巴坦（tazobactam）。

1. 氧青霉烷类 β-内酰胺酶抑制剂

克拉维酸（Clavulanic Acid）

化学名：(*Z*)-(2*S*,5*R*)-3-(2-羟亚乙基)-7-氧代-4-氧杂-1-氮杂双环 [3.2.0] 庚烷-2-羧酸

(*Z*)-(2*S*,5*R*)-3-(2-hydroxyethylidene)-7-oxo-4-oxa-1-azabicyclo[3.2.0]heptane-2-carboxylic acid

分子式：$C_8H_9NO_5$

分子量：199.16

熔点：117～118℃

水溶性：微溶于水

pK_a=2.70

lg *P*=−2.30

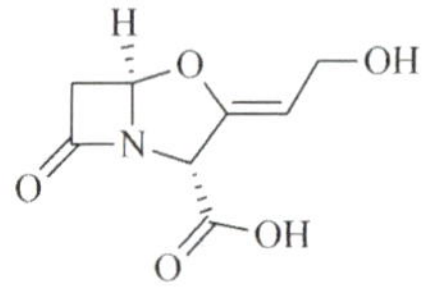

克拉维酸是 1974 年从链霉菌（*Streptomyces Clavuligerus*）中分离得到的非经典的 β-内酰胺酶抑制剂类抗生素。克拉维酸的抗菌活性较弱，但其结构中含有 β-内酰胺环，可与多数 β-内酰胺酶不可逆结合，进而有效地抑制 β-内酰胺酶的活性。克拉维酸用于治疗易感革兰氏阳性菌和革兰氏阴性菌的感染。

克拉维酸通常与阿莫西林或替卡西林联合使用，可以阻止 β-内酰胺酶对 β-内酰胺类抗生素的降解，从而扩大其治疗范围。例如，阿莫西林和克拉维酸钾组合用于治疗可产生 β-内酰胺酶的细菌引起的各种感染。克拉维酸与其他抗生素联合使用还可减少耐药菌株的产生，并提高其治疗抗菌效果。

克拉维酸口服时，在胃肠道中吸收良好，生物利用度约为 64%；血浆蛋白结合率约为 25%；半衰期为 0.75～1.5 h；表观分布容积约为 12 L。在口服条件下，该药在大鼠和小鼠体内的 LD_{50} 均大于 2000 mg/kg。在摄入后的 6 h 内，40%～65% 的克拉维酸以药物原型从尿液中排出。

克拉维酸在体内主要被代谢形成 2,5-二氢-4-(2-羟乙基)-5-羰基-1*H*-吡咯-3-羧酸（M8）和 1-氨基-4-羟基-2-丁酮（M9）（图 17.37）。

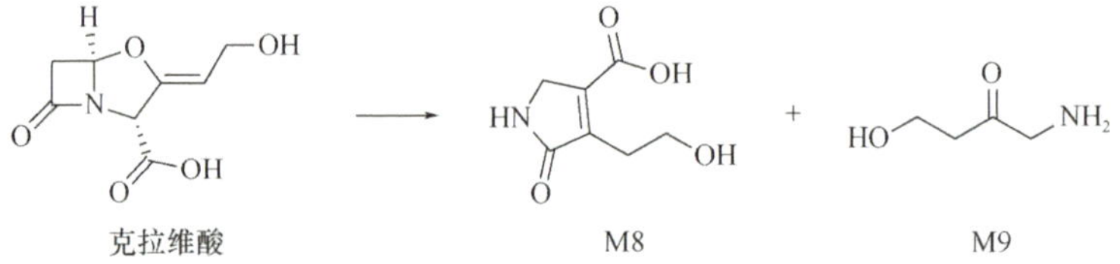

图 17.37　克拉维酸的体内代谢途径

2. 青霉烷砜类 β-内酰胺酶抑制剂　青霉烷砜类 β-内酰胺酶抑制剂具有青霉烷酸的基本结构，将其分子中的硫原子氧化成砜的结构，代表药物主要包括舒巴坦、舒他西林和他唑巴坦（图 17.38）。

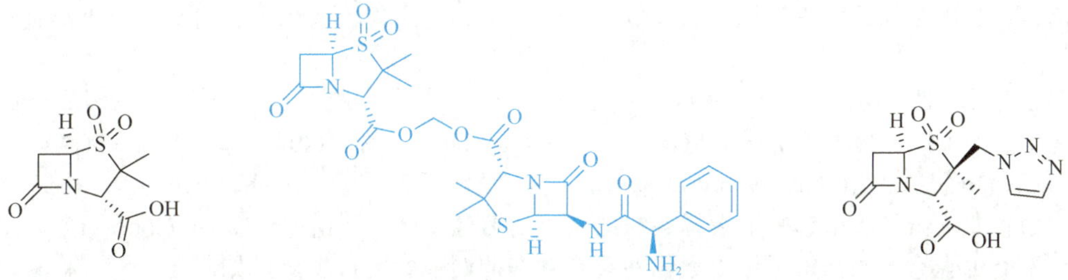

舒巴坦　　舒他西林　　他唑巴坦

图 17.38　青霉烷砜类 β-内酰胺酶抑制剂

舒巴坦为不可逆的竞争性 β-内酰胺酶抑制剂，对淋病奈瑟球菌、脑膜炎奈瑟菌和乙酸钙不动杆菌有较强抗菌活性，对其他细菌的作用均甚差，但对金黄色葡萄球菌和多数革兰氏阴性菌所产生的 β-内酰胺酶有很强的不可逆的竞争性抑制作用。

舒他西林是氨苄西林和舒巴坦的协同前药，易于在胃肠道吸收并迅速被体内的酯酶水解为舒巴坦和氨苄西林，生物利用度为 80%。舒他西林已用于预防和治疗呼吸机相关性肺炎和慢性阻塞性肺疾病（chronic obstructive pulmonary disease，COPD）。

他唑巴坦是舒巴坦的衍生物，为不可逆的竞争性 β-内酰胺酶抑制剂，抑酶作用优于克拉维酸和舒巴坦。他唑巴坦经常与青霉素类或头孢菌素类联合，用于治疗敏感菌所致的尿路感染、肺部感染、支气管感染、耳鼻喉科感染、腹腔和盆腔感染、胆管感染、败血症、皮肤软组织感染等。

舒巴坦（Sulbactam）

化学名：(2*S*,5*R*)-3,3-二甲基-7-氧代-4-硫杂-1-氮杂双环 [3.2.0] 庚烷-2-羧酸-4,4-二氧化物

(2*S*,5*R*)-3,3-dimethyl-7-oxo-4-thia-1-azabicyclo[3.2.0]heptane-2-carboxy-4,4-dioxide

分子式：$C_8H_{11}NO_5S$

分子量：233.24

水溶性：难溶于水

pK_a=3.09（预测值）

lg P=−0.89（预测值）

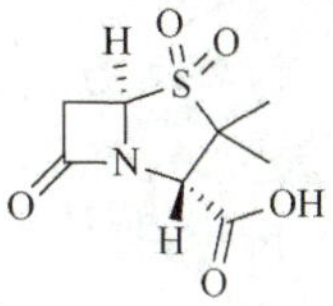

舒巴坦是 1977 发现的一种 β-内酰胺酶的不可逆抑制剂，并于 1986 年在美国上市。

舒巴坦通过结合和抑制细菌 β-内酰胺酶，防止其对 β-内酰胺类抗生素的降解。虽然单独使用舒巴坦除了对奈瑟菌科外几乎没有抗菌活性，但舒巴坦可以恢复氨苄西林对产生 β-内酰胺酶菌株的活性。舒巴坦的存在可以有效扩展氨苄西林的抗菌谱，用于应对 β-内酰胺类抗菌剂具有抗药性细菌的治疗。因此，含有氨苄西林和舒巴坦的产品具有广谱抗菌及 β-内酰胺酶抑制剂的特性。

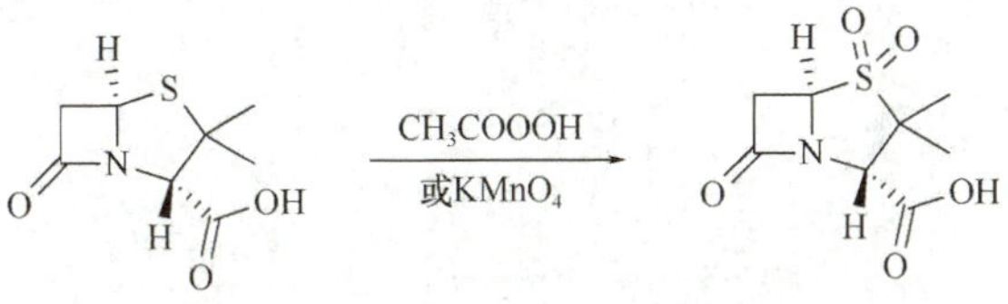

XV-1　　舒巴坦

图 17.39　舒巴坦的合成路线

舒巴坦的血浆蛋白结合率约为 38%；半衰期约为 1 h。在口服条件下，该药在大鼠和小鼠体内的 LD_{50} 分别为大于 4000 mg/kg 和大于 10 000 mg/kg。在给药后 8 h 内，有 75%～85% 的舒巴坦以原型从尿中排出。

舒巴坦的合成主要是以过氧乙酸或 $KMnO_4$ 氧化青霉酸（XV-1）制得（图 17.39）。

第三节　四环素类抗生素

四环霉素，又称四环素（tetracycline），是一类具有聚酮结构的广谱抗生素药物。目前有多种四环类抗生素药物都是由四环霉素衍生而来，这些药物被统称为四环素类抗生素。该类药物由链霉菌属放线菌门细菌所产生，均含有氢化骈四苯母核结构。它们具有抗菌谱广的特点，对革兰氏

阴性菌、革兰氏阳性菌、螺旋体、衣原体、立克次体、支原体、放线菌和阿米巴原虫都有较强的抑制作用。

1945 年本杰明·明奇·道格（Benjamin Minge Duggar）从金霉素链霉菌（*Streptomyces aureofaciens*）中发现了第一个四环素类抗生素金霉素（Chlortetracycline）（图 17.40）。1950 年芬利（AC Finlay）等在链霉菌龟裂链霉菌（*Streptomyces rimosus*）中发现了土霉素（oxytetracycline）。1953 年，罗伯特·伯恩斯·伍德沃德解析了土霉素的结构，而后劳埃德·康诺弗（Lloyd Conover）人工合成了四环素类抗生素。四环素类抗生素包括天然存在的四环素类抗生素，如四环素、金霉素、土霉素和地美环素（demeclocycline），以及半合成四环素类抗生素，如多西环素（doxycycline）、赖氨四环素（lymecycline）、美他环素（metacycline）和米诺环素（minocycline）等。

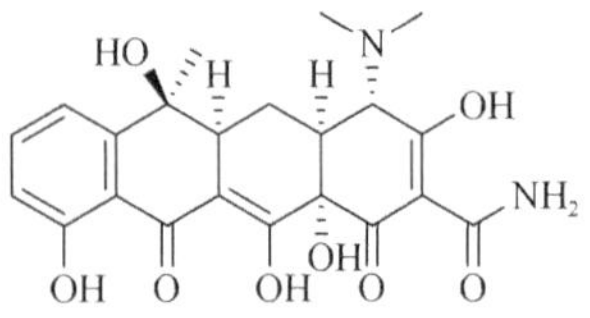

四环素

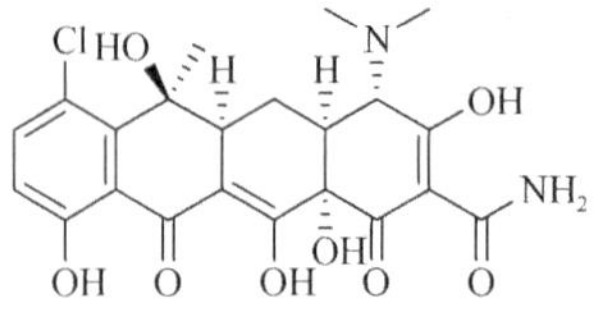

金霉素

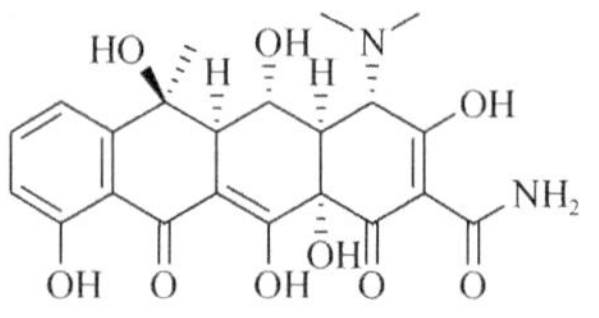

土霉素

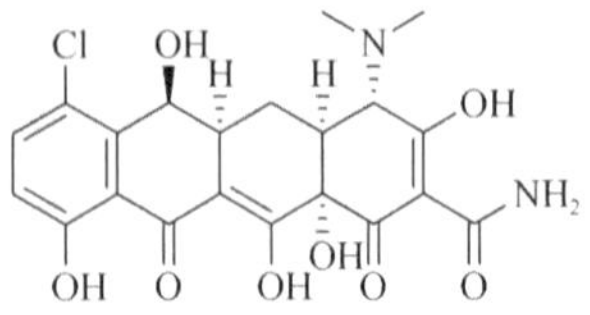

地美环素

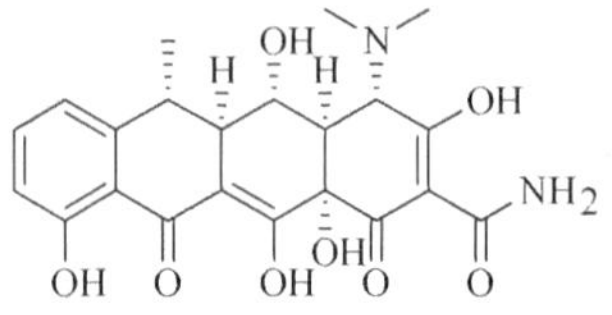

多西环素

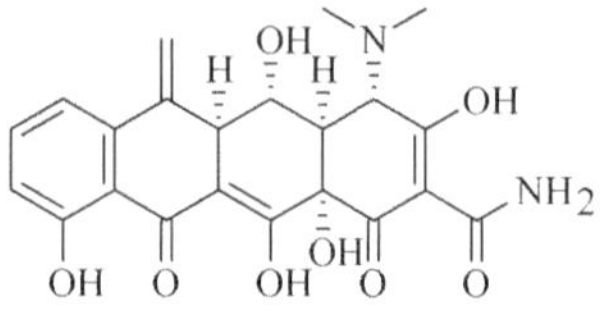

美他环素

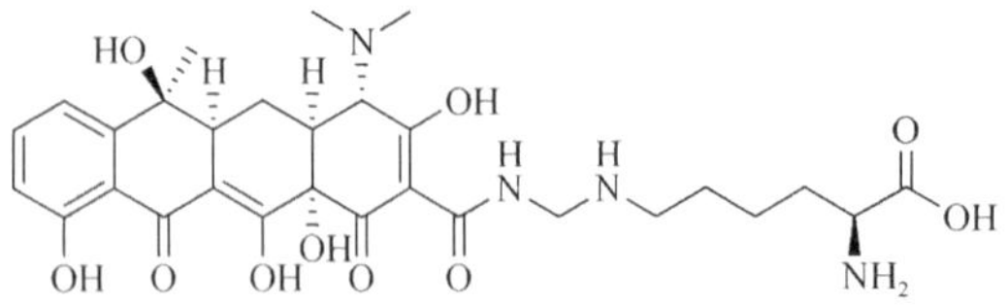

赖氨四环素

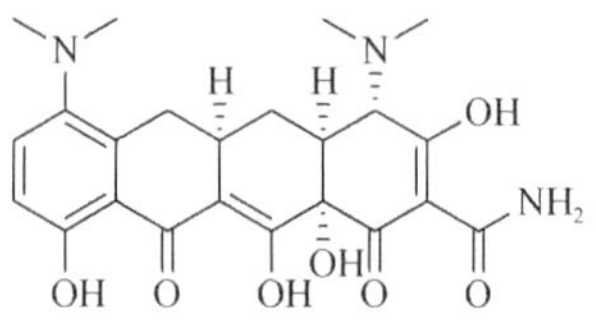

米诺环素

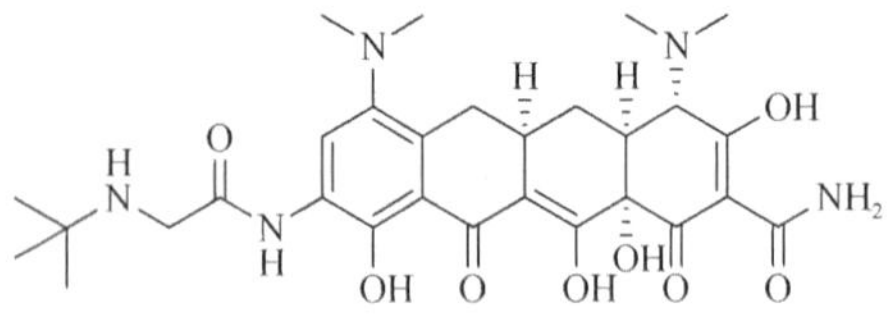

替加环素

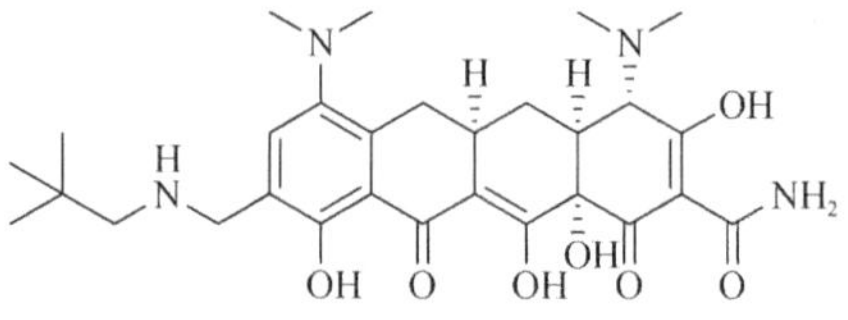

奥玛环素

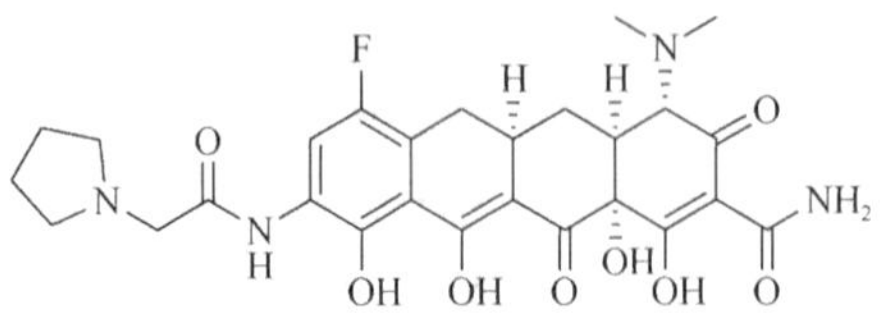

伊拉瓦环素

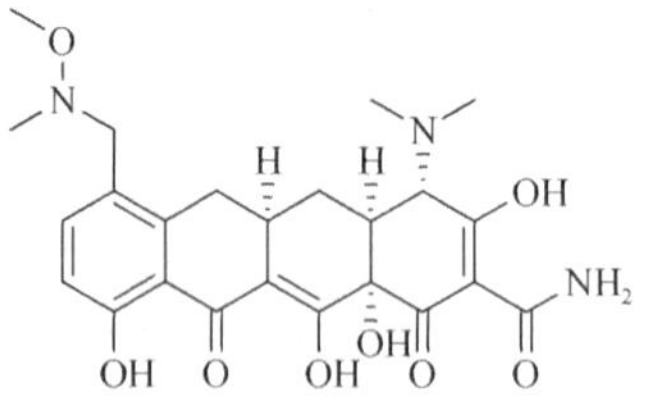

萨瑞环素

图 17.40　四环类抗生素

其中四环素、金霉素和土霉素等天然抗生素属于第一代四环素类抗生素，但存在化学结构不稳定和易产生耐药性等缺点。经进一步结构改造，得到了第二代四环素类抗生素。以土霉素为原料，C-6 位脱水形成烯键得到美他环素，抗菌活性提高 1～5 倍；C-6 去羟基化则得到多西环素。以去甲金霉素为原料，在 C-7 位引入二甲氨基得到米诺环素，可提高其耐药性，抗菌活性比四环素高 8～12 倍。第三代四环素则是在 D 环上引入不同取代基（甘氨酰基、二甲氨基、氟原子等），可有效抑制细菌耐药。替加环素（tigecycline）是在 D 环 C-9 位引入甘氨酰氨基，对金黄色葡萄球菌和万古霉素耐药菌具有很好的抑制效果；在米诺环素 D 环 C-9 位引入氨基取代后得到奥马环素（omadacycline），其对多种需氧革兰氏阳性菌、革兰氏阴性细菌和厌氧菌具有较强的活性；伊拉瓦环素（eravacycline）是一种四环素类的全合成氟环素抗生素，于 2018 年 8 月 27 日获得 FDA 批准，用于治疗 18 岁及以上患者的复杂腹腔内感染，对临床显著的革兰氏阴性、革兰氏阳性需氧菌和兼性细菌具有活性；将米诺环素 C-7 位的二甲氨基替换为 (甲氧基甲基氨基) 甲基得到口服四环素类药物萨瑞环素（sarecycline），用于治疗 9 岁及以上患者非结节性中度至重度寻常痤疮的炎症性病变（图 17.40）。

四环素类抗生素能够抑制基因转译而抑制细胞生长，能与细菌核糖体 30S 亚基上的 16SrRNA 结合，阻断氨酰 tRNA 与核糖体中的 A 位点结合，从而抑制肽链的增长和影响细菌或其他病原微生物的蛋白质合成。而在自然界中，这种结合是可逆的。

四环素（Tetracycline）

化学名：(4*S*,4*aS*,5*aS*,6*S*,12*aS*)-6-甲基-4-(二甲氨基)-3,6,10,12,12*a*-五羟基-1,11-二氧代-1,4,4*a*,5,5*a*,6,11,12*a*-八氢-2-骈四苯甲酰胺

(4*S*,4*aS*,5*aR*,6*S*,12*aS*)-6-methyl-4-(dimethylamino)-3,6,10,12,12*a*-pentahydroxy-1,11-dioxo-1,4,4*a*,5,5*a*,6,11,12*a*-octahydro-2-tetracenecarboxamide

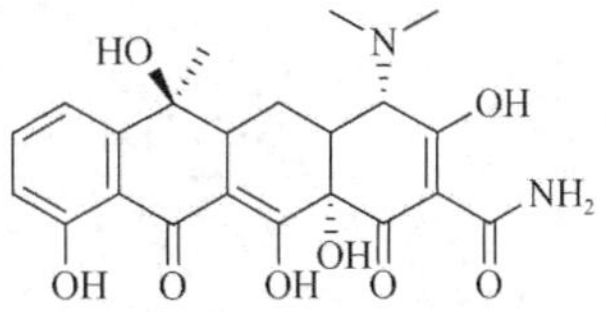

分子式：$C_{22}H_{24}N_2O_8$

分子量：444.15

熔点：172.5℃

水溶性：微溶于水

pK_a=−1.30

lg P=3.30

四环素是由放线菌链霉菌属生产的广谱聚酮类抗生素，于 1949 年开发上市。四环素主要用于治疗立克次体病、支原体属感染、衣原体属感染、回归热、布鲁菌病、霍乱和鼠疫等。

四环素通过抑制翻译来抑制细菌生长，其被动地通过细菌膜中的孔隙通道扩散，并可逆地与 30S 核糖体亚基结合，阻止 tRNA 与 mRNA-核糖体复合物的结合，进而干扰蛋白合成。

当通过肌内注射给药时，四环素生物利用度小于 40%，口服生物利用度为 60%～80%；血浆蛋白结合率为 20%～67%；半衰期为 6～12 h。在口服条件下，该药在大鼠和小鼠体内的 LD_{50} 分别为 6443 mg/kg 和 2759 mg/kg；在静脉注射条件下，该药在大鼠和小鼠体内的 LD_{50} 分别为 128 mg/kg 和 157 mg/kg。四环素经肝浓缩排入胆汁，形成肝肠循环，并以生物活性形式以高浓度在尿液和粪便中排泄。

替加环素（Tigecycline）

化学名：(4*S*,4*aS*,5*aR*,12*aS*)-9-[2-(叔丁基氨基) 乙酰胺基]-4,7-双 (二甲氨基)-3,10,12,12*a*-四羟基-1,11-二氧代-1,4,4*a*,5,5*a*,6,11,12*a*-八氢-2-骈四苯甲酰胺

(4*S*,4*aS*,5*aR*,12*aS*)-9-[2-(tert-butylamino)acetamido]-4,7-bis(dimethylamino)-3,10,12,12*a*-tetrahydroxy-1,11-dioxo-1,4,4*a*,5,5*a*,6,11,12*a*-octahydro-2-naphthacenecarboxamide

分子式：$C_{29}H_{39}N_5O_8$

分子量：585.65

熔点：164～166℃

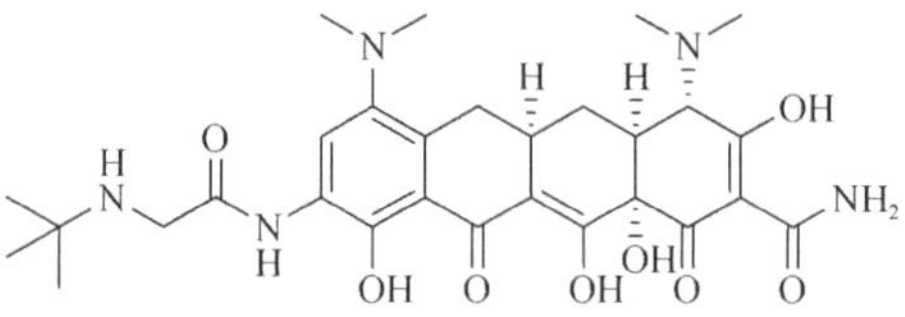

水溶性：难溶于水

pK_a=3.17

lg P=0.80

替加环素于 2005 年获得 FDA 的快速批准上市，用于治疗复杂的皮肤和结构感染、复杂的腹腔内感染和社区获得性细菌性肺炎。其抗菌谱涵盖 MRSA、耐万古霉素肠球菌、青霉素耐药肺炎链球菌和大部分革兰氏阴性菌。替加环素为广谱抗生素，作用机制与四环素相似。

替加环素的血浆蛋白结合率为 71%～89%；半衰期为 27～43 h；表观分布容积为 7～9 L/kg。在静脉注射条件下，该药在大鼠和小鼠体内的 LD_{50} 分别为 100～150 mg/kg 和 100 mg/kg。

替加环素通过葡糖醛酸化代谢成葡糖苷酸结合物，或代谢为 *N*-乙酰基-9-氨基米诺环素。约 59% 的原型药物经胆汁由粪便排泄，22% 由尿液排泄。

2006 年，替加环素的新合成工艺被报道，主要以米诺环素（XVI-1）为原料，经硝化和还原反应得到 9-氨基米诺环素（XVI-3），最后与叔丁基甘氨酸酰氯反应得到替加环素（图 17.41）。该路线收率高、产品纯度好。

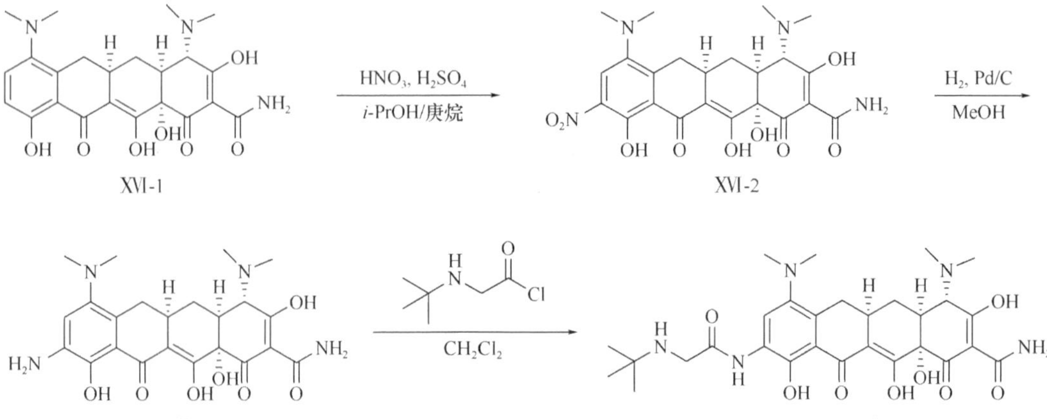

图 17.41 替加环素的合成路线

萨瑞环素（Sarecycline）

化学名：(4*S*,4*aS*,5*aR*,12*aS*)-4-(二甲基氨基)-7-[(甲氧基甲基氨基) 甲基]-3,10,12,12*a*-四羟基-1,11-二氧代-1,4,4*a*,5,5*a*,6,11,12*a*-八氢-2-骈苯甲酰胺

(4*S*,4*aS*,5*aR*,12*aS*)-4-(dimethylamino)-7-[[methoxy(methyl)amino]methyl]-3,10,12,12*a*-tetrahydroxy-1,11-dioxo-1,4,4*a*,5,5*a*,6,11,12*a*-octahydro-2-naphthacenecarboxamide

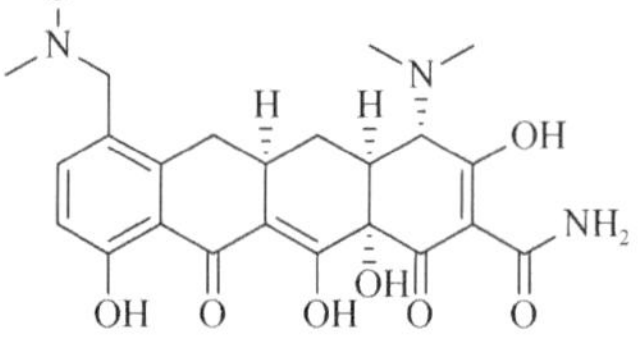

分子式：$C_{24}H_{29}N_3O_8$

分子量：487.51

pK_a=3.31（预测值）

lg P=−3.10（预测值）

萨瑞环素是四环素的半合成衍生物，于 2018 年 10 月在美国上市，适用于治疗 9 岁及以上患者非结节性中度至重度寻常痤疮的炎症性病变。四环素类抗生素可以通过抑制痤疮皮损中痤疮杆菌的蛋白质合成而发挥抗菌作用。由于痤疮杆菌也会产生能够引起炎症的蛋白质和酶，萨瑞环素也可以抑制这些炎症相关蛋白质和酶起到抗炎效果。

萨瑞环素的血浆蛋白结合率为62%～74%；半衰期为21～22 h；表观分布容积为91.4～97.0 L。

萨瑞环素的合成路线如图 17.42 所示。以山环素（sancycline，XVII-1）为起始原料，经 NIS 进行碘代后得到XVII-2，然后在钯催化下与一氧化碳反应进行醛基化得到中间体XVII-3，最后与 *N*-甲基-*N*-甲氧基胺盐酸盐经缩合还原反应后得到萨瑞环素。

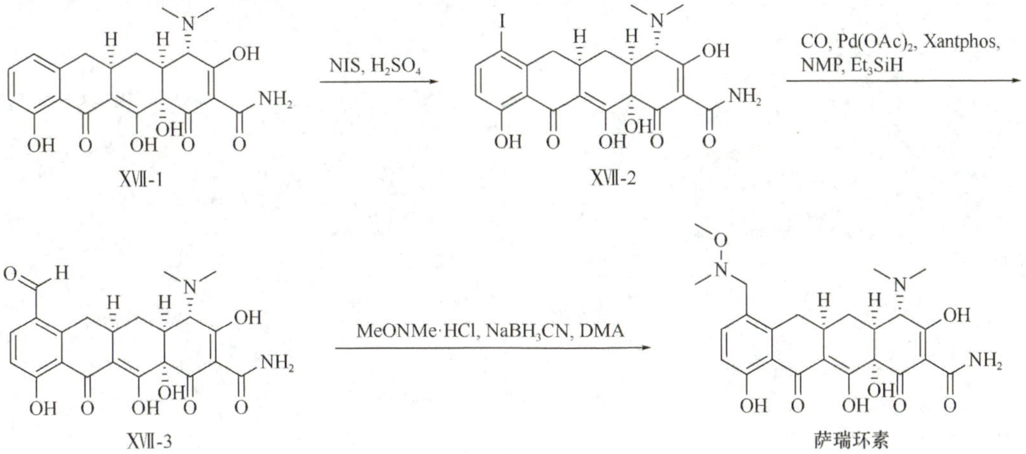

图 17.42 萨瑞环素的合成路线

四环素类抗生素的构效关系如图 17.43 所示。

（1）四环素类抗生素结构中的四环是活性必需基团，A 环中 1～4 位的取代基是抗菌活性基本药效团，其中 4-位二甲氨基为 *S*-构型。

（2）5～9 位的取代基是非活性必需基团，但对其修饰可以改变药物分子抗菌谱和 lg *P*。

（3）四环素类抗生素结构中 B～D 环的蒽环部分相似度达 99%。

（4）2005 年以后上市的药物在 9 位进行修饰，提高了其抗菌活性。

（5）1～3 位和 10～12 位部分与核糖体 30S rRNA 相互作用。

（6）10～12 位部分还可以与金属离子螯合，药物分子具有抗金属蛋白活性。

（7）此外，对 A 环部分进行修饰改造，可以获得抗真菌活性或抗肿瘤活性的分子。

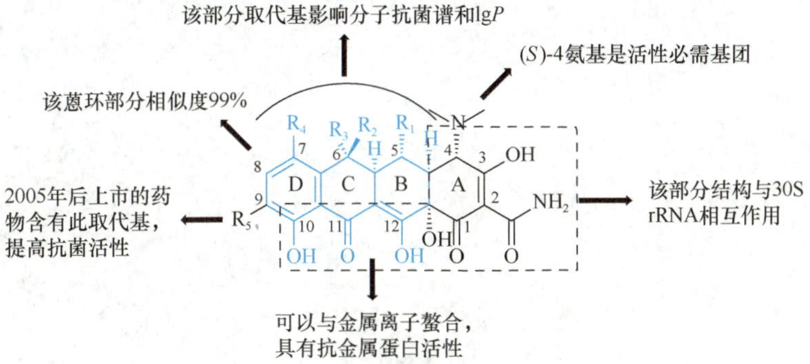

图 17.43 四环素类抗生素的构效关系

第四节 氨基糖苷类抗生素

氨基糖苷类抗生素是指具有氨基糖与氨基环醇（aminocyclitol）结构的一类抗生素，在临床主要治疗需氧革兰氏阴性杆菌、结核杆菌及铜绿假单胞菌造成的感染。20 世纪 60～70 年代本类药物曾被非常广泛地使用，但由于常伴有比较严重的耳毒性及肾毒性，本类药物临床应用受到限制，正在逐渐淡出临床一线用药的行列。

20 世纪 40 年代初，发现了以链霉素为代表的氨基糖苷类抗生素（图 17.44）。链霉素由一个链霉胍和五元链霉糖相连后，再通过 1,3-糖苷键与 *N*-甲基葡糖胺相连而成。随后，新霉素（neomycin）和卡那霉素（kanamycin）等第一代氨基糖苷类抗生素应用于临床，该类抗生素

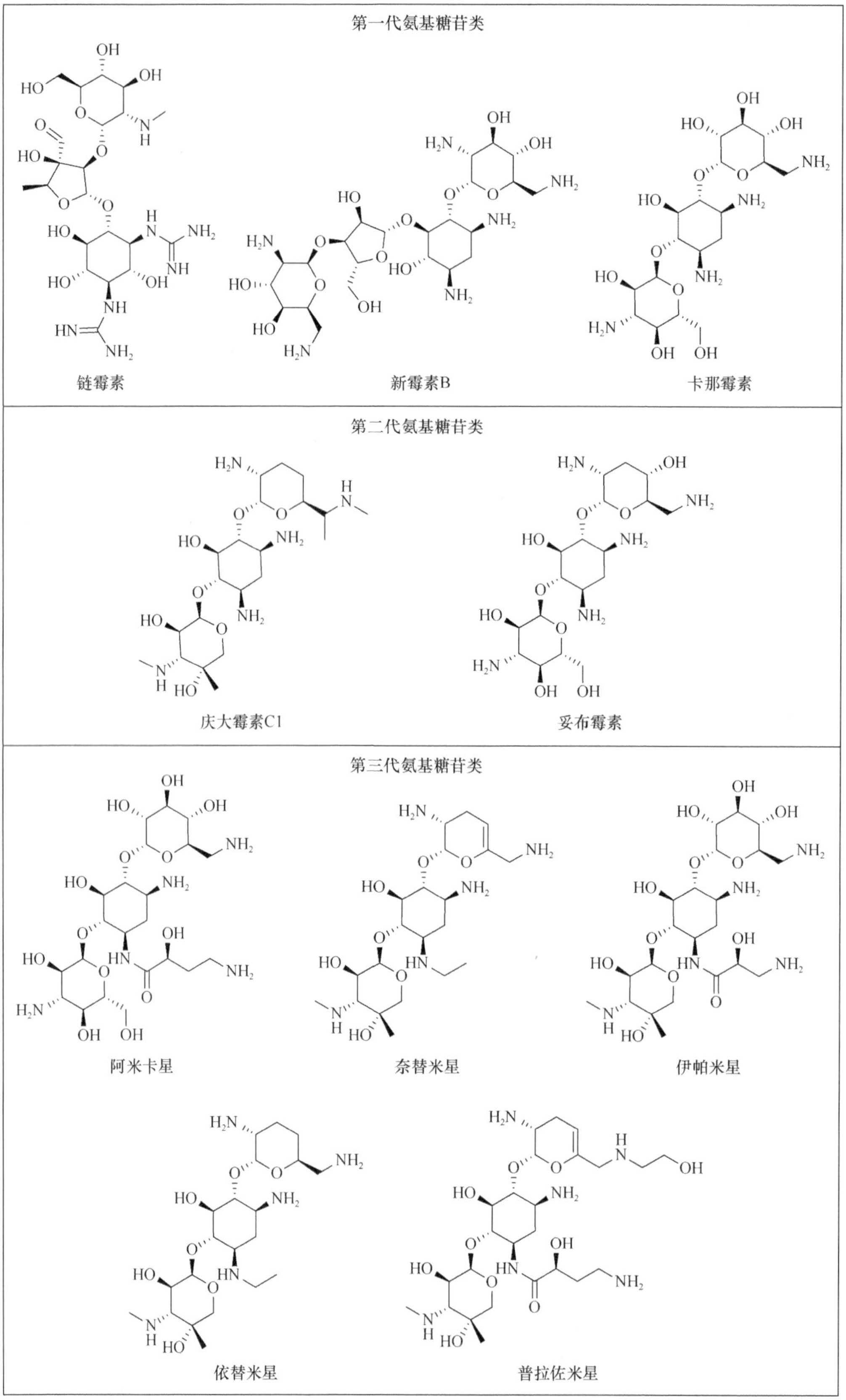

图 17.44　氨基糖苷类抗生素

对铜绿假单胞菌没有活性。新霉素是由新霉素 A、B 和 C 三种成分组成的复合物，其中新霉素 B（framycetin）活性最高。以庆大霉素（gentamicin）和妥布霉素（tobramycin）为代表的第二代氨基糖苷类抗生素抗菌谱更广，对铜绿假单胞菌和部分耐药菌都具有强的抑制活性。庆大霉素是一种多组分抗生素，包括庆大霉素 C1、C1a、C2 和 C2a 等。第一代和第二代氨基糖苷类抗生素均来自于微生物代谢产物。而阿米卡星（amikacin）、奈替米星（netilmicin）、伊帕米星（isepamicin）、依替米星（etimicin）等第三代氨基糖苷类抗生素则属于半合成衍生物。

氨基糖苷类药物分子由氨基醇和氨基糖通过糖苷键构成，糖苷键的连接方式为 4,5-二取代或 4,6-二取代，常见的糖有呋喃糖、吡喃糖及对其修饰后的糖。它们具有以下结构特点：①分子结构中含有多个羟基，具有极性大、水溶性好和口服吸收难度大的特点；②氨基糖苷类分子结构中通常含有脂肪氨基或胍基，呈现出生物碱特性，多以硫酸盐成药；③分子中含有糖苷结构，在强酸和强碱条件下不稳定，易水解失活；④具有多个手性中心，整个分子具有旋光性，其光学纯度对其抗菌活性和生物安全性至关重要。

氨基糖苷类抗生素主要通过干扰细菌蛋白质合成而发挥抗菌作用。具体来讲，它们可以通过细菌表面的亲水性通道进入细菌内部，进而与细菌核糖体 30S 亚基相结合，分别在细菌蛋白质合成的起始阶段、肽链延伸阶段和终止阶段干扰细菌蛋白质合成。

氨基糖苷类抗生素的耐药主要是由于一些革兰氏阴性菌会产生氨基糖苷钝化酶（磷酸转移酶、乙酰转移酶、核苷酸基转移酶等），这些酶可以催化氨基糖苷类药物特定位点的氨基或者羟基进行磷酰化、乙酰化或者连接上核酸，从而会使氨基糖苷类药物失活。因此，通常围绕氨基糖苷类药物的这些易被钝化位点进行结构改造，以降低它们的反应活性。

链霉素（Streptomycin）

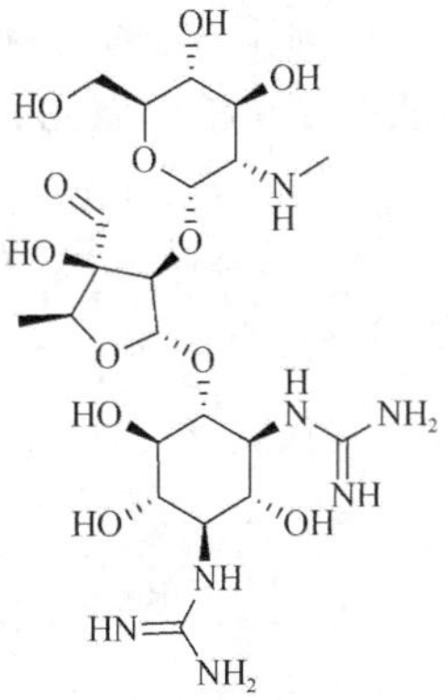

化学名：*O*-2-甲氨基-2-脱氧-*α*-*L*-葡吡喃糖基-(1→2)-*O*-5-脱氧-3-*C*-甲酰基-*α*-*L*-来苏呋喃糖基-(1→4)-N^1,N^3-二脒基-*D*-链霉胺

O-2-methylamino-2-deoxy-*α*-*L*-glucopyranosyl-(1→2)-*O*-5-deoxy-3-*C*-formyl-*α*-*L*-lyxofuranosyl-(1→4)-N^1,N^3-diamidino-*D*-streptamine

分子式：$C_{21}H_{39}N_7O_{12}$

分子量：581.57

熔点：12℃（硫酸盐 230℃）

水溶性：易溶于水

pK_a=11.09（预测值）

lg P=−2.53

链霉素是最早被发现的氨基糖苷类药物之一，于 1943 年由罗格斯大学抗生素先驱塞尔曼·亚伯拉罕·瓦克斯曼（Selman Abraham Waksman）实验室从土壤放线菌灰色链霉菌（*Streptomyces griseus*）中分离获得。瓦克斯曼因链霉素的发现而获得了 1952 年的诺贝尔生理学或医学奖。

链霉素是第一种可用于治疗结核分枝杆菌感染的抗生素，目前链霉素主要与其他抗结核药联合用于结核分枝杆菌所致各种结核病的初治病例或其他敏感分枝杆菌感染，也可单用于治疗土拉菌病，或者与青霉素或氨苄西林联合治疗草绿色链球菌或肠球菌所致的心内膜炎。链霉素过量使用最常见的不良反应是耳毒性、前庭损伤和肾毒性。由于其耐药性和不良反应，目前在临床上为二线用药。

链霉素既具有通过膜破坏的直接杀菌作用，又通过使细胞蛋白质合成受损而具有延迟的杀菌作用。由于口服吸收不良，包括链霉素在内的氨基糖苷类药物主要通过胃肠道外给药。链霉素的半衰期约为 2.5 h。硫酸链霉素在口服条件下在小鼠体内的 LD_{50} 约为 25 000 mg/kg。硫酸链霉素在体内不代谢，主要经肾小球滤过排出；注射给药 24 h 后，80%～98% 链霉素经尿液排出，约 1% 从胆汁排出。

链霉菌主要用发酵法进行制备。早期发现生成链霉素的菌种是灰色链霉菌，后来又发现了产链霉素的其他菌种，如基尼链霉菌和灰肉链霉菌等。

阿米卡星（Amikacin）

化学名：*O*-3-氨基-3-脱氧-*α*-*D*-葡吡喃糖基-(1→4)-*O*-[6-氨基-6-脱氧-*α*-*D*-葡吡喃糖基-(1→6)]-N^3-(4-氨基-2-羟基-1-氧代丁基)-2-脱氧-*L*-链霉胺

O-3-amino-3-deoxy-*α*-*D*-glucopyranosyl-(1→4)-*O*-[6-amino-6-deoxy-*α*-*D*-glucopyranosyl-(1→6)]-N^3-(4-amino-2-hydroxy-1-oxobutyl)-2-deoxy-*L*-streptamine

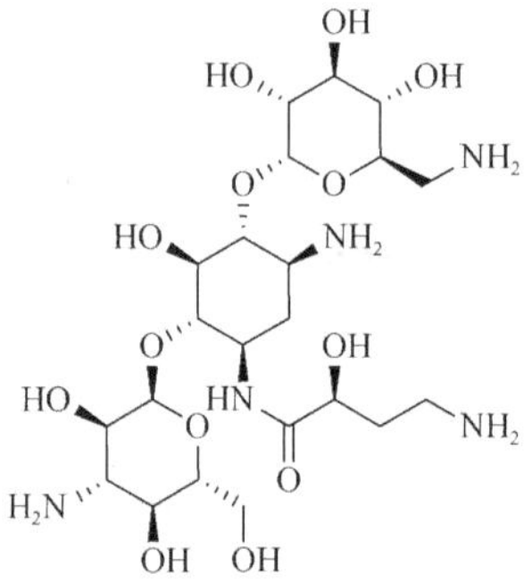

分子式：$C_{22}H_{43}N_5O_{13}$

分子量：585.61

熔点：214℃

水溶性：易溶于水

pK_a=8.10

lg *P*=−8.60

阿米卡星是1976年开发上市的一种氨基糖苷类抗生素。该药主要用于葡萄球菌、肺炎球菌、变形杆菌、铜绿假单胞菌及大肠杆菌等的感染，也可用于对卡那霉素和庆大霉素耐药的革兰氏阴性菌的感染。阿米卡星存在潜在的神经毒性、耳毒性和肾毒性。阿米卡星的主要作用机制与其他氨基糖苷类药物的作用机制相同。

阿米卡星注射给药后迅速吸收，从腹膜和胸膜快速吸收，口服和局部吸收不良。该药血浆蛋白结合率小于等于10%；半衰期为2～3 h。在口服和肌内注射条件下，其在小鼠体内的LD_{50}分别为大于6000 mg/kg和6200 mg/kg。

阿米卡星是一种由卡那霉素合成的半合成抗生素，具体合成路线如图17.45所示。卡那霉素分子中的伯胺先和苯甲氧羰酰琥珀酰亚胺反应得到XVIII-1，再与苄氧羰基（Cbz）保护的2-羟

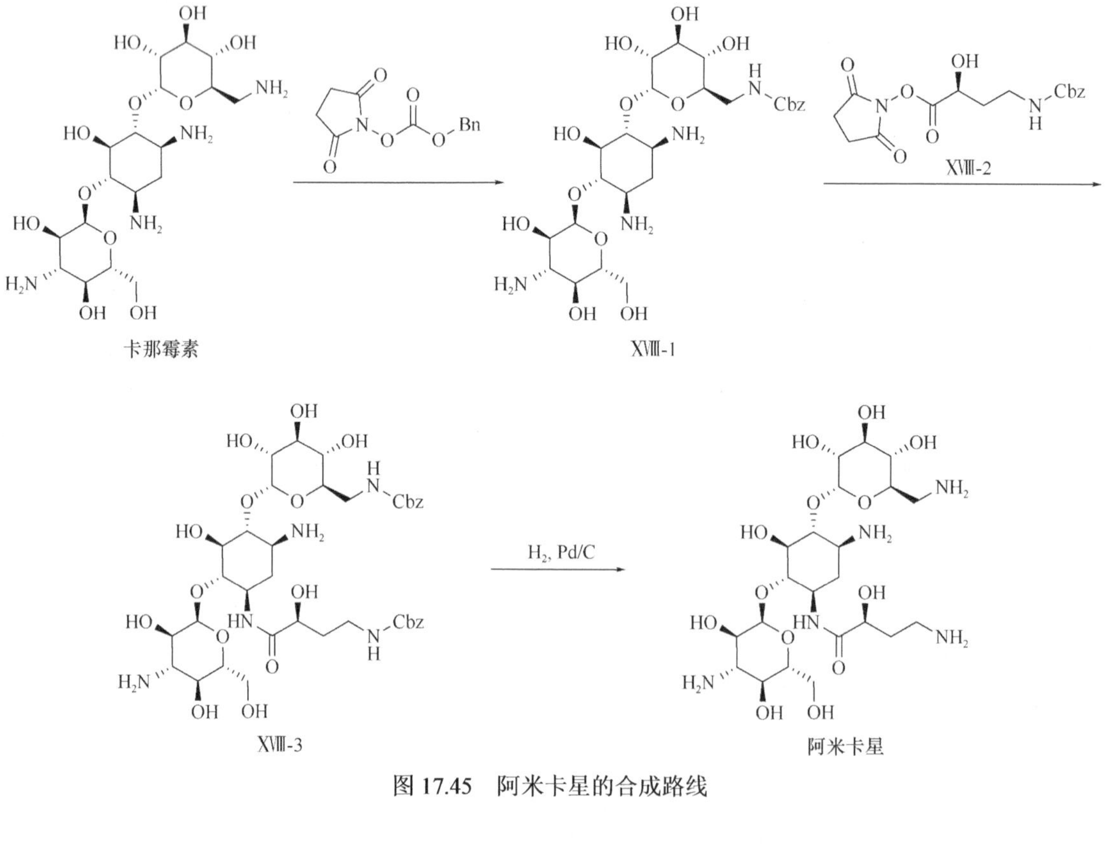

图17.45 阿米卡星的合成路线

基-4-氨基丁酸活性酯（XVIII-2）反应，对XVIII-1 分子中的氨基进行选择性酰化得到中间体XVIII-3，最后经氢化脱去两个 Cbz 保护基得到阿米卡星。

普拉佐米星（Plazomicin）

化学名：*O*-2-氨基-2,3,4,6-四脱氧-6-[(2-羟乙基) 氨基]-*α*-*D*-甘油基-4-烯己吡喃糖基-(1→4)-*O*-[3-脱氧-4-*C*-甲基-3-甲氨基-*β*-*L*-阿拉伯吡喃糖基-(1→6)]-N^1-[(2*S*)-4-氨基-2-羟基-1-氧代丁基]-2-脱氧-*D*-链霉胺

O-2-amino-2,3,4,6-tetradeoxy-6-[(2-hydroxyethyl)amino]-*α*-*D*-glycero-4-enopyranosyl-(1→4)-*O*-[3-deoxy-4-*C*-methyl-3-(methylamino)-*β*-*L*-arabinopyranosyl-(1→6)]-N^1-[(2*S*)-4-amino-2-hydroxy-1-oxobutyl]-2-deoxy-*D*-streptamine

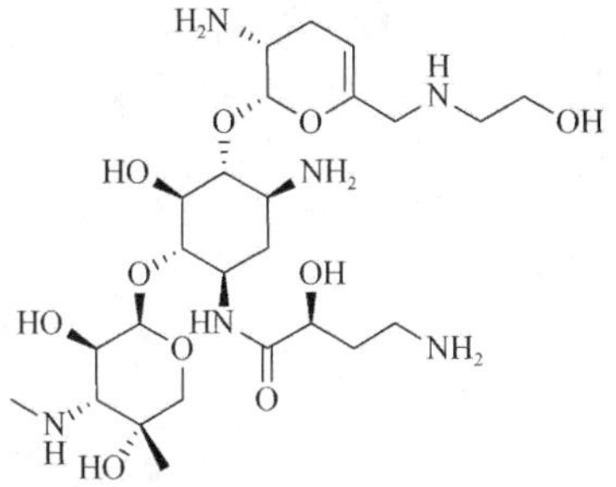

分子式：$C_{25}H_{48}N_6O_{10}$

分子量：592.68

水溶性：溶于水

pK_a = 12.48（预测值）

lg P = −2.20（预测值）

普拉佐米星于 2018 年 6 月被美国 FDA 批准用于治疗复杂尿路感染和肾盂肾炎等。普拉佐米星是细菌蛋白质合成抑制剂，对许多 MDR 革兰氏阴性细菌和 MRSA 具有很强的杀菌活性。与其他氨基糖苷类抗生素相比，普拉佐米星治疗鲍曼不动杆菌和耐碳青霉烯的肠杆菌类有更好的活性，其抑制大肠杆菌和克雷伯肺炎杆菌的活性比阿米卡星高 4 倍。

普拉佐米星主要通过静脉注射方式给药。该药的血浆蛋白结合率约为 20%；半衰期为 3～4 h；表观分布容积约为 17.9 L。普拉佐米星主要通过肾脏排泄。

普拉佐米星的合成路线如图 17.46 所示。以西索米星（XIX-1）为起始原料，用对硝基苄氧羰基（*p*-nitrobenzyloxycarbonyl，PNZ）对 7′-NH_2 进行选择性保护得到 XIX-2，再用叔丁氧羰基（*t*-butyloxy carbonyl，Boc）对 3′,4-NH_2 进行保护得到中间体 XIX-3，随后对另外两个氨基进行芴甲氧羰基（Fmoc）和 Boc 保护得到中间体 XIX-4。在三氨乙基胺存在下脱去 Fmoc 保护基得到中间体 XIX-5，然后与 *N*-叔丁氧羰基-4-氨基-2-(*S*)-羟基丁酸缩合得到中间体 XIX-6，脱去 PNZ 保护

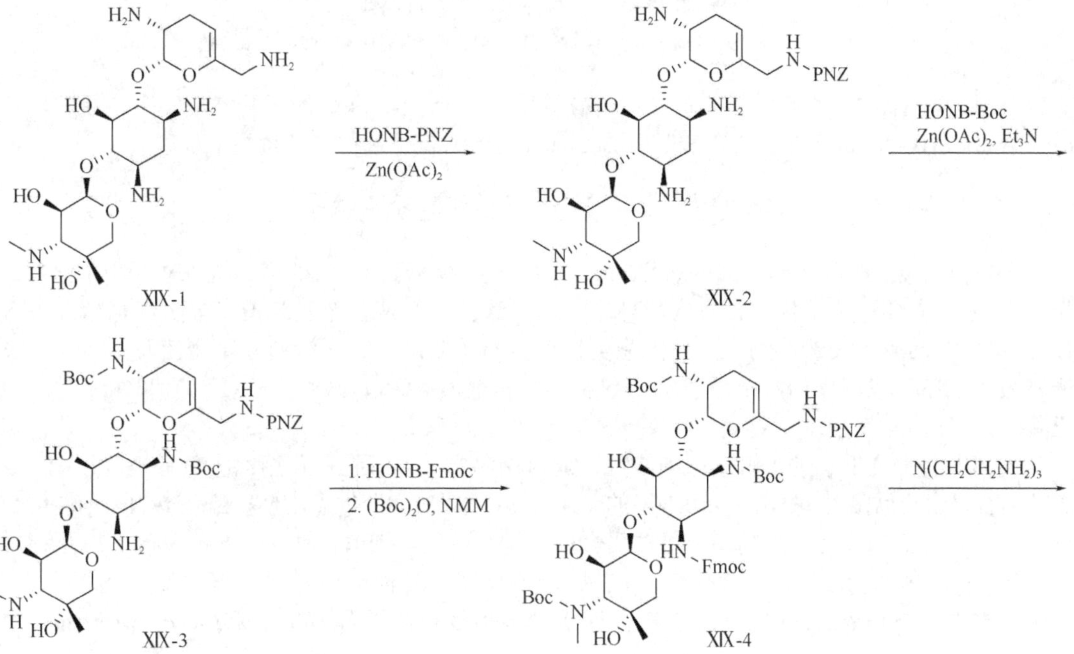

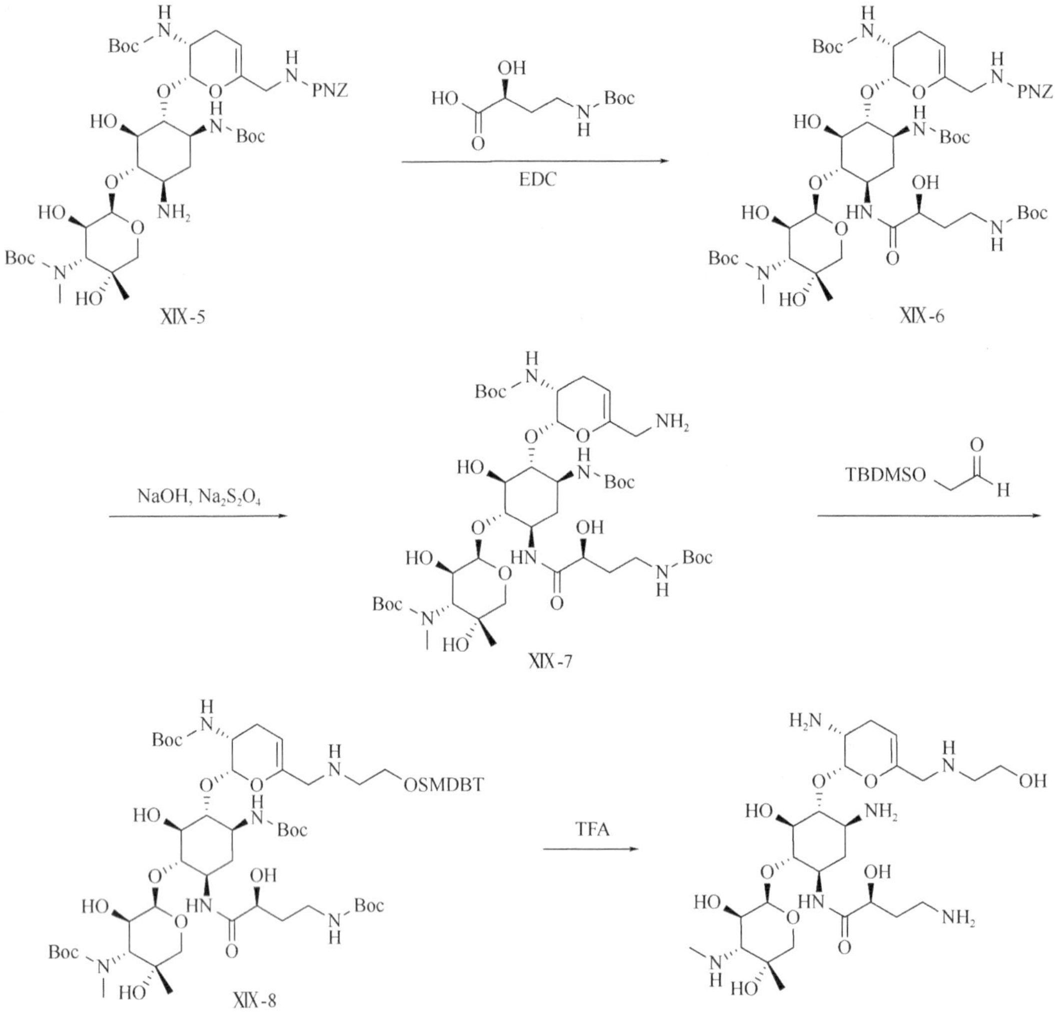

图 17.46　普拉佐米星的合成路线

HONB. *N*-羟基-5-降冰片烯-2,3-二酰亚胺；NMM. *N*-甲基吗啉；TFA. 三氟乙酸

基后得到化合 XIX-7；然后与叔丁基二甲基硅烷基（TBDMS）保护的羟基乙醛发生还原胺化反应得到中间体 XIX-8，最后在三氟乙酸脱去 Boc 和 TBDMS 保护基得到普拉佐米星。

第五节　大环内酯类抗生素

大环内酯类抗生素（macrolide antibiotics）是一类由链霉菌产生的广谱抗生素（图 17.47）。这些 14～16 元大环分子结构中含有内酯环结构，并连接一个或多个脱氧糖（多是红霉糖及脱氧糖胺），属于多烯酮类天然产物。大环内酯类抗生素除了对球菌、厌氧菌、军团菌及支原体、衣原体有效外，还可以用于治疗分枝杆菌（包括结核分枝杆菌和非典型分枝杆菌）和铜绿假单胞菌感染。

大环内酯类抗生素进入敏感菌细胞内，通过两种方式发挥抗菌作用：①可逆地与核糖体 50S 亚基结合，阻止肽酰基 tRNA 从 mRNA 的“A”位点移向“P”位点，使氨酰基 tRNA 不能结合到“A”位点，进而选择性地抑制细菌蛋白质合成；②还可以与细菌核糖体 50S 亚基的 L22 蛋白质结合，导致核糖体结构破坏，使肽酰 tRNA 在肽键延长阶段较早地从核糖体上解离。

红霉素（erythromycin）是 1952 年首次从糖多孢红霉菌（*Saccharopolyspora erythraea*）中分

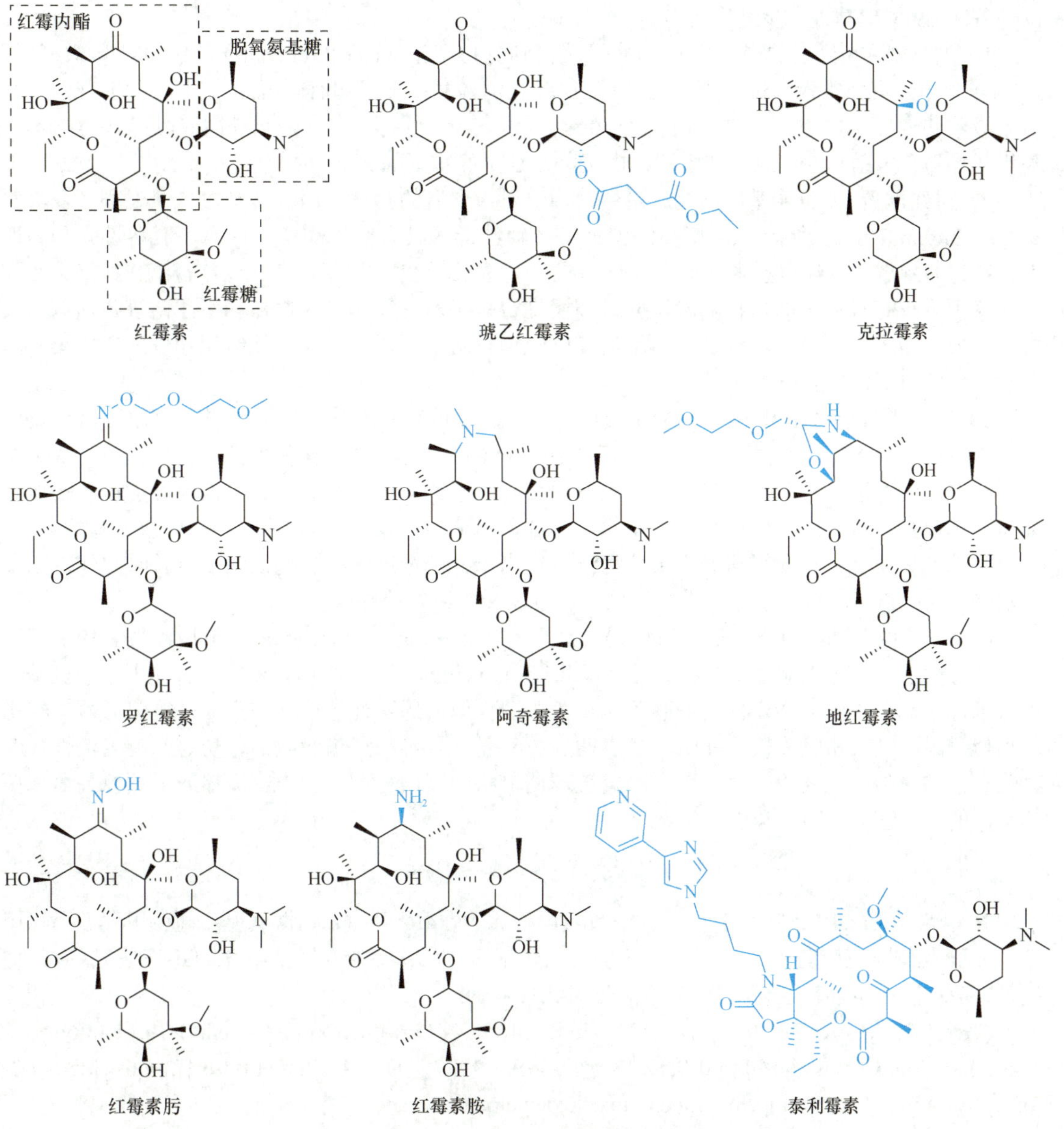

图 17.47 大环内酯类抗生素

离获得的一种抗生素，具体包括红霉素 A、红霉素 B 和红霉素 C 等几种类似物，临床使用的红霉素以红霉素 A 为主，红霉素 B 和红霉素 C 以杂质的形式存在。红霉素的结构主要由红霉内酯环、脱氧氨基糖和红霉糖组成。该药主要应用于链球菌引起的扁桃体炎、猩红热、白喉及带菌者、淋病、李斯特菌病、肺炎链球菌下呼吸道感染等。

红霉素存在酸稳定性差、口服生物利用度低、消除半衰期短和胃肠道刺激等缺点。为了提高红霉素的口服生物利用度和酸稳定性，对红霉素的结构改造主要集中在两个修饰位点。

（1）对其 5 位氨基糖 2′-OH 进行酯化修饰，得到不同类型的衍生物如依托红霉素（erythromycin estolate）和琥乙红霉素（erythromycin ethylsuccinate）。依托红霉素在酸中比红霉素稳定，适于口服。琥乙红霉素是红霉素的前药，在胃中稳定，到体内水解后释放出红霉素而起作用。

（2）在酸性条件下，红霉素分子结构中 C6 位的羟基和 C9 位的羰基发生分子内脱水环合，进一步生成无活性的分子。防止红霉素分子结构在酸性条件下被破坏而失去抗菌活性，可以对 C6

位羟基和 C9 位羰基进一步结构改造。

1）通过对 C6 位上的羟基进行甲基化后得到克拉霉素（clarithromycin），于 1981 年被开发，1990 年上市。克拉霉素的抗菌谱与红霉素相似，但对流感嗜血杆菌有较强的作用。该药对酸稳定，口服吸收快速完全，绝对生物利用度约 50%。克拉霉素组织穿透性好，经肝脏代谢后，其 14-羟基代谢物仍有抗菌活性。克拉霉素的体内抗菌活性是红霉素的 2～4 倍。

2）对红霉素 C9 位羰基的结构改造中，通过引入含氧的肟基，1981 年研究人员发现了罗红霉素（roxithromycin），并于 1987 年在法国上市。罗红霉素具有对胃酸稳定性高、脂溶性强和口服吸收良好的特点。罗红霉素半衰期为 8.4～15.5 h，远长于红霉素的 1.5 h。罗红霉素在血清、组织和体液中有较高且持久的药物浓度，明显高于红霉素，对支原体、衣原体和军团菌等致病菌感染特别有效。临床上，罗红霉素主要用于治疗呼吸道、肺部、泌尿系统、软组织和皮肤等感染，具有耐受性好和不良反应小的优点。

3）以红霉素肟（erythromycin oxime）为原料，经贝克曼重排、扩环并引入氮原子可以得到 15 元氮杂大环内酯类抗生素——阿奇霉素（azithromycin），1988 年在南斯拉夫上市。阿奇霉素抗菌谱与红霉素相近，对革兰氏阳性菌和厌氧菌都有较好的活性，对革兰氏阴性菌种的流感嗜血杆菌和淋球菌是红霉素的 4 倍，对肺炎支原体是红霉素的 10 倍。由于其化学结构中叔氨基的存在，其对组织亲和力强，在各组织器官中药物浓度远高于血药浓度，可以使血药浓度长时间保持在较高水平。阿奇霉素主要用于呼吸道、泌尿道、皮肤和软组织等感染。

4）C9 位的肟基经进一步还原可以得到红霉素胺（erythromycylamine），然后再与 2-甲氧基乙氧基乙醛缩乙二醇环化缩合得到地红霉素（dirithromycin），于 1993 年在西班牙首先上市。氨基的引入增加了地红霉素的亲水性，增强了对革兰氏阴性菌的通透性。地红霉素体外抗菌活性与红霉素相似，耐酸且口服吸收快，其消除半衰期为 30～44 h。经胃肠道吸收后，快速水解为活性代谢物红霉素胺，临床主要用于莫拉菌、肺炎链球菌、嗜肺军团杆菌、肺炎支原体或金黄色葡萄球菌等引起的支气管炎、肺炎和皮肤感染等。

红霉素（Erythromycin）

化学名：(3*R**,4*S**,5*S**,6*R**,7*R**,9*R**,11*R**,12*R**,13*S**,14*R**)-4-[(2,6-脱氧基-3-碳-甲基-3-氧-甲基-*α*-*L*-核-己吡喃糖基)-氧]-14-乙基-7,12,13-三羟基-3,5,7,9,11,13-六甲基-6-[[3,4,6-三脱氧-3-(二甲氨基)-*β*-*D*-木-己吡喃糖基]-氧] 氧杂环十四烷-2,10-二酮

(3*R**,4*S**,5*S**,6*R**,7*R**,9*R**,11*R**,12*R**,13*S**,14*R**)-4-[(2,6-dideoxy-3-*C*-methyl-3-*O*-methyl-*α*-*L*-ribo-hexopyranosyl)oxy]-14-ethyl-7,12,13-trihydroxy-3,5,7,9,11,13-hexamethyl-6-[[3,4,6-trideoxy-3-(dimethylamino)-*β*-*D*-xylo-hexopyranosyl]oxy]oxacyclotetradecane-2,10-dione

化学式：$C_{37}H_{67}NO_{13}$

分子量：733.94

熔点：133～135℃

水溶性：极微溶于水

pK_a=8.88

lg P=2.60

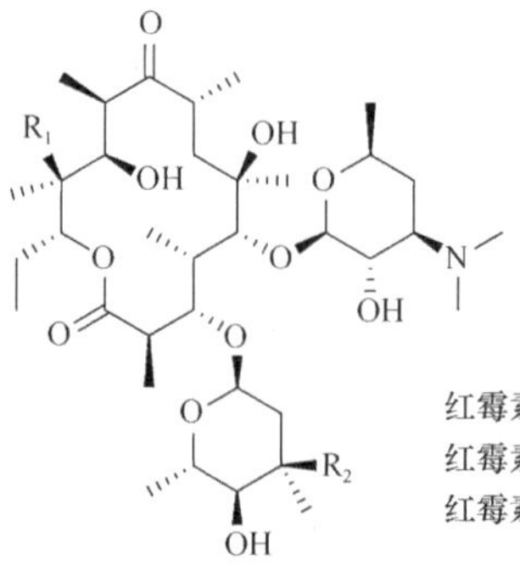

红霉素A：R_1 = OH, R_2 = OCH_3
红霉素B：R_1 = H, R_2 = OCH_3
红霉素C：R_1 = H, R_2 = OH

红霉素于 1952 年开发上市，主要用于治疗由敏感菌引起的多种不同类型的感染，包括肺炎、支气管炎、尿道炎及皮肤软组织感染等。

红霉素主要通过抑制蛋白质合成来发挥抑菌作用。红霉素与细菌核糖体 50S 亚单位的 23S rRNA 结合；这会导致正在合成的肽链的无法实现转位这一步骤。由于人体含有 40S 和 60S 亚单位，而没有 50S 亚单位，因此，红霉素不会影响人体组织中的蛋白质合成。

口服红霉素容易吸收，生物利用度为 30%～65%；血浆蛋白结合率约为 90%；半衰期约为

3.5 h。在口服条件下，其在大鼠体内的 LD_{50} 约为 9272 mg/kg。

口服后，红霉素可被 CYP3A4 代谢为 *N*-去甲基红霉素（图 17.48）。在酸性条件下，红霉素也可被水解为脱水红霉素（anhydroerythromycin，AHE）和其他代谢物。脱水红霉素对微生物无活性，但抑制肝脏药物氧化，因此被认为是红霉素药物-药物相互作用的重要因素。

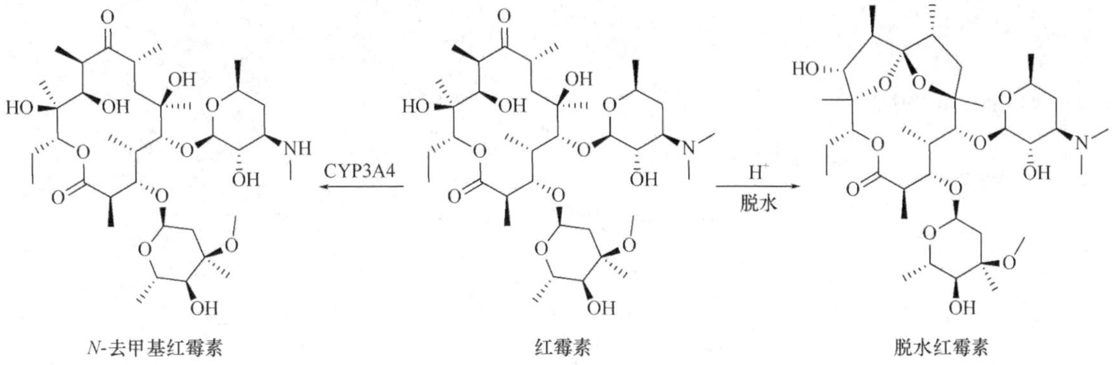

图 17.48 红霉素的体内代谢途径

红霉素有两种不同的制造方法，即生物合成和化学合成。天然的抗生素是由红链霉菌产生的。几十年来，化学家一直在研究红霉素的化学合成，但产量非常低。目前，细菌发酵生产红霉素是红霉素商业化生产的最佳途径。

克拉霉素（Clarithromycin）

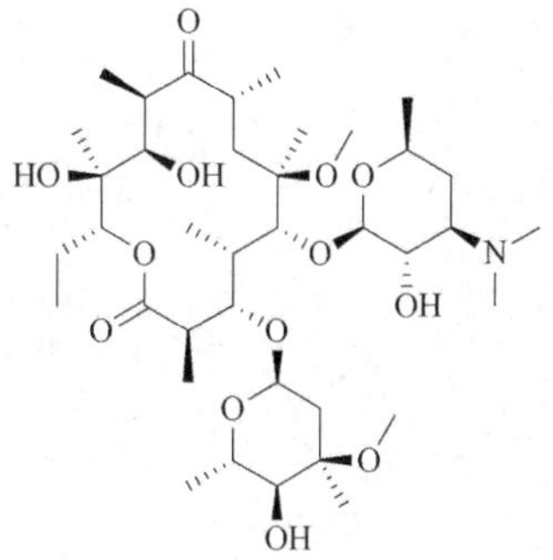

化学名：6-*O*-甲基红霉素

6-*O*-methylerythromycin

化学式：$C_{38}H_{69}NO_{13}$

分子量：747.96

熔点：220℃

水溶性：不溶于水

$pK_a=8.99$

$\lg P=3.16$

克拉霉素是于 1980 年被发现，并于 1990 年开发上市。克拉霉素主要用于治疗多种细菌感染，如急性中耳炎、咽炎、扁桃体炎、呼吸道感染、单纯性皮肤感染和幽门螺杆菌感染。相比红霉素，克拉霉素具有口服吸收好、达峰时间短、血药浓度高、半衰期长和个体差异小的特点。克拉霉素对流感杆菌的抗菌活性比红霉素强 2～4 倍，对 MRSA 和链球菌属的抗菌活性略强于红霉素。

克拉霉素吸收良好，酸稳定，在同类药物中，克拉霉素的生物利用度最高，约为 50%；血浆蛋白结合率约为 70%；半衰期为 3～4 h。在口服条件下，该药在大鼠体内的 LD_{50} 约为 1270 mg/kg。每 12 h 服用 250 mg 片剂后，约 20% 的剂量以克拉霉素的形式从尿中排泄。

克拉霉素在肝脏主要由 CYP3A4 代谢，代谢产物包括 14-羟基克拉霉素和 *N*-去甲基克拉霉素（图 17.49）。

克拉霉素的合成路线已经有多条，我国广泛采用 2-乙氧基丙烯法合成克拉霉素（图 17.50）。该路线以红霉素 A 为起始原料，经红霉素肟（XX-1）、1-甲氧基-1-甲基乙基肟（XX-2）、2′-4″-硅烷化（XX-3）、6-羟基甲基化（XX-4）、脱 TMS 保护基（XX-5），最后还原得到克拉霉素。该路线优点是 2-乙氧基丙烯保护剂引入和去除容易，6-羟基的立体选择性高。

阿奇霉素（Azithromycin）

化学名：(2*R*,3*S*,4*R*,5*R*,8*R*,10*R*,11*R*,12*S*,13*S*,14*R*)-13-[(2,6-二脱氧-3-*C*-甲基-3-*O*-甲基-*α*-*L*-核-己

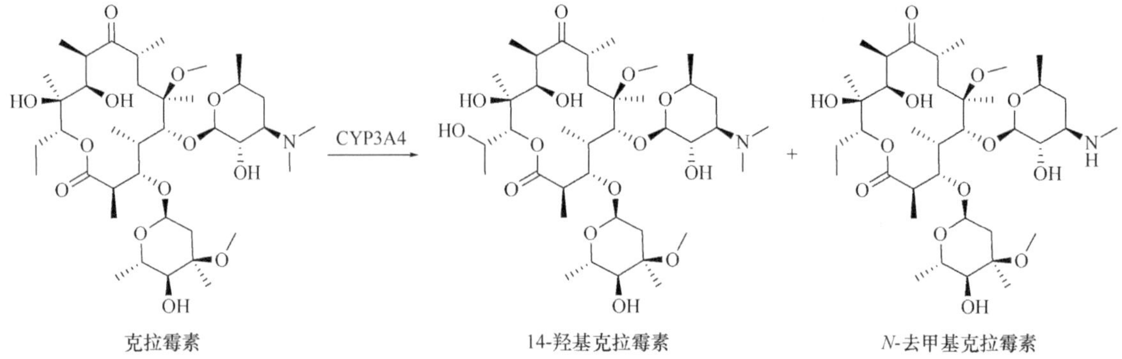

图 17.49　克拉霉素的代谢途径

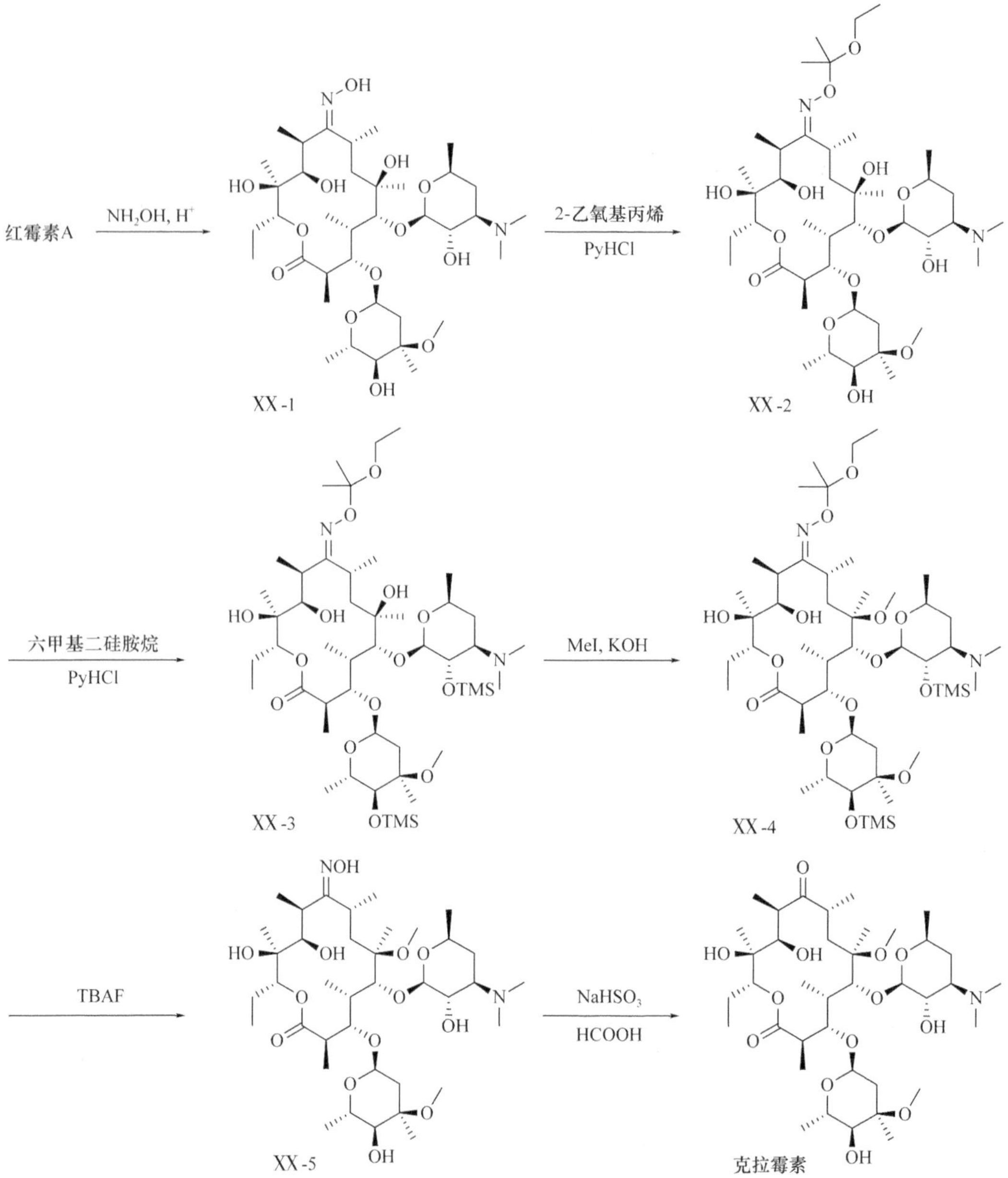

图 17.50　克拉霉素的合成路线

吡喃糖基) 氧]-2- 乙基-3,4,10- 三羟基-3,5,6,8,10,12,14- 七甲基-11-[[3,4,6- 三脱氧-3-(二甲氨基)-*β*-*D*-木-己吡喃糖基] 氧]-1-氧杂-6-氮杂环十五烷-15-酮

(2*R*,3*S*,4*R*,5*R*,8*R*,10*R*,11*R*,12*S*,13*S*,14*R*)-13-[(2,6-dideoxy-3-*C*-methyl-3-*O*-methyl-*α*-*L*-ribo-hexopyranoside)-oxy]-2-ethyl-3,4,10-trihydroxy-3,5,6,8,10,12,14-heptamethyl-11-[[3,4,6-trideoxy-3-(dimethylamino)-*β*-*D*-xylo-hexopyranosyl]oxy]-1-oxa-6-azacyclopentadecan-15-one

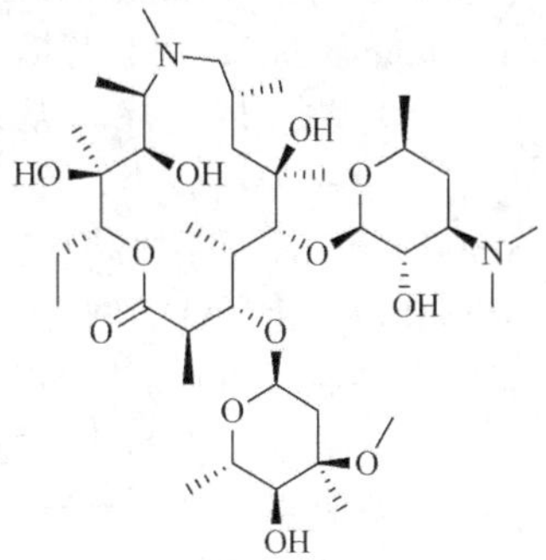

化学式：$C_{38}H_{72}N_2O_{12}$

分子量：749.00

熔点：126℃

水溶性：微溶于水

$pK_a=8.50$

$\lg P=3.03$

阿奇霉素是 1981 年研制的一种广谱大环内酯类抗生素，1988 年在南斯拉夫上市，并于 1991 年被 FDA 批准在美国上市。阿奇霉素是大环内酯类氮杂内酯亚类的一种，含有一个十五元环，在 9*a* 处有一个甲基取代的氮而不是羰基苷元环上的位置，可以防止其代谢。阿奇霉素主要用于敏感菌株及沙眼衣原体等引起的多种感染，包括支气管炎、肺炎、急性中耳炎和扁桃体炎等。阿奇霉素通过与细菌 50S 核糖体亚基的 23S rRNA 结合，进而抑制细菌蛋白的合成。

阿奇霉素的生物利用度为 37%；半衰期约为 64 h；表观分布容积为 31.1 L/kg。在口服条件下，该药在大鼠体内的 LD_{50} 大于 2000 mg/kg。阿奇霉素主要以原型药物从胆汁排泄。

阿奇霉素的合成路线如图 17.51 所示。首先，以红霉素 A（XXI-1）为起始原料，与羟胺反应后成肟（XXI-2），经贝克曼重排反应得到红霉素 6,9-亚胺醚（XXI-3），经氢化还原得到二氢高红霉素（XXI-4），再以甲醛进行甲基化后得到阿奇霉素。

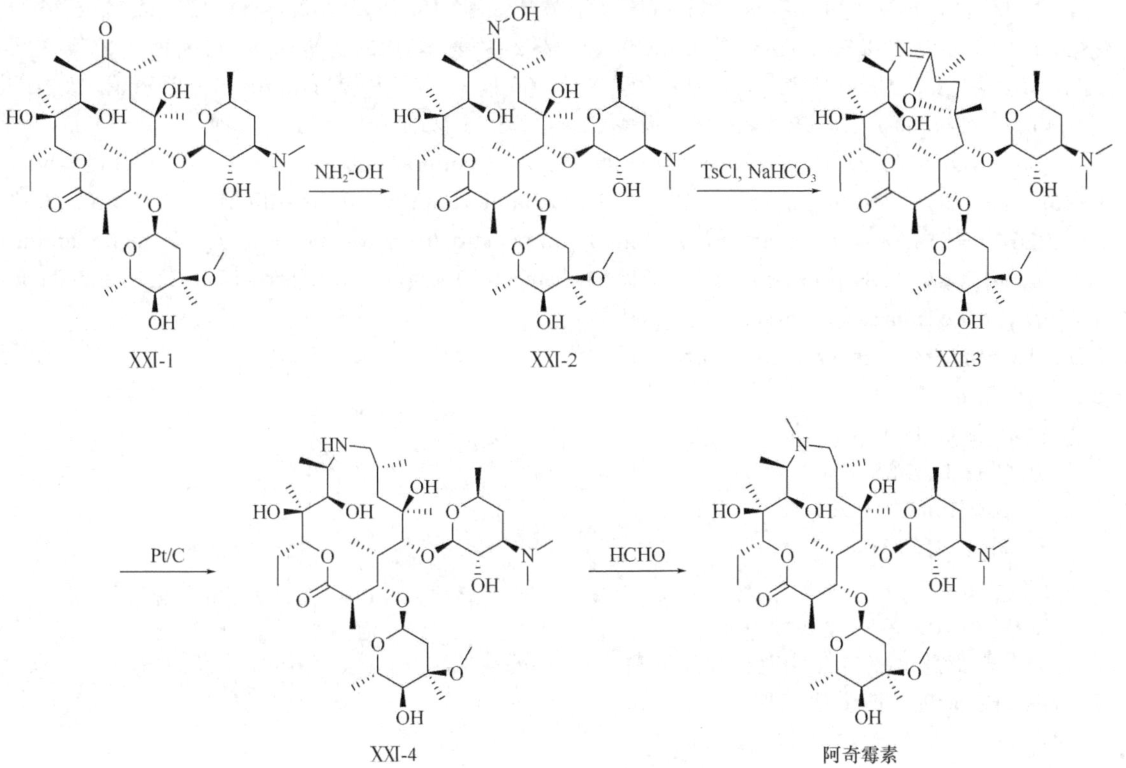

图 17.51 阿奇霉素的合成路线

第六节 糖肽类抗生素

糖肽类抗生素是指可以与细菌胞壁 *D*-丙氨酰-*D*-丙氨酸特异性结合并且结构上具有七肽骨架的一类抗生素。组成糖肽类抗生素的多肽可以是环形或线性的，属于非核糖体合成肽，代表药物包括万古霉素（vancomycin）、去甲万古霉素（norvancomycin）、替考拉宁（teicoplanin）、替拉万星（telavancin）、奥利万星（oritavancin）和达巴万星（dalbavancin）。

万古霉素是 1956 年从东方链霉菌（*Streptomyces orientalis*）培养液中分离获得的，化学性质稳定。过去使用较少，目前因能够杀灭 MRSA 和耐甲氧西林表皮葡萄球菌（*methicillin resistant Staphylococcus epidermidis*，MRSE）而得到广泛应用。去甲万古霉素是我国从诺卡菌属培养液中分离获得，化学性质同万古霉素。替考拉宁是从游动放射菌属培养液中分离获得，其脂溶性较万古霉素高 50～100 倍，1988 年上市。

经对万古霉素和替考拉宁进行结构修饰，得到了第二代糖肽类抗生素，如替拉万星、奥利万星和达巴万星。替拉万星是万古霉素的半合成衍生物，杀菌作用的方式与万古霉素相似。奥利万星也是万古霉素的半合成衍生物，于 2014 年经 FDA 批准上市，用于治疗由易感革兰氏阳性菌引起的急性细菌性皮肤感染。达巴万星是替考拉宁衍生物，于 2014 年经美国 FDA 批准上市，用于治疗成人复杂性急性细菌性皮肤及皮肤结构感染。达巴万星作用机制与万古霉素类似。

糖肽类抗生素作用机制通过作用于细菌细胞壁，与细胞壁黏肽合成中的 *D*-丙氨酰-*D*-丙氨酸形成复合物，抑制细菌细胞壁的合成。糖肽类抗生素的作用位点与 β-内酰胺类抗生素不同，不与青霉素类竞争结合部位，因此，与其他抗菌药物无交叉耐药现象（图 17.52）。

万古霉素（Vancomycin）

化学名：(*Sa*)-(3*S*,6*R*,7*R*,22*R*,23*S*,26*S*,36*R*,38*aR*)-44-[[2-*O*-(3-氨基-2,3,6-三脱氧-3-*C*-甲基-*α*-*L*-来苏-己吡喃糖基)-*β*-*D*-葡吡喃糖基]氧]-3-(氨基甲酰基甲基)-10,19-二氯-2,3,4,5,6,7,23,24,25,26,36,37,38,38*a*-十四氢-7,22,28,30,32-五羟基-6-[(2*R*)-4-甲基-2-(甲氨基)戊酰氨基]-2,5,24,38,39-五氧代-22*H*-8,11∶18,21-二亚乙烯基-23,36-(亚氨基亚甲基)-13,16∶31,35-二亚甲基-1*H*,16*H*-[1,6,9]氧杂二氮杂环十六烷并[4,5-*m*][10,2,16]苯并氧杂二氮杂环二十四烷-26-羧酸

(*Sa*)-(3*S*,6*R*,7*R*,22*R*,23*S*,26*S*,36*R*,38*aR*)-44-[[2-*O*-(3-amino-2,3,6-trideoxy-3-*C*-methyl-*α*-*L*-lyxo-hexopyranosyl)-*β*-*D*-glucopyranosyl]oxy]-3-(carbamoylmethyl)-10,19-dichloro-2,3,4,5,6,7,23,24,25,26,36,37,38,38*a*-tetradecahydro-7,22,28,30,32-pentahydroxy-6-[(2*R*)-4-methyl-2-(methylamino)valeramido]-2,5,24,38,39-pentaoxo-22*H*-8,11:18,21-dietheno-23,36-(iminomethano)-13,16:31,35-dimetheno-1*H*,16*H*-[1,6,9]oxadiazacyclohexadecino[4,5-*m*][10,2,16]benzoxadiazacyclotetracosine-26-carboxylic acid

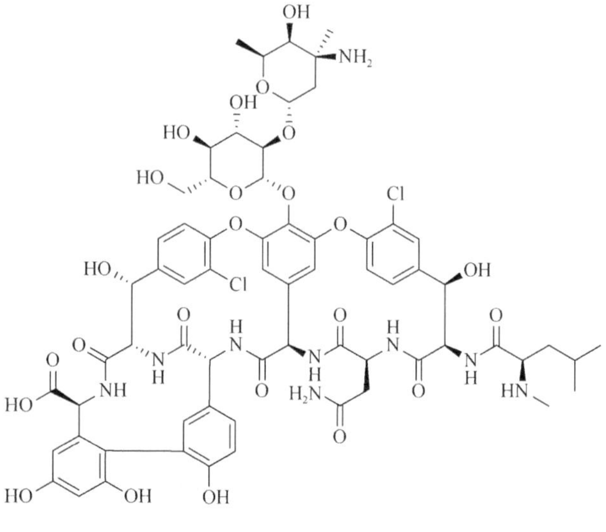

化学式：$C_{66}H_{75}Cl_2N_9O_{24}$

分子量：1449.25

熔点：＞190℃（dec.）

水溶性：微溶于水

pK_a=2.66

lg P=−3.10

万古霉素是于 1957 年由有机化学家康菲尔德（Kornfield）博士从婆罗洲（Borneo）丛林深处的一种名为东方链霉菌的真菌中分离出来的一种糖肽类抗生素。万古霉素一般通过静脉给药，适用于治疗对甲氧西

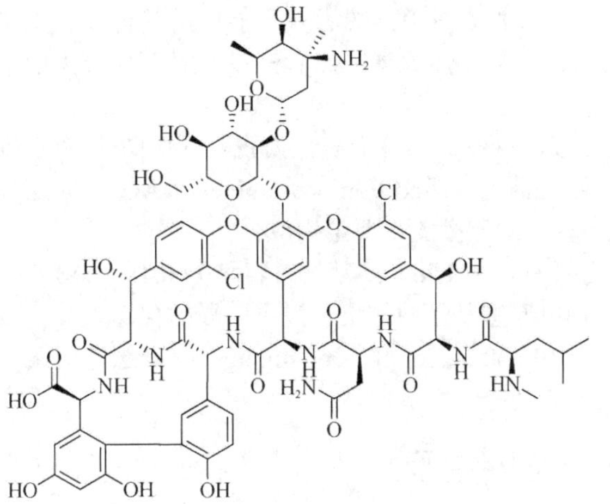

万古霉素

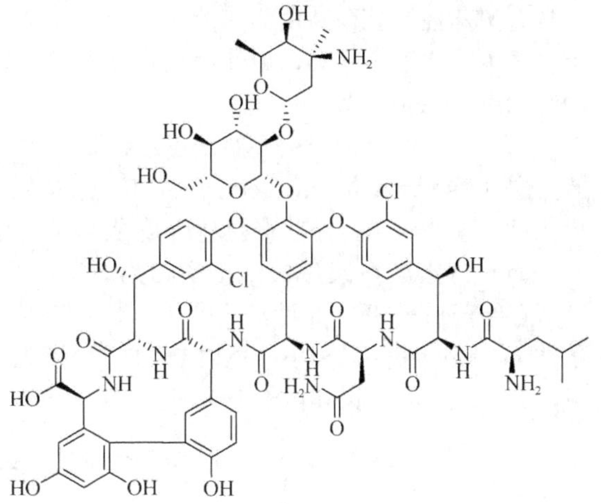

去甲万古霉素

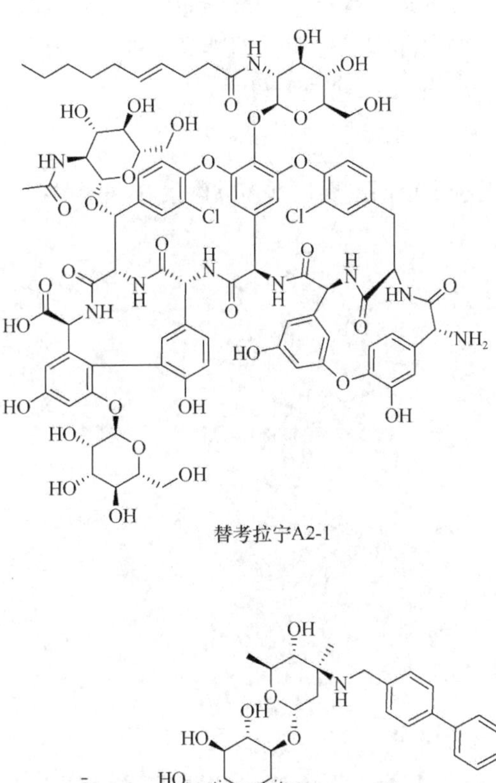

替考拉宁A2-1

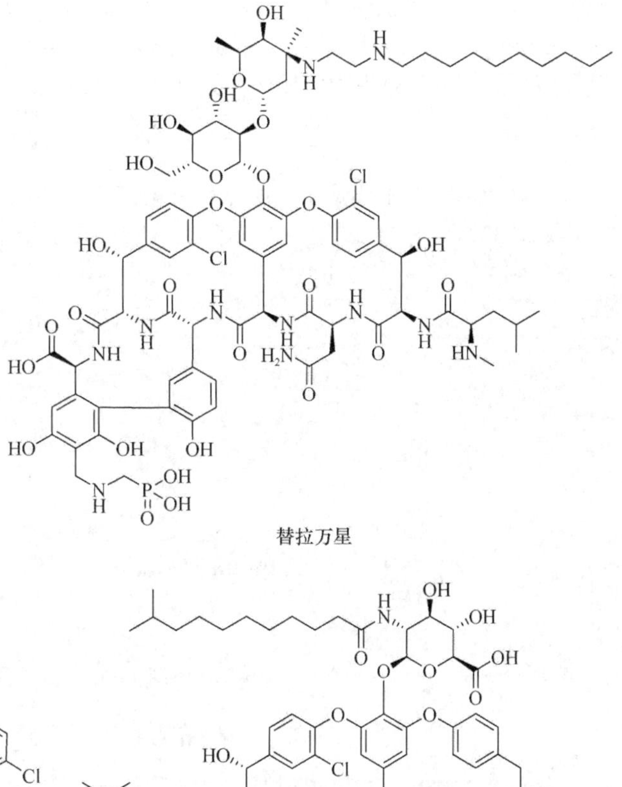

替拉万星

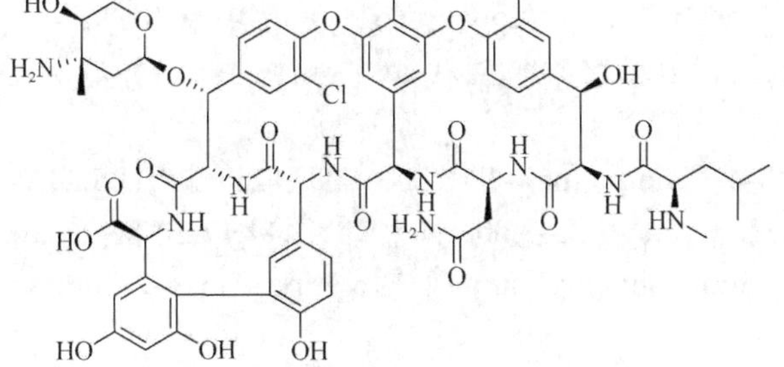

奥利万星

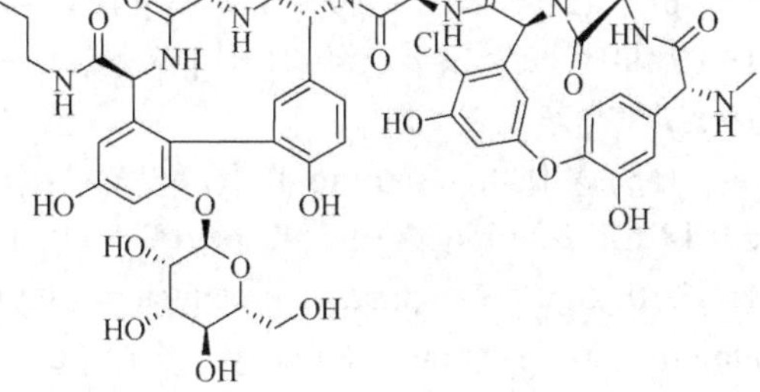

达巴万星

图 17.52 糖肽类抗生素

林具有耐药性的葡萄球菌引起的严重或致命感染，对青霉素过敏的患者及不能使用其他抗生素包括青霉素、头孢菌素类，或使用后治疗无效的葡萄球菌和肠球菌感染患者，以及对万古霉素敏感的细菌所引起的感染。

万古霉素的杀菌作用主要来自对细胞壁生物合成的抑制。具体而言，万古霉素可防止 *N*-乙酰胞壁酸（*N*-acetylmuramic acid，NAM）和 *N*-乙酰氨基葡糖（*N*-acetylglucosamine，NAG）-肽亚基掺入肽聚糖基质中，而肽聚糖基质是形成革兰氏阳性菌细胞壁的主要结构成分。

万古霉素的血浆蛋白结合率约为 50%；半衰期为 4～11 h；表观分布容积为 0.4～1.0 L/kg。该药在给药后最初 24 h 后，几乎 75%～80% 的药物以原型从尿中排出，没有明显的代谢。在口服条件下，该药在大鼠和小鼠体内的 LD_{50} 分别为大于 10 000 mg/kg 和 5000 mg/kg；在静脉注射条件下，其在大鼠和小鼠体内的 LD_{50} 分别为 319 mg/kg 和 489 mg/kg。

第七节　其他类抗生素

本节内容包括多黏菌素类抗生素（polymyxin antibiotics），如多黏菌素 B（polymyxin B）；来源于不同链霉菌的抗生素，如林可霉素（lincomycin）、氯霉素、磷霉素（fosfomycin）、大观霉素（spectinomycin）、达托霉素（daptomycin）等；梭链孢酸类抗生素，如夫西地酸（fusidic acid）；以及截短侧耳素类抗生素，如瑞他莫林（retapamulin）、来法莫林（lefamulin）。

一、多黏菌素类抗生素

多黏菌素类抗生素是由多黏芽孢杆菌产生的多肽类抗生素，主要包括多黏菌素 B 和多黏菌素 E（图 17.53）。

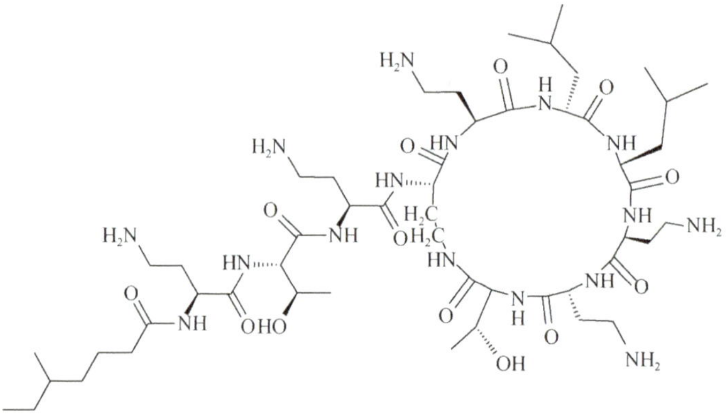

图 17.53　多黏菌素 E

多黏菌素 B（Polymyxin B）

化学名：(6*S*)-*N*-[(2*S*)-4-氨基-1-[[(2*S*,3*R*)-1-[[(2*S*)-4-氨基-1-氧代-1-[[(3*S*,6*S*,9*S*,12*S*,15*R*,18*S*,21*S*)-6,9,18-三(2-氨基乙基)-15-苄基-3-[(1*R*)-1-羟乙基]-12-异丙基-2,5,8,11,14,17,20-七氧代-1,4,7,10,13,16,19-七氮杂二十三环-21-基]氨基]-2-丁基]氨基]-3-羟基-1-氧代-2-丁基]氨基]-1-氧代-2-丁基]-6-甲基辛酰胺

(6*S*)-*N*-[(2*S*)-4-amino-1-[[(2*S*,3*R*)-1-[[(2*S*)-4-amino-1-oxo-1-[[(3*S*,6*S*,9*S*,12*S*,15*R*,18*S*,21*S*)-6,9,18-tris(2-aminoethyl)-15-benzyl-3-[(1*R*)-1-hydroxyethyl]-12-isobutyl-2,5,8,11,14,17,20-heptaoxo-1,4,7,10,13,16,19-heptaazacyclotricosan-21-yl]amino]-2-butanyl]amino]-3-hydroxy-1-oxo-2-butanyl]amino]-1-oxo-2-butanyl]-6-methyloctanamide

化学式：$C_{56}H_{98}N_{16}O_{13}$

分子量：1203.49

熔点：＞203℃
水溶性：溶于水
pK_a=8.90
lg P=−0.89（预测值）

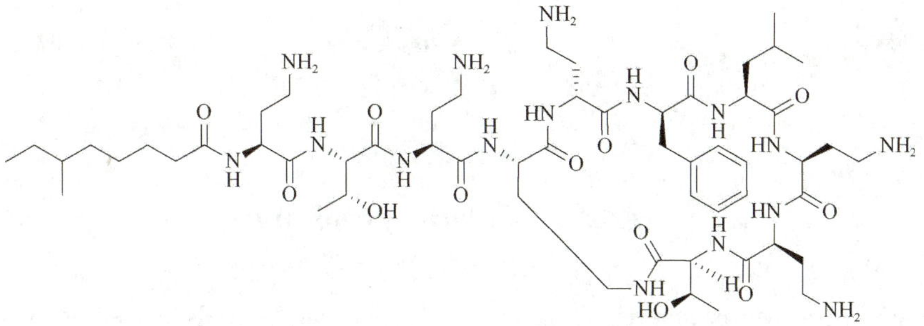

多黏菌素 B 于 1947 年首次被发现，并于 1959 年开始在美国用于临床。该药是由约 8 个氨基酸组成的碱性多肽，适用于治疗由铜绿假单胞菌敏感菌株引起的泌尿道、脑膜和血流感染。多黏菌素对常见的革兰氏阴性菌有效，但对革兰氏阴性球菌、革兰氏阳性菌或厌氧菌无效。

多黏菌素对革兰氏阴性菌有杀灭作用。其分子中含有带正电荷的游离氨基，能与革兰氏阴性菌细胞膜磷脂中带负电荷的磷酸根结合，破坏细菌细胞膜的通透性，使细菌因菌体内重要成分（如氨基酸、核酸等）大量漏出而死亡。

多黏菌素 B 通过口服给药几乎不吸收。该药血浆蛋白结合率为 79%～92%；半衰期为 9.0～11.5 h。在口服条件下，该药在小鼠体内的 LD_{50} 约为 790 mg/kg。该药物主要通过肾脏排出，60% 以原型药物经尿液排泄。

二、林可胺类抗生素

林可霉素是从林肯链霉菌（*Streptomyces lincolnensis*）中分离得到的一种林可酰胺抗生素，于 1964 年经美国 FDA 批准上市，适用于治疗对青霉素过敏或被认为不适合使用青霉素的患者中易感链球菌、肺炎球菌和葡萄球菌引起的严重细菌感染（图 17.54）。林可霉素在肌内或静脉内给药后的生物半衰期为 5.4 h。

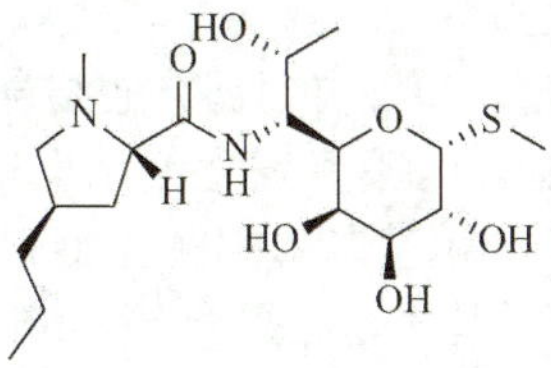

林可霉素

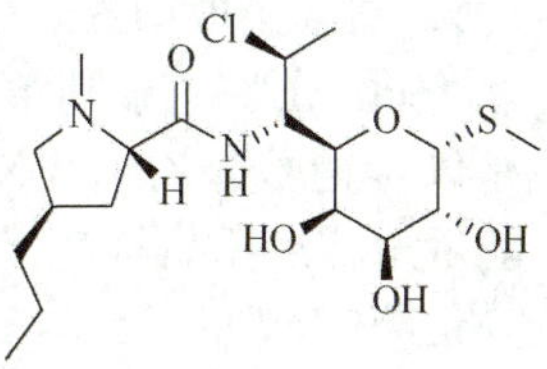

克林霉素

图 17.54 林可胺类抗生素林可霉素和克林霉素

克林霉素是林可霉素 7 位 OH 被 Cl 取代而得（图 17.54）。两者具有相同的抗菌谱。由于克林霉素抗菌作用更强、口服吸收好且毒性较小，故临床较为常用。两药的抗菌机制相同，能与核蛋白体 50S 亚基结合，抑制肽酰基转移酶，使蛋白质肽链的延伸受阻。克林霉素较林可霉素的口服吸收好，且不受食物影响。两药都能渗入骨及其他组织，克林霉素的血药浓度约为林可霉素的2倍，但不透过血脑屏障，半衰期为 2.0～2.5 h。克林霉素的肝脏代谢主要由 CYP3A4 介导，主要生成两种非活性代谢物，氧化代谢物克林霉素亚砜和 *N*-去甲基克林霉素（图 17.55）。

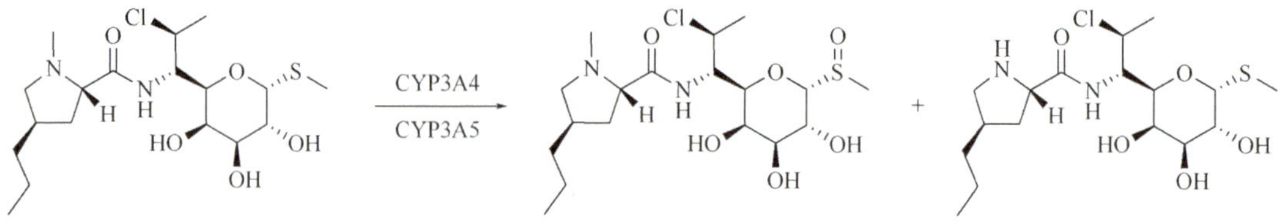

克林霉素　　克林霉素亚砜　　N-去甲基克林霉素

图 17.55　克林霉素的体内代谢途径

三、其他类抗生素

氯霉素（Chloramphenicol）

化学名：*D*-苏式-(–)-*N*-[*α*-(羟基甲基)-*β*-羟基-对硝基苯乙基]-2,2-二氯乙酰胺

D-threo-(–)-*N*-[*α*-(hydroxymethyl)-*β*-hydroxy-4-nitrophenethyl]-2,2-dichloro-acetamide

分子式：$C_{11}H_{12}Cl_2N_2O_5$

分子量：323.13

熔点：149～153℃

水溶性：微溶于水

pK_a=8.69（预测值）

lg P=1.14

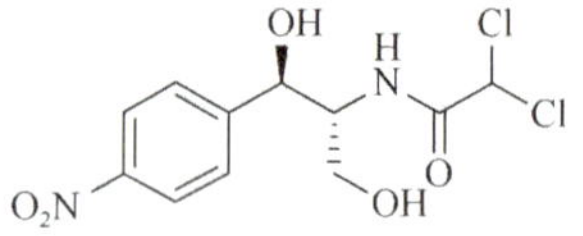

氯霉素是一种古老的抗生素，于20世纪40年代后期从委内瑞拉链霉菌（*Streptomyces venequelae*）培养液中分离出来。氯霉素的结构相对简单，是第一个被发现的广谱抗生素。氯霉素对多种易感和严重的细菌感染有效，但由于其骨髓毒性的高风险而不经常使用。本品用于治疗霍乱，因为它可以破坏弧菌并减少腹泻；对耐四环素弧菌有效，也用于治疗细菌性结膜炎，一般采用眼药水或软膏等剂型。

氯霉素是脂溶性的，可以通过细菌细胞膜扩散。然后它可逆地与细菌核糖体50S亚基的L16蛋白结合，阻止氨基酸转移到正在生长的肽链（可能是通过抑制肽基转移酶活性），从而抑制肽键形成和随后的蛋白质合成。

该药口服后胃肠道吸收完全，生物利用度约为80%，肌内注射生物利用度约为70%；血浆蛋白结合率为50%～60%；半衰期为1.5～3.5 h。在口服条件下，氯霉素在大鼠和小鼠体内的LD_{50}分别为2500 mg/kg和1500 mg/kg。该药主要经肝脏代谢，90%与葡糖苷酸结合。

氯霉素的合成是以4-硝基苯乙酮（XXII-1）为原料，与溴素发生溴化反应制得*ω*-溴-4-硝基苯乙酮（XXII-2）。随后用乌洛托品将其转化为*ω*-氨基-4-硝基苯乙酮（XXII-3），与乙酸酐酰化制得*ω*-乙酰胺-4-硝基苯乙酮（XXII-4）。与多聚甲醛进行酰基甲基化得到*α*-乙酰氨基-*β*-羟基-4-硝基苯乙酮（XXII-5）。经异丙醇铝还原羰基后，在盐酸中水解脱乙酰基得到(±)苏阿糖型-1-对硝基苯基-2-乙酰胺基丙二醇（XXII-6）。用诱导结晶法进行拆分，得到*D*-(–)苏阿糖型氨基物（XXII-7），最后与二氯乙酸甲酯反应得到氯霉素（图17.56）。

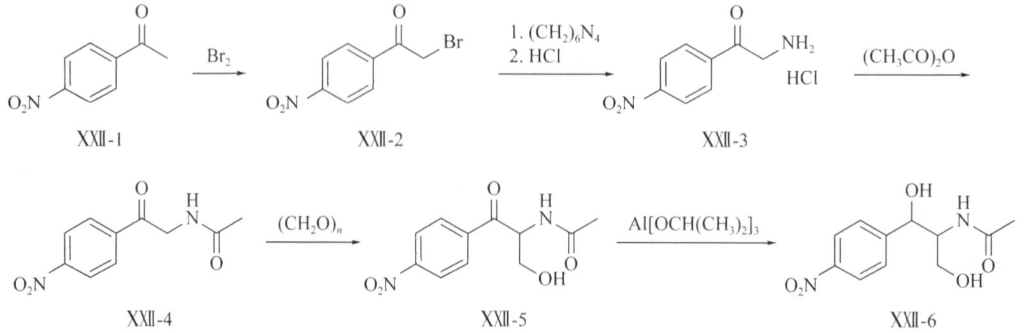

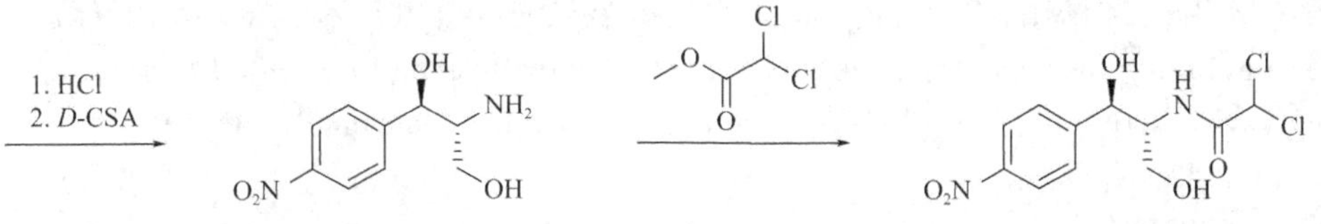

XXII-7 氯霉素

图 17.56 氯霉素的合成路线

磷霉素（Fosfomycin）

化学名：(–)-(1*R*,2*S*)-1,2-环氧丙基膦酸

(–)-(1*R*,2*S*)-(1,2-epoxypropyl)phosphonic acid

化学式：$C_3H_7O_4P$

分子量：138.05

熔点：94℃

溶解度：溶于水

pK_a=1.25（预测值）

lg P=−1.60

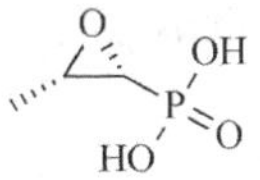

磷霉素是1969年从弗氏链霉菌（*Sreptomyces fradiae*）培养液中分离获得的一种抗生素。磷霉素是一种磷酸烯醇丙酮酸类似物，含有一个膦酸基团和一个环氧环。在临床使用时，以二钠盐用于静脉给药和以钙盐或氨丁三醇盐用于口服给药。磷霉素主要用于敏感的革兰氏阴性菌引起的尿路、皮肤及软组织、肠道等部位感染。

磷霉素通过与UDP-*N*-乙酰葡糖胺烯醇丙酮酸转移酶（UDP-*N*-acetylglucosamineenolpyruvyl transferase，MurA）的酶活性位点的半胱氨酸共价结合，使其失活而发挥其杀菌作用。通过阻止MurA催化磷酸烯醇丙酮酸（phosphoenolpyruvate，PEP）与UDP-*N*-乙酰基-*D*-氨基葡萄糖（UDP-*N*-acetyl-*D*-glucosamine，UNAG）的缩合，抑制肽聚糖前体UDP-*N*-乙酰胞壁酸（UDP-*N*-acetylmuramic acid，UDP-MurNAc）的产生，最终导致细菌细胞壁合成的第一步被破坏。

磷霉素是一种低分子量和亲水性药物。当口服给药时，磷霉素在小肠中迅速吸收并广泛分布到组织中，口服生物利用度为34%～58%；不与血浆蛋白结合；半衰期约为5.7 h。在口服条件下，磷霉素钠在大鼠体内的LD_{50}为4550 mg/kg。磷霉素不发生代谢，主要以原型从尿中排出。

磷霉素的合成路线如图17.57所示。以2-丙炔-1-醇（XXIII-1）为起始原料，转化为丙二烯膦酸盐（XXIII-2）后被氢气还原为*Z*-烯烃（XXIII-3）；然后被双氧水氧化为外消旋的1,2-环氧丙基膦酸羟基丙炔（XXIII-4），最后经(*R*)-*α*-甲基苄胺化学拆分得到磷霉素。

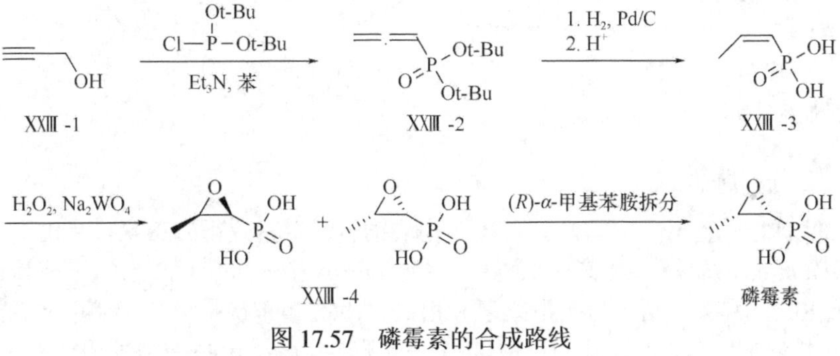

XXIII -4 磷霉素

图 17.57 磷霉素的合成路线

达托霉素（Daptomycin）

化学名：*N*-癸酰-*L*-色氨酰-*D*-天冬酰胺酰-*L*-天冬氨酰-*L*-苏氨酰甘氨酰-*L*-鸟氨酰-*L*-天冬氨酰-

D-丙氨酰-*L*-天冬氨酰甘氨酰-*D*-丝氨酰-苏-3-甲基-*L*-谷氨酰-3-邻氨基苯甲酰基-*L*-丙氨酸 ε_1-内酯

N-decanoyl-*L*-tryptophyl-*D*-asparaginyl-*L*-aspartyl-*L*-threonylglycyl-*L*-ornithyl-*L*-aspartyl-*D*-alanyl-*L*-aspartylglycyl-*D*-seryl-threo-3-methyl-*L*-glutamyl-3-anthraniloyl-*L*-alanine ε_1-lactone

化学式：$C_{72}H_{101}N_{17}O_{26}$

分子量：1620.67

熔点：202～204℃

溶解度：溶于水

pK_a=2.98（预测值）

lg P=−0.47（预测值）

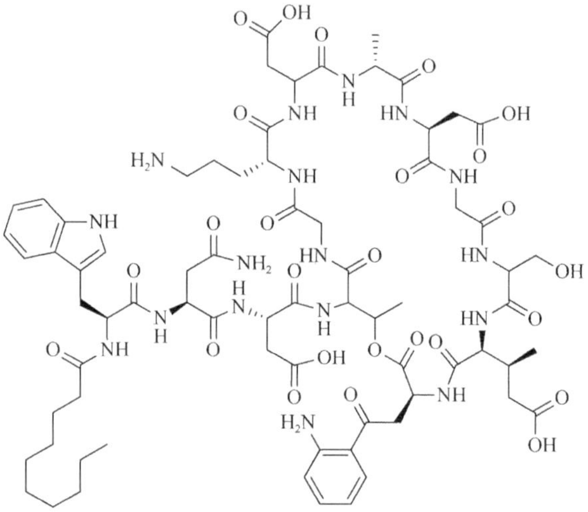

达托霉素是自玫瑰孢链霉菌（*Streptomyces roseosporus*）发酵液中提取得到一种全新结构的环脂肽类抗生素。2003 年 9 月 FDA 首次批准达托霉素用于严重皮肤感染的治疗。目前达托霉素主要用于复杂性皮肤及软组织感染 (complicated skin and skin-structure infection，cSSSI)、金黄色葡萄球菌（包括甲氧西林敏感和甲氧西林耐药）血流感染（菌血症），以及伴发的右侧感染性心内膜炎。

达托霉素不仅具有新颖的化学结构，而且其作用模式也与任何一个已获批准的抗生素都不同：它通过扰乱细胞膜对氨基酸的转运，从而阻碍细菌细胞壁肽聚糖的生物合成，改变细胞质膜的性质，能在多个方面破坏细菌细胞膜功能，并迅速杀死革兰氏阳性菌。

达托霉素的血浆蛋白结合率为 90%～95%；半衰期为 7.5～9.0 h；表观分布容积约为 0.1 L/kg。在静脉注射条件下，该药在小鼠体内的 LD_{50} 约为 600 mg/kg。达托霉素主要由肾脏排泄。

达托霉素代谢部位尚不清楚，在尿液中存在的非活性代谢产物，包括少量三种氧化代谢物和一种未知代谢物，但血浆中没有。

夫西地酸（Fusidic Acid）

化学名：反-16*α*-羧基-3*β*,11*β*-二羟基-4*β*,8*β*,14*α*-三甲基-18-去甲基-5*β*,10*α*-胆甾-(17*Z*)-17(20),24-二烯-21-酸

trans-16*α*-acetoxy-3*β*,11*β*-dihydroxy-4*β*,8*β*,14*α*-trimethyl-18-nor-5*β*,10*α*-cholesta-(17*Z*)-17(20),24-diene-21-oic acid

分子式：$C_{31}H_{48}O_6$

分子量：516.71

熔点：192～193℃

水溶性：难溶于水

pK_a=5.35

lg P=4.97（预测值）

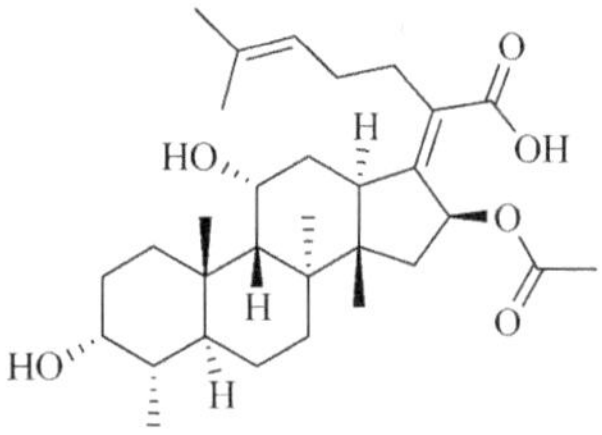

夫西地酸又称梭链孢酸、褐霉酸钠、梭链孢酸钠、褐霉素或甾酸霉素，是由真菌中的球形梭链孢菌（*Fusidium coccineum*）或某些头孢霉（*Cephalosporium* spp.）产生的一种具有甾体骨架的梭链孢酸类抗生素，其化学结构与头孢菌素 P 相似。1962 年首次报道从梭链孢属真菌的发酵液中发现并提取出夫西地酸。夫西地酸的口服剂型可用于治疗敏感菌特别是葡萄球菌引起的骨髓炎、败血症、心内膜炎、肺炎和手术感染等；其滴眼液用于敏感菌引起的急性细菌性结膜炎；其乳膏剂可以用于葡萄球菌、链球菌等引起的皮肤感染。夫西地酸通过干扰细菌蛋白质合成起作用，特别是通过阻止延伸因子 G（elongation factors G，EF-G）从核糖体转移。

夫西地酸钠片剂的口服生物利用度为91%；蛋白质结合率为97%～99%；半衰期为5.0～6.0 h。在口服和静脉注射条件下，其在小鼠体内的 LD_{50} 分别为1500 mg/kg和180 mg/kg。其代谢产物包括代谢物包括3-酮基夫西地酸、羟基夫西地酸、葡糖苷酸夫西地酸和27-羧基夫西地酸（图17.58）。

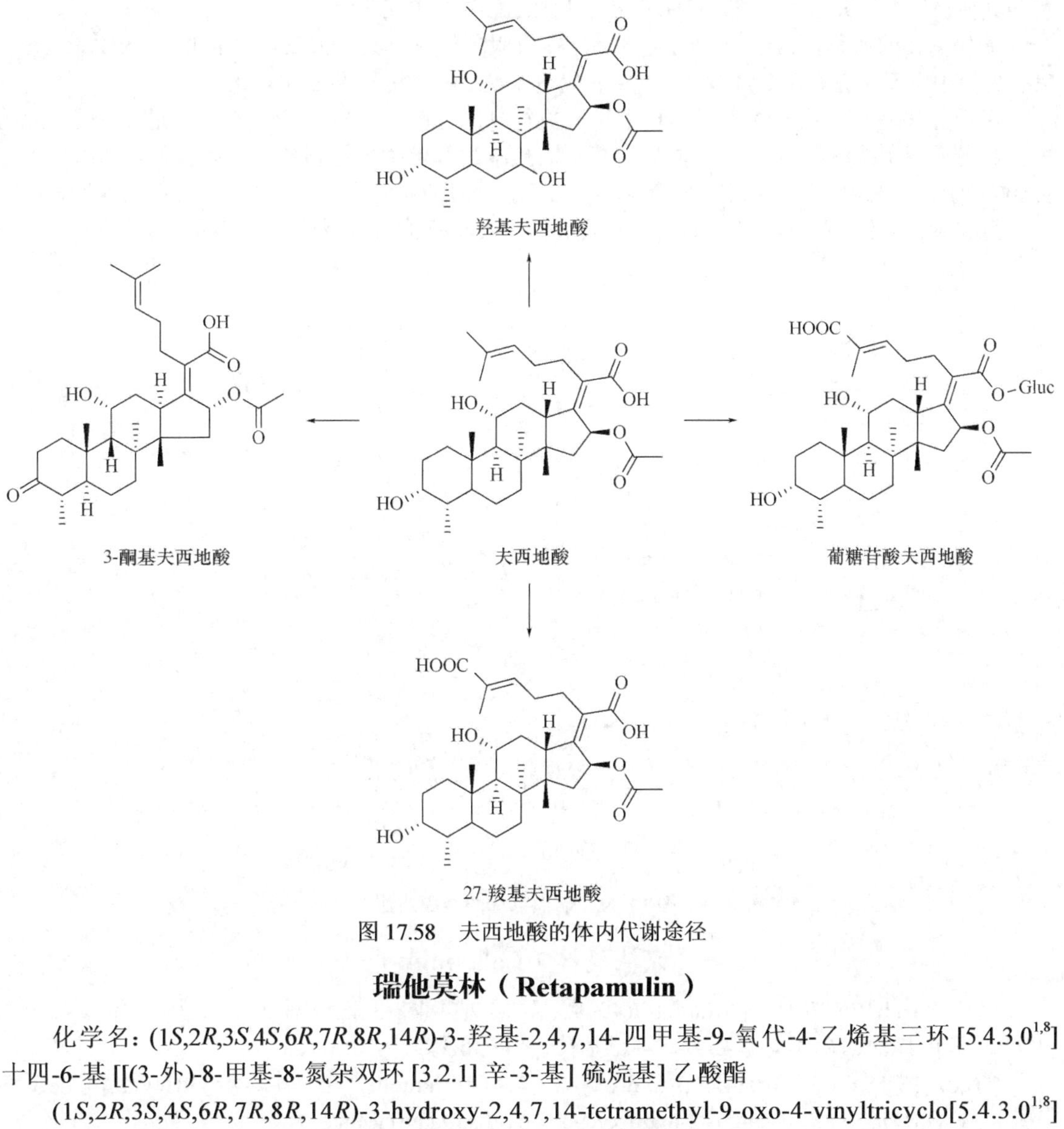

图17.58 夫西地酸的体内代谢途径

瑞他莫林（Retapamulin）

化学名：(1*S*,2*R*,3*S*,4*S*,6*R*,7*R*,8*R*,14*R*)-3-羟基-2,4,7,14-四甲基-9-氧代-4-乙烯基三环[5.4.3.0^{1,8}]十四-6-基[[(3-外)-8-甲基-8-氮杂双环[3.2.1]辛-3-基]硫烷基]乙酸酯

(1*S*,2*R*,3*S*,4*S*,6*R*,7*R*,8*R*,14*R*)-3-hydroxy-2,4,7,14-tetramethyl-9-oxo-4-vinyltricyclo[5.4.3.0^{1,8}]tetradec-6-yl [[(3-*exo*)-8-methyl-8-azabicyclo[3.2.1]oct-3-yl]sulfanyl]acetate

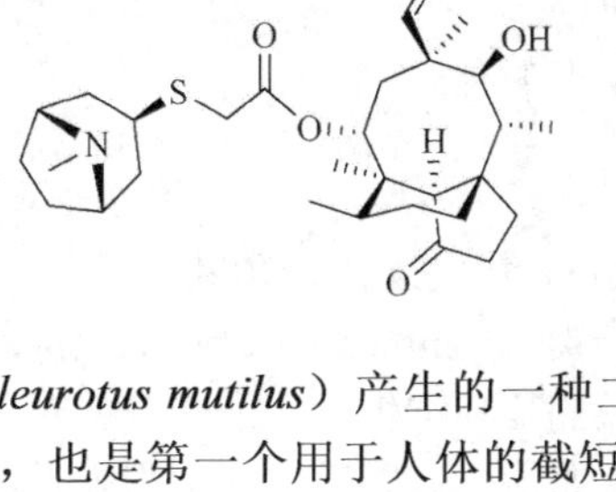

分子式：$C_{30}H_{47}NO_4S$

分子量：517.78

熔点：128～131℃

水溶性：难溶于水

pK_a=14.43（预测值）

lg P=5.0

截短侧耳素（pleuromutilin）是由侧耳菌（*Pleurotus mutilus*）产生的一种二萜烯类广谱抗生素。瑞他莫林是一种半合成截短侧耳素类抗生素，也是第一个用于人体的截短侧耳素类抗生素。

2007 年 4 月美国 FDA 批准 1% 瑞他帕林软膏上市，主要用于金黄色葡萄球菌和酿脓链球菌感染引起的脓疱性皮炎的治疗。

瑞他莫林抑制细菌蛋白质合成，主要通过与 50S 核糖体亚基结合发挥抑菌作用。瑞他莫林还通过抑制肽基转移及 P 位点相互作用来阻止活性 50S 核糖体亚基的形成。截短侧耳素类化合物不易与其他抗生素如大环内酯类、莫匹罗星、夫西地酸等产生交叉耐药。

瑞他莫林的血浆蛋白结合率约为 94%。在口服条件下，其在大鼠体内的 LD_{50} 大于 15 g/kg。其在肝脏中主要代谢酶为 CYP3A4，主要的代谢途径是单氧化和 *N*-去甲基化。

瑞他莫林是从天然产物截短侧耳素半合成得到的（图 17.59）。截短侧耳素可以通过发酵的方法制备。用甲磺酰氯对截短侧耳素 XXⅣ-1 的羟基进行甲磺酰化制备中间体 XXⅣ-2。以环庚醇 XXⅣ-3 为原料，经甲磺酰化后得 XXⅣ-4，与乙基黄原酸钠反应后得到 XXⅣ-5，最终在碱性条件下水解得到环庚硫醇 XXⅣ-6。最后中间体 XXⅣ-2 与环庚硫醇 XXⅣ-6 反应得到瑞他莫林。

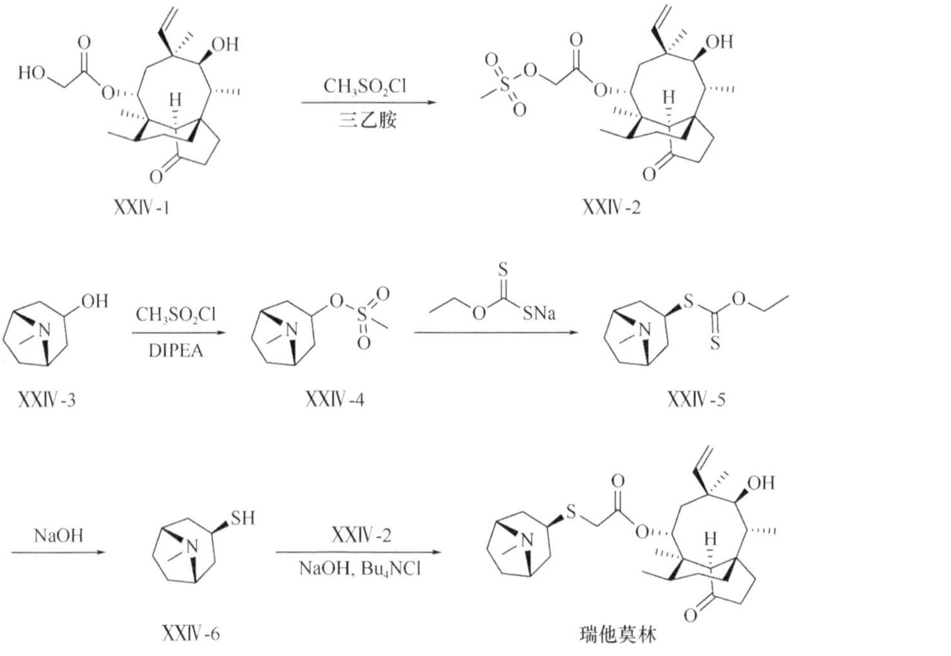

图 17.59　瑞他莫林的合成路线

来法莫林（Lefamulin）

化学名：(1*S*,2*R*,3*S*,4*S*,6*R*,7*R*,8*R*,14*R*)-3-羟基-2,4,7,14-四甲基-9-氧-4-乙烯基三环 [5.4.3.0^{1,8}] 十四-6-基 [[(1*R*,2*R*,4*R*)-4-氨基-2-羟基环己基] 巯基] 乙酸酯

(1*S*,2*R*,3*S*,4*S*,6*R*,7*R*,8*R*,14*R*)-3-hydroxy-2,4,7,14-tetramethyl-9-oxo-4-vinyltricyclo[5.4.3.0^{1,8}] tetradec-6-yl[[(1*R*,2*R*,4*R*)-4-amino-2-hydroxycyclohexyl]sulfanyl]acetate

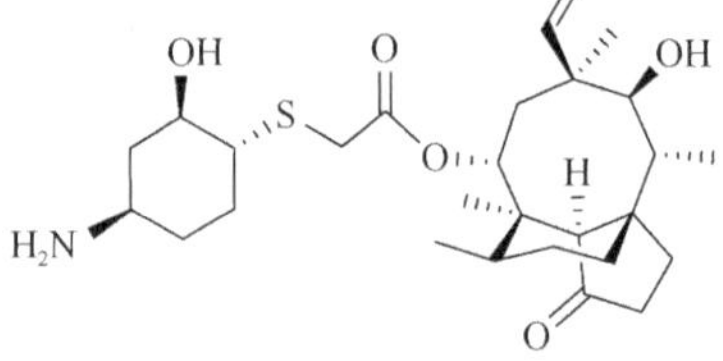

分子式：$C_{28}H_{45}NO_5S$

分子量：507.73

水溶性：难溶于水

pK_a=9.41

lg *P*=3.72

来法莫林是 2006 年发现的一种新型截短侧耳素抗生素，于 2019 年获得美国 FDA 批准用于成人社区获得性肺炎（community acquired pneumonia，CAP）的治疗。来法莫林是首个可以全身使用的半合成截短侧耳素抗生素。来法莫林对革兰氏阳性菌和非典型微生物（如肺炎链球菌、嗜肺军团菌、肺炎支原体、流感嗜血杆菌和肺炎衣原体）显示出抗菌活性，还对大环内酯类耐药肺

炎链球菌、MRSA 和耐万古霉素粪肠球菌具有活性。来法莫林通过与核糖体 50S 亚基的肽基转移酶中心结合来抑制细菌生长。

来法莫林在口服后被迅速吸收，吸收后明显在肺组织聚集，肺上皮液中的浓度约为血浆中浓度的 6 倍。其口服生物利用度约为 25%；血浆蛋白结合率为 94%～97%；半衰期为 9～12 h。

CYP3A4 是负责来法莫林代谢的主要酶，主要代谢产物是 2*R*-羟基来法莫林（图 17.60）。2*R*-羟基来法莫林没有显示出相关的抗菌活性，是血浆中唯一的代谢物。

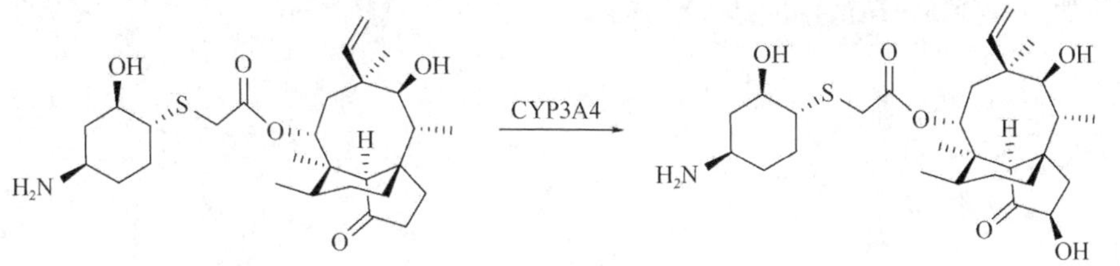

来法莫林　　2*R*-羟基来法莫林

图 17.60　来法莫林的体内代谢途径

来法莫林是从天然产物截短侧耳素半合成得到（图 17.61）。截短侧耳素可以通过发酵的方法制备。以商品化的截短侧耳素（XXV-1）起始原料，与对甲苯磺酰氯（PTSC）反应得中间体

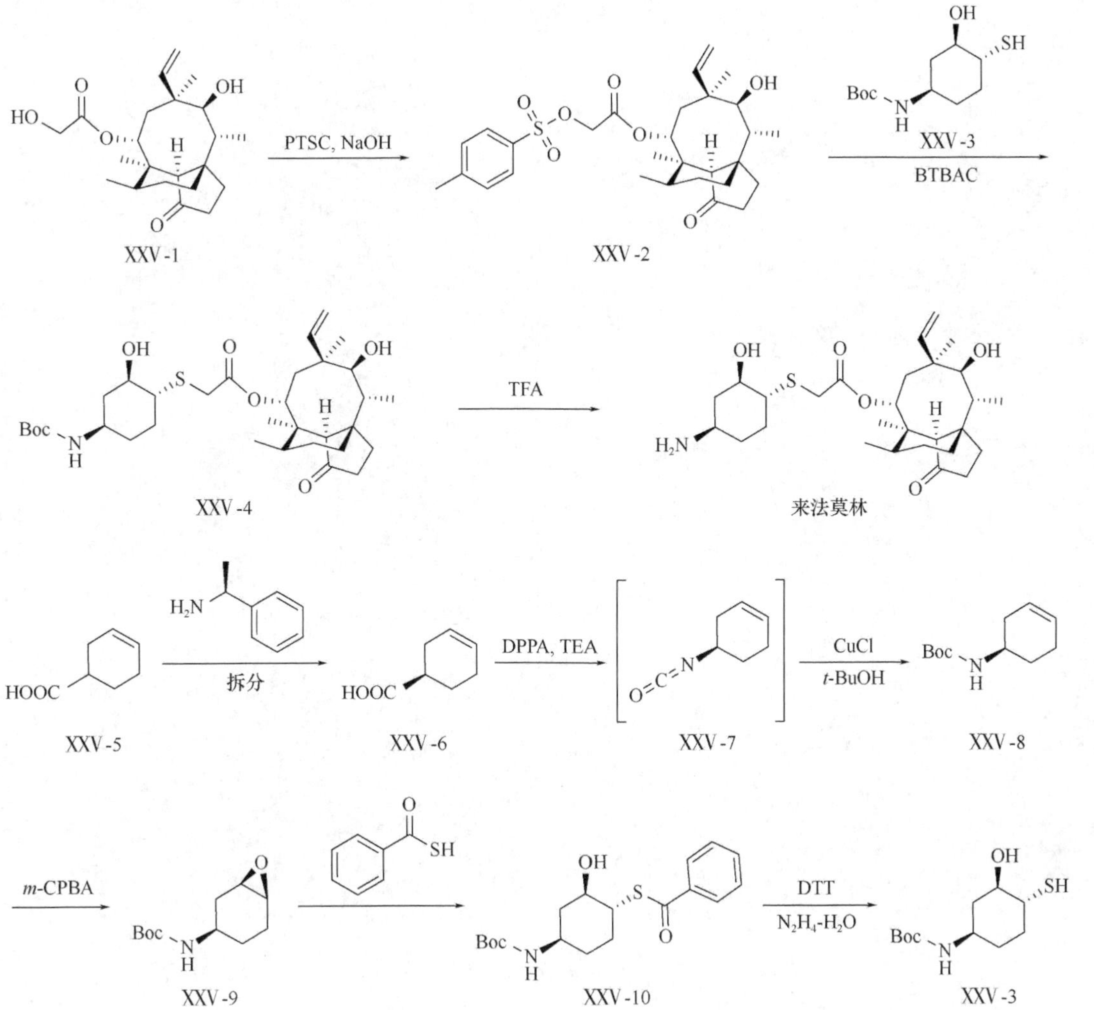

图 17.61　来法莫林的合成路线

XXV-2，随后与环己硫醇衍生物XXV-3反应得到关键中间体XXV-4，最后经三氟乙酸（TFA）脱去Boc保护基得到来法莫林。其中，中间体XXV-3的合成则是以3-环己烯-1-甲酸（XXV-5）为原料，在(*S*)-苯乙胺的辅助下进行手性拆分得到(*R*)-3-环己烯-1-甲酸XXV-6。在二苯基叠氮磷酸酯（DPPA）存在下进行柯提斯（Curtius）重排形成中间体XXV-7，然后用*t*-BuOH和CuCl处理，得到*N*-Boc环己烯胺XXV-8，经*m*-CPBA处理得到环氧化物XXV-9。中间体XXV-9在四丁基氯化铵（TBAC）存在下与硫代苯甲酸进行开环反应得到化合物XXV-10，最后在二硫苏糖醇（DTT）和水合肼条件下得到环己硫醇中间体XXV-3。

（王　鹏）

第十八章　合成抗菌药

抗菌药（antibacterial drug）是指一类可抑制细菌及其他微生物生长，或可将其杀灭的药物。合成抗菌药（synthetic antibacterial drug）则是指通过化学合成方法制成的抗菌药物，主要包括磺胺类、喹诺酮类和噁唑烷酮类（oxazolidiones）等药物。

第一节　磺胺类药物

磺胺类药物是一类以对氨基苯磺酰胺（磺胺）为母核的人工合成抗菌药物。磺胺类药物是人类历史上第一种人工合成的抗菌药物。1932 年，德国病理学家格哈德·多马克（Gerhard Domagk）发现了第一个磺胺类药物百浪多息，随后又有 20 多个磺胺类药物被合成并应用于临床。磺胺类药物抗菌谱较广，对大部分革兰氏阴性菌和革兰氏阳性菌均有杀伤作用。磺胺类药物主要包括磺胺醋酰（sulfacetamide）、磺胺嘧啶（sulfadiazine）、磺胺甲噁唑（sulfamethoxazole）和磺胺多辛（sulfadoxine）等（图 18.1）。目前，磺胺类药物已经很大程度上被抗生素和喹诺酮类药物取代。

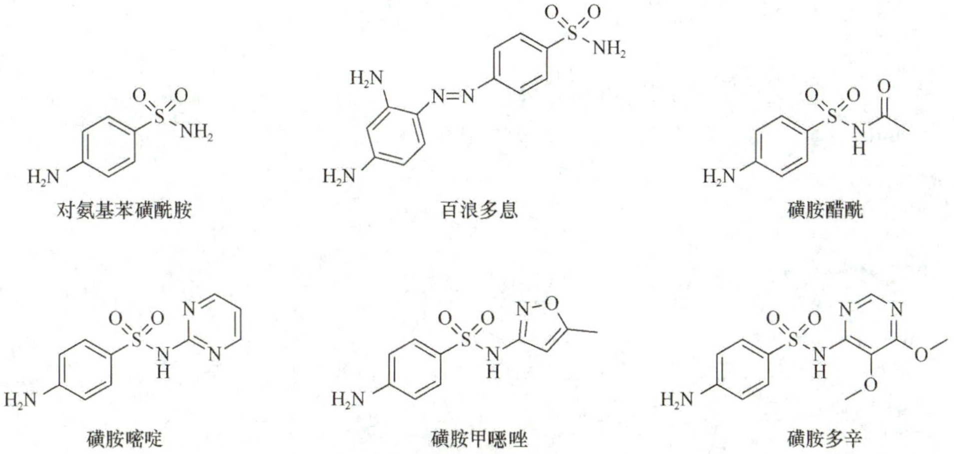

图 18.1　磺胺类抗菌药代表药物

目前，临床上应用的磺胺类药物均为 PABA 类似物。PABA 是细菌叶酸从头合成途径必经的中间产物。磺胺类药物通过与 PABA 竞争二氢蝶酸合成酶（dihydropteroate synthetase）的反应位点，竞争性抑制细菌叶酸合成，使细菌无法合成足量的叶酸。叶酸的缺乏会在细菌细胞内造成 DNA 复制受阻等后果，最终导致细菌死亡。而人等哺乳动物可以直接利用食物中的叶酸，因此磺胺类药物不会杀死人体细胞。

磺胺甲噁唑（Sulfamethoxazole）

化学名：*N*-(5-甲基-3-异噁唑基)-4-氨基苯磺酰胺

N-(5- methyl-3-isoxazolyl)-4-aminobenzenesulfonamide

分子式：$C_{10}H_{11}N_3O_3S$

分子量：253.28

熔点：168～172℃

水溶性：几乎不溶于水

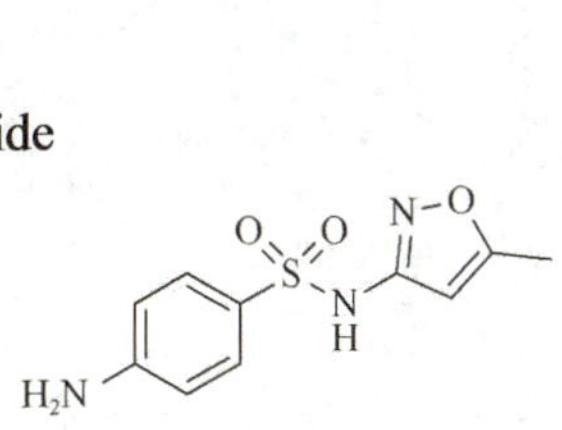

$pK_a = 5.70$

$\lg P = 0.89$

磺胺甲噁唑是一种抑菌性磺胺类抗生素，于1959年在美国上市。磺胺甲噁唑主要适应证为大肠杆菌、克雷伯菌、奇异变形杆菌和普通变形杆菌等敏感菌所致的急性单纯性尿路感染；与甲氧苄啶合用可治疗对其敏感的流感嗜血杆菌、肺炎链球菌和其他链球菌所致的中耳炎。

大多数细菌通过从PABA合成叶酸来满足其对叶酸的需求，而动物则需要外源叶酸源。磺胺甲噁唑竞争性抑制二氢蝶酸合酶，而细菌利用该酶将PABA转化为二氢叶酸。抑制该途径可阻止四氢叶酸的合成，并最终阻止细菌嘌呤和DNA的合成，从而产生抑菌效果。磺胺甲噁唑与甲氧苄啶联合使用可抑制细菌叶酸合成的连续步骤，这些药物协同作用阻断细菌生长和分裂所必需的核酸及蛋白质生物合成的两个连续步骤，联合使用有助于减缓细菌耐药性的发展。

磺胺甲噁唑口服后吸收迅速，生物利用度为85%～90%；血浆蛋白结合率约为70%；半衰期为6～12 h；表观分布容积约为13 L；清除率为0.35 mL/(min·kg)。在口服条件下，磺胺甲噁唑在大鼠中的LD_{50}为6200 mg/kg。

磺胺甲噁唑的代谢主要由芳基胺NAT介导，可将磺胺甲噁唑N4位乙酰化，形成代谢产物M1（图18.2）。磺胺甲噁唑的N4原子也可能发生由CYP2C9催化的羟胺化形成代谢产物M2，然后再经NAT2介导乙酰化形成代谢产物M3。磺胺甲噁唑的已知代谢物M1～M4都不具有抗菌活性。

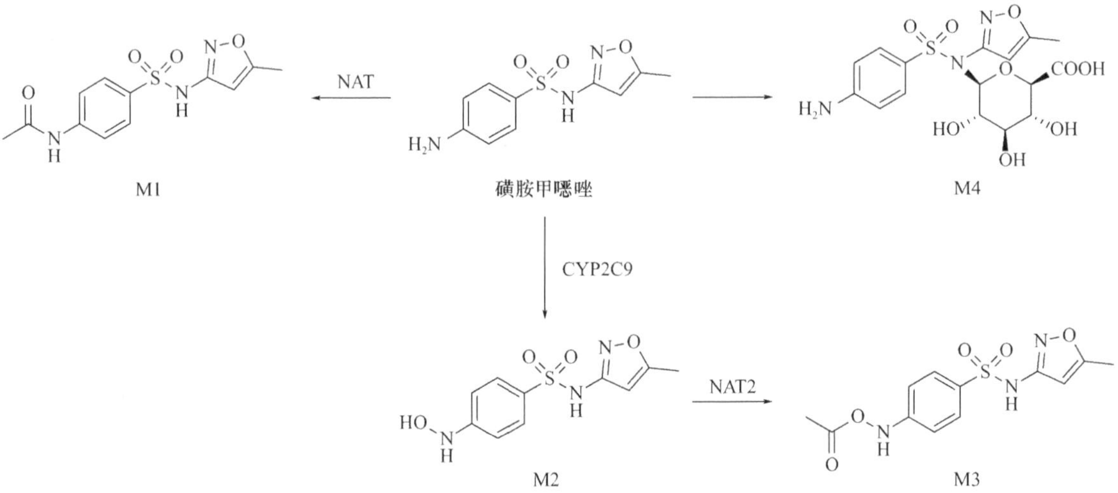

图18.2 磺胺甲噁唑的体内代谢通路

磺胺甲噁唑的合成路线如图18.3所示。以乙酰丙酮酸酯（Ⅰ-1）为起始原料，在碱性条件下与羟胺环化反应得到5-甲基异噁唑-3羧酸乙酯（Ⅰ-2），然后经酰胺化和霍夫曼降解（Hofmann

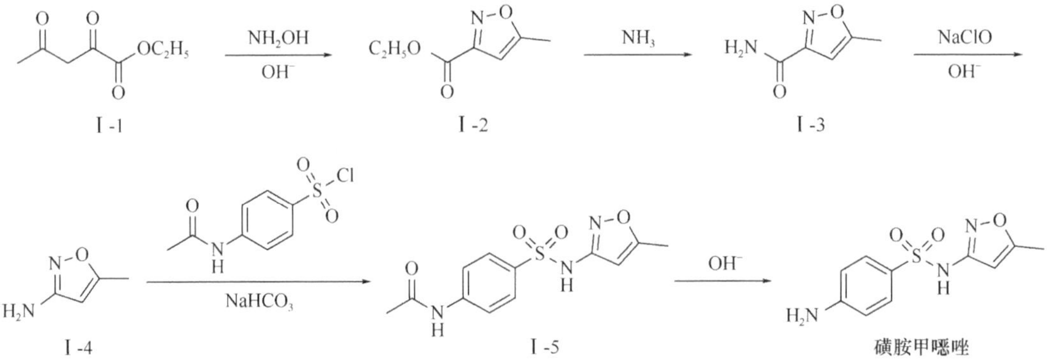

图18.3 磺胺甲噁唑的合成路线

degradation）得到 3-氨基-5-甲基异噁唑（Ⅰ-4），再与对乙酰氨基苯磺酰氯反应后得中间体Ⅰ-5，最后碱性条件下脱乙酰基得到磺胺甲噁唑。其中，3-氨基-5-甲基异噁唑（Ⅰ-4）的合成方法比较多，以丁炔氰基、乙酰乙腈、丁烯腈等为原料也可以获得。

磺胺类药物的抗菌活性与其化学结构之间联系密切，构效关系如图 18.4 所示。

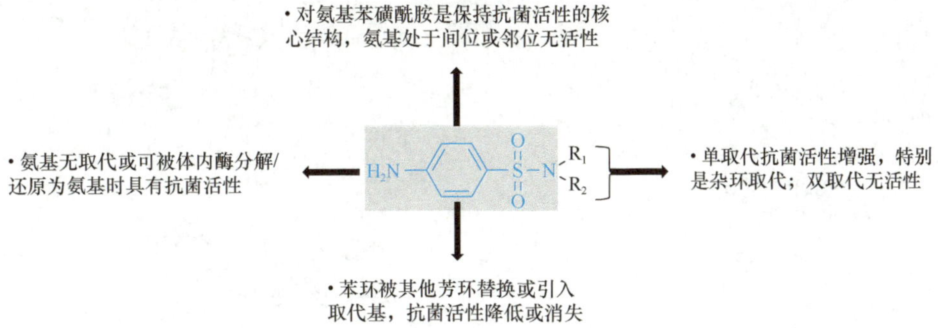

图 18.4　磺胺类药物的构效关系

（1）磺胺类药物结构中的对氨基苯磺酰胺是抗菌活性必需基团。氨基与磺酰胺基必须处于对位，在间位和邻位时没有抗菌活性。

（2）具有抗菌活性的磺胺类药物芳香氨基上一般不需要取代基，即使有取代基也必须在体内易被酶分解或还原为氨基才能发挥抗菌活性，如乙酰氨基、偶氮基和硝基等基团，否则无抗菌活性。

（3）磺酰胺基中氮原子上单取代时抗菌活性增强，其中以杂环取代抗菌活性较好；氮原子为双取代时，一般没有抗菌活性。

（4）磺胺类药物的苯环上引入其他基团或被其他芳环替代时，抗菌活性会降低或丧失。

（5）磺胺类分子的 pK_a 在 6.5～7.0 时，抗菌活性最强。

第二节　磺胺增效剂

抗菌增效剂（antibacterial synergist）是指以特定的机制增强某类抗菌药物活性的药物。目前，临床上常用的抗菌增效剂主要有两类，分别是 20 世纪 70 年代和 80 年代上市的磺胺增效剂和 β-内酰胺酶抑制剂。磺胺增效剂是指一类可以增强磺胺药物作用的广谱抗菌药，如甲氧苄啶（trimethoprim）、四氧普林（tetroxoprim）和溴莫普林（brodimoprim）（图 18.5）。

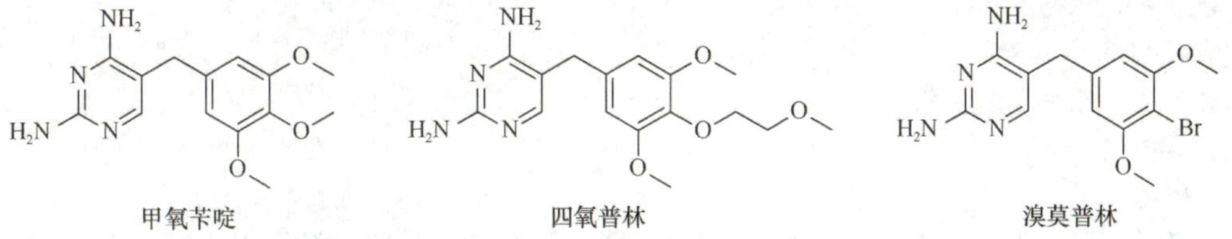

图 18.5　磺胺增效剂代表药物

如前所述，PABA 和二氢蝶啶焦磷酸酯（dihydropteridine phosphate）在二氢蝶酸合成酶（DHPS）作用下合成二氢蝶酸（dihydropteroate），然后二氢蝶酸和谷氨酸在二氢叶酸合成酶（DHFS）作用下合成二氢叶酸，二氢叶酸经二氢叶酸还原酶（DHFR）还原为四氢叶酸（tetrahydrofolate）（图 18.6）。四氢叶酸亦称辅酶 F，是体内一碳基团转移酶系的辅酶。作为一碳基团的载体，其参与一系列生物活性物质的合成，如嘌呤、嘧啶、肌酸、胆碱、肾上腺素等。

而磺胺增效剂为二氢叶酸还原酶的抑制剂，可以通过抑制二氢叶酸还原为四氢叶酸。当磺胺增效剂与磺胺类药物联用时，可以使细菌的叶酸代谢受到双重阻碍，使得磺胺类药物的抗菌作用增强数十倍。

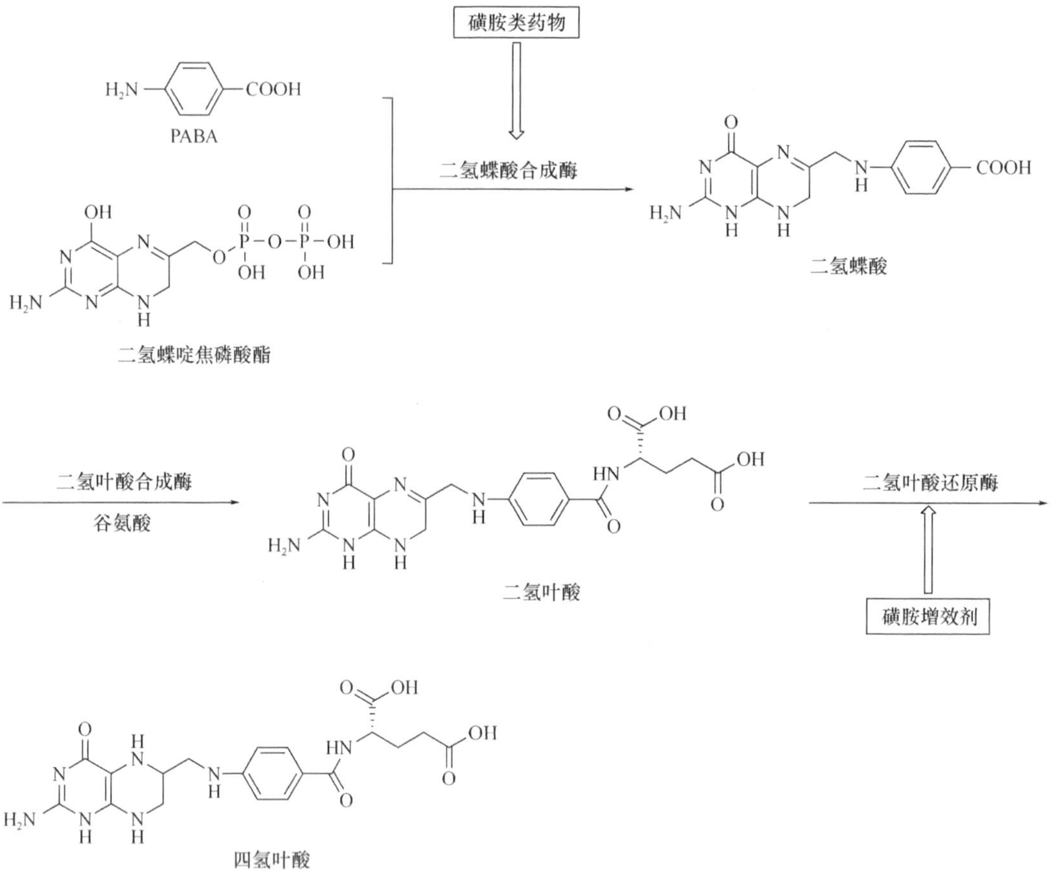

图 18.6 磺胺类药物和磺胺增效剂的协同抗菌机制

甲氧苄啶（Trimethoprim）

化学名：5-[(3,4,5-三甲氧基苯基) 甲基]-2,4-嘧啶二胺

5-[(3,4,5- trimethoxyphenyl)methyl]-2,4-pyrimidine diamine

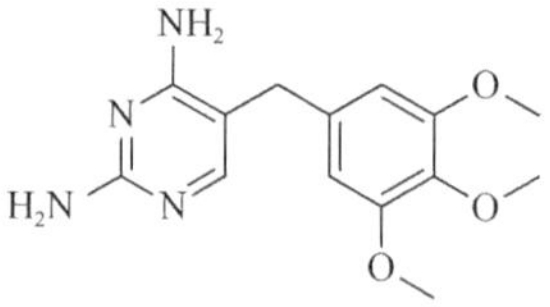

分子式：$C_{14}H_{18}N_4O_3$

分子量：290.32

熔点：199～203℃

水溶性：几乎不溶于水

pK_a=7.12

lg P=0.91

甲氧苄啶是一种抗叶酸抗菌剂，可抑制细菌二氢叶酸还原酶，进而阻止细菌 DNA 的合成，并最终阻止细菌继续存活。由于甲氧苄啶和磺胺甲噁唑的互补和协同作用机制，它们通常与磺胺甲噁唑联合使用，但也可用作治疗和预防尿路感染的单一疗法。同时，本品显示出对几种革兰氏阴性菌及凝固酶阴性葡萄球菌的活性。对甲氧苄啶的耐药性可通过多种机制产生，包括细菌细胞壁的改变、二氢叶酸还原酶的过量产生或产生耐药性二氢叶酸还原酶。在极少数情况下，甲氧苄啶可加速血液疾病的发展（如血小板减少症、白细胞减少症等）。

甲氧苄啶的口服生物利用度为 90%～100%；血浆蛋白结合率约为 44%；半衰期为 8～10 h；肾脏清除率为 51.7～91.3 mL/min。10%～20% 摄入的甲氧苄啶在肝脏中被代谢，而其余大部分以药物原型从尿中排出。在口服条件下，其在小鼠和大鼠体内的 LD_{50} 分别为 2764 mg/kg 和 ＞5300 mg/kg。

甲氧苄啶通过氧化代谢可生成多种代谢产物，主要涉及 CYP2C9 和 CYP3A4 酶，CYP1A2 的作用较小。其中最主要的是去甲基化的 3′-和 4′-代谢物 M5 和 M6，分别约占总代谢产物形成的 65% 和 25%（图 18.7）。次要代谢产物包括 *N*-氧化物代谢产物 M7 和 M8（＜5%），以及更少量的苄基代谢产物 M9 和 M10。母体药物被认为是具有治疗活性的形式。

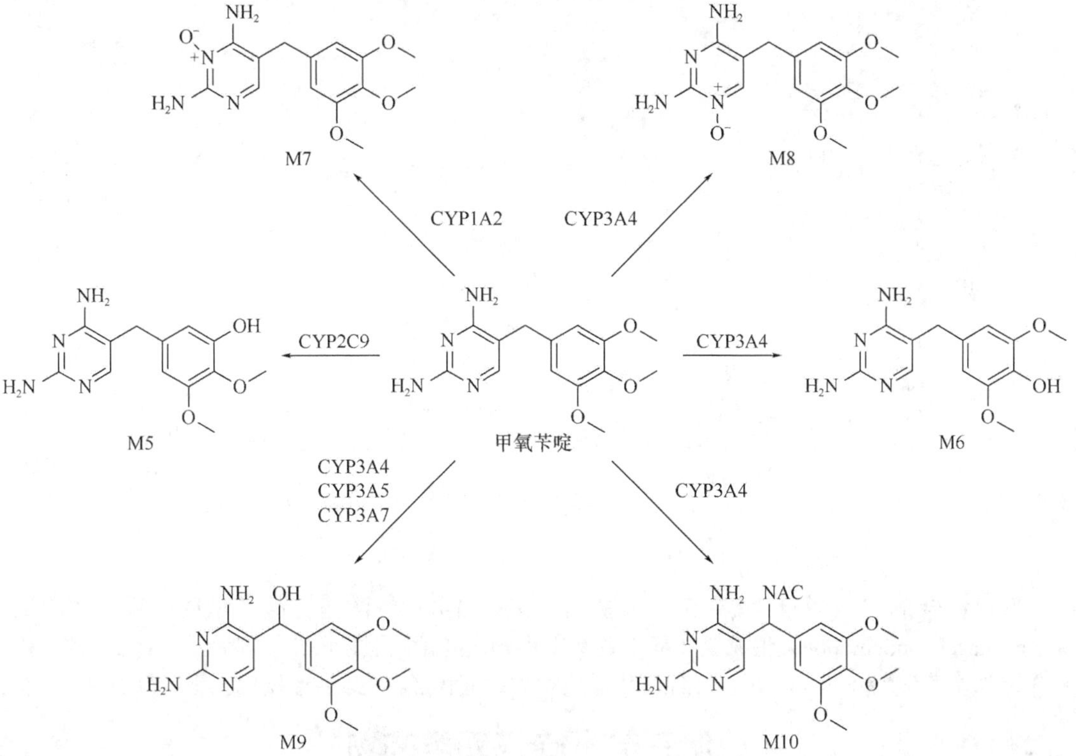

图 18.7　甲氧苄啶的体内代谢通路

甲氧苄啶有多种合成方法（图 18.8）。第一种合成方法是以 3,4,5-三甲氧基脱氢肉桂酸乙酯（Ⅱ-1）为原料，与甲酸乙酯甲酰化生成半醛 3′,4′,5′-三甲氧基苄基丙二酸酯（Ⅱ-2）；然后与胍发生杂环化反应，生成 2-氨基-4-羟基-5-(3′,4′,5′-三甲氧基苄基) 嘧啶（Ⅱ-3）。随后使用三氯氧磷氯代后，与氨反应得到甲氧苄啶。

第二种合成方法是以 3,4,5-三甲氧基苯甲醛（Ⅱ-4）为起始原料，与 3-乙氧基丙腈缩合得到相应的亚苄基衍生物（Ⅱ-5），最后与胍直接反应得到甲氧苄啶。

路线一

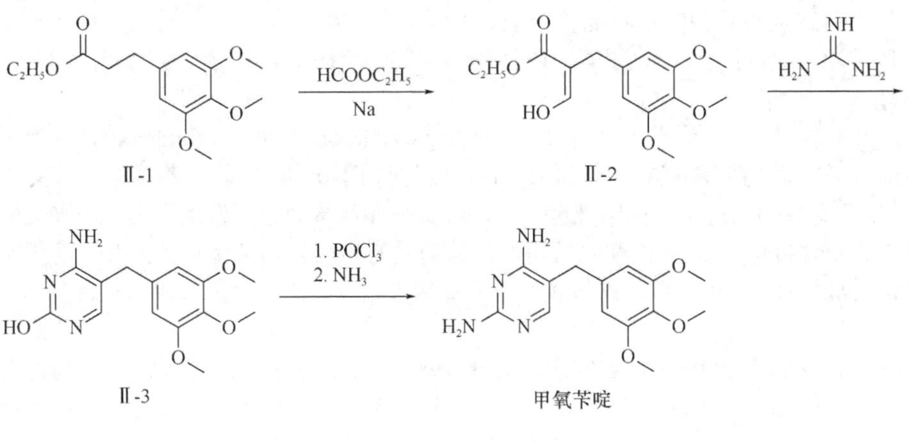

路线二

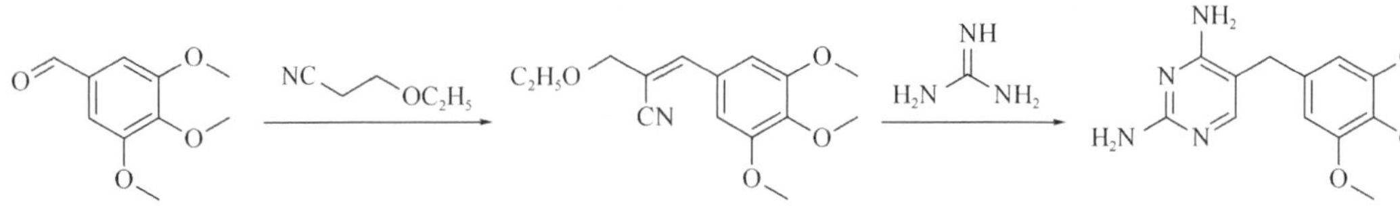

Ⅱ-4　Ⅱ-5　甲氧苄啶

路线三

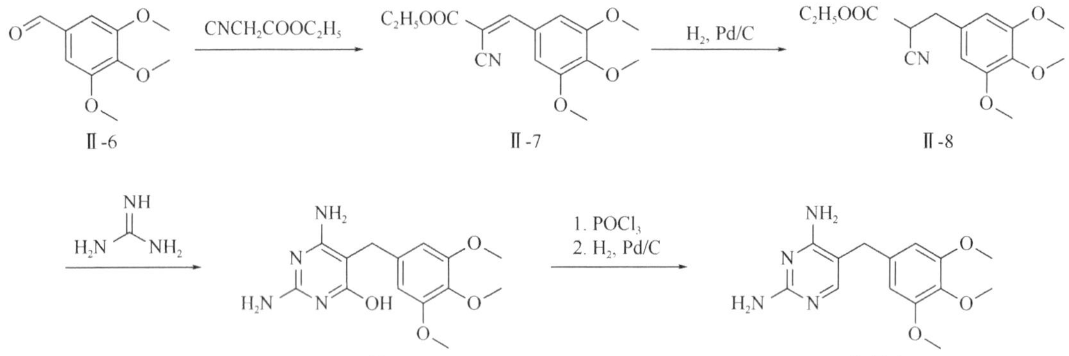

Ⅱ-9　甲氧苄啶

图 18.8　甲氧苄啶的合成路线

第三种合成方法通过 3,4,5-三甲氧基苯甲醛（Ⅱ-6）与氰基乙酸乙酯的克脑文格尔缩合（Knoevenagel condensation）生成亚叉基衍生物（Ⅱ-7）；经钯碳氢化还原双键后，得到 3′,4′,5′-三甲氧基-苄基氰基乙酸酯（Ⅱ-8），再与胍经环化反应得到中间体Ⅱ-9；最后经氯代脱氯后得到甲氧苄啶。

第三节　喹诺酮类药物

喹诺酮类药物是一类含有 4-喹诺酮基本结构的人工合成抗菌药，具有抗菌谱广、耐药突变率低、口服吸收好和半衰期长等优点。

细菌的双股 DNA 扭曲成为袢状或螺旋状（称为超螺旋），而使 DNA 形成超螺旋的酶称为 DNA 回旋酶（DNA-gyrase）。DNA 回旋酶是一种仅在细菌中发现的酶，其在 DNA 复制过程中负责在 DNA 中引入负超螺旋，这有助于减轻复制过程中因引入正超螺旋而引起的扭曲应变，这些负超螺旋对于染色体缩合和促进转录起始是必不可少的。DNA 回旋酶由四个亚单位（两个 A 亚单位和两个 B 亚单位）组成。

不同于其他抗菌药，喹诺酮类药物是以细菌的 DNA 为靶点，可选择性抑制细菌 DNA 回旋酶，造成细菌 DNA 的不可逆损害，使细菌不能再分裂。此类药物主要作用于革兰氏阴性菌，对革兰氏阳性菌也有相当作用。不同于许多抗生素，喹诺酮类药物不会因质粒传导产生耐药，因此与许多抗菌药物间不存在交叉耐药性。

1962 年，美国斯特林-温思罗普研究中心（Sterling-Winthrop Research Center）的乔治·莱瑟（George Lesher）在合成抗疟药氯喹（chloroquine）时发现了副产物 7-氯-1-乙基-1,4-二氢-4-氧代-3-喹啉羧酸，其具有较弱的抗革兰氏阴性菌活性。经进一步结构改造，发现了第一个喹诺酮类药物萘啶酸（nalidixic acid），其对某些革兰氏阴性病原菌具有比较好的抗菌活性，并成功用于治疗尿路感染（图 18.9）。但是，由于萘啶酸抗菌谱窄、口服吸收差、副作用大等原因，目前已不在临床使用。

诺氟沙星（norfloxacin）于 1978 年被发现，并于 1984 年在日本上市。随后，一系列含有氟原子的氟喹诺酮类（fluoroquinolones）药物被陆续发现并广泛应用于临床。氟喹诺酮类抗生素主要作用于 DNA 回旋酶的 A 亚基单位和细菌拓扑异构酶Ⅳ（topoisomerase Ⅳ）。细菌拓扑异构酶Ⅳ是 DNA 复制最后阶段的必须酶，起到“断开”新复制的染色体的作用，从而顺利地完成细胞分裂。虽然氟喹酮类药物具有抗菌谱广、长效、吸收好、组织分布广、口服有效等优点，但 2008 年至今，美国 FDA 多次发布氟喹诺酮类药物的安全警告，此类药物可能会导致残疾及潜在的永久性副作用的风险。

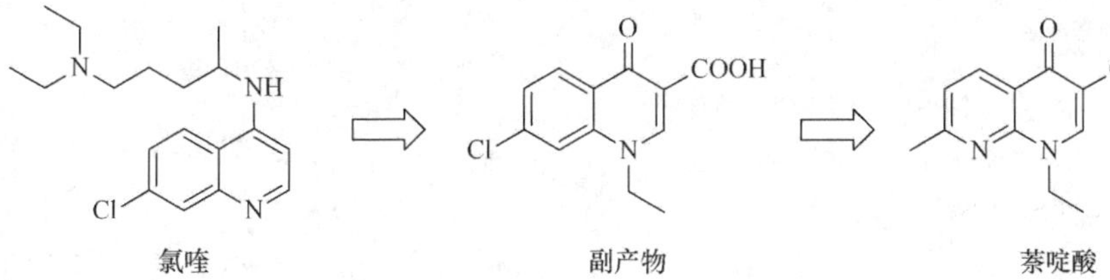

图 18.9　萘啶酸的发现历程

喹诺酮类药物按其发现顺序和抗菌谱的范围，可以分为四代（图 18.10 和表 18.1）。

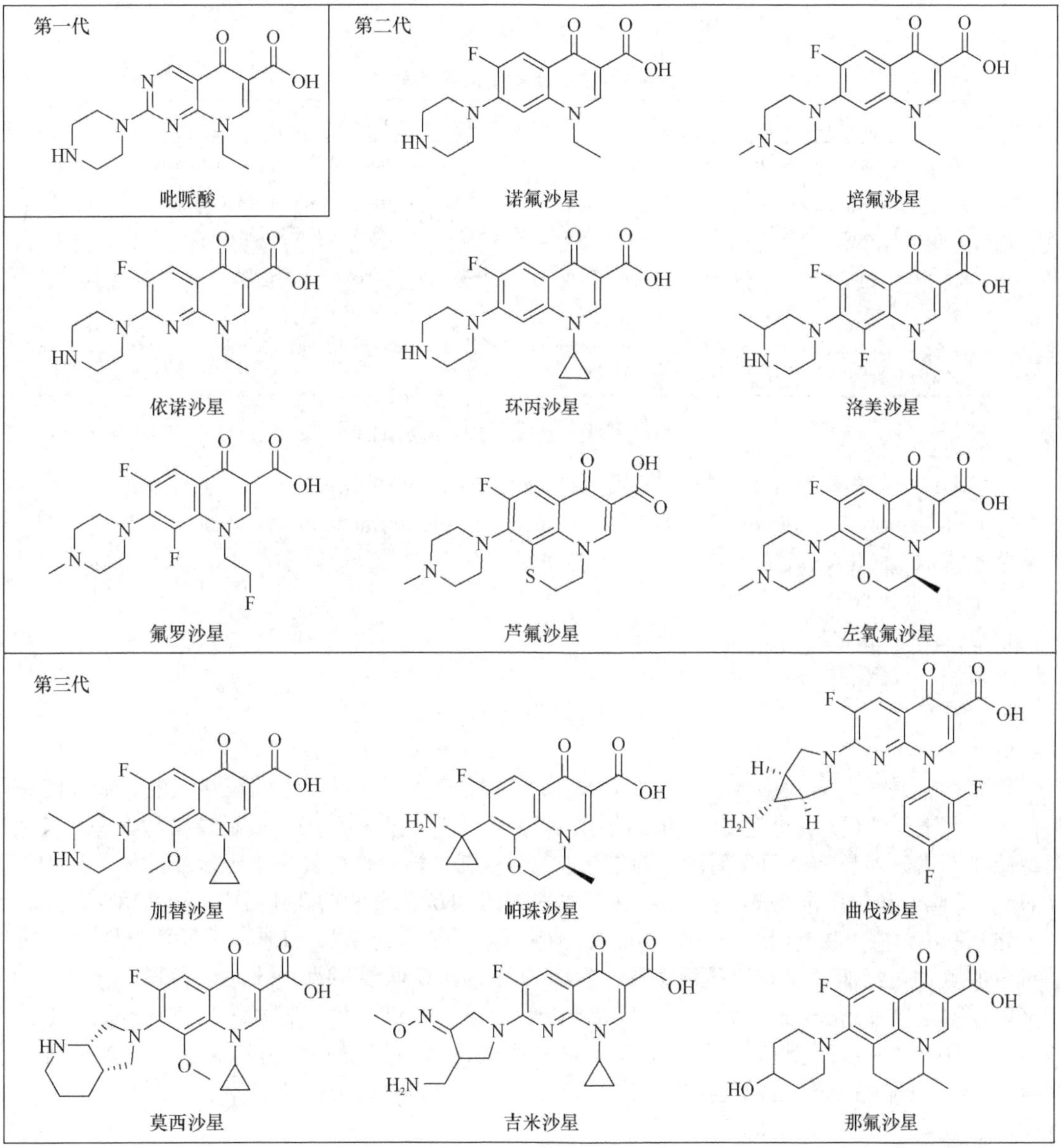

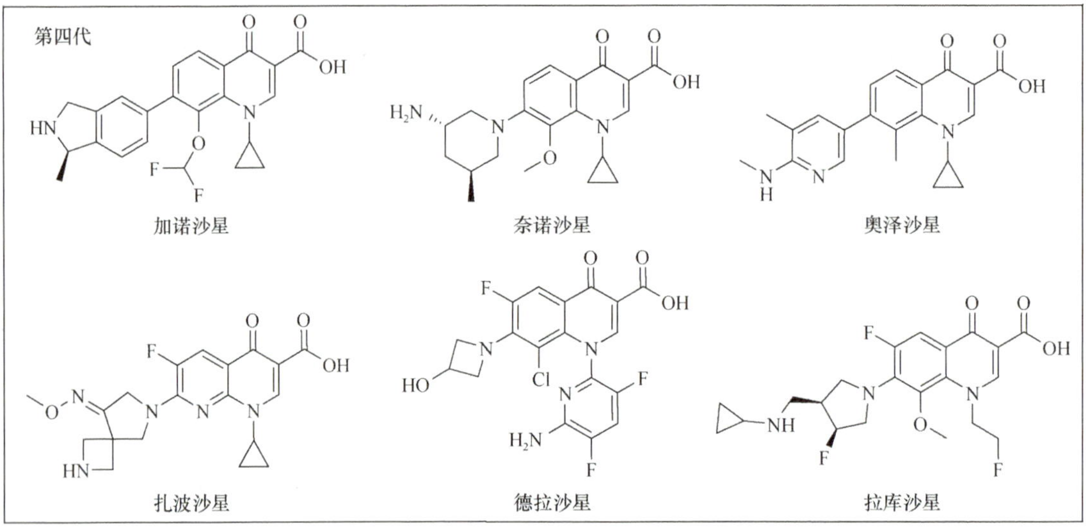

图 18.10 喹诺酮类抗菌药的代表药物

表 18.1 喹诺酮类抗菌药的分类

分类	代表药物
第一代	萘啶酸（nalidixic acid）、奥索利酸（oxolinic acid）、西诺沙星（cinoxacin）、吡哌酸（pipemidic acid）
第二代	诺氟沙星（norfloxacin）、培氟沙星（pefloxacin）、依诺沙星（enoxacin）、环丙沙星（ciprofloxacin）、洛美沙星（lomefloxacin）、氟罗沙星（fleroxacin）、芦氟沙星（rufloxacin）、氧氟沙星（ofloxacin）
第三代	加替沙星（gatifloxacin）、帕珠沙星（pazufloxacin）、曲伐沙星（trovafloxacin）、莫西沙星（moxifloxacin）、吉米沙星（gemifloxacin）
第四代	加诺沙星（garenoxacin）、奈诺沙星（nemonoxacin）、奥泽沙星（ozenoxacin）、扎波沙星（zabofloxacin）、德拉沙星（delafloxacin）、拉库沙星（lascufloxacin）

诺氟沙星（Norfloxacin）

化学名：1-乙基-6-氟-1,4-二氢-4-氧代-7-(1-哌嗪基)-3-喹啉羧酸

1-ethyl-6-fluoro-1,4-dihydro-4-oxo-7-(1-piperazinyl)-3-quinolinecarboxylic acid

分子式：$C_{16}H_{18}FN_3O_3$

分子量：319.24

熔点：218～224℃

水溶性：极微溶于水

pK_a=6.20

lg P=−1.03

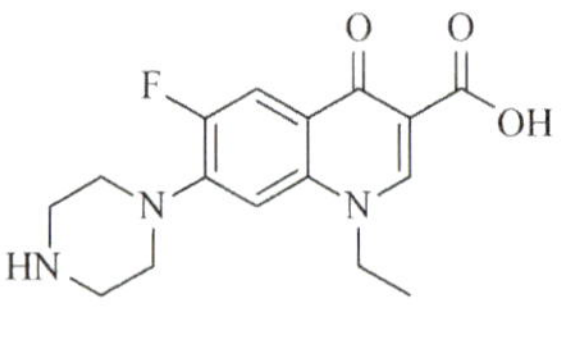

诺氟沙星是一种对大多数革兰氏阴性菌和革兰氏阳性菌具有广谱抗菌活性的合成氟喹诺酮类抗菌药。诺氟沙星适用于敏感菌所致的尿路感染、淋病、前列腺炎、肠道感染和伤寒及其他沙门菌感染。诺氟沙星的杀菌作用源于对细菌 DNA 复制、转录、修复和重组所需的拓扑异构酶Ⅱ（DNA 回旋酶）和拓扑异构酶Ⅳ的抑制。该药物对细菌 DNA 回旋酶的亲和力比对哺乳动物高 100 倍。

诺氟沙星口服生物利用度为 30%～40%；血浆蛋白结合率为 10%～15%；消除半衰期为 3～4 h。通过肝脏代谢，经胆汁和肾脏排泄消除。因其在肾排泄期间经历肾小球滤过和肾小管分泌，其肾清除率高达 275 mL/min。肾脏（肾小球滤过和肾小管分泌）和肝胆系统为诺氟沙星主要排泄途径，26%～32% 以原型和小于 10% 以代谢物形式自尿中排出，自胆汁和（或）粪便排出占 28%～30%。在口服条件下，其在大鼠体内的 LD_{50} 约＞4000 mg/kg；在静脉注射条件下，其在大鼠体内的 LD_{50} 约为 245 mg/kg。

诺氟沙星的主要代谢产物有 5 种（M11～M15），其中 M11 是尿液中的主要代谢产物，占母体化合物的比例不到 20%（图 18.11）。胆汁中代谢物的相对比例与血清中的相似。

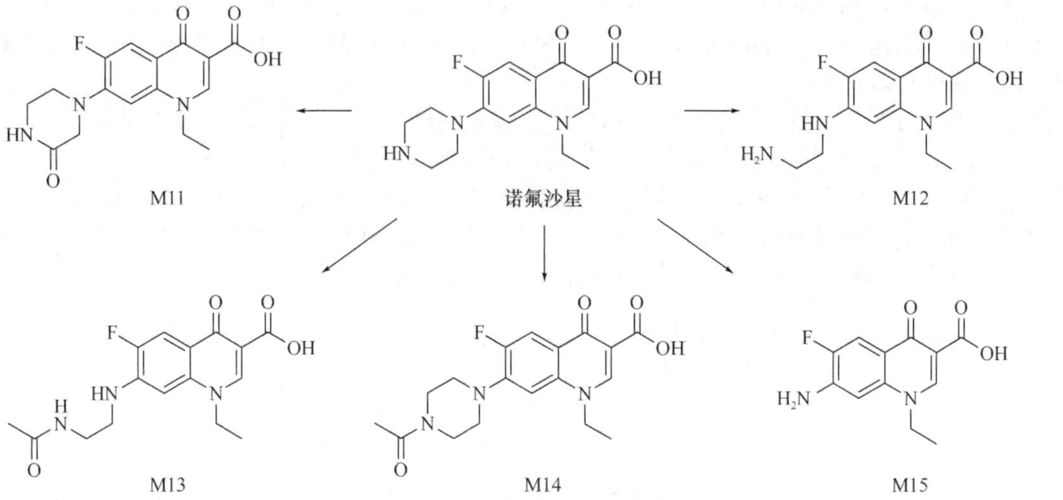

图 18.11　诺氟沙星的体内代谢途径

诺氟沙星的合成路线如图 18.12 所示。以 3-氯-4-氟苯胺（Ⅲ-1）为起始原料，与原甲酸三乙酯及丙二酸二乙酯在硝酸铵存在下回流反应得缩合中间体Ⅲ-2。该化合物在液状石蜡或二苯醚中加热环合，生成 7-氯-6-氟-4-羟基喹啉-3-羧酸乙酯（Ⅲ-3）；然后与溴乙烷进行乙基化后，再在碱性条件水解得羧酸中间体（Ⅲ-4），最后与哌嗪缩合得诺氟沙星。

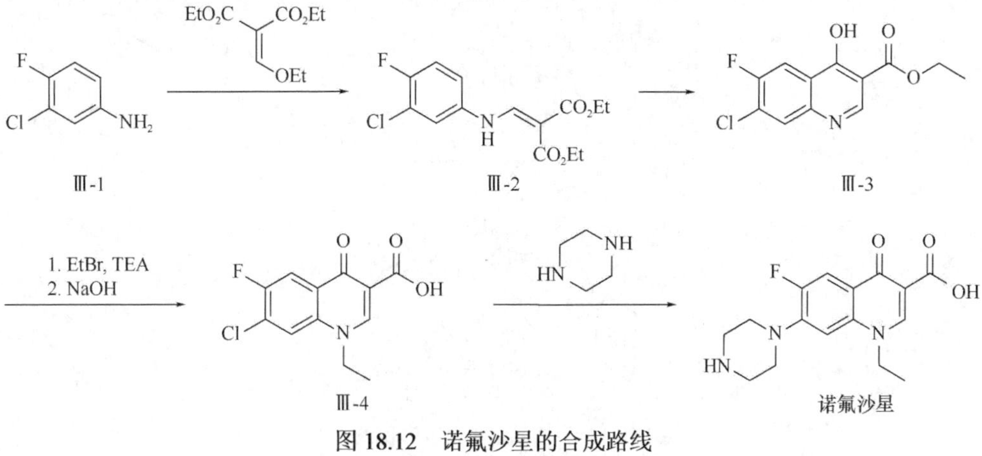

图 18.12　诺氟沙星的合成路线

环丙沙星（Ciprofloxacin）

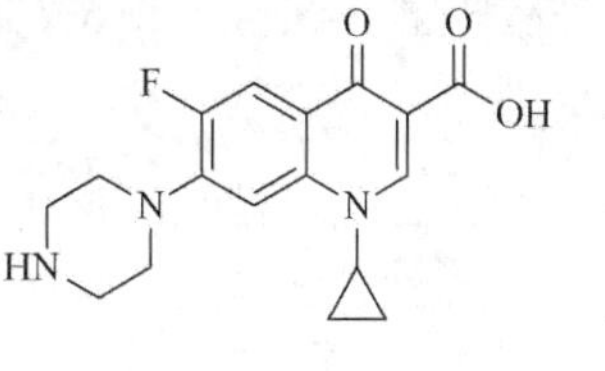

化学名：1-环丙基-6-氟-1,4-二氢-4-氧代-7-(1-哌嗪基)-3-喹啉羧酸

1-cyclopropyl-6-fluoro-1,4-dihydro-4-oxo-7-(1-piperazinyl)-3-quinolinecarboxylic acid

分子式：$C_{17}H_{18}FN_3O_3$

分子量：331.34

熔点：255～257℃

水溶性：几乎不溶于水

pK_a=6.09

lg P=0.28

环丙沙星属于第二代氟喹诺酮类药物，于 1987 年 10 月获得美国 FDA 批准。该药可有效对

抗多种革兰氏阴性菌和革兰氏阳性菌，主要用于治疗多种细菌感染，临床上用于呼吸道、泌尿道、肠道、胆道各系统、腹腔内、妇科疾病、骨关节及全身等严重感染的治疗。环丙沙星通过抑制细菌 DNA 回旋酶和拓扑异构酶Ⅳ发挥作用。环丙沙星以 DNA 回旋酶的 α 亚单位为目标，防止细菌 DNA 的超螺旋化，从而阻止 DNA 复制。环丙沙星与细菌 DNA 回旋酶的结合亲和力是哺乳动物 DNA 回旋酶的 100 倍。

环丙沙星口服生物利用度为 64%～85%；血浆蛋白结合率约为 30%；半衰期约为 3.5 h；表观分布容积为 2～3 L/kg。在口服条件下，其在大鼠体内的 LD_{50} 约＞2000 mg/kg。

环丙沙星主要由 CYP1A2 代谢，主要代谢产物为氧化环丙沙星（M16）和磺酸环丙沙星（M17），各占总剂量的 3%～8%（图 18.13）。环丙沙星还可转化为次要代谢产物去乙基环丙沙星（M18）和乙酰环丙沙星（M19）。这 4 种代谢产物占总口服剂量的 15%。

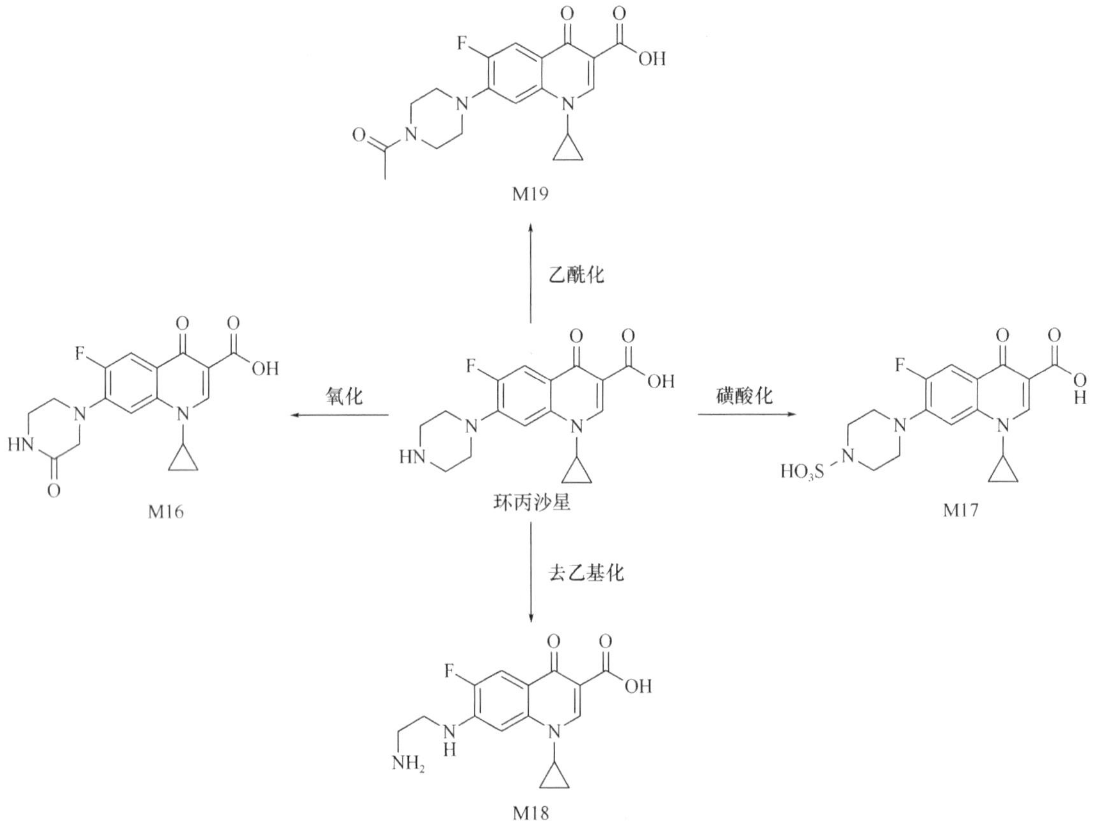

图 18.13 环丙沙星的体内代谢途径

环丙沙星的合成以 2,4-二氯-5-氟苯甲酰氯（Ⅳ-1）为起始原料，在乙醇镁存在下与丙二酸二乙酯缩合后得中间体Ⅳ-2；随后在对甲苯磺酸催化下经水解和脱羧生成 2,4-二氯-5-氟苯甲酰乙酸乙酯（Ⅳ-3）；化合物Ⅳ-3 与原甲酸三乙酯缩合得中间产物Ⅳ-4；再与环丙胺反应生成 2-(2,4-二氯-5-氟苯甲酰)-3-环丙胺基丙烯酸乙酯（Ⅳ-5）；随后与氢化钠作用环合得 7-氯-1-环丙基-6-氟-1,4-二氢-4-氧代喹啉-3-羧酸（Ⅳ-6）；最后与哌嗪反应得环丙沙星（图 18.14）。

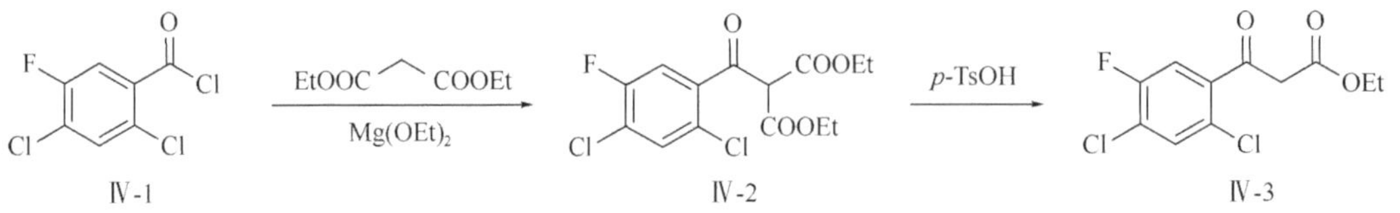

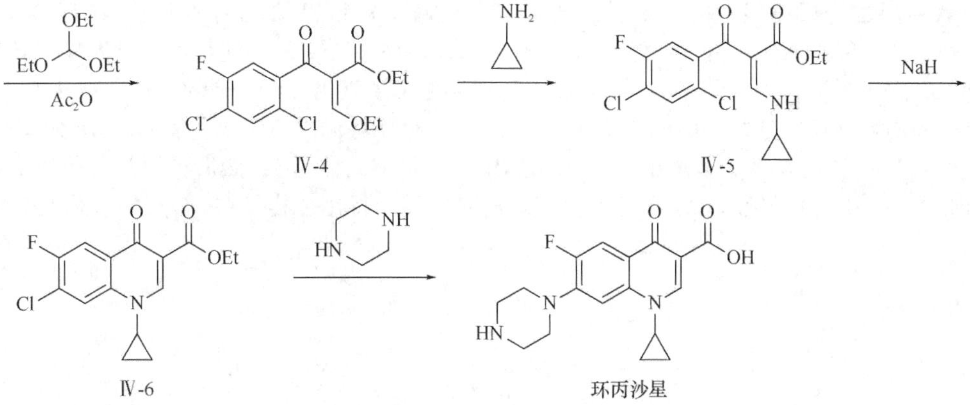

图 18.14　环丙沙星的合成路线

左氧氟沙星（Levofloxacin）

化学名：(–)-(*S*)-3-甲基-9-氟-2,3-二氢-10-(4-甲基-1-哌嗪基)-7-氧代-7*H*-吡啶并[1,2,3-*de*]-1,4-苯并噁嗪-6-羧酸半水合物

(–)-(*S*)-3-methyl-9-fluoro-2,3-dihydro-10-(4-methylpiperazin-1-yl)-7-oxo-7*H*-pyrido[1,2,3-*de*]-1,4-benzoxazine-6-carboxylic acid hemihydrate

分子式：$C_{18}H_{20}FN_3O_4 \cdot \frac{1}{2} H_2O$

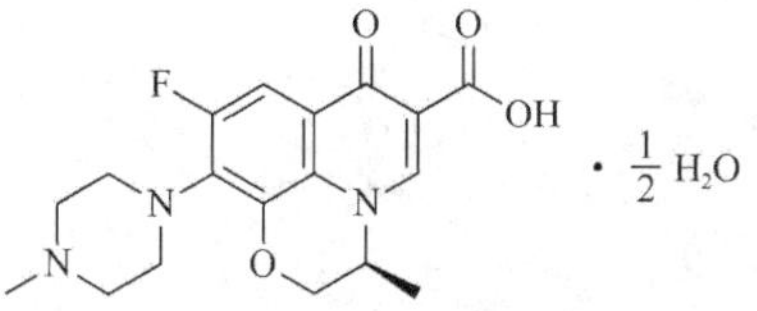

分子量：370.38

熔点：225～227℃

水溶性：微溶于水

pK_a=6.25

lg P=2.10

左氧氟沙星是外消旋氧氟沙星的光学 *S*-(–) 异构体，于 1987 年被发现，1996 年经 FDA 批准上市。与 *R*-(+)-氧氟沙星相比，左氧氟沙星对革兰氏阴性菌和革兰氏阳性菌的活性高 8～128 倍，并且在给药后保持立体化学稳定性，不会转化为无活性的异构体。在口服和静脉注射制剂中，左氧氟沙星适用于成人，用于治疗由敏感细菌引起的各种感染，包括上呼吸道、下呼吸道、皮肤、皮肤结构、泌尿道和前列腺的感染。口服制剂也适用于成人和 6 个月及以上的儿童，用于炭疽杆菌引起的吸入性炭疽的暴露后管理，以及用于治疗和（或）预防鼠疫耶尔森菌引起的鼠疫。在其眼用制剂中，左氧氟沙星适用于治疗由敏感生物体引起的细菌性结膜炎。与其他氟喹诺酮类抗生素一样，左氧氟沙星通过抑制 DNA 回旋酶和拓扑异构酶Ⅳ发挥其抗菌活性。

左氧氟沙星生物利用度约为 99%；血浆蛋白结合率约为 31%；半衰期为 6～8 h；表观分布容积为 1.1～1.3 L/kg。在口服条件下，其在小鼠和大鼠体内的 LD_{50} 分别为 1803 mg/kg 和 1478 mg/kg。

在人体中仅发现两种左氧氟沙星代谢产物，即去甲基左氧氟沙星（M20）和左氧氟沙星-*N*-氧化物（M21）。这两种代谢产物都不具有抗菌活性（图 18.15）。参与左氧氟沙星去甲基化和氧化的特定酶尚未确定。

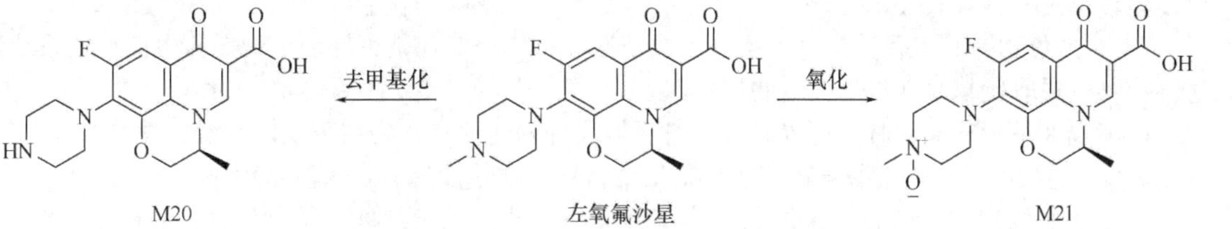

图 18.15　左氧氟沙星的体内代谢途径

左氧氟沙星的合成路线较多，最早的合成方法是基于古尔德-雅各布斯环化（Gould-Jacobs cyclization）反应（图 18.16）。该路线以 2,3-二氟-6-硝基苯酚（V-1）为原料，与氯丙酮在碳酸钾和碘化钾的存在下反应得中间体 V-2；随后在雷尼镍催化发生氢化反应，得到环化产物 V-3；然后中间体 V-3 和乙氧基亚甲基丙二酸二乙酯经古尔德-雅各布斯环化反应生成所需的苯并噁嗪基亚甲基丙二酸酯（V-4）；再在多聚磷酸酯条件下加热反应后得中间体 V-5；然后在浓盐酸条件下水解后得中间体 V-6；中间体 V-6 和 *N*-甲基哌嗪经亲核取代反应得化合物 V-7；最后经拆分得到左氧氟沙星。

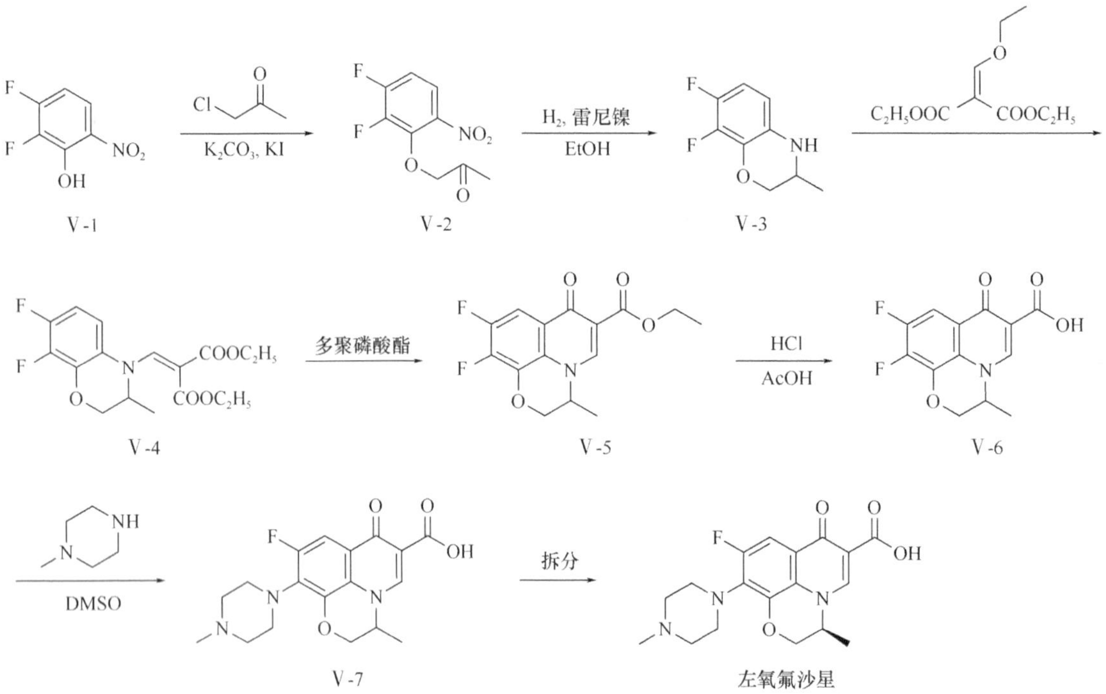

图 18.16 左氧氟沙星的合成路线

喹诺酮类药物的构效关系如图 18.17 所示。

（1）母核结构为喹啉羧酸及其生物电子等排体，A 环及其 3 位羧基为必需结构，B 环可为苯环、吡啶环或嘧啶环。

（2）N1 位取代基可提高分子的抗菌活性，其中环丙基＞2,4-二氟苯基＞烷基；环丙基可提高药物分子体内表观分布容积；2,4-二氟苯基可提高生物利用度。

（3）C5 位有取代基时可增加对革兰氏阳性菌抑制活性，其中氨基＞羟基＞甲基；氨基取代基可以提高分子脂溶性，但氨基和甲基取代基会增加基因毒性。已经退市的格帕沙星（grepafloxacin）和司帕沙星（sparfloxacin）在 C5 位的取代基分别为甲基和氨基。

（4）C6 位被氟原子取代时，可提高药物分子对革兰氏阴性菌抑制活性，并增加分子体内表观分布容积和组织渗透性；大部分喹诺酮类药物该位点被氟原子取代，但加诺沙星、奈诺沙星和奥泽沙星该位点没有氟取代。

（5）C7 位通常有取代基，可提高分子抗菌活性；部分取代基可增加半衰期和中枢神经系统渗透性；该位置取代基通常与基因毒性相关。

（6）当 8 位为氮原子时，可提高分子对厌氧菌抑制活性和生物利用度，并增加与 CYP 的相互作用。8 位为氮原子的喹诺酮药物分子包括依诺沙星、曲伐沙星、吉米沙星和扎波沙星。

（7）当 8 位为碳原子时，该位点取代基会提高对革兰氏阳性菌的抑制活性，—F、—Cl＞—OCH_3＞—$OCHF_2$；烷基取代可以提高半衰期，氟或氯取代会增加基因毒性和光毒性。

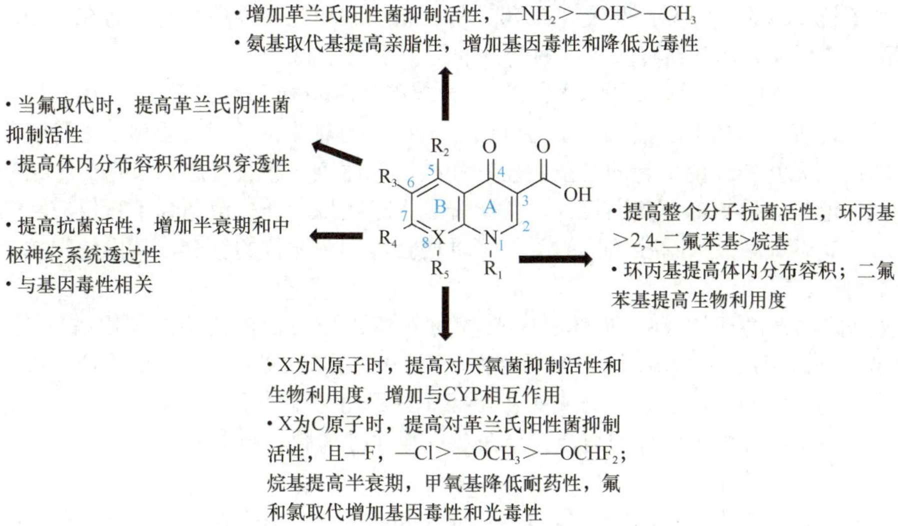

图 18.17　喹诺酮类药物分子构效关系

第四节　噁唑烷酮类抗菌药

噁唑烷酮类（oxazolidiones）抗菌药是一类化学结构中具有噁唑烷酮母核的化学全合成抗菌药。噁唑烷酮类抗菌药是细菌蛋白质合成抑制剂，对革兰氏阳性球菌，特别是多重耐药的革兰氏阳性球菌，具有较强的抗菌活性，与其他药物不存在交叉耐药现象。

1978 年，噁唑烷酮类化合物被发现可抑制细菌或真菌引起的植物感染（图 18.18）。经进一步结构改造和优化，于 1987 年获得了两个具有抗菌活性的噁唑烷酮类衍生物 DuP-105 和 DuP-721，其对金黄色葡萄球菌和结核杆菌等具有显著活性，但因毒性较大而终止研发。随后，以 DuP-721 为先导化合物，借鉴喹诺酮类化合物的修饰经验，合成筛选出第一个噁唑烷酮类抗菌药利奈唑胺（linezolid），于 2000 年经 FDA 批准上市。

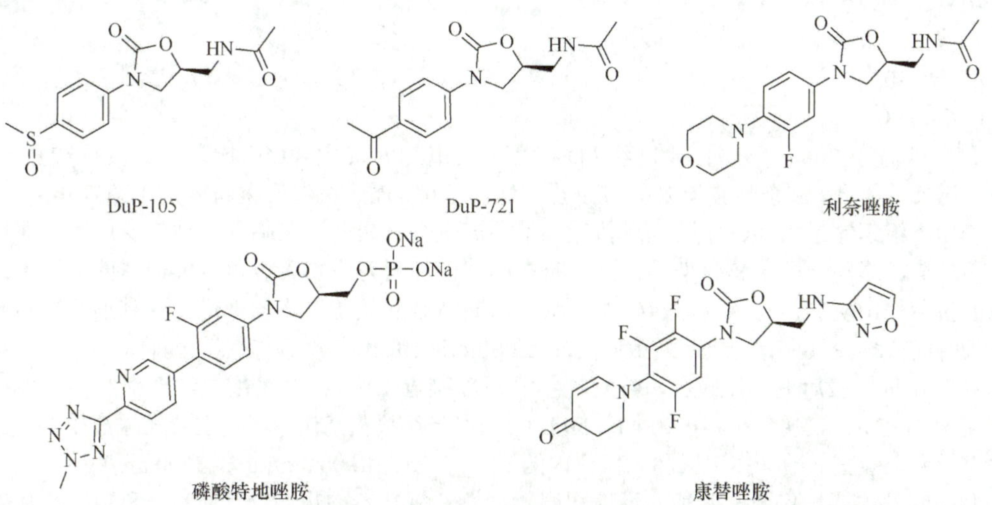

图 18.18　噁唑烷酮类抗菌药的代表药物

特地唑胺（torezolid）是二代噁唑烷酮类抗生素，于 2014 年获得 FDA 批准，用于治疗革兰氏阳性球菌引起的感染，包括 MRSA 引起的疑似或确诊的院内获得性的肺炎、社区获得性肺炎等。磷酸特地唑胺是特地唑胺的前药，口服或静脉给药后，通过磷酸酯酶转化成特地唑胺。特地唑胺是噁唑烷酮类抗生素，通过与细菌核糖体 50S 亚基结合，抑制细菌蛋白质合成，发挥抗菌作用，与其他类别的抗生素之间不易产生交叉耐药。与利奈唑胺相比，磷酸特地唑胺在胃肠道和血小板减少方面的不良反应要比利奈唑胺少，耐药性的发生率也更低。

我国自主研发的新型噁唑烷酮类抗菌药康替唑胺（contezolid）也于2021年6月2日正式获得国家药品监督管理局批准上市，主要用于治疗金黄色葡萄球菌（甲氧西林敏感和耐药的菌株）、化脓性链球菌或无乳链球菌引起的复杂性皮肤和软组织感染。康替唑胺通过在分子结构中的苯环添加间位氟、增加邻位氟的非共面设计，大幅降低了噁唑烷酮类抗菌药物不良反应和药物相互作用；同时，二氢吡啶环及异噁唑结构的引入可以增强与细菌靶位的结合，从而使得抗菌活性更强并更难产生耐药。

噁唑烷酮类抗菌药可以和核糖体50S亚基的A位点结合，使其不能与甲酰甲硫氨酰tRNA（fMet-tRNA）结合形成70S功能性初始复合物，而70S功能性初始复合物的形成是细菌转译过程的重要步骤，通过阻断细菌蛋白质合成的初始翻译过程而达到抑菌杀菌作用。如果70S初始复合物已经形成，与噁唑烷酮类化合物结合就会在肽键形成时抑制肽链由A位点移向P位点，从而阻碍细菌蛋白的合成。

噁唑烷酮类化合物主要抑制细菌蛋白质合成的起始阶段，对于核糖体引导的肽链的延伸和终止阶段并无作用。肽酰转移酶抑制剂（氯霉素、林可霉素等）虽然也与核糖体50S亚基结合，但是其通过抑制肽酰转移酶阻断肽链延长，抑制细菌蛋白质合成。氨基糖苷类、四环素类和大环内酯类等抗生素作用于细菌蛋白质合成的肽链延长阶段，与噁唑烷酮类化合物的作用靶点不同。因此，噁唑烷酮类化合物与其他抗菌药具有不同的作用机制，不易与其他蛋白合成抗菌药发送交叉耐药。

利奈唑胺（Linezolid）

化学名：(*S*)-*N*-[[3-(3-氟-4-吗啉基苯基)-2-氧代-5-噁唑烷基] 甲基] 乙酰胺

(*S*)-*N*-[[3-(3-fluoro-4-morpholinylphenyl)-2-oxo-5-oxazolidinyl] methyl]acetamide

分子式：$C_{16}H_{20}FN_3O_4$

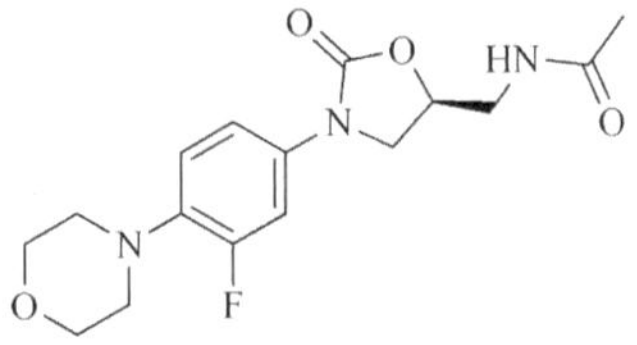

分子量：337.35

熔点：181.5～182.5℃

水溶性：微溶于水

$pK_a=1.80$

$\lg P=0.90$

利奈唑胺于2000年4月18日经FDA批准上市，为美国40年来第一个被批准用于治疗MRSA感染的药物。利奈唑胺于2007年9月在我国上市，属于医保乙类药物。自2007年上市以来，该药物由于组织穿透力强、作用位点独特、不易产生交叉耐药，在临床上被广泛应用于非结核分枝杆菌感染、腹腔支原体属感染及耐万古霉素肠球菌和耐万古霉素金黄色葡萄球菌的感染。利奈唑胺的抗菌作用机制是与核糖体50S亚基结合阻断70S起始复合物的形成，抑制细菌蛋白质的合成，为时间依赖性且具有长抗菌后效应（postantibiotic effect，PAE）特点的药物。

利奈唑胺口服后被广泛吸收，绝对生物利用度接近100%；血浆蛋白结合率约为31%；消除半衰期为5～7 h；表观分布容积为40～50 L/kg。利奈唑胺及其代谢产物主要经尿液排泄。在口服条件下，利奈唑胺盐酸盐在小鼠和大鼠体内的LD_{50}分别为4000 mg/kg和3000 mg/kg。

利奈唑胺主要被代谢成两种非活性代谢物：氨乙氧基乙酸代谢物（M22）和羟乙基甘氨酸代谢物（M23），两者都是吗啉环氧化的产物（图18.19）。羟乙基甘氨酸代谢物占主要成分，可能是通过非酶过程产生的。虽然负责利奈唑胺代谢的特定酶尚不清楚，但其不通过CYP系统代谢，也不会完全抑制或诱导这些酶。然而，利奈唑胺是MAO的可逆和非选择性抑制剂。

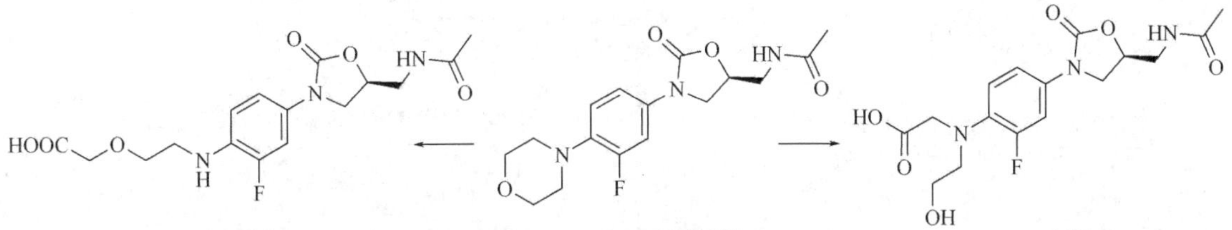

图 18.19　利奈唑胺的体内代谢途径

利奈唑胺的合成是以 3,4-二氟硝基苯（Ⅵ-1）为原料，在二异丙基乙基胺条件下与吗啉反应制得 3-氟-4-吗啉基硝基苯（Ⅵ-2）；再以乙酸铵和 Pd/C 将硝基还原生成 3-氟-4-吗啉基苯胺（Ⅵ-3）；随后与氯甲酸苄酯反应得到中间体Ⅵ-4；然后与 (*R*)-缩甘油丁酯在丁基锂作用下成环形成噁唑烷酮化合物Ⅵ-5；再经过甲磺酰氯的成酯后得中间体Ⅵ-6；继续与叠氮化钠反应得到甲基叠氮化合物Ⅵ-7；经过氢气还原成胺基中间体Ⅵ-8 后；最后与乙酸酐反应生成利奈唑胺（图 18.20）。

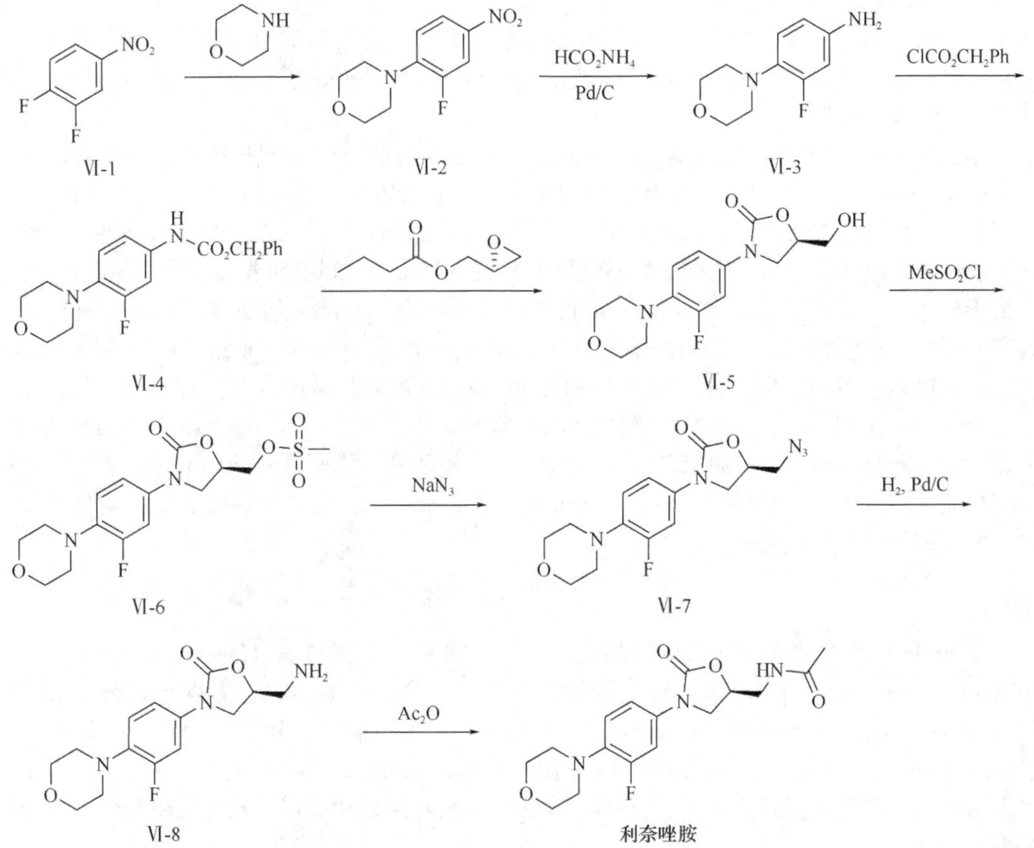

图 18.20　利奈唑胺的合成路线

噁唑烷酮类抗菌药的构效关系如图 18.21 所示。

（1）噁唑烷酮类药物由噁唑烷酮环（A 环）、与 N3 位连接的芳香环（B 环）、芳香环上的取代基（C 环）和噁唑烷酮环 C5 位的取代基侧链四部分组成。

（2）噁唑烷酮环 C5 位的取代基对抗菌活性至关重要，且手性须为 *S*-构型。

（3）与 N3 位连接的芳香环也是活性必需基团，且氟原子取代有利于提高抗菌活性。

（4）C 环变化较大，对化合物药效和安全性比较重要。D环是活性非必需基团。

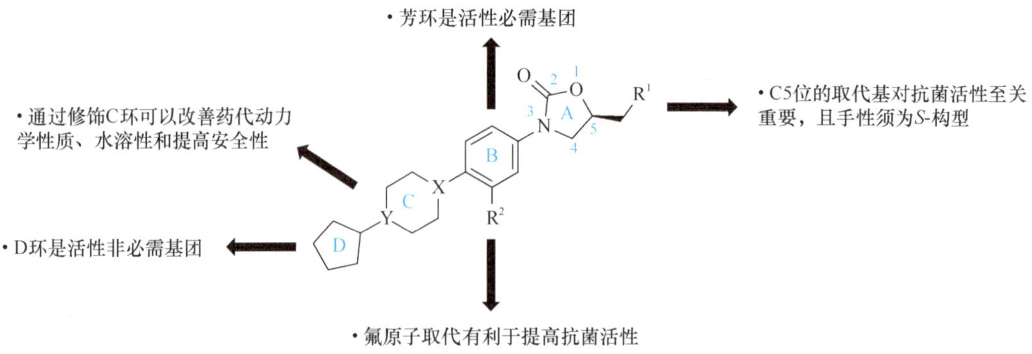

图 18.21 噁唑烷酮类药物分子构效关系

第五节 抗结核药

结核病（tuberculosis，TB）为结核杆菌感染引起的疾病。结核杆菌是一种小型、好氧、不具活动性的细菌，属于分枝杆菌属，其生长速度缓慢且具有一个特殊的双层脂质外膜。结核病可以在全身任何部位发病，最常见于肺部，即被称为肺结核。结核杆菌感染也可传播至肺外，引起其他种类的结核病，称为肺外结核病。

结核病的治疗通常使用抗生素，但由于结核分枝杆菌细胞壁成分和构造较为特殊，药物较难进入病原体中，因此难以发挥药效。目前，最常用的抗生素包括利福平（rifampin）、异烟肼（isoniazid）、吡嗪酰胺（pyrazinamide）和乙胺丁醇（ethambutol）等。潜伏性结核病通常可给予单一抗生素治疗，而活动性肺结核则最好同时用多种抗生素治疗，以减少结核菌产生耐药性的风险。

由于患者漏服治疗药物，或在治疗周期完成前终止治疗而产生的结核病耐药变种对治疗药物具有不同程度的耐药性。多药耐药性结核病（multiple drug resistant tuberculosis，MDR-TB）是指结核菌同时对两种最有效的第一线药物利福平和异烟肼具耐药性。广泛耐药结核（extensively drug-resistant tuberculosis，XDR-TB）则是指对全部喹诺酮类药物，以及至少对二线治疗结核药物中卡那霉素（kanamycin）、卷曲霉素（capreomycin）和阿米卡霉素（amikamycin）之一具有耐药性的结核病。完全耐药性结核病（totally drug-resistant tuberculosis，TDR-TB）是指对所有用作治疗的结核药物具耐药性的结核病。

一、抗结核抗生素

抗结核抗生素主要包括氨基糖苷类抗生素链霉素、卡那霉素（kanamycin）和阿米卡星（amikacin，丁胺卡那霉素），多肽抗生素紫霉素（viomycin）和卷曲霉素（capreomycin），环丝氨酸（cycloserine），利福霉素（rifamycin）及其衍生物［利福平、利福昔明（rifaximin）、利福布汀（rifabutin）、利福拉齐（rifalazil）和利福喷丁（rifapentine）等］。其中，链霉素、卡那霉素和阿米卡星已经在第五章抗生素进行介绍。本章节将主要介绍利福霉素及其衍生物、环丝氨酸和卷曲霉素。

利福霉素是地中海链霉菌（*Streptomyces mediterranei*）的发酵产物，是利福霉素家族的主要成员（图 18.22）。利福霉素的母体化合物为利福霉素 B（rifamycin B），是含有 27 个碳原子的大环内酰胺类抗生素，环中含有一个萘环。利福霉素的 C1 位、C8 位、C21 位和 C23 位的 4 个羟基是抗菌活性所必需的。除了 C1 位羟基可被修饰成羰基外，其他羟基的改变都会导致活性降低。结构中的萘环可与 DNA 依赖性 RNA 聚合酶中芳基氨基酸的芳环形成 π-π 键相互作用。利福霉素 B 的抗菌作用比较弱，经氧化、水解和还原得利福霉素 SV（rifamycin SV）。利福霉素 SV 对结核杆菌的作用比利福霉素 B 强，是第一个静脉内用于治疗结核病的抗生素，但口服吸收较差，对革兰阴性菌的作用弱。

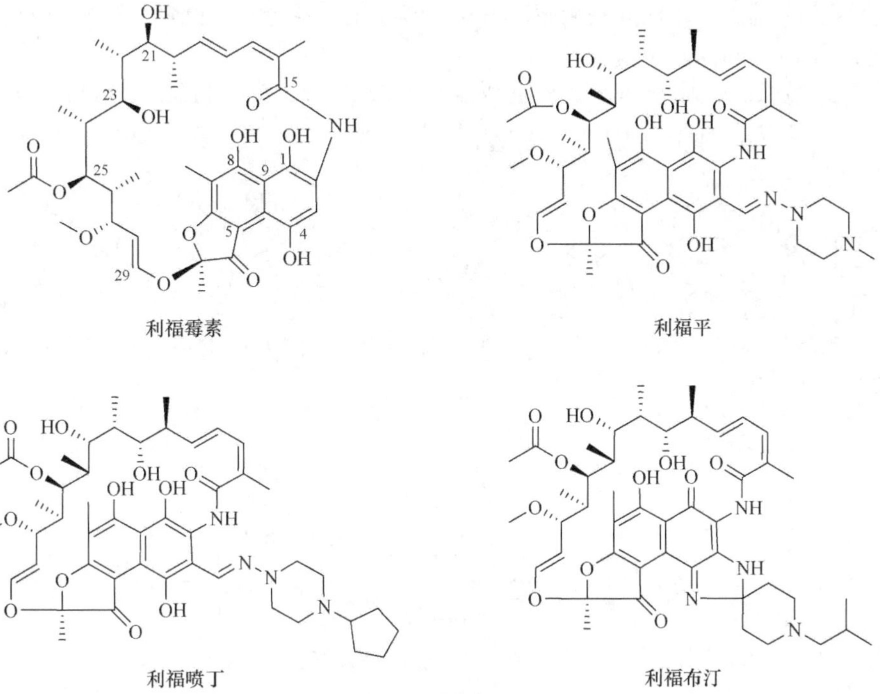

图 18.22　利福霉素及其衍生物

为获得口服吸收好且抗结核杆菌活性高的抗结核药物，研究人员对利福霉素 SV 进行了结构改造，得到半合成抗生素利福平，其抗结核活性是利福霉素的 32 倍，但易产生耐药性。利福平的结构类似物利福喷丁的抗菌谱与利福平相似的，抑制结核杆菌的活性是利福平的 2～10 倍。利福布汀是含有螺哌嗪基的利福霉素衍生物，作用机制与利福平相同，对结核杆菌的抑制作用比利福平约强 4 倍，主要用于分歧杆菌的肺部感染治疗，对利福平耐药的结核杆菌菌株有效。

利福霉素类抗生素可以与 DNA 依赖性 RNA 聚合酶的 β 亚单位牢固结合形成稳定的复合物，防止该酶与 DNA 模板结合，抑制细菌初始 RNA 链的形成，但并不抑制 RNA 链的延伸，进而阻断细菌的转录过程，达到杀菌的效果。

利福平（Rifampicin）

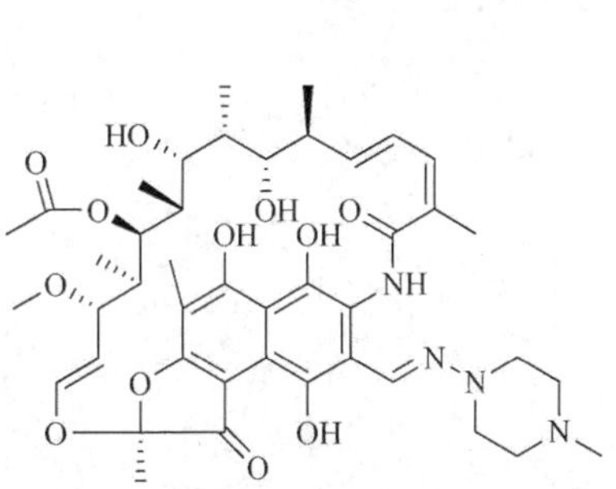

化学名：3-[[(4-甲基-1-哌嗪基) 亚氨基] 甲基] 利福霉素

3-[[(4-methyl-1-piperazinyl)imino]methyl]-rifamycin

分子式：$C_{43}H_{58}N_4O_{12}$

分子量：822.95

熔点：183℃

水溶性：几乎不溶于水

pK_a=1.70

lg P=2.70

利福平是一种半合成抗生素，于 1959 年在意大利实验室首次被合成，并于 1968 年和 1971 年分别在意大利和美国获批上市。该药具有广泛的抗菌谱，用于治疗麻风病，并与其他抗菌剂联合用于治疗潜伏性或活动性结核病。利福平可抑制易感细胞中 DNA 依赖性 RNA 聚合酶活性，从而抑制 RNA 合成的启动。利福平具有杀菌作用，作用于细胞内和细胞外生物。

利福平在胃肠道吸收良好，吸收后分布于全身各组织。治疗脑膜炎时，脑脊液中浓度可达血浓度的 20%。该药物的口服生物利用度为 90%～95%；血浆蛋白结合率为 89%；半衰期为 2.7～4.0 h。

利福平主要从胆汁排泄，形成肝肠循环，约 60% 经粪与尿排泄。在口服条件下，该药物在大鼠体内的 LD_{50} 约为 1570 mg/kg。

利福平主要通过肝脏代谢成去乙酰基利福平（M24）和甲酰基利福平（M25），其中去乙酰基利福平的抑菌作用为利福平的 1/10～1/8（图 18.23）。

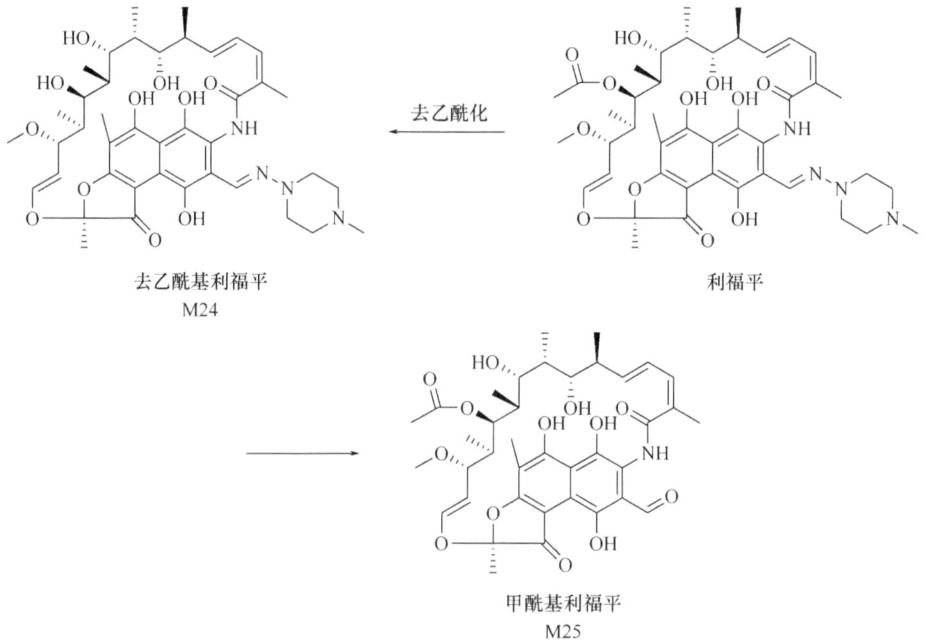

图 18.23　利福平的体内代谢途径

利福平的合成路线如图 18.24 所示。以利福霉素 SV（Ⅶ-1）为起始原料，通过甲醛和吡咯烷的混合物进行氨甲基化，得到利福霉素 SV 的曼尼希碱Ⅶ-2；然后以四乙酸铅氧化得到的产物为烯胺，继续在抗坏血酸水溶液中水解得到 3-甲酰基利福霉素 SV（Ⅶ-3）；最后与 1-氨基-4-甲基哌嗪反应得到利福平。

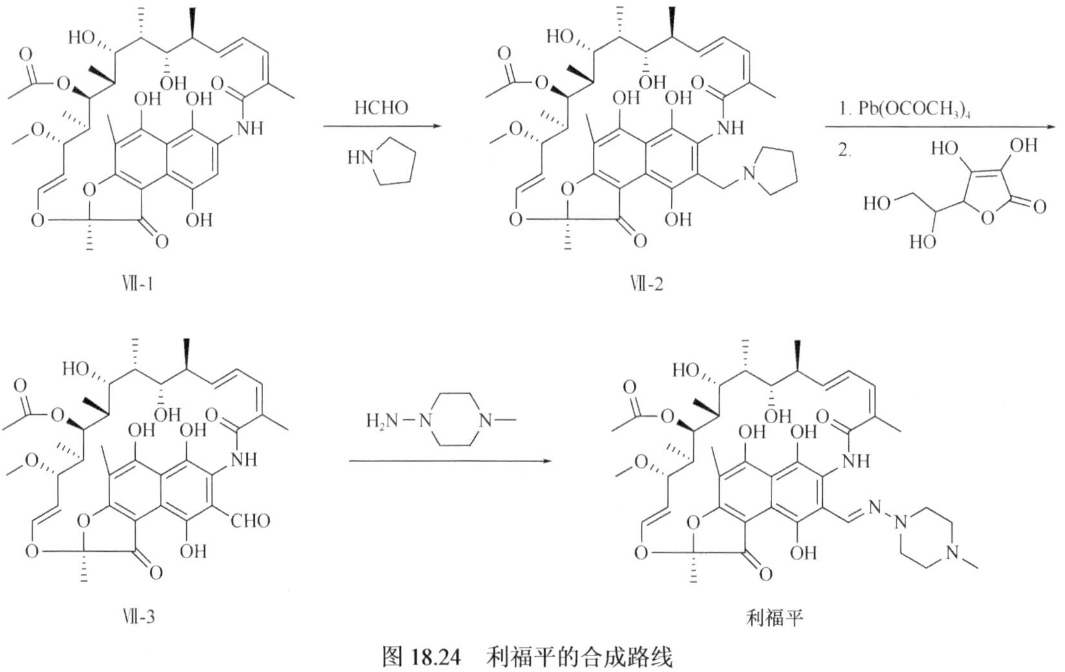

图 18.24　利福平的合成路线

环丝氨酸（Cycloserine）

化学名：(4*R*)-4-氨基-3-四氢异噁唑酮

(4*R*)-4-amino-3-isoxazolidinone

分子式：$C_3H_6N_2O_2$

分子量：102.09

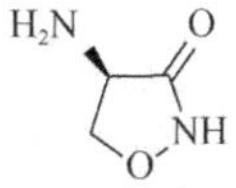

熔点：155～156℃

水溶性：溶于水

pK_a=4.21（预测值）

lg *P*=−0.90

D-环丝氨酸是于1955年由几组研究人员独立从亮矛链霉菌（*Streptomyces garyphalus*）、兰花链霉菌（*Streptomyces orchidaceus*）和淡紫灰链霉菌（*Streptomyces lavendulae*）中分离获得。天然的环丝氨酸为*D*-(+)-异构体，是*D*-丙氨酸的刚性类似物，于20世纪70年代初研制，其胶囊制剂于1982年经FDA批准上市。环丝氨酸是一种广谱抗生素，适用于对该药敏感的结核菌引起的且经一线抗核药（如链霉素、异烟肼、利福平和乙胺丁醇）治疗效果不佳的活动性肺结核和肺外结核（包括肾结核）的治疗。

D-环丝氨酸的作用机制为抑制*D*-丙氨酸消旋酶（*D*-alanine racemase）和*D*-丙氨酸连接酶（*D*-alanine ligase）。*D*-丙氨酸消旋酶能将天然存在的*L*-丙氨酸转为*D*-丙氨酸；*D*-丙氨酸连接酶可以将两分子*D*-丙氨酸连接形成*D*-丙氨酸-*D*-丙氨酸的复合物，该化合物是细胞壁的肽聚糖的重要成分。因此，*D*-环丝氨酸通过抑制这两种酶干扰肽聚糖的合成，进而影响细胞壁的合成，达到抑菌活性。

环丝氨酸口服吸收容易，广泛分布于组织中，不能透过血脑屏障。该药物的口服生物利用度为70%～90%；半衰期为2～10 h。服药72 h后，65%以原型药物由尿液中排出，其余35%在体内代谢分解。在口服条件下，其在小鼠和大鼠体内的LD_{50}分别为5290 mg/kg和＞5000 mg/kg。

D-环丝氨酸的合成路线如图18.25所示。首先，*DL*-丝氨酸（Ⅷ-1）与甲醇酯化得到丝氨酸甲酯（Ⅷ-2）；甲酯中间体与亚胺甲酸乙酯发生环化，生成2-苯基-2-噁唑啉-4-羧酸甲酯（Ⅷ-3）；再与羟胺和乙醇钠反应得到羟肟酸（Ⅷ-4）；经盐酸处理开环得到化合物Ⅷ-5；然后在碱条件下环化，并中和得到中间体Ⅷ-6；经氯化氢-甲醇处理后，转化为3-(氨基氧基)-*DL*-丙氨酸甲酯（Ⅷ-7）；随后在KOH条件下环化得消旋环丝氨酸Ⅷ-8；最后经*D*-酒石酸拆分得到环丝氨酸。

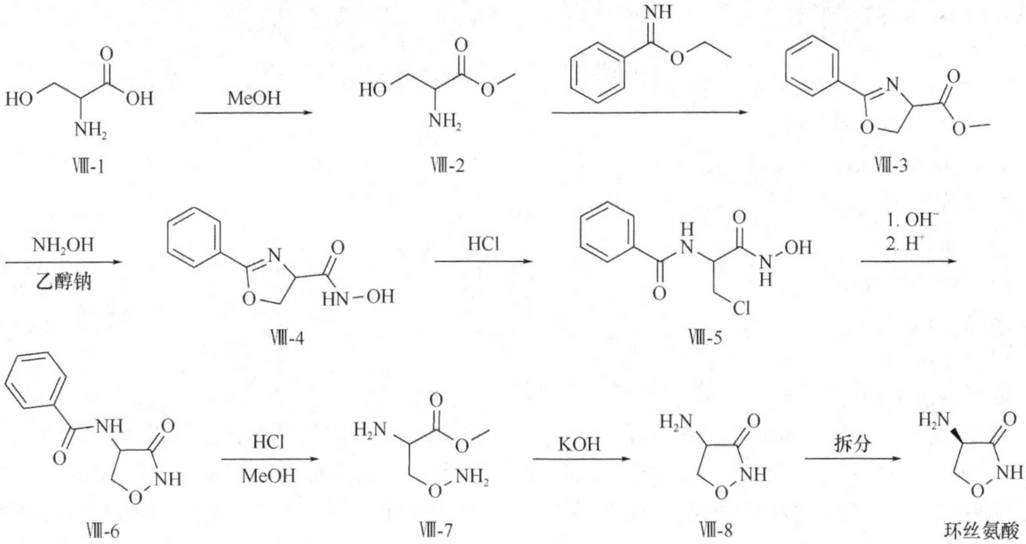

图18.25　环丝氨酸的合成路线

二、合成抗结核药物

合成抗结核药物主要包括对氨基水杨酸（*p*-aminosalicylic acid 或 4-aminosalicylic acid，PAS）、异烟肼（isoniazid）、吡嗪酰胺（pyrazinamide）、乙胺丁醇（ethambutol）、贝达喹啉（bedaquiline）、德拉马尼（delamanid）和普瑞玛尼（pretomanid）等。

（一）氨基水杨酸类药物

对氨基水杨酸（4-Aminosalicylic Acid）

化学名：4-氨基-2-羟基苯甲酸

4-amino-2-hydroxybenzoic acid

分子式：$C_7H_7NO_3$

分子量：153.14

熔点：155～156℃

水溶性：溶于水

pK_a=2.05

lg P=0.89

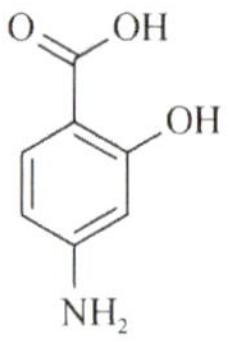

1944 年研究者发现苯甲酸和水杨酸对分枝杆菌呼吸有刺激作用，提示苯甲酸类似物可能会干扰分枝杆菌的氧化代谢。随后对与苯甲酸结构相关的多种化合物进行测试，并于 1946 年发现其中一些化合物具有抗结核活性，其中对氨基水杨酸的活性最高。对氨基水杨酸对结核分枝杆菌的抑菌作用有两种机制。首先，氨基水杨酸可抑制叶酸合成（没有抗叶酸化合物的增强作用）。其次，氨基水杨酸可抑制细胞壁成分分枝杆菌素的合成，从而减少结核分枝杆菌对铁的吸收。

对氨基水杨酸的血浆蛋白结合率为 50%～60%；半衰期约为 1 h。在口服条件下，其在小鼠体内的 LD_{50} 为 4000 mg/kg。对氨基水杨酸的主要代谢物为氨基的乙酰化物及羧基与葡糖醛酸和甘氨酸的结合体。

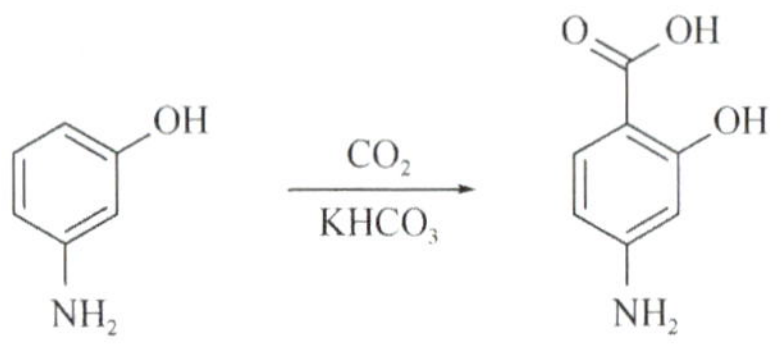

图 18.26　对氨基水杨酸的合成路线

对氨基水杨酸的合成路线如图 18.26 所示。采用间氨基苯酚与碳酸氢钾和二氧化碳直接作用，在 5～10 atm（1 atm=1.0×10^5 Pa）中等压力下加热发生科尔伯反应（Kolbe reaction）生成 5-氨基-2-羟基苯甲酸，即对氨基水杨酸。

（二）酰肼类药物

异烟肼（Isoniazid）

化学名：4-吡啶甲酰肼

4-pyridinecarboxylic acid hydrazide

分子式：$C_6H_7N_3O$

分子量：137.14

熔点：170～173℃

水溶性：易溶于水

pK_a=1.82

lg P=−0.70

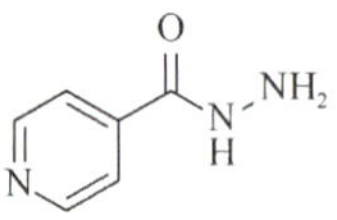

异烟肼是于 1912 年由布拉格的查尔斯大学（当时属德国）化学系的研究生汉斯·迈耶（Hans Meyer）和约瑟夫·马利（Josef Mally）在进行博士课题研究时合成的。随后，其他研究人员分别独立地发现异烟肼具有极强的抗结核菌的活性。1952 年，异烟肼在美国上市。异烟肼的抗菌活性对分枝杆菌是有选择性的，可能是由于它能够抑制分枝杆菌酸的合成，这干扰了细胞壁的合成，从而产生了杀菌作用。异烟肼还会破坏DNA、脂类、碳水化合物和NAD的合成和（或）代谢。

异烟肼口服后易吸收，广泛分布于所有体液和组织。该药血浆蛋白结合率＜10%；半衰期为0.5～5 h。该药主要经肝脏代谢，主要以代谢物的形式经尿液排泄。在口服条件下，其在大鼠体内的LD_{50}约为1250 mg/kg。

如图18.27所示，异烟肼可被氧化代谢为M26，被酰胺酶水解代谢为肼M27，也可被NAT乙酰化为代谢产物*N*-乙酰异烟肼（M28）。M28可继续被转化为异烟酸（isonicotinic acid，M29）和单乙酰肼（acethydrazide，M30）。单乙酰肼M30也可被NAT代谢为双乙酰肼M31。当被CYP混合氧化酶系统*N*-羟基化时，单乙酰肼形成的反应性中间代谢产物与肝毒性相关。

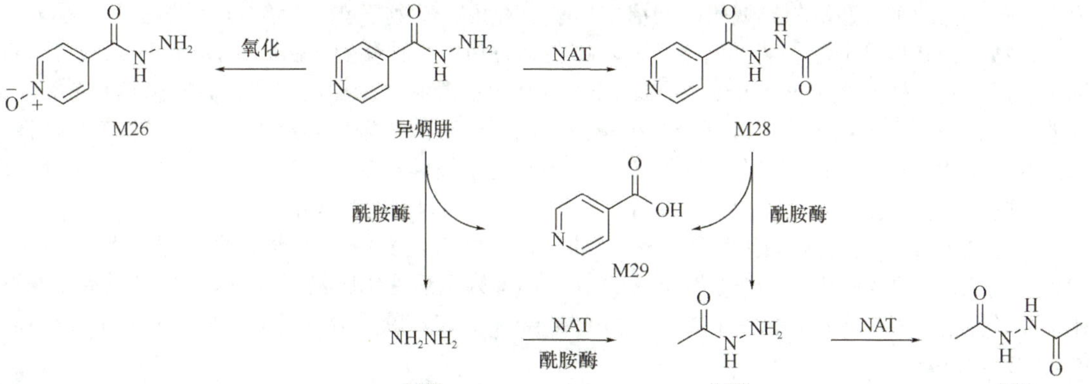

图18.27　异烟肼的体内代谢途径

异烟肼的合成是以4-甲基吡啶（Ⅸ-1）为原料，经氧化反应成为异烟酸（Ⅸ-2）；再和水合肼缩合得异烟肼（图18.28）。此外，以异烟酸乙酯或4-氰基吡啶为原料，与水合肼反应也可以得到异烟肼。

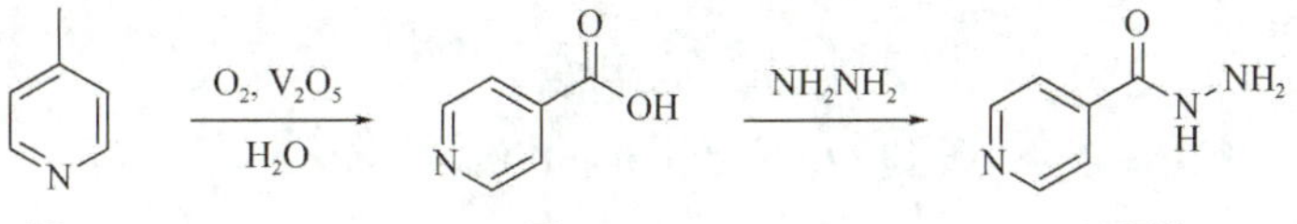

图18.28　异烟肼的合成路线

当对氨基水杨酸与异烟肼共服时，对氨基水杨酸可以减少异烟肼乙酰化，进而提高异烟肼的血浆浓度。因此，常将对氨基水杨酸钠与异烟肼制成复合物帕司烟肼（pasiniazid）。

当发现异烟肼的抗结核活性后，大量的烟酸、异烟酸及取代异烟肼的衍生物被陆续合成，并对其抗结核活性和构效关系进行了研究。当异烟肼中肼基上的质子被烷基和芳基取代时，某些衍生物具有抗结核活性，另一些衍生物则无抗结核活性。此外，异烟肼可以与醛基缩合生成腙，如异烟腙（isoniazone）、葡烟腙（glyconiazide）、丙酮酸异烟腙钙（pyruvic acid calcium ftivazide）等。异烟腙抗结核作用与异烟肼相似，但毒性略低，不损害肝功能。常与乙胺丁醇（ethambutol）、乙硫酰胺（ethionamide）合用。异烟腙在胃肠道中不稳定，释放出异烟肼。因此，推断异烟腙的抗结核活性可能来自于异烟肼本身。

（三）其他合成抗结核药物

乙胺丁醇（Ethambutol）

化学名：[2*R*,2[*S*-(*R**,*R**)]-*R*]-(+)2,2′-(1,2-乙二基二亚氨基)-双-1-丁醇

[2*R*,2[*S*-(*R**,*R**)]-*R*]-(+)2,2′-(1,2-ethanediyldiimino)-di-1-butanol

分子式：$C_{10}H_{24}N_2O_2$

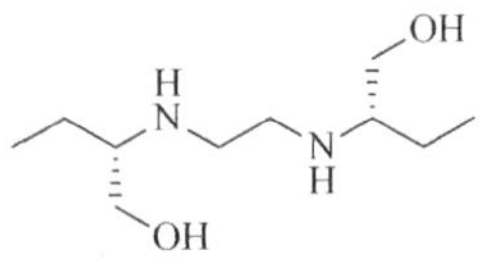

分子量：204.31

熔点：88～89℃

水溶性：溶于水

pK_a=1.82

lg P=0.40

乙胺丁醇是通过随机筛选获得一种抗结核药物，1961 年首次在文献中报道，1967 年 11 月 6 日获得 FDA 批准，用于结核分枝杆菌异烟肼耐药菌株感染的治疗。其分子中含两个构型相同的手性碳，具有三个旋光异构体，右旋体的活性是内消旋体的 12 倍，为左旋体的 200～500 倍，药用为右旋体。乙胺丁醇通常与异烟肼、利福平和吡嗪酰胺等药物一起用于治疗肺结核。

乙胺丁醇扩散到分枝杆菌细胞中后，可抑制阿拉伯糖基转移酶（arabinosyl transferase），阻止细胞壁成分阿拉伯半乳聚糖（arabinogalactan）和脂酰氨基甘露聚糖的形成，并阻滞细胞分裂。细胞壁中阿拉伯半乳聚糖浓度的降低会减少霉菌酸结合位点的数量，导致霉菌酸、单真菌海藻糖和海藻糖二聚体的积累。脂阿拉伯甘露聚糖是参与与宿主细胞相互作用的细胞表面分子的组分。降低的脂阿拉伯甘露聚糖水平可能会干扰分枝杆菌与宿主细胞的相互作用。

乙胺丁醇的口服生物利用度为 75%～80%；半衰期为 3.3 h；血浆蛋白质结合率为 20%～30%。乙胺丁醇由尿液排出，50% 为原型，8%～15% 为无活性代谢物，20%～22% 通过粪便排泄。在口服条件下，其在大鼠体内的 LD_{50} 约为 6800 mg/kg；在静脉注射条件下，其在大鼠体内的 LD_{50} 约为 1200 mg/kg。

乙胺丁醇主要由 ADH 氧化成醛代谢物 M32，或经醛脱氢酶转化为二羧酸 2,2′-(乙基二亚胺基) 二丁酸（M33）（图 18.29）。

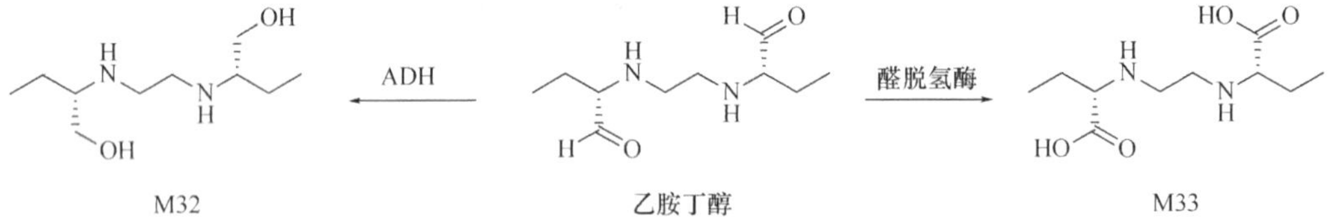

图 18.29 乙胺丁醇的体内代谢途径

乙胺丁醇的合成路线如图 18.30 所示。首先，使用 *D*-酒石酸拆分消旋的 *DL*-2-氨基丁醇（X-1），然后在乙醇中以氢氧化钾中和得到 *D*-2-氨基丁醇（X-2）；最后与二氯乙烷反应后得到乙胺丁醇。

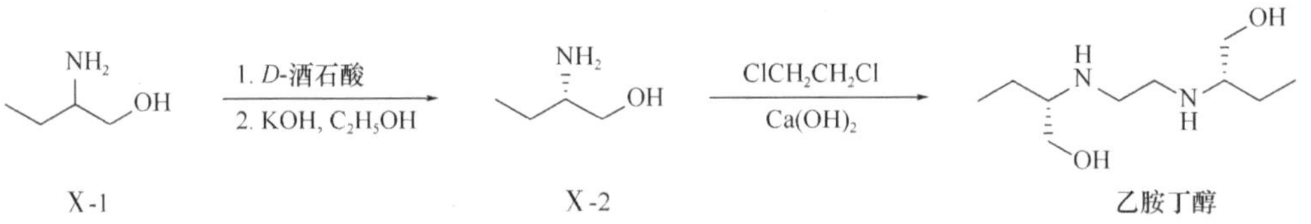

图 18.30 乙胺丁醇的合成路线

德拉马尼（Delamanid）

化学名：(2*R*)-2-甲基-6-硝基-2-[[4-[4-[4-(三氟甲氧基) 苯氧基] 哌啶-1-基] 苯氧基] 甲基]-2,3-二氢咪唑并 [2,1-*b*] 噁唑

(2*R*)-2-methyl-6-nitro-2-[[4-[4-[4-(trifluoromethoxy)phenoxy]piperidin-1-yl]phenoxy]methyl]-2,3-dihydroimidazo[2,1-*b*]oxazole

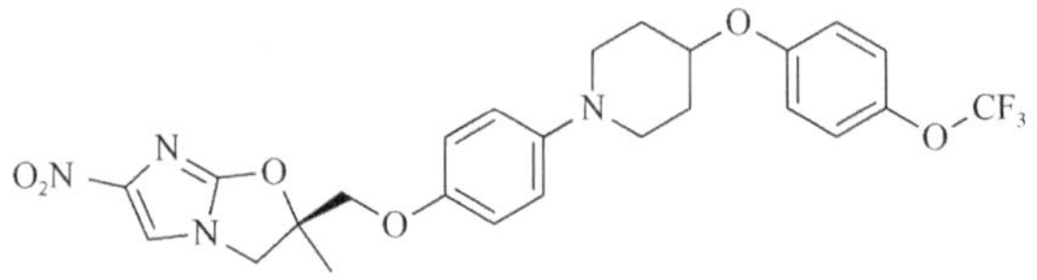

分子式：$C_{25}H_{25}F_3N_4O_6$

分子量：534.48

熔点：195～196℃

水溶性：不溶于水

pK_a = 5.51（预测值）

lg P = 6.14（预测值）

德拉马尼是一种硝基咪唑类衍生物的新型抗结核药物，于 2014 年被 EMA 批准用于治疗成人肺部耐多药结核病。德拉马尼主要通过抑制分枝杆菌细胞壁成分甲氧基分枝菌酸和酮基分枝菌酸的合成产生作用。与异烟肼不同的是，德拉马尼不抑制 *α*-霉酸，且分枝菌酸只存在于分枝杆菌细胞壁中，而在其他革兰氏阳性或革兰氏阴性细菌中不存在。因此，德拉马尼对分枝杆菌的抑制作用具有特异性。

德拉马尼的绝对口服生物利用度为 25%～47%；血浆蛋白率大于 99.5%；半衰期为 30～38 h。

德拉马尼主要通过白蛋白进行代谢，在较小程度上通过 CYP3A4、CYP1A1、CYP2D6 和 CYP2E1 进行代谢。已从接受德拉马尼治疗的患者血浆中鉴定出四种主要代谢物（M34～M37），其中 M34 和 M36 占血浆总暴露量的 13%～18%（图 18.31）。德拉马尼主要由血清白蛋白代谢，通过 6-硝基-2,3-二氢咪唑并 [2,1-*b*] 噁唑部分的水解裂解形成 M34。M34 可以通过三种途径被进一步代谢。在第一个代谢途径中，M34 噁唑部分发生羟基化形成 M35，然后经历 CYP3A4 介导的羟基氧化和噁唑互变异构为亚氨基酮代谢物 M36。第二个代谢途径涉及噁唑胺的水解和脱氨基形

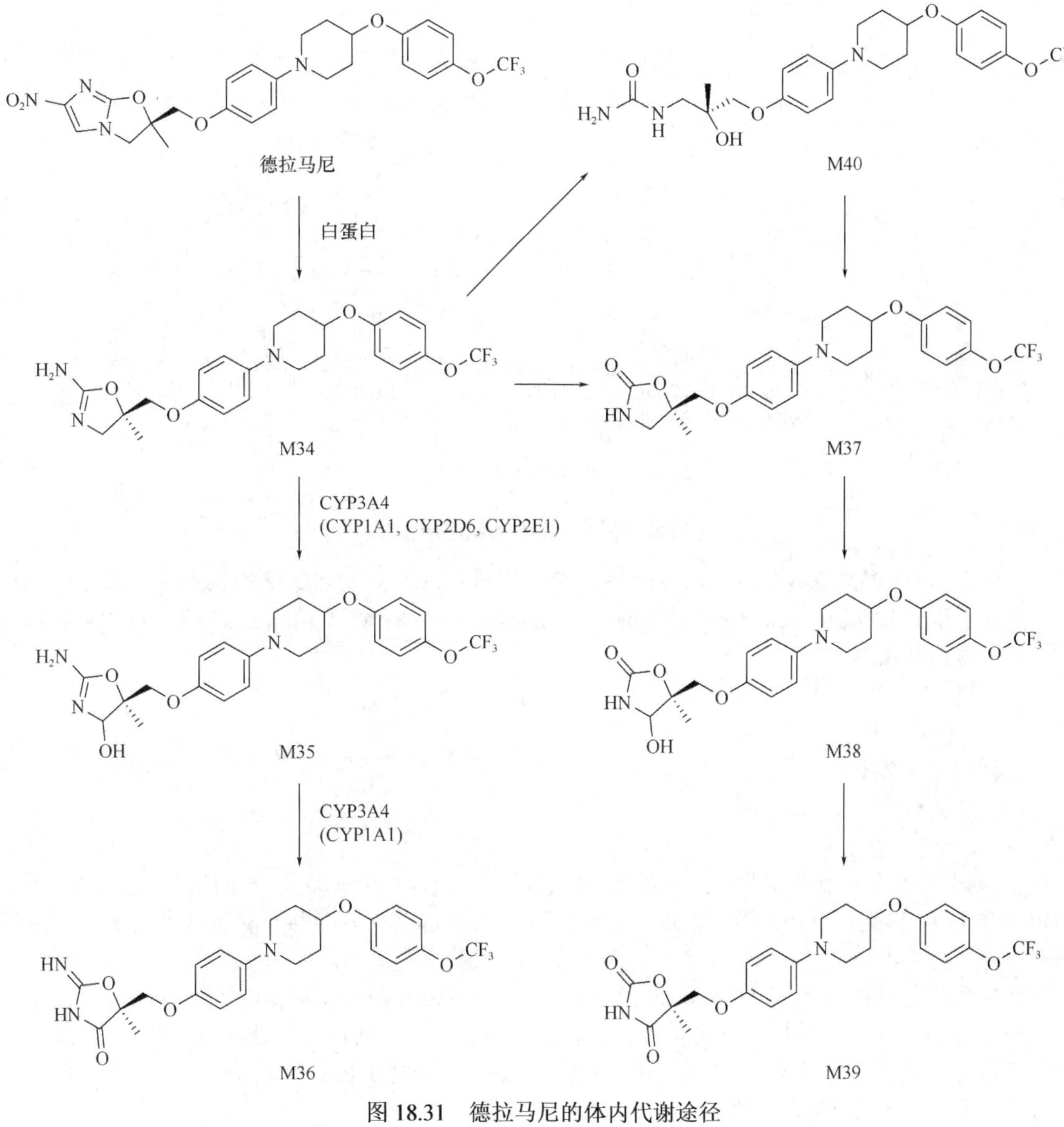

图 18.31　德拉马尼的体内代谢途径

成 M37，然后羟基化为 M38，并进一步将噁唑氧化成另一种酮代谢物 M39。第三种代谢途径为噁唑环水解形成 M40。

德拉马尼的合成路线如图 18.32 所示。首先，2-氯-4-硝基咪唑（XI-1）与手性环氧化物XI-2 在三乙胺条件下开环得到中间体XI-3；然后在碳酸钾碱性条件下水解得到手性二醇中间体XI-4；手性二醇被选择性地活化为甲磺酸酯后，经 DBU 处理后转化为关键的 (*R*)-环氧化物XI-5。另外一个苯酚中间体由 4-[4-(三氟甲氧基) 苯氧基] 哌啶（XI-7）和 4-溴苯酚通过钯催化的布赫瓦尔德-哈特维希偶联（Buchwald-Hartwig coupling）后得到中间体XI-8。最后，(*R*)-环氧化物XI-5 与苯酚中间体XI-8 在氢化钠条件下发生亲核开环，然后原位闭环得到德拉马尼。

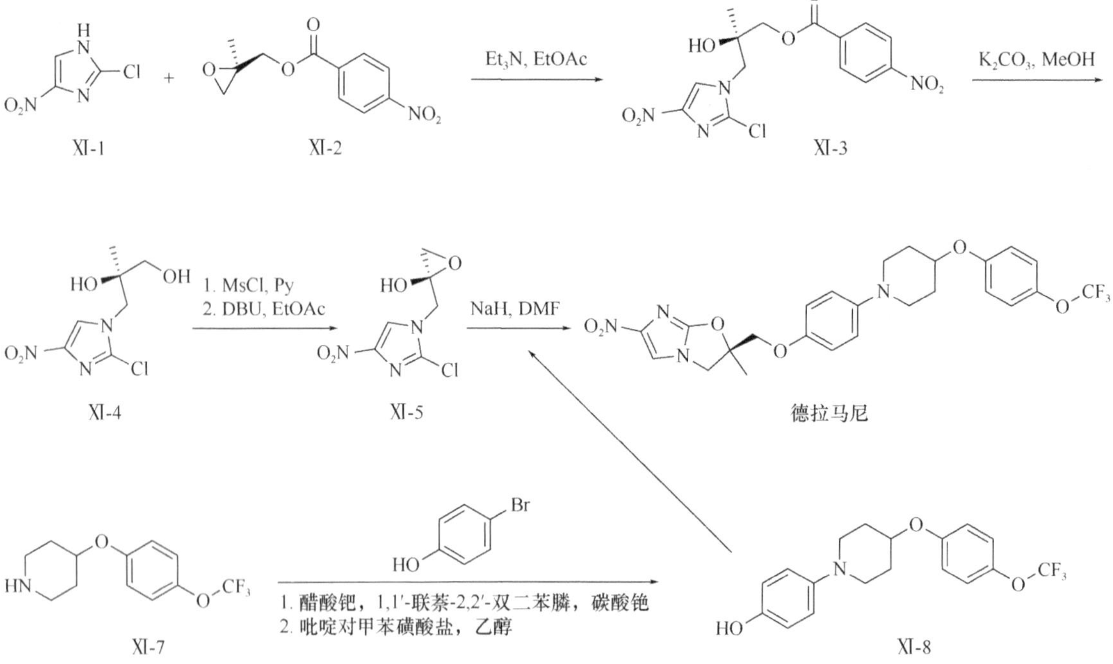

图 18.32　德拉马尼的合成路线

普瑞玛尼（Pretomanid）

化学名：(6*S*)-2-硝基-6-[[4-(三氟甲氧基) 苯基] 甲氧基]-6,7-二氢-5*H*-咪唑 [2,1-*b*][1,3] 嗪

(6*S*)-2-nitro-6-[[4-(trifluoromethoxy)phenyl]methoxy]-6,7-dihydro-5*H*-imidazo[2,1-*b*][1,3]oxazine

分子式：$C_{14}H_{12}F_3N_3O_5$

分子量：359.26

熔点：149～150℃

水溶性：微溶于水

$pK_a=7.00$

$\lg P=2.75$

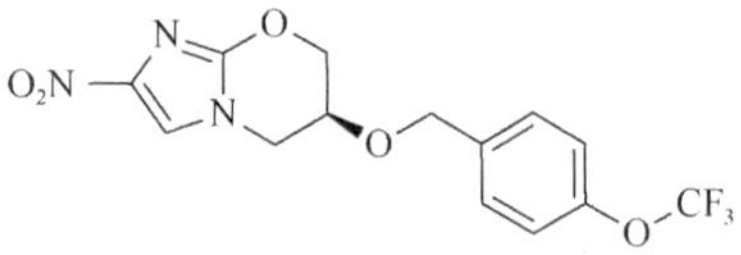

普瑞玛尼是第一个由非营利组织结核病联盟组织（TB Alliance）开发的抗结核药物，并于 2019 年 8 月 14 日获得美国 FDA 批准，与贝达喹啉（bedaquiline）和利奈唑胺联用用于治疗耐药形式的肺结核。

普瑞玛尼是一种前药，可以被 Ddn 硝基还原酶（deazaflavin-dependent nitroreductase）代谢激活，产生各种活性代谢产物，进而发挥治疗作用，特别是 NO 的诱导。普瑞玛尼的咪唑环在 C3 位的还原导致代谢物的形成，其中包括脱硝基衍生物。这种衍生物的形成导致 NO 水平升高，从而将其作为细菌呼吸毒物，在厌氧条件下产生杀菌活性。

普瑞玛尼的血浆蛋白结合率约为86.4%；半衰期为16.9～17.4 h；表观分布容积约为130 L；清除率为4.6～5.0 L/h。普瑞玛尼的代谢产物通过尿液（53%的剂量）和粪便（38%）排泄，约1%的剂量以原型药物形式从尿液中排出。

普瑞玛尼通过多种还原和氧化途径代谢，没有单一途径占主导地位（图18.33）。在体外研究中，CYP3A4催化的代谢约占20%。主要代谢物为M41～M46。

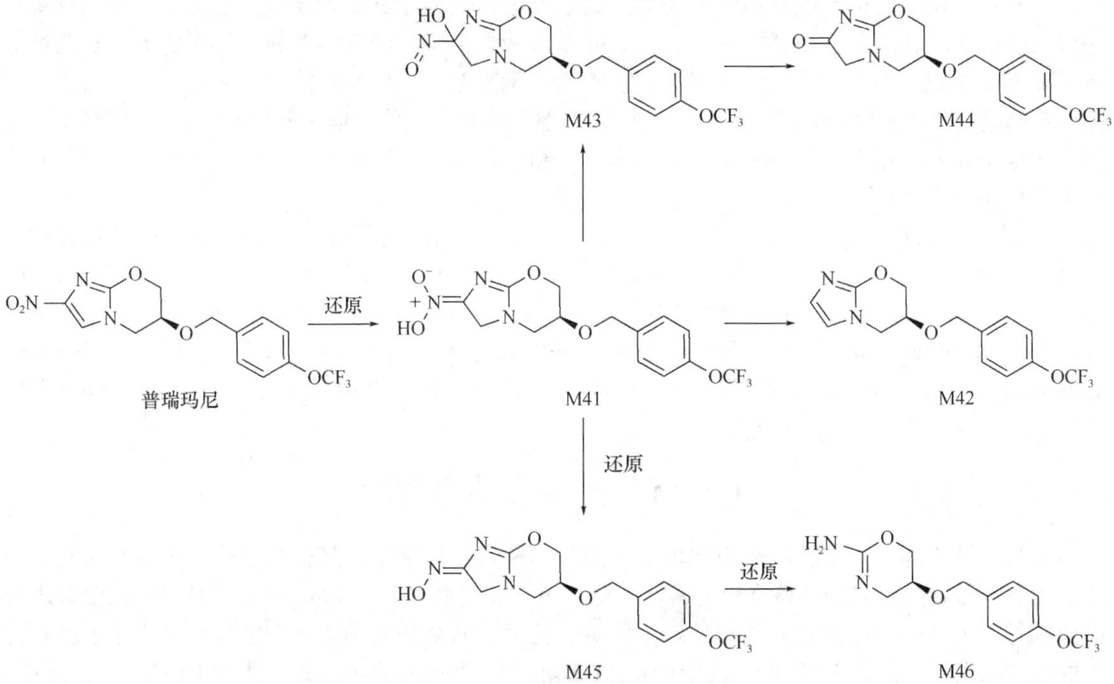

图18.33　普瑞玛尼的代谢途径

普瑞玛尼的合成路线如图18.34所示。首先，将2,4-二硝基咪唑（Ⅻ-1）和(*S*)-缩水甘油叔丁基二甲基甲硅烷基醚在乙醇中反应得到中间体Ⅻ-2；然后，以3,4-二氢吡喃（DHP）保护醇羟基得化合物Ⅻ-3；经TBAF脱除叔丁基二甲基硅基保护基后，自发诱导环化生成四氢吡喃基保护的双杂环中间体Ⅻ-4；再经酸性条件脱去四氢吡喃基保护基后，与对三氟甲氧基苄溴在氢化钠（NaH）条件下反应得到普瑞玛尼。

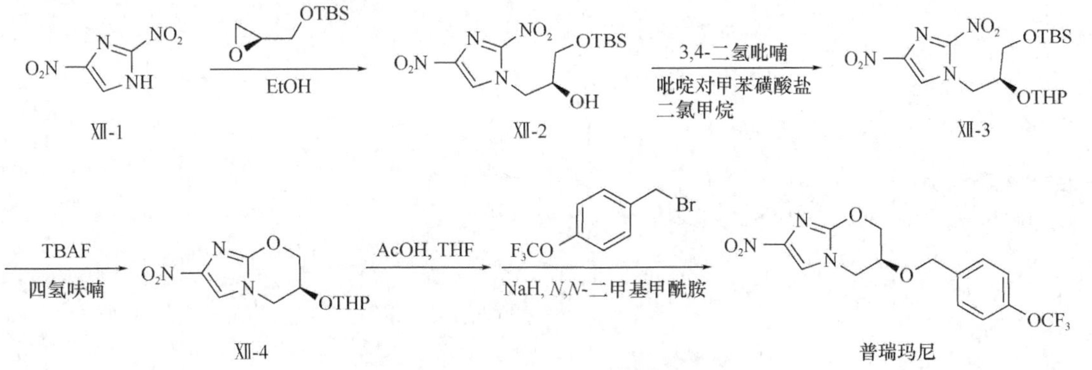

图18.34　普瑞玛尼的合成路线

（王　鹏）

第十九章　抗真菌药

与细菌不同，真菌具有真核细胞功能，这使其与人类的关系比细菌更为密切。真菌的感染分为浅表真菌感染和深部真菌感染两类。在 200 多万种真菌中，约有 600 种是已知的人体真菌病原体，而其中 3%～4% 的真菌会引起 99% 的深部真菌感染。与人体常见的浅表真菌感染相比，深部真菌感染的危害较大。全球约有 12 亿人患有深部真菌感染（隐球菌、念珠菌、曲霉和肺囊虫等），每年造成 150 万人死亡。近年来虽然在疾病管理和抗真菌治疗方面取得了重大进展，但深部真菌感染死亡率仍呈上升趋势。

抗真菌药（antifungal drug）泛指一些能抑制或灭杀真菌的药物。目前治疗真菌感染的抗真菌药主要分为五类：多烯类抗真菌药（polyenes antifungals，如两性霉素 B 和制霉菌素等）、唑类抗真菌药（azole antifungals，如氟康唑、伊曲康唑、泊沙康唑和伏立康唑等）、烯丙胺类抗真菌药（allylamine antifungals，如特比萘芬和布替萘芬）、棘白菌素类抗真菌药（echinocandins antifungals，如卡泊芬净，米卡芬净和阿尼芬净），以及其他抗真菌药（如氟胞嘧啶、环吡酮胺、托萘酯、阿莫罗芬、他伐硼罗等）。

第一节　多烯类抗真菌药

多烯类抗真菌药，是临床应用比较广泛的一类抗真菌抗生素。其化学结构一般都是大环类分子且含有一系列共轭双键，该结构是其抗真菌作用重要药效团。自 1949 年从一种土壤放线菌中分离出制霉菌素（nystatin）后，现已发现了四烯、五烯、六烯和七烯等化合物。目前临床上广泛使用的有制霉菌素、两性霉素 B（amphotericin B）和纳他霉素（natamycin）（图 19.1）。

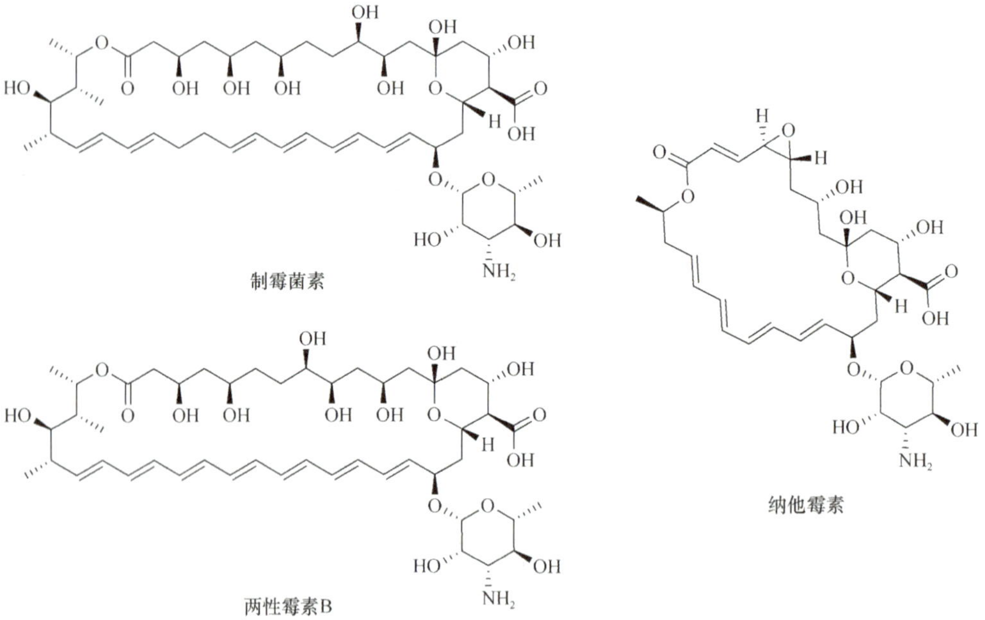

图 19.1　多烯类抗真菌药

麦角甾醇（ergosterol）是真菌细胞膜的关键成分。多烯类药物的抗真菌机制是多烯分子与真菌细胞膜中的麦角甾醇进行结合，使细胞膜上形成微孔并改变其通透性，进而引起细胞内重要物质的不可逆外泄，最终导致真菌死亡。

两性霉素 B（Amphotericin B）

化学名：[1*R*-(1*R**,3*S**,5*R**,6*R**,9*R**,11*R**,15*S**,16*R**,17*R**,18*S**,19*E*,21*E*,23*E*,25*E*,27*E*,29*E*,31*E*,33*R**,35*S**,36*R**,37*S**)]-33-[(3-氨基-3,6-二脱氧-*β*-*D*-吡喃甘露糖基)氧]-1,3,5,6,9,11,17,37-八羟基-15,16,18-三甲基-13-氧代-14,39-二氧双环[33.3.1]三十九烷-19,21,23,25,27,29,31-七烯-36-羧酸

[1*R*-(1*R**,3*S**,5*R**,6*R**,9*R**,11*R**,15*S**,16*R**,17*R**,18*S**,19*E*,21*E*,23*E*,25*E*,27*E*,29*E*,31*E*,33*R**,35*S**,36*R**,37*S**)]-33-[(3-amino-3,6-dideoxy-*β*-*D*-mannopyranosyl)oxy]-1,3,5,6,9,11,17,37-octahydroxy-15,16,18-trimethyl-13-oxo-14,39-dioxabicyclo[33.3.1]nonatriaconta-19,21,23,25,27,29,31-heptaene-36-carboxylic acid

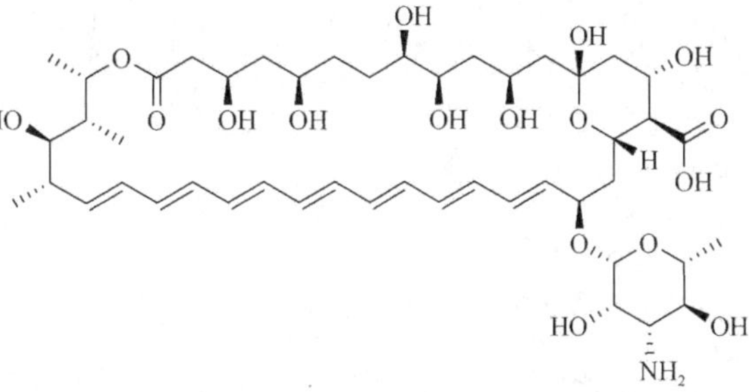

分子式：$C_{47}H_{73}NO_{17}$

分子量：924.09

熔点：170℃

水溶性：不溶于水

pK_a=3.58（预测值）

lg P=0.80

两性霉素 B 是一种较早应用的多烯类抗真菌药，于 1955 年从链霉菌属结节链霉菌（*Streptomyces nodosus*）的培养液中提炼制得，于 1965 年被 FDA 批准为第一个抗真菌药。两性霉素 B 主要用于治疗中性粒细胞减少症患者的真菌感染、HIV 感染中的隐球菌性脑膜炎、真菌感染和利什曼病。两性霉素 B 通常在临床获得的浓度下具有抑菌作用，但在高浓度时可能具有杀菌作用或对非常敏感的生物体具有杀菌作用。其主要通过与真菌细胞膜中的甾醇（如麦角甾醇）不可逆结合来发挥其抗真菌活性。

两性霉素 B 难以从胃肠道吸收，必须通过肠胃外给药途径来治疗全身性真菌感染。其血浆蛋白结合率＞90%；半衰期约为 24 h。在口服条件下，其在大鼠体内的 LD_{50} 为 5000 mg/kg。

第二节 唑类抗真菌药

虽然 1944 年就首次报道了苯并咪唑具有体外抗真菌活性，但直到 1958 年才推出第一种用于临床的含唑药物——氯咪达唑（chlormidazole，局部用药），由此引发了研究人员对唑类化合物抗真菌活性的兴趣。在 20 世纪 60 年代末至 70 年代初，克霉唑（clotrimazole）、咪康唑（miconazole）和益康唑（econazole）相继上市（图 19.2）。至今，这三种药物仍在临床上广泛用于皮肤病的局部治疗。随后，咪康唑的多个衍生物，如异康唑（isoconazole）、噻康唑（tioconazole）、奥昔康唑（oxiconazole）、硫康唑（sulconazole）、奈替康唑（neticonazole）、布康唑（butoconazole）、舍他康唑（sertaconazole）等也陆续被发现。

1981 年，酮康唑（ketoconazole）作为第一种用于口服治疗全身真菌感染的药物上市，其结构中含有 1,3-二氧戊环。在 20 世纪 80 年代，酮康唑是临床上唯一可用的治疗系统性真菌感染的口服药物。和其他咪唑类抗真菌药相比较，酮康唑的最大优点是可以口服治疗严重的真菌感染，但仍存在与唑类相关的肝脏毒性和对激素合成的抑制作用，使其临床应用受到了限制。随后，含

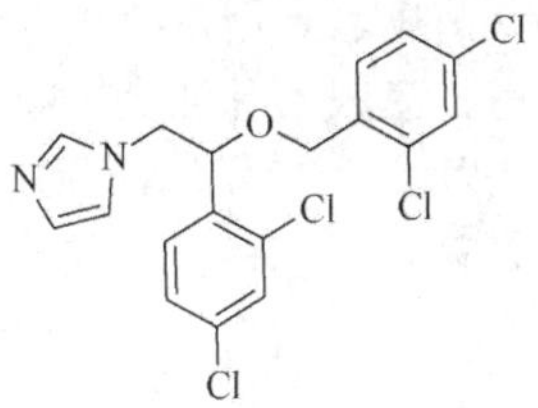

咪康唑

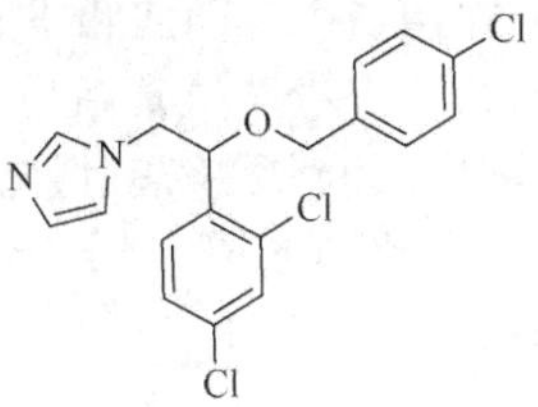

益康唑

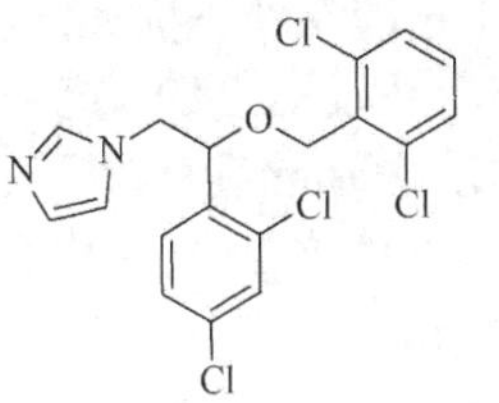

异康唑

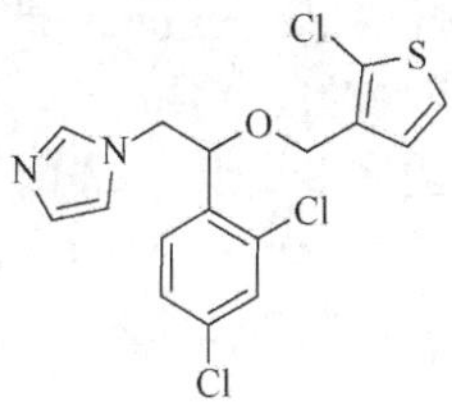

噻康唑

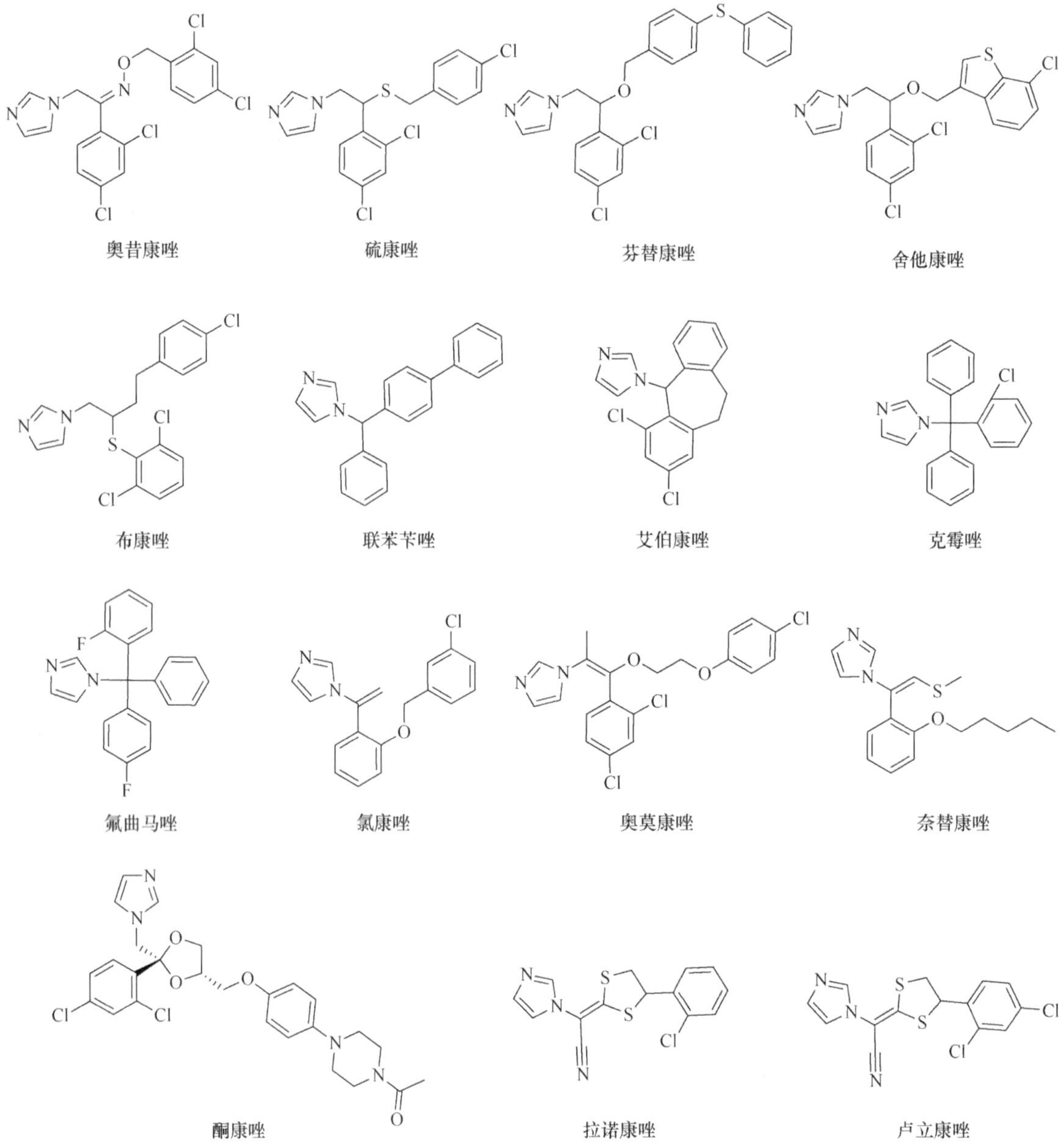

图 19.2 咪唑类抗真菌药

有 1,3-二硫戊环和氰基的拉诺康唑（lanoconazole）和卢立康唑（luliconazole）也相继上市。

为了解决咪唑类药物的毒性问题，研究人员发现了第二种唑类抗真菌药，即三唑类（triazoles）抗真菌药（图 19.3）。将咪唑环替换为三唑后，可以提高分子对真菌的选择性和药物的体内代谢稳定性。一般来说，与咪唑类抗真菌药相比，三唑类具有更广泛的抗真菌活性和更低的毒性。特康唑（terconazole）是首个上市的三唑类抗真菌药，在阴道念珠菌病和皮肤真菌病的外用治疗中表现良好。1990 年，氟康唑（fluconazole）作为一种广谱三唑类抗真菌药上市，克服了咪唑类药物的许多缺点。与酮康唑相比，氟康唑具有较好的水溶性，可对重症患者静脉注射治疗。口服给药后，氟康唑可几乎完全吸收（>90% 的生物利用度），不易受胃肠道 pH 的影响。随后，广谱三唑类抗真菌药伊曲康唑（itraconazole）也于 1992 年经 FDA 批准上市。

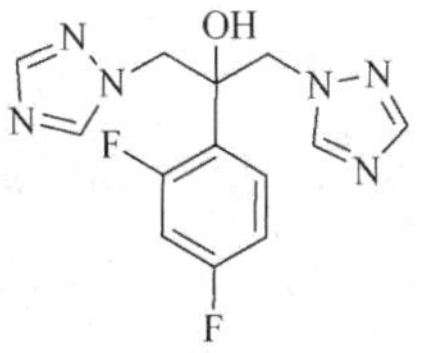
氟康唑

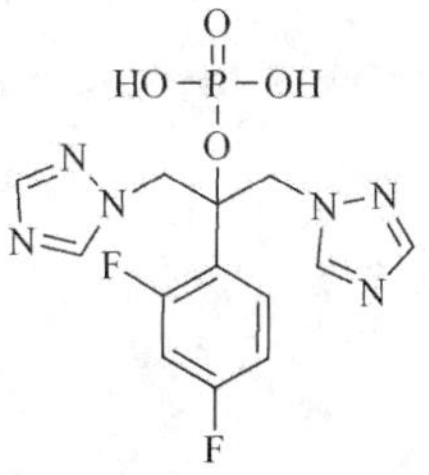
福司氟康唑

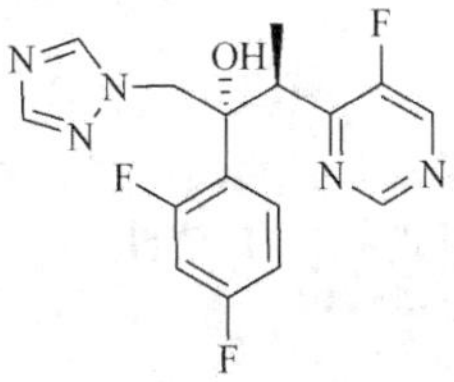
伏立康唑

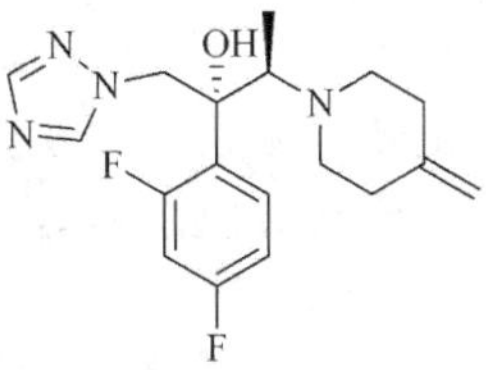
艾氟康唑

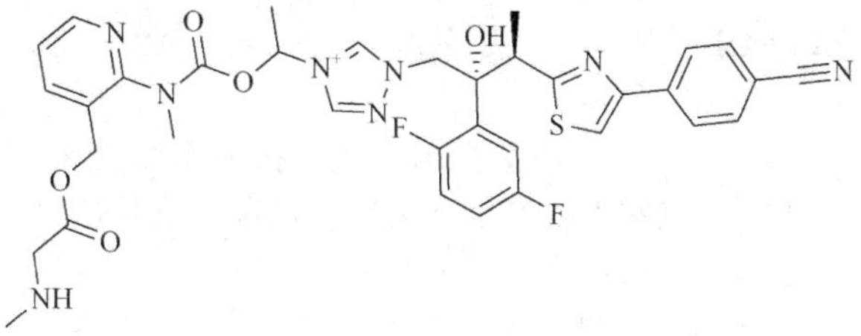
艾沙康唑

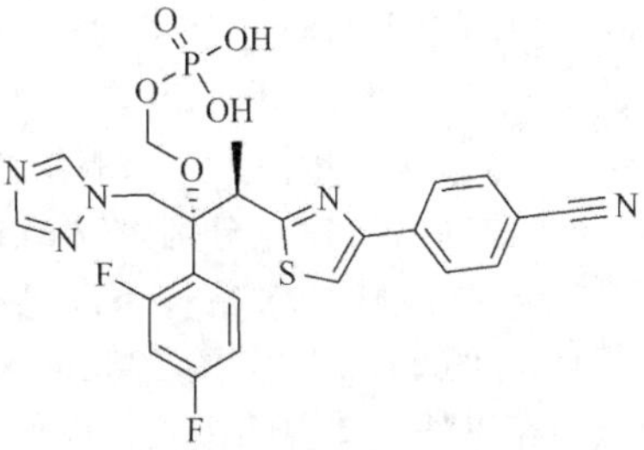
氟沙康唑

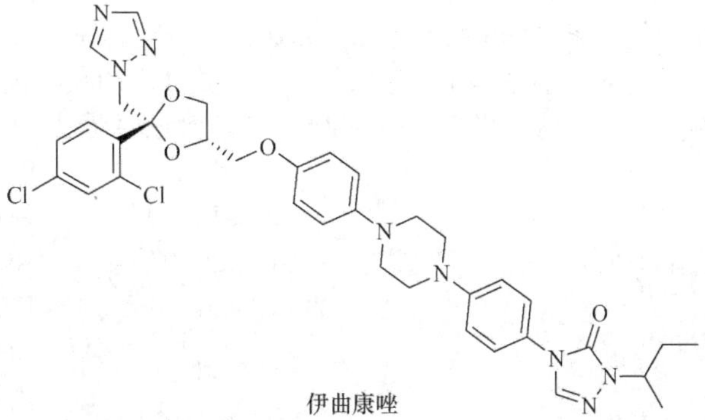
伊曲康唑

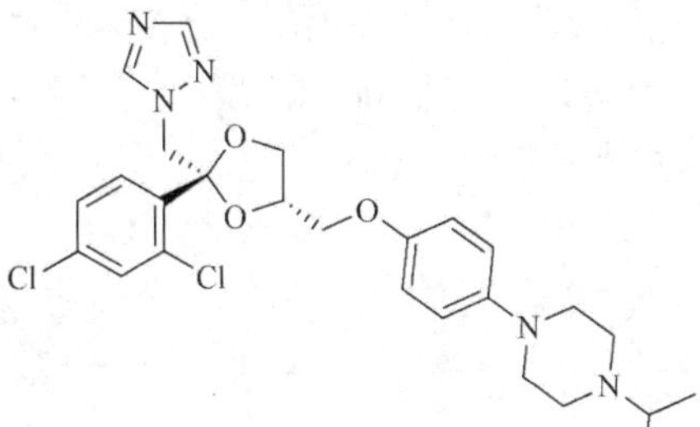
特康唑

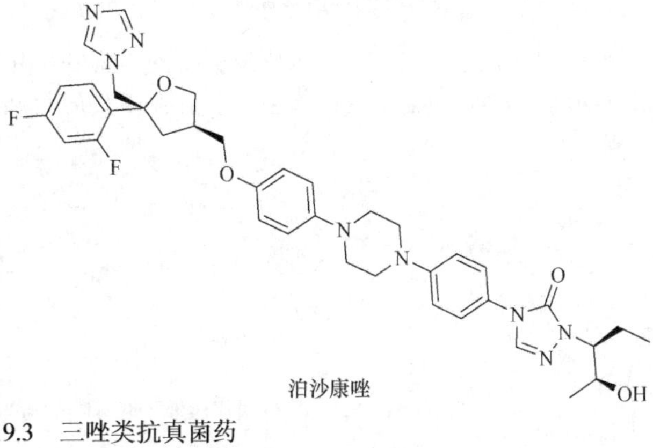
泊沙康唑

图 19.3　三唑类抗真菌药

尽管氟康唑和伊曲康唑在全身性真菌感染治疗方面发挥了重要的临床价值，但仍存在耐药性、药物相互作用、药代动力学性质欠佳和毒性等问题。为了克服这些限制，经进一步结构修饰，开发了第二代三唑类抗真菌药，包括氟康唑的类似物伏立康唑（voriconazole）、艾氟康唑（efinaconazole）、艾沙康唑（isavuconazole）和氟沙康唑（fosravuconazole），以及伊曲康唑的类似物泊沙康唑（posaconazole）。第二代三唑类药物具有更强的抗真菌效力，对耐药性和新出现的病原体具有更强的活性。其中，氟沙康唑于 2018 年批准上市，是雷夫康唑（ravuconazole）的前药，是一种具有口服活性的广谱抗真菌药，可用于念珠菌病、灰指甲病和寄生虫病的治疗。

克霉唑（Clotrimazole）

化学名：1-[(2-氯苯基) 二苯甲基]-1*H*-咪唑

1-[(2-chlorophenyl)-diphenylmethyl]-1*H*-imidazole

分子式：$C_{22}H_{17}ClN_2$

分子量：344.84

熔点：141～145℃

水溶性：几乎不溶于水

pK_a=4.10

lg *P*=6.10

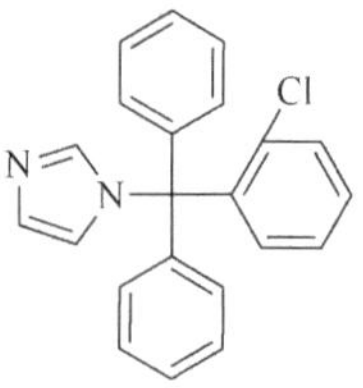

克霉唑是一种广谱抗真菌药，其抗真菌活性于20世纪60年代后期被发现，于1975年在美国获准上市。克霉唑主要用于治疗多种真菌尤其是白色念珠菌引起的深部或浅部真菌病，如体癣、股癣、手癣、花斑癣及念珠菌性甲沟炎等。

克霉唑是一种咪唑衍生物，通过改变真菌细胞壁的通透性来抑制单个念珠菌或真菌细胞的生长。该药可与细胞膜中的磷脂结合，并抑制麦角甾醇和细胞膜生产所需的其他甾醇的生物合成。与多烯抗生素（如两性霉素B）相比，克霉唑的作用较少依赖于细胞膜的甾醇含量。

克霉唑口服或外用的吸收较差，皮肤外用的吸收低于0.5%。其血浆蛋白结合率为98%；克霉唑从胃肠道吸收，半衰期约为2 h。克霉唑主要通过肝脏代谢为无活性代谢物。代谢产物主要通过胆汁排泄，在尿液中含量很少。口服条件下，其在小鼠和大鼠体内的LD_{50}分别为761 mg/kg和708 mg/kg；在静脉注射条件下，其在小鼠和大鼠体内的LD_{50}分别为108 mg/kg和445 mg/kg。克霉唑在体内的主要代谢产物是由CYP3A催化脱氨反应生成的2-氯苯联苯甲醇（M1）（图19.4）。

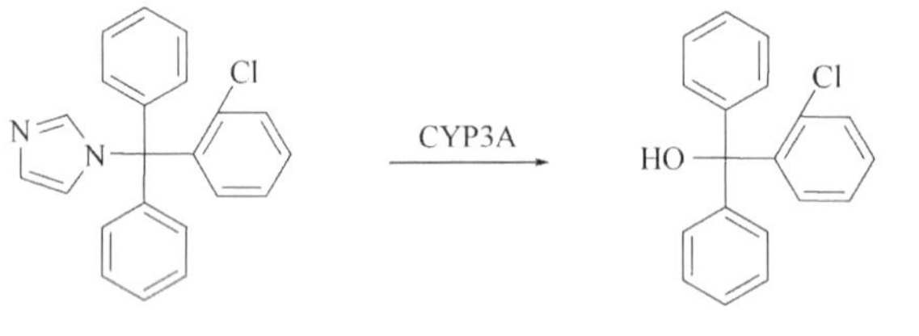

图19.4　克霉唑的体内代谢途径

克霉唑的合成路线如图19.5所示。首先，2-氯甲苯（Ⅰ-1）在光照下发生氯化反应得到2-氯三氯甲基苯（Ⅰ-2）；然后在氯化铝存在下与苯反应得到中间体Ⅰ-3；最后与咪唑在三乙胺存在下反应得到克霉唑。

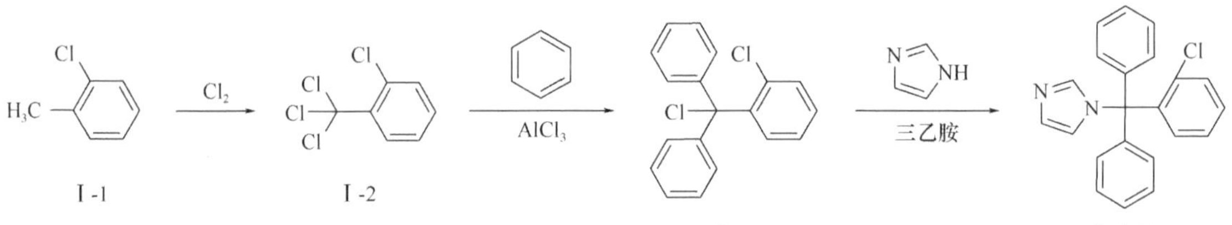

图19.5　克霉唑的合成路线

酮康唑（Ketoconazole）

化学名：(±)-顺-1-乙酰基-4[4-[[2-(2,4-二氯苯基)-2-(1-咪唑-1-甲基)-1,3-二氧戊-4-环基] 甲氧基] 苯基] 哌嗪

(±)-*cis*-1-acetyl-4-[4-[[2-(2,4-dichlorophenyl)-2-(1*H*-imidazole-1-ylmethyl)-1,3-dioxolan-4-yl] methoxyl]phenyl]piperazine

分子式：$C_{26}H_{28}Cl_2N_4O_4$

分子量：531.44

熔点：147～151℃

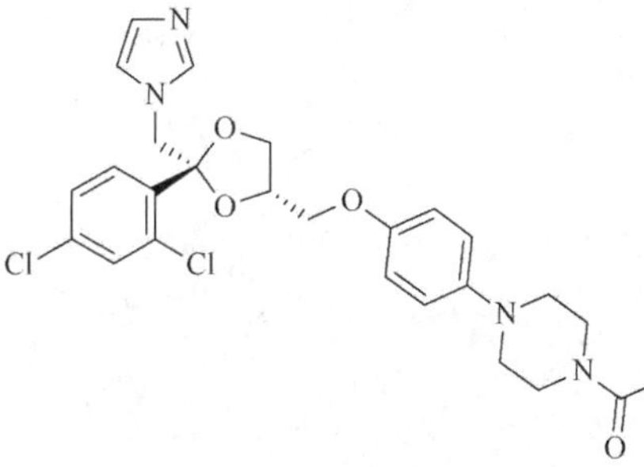

水溶性：几乎不溶于水

pK_a=4.60

lg P=4.35

酮康唑是两种对映体的外消旋混合物，包括左旋酮康唑和右旋酮康唑。1981 年，该药被 FDA 批准用于全身使用的口服制剂。由于其广谱和良好的吸收，治疗效果相比于以往的抗真菌药（如咪康唑、克霉唑）具有明显改善。然而，临床使用发现酮康唑会产生频繁的胃肠道副作用和剂量相关的肝炎。在这些副作用和疗效下降的影响下，导致酮康唑最终被三唑类药物取代，但酮康唑及其前身克霉唑仍用作外用药物，用于治疗皮肤白念珠菌、皮肤真菌感染、花斑癣和头皮糠疹。酮康唑可以通过结合甾醇 14α-脱甲基酶抑制麦角甾醇的合成，引起细胞膜内甲基化甾醇前体的增加和麦角甾醇的减少，导致真菌细胞膜功能的减弱，最终抑制真菌生长。

酮康唑口服生物利用度为 37%～97%；血浆白蛋白结合率约为 84%；该药经历双相消除，第一阶段的半衰期为 2 h，第二阶段半衰期为 8 h；表观分布容积约为 25.41 L；清除率约为 8.66 L/h。酮康唑＞95% 通过肝脏代谢消除，只有 2%～4% 的原型药物经尿液排泄。口服条件下，其在小鼠和大鼠体内的 LD_{50} 分别为 618 mg/kg 和 166 mg/kg；在静脉注射条件下，其在小鼠和大鼠体内的 LD_{50} 分别为 42 mg/kg 和 86 mg/kg。

酮康唑在肝脏中通过咪唑环和哌嗪环的氧化和降解、氧化 *O*-脱烷基化和芳族羟基化代谢为几种无活性代谢物（图 19.6）。其主要代谢物是经 CYP3A4 和 CYP2D6 将咪唑部分氧化成 M2，以及经 CYP3A4 介导的咪唑部分氧化生成的其他代谢物 M3、M4 和 M5。酮康唑也可发生 *N*-脱乙酰基化成 M6，烷基氧化成 M7，*N*-氧化成 M8，芳环羟基化成 M9 和 M10，以及羟基化成 M11。M11 可进一步经历羟基氧化形成 M12，*N*-脱烷基化形成 M13，随后 *N*-脱烷基化形成 M14，或形成亚胺离子。

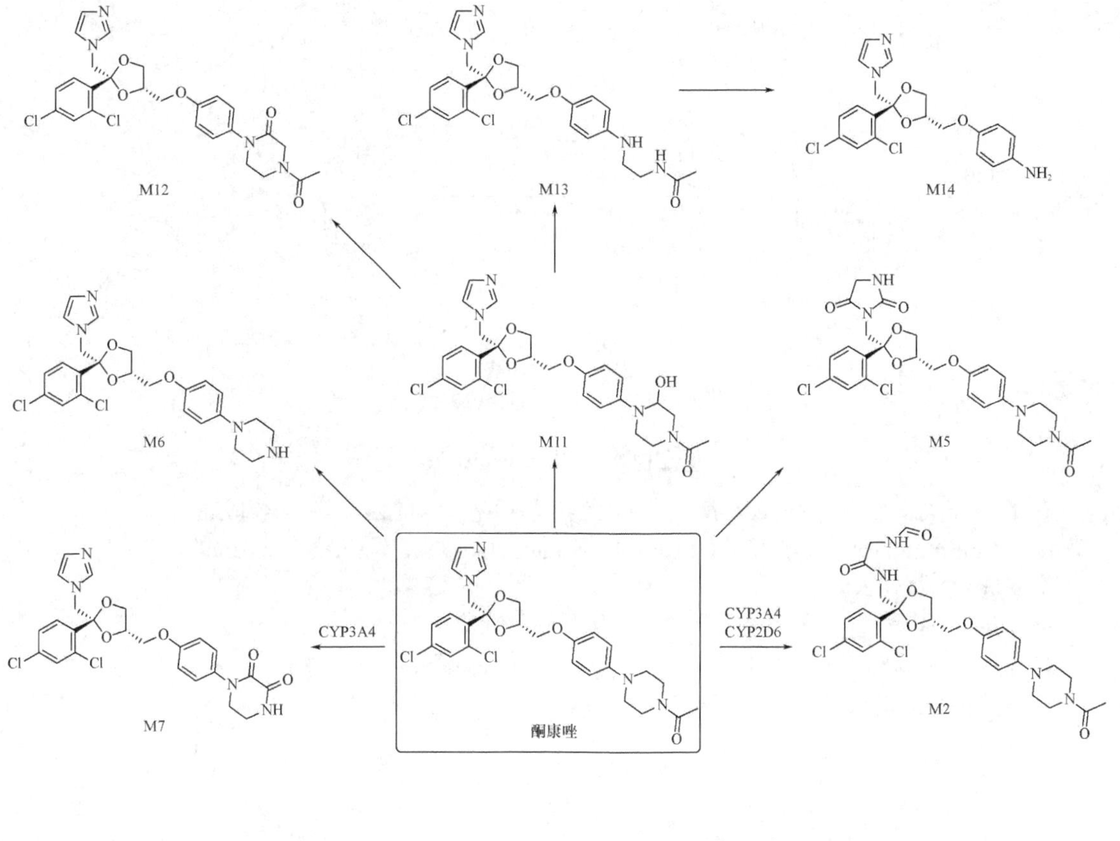

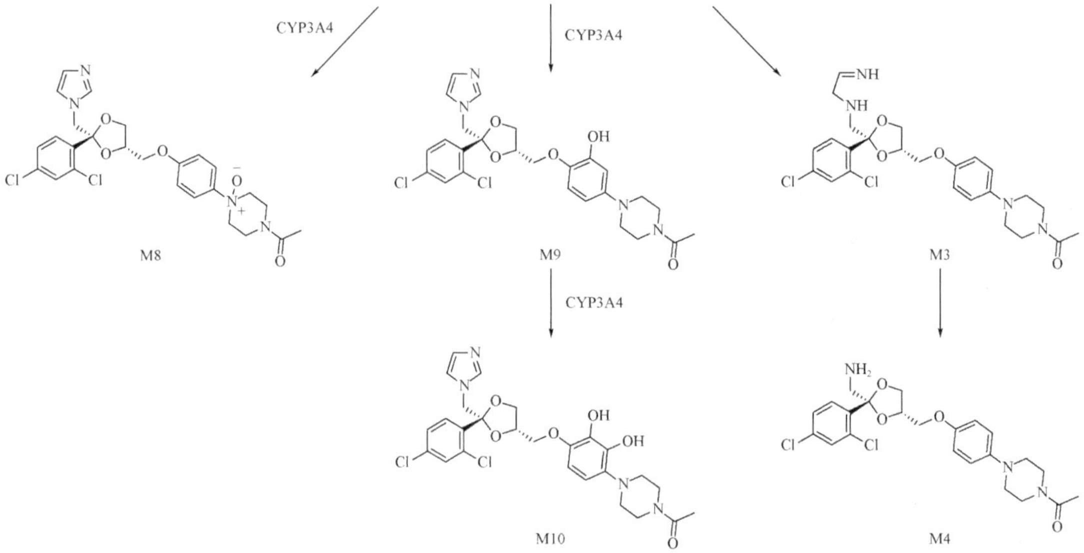

图 19.6 酮康唑的体内代谢途径

酮康唑的合成路线如图 19.7 所示。首先，以 2,4-二氯苯甲酰溴（Ⅱ-1）为起始原料，与甘油经缩酮化反应得到缩酮中间体Ⅱ-2；然后与苯甲酰氯发生酯化反应，再与咪唑反应得到中间体Ⅱ-3；接下来在碱性条件下水解除去苯甲酰基，与甲磺酰氯反应得到甲磺酸酯Ⅱ-4，最后与 1-乙酰基-4-(4-羟基苯基) 哌嗪反应得到酮康唑。

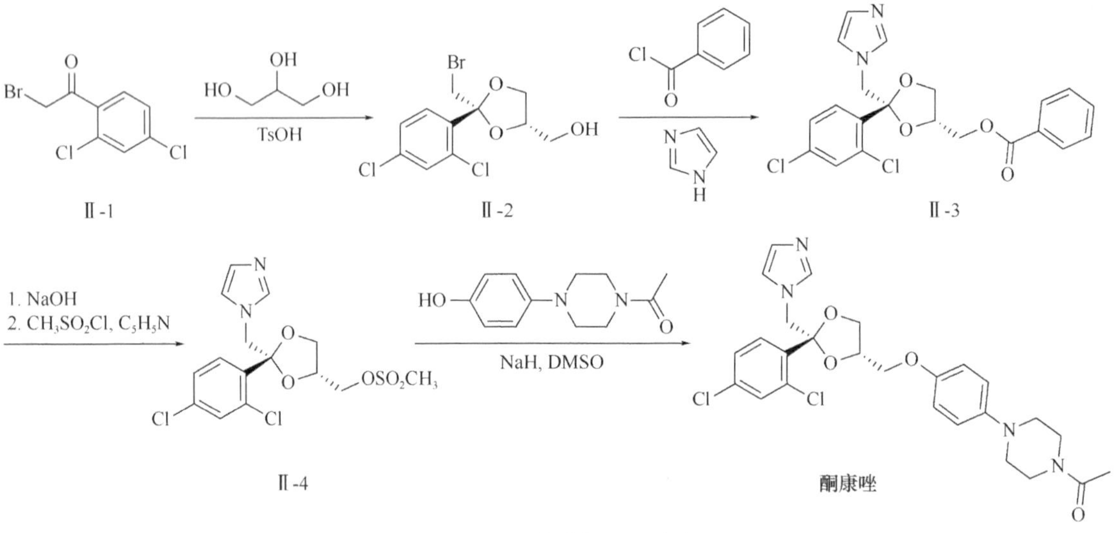

图 19.7 酮康唑的合成路线

氟康唑（Fluconazole）

化学名：*α*-(2,4-二氟苯基)-*α*-(1*H*-1,2,4-三唑-1-基甲基)-1*H*-1,2,4-三唑-1-基乙醇

α-(2,4-difluorophenyl)-*α*-(1*H*-1,2,4-triazol-1-ylmethyl)-1*H*-1,2,4-triazol-1-ethanol

分子式：$C_{13}H_{12}F_2N_6O$

分子量：306.28

熔点：137～141℃

水溶性：微溶于水

pK_a=1.76

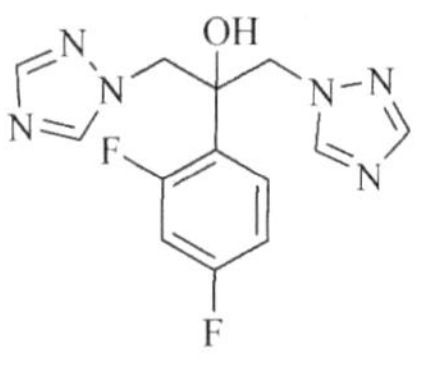

lg P=0.50

氟康唑是一种三唑类抗真菌药。1988 年该药经 FDA 批准上市，用于治疗各种组织中的全身性和浅表真菌感染。与其他抗真菌药相比，氟康唑具有口服给药选择性好和药物不良反应小的优点。福司氟康唑（fosfluconazole）是氟康唑的磷酸酯前体药物，在体内可被碱性磷酸酶水解成氟康唑和磷酸。其水溶性良好，可以有效减少输液量和减轻循环系统负担。与酮康唑类似，氟康唑也是羊毛甾醇 14α-去甲基化酶的选择性抑制剂，从而阻断真菌麦角甾醇生物合成。

氟康唑在胃肠道中被广泛吸收，口服吸收不受食物摄入的影响，口服生物利用度＞90%；血浆蛋白结合率仅为 11%～12%；半衰期约为 30 h；平均清除率为 0.23 mL/(min · kg)。氟康唑主要通过肾脏排泄清除，约 80% 的给药剂量以药物原型和约 11% 的剂量作为代谢物从尿液中排泄。口服条件下，其在小鼠和大鼠体内的 LD_{50} 分别为 1408 mg/kg 和 1271 mg/kg；在静脉注射条件下，其在小鼠和大鼠体内的 LD_{50} 均＞200 mg/kg。

氟康唑在肝脏中的代谢最低。氟康唑是 CYP2C9、CYP3A4 和 CYP2C19 的抑制剂。在服用 50 mg 放射性标记剂量的氟康唑的健康志愿者的尿液中检测到两种代谢物：羟基部分的葡糖醛酸化代谢物 M15（6.5%）和氟康唑 *N*-氧化物代谢物 M16（2%）（图 19.8）。

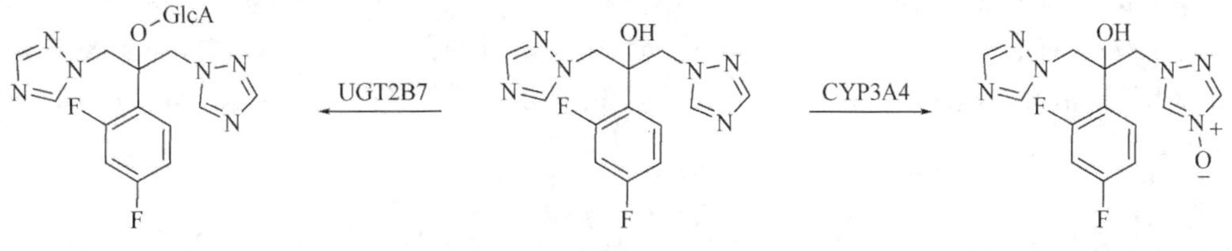

图 19.8 氟康唑的体内代谢途径

如图 19.9 所示，氟康唑的合成是以间二氟苯（Ⅲ-1）为原料，与氯代乙酰氯傅克酰基化反应得到中间体Ⅲ-2；再与三氮唑发生亲核取代反应得到中间体Ⅲ-3；再经三甲基碘化硫处理得到环氧化物Ⅲ-4；最后与三氮唑反应开环生成氟康唑。

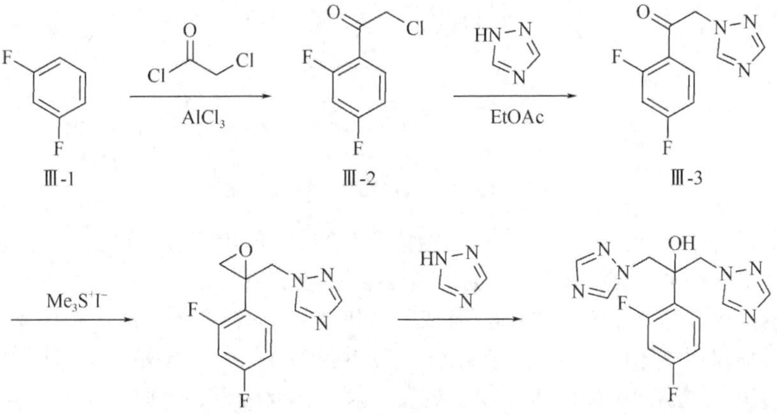

图 19.9 氟康唑的合成路线

伊曲康唑（Itraconazole）

化学名：(±)-1-仲丁基-4-[4-[4-[4-[[(2*R**,4*S**)2-(2,4-二氯苯基)-2-(1*H*-1,2,4-三氮唑基-1-甲基)-1,3-二氧环戊-4-基] 甲氧基] 苯基]-1-哌嗪基] 苯基]-Δ^2-1,2,4-三氮唑-5-酮

(±)-1-*sec*-butyl-4-[4-[4-[4-[[(2*R**,4*S**)-2-(2,4-dichlorophenyl)-2-(1*H*-1,2,4-triazol-1-ylmethyl)-1,3-dioxolan-4-yl]methoxy]phenyl]-1-piperazinyl]phenyl]-Δ^2-1,2,4-triazolin-5-one

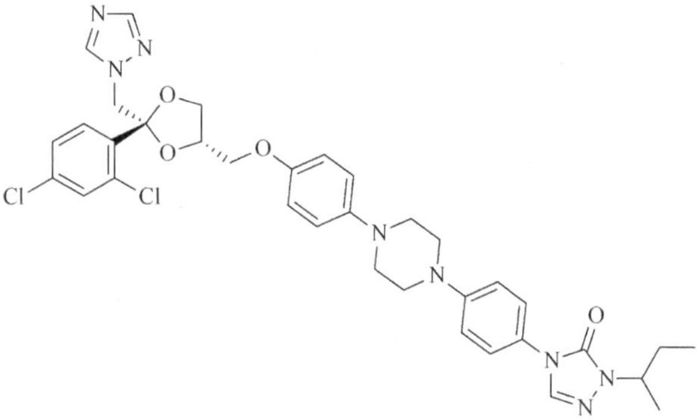

分子式：$C_{35}H_{38}Cl_2N_8O_4$

分子量：705.63

熔点：165～169℃

水溶性：几乎不溶于水

$pK_a=3.70$

$\lg P=5.66$

伊曲康唑于1992年经FDA批准上市。该药具有广谱抗真菌活性，主要用于皮肤、毛发、甲板、黏膜及全身性的真菌感染。与氟康唑抑制真菌作用机制相似，伊曲康唑分子中的一个氮原子可以和真菌细胞内CYP分子中血红素上的亚铁离子结合，抑制细胞色素羊毛甾醇14*α*-去甲基化酶，导致麦角甾醇合成受损和前体积聚，达到抗真菌作用。

伊曲康唑的口服生物利用度为55%；血浆蛋白结合率为99.8%；半衰期约为21 h；表观分布容积为611～981 L。3%～18%的药物以原型经粪便排泄，肾脏排泄率小于0.03%；约40%的药物经代谢后随尿液排泄。口服条件下，其在小鼠和大鼠体内的LD_{50}均＞320 mg/kg。

伊曲康唑主要由CYP3A4代谢，形成几种代谢产物，包括主要代谢物羟基依曲康唑（OH-ITZ，M17）、酮基伊曲康唑（keto-ITZ，M18）和*N*-脱烷基伊曲康唑（*N*-desalkyl-ITZ，M19）（图19.10）。

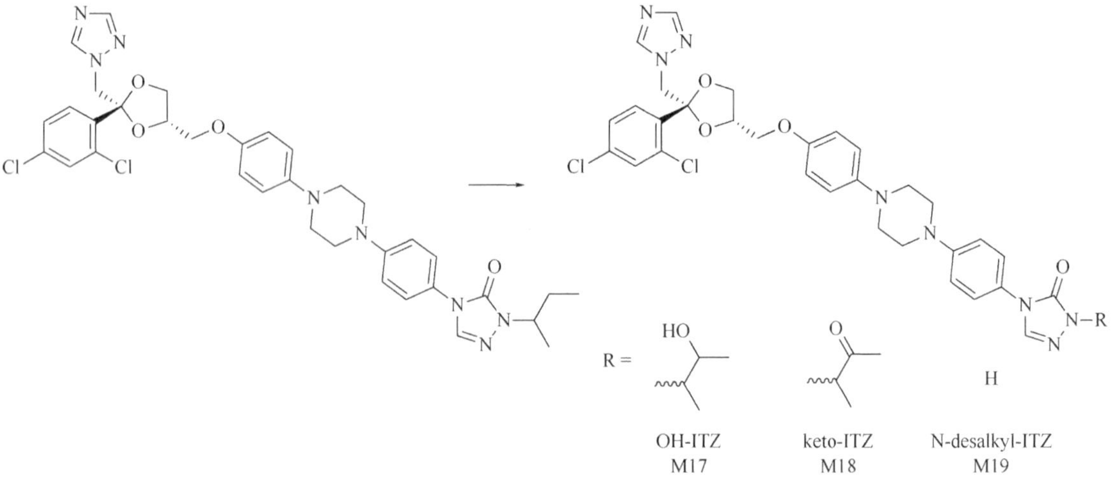

图19.10 伊曲康唑的体内代谢途径

伊曲康唑的合成路线如图19.11所示。以酮康唑合成中的甲磺酸酯Ⅳ-1为起始原料，与1-(4-羟基苯基)-4-乙酰哌嗪在DMSO中通过NaH缩合得到相应的醚Ⅳ-2；然后碱性条件下水解脱乙酰基得到中间体Ⅳ-3；进而与4-氯硝基苯缩合得到硝基化合物Ⅳ-4；在乙二醇中氢化还原得到取代苯胺衍生物Ⅳ-5；再与氯甲酸苯酯在吡啶存在条件反应得到苯基氨基甲酸酯Ⅳ-6；然后依次与肼、甲脒反应得到三唑酮化合物Ⅳ-8；最后和2-溴丁烷发生烷基化反应得到伊曲康唑。

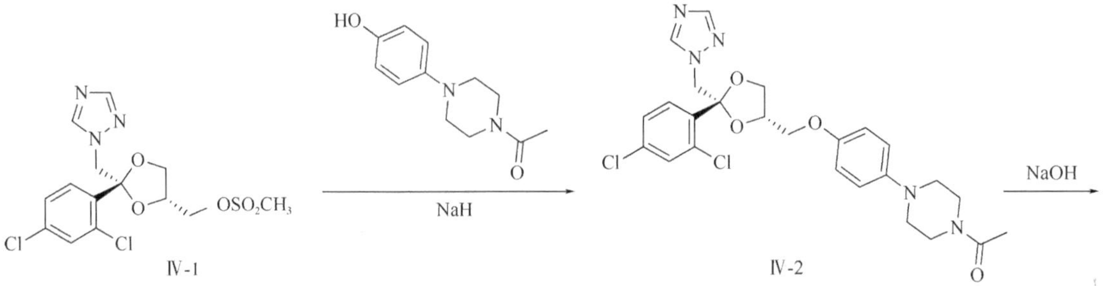

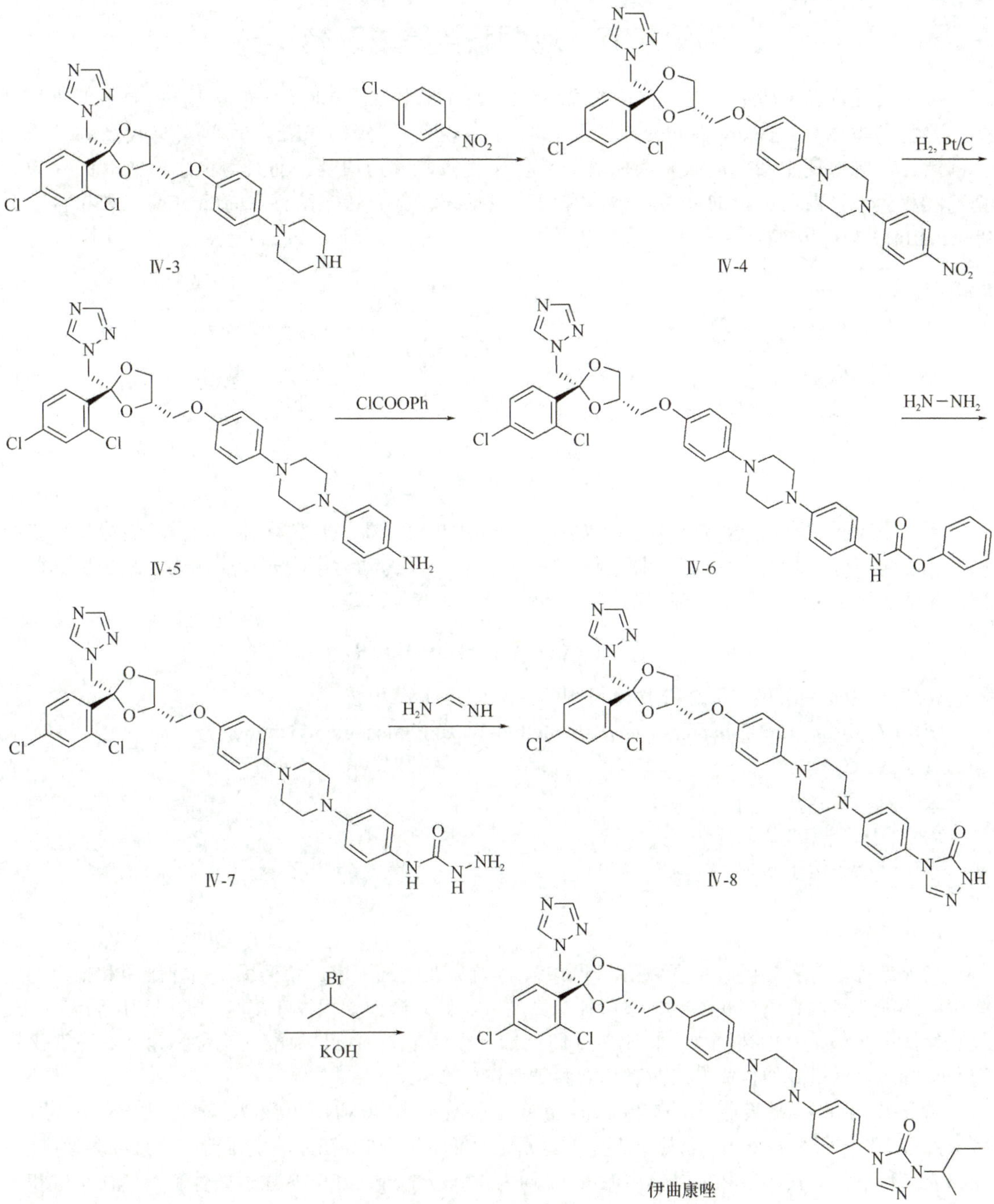

图 19.11　伊曲康唑的合成路线

唑类抗真菌药的构效关系如图 19.12 所示。

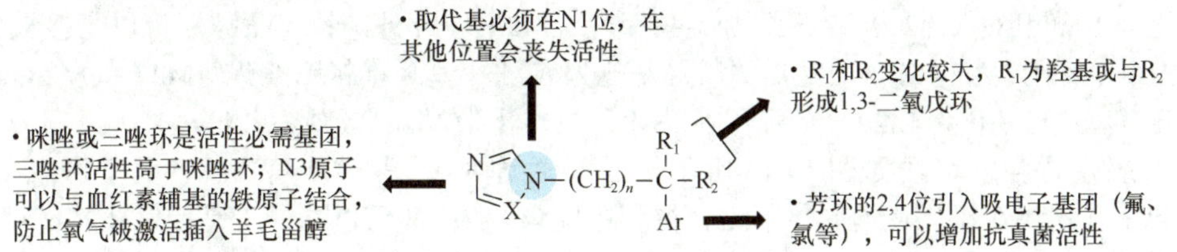

图 19.12　唑类抗真菌药的构效关系

第三节　烯丙胺类抗真菌药

烯丙胺类抗真菌药是一类具有角鲨烯环氧酶（squalene epoxidase）抑制活性的高效低毒抗真菌药。乔葛坡罗斯（Georgopoulos）等于 1981 年发现萘替芬（naftifine），其具有较高的广谱抗真菌活性，局部使用治疗皮肤癣菌病的效果优于克霉唑和益康唑，而且对白念珠菌病的疗效与克霉唑相当。目前已上市的烯丙胺类抗真菌药包括萘替芬、特比萘芬（terbinafine）和布替萘芬（butenafine）（图 19.13）。

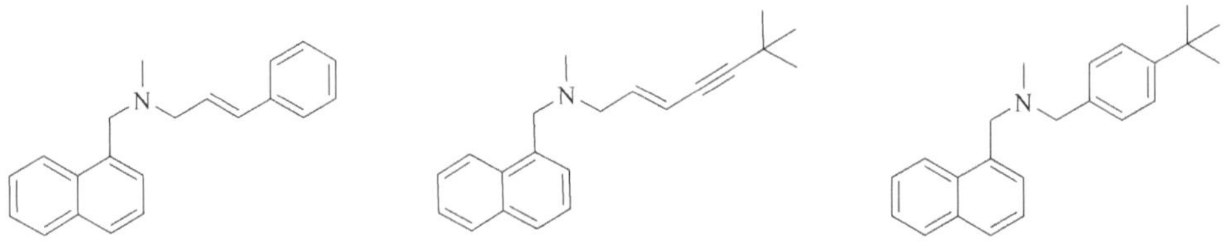

图 19.13　烯丙胺类抗真菌药

不同于唑类抗真菌药，烯丙胺类抗真菌药的作用机制是抑制角鲨烯环氧化酶，造成角鲨烯的积聚和麦角固醇的匮乏，从而起到抑制和杀死真菌作用。酶动力学研究表明，烯丙胺类抗真菌药是角鲨烯环氧化酶的非竞争性抑制剂，其具体分子机制尚不清楚。

特比萘芬（Terbinafine）

化学名：(*E*)-*N*-(6,6-二甲基-2-庚烯-4-炔基)-*N*-甲基-1-萘甲胺

(*E*)-*N*-(6,6-dimethyl-2-hepten-4-ynyl)-*N*-methyl-1-naphthalenemethylamine

分子式：$C_{21}H_{25}N$

分子量：291.43

熔点：195～198℃

水溶性：不溶于水

pK_a=7.10

lg *P*=6.00

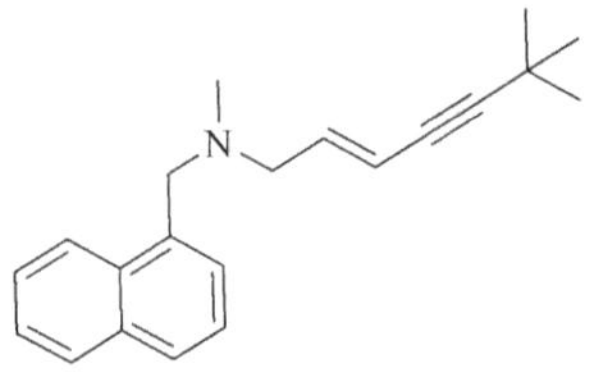

特比萘芬是一种烯丙胺抗真菌药，于 1991 年首先在欧洲上市。该药用于治疗趾甲和指甲的皮肤癣菌感染及其他真菌皮肤感染。该药具有高度亲脂性，倾向于积聚在皮肤，指甲和脂肪组织中。与其他烯丙胺类抗真菌药一样，特比萘芬通过抑制真菌角鲨烯单加氧酶（也称为角鲨烯环氧化物酶）来抑制麦角甾醇的合成，从而破坏真菌细胞壁的合成。

特比萘芬的口服吸收率＞70%，但在首过代谢后生物利用度仅为 40%；血浆蛋白结合率＞99%；半衰期约为 36 h。特比萘芬主要经肝脏代谢，约 80% 在尿液中排泄，其余经粪便排泄。在口服条件下，其在小鼠和大鼠体内的 LD_{50} 均为 4000 mg/kg；在静脉注射条件下，其在小鼠和大鼠体内的 LD_{50} 分别为 393 mg/kg 和 213 mg/kg。

特比萘芬可被 CYP 羟基化为羟基特比萘芬（M20），然后继续氧化为羧基特比萘芬（M21）或将其 *N*-去甲基化为去甲基羟基特比萘芬（M22）。其还可以经脱氨基成 1-萘醛（M23），然后继续被氧化为 1-萘甲酸（M24）或还原为 1-萘甲醇（M25）。此外，特比萘芬还可以直接被 *N*-去甲基化为去甲基特比萘芬（M26），然后继续羟基化为 *N*-去甲基羟基特比萘芬（M27 和 M28）。最后，特比萘芬可被二羟基化为 M29，然后经 *N*-去甲基化转化为 M28。（图 19.14）。

特比萘芬的合成路线如图 19.15 所示。通常通过 *N*-甲基-*N*-(1-萘甲基) 丙基胺（V-1）与 1-溴-2-叔丁基乙炔在氯化亚铜催化下缩合得到中间体 V-2；然后以二异丁基铝氢化物在甲苯中选择性还原得到特比萘芬。或者经 *N*-(1-萘甲基) 甲胺（V-3）与 6,6-二甲基庚-2-烯-4-戊醛经还原胺化反应得到特比萘芬。

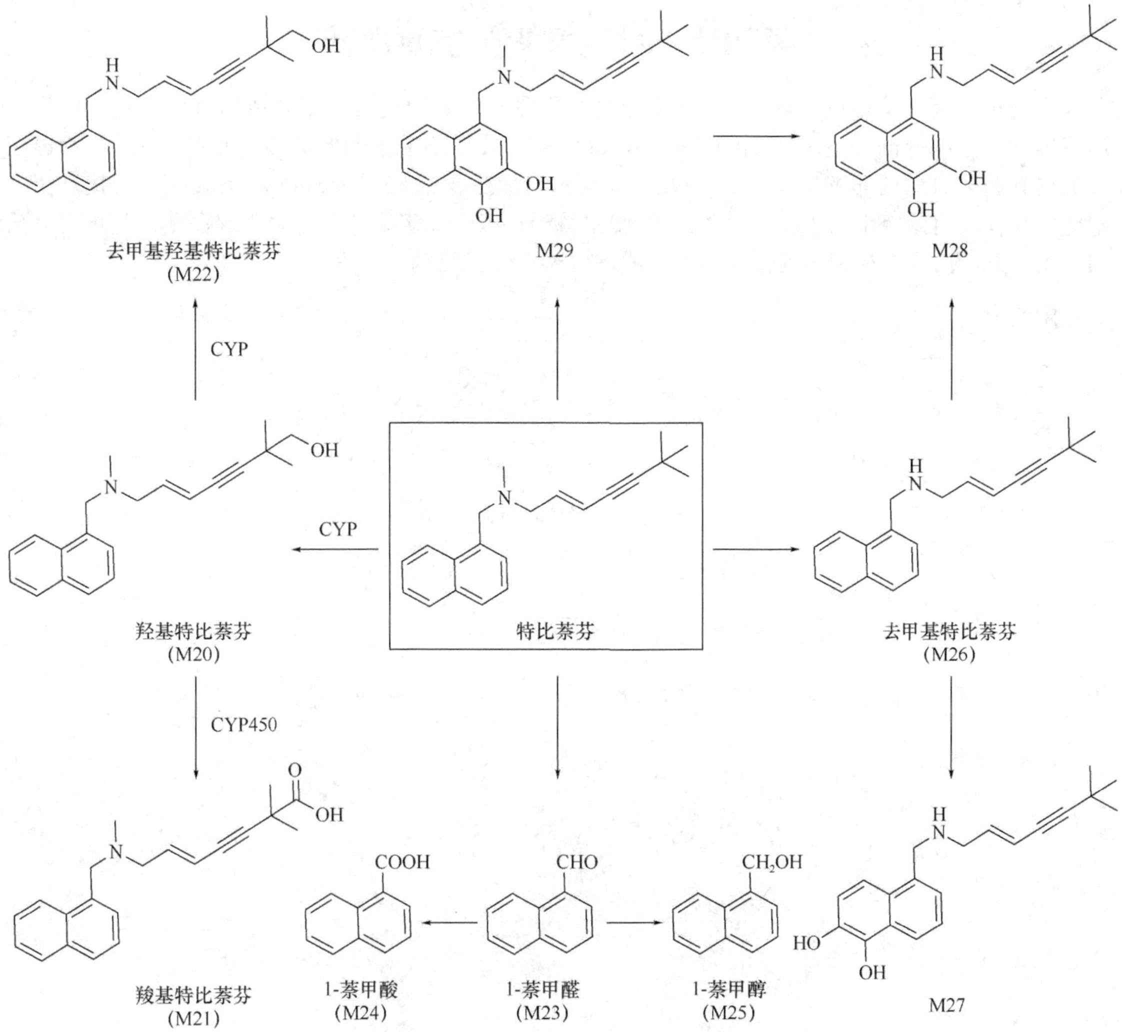

图 19.14 特比萘芬的体内代谢途径

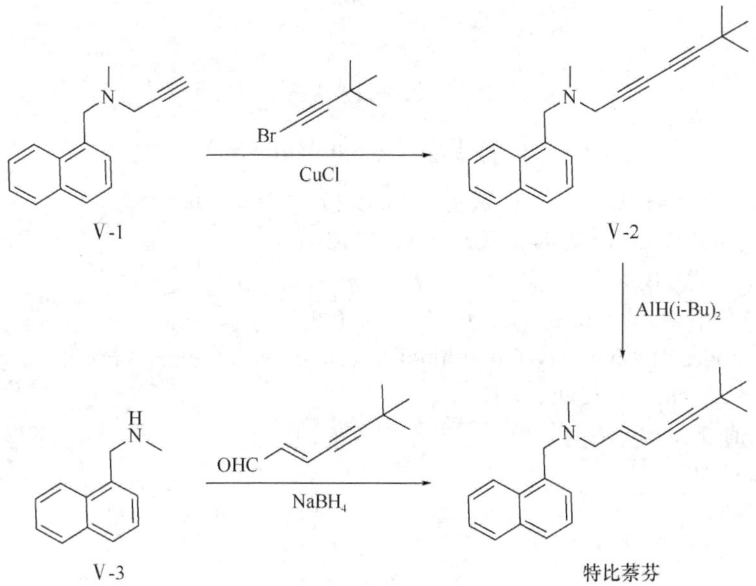

图 19.15 特比萘芬的合成路线

第四节　棘白菌素类抗真菌药

棘白菌素类（echinocandins）抗真菌药是一类具有抗真菌活性的半合成脂肽化合物，包括卡泊芬净（caspofungin）、米卡芬净（micafungin）和阿尼芬净（anidulafungin）（图 19.16）。棘白菌素类抗真菌药可通过非竞争性抑制 *β*-(1,3)-葡聚糖合成酶［*β*-(1,3)-glucan synthetase］，干扰真菌细胞壁中 *β*-(1,3)-葡聚糖的合成，导致真菌细胞壁渗透性改变而溶解死亡。由于棘白菌素类抗真菌药的分子量大、口服生物利用度差，临床一般通过静脉输注给药。

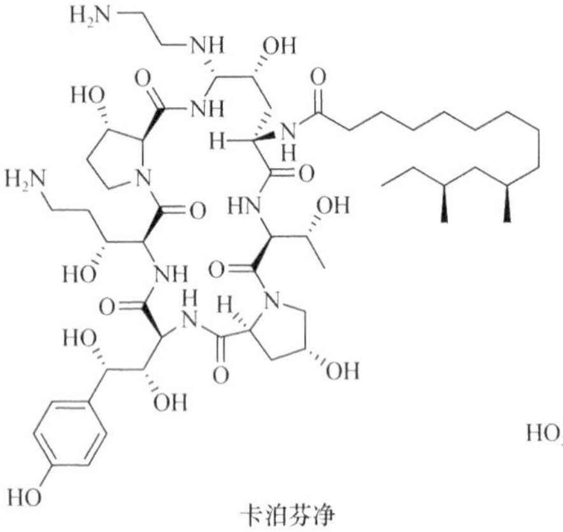

卡泊芬净

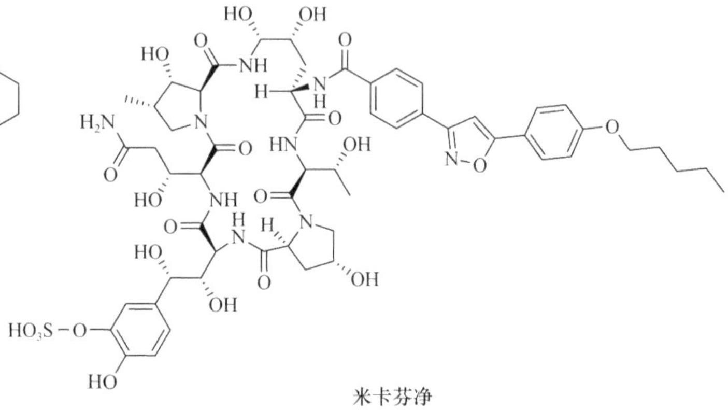

米卡芬净

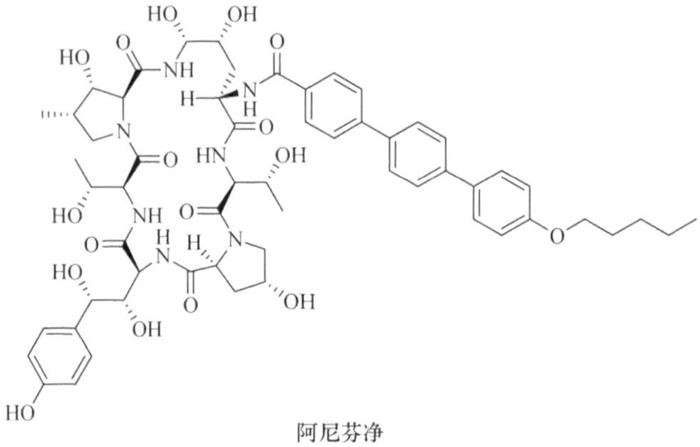

阿尼芬净

图 19.16　棘白菌素类抗真菌药

卡泊芬净（Caspofungin）

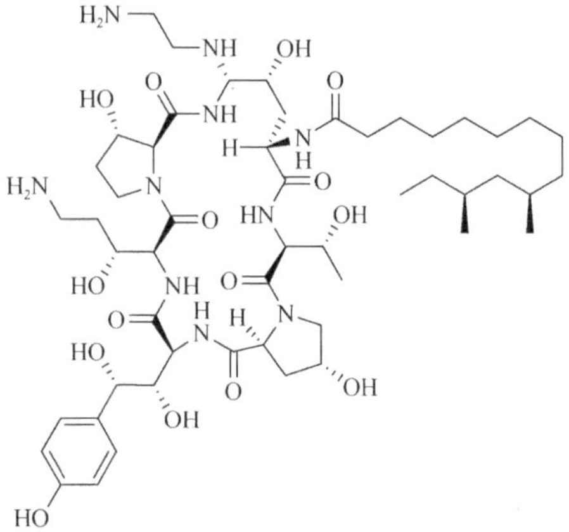

化学名：1-[(4*R*,5*S*)-5-[(2-氨乙酸) 氨基]-N^2-(10,12-二甲基-1-羰基十四烷基)-4-羟基-*L*-鸟氨酸]-5-[(3*R*)-3-羟基-*L*-鸟氨酸] 肺白菌素 B_0

1-[(4*R*,5*S*)-5-[(2-aminoethyl)amino]-N^2-(10,12-dimethyl-1-oxotetradecyl)-4-hydroxy-*L*-ornithine]-5-[(3*R*)-3-hydroxy-*L*-ornithine]- pneumocandin B_0

分子式：$C_{52}H_{88}N_{10}O_{15}$

分子量：1093.31

水溶性：溶于水

pK_a=8.75（预测值）

lg *P*=−3.88

棘白菌素 B（echinocandin B）是 1974 年报道的第一个棘白菌素类环状脂肽分子。1987 年 10 月，肺念菌素 B_0（pneumocandin B_0）被从丝状真菌（*Glarea lozoyensis*）中分离出来，并表征为肺念菌素 A_0 的去甲基同源物，其结构于 1990 年被确证。卡泊芬净是肺念菌素 B_0 的半合成衍生物。注射用乙酸卡泊芬净于 2001 年获得 FDA 和欧洲 EMEA 的批准。作为一种环状脂肽棘白菌素和 *β*-(1,3)-*D*-葡聚糖合酶抑制剂，卡泊芬净主要用于治疗对两性霉素 B、咪唑类抗真菌药难治或不耐受的食管念珠菌病和侵袭性曲霉病。卡泊芬净可以抑制 *β*-(1,3)-*D*-葡聚糖的合成，而 *β*-(1,3)-*D*-葡聚糖是不存在于哺乳动物细胞中的真菌细胞壁的一个组成部分。

卡泊芬净的血浆蛋白结合率约为 97%；半衰期为 9～11 h。卡泊芬净及其代谢产物主要经尿液（41%）和粪便（35%）排泄。在口服条件下，其在小鼠和大鼠体内的 LD_{50} 均为 4000 mg/kg；在静脉注射条件下，其在小鼠和大鼠体内的 LD_{50} 分别为＞767 mg/kg 和 5450 mg/kg。

卡泊芬净可通过水解和 *N*-乙酰化缓慢代谢为 M30～M32，也可发生自发化学降解为开环肽化合物 M33（图 19.17）。

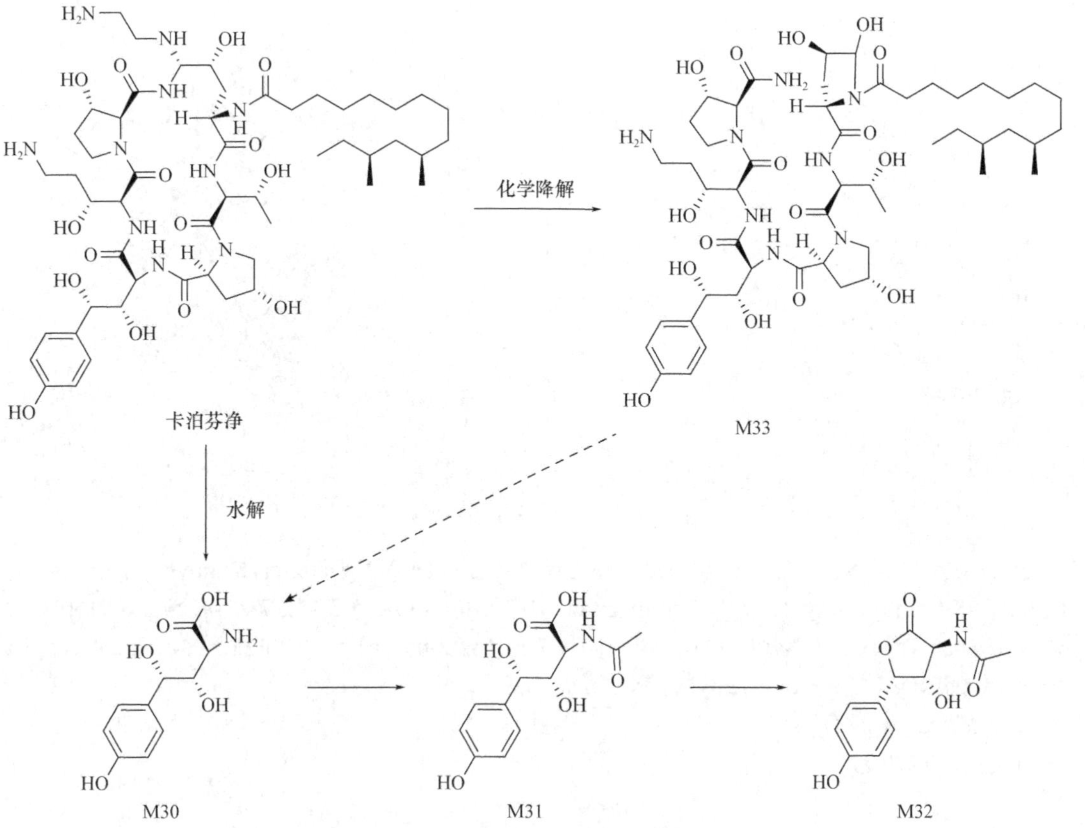

图 19.17　卡泊芬净的体内代谢途径

卡泊芬净的制备是以肺念菌素 B_0（Ⅵ-1）为起始原料，经与苯硫酚反应后得到中间体Ⅵ-2；随后经化学选择性硼烷还原酰胺得到中间体Ⅵ-3；最后和乙二胺反应得到卡泊芬净（图 19.18）。

米卡芬净（Micafungin）

化学名：5-[(1*S*,2*S*)-2-[(3*S*,6*S*,9*S*,11*R*,15*S*,18*S*,20*R*,21*R*,24*S*,25*S*,26*S*)-3-[(*R*)-2-氨甲酰基-1-羟乙基]-11,20,21,25-羟丁基-15-[(*R*)-1-羟乙基]-26-甲基-2,5,8,14,17,23-六氧代-18-[4-[5-(4-戊氧基苯基) 异噁唑-3-基] 苯甲酰氨基]-1,4,7,13,16,22-六氮杂三环 [22.3.0.0^{9,13}] 二十七-6-基]-1,2-二羟乙基]-2-羟苯基硫酸

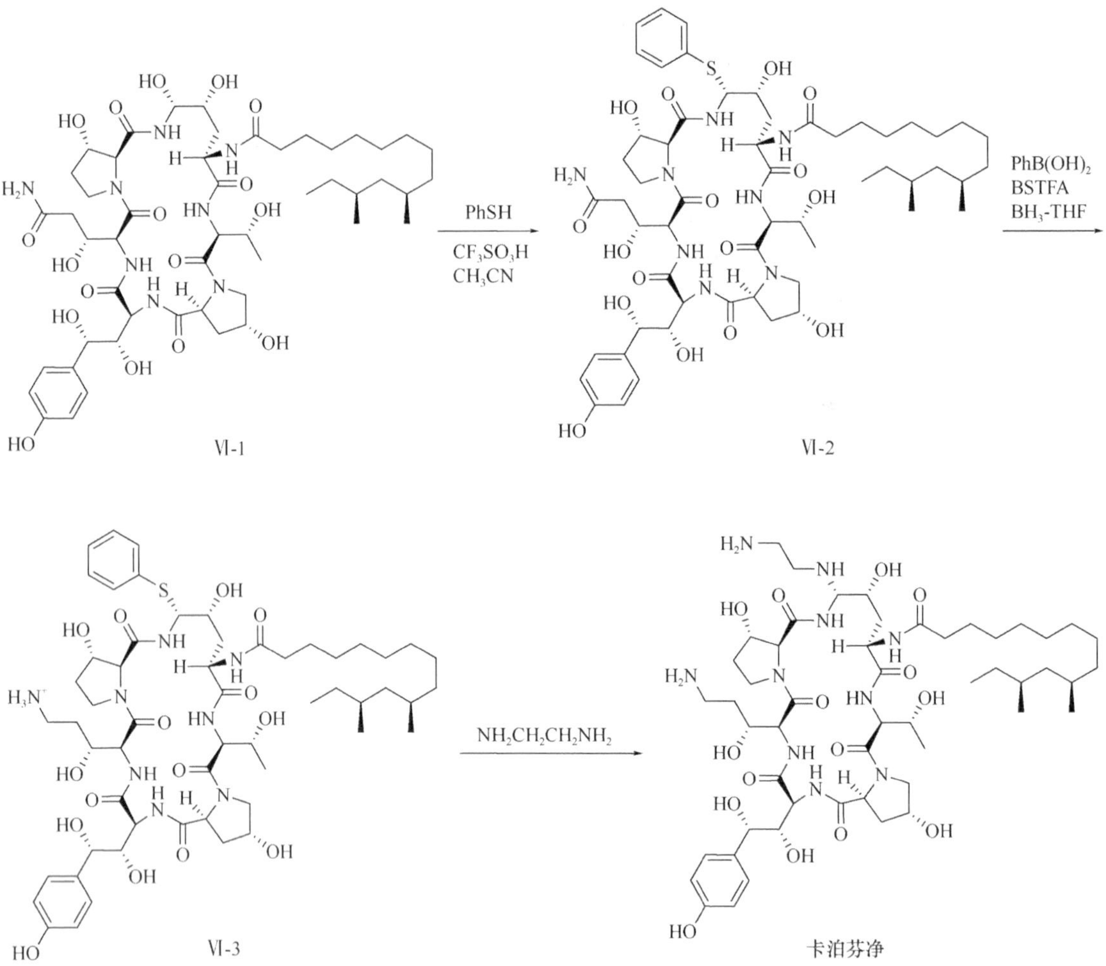

图 19.18　卡泊芬净的合成路线

5-[(1*S*,2*S*)-2-[(3*S*,6*S*,9*S*,11*R*,15*S*,18*S*,20*R*,21*R*,24*S*,25*S*,26*S*)-3-[(*R*)-2-carbamoyl-1-hydroxyethyl]-11,20,21,25-tetrahydroxy-15-[(*R*)-1-hydroxyethyl]-26-methyl-2,5,8,14,17,23-hexaoxo-18-[4-[5-(4-pentyloxyphenyl)isoxazol-3-yl]benzoylamino]-1,4,7,13,16,22-hexaazatricyclo[22.3.0.0^{9,13}]heptacos-6-yl]-1,2-dihydroxyethyl]-2-hydroxyphenyl hydrogen sulfate

分子式：$C_{56}H_{71}N_9O_{23}S$

分子量：1270.27

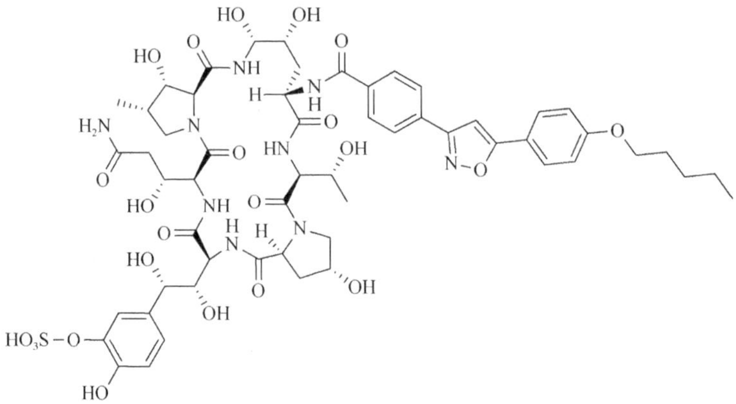

水溶性：溶于水

pK_a=−2.20（预测值）

lg P=−1.50

米卡芬净钠（micafungin sodium）于 2002 年在日本上市，并于 2005 年和 2008 年分别在美国和欧洲上市。该药是继卡泊芬净之后第 2 个用于临床的棘白菌素类药物，临床用于治疗由曲霉菌和念珠菌引起的真菌血症、呼吸道真菌病和胃肠道真菌病。

米卡芬净是一种半合成脂肽，由温氏鞘管菌（*Coleophoma empetri*）的发酵产物经半合成获得。该药是葡聚糖合成抑制剂，可抑制真菌细胞的合成。米卡芬净可与多种其他药物同时使用，包括 HIV 蛋白酶抑制剂利托那韦（ritonavir）和移植药物环孢素（ciclosporin）和他克莫司（tacrolimus）。

米卡芬净口服不吸收，血浆蛋白结合率约为 99%；半衰期为 14～17 h。粪便排泄是其主要的消除途径。在静脉注射条件下，米卡芬净钠在雄性和雌性大鼠体内的 LD_{50} 分别为 125 mg/kg 和 250 mg/kg。

米卡芬净可通过芳基硫酸酯酶（aryl sulfatase）代谢为儿茶酚代谢产物 M34，进一步通过儿茶酚-*O*-甲基转移酶（catechol-*O*-methyltransferase）代谢为甲氧基代谢产物 M35（图 19.19）。CYP 可催化米卡芬净侧链（*ω*-1 位）发生羟基化形成 M36。尽管米卡芬净在体外是 CYP3A 的底物和弱抑制剂，但 CYP3A 的羟基化并不是米卡芬净体内代谢的主要途径。

米卡芬净钠的合成路线如图 19.20 所示。以 4-戊氧基苯乙炔与 4-(羟亚胺甲基) 苯甲酸甲酯（Ⅶ-1）为原料，在三乙胺条件下环化得到 4-[5-(4-戊氧基苯甲酸) 异噁唑-3-基] 苯甲酸甲酯（Ⅶ-2）；然后在碱性条件下水解生成相应羧酸（Ⅶ-3）；再与 1-羟基苯并三唑在缩合剂 1-(3-二甲氨基丙基)-3-乙基碳二亚胺盐酸盐（EDCI）条件下形成活性酯Ⅶ-4；最后与环肽中间体 FR-179642 在 4-二甲氨基吡啶（DMAP）条件下酰胺化、成盐得到米卡芬净钠。

第五节　其他抗真菌药

其他抗真菌药还包括氟胞嘧啶（flucytosine）、环吡酮胺（ciclopirox olamine）、托萘酯（tolnaftate）、阿莫罗芬（amorolfine）、他伐硼罗（tavaborole）和艾瑞芬净（ibrexafungerp）（图 19.21）。

环吡酮胺（Ciclopirox Olamine）

化学名：4-甲基-6-环己基-1-羟基-2(1*H*)-吡啶酮与 2-氨基乙醇的复盐

4-methyl-6-cyclohexyl-1-hydroxy-2(1*H*)-pyridone 2-aminoethanol salt

分子式：$C_{12}H_{17}NO_2 \cdot C_2H_7NO$

分子量：268.36

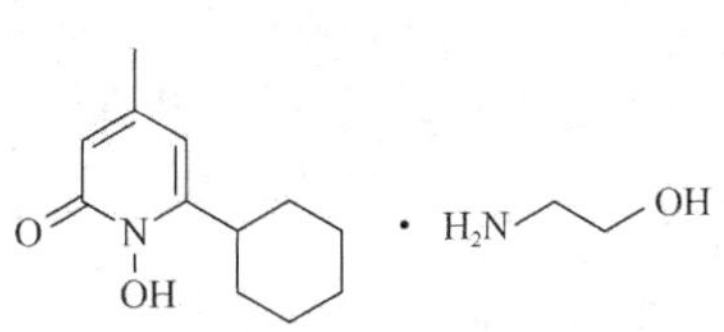

熔点：143～144℃

水溶性：略溶于水

pK_a=6.84（预测值）

lg P=2.30

环吡酮胺是一种广谱局部抗真菌药，于 1974 年最早在巴西上市，随后 1983 年在美国上市。环吡酮胺用于治疗免疫功能正常患者的指甲和趾甲轻度至中度甲癣。与影响甾醇合成的抗真菌药如伊曲康唑和特比萘芬不同，环吡酮胺通过螯合多价金属阳离子如 Fe^{3+}和 Al^{3+}发挥作用。这些阳离子抑制许多酶，包括细胞色素，从而破坏细胞活动，如线粒体电子传递过程和能量产生。环吡酮胺还可以修饰真菌的质膜，导致内部结构的混乱。

环吡酮胺的口服生物利用度＜5%，局部给药后血浆蛋白结合率为 94%～97%；半衰期约为 1.7 h。大部分环吡酮胺以药物原型或以葡糖苷酸代谢物的形式排出。在口服条件下，其在小鼠和大鼠体内的 LD_{50} 分别为 1321 mg/kg 和 2100～3600 mg/kg。

葡糖醛酸化化合物 M37 是环吡酮胺的主要代谢产物（图 19.22）。

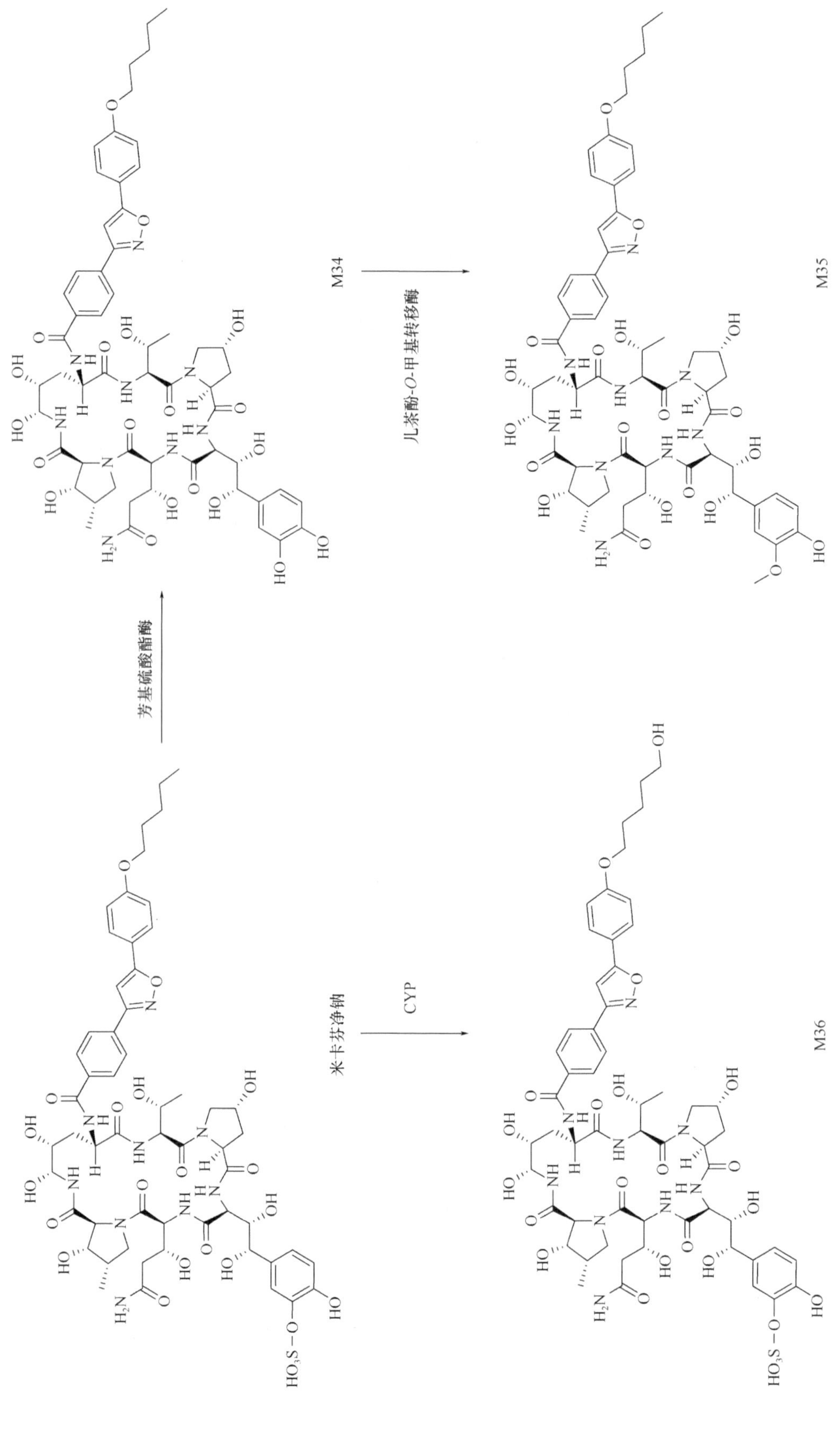

图 19.19　米卡芬净的体内代谢途径

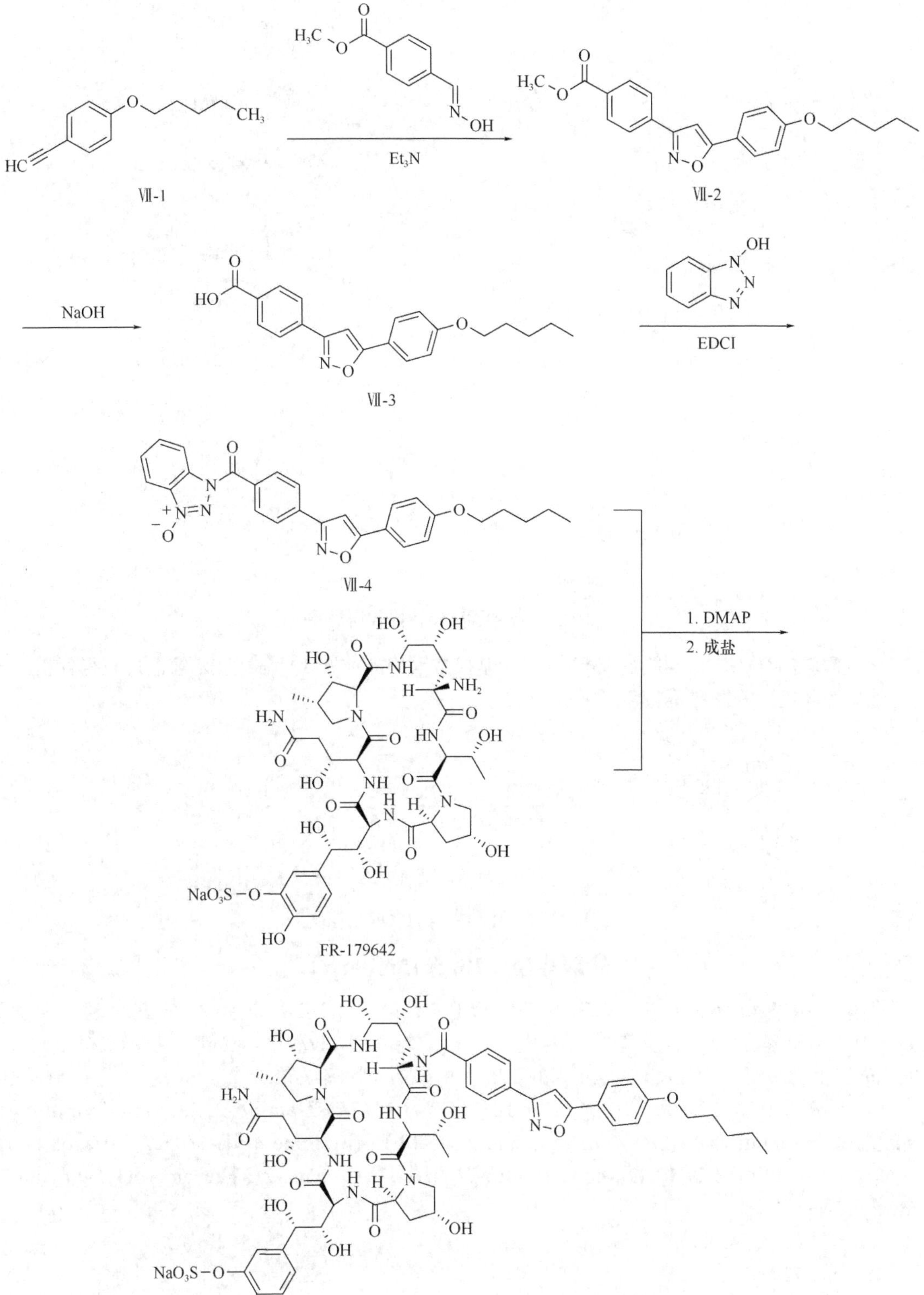

米卡芬净钠

图 19.20 米卡芬净钠的合成路线

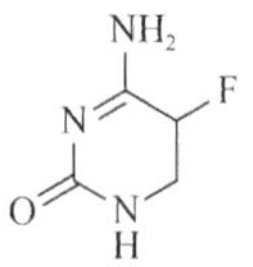

氟胞嘧啶

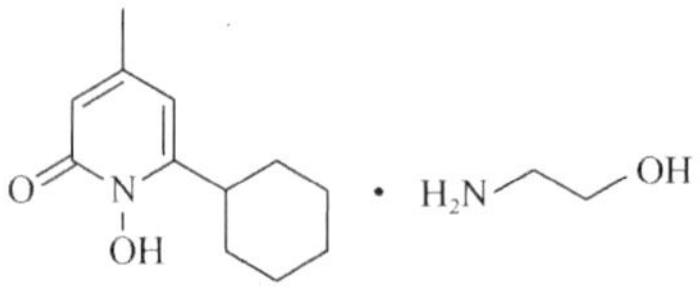

环吡酮胺

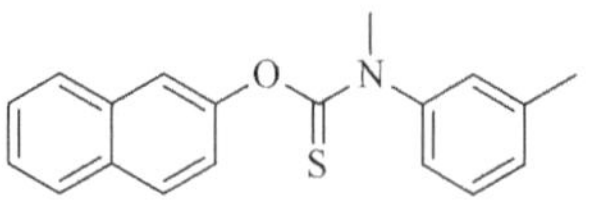

托萘酯

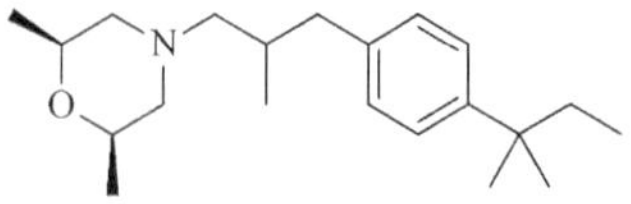

阿莫罗芬

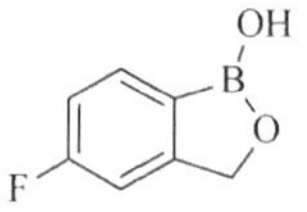

他伐硼罗

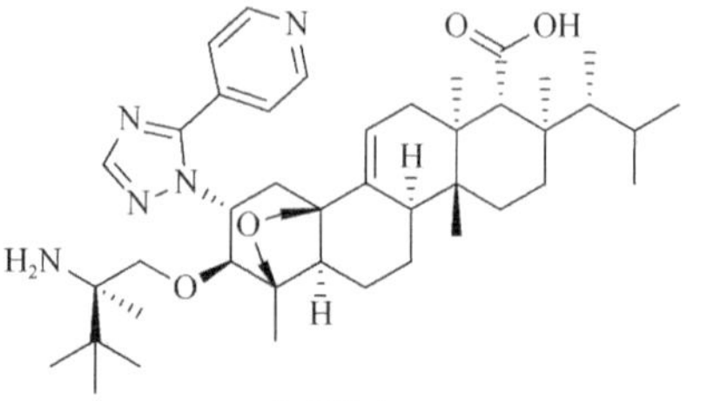

艾瑞芬净

图 19.21　其他常见的抗真菌药

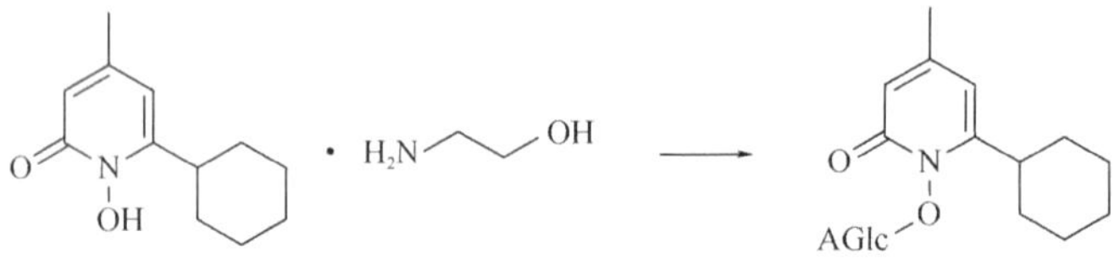

环吡酮胺　　M37

图 19.22　环吡酮胺的体内代谢途径

环吡酮胺的合成是将 5-氧-5-环己基-3-甲基戊烯酸甲酯（Ⅷ-1）与羟胺水溶液反应得到相应的肟，然后经环化反应得到环吡酮胺（图 19.23）。

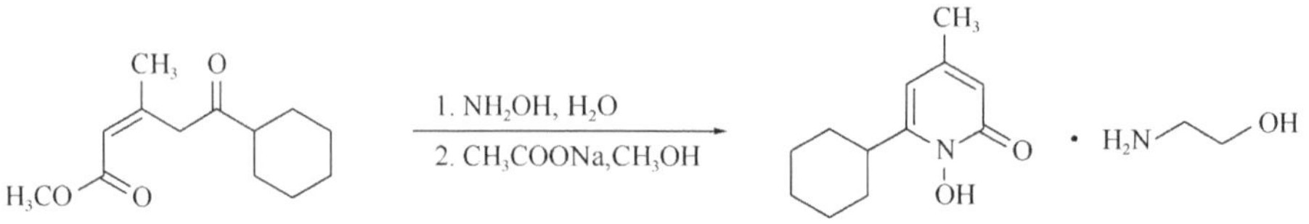

Ⅷ-1　　环吡酮胺

图 19.23　环吡酮胺的合成路线

艾瑞芬净（Ibrexafungerp）

化学名：(1*S*,4*aR*,6*aS*,7*R*,8*R*,10*aR*,10*bR*,12*aR*,14*R*,15*R*)-15-[(2*R*)-2-氨基-2,3,3-三甲基丁基氧]-1,6*a*,8,10*a*-四甲基-8-[(2*R*)-3-甲基丁烷-2-基]-14-[5-(吡啶-4-基)-1*H*-1,2,4-三唑-1-基]-1,6,6*a*,7,8,9,10,10*a*,10*b*,11,12,12*a*-十二氢-2*H*,4*H*-1,4*a*-丙醇-2*H*-菲并 [1,2-*c*] 吡喃-7-羧酸

(1*S*,4*aR*,6*aS*,7*R*,8*R*,10*aR*,10*bR*,12*aR*,14*R*,15*R*)-15-[(2*R*)-2-amino-2,3,3-trimethylbutoxy]-1,6*a*,8,10*a*-tetramethyl-8-[(2*R*)-3-methylbutan-2-yl]-14-[5-(pyridine-4-yl)-1*H*-1,2,4-triazol-1-yl]-1,6,6*a*,7,8,9,10,10*a*,10*b*,11,12,12*a*-dodecahydro-2*H*,4*H*-1,4*a*-propano-2*H*-phenanthro[1,2-*c*]pyran-7-carboxylic acid

分子式：$C_{44}H_{67}N_5O_4$

分子量：730.03

pK_a=2.40

lg *P*=8.90（预测值）

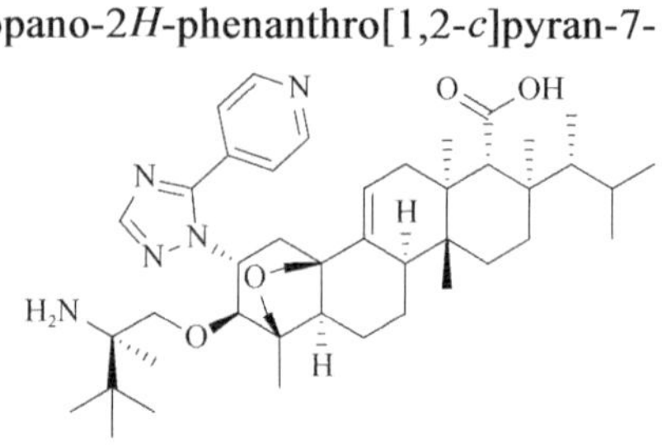

艾瑞芬净是一种广谱、可静脉注射和口服的三萜类抗真

菌药，2021年经美国FDA批准上市，用于外阴阴道念珠菌病，是20多年来首个治疗阴道酵母菌感染的口服非唑类药物。艾瑞芬净是葡聚糖合成酶抑制剂，靶向*β*-(1,3)-葡聚糖合酶，进而破坏其完整的细胞壁，直接杀灭真菌细胞。

艾瑞芬净的血浆蛋白结合率为99.5%～99.8%；半衰期约为20 h；稳态表观分布容积约为600 L。艾瑞芬净在体内被CYP3A4代谢为羟基化产物，然后被进一步葡糖醛酸化和硫酸酯化。

艾瑞芬净合成是以三萜糖苷安麻芬净（enfumafungin，Ⅸ-1）为起始原料，经三乙基硅烷还原得到C25脱氧中间体（Ⅸ-2）；然后经水解和苄酯保护后得到中间体Ⅸ-3；再与Ts保护的氮杂环丙烷反应得到化合物Ⅸ-4；然后经伯奇还原（Birch reduction）得到中间体Ⅸ-5；最后与三氮唑衍生物反应得到艾瑞芬净（图19.24）。

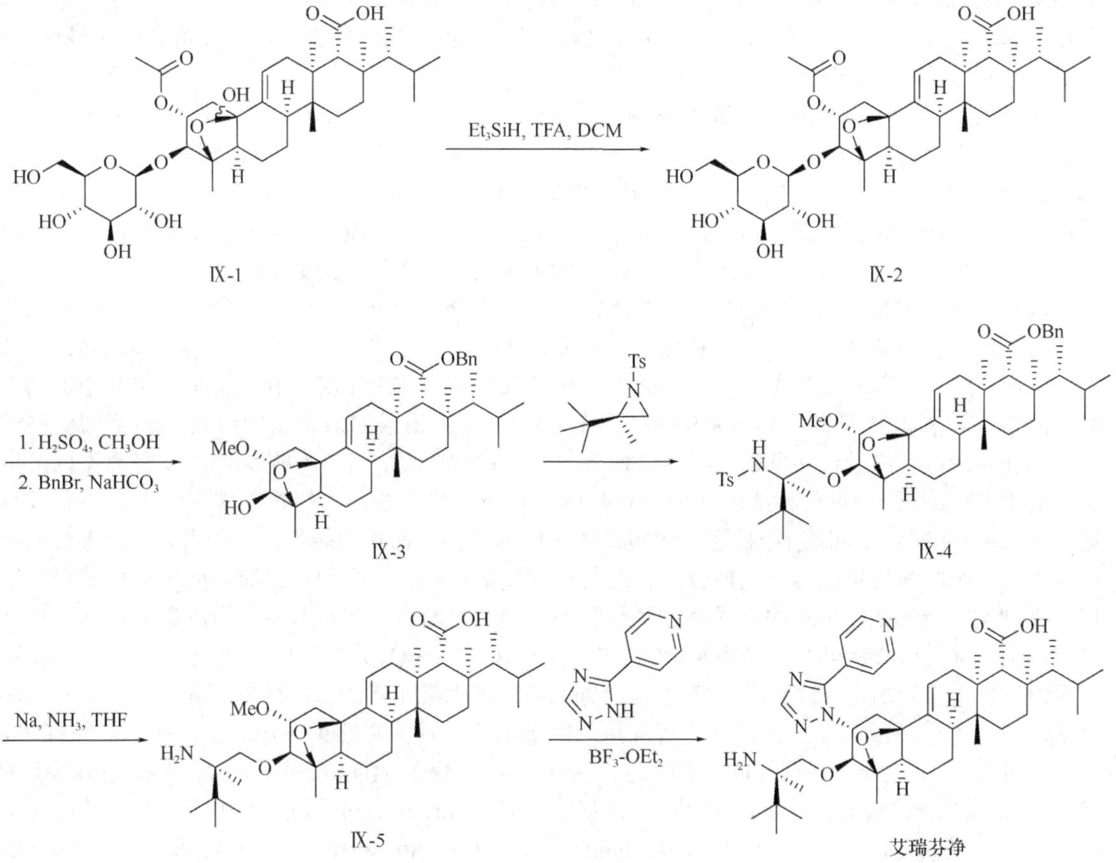

图19.24 艾瑞芬净的合成路线

（王 鹏）

第二十章 抗病毒药

第一节 病毒与抗病毒药概述

病毒（virus）是一种结构简单、个体微小的非细胞型微生物，主要由蛋白质外壳、核酸和病毒酶组成，必须寄生在宿主细胞内并以复制的方式进行增殖。根据遗传物质的不同，病毒可以分为DNA病毒和RNA病毒。病毒侵入人体并在易感宿主细胞内增殖的过程称为病毒感染。根据病毒在机体内的停留时间，可将其分为持续性病毒感染和急性病毒感染，前者又可分为慢性感染、潜伏感染和慢发病毒感染。

20世纪以来，病毒感染性疾病的不断暴发已经夺走了数千万人的生命。例如，1918年出现的西班牙大流感造成了当时世界1/3的人口被感染，约5000万人死亡；AIDS自1981年被发现以来，已有约4010万人死于与AIDS相关的疾病；2019年底出现的新冠病毒感染被认为是近10年来最致命的病毒大流行之一；2022年5月以来，一些地区和国家先后发现了大量猴痘病毒病例且已经出现人际传播。由此可见，病毒感染性疾病严重威胁着人类的生命健康与安全。

病毒感染宿主细胞的过程因病毒种类不同而存在差异，但也遵循一些共同的步骤。病毒生命周期的一般过程包括如下。①吸附和侵入：首先，病毒包膜上的糖蛋白吸附至宿主细胞膜的受体上，进而有助于病毒侵入宿主细胞。②脱壳：病毒衣壳被宿主细胞酶和释放至宿主胞质中的病毒成分降解。③病毒基因组的复制和转录：由DNA或RNA组成的病毒基因组被运输至细胞核进行复制和转录，合成子代病毒基因组和信使RNA（mRNA）等。不同的基因组类型具有不同的机制，其中RNA基因组也可在细胞质中进行复制。④蛋白质合成：利用宿主细胞的蛋白质合成机器，病毒的mRNA在细胞质中被翻译成病毒所必需的结构蛋白和功能蛋白。⑤组装：新形成的子代病毒基因组与病毒所需的结构成分进行组装形成新的病毒。⑥释放：组装好的子代病毒颗粒通过宿主细胞的裂解或以出芽的方式释放到细胞外。理论上而言，阻断病毒生命周期的任何一个步骤或以上步骤的组合都可发挥抑制病毒复制的目的。抗病毒药（antiviral drug）就是一类专门作用于由病毒感染引起的传染性疾病的药物。自1963年FDA批准了第一个抗病毒药碘苷（idoxuridine）以来，研究人员已经开发出百余种抗病毒药，用于治疗多种病毒感染性疾病。目前，已知有200多种病毒会感染人类，然而FDA批准的直接抗病毒药仅针对10种病毒：人类免疫缺陷病毒（human immunodeficiency virus，HIV）、乙型肝炎病毒（hepatitis B virus，HBV）、丙型肝炎病毒（hepatitis C virus，HCV）、人巨细胞病毒（human cytomegalovirus，HCMV）、单纯疱疹病毒（herpes simplex virus，HSV）、人乳头瘤病毒（human papilloma virus，HPV）、呼吸道合胞病毒（respiratory syncytial virus, RSV）、水痘带状疱疹病毒（varicella-herpes zoster virus，VZV）、流感病毒（influenza virus，IFV）和新冠病毒。其中大多数药物是针对由HIV、HBV引起的慢性感染，以及IFV、新冠病毒引起的急性感染，本章主要从病毒的流行病学、结构、生命周期和代表药物等方面对这四种病毒进行介绍。

第二节 人类免疫缺陷病毒与抗人类免疫缺陷病毒药

一、人类免疫缺陷病毒的流行病学

获得性免疫缺陷综合征（acquired immunodeficiency syndrome，AIDS），即艾滋病，是由HIV感染人体引起的一类严重危害人类生命健康的重大传染性疾病。HIV侵入人体后，主要攻击T细胞，破坏细胞免疫和体液免疫过程，降低人体免疫力，引起严重的免疫缺陷，继而发生一系列并发症如恶性肿瘤，最终导致死亡。被 HIV 污染的血液或体液是其传播的来源，血液传播、性接触传播和母婴传播是三条主要的传染途径。WHO 发布的最新数据显示，截至 2021 年底，全球有 3840 万人携带 HIV，其中 2021 年新增感染者 150 万，死亡人数约 65 万；截至 2020 年底，我国的 HIV 感染者约 105.3 万，累计死亡人数达到 35.1 万。可见，AIDS 具有传播迅速、死亡率高等特点，因此，其防治任务仍然任重道远。

二、人类免疫缺陷病毒的结构与生命周期

（一）人类免疫缺陷病毒的结构

HIV 属于逆转录病毒科中的慢病毒属，含有线性单链 RNA（ssRNA）基因组。根据基因型的不同，HIV 可以分为 HIV-1 和 HIV-2 两种亚型，其中 HIV-1 的传染性和致病性相对 HIV-2 更强，且在世界范围内流行，因此是导致 AIDs 的主要病原体。

在电子显微镜下，HIV-1 颗粒形态类似二十面体结构，直径为 100～120 nm。病毒最外层是来自宿主细胞的类脂包膜，其表面镶嵌着表面糖蛋白 gp120 和跨膜蛋白 gp41 两种刺突。紧贴着包膜内侧的是由 p17 蛋白形成的球形基质蛋白，其次是由 p24 蛋白组成的锥形衣壳蛋白，衣壳蛋白内部包裹着两条单股正链的 RNA 和由 p7 蛋白组成的核衣壳蛋白，以及病毒复制所需要的关键酶，包括逆转录酶（reverse transcriptase）、整合酶（integrase）和蛋白酶（protease）等（图 20.1）。

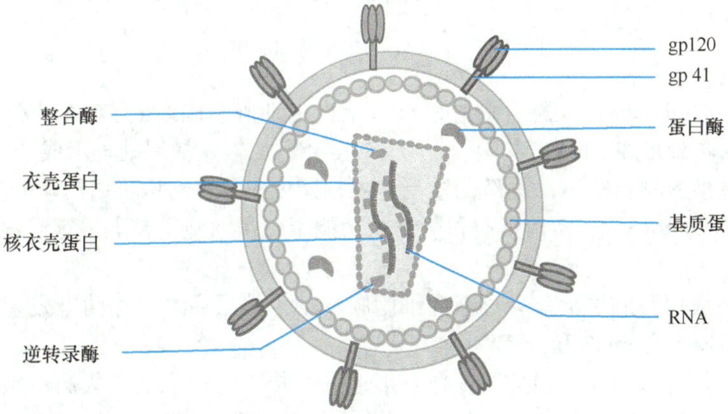

图 20.1 HIV-1 的结构示意图

（二）人类免疫缺陷病毒的生命周期

HIV-1 感染宿主细胞后，其复制过程大致可分为以下几个阶段：吸附、融合、逆转录、整合、转录和翻译、组装、出芽、成熟等过程（图 20.2）。

吸附：HIV-1 通过其表面糖蛋白 gp120 特异性识别并结合宿主细胞表面的 CD4 受体，然后通过构象变化与暴露出的辅助受体 CCR5 或 CXCR4 的结合位点相结合。

融合：随后，包膜糖蛋白复合物发生急剧构象变化导致 gp120 与 gp41 解离，解离后 gp41 的 C 端通过跨膜区插入病毒膜中，而 N 端暴露的融合肽则插入宿主细胞膜中，从而促进病毒膜与宿主细胞膜的融合。

逆转录：进入宿主细胞后，病毒的基因组 RNA 在逆转录酶的作用下进行逆转录形成 RNA-DNA 杂合链，然后杂合链上的 RNA 被核糖核酸酶 H（ribonuclease H，RNaseH）降解得到 cDNA。cDNA 在 DNA 聚合酶（DNA polymerase）的作用下形成双链 DNA。逆转录过程在细胞质中开始，在细胞核中结束，整个过程在几乎完整的衣壳中进行。

整合：衣壳通过与宿主因子的相互作用进入细胞核，逆转录过程结束后，病毒基因组从衣壳中释放。然后，新合成的双链 DNA 借助整合酶经 3′-加工、核转运和链转移等步骤被整合至宿主细胞基因组中。

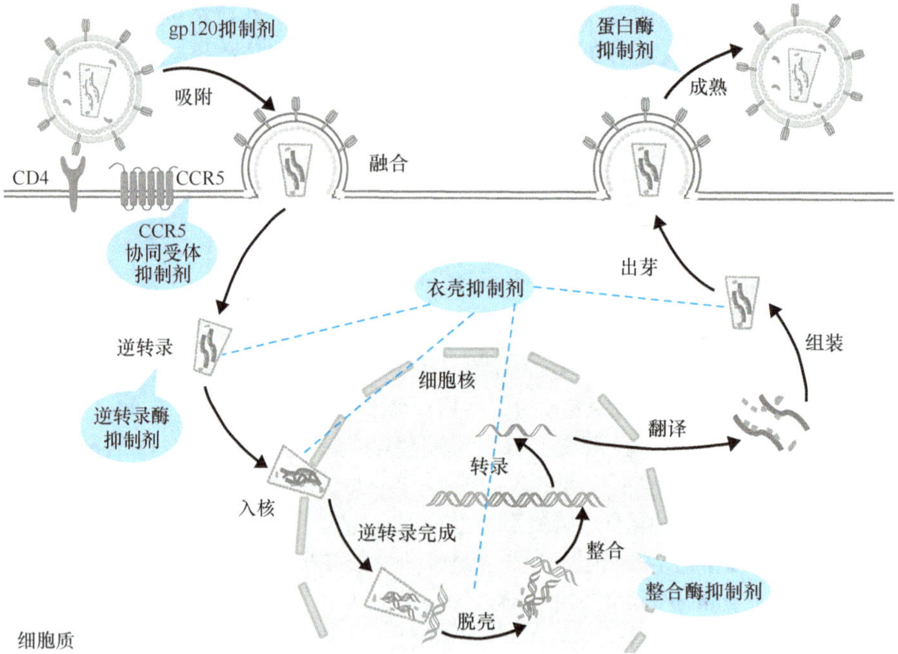

图 20.2　HIV-1 的生命周期示意图

转录和翻译：病毒基因完成整合后，以整合至宿主细胞基因组的 DNA 为模板，利用宿主细胞的细胞器和原料转录形成 RNA。其中一部分 RNA 经过加帽、加尾处理形成子代病毒的基因组；另一部分经剪切拼接形成 mRNA，进而在核糖体内翻译生成各种结构蛋白和功能蛋白。

组装：病毒基因组 RNA、结构蛋白和所需的功能蛋白在细胞质膜上进行组装，形成未成熟的病毒核心颗粒。

出芽：组装完成后，病毒颗粒会逐渐向细胞膜移动，然后通过出芽的方式获得宿主细胞的磷脂双分子层与外膜糖蛋白 gp41 和 gp120。

成熟：最后，病毒颗粒在蛋白酶的介导下形成具有传染性的成熟子代病毒颗粒，并释放至细胞外。

三、抗人类免疫缺陷病毒药

自 1981 年首例 AIDS 患者被报道，40 多年来，全球科学家通过对 HIV 感染途径及结构生物学研究，发现了能够有效控制或预防 AIDS 的方法。自 1987 年第一个抗 HIV 药物齐多夫定（zidovudine）被美国 FDA 批准以来，一系列针对抗 HIV 药物的研究逐渐展开，目前已有 30 多个药物获批上市。根据作用靶点的不同，临床应用的抗 HIV 药物可分为以下六类：9 个核苷类逆转录酶抑制剂（nucleotide reverse transcriptase inhibitor，NRTI），8 个非核苷类逆转录酶抑制剂（non-nucleoside reverse transcriptase inhibitor，NNRTI），8 个蛋白酶抑制剂，3 个整合酶抑制剂，1 个 CCR5 协同受体抑制剂、1 个 gp120 抑制剂和 1 个衣壳抑制剂（图 20.3）。已获批上市的小分子抗 HIV 药物的相关信息总结于表 20.1 中（不包括已经撤市的药物）。

HIV 高复制和高变异的特点使得单一药物治疗易产生耐药性，所以临床上将几种已获批准的药物联用以实现高效抗逆转录病毒治疗（highly active anti-retroviral therapy，HAART）。HAART 的应用极大地改善了患者的生活质量，如核苷类逆转录酶抑制剂替诺福韦和齐多夫定及非核苷类逆转录酶抑制剂依非韦伦的联合应用可使患者体内的 HIV-1 病毒载量显著降低，具有良好的治疗效果且可提升患者的治疗依从性，使 AIDS 逐渐成为一种可以控制的慢性疾病。但是，患者长期服用多种抗逆转录病毒药可能会引起严重的不良反应。基于此，研究人员也逐渐注重新靶点、新

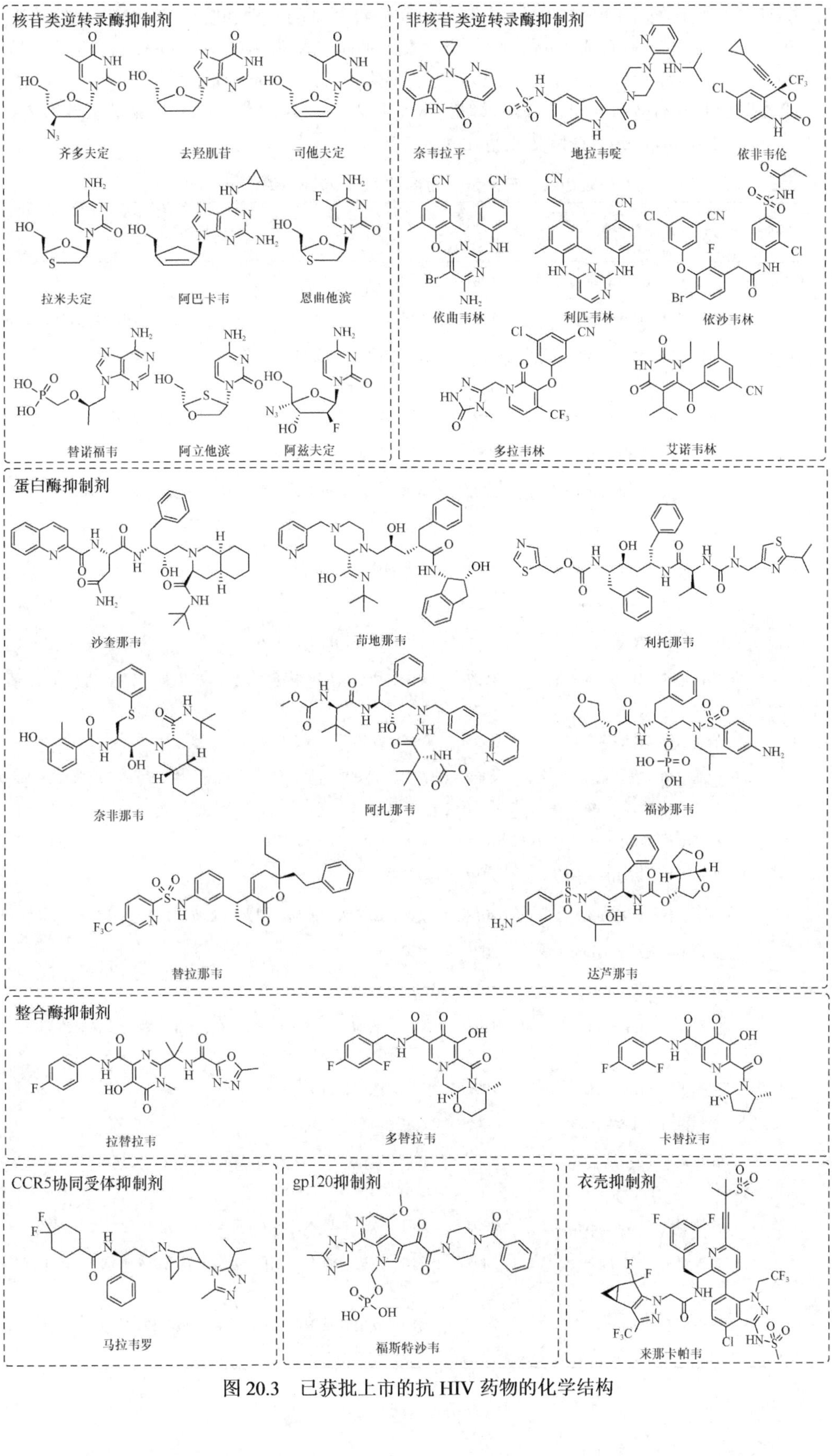

图 20.3 已获批上市的抗 HIV 药物的化学结构

机制的抗 HIV 药物研发。例如，HIV-1 衣壳蛋白在病毒复制的早期和晚期阶段均发挥着关键作用，是开发新型抗 HIV 药物最有前景的靶点之一。衣壳抑制剂来那卡帕韦（lenacapavir，LEN）在被感染的 MT-4 细胞中显示出优于 FDA 已批准的其他抗逆转录病毒药的疗效（EC_{50}=105 pmol/L），临床试验数据表明其有效抗病毒活性能够维持 6 个月以上，具有治疗 HIV 感染的长效潜力，目前该药物已于 2022 年 8 月 22 日在欧盟获批上市。

表 20.1 已获批上市的抗 HIV 药物相关信息

药物类别	药物名称	首次获批年份	获批国家或地区
核苷类逆转录酶抑制剂	齐多夫定（Zidovudine）	1987	美国、日本、中国
	去羟肌苷（Didanosine）	1991	美国、中国、瑞典、瑞士、南非、日本、法国、澳大利亚、阿根廷等
	司他夫定（Stavudine）	1994	美国、欧盟、阿根廷、秘鲁、加拿大、巴西、澳大利亚、英国、德国、法国等
	拉米夫定*（Lamivudine）	1995	美国、欧盟、日本、中国、新西兰、韩国、南非、以色列
	阿巴卡韦（Abacavir）	1998	美国、欧盟、日本、中国
	恩曲他滨（Emtricitabine）	2003	美国、欧盟、英国、日本、澳大利亚、中国、墨西哥
	替诺福韦*（Tenofovir）	2008	中国
	阿立他滨（Apricitabine）	2015	澳大利亚
	阿兹夫定#（Azvudine）	2021	中国
非核苷类逆转录酶抑制剂	奈韦拉平（Nevirapine）	1996	美国、欧盟、日本、中国
	地拉韦啶（Delavirdine）	1997	美国、加拿大、阿根廷、秘鲁、墨西哥、巴西、澳大利亚、西班牙、日本
	依非韦伦（Efavirenz）	1998	美国、欧盟、中国、日本
	依曲韦林（Etravirine）	2008	美国、列支敦士岛、欧盟、英国、澳大利亚、加拿大、马来西亚、瑞士、日本等
	利匹韦林（Rilpivirine）	2011	美国、欧盟、日本、中国
	依沙韦林（Elsulfavirine）	2017	俄罗斯
	多拉韦林（Doravirine）	2018	美国、加拿大、冰岛、列支敦士岛、挪威、英国、日本、中国
	艾诺韦林（Ainuovirine）	2021	中国
蛋白酶抑制剂	沙奎那韦（Saquinavir）	1995	美国、欧盟、日本
	茚地那韦（Indinavir）	1996	美国、欧盟、英国、日本、澳大利亚、瑞士、塞浦路斯、西班牙、新西兰、阿根廷等
	利托那韦（Ritonavir）	1996	美国、欧盟、日本、中国
	奈非那韦（Nelfinavir）	1997	美国、欧盟、日本
	阿扎那韦（Atazanavir）	2003	美国、加拿大、日本、秘鲁、欧盟、澳大利亚、冰岛、挪威、南非等
	福沙那韦（Fosamprenavir）	2003	美国、欧盟、日本、澳大利亚、以色列
	替拉那韦（Tipranavir）	2005	美国、欧盟、瑞士、英国、冰岛、墨西哥、加拿大、阿根廷、巴西、澳大利亚
	达芦那韦（Darunavir）	2006	美国、欧盟、英国、日本、中国、俄罗斯、巴拿马、墨西哥、新西兰、新加坡等

续表

药物类别	药物名称	首次获批年份	获批国家或地区
整合酶抑制剂	拉替拉韦（Raltegravir）	2007	美国、加拿大、欧盟、英国、日本、中国、瑞士、冰岛、挪威等
	多替拉韦（Dolutegravir）	2013	美国、加拿大、欧盟、日本、俄罗斯、澳大利亚、中国、南非、巴西
	卡替拉韦（Cabotegravir）	2020	美国、欧盟、日本、加拿大、巴西、南非
CCR5 协同受体抑制剂	马拉韦罗（Maraviroc）	2007	美国、欧盟、加拿大、挪威、瑞士、英国、日本、中国、巴西、澳大利亚等
gp120 抑制剂	福斯特沙韦（Forstemsavir）	2020	美国、欧盟、澳大利亚、冰岛、列支敦士登、挪威
衣壳抑制剂	来那卡帕韦（Lenacapavir）	2022	欧盟

* 同时具有抗 HBV 活性。

同时具有抗新冠病毒活性。

为进一步了解抗 HIV 药物的特征，下面以获批上市的非核苷类逆转录酶抑制剂利匹韦林（rilpivirine）和整合酶抑制剂多替拉韦（dolutegravir）为代表药物，重点介绍其适应证、作用机制、药代动力学性质（ADMET 等），以及合成方法等信息。

利匹韦林（Rilpivirine）

化学名：4-[[4-[[4-[(*E*)-2-氰基乙烯]-2,6-二甲基苯基] 氨基]-2-嘧啶基] 氨基] 苯甲腈

4-[[4-[[4-[(*E*)-2-cyanoethenyl]-2,6-dimethylphenyl]amino]-2-pyrimidinyl]amino]benzonitrile

分子式：$C_{22}H_{18}N_6$

分子量：366.42

熔点：241～243℃

水溶性：几乎不溶于水

pK_a=5.60

lg P=4.86

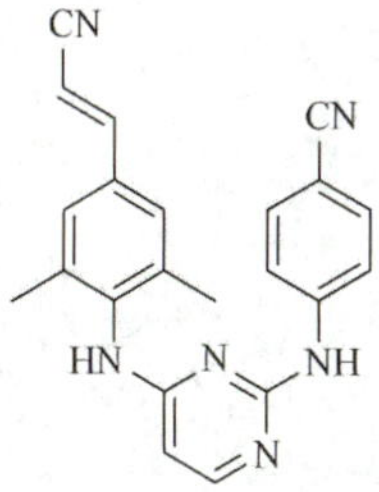

利匹韦林是属于 HIV-1 非核苷类逆转录酶抑制剂，商品名为恩临（Edurant），于 2011 年 5 月 20 日获得美国 FDA 批准上市。该药物具有抗病毒活性强、口服生物利用度高、易于合成和安全性好等特点。利匹韦林主要用于治疗感染 HIV-1 的成年患者，一般和其他类型抗 HIV 药物联合使用。2017 年 11 月 21 日，利匹韦林和多替拉韦的复方制剂获批，作为首个完整治疗方案的一部分，仅使用两种药物用于治疗 HIV-1 成人感染。利匹韦林与卡替拉韦（cabotegravir）的复方制剂于 2021 年 1 月 21 日获得 FDA 批准，每月给药 1 次，2022 年 2 月 1 日 FDA 批准该联合用药每两个月给药 1 次。

利匹韦林的作用机制是非竞争性地结合至 HIV-1 逆转录酶活性位点的变构疏水结合口袋内，结合后的复合体能够干扰逆转录酶的活性，从而抑制病毒的复制。与其他非核苷类逆转录酶抑制剂相比，利匹韦林构象的灵活性及其与结合位点相互作用的可塑性使其具有非常高的效力，降低了病毒突变产生耐药性的可能性。

利匹韦林口服后可被快速吸收，单剂量服用 25 mg，达峰时间为 3～4 h，平均 AUC 为 2235 ng · h/mL±851 ng · h/mL；半衰期为 34～55 h；血浆蛋白结合率＞99%；表观分布容积为 152～173 L；表观总清除率为 6.89～8.66 L/h；生物利用度为 45%。在口服给药条件下，其在小鼠、大鼠和兔中的 LD_{50} 分别为 300 mg/kg、980 mg/kg 和 3200 mg/kg。

利匹韦林主要经 CYP3A4 和 CYP3A5 代谢为羟基化代谢产物 M1、M2、M3 和 M4。M2 经 UGT1A1 葡糖醛酸化形成代谢产物 M6。利匹韦林经 UGT1A4 葡糖醛酸化形成代谢产物 M5。M4 经未知的 UGT 葡糖醛酸化形成代谢产物 M7（图 20.4）。利匹韦林主要经粪便（85%）排泄，其中

原型药物占 25%；6.1% 经尿液排泄，几乎全部为代谢产物。

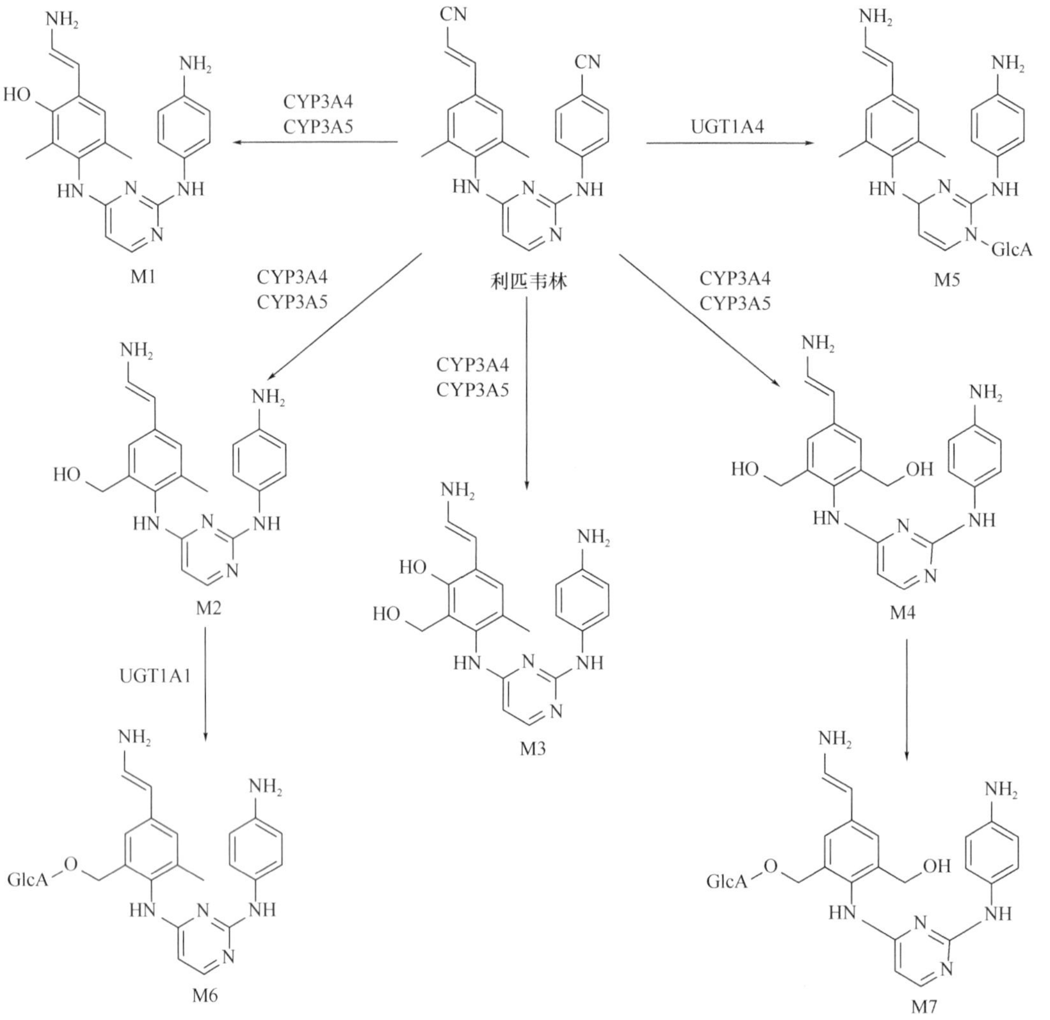

图 20.4 利匹韦林的体内代谢途径

利匹韦林的合成方法是以 4-溴-2,6-二甲基-*N*, *N*-二甲胺亚甲基苯胺（Ⅰ-1）为起始原料，在低温条件下与正丁基锂反应生成Ⅰ-2，然后在碱性条件下与氰甲基磷酸二乙酯经维蒂希反应（Wittig reaction），脱去保护基团得到关键中间体Ⅰ-5。同时以对氰基苯胍（Ⅰ-6）为起始原料与乙氧基甲叉丙二酸二乙酯发生反应，经过水解、脱羧反应得到Ⅰ-7，然后Ⅰ-7 经过氯化反应得到关键中间体Ⅰ-8。最后关键中间体Ⅰ-5 和Ⅰ-8 在乙腈中回流制得利匹韦林（图 20.5）。

多替拉韦（Dolutegravir）

化学名：(4*R*,12*aS*)-9-[[(2,4-二氟苯基) 甲基] 氨甲酰基]-4-甲基-6,8-二氧代-3,4,6,8,12,12*a*-六氢-2*H*-吡啶并 [1′,2′:4,5] 吡嗪 [2,1-*b*][1,3] 噁嗪-7-烯醇

(4*R*,12*aS*)-9-[[(2,4-difluorobenzyl)methyl]arboxamide]-4-methyl-6,8-dioxo-3,4,6,8,12,12*a*-hexahydro-2*H*-pyrido[1′,2′:4,5]pyrazino[2,1-*b*][1,3]oxazine-7-hydroxy

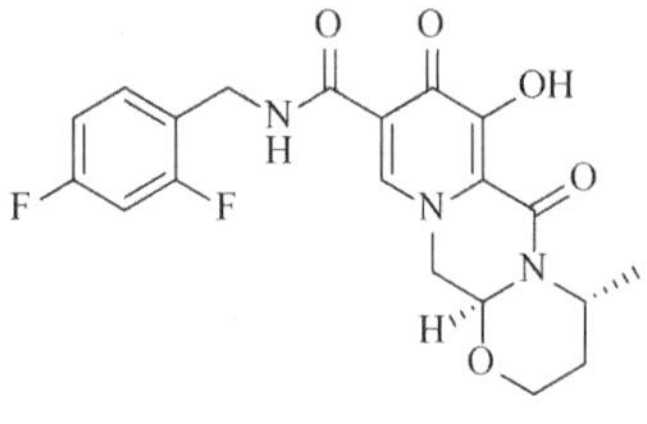

分子式：$C_{20}H_{19}F_2N_3O_5$

分子量：419.38

熔点：190～193℃

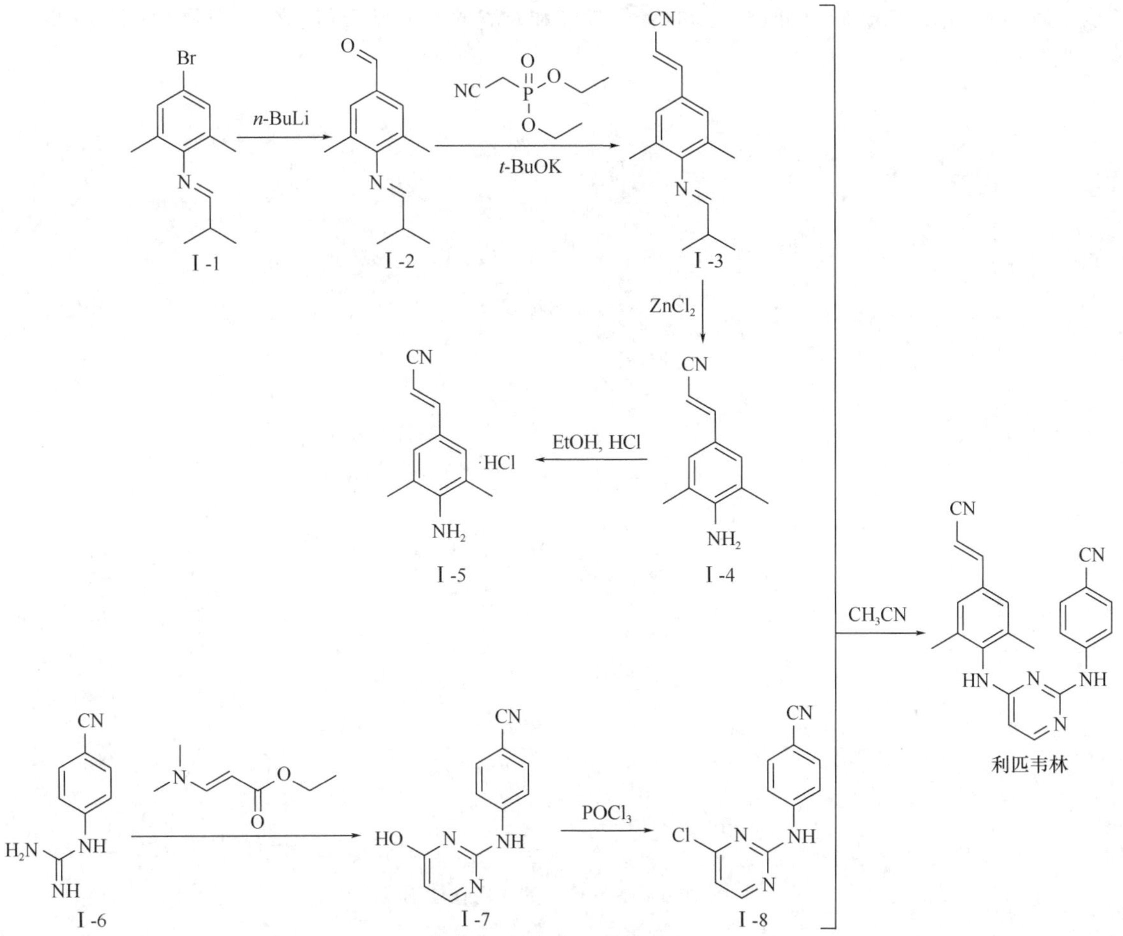

图 20.5 利匹韦林的合成方法

水溶性：微溶于水

pK_a=8.20

lg P=2.20

多替拉韦属于 HIV-1 整合酶抑制剂，商品名为特威凯（Tivicay），于 2013 年 8 月 12 日被美国 FDA 批准上市，可与其他抗逆转录病毒药联合使用，用于治疗成人或 12 岁及以上儿童且体重至少为 40 kg 的 HIV-1 感染患者。

多替拉韦的作用机制是通过与活性位点结合，阻断逆转录病毒 DNA 整合到宿主细胞中的链转移步骤，从而抑制 HIV 整合酶的活性。链转移步骤在 HIV-1 复制周期中发挥关键作用，可抑制病毒活性。在外周血单个核细胞（peripheral blood mononuclear cell，PBMC）和 MT-4 细胞中，多替拉韦的平均 EC_{50} 值分别为 0.5 nmol/L 和 2.1 nmol/L。

当 HIV-1 感染的成年患者每日一次口服 50 mg 多替拉韦时，AUC、峰浓度和谷浓度分别为 53.6 μg · h/mL、3.67 μg/mL 和 1.11 μg/mL。给药后 2～3 h 观察到血浆峰浓度。当儿童患者（12～18 岁，≥40 kg）每日一次 50 mg 给药时，AUC、峰浓度和谷浓度分别为 46 μg·h/mL、3.49 μg/mL、和 0.90 μg/mL。给药 50 mg 多替拉韦的表观分布容积为 17.4 L；生物半衰期为 14 h；血浆蛋白结合率为 98.9%；表观清除率为 1.0 L/h。在口服条件下，该药物在大鼠中的 LD_{50}＞1000 mg/kg。

多替拉韦主要通过三条途径进行代谢：第一条途径是由 UGT1A1、UGT1A3 和 UGT1A9 介导的葡糖醛酸化，得到代谢产物 M9，M9 破坏了多替拉韦结合金属离子的能力，是一种无活性的代谢产物；第二条途径是由 CYP3A4 介导的氧化反应，得到代谢产物 M10，M10 进一步水解得到代谢产物 M8；第三条途径是通过连续的氧化脱氟和与谷胱甘肽结合得到代谢产物 M11.1 和 M11.2（图 20.6）。

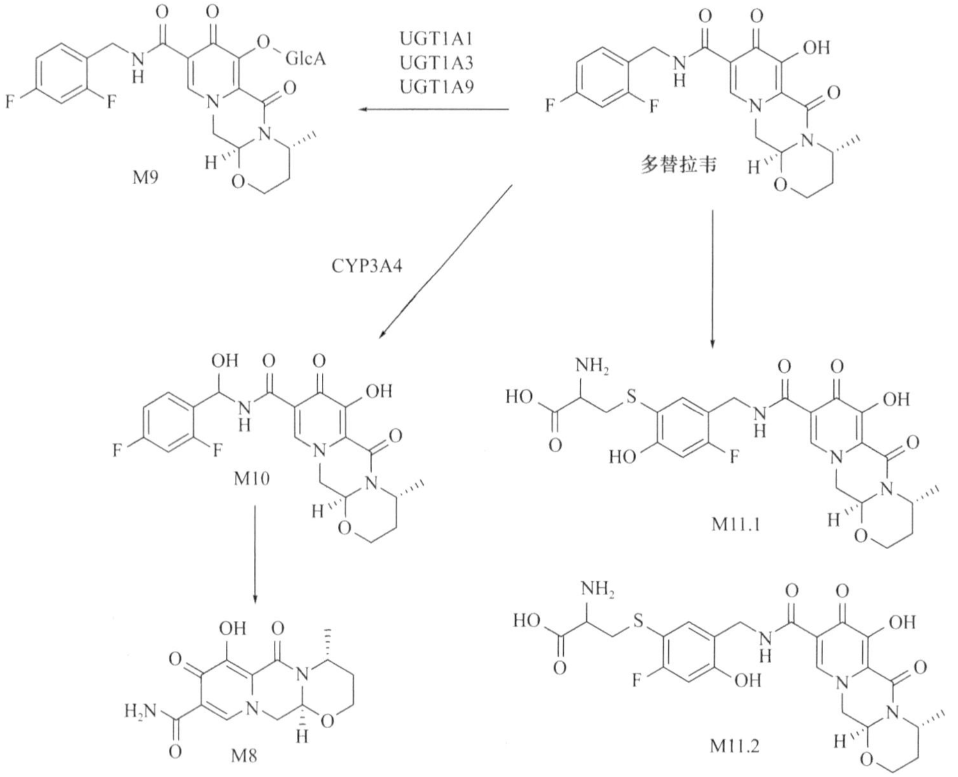

图 20.6　多替拉韦的体内代谢途径

多替拉韦主要通过粪便（53%）和尿液（31%）排泄。在尿液中观察到有 18.9% 的 M2 代谢产物，3.0% 的 M3 代谢产物，3.6% 的 M1 代谢产物和＜1% 的原型药物。

多替拉韦的合成方法是以 4-甲氧基乙酰乙酸甲酯（Ⅱ-1）为起始原料，与 *N*, *N*-二甲基甲酰胺二甲基缩醛发生缩合反应得到Ⅱ-2。Ⅱ-2 经氨基乙醛缩二甲醇取代后得到Ⅱ-3，再与草酸二甲酯在甲醇钠的催化下发生环合反应得到Ⅱ-4。Ⅱ-4 经氢氧化锂的水解作用得到Ⅱ-5，然后在甲磺酸和碳酸二甲酯的作用下得到含醛基的化合物Ⅱ-6。接着Ⅱ-6 与 (*R*)-3-氨基-1-丁醇反应得到并环化合物Ⅱ-9，Ⅱ-9 在 *N*, *N'*-羰基二咪唑的作用下与 2,4-二氟苄胺发生缩合反应得到Ⅱ-10。最后Ⅱ-10 经溴化锂水解脱甲基得到多替拉韦（图 20.7）。

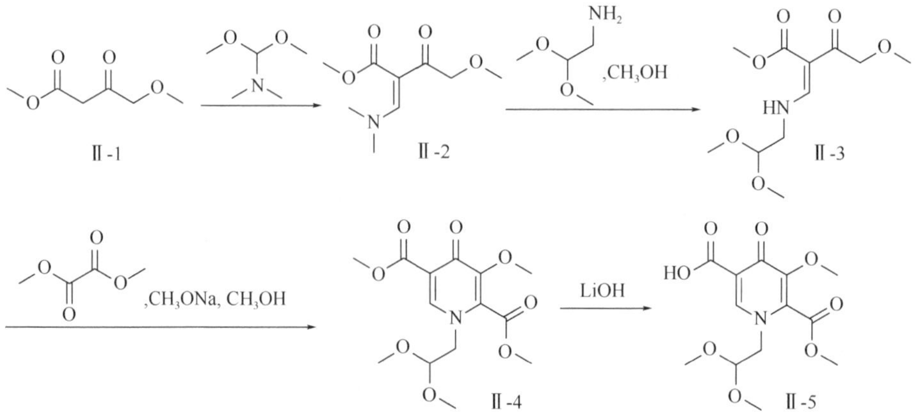

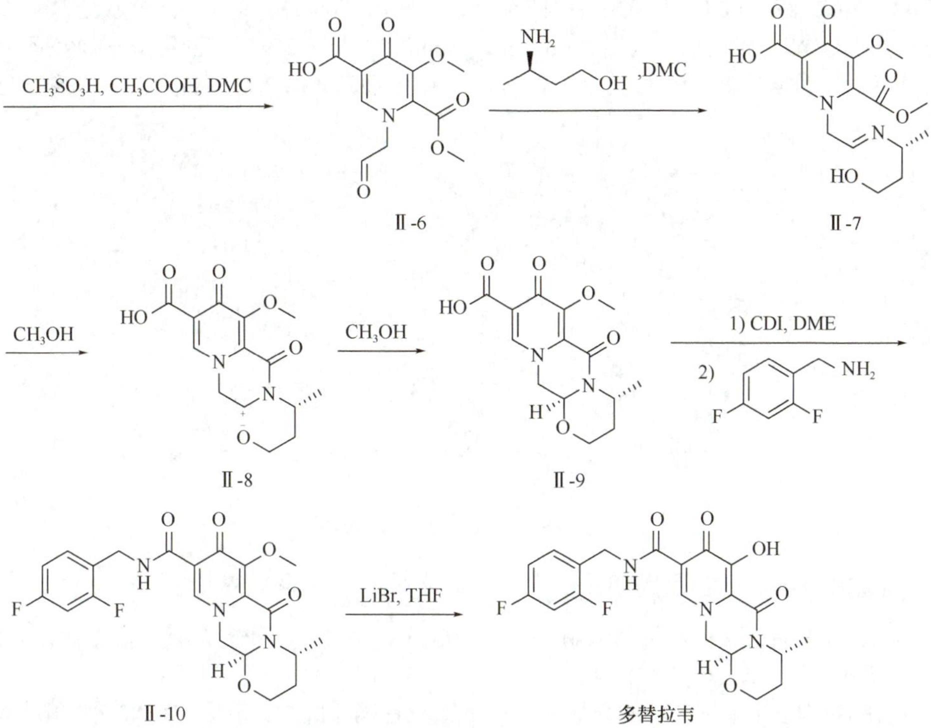

图 20.7　多替拉韦的合成方法

CDI. *N,N'*-羰基二咪唑；DME. 乙二醇二甲醚；THF. 四氢呋喃

第三节　乙型肝炎病毒与抗乙型肝炎病毒药

一、乙型肝炎病毒的流行病学

乙型病毒性肝炎（viral hepatitis B），简称乙肝，是一种由 HBV 感染引起的慢性传染性疾病，以肝脏损伤为主，不仅可导致急、慢性肝炎，也是引起肝代谢失常、肝衰竭、肝硬化和肝细胞癌的重要病因之一。HBV 可以通过直接接触受感染的血液或其他体液进行传播，如共用针头、注射器，性接触及母婴传播。据 WHO 统计，截至 2020 年，全球有近 3.25 亿人感染 HBV，每年死亡人数约 90 万人。中国是乙肝高发国之一，约有 3000 万慢性乙肝患者。慢性乙型肝炎的低诊断率和低治愈率使其仍然是我国一个严重的公共卫生问题。HBV 的传染性较强，在缺乏抗病毒治疗的情况下病情将进一步恶化，而抗病毒药是防治乙肝的关键。

二、乙型肝炎病毒的结构和生命周期

（一）乙型肝炎病毒的结构

HBV 是一种以 DNA 为遗传物质的逆转录病毒，属于嗜肝 DNA 病毒科。 HBV 有三种不同形态的病毒颗粒：完整的大球形颗粒、不含有核酸的小球形颗粒和管状颗粒。大球形颗粒也被称为丹氏（Dane）颗粒，直径为 42～44 nm，含有完整的 HBV 遗传物质，具有感染性。其余两种病毒颗粒的直径约为 22 nm，又称为亚病毒颗粒，是不含病毒基因组的包膜衣壳颗粒。

成熟的 Dane 颗粒由磷脂双分子层、二十面体的核衣壳和病毒基因组构成。外层脂膜上分布着三种不同大小的乙肝表面抗原（hepatitis B surface antigen, HBsAg）：大表面抗原（L-HBsAg）、中表面抗原（M-HBsAg）和小表面抗原（S-HBsAg）。内部的二十面体（核衣壳）包裹着 DNA 聚合酶和病毒的基因组——自由环状 DNA（relaxed circular DNA，rcDNA）。DNA 聚合酶由末端蛋白、间隔区、逆转录酶（RT）和 RNaseH 四个结构域组成。rcDNA 是一个部分双链 DNA，长度约为 3.2 kb。较长的 DNA 链与前基因组 RNA（pregenomic RNA, pgRNA）互补，被命名为负（−）链，包含四个重叠的开放阅读框（PreC/C，P，PreS/S 和 X）；而较短的链被命名为正（+）链（图 20.8）。

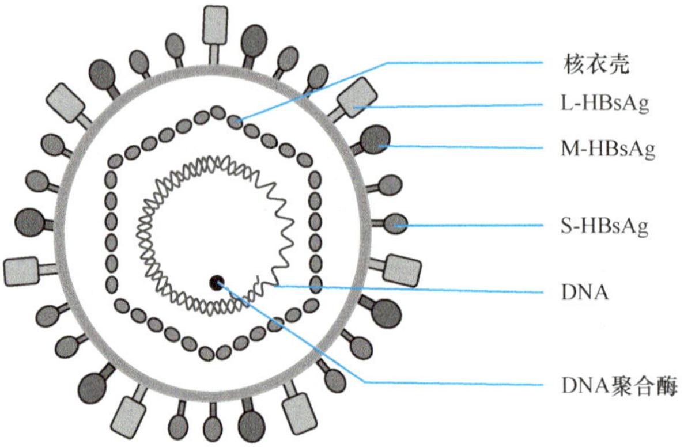

图 20.8　HBV 的结构示意图

（二）乙型肝炎病毒的生命周期

HBV 的生命周期过程主要包括吸附、侵入、脱壳、修补、转录、翻译、衣壳组装、逆转录、膜加工和出芽释放等（图 20.9）。

吸附：在 HBsAg S 区抗原环的介导下，病毒颗粒首先与肝细胞表面的硫酸乙酰肝素蛋白聚糖（heparan sulfate proteoglycans，HSPGs）低亲和力结合，然后病毒的 L-HBsAg 以高亲和力与牛磺胆酸钠共转运多肽（Na^+-taurocholate co-transporting polypeptide，NTCP）特异性识别并结合。

侵入：在 NTCP 的介导作用下，NTCP-HBV 复合物通过网格蛋白依赖性细胞的内吞作用进入宿主细胞。

脱壳：进入细胞后，包裹着 rcDNA 和聚合酶的核衣壳脱离外膜，漂浮在细胞质中，并转移至细胞核周围。而后核衣壳在核孔处解体后，rcDNA 和附着的聚合酶被释放至细胞核中。

修补：在宿主细胞酶的作用下，rcDNA 经过修补得到完整的双链 DNA，进而将其转化为更稳定的共价闭合环状 DNA（covalently closed circular DNA，cccDNA）。

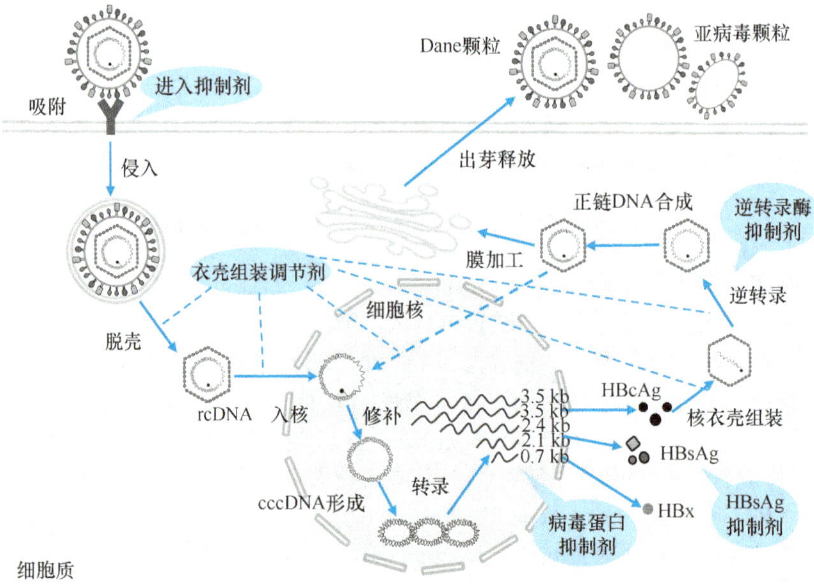

图 20.9　HBV 的生命周期示意图

转录：在宿主 RNA 聚合酶Ⅱ的作用下，cccDNA 转录形成了四种不同长度的 RNA：3.5 kb 的 pgRNA 和前 C 区 RNA（preC RNA），以及三种亚基因组 mRNA（0.7 kb、2.1 kb、2.4 kb）。

翻译：RNA 通过核孔进入细胞质，以自身为模板，利用宿主器和原料进行翻译得到各种病毒蛋白，包括核心蛋白、聚合酶、表面抗原、e 抗原、x 抗原等。

衣壳组装：核心蛋白以二聚体的形式存在，通过衣壳装配域核壳体化，包裹 pgRNA 和病毒聚合酶，完成核壳体的组装。

逆转录：在核衣壳内，pgRNA 通过 HBV 逆转录酶进行逆转录过程生成负链 DNA。随后，pgRNA 被 RNaseH 降解，然后以负链 DNA 为模板合成正链 DNA，形成子代 HBV 基因组。

膜加工和出芽释放：一部分包裹 HBV 基因组的核衣壳经过内质网和高尔基体的加工，包裹病毒包膜糖蛋白，成熟出芽释放。另一部分核衣壳裂解释放出 rcDNA 进入细胞核，通过修补产生 cccDNA，从而维持 cccDNA 的储存库。

三、抗乙型肝炎病毒药

目前获批用于治疗慢性乙肝的药物主要分为两大类：干扰素类和核苷类。20 世纪 90 年代，α-干扰素被美国 FDA 批准用于治疗 HBV 感染，其作用机制是通过阻断病毒蛋白的合成起到抑制 HBV 复制的目的，但普通的 α-干扰素需要每周注射 3 次，而改进的聚乙二醇干扰素只需每周注射 1 次且疗效更好。干扰素类药物的优点是疗程固定，不易产生病毒耐药，具有抗病毒和免疫调节的双重功效，但其价格较高，需要皮下注射，且具有严重的副作用。核苷类药物通过抑制 HBV 逆转录酶的活性阻止病毒 DNA 的复制。与聚乙二醇干扰素相比，核苷类药物实现了对 HBV 复制更好地控制，显示出更少的副作用。已获批的核苷类药物包括 1991 年上市的拉米夫定（lamivudine）、2001 年上市的富马酸替诺福韦二吡呋酯（tenofovir disoproxil fumarate）、2002 年上市的阿德福韦酯（adefovir dipivixil）、2005 年上市的恩替卡韦（entecavir）、2006 年上市的替比夫定（telbivudine），以及 2016 年上市的替诺福韦艾拉酚胺（tenofovir alafenamide，TAF）（图 20.10，表 20.2）。这些药物可有效降低病毒载量，使慢性乙肝患者的谷丙转氨酶水平正常化，但长期使用可能导致多重耐药突变的产生。此外，由于 HBV 感染后，宿主细胞中持续存在的 cccDNA 使得目前的抗病毒药不能有效地清除病毒。因此，深入了解病毒生命周期中的关键步骤、转录和复制过程中的关键调控因子及免疫发病机制，有助于更好地指导临床治疗。近年来，针对 HBV 生命

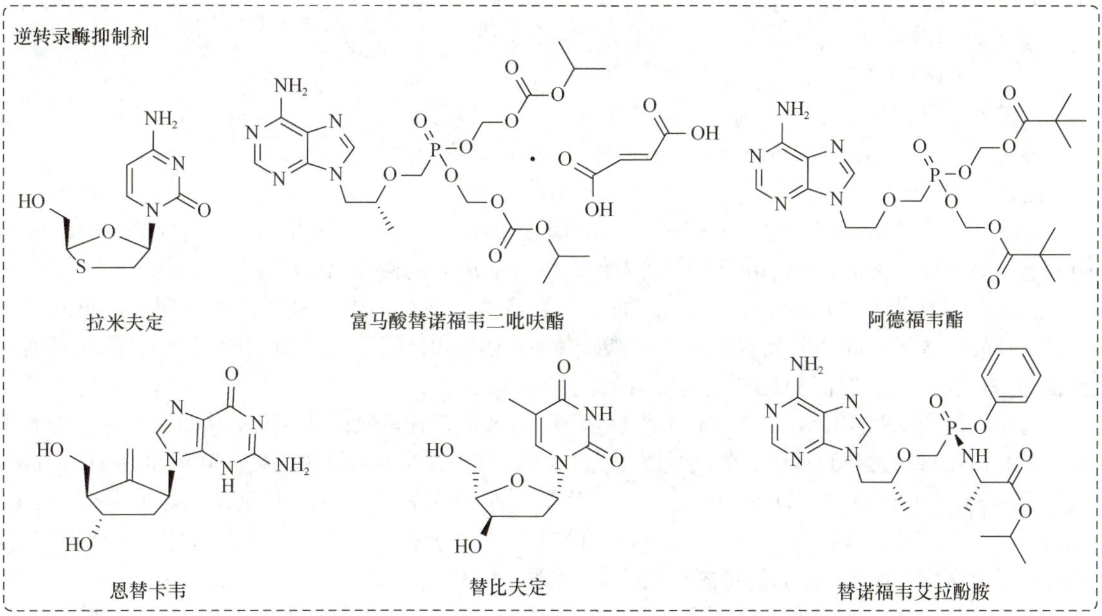

图 20.10 已获批上市的核苷类抗 HBV 药物的化学结构

周期不同阶段的直接抗病毒药也逐渐进入临床研究，包括进入抑制剂（entry inhibitor，EIS）（干扰 HBV 进入肝细胞）、衣壳组装调节剂（capsid assembly modulator，CAM）（干扰病毒 DNA 的形成）、HBsAg 抑制剂（干扰 HBsAg 的产生）、病毒蛋白抑制剂（与病毒 mRNA 结合而抑制病毒蛋白的合成），以及 RNAi 基因沉默和基因编辑技术等。通过调节宿主固有免疫或获得性免疫来抑制 HBV 的间接抗病毒药如 TLR-7 和 TLR-8 激动剂与直接抗病毒药的结合可增强 cccDNA 的清除，有望实现慢性乙型肝炎感染的最终治愈。

表 20.2　已获批上市的核苷类抗 HBV 药物相关信息

药物类别	药物名称	首次获批年份	获批国家或地区
逆转录酶抑制剂	拉米夫定（Lamivudine）	1995	美国、欧盟、日本、中国、新西兰、韩国、南非、以色列
	富马酸替诺福韦二吡呋酯（Tenofovir disoproxil fumarate）	2001	美国、欧盟、日本、中国
	阿德福韦酯（Adefovir dipivixil）	2002	美国、欧盟、日本、中国
	恩替卡韦（Entecavir）	2005	美国、中国、欧盟、日本
	替比夫定（Telbivudine）	2006	瑞士、秘鲁、加纳、欧盟、英国、澳大利亚等
	替诺福韦艾拉酚胺（Tenofovir Alafenamide）	2016	美国、日本、欧盟、中国

TAF 是近十年内唯一获批上市的一种抗 HBV 药物，具有很高的临床价值和市场价值，本节就该药的基本信息、作用机制、药代动力学性质，以及合成方法等内容进行概述。

替诺福韦艾拉酚胺（Tenofovir Alafenamide，TAF）

化学名：*N*-[(*S*)-[[(1*R*)-2-(6-氨基-9*H*-嘌呤-9-基)-1-甲基乙氧基] 甲基] 苯氧基膦酰基]-*L*-丙氨酸-1-甲基乙基酯

N-[(*S*)-[[(1*R*)-2-(6-amino-9*H*-purin-9-yl)-1-methylethoxy]methyl]phenoxyphosphinyl]-*L*-alanine 1-methylethyl ester

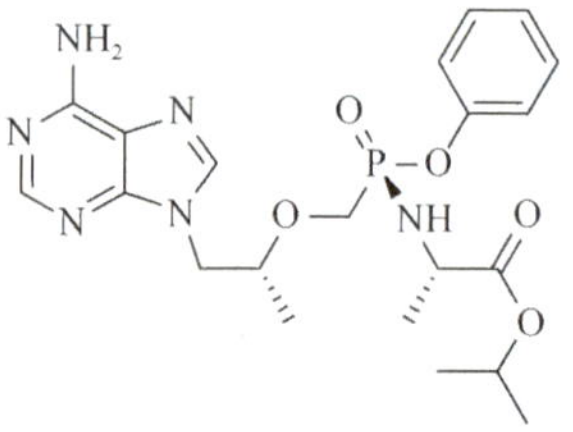

分子式：$C_{21}H_{29}N_6O_5P$

分子量：476.47

熔点：104～107℃

水溶性：微溶于水

$pK_a=3.96$

$\lg P=1.60$

TAF 属于新型核苷类 HBV 逆转录酶抑制剂，商品名为韦立得（Vemlidy），于 2016 年 11 月 10 日被美国 FDA 批准上市，用于治疗成人代偿性肝病患者的慢性 HBV 感染。

TAF 是替诺福韦（tenofovir，TFV）的亲脂性磷酰胺前药，作用机制是其药理活性形式替诺福韦二磷酸代替天然底物脱氧腺苷 5-三磷酸被掺入到病毒 DNA 中，抑制 HBV 逆转录酶，从而导致 DNA 链终止，起到抑制 HBV 复制的目的。

与母体药物 TFV 相比，TAF 具有亲脂性基团，可掩盖母体药物的负电荷，从而提高其生物利用度。TAF 口服后可被迅速吸收，单剂量服用为 25 mg，2 h 后观察到母体药物的峰浓度为 16 ng/mL；AUC 为 270 ng · h/mL；半衰期为 0.51 h；血浆蛋白结合率约为 80%；表观分布容积大于 100 L；清除率为 117 L/h。该药主要经胆汁（47%）和肾脏（36%）排泄，粪便中 99% 的代谢产物为 TFV 的形式；尿液中 75% 是 TFV 的形式，其次是少量的 TAF。

TAF 在体内的代谢过程：TAF 可通过被动渗透的方式从血液转运至肝细胞。由于其特殊的分子结构，TAF 还可借助有机阴离子转运蛋白（organic anion transporter protein，OATP）1B1 及 1B3 通过主动转运至肝细胞。进入肝细胞后，TAF 在组织蛋白酶 A（cathepsin A，CATA）或羧酸酯酶 1（carboxylesterase，CES1）的作用下脱去苯环，形成 TFV-Ala。TFV-Ala 在酶的水解作用下转变为 TFV。然后，TFV 在核苷酸激酶的作用下发生磷酸化转变为 TFV 二磷酸发挥抗病毒作用（图 20.11）。

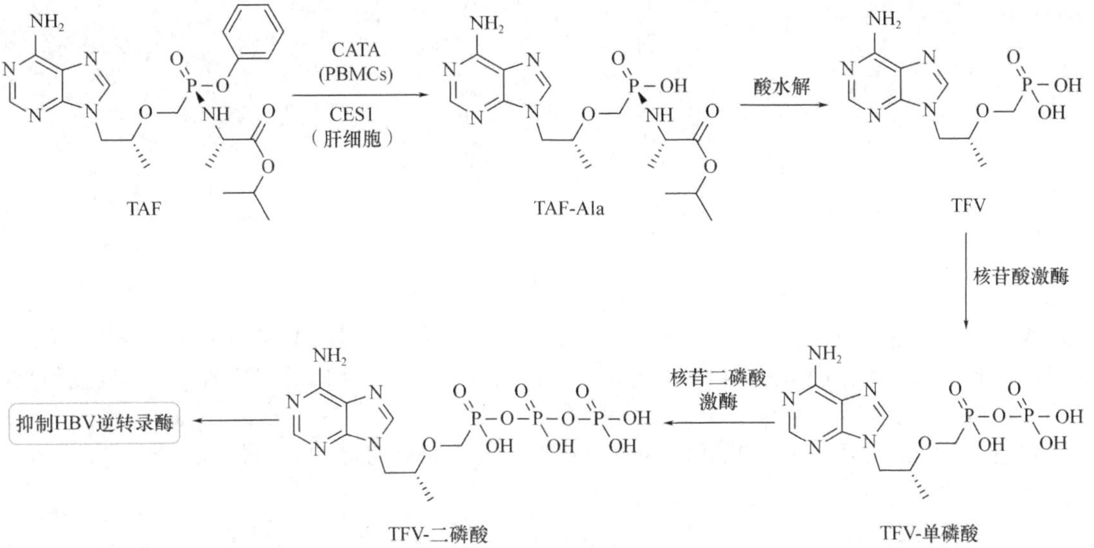

图 20.11　TAF 在体内的代谢途径

原研公司报道的 TAF 的合成是以 TFV 为原料。TFV 的合成方法：以 *S*-缩水甘油（Ⅲ-1）为起始原料，经催化加氢还原得到Ⅲ-2，Ⅲ-2 与碳酸二乙酯发生酯交换反应得到Ⅲ-3，然后Ⅲ-3 与腺嘌呤缩合得到Ⅲ-4，进而与对甲苯磺酸磷酸二乙酯发生缩合反应得到Ⅲ-5，最后经过三甲基溴硅烷（TMSBr）的催化水解得到 TFV（Ⅲ-6）（图 20.12）。

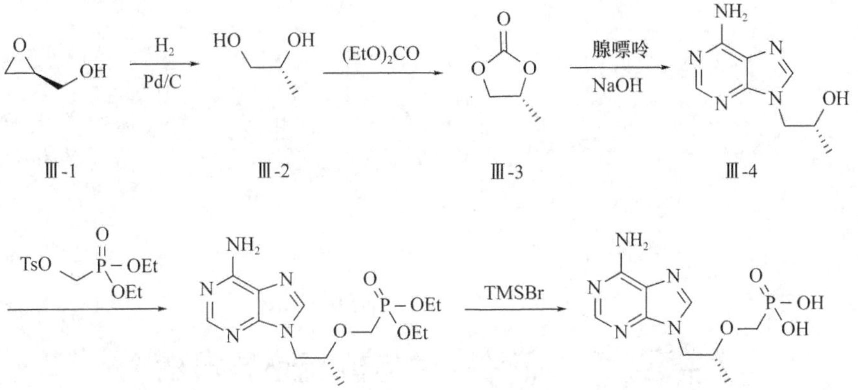

图 20.12　TFV 的合成方法

早期报道的 TAF 的合成方法是以 TFV 为原料，在二环己基碳二亚胺（DCC）的作用下与苯酚发生缩合反应生成Ⅲ-7，随后Ⅲ-7 在氯化亚砜的活化下与 *L*-丙氨酸异丙酯反应得到消旋化的 TAF，再经手性拆分得到光学纯的 TAF（图 20.13）。该路线合成的 TAF 是一对旋光异构体，还需进行手性分离，存在生产效率较低的缺点；缩合剂 DCC 在工业生产时会产生大量的副产物二环己基脲（DCU），且第一步所用溶剂 *N*-甲基吡咯烷酮（NMP）的沸点（203℃）较高，不易回收。

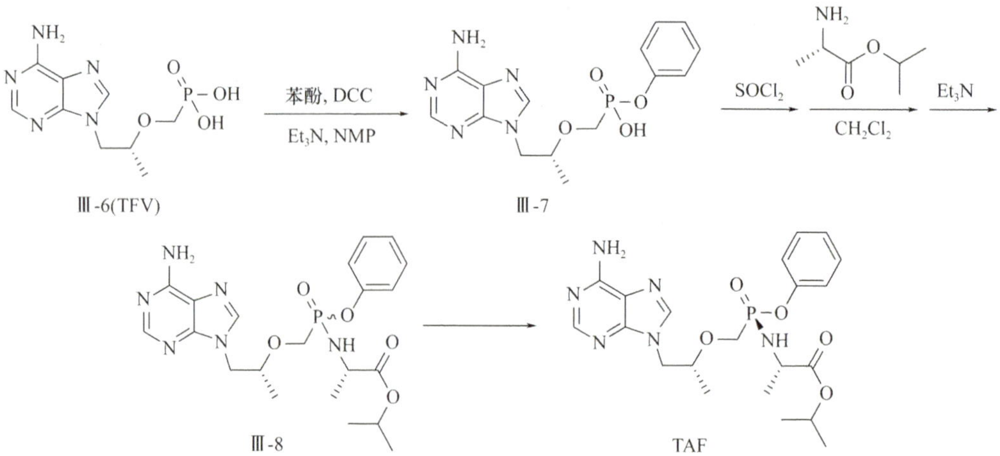

图 20.13 TAF 的原研合成方法

为改善上述路线的缺点，研究人员又开发了一种新的路线。即以 TFV 为原料，与亚磷酸三苯酯反应得到Ⅲ-7，避免了 DCC 和 NMP 的使用。随后Ⅲ-7 被氯化亚砜进一步活化，通过控制反应条件，在甲苯中反应得到磷酰氯中间体（*S*∶*R*>90∶10）Ⅲ-8，Ⅲ-8 与 *L*-丙氨酸异丙酯进一步发生酰胺缩合反应，然后经过简单的纯化即可获得目标构型光学纯的 TAF（图 20.14）。

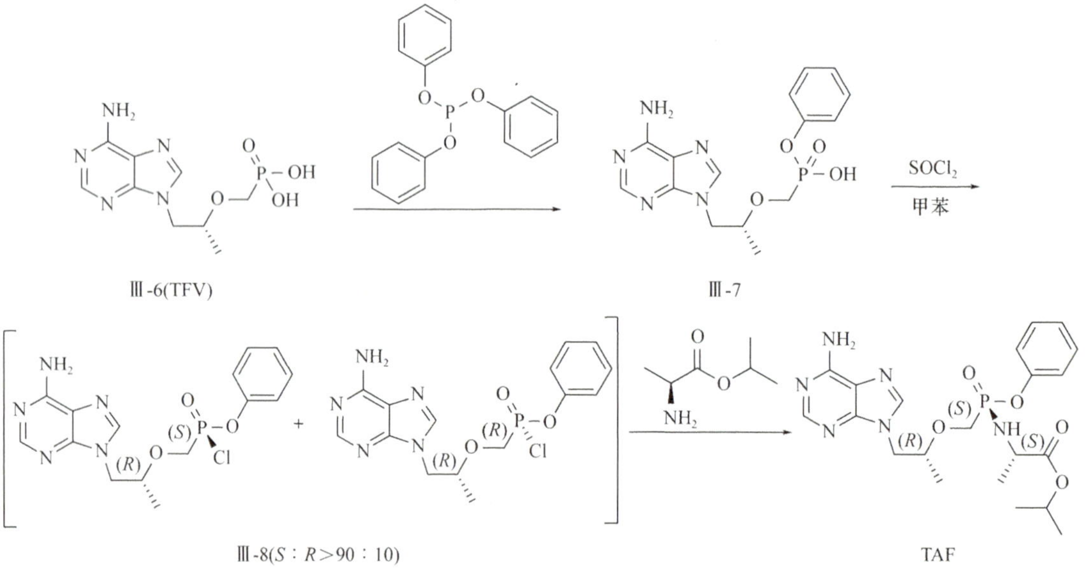

图 20.14 TAF 的改进合成方法

第四节 流感病毒与抗流感病毒药

一、流感病毒的流行病学

流行性感冒（influenza），简称流感，是由 IFV 引起的具有高度传染性的急性呼吸道疾病，每年都会引起季节性暴发，偶尔还会出现不可预测的大流行，如 1918 年西班牙 H1N1 型流感、1957 年亚洲 H2N2 型流感、1968 年香港流感，以及 2008 年墨西哥暴发的新型重组甲型 H1N1 型流感等。流感的发病率和死亡率都很高，临床表现主要为鼻塞、咽痛、干咳、畏寒、乏力、高热和全身肌肉酸痛等症状，可直接影响人的呼吸道和免疫系统，严重时会出现肺炎等并发症甚至危及生命。空气中的飞沫、与患者及被污染物品的接触是流感传播的三条主要途径。IFV 亚型丰富，难以全面防控，对全球公共卫生构成了极大的威胁。WHO 的数据表明，每年的季节性流感可影响全球 10% 的人口并导致约 50 万人死亡。2019 年，流感被 WHO 列为全球健康的十大威胁之一。

二、流感病毒的结构和生命周期

（一）流感病毒的结构

IFV 是一种分段、负义单链的 RNA 病毒，属于正黏病毒科 IFV 属，其形态主要为球形，同时还存在杆状和丝状 IFV。球形 IFV 的直径为 80～120 nm，其空间结构由外到内分别为包膜、基质蛋白及核心部分。包膜是一种磷脂双分子层结构的囊膜，其外表面上分布着两种糖蛋白——血凝素（hemagglutinin，HA）和神经氨酸酶（neuraminidase，NA），这两种蛋白为抗原，定义了特定的 IFV 株；内部镶嵌着连通包膜内外的物质转运通道——M2 跨膜蛋白。在病毒的糖蛋白包膜下是由 M1 蛋白（matrix protein，MP）组成的基质，其维持着病毒的基本空间结构并保护着病毒的核心部分。核心部分主要为核糖核蛋白体（ribonucleoprotein，RNP），由 8 条负义单链 RNA、核蛋白（nucleoprotein，NP）和 RNA 聚合酶组成（图 20.15）。根据 NP 和 MP 的抗原性差异，IFV 可分为甲、乙、丙、丁四种类型，其中甲型流感病毒（influenza A virus，IAV）对人体的致病性最强，宿主范围广。IAV 包含 18 种不同的 HA 亚型（H1～H18）和 11 种不同的 NA 亚型（N1～N11），这两种亚型共同定义了 IAV 的亚型，不同的亚型采用 H*n*N*m* 表示（*m*、*n* 为亚型编号）。

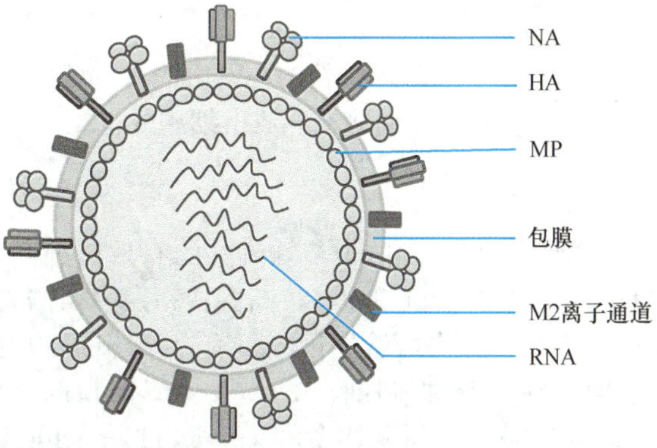

图 20.15 IFV 的结构示意图

（二）流感病毒的生命周期

IFV 的生命周期主要包括以下环节：吸附、内吞、融合、复制、翻译、装配、出芽和释放等过程（图 20.16）。

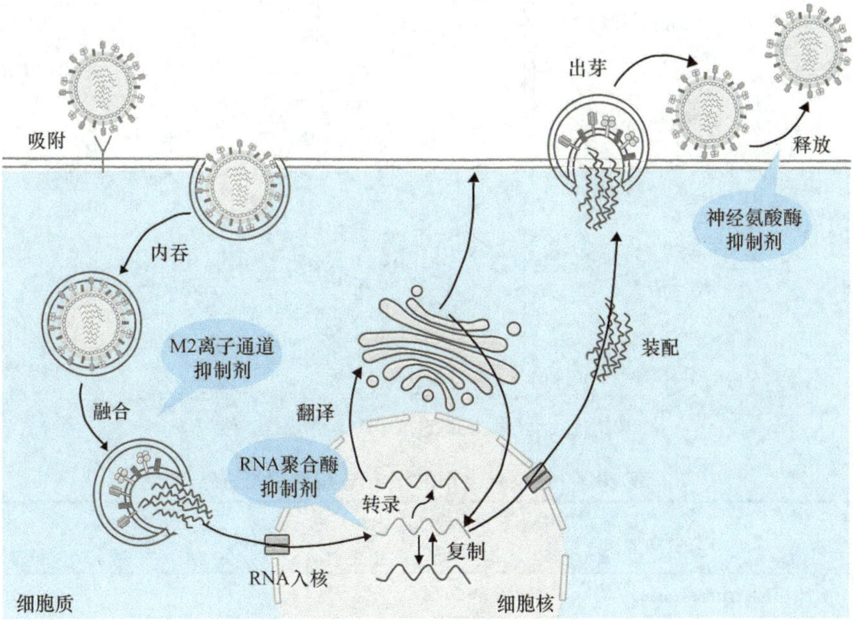

图 20.16 IFV 的生命周期示意图

吸附：病毒表面的糖蛋白HA与宿主细胞表面的唾液酸受体（sialic acid receptor）识别并结合。

内吞：宿主细胞膜发生内陷，病毒颗粒被包裹在内吞囊泡中以内涵体的形式转运至宿主细胞中。

融合：M2离子通道蛋白的阳离子通道打开，降低内涵体的pH，使病毒包膜以低pH依赖的方式与内涵体膜融合。

复制：病毒内部的遗传物质以核蛋白复合体的形式被释放至宿主细胞质随后被转运至细胞核，病毒负义RNA在聚合酶的作用下转录生成正义RNA并进行自我复制。

翻译：转录形成的mRNA被转运至细胞质，在胞质核糖体上翻译合成相应的各种功能蛋白和表面蛋白。其中NA、HA、M2等经过内质网加工和高尔基体糖基化修饰后，被转运至细胞膜。

装配：新合成的功能蛋白会再次转运至细胞核与新形成的病毒基因组在病毒组装信号的调控下包装成RNP，之后RNP通过核孔被输送到细胞膜附近，装配形成子代病毒颗粒。

出芽：组装好的病毒颗粒在宿主细胞膜上形成芽泡，随后芽泡与细胞膜的连接被切断，完成出芽。

释放：子代病毒颗粒HA蛋白的末端唾液酸黏附在宿主细胞表面，随后NA蛋白切断这些唾液酸残基使新形成的病毒释放出细胞外。

三、抗流感病毒药

接种疫苗是预防季节性流感的有效措施，能够显著降低接种者感染IFV和引发严重并发症的风险。但由于抗原漂移、高突变率及疫苗与毒株之间的不匹配性，导致疫苗的有效性降低，因此，抗IFV药物仍然是预防和治疗流感的主要措施。目前治疗流感的药物主要包括M2离子通道抑制剂、NA抑制剂、RNA聚合酶抑制剂（图20.17，表20.3），以及广谱抗病毒药法匹拉韦（favipiravir）、盐酸阿比多尔（arbidol hydrochloride）和硝唑尼特（nitazoxanide）等。

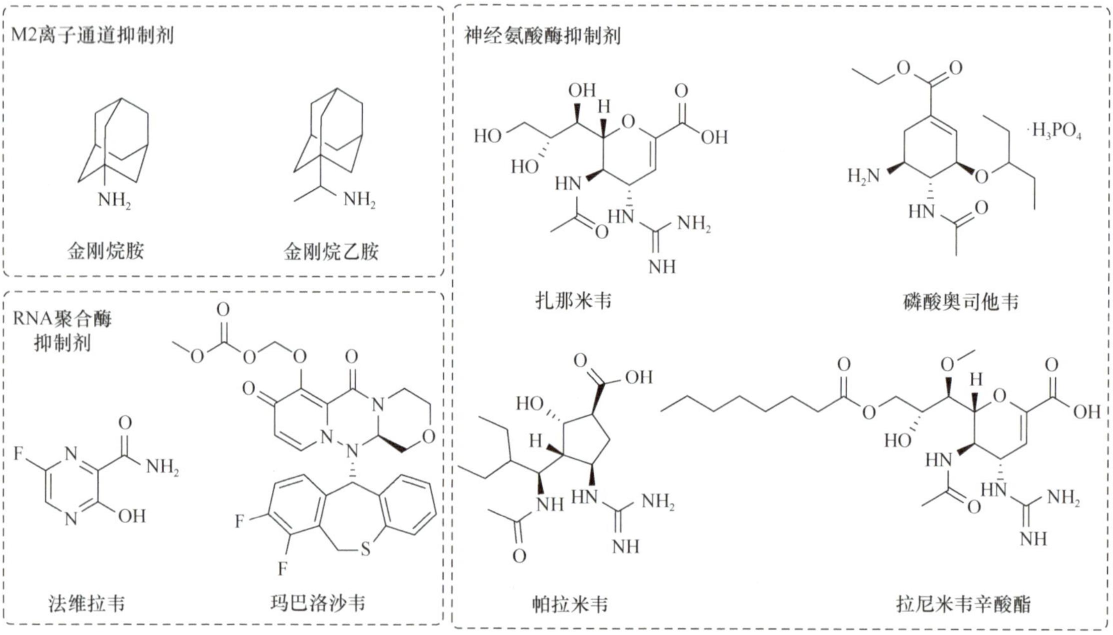

图20.17 已获批上市的抗IFV药物的化学结构

表20.3 已获批上市的抗IFV药物相关信息

药物类别	药物名称	首次获批年份	获批国家或地区
M2离子通道抑制剂	金刚烷胺（Amantadine）	1975	日本、美国
	金刚烷乙胺（Rimantadine）	1993	美国、中国

续表

药物类别	药物名称	首次获批年份	获批国家或地区
神经氨酸酶抑制剂	扎那米韦（Zanamivir）	1999	美国、日本、中国、欧盟
	磷酸奥司他韦（Oseltamivir phosphate）	1999	瑞士、美国、日本、中国、欧盟
	帕拉米韦（Peramivir）	2010	日本、墨西哥、中国、美国、韩国、加拿大、澳大利亚、欧盟、冰岛等
	拉尼米韦辛酸酯（Laninamivir Octanoate Hydrate）	2010	日本
RNA 聚合酶抑制剂	法维拉韦（Favipiravir）	2014	日本、中国
	玛巴洛沙韦（Baloxavir marboxil）	2018	日本、美国、加拿大、澳大利亚、瑞士、冰岛、列支敦士登、挪威、欧盟、中国

M2 离子通道抑制剂主要通过阻断 IFV M2 蛋白的 H^+通道活性进而抑制病毒复制，代表性药物包括金刚烷胺（amantadine）和金刚烷乙胺（rimantadine）。NA 抑制剂可以抑制 IFV NA 蛋白的活性，减弱流感病毒颗粒从感染细胞中的释放，从而有效抑制病毒的复制，代表性 NA 抑制剂包括扎那米韦（zanamivir）、奥司他韦（oseltamivir）、帕拉米韦（peramivir）和拉尼米韦辛酸酯（laninamivir octanoate hydrate）。然而，目前流行的 IFV 已对 M2 离子通道抑制剂和 NA 抑制剂产生了耐药性，因此，研发具有不同作用机制的新型抗 IFV 药物至关重要。IFV 的 RNA 聚合酶因其高度保守性及在病毒复制和转录过程中发挥的重要作用受到了广泛的关注。RNA 聚合酶异三聚体由三个蛋白亚基组成，即碱性蛋白 1（polymerase basic protein 1，PB1）、碱性蛋白 2（polymerase basic protein 2，PB2）和酸性蛋白（polymerase acidic protein，PA）。PB2 亚基与宿主细胞前体 mRNA 的帽（cap）结合，随后被 PA 亚基中依赖于帽的内切酶（cap-dependent endonuclease）切割。这种“抓帽机制”（cap-snatching）为 PB1 依赖于 RNA 的 RNA 聚合酶功能转录病毒的 mRNA 提供了一个 RNA 引物。“抓帽机制”是 IFV 复制过程中的关键环节，且宿主细胞中不存在类似的机制，这使得 RNA 聚合酶成为开发抗 IFV 药物的理想靶点。其中玛巴洛沙韦（baloxavir marboxil）[活性形式为巴洛沙韦（baloxavir）] 就是靶向 IFV RNA 聚合酶的一个代表药物，已在多个国家和地区获批上市，下面对其进行详细介绍。

玛巴洛沙韦（Baloxavir Marboxil）

化学名：[[(12a*R*)-12-[(11*S*)-7,8-二氟-6,11-二氢二苯并 [*b*,*e*] 硫杂䓬-11-基]-3,4,6,8,12,12*a*-六氢-6,8-二氧代-1*H*-[1,4] 噁嗪并 [3,4-*c*] 吡啶并 [2,1-*f*][1,2,4] 三嗪-7-基] 氧基] 甲基碳酸甲酯

[[(12a*R*)-12-[(11*S*)-7,8-difluoro-6,11-dihydrodibenzo[*b*,*e*]thiepin-11-yl]-3,4,6,8,12,12*a*-hexahydro-6,8-dioxo-1*H*-[1,4]oxazino[3,4-*c*]pyrido[2,1-*f*][1,2,4]triazin-7-yl]oxy]methyl methyl carbonate

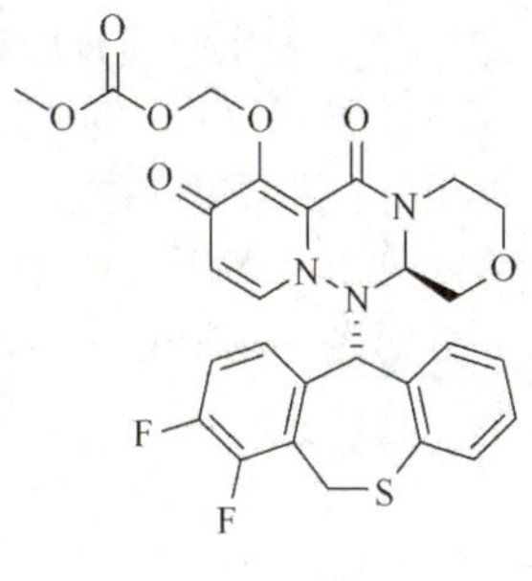

分子式：$C_{27}H_{23}F_2N_3O_7S$

分子量：571.55

水溶性：溶于水

pK_a=−0.60（预测值）

lg P=2.24

玛巴洛沙韦属于第三代抗 IFV 药物，于 2018 年 2 月 23 日在日本获批上市，同年 10 月 24 日被美国 FDA 批准上市，是近 20 年来美国 FDA 批准的第一个具有创新作用机制的抗 IFV 药物，主要用于治疗甲型和乙型 IFV 感染。

玛巴洛沙韦是一种小分子前药，口服后在肠道上皮细胞、血液和肝脏中被水解为其活性形

式巴洛沙韦（图 20.18）。玛巴洛沙韦含有酚羟基，可促进口服吸收。巴洛沙韦的作用机制是通过抑制 mRNA 合成的启动来阻止 IFV 的复制。巴洛沙韦对甲型和乙型 IFV 株和临床分离株（包括 NA-H274Y 突变株）都表现出良好的抗病毒活性，对 H5N1 和 H7N9 亚型禽流感病毒株，以及对奥司他韦耐药的病毒株具有显著的抗病毒活性，并显示出与 NA 抑制剂（如奥司他韦、扎那米韦）的协同抗病毒活性。

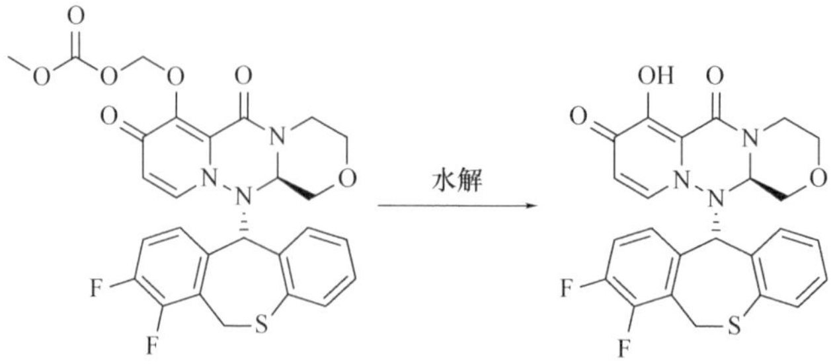

图 20.18　玛巴洛沙韦的体内代谢途径

口服后，巴洛沙韦在 4 h 左右可达到血药峰浓度；表观分布容积为 1180 L；血浆蛋白的结合率为 92.9%～93.9%；半衰期为 79.1 h；清除率为 10.3 L/h。该药主要经 UGT1A3 代谢为葡糖醛酸结合物，然后被 CYP3A 代谢形成亚砜。巴洛沙韦主要通过胆汁排泄（80.1%），其次是肾脏排泄（14.7%）。口服给药下，其在大鼠中的 LD_{50}＞2000 mg/kg。

玛巴洛沙韦在结构上可以分为上（Ⅳ-13）下（Ⅳ-23）两部分，每个片段均含有一个手性中心。这两部分可以通过缩合、脱保护基反应得到玛巴洛沙韦（图 20.19）。

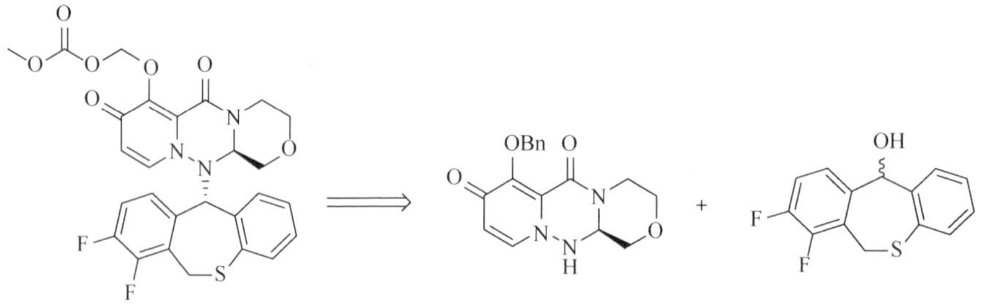

图 20.19　玛巴洛沙韦的逆合成分析

在原研公司报道的路线中，Ⅳ-13 的合成需要 10 步。即以 3-吗啉酮（Ⅳ-1）为起始原料，经氯甲酸烯丙酯（alloc）保护得到Ⅳ-2，Ⅳ-2 的羰基被还原后再与甲醇反应得到Ⅳ-4。同时以 3-(苄氧基)-4-氧代-4*H*-吡喃-2-羧酸（Ⅳ-5）为起始原料，经酯化得到Ⅳ-6，再与肼基甲酸叔丁酯（Boc-$NHNH_2$）发生交换反应得到Ⅳ-7，然后脱去 Boc 保护基团得到Ⅳ-8。之后中间体Ⅳ-4 与Ⅳ-8 发生取代反应得到Ⅳ-9，再经过催化加氢脱 alloc 保护基团、分子内酯的氨解反应后得到闭环产物Ⅳ-10，Ⅳ-10 与 (*R*)-四氢呋喃-2-羧酸发生缩合反应、经乙醇重结晶得到光学纯的Ⅳ-12，最后Ⅳ-12 脱去四氢呋喃-2-甲酰基后得到关键中间体Ⅳ-13（图 20.20）。该路线存在反应步骤较长、产率低、多次用到低温条件等缺点。

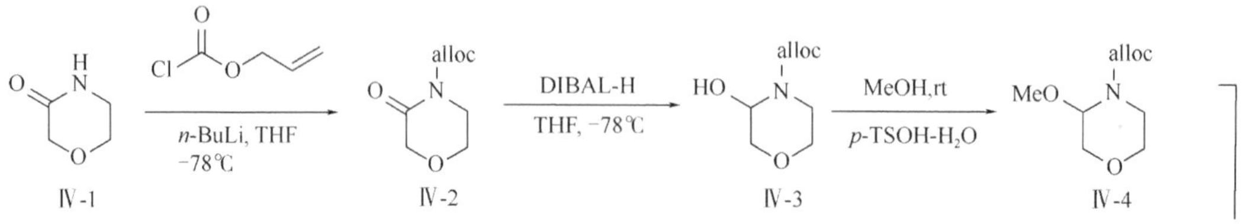

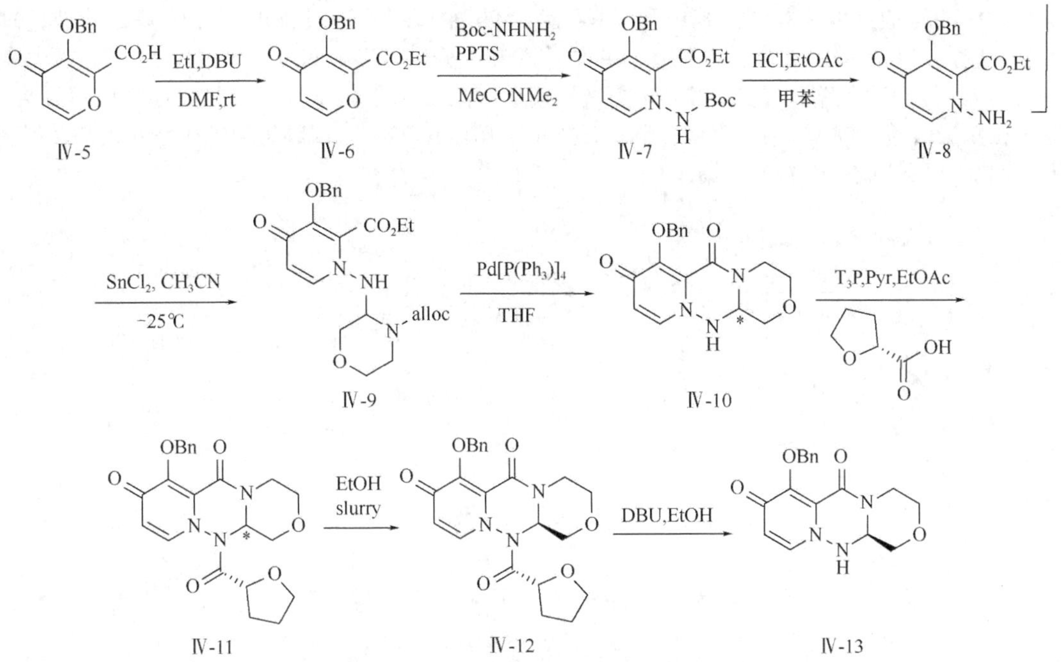

图 20.20 关键中间体Ⅳ-13 的原研合成方法

DIBAL-H. 二异丁基氢化铝；PPTS. 吡啶对甲苯磺酸盐；slurry. 悬浮液

Ⅳ-13 优化后的合成路线由原来的 10 步缩短为 8 步。以 *N*-羟乙基邻苯二甲酰亚胺（Ⅳ-14）为起始原料，经取代和脱保护基生成中间体Ⅳ-16。然后Ⅳ-16 以 DBU 为碱性催化剂，与Ⅳ-7 发生胺酯交换反应，随后闭环得到关键外消旋体Ⅳ-10。然后在手性试剂 (*R*)-四氢呋喃-2-羧酸的作用下，拆分得到Ⅳ-12，再经水解反应得到关键中间体Ⅳ-13（图 20.21）。

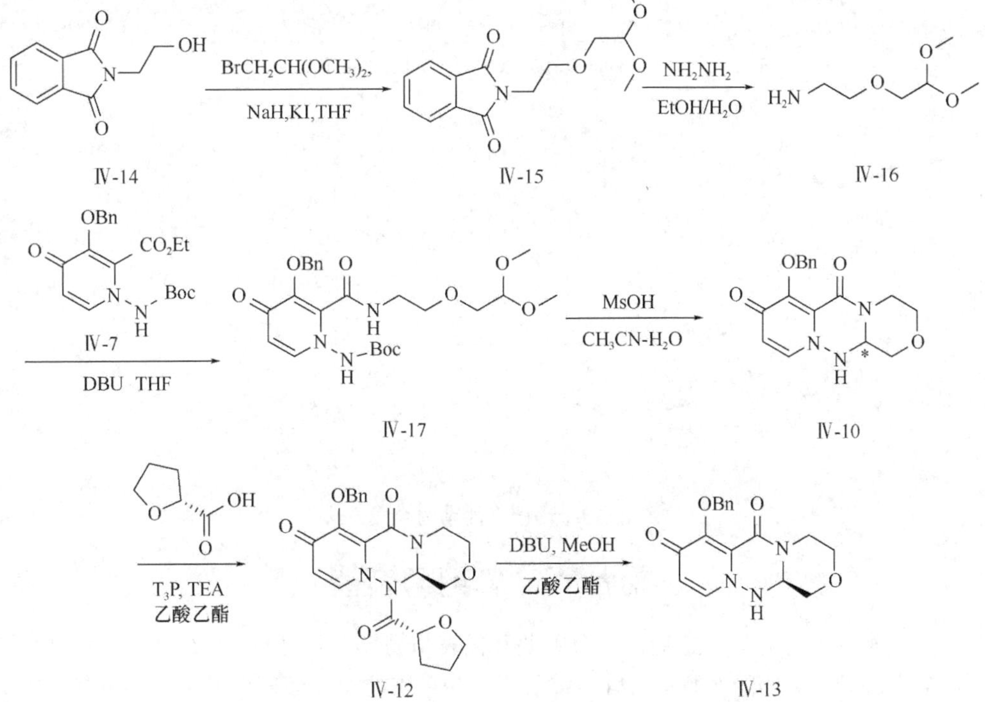

图 20.21 关键中间体Ⅳ-13 的改进合成方法

Ⅳ-23 的合成：以 3,4-二氟苯甲酸（Ⅳ-18）为起始原料，通过强碱二异丙基氨基锂处理与 DMF 反应，在其羧酸的邻位引入醛基，并与羧酸发生分子内半缩醛反应生成Ⅳ-19。Ⅳ-19 与硫代苯酚反应，得到硫代缩醛Ⅳ-20。Ⅳ-20 在路易斯酸（$AlCl_3$）催化下发生加氢还原反应得到Ⅳ-21，Ⅳ-21 在多聚磷酸（PPA）中发生傅克酰基化生成环硫醚Ⅳ-22，再用硼氢化钠还原其羰基，得到外消旋硫化物Ⅳ-23（图 20.22）。

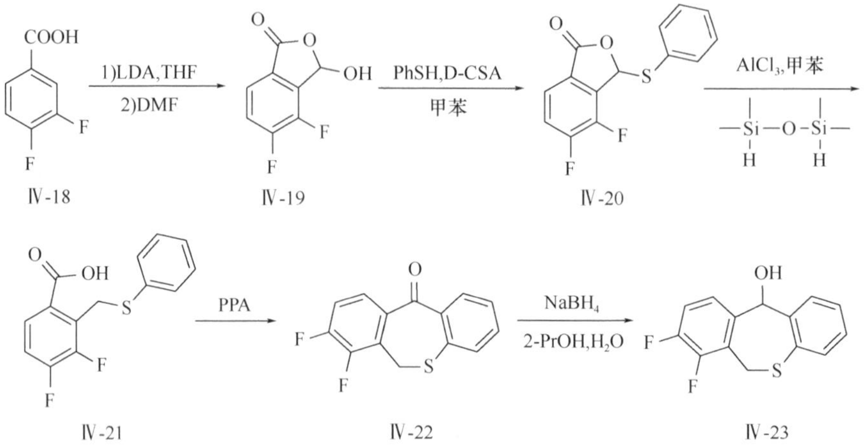

图 20.22 关键中间体Ⅳ-23 的合成方法

玛巴洛沙韦的合成：Ⅳ-13 与Ⅳ-23 通过缩合反应得到Ⅳ-24，Ⅳ-24 在氯化锂的作用下脱去苄基后得到Ⅳ-25，然后Ⅳ-25 与氯甲基碳酸甲酯反应得到玛巴洛沙韦（图 20.23）。

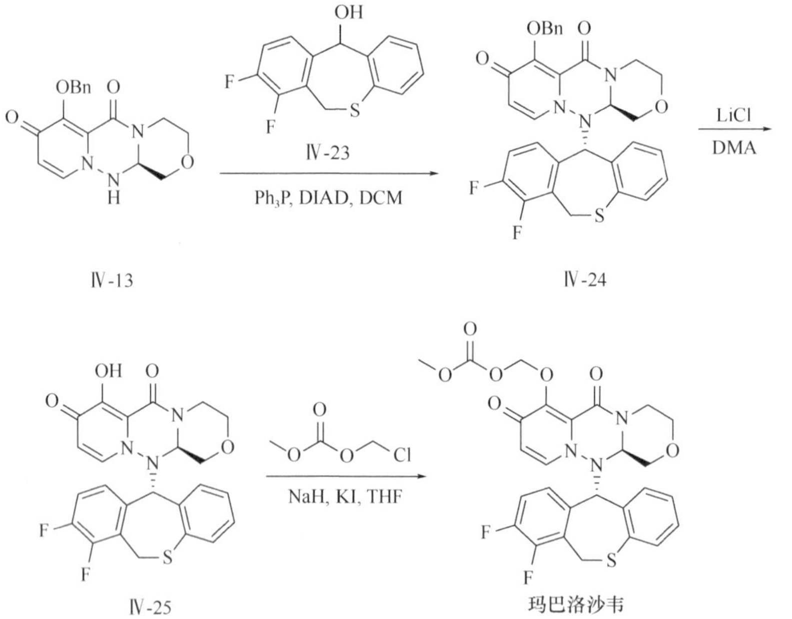

图 20.23 玛巴洛沙韦的合成方法

第五节 总结与展望

本章从病毒的流行病学、结构、生命周期及代表药物等方面对 HIV、HBV、IFV 进行了系统的介绍。病毒感染引起的病例数以亿计，给患者的生命健康及全球的公共卫生体系都构成了极大的威胁。虽然经过研究人员的不断努力，已有多种抗病毒药获批上市，但是病毒易变异的缺点使得病毒对现有抗病毒药不断产生耐药性。因此，研发新型高效、抗耐药的抗病毒药依然迫在眉睫。

抗病毒药的研发是一个十分烦琐的过程，涉及靶点的确证与筛选、先导化合物的发现与优化、临床研究和药物注册等多个阶段。而传统的药物研发范式效率低下，严重影响了抗病毒药的研发速度。

随着结构生物学、分子生物学和生物信息学的不断发展，研究人员对病毒的结构和复制周期有了更为深入的了解，促进了基于靶点结构的精准药物设计策略在药物发现中的应用。同时，也可通过深入研究病毒复制周期及病毒-宿主相互作用的特点，不断探索新的靶点，以期通过将不同靶点的药物联用达到降低耐药性和减少不良反应的效果。

微量合成、高通量合成、高通量虚拟筛选、高通量与高内涵筛选及表型筛选等技术的发展与应用可以快速实现大量化合物的合成与筛选工作，大大提高了构建高质量化合物库及发现先导化合物的效率。

利用 AI 辅助药物设计技术开展药物设计，有助于发现骨架新颖、结构多样的苗头化合物，进而通过构效关系研究、结构优化及成药性评价，发现先导化合物、候选药物及临床有效药物，丰富抗病毒药的储备库。

中药和天然产物也是抗病毒药的重要来源。天然抗病毒药与合成药物相比，具有耐药性低、临床不良反应轻微等优点。同时，应重视微生物代谢产物，以发现高效安全的新型抗病毒药。

随着气候和环境的变化，人类将来可能会面临更多新发与再现病毒传染病的暴发，因此开发广谱抗病毒药是应对多种病毒感染性疾病的有效途径。广谱抗病毒药可以作用于多种病毒或者同一病毒的多种基因型，与特异性药物相比具有明显的优势。例如，靶向病毒聚合酶的核苷类似物瑞德西韦对一系列的 RNA 病毒都具有良好的活性。开发抗耐药抗病毒药一直是摆在研究人员面前的一项重大科研任务，也是实现病毒感染性疾病彻底治愈的关键。随着多学科的交叉与技术融通，涌现出了一批针对抗耐药性抗病毒药研发的新策略与新技术，如蛋白水解靶向嵌合体（proteolysis-targeting chimera，PROTAC）技术已在 HCV 蛋白酶抑制剂和 IFV HA、NA 抑制剂中得到了验证；针对 HIV-1 逆转录酶 Y181C 设计的共价抑制剂能够有效降低对耐药突变体的活性。

总之，抗病毒药的研发是一项极其复杂的系统工程，既要善于利用经典策略解决新的问题，也要借助蓬勃发展的新技术与新策略快速开发广谱高效、抗耐药性的抗病毒药。

（展　鹏）

第二十一章 抗高血压药

在我国疾病发病率与致死率中，心血管疾病一直处于榜首，而高血压是主要的危险因素。我国高血压患病人数高达2.45亿，控制率仅为16.8%，且具有年轻化趋势。根据WHO建议，当收缩压≥140 mmHg或舒张压≥90 mmHg时，即可确证为高血压。2022年《中国高血压临床实践指南》发布，将我国成人高血压诊断界值下调至130/80 mmHg。依据发病机制，高血压分为原发性高血压（essential hypertension）和继发性高血压（secondary hypertension）。原发性高血压占所有高血压的90%以上，目前发病机制尚不明确，但不良生活习惯，如高钠摄入、缺乏锻炼、烟酒等，均是引发高血压的危险因素。继发性高血压（或称为症状性高血压）往往是其他疾病的伴随症状，也是引起其他疾病，如脑卒中、肾病、心力衰竭等的主要因素。当源头疾病得到控制或者治愈时，血压也会随之降至正常水平。

高血压患者的血压可通过降压药物得以控制，相关药物主要通过调节循环血量、外周血管阻力和心排血量而控制血压。根据抗高血压药的作用部位与作用机制（图21.1），主要可将其分为以下几类：①自主神经系统药物（autonomic nervous system drug）；②调节肾素-血管紧张素-醛固酮系统（renin-angiotensin-aldosterone system，RAAS）药物；③钙通道阻滞剂（calcium channel blocker，CCB）；④利尿剂（diuretic）。

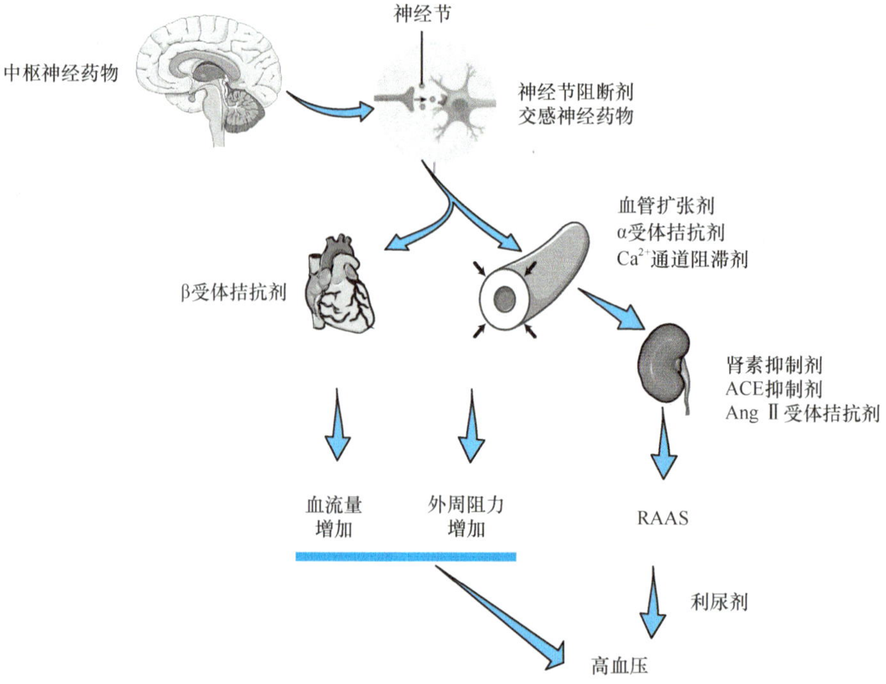

图21.1 抗高血压药的作用部位与作用机制

第一节 自主神经系统药物

自主神经系统是脊椎动物的末梢神经系统，包括交感神经和副交感神经系统，可调节内脏、血管平滑肌、心肌等生理活动。自主神经系统抗高血压药包括中枢神经系统药物、神经节阻断剂、α受体拮抗剂、β受体拮抗剂、交感神经末梢药物和血管扩张药物。前述肾上腺素能药物章节已经详细介绍了其中部分抗高血压药，因此，本章仅对相关代表性药物进行简单介绍，主要阐述交感神经末梢药物和血管扩张药物。

盐酸可乐定（clonidine hydrochloride）是代表性的中枢性降压药物，通过激动 α_1 受体和咪唑啉受体，降低外周交感神经活性，从而使血压下降。在可乐定结构中，由于吸电子基团（2,6-二氯苯基）的存在，相比于一般胍基（pK_a=13.6），可乐定的碱性大大减弱（pK_a=8.0），因此，在生理条件下，能够以未解离的状态进入中枢神经系统。

神经节阻断剂的代表药物是美卡拉明（mecamylamin）。美卡拉明可竞争性与神经节细胞 N_1 受体结合，从而阻止内源性乙酰胆碱的结合，结果使神经冲动不能在神经节传递，最终导致交感神经活性减低，血压下降。但由于美卡拉明具有严重的副作用，目前已较少作为降压药物使用。

哌唑嗪（prazosin）和盐酸普萘洛尔（propranolol hydrochloride）均属于肾上腺受体阻断药物。哌唑嗪可选择性作用于 α_1 受体，促进血管扩张、降低外周血管阻力，从而降低血压。该药物口服有效，降压时不会引起心动过速，副作用小，临床上主要用于治疗继发性高血压和充血性心力衰竭。与哌唑嗪不同，普萘洛尔同时作用于 β_1 和 β_2 受体，且对 β_1 受体的亲和力稍强。通过与 β 受体结合，阻断肾上腺素能神经递质传递，从而发挥其舒张血管的降压效果。但由于同时也作用于 β_2 受体，因而容易导致支气管痉挛和低血糖等副作用。

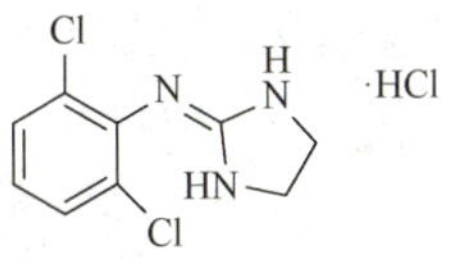

盐酸可乐定

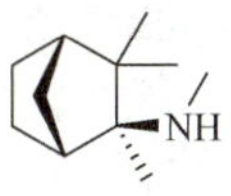

美卡拉明

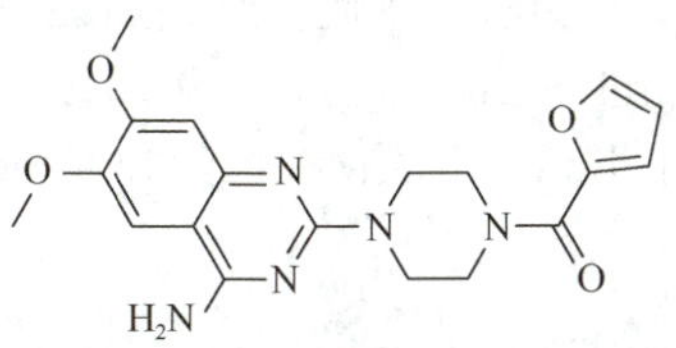

哌唑嗪

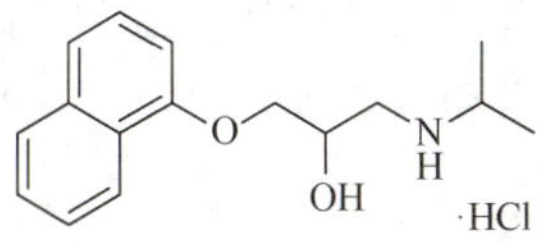

盐酸普萘洛尔

一、交感神经末梢药物

作用于交感神经末梢抗高血压药的一个典型代表是来源于萝芙木（*Rauwolfia serpentina*）的利血平（reserpine）（图 21.2）。萝芙木在印度已有数百年的使用历史，主要用于镇痛、镇静及治疗毒蛇咬伤。1918 年，首次报道了萝芙木根提取物具有降血压作用，其中与降压有关的活性成分主要为吲哚型生物碱，包括利血平、地舍平（deserpidine）和美索舍平（methoserpidine）。1958 年，我国开发的降压新药“降压灵”就是以萝芙木总生物碱为主要成分。

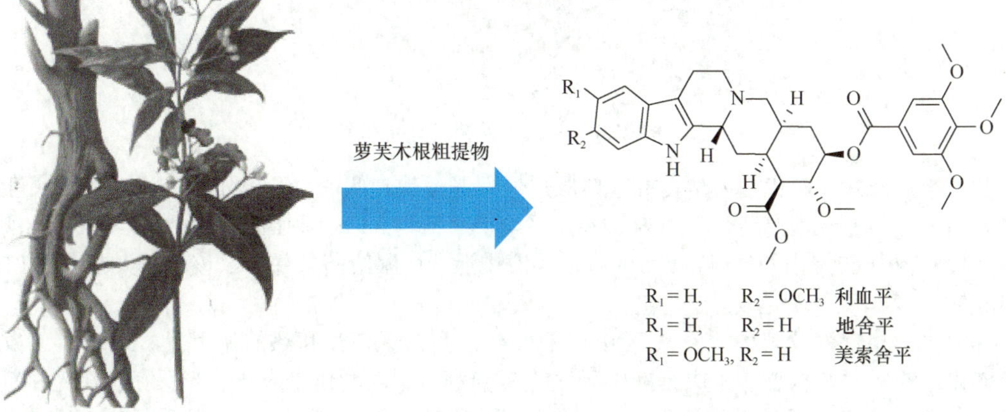

萝芙木（*Rauwolfia serpentina*）

图 21.2 利血平等生物碱降压药的发现

利血平（Reserpine）

化学名：18*β*-(3,4,5-三甲氧基苯甲酰基)-11,17*α*-二甲氧基-3*β*, 20*α*-育亨烷-16*β*-甲酸甲酯

18*β*-(3,4,5-trimethoxybenzoyl)-11,17*α*-dimethoxy-3*β*, 20*α*- yuhenane-16*β*- methyl formate

分子式：$C_{33}H_{40}N_2O_9$

分子量：608.69

熔点：264～265℃

水溶性：几乎不溶于水

pK_a=6.60

lg P=3.20

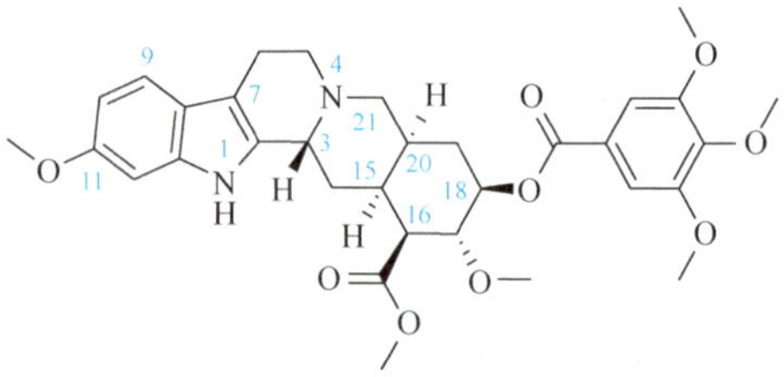

利血平，又名利舍平、蛇根碱（serpentine），无色棱状晶体，属于吲哚类生物碱，主要用于早期轻、中度高血压，降压作用缓慢持久。由于具有镇静作用，因此也可用于精神紧张的高血压患者。

从作用机制而言（图 21.3），利血平及其类似物属于囊泡单胺转运蛋白 2（vesicular monoamine transporter 2，VMAT2）抑制剂。利血平通过与 VMAT2 结合，影响囊泡对神经递质（如去甲肾上腺素、DA、5-HT 等）的摄取，致使神经递质被 MAO 降解，耗尽储存，从而使神经递质信号转导受阻，表现为血管舒张、血压下降、心率减慢。此外，利血平可以进入脑内，耗竭中枢儿茶酚胺储存。因此，利血平也具有中枢神经镇静和抑制作用。

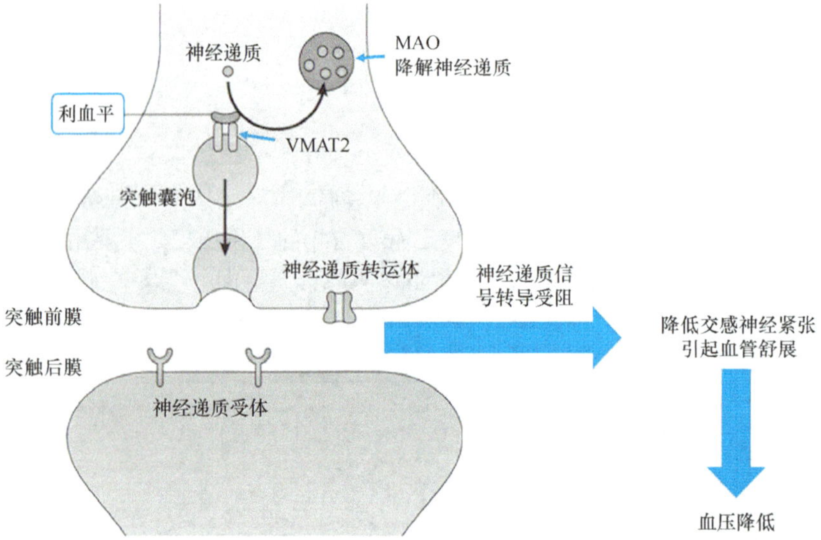

图 21.3 利血平的降压作用机制

利血平的药效和药代动力学良好，口服后经胃肠道快速吸收，1～2 h 达血药峰浓度；生物利用度为 50%；与血浆蛋白结合率约为 62%；平均半衰期为 33 h。利血平体内主要经血浆酯酶和肝代谢，代谢物中 62% 由粪便排出，8% 通过尿液排泄。口服给药条件下，该药在大鼠中的 LD_{50} 为 420 mg/kg。

利血平的稳定性及其构效关系表明（图 21.4）：利血平在光和热的作用下，3*β*-H 容易发生差向异构化，转变为 *S*-构型，生成无降压活性的 3-异利血平。利血平应该避光保存，在光和氧的作用下，发生 C 环和 D 环的芳构化失活。首先生成黄色 3,4-二去氢利血平，随后氧化生成具有蓝色荧光的 3,4,5,6-四去氢利血平，再进一步氧化生成无荧光的聚合物。C16，C18 的酯基对于降压活性也至关重要。利血平在碱性条件下水解生成利血平酸，其活性大大降低。

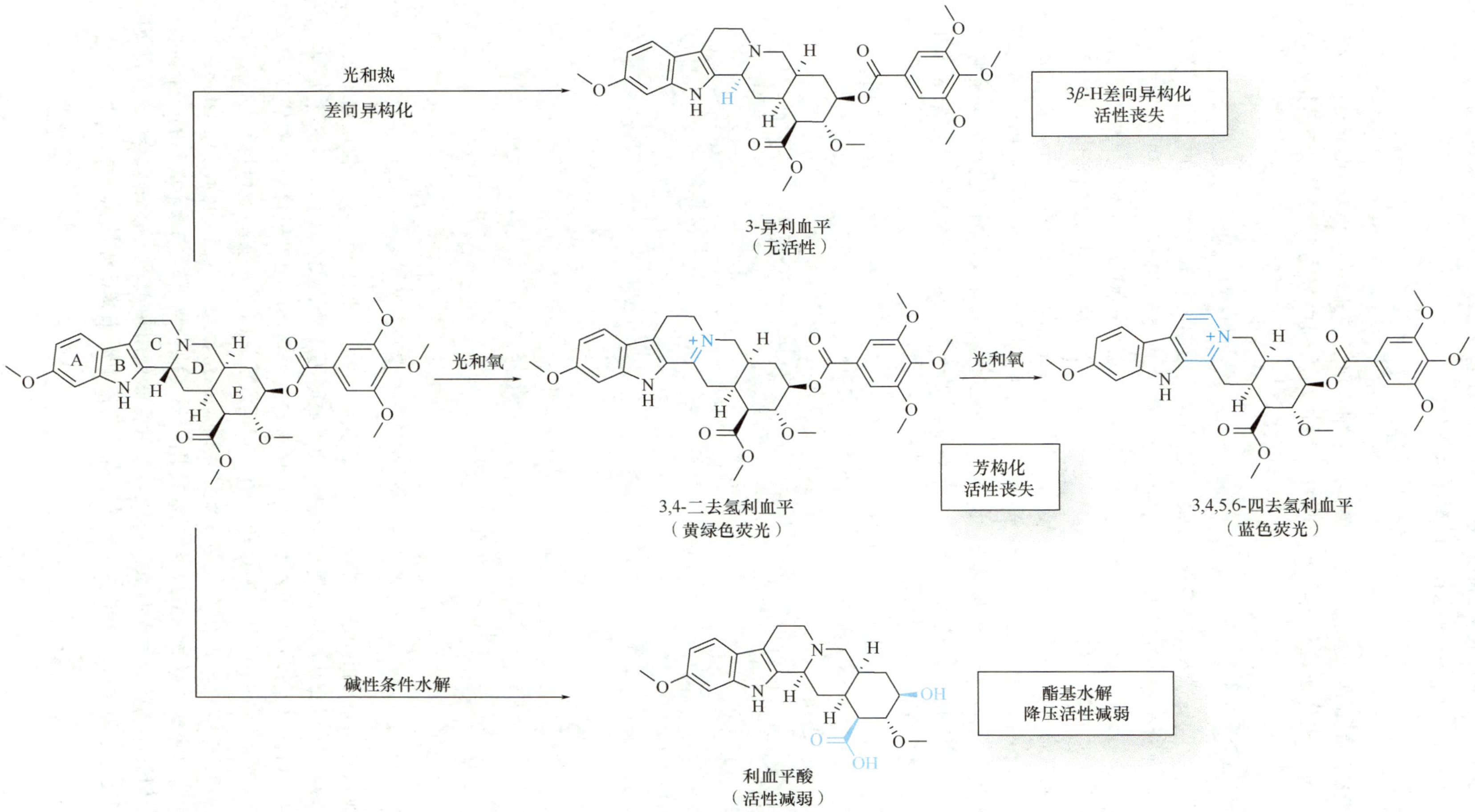

图 21.4　利血平的稳定性及其构效关系

尽管利血平的化学合成早已有报道，但其主要来源仍以天然产物提取为主。随着抗高血压药的不断上新，目前利血平的临床使用已经越来越少。

二、血管扩张药物

血管扩张是抗高血压药的一个重要作用机制。血管扩张药物（vasodilators），顾名思义，是通过扩张血管起到降血压作用。此类药物按照作用机制可分为 K^+通道开放剂和 NO 供体药物两大类。

（一）钾通道开放剂

K^+通道开放剂通过激活 ATP 酶敏感 K^+通道，使细胞膜极化加强，引起 K^+外流，Ca^{2+}内流，从而起到松弛血管平滑肌的作用。早期应用较多的是一类苯并哒嗪类 K^+通道开放剂（图 21.5）。肼屈嗪（hydralazine）是苯并哒嗪类药物的代表，最初是作为抗疟疾药物开发的，后续临床试验发现其具有降血压效果。1952 年，肼屈嗪获批用于高血压治疗。肼屈嗪降压强度中等，其结构优化后分别得到双肼屈嗪（dihydralazine）、托屈嗪（todralazine）和布屈嗪（budralazine）。双肼屈嗪作用缓慢且持久，适用于肾功能不全的高血压患者。托屈嗪是采用前药形式开发的，副作用较少，但单独使用效果不佳，常与氢氯噻嗪（hydrochlorothiazide）等联用增加药效。布屈嗪是肼屈嗪的腙衍生物，通过甲基丙烯甲酮成腙而成。布屈嗪降血压效果呈剂量依赖性，与肼屈嗪相比，布屈嗪药效持久，对心脏刺激较少。

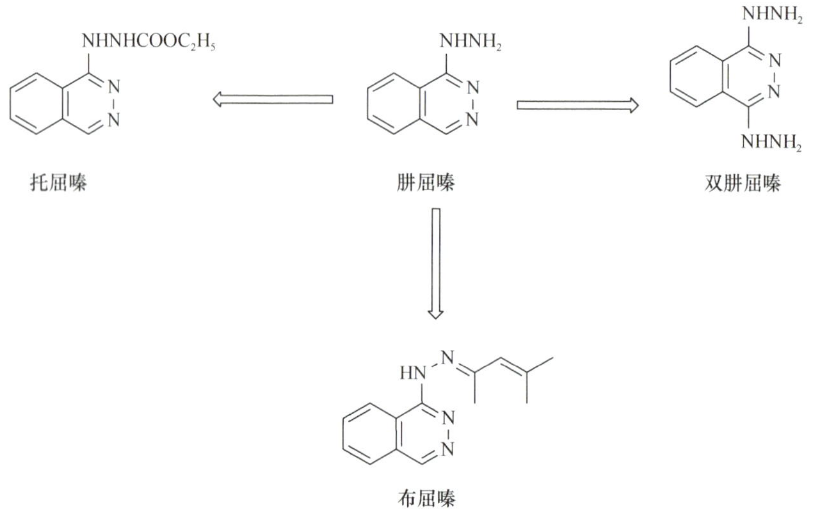

图 21.5　苯并哒嗪类 K^+通道开放剂

米诺地尔（minoxidil）是一种哌嘧啶二胺氮氧化物（图 21.6），又名长压定。米诺地尔属于 K^+通道开放剂，可以直接松弛血管平滑肌，使外周阻力下降，血压下降。该药主要用于治疗严重和顽固性高血压。米诺地尔本身不具备降压活性，在肝脏经 SULT 磺化后，生成有活性的米诺地尔硫酸酯（M1），故属于前药。米诺地尔的半衰期为 3～4 h，但其药效可持续 24 h，主要归结于其活性硫酸酯。米诺地尔的药物代谢主要通过葡糖醛酸转移酶（glucuronyl transferase）作用，生成无活性的葡糖醛酸代谢物（M2）经尿液排出。与其他药物不同，米诺地尔的一个显著的副作用是多毛症，但其作用机制尚不明确，可能与血管舒张作用相关，使得头皮和毛囊获得更多的养分和氧，从而促进毛囊生长。米诺地尔已被批准局部外用于雄激素源性脱发症。

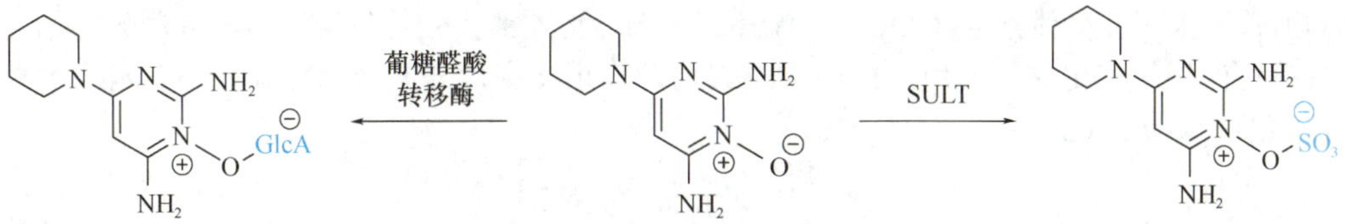

M2（无活性）　　米诺地尔（无活性）　　M1（有活性）

图 21.6　米诺地尔的体内代谢

（二）一氧化氮供体药物

NO 作为体内重要的信号分子，参与循环系统的稳态平衡。NO 通过活化血管平滑肌细胞上的鸟苷酸环化酶（guanylate cyclase），使鸟苷三磷酸（GTP）转化为环磷酸鸟苷（cyclic guanosine monophosphate，cGMP），从而激活内皮依赖性血管舒张作用，调节血管张力。因为发现 NO 作为信号分子在心血管系统中的作用，科学家弗奇哥特（Furchgott）、伊格纳罗（Ignarro）和穆拉德（Murad）被授予 1998 年诺贝尔生理学或医学奖。

硝普钠（sodium nitroprusside）是代表性的 NO 供体药物，于 1974 年获美国 FDA 批准上市，主要用于高血压危象和急性心力衰竭（AHF）。临床上硝普钠通过静脉注射给药，随后在体内与血红蛋白作用代谢生成活性 NO，并伴有氰化物的形成。氰化物在肝脏中硫氰酸酶的作用下生成硫氰酸盐随尿液排出体外。

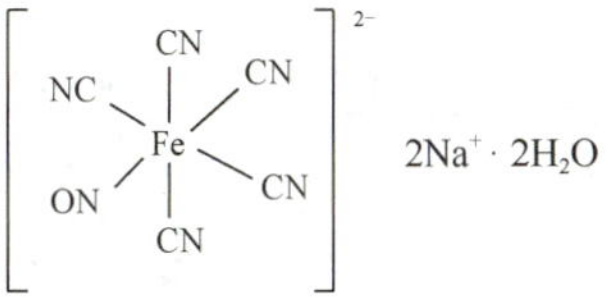

第二节　肾素-血管紧张素-醛固酮系统药物

RAAS 是人体内的激素系统，在调节血压、电解质平衡和外周血管阻力方面起着关键作用。RAAS 是由一系列重要的底物蛋白、酶和受体蛋白组成，包括血管紧张素原（angiotensinogen）、血管紧张素Ⅰ（angiotensin Ⅰ，Ang Ⅰ）和 Ang Ⅱ；肾素蛋白酶、ACE；Ang Ⅱ受体等。RAAS 的生理学功能发挥依赖于一系列酶的级联反应（图 21.7）。

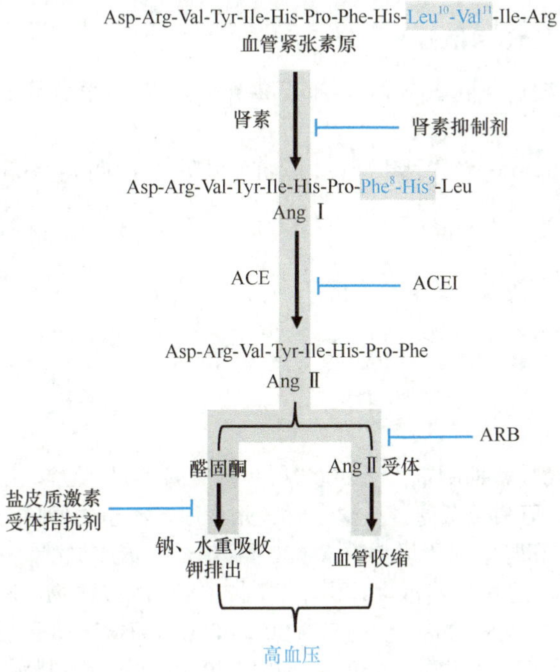

图 21.7　RAAS 引起高血压的机制

ARB. angiotensin Ⅱ receptor blocker，血管紧张素Ⅱ受体拮抗剂

肾血流量的减少，会促进肾素释放到血液中。肾素作为一种天冬氨酸蛋白酶，可以特异性地切断血管紧张素原结构中 Leu^{10}-Val^{11} 肽键，生成十肽化合物 Ang Ⅰ。然后，Ang Ⅰ在肺中 ACE 的催化下，C 端的 Phe^8-His^9 肽键断裂生成活性 Ang Ⅱ。Ang Ⅱ是一种八肽活性物质，可刺激肾上腺皮质分泌醛固酮，促进肾小管对钠、水的重吸收和钾的排放。同时，Ang Ⅱ与其受体结合后，引起级联反应，从而使血管收缩，血压上升。因此，Ang Ⅱ的过度激活会导致高血压的发生。正常生理条件下，Ang Ⅱ在氨肽酶（aminopeptidase）、羧肽酶（carboxypeptidase）等作用下，生成无活性肽段。

RAAS 在血压调控中的重要作用，使其成为抗高血压药研发的一个重要靶向通路。靶向阻断 RAAS 通路，可通过抑制 Ang Ⅱ的合成（肾素抑制剂或 ACEI），或可以通过抑制其与血管紧张素Ⅱ受体结合（ARB）。此外，靶向盐皮质激素受体可抑制其与醛固酮的结合，从而促进排钠保钾，产生利尿作用。此药物及其药理作用将在后续利尿剂部分介绍。本节主要介绍肾素抑制剂、ACEI 和 ARB 三大类药物。

一、肾素抑制剂

肾素，又名血管紧张素原酶（angiotensinogenase），是一种天冬氨酸蛋白酶，具有肽链内切酶活性。肾素包含 340 个氨基酸，分子质量为 37 KDa。在 RAAS 中，肾素是 RAAS 的限速酶，主要负责血管紧张素原到 Ang Ⅰ的转换。与 ACEI 和 ARB 不同，肾素抑制剂可以从源头上减少 Ang Ⅱ的生成，不会造成 Ang Ⅰ和 Ang Ⅱ的堆积。因此，肾素抑制剂理论上更高效、更耐受和更安全。

肾素抑制剂的开发始于 19 世纪 80 年代，通过模拟血管紧张素原与肾素的酶反应过渡态，开发了一系列多肽类结构，如 H-142。H-142 是一个十肽分子（H-Pro-His-Pro-Phe-His-Leu-Val-Ile-His-Lys-OH）。体外活性研究表明，H-142 可与血管紧张素原竞争性地结合肾素（IC_{50}=10 nmol/L）。尽管 H-142 具有很高的亲和性，但其多肽结构特性使得成药困难，随后通过引入其他有机基团，减少多肽性质，开发出了拟肽类的肾素抑制剂，如依那吉仑（enalkiren）和瑞米吉仑（remikiren）。

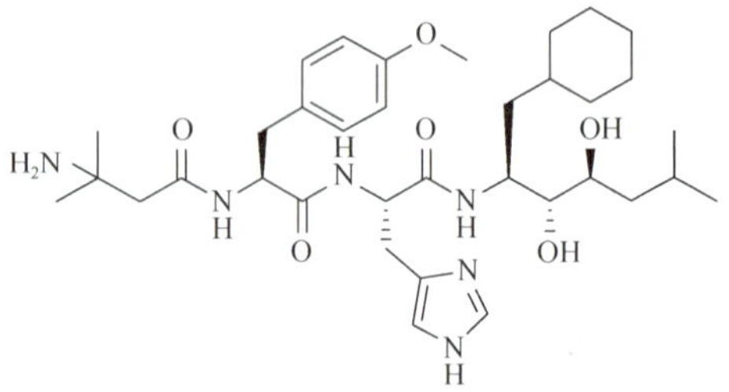

依那吉仑

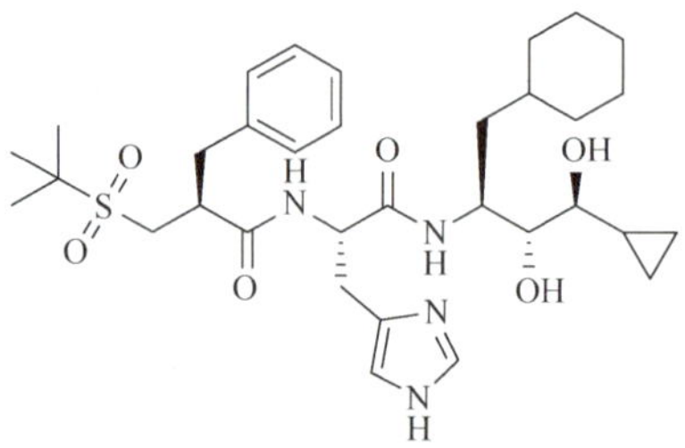

瑞米吉仑

依那吉仑和瑞米吉仑均是二肽化合物，可竞争性地抑制血管紧张素原与肾素的结合，从而阻断 Ang Ⅰ的生成。然而，由于肽类性质，依那吉仑和瑞米吉仑口服不易吸收，只能通过静脉注射给药，限制了其临床应用。

阿利吉仑（Aliskiren）

化学名：(2*S*,4*S*,5*S*,7*S*)-5-氨基-*N*-(2-氨基甲酰基-2-甲基丙基)-4-羟基-2-异丙基-7-[4-甲氧基-3-(3-甲氧基丙氧基) 苄基]-8-甲基壬酰胺

(2*S*,4*S*,5*S*,7*S*)-5-amino-*N*-(2-carbamoyl-2-methylpropy)-4-hydroxy-2-isopropyl-7-[4-methoxy-3-(3-methoxypropoxy)benzyl]-8-methylnonanamide

分子式：$C_{30}H_{53}N_3O_6$

分子量：551.76

熔点：>95℃

水溶性：极易溶于水

pK_a=9.49

lg *P*=2.45

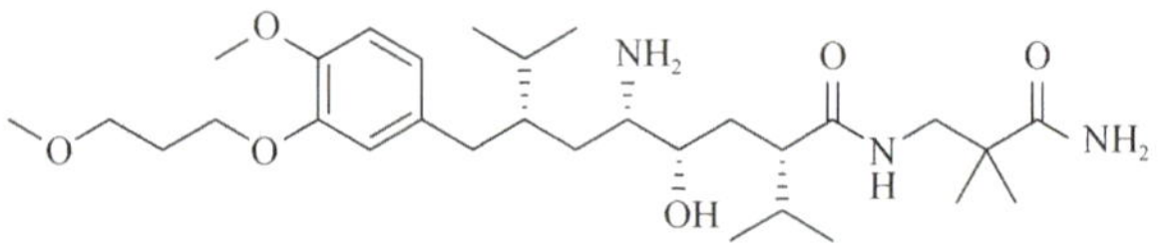

阿利吉仑是口服小分子化合物，属于第二代肾素抑制剂，于 2007 年获得美国 FDA 批准，用于高血压、高血压肥胖和糖尿病高血压的治疗。阿利吉仑通过模拟血管紧张素原过渡态中间体与肾素蛋白酶的结合，其结构中的羟基与氨基分别和肾素催化位点的 Asp32 和 Asp215 形成氢键。

阿利吉仑主要在胃肠道吸收，给药 1～3 h 后达血药峰浓度；由于阿利吉仑为 P-gp 底物，因此其生物利用度仅为 2%～2.5%；与血浆蛋白结合率为 50%；半衰期为 30～40 h；给药 7～8 天后达到稳态血药浓度。阿利吉仑主要通过肝胆途径代谢，代谢物 80% 由粪便排出，0.6% 通过尿液排泄；肾脏清除率为 1280±500 mL/h。口服给药条件下，该药在大鼠中的 LD_{50} 大于 2000 mg/kg。

阿利吉仑的体内代谢如图 21.8 所示，在血浆中 80% 以原药形式存在，其余 1%～3% 的阿利吉仑在血浆中代谢为去甲基（M3）和羧酸衍生物（M4）。

二、血管紧张素转化酶抑制剂

ACE 是一种锌金属蛋白酶，含有 N 端和 C 端两个序列高度相似的活性功能区域，但其功能各异。N 端多是在造血干细胞的分化和增殖中起作用，而 C 端主要参与血压调控。虽然 ACEI 可以结合 N 端和 C 端，但对后者表现出更高的亲和力。ACEI 竞争性地与 ACE 的锌离子活性位点结合，从而阻止 Ang Ⅰ与 ACE 结合，阻断 Ang Ⅱ的生成，进而发挥降血压作用。所有的 ACEI 均表现出相似的治疗和生理作用，但其药效和药代动力学存在一些差异。

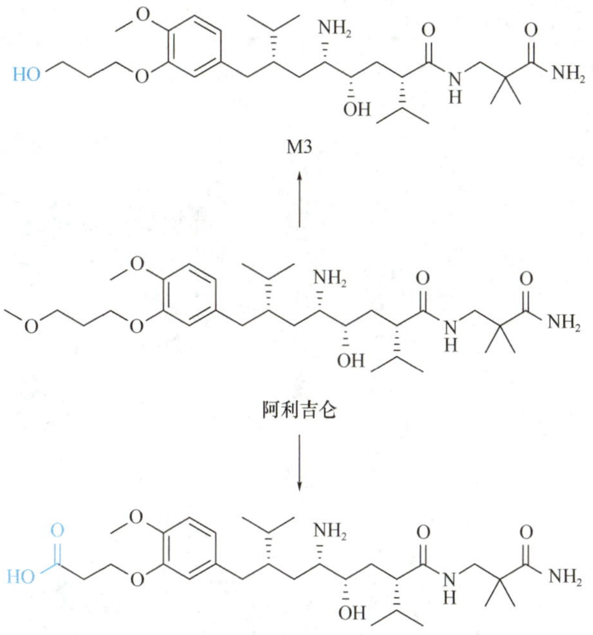

图 21.8　阿利吉仑的体内代谢途径

基于 ACEI 的化学结构，可以将此类药物分为三类，分别为含巯基的、含膦酰基和含双羧基 ACEI，其代表化合物如下图所示。

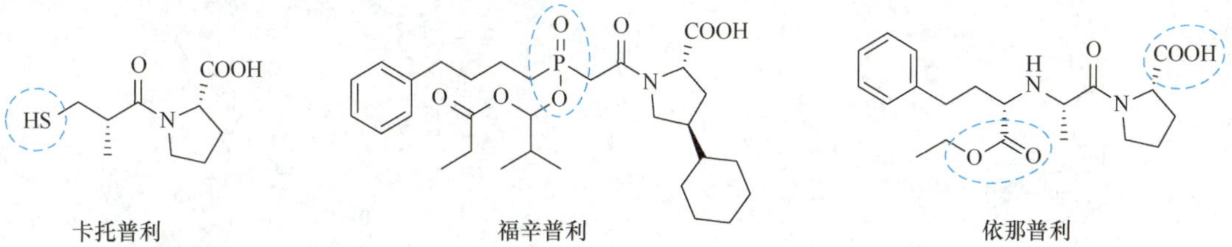

卡托普利　　福辛普利　　依那普利

（一）含巯基的血管紧张素转化酶抑制剂

卡托普利（captopril）是含巯基 ACEI 的代表药物，也是第一个上市的竞争性 ACEI，于 1981 年获得美国 FDA 批准，用于高血压、糖尿病肾病、心肌梗死后的左心室紊乱等疾病的治疗。

卡托普利的开发历程如图 21.9 所示。1933 年，巴西药理学家席尔瓦（Silva）发现巴西蝮蛇咬伤的患者出现低血压症状。随后在 1948 年，席尔瓦从蛇毒中提取出一种九肽化合物，并将其命名为缓激肽（bradykinin）。缓激肽可引起血管舒张，降低血压，但在人体内的半衰期极短。1965 年，席尔瓦的学生费雷拉（Ferreira）从蛇毒中分离出一类多肽，可增强缓激肽的作用，后将其命名为缓激肽增强因子（bradykinin potentiating factor，BPF）。后续研究表明，BPF 也可抑制 Ang Ⅰ转化为 Ang Ⅱ。这一发现为抗高血压药的开发提供了全新的思路。

1971 年，生物化学家库什曼（Cushman）和肽类化学家奥特梯（Ondetti）从最初的 BPF 中分离出一种九肽——替普罗肽（teprotide）。替普罗肽可很好地抑制 ACE 的活性（K_i=0.1 μmol/L），具有较强的降血压作用。如图 21.9 所示，替普罗肽结构中含有 4 个脯氨酸和 1 个末端焦谷氨酸，使得其结构稳定，不易水解，但由于多肽化合物的口服活性差，仅能通过注射给药，没有表现出太大的临床价值。

为了开发出可口服的降压药，库什曼和奥特梯借鉴了羧肽酶 A（carboxypeptidase A）抑制剂的研究策略。羧肽酶 A 也是一种锌金属蛋白水解酶，具有和 ACE 类似的生化机制。羧肽酶 A 与其底物和抑制剂 *L*-苄基琥珀酸的结合模式如图 21.10 所示：*L*-苄基琥珀酸负电荷羧基与羧肽酶 A

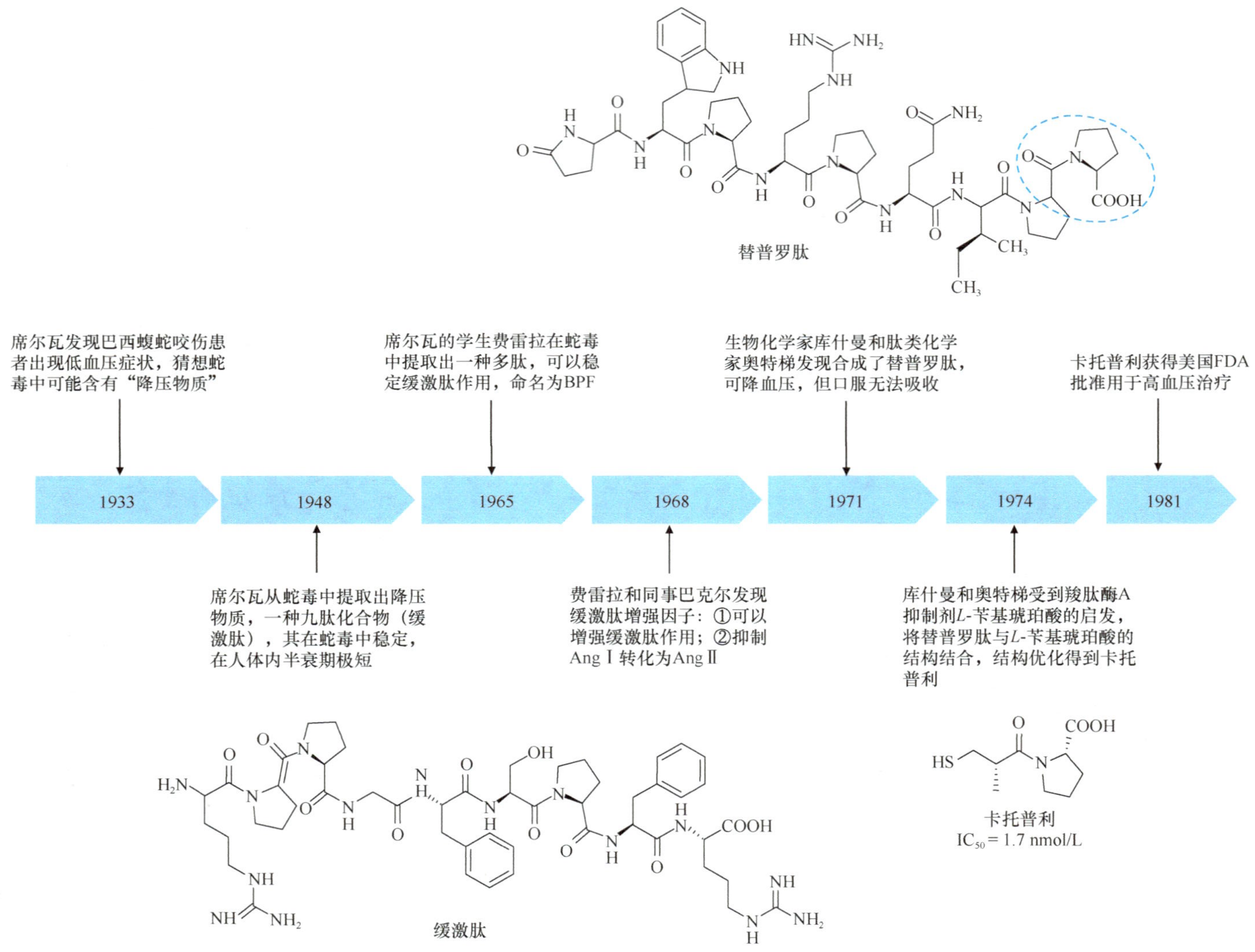

图 21.9　卡托普利开发的里程碑事件

上的带正电荷的 Arg145 氨基相互作用；*L*-苄基琥珀酸的苄基埋入羧肽酶 A 的疏水口袋；另一个负电荷羧基与羧肽酶 A 活性位点的锌离子相互作用。

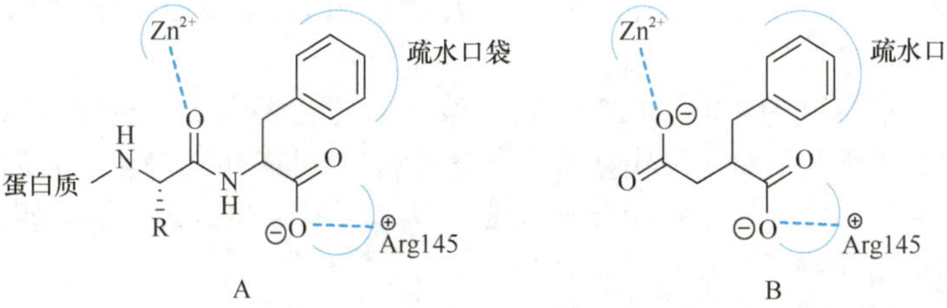

图 21.10　羧肽酶 A 与底物和 *L*-苄基琥珀酸相互作用

A. 羧肽酶 A 与底物蛋白的结合模式；B. 羧肽酶 A 与 *L*-苄基琥珀酸的结合模式

基于以上分析，库什曼和奥特梯提出了“基于结构的药物设计”理念，并用于替普罗肽的结构简化（图 21.11）。由于末端脯氨酸在 ACE 的抑制中具有重要作用，他们设计合成了一系列具有琥珀酰胺的脯氨酸衍生物，其中琥珀酰-*L*-脯氨酸对 ACE 的 IC_{50} 仅为 300 μmol/L。为了使琥珀酰-*L*-脯氨酸更具有肽类的类似结构，在其 2-位引入了手性甲基侧链，得到 *D*-甲基琥珀酰-*L*-脯氨酸，其活性与替普罗肽相当。随后的结构优化发现，当引入的基团对锌离子具有更强的亲和力时，活性大大提高。经过一系列结构优化，最终得到含有巯基的化合物卡托普利。卡托普利对 ACE 的 IC_{50} 为 1.7 nmol/L，具有很好的血管舒张和降压作用。

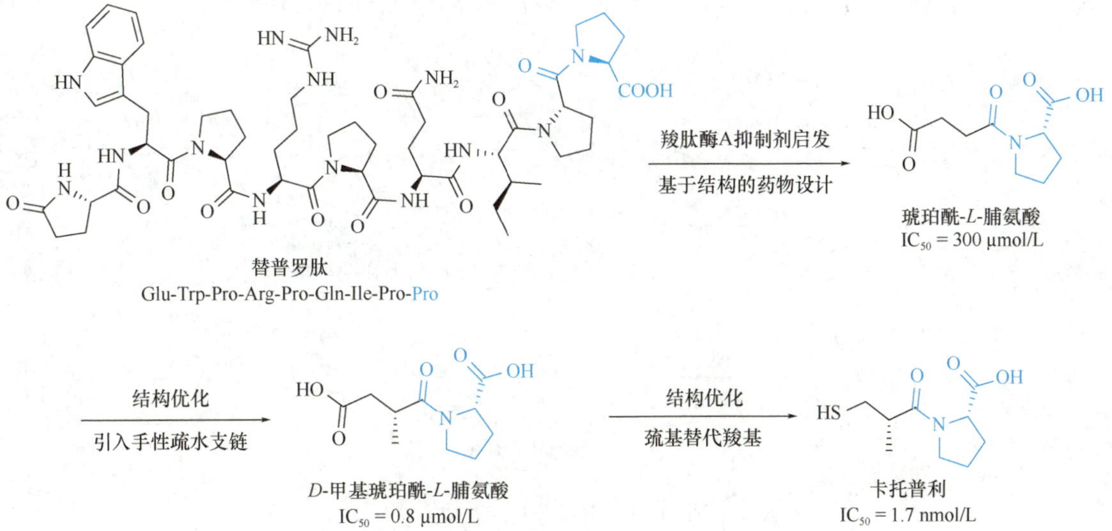

图 21.11　从替普罗肽到卡托普利——基于结构的药物设计

卡托普利（Captopril）

化学名：1-[(2*S*)-2-甲基-3-巯基-1-氧代丙基]-*L*-脯氨酸

1-[(2*S*)-3-Mercapto-2-methylpropionyl]-*L*-proline

分子式：$C_9H_{15}NO_3S$

分子量：217.29

熔点：104～110℃

水溶性：可溶于水

pK_a=3.70；9.80

lg *P*=0.34

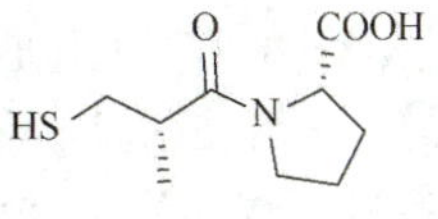

卡托普利，又名巯甲丙脯酸，是第一个上市的 ACEI。卡托普利与 ACE 的亲和力是 Ang Ⅰ 的

30 000 倍，可与 Ang Ⅰ竞争性结合 ACE，抑制 Ang Ⅱ的生成，从而起到舒张血管，抑制醛固酮分泌，最终降低血压。卡托普利于 1981 年在美国获批上市，用于高血压、心力衰竭和糖尿病肾病等的治疗。由于存在巯基，卡托普利存在剂量依赖性副作用，如皮疹和味觉障碍，当剂量减少和停药后，副作用消失。

卡托普利的生物利用度为 70%～75%；与血浆蛋白结合率为 25%～30%；半衰期为 2 h。在体内 40%～50% 的卡托普利以原药形式排泄。卡托普利在大鼠中的 LD_{50} 为 3154 mg/kg。

卡托普利含有巯基，易被氧化，经肝脏代谢，以二硫聚合物形式排泄，如二硫聚合物（M5）和卡托普利-半胱氨酸硫化物（M6）（图 21.12）。

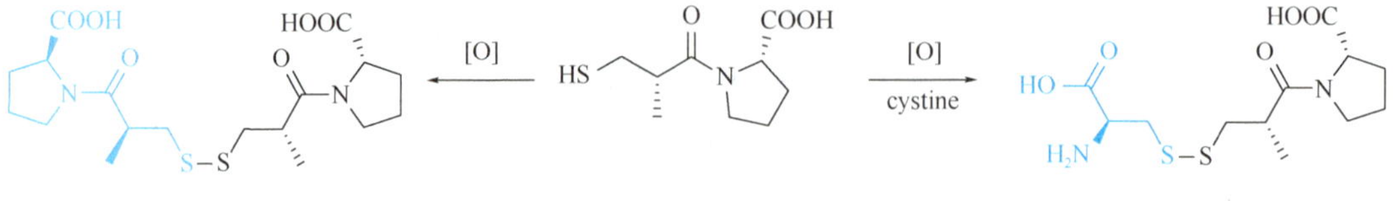

图 21.12 卡托普利的体内代谢途径

卡托普利的经典合成方法如图 21.13 所示：以硫代乙酸（Ⅰ-1）为原料，经过与 2-甲基丙烯酸加成和二氯亚砜反应生成外消旋酰氯中间体（Ⅰ-2），随后与 *L*-脯氨酸反应得到 (*R*, *S*)-和 (*S*, *S*)-构型的非对映异构体混合物（Ⅰ-3）。经与二环己基胺成盐后，在硫酸氢钾溶液中手性拆分得到 (*S*, *S*)-乙酰卡托普利（Ⅰ-4）。最后，碱性条件下水解制得具有活性的 (*S*, *S*)-卡托普利。

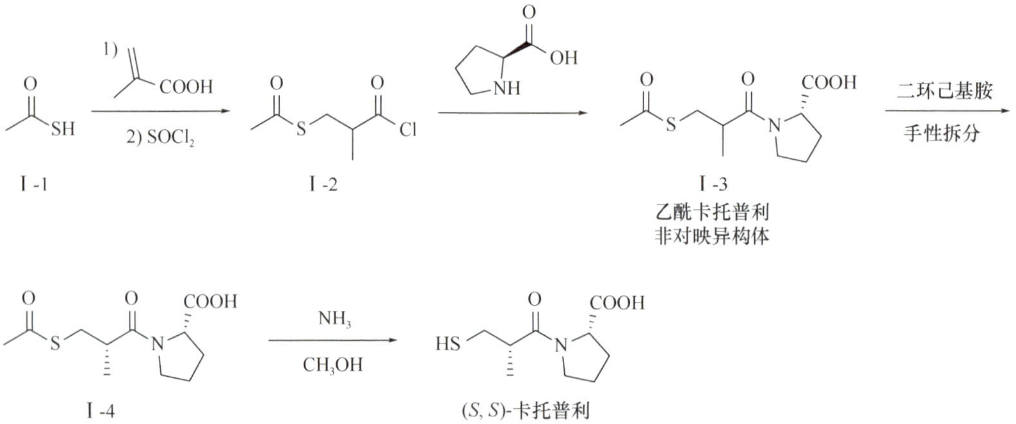

图 21.13 卡托普利的合成方法

（二）含膦酰基的血管紧张素转化酶抑制剂

除了巯基，次膦酸类结构也被用来作为锌离子的螯合基团以此开发了全新的 ACEI 福辛普利（fosinopril），并于 1991 年获得美国 FDA 批准，用于高血压和心力衰竭的治疗，随后在中国、欧盟等多个国家和地区获得批准上市。福辛普利采用前药形式（图 21.14），酰氧基烷基可以大大提高福辛普利的脂溶性和生物利用度。福辛普利在体内经肠壁和肝的酯酶水解生成具有活性的福辛普利拉（fosinoprilat）。

福辛普利拉与 ACE 的结合方式与卡托普利类似（图 21.15），膦酰基作为螯合基团与锌离子结合。此外，福辛普利结构中 4-环己烷基和苯基侧链可更好地与 ACE 发生疏水相互作用。

卡托普利在体内主要经肝脏代谢排泄。与卡托普利不同，福辛普利在体内可经肝或肾双通道代谢排泄，因此，适用于肝或肾功能不全患者的高血压治疗。

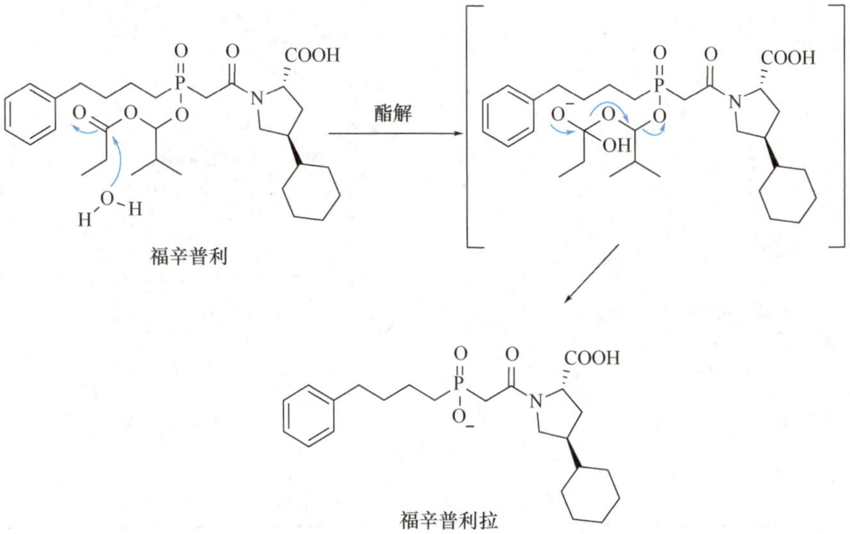

图 21.14 福辛普利的体内前药转化

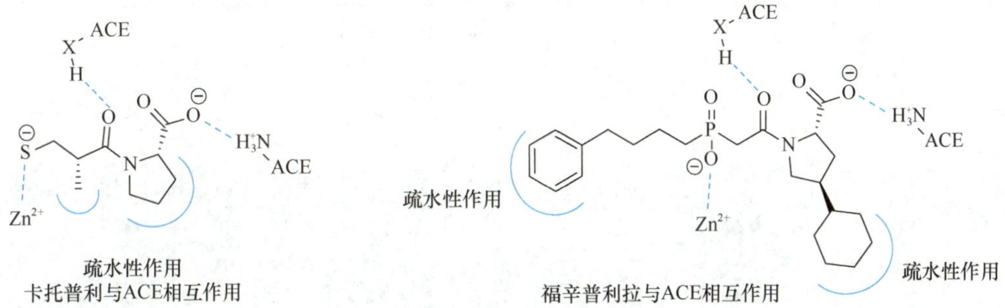

图 21.15 卡托普利和福辛普利拉与 ACE 结合的相互作用

（三）含双羧基的血管紧张素转化酶抑制剂

如前所述，卡托普利所表现的皮疹和味觉障碍副作用归结于药物中的巯基。为了解决这一问题，研究人员开发了一系列具有双羧酸结构的 ACEI。此类药物典型的结构特征是以羧基作为锌离子的螯合基团（图 21.16）。与卡托普利类似，左端为脯氨酸类似物，其羧基与 ACE 发生静电作用，R_1、R_2 和 R_3 与 ACE 发生疏水相互作用，右端羧基与卡托普利中的巯基作用类似，作为锌离子的螯合基团。

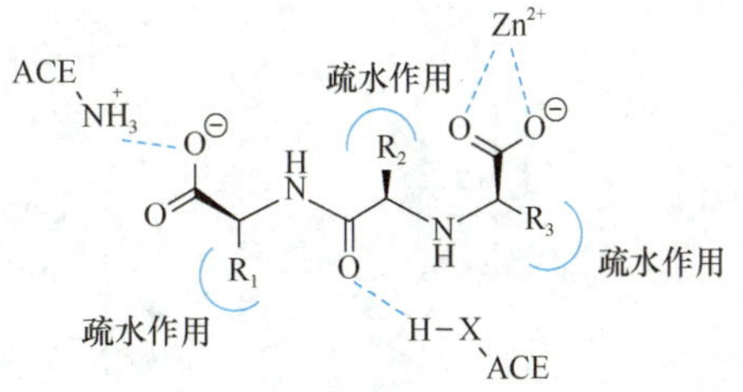

图 21.16 双羧酸 ACEI 的典型结构和与 ACE 的相互作用

依那普利拉（enalaprilat）是第一个上市的双羧酸 ACEI。以 *D*-甲基琥珀酰-*L*-脯氨酸为苗头化合物，经过结构优化而来（图 21.17）。依那普利拉对 ACE 抑制的 IC_{50} 为 1.9 nmol/L，在体内具有良好的活性，但由于结构中的双羧基和仲胺基团，使得其亲脂性和口服利用度较低。后续通过前药策略设计了依那普利（enalapril），酯基的保护可以大大提高药物的口服利用度。依那普利于 1985 年首次获美国 FDA 批准，用于原发性高血压的治疗。

基于依那普利的结构，目前临床上已经开发了数十种双羧基 ACEI，具体如表 21.1 所示。与依拉普利结构类似，包含三个结构特征：脯氨酸类似物、疏水侧链和羧基乙酯。除赖诺普利（lisinopril）和咪达普利（imidapril），其他药物结构中采用较大的二环或螺环替代了脯氨酸的吡咯啉环，更好地占据了 ACE 的疏水性口袋。

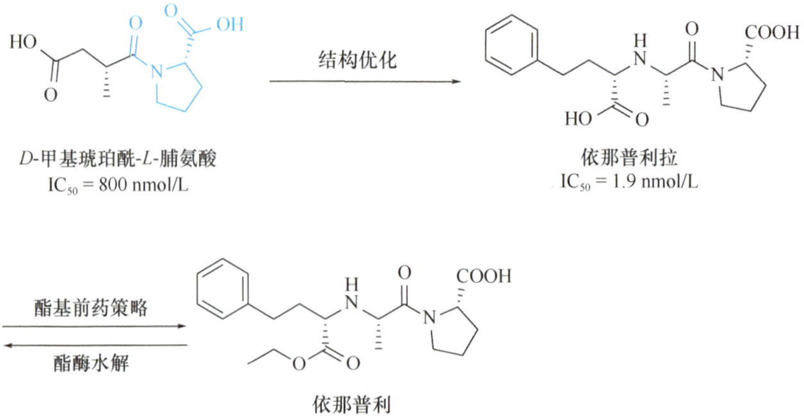

图 21.17　依那普利的发现

表 21.1　已获批上市的双羧基 ACEI 抗高血压药

药物名称	药物结构	首次获批年份	获批国家或地区
依那普利（Enalapril）	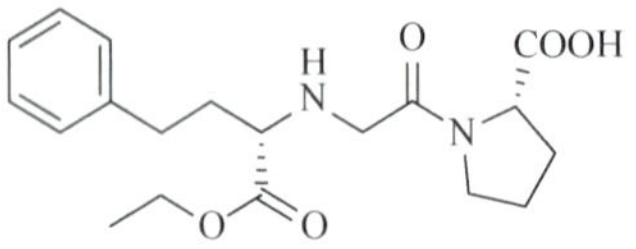	1985	美国、日本、中国
赖诺普利（Lisinopril）	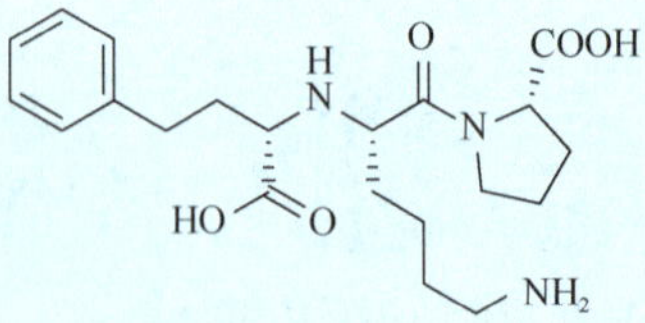	1987	美国、英国、欧盟、日本、中国、墨西哥、巴西
雷米普利（Ramipril）	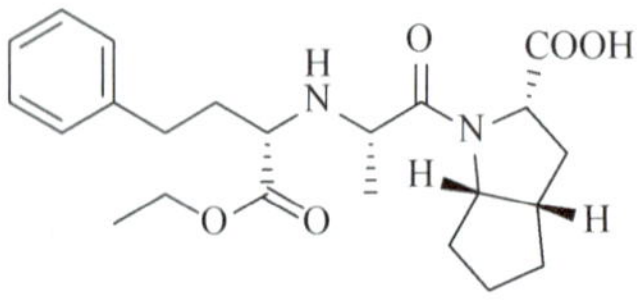	1991	美国、中国
群多普利（Trandolapril）	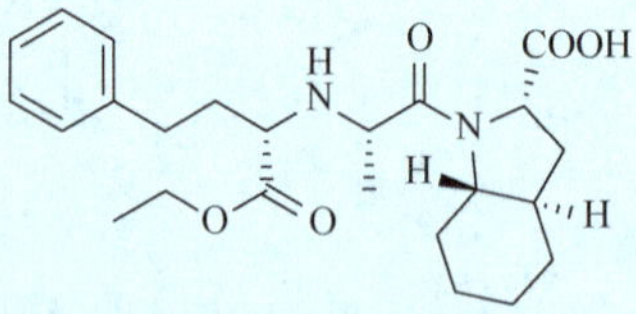	1992	美国、欧盟、英国、日本、加拿大、俄罗斯、澳大利亚、新西兰、墨西哥、阿根廷、巴西、秘鲁、南非、沙特阿拉伯、黎巴嫩
培哚普利（Perindopril）	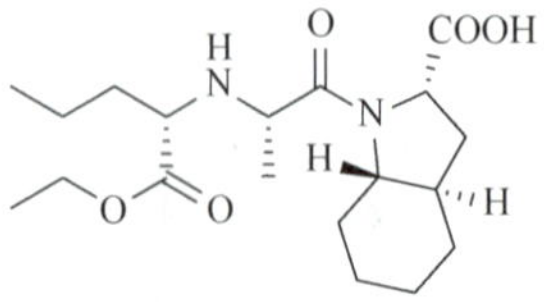	1988	法国、美国、加拿大、中国、葡萄牙、丹麦、匈牙利、巴西
喹那普利（Quinapril）	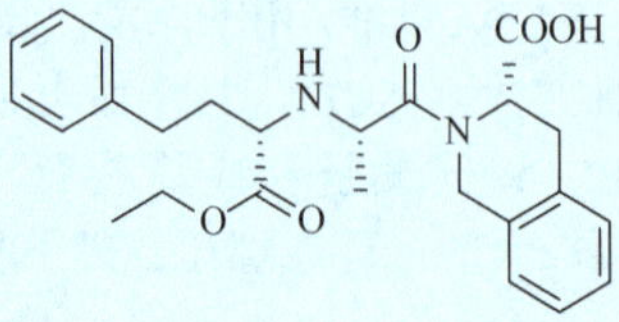	1991	美国、日本

续表

药物名称	药物结构	首次获批年份	获批国家或地区
莫昔普利（Moexipril）	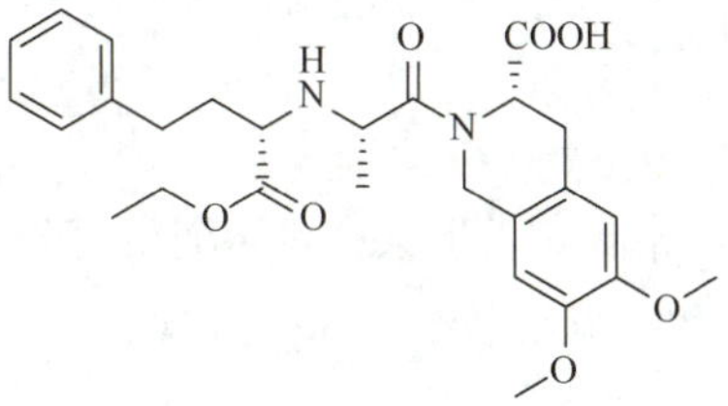	1995	美国、中国、欧盟、俄罗斯、黎巴嫩、秘鲁、菲律宾、以色列、马来西亚
西拉普利（Cilazapril）	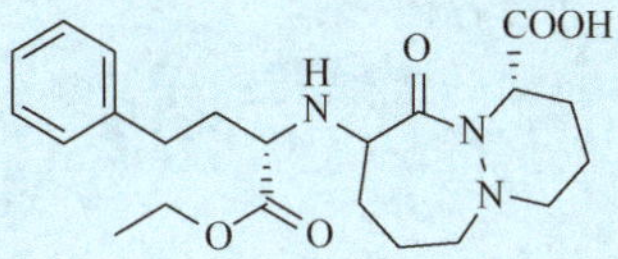	1990	日本
贝那普利（Benazepril）	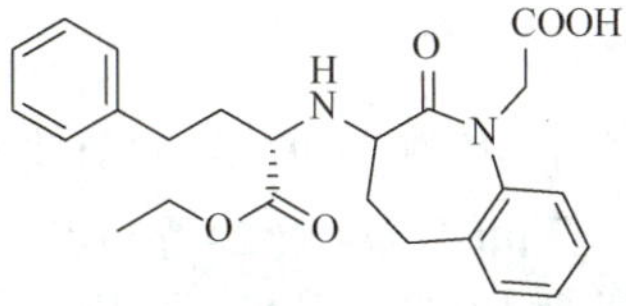	1989	美国、中国、欧盟、日本、巴西、以色列、加拿大
地那普利（Delapril）	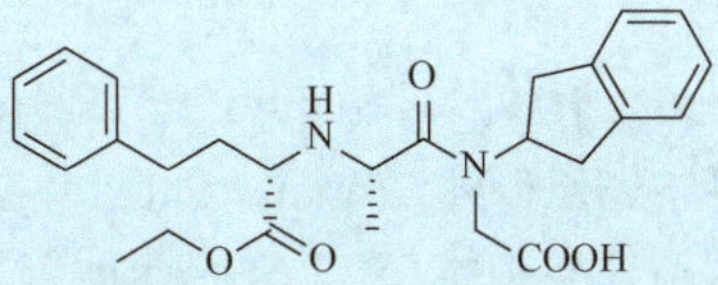	1995	美国、英国、中国、日本、韩国、菲律宾、印度尼西亚、意大利、西班牙、奥地利、希腊
咪达普利（Imidapril）	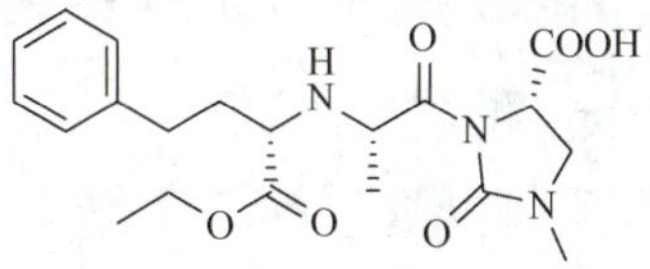	1993	日本、韩国、菲律宾、巴基斯坦、印度尼西亚、越南、希腊、奥地利、英国、新加坡、中国、法国、德国、意大利、泰国、阿根廷
螺普利（Spirapril）	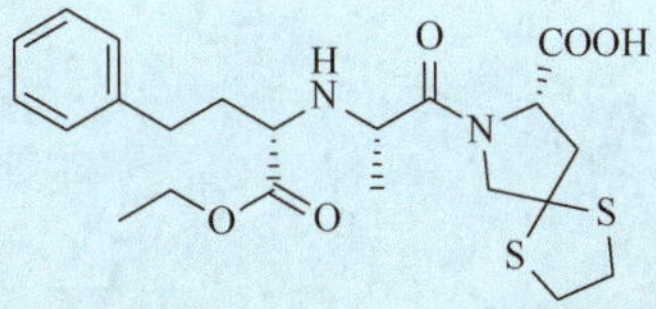	1994	美国、英国、欧盟

赖诺普利的结构较为特殊，其中以碱性赖氨酸基团替代了常用的丙氨酸甲基残基。此外，赖诺普利并未采用酯化前药策略，而是与依那普利拉类似，采用了未保护的羧基。因此，其生物利用度（25%）不及依那普利（40%），但却优于依拉普利拉（3%）。咪达普利于 1993 年首次在日本批准上市，目前已在亚洲、欧美等多个国家地区获批，用于治疗高血压。结构上，与传统的脯氨酸吡咯啉环不同，咪达普利中采用了咪唑啉酮环结构。临床试验中表明，咪达普利的药效和安全性优于依那普利。

尽管 ACEI 临床表现出很好的降血压效果，但长期服用也会产生一些副作用，如低血压、高血钾、干咳等。

马来酸依那普利（Enalapril Maleate）

化学名：*N*-[(*S*)-1-乙氧羰基-3-苯丙基]-*L*-丙氨酰-*L*-脯氨酸顺丁烯二酸盐

N-[(*S*)-1-ethoxycarbonyl-3-phenylpropyl]-*L*-alanyl-*L*-proline maleic acid salt

分子式：$C_{24}H_{32}N_2O_9$
分子量：492.52
熔点：143～144℃
水溶性：略溶于水
pK_a=2.97，5.35
lg P=2.45

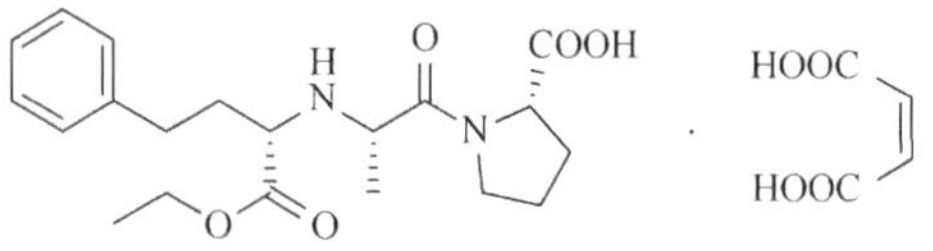

马来酸依那普利为白色结晶粉末，固体状态时非常稳定，但其在水溶液中可分解为依那普利拉和吡嗪双酮衍生物（图 21.18）。

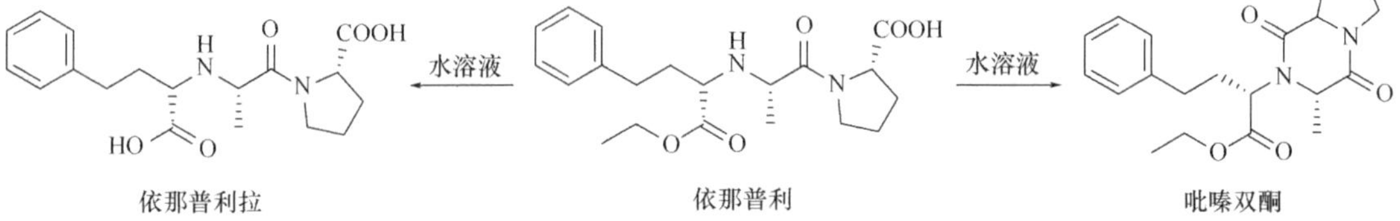

图 21.18　依那普利在水溶液中的稳定性

依那普利口服给药 1 h 后，达血药峰浓度。该药的生物利用度为 40%；与血浆蛋白结合率小于 50%；半衰期为 35～38 h；肾脏清除率为 158 mL/min±47 mL/min。依那普利主要通过肾排泄，94% 以依拉普利或依拉普利拉的形式从尿液（61%）和粪便（33%）排出。口服给药条件下，该药在雄性大鼠中的 LD_{50} 为 2973 mg/kg。

马来酸依那普利的合成如图 21.19 所示：2-氧代-4-苯丁酸乙酯（Ⅱ-1）与 *L*-丙氨酰-*L* 脯氨酸（Ⅱ-2）缩合生成席夫碱（Ⅱ-3），随后在氢化催化条件下还原得到 (*S, S, S*)- 和 (*R, S, S*)-两种构型混合物（Ⅱ-4）。最后，加入马来酸成盐，分步结晶制得活性异构体 (*S, S, S*)-马来酸依那普利。关键中间体（Ⅱ-4）也可通过 2-溴苯丁酸乙酯（Ⅱ-5）与 *L*-丙氨酰-*L* 脯氨酸（Ⅱ-2）缩合制备。

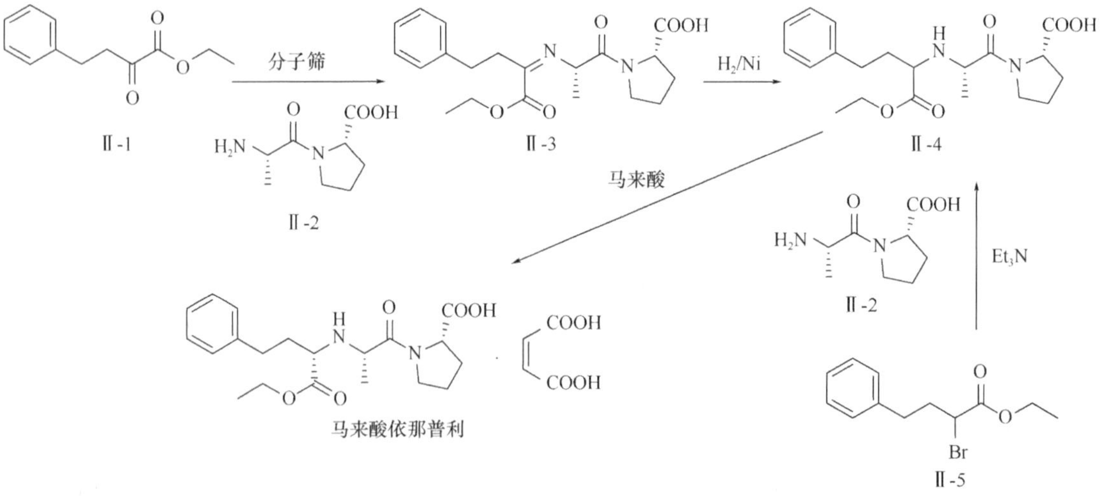

图 21.19　马来酸依那普利的合成路线

ACEI 的构效关系分析如图 21.20 所示：①右端的氨基酸以 *L*-构型的脯氨酸类似物为主，*L*-构型活性最好，*D*-构型的化合物活性几乎丧失；②较大的二环（如贝那普利中的苯并氮杂䓬环）或螺环替代脯氨酸吡咯啉环，疏水侧链 R 的引入均都可提高与 ACE 的疏水相互作用，进而使活性增强；③可以采用巯基、羧基和膦酰基基团与活性位点锌离子进行螯合。对于双羧基抑制剂而言，酯化前药的生物利用度更高，活性更好，副作用更少。

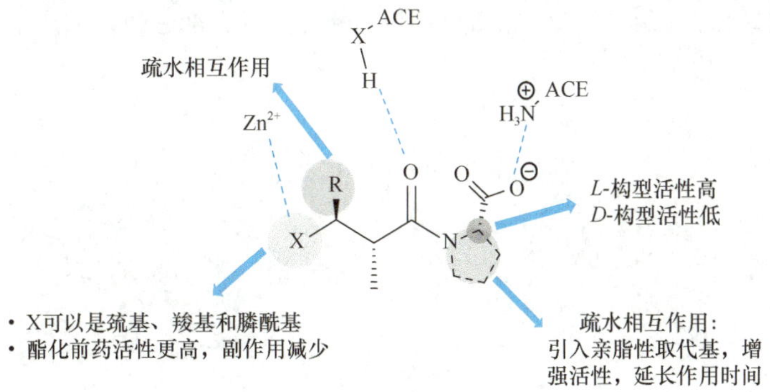

图 21.20 ACEI 的构效关系

三、血管紧张素Ⅱ受体拮抗剂

如图 21.7 所示，Ang Ⅱ及其受体是 RAAS 系统的重要组成部分，参与调控体内的血压平衡。Ang Ⅱ受体是一类 GPCR，包含 7 个跨膜结构域（图 21.21）。常见的 Ang Ⅱ受体包括 1 型受体（angiotensin type 1 receptor，AT1）、2 型受体（angiotensin type 2 receptor，AT2）、3 型受体（angiotensin type 3 receptor，AT3）和 4 型受体（angiotensin type 4 receptor，AT4）。AT1 主要分布在心脏、脑、肾上腺、肝和肾，主要功能是调控体内的血压和电解质平衡；AT2 在发育胚胎中表达量高，但是在出生后表达量维持在较低的水平，且 AT2 和 Ang Ⅱ的结合亲和力与 AT1 相当。目前对 AT1 和 AT2 的研究较多，AT3 和 AT4 的功能尚不清楚。

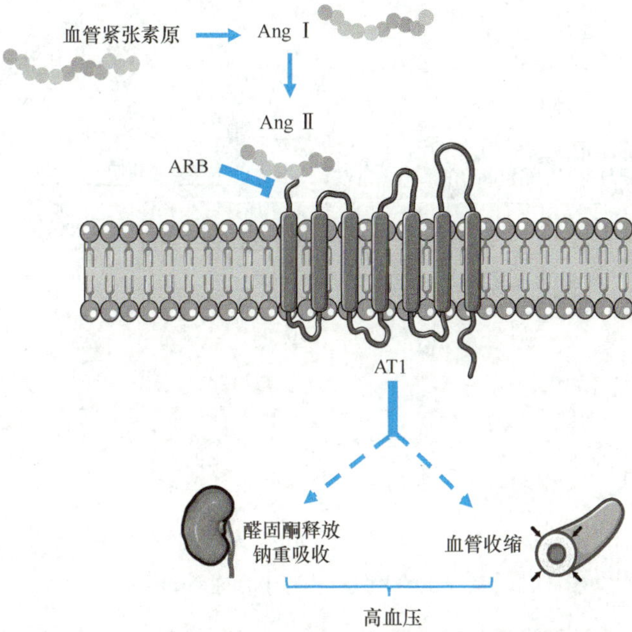

图 21.21 Ang Ⅱ受体与其拮抗剂的作用示意图

在 RAAS 系统通路中，血管紧张素原依次经肾素和 ACE 转换为 Ang Ⅱ。随后，Ang Ⅱ与细胞膜上的 AT1 结合，激活一系列下游信号通路，促进肾脏中醛固酮的释放、钠的重吸收和血管收缩，最终引起血压升高（图 21.21）。因此，阻断 Ang Ⅱ与 AT1 的结合，可以抑制下游信号通路激活，从而发挥降压作用。ARB 正是通过与 Ang Ⅱ竞争性结合 AT1，从而实现降压作用。

肌丙抗增压素（saralasin）是第一个 ARB（图 21.22）。肌丙抗增压素是从 Ang Ⅱ衍生而来的一个八肽类似物，其中 Ang Ⅱ结构中的氨基酸残基 Asp1、Ile5 和 Phe8 分别被 Sar1、Val5 和 Ala8

代替。肌丙抗增压素具有降压功能，但不能口服，药效短，具有部分激动剂作用，成药性差。因此，开发非肽类 ARB 显得尤为重要。

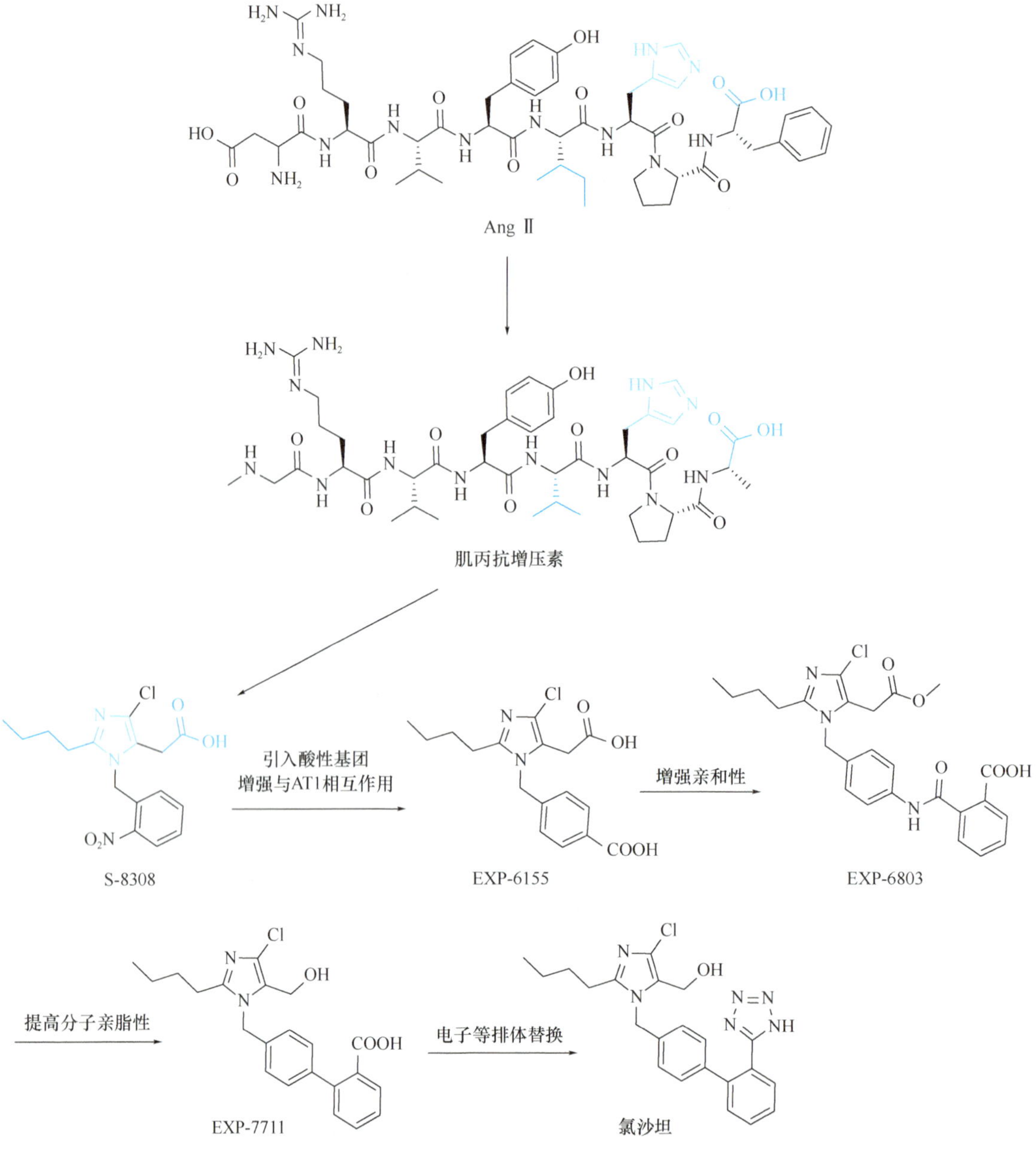

图 21.22 氯沙坦的开发——基于合理药物设计

氯沙坦是第一个获批的用于临床治疗高血压的 ARB。氯沙坦的开发是药物研发中一个经典的合理药物设计（rational drug design）案例，其开发过程如图 21.22 所示。1982 年，研究人员发现了 1-苄基咪唑 5-乙酸衍生物（如 S-8308），具有较弱的降压作用，但是可选性结合 AT1。分子模拟分析表明，S-8308 及肌丙抗增压素和 Ang Ⅱ 存在共同的结构特征，分别为羧基、咪唑环和烃基侧链（如图 21.22 中蓝色标识所示）。进一步的磁共振分析和计算模拟，以化合物 S-8308 结构为母核，优化得到 EXP-6155。新引入的酸性羧基基团，可与 AT1 产生额外的相互作用，其与 AT1 的亲和力是 S-8308 的 10 倍。2-羧基苯甲酰胺基的引入（EXP-6803），大大提高了与 AT1 的结合，但其口服生物利用度差，只能通过静脉注射给药。随后，活性分析表明，EXP-7711 中的联苯结构可以提高化合物的亲脂性，表现出很好的口服活性，尽管对 AT1 的选择性有所降低。最终，通过一系列结构优化得到氯沙坦，其中以四氮唑基替代了羧基。氯沙坦对 Ang Ⅱ具有很强的亲和力（IC_{50}=20 nmol/L），并表现出很好的口服活性。

氯沙坦（Losartan）

化学名：2-丁基-4-氯-1-[4-(2-1*H*-四唑-5-基苯基) 苄基] 咪唑-5-甲醇

2-butyl-4-chloro-1-[4-(2-1*H*-tetrazol-5-phenyl) benzyl] imidazol-5-methanol

分子式：$C_{22}H_{23}ClN_6O$

分子量：422.91

熔点：178～184℃

水溶性：难溶于水

pK_a=5.50

lg *P*=1.19

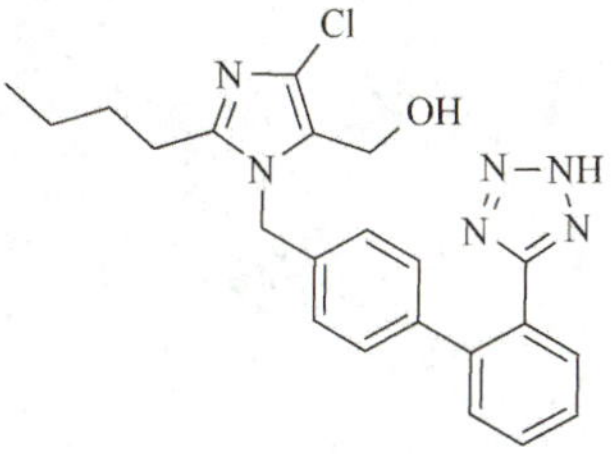

氯沙坦于 1995 年获美国 FDA 批准上市，用于治疗高血压和糖尿病肾病。氯沙坦可逆地竞争性地结合血管平滑肌和肾上腺上的 AT1 受体，阻止其与 Ang Ⅱ的结合，从而使得血管平滑肌松弛，血压降低。氯沙坦的选择性高，对 AT1 的亲和性是 AT2 的 1000 倍。过量服用氯沙坦容易造成低血压，进而引起心动过速、头晕等副作用。此外，氯沙坦可能会引起胚胎毒性，孕妇禁用。

氯沙坦的药代动力学表现良好，口服吸收迅速，1 h 达到血药峰浓度。该药的生物利用度约为 33%；与血浆蛋白结合率约为 98%；半衰期为 1.5～2.5 h；表观分布容积为 34.4 L±17.9 L；血浆清除率为 600 mL/min；肾清除率为 75 mL/min。口服给药后，该药主要通过尿液（35%）和粪便（60%）排出。口服给药条件下，该药在小鼠和大鼠中的 LD_{50} 分别为 1000 mg/kg 和 2000 mg/kg。

氯沙坦也可以被看作是一种部分前药，在体内经肝脏代谢（图 21.23）。首先，氯沙坦经细胞色素酶 CYP2C9 氧化代谢为醛 E-3179（M7），再代谢为具有活性的酸 E-3174（M8）。E-3174 的活性为氯沙坦的 10～40 倍，半衰期为 6～9 h；表观分布容积为 10.3 L±1.1 L；血浆清除率为 50 mL/min；肾清除率为 25 mL/min。氯沙坦与代谢物 E-3174 共同在体内发挥药效作用。氯沙坦也可以在 UGT1A1 的作用下被葡糖醛酸化，生成的代谢物（M9）无活性。

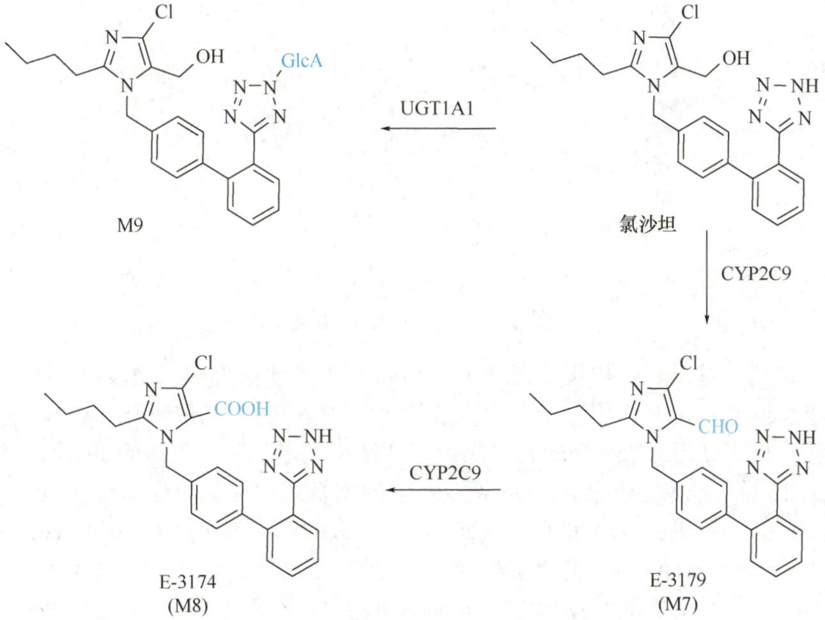

图 21.23　氯沙坦的体内代谢途径

UGT1A1. UDP glucuronosyltransferase 1-A1，UDP-葡糖醛酸转移酶 1-A1

氯沙坦的合成路线如图 21.24 所示：以 4′-(溴甲基)-[1,1′-联苯]-2-甲腈（Ⅲ-1）和 2-丁基-4-氯-5-(羟甲基)咪唑（Ⅲ-2）为原料，经 S_N2 亲核取代反应生成中间体（Ⅲ-3）。中间体（Ⅲ-3）的氰基与叠氮钠环加成制得氯沙坦（路线 A）。为了规避大量使用叠氮钠的安全问题，可以采用三甲基叠氮锡与中间体（Ⅲ-3）反应生成锡复合物，随后在碱性条件下除锡并与三苯基氯甲烷反应得到中间体（Ⅲ-4）（路线 B），中间体（Ⅲ-4）也可以通过铃木（Suzuki）偶联反应制备（路线 C）。最后，关键中间体（Ⅲ-4）在酸性条件下水解制得氯沙坦。

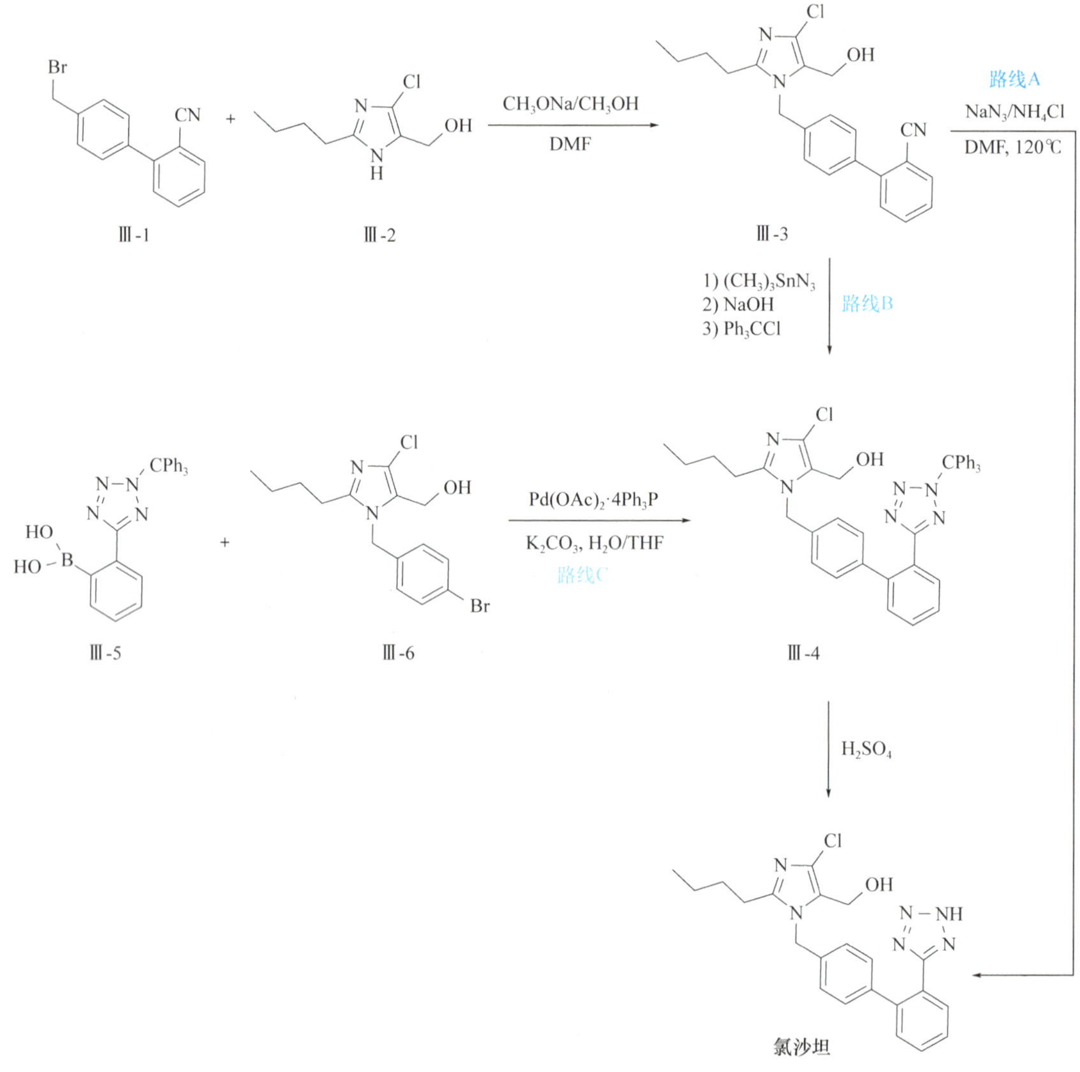

图 21.24　氯沙坦的合成路线

氯沙坦上市后，基于其结构优化开发了一系列 AT1 受体拮抗剂。缬沙坦（valsartan）结构特殊之处在于不含咪唑环，其作用强于氯沙坦。缬沙坦中酰胺键与氯沙坦中咪唑环的氮作用类似，作为氢键受体。厄贝沙坦（irbesartan）引入了螺环结构，增强了与受体的疏水结合作用，其亲和力是氯沙坦的 15 倍。与氯沙坦不同，厄贝沙坦中的羰基替代羟基与受体形成氢键。坎地沙坦酯（candesartan cilexetil）、奥美沙坦酯（olmesartan medoxomil）、美阿沙坦（azilsartan medoxomil）和阿利沙坦酯（allisartan isoproxil）是以前药形式开发的，这些药物在肠壁经酯酶水解得到高活性药物。坎地沙坦酯、美阿沙坦和替米沙坦（telmisartan）含有苯并咪唑结构，进一步提高了与受体的疏水相互作用。替米沙坦与美阿沙坦分别以羧基和 5-氧代噁二唑基替代氯沙坦中的四氮唑基。

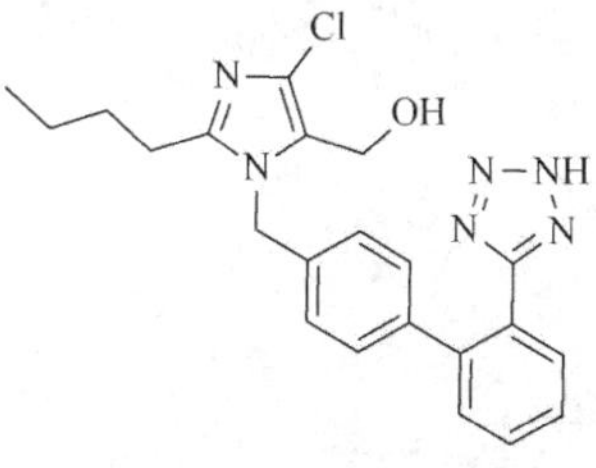

氯沙坦

IC_{50} = 20 nmol/L, $t_{1/2}$ = 10 h

F = 33%

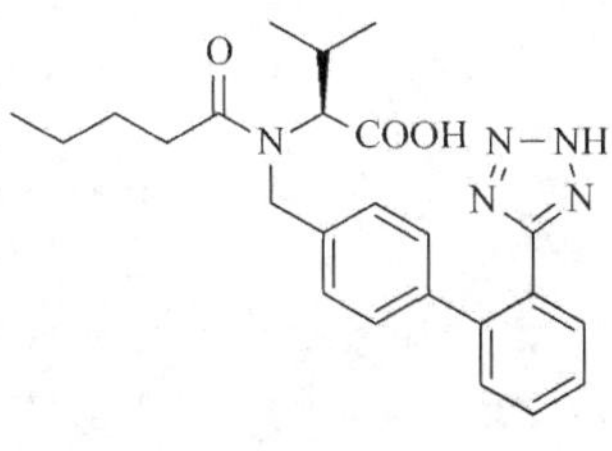

缬沙坦

IC_{50} = 2.7 nmol/L, $t_{1/2}$ = 9 h

F = 25%

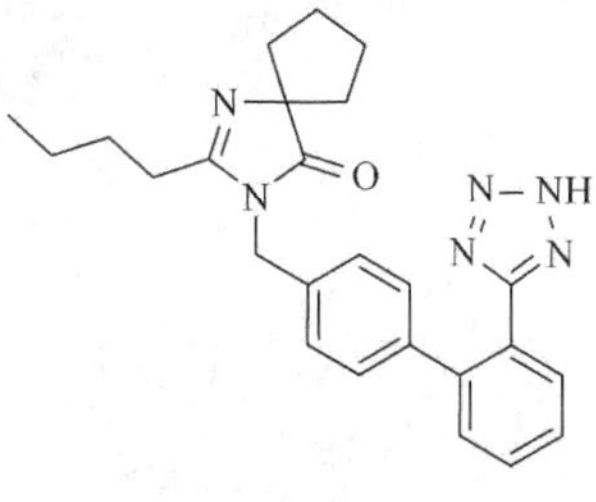

厄贝沙坦

IC_{50} = 1.3 nmol/L, $t_{1/2}$ = 11～15 h

F = 70%

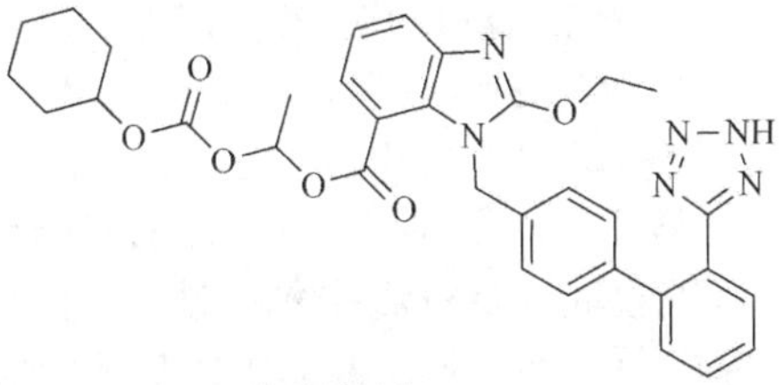

坎地沙坦酯

IC_{50} = 0.6 nmol/L, $t_{1/2}$ = 9 h

F = 42%

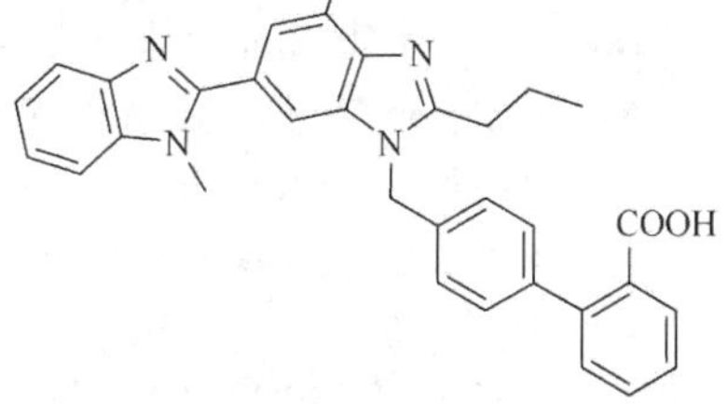

替米沙坦

IC_{50} = 3.7 nmol/L, $t_{1/2}$ = 24 h

F = 43%

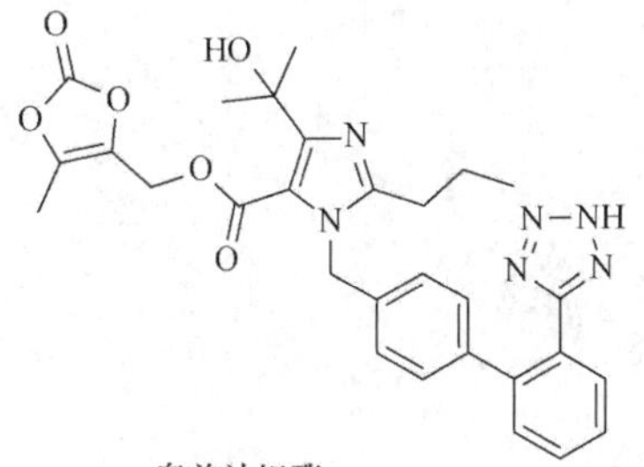

奥美沙坦酯

IC_{50} = 7.7 nmol/L, $t_{1/2}$ = 10～15 h

F = 29%

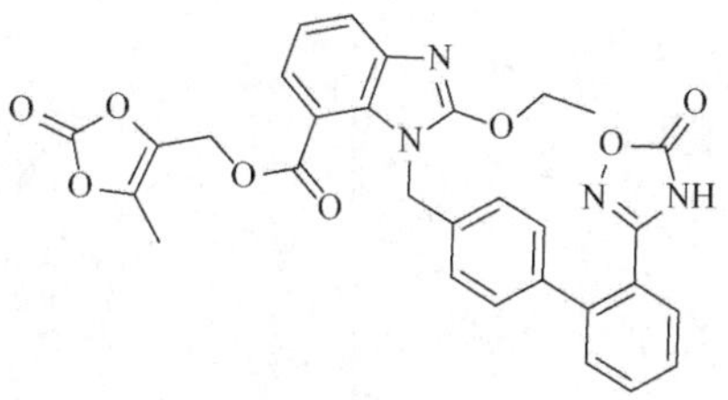

美阿沙坦

IC_{50} = 2.6 nmol/L, $t_{1/2}$ = 11 h

F = 60%

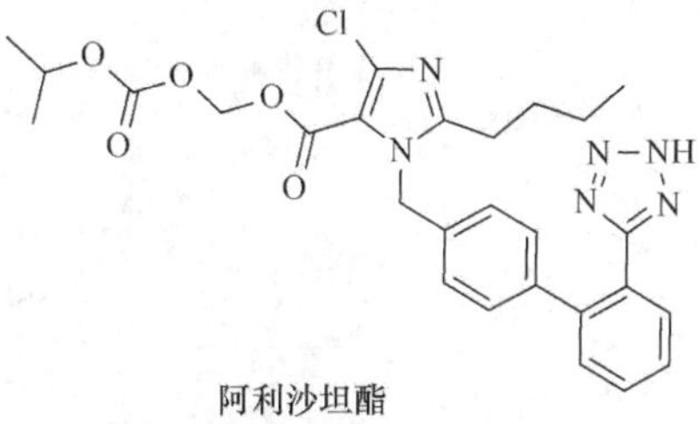

阿利沙坦酯

IC_{50} = 1.5 nmol/L, $t_{1/2}$ = 10 h

F = 35%

基于以上结构和药效分析，沙坦类药物的构效关系如图 21.25 所示：① R_1 通常以 3～4 个碳原子的直链烷烃为佳；② R_2 常用基团为氯，但大的亲脂性基团，如苯基、环戊基、异丙基等也可以提高与受体的疏水结合力；③ R_3 基团主要与受体形成氢键，醇、酰胺、羧基均可；④ R_4 通常为酸性结构，模拟 Ang Ⅱ的 N 端羧基，因此，可用其他酸性基团替代，如四氮唑基和 5-氧代噁二唑基。

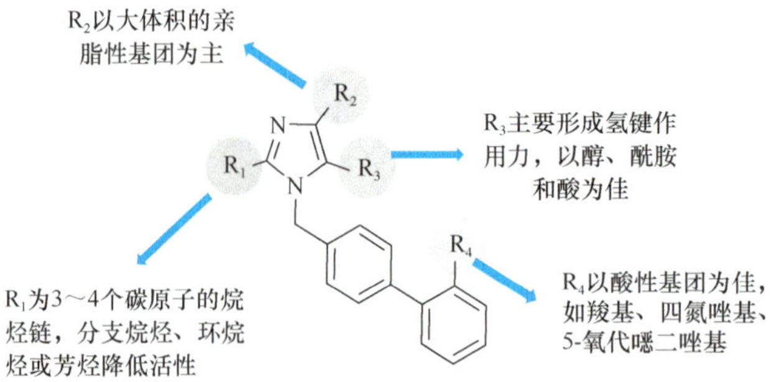

图 21.25 联苯类 ARB 的构效关系

如上所述，传统降压药作用机制单一，往往具有一些副作用。2015 年沙库巴曲缬沙坦（sacubitril valsartan）上市，是一款具有全新降压机制、多靶点的新型降压药。沙库巴曲缬沙坦在 2021 年全球销售额 Top 20 的小分子药物中排第 13 位，年销售额达 35.48 亿美元。

沙库巴曲缬沙坦最初被批准用于心力衰竭的治疗，后续临床试验发现其具有很好的降血压作用，可减少患者因心力衰竭和高血压死亡和住院的风险。沙库巴曲缬沙坦是沙库巴曲和缬沙坦按 1∶1 摩尔比组成的新型单一共晶体（图 21.26），是心血管领域首个双活性物质的共晶体。在作用机制上，沙库巴曲缬沙坦经口服后，迅速解离成沙库巴曲和缬沙坦。沙库巴曲是脑啡肽酶（enkephalinase）抑制剂，进一步酯酶水解为活性成分沙库巴曲拉。沙库巴曲拉可以增强利钠肽系统，增强降压机制。缬沙坦作为 AT1 拮抗剂，可抑制升压系统。因此，沙库巴曲缬沙坦最终实现

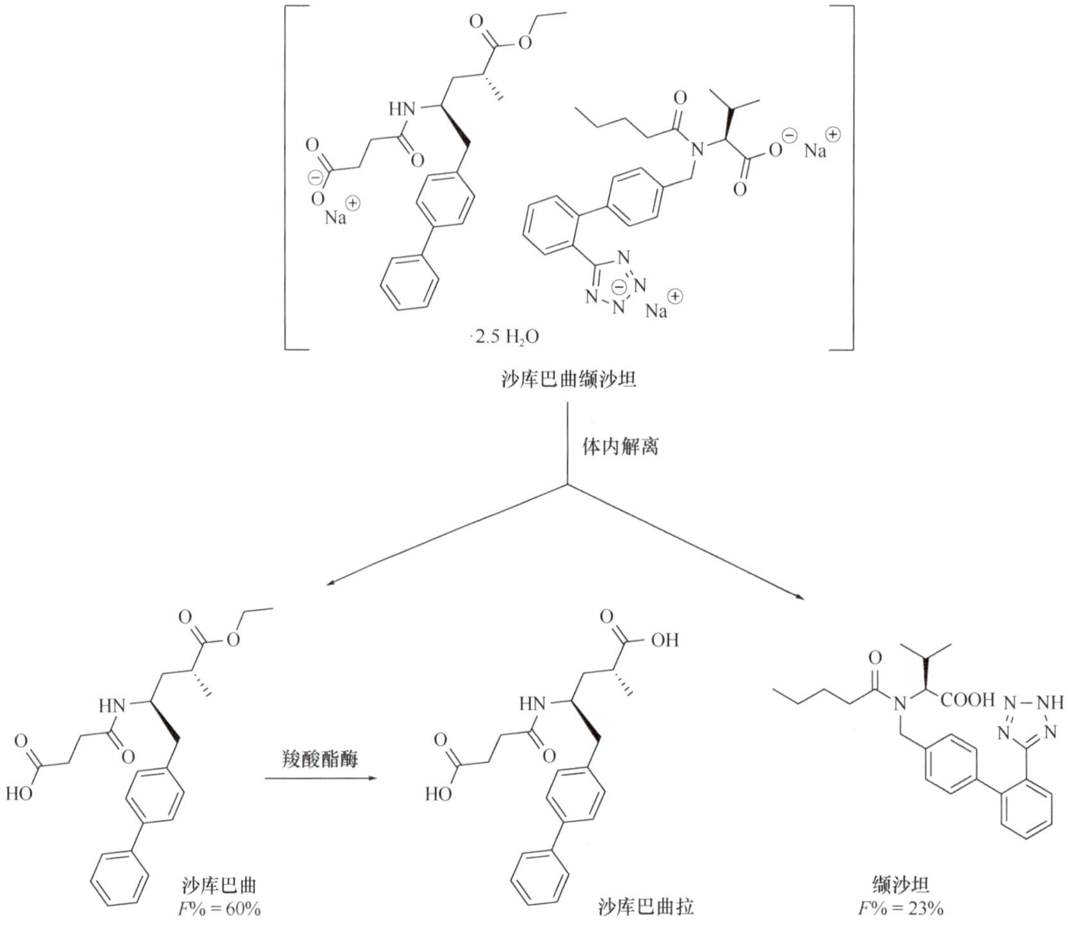

图 21.26 沙库巴曲缬沙坦的生物活化过程

1+1＞2 的协同降压效果。沙库巴曲缬沙坦也是首个也是唯一在临床试验中疗效显著超越标准治疗药物依那普利的药物，而且表现出更高的安全性。

第三节　钙通道阻滞剂

经 Ca^{2+}通道的钙内流在许多细胞过程中发挥关键作用，如兴奋-收缩偶联、兴奋-分泌偶联、钙依赖酶的调控，以及离子通道的生物物理特性等。根据 Ca^{2+}通道的激活方式，Ca^{2+}通道可分为电压依赖型和受体操纵型。电压依赖型 Ca^{2+}通道又进一步分为 L、N、P 和 T 亚型，其中 L-型 Ca^{2+}通道主要与心血管系统相关。

L-型 Ca^{2+}通道分为四个亚型，分别为 $Ca_V1.1$、$Ca_V1.2$、$Ca_V1.3$ 和 $Ca_V1.4$，其中 $Ca_V1.2$ 主要在脑、心脏以及血管平滑肌中表达。$Ca_V1.2$ 是一个跨膜蛋白复合物，由 α_1、$\alpha_2\delta$、β 和 γ 亚单位组成，其中 α_1 单元组成了 Ca^{2+}通道的结构（图 21.27）。钙经 $Ca_V1.2$ 通道内流进细胞，随后与钙调蛋白（心肌钙结合蛋白或钙调素）结合，诱导细胞内外的兴奋-偶联作用，从而引起心肌收缩和血管收缩。选择性敲除 $Ca_V1.2$ 通道可显著抑制血管肌源性收缩并降低动脉血压。因此，$Ca_V1.2$ 通道是一个重要的抗高血压药靶点。钙通道阻滞剂（CCB），又称钙拮抗剂（calcium antagonist），已成功应用于心绞痛和高血压的治疗。此类药物不是简单地阻塞 Ca^{2+}通道，而是特异性地结合 α_1 亚单位的受体结合部位发挥作用（图 21.27）。

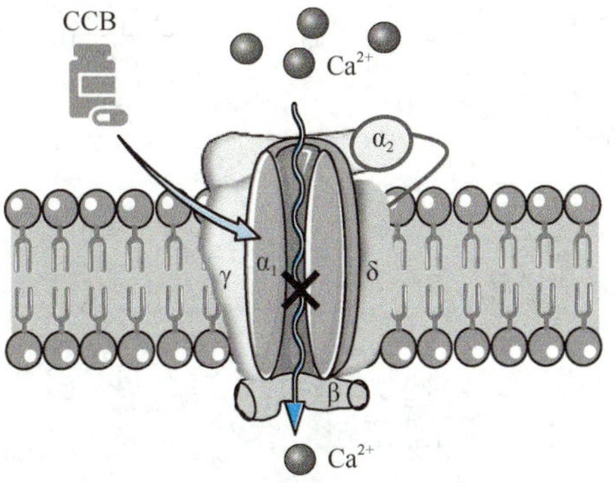

图 21.27　$Ca_V1.2$ 通道阻滞剂的作用机制

CCB 依据其作用类型，可分为选择性和非选择性 CCB。选择性 CCB 依据其化学结构分为 1,4-二氢吡啶类［如硝苯地平（nifedipine）、氨氯地平（amlodipine）等］、芳烷基胺类［如维拉帕米（verapamil）等］和苯硫氮䓬类［如地尔硫䓬（diltiazem）等］。非选择性 CCB 包括苄普地尔（bepridil）等。

一、1,4-二氢吡啶类钙通道阻滞剂

1,4-二氢吡啶类 CCB 因其母核结构为 1,4-二氢吡啶而得名。最初，1,4-二氢吡啶只是经典的汉茨施（Hantzsch）吡啶合成中间体，随后研究发现 1,4-二氢吡啶类衍生物具有一定的血管扩张活性。通过结构优化，开发了一系列二氢吡啶类 CCB，硝苯地平是其中代表性药物之一，也是第一代的二氢吡啶类 CCB。

硝苯地平（Nifedipine）

化学名：2,6-二甲基-4-(2-硝基苯基)-1,4-二氢-3,5-吡啶二甲酸二甲酯

2,6-dimethyl-4-(2-nitrophenyl)-1,4-dihydro-3,5-pyridine dicarboxylic acid dimethyl ester

分子式：$C_{17}H_{18}N_2O_6$

分子量：346.34

熔点：171～175℃

水溶性：几乎不溶于水

pK_a=3.93

lg P=2.20

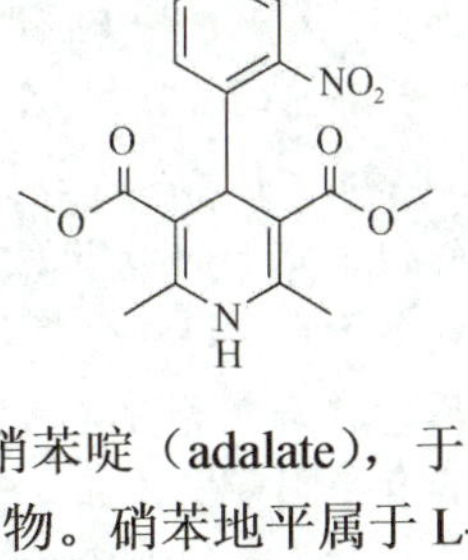

硝苯地平，又名尼非地平、利心平（aldipin）、硝苯啶（adalate），于 1975 年获批上市，用于治疗心绞痛和高血压，也可作为妊娠高血压的一线药物。硝苯地平属于 L-型电压门控 CCB，可阻止 Ca^{2+}内流，降低外周动脉血管阻力和扩张冠状动脉血管，进而降低血压和增加心脏氧气供应。

硝苯地平对血管平滑肌细胞的作用高于心肌细胞。

硝苯地平可口服经胃肠道完全吸收，药物作用起效快，口服后 0.5 h 达血药峰浓度。该药的生物利用度为 45%～68%；与血浆蛋白结合率为 92%～98%；半衰期为 2 h；表观分布容积为 0.62～0.77 L/kg。该药在肝脏中代谢，代谢物以尿液形式排出，体内清除率为 450～700 mL/min。口服条件下，该药在大鼠中的 LD_{50} 为 1020 mg/kg。

硝苯地平在肝脏中经细胞色素酶 CYP3A4 氧化代谢（图 21.28），生成一系列失活的代谢物，其中吡啶羧酸衍生物（M11）为主要代谢物，其中 60%～80% 的代谢物通过尿液排出。

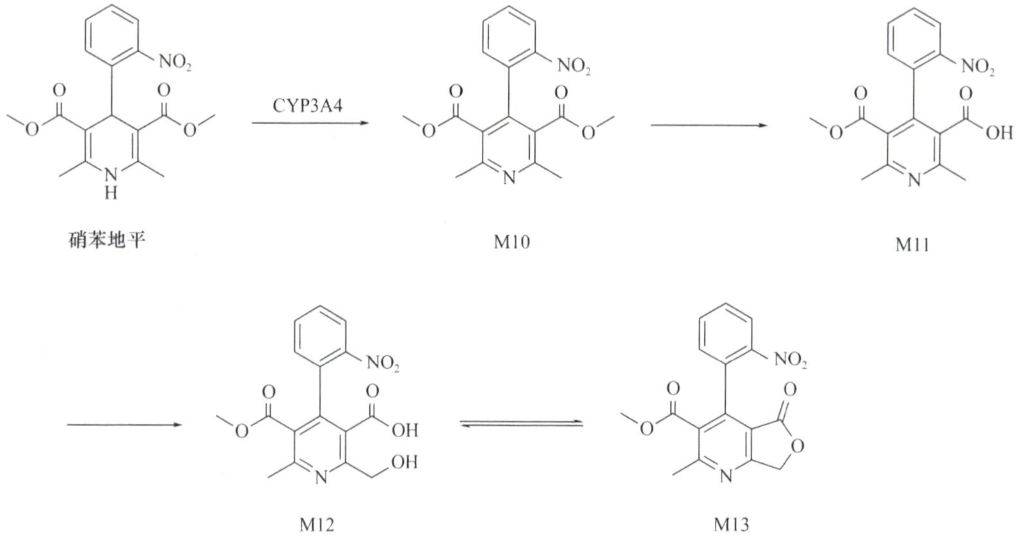

图 21.28　硝苯地平的体内代谢途径

硝苯地平的合成路线如图 21.29 所示：采用经典的汉茨施合成法，即邻硝基苯甲醛（Ⅳ-1）、两分子乙酰乙酸甲酯和过量氨水在甲醇中回流反应，即可制得硝苯地平。

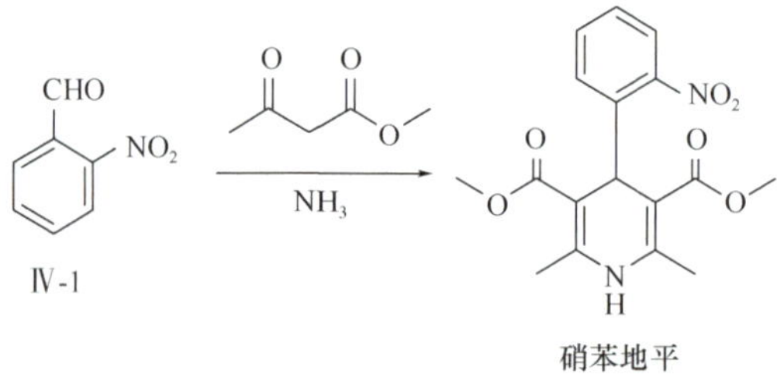

图 21.29　硝苯地平的合成路线

妊娠高血压

妊娠高血压（gestational hypertension）是指在孕期血压升高（收缩压≥140 mmHg 或舒张压≥90 mmHg）的现象，严重时可导致子痫（严重抽搐）。妊娠高血压的发病率为 6%～8%，占孕产妇死亡诱因的 16%。妊娠高血压可分为三类：①慢性高血压，通常在孕前期（20 周左右）发生，持续到产后；②孕期高血压，孕 20 周发生，产后自动消失；③子痫前期，孕期血压发展的严重状态，症状包括高血压，尿蛋白等。妊娠高血压多发生在首次妊娠，或者多胎妊娠，孕妇年龄＜18 或者＞40 岁，肥胖，具有妊娠高血压家族遗传史，或具有慢性疾病，如高血压、肾病、糖尿病等的孕妇中。对于妊娠高血压的用药目的主要是预防子痫、脑血管意外、胎盘早剥等并发症，延长孕周和改变围生期结局。

高血压药种类繁多，但是考虑到药物的不良反应和孕妇、胎儿的安全，目前常用于妊娠高血压的一线药物包括拉贝洛尔、甲基多巴（methyldopa）、硝苯地平、普萘洛尔；二线药物包括肼苯达嗪、噻嗪类利尿剂。此外，应避免使用 ACEI 和 ARB 等。

基于硝苯地平的结构，后续开发和上市了一大批 1,4-二氢吡啶类选择性 CCB。根据其药效和药代动力学性质分为三代，如表 21.2 所示。

表 21.2　1,4-二氢吡啶类 CCB 的药效和药代动力学参数

	药物名称	生物利用度（%）	PPBR（%）	达峰时间	半衰期（h）	LD_{50}（g/kg）
第一代	硝苯地平	45～68	92～98	0.5 h	2～5	1.02
	盐酸尼卡地平	35	＞95	0.5～2 h	2～4	0.32
第二代	尼莫地平	13	＞95	1 h	8～9	2.74
	尼群地平	—	＞99	1～2 h	12～24	1.54
	尼伐地平	—	—	2 h	10	1.56
	伊拉地平	15～24	95	7～18 h	8	＞3
	非洛地平	10～25	＞99	2.5～5 h	11～16	1.05
	西尼地平	13	98	2 h		4.41
	尼索地平	5	＞99	6～12 h	7～12	1.26
第三代	拉西地平	10	＞95	0.5～2.5 h	13～19	0.88
	阿折地平	—	90～91	—	16～28	1.27
	氯维地平	—	＞99	2～4 min	0.25	—
	苯磺酸氨氯地平	64～90	93～97	6～12 h	35～50	0.039
	马来酸氨氯地平	—	—	8 h	42	—

注：PPBR（plasma protein binding rate）. 血浆蛋白结合率；LD_{50}：大鼠中口服给药时半数致死率；“—”指的是未找到相关数据。

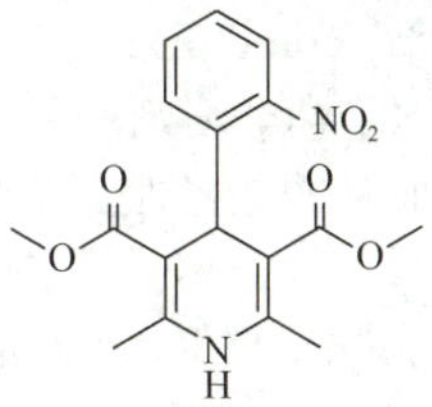
硝苯地平

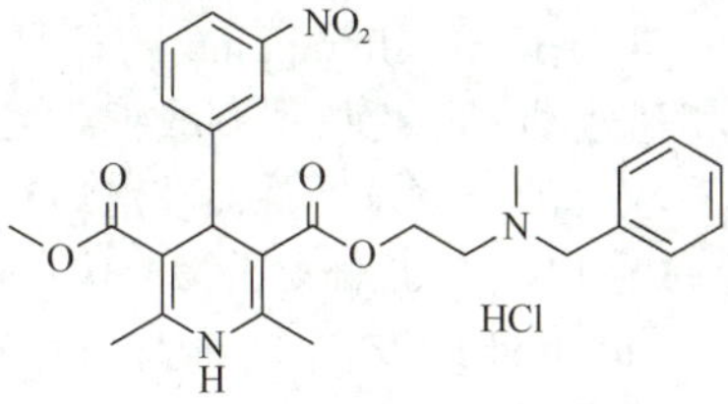
盐酸尼卡地平

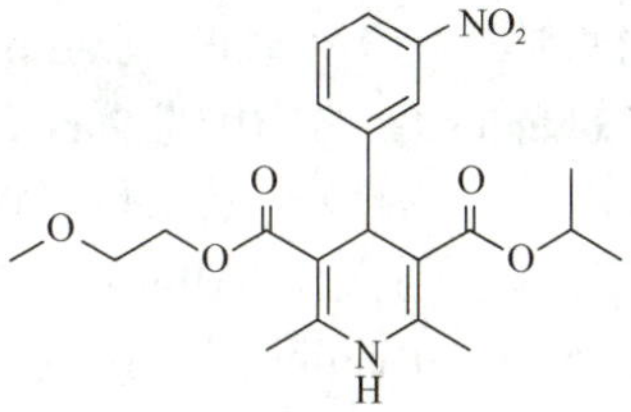
尼莫地平

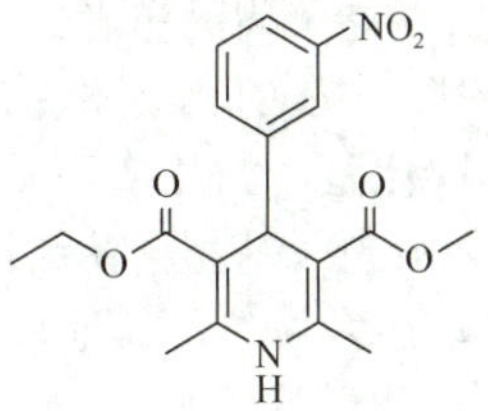
尼群地平

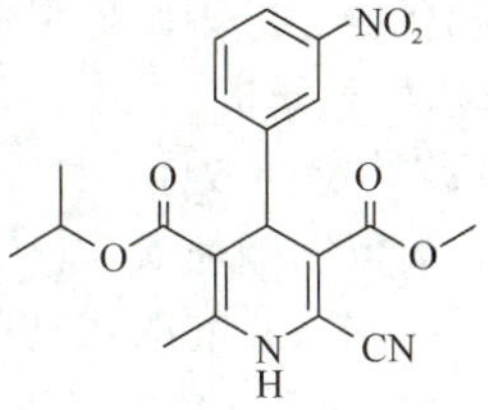
尼伐地平

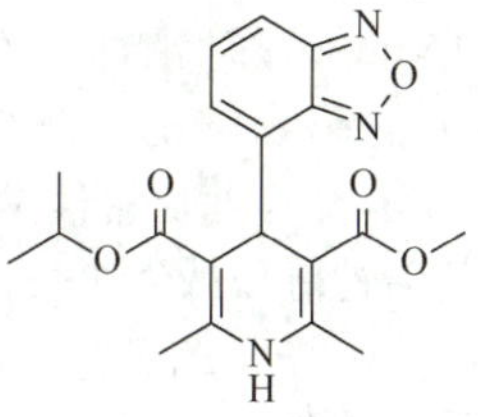
伊拉地平

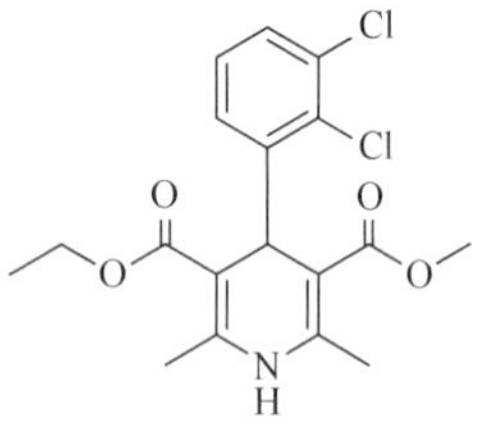

非洛地平

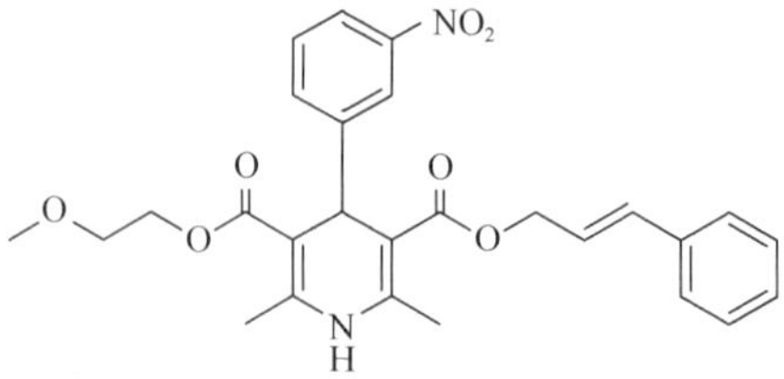

西尼地平

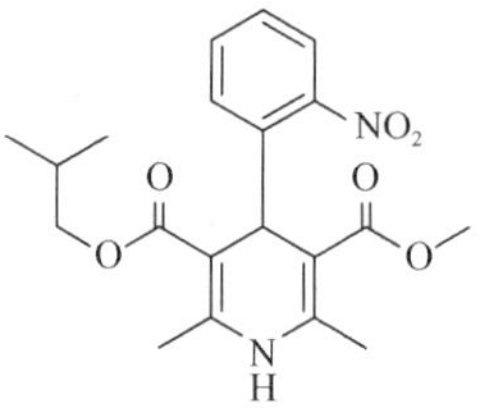

尼索地平

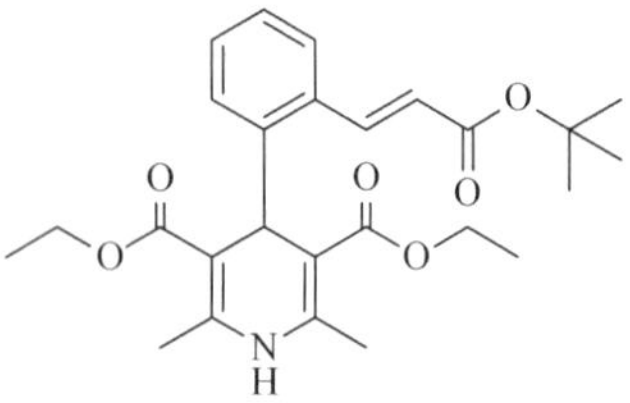

拉西地平

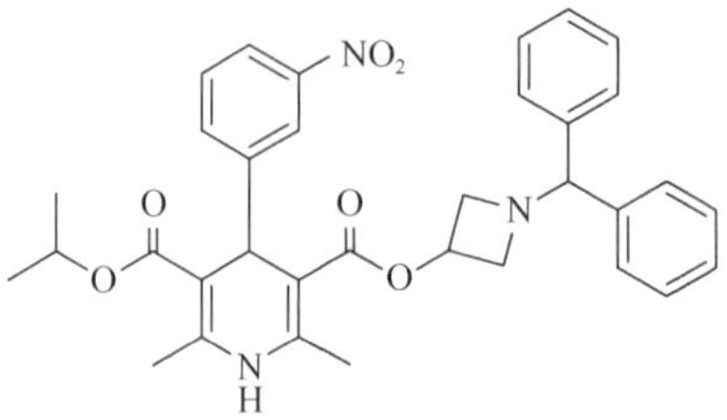

阿折地平

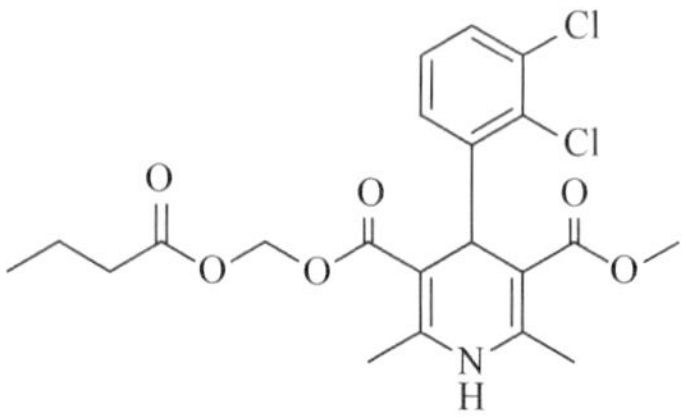

氯维地平

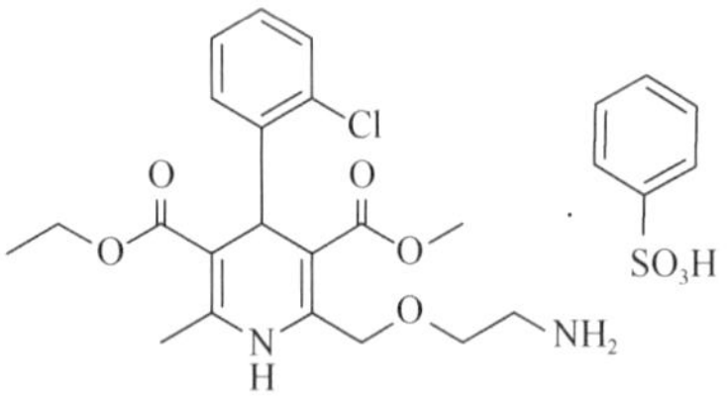

苯磺酸氨氯地平

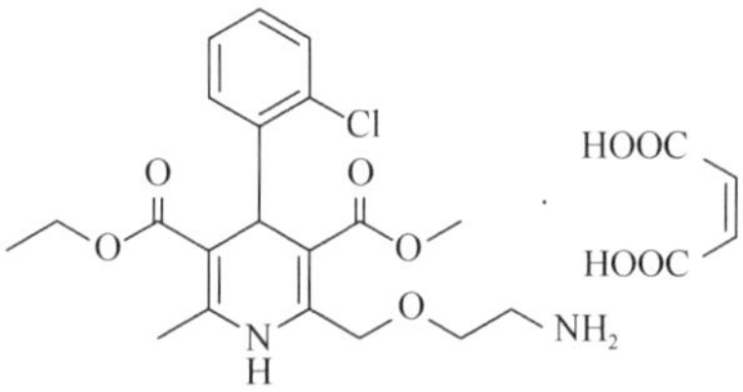

马来酸氨氯地平

硝苯地平和尼卡地平（nicardipine）属于第一代 CCB。硝苯地平疗效稳定，不良反应较少。尼卡地平多以盐酸盐形式经静脉注射给药，用于危急时高血压的处置。硝苯地平和尼卡地平起效快，但其半衰期短，清除率高。

第二代 1,4-二氢吡啶类 CCB 包括尼莫地平（nimodipine）、尼群地平（nitrendipine）、尼伐地平（nivaldipine）、伊拉地平（isradipine）、非洛地平（felodipine）、西尼地平（cilnidipine）和尼索地平（nisoldipine）。第二代药物的药效和药代动力学性质得到改善。尼群地平和非洛地平的半衰期可达 10～24 h。此外，第二代药物具有较高的血管选择性。非洛地平对血管的选择性是硝苯地平的 10 倍以上。安全性方面，其在大鼠中的 LD_{50} 均显著大于第一代药物。

拉西地平（lacidipine）、阿折地平（azelnidipine）、氯维地平（clevidipine）和氨氯地平（amlodipine）属于第三代 CCB。氨氯地平是目前常用的 CCB 之一，生物利用度高（＞60%），药效持久（＞24 h），血管选择性高。氨氯地平中含有末端游离氨基，因此常以盐的形式给药，如苯磺酸盐、马来酸盐等。氯维地平是一种短效的 CCB，通过静脉注射给药，2～4 min 即可发挥作用，半衰期约为 15 min，随后酯水解生成失活的代谢物，因此可用于肝、肾功能障碍的患者。

基于以上的药物结构和药效、药代动力学分析，1,4-二氢吡啶类 CCB 的构效关系总结如图 21.30。① 1,4-二氢吡啶母核是维持活性的关键药效团，N1 不能有取代基，如替换为哌啶或者吡啶环，则其活性降低或者丧失；② 3 位和 5 位以酯基活性较好，其他吸电子基团会使活性降低；③ R_2 和 R_3 可为烷烃、烷氧基或者烷胺基等；④ C4 的取代基以取代苯环为最佳，其他取代基团活性依次降低，苯基＞环烷基＞烷基＞H；⑤ R_4 以邻位和（或）间位取代活性较好。

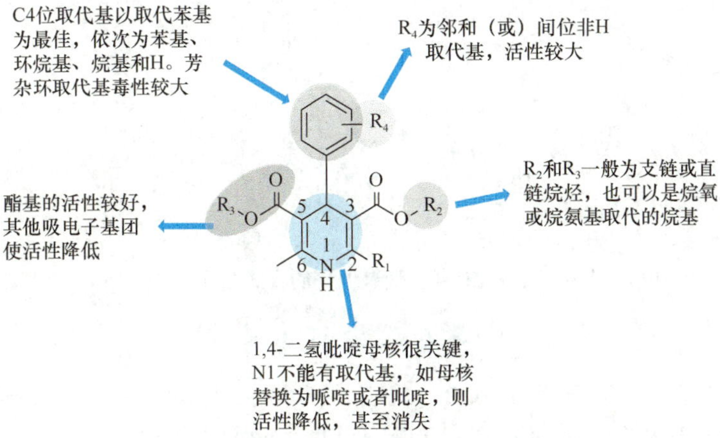

图 21.30　1,4-二氢吡啶类 CCB 的构效关系

氨氯地平（Amlodipine）

化学名：(±)-2-[(2-氨基乙氧基)甲基]-4-(2-氯苯基)-6-甲基-1,4-二氢吡啶-3,5-二羧酸-3-乙酯-5-甲酯

(±)-2-[(2-aminoethoxy)methyl]-4-(2-chlorophenyl)-1,4-dihydro-6-methyl-3,5-pyridinedicarboxylic acid 3-ethyl-5-methyl ester

分子式：$C_{20}H_{25}ClN_2O_5$

分子量：408.87

熔点：199～201℃

水溶性：微溶于水

pK_a=8.70

lg P=3.00

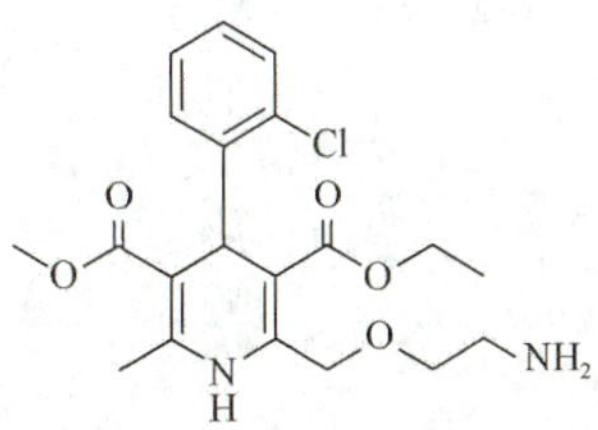

氨氯地平于 1993 年获批上市，用于治疗心绞痛和高血压。临床使用的氨氯地平多以消旋混合物为主，但其左旋异构体的活性是右旋异构体的 1000 倍。氨氯地平中含有游离氨基，因此常以盐的形式给药，如苯磺酸氨氯地平和马来酸氨氯地平。

氨氯地平可口服经胃肠道缓慢吸收，口服后 6～12 h 达血药峰浓度。该药的生物利用度为 64%～90%；与血浆蛋白结合率约为 98%；半衰期为 30～50 h；表观分布容积约为 21 L/kg。该药主要在肝脏中代谢，代谢物以尿液形式排出，体内清除率为 7 mg/(min · kg)。口服条件下，该药在大鼠中的 LD_{50} 约为 39 mg/kg。

氨氯地平（90%）在肝脏内代谢，生成一系列无活性的吡啶衍生物，其中 10% 的原药和 60% 的代谢物以尿液形式排出。

氨氯地平的合成路线如图 21.31 所示：4-氯乙酰乙酸乙酯（V-1）与 2-叠氮乙醇发生亲核取代反应，生成物（V-2）与 2-氯亚苄基乙酰乙酸乙酯（V-3）和乙酸铵发生汉茨施反应（Hantzsch reaction），生成 1,4-二氢吡啶衍生物（V-4）。最后，在 Pd/C 催化条件下还原叠氮基制得氨氯地平。

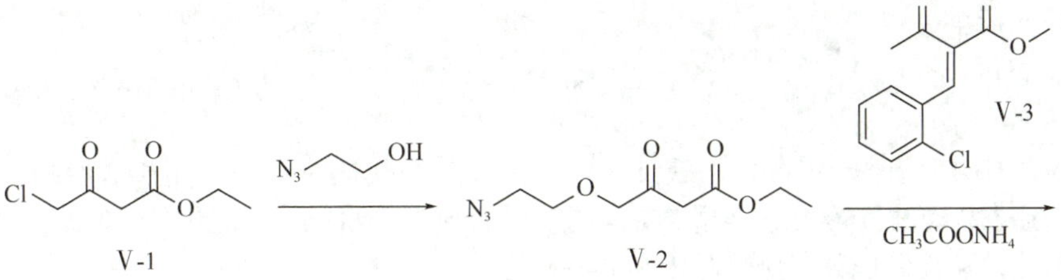

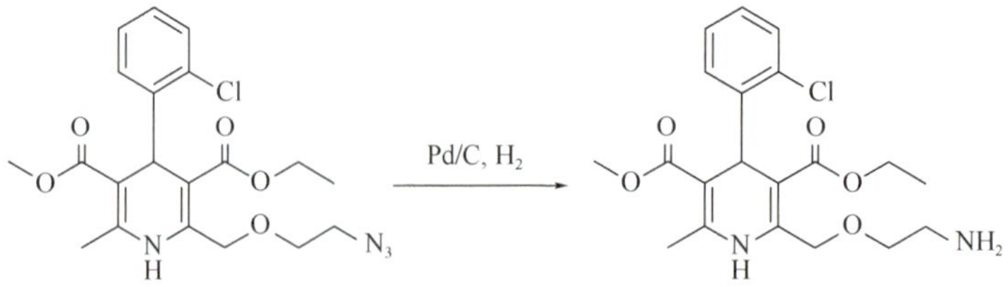

图 21.31　氨氯地平的合成路线

二、芳烷基胺类钙通道阻滞剂

芳烷基胺类是另一类选择性 CCB。代表性药物包括维拉帕米（verapamil）、戈洛帕米（gallopamil）、依莫帕米（emopamil）和法利帕米（falipamil）等。

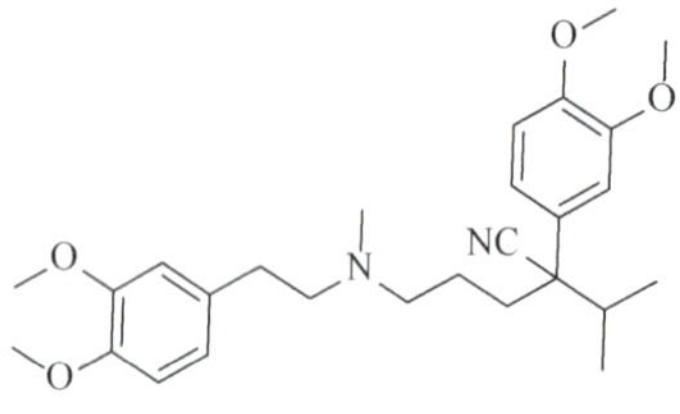

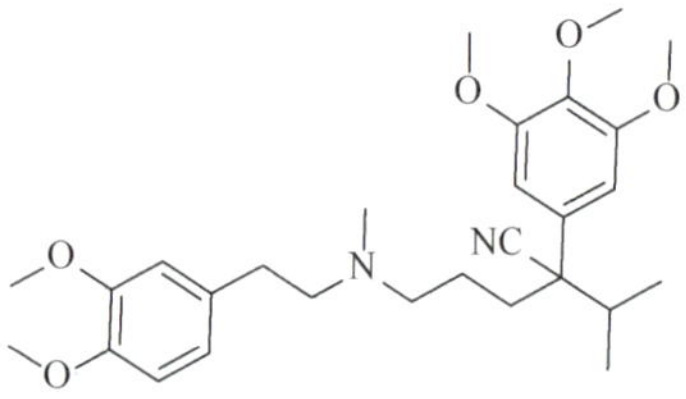

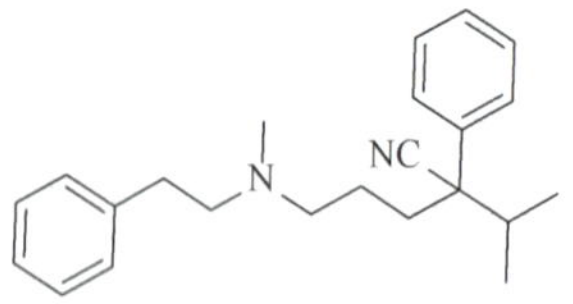

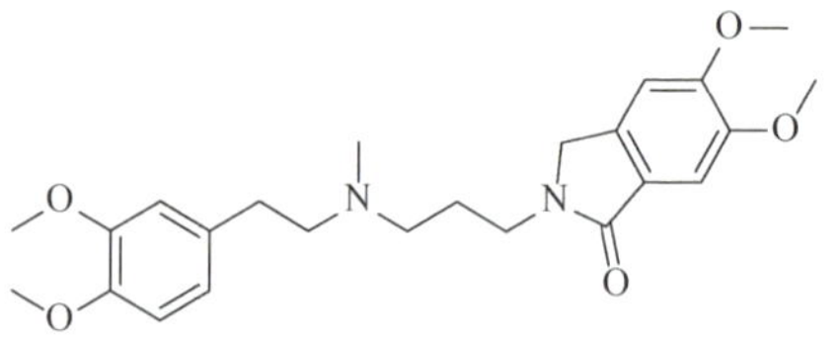

戈洛帕米和依莫帕米结构上与维拉帕米高度类似，其差别只是苯环上甲氧基取代基的个数不同。法利帕米采用内酰胺替代了维拉帕米的氰基。此类化合物由于脂溶性较高，水溶性不足，因此多以其盐酸盐形式使用。这一类药物均含有手性中心，其异构体的活性，药代动力学略有差异，如 *S*-构型的维拉帕米活性优于 *R*-构型，但其代谢稳定性较劣；依莫帕米的 *S*-构型异构体活性也优于 *R*-构型。

盐酸维拉帕米（Verapamil Hydrochloride）

化学名：(±)-*α*-[3-[[2-(3,4-二甲氧苯基) 乙基] 甲氨基] 丙基]-3,4-二甲氧基-*α*-异丙基苯乙腈盐酸盐

(±)-*α*-[3-[[2-(3,4-dimethoxyphenyl) ethyl] methylamino] propyl]-3,4-dimethoxy-*α*-isopropylphenylacetonitrile hydrochloride

分子式：$C_{27}H_{39}ClN_2O_4$

分子量：491.07

熔点：141～145℃

水溶性：溶于水

$pK_a=8.60$

$\lg P=5.89$

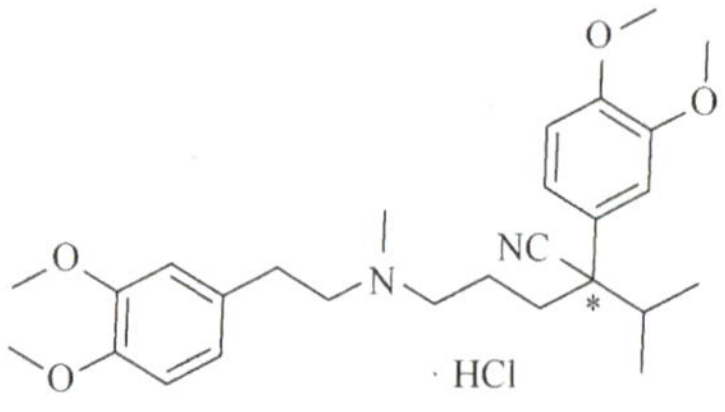

盐酸维拉帕米于 1965 年在日本获批上市，是第一个获批的 CCB，用于心绞痛、心肌梗死和高血压的治疗。盐酸维拉帕米是 L-型 CCB，通过结合血管平滑肌和心肌组织的 Ca^{2+}通道 α_1 亚单元，阻止 Ca^{2+}内流，从而降低外周血管阻力和心脏收缩。

维拉帕米可口服吸收达 90%，但其生物利用度仅为 20%～30%，主要归结于肝脏首过效应。血药浓度达峰时间与其剂型相关，常释剂型和控制释放剂型口服后的血药浓度达峰时间分别为 1～2 h 和 6～11 h。该药与血浆蛋白结合率约为 94%；半衰期为 2.8～7.4 h；表观分布容积约为 300 L/kg；体内清除率为 1 L/min。该药在体内充分代谢，70% 的药物以代谢物形式从尿液排出，16% 从粪便排出，只有 3%～4% 以原型从尿液排出。口服条件下，该药在大鼠中的 LD_{50} 约为 150 mg/kg。

维拉帕米的体内代谢如图 21.32 所示：维拉帕米为外消旋体，其 *S*-构型的活性是 *R*-构型的 20 倍，但 *S*-构型在体内代谢更快。维拉帕米的代谢主要在肝脏中 CYP 的作用下进行，包括 *O*-去甲基化、*N*-去烷基化、*N*-去甲基化等。去甲维拉帕米（M20）是主要的代谢产物之一，其活性是原药的 1/5。

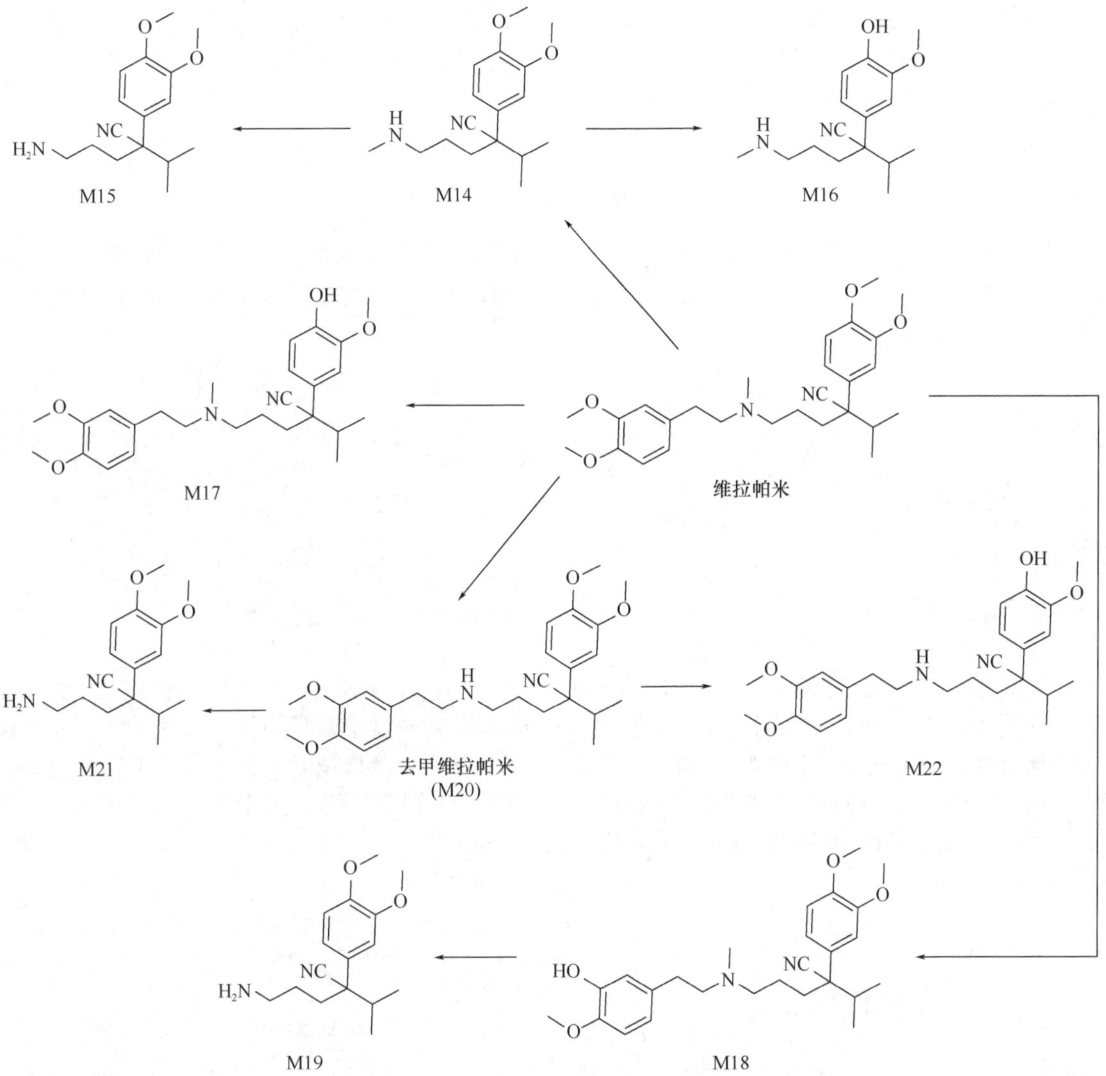

图 21.32 维拉帕米的体内代谢途径

盐酸维拉帕米的合成如图 21.33 所示：维拉帕米是由关键中间体（Ⅵ-2）和（Ⅵ-4）的烷基化合成，其合成均是以 3,4-二甲氧基苯乙腈（Ⅵ-1）为原料，在碱性条件下与溴代异丙烷发生烷基化生成 3-甲基-2-(3,4-二甲氧基苯基) 丁腈（Ⅵ-2）。Ⅵ-1 依次经过氰基还原和单甲基化（Ⅵ-3），与溴代氯丙烷烷基化生成 *N*-甲基-*N*-(3-氯丙基)-3,4-二甲氧基苯乙胺（Ⅵ-4）。最后，Ⅵ-2 和Ⅵ-4 烷基化反应及与盐酸成盐生成盐酸维拉帕米。

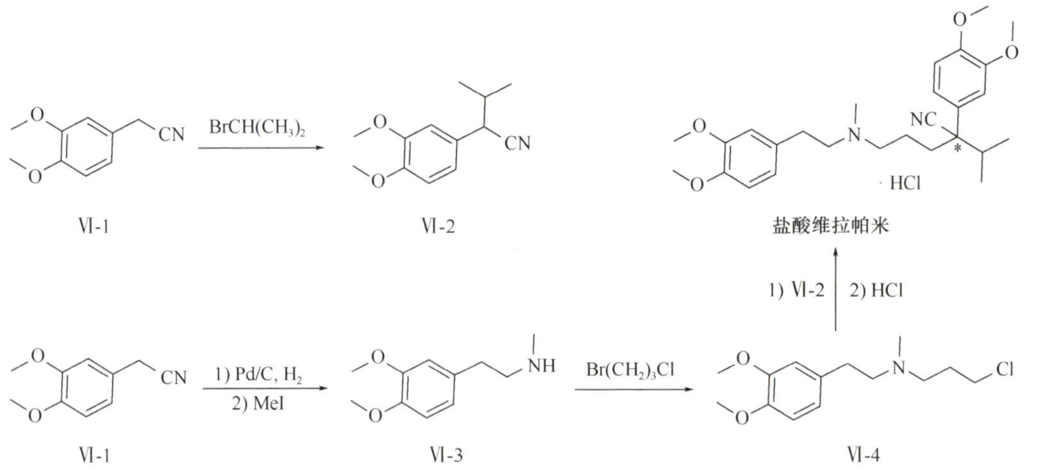

图 21.33　盐酸维拉帕米的合成路线

三、苯硫氮䓬类钙通道阻滞剂

苯硫氮䓬类 CCB 的典型结构是含有苯并硫氮䓬环（thiazepine）母核。代表性药物包括地尔硫䓬（diltiazem）和尼克硫䓬（nictiazem）。通过抑制胞外 Ca^{2+} 内流，松弛血管平滑肌，此类药物具有很好的抗高血压和血管扩张作用。

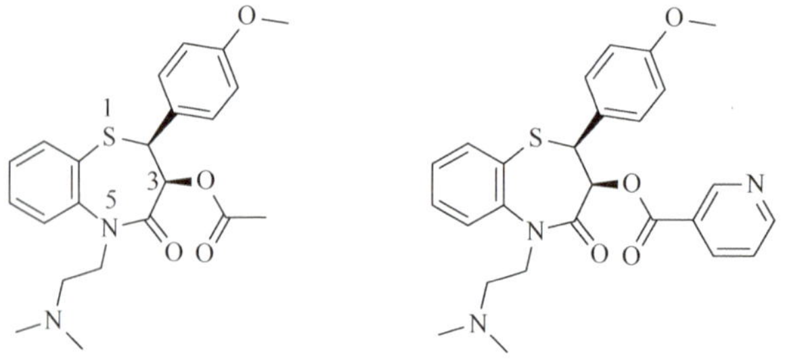

地尔硫䓬　　　　尼克硫䓬

苯硫氮䓬类 CCB 的构效关系如图 21.34 所示：① 2,3-位的构型以 (2*S*,3*S*) 为最佳，其余活性强弱依次为 (2*S*,3*R*)-，(2*R*,3*R*)-，(2*R*,3*S*)-异构体；② R_1 取代基以甲基和甲氧基活性最好，多甲氧基取代会使活性降低，引入吸电子基团，如氯等，也会使活性降低或者丧失；③ 5-位氮仅为叔胺时有效，其余伯胺、仲胺和季铵均没有活性，取代基 R_2 为烷基取代基活性较好，以二甲氨基乙基活性最强；④ R_3 可以为烷基或者芳环类取代基，如吡啶环等。

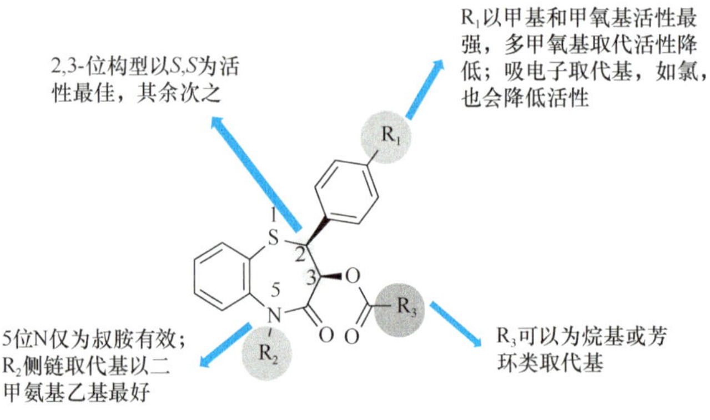

图 21.34　苯硫氮䓬类 CCB 的构效关系

地尔硫䓬（Diltiazem）

化学名：顺-(±)-5-[(2-二甲氨基) 乙基]-2-(4-甲氧基苯基)-3-乙酰氧基-2,3-二氢-1,5-苯并硫氮杂䓬-4 (5*H*)-酮

cis-(±)-5-[(2-dimethylamino) ethyl]-2-(4-methoxyphenyl)-3-acetoxy-2,3-dihydro-1,5-benzothiaze-4 (5*H*)-one

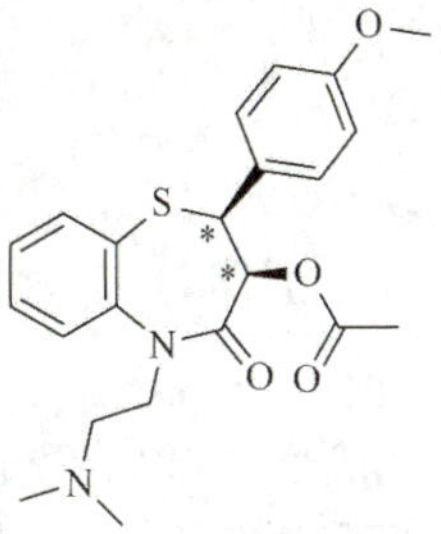

分子式：$C_{22}H_{26}N_2O_4S$

分子量：414.52

熔点：172～174℃

水溶性：几乎不溶于水

pK_a=7.70

lg *P*=2.20

地尔硫䓬是苯并硫氮䓬类衍生物，于 1974 年首次在日本上市，用于心绞痛和高血压的治疗，随后在美国、中国和加拿大等国获批上市。地尔硫䓬分子中含有两个手性中心，因此具有四个异构体，分别为 (2*S*,3*S*)-、(2*R*,3*R*)-、(2*S*,3*R*)-和 (2*R*,3*S*)-异构体。生物活性研究表明，(2*S*,3*S*)-异构体活性最好。地尔硫䓬是一种高选择性 CCB，特别对大冠状动脉和侧支循环，通过抑制 Ca^{2+}内流到心肌和血管平滑肌细胞而发挥血管扩张作用。

地尔硫䓬口服可经胃肠道吸收，口服后 11～18 h 达血药峰浓度。由于发生首过效应，该药的生物利用度仅为 40%；与血浆蛋白结合率为 70%～80%；半衰期为 3～4.5 h；表观分布容积约为 305 L/kg；体内清除率为65 L/h。地尔硫䓬及其代谢物经肾脏排泄，但其尿液中仅能检测到2%～4%的原药。口服条件下，该药在大鼠中的 LD_{50} 为 560～810 mg/kg。

地尔硫䓬经 CYP3A4 去氮甲基，CYP2D6 去氧甲基和酯酶去乙酰化代谢，主要生成一系列活性降低甚至失活的代谢物（M23～M30）（图 21.35）。

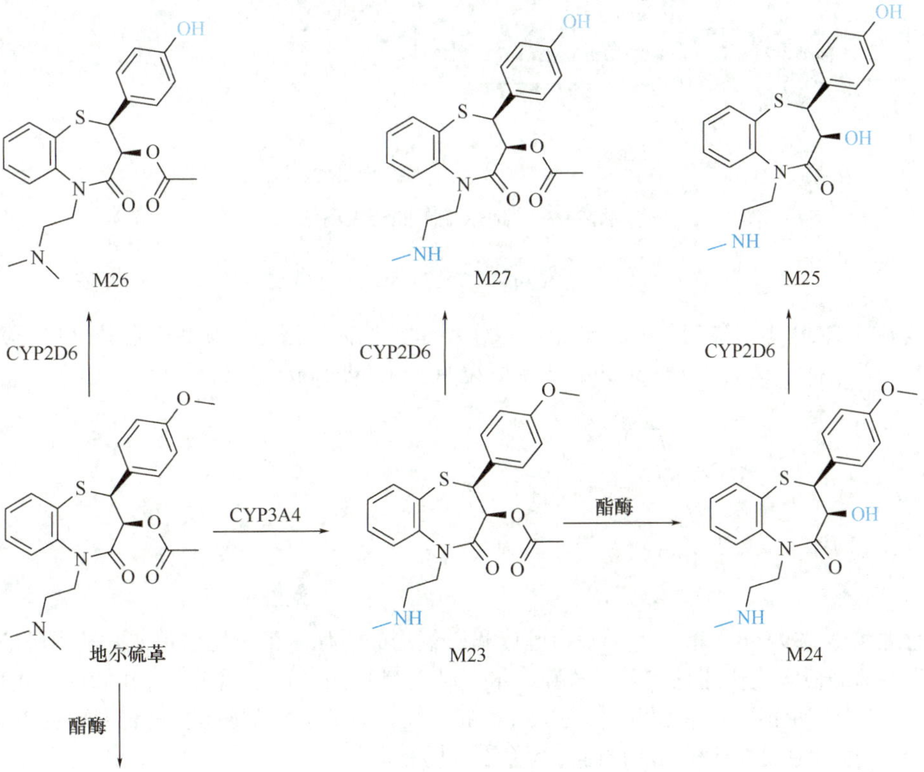

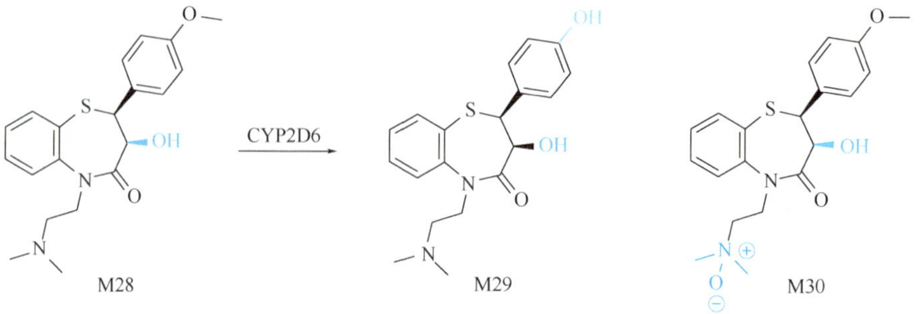

M28　M29　M30

图 21.35　地尔硫䓬的体内代谢途径

地尔硫䓬的合成路线如图 21.36 所示：首先，2-氨基硫酚进攻 3-(4-甲氧苯基) 氧丙啶-2-羧酸乙酯（Ⅶ-1）环氧开环，生成物（Ⅶ-2）中的甲酯随后在碱性条件下水解，生成羧酸消旋混合物中间体。进一步与 (+)-*α*-苯基乙胺混合后手性拆分得到手性单一的羧酸化合物（Ⅶ-3）。吡啶乙酸酐条件下环化生成苯并硫氮䓬环，同时羟基乙酰化生成Ⅶ-4。最后，与二甲氨基氯乙烷发生烷基化反应制得地尔硫䓬。

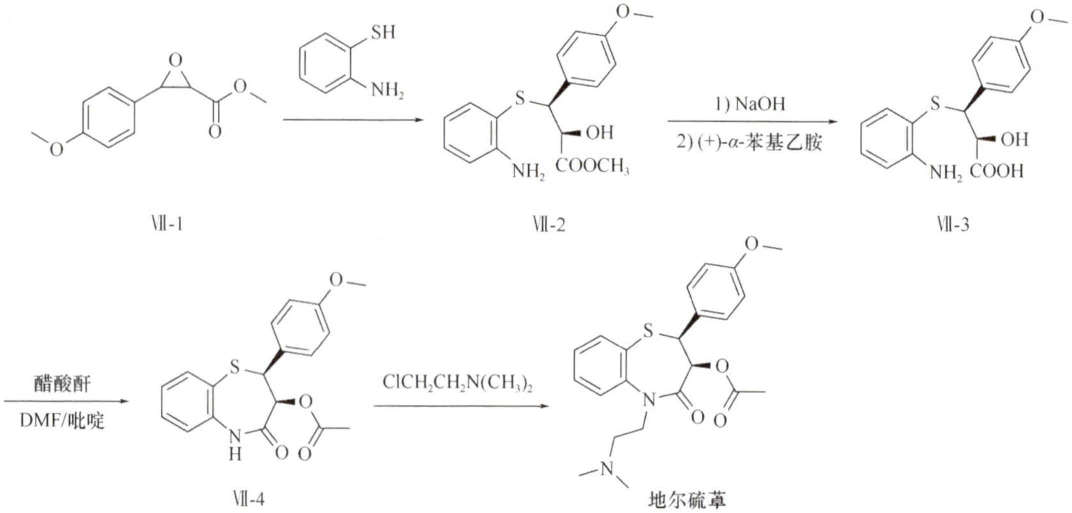

Ⅶ-1　Ⅶ-2　Ⅶ-3　Ⅶ-4　地尔硫䓬

图 21.36　地尔硫䓬的合成路线

四、非选择性钙通道阻滞剂

非选择性 CCB 不仅作用于 Ca^{2+}通道，也作用于其他离子通道，如 Na^{+}通道和 K^{+}通道等。这类药物的代表包括苄普地尔（bepridil）和普尼拉明（prenylamine）。

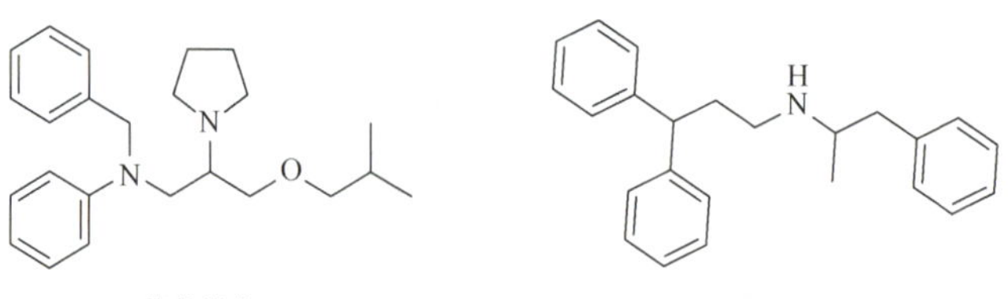
苄普地尔　　普尼拉明

苄普地尔于 1990 年上市，用于心动过速和心绞痛的治疗。苄普地尔是二氨基丙醇醚类药物，脂溶性高，口服后吸收快速且完全。苄普地尔不仅具有 L-型 Ca^{2+}通道阻滞作用，而且还可阻止快 Na^{+}通道，这些叠加作用使其具有显著的抗心绞痛活性。但是，苄普地尔会引起尖端扭转（torsades de pointes），从而导致心脏猝死，目前已从美国市场撤市。

普尼拉明可以阻止心肌细胞和血管平滑肌细胞膜上 Ca^{2+} 和 Na^+ 通道，且对心脏的作用更为明显。因此，临床上常用于心绞痛和心肌梗死等。普尼拉明容易导致严重的心律失常，1988 年已经在美国、加拿大和英国撤市。

第四节　利尿药物

肾脏作为身体的重要器官，主要有两个重要功能：一是维持体内电解质和水的内平衡；二是以尿液的形式排出体内的代谢终产物。尿液在肾单元中生成，包括肾小球的滤过、肾小管和集合管的重吸收及分泌三个过程。利尿药作用于肾单元的不同部位，促进电解质（Na^+、Cl^-等）和水的排出，钾的潴留，进而降低血容量和血管阻力，起到降血压作用。

根据利尿药物的作用部位和机制，如图 21.37 所示，主要分为四种，分别是作用于肾近曲小管的碳酸酐酶抑制剂（carbonic anhydrase inhibitor）；作用于髓袢升支粗段的髓袢利尿剂（loop diuretic）；作用于远曲小管的噻嗪类利尿剂（thiazide diuretic）和作用于集合管的留钾利尿剂（potassium-sparing diuretic）。

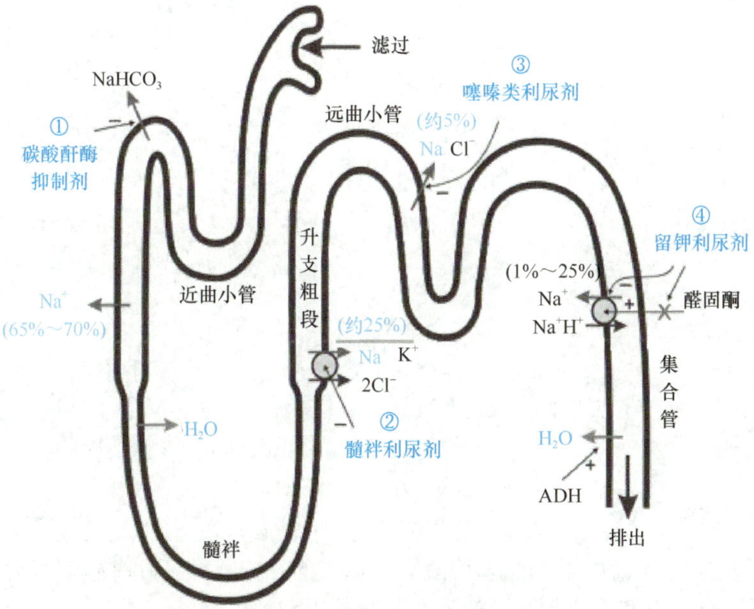

图 21.37　利尿药物的作用机制和作用部位

一、碳酸酐酶抑制剂

碳酸酐酶（carbonic anhydrase）是一种广泛存在于体内的酶，如肾脏皮质、胰腺、红细胞、中枢神经系统、胃黏膜、眼睫状上皮细胞等，主要催化二氧化碳和水生成碳酸，进而解离为 H^+ 和 HCO_3^-。H^+ 与肾小管中的 Na^+ 交换，促进 Na^+ 吸收。当碳酸酐酶受到抑制时，使得肾小管内 H^+ 与 Na^+ 的交换减少，增加了 Na^+ 的排出量从而产生利尿作用。

碳酸酐酶抑制剂是由磺胺类药物发展而来的。最初，在临床使用磺胺类药物时，观察到一些患者出现代谢性酸中毒。后续研究表明，磺胺药物可以抑制碳酸酐酶的活性。基于此，开发了一系列碳酸酐酶抑制剂。乙酰唑胺（acetazolamide）是该类药物的代表。乙酰唑胺于 1953 年获批用于临床，可口服使用（生物利用度＞90%），作用时长达 8～12 h。体内往往存在着过量的碳酸酐酶，因此此类利尿药物的效果较弱。此外，服用乙酰唑胺增加 HCO_3^- 的排出，造成代谢性酸中毒，长期服用也会产生耐受性。因此，碳酸酐酶抑制剂的抗高血压临床应用较少，主要用于降低青光眼患者的眼内压。

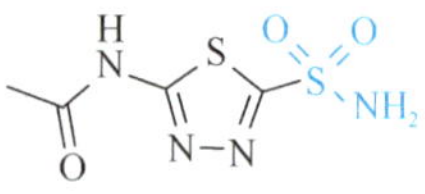

乙酰唑胺

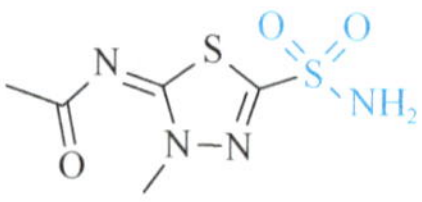

醋甲唑胺

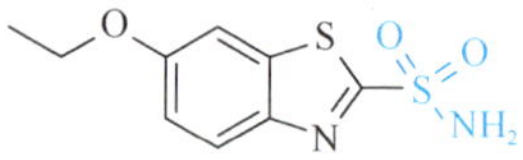

依索唑胺

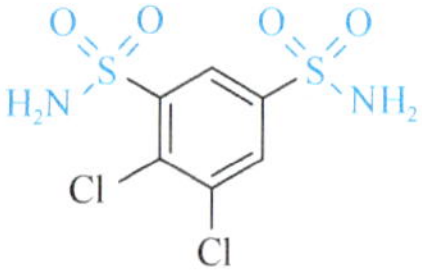

双氯非那胺

二、髓袢利尿剂

髓袢利尿剂是所有利尿剂中最强效的一类，因此又称强效利尿剂。髓袢利尿剂主要作用于髓袢升支粗段管腔膜协同转运蛋白，通过结合 Cl^-通道，抑制 Na^+，K^+-$2Cl^-$从肾小管中转出。髓袢升支粗段对水表现出很低的通透性，因此，髓袢利尿剂可以稀释管腔内滤液，起到强效利尿作用。这一类利尿药的显著特点是起效快（30 min），药效短（6 h）。

髓袢利尿剂从药效团上分为含磺酰胺基类利尿剂和苯氧乙酸类利尿剂。其中，最具代表性药物为磺酰胺基类的呋塞米（furosemide）和苯氧乙酸类的依他尼酸（etacrynic acid）。

磺酰胺基类

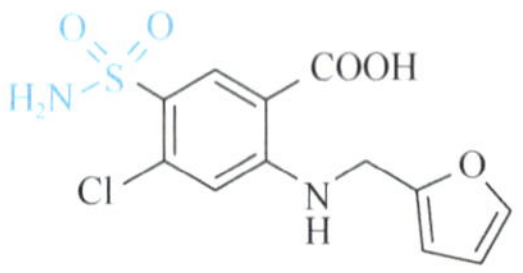

呋塞米

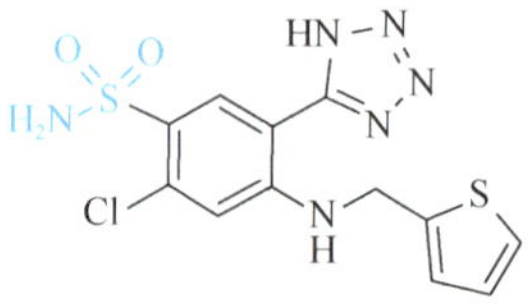

阿佐噻米

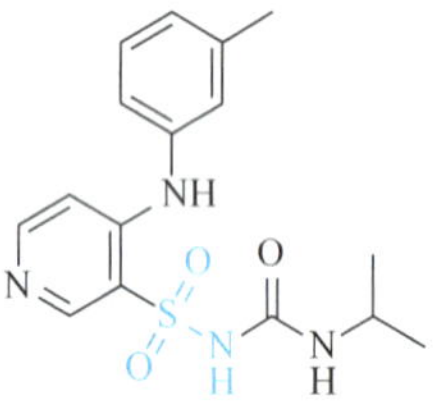

托拉噻米

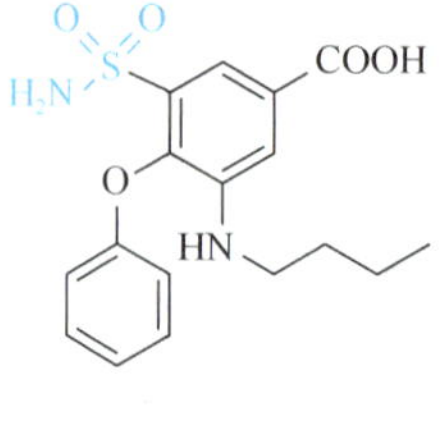

布美他尼

苯氧乙酸类

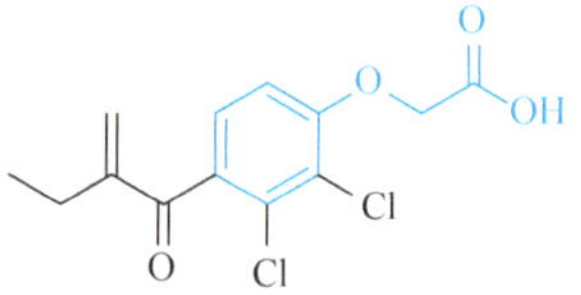

依他尼酸

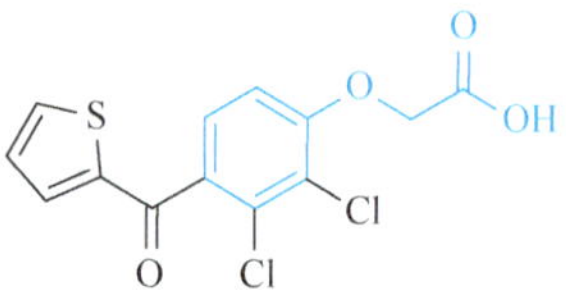

替尼酸

呋塞米的开发是由 2-氨基-5-磺胺苯甲酸衍生化来的，但其并不具有碳酸酐酶抑制剂活性。呋塞米经生物电子等排，将其中的羧基替换为四氮唑基得到阿佐噻米（图 21.38）。

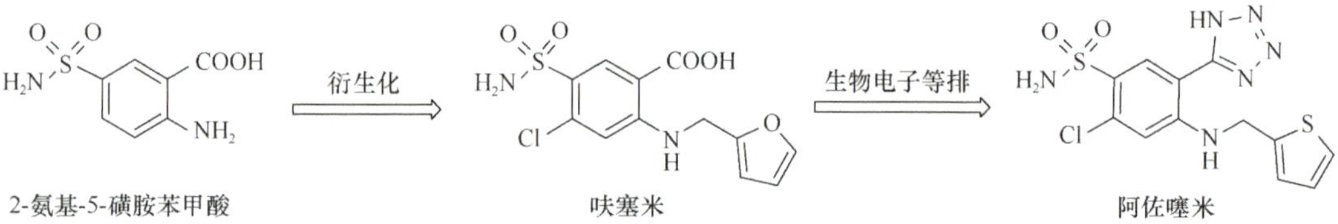

图 21.38　呋塞米和阿佐噻米的发现

呋塞米（Furosemide）

化学名：2-[(2-呋喃甲基) 氨基]-5-(氨磺酰基)-4-氯苯甲酸

2-[(2-furanmethyl)amino]-5-(sulfamoyl)-4-chlorobenzoic acid

分子式：$C_{12}H_{11}ClN_2O_5S$

分子量：330.75

熔点：206～210℃

水溶性：不溶于水

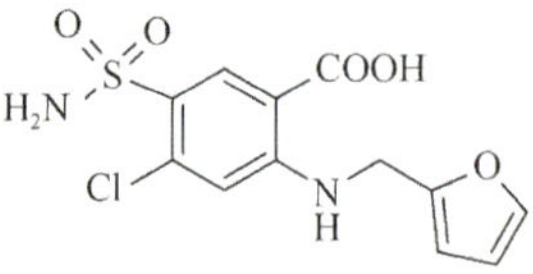

pK_a=3.90

lg P=2.03

呋塞米于1961年获批上市，随后在欧美及中国等多个国家上市。呋塞米是一种强效的髓袢利尿剂，通过对髓袢升支粗段的Na^+，K^+-$2Cl^-$同向转运体的抑制，使得电解质重吸收减少，从而表现出强效利尿作用。临床常用呋塞米作为水肿和高血压的治疗药物。静脉注射呋塞米也可以作为急性肺水肿的辅助治疗。

呋塞米可口服经胃肠道吸收，生物利用度为43%～69%；与血浆蛋白结合率为91%～99%；半衰期约为4 h；表观分布容积约为0.18 L/kg。该药起效快，静脉注射给药0.3 h，口服给药1～1.5 h即可发挥利尿效果；给药2 h后达到血药峰浓度；药效持久，可达8 h。该药在体内多以原药形式（53%～58%）排泄。口服条件下，该药在大鼠中的LD_{50}约为2600 mg/kg。

呋塞米药主要在肾脏代谢（图21.39），生成葡糖醛酸代谢产物（M31）和2-氨基-4-氯-5-磺酰胺苯甲酸（M32）。

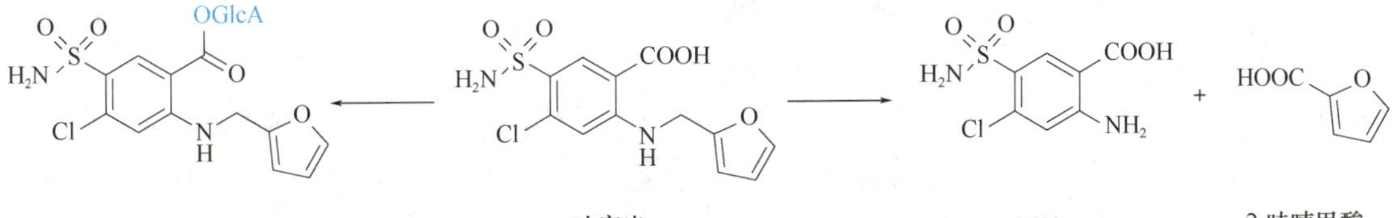

图21.39 呋塞米的体内代谢途径

呋塞米的合成路线如图21.40所示：以2,4-二氯苯甲酸（Ⅷ-1）为原料，依次经过氯磺化反应（Ⅷ-2）和氨水氨解生成2,4-二氯-5-磺酰胺苯甲酸（Ⅷ-3），最后与糠胺缩合反应制得呋塞米。

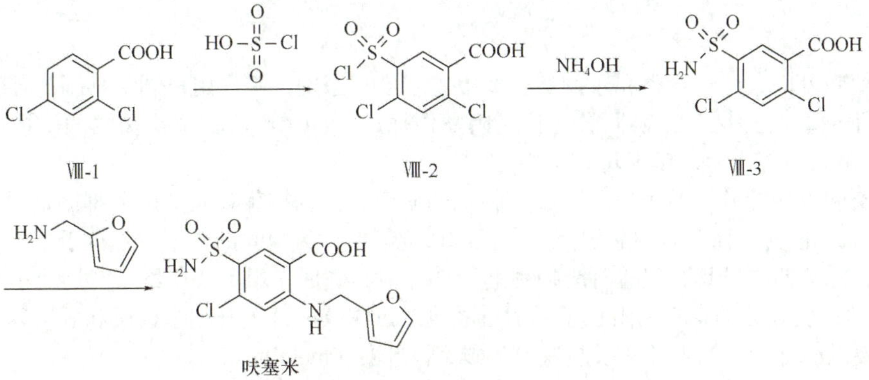

图21.40 呋塞米的合成路线

依他尼酸为白色结晶粉末，是一种速效利尿剂，于1967年首次在美国获批上市，用于治疗因充血性心力衰竭、肝肾衰竭等引起的高血压和水肿。依他尼酸是苯氧乙酸类利尿剂的一个代表药物，其利尿作用机制与呋塞米类似，主要通过抑制髓袢升支粗段的Na^+，K^+-$2Cl^-$同向转运体功能而发挥作用。

依他尼酸（Etacrynic Acid）

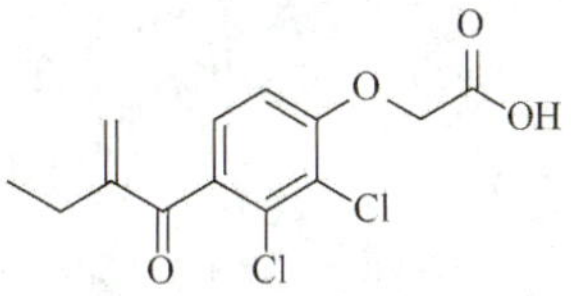

化学名：[2,3-二氯-4-(2-亚甲基丁酰基) 苯氧基] 乙酸

[2,3-dichloro-4-(2-methylenebutanoyl)phenoxy]acetic acid

分子式：$C_{13}H_{12}Cl_2O_4$

分子量：303.14

熔点：121～125℃

水溶性：几乎不溶于水

pK_a=3.50

lg P=3.30

依他尼酸可口服经胃肠道吸收迅速，与血浆蛋白结合率大于98%。药物作用起效快，静脉注射给药5 min或口服给药30 min可以起到利尿效果；给药2 h后达血药峰浓度；药效持久，可达6～8 h。该药在体内代谢后67%经肾排泄，33%经胆汁和粪便排泄，其中20%以原药形式排泄。口服条件下，该药在小鼠中的LD_{50}约为627 mg/kg。

依他尼酸的合成路线如图21.41所示：以2-(2,3-二氯苯氧基)乙酸（Ⅸ-1）为原料，与丁酰氯经傅克酰基化生成2-(2,3-二氯-4-丁酰基苯氧基)乙酸（Ⅸ-2），随后经曼尼希反应（Ⅸ-3）和热降解制得依他尼酸。

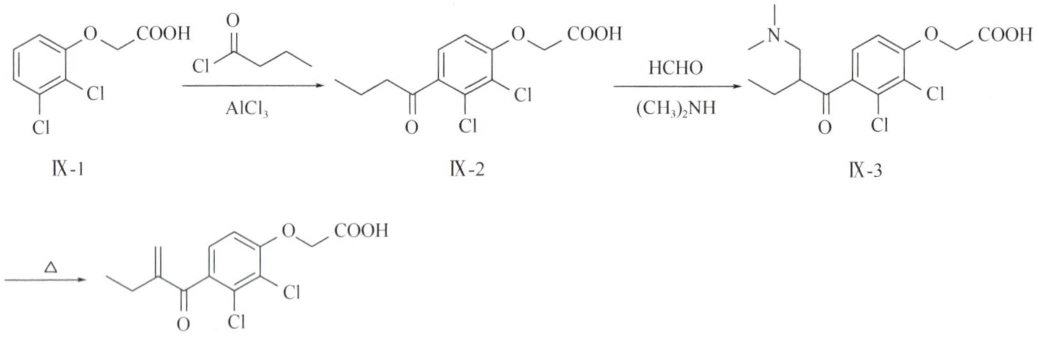

图21.41　依他尼酸的合成路线

三、噻嗪类利尿剂

按药效强度而言，噻嗪类利尿剂是一类中等强度利尿剂，其作用机制是抑制髓袢升支粗段皮质部和远曲小管上的Na^+-Cl^-协同转运体，阻断原尿中钠的重吸收。该类药物的结构中通常含有7-磺酰胺基噻嗪（苯并噻二嗪）母核结构。

噻嗪类利尿剂的开发始于碳酸酐酶抑制剂的研究。在结构优化碳酸酐酶抑制剂时，发现氯噻嗪可以增加Cl^-的排泄而不是碳酸根离子。机制研究表明，氯噻嗪的作用位点位于远曲小管而不是近曲小管。此类药物虽具有碳酸酐酶抑制剂活性，但其利尿作用主要归结于对远曲小管顶端膜上的Na^+-Cl^-协同转运体的抑制，阻止了钠的重吸收。氯噻嗪的开发开创了口服利尿药物的时代，在此之前主要以静脉注射的汞类利尿剂为主，如美拉鲁丽（meralluride）。

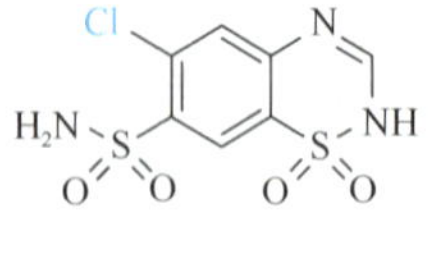

氯噻嗪 Rel.IC_{50} = 0.8, $t_{1/2}$ = 0.5～2 h

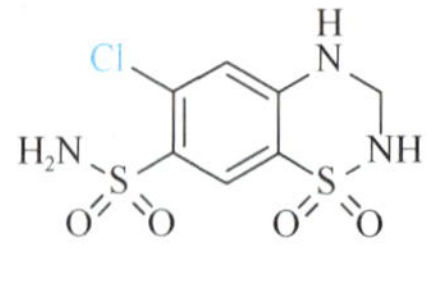

氢氯噻嗪 Rel.IC_{50} = 1.4, $t_{1/2}$ = 6～15 h

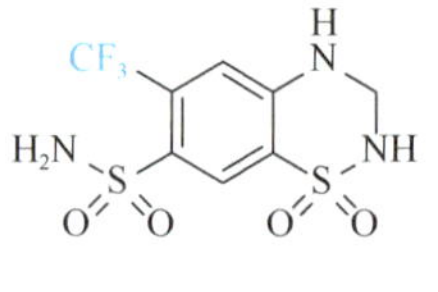

氢氟噻嗪 Rel.IC_{50} = 1.3, $t_{1/2}$ = 17 h

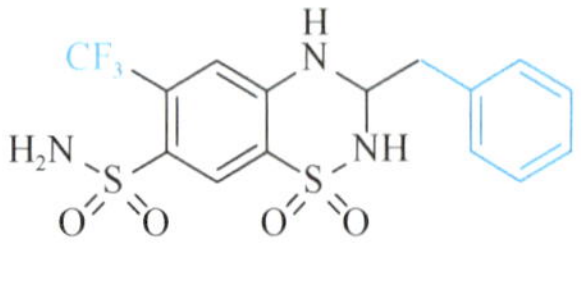

苄氟噻嗪 Rel.IC_{50} = 1.8, $t_{1/2}$ = 9 h

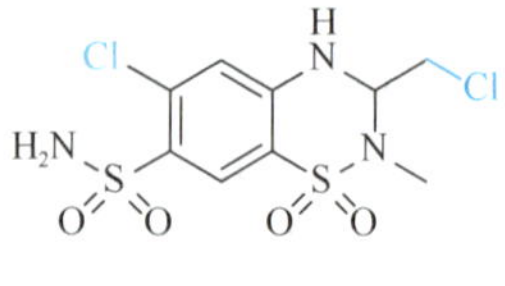

甲氯噻嗪 Rel.IC_{50} = 1.8, $t_{1/2}$ = NA

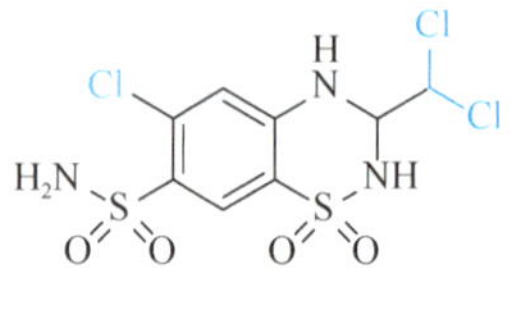

三氯噻嗪 Rel.IC_{50} = 1.7, $t_{1/2}$ = 2～7 h

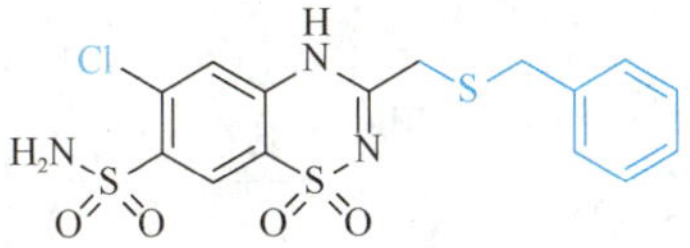

苄噻嗪

Rel.IC_{50} = 1.3, $t_{1/2}$ = 3～3.9 h

CA.IC_{50} = 1×10^{-7} mol/L

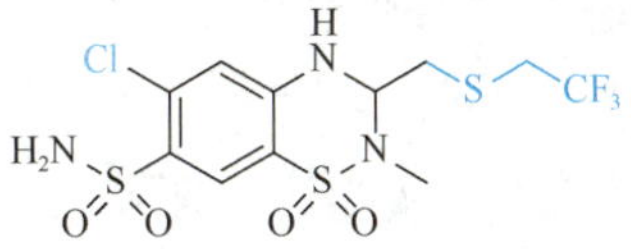

泊利噻嗪

Rel.IC_{50} = 2.0, $t_{1/2}$ = 26 h

CA.IC_{50} = 5×10^{-7} mol/L

*Rel.IC_{50} 是以含汞利尿剂美拉鲁丽的尿钠排泄响应值作为参照

噻嗪类化合物具有弱酸性，氯噻嗪的 pK_a 分别为 6.7 和 9.5。氯噻嗪可以与 NaOH 反应成盐，因此也可配制成钠盐溶液静脉注射。基于氯噻嗪的结构，开发了一系列活性更强的噻嗪类利尿剂，如氢氯噻嗪（hydrochlorothiazide）、氢氟噻嗪（hydroflumethiazide）等。氯噻嗪的分子内双键还原得到氢氯噻嗪，相比氯噻嗪，其半衰期变长，碳酸酐酶抑制剂活性变弱，但其利尿作用变强。三氟甲基取代的化合物氢氟噻嗪与氢氯噻氢活性相当。噻嗪环引入亲脂基团均可以提高药物的利尿作用，如 3-位引入苄基后得到苄氟噻嗪（bendroflumethizide）、苄噻嗪（benzthiazide）；引入二氯甲基得到三氯噻嗪（trichlorothiazide）；引入氯甲基得到甲氯噻嗪（methyclothiazide）。

噻嗪类药物的构效关系具体分析如图 21.42。① 6 位 R_1 以吸电子基团为佳，如氯、三氟甲基可以提高利尿作用，给电子基团容易造成活性减弱；② 7 位磺酰胺基是关键的药效基团，缺失会造成活性丧失；③ 2 位氨基的烷基化降低分子极性，延长作用时间，如泊利噻嗪（polythiazide）；④ 3 位 R_2 引入亲脂基团可以显著提高活性。

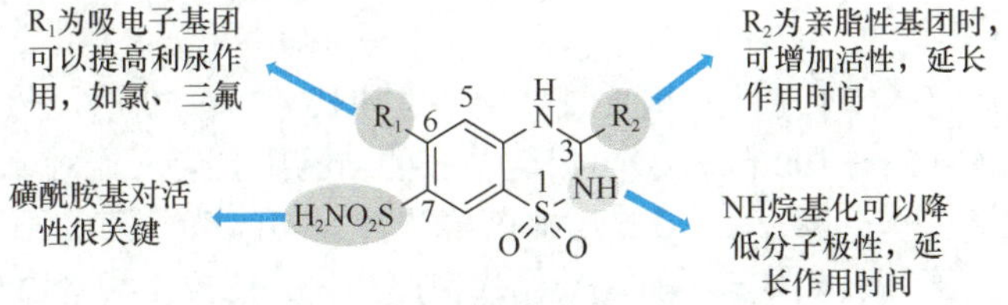

图 21.42 苯并噻嗪类利尿剂的构效关系

氢氯噻嗪（Hydrochlorothiazide）

化学名：6-氯-3,4-二氢-2*H*-1,2,4-苯并噻二嗪-7-磺酰胺-1,1-二氧化物

6-chloro-3,4-dihydro-2*H*-1,2,4-benzothiadiazine-7-sulfonamide 1,1-dioxide

分子式：$C_7H_8ClN_3O_4S_2$

分子量：297.74

熔点：266～268℃

水溶性：不溶于水

pK_a=7.90

lg P=−0.07

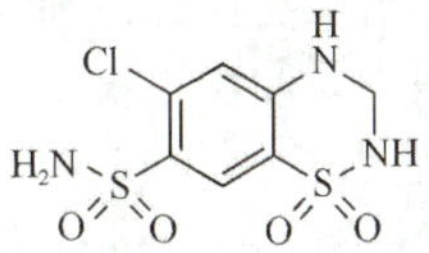

氢氯噻嗪是最常用的噻嗪类利尿剂，于 1959 年在美国获批上市，通过抑制远曲小管上的 Na^+-Cl^- 协同转运体功能，阻止钠和水的重吸收，从而起到消除水肿和降血压作用。临床上，氢氯噻嗪单用或与 ACEI、ARB 或留钾利尿剂等联用，或者制成复方，用于水肿和高血压的治疗。

氢氯噻嗪可口服经胃肠道吸收，口服给药 1～5 h 达血药峰浓度。该药的生物利用度为 65%～75%；与血浆蛋白结合率为 40%～68%；半衰期为 6～15 h；表观分布容积为 0.83～1.49 L/kg；肾脏清除率为 285 mL/min。氢氯噻嗪在体内稳定，不经代谢以原药形式经尿液排泄。口服给药条件下，该药在大鼠中的 LD_{50} 大于 10 000 mg/kg。

氢氯噻嗪的合成如图 21.43 所示：以 3-氯苯胺（X-1）为原料，与氯磺酸反应生成间苯二磺酰氯（X-2），然后磺酰胺化得到间苯二磺酰胺（X-3），最后与甲醛环合制得氢氯噻嗪。

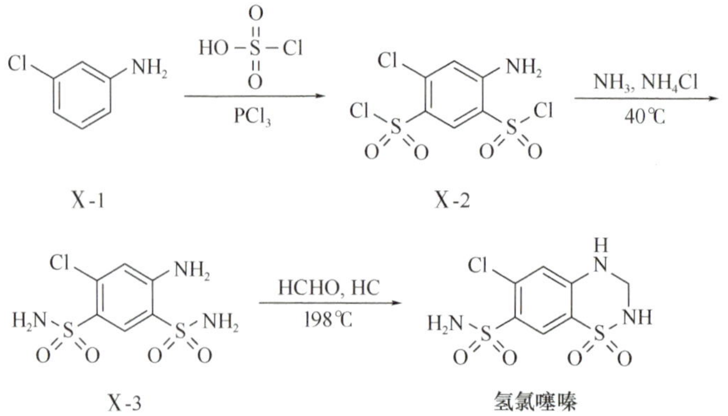

图 21.43 氢氯噻嗪的合成路线

除了苯并噻嗪类利尿剂，还有一类结构上不含有苯并噻嗪环，只保留了氯代苯磺酰胺结构的利尿剂。氯噻酮（chlorthalidone）、吲达帕胺（indapamide）、美托拉宗（metolazone）和喹乙唑酮（quinethazone）是这一类药物的代表。

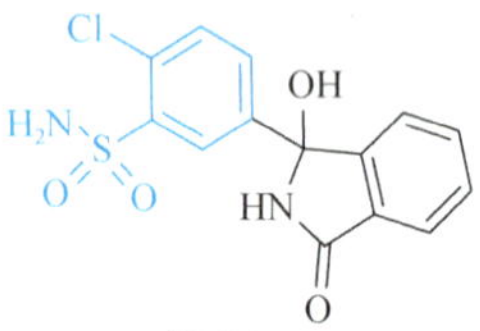

氯噻酮

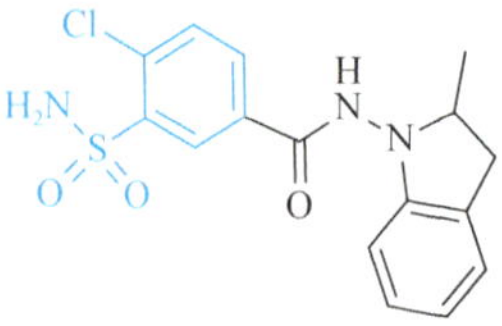

吲达帕胺

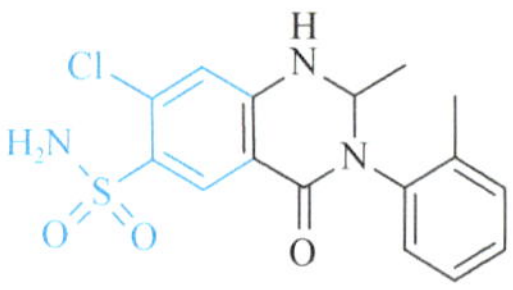

美托拉宗

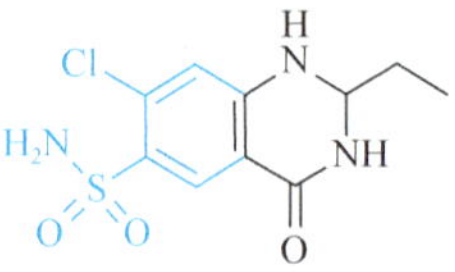

喹乙唑酮

氯噻酮以苯并吡咯酮替代了噻嗪结构。氯噻酮半衰期长（35～50 h），药效持久（48～72 h），因此口服仅需一周三次（25～100 mg/次）。吲达帕胺的结构中含有一个疏水的甲基吲哚啉结构，吸收快，生物利用度高（>90%），2～3 h 达血药峰浓度。与噻嗪类药物不同，60%～70% 的吲达帕胺在体内代谢，主要为吲哚啉苯环的羟基化代谢产物。美托拉宗和喹乙唑酮是两个结构类似的非噻嗪类利尿剂，4 位羰基替代了噻嗪类利尿剂中的 4 位砜基。因此，与噻嗪类药物相比，其具有类似的利尿药效。美托拉宗和喹乙唑酮的利尿药效持久分别为 12～24 h 和 18～24 h（氯噻嗪 6～12 h），有效剂量分别为每日 2.5～20 mg 和 50～100 mg。

四、留钾利尿剂

与其他利尿药物不同，留钾利尿剂可以阻止 Na^+的重吸收和 K^+的排出，具有排钠保钾作用。此类利尿剂往往活性中等，且容易引起高血钾，因此，可以与其他利尿剂（如噻嗪类、髓袢利尿药）联用。依据留钾利尿剂的作用靶点和作用机制，可将其分为两类：①氨苯蝶啶（triamterene）和阿米洛利（amiloride）作用于肾小管远端和集合管，阻断肾上皮 Na^+通道而发挥利尿作用；②螺内酯（spironolactone）和依普利酮（eplerenone）是醛固酮的可逆竞争性拮抗剂，通过与盐皮质激素受体（mineralocorticoid receptor，MR）的结合，抑制醛固酮的生理活性，从而起到排钠保钾的利尿作用。

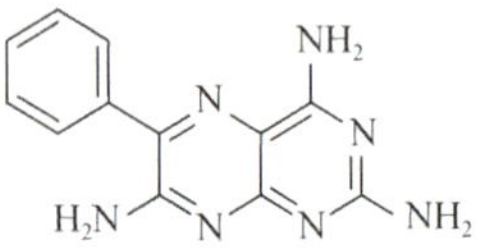

氨苯蝶啶

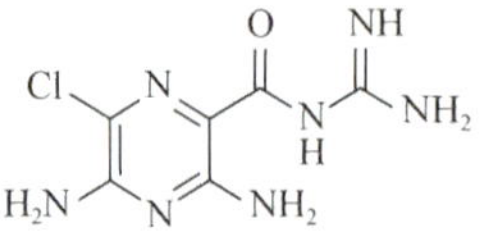

阿米洛利

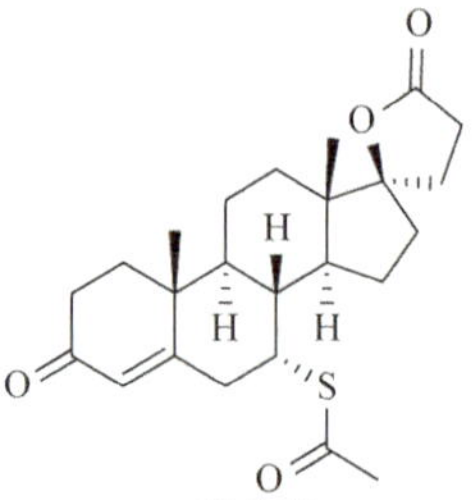

螺内酯

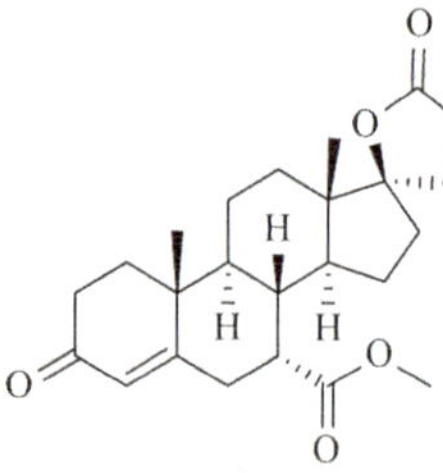

依普利酮

氨苯蝶啶（Triamterene）

化学名：2,4,7-三氨基-6-苯基蝶啶

2,4,7-triamino-6-phenylpteridine

分子式：$C_{12}H_{11}N_7$

分子量：253.27

熔点：316℃

水溶性：不溶于水

pK_a=6.20

lg P=0.98

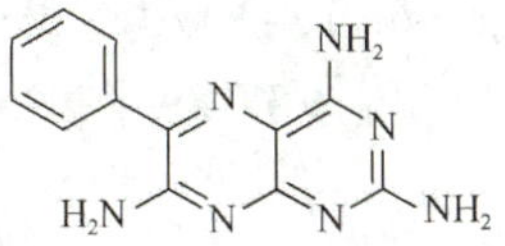

氨苯蝶啶，又名三氨蝶啶（dyrenium），于1962年获批上市，用于治疗水肿和高血压。氨苯蝶啶是由蝶啶衍生物结构优化而来，通过增加钠和水的排泄，同时降低远曲小管中钾排泄而发挥利尿作用，进而降低血压。氨苯蝶啶的使用可以升高血钾，因此，可与氢氯噻嗪联用克服氢氯噻嗪的低血钾副作用。

氨苯蝶啶经胃肠道吸收快，口服后30 min即可起到利尿效果，2～4 h达血药峰浓度；药效持久，可达24 h。该药生物利用度大于70%；与血浆蛋白结合率约为67%；半衰期为1.5～2 h；表观分布容积约为1.49 L/kg；肾脏清除率为0.22 L/kg。氨苯蝶啶及其代谢物主要通过肾脏排出，尿液中含70%为磺酸代谢物，其余20%为原药，10%为羟基化代谢物和少许葡糖醛酸代谢物。口服给药条件下，该药在小鼠和大鼠中的LD_{50}分别为290～380 mg/kg和400 mg/kg。

氨苯蝶啶在体内通过Ⅰ相和Ⅱ相代谢（图21.44），其代谢物仍具有利尿活性。Ⅰ相代谢经CYP1A2氧化生成4′-羟基氨苯蝶啶（M33），随后经Ⅱ相代谢，在磺基转移酶的作用下生成主要代谢产物4′-羟基氨苯蝶啶磺酸衍生物（M34）。

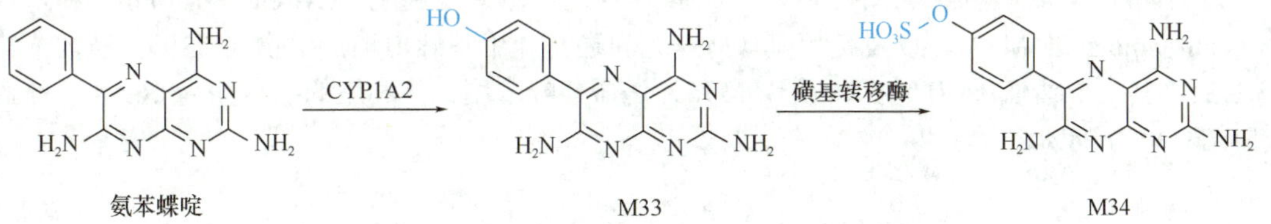

图21.44　氨苯蝶啶的体内代谢途径

氨苯蝶啶的合成路线如图21.45所示：首先，胍（Ⅺ-1）与二氰甲烷反应生成2,4,6-三氨基嘧啶（Ⅺ-2），随后与亚硝酸经亚硝化反应生成5-亚硝基-2,4,6-三氨基嘧啶（Ⅺ-3），最后与苯乙腈缩合制得氨苯蝶啶。

阿米洛利于1981年获批用于心力衰竭和高血压的治疗。该药属于氨基吡嗪类衍生物，也是氨苯蝶啶的开环衍生物。阿米洛利的生物利用度约为50%；半衰期为6～9 h；口服后3～4 h达血药峰浓度；药效可达24 h。与氨苯蝶啶类似，阿米洛利常与髓袢或者噻嗪类利尿剂联用用于水肿和高血压的治疗。

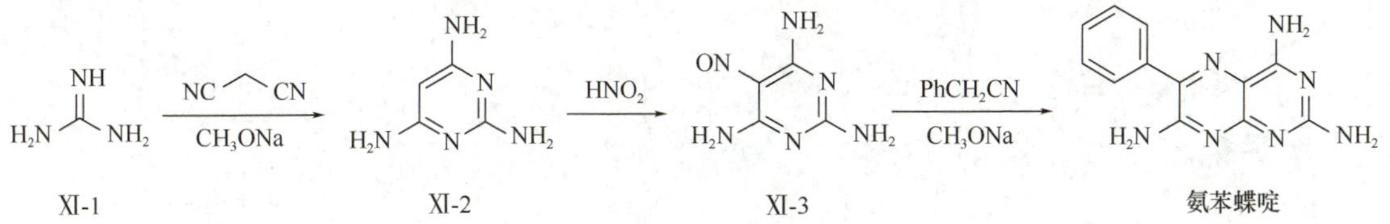

图21.45　氨苯蝶啶的合成路线

与氨苯蝶啶和阿米洛利不同，螺内酯和依普利酮是一类盐皮质激素受体拮抗剂。醛固酮是肾上腺皮质分泌的一种盐皮质激素，通过与盐皮质激素受体结合，可以促进钠、水的重吸收和钾的

排出，从而引起血压升高。螺内酯和依普利酮可以竞争性地抑制醛固酮与盐皮质激素受体结合，从而使 Na^+通道失活，排钠保钾。由于其具有排钠保钾作用，因此也被归为留钾利尿剂。

螺内酯（Spironolactone）

化学名：17*β*-羟基-3-氧代-7*α*-(乙酰硫基)-17*α*-孕甾-4-烯-21-羧酸 *γ*-内酯

17*β*-hydroxyl-3-oxo-7*α*-(acetylthio)-17*α*-pregn-4-ene-21-carboxylic acid-*γ*-lactone

分子式：$C_{24}H_{32}O_4S$

分子量：416.57

熔点：203～209℃

水溶性：难溶于水

pK_a=17.90（预测值）

$\lg P$=2.78

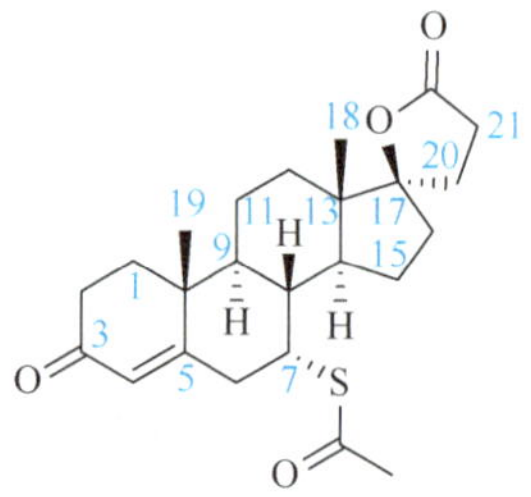

螺内酯于 1960 年首次获得美国 FDA 批准，用于水肿，原发性醛固酮增多症和高血压等疾病的治疗。螺内酯是人工合成的甾体化合物，结构与醛固酮类似，通过竞争性抑制醛固酮-盐皮质激素受体结合而发挥作用。该药仅作用于远曲小管和集合管，故其利尿作用较弱。作为降压药物，螺内酯不宜与 ACEI 合用，以免增加高血钾的概率。

螺内酯的结构与黄体酮相似，后续发现其具有抗雄激素活性。因此，现也多用于雄激素水平升高引起的妇女多毛症，痤疮以及男性脱发等。此外，该药可能会导致雄性胎儿雌性化，孕妇慎用。

螺内酯经胃肠道吸收快且完全，口服后 2.6 h 达血药峰浓度；药效可达 24 h。该药生物利用度大于 90%；与血浆蛋白结合率为 90%；半衰期为 16.5 h。该药在肝脏中代谢，代谢物 42%～56% 通过尿液排出，14% 通过粪便排出。口服给药条件下，该药在小鼠、大鼠及兔中的 LD_{50} 均大于 1000 mg/kg。

螺内酯在体内代谢如图 21.46 所示：经肝脏首过代谢为坎利酮（canrenone，M36）和坎利酮酸（canrenoic acid, M37），以及巯甲基（M38）和羟基巯甲基螺内酯衍生物（M39）。螺内酯给药 4.3 h 后，其主要活性代谢产物坎利酮（M36）达血药峰浓度。坎利酮的半衰期为 16.5 h，与血浆蛋白结合率为 98%。

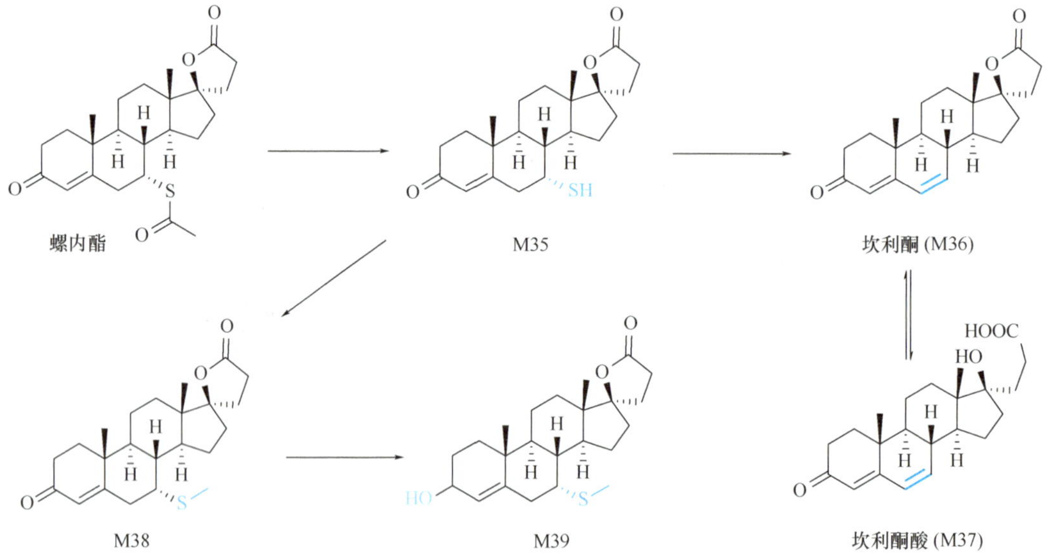

图 21.46　螺内酯的体内代谢途径

螺内酯的合成路线如图21.47所示：以雄烯二酮（Ⅻ-1）为原料，与炔丙醇在强碱作用下发生反应，随后不饱和三键和3-位羰基在铑的催化下氢化还原。生成的Ⅻ-3在三氧化铬-吡啶条件下氧化生成烯酮内酯（Ⅻ-4），进一步经氯醌氧化生成二烯酮，最后与硫代乙酸反应制得螺内酯。

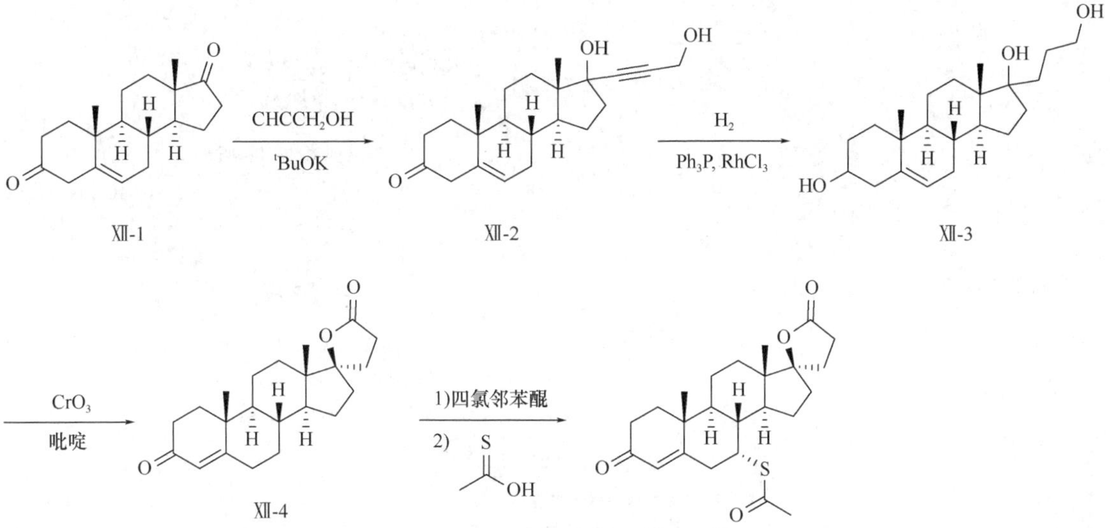

图21.47　螺内酯的合成路线

依普利酮于2002年获批上市用于高血压治疗。结构上，依普利酮是螺内酯的衍生物，甲酯替代了螺内酯的硫乙酰基，并增加了一个环氧结构。尽管依普利酮与盐皮质激素受体的亲和力低于螺内酯，但其只作用于盐皮质激素受体，而不与雄激素受体和孕酮受体结合。因此，依普利酮可以降低螺内酯抗雄激素活性所产生的副作用。依普利酮的生物利用度约为70%；半衰期为4～6 h；口服后1.5 h达血药峰浓度；药效达24 h。依普利酮在体内主要经肝脏CYP3A4代谢，生成无活性的6-羟基和21-羟基衍生物。

第五节　抗高血压药的展望

本章分别阐述了四大类抗高血压药（图21.48）的作用机制，并对其代表性药物的性质，药效和药代动力学特性做了详细介绍。回顾抗高血压药的发展，从植物来源的利血平，动物来源巴西蛇毒启发的卡托普利，到基于结构合理设计的氯沙坦，逐渐确证了抗高血压药的多个靶点。但是，单一靶点的治疗往往会产生一些不良反应，影响患者的生活质量。因此，多靶点、多机制的联合用药显得尤为重要。目前，已开发出多个联合用药策略，如厄贝沙坦氢氯噻嗪片、氯沙坦钾氢氯噻嗪、沙库巴曲缬沙坦和比索洛尔氨氯地平等。此外，高血压是一个长期的治疗过程，而长期服药容易产生多种副作用。因此，应根据个体的病情、年龄、身体状况设计个体化治疗方案，以控制血压及其并发症的发生。

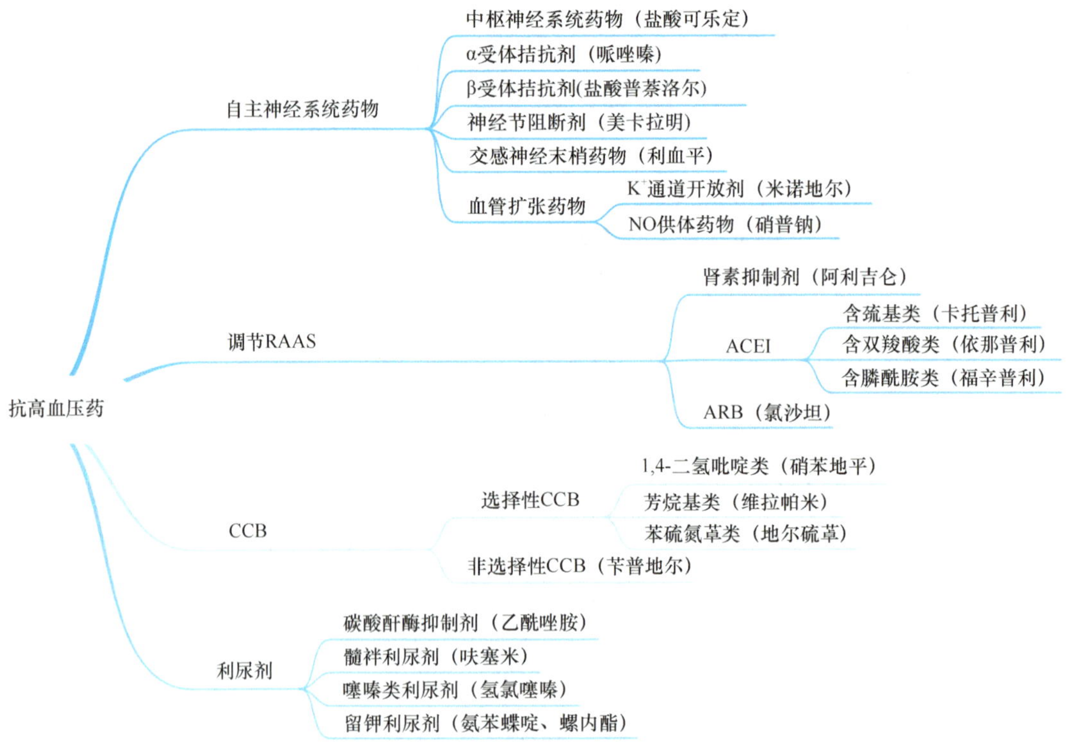

图 21.48　抗高血压药的分类及其代表性药物

（王　博）

第二十二章 血脂调节药

随着我国人民生活水平日渐提高，饮食结构也发生了改变，高血脂的发生率呈现逐年上升趋势。高脂血症（hyperlipidemia）又称高血脂，是指人体血浆中血清总胆固醇（total cholesterol，TC）、甘油三酯（triglyceride，TG）、低密度脂蛋白胆固醇（low density lipoprotein cholesterol，LDL-C）等浓度超过正常标准。高血脂可增加患者罹患动脉粥样硬化、冠心病、脑卒中、糖尿病、高血压等心脑血管疾病的风险。因此，降低血脂对心血管疾病的治疗和控制有着重要的作用。医学研究表明，患者通过控制饮食、改变不良生活作息习惯、控制体重等方法可使高脂血症得到改善，但若血脂水平仍不能得到有效控制，则需要通过血脂调节药进行治疗，以减少脂质在靶器官的蓄积，避免靶器官损伤。

高脂血症标准

血脂水平高于正常上限即为高脂血症，根据2016版《中国成人血脂异常防治指南》，我国一般以成人空腹TC≥6.2 mmol/L（240 mg/dL），TG≥2.3 mmol/L（200 mg/dL），LDL-C≥4.1 mmol/L（160 mg/dL）作为高脂血症的诊断标准。但高脂血症的标准因人而异，要根据患者有无冠心病、脑血管病、有无斑块等进行调整。

第一节 血脂概述

血脂（blood fat）是广泛存在于人体血浆中的中性脂肪，即TG和类脂［磷脂（phospholipid）、糖脂（glycolipid）、固醇（sterol）和类固醇（steroid）］的总称，是细胞进行基础代谢的必需物质。与临床密切相关的血脂主要是胆固醇（cholesterol）和TG，其中TG参与人体能量代谢，主要来源于外源性摄取；而胆固醇主要来源于内源性合成和部分外源性摄取，用于合成细胞质膜、类固醇激素和胆汁酸等。

人体内血脂的来源有两种途径，即内源性途径和外源性途径。内源性血脂是指通过人体自身分泌、合成的一类血清脂类物质。相对于内源性血脂而言，来自外界或不能由人体直接合成的血脂均称为外源性血脂，这类血脂主要来源于人体摄取的食物。在经过胃肠道的消化和吸收后食物中的脂类物质进入血液，从而成为血脂。

正常情况下，外源性血脂和内源性血脂相互制约，二者此消彼长，共同维持着人体的血脂代谢平衡。当人体摄取了含有脂类物质的食物后，肠道对脂肪的吸收量随之增加，此时血脂水平就会升高；由于外源性血脂水平的升高，肝脏内的脂肪合成便会受到一定的抑制，从而使内源性血脂分泌量减少。相反，如若在进食中减少对外源性脂肪的摄取，那么人体内源性血脂的合成速度便会加快，从而避免血脂水平偏低，这样能使人体的血脂水平始终维持在一个相对平衡、稳定的状态。但若是长期受到不良因素的影响，如高脂肪、高热量饮食等，则会造成血脂升高，进而诱发心脑血管疾病。

血脂在血浆中一般以脂蛋白（lipoprotein）形式存在，脂蛋白是由含胆固醇酯、TG的疏水性内核和含磷脂、游离胆固醇、载脂蛋白的亲水性外壳组成的球形颗粒。血浆脂蛋白按超速离心法分为乳糜微粒（chylomicron，CM）、极低密度脂蛋白（very low density lipoprotein，VLDL）、中密度脂蛋白（intermediate density lipoprotein，IDL）、低密度脂蛋白（LDL）和高密度脂蛋白（high density lipoprotein，HDL）。人体高脂血症主要是由VLDL与LDL增多引起的。各类脂蛋白的功能分类如表22.1所示。

表 22.1 脂蛋白的分类及其主要功能

分类	主要脂质	功能
CM	TG	将外源性 TG 和胆固醇从小肠转运至其他组织
VLDL	TG	转运内源性 TG 至外周组织
IDL	TG、胆固醇	LDL 前体
LDL	胆固醇	胆固醇的主要载体，促进外周组织对胆固醇的摄取和利用
HDL	磷脂、胆固醇	促进肝外组织中的胆固醇转运至肝内，进一步转化为胆汁酸后排入肠腔

各类血脂调节药物主要通过降低胆固醇、VLDL、LDL、TG，以及升高 HDL 来治疗高脂血症，缓解动脉粥样硬化的症状。根据药物的结构类型，可以将血脂调节药物分类如下：①羟甲戊二酰辅酶 A 还原酶（3-hydroxy-3-methylglutary CoA reductase，HMG-CoA 还原酶）抑制剂；②苯氧烷酸类药物；③其他类型药物，主要包括胆固醇吸收抑制剂、胆固醇合成抑制剂、胆酸结合树脂、烟酸类药物等。

第二节 羟甲戊二酰辅酶 A 还原酶抑制剂

人体内 2/3 的胆固醇是由自身合成的，其生物合成以乙酰辅酶 A 为起始原料，经过几个阶段的转换，最终得到胆固醇。在其生物合成的第一阶段，将羟甲戊二酰辅酶 A（HMG-CoA）经由 HMG-CoA 还原酶催化还原为甲羟戊酸。随后经过 30 步连续的反应从甲羟戊酸合成胆固醇（图 22.1）。其中的 HMG-CoA 还原酶为胆固醇生物合成过程中的限速酶，抑制该酶可有效地减少体内胆固醇的合成。他汀类（statins）药物能竞争性地抑制细胞内 HMG-CoA 还原酶的活性，使细胞内的游离胆固醇减少。此外，还能通过反馈调节，增加肝细胞表面 LDL 受体的数目，加速 LDL 的摄取和分解。他汀类药物是目前临床应用最为广泛的一类降血脂药物。

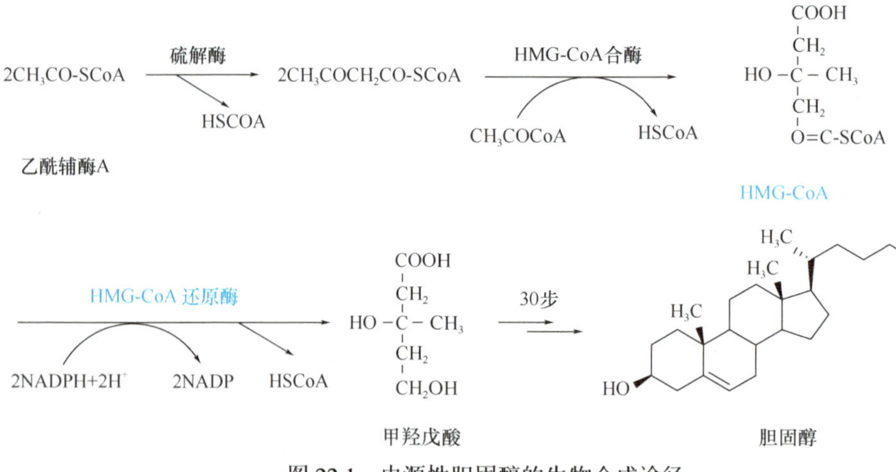

图 22.1 内源性胆固醇的生物合成途径

第一个被发现的 HMG-CoA 还原酶抑制剂是来源于天然产物的美伐他汀（mevastatin）。美伐他汀于 1976 年由日本学者远藤章（Akira Endo）团队从橘青霉菌（*Penicillium Citrinum*）中发现，后被确证为 HMG-CoA 还原酶的有效竞争性抑制剂。该药物为前药，由于分子中的六元内酯环在体内水解开环后的结构与 HMG-CoA 在还原酶中的过渡态四面体结构十分相似，能与 HMG-CoA 还原酶紧密结合，从而与底物 HMG-CoA 竞争结合位点，产生抑制作用（图 22.2）。美伐他汀对 HMG-CoA 还原酶的亲和力为底物的 10 000 倍，是一种强效的、竞争性、选择性 HMG-CoA 还原酶抑制剂，但是，临床前研究发现，长期高剂量使用美伐他汀会导致犬疑似癌症的症状，最终未能应用于临床。

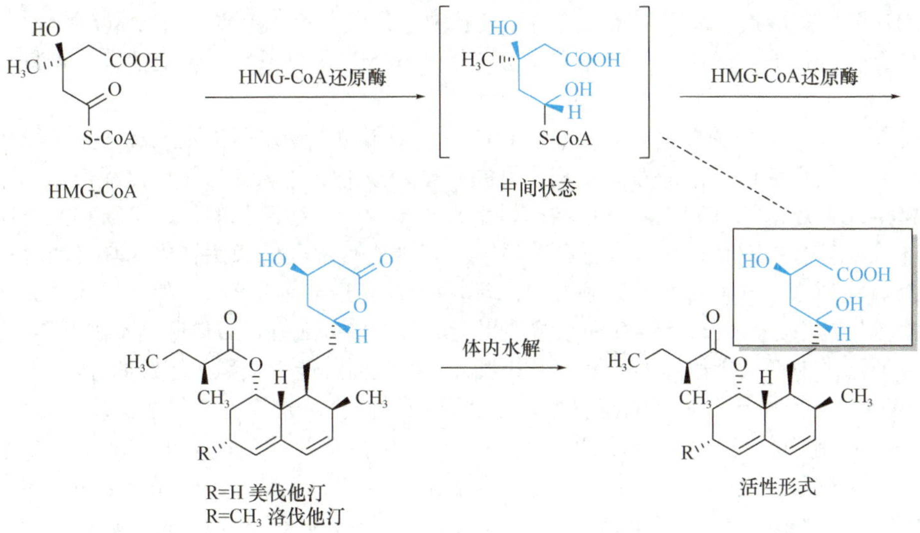

图 22.2 美伐他汀的活性形式与 HMG 中间体的对比

1987 年，洛伐他汀（lovastatin）获美国 FDA 批准，成为第一个上市的他汀类药物。洛伐他汀结构与美伐他汀高度相似，仅在 3 位存在一个甲基的差异。洛伐他汀在体内可以竞争性抑制 HMG-CoA 还原酶，使胆固醇的合成减少，并能增加 LDL 受体的合成，最终导致血胆固醇和 LDL 胆固醇水平降低，由此对动脉粥样硬化和冠心病的防治产生积极作用。

继洛伐他汀之后，研究人员不断以美伐他汀和洛伐他汀为原型进行结构优化及改造，相继研发上市了数十个他汀类降脂药，其中在临床广泛使用的他汀类药物还包括辛伐他汀（simvastatin）、普伐他汀（pravastatin）、阿托伐他汀（atorvastatin）、氟伐他汀（fluvastatin）、匹伐他汀（pitavastatin）、瑞舒伐他汀（rosuvastatin）等（图 22.3）。

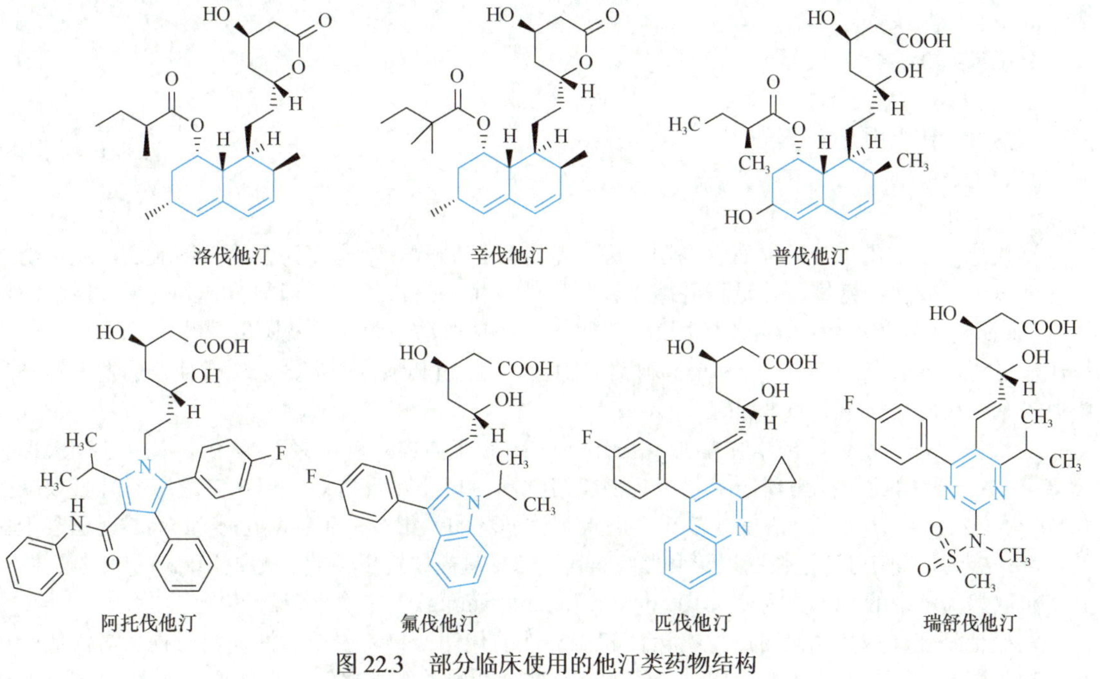

图 22.3 部分临床使用的他汀类药物结构

辛伐他汀和普伐他汀的开发是以洛伐他汀为先导进行优化改造的。洛伐他汀与辛伐他汀均为脂溶性分子，以无活性的内酯形式服用，必须在肝中转化为有活性的羧酸形式才能发挥药效。而普伐他汀是活性的羧酸原药形式，口服不需要肝转化，且由于分子中存在羧酸基团，水溶性较好。洛伐他汀、辛伐他汀、普伐他汀的结构和分子量十分相近，疗效、不良反应、耐受性等只是程度上稍有差异。

他汀类药物分子中存在多个手性中心，工业上合成主要采用微生物发酵半合成法。为了简化结构，使用芳香杂环替代洛伐他汀中的双环结构，开发了全合成他汀类药物。氟伐他汀是第一个上市的全合成 HMG-CoA 还原酶抑制剂，其结构与以上几种来源于天然产物的他汀类药物具有明显不同，是以氟苯吲哚环替代双环的甲羟戊酸衍生物，不需要进行前药的代谢转化就具有药理活性。阿托伐他汀与氟伐他汀一样都含有氟苯环和氮杂环，是全人工合成的第二个他汀类药物。二者与辛伐他汀和洛伐他汀相比，兼有脂溶性和水溶性平衡的特点，以活性形式口服，不需要转化。瑞舒伐他汀和匹伐他汀作为第三代他汀类药物，因其强大的降胆固醇能力被称为超级他汀。

大多数患者对他汀类药物具有较好的耐受性，不良反应轻微且短暂，主要包括头疼、失眠、消化不良、腹泻、恶心等消化道症状及对肌肉的影响，如肌肉疼痛、关节疼痛等。肝功能异常是他汀类药物最常见的不良反应之一，其主要表现为血清丙氨酸转氨酶（alanine transaminase，ALT）或天冬氨酸转氨酶（aspartate aminotransferase，AST）增高。临床使用应严格掌握他汀类药物的适应证，控制使用剂量，尽量避免与 CYP3A4 抑制剂或其他具有肝损伤作用的药物联用，并定期监测肝转氨酶。此外，横纹肌溶解症是他汀类药物最严重的不良反应之一，但极为少见。他汀类药物不仅能作用于 HMG-CoA 还原酶，有效降低血浆胆固醇，也能降低 TG，升高 HDL-C，因其卓越的临床疗效，成为目前调血脂类药物中临床应用最广泛的药物。

洛伐他汀（Lovastatin）

化学名：(*S*)-2-甲基丁酸(4*R*,6*R*)-6-[2-[(1*S*,2*S*,6*R*,8*S*,8*αR*)-1,2,6,7,8,8*α*-六氢-8-羟基-2,6-二甲基-1-萘基] 乙基] 四氢-4-羟基-2*H*-吡喃-2-酮-8-酯

(*S*)-2-methylbutanoicacid(4*R*,6*R*)-6-[2-[(1*S*,2*S*,6*R*,8*S*,8*αR*)-1,2,6,7,8,8*α*-hexahydro-8-hydroxy-2,6-dimethyl-1-naphthyl]ethyl]tetrahydro-4-hydroxy-2*H*-pyran-2-one-8-ester

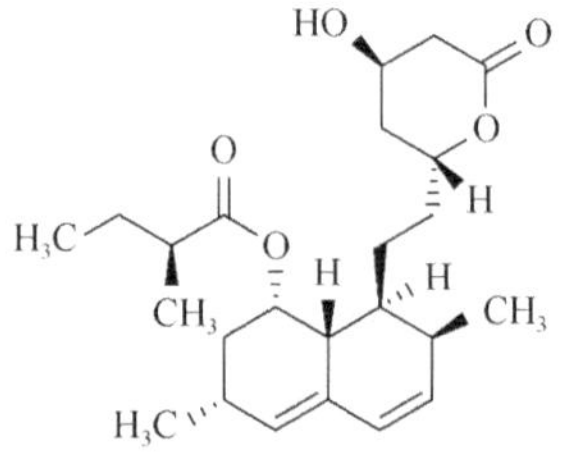

分子式：$C_{24}H_{36}O_5$

分子量：404.55

熔点：174.5℃

水溶性：在水中几乎不溶

$pK_a = 13.49$

$\lg P = 4.08$

洛伐他汀主要用于治疗原发性高胆固醇血症和以胆固醇异常升高为主的高脂血症，还可防治冠状动脉粥样硬化、延缓硬化进程并减少梗死病的发生。洛伐他汀可抑制 HMG-CoA 还原酶的活性，从而阻碍甲羟戊酸生成，降低胆固醇的产生，进而使血清中胆固醇及脂蛋白的含量减少。此外，洛伐他汀还可降低血清 TG 水平和增高血清 HDL 水平。因其独特的疗效，洛伐他汀的发现被誉为心血管系统疾病治疗领域的里程碑。

洛伐他汀以非活性的环状内酯形式应用于临床，在体内水解成羟基酸衍生物后可有效抑制 HMG-CoA 还原酶而发挥药理作用。该药物脂溶性高，口服吸收良好，但在空腹服药时吸收减少 30%。该药在肝内存在广泛的首过效应，进入到体循环的量很少，生物利用度＜5%。其血浆蛋白结合率＞98%。该药可透过血脑屏障和胎盘屏障；83% 从粪便排出，10% 从尿排出。在口服条件下，其在小鼠和大鼠中的 LD_{50} 分别为 6100 mg/kg 和 2240 mg/kg。

洛伐他汀在体内代谢时可产生有活性和无活性的代谢产物，主要活性代谢产物是洛伐他汀羟基酸和 3-羟基、3-亚甲基及 3-羟甲基衍生物，这些代谢物的活性略低于洛伐他汀（图 22.4）。3-羟基洛伐他汀代谢物重排为 6-羟基代谢物后活性消失。以上所有代谢产物在体内都以内酯环结构和羟基酸结构两种形式共同存在，这些代谢产物主要经胆汁排泄，原型药物主要经粪便排泄。

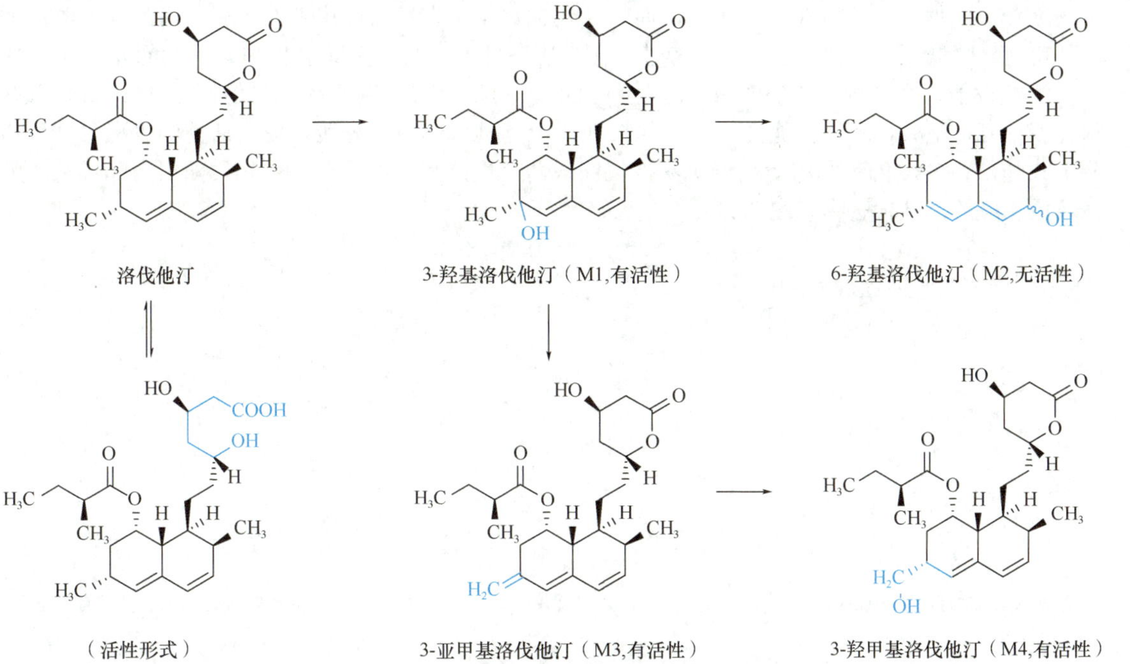

图 22.4 洛伐他汀的体内代谢途径

洛伐他汀化学结构复杂，含有多个手性中心，异构体多，采用化学合成方法不易制得，工业生产主要用土曲霉（*Aspergillus terreus*）和红曲霉（*Monascus rubber*）经深层发酵制取。科学家们经过研究探索，在原天然他汀类药物的结构基础上，保留环状内酯或其开环的关键药效团结构，简化其他部分，开发了结构简单且安全有效的 HMG-CoA 还原酶抑制剂，可采用人工全合成方法进行制备。代表药物如，阿托伐他汀。

阿托伐他汀（Atorvastatin）

化学名：(3*R*,5*R*)-7-[2-(4-氟苯基)-3-苯基-4-(苯基氨甲酰基)-5-异丙基吡咯-1-基]-3,5-二羟基庚酸

(3*R*,5*R*)-7-[2-(4-fluorophenyl)-3-phenyl-4-(phenylcarbamoyl)-5-propanylpyrrole-1-yl]-3,5-dihydroxyheptanoic acid

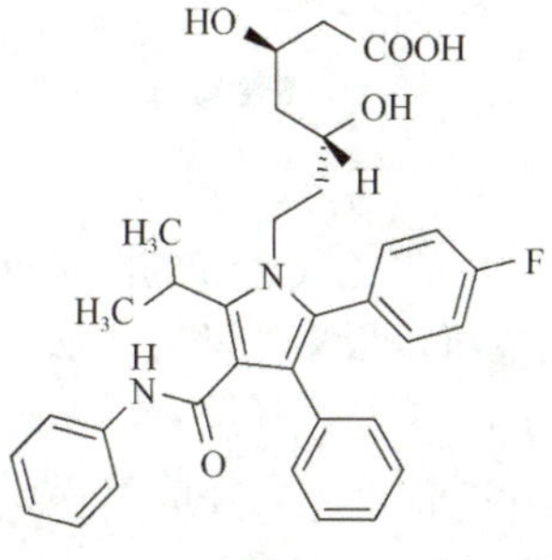

分子式：$C_{33}H_{35}FN_2O_5$

分子量：558.65

熔点：176℃

水溶性：在水中极微溶

$pK_a=6.36$

$\lg P=4.46$

阿托伐他汀于 1997 年上市，一般以其钙盐形式应用于临床。该药在临床上常用于治疗混合型高脂血症、高胆固醇血症和动脉粥样硬化性心血管疾病。阿托伐他汀是 HMG-CoA 还原酶的选择性、竞争性抑制剂，能有效降低 TC、TG、LDL-C 和其他循环脂蛋白的水平，是治疗高胆固醇血症和混合型高脂血症最有效的他汀类药物。阿托伐他汀具有见效快、降脂作用强、持续时间长、安全性高等优点，是目前中国应用最广泛的降脂药物。

口服给药后，阿托伐他汀通过被动扩散的方式进入肝脏靶器官，不需人体代谢即可迅速发挥降脂作用，生物利用度约为 12%；表观分布容积约为 380 L。该药半衰期为 11～14 h，而临床上使用的其他他汀类药物的半衰期一般为 1～4 h。由于胆固醇的生物合成高峰期在午夜至凌晨 3:00，

半衰期较短的他汀类适宜在睡前服用，而阿托伐他汀半衰期较长，患者在一天之内的任何时段服用都可有效降低血脂，提高了患者顺应性。在口服条件下，其在大鼠中的 LD_{50}＞5000 mg/kg。

阿托伐他汀在体内经 CYP3A4 代谢为活性与原药相当的 2-羟基阿托伐他汀（M5）和 4-羟基阿托伐他汀（M6）。阿托伐他汀代谢的独特性在于其进入体内后先转化成无活性的内酯形式，内酯形式与 CYP3A4 的亲和力更高，更易被代谢成两个内酯形式的羟基衍生物，随后内酯环被水解开环成相应的活性代谢物（图 22.5）。

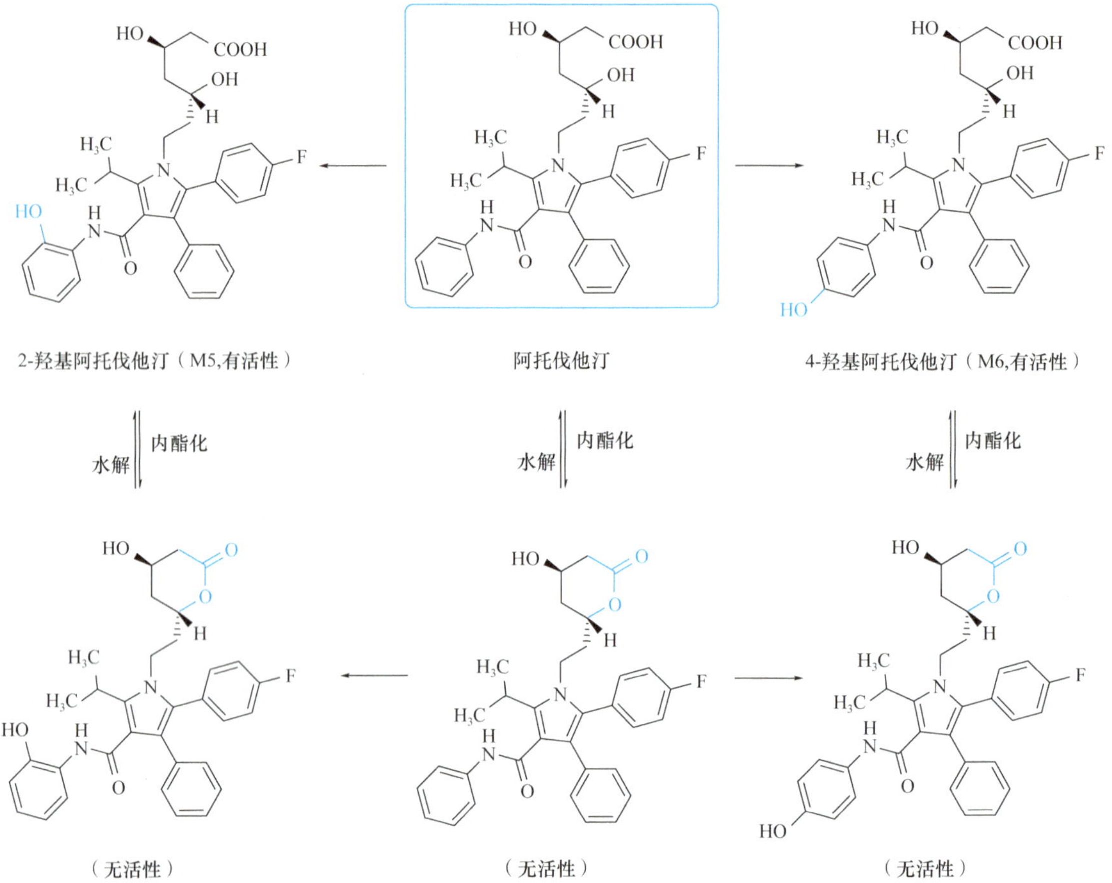

图 22.5　阿托伐他汀的体内代谢过程及产物

阿托伐他汀的结构可以拆分成取代吡咯环部分和含有手性中心的 3,5-二羟基庚酸结构，其合成可以采用线性合成法，先制备取代吡咯环，再引入含有手性的侧链。以 2-(4-氟苯)-2-溴乙酸乙酯为原料，经缩合，酰胺化，水解，环合，脱保护，缩合，还原得到羧酸酯，然后与 *R*-苯乙胺形成非对映异构体的酰胺进行拆分，碱性处理即可得到光学纯的阿托伐他汀钙异构体（图 22.6）。

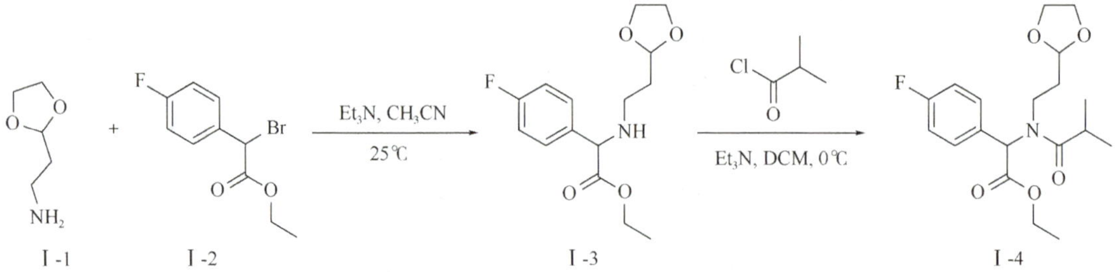

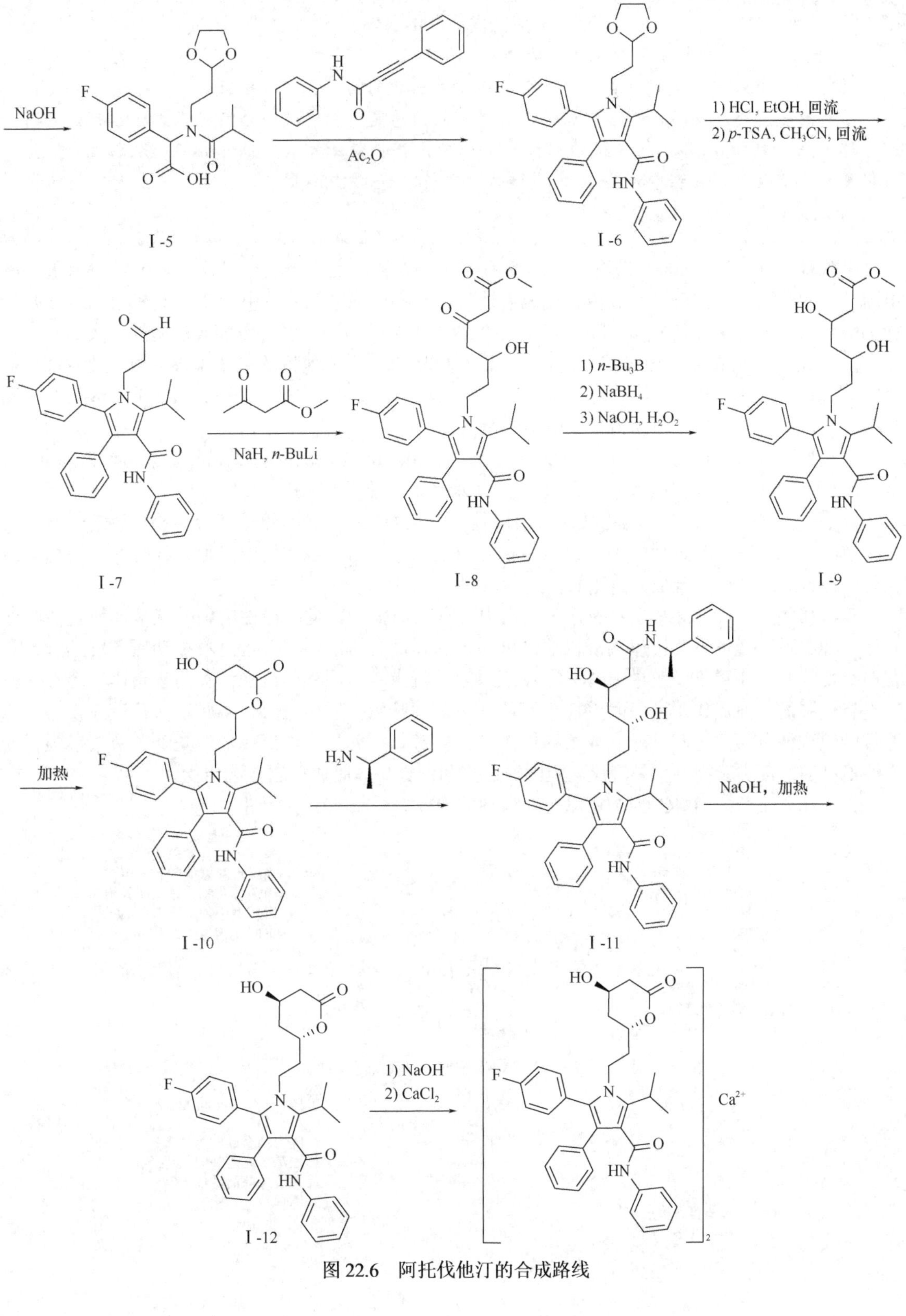

图 22.6　阿托伐他汀的合成路线

阿托伐他汀的研发

阿托伐他汀于1997年开始在全球销售，虽然是第五个进入市场的他汀类药物，但其后来居上，上市第三年就成为他汀类药物中销售第一的药物，也是历史上第一个年销售额过百亿美元的处方药。这不仅归功于原研公司强大的销售能力，也是因为阿托伐他汀具有更强的降脂效果。到2002年，阿托伐他汀位列全球处方药销售额榜首，高峰时年销售额高达130亿美元。截至其专利到期的14年内，该药总销售额超过1250亿美元，占原研所有药物销售额的20%。

辛伐他汀（simvastatin）为洛伐他汀的甲基化衍生物，是一个安全且比洛伐他汀更有效的降胆固醇药物。该药为前药，在肝内转化成活性代谢产物，能降低血液中的TC含量，降低LDL和VLDL水平，并能提高HDL水平，用于原发性高脂血症、冠心病及心绞痛等疾病的治疗。

匹伐他汀（pitavastatin）侧链含有一个环丙基基团，这个独特的基团增加了其与HMG-CoA还原酶疏水区域的亲和力，同时环丙基可以保护匹伐他汀免受CYP的代谢。匹伐他汀还具有生物利用度高，作用时间长，药物相互作用小等特点。

氟伐他汀（fluvastatin）是第一个全人工合成的HMG-CoA还原酶抑制剂，具有吲哚母核结构，可降低LDL水平，也能中度降低VLDL和TG水平，并能升高HDL水平。

普伐他汀（pravastatin）为洛伐他汀的羟基化衍生物，属于亲水型他汀类药物。该药口服后在胃肠道能迅速溶解，首过效应强，口服生物利用度约为18%，现多用于心血管疾病的一级与二级预防，也可降低肾病综合征、糖尿病性高脂血症的发生率。

瑞舒伐他汀（rosuvastatin）的分子结构中含有同类药物罕见的极性甲磺酰氨基，使其亲脂性降低，细胞膜渗透性下降。但瑞舒伐他汀可通过选择性有机阴离子转运过程被动摄入肝细胞，具有选择性分布并作用于肝脏中HMG-CoA还原酶的特点。与同类其他他汀类药物相比，瑞舒伐他汀具有更强的降血脂作用，且耐受性良好，在防治动脉粥样硬化斑块、心肌缺血再灌注损伤、急性冠脉综合征及经皮冠状动脉介入治疗中具有重要意义。此外，瑞舒伐他汀是降脂效果最强、安全性最高的他汀类药物，也是治疗高胆固醇血症和混合型高脂血症的首选药物。

天然和人工合成HMG-CoA还原酶抑制剂的构效关系归纳如下（图22.7）。

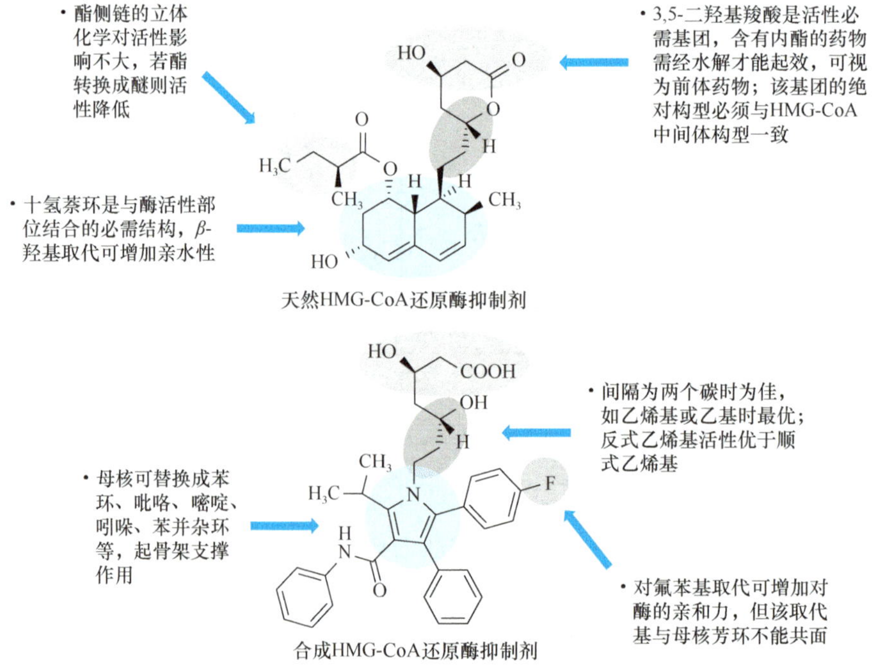

图22.7　HMG-CoA还原酶抑制剂的构效关系

第三节　苯氧烷酸类血脂调节药

贝特类（fibrates）降血脂药物为苯氧烷酸类衍生物，主要功能为降低 TG 的水平，也可降低 LDL-C 的水平并升高血液中 HDL-C 的水平。该类降血脂药物译名中含有“贝特”（-fibrate）词尾，故将此类降血脂药物统称为“贝特类”降脂药。

贝特类药物是一种过氧化物酶体增殖物激活受体 α（peroxisome proliferator-activated receptor-α，PPAR-α）的激动剂。PPAR-α 可转录调控脂质和脂蛋白代谢的多个环节，加速血脂的分解。贝特类药物与 PPAR-α 结合后可刺激脂蛋白脂肪酶（lipoprotein lipase，LPL）、载脂蛋白 A-Ⅰ（apolipoprotein A-Ⅰ，ApoA-Ⅰ）、载脂蛋白 A-Ⅱ（ApoA-Ⅱ）、载脂蛋白 A-Ⅴ（ApoA-Ⅴ）基因的表达，增强 LPL 活性，去除血浆中富含 TG 的脂蛋白，从而降低 TG 并升高 HDL-C 的水平，促进胆固醇的逆向转运，并使 LDL 亚型由小而密的颗粒向大而疏的颗粒转变。贝特类药物在常规剂量下可使 TG 下降 20%～50%，HDL 升高 10%～20%，LDL-C 降低 5%～20%。因此，贝特类药物对高 TG 血症及以 TG 增高为主的混合型高脂血症非常有效，还能有效纠正异常脂蛋白血症来发挥抗动脉粥样硬化作用。贝特类药物除了通过调节血脂发挥抗动脉粥样硬化作用以外，还能通过抑制凝血、促进纤维蛋白溶解，甚至影响导致动脉粥样硬化的炎性因子的产生等非脂蛋白途径来发挥抗动脉粥样硬化作用。

贝特类药物通常耐受性好，短期服用副作用轻微，主要为腹胀、腹泻等胃肠道反应，发生率＜5%，偶见头痛、乏力、皮疹、视物模糊等症状。长期服用可能会使转氨酶升高，且可使胆结石的发生率增高，有肝脏、胆囊或严重肾脏疾病的患者不宜使用本药物。

苯氧烷酸类药物于 20 世纪 40 年代开始陆续获批上市，是一种广谱的全身性脂质调节剂，临床用量仅次于他汀类产品。氯贝特（clofibrate，又名氯贝丁酯）是最早应用的贝特类药物，但由于不良反应较大，且有致癌作用，临床已很少使用。目前临床应用较多的药物包括非诺贝特（fenofibrate）、苯扎贝特（bezafibrate）、苄氯贝特（beclobrate）、环丙贝特（ciprofibrate）、吉非罗齐（gemfibrozil）等，不良反应相对较小（图 22.8）。

此类药物大多具有芳氧乙酸的骨架结构（吉非罗齐除外，为芳氧戊酸结构），其羧酸酯类药物为前体药物，在体内可转化为羧酸药物而发挥药效。此外，在芳环对位一般含有取代基，可以避免在芳环对位的羟基化代谢，延长作用时间。

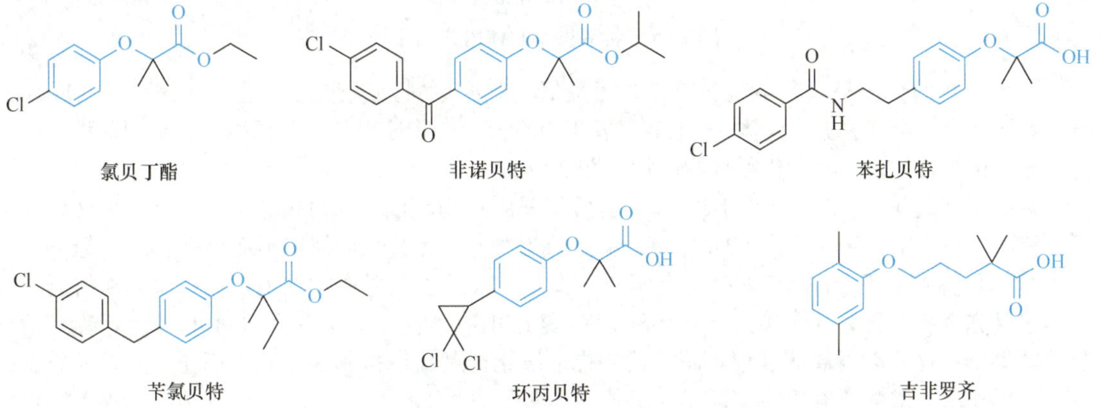

图 22.8　临床常用的贝特类药物结构

非诺贝特（Fenofibrate）

化学名：2-甲基-2-[4-(4-氯苯甲酰基) 苯氧基] 丙酸异丙酯

2-methyl-2-[4-(4-chlorobenzoyl) phenoxy]-propanoic acid isopropyl ester

分子式：$C_{20}H_{21}ClO_4$

分子量：360.84

熔点：79～82℃

水溶性：几乎不溶于水

lg P=5.28

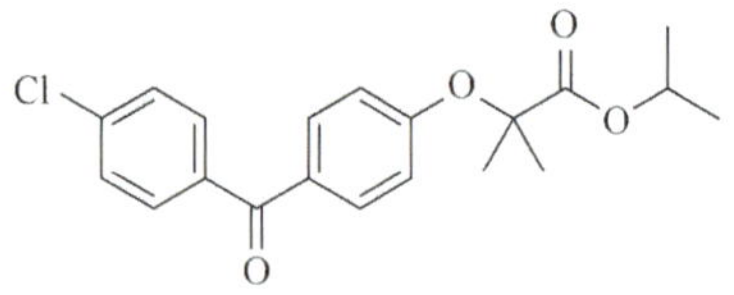

非诺贝特是第三代苯氧乙酸类降血脂药，临床用于TG升高或以TG升高为主的混合型高脂血症，以及低HDL-C的高脂血症的治疗。该药是一种安全高效的降脂药物，长期应用毒性小，无蓄积作用，是降低TG的临床首选药物之一，能使TC降低15%～30%，TG降低40%～60%；同时还可降低血尿酸水平，对2型糖尿病和代谢综合征的治疗也具有较好作用。非诺贝特通过激活PPAR-α来降低TG和LDL的水平，有利于防止动脉粥样硬化病变的发生与发展。

非诺贝特口服后吸收迅速，服药后4～7 h达血药峰浓度。其血浆蛋白结合率约99%；半衰期长达23h；表观分布容积为0.9 L/kg，吸收后主要分布在肝、肾、肠道中。在口服条件下，其在小鼠和大鼠中的LD_{50}分别为1600 mg/kg和＞2000 mg/kg。

非诺贝特为前药，口服后在体内酯酶作用下水解为活性代谢产物非诺芳酸（非诺贝特酸）而发挥疗效，随后在葡糖醛酸转移酶的作用下发生Ⅱ相代谢排出体外（图22.9）。

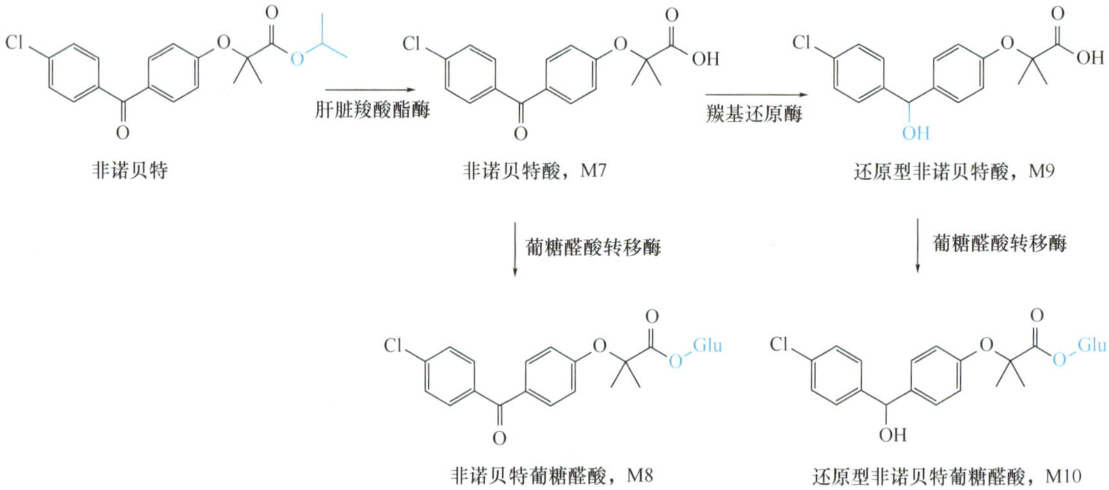

图22.9 非诺贝特的体内代谢途径

非诺贝特的合成是以苯甲醚和对氯苯甲酰氯为起始原料，经弗里德-克拉夫茨反应（Friedel-Crafts reaction）得到关键中间体4′-氯-4-甲氧苯甲酰苯，产物脱甲基后与丙酮、三氯甲烷缩合，经酸化得非诺贝特酸，再经酯化得目标产物（图22.10）。

氯贝丁酯是第一个应用于临床的苯氧乙酸类降脂药物。该药为前药分子，在体内可转化为氯贝丁酸而发挥作用，主要用于以TG增高为主的高脂血症。因其长期使用不良反应多，目前已停用。

苯扎贝特主要用于高TG血症、高胆固醇血症、混合型高脂血症的治疗。口服后从胃肠道吸收迅速且完全；能显著降低TG，中度降低TC和LDL-C水平，并能升高HDL-C水平，能有效延缓动脉粥样硬化病变发展的进程。苯扎贝特抗动脉粥样硬化的机制除了降血脂作用外，还具有抗炎、抗凝作用，增强纤溶活性等。

苄氯贝特的降血脂作用很强，是氯贝丁酯的20倍。能有效降低血液中胆固醇、TG、VLDL和LDL水平，升高HDL水平，还具有抗血小板聚集作用。

环丙贝特在芳环对位有环丙取代基，其降血脂作用比氯贝丁酯强，副作用小，还可显著降低VLDL和LDL水平，并升高HDL水平。通过改善胆固醇分布，其可减少LDL在血管壁的沉积。

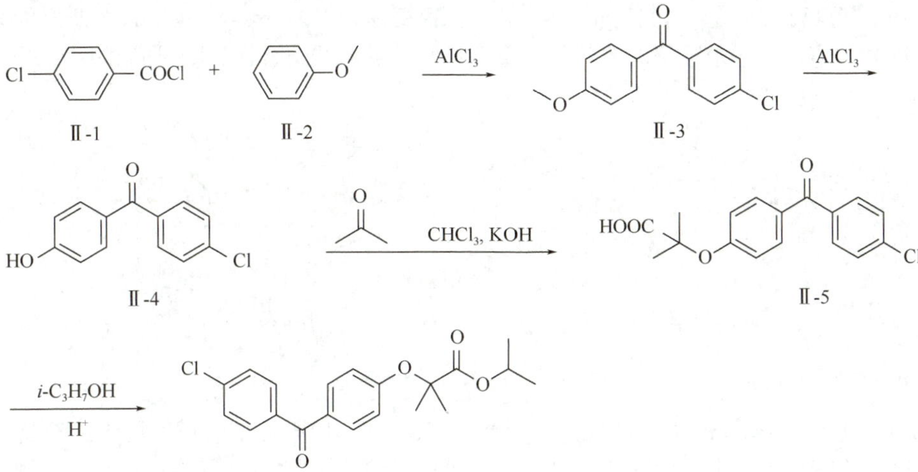

图 22.10　非诺贝特的合成路线

吉非罗齐于 1982 年上市，为非卤代苯氧戊酸类分子。其作用时间长，能降低 TG 和 VLDL 水平，升高 HDL 水平，适用于严重高脂蛋白血症。

苯氧乙酸类降脂药物的构效关系如图 22.11 所示。

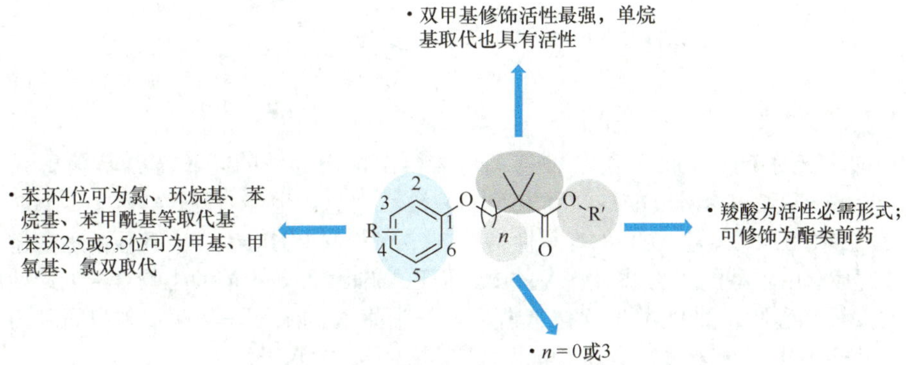

图 22.11　苯氧乙酸类降脂药物的构效关系

第四节　其他血脂调节药物

一、胆固醇吸收抑制剂

依折麦布（ezetimibe）是第一个选择性胆固醇吸收抑制剂类降血脂药，于 2002 年在德国首次上市。依折麦布可作用于小肠黏膜刷状缘上的 Niemann-Pick C1-Like1（NPC1L1）转运蛋白，能选择性抑制肠道对外源性胆固醇和相关植物甾醇的吸收，降低胆固醇自小肠向肝脏的运输，从而降低血浆胆固醇水平及肝脏胆固醇储量。依折麦布作用于胆固醇代谢的外源性途径，当与作用于内源性途径的药物，如他汀类药物联合用药时，可产生协同作用，强力降低 LDL-C 水平。临床上通常用于在使用最大剂量他汀后血脂仍不能达标时的联合治疗，或作为不能耐受他汀的二线治疗。单独应用或与他汀类药物合用，依折麦布均能降低患者血清胆固醇的水平，但单药效力不如联合给药。

依折麦布口服后可被迅速吸收，在肠腔和肝脏中转化为更有活性的产物，继而经肝肠循环，反复作用于 NPC1L1。依折麦布不通过主要的药物代谢酶 CYP 代谢，故几乎不与其他药物发生相互作用，在轻度肝功能不全或轻到重度肾功能不全患者中也可以使用。患者普遍对依折麦布具有良好的耐受性，几乎无不良反应，或不良反应轻微且呈一过性。

NPC1L1 靶点自依折麦布上市以来缺少后续药品跟进。2021 年，由我国自主研发的海博麦布（hybutimibe）上市，分子中羟基的改变使其更容易与葡糖醛酸结合，达峰时间和起效时间更快。

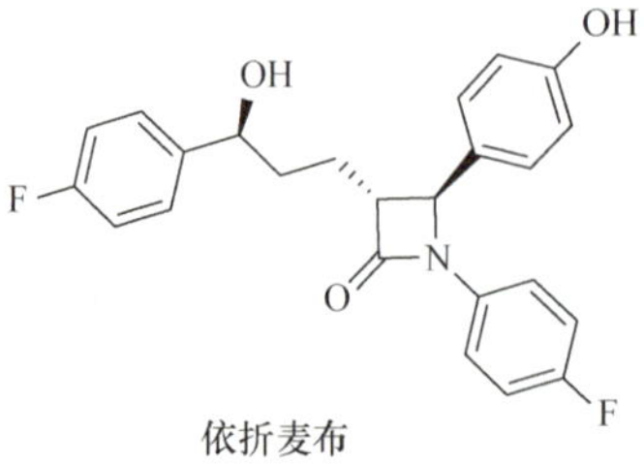

依折麦布

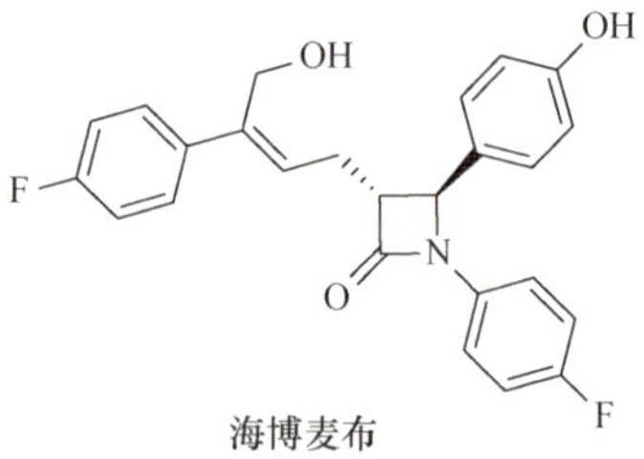

海博麦布

二、胆固醇合成抑制剂

2020 年 2 月，FDA 批准了贝派地酸（bempedoic acid）口服片剂上市，用于除饮食和最大可耐受他汀剂量治疗之外需进一步降低 LDL-C 水平的动脉粥样硬化心血管疾病患者。贝派地酸是口服 ATP 柠檬酸裂解酶（ATP citrate lyase，ACL）抑制剂，能通过上调 LDL 受体来降低胆固醇的生物合成，并降低 LDL-C 水平。该药是自 2002 年以来 FDA 批准的首个非他汀类的口服降胆固醇药物。同年，FDA 还批准了贝派地酸与依折麦布的复方制剂。贝派地酸的上市为他汀不耐受患者提供了一种重要的新型互补且使用较为廉价方便的口服药物选择。

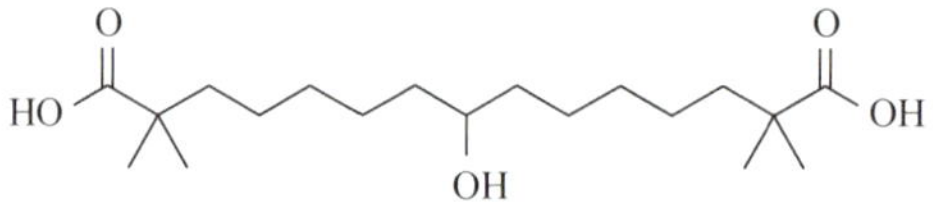

贝派地酸

贝派地酸（又称 ETC-1002）是一种前药，需要由位于肝脏的超长链酰基辅酶 A 合成酶-1（very-long-chain acyl-CoA synthetase-1，ASCVL1）激活为贝派地酸-辅酶 A（ETC-1002-CoA）而发挥药效。ETC-1002-CoA 是 ACL 的竞争性抑制剂。ACL 位于 HMG-CoA 还原酶的上游，是一种将柠檬酸分解成草酰乙酸酯和乙酰辅酶 A 的酶，而乙酰辅酶 A 是胆固醇生物合成的起始原料。因此，活化的贝派地酸通过抑制 ACL 可降低肝内乙酰辅酶 A 的水平，从而抑制胆固醇的合成。贝派地酸还能引发 LDL 受体表达的上升，降低血液中 LDL-C 的水平。

贝派地酸耐受性良好、安全性高；副作用主要为血清尿酸浓度升高，有增加痛风风险，不可用于高尿酸或痛风患者。

三、烟酸类血脂调节药

烟酸（nicotinic acid）是 B 族维生素，但当剂量超过维生素作用时可阻滞脂质生成，具有降低 TC、LDL-C 和 TG 水平，以及升高 HDL-C 水平的作用，是目前升高 HDL-C 最有效的药物。临床常用药物包括烟酸及其衍生物烟酸肌醇酯（inositol nicotinate）和阿昔莫司（acipimox）。

烟酰胺（nicotinamide）是烟酰胺腺嘌呤二核苷酸（辅酶Ⅰ，nicotinamide adenine dinucleotide，NADH）和烟酰胺腺嘌呤二核苷酸磷酸（辅酶Ⅱ，nicotinamide adenine dinucleotide phosphate，NADP）的前体物质，而 NADH 和 NADP 是脂质代谢所必需的辅酶。烟酸在体内可被转化为烟酰胺，从而影响机体的脂质代谢。大剂量时其血脂调节作用与抑制脂肪组织中激素敏感脂酶活性、减少游离脂肪酸进入肝脏和降低 VLDL 分泌有关。

烟酸的副作用较大，常见于面红、皮肤瘙痒及胃部不适，可诱发或加重消化性溃疡，偶见肝功能损害、高尿酸血症、急性痛风、荨麻疹等。为减少烟酸的不良反应，可将其制备成前药，如烟酸肌醇酯。该药是由 1 分子肌醇与 6 分子烟酸结合而成的酯，口服后在体内缓慢水解成烟酸和肌醇发挥作用，其不良反应较烟酸明显减轻。阿昔莫司是由烟酸经结构修饰得到的，用于各种原发性和继发性高脂血症，主要与其他降脂药联合使用，以减少剂量、降低不良反应（图 22.12）。

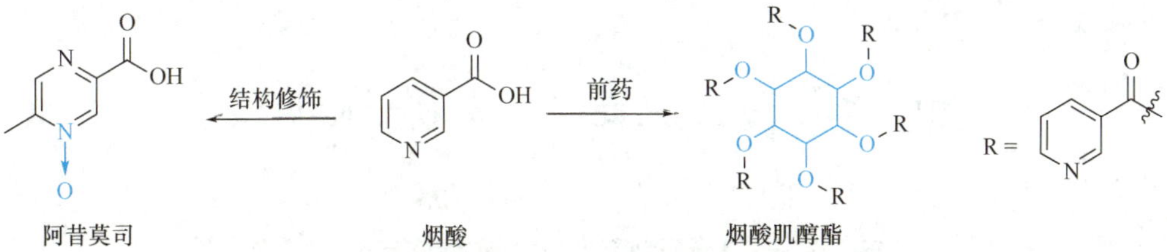

图 22.12　基于前药策略的烟酸结构改造

四、胆酸结合树脂

胆酸结合树脂类药物也被称为胆酸阻隔剂，主要为碱性阳离子交换树脂。其在肠道内可与胆酸结合形成稳定络合物，促进胆酸排出；还可加速肝脏对 TC 的分解，增加胆固醇向胆酸的转化，使肝细胞中胆固醇的需求增加，二者相结合从而降低血脂。常用的药物包括考来烯胺（cholestyramine，消胆胺）和考来替泊（colestipol，降胆宁）。此类药物适用于原发性高胆固醇血症，与他汀类合用，可降低心脏病有关意外发生的风险。纯合子家族性高脂血症患者的肝细胞表面缺乏 LDL 受体，所以本类药物不适用。

胆酸螯合类化合物可选择性抑制肠道和胆汁中胆固醇的吸收，降低 LDL 和 TC 水平，升高 HDL 水平，同时对控制 TG 的水平也具有效果。常见不良反应有腹胀、便秘及轻度恶心等；长期使用可引起脂溶性维生素缺乏。其中，考来烯胺以氯化物形式应用，久用可引起高氯酸血症。不适合肠道病及顽固性便秘患者。此外，该类药物在服用剂量增大后，不良反应很快就出现，所以很少用作首选药物。该类药物口服不被消化道吸收而随粪便排出。

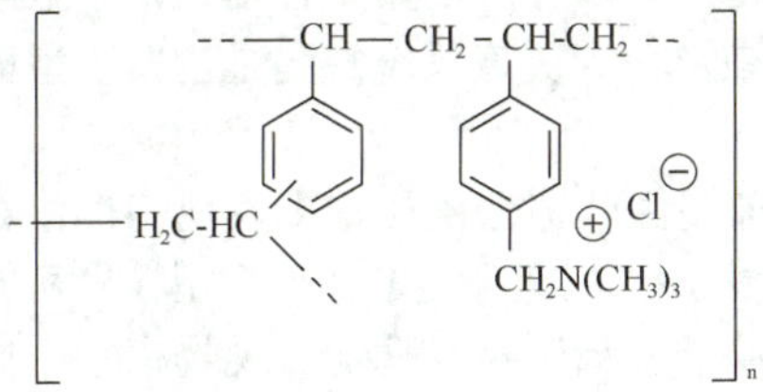

考来烯胺

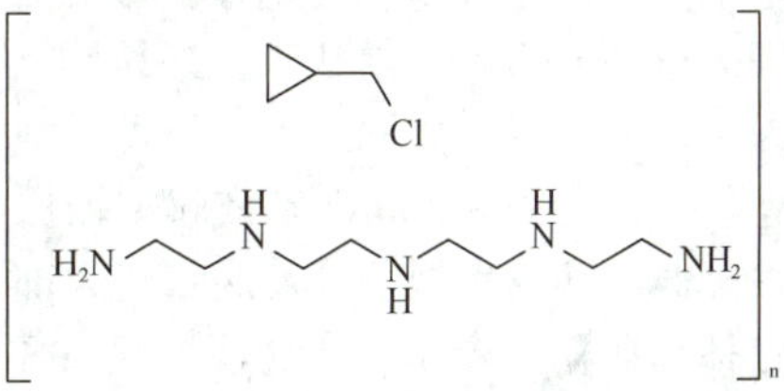

考来替泊

五、普 罗 布 考

普罗布考（probucol），又名丙丁酚，是 FDA 唯一批准的人工合成抗氧化剂。20 世纪 70 年代开始，因其可有效降低 TC 和 LDL 水平，故最初作为调脂药物而广泛应用。短期用药（$<$3 个月）可降低 TC 10%～20%，降低 LDL-C 10%～20%。长期用药（$>$3 年）可降低 TC 20%～25%。

普罗布考是由 14 个亲脂性甲基组成的具有对称性双叔丁基苯酚结构的独特化学合成物，含有两个抗氧化活性基团——酚羟基结构。酚羟基极易被自由基氧化，它结合氧自由基后重排分子，形成结构稳定的联苯醌，从而发挥不可逆的强大抗氧化作用。其抗氧化能力是维生素 E 的 5～6 倍。同时，普罗布考还具有亲脂性化学结构，与 LDL 的结合能力远强于其他脂溶性天然抗氧化剂。由单层磷脂和游离胆固醇组成的疏水性外壳，可以保护 LDL 表面多不饱和脂肪酸免受氧自由基的攻击。

普罗布考通过降低胆固醇合成和增加胆固醇清除两种途径来降低胆固醇水平。其机制为竞争性抑制胆固醇合成的限速酶——HMG-CoA，抑制胆固醇的生物合成，并可抑制载脂蛋白 B（apolipoprotein B，ApoB）的合成，从而减少 LDL-C 的生成。该药物还可以增加 LDL 受体的数量，从而增加 LDL 的清除。

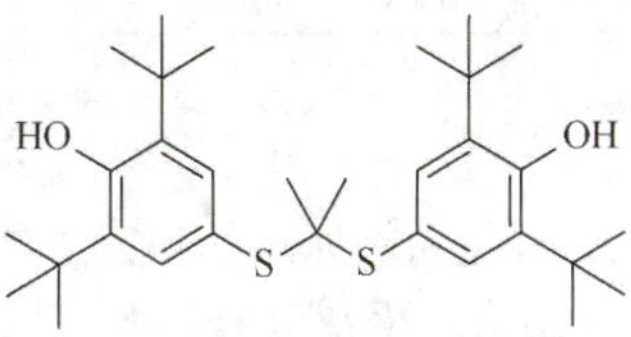

普罗布考

（徐盛涛）

第二十三章 抗糖尿病药

第一节 糖尿病与抗糖尿病药概述

一、糖尿病及糖尿病的分类

糖尿病（diabetes mellitus，DM）是由于胰岛素（insulin）分泌不足或作用降低，导致碳水化合物、脂肪及蛋白质代谢异常，并以慢性高血糖为主要表现的一组综合征，是一种营养物质代谢障碍性疾病。糖尿病的主要临床表现为多尿、多饮、多食和消瘦（“三多一少”），症状严重时会发生酮症酸中毒及高渗性非酮症昏迷。截止到2021年，我国糖尿病患病人数居世界首位，已达到约1.4亿例，严重危害人民健康。

根据不同病因可将糖尿病分为四大类，即1型糖尿病（type 1 diabetes mellitus，T1DM）、2型糖尿病（type 2 diabetes mellitus，T2DM）、妊娠糖尿病和特殊类型糖尿病。其中，2型糖尿病在我国糖尿病患者中占比超过90%。

1型糖尿病，又称胰岛素依赖性糖尿病，是指由于自体免疫反应的紊乱，胰岛B细胞受到免疫系统攻击，导致胰岛素分泌减少的一种代谢紊乱综合征。1型糖尿病常见于儿童，是全球大部分地区最常见的儿童糖尿病形式。1型糖尿病发病症状明显，多表现为口渴、多尿、多饮、多食、体重急剧下降，严重时易诱发酮症酸中毒。患者需要使用外源性胰岛素进行治疗，一旦终止胰岛素治疗则会危及生命。目前认为，遗传因素、病毒感染及自身免疫系统缺陷是诱发1型糖尿病的主要原因。

2型糖尿病，又称非胰岛素依赖型糖尿病，是一种慢性代谢性疾病，多表现为机体对胰岛素的敏感性降低，胰岛素抵抗。发病年龄大部分在35岁之后，常见于老年人。2型糖尿病的典型发病症状包括高血糖、多尿、多食、烦渴及体重减轻。此外，周围神经病变、视物模糊、疲倦等症状也较为常见，但无明显酮症倾向。2型糖尿病患者可通过口服降糖药、适量运动及控制饮食来控制血糖。目前，2型糖尿病的首选药物是二甲双胍（metformin）。遗传因素是2型糖尿病发病的主要原因，同时，肥胖也是发病的原因之一。1型糖尿病与2型糖尿病的比较如表23.1所示。

表23.1 1型糖尿病与2型糖尿病的比较

	1型糖尿病	2型糖尿病
发病年龄	常见于儿童和青少年	常见于老年人，但在年轻人中也越来越多
患者体重	正常或消瘦	超重或肥胖
临床症状	典型症状，“三多一少”	早期症状不明显
并发症	易发生酮症酸中毒	无酮症倾向，易发生非酮症高渗性昏迷
发病原因	遗传缺陷、自身免疫病、病毒感染	遗传因素、环境因素、不良生活习惯
占比	不到10%	超过90%

二、糖尿病并发症

随着糖尿病的病情进展，患者的其他器官也会发生病变，如引发急性感染、肺结核、动脉粥样硬化、肾脏和视网膜等微血管病变及神经病变等并发症。

糖尿病肾病（diabetic nephropathy，DN）是糖尿病的主要并发症之一，其发病率在我国呈逐年上升趋势。糖尿病肾病的发病率及病情严重程度主要受遗传因素的影响，表现为遗传因子发生异变，如 DNA 甲基化等。糖尿病肾病早期肾小球基膜增厚肥大，肾脏出现肾小球结节样病变和小动脉玻璃样变等病理形态，尿白蛋白排出率持续增高，出现大量白蛋白尿；晚期由于肾小球硬化和肾小球毛细血管腔进行性狭窄及肾间质纤维化，肾脏的滤过功能受到严重破坏，导致肾衰竭，致使患者的肾小球滤过率降低，并伴随严重的高血压、低蛋白血症和水肿。大部分患者表现出氮质血症引起的胃肠反应，此外，还会引发尿毒症性神经病变、代谢性酸中毒等，危及患者生命。

糖尿病微血管并发症最常见的是糖尿病视网膜病变（diabetic retinopathy，DR）。研究表明，糖尿病视网膜病变病理过程主要包括周细胞丧失、内皮细胞增生、基膜增厚、管腔狭窄或闭塞、视网膜缺血缺氧、血管新生等。由于糖尿病患者长期处于高血糖环境下，视网膜微血管发生渗漏和阻塞，视网膜毛细血管内皮受损，从而引发一系列的眼底病变，如形成微动脉瘤、白内障、玻璃体增殖、视神经萎缩、青光眼、黄斑变性、棉絮斑及视网膜脱落等。糖尿病视网膜病变可分为增殖性糖尿病视网膜病变和非增殖性糖尿病视网膜病变。

糖尿病心肌病（diabetic cardiomyopathy，DCM）是一种独立于高血压、冠心病的特异性心肌病，是糖尿病患者死亡的主要原因之一。糖尿病心肌病会引起心肌代谢紊乱、心肌纤维化及心脏微血管病变，从而导致充血性心力衰竭、心律失常及心源性休克，重症患者具有较高的猝死风险。

若糖尿病患者的血糖浓度长期居高不下，则会引发糖尿病足溃疡（diabetic foot ulcers，DFU），致使患者残疾甚至死亡。糖尿病足溃疡使患者足和下肢组织长期处于被破坏的病理状态，溃疡在皮肤、肌肉、皮下组织、骨骼上均可发生，难以愈合的伤口导致坏疽，甚至导致患者截肢。

骨质疏松症的常见诱发原因之一便是糖尿病。糖尿病性骨质疏松症（diabetic osteoporosis，DOP）是糖尿病并发骨量丢失、骨组织学改变和骨折的全身代谢性骨病，发病严重时会产生病理性骨折等不可挽回的后果，造成糖尿病患者的致残率提升。

三、抗糖尿病药及其分类

抗糖尿病药大致可分为口服降糖药物和注射类降糖药物。口服降糖药物按照作用机制可分为胰岛素促泌剂、胰岛素增敏剂、α-葡萄糖苷酶抑制剂（α-glucosidase inhibitor，AGI）、二肽基肽酶-Ⅳ（dipeptidyl peptidase-Ⅳ，DPP-Ⅳ）抑制剂、钠-葡萄糖耦联转运体 2（SGLT2）抑制剂、复方药物等。其中临床上常用的胰岛素促泌剂包括磺脲类药物、格列奈类药物等，格列美脲是第三代磺酰脲类（sulfonylurea，SU）长效抗糖尿病药，适用于 2 型糖尿病。常用的胰岛素增敏剂药物有双胍类药物、噻唑烷二酮类药物等，这两类药物中常见的药物有罗格列酮（rosigitazone）、二甲双胍等。临床上常见的 α-葡萄糖苷酶抑制剂、二肽基肽酶-Ⅳ抑制剂、钠-葡萄糖耦联转运体 2 抑制剂分别有阿卡波糖（acarbose）、沙格列汀（saxagliptin）、达格列净（dapagliflozin）等。注射类降糖药有胰岛素及其类似物、胰高血糖素样肽-1（glucagon-like peptide-1，GLP-1）受体激动剂等。常见的胰高血糖素样肽-1 受体激动剂有利拉鲁肽（liraglutide）、艾塞那肽（exenatide）等。

第二节　口服降糖药

一、胰岛素促泌剂

血糖主要由胰岛素和胰高血糖素调控。当这两种激素水平达到平衡时，血糖处于正常范围，反之则出现血糖异常。当胰岛素分泌不足时，就会出现血糖增高的现象。胰岛素分泌促进剂能促使胰岛 B 细胞分泌更多的胰岛素来治疗高血糖症，其按化学结构可分为磺酰脲类和非磺酰脲类两类。

（一）磺酰脲类胰岛素促泌剂

磺酰脲类胰岛素促泌剂的研究始于 1937 年科学家对合成硫化物降血糖活性的观察。1942 年，马塞尔·扬邦（Marcel Janbon）及其同事们用抗生素磺胺异丙基噻二唑（glyprothiazole）治疗伤寒时，观察到患者有血糖降低的现象。1946 年，奥古斯特·卢巴蒂雷斯（Auguste Loubatieres）证实芳基磺酰脲类化合物能刺激胰岛 B 细胞释放胰岛素，并且胰岛 B 细胞在此过程中发挥了重要作用。在 20 世纪 50 年代，第一种磺酰脲类药物——甲苯丁胺（mephentermine）在德国上市。1955 年，研究人员发现具有抗菌活性的氨磺丁脲（carbutamide）表现出更强的降血糖作用，并成为第一个应用于临床的磺酰脲类降血糖药，后因其副作用多，对骨髓的毒性大而被停用。紧随其后的是第一代药物甲苯磺丁脲（tolbutamide）、氯磺丙脲（chlorpropamide）、乙酸己脲（acetohexamide）等。直到 1984 年，更有效的第二代药物格列吡嗪（glipizide），格列本脲（glibenclamide）和格列喹酮（gliquidone）正式上市，使磺酰脲类药物在糖尿病的治疗中得到广泛应用。20 世纪 90 年代，第三代口服降糖药问世，如格列美脲（glimepiride）等，特别适用于对其他磺酰脲类药物失效的糖尿病患者，用量更小，更安全。

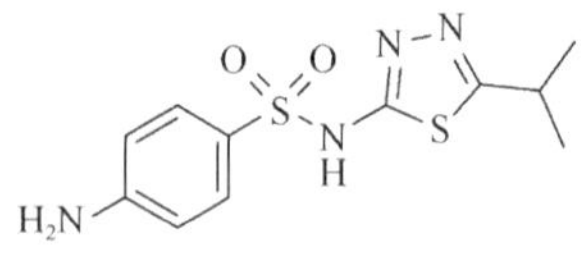

磺胺异丙基噻二唑

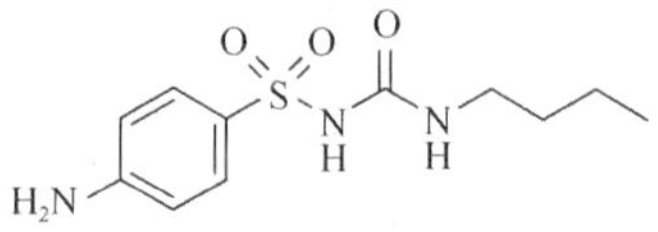

氨磺丁脲

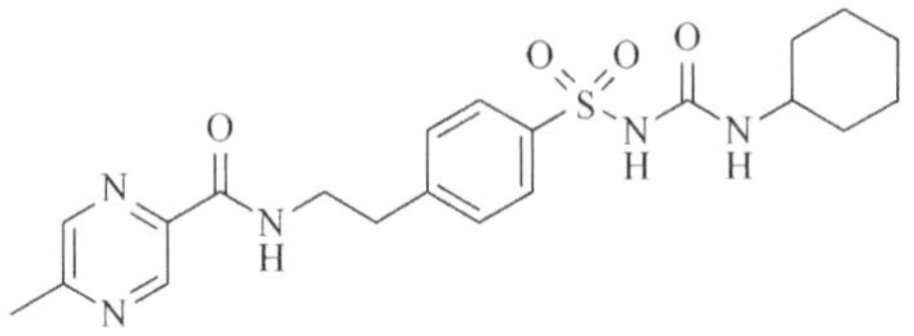

格列吡嗪

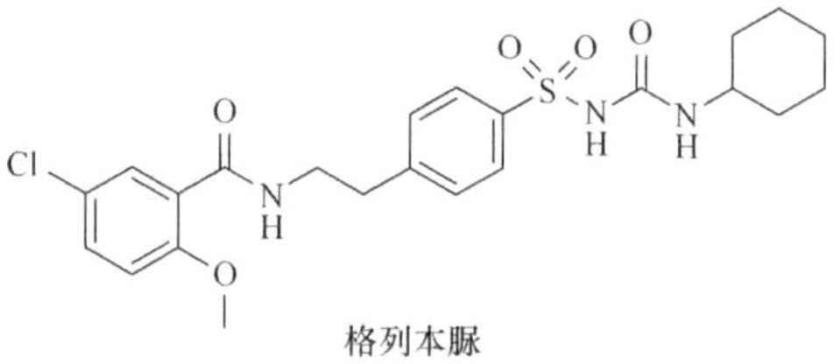

格列本脲

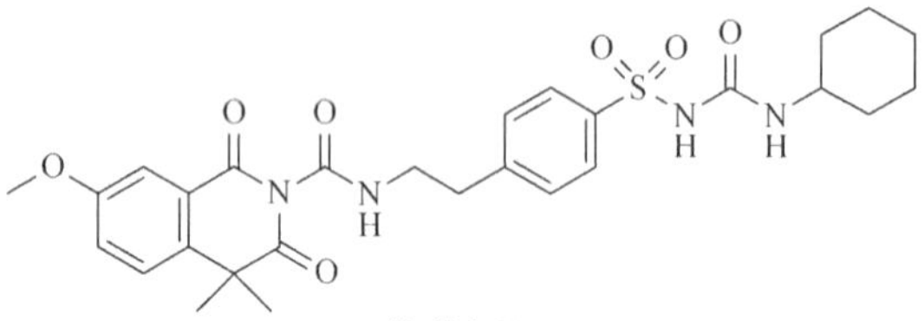

格列喹酮

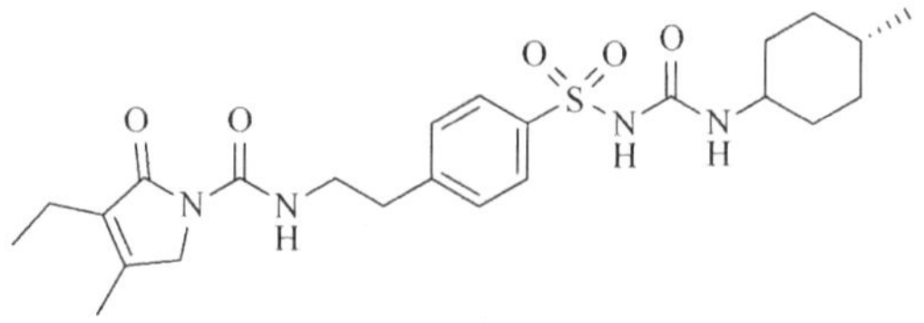

格列美脲

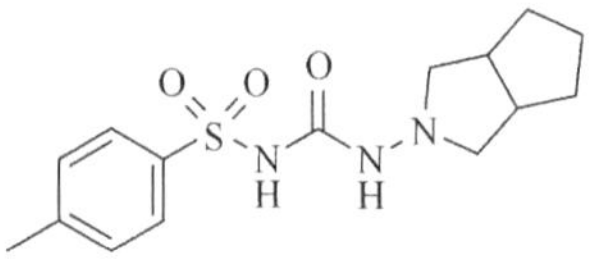

格列齐特

磺酰脲类药物均能选择性地作用于胰岛 B 细胞，促进胰岛素的分泌。不同磺酰脲类化合物介导的胰岛素分泌模式都是相似的，但却与葡萄糖介导的胰岛素分泌不同。该类药物对胰岛素分泌的影响是随时间而变化的，开始用药时血液中胰岛素水平会升高，但用药一段时间后会降至正常水平。构效关系研究表明，磺酰脲类降血糖药结构中的磺酰脲基团为酸性基团，对于促胰岛素分泌活性是必需的，在酸性基团上连接亲脂性基团取代基，可大幅增强与 SUR1 受体的亲和力，并提高对 SUR1 受体的选择性（图 23.1）。在早期的磺酰脲类化合物中，酸性基团的取代基一般是 *N*-丁基或 *N*-丙基，如甲苯磺丁脲、氯磺丙脲，而后期化合物连接的酸性基团取代基多为环烷基。在第一代磺酰脲类化合物中，对位取代基为较小的基团，如甲基、乙酰基、卤素。而引入由酰胺基连接臂连接末端芳环或杂环等更大的基团，则大大增强了第二代磺酰脲类药物的效力。在酰胺基连接臂中，酰胺的羰基碳原子和氮原子插入了四原子链，例如，格列齐特、格列本脲和格列美脲都有类似的结构排布。

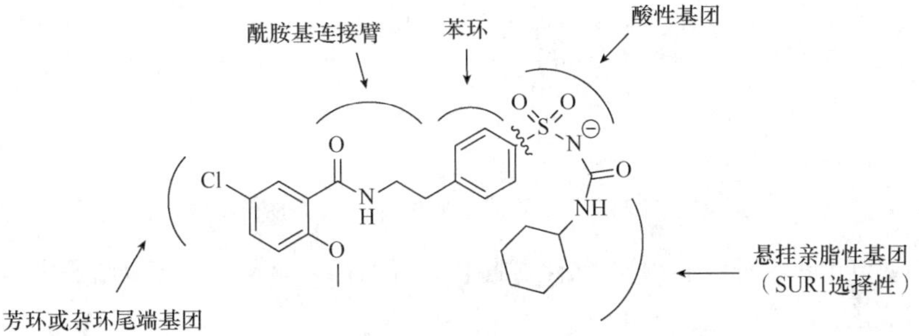

图 23.1　磺酰脲类胰岛素促泌剂的结构改造位点

磺酰脲类降糖药物属于一元弱酸，pK_a 约为 5.0，与其他弱酸性药物一样，其与血浆蛋白具有良好的亲和性。因此，此类药物可与其他弱酸性药物竞争血浆蛋白的结合部位，导致后者游离药物的浓度提高。例如，甲苯磺丁脲与双香豆素药物联用时，可延长后者的抗凝血时间，甚至导致出血。在临床联合用药时，应注意这种药物间的相互作用。

甲苯磺丁脲和其他磺酰脲类药物是在抗生素药物研究中发现的，特别是对磺胺化合物的开发尝试。当时，糖尿病的主要治疗方法是注射胰岛素，而在 1956 年甲苯磺丁脲被研发后，糖尿病患者有了新的治疗手段。根据 FDA 的批准报告显示，甲苯磺丁脲被证明对重症糖尿病无效，仅对病情较轻的病例有效。

甲苯磺丁脲（Tolbutamide）

化学名：1-丁基-3-(对甲苯基磺酰基) 脲素

1-butyl-3-(*p*-tolylsulfonyl) urea

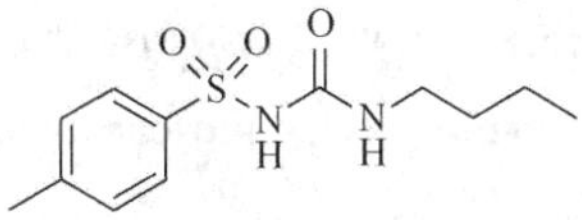

分子式：$C_{12}H_{18}N_2O_3S$

分子量：270.35

熔点：126～130℃

水溶性：几乎不溶于水

pK_a=4.07

lg P=1.57

甲苯磺丁脲属于第一代磺酰脲类抗糖尿病药，降糖作用较弱，但安全有效，适于治疗轻、中度 2 型糖尿病，尤其是老年糖尿病患者，但对胰岛功能丧失者无效。

该药作用机制是与胰岛 B 细胞膜上对应的磺酰脲类受体特异性结合，从而使膜上 ATP 敏感性 K^+通道关闭，Ca^{2+}通道开启，使得 Ca^{2+}内流，引起胰岛素分泌。该药还能加强胰岛素的受体后作用，促进外源性胰岛素的降血糖作用，使胰岛素受体数目增加，进而导致胰岛素的敏感性增高。

甲苯磺丁脲口服吸收快，口服后迅速由胃肠道吸收，其生物利用度为 85%～100%，血浆蛋白结合率为 90%～95%，半衰期为 4.5～6.5 h。其主要在肝脏中发生氧化代谢而失活。24 h 内约有 85% 代谢产物由肾脏排泄，另有 8% 由胆汁从粪便排出。小鼠口服 LD_{50} 约为 2600 mg/kg。

甲苯磺丁脲分子中的对位甲基在体内易发生氧化，生成对羟甲基苯磺丁脲（M1）。虽然此代谢产物保留一定的降血糖活性，但其迅速被进一步氧化成酸（M2）而失活，半衰期为 4.5～6.5 h。甲苯磺丁脲的代谢途径如图 23.2 所示。

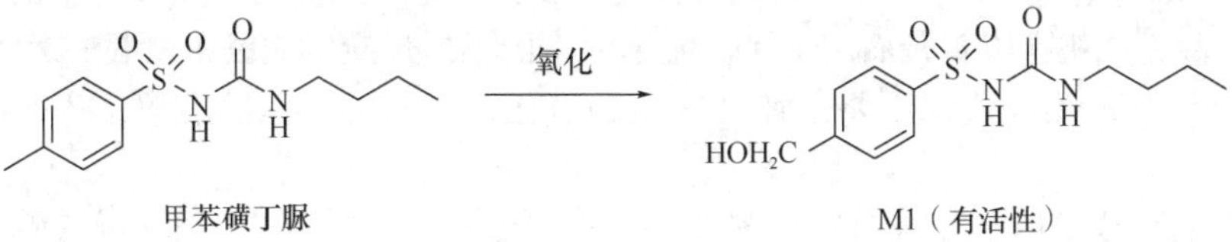

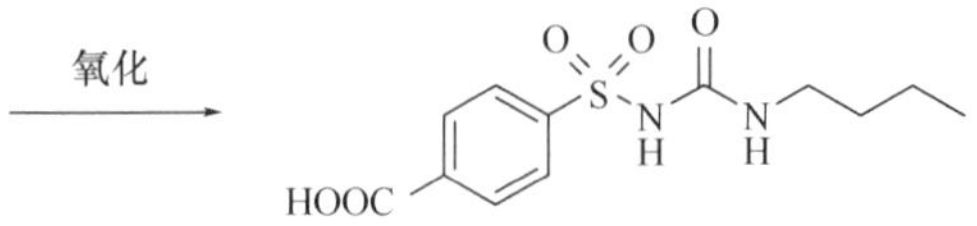

M2（无活性）

图 23.2　甲苯磺丁脲的体内代谢途径

甲苯磺丁脲可由正丁醇（Ⅰ-1）经氯化、胺化、成盐后，再与对甲苯磺酰脲缩合制备而得，合成路线如图 23.3 所示。

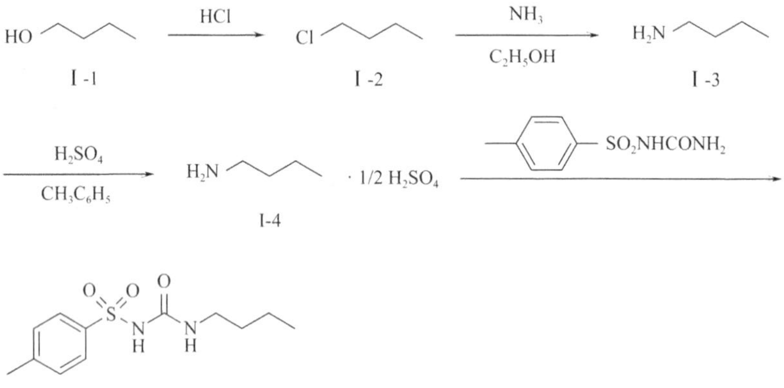

甲苯磺丁脲

图 23.3　甲苯磺丁脲的合成路线

格列吡嗪（Glipizide）

化学名：5-甲基-*N*-[2-[4-[[[(环己基氨基) 羰基] 氨基] 磺酰基] 苯基] 乙基]-吡嗪甲酰胺

5-methyl-*N*-[2-[4-[[[(cyclohexylamino)carbonyl]amino]sulfonyl]phenyl]ethyl]-pyrazinecarboxamide

分子式：$C_{21}H_{27}N_5O_4S$

分子量：445.54

熔点：203～206℃

水溶性：几乎不溶于水

$pK_a=5.90$

$\lg P=1.91$

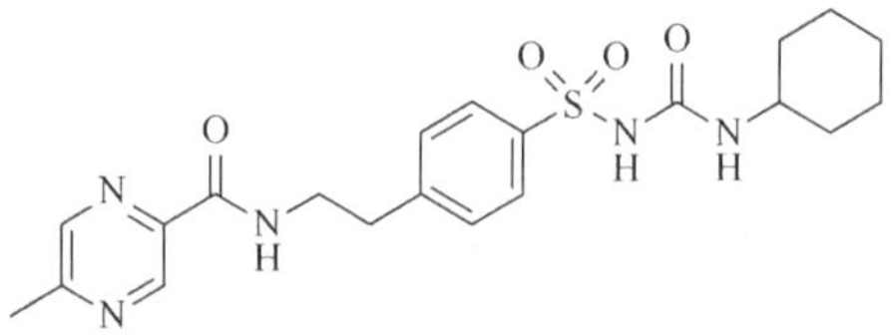

格列吡嗪属于第二代磺脲类药物，用于 2 型糖尿病的治疗。该药于 1984 年获得 FDA 批准上市。根据加拿大糖尿病协会 2018 年临床实践指南，磺脲类药物被认为是二甲双胍之后的二线治疗药物。

格列吡嗪与其他磺酰脲类药物一样，通过与胰岛 B 细胞膜上相应的磺酰脲受体结合，导致 ATP 敏感 K^+通道闭合并降低 K^+电导率，从而导致胰岛 B 细胞的去极化和电压敏感 Ca^{2+}通道的打开，促进 Ca^{2+}内流。此外，格列吡嗪的降血糖作用还包括通过刺激肝糖异生，增加胰岛素受体的数量和敏感性来增加外周葡萄糖的利用率。

该药口服后在胃肠道迅速完全吸收，生物利用度接近 100%；血浆蛋白结合率为 92%～99%；半衰期为 2～4 h。该药主要在肝脏代谢，其代谢产物无活性，24 h 内可排泄药量的 97%，72 h 内可全部排清，故无或极少因蓄积而产生“低血糖症”的不良反应。大鼠中口服 LD_{50}＞4000 mg/kg。

在体内，格列吡嗪的代谢主要是环己烷上的氧化，以及吡嗪环的裂解，代谢产物均无活性（图 23.4）。

格列吡嗪的合成是以 5-甲基吡嗪甲酰胺（Ⅱ-1）为原料，与 4-氨乙基苯磺酰胺（Ⅱ-2）缩合，得到磺胺衍生物Ⅱ-3，然后与环己基异氰酸酯反应制得格列吡嗪（图 23.5）。

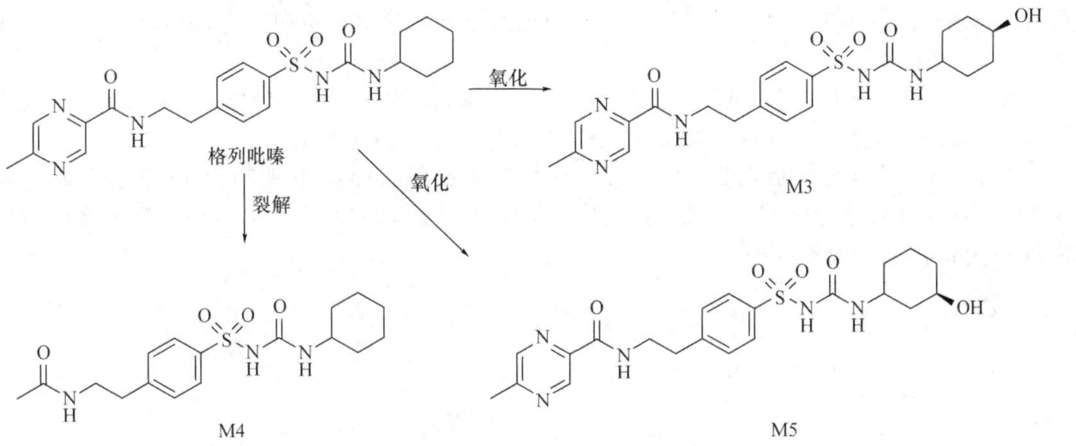

图 23.4　格列吡嗪的体内代谢途径

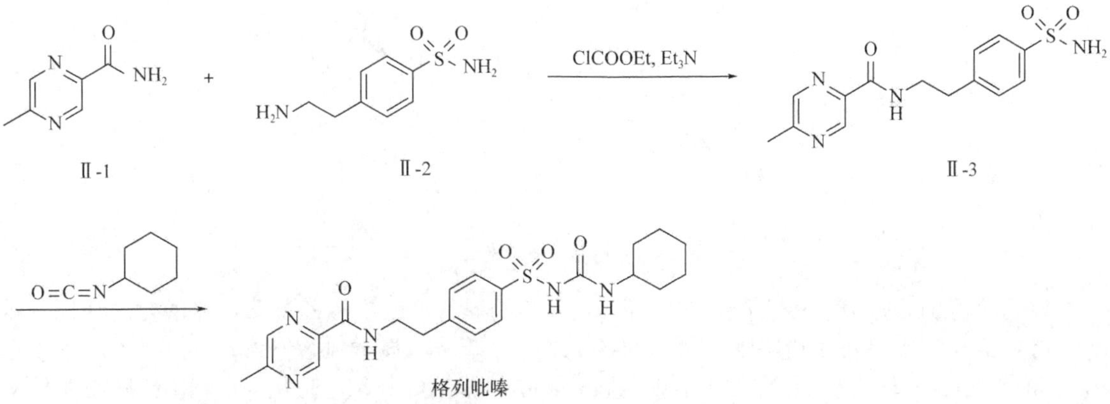

图 23.5　格列吡嗪的合成路线

格列美脲（Glimepiride）

化学名：1-[[4-[2-(3-乙基-4-甲基-2-氧代-3-吡咯啉-1-甲酰胺基) 乙基] 苯基] 磺酰基]-3-(反式-4-甲基环己基) 脲

1-[[4-[2-(3-ethyl-4-methyl-2-oxo-3-pyrroline-1-carboxamido)ethyl]phenyl]sulfonyl]-3-(trans-4-methylcyclohexyl)urea

分子式：$C_{24}H_{34}N_4O_5S$

分子量：490.62

熔点：207℃

水溶性：几乎不溶于水

$pK_a=4.32$

$\lg P=3.50$

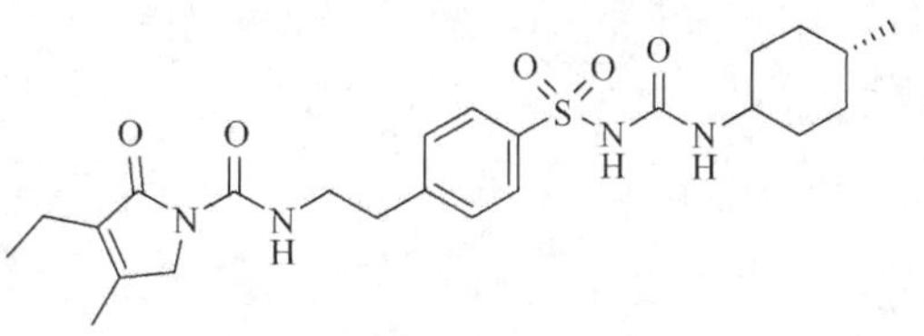

格列美脲是属于第三代磺酰脲类药物，用于 2 型糖尿病的治疗。格列美脲是第一个可与胰岛素同时使用的磺酰脲类药物。由于该药与受体的作用时间较短，使胰岛素分泌时间缩短，因此，在一定程度上可克服胰岛细胞的继发性衰竭。与格列吡嗪相比，格列美脲的作用持续时间更长；与其他磺酰脲类药物相比，格列美脲在临床试验中发生低血糖和体重增加的风险较低，且心血管效应比其他磺酰脲类药物更少，具有高效、时效长、剂量小、副作用小等优点，故被评价为最优的磺酰脲类降血糖药。

格列美脲的作用机制是通过刺激胰腺 B 细胞胰岛素颗粒的分泌，提高外周组织对胰岛素的敏感性以增加外周葡萄糖摄取，从而降低血浆血糖水平和糖化血红蛋白（glycosylated hemoglobin，HbA1c）水平。

格列美脲在口服后完全吸收，生物利用度接近 100%；血浆蛋白结合率大于 99.5%，半衰期为 5～8 h；表观分布容积为 113 mL/kg。大鼠口服 LD_{50}＞10 000 mg/kg。

格列美脲口服或注射后主要通过 CYP2C9 发生氧化代谢，活性代谢物为羟甲基衍生物：顺式羟基格列美脲（M6）和反式羟基格列美脲（M7）。在其他 CYP 催化下，羟甲基衍生物进一步代谢为羧基格列美脲（M8）（图 23.6）。

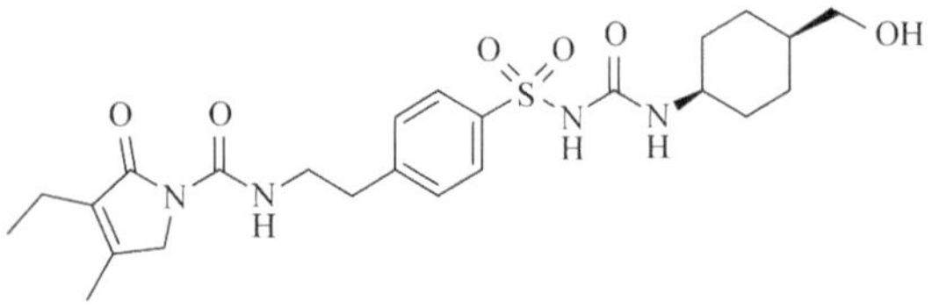

M6

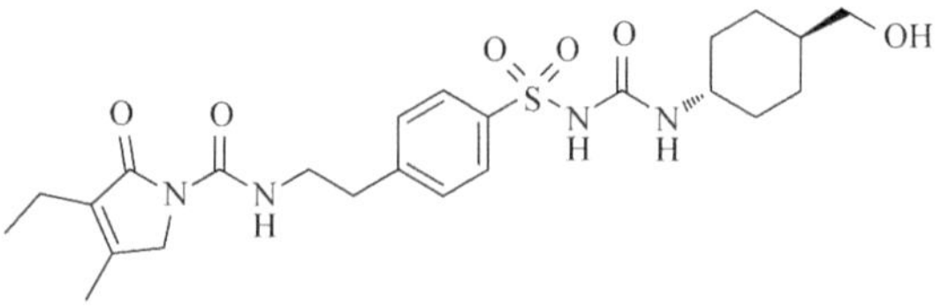

M7

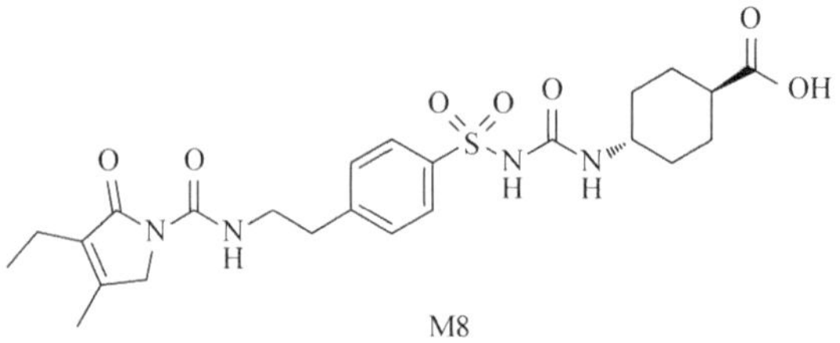

M8

图 23.6　格列美脲的代谢产物

格列美脲的合成以乙酰乙酸乙酯（Ⅲ-1）为起始原料，依次经乙基化、氰醇化、还原，水解，得到 3-乙基-4-甲基-3-吡咯啉-2-酮（Ⅲ-5）；再与 2-苯基乙基异氰酸酯缩合，得到 3-乙基-4-甲基-2-氧代-*N*-(2-苯基乙基)-3-吡咯啉-1-甲酰胺（Ⅲ-6）；然后经磺化、胺化，得到磺酰胺前体Ⅲ-8；最后与 4-甲基环己基异氰酸酯缩合得到目标分子格列美脲（图 23.7）。

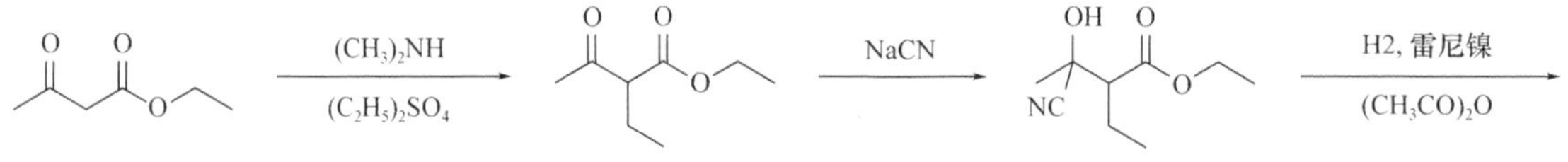

Ⅲ-1　Ⅲ-2　Ⅲ-3

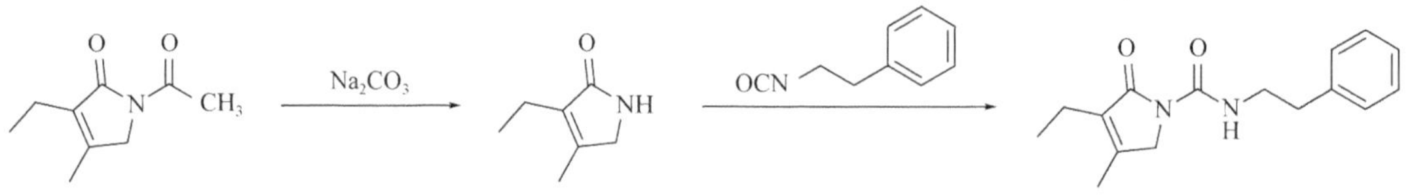

Ⅲ-4　Ⅲ-5　Ⅲ-6

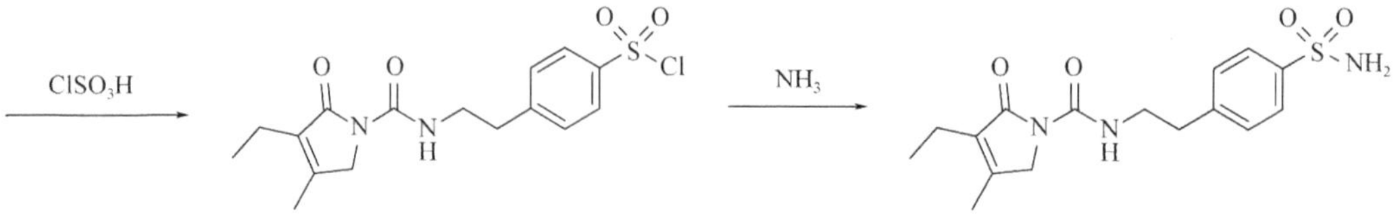

Ⅲ-7　Ⅲ-8

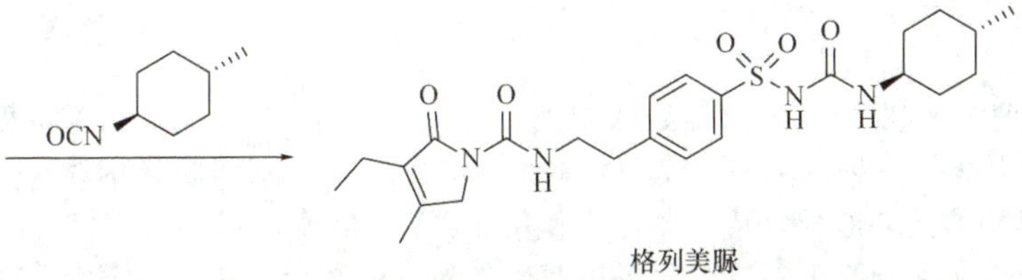

格列美脲

图 23.7　格列美脲的合成路线

（二）非磺酰脲类胰岛素促泌剂

格列奈类促泌剂是国内常用的非磺酰脲类胰岛素促泌剂，其与胰岛 B 细胞的结合位点与磺酰脲类药物不同，主要通过刺激早时相胰岛素分泌来降低餐后血糖，可使糖化血红蛋白水平降低 0.5%～1.5%，降糖效果比磺酰脲类稍弱。此类药物具有快开-快闭、按需促泌的特点。首先是起效快（服药后半小时起效），服药后可立即进餐，当餐后 1 h 达到血糖峰值时，其所刺激的胰岛素分泌也同步达到高峰，故能有效地控制餐后高血糖；同时，其作用维持时间较短（2～4 h），餐后 2 h 血糖明显回落后，其药效也基本消失，因此为短效促泌剂，避免了下一餐前低血糖的发生，安全性比磺酰脲类降糖药更具优势。格列奈类促泌剂主要有瑞格列奈（repaglinide）、那格列奈（nateglinide）和米格列奈（mitiglinide）三种。

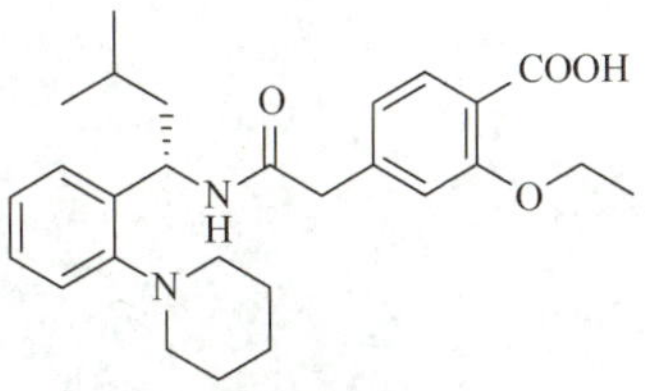

瑞格列奈

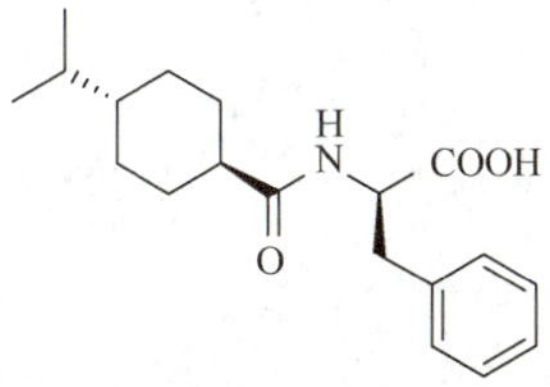

那格列奈

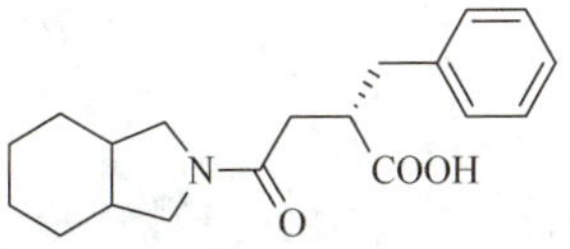

米格列奈

其中，瑞格列奈为苯甲酸衍生物，而那格列奈为苯丙氨酸衍生物。胰腺 B 细胞分泌的胰岛素部分由细胞膜电位控制。而膜电位由细胞膜 ATP 敏感性 K^+通道的活性与细胞外葡萄糖浓度之间的关系来调节。一旦细胞外的葡萄糖通过转运蛋白进入细胞，就会代谢产生 ATP。高浓度的 ATP 抑制 ATP 敏感性 K^+通道，导致膜去极化。当细胞外葡萄糖浓度低时，ATP 敏感性 K^+通道打开，导致膜复极化。高葡萄糖浓度将导致 ATP 敏感性 K^+通道关闭，引起膜去极化和 L-型 Ca^{2+}通道开放。Ca^{2+}的流入会刺激胰岛素颗粒的钙依赖性胞吐作用，使胰岛素释放。此类药物的作用机制是与胰腺 B 细胞膜上相应受体结合，增强细胞外葡萄糖对 ATP 敏感 K^+通道的作用，以促进胰岛素分泌。其降糖作用存在一定血糖依赖性。

米格列奈是新型的苯甲酸衍生物类降糖药，其对胰岛素分泌有快速刺激作用，主要用于预防 2 型糖尿病患者的餐后血糖升高。由于其作用时间短，通常不会产生与低血糖相关的不良反应。米格列奈对 B 细胞具有更大的亲和力，并且代谢稳定，可减少应激和炎症反应，并能有效改善餐后代谢紊乱。

瑞格列奈（Repaglinide）

化学名：(*S*)-2-乙氧基-4-[2-[[甲基-1-[2-(1-哌啶基) 苯基] 丁基] 氨基]-2-氧代乙基] 苯甲酸

(*S*)-2-ethoxy-4-[2-[[methyl-1-[2-(1-piperidyl) phenyl] butyl] amino]-2-oxoethyl] benzoic acid

分子式：$C_{27}H_{36}N_2O_4$

分子量：452.59

熔点：130～131℃

水溶性：几乎不溶于水

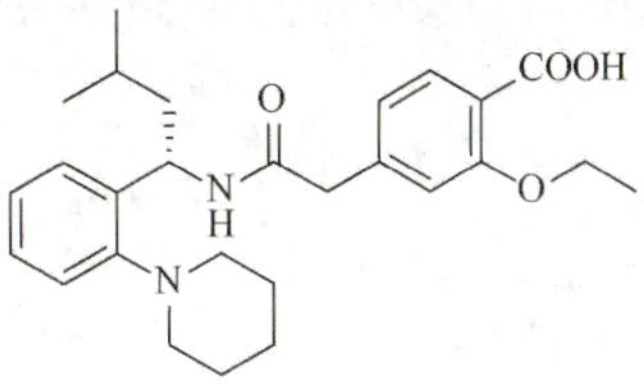

$pK_a=3.68$

$\lg P=4.69$

瑞格列奈是第一个餐时血糖调节药物，于 2000 年进入中国，目前已是国内单品第三大类降糖药物。该药作为氨甲酰基甲基苯甲酸衍生物，具有一个手性碳原子，故存在一对对映异构体，其中 *S*-(+)-异构体的活性是 *R*-(−)-异构体的 100 倍，因此临床上使用 *S*-(+)-异构体。

瑞格列奈的作用机制是与胰岛 B 细胞膜上对应的磺酰脲类受体特异性结合，从而使膜上 ATP 敏感性 K^+ 通道关闭，Ca^{2+} 通道开启，使得 Ca^{2+} 内流，引起胰岛素分泌。该药还能加强外源性胰岛素的降血糖作用。

瑞格列奈的口服生物利用度约为56%；血浆蛋白结合率＞98%；半衰期约为1 h；表观分布容积约为 31 L。该药主要在肝脏中代谢，发生氧化和脱烷基化生物转化。大鼠口服 LD_{50}＞1000 mg/kg。

瑞格列奈在肝脏经 CYP3A4 催化生成 M9～M11；经 CYP2C8 催化主要生成 M12（图 23.8）。代谢产物均无活性，主要通过肾脏排泄。

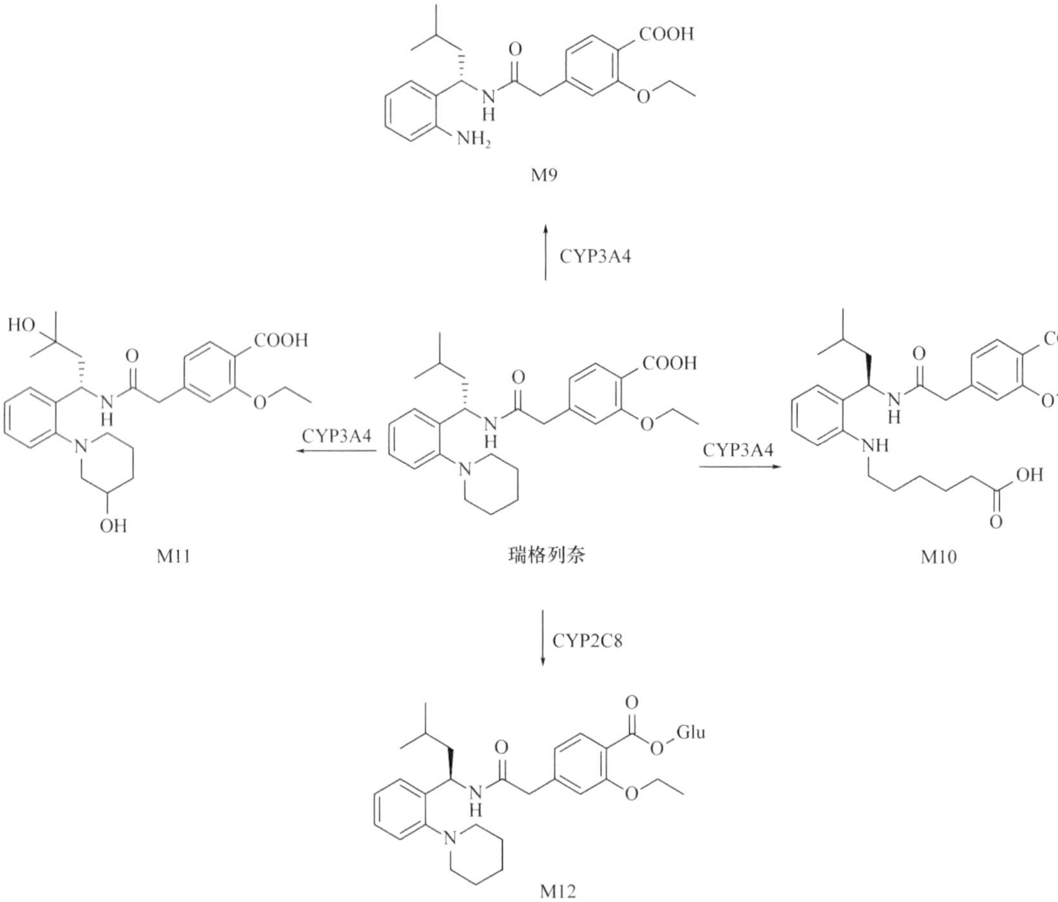

图 23.8　瑞格列奈的代谢产物

瑞格列奈合成路线如图 23.9 所示。以 2-(1-哌啶基) 苯甲腈（Ⅳ-1）作为原料，先与异丁基溴化镁发生格氏反应，再与 1-(*S*)-苯乙胺缩合形成亚胺Ⅳ-3；然后催化氢化还原碳氮双键；再还原脱去氮上保护基团，与 4-(羧基甲基)-2-乙氧基苯甲酸乙酯缩合；最后在碱性条件下水解，得到瑞格列奈。

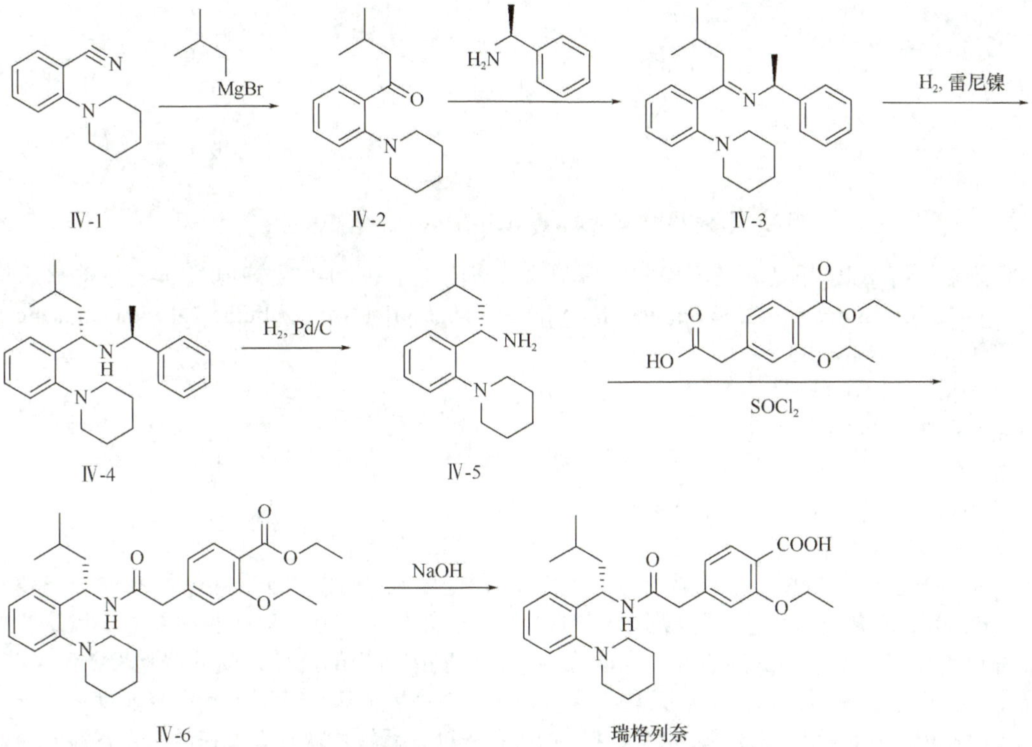

图 23.9　瑞格列奈的合成路线

二、胰岛素增敏剂

胰岛素增敏剂，又称“胰岛素增敏因子”，是一类过氧化物酶体增殖物激活受体（peroxisome proliferators-activated receptor，PPAR）的激动剂，可使细胞膜上胰岛素受体对胰岛素的敏感性增加，促进细胞对葡萄糖的利用。胰岛素增敏剂是降糖药物研究的新思路，由于绝大多数的 2 型糖尿病患者存在着胰岛素敏感性降低，导致胰岛素水平代偿性升高，胰岛素难以发挥其正常生理功能，以致血糖居高不下。因此，开发能提高患者对胰岛素敏感性的药物，用于改善胰岛素抵抗状态，对糖尿病的治疗有着非常重要的意义。胰岛素增敏剂主要包括噻唑烷二酮类（thiazolidinedione，TZD）和双胍类两类。

（一）噻唑烷二酮类药物

噻唑烷二酮类药物，也被称为“格列酮”类药物，主要包括曲格列酮（troglitazone）、罗格列酮（rosiglitazone）和吡格列酮（pioglitazone）。其作用机制是增强骨骼肌对胰岛素的敏感性并减少肝脏葡萄糖的产生，作用靶点为细胞核的 PPAR。此类药物不会增加低血糖风险，并且比二甲双胍或磺酰脲类药物具有更持久的效果。

曲格列酮是于 1997 年上市的第一个噻唑烷二酮类胰岛素增敏剂，之后因陆续出现肝损害报告而停用。罗格列酮和吡格列酮于 1999 年上市，但二者均可能导致体液潴留，因此充血性心力衰竭患者必须谨慎使用。吡格列酮已被证明可能对心血管疾病有一定的有益影响，但也可能增加膀胱癌的发病率。

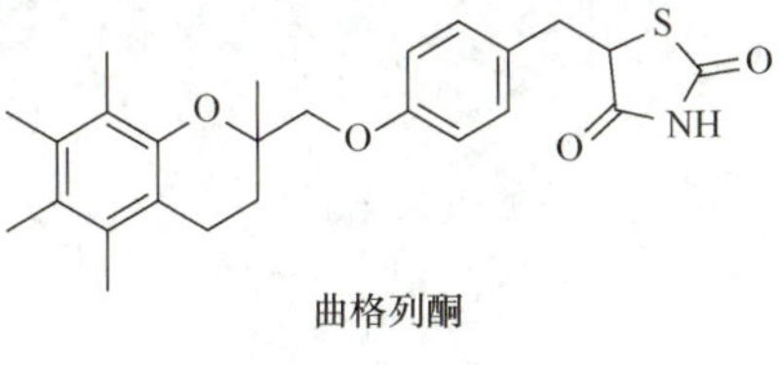

曲格列酮

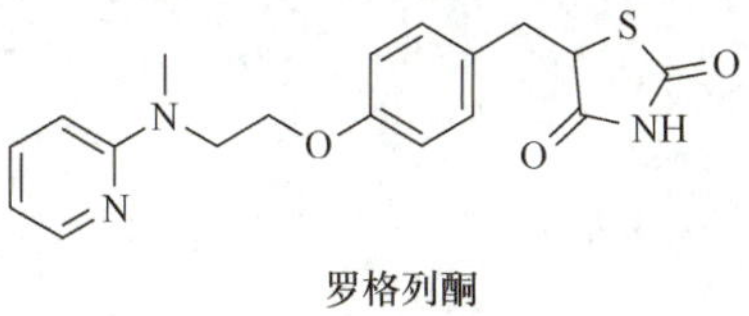

罗格列酮

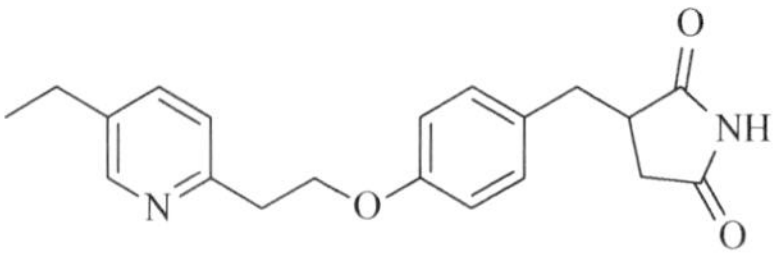

吡格列酮

马来酸罗格列酮（Rosiglitazone Maleate）

化学名：5-[[4-[2-[甲基(吡啶-2-基)氨基]]乙氧基]苯基]甲基]-1,3-噻唑烷-2,4-二酮马来酸盐
5-[[4-[2-[methyl(pyridin-2-yl)amino]ethoxy]phenyl]methyl]-1,3-thiazolidine-2,4-dione maleate
分子式：$C_{22}H_{23}N_3O_7S$
分子量：473.50
熔点：235～240℃
水溶性：可溶于水
pK_a=6.10
lg P=2.38

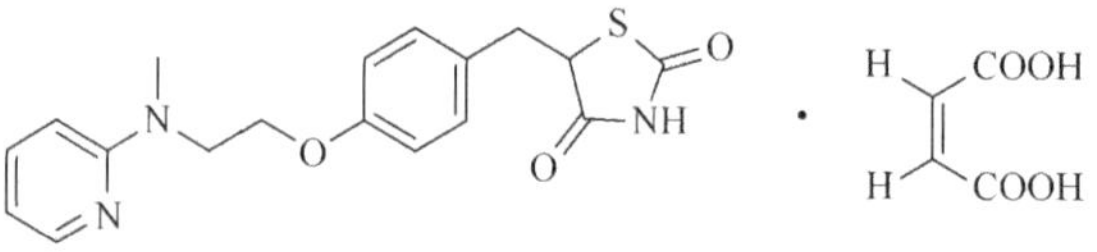

罗格列酮属于噻唑烷二酮类胰岛素增敏剂，为特异性 PPAR 的 γ 型受体（PPARγ）激动剂。其于 1999 年 6 月在美国上市，随后在全球 110 多个国家上市，2000 年在我国获准上市。罗格列酮的降血糖作用是曲格列酮的 100 倍，被认为是目前临床应用的药效最强的噻唑烷二酮类药物，其马来酸盐可单独使用或与二甲双胍联合使用来治疗 2 型糖尿病。其不仅具有降血糖、改善胰岛素抵抗的作用，还能降低体内 TG 水平、提高 HDL 浓度。后被发现具有潜在的心血管风险而被限制使用。在 WHO 国际癌症研究机构于 2017 年 10 月 27 日公布的致癌物清单中，罗格列酮被列为第 3 类致癌物。

罗格列酮的作用机制为增加人体各种组织，如骨骼肌、肝脏、脂肪组织等对胰岛素的敏感性，从而提高细胞对葡萄糖的摄取利用而降低血糖。其可明显降低空腹血糖及胰岛素和 C 肽水平，对餐后血糖和胰岛素亦有降低作用。其主要适用于饮食管理和运动治疗效果不好或对其他口服抗糖尿病药及胰岛素疗效欠佳的 2 型糖尿病患者。其还可改善动脉粥样硬化、纠正血脂紊乱、抗炎、抗水肿、抗肿瘤和抗脏器纤维化。罗格列酮的主要不良反应是引起肝脏转氨酶水平升高，轻度水肿及贫血。

罗格列酮口服后吸收迅速，生物利用度约为 99%；血浆蛋白结合率约为 99.8%；半衰期为 3～4 h；表观分布容积约为 17.6 L。在口服条件下，其在大鼠体内的 LD_{50} ＞2000 mg/kg。罗格列酮在体内经肝脏代谢失活，几乎无原型药物排出。

罗格列酮主要经 CYP2C8 代谢为 *N*-脱甲基（M13）、吡啶环 3-或 5-羟基化产物（M14，M15），以及其硫酸、葡糖醛酸结合物（图 23.10）。

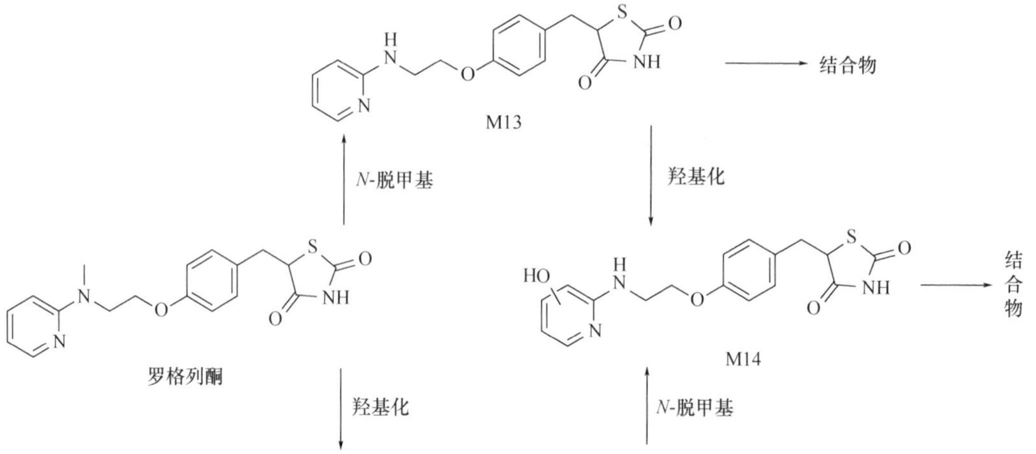

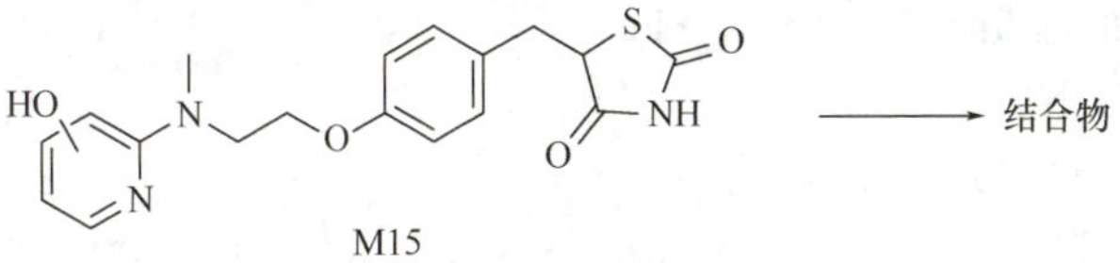

M15

图 23.10　罗格列酮的代谢产物

马来酸罗格列酮的合成是以 2-氯吡啶（V-1）和 2-甲氨基乙醇（V-2）为原料，首先二者反应制得 *N*-2-吡啶基-*N*-甲基氨基乙醇（V-3）；再与 4-氟苯甲醛进行 *N*-2-吡啶基-*N*-甲基氨基乙醇的芳基化；然后和 2,4-噻唑烷二酮缩合、还原。最后成盐即可制得马来酸罗格列酮（图 23.11）。

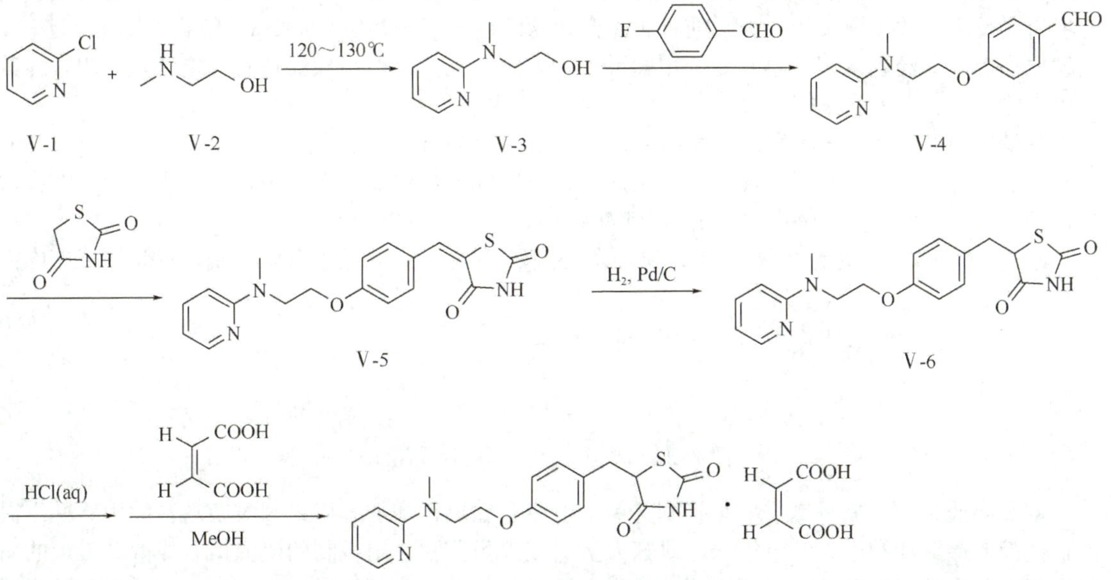

马来酸罗格列酮

图 23.11　马来酸罗格列酮的合成路线

（二）双胍类药物

双胍类药物于 20 世纪 50 年代应用于临床，比磺酰脲类稍晚，主要代表药物有苯乙双胍（phenformin）和二甲双胍。苯乙双胍的不良反应比较大，欧美国家已停止使用，我国也于 2016 年底停止使用该药。目前临床应用的双胍类药物为二甲双胍，其不良反应少，应用广泛。

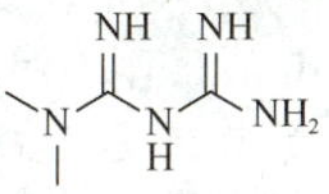

二甲双胍

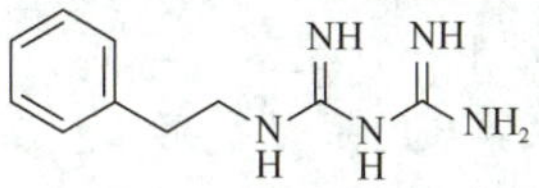

苯乙双胍

双胍类药物的降血糖作用不依赖于胰岛功能的完整性，对于胰岛功能完全丧失的糖尿病患者，双胍类药物仍具有降血糖作用。但其对正常人无降血糖作用，并且对胰岛细胞无刺激作用。双胍类药物的降糖机制与磺酰脲类不同，不直接促进胰岛素的分泌，而是抑制肝糖原的分解和肠道葡萄糖的吸收，并能改善外周组织对胰岛素的敏感性，促进葡萄糖的摄取和利用。其能明显改善患者的糖耐量和高胰岛素血症，降低血浆游离脂肪酸和 TG 水平。因此，双胍类降糖药成为肥胖伴胰岛素抵抗的 2 型糖尿病患者的首选药。

盐酸二甲双胍（Metformin Hydrochloride）

化学名：1,1-二甲基双胍盐酸盐

1,1-dimethylguanidine hydrochloride

分子式：$C_4H_{11}N_5 \cdot HCl$

分子量：165.63

熔点：220～225℃

水溶性：易溶于水

pK_a=6.68

lg P=1.06

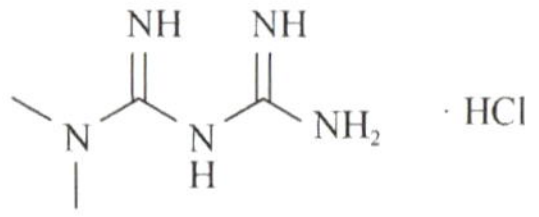

盐酸二甲双胍于1972年在加拿大首次获得批准，并于1995年在美国获得FDA批准。盐酸二甲双胍的降糖作用虽弱于苯乙双胍，但其副作用小，也不引起低血糖，仅约20%用药患者表现出轻度胃肠反应，故使用安全。美国糖尿病协会和欧洲糖尿病研究协会于2006年共同提出，建议2型糖尿病患者一经确诊应尽早开始使用盐酸二甲双胍。此外，二甲双胍还有一定减重作用，尤其适用于伴肥胖的2型糖尿病患者。

盐酸二甲双胍体内吸收快，生物利用度为50%～60%；不与血浆蛋白结合；半衰期为4～8.7 h。该药很少在肝脏代谢，几乎全部以原型由尿排出，因此肾功能受损者禁用，老年人慎用。在口服条件下，其在小鼠和大鼠体内的LD_{50}分别为1450 mg/kg和1000 mg/kg。

盐酸二甲双胍一般由氰基脲（Ⅵ-1）和盐酸二甲胺（Ⅵ-2）在加热条件下缩合制备而得（图23.12）。

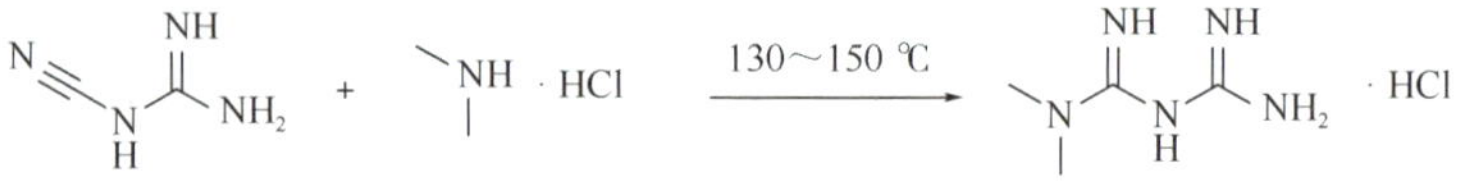

图23.12 盐酸二甲双胍的合成路线

双胍类药物的降糖机制主要是抑制肝糖的产生和输出，增加外周组织对胰岛素的敏感性，提高葡萄糖的摄取和利用。几十年来，研究人员对双胍类药物作用机制的研究屡有成效。最近的研究表明，肠道是二甲双胍的主要作用部位。在肠道中，二甲双胍能增加肠道细胞中葡萄糖的无氧酵解和代谢，导致净葡萄糖摄取减少并使输送到肝脏的乳酸增加。盐酸二甲双胍还具有降低血脂、血压，控制体重等作用，且对正常人无降糖作用，因此，成为肥胖伴胰岛素抵抗的2型糖尿病患者的首选药。近年来，盐酸二甲双胍也用于多囊卵巢综合征和非酒精性脂肪肝的治疗。

里程碑式的飞跃——二甲双胍

二甲双胍是抗糖尿病药，也是经典口服降糖药的老牌选手。但是神药不是那么好当的，从毒草到神药，二甲双胍的发现、上市和广泛应用经历了70多年，可谓十分曲折。

二甲双胍最初来源于一种牧草山羊豆。1891年，山羊豆作为饲料被用于牲畜催乳，然而，人们很快发现该牧草会造成牲畜死亡。实际上，山羊豆的毒性正是源于其富含胍类化合物，1918年，科学家发现这些胍类物质有降糖作用，但因毒性较大，无法临床使用，这是阻碍二甲双胍上市的第一个难题。1922年，爱尔兰都柏林化学家埃米尔·沃纳（Emil Werner）和詹姆斯·贝尔（James Bell）首次成功合成了二甲双胍。然而二甲双胍生不逢时，同一时期胰岛素横空出世，使二甲双胍默默无闻地度过了20多年。

随着时间的流逝，胰岛素的缺点慢慢暴露，这时二甲双胍遇到了它的伯乐法国糖尿病专家让·斯特恩（Jean Sterne）。第二次世界大战期间，一名菲律宾医生尝试用Flumamine（双胍物质）治疗疟疾患者，意外发现患者血糖降低了，这个契机令让·斯特恩想起了被遗忘的胍类降糖药物。1957年，让·斯特恩发表了著名的关于二甲双胍的研究论文，首次将二甲双胍应用于糖尿病的临床治疗，并为其更名为“Glucophage”，意为“噬葡萄糖者”（glucose eater），中文译作“格华止”。自此，替代胰岛素的口服降糖药二甲双胍风靡一时。

然而，成为神药哪有那么简单，同一时期，二甲双胍的"胍类"兄弟苯乙双胍（phenformine）虽然效果好但却会引起严重的乳酸性酸中毒，连累二甲双胍在停用的边缘徘徊。直到 1998 年，在糖尿病研究领域著名的"英国前瞻性糖尿病研究"（United Kingdom Prospective Diabetes Study，UKPDS）中，大量的临床试验充分肯定了二甲双胍的降血糖作用。至此，二甲双胍终于蜕变为治疗糖尿病的神药。

三、α-葡萄糖苷酶抑制剂

α-葡萄糖苷酶（α-glucosidase）广泛存在于肠黏膜，是参与食物中碳水化合物水解的关键酶。而 α-葡萄糖苷酶抑制剂通过抑制 α-葡萄糖苷酶活性，减慢单糖的生成，从而延缓并减少小肠对葡萄糖的吸收。作为一种治疗糖尿病的新途径，此类药物可将血糖维持在一定水平并减少并发症的发生率。但 α-葡萄糖苷酶抑制剂类药物在治疗糖尿病的同时还会伴随胃肠道紊乱、肝功能损伤、皮肤过敏和心律失常等不良反应。

目前上市的 α-葡萄糖苷酶抑制剂数量较少，主要包括阿卡波糖、伏格列波糖（voglibose）和米格列醇（miglitol）。

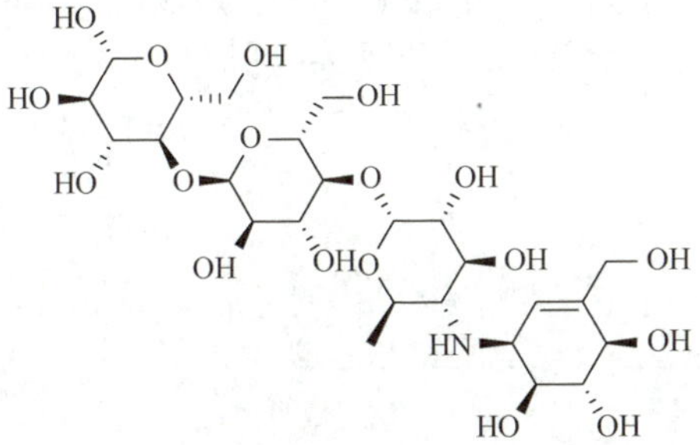

阿卡波糖

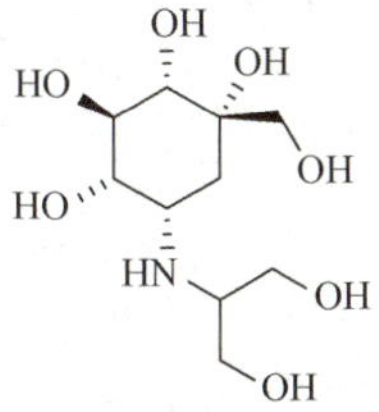

伏格列波糖

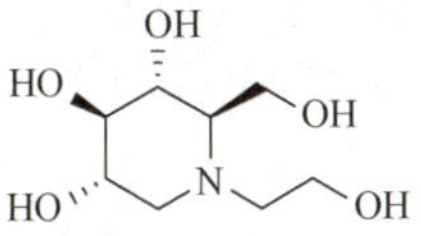

米格列醇

阿卡波糖（Acarbose）

化学名：*O*-4,6-双去氧 4[[(1*S*,4*R*,5*S*,6*S*)-4,5,6-三羟基-3-(羟基甲基) 环己烯-2-基] 氨基]-*α*-*D*-吡喃葡糖基-(1→4)-*O*-*α*-*D*-吡喃葡糖基-(1→4)-*D*-吡喃葡糖

O-4,6-dideoxy-4[[(1*S*,4*R*,5*S*,6*S*)-4,5,6-trihydroxy-3-(hydroxymethyl)cyclohexen-2-yl]amino]-*α*-*D*-glucopyranosyl-(1→4)-*O*-*α*-*D*-glucopyranosyl-(1→4)-*D*-glucopyranose

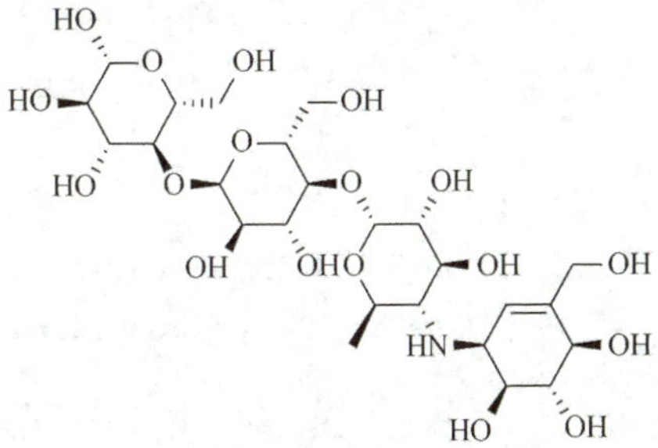

分子式：$C_{25}H_{43}NO_{18}$

分子量：645.63

熔点：165～170℃

水溶性：极易溶于水

pK_a=11.83

lg P=−6.80

阿卡波糖于 1995 年首次获得 FDA 批准，是一种复杂的低聚糖，可竞争性地抑制刷状缘 α-葡萄糖苷酶将摄入的碳水化合物分解为可吸收单糖的能力，降低碳水化合物的吸收和餐后胰岛素水平。

阿卡波糖的口服生物利用度极低，只有不到 1%～2% 的口服母体药物能进入全身循环。虽然阿卡波糖的口服生物利用度很低，但由于阿卡波糖是在肠道内发挥作用，所以在临床治疗上仍然是可用的。其半衰期约为 2 h，在口服条件下，其在大鼠体内的 LD_{50} 为 24 000 mg/kg。

阿卡波糖在胃肠道内广泛代谢，已鉴定至少 13 种代谢产物。大约 1/3 的代谢物被吸收到血液循环中，随后通过肾排泄。主要代谢物为 4-甲基邻苯三酚衍生物。其中只有一种由阿卡波糖的葡萄糖分子裂解而成的代谢产物具有 α-葡萄糖苷酶抑制活性。

伏格列波糖（Voglibose）

化学名：(+)-(1*S*,2*S*,3*R*,4*S*,5*S*)-5-[(1,3-二羟基丙烷-2-基) 氨基]-1-羟甲基-1,2,3,4-环己四醇

(+)-(1*S*,2*S*,3*R*,4*S*,5*S*)-5-[(1,3-dihydroxypropan-2-yl)amino]-1-hydroxymethyl-1,2,3,4-cyclohexenetetraol

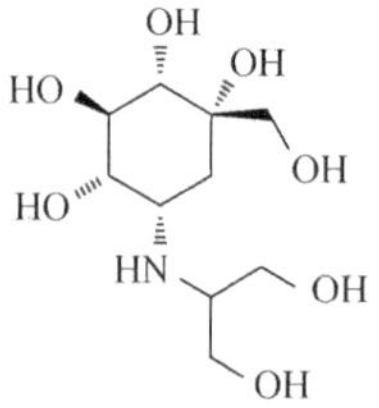

分子式：$C_{10}H_{21}NO_7$

分子量：267.28

熔点：163～168℃

水溶性：极易溶于水

pK_a=12.46

lg *P*=−4.90

伏格列波糖可以延缓葡萄糖的吸收，从而降低大血管并发症的风险。它是口服抗糖尿病药，临床上用于 2 型糖尿病治疗，通过阻止复杂的碳水化合物（如淀粉）的消化起作用。伏格列波糖于 1981 年被发现，于 1994 年首次上市。有关伏格列波糖 ADMET 性质的报道较少，其半衰期 4.08 h。在口服条件下，其在小鼠和大鼠体内的 LD_{50} 分别为 14 700 mg/kg 和 20 000 mg/kg。

合成伏格列波糖的经典方法之一是以Ⅶ-1 为原料，经氧化后得到Ⅶ-2；然后与丝胺醇反应制得伏格列波糖（图 23.13）。

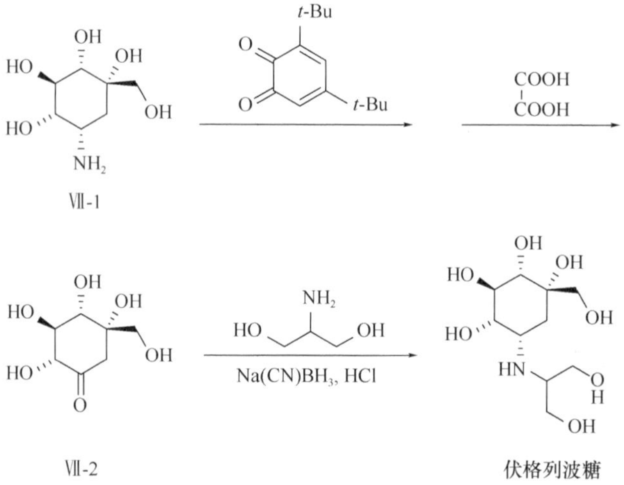

图 23.13　伏格列波糖的合成路线

米格列醇（Miglitol）

化学名：(2*R*,3*R*,4*R*,5*S*)-1-(2-羟乙基)-2-(羟甲基) 哌啶-3,4,5-三醇

(2*R*,3*R*,4*R*,5*S*)-1-(2-hydroxyethyl)-2-(hydroxymethyl)piperidine-3,4,5-triol

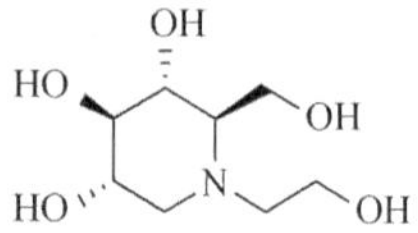

分子式：$C_8H_{17}NO_5$

分子量：207.22

熔点：114℃

水溶性：能溶于水

pK_a=5.90

lg *P*=−2.70

米格列醇是一种脱氧野尻霉素（deoxynojirimycin）衍生物，可以延缓摄入的碳水化合物的吸收，从而使餐后血糖浓度的上升幅度减小。作为降低血糖的药物，米格列醇降低了 2 型糖尿病患

者的糖化血红蛋白水平。米格列醇单独使用可以作为配合饮食控制的辅助手段，以改善单纯饮食控制不佳的 2 型糖尿病患者的血糖控制。

米格列醇的吸收在高剂量下会达到饱和，剂量为25 mg时被完全吸收，而剂量为100 mg时只有50%～70% 被吸收。其血浆蛋白结合率低于 4%；半衰期约为 2 h；表观分布容积约为 0.18 L/kg。与其他同类药物不同，米格列醇在体内不发生代谢，以原型由肾脏排出。

四、二肽基肽酶-Ⅳ抑制剂

DPP-Ⅳ是治疗 2 型糖尿病的新靶点。DPP-Ⅳ抑制剂作为一类新型抗糖尿病药能够增强胰高血糖素样肽-1（glucagon-like peptide-1，GLP-1）及葡萄糖依赖性促胰岛素释放多肽（glucose dependent insulinotropic polypeptide，GIP）的活性，延长其在体内的半衰期，从而减缓 2 型糖尿病患者的高血糖症状。

DPP-Ⅳ抑制剂具有较好的降糖效果，且未发现其他降糖药物所产生的体重增加或低血糖等严重不良反应。DPP-Ⅳ抑制剂与 GLP-1 或 GIP 联用具有促进胰岛素分泌的功效，同时会减少对食物和能量的摄取，对 2 型糖尿病和肥胖症患者均有较好的疗效。

DPP-Ⅳ抑制剂的代表药物包括西格列汀（sitagliptin）、维格列汀（vildagliptin）、沙格列汀、阿格列汀（alogliptin）、利格列汀（linagliptin）、吉格列汀（gemigliptin）和替格列汀（teneligliptin）等。

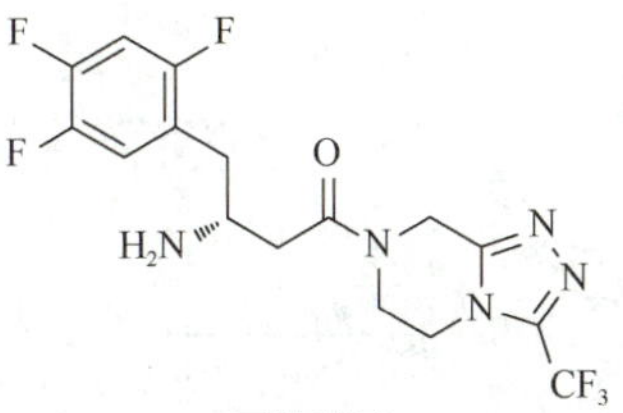

西格列汀

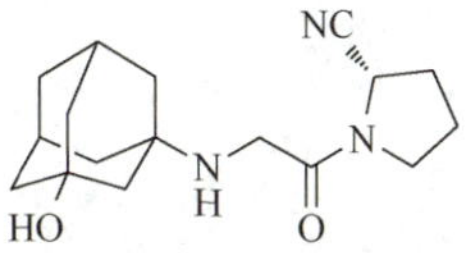

维格列汀

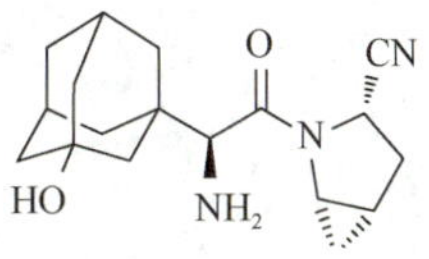

沙格列汀

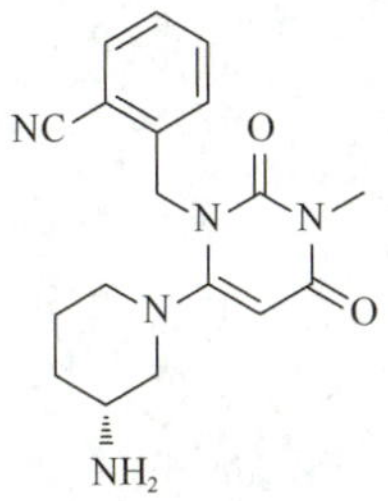

阿格列汀

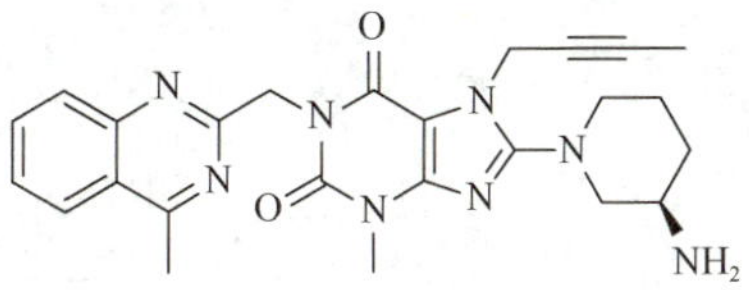

利格列汀

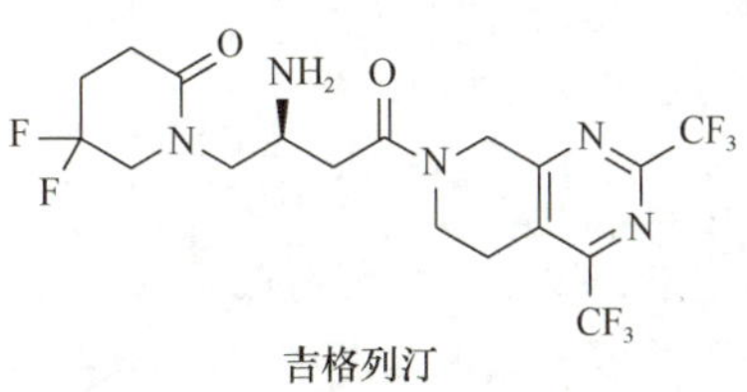

吉格列汀

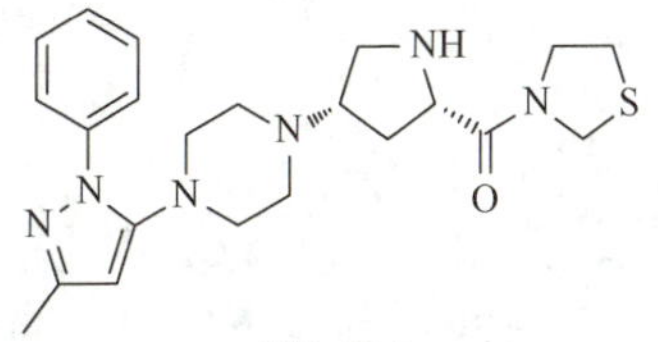

替格列汀

西格列汀（Sitagliptin）

化学名：(3*R*)-3-氨基-1-[3-(三氟甲基)-6,8-二氢-5*H*-[1,2,4] 三唑 [4,3-*a*] 吡嗪-7-基]-4-(2,4,5-三氟苯基) 丁-1-酮

(3*R*)-3-amino-1-[3-(trifluoromethyl)-6,8-dihydro-5*H*-[1,2,4]triazolo[4,3-*a*]pyrazin-7-yl]-4-(2,4,5-trifluorophenyl)butan-1-one

分子式：$C_{16}H_{15}F_6N_5O$

分子量：407.31

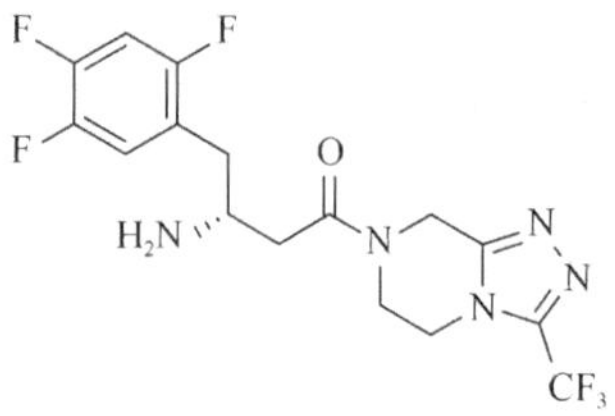

熔点：114～115℃

水溶性：难溶于水

$pK_a=8.78$

$\lg P=1.50$

西格列汀于2006年经FDA批准上市，用于2型糖尿病的治疗。该药物能显著改善患者血糖水平，包括糖基化血红蛋白、空腹血糖（fasting blood glucose）和餐后血糖（postprandial blood glucose）。此外，该药能使胰岛素分泌指数和胰岛B细胞功能指标有显著改善，耐受良好，不增加体重，且低血糖发生率低（与安慰剂相似）。该药能与目前几乎所有的口服降糖药联合使用，单药降糖效果好，与二甲双胍联用降糖效果更佳。

西格列汀口服生物利用度为87%；血浆蛋白结合率约为38%；半衰期为8～14 h；表观分布容积约为198 L。该药大部分不发生代谢，给药剂量的79%以原型从尿液中排泄，而药物代谢的途径主要由CYP3A4介导，其次由CYP2C8介导。在口服条件下，其在小鼠和大鼠体内的LD_{50}分别为4000和＞3000 mg/kg。西格列汀的合成方法较多，最早报道的合成路线是以2,4,5-三氟苯乙酸或2,4,5-三氟苄溴为起始原料。以2,4,5-三氟苯乙酸（Ⅷ-1）为原料，在*N,N'*-羰基二咪唑为活化剂条件下，与米氏酸发生缩合反应得到中间体Ⅷ-2；然后经缩合引入氨基；再经不对称还原、脱氨基保护，最终制得西格列汀（图23.14）。

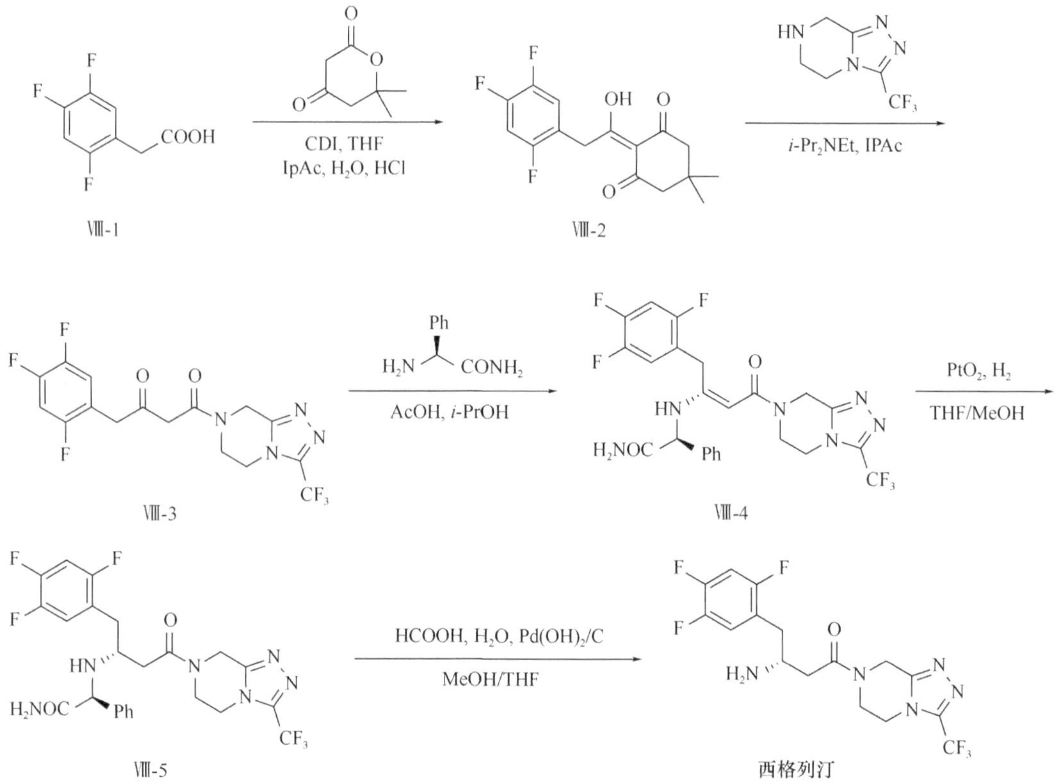

图23.14 西格列汀的合成路线

维格列汀（Vildagliptin）

化学名：(2*S*)-1-[-2-[(3-羟基-1-金刚烷基)氨基]乙酰基]吡咯烷-2-甲腈

(2*S*)-1-[2-[(3-hydroxy-1-adamantyl)amino]acetyl]pyrrolidine-2-carbonitrile

分子式：$C_{17}H_{25}N_3O_2$

分子量：303.40
熔点：153～155℃
水溶性：能溶于水
pK_a=14.71
lg P=1.12

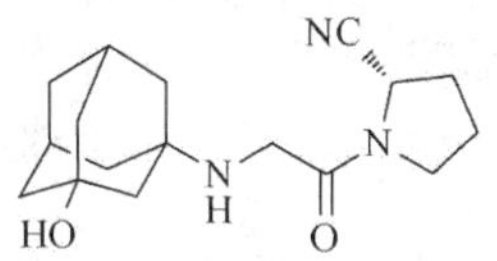

维格列汀于 2007 年 9 月获得 EMA 批准，而后分别于 2020 年 1 月和 2011 年 8 月在日本和中国上市，用于成人 2 型糖尿病的治疗。维格列汀单独使用或与其他降糖药联用，对 2 型糖尿病患者都有效且耐受良好。

如单药治疗后血糖控制不充分，可联用磺酰脲类或噻唑烷二酮类药物。例如，二甲双胍维格列汀片，适用于单药治疗不能充分控制血糖的成人。

维格列汀口服后很快被吸收，生物利用度约为 85%；血浆蛋白结合率约为 9.3%；半衰期为 2～3 h。约 69% 的维格列汀通过非 CYP 介导的代谢进行消除。口服给药后，约 85% 的放射标记维格列汀通过尿液排出，其中大约 23% 为原型；而约 15% 的放射标记维格列汀从粪便中排出。在口服给药条件下，其在大鼠体内的 LD_{50} 约为 1770 mg/kg。与磺酰脲类相比，维格列汀无论是单用或与其他降糖药如二甲双胍或胰岛素联用时，低血糖事件发生率均较低。

维格列汀合成路线如图 23.15 所示。以 *L*-脯氨酰胺（Ⅸ-1）与氯乙酸为起始原料，缩合得到中间体 (*S*)-1-氯乙酰基-*L*-脯氨酰胺（Ⅸ-2），不经纯化直接与 3-氨基金刚烷醇反应得到中间体 (2*S*)-1-[2-[(3-羟基-1-金刚烷环基) 氨基]-乙酰基] 吡咯烷-2-甲酰胺（Ⅸ-3），再用三氟乙酸酐脱水得到维格列汀。

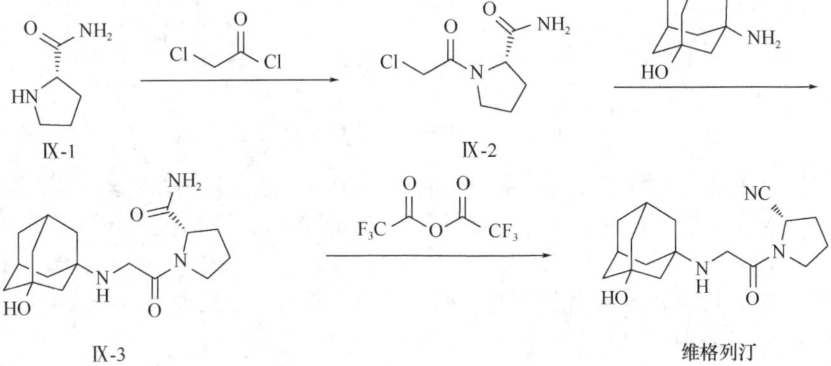

图 23.15　维格列汀的合成路线

利格列汀（Linagliptin）

化学名：8-[(3*R*)-3-氨基哌啶-1-基]-7-丁-2-炔基-3-甲基-1-[(4-甲基喹唑啉-2-基) 甲基] 嘌呤-2,6-二酮

8-[(3*R*)-3-aminopiperidin-1-yl]-7-but-2-ynyl-3-methyl-1-[(4-methylquinazolin-2-yl)methyl]purine-2,6-dione

分子式：$C_{25}H_{28}N_8O_2$
分子量：472.54
熔点：190～196℃
水溶性：难溶于水
pK_a=9.86
lg P=2.62

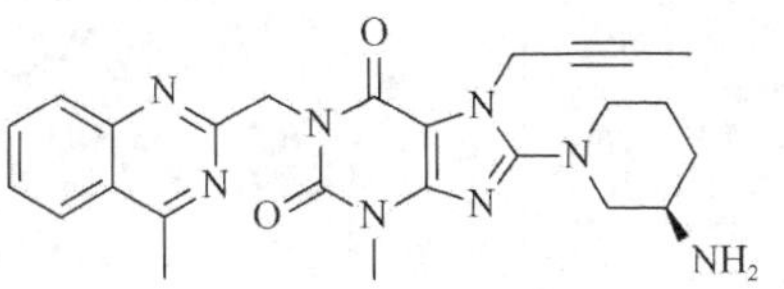

利格列汀于 2011 年 5 月获得 FDA 批准上市。与其他 DPP-Ⅳ抑制剂相比，利格列汀具有独

特的药代动力学或药效学特点：靶向介导的非线性药代动力学，服从浓度依赖性的蛋白结合，且肾脏清除率低，不需要根据内外在因素调整剂量。在临床试验中，与安慰剂相比，利格列汀与促胰岛素分泌素联合治疗的低血糖发生率增高。与同类药物相比，其不需要对肾或肝功能不全患者调整剂量。

利格列汀的生物利用度约为 30%；血浆蛋白结合率为 75%～99%；半衰期约为 24 h。口服的利格列汀主要通过粪便排出，90% 的口服剂量以原型从尿液和粪便中排出。在口服条件下，其在大鼠体内的 LD_{50} 约为 11 000 mg/kg。

血浆中的主要代谢物为 CD1790（M17），其他代谢物通过氧化、*N*-乙酰化、葡糖醛酸化和半胱氨酸加合形成。利格列汀的代谢由 CYP3A4、醛糖酮还原酶和羰基还原酶介导，如图 23.16。

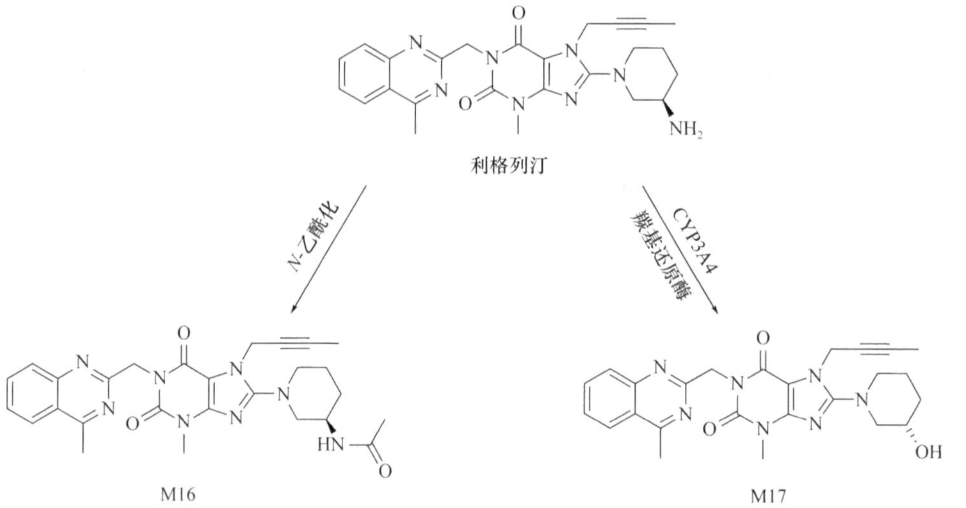

图 23.16　利格列汀的代谢产物

利格列汀的合成路线如图 23.17 所示。首先，以甲基脲（X-1）为原料，与氰乙酸乙酯（X-2）反应制得 X-3；然后在亚硝酸钠作用下反应得到 X-4；再经连二亚硫酸钠还原、酰化、闭环和溴代生成中间体 X-7；之后与 1-溴-2-丁炔发生亲核取代反应得到二酮中间体（X-8）；随后与 2-氯甲基-4-甲基喹唑啉发生烷基化反应得到重要中间体 X-9；最后不经处理直接与 (*R*)-3-氨基哌啶二盐酸盐发生亲核取代反应制得利格列汀。

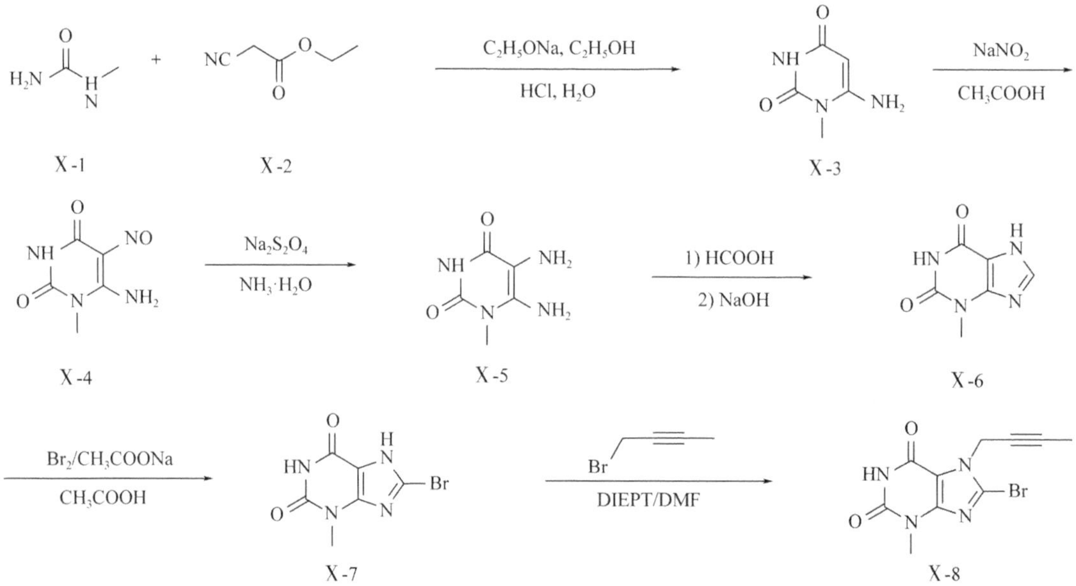

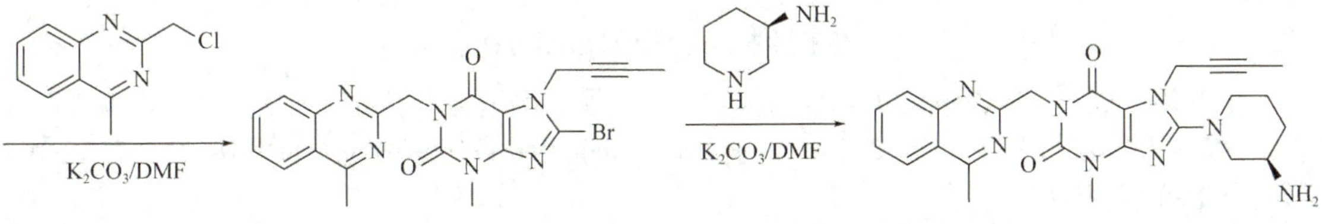

X-9　　利格列汀

图 23.17　利格列汀的合成路线

五、钠-葡萄糖耦联转运体 2 抑制剂

SGLT2 抑制剂主要通过抑制葡萄糖在肾近曲小管的重吸收、增加尿液中葡萄糖的排泄率使血糖下降，其降糖作用是独立于胰岛 B 细胞外的非依赖胰岛素分泌机制。SGLT2 抑制剂作为一种临床上新型的降糖药物，在有效降低血糖的同时，还有一定的降压、降脂、降尿酸、保护心血管和肾脏的作用。

全球范围内的 SGLT2 抑制剂上市产品包括达格列净、卡格列净（canagliflozin）、恩格列净（empagliflozin）、埃格列净（ertugliflozin）、索格列净（sotagliflozin），伊格列净（ipragliflozin）、托格列净（tofogliflozin）和鲁格列净（luseogliflozin）。前四个 SGLT-2 抑制剂目前已在我国上市。

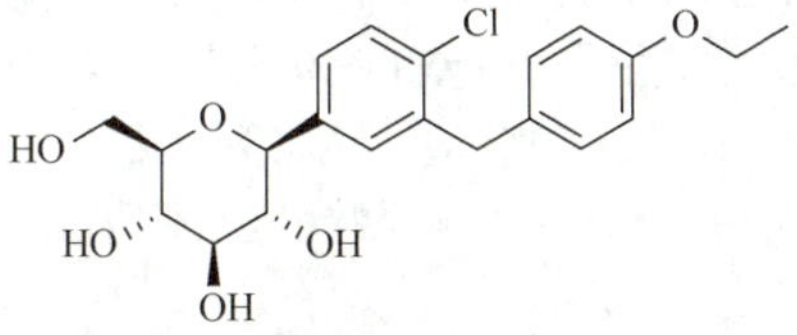

达格列净

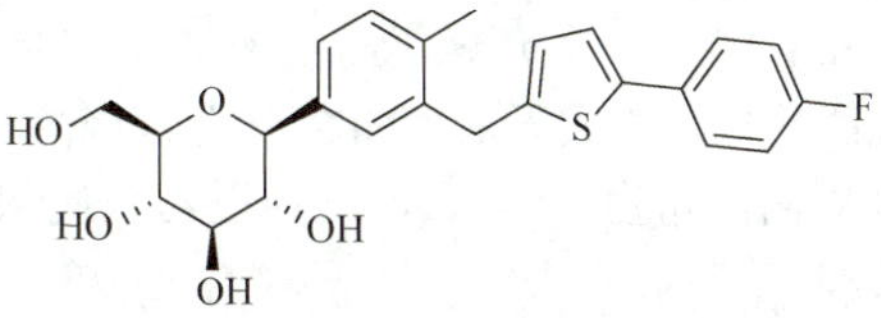

卡格列净

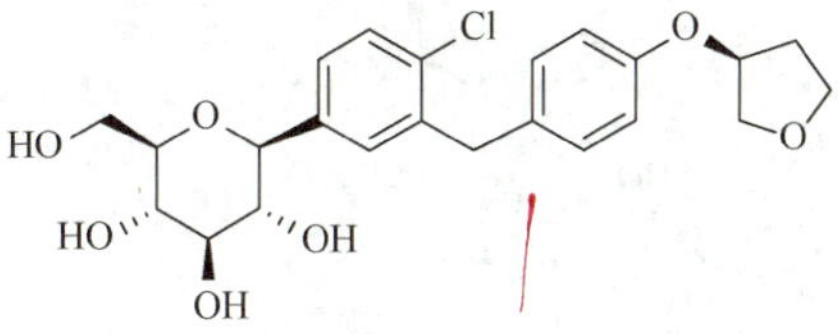

恩格列净

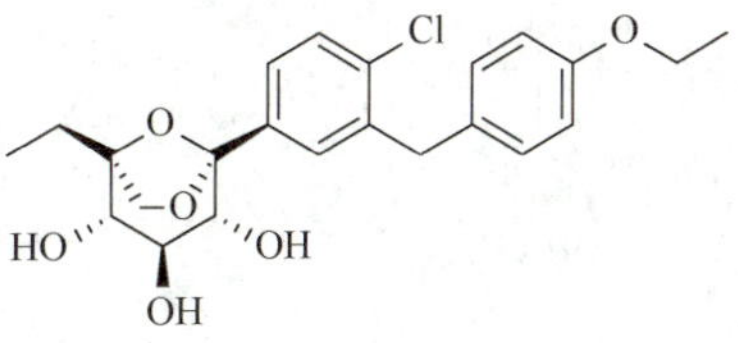

埃格列净

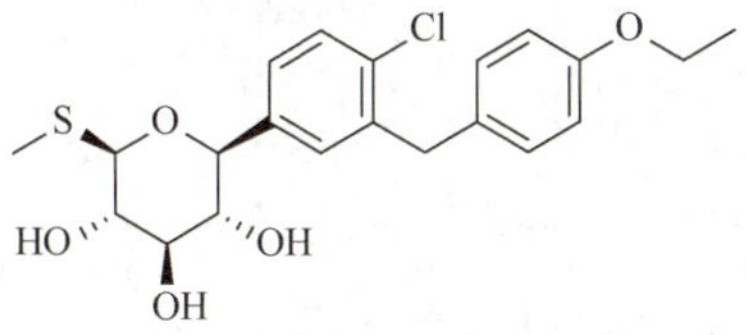

索格列净

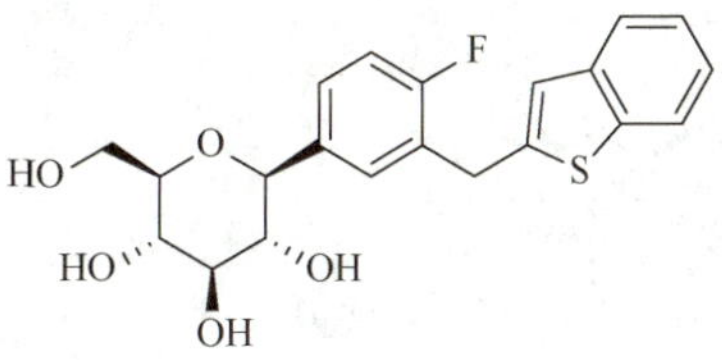

伊格列净

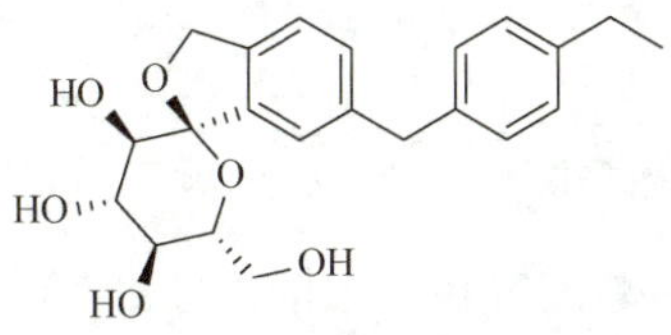

托格列净

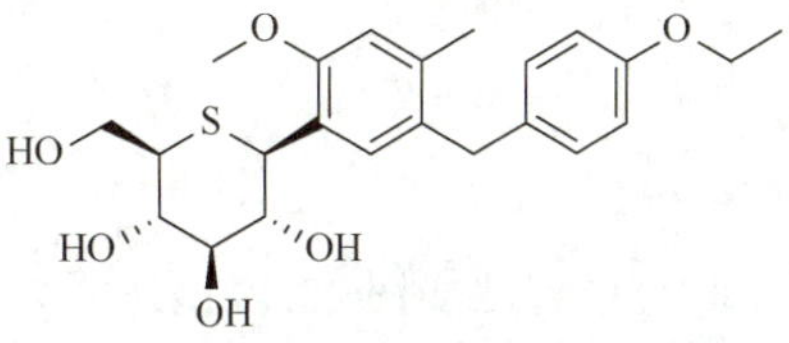

鲁格列净

随着临床应用的日益广泛，SGLT2 抑制剂产生的不良反应也越来越受到重视，其中以酮症酸中毒、低血糖、急性胰腺炎、泌尿生殖系统感染等为最为常见。因此，使用 SGLT2 抑制剂时要注意这些不良反应发生的潜在风险。

达格列净（Dapagliflozin）

化学名：(2*S*,3*R*,4*R*,5*S*,6*R*)-2-[4-氯-3-[(4-乙氧基苯基) 甲基] 苯基]-6-(羟甲基) 氧烷-3,4,5-三醇

(2*S*,3*R*,4*R*,5*S*,6*R*)-2-[4-chloro-3-[(4-ethoxyphenyl)methyl]phenyl]-6-(hydroxymethyl)oxane-3,4,5-triol

分子式：$C_{21}H_{25}ClO_6$

分子量：408.88

熔点：55～58℃

水溶性：微溶于水

$pK_a = 12.57$

$\lg P = 2.70$

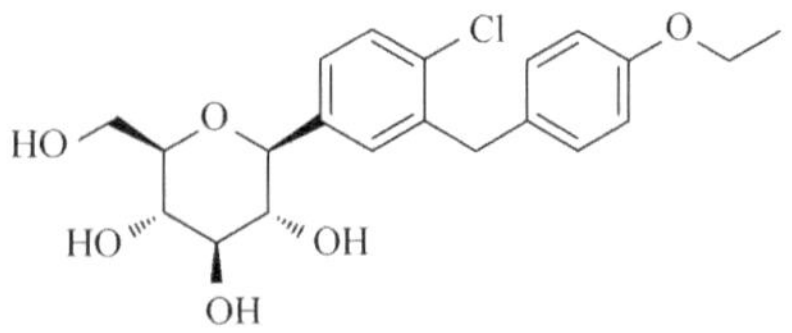

达格列净于 2014 年 1 月经 FDA 批准上市。作为 SGLT2 抑制剂，达格列净广泛用于 2 型糖尿病的治疗。该药除降低血糖外，还会降低 2 型糖尿病患者体重及血压，且具有一定的肾脏及心血管保护作用。

口服达格列净在给药后 1 h 内达到最大浓度。当患者食用高脂肪膳食时，达到最大浓度的时间增加到 2 h，最大浓度减少一半。达格列净的口服生物利用度约为 78%；血浆蛋白结合率约为 91%；半衰期约为 13.8 h；表观分布容积约为 118 L。在口服条件下，其在大鼠体内的 LD_{50} 约为 750 mg/kg。

达格列净的代谢主要由 CYP1A1、CYP1A2、CYP2A6、CYP2C9、CYP2D6、CYP3A4、UGT1A9、UGT2B4 和 UGT2B7 所介导，而主要代谢产物的葡糖醛酸化由 UGT1A9 介导。达格列净主要是通过葡糖醛酸化，生成无活性的 3-*O*-葡糖醛酸代谢物 M20（60.7%）。达格列净还产生另一种次要的葡糖醛酸化代谢物（5.4%），一种去乙基代谢物 M19（＜5%），一种羟化代谢物 M18（＜5%），如图 23.18。

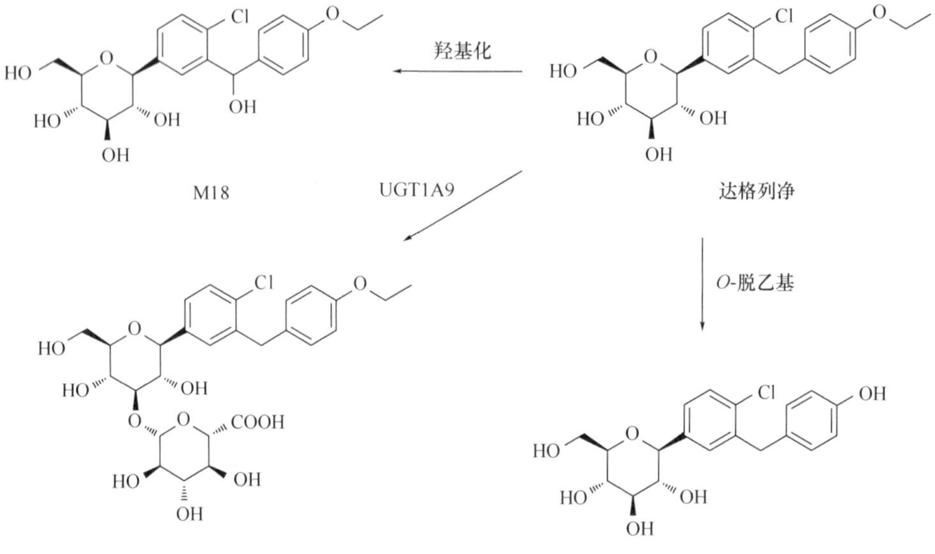

图 23.18　达格列净的代谢产物

达格列净的合成方法如图 23.19 所示。以 5-溴-2-氯-4′-乙氧基二苯甲酮（Ⅺ-1）为原料，经三乙基硅烷和三氟化硼乙醚还原为 5-溴-2-氯-4′-乙氧基二苯甲烷（Ⅺ-2），之后和正丁基锂-卤交换生成苯基锂衍生物，再与 (3*R*,4*S*,5*R*,6*R*)-3,4,5-三 (苄氧基)-6-((苄氧基) 甲基) 四氢-2*H*-吡喃-2-酮（Ⅺ-R）反应生成 (3*R*,4*S*,5*R*,6*R*)-3,4,5-三 (苄氧基)-6-((苄氧基) 甲基)-2-(4-氯-3-(4-乙氧基苄基) 苯基) 四氢-2*H*-吡喃-2-醇（Ⅺ-3），再用三乙基硅烷和三氟化硼乙醚还原脱除羟基，最后在 Pd/C 和甲酸铵的催化下脱去苄基保护得到达格列净。

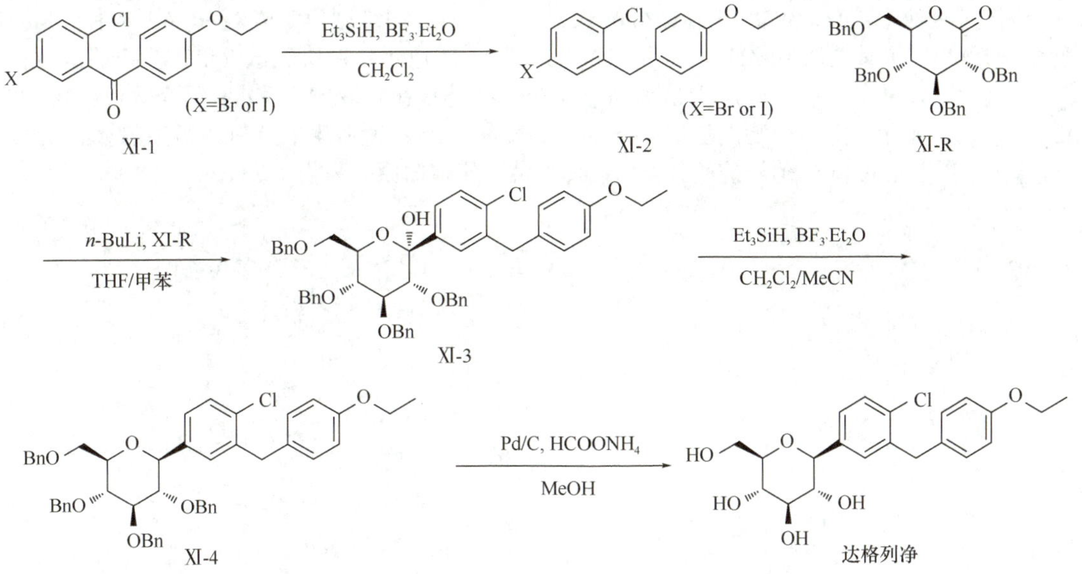

图 23.19　达格列净的合成路线

芳基-*C*-葡萄糖苷是 SGLT2 抑制剂的通用结构，而其中达格列净为具有代表性的结构。如图 23.20 所示，其构效关系：糖环上的 2 位羟基与 4 位羟基为药物分子的关键药效团，对维持 SGLT2 的活性是必需的，单独脱除上述任何一个羟基会造成药物的活性大幅度降低或几乎完全消失，而 3 位羟基与 6 位羟基则不是关键药效团，即单独脱除 3 位羟基或 6 位羟基不会对药物的活性造成影响，但在糖环片段的羟基数目不可少于三个；同时在 C4 位引入小分子的亲脂性取代基也会增强对 SGLT2 的抑制活性。

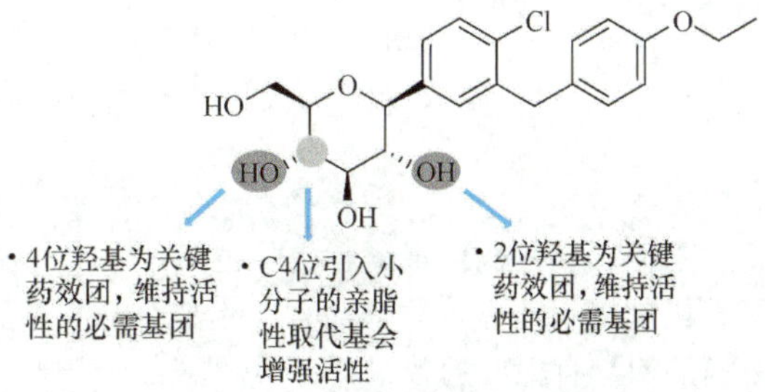

图 23.20　SGLT2 抑制剂的构效关系

卡格列净（Canagliflozin）

化学名：(2*S*,3*R*,4*R*,5*S*,6*R*)-2-[3-[[5-(4-氟苯基)噻吩-2-基]甲基]-4-甲基苯基]-6-(羟甲基)氧烷-3,4,5-三醇

(2*S*,3*R*,4*R*,5*S*,6*R*)-2-[3-[[5-(4-fluorophenyl)thiophen-2-yl]methyl]-4-methylphenyl]-6-(hydroxymethyl)oxane-3,4,5-triol

分子式：$C_{24}H_{25}FO_5S$

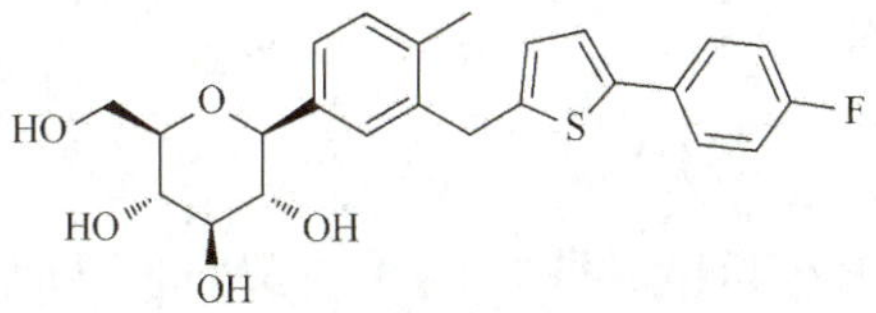

分子量：444.52

熔点：68～72℃

水溶性：难溶于水

$pK_a=13.34$

$\lg P=3.44$

卡格列净于 2013 年 3 月经 FDA 批准上市。该药物的一个重要机制是抑制肾单位近曲小管的葡萄糖摄取；另一个可能的机制是减少单核细胞和巨噬细胞炎症因子的表达。据报道，卡格列净在调节体重和降低 2 型糖尿病患者的心力衰竭、低血糖和脑卒中风险方面具有潜在的优势。一些体外试验和动物实验也表明，卡格列净对治疗癌症有很好的效果。

卡格列净的口服生物利用度约为 65%；血浆蛋白结合率高达 98%；半衰期为 10～13 h；表观分布容积约为 83.5 L。卡格列净主要通过 *O*-葡糖醛酸化代谢。主要被 UGT1A9 和 UGT2B4 酶葡糖醛酸化为两种不具有活性的 *O*-葡糖醛酸代谢产物，而肝中细胞色素酶 CYP3A4 对卡格列净的氧化代谢作用在人体内可忽略不计（约 7%）。如图 23.21 所示，健康受试者单剂量口服放射性标记卡格列净后，从粪便中回收的卡格列净原型药、羟基代谢物 M21 和 *O*-葡糖醛酸代谢物 M22、M23 分别占所服用放射性药物剂量的 41.5%、7.0% 和 3.2%；所服用的放射性药物剂量约 33% 经尿液排出，主要形式为 *O*-葡糖醛酸代谢物，而尿液中排泄的原型药物不足 1%。

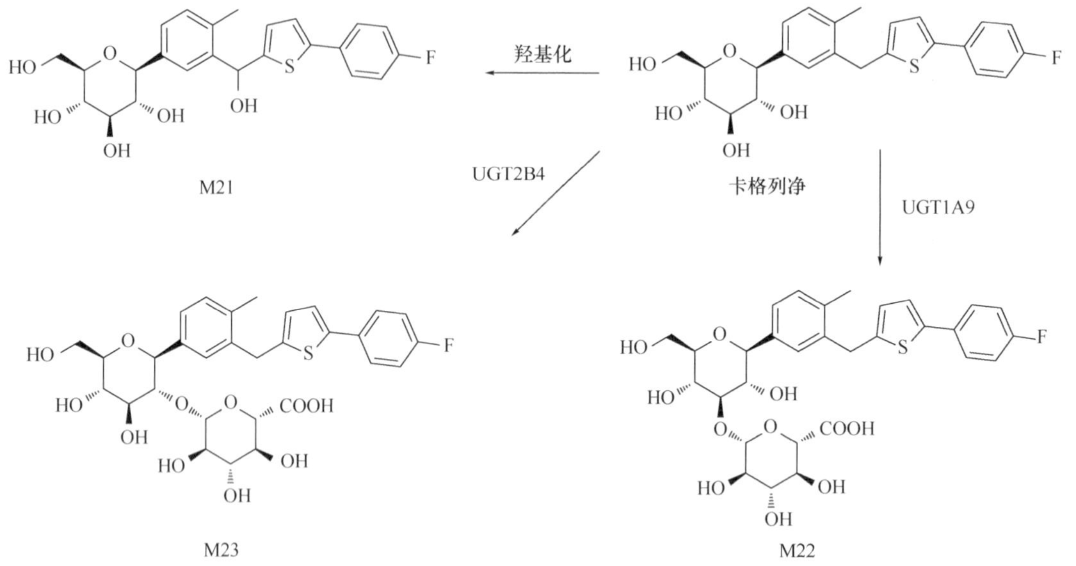

图 23.21　卡格列净的代谢产物

然而，一些病例报道和实验也显示了卡格列净的副作用，如胰腺炎和骨折，甚至可导致截肢，但其机制尚不清楚。总体而言，卡格列净可降低肾衰竭、心血管疾病和脑卒中的风险，对 2 型糖尿病的治疗有很好的效果。

恩格列净（Empagliflozin）

化学名：(2*S*,3*R*,4*R*,5*S*,6*R*)-2-[4-氯-3-[[4-[(3*S*)-四氢呋喃-3-基] 羟苯基] 甲基] 苯基]-6-(羟甲基) 氧烷-3,4,5-三醇

(2*S*,3*R*,4*R*,5*S*,6*R*)-2-[4-chloro-3-[[4-[(3*S*)-oxolan-3-yl]oxyphenyl]methyl]phenyl]-6-(hydroxymethyl)oxane-3,4,5-triol

分子式：$C_{23}H_{27}ClO_7$

分子量：450.91

水溶性：微溶于水

$pK_a = 12.57$

$\lg P = 1.79$

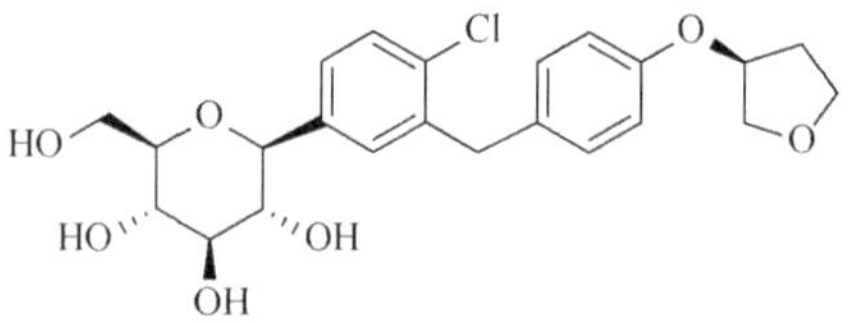

恩格列净于 2014 年经 FDA 批准上市。该药对 SGLT2 的选择性显著高于 SGLT1（约 2700 倍）。

恩格列净的生物利用度约为 78%；血浆蛋白结合率约为 86%；半衰期约为 12.4 h；表观分布容积约为 73.8 L。该药主要通过 UGT2B7、UGT1A3、UGT1A8 和 UGT1A9 催化进行葡糖醛酸化代谢，血浆中没有恩格列净的主要代谢物，主要经肾脏排泄。在口服条件下，其在大鼠体内的 LD_{50} ＞5000 mg/kg。

恩格列净的合成路线如图 23.22 所示。苯酚（Ⅻ -1）与 (*R*)-3-羟基四氢呋喃反应得 (*S*)-3-苯氧基四氢呋喃（Ⅻ -2），与 2-氯-5-碘苄溴经弗里德-克拉夫茨反应得Ⅻ -3，然后与 2,3,4,6-四-*O*-乙酰基-1-*α*-溴-*D*-吡喃葡萄糖经缩合反应得 (2*S*,3*R*,4*R*,5*S*,6*R*)-2-[3-[4-[(*S*)-四氢呋喃-3-基氧基] 苄基]-4-氯苯基]-6-乙酰氧基甲基-3,4,5-三乙酰氧基环氧己烷（Ⅻ -4），再在氢氧化锂作用下脱乙酰基得恩格列净。

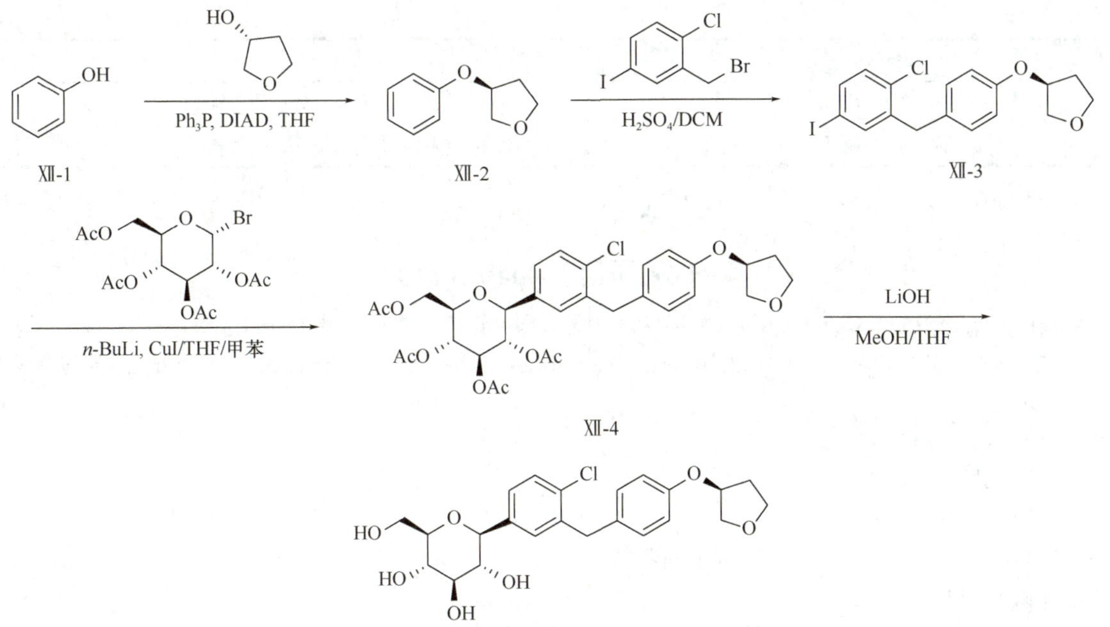

恩格列净

图 23.22　恩格列净的合成路线

六、复方制剂

目前常见的降糖复方药物是常用降糖药物为基础组合得到的，由于二甲双胍毒性较低、使用较为安全，在 2 型糖尿病治疗中起着重要作用，因此多种复方降糖药物选择以二甲双胍为基础，与其他类型的降糖药物组合而成。

由两种药物组合而成的复合降糖药与单方药物相比，可以在机制上互补，提高药物疗效，更加持久稳定地控制血糖。此外复方制剂具有改善患者服用药品依从性，安全性更强，耐受性更好等优势。复方药物也有其劣势，固定的成分、剂量使复合药物不能满足糖尿病患者的个体差异，用药相对固定，不灵活，并且对某一成分过敏的患者均不能使用复方药物，适用人群局限性大。

目前常见的复方降糖药有以下十三种，表 23.2 总结了常见复方降糖药及其主要成分。

表 23.2　常见复方降糖药及其主要成分

药物	主要成分
吡格列酮二甲双胍	盐酸吡格列酮、盐酸二甲双胍
二甲双胍格列吡嗪	盐酸二甲双胍、格列吡嗪
瑞格列奈二甲双胍Ⅰ	500 mg 盐酸二甲双胍、1 mg 瑞格列奈
瑞格列奈二甲双胍Ⅱ	500 mg 盐酸二甲双胍、2 mg 瑞格列奈
二甲双胍维格列汀Ⅱ	850 mg 盐酸二甲双胍、50 mg 维格列汀
二甲双胍维格列汀Ⅲ	1000 mg 盐酸二甲双胍、50 mg 维格列汀
利格列汀二甲双胍Ⅰ	500 mg 盐酸二甲双胍、2.5 mg 利格列汀
利格列汀二甲双胍Ⅱ	850 mg 盐酸二甲双胍、2.5 mg 利格列汀
西格列汀二甲双胍Ⅰ	500 mg 盐酸二甲双胍、50 mg 磷酸西格列汀
西格列汀二甲双胍Ⅱ	850 mg 盐酸二甲双胍、50 mg 磷酸西格列汀
沙格列汀二甲双胍Ⅰ	1000 mg 盐酸二甲双胍、5 mg 沙格列汀

续表

药物	主要成分
沙格列汀二甲双胍Ⅱ	500 mg 盐酸二甲双胍、5 mg 沙格列汀
沙格列汀二甲双胍Ⅲ	1000 mg 盐酸二甲双胍、2.5 mg 沙格列汀

七、其他药物

依帕司他（Epalrestat）

化学名：2-[(5*Z*)-5-[(*E*)-2-甲基-3-苯基丙-2-烯亚基]-4-氧代-2-亚磺酰亚胺-1,3-噻唑烷-3-基]乙酸

2-[(5*Z*)-5-[(*E*)-2-methyl-3-phenylprop-2-enylidene]-4-oxo-2-sulfanylidene-1,3-thiazolidin-3-yl] acetic acid

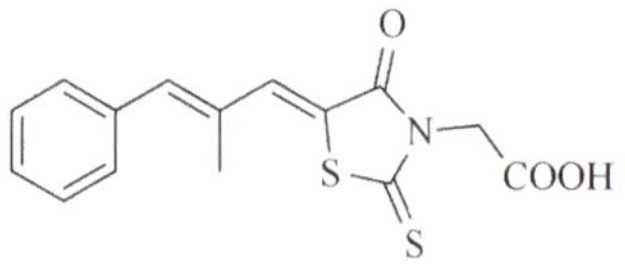

分子式：$C_{15}H_{13}NO_3S_2$

分子量：319.40

熔点：222～224℃

水溶性：几乎不溶于水，易溶于四氢呋喃

pK_a=3.62

lg P=2.02

依帕司他于 1992 年上市，适用于糖尿病神经性病变，可用于预防、改善和治疗糖尿病并发的末梢神经障碍、神经病变、角膜上皮病变、视网膜病变和微血管病变等。该药是一种可逆性的醛糖还原酶非竞争性抑制剂，作用于与糖尿病并发症发病机制相关的多元醇通路。醛糖还原酶抑制剂通过抑制醛糖还原酶活性，减少山梨醇和果糖在周围神经蓄积，从而有效改善糖尿病引起的周围神经病变。

第三节　注射类降糖药

注射类降糖药是指只能通过注射给药的降糖类药物，主要包括胰岛素及其类似物、GLP-1 受体激动剂等。由于这些肽类激素药物的本质为蛋白质，在进行口服给药的情况下会被消化道内的各种蛋白水解酶水解并吸收，从而失去原本的降糖作用。对于 1 型糖尿病患者，注射类降糖药是最主要的治疗途径。

一、胰岛素及其类似物

（一）胰岛素

胰岛素是由胰岛 B 细胞产生的一种肽类激素，其通过结合靶细胞中的质膜结合受体，促进血液中的葡萄糖吸收到肝脏、脂肪和骨骼肌细胞中来调节糖、脂肪和蛋白质的代谢。

1. 胰岛素结构　胰岛素由 A 和 B 两条肽链组成，共含有 51 个氨基酸残基（图 23.23）。其中 A 链含有 21 个、11 种氨基酸残基，B 链含有 30 个、15 种氨基酸残基，两条肽链通过两个二硫键

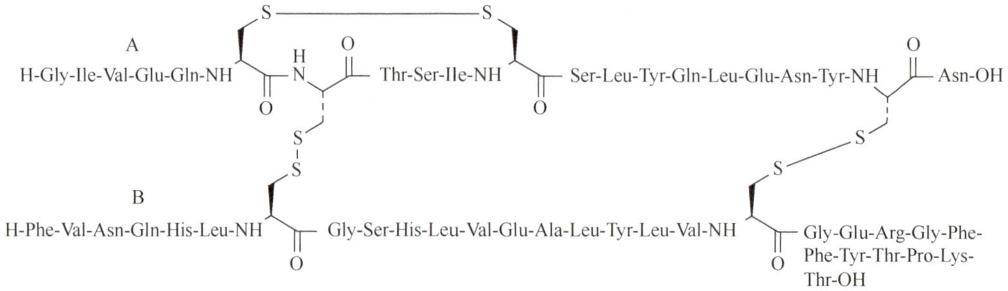

图 23.23　胰岛素的一级结构

相连构成整个胰岛素分子。两个二硫键分别于 A7～B7 和 A20～B19 的半胱氨酸残基处形成，同时在 A 链的 A6 和 A11 位的半胱氨酸残基之间还有一个额外的链内二硫键。

胰岛素的三维结构早已通过 X 射线晶体衍射法确定。胰岛素晶体复合物是由 6 个胰岛素分子和 2 个 Zn^{2+}形成的六聚体结构。这 6 个分子以 3 个二聚单元（两个胰岛素分子形成的二聚体）的形式连接在一起形成对称分子，其中 B 链 10 位的组氨酸残基的咪唑基与对称轴上的 Zn^{2+}组合形成配位键。虽然胰岛素以六聚体的形式储存于人体中，但其活性形式仍然为胰岛素单体。

2. 胰岛素性质　虽然不同种类的胰岛素分子中氨基酸残基种类有差异，但是其氨基酸序列高度保守的特点使得不同种类胰岛素结构相似，理化性质也相似。胰岛素为白色或类白色的结晶粉末，微溶于水，具有典型的蛋白质性质，可发生蛋白质的各种反应，等电点为 5.35～5.45。溶液中的胰岛素通常以单体、二聚体、四聚体和含 Zn^{2+}六聚体的平衡混合物形式存在。中性溶液中在含有 Zn^{2+}的情况下以六聚体的形式存在，这也是储存于胰岛 B 细胞内的形式。而在低浓度下，胰岛素常以单体形式存在；在高浓度时又以二聚体形式存在。因此，不同 pH、溶液浓度及温度都能影响胰岛素的存在形式，进而影响胰岛素的吸收。

3. 胰岛素作用机制　作为激素大分子的胰岛素通过与细胞表面受体结合而发挥其主要生物学作用。胰岛素受体是一种糖蛋白，由 2 个细胞膜外的 α 亚基和 2 个跨膜蛋白 β 亚基组成的同源二聚体。胰岛素受体的 β 亚基具有酪氨酸激酶活性，当胰岛素与胰岛素受体的 α 亚基结合后会改变其相应构型，从而使 ATP 与 β 亚基的结构域相结合触发酪氨酸激酶活性，这种活性会引发 β 亚基的自磷酸化，并随后引发细胞内胰岛素受体底物的磷酸化，进而激活信号转导级联，引起其他激酶及介导胰岛素细胞内作用的转录因子被激活，包括 PI3K 和 PKB。PKB 能够调节葡萄糖转运蛋白 4（GLUT4）和蛋白激酶 C（PKC）的活性，活化的 PKB 可促进 GLUT4 与细胞膜的融合，导致质膜中 GLUT4 转运体的增加，促进葡萄糖摄入细胞，然后细胞进行糖原合成、糖酵解和 TG 合成等反应使得葡萄糖被吸收和分解。

（二）胰岛素类似物

胰岛素类似物（insulin analogue）是指通过相应设计来模拟天然胰岛素，并发挥天然胰岛素相似功能的物质。研究人员利用基因工程技术对天然胰岛素进行局部修饰，对其进行微小的结构或氨基酸变化，在皮下注射时能够改变其 ADME 特性。虽然不同于自然界中任何一种天然胰岛素，但仍可作用于人体，在控制糖尿病患者的血糖水平方面产生与人类胰岛素相同且更高效的作用。根据胰岛素类似物的起效或作用时间长短可分为速效、短效、中效、长效及预混胰岛素类似物。

1. 速效胰岛素类似物　速效胰岛素类似物主要有赖脯胰岛素（insulin lispro）、谷赖胰岛素（insulin glulisine）和门冬胰岛素（insulin aspart）三种。

赖脯胰岛素是通过基因重组技术、将人胰岛素 B 链 28 位的脯氨酸残基和赖氨酸残基进行互换获得。这种结构修饰不会改变其与受体的结合，但会阻止胰岛素二聚体和六聚体的形成，这使得更多的活性单体胰岛素可以立即用于餐后注射。赖脯胰岛素的起效时间为 10～15 min。其活性在皮下注射 1～2 h 后达到峰值，作用持续时间为 3～4.75 h。与普通人胰岛素相比，赖脯胰岛素起效更快，作用持续时间更短，可以在短时间内提供高水平的胰岛素，以模拟饭后胰腺释放的内源性胰岛素。

谷赖胰岛素是一种通过基因重组技术、生物合成的速效人胰岛素类似物，由非致病性实验室大肠杆菌（K12）菌株生产。这种重组胰岛素与天然人胰岛素的不同之处在于 B3 位的天冬酰胺残基被赖氨酸残基取代，B29 位的赖氨酸残基被谷氨酸残基取代。这些结构修饰减少了六聚体的形成，稳定了谷赖胰岛素单体，进而提高了吸收率并缩短了起效时间。谷赖胰岛素的起效时间为 10～15 min。其活性在皮下注射 1～1.5 h 后达到峰值，作用持续时间为 3.5～5 h。值得注意的是无论在哪个部位进行皮下注射，谷赖胰岛素的绝对生物利用度都约为 70%。

门冬胰岛素也是一种通过基因重组、生物合成的速效胰岛素类似物。但与谷赖胰岛素不同的是它是通过基因重组技术将人胰岛素B28位的脯氨酸残基以天冬氨酸残基取代，然后在酵母菌的转基因菌株中产生的。门冬胰岛素的这种结构改变也降低了其形成六聚体的倾向，能够以更多的活性单体形式被机体吸收和利用。门冬胰岛素的起效时间为9～20 min。其活性在皮下注射1～1.5 h后达到峰值，作用持续时间为3.5～5 h。

2. 短效胰岛素 短效胰岛素即为常规胰岛素（regular insulin），包括动物胰岛素和人胰岛素。动物胰岛素从猪或牛胰腺中提取，由于其与人胰岛素氨基酸序列和结构稍有差异，所以活性低且有较高免疫原性，容易出现胰岛素抵抗和耐药性，现已被淘汰。与动物胰岛素相比，利用生物合成技术及基因重组技术合成的人胰岛素有着更高的生物活性和极低的免疫原性。目前市面上的人胰岛素主要有重组人胰岛素和生物合成人胰岛素，作用效果基本相同。人胰岛素的起效时间一般在给药30 min后，在2～3 h后胰岛素浓度达到峰值，持续时间一般为6～7 h。

3. 中效胰岛素 中效胰岛素一般指低精蛋白锌胰岛素（NPH insulin）。低精蛋白锌胰岛素是通过将普通胰岛素和中性鱼精蛋白（neutral protamine hygedern，NPH）与氯化锌和苯酚按精确比例混合制成的。所制成的混合物为浑浊的白色混悬液，且由于添加了氯化锌晶体，使得低精蛋白锌胰岛素pH呈中性，能够在皮下组织中缓慢溶解并被人体逐渐吸收，从而有较长的作用时间。一般在皮下注射1～3 h内起效，6～8 h内浓度达到峰值，持续时间一般为16 h。

4. 长效胰岛素及类似物 长效胰岛素主要是指精蛋白锌胰岛素（protamine zinc insulin），长效胰岛素类似物一般有甘精胰岛素（insulin glargine）、地特胰岛素（insulin detemir）和德谷胰岛素（insulin degludec）。

精蛋白锌胰岛素是在低精蛋白锌的基础上加入大含量鱼精蛋白所得的胰岛素混悬液。与低精蛋白锌胰岛素相比，精蛋白锌胰岛素更接近人的体液pH，溶解度更低，释放更加缓慢，作用持续时间更长。皮下注射后3～4 h起效，12～20 h浓度达峰值，持续时间为24～36 h。

甘精胰岛素是以实验室非致病性大肠杆菌（K12）为生产菌，利用基因重组技术生产的。甘精胰岛素与人胰岛素的不同之处在于其A21位的天冬酰胺残基被甘氨酸残基取代，并在B31和32位添加了两种精氨酸残基。甘精胰岛素一般在皮下注射1～1.5 h后开始起效，胰岛素以稳定水平释放，没有明显的峰值浓度，作用时间一般长达24 h。

地特胰岛素是在酵母细胞中利用基因重组技术生产的。其具有与B29位赖氨酸残基结合的14-C脂肪酸肉豆蔻酸，同时去掉了B30位的苏氨酸残基。肉豆蔻酸侧链增加了地特胰岛素与白蛋白的结合能力，使它能够被机体缓慢吸收且延长胰岛素在组织中的分布时间进而延长其作用时间。地特胰岛素的起效时间为1～2 h，在给药后6～8 h达到有效药物峰浓度，作用持续时间长达24 h。值得注意的是，它对胰岛素受体的亲和力（30%）低于人胰岛素，绝对生物利用度为60%。

德谷胰岛素同样是通过基因重组技术修饰过的胰岛素。与人胰岛素相比，其缺失了一个氨基酸，并通过B29位赖氨酸残基处的*γ-L-*谷氨酰连接臂与十六烷二酸相连，可形成多六聚体。德谷胰岛素起效时间与其他长效胰岛素类似，为1～1.5 h，但不同的是德谷胰岛素的作用时间远超其他长效胰岛素，能在42 h内提供稳定水平的基础胰岛素，且由于缓慢释放到体循环中，也没有明显的胰岛素活性峰值，因此，德谷胰岛素也被称为超长效胰岛素。

5. 预混胰岛素及类似物 为了进一步适应用药需求，将速效或短效胰岛素与中效胰岛素进行不同比例的混合，产生作用时间介于两者之间的混合胰岛素称为预混胰岛素（premixed insulin）。预混胰岛素能突出地表现出兼顾患者对于基础和餐时胰岛素的需求，即仅用一种胰岛素制剂就可以全面控制空腹及餐后血糖。

常见的预混胰岛素组合主要有人胰岛素+精蛋白锌人胰岛素。常见的预混胰岛素类似物组合主要有赖脯胰岛素+精蛋白锌赖脯胰岛素、门冬胰岛素+精蛋白锌门冬胰岛素。

二、胰高血糖素样肽-1受体激动剂

GLP-1是一种肠肽类激素，由肠道L细胞分泌，可刺激胰岛B细胞分泌胰岛素，参与人体的血糖平衡调节。为了使 GLP-1 更好地应用于临床，开发了一系列 GLP-1 受体激动剂。

目前我国已上市的 GLP-1 受体激动剂主要有利拉鲁肽、艾塞那肽、艾塞那肽长效制剂、利司那肽（lixisenatide）、度拉糖肽（dulaglutide）等。根据作用时间的长短，可分为短效和长效 GLP-1 受体激动剂。短效 GLP-1 受体激动剂需一日多次皮下注射，长效 GLP-1 受体激动剂可一日一次或一周一次皮下注射。

利拉鲁肽于 2009 年 7 月和 2010 年 1 月分别在欧盟和美国获准上市，2011 年 10 月 9 日正式在中国上市。相比天然的 GLP-1，利拉鲁肽比较稳定，皮下给药后其半衰期为 13 h。这种半衰期改变，归因于利拉鲁肽结构上的修饰，天然 GLP-1 的 34 位赖氨酸被精氨酸取代，同时在 26 位赖氨酸上增加一个由谷氨酸介导的 16 碳棕榈酸侧链，交联成七聚体从而减缓了吸收，另外，利拉鲁肽被吸收入血后与血浆白蛋白的结合增加，形成缓慢释放的储库，暂时避免与内源性酶接触并减缓释放，使体内吸收与分布时间延长，半衰期明显延长。

利拉鲁肽在皮下给药 11 h 后达到血药峰浓度，绝对生物利用度大约是 55%。利拉鲁肽 3 mg 皮下给药的表观分布容积为 20～25 L。静脉注射给药的平均分布容积为 0.07 L/kg。利拉鲁肽的体内代谢方式与大分子蛋白类似，大部分代谢产物随尿液和粪便排出体外。在有效治疗糖尿病的同时，利拉鲁肽也对胰岛 B 细胞、肝脏有保护作用，可用于治疗 AD、慢性肥胖。

艾塞那肽是胰高血糖素样肽-1 类似物唾液素 4（exendin-4）的人工合成品，由 39 个氨基酸组成于 2009 年正式在中国上市。艾塞那肽最初由约翰・恩（John Eng）博士在希拉毒蜥的毒液中发现，其结构与人体内的 GLP-1 相似，具备调节血糖的能力，且不容易被 DPP- Ⅳ代谢，可以在 12 h 甚至更长的时间里发挥作用。艾塞那肽的降糖作用是多种作用机制的结果，除了可以增强身体在需要胰岛素时产生胰岛素的能力，它还可以抑制胰高血糖素的释放，延迟胃排空并减少食物摄入。

2 型糖尿病患者皮下注射艾塞那肽后 2.1 h 达到中位血药峰浓度。单次皮下注射本品后，平均表观分布容积为 28.31 L。艾塞那肽经蛋白水解酶降解通过肾小球消除，其平均终末半衰期为 2.4 h。大多数患者在给药后 10 h 仍可检测到艾塞那肽。对于轻、中度肾功能不全的患者，艾塞那肽的清除率会有轻微的下降。在终末期肾脏疾病或严重肾功能不全的患者体内，清除率更低，因此，不建议此类患者使用艾塞那肽治疗糖尿病。

利司那肽是一种独特的短效 GLP-1 受体激动剂，在唾液素 4 的基础上去掉了第 38 位的脯氨酸，并在 39 位的丝氨酸连接 6 个赖氨酸，修饰后的结构提高了药物对抗 DPP- Ⅳ降解的能力，半衰期可延长至 3～4 h。利司那肽与 GLP-1 受体亲和度高，一天仅需注射一次，对抑制胃排空有良好效果，可调节餐后胰岛素的分泌。

利司那肽快速吸收入血后，不经过肝内生物转化，经蛋白质降解后由肾小球滤过清除，经肾小管重吸收进行后续的代谢降解。在 2 型糖尿病患者中多次给药后，平均终末半衰期约为 3 h，平均表观清除率约为 35 L/h。

三、其他药物

除上述胰岛素及其类似物、GLP-1 受体激动剂等抗糖尿病药，α-硫辛酸（α-lipoic acid）注射液也常用于治疗糖尿病周围神经病变所引起的感觉异常。α-硫辛酸对 2 型糖尿病具有治疗作用，有促进葡萄糖吸收的能力，其抗氧化作用还可以保护 B 细胞。α-硫辛酸还可下调并控制与糖尿病有关的一些 NADPH 氧化酶的水平。α-硫辛酸进入人体后易在身体组织中还原成为双氢硫辛酸，在细胞内或细胞外均可发挥作用。值得注意的是，在使用本品时需要检测血糖水平，因为 α-硫辛酸可能会加强胰岛素及其他口服降糖药的降血糖效果，避免低血糖。

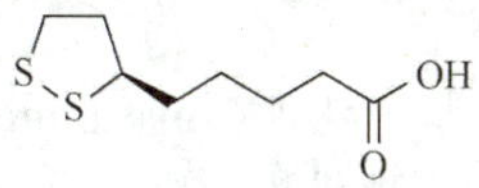

α-硫辛酸

（李达翊）

第二十四章　抗过敏药

第一节　过敏反应概述

一、过敏反应与过敏介质

过敏反应（anaphylaxis）是人体的特异性的自身防御性免疫反应，当机体对某些外源性抗原初次应答后，再次接受相同抗原刺激时，发生的一种以机体生理功能紊乱或组织细胞损伤为主要表现的异常反应，也称超敏反应或变态反应。外源性抗原，称为过敏原，如动物皮毛、植物花粉、尘螨、微生物、化学物质、药物、某些动物蛋白等，都可能引发机体产生过敏反应。常见的过敏反应临床症状表现为荨麻疹、皮疹、瘙痒、湿疹、斑块等皮肤症状；腹痛、恶心、呕吐、腹泻等消化系统症状；打喷嚏，鼻塞、鼻痒、咽痒、流涕，哮喘甚至呼吸困难等呼吸系统症状；血压下降、呼吸困难、昏迷、抽搐等全身反应等；严重过敏反应还可能造成过敏性休克甚至死亡。

人体的过敏反应是抗原刺激体内 B 细胞产生的免疫球蛋白 E（immunoglobulin E，IgE）与人体自身的肥大细胞和血清嗜碱性粒细胞表面的 IgE 高亲和力受体 FcεRI 结合成为致敏细胞，再次接触过敏原时，与致敏细胞上的抗体结合，导致细胞膜损伤和细胞脱颗粒，释放出颗粒内的过敏介质。过敏介质包括组胺、5-HT、LT、PG、TX、内皮素、白介素、细胞因子、趋化因子、血小板活化因子、缓激肽等。

其中组胺在过敏性疾病的病理生理学机制中起着十分重要的作用。从细胞中释放的组胺与分布于组织器官中的组胺受体结合，受体被激活，通过 G 蛋白而激活磷脂酶 C，导致血管扩张、毛细血管渗透增强，腺体分泌增多、血浆渗出、局部组织红肿、支气管和胃肠道平滑肌收缩等一系列生理反应。过敏反应发生如图 24.1 所示。因此，目前临床上应用的抗过敏药主要是通过拮抗和抑制组胺及过敏介质方式发挥药效作用的。

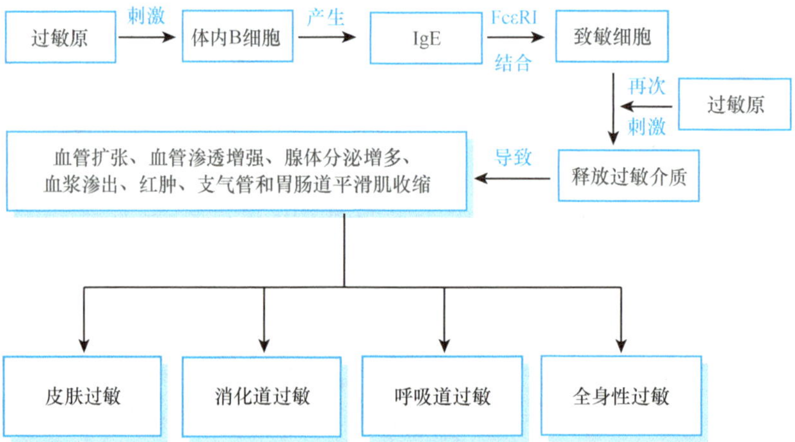

图 24.1　过敏反应发生示意图

组胺（histamine）是一种内源性的生物活性物质，是重要的化学递质，参与体内多种复杂生理过程。组胺是一种含氮的有机化合物，化学名为 4(5)-(2-氨基乙基) 咪唑，碱性，存在互变异构现象，在水溶液中 80% 以Ⅰ型存在，20% 以Ⅲ型存在，通过Ⅱ型质子化达到互变异构平衡（图 24.2）。组胺在体内可由组氨酸在脱羧酶的作用下所产生，主要存在于外周组织和中枢神经组织，以与肝素蛋白结合形式大量存储于肥大细胞和嗜碱性粒细胞的颗粒中，结合形式没有活性，当在外源性或内源性刺激下，或者组织受到损伤或是发生炎症，组胺将被释放，与组胺受体结合，从而产生一系列的生理反应。目前已发现四种组胺受体，包括 H_1 受体、H_2 受体、H_3 受体和 H_4 受体四种亚型，均为 GPCR。H_1 受体主要分布在皮肤和黏膜的血管内皮细胞、支气管和肠道平滑肌细胞、神经元及免疫细胞等，参与调节血管扩张、血管通透性、血压、呼吸、胃肠道、睡眠、记忆等；H_2 受体主要分布在胃黏膜细胞、血管平滑肌细胞、肥大细胞及神经元等，参与调控胃酸分泌、毛细血管扩展、兴奋心脏等；H_3 受体主要分布在突触前和脑，可作为自身受体进行表达，抑制组胺的释放和合成，调节心脏功能、胃酸分泌、记忆与认知等；H_4 受体主要分布在骨髓、肺、脾脏、小肠和中枢，可能与机体的免疫反应和精神活动有关。H_1 受体拮抗剂在临床上作为抗过敏药使用，H_2 受体拮抗剂在临床上作为抗胃溃疡治疗药物使用。

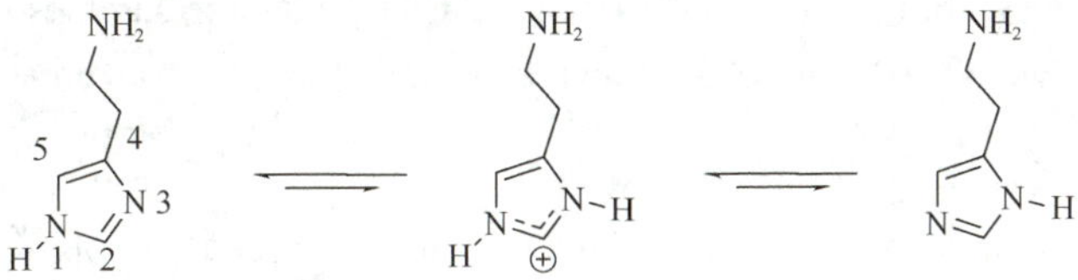

I　　　　　　Ⅱ　　　　　　Ⅲ

图 24.2　组胺的互变异构形式示意图

二、抗过敏药概述

早在 1910 年戴尔（Dale）和莱德劳（Laidlaw）发现了组胺在过敏中的作用，1933 年伏尔诺（Forneau）和博韦（Bovet）报道了哌罗克生（piperoxan）能缓解组胺过量诱导的支气管痉挛，接着博韦在巴斯德研究所发起了旨在寻找治疗过敏的抗组胺药物的研究，1943 年首个抗组胺药芬苯扎胺（phenbezamine）问世，随后大量的具有抗组胺作用的化合物被合成和结构改造，陆续上市了一批抗过敏药，被称为第一代的抗组胺药。1957 年博韦由于在抗组胺药物和肌肉松弛方面的研究成就被授予诺贝尔生理学或医学奖。

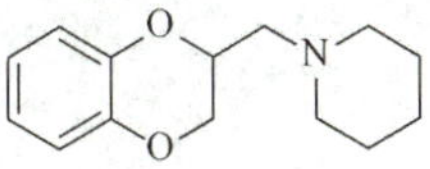

哌罗克生

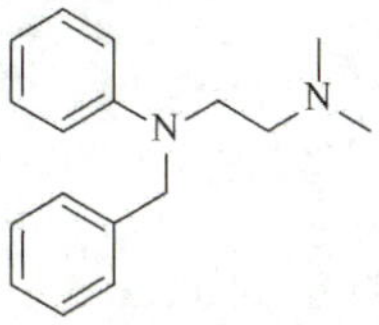

芬苯扎胺

第一代抗组胺药也被称为经典的 H_1 受体拮抗剂（H_1 receptor antagonist），从芬苯扎胺到苯海拉明、氯苯那敏等，先后有 40 多种药物上市。这些药物抗过敏作用良好、安全方便、价格便宜，但是由于分子量较小、亲脂性较高，易透过血脑屏障，产生镇静、中枢抑制等副作用；另外第一代的抗组胺药的化学结构与安定药、抗胆碱药、局麻药等相近，因而选择性不强、表现出少量的拟交感、镇痛抗肾上腺能、局麻等副作用。为改善第一代抗组胺药的镇静、选择性不高的明显缺陷，20 世纪 80 年代以后陆续上市了第二代抗组胺药，代表药物包括西替利嗪（cetirizine）、氯雷他定（loratadine）和咪唑斯汀（mizolastine）等，第二代抗组胺药也被称为非镇静的 H_1 受体拮抗剂，不易透过血脑屏障、一般无镇静作用、对 H_1 受体的选择性较高。但在使用过程中发现某些第二代抗组胺药具有明显心脏毒性（如特非那定、阿司咪唑），因此停止使用，另外在使用过程中还发现某些第二代抗组胺药的代谢产物具有更好的抗过敏作用。因此基于第二代抗组胺药的代谢产物或者单一旋光异构体的抗组胺药——第三代 H_1 受体拮抗剂应运而生，如非索非那定、地氯雷他定等。第三代抗组胺药的安全性更高、选择性更佳、不良反应更低。目前临床上用于治疗过敏的抗组胺药有 100 多种，常用的有 20 多种。

此外，除了组胺，LT、缓激肽、血小板活化因子等过敏介质也能引起各种过敏反应，组胺释放剂如绿筒箭毒、蛇毒、蜂毒等可促使组织释放组胺，因此除了 H_1 受体拮抗剂外，过敏介质拮抗剂如孟鲁司特钠等也在临床有较好的应用。

下文将分别对上述四类药物按照 H_1 受体拮抗剂和其他过敏介质拮抗剂两个部分的抗过敏药进行详细介绍。

第二节　H_1 受体拮抗剂

一、第一代 H_1 受体拮抗剂

第一代 H_1 受体拮抗剂主要是在哌罗克生的化学结构基础上，进行大量的结构改造和构效关系研究后得到的抗组胺药。按照化学结构可分为乙二胺类（ethylenediamines）、氨烷基醚类（amino ethers）、丙胺类（propylamines）、哌嗪类（piperazines）和三环类（tricyclines）。

（一）乙二胺类药物

首个经典的 H_1 受体拮抗剂是芬苯扎胺（phenbezamine），属于乙二胺类。结构中两个氨基均为叔胺，其中一个氮原子分别为苯基和苄基取代，另一个氮原子被二甲基取代。直接与氮原子相连的苯基被生物电子等排体吡啶基替换，得到活性更好、副作用较小的曲吡那敏（tripelennamine）。苄基的苯环 4 位引入甲氧基，得到美吡拉敏（mepyrarmine），活性与曲吡那敏相当。用噻吩杂环替换苄基中的苯环得到美沙芬林（methapynilene），美沙芬林中的苯基被吡啶杂环基交换得到美沙吡林（methapyrilene），美沙吡林中的 2-噻吩基被换成 3-噻吩基后得到活性更强的西尼二胺（thenyldiamice）。

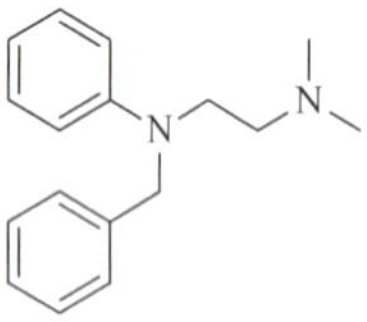

芬苯扎胺

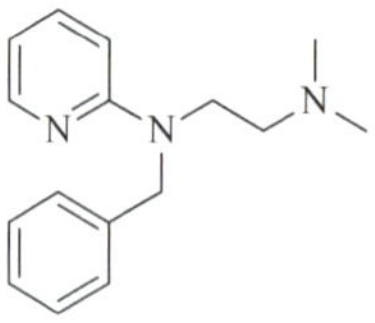

曲吡那敏

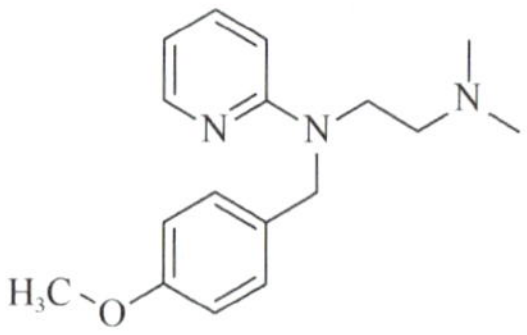

美吡拉敏

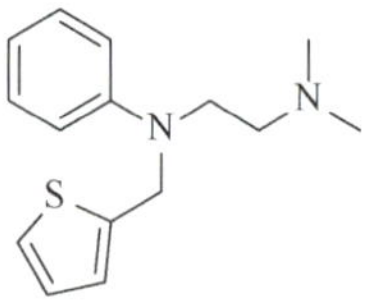

美沙芬林

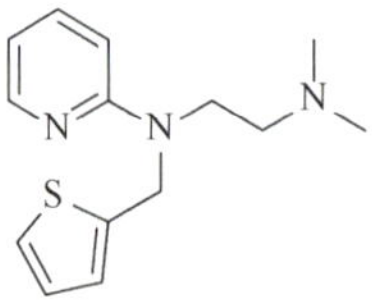

美沙吡林

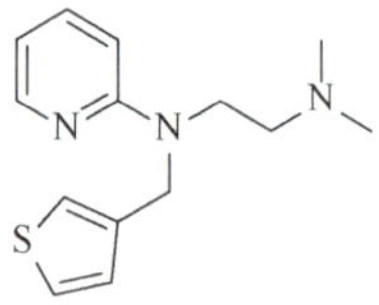

西尼二胺

（二）氨基醚类药物

将乙二胺类 H_1 受体拮抗剂中的氮原子替换成氧原子，且其中一个芳基移动到苄基碳原子上得到首个氨基醚类 H_1 受体拮抗剂苯海拉明（diphenhydramine）。苯海拉明具有良好的抗组胺作用，临床主要用于荨麻疹、过敏性鼻炎和皮肤瘙痒，缓解支气管平滑肌痉挛等；可用于预防晕车晕船的恶性呕吐等症状；该药中枢抑制副作用强，可引发嗜睡。将苯海拉明与具有中枢兴奋作用的 8-氯茶碱（8-chlorotheopylline）成盐，得到茶苯海明（dimenhydrinate，晕海宁），能够克服苯海拉明的嗜睡和中枢副作用，临床上广泛用于晕动病的防治。

在苯海拉明的一个苯基的对位引入氯原子并将另一个苯基替换为 2-吡啶基得到卡比沙明（carbinoxamine），具有选择性抗组胺作用，其 (*S*)-异构体的活性是 (*R*)-异构体的 30 倍，(*S*)-(+)-卡比沙明是优映体（eutomer）。在二芳基连接的碳原子上引入甲基得到多西拉敏（doxylamine），抗组胺活性与苯海拉明相当，同时具有镇静作用和抗胆碱作用。将苯海拉明的二甲氨基部分用哌啶

环替换得到氯马斯汀（clemastine），氯马斯汀属于长效高选择的 H_1 受体拮抗剂，抗组胺活性强，起效快，对中枢神经的胆碱能受体无抑制作用，因此没有嗜睡和镇静相关副作用，属于第二代 H_1 受体拮抗剂。临床主要用于过敏性皮肤病、过敏性鼻炎、抗过敏感性哮喘、荨麻疹、湿疹、皮炎和皮肤瘙痒症等。氯马斯汀有 2 个手性中心，(*R*,*R*)-异构体活性最大，是其优映体，(*R*,*S*)-异构体活性次之，(*S*,*R*)-异构体活性较小，(*S*,*S*)-异构体活性最小。

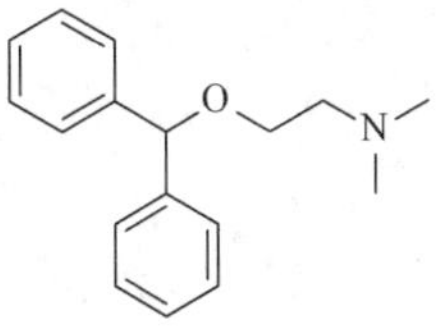

苯海拉明

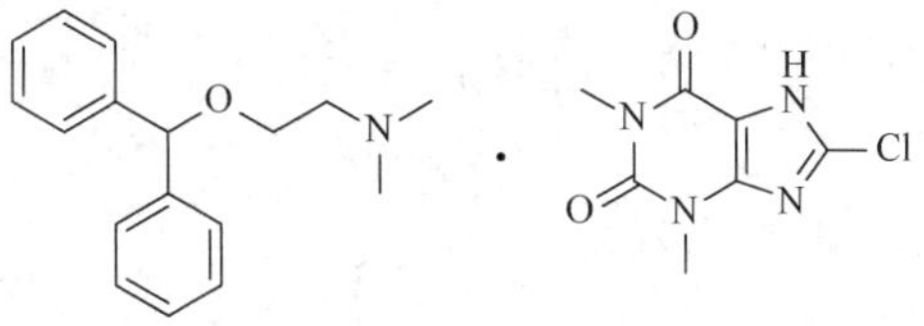

茶苯海明

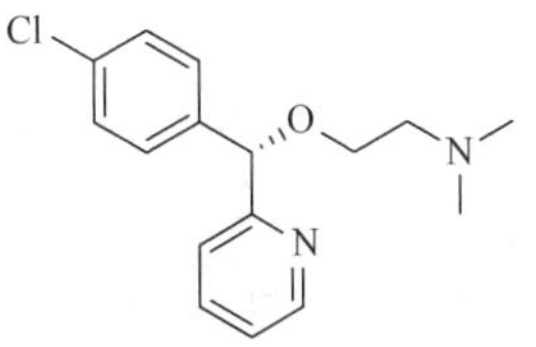

卡比沙明

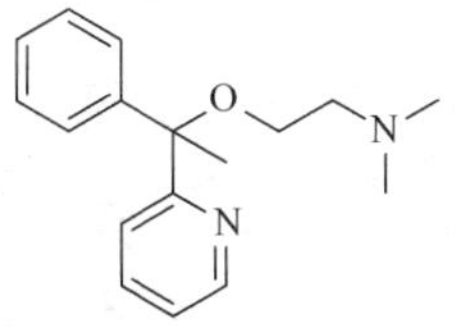

多西拉敏

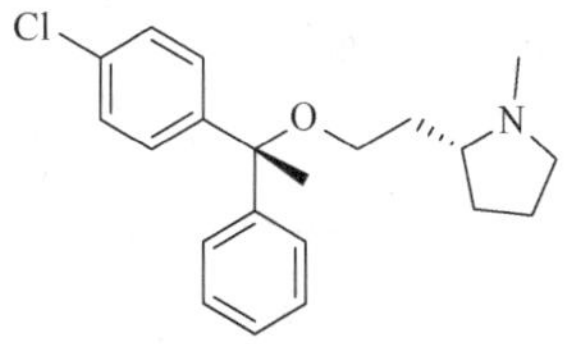

氯马斯汀

盐酸苯海拉明（Diphenhydramine Hydrochloride）

化学名：*N*, *N*-二甲基-2-(二苯基甲氧基) 乙胺盐酸盐

N,*N*-dimethyl-2-(diphenylmethoxy)ethanamine hydrochloride

分子式：$C_{17}H_{21}NO \cdot HCl$

分子量：291.82

熔点：167～171℃

水溶性：极易溶于水

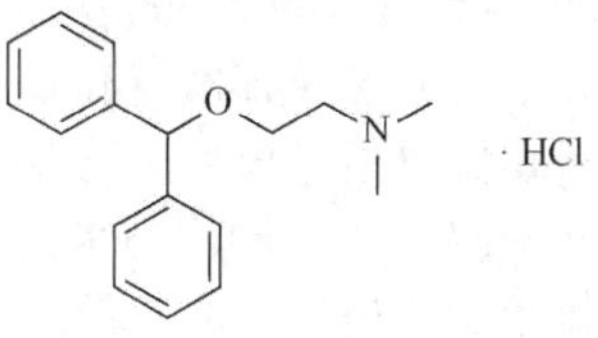

$pK_a=8.87$

$\lg P=3.44$

盐酸苯海拉明常用剂型为片剂和注射剂，盐酸苯海拉明片剂是非处方药。主要用于治疗季节性皮肤黏膜的过敏症状和多种过敏反应如打喷嚏、过敏性鼻炎、鼻腔、喉咙瘙痒、皮肤瘙痒、荨麻疹、蚊虫叮咬、过敏性皮疹等，还可用于预防和治疗晕动病和妊娠呕吐。盐酸苯海拉明的作用机制是与组织中释放出来的组胺竞争效应细胞上的 H_1 受体，从而抑制过敏发作。

盐酸苯海拉明口服吸收迅速而完全，生物利用度为 40%～60%；血浆蛋白结合率 98%；半衰期为 4～7 h。其经历肝内首过代谢，口服后达体循环前约被代谢 50%。该药大部分肝内转化，以代谢物形式由尿、大便、汗液排出，哺乳妇女也可由乳汁排出一部分。盐酸苯海拉明分布广泛，可透过血脑屏障，分布于脑组织。在口服条件下，其在大鼠体内 LD_{50} 为 500 mg/kg。

苯海拉明主要经肝脏代谢，生成 *N*-去甲基代谢产物（M1），接着生成 *N*, *N*-二去甲基代谢产物（M2），代谢产物经乙酰化得到乙酰化产物（M3），剩余的部分苯海拉明可与甘氨酸或谷氨酰胺结合从尿液排泄，1% 以原药从尿液直接排出（图 24.3）。

盐酸苯海拉明的传统合成方法是以氯苄（Ⅰ-1）为起始原料，首先与苯在无水氯化锌催化条件下发生傅克反应得到二苯甲烷（Ⅰ-2）；经硝酸氧化得到二苯甲酮（Ⅰ-3），然后经锌还原得到二苯甲醇（Ⅰ-4），二苯甲醇与 *β*-二甲氨基氯乙烷盐酸盐在氢氧化钠作用下反应得到苯海拉明（Ⅰ-5），经成盐制得苯海拉明盐酸盐（Ⅰ-6）（图 24.4）。

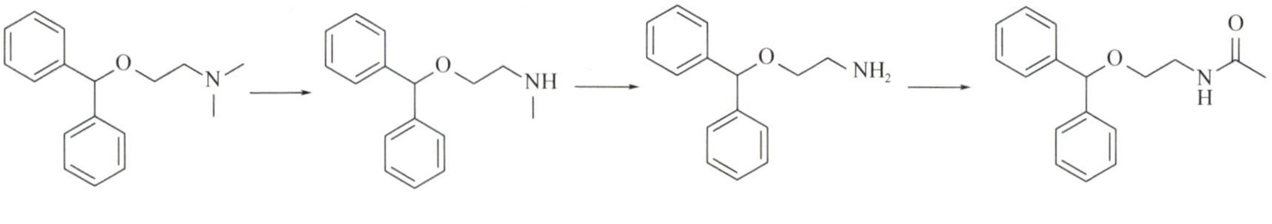

图 24.3　苯海拉明的主要体内代谢途径

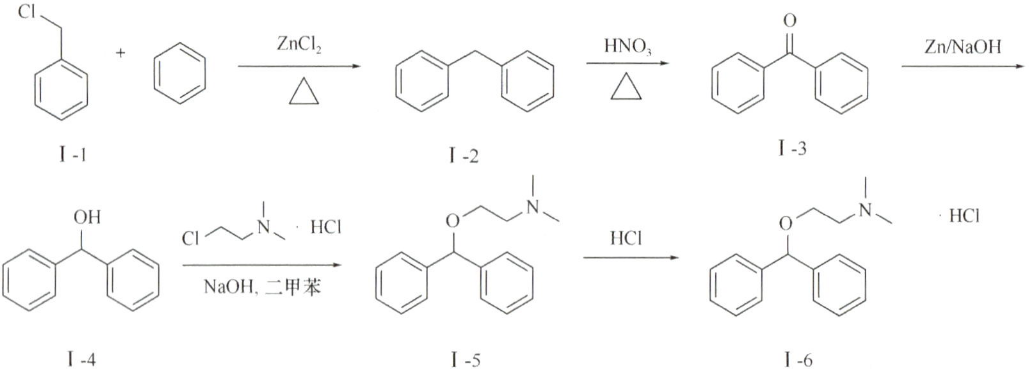

图 24.4　盐酸苯海拉明的合成方法

（三）丙胺类药物

通过生物电子等排原理用 CH_2 代替乙二胺和氨基醚类抗组胺药结构中的 N、O 获得丙胺类 H_1 受体拮抗剂。丙胺类的脂溶性相较于乙二胺和氨基醚类有所增加，作用时间较长，抗组胺活性较好。1949 年发现了丙胺类非尼拉敏（pheniramine），毒性较低，抗组胺活性稍弱。在其化学结构中苯基的对位引入氯原子得到氯苯那敏（chlorphenamine），氯苯那敏抗组胺活性较强，作用持久，对中枢抑制较轻，嗜睡作用相对较小，至今仍在临床上广泛使用。将氯苯那敏的氯原子替换为溴素得到溴苯那敏（bromphenamine），马来酸溴苯那敏 (brompheniramine maleate) 也用于药品中，用途及不良反应与氯苯那敏相似。这三种丙胺类药物结构中含有一个手性中心，其优映体均为 (*S*)-(+)-异构体。

在丙胺类结构中引入不饱和双键，也具有很好抗组胺活性。先后发现了吡咯他敏（pyrrobutamine）、曲普利啶（triprolidine）和阿伐斯汀（acrivastine）。这三个药物结构中含双键，顺反异构体制建的抗组胺不同，*E* 型异构体的活性普遍大于 *Z* 型。例如，曲普利啶的 *E* 型异构体的抗组胺活性是 *Z* 型异构体的 1000 倍。阿伐斯汀的结构是在曲普利啶的吡啶环上增加了一个亲水

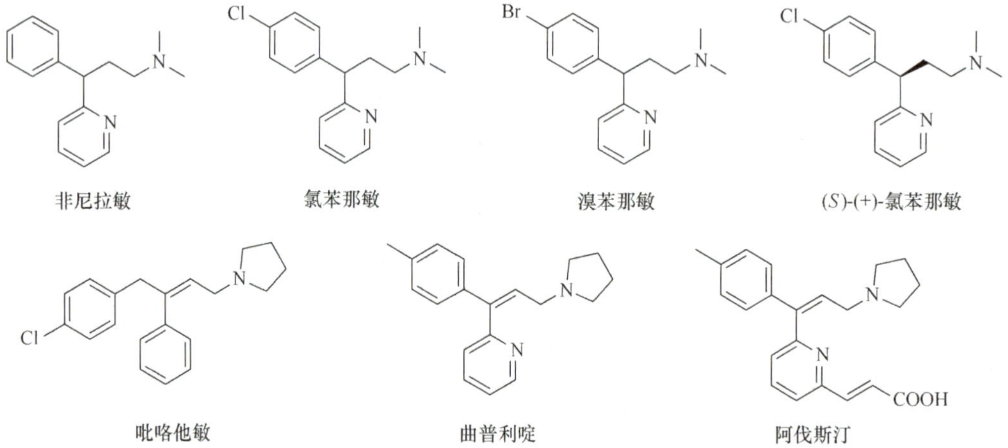

性的丙烯酸基团，是两性分子，不易通过血脑屏障，中枢副作用小，无镇静作用，属于第二代 H_1 受体拮抗剂，临床上主要用于枯草热和风疹热的治疗等。

马来酸氯苯那敏（Chlorphenamine Maleate）

化学名：2-[对-氯-α-[2-(二甲氨基) 乙基] 苯基] 吡啶马来酸盐

2-[*p*-chlorine-α-[2-(dimethylamino) ethyl] phenyl] pyridine maleic acid salt

又名扑尔敏

分子式：$C_{16}H_{19}ClN_2 \cdot C_4H_4O_4$

分子量：390.87

熔点：131.5～135℃

水溶性：易溶于水

pK_a=9.47

lg *P*=3.74

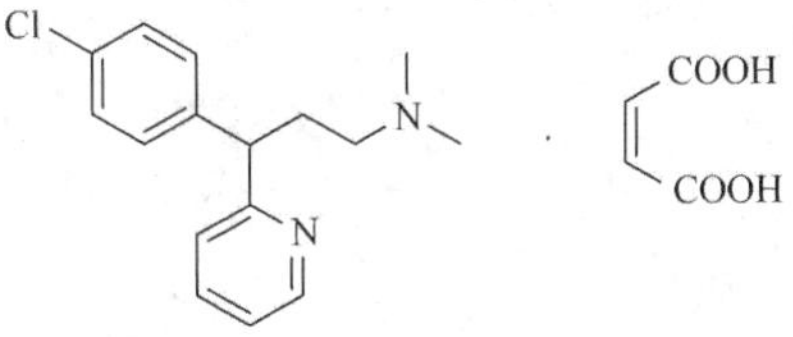

马来酸氯苯那敏结构中有一个手性中心，*S*-(+)-异构体是优映体，*S*-(+)-异构体的活性是消旋体的 2 位，*R*-(–)-异构体的活性仅为消旋体的 1/90，临床上使用的是消旋体。主要用于治疗过敏性鼻炎、鼻窦炎，对过敏性鼻炎和上呼吸道感染引起的鼻充血有效；也可用于皮肤黏膜过敏（荨麻疹、枯草热）；缓解虫咬所致皮肤瘙痒和水肿；控制药疹和接触性皮炎。马来酸氯苯那敏的作用机制是与组织中释放出来的组胺竞争效应细胞上的 H_1 受体，从而抑制过敏发作。

马来酸氯苯那敏口服后吸收迅速，生物利用度为 25%～50%；血浆蛋白结合率为 72%；半衰期为 12～15 h。氯苯那敏主要经肝脏代谢，24 h 后大部分经肾脏排出体外，尿中存在 13.2% 的原型药，5.8% *N*-去甲基，*N*-氧化物等代谢物。同时也可经大便、汗液排泄。哺乳期妇女也可经乳汁排出一部分。在口服条件下，其在小鼠和大鼠体内的 LD_{50} 分别为 130 mg/kg 和 306 mg/kg。

马来酸氯苯那敏的合成方法是以 2-甲基吡啶（Ⅱ-1）为起始原料，通过氯代得到 2-氯甲基吡啶（Ⅱ-2），然后与苯胺高温缩合得到 4-(2-吡啶基甲基) 苯胺（Ⅱ-3），再经桑德迈尔（Sandmeyer）反应得到2-(4-氯苄基)吡啶（Ⅱ-4），与溴代乙醛缩二乙醇在氨基钠存在下发生缩合得缩合产物（Ⅱ-5），其与 DMF 和甲酸经刘卡特（Leuchart）反应得到氯苯那敏（Ⅱ-6），最后与马来酸成盐（Ⅱ-7）（图 24.5）。

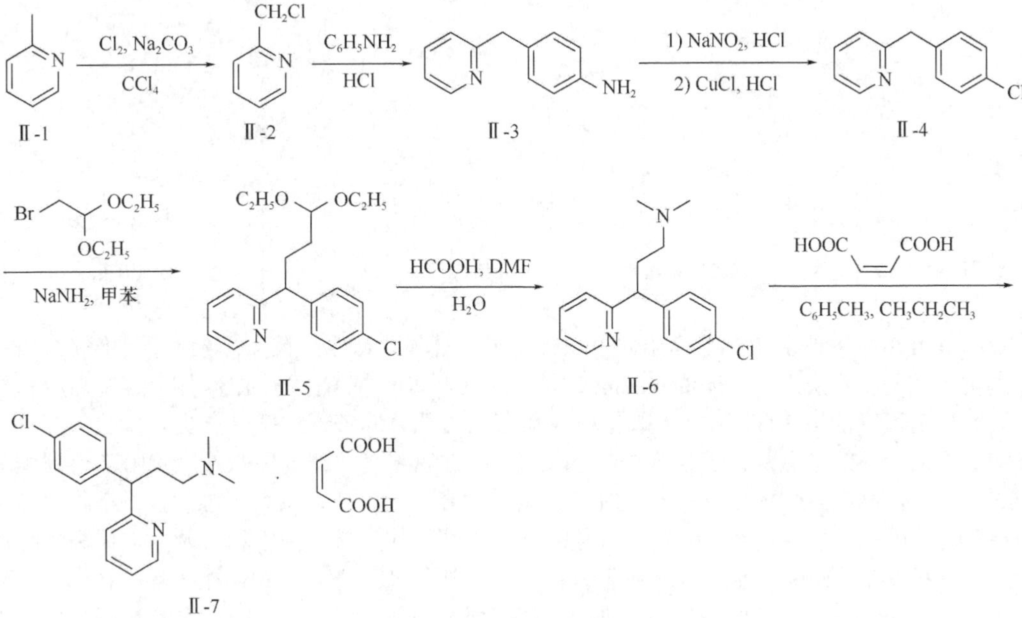

图 24.5　马来酸氯苯那敏的合成路线

（四）哌嗪类药物

将乙二胺结构环合成哌嗪环得到哌嗪类抗组胺药。哌嗪环是刚性较强的六元环，哌嗪类可看作乙二胺类的构象限制性抗组胺药。哌嗪类 H_1 受体拮抗剂的代表性药物有赛克利嗪（cyclizine）、氯环利嗪（chlorcyclizine）、美克洛嗪（meclozine）、布克利嗪（buclizine）、去氯羟嗪（decloxizine）等。哌嗪类抗组胺药作用时间较长，有一定的中枢抑制作用，有嗜睡和镇静等副作用，属于第一代 H_1 受体拮抗剂。哌嗪类药物西替利嗪（cetirizine）是分子中含羧基，是两性分子，不易透过血脑屏障，是第二代 H_1 受体拮抗剂。

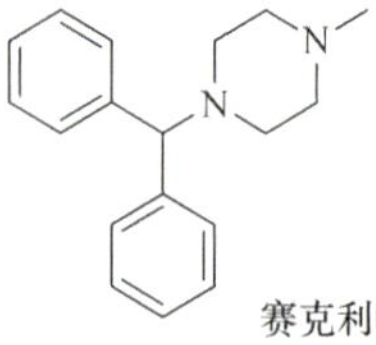

赛克利嗪

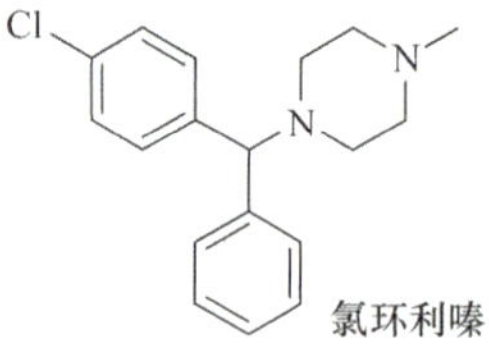

氯环利嗪

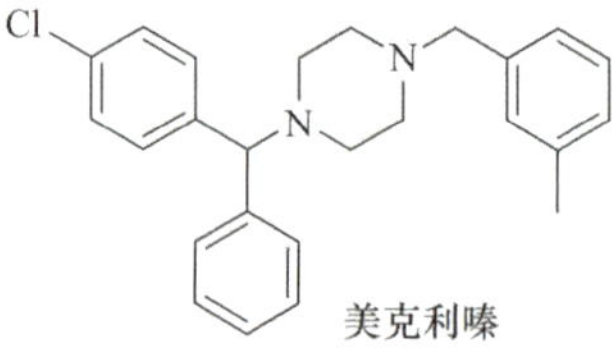

美克利嗪

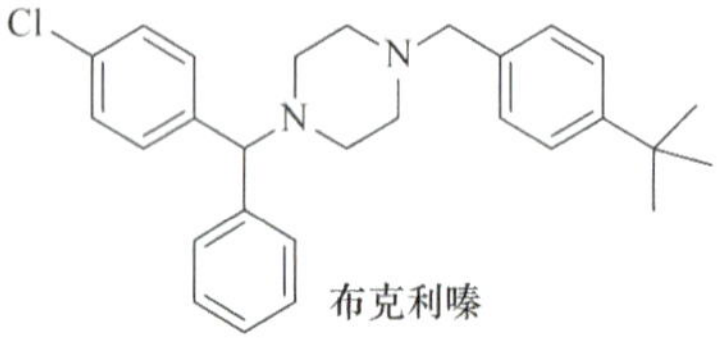

布克利嗪

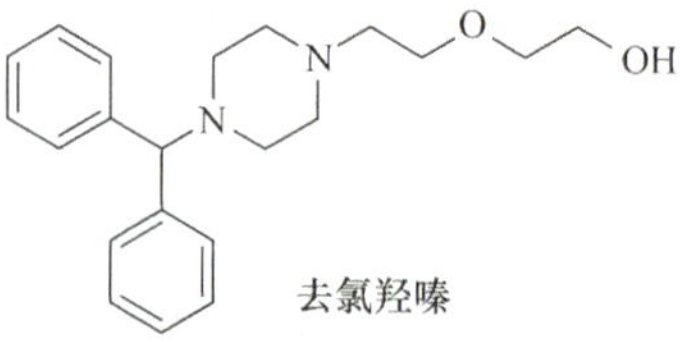

去氯羟嗪

（五）三环类药物

将乙二胺类、氨基醚类和丙胺类抗组胺药结构中的两个芳环经不同的基团相连成环得到三环类（tricyclines）抗组胺药。连接基团包括 S、O、C 等原子或—CH═CH—、—CH_2—CH_2—等短链。通过 S 原子相连的三环类抗组胺药为吩噻嗪类（phenothiazines），如异丙嗪（promethazine），具有较强的抗组胺作用，同类抗组胺药物还包括阿利马嗪（alimemazine）、甲地嗪（methdilazine）等。抗精神病药氯丙嗪（chlorpromazine）是基于异丙嗪的化学结构发现的，这类抗组胺药和抗精神病药异丙嗪具有相同的吩噻嗪母核，因而能作用于中枢神经系统，具有镇静和安定的副作用。相似的抗精神病药氯普噻吨（chlorprothixene）也保留了一定抗组胺活性。

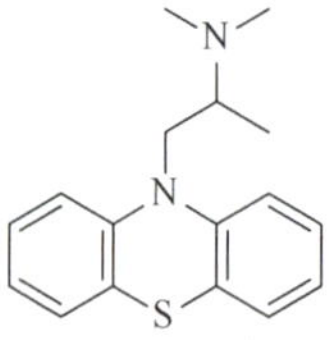

异丙嗪

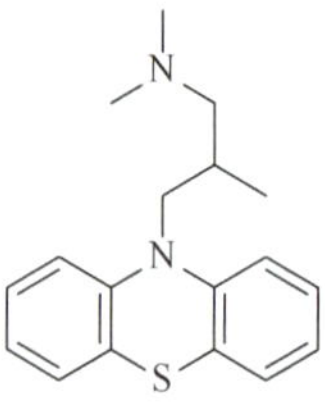

阿利马嗪

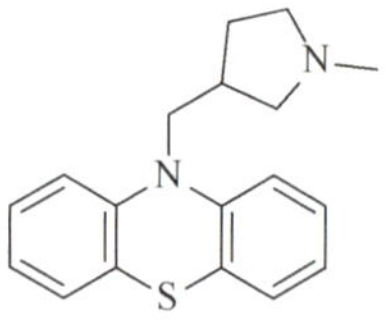

甲地嗪

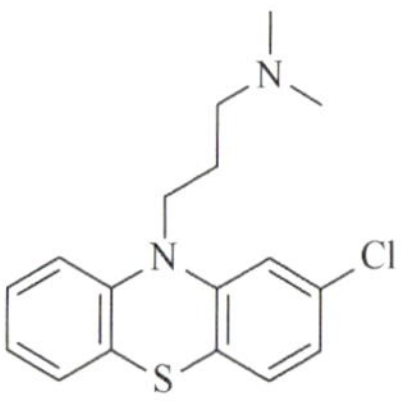

氯丙嗪
（抗精神病药）

吩噻嗪类 S 原子被生物电子等排体—CH═CH—替换、N 原子被 sp^2 碳原子替换获得庚三烯三环类抗组胺药。赛庚啶（cyproheptadine）是代表药物，拮抗 H_1 受体作用强于氯苯那敏和异丙嗪，具有一定程度的抗 5-HT 和抗胆碱作用，临床上用于荨麻疹、过敏性鼻炎、皮肤瘙痒等。将赛庚啶结构七元环的碳碳双键替换为—CH—CO—、靠近羰基一侧苯环替换为噻吩环得到酮替芬（ketofifen），是强效 H_1 受体拮抗剂，同时能抑制过敏介质的释放，具有很强的抗过敏作用。富马酸酮替芬对过敏性鼻炎、皮炎、结膜炎、荨麻疹、哮喘等均有效，但中枢抑制副作用和嗜睡作用也较强。将赛庚啶结构中七元环的碳碳双键替换为—CH_2—CH_2—，其中一个苯环替换为吡啶环得到阿扎他定（azatadine），抗组胺作用较强、是氯苯那敏的 3～4 倍，抗 5-HT 作用降低、中枢抑制副作用较低。阿扎他定的氮甲基替换为乙酯结构得到氯雷他定（loratadine），中枢神经抑制的副作用大大降低，无抗胆碱活性，属于第二代 H_1 受体拮抗剂。

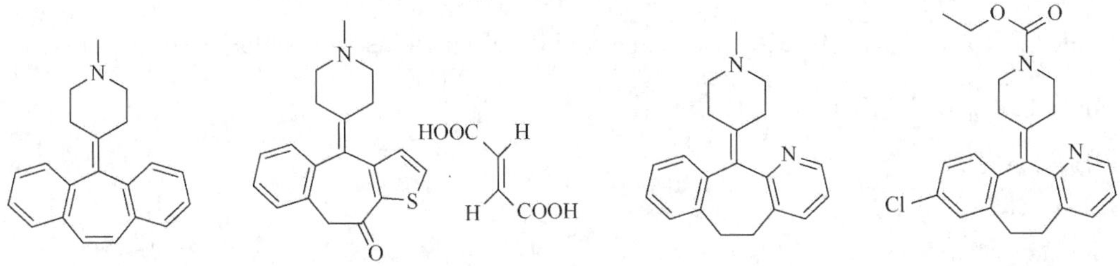

赛庚啶　　富马酸酮替芬　　阿扎他定　　氯雷他定

盐酸异丙嗪（Promethazine Hydrochloride）

化学名：(±)-*N*,*N*,*α*-三甲基-10*H*-吩噻嗪-10-乙胺盐酸盐

(±)-*N*,*N*,*α*-trimethyl-10*H*-phenothiazin-10-ethylamine hydrochloride

分子式：$C_{17}H_{20}N_2S \cdot HCl$

分子量：320.89

熔点：230～232℃

水溶性：极易溶于水

pK_a=9.05

lg P=5.10

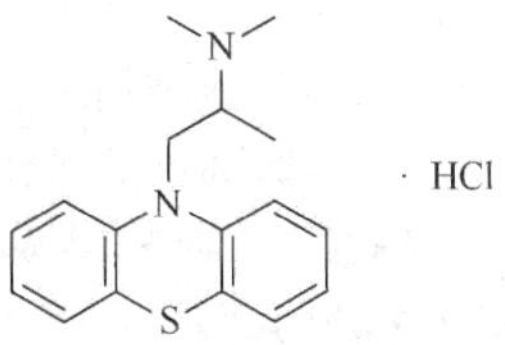

盐酸异丙嗪有片剂和糖浆剂两种剂型，片剂为非处方药。本品主要用于治疗过敏性鼻炎、皮肤过敏、哮喘，及晕船、晕车等，不良反应是嗜睡、口干，儿童使用剂量较大时可产生谵妄。盐酸异丙嗪通过阻断平滑肌、毛细血管壁等组织上的 H_1 受体，产生组胺拮抗作用，此外还有中枢镇静作用，对麻醉药、催眠药有强化效果，还能镇吐和降低体温。

异丙嗪口服易发生首过效应，生物利用度约为25%；血浆蛋白结合率约为93%，半衰期为10～19 h。大鼠的腹腔给药 LD_{50} 为170 mg/kg，小鼠的腹腔给药 LD_{50} 为160 mg/kg，小鼠的口服给药 LD_{50} 为255 mg/kg。

异丙嗪主要代谢成异丙嗪硫氧化物（M4），少量发生去甲基（M5）和羟基化（M6），羟基化主要由CYP2D6酶诱导发生（图24.6）。

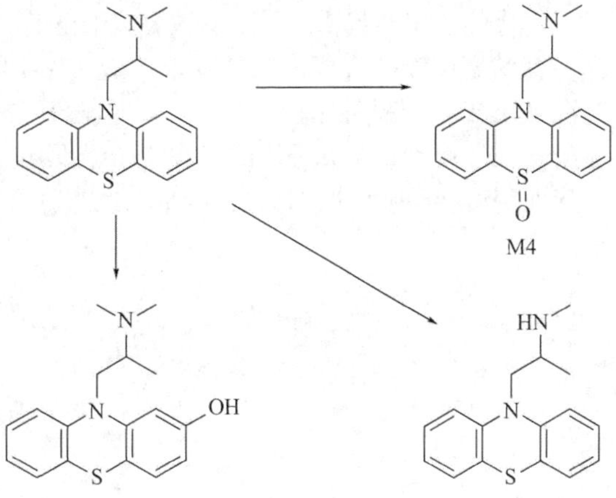

图24.6　异丙嗪的体内主要代谢途径

盐酸异丙嗪的合成方法是以吩噻嗪（Ⅲ-1）为起始原料，与2-氯-*N*,*N*-二甲基异丙胺在氨基钠的作用下在甲苯溶液回流，与草酸成盐，碱处理得到游离异丙嗪（Ⅲ-2），然后经成盐制得（Ⅲ-3）（图24.7）。

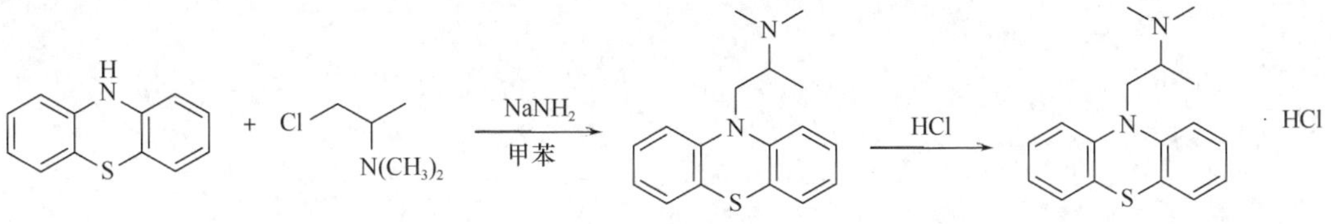

图24.7　盐酸异丙嗪的合成路线

盐酸赛庚啶（Cyproheptadine Hydrochloride）

化学名：1-甲基-4-(5*H*-二苯并 [*a*, *d*] 环庚三烯-5-亚基) 哌啶盐酸盐倍半水合物

1-methyl-4-(5*H*-dibenzo[*a*, *d*]cycylohepten-5-ylidene)piperidine hydrochloride sesqihydrate

分子式：$C_{21}H_{21}N \cdot HCl \cdot 1\frac{1}{2}H_2O$

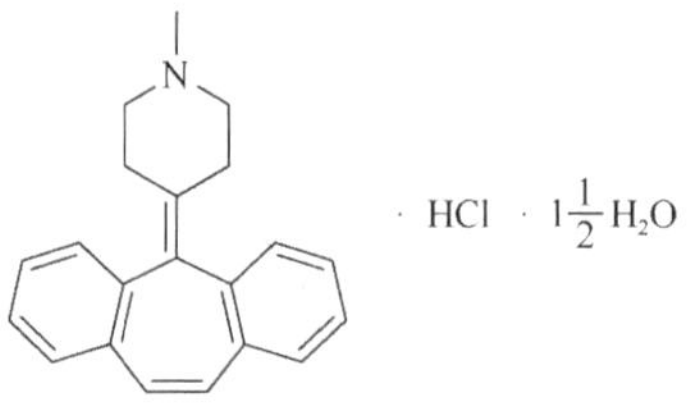

分子量：350.89

熔点：165℃（dec.）

水溶性：可溶于水

脂溶性：在甲醇中易溶，在氯仿溶解，在乙醇中略溶，在乙醚中几乎不溶。

$pK_a=8.05$

$\lg P=5.02$

盐酸赛庚啶片是非处方药，主要用于治疗荨麻疹、湿疹、过敏性或接触性皮炎、皮肤瘙痒、过敏性鼻炎、过敏性哮喘等，有中度抗 5-HT 作用和抗胆碱作用；可抑制醛固酮和粗肾上腺皮质分泌，可用于治疗偏头痛、肾上腺功能亢进及肢端肥大症等。盐酸赛庚啶的作用机制是与释放出来的组胺竞争 H_1 受体，从而抑制过敏发作。

盐酸赛庚啶由口服后经胃肠黏膜吸收，生物利用度为 96%～99%；血浆蛋白结合率约为 98%；半衰期约为 8.6 h。该药 2%～20% 由粪排出，40% 以上由尿排泄。赛庚啶可透过血脑屏障。该药还可经汗液排泄，哺乳妇女也可由乳汁分泌一部分。在口服条件下，其在小鼠和大鼠体内的 LD_{50} 分别为 123 mg/kg 和 295 mg/kg。

赛庚啶的主要代谢产物是季铵葡糖醛酸苷，还有少量的芳环羟基化和 *N*-去甲基化代谢产物。

盐酸赛庚啶的合成方法是以苯乙酸（Ⅳ-1）为起始原料，首先与邻苯二甲酸酐反应得到亚苄基酞（Ⅳ-2）；经碱性水解（Ⅳ-3）、锌盐酸还原（Ⅳ-4）、加热脱水（Ⅳ-5）、还原氢化（Ⅳ-6）、傅克酰化成环得到二苯并环庚酮（Ⅳ-7）；再经溴代（Ⅳ-8）、消除（Ⅳ-9）、格氏反应（Ⅳ-10）、脱水反应而制得赛庚啶（Ⅳ-11），再经成盐制得（Ⅳ-12）（图 24.8）。

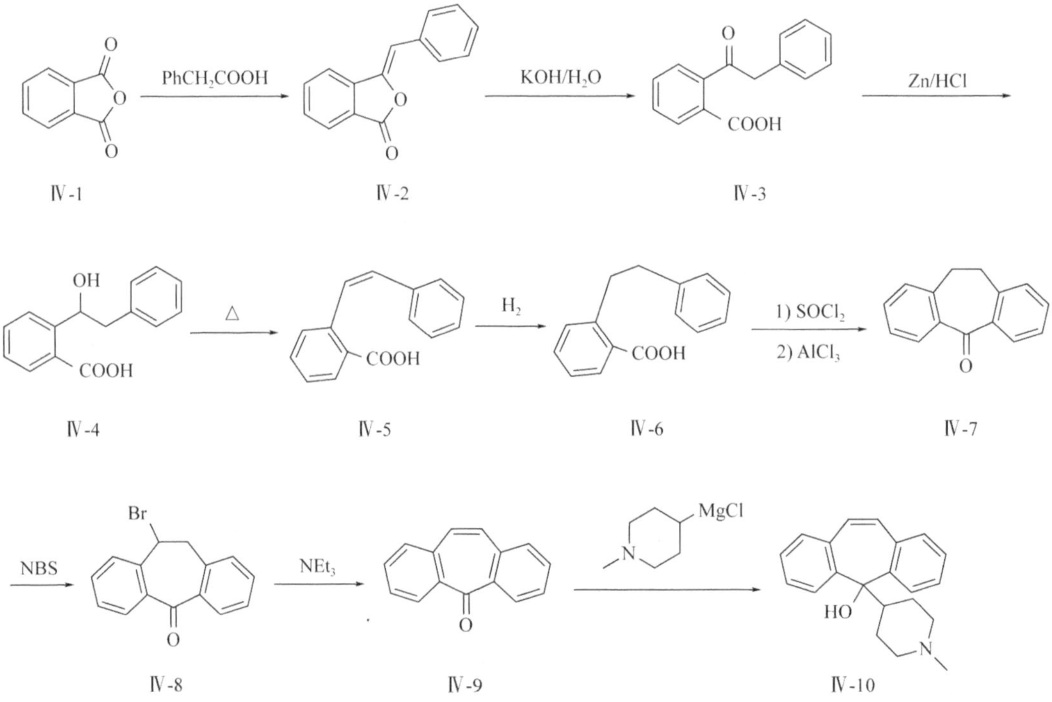

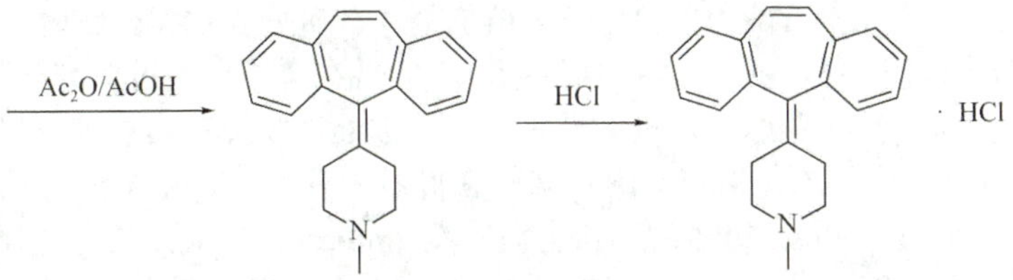

Ⅳ-11　　　　Ⅳ-12

图 24.8　盐酸赛庚啶的合成路线

二、第二代 H_1 受体拮抗剂

第一代 H_1 受体拮抗剂易通过血脑屏障产生中枢抑制作用。其结构与局麻药、安定药、抗胆碱药等的结构相近，因此抑制 H_1 受体的选择性不强，伴有一定的局麻、镇痛、拟交感、抗 5-HT 和抗肾上腺素能等作用，呈现出不同程度的嗜睡、胃肠道不适、口干等副作用。为提高抗组胺药对 H_1 受体的选择性、限制其进入中枢神经系统，20 世纪 80 年代以后陆续研发出现了第二代抗组胺药，该类药物对 H_1 受体选择性大大提高、几乎不能透过血脑屏障和无镇静作用等，因此也被称为非镇静的 H_1 受体拮抗剂。前述的氯马斯汀（cleastine）、阿伐斯汀（acrivastine）、西替利嗪（cetirizine）、氯雷他定（loratadine）等都属于第二代 H_1 受体拮抗剂，他们或通过在结构中引入亲水性基团和增加氢键能力、或通过改变药物代谢动力学性质等，使药物难以通过血脑屏障，从而大大降低中枢抑制作用而无镇静作用。第二代 H_1 受体拮抗剂按照化学结构主要包括哌啶类、哌嗪类和三环类等。

（一）哌啶类药物

哌啶类药物可以看作氨基醚类和丙胺类抗组胺药结构中烷基氨基片段环合得到的构象限制性化合物。特非那定（terfenadine）是 20 世纪 80 年代发现的一种新型的无镇静作用的 H_1 受体拮抗剂，该药物选择性作用于外周组胺 H_1 受体而产生拮抗作用，作用时间长药效持久，不进入中枢系统，不影响精神运动行为，另外，抗 5-HT、抗胆碱作用和抗肾上腺能作用几乎没有。临床上用于治疗荨麻疹、过敏性鼻炎和哮喘等。特非那定结构中有一个手性中心，研究发现其 *S*-构体的活性要强于 *R*-构体。但是特非那定在临床使用中发现诱发心脏毒性，1999 年被 FDA 撤市。之后发现特非那定在体内形成的代谢产物，仍有抗组胺活性且无心脏毒性，被开发为第三代的 H_1 受体拮抗剂，即为非索非那定（fexofenadine）。将特非那定结构中的二苯羟甲基替换为二苯甲氧基，并将另外一个羟基变为羰基得到依巴斯汀（ebastine），抗组胺活性更强，作用时间久，无镇静作用，可用于多种过敏性疾病的治疗。依巴斯汀在体内同样能代谢形成活性代谢产物，该代谢产物抗组胺活性更强，被开发为卡瑞斯汀（carebastine）。

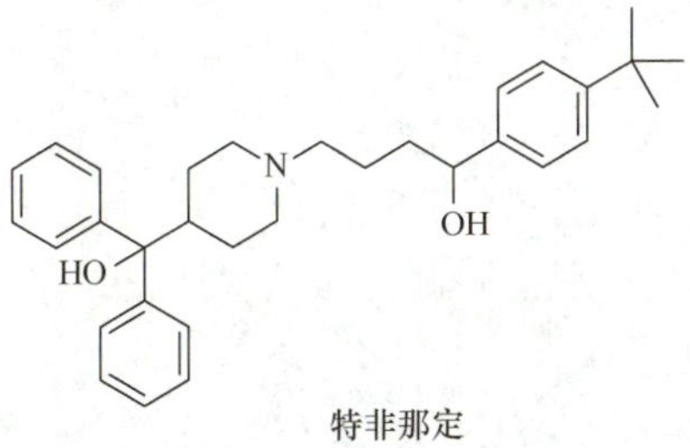

特非那定

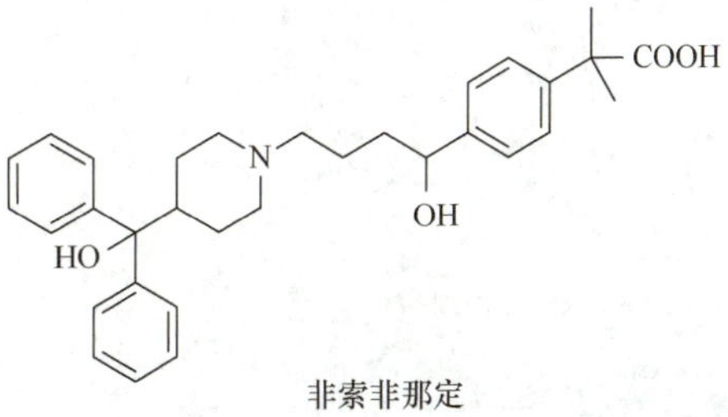

非索非那定

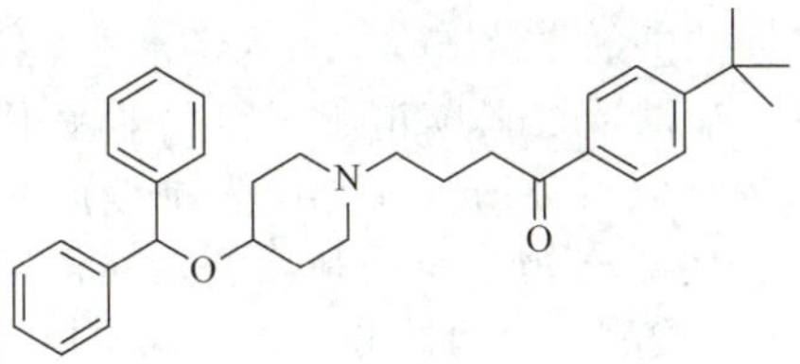

依巴斯汀

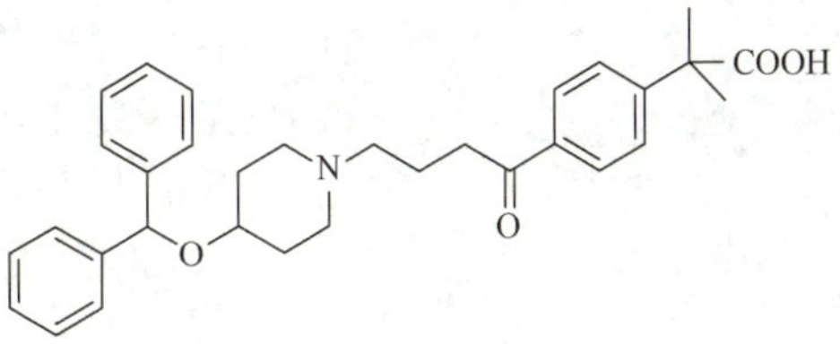

卡瑞斯汀

阿司咪唑（astemizole）是另一个代表性的哌啶类 H_1 受体拮抗剂，在研究安定类药物时发现其具有较强的抗组胺活性。阿司咪唑是选择性的 H_1 受体拮抗剂，药效持久，难以透过血脑屏障，无中枢抑制和抗胆碱作用，临床上用于治疗荨麻疹、过敏性鼻炎、过敏性结膜炎和哮喘等。阿司咪唑在临床使用中也能诱发心脏毒性，被 FDA 撤市。阿司咪唑在肝脏中代谢，产生多个代谢产物，代谢产物中的去甲阿司咪唑（desmethylastemizole）、诺阿司咪唑（norastemizole）具有更强的活性，对 H_1 受体的选择性更高，均已批准上市。在阿司咪唑结构基础上，还得到相似化学结构的咪唑斯汀（mizelastine），对 H_1 受体选择性强，起效迅速，作用时间长，无抗胆碱、抗肾上腺素能和抗 5-HT 作用，无中枢镇静作用，还能抑制多种炎症介质的释放，于 1998 年率先在欧洲上市，临床上用于治疗荨麻疹、过敏性鼻炎和结膜炎等。依美斯汀（difumarate）含有苯并咪唑母核，对 H_1 受体的选择性强，起效迅速，抗肾上腺素能、抗胆碱和抗 5-HT 作用弱，临床上主要用于过敏性鼻炎、荨麻疹、过敏性结膜炎等的治疗。氮䓬斯汀（azelastine）是含有酞嗪酮母核的化合物，结构中还含有一个䓬环片段，是第二代 H_1 受体拮抗剂，同时对组胺和 LT 等炎症介质的释放具有抑制作用，临床上用于治疗支气管哮喘和过敏性鼻炎。卡巴斯汀（cabastine）的化学结构是在阿司咪唑基础上得到，活性更高，其左旋体是优映体。左卡巴斯汀（levocabastine）的 ED_{50} 比阿司咪唑强 100 倍，药效持久，临床上主要用于过敏性结膜炎和过敏性鼻炎的治疗。

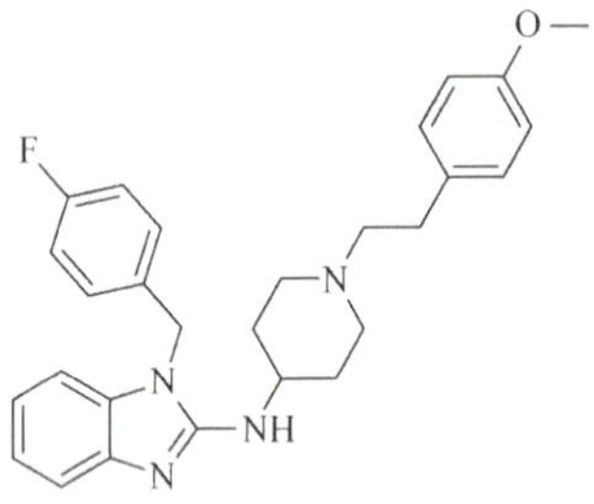

阿司咪唑

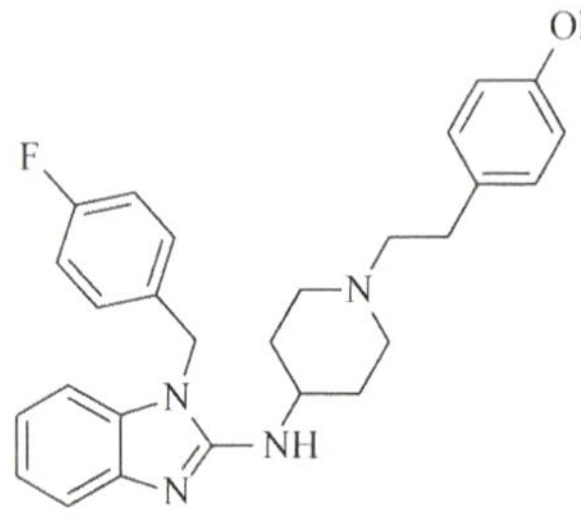

去甲阿司咪唑

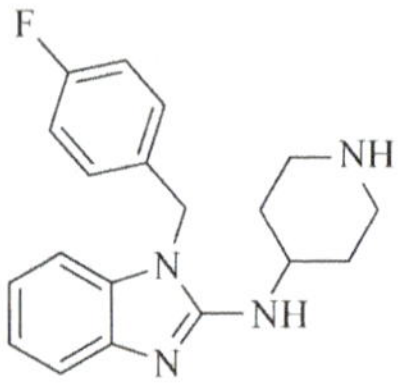

诺阿司咪唑

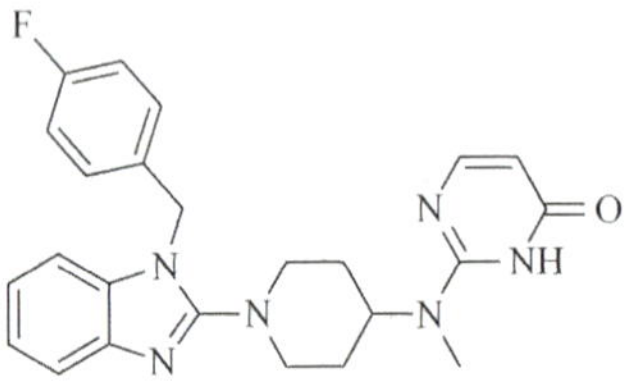

咪唑斯汀

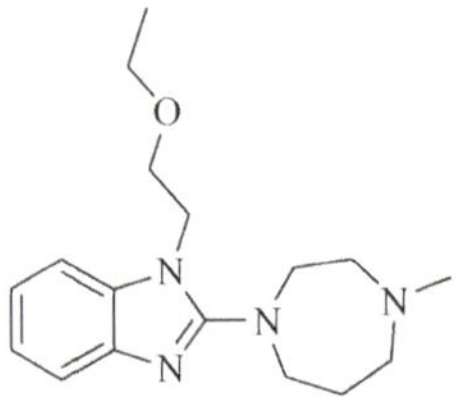

依美斯汀

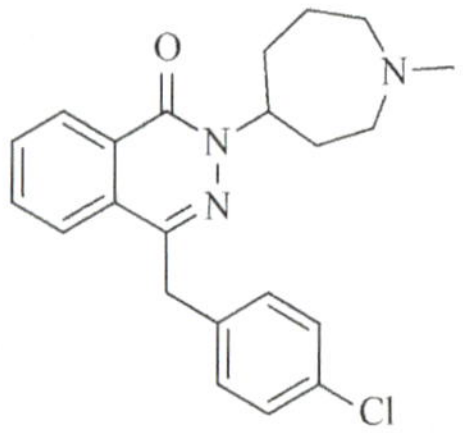

氮䓬斯汀

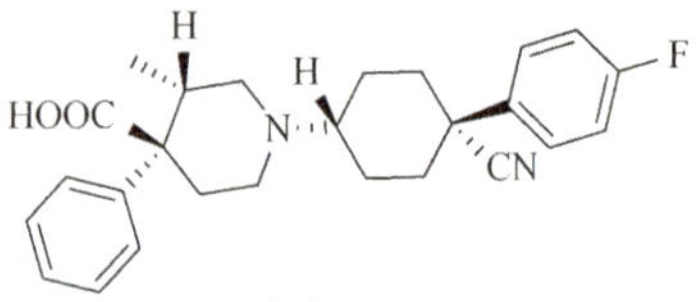

左卡巴斯汀

（二）哌嗪类药物

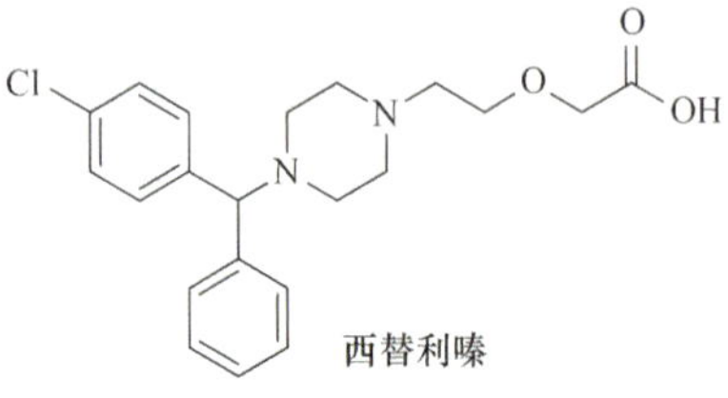

西替利嗪

在第一代 H_1 受体拮抗剂化学结构中引入亲水性基团，增加了分子的亲水性，难以通过血脑屏障，得到非镇静的 H_1 受体拮抗剂，如西替利嗪（cetirizine）。作为抗焦虑药羟嗪（hydroxyzine）的羧酸代谢产物，西替利嗪的羟嗪侧链末端的羟甲基在体内氧化成羧酸，属两性分子，进入中枢神经系统的药量极少，大大减少了镇静作用，具有高效低毒，药效持久的特点，是第二代额哌嗪类 H_1 受体拮抗剂。西替利嗪的分子中含有一个手性中心，其左旋体（*R*-(−)-异构体）对 H_1 受体的拮抗活性强于右旋体，为第三代 H_1 受体拮抗剂，称为左西替利嗪（levocetirizine）。

（三）三环类药物

氯雷他定（loratadine）是第一代 H_1 受体拮抗剂阿扎他定的氮甲基替换为乙酯结构，无抗胆碱活性，无抗肾上腺素能活性、无镇静作用，选择性抗外周 H_1 受体作用，同时还具有抗过敏介质的作用，是第二代 H_1 受体拮抗剂。临床上主要用于治疗过敏性鼻炎、过敏性皮炎、荨麻疹等。氯雷他定的体内代谢活性产物为地氯雷他定（desloratadine），是第三代 H_1 受体拮抗剂。

美喹他嗪（mequitazine）具有异丙嗪的吩噻嗪母核，对抗 H_1 受体作用强，无镇静作用，属于第二代 H_1 受体拮抗剂。依匹斯汀（epinastine）是在三环的基础上骈并二氢吡唑环，属于第二代 H_1 受体拮抗剂。两个化合物均有一个手性中心，临床上使用外消旋体。

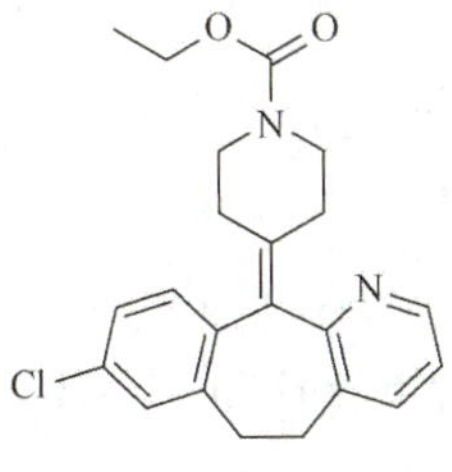

氯雷他定

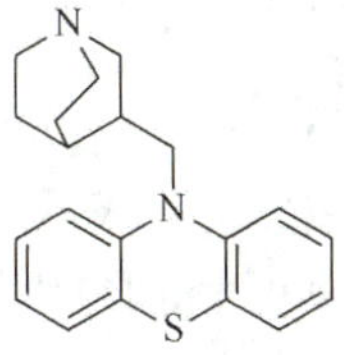

美喹他嗪

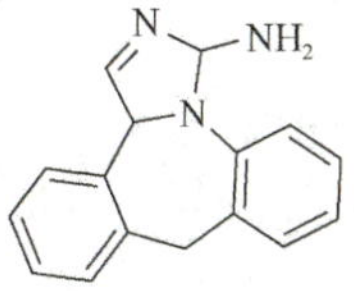

依匹斯汀

盐酸西替利嗪（Cetirizine Hydrochloride）

化学名：(±)-2-[2-[4-[(4-氯苯基) 苯甲基]-1-哌嗪基] 乙氧基] 乙酸二盐酸盐

(±)-2-[2-[4-[(4-chlorophenyl)phenylmethyl]-1-piperazinyl]ethoxy]acetic acid dihydrachloride

分子式：$C_{21}H_{25}ClN_2O_3 \cdot 2HCl$

分子量：461.81

熔点：225℃

水溶性：易溶于水

pK_a=3.58

lg *P*=2.98

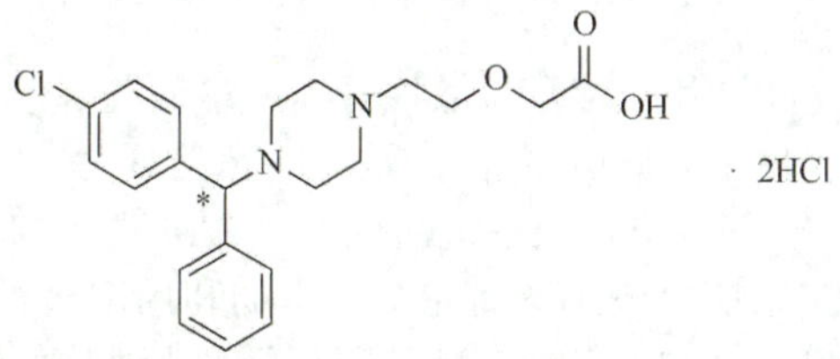

盐酸西替利嗪主要用于治疗季节性及常年性过敏性鼻炎、鼻结膜炎、荨麻疹和接触性皮炎、昆虫叮咬引起的过敏反应等。盐酸赛庚啶的作用机制是作用于外周 H_1 受体、产生组胺拮抗作用，还可抑制参与血管活性肽及 P 物质，抑制皮肤过敏反应等。本品不易透过血脑屏障，无镇静作用。

盐酸西替利嗪口服吸收迅速，生物利用度＞70%；血浆蛋白结合率约为 93%；半衰期为 6.7～10.9 h；表观分布容积约为 0.44 L/kg。该药在体内基本不代谢，主要以原药通过肾脏消除，70%～85% 由尿液排泄，10%～13% 由粪便排泄。大鼠的口服 LD_{50} 为 365 mg/kg。

盐酸西替利嗪的合成方法是以氯苯（V-1）为起始原料，与苯甲酰氯发生傅克反应得到对氯二苯甲酮（V-2）；经 Leuckart 反应（V-3）、水解得到对氯苯基苄胺（V-4），再经环合（V-5）、脱保护（V-6）、*N*-烷基化反应（V-7）、水解制得本品（V-8）（图 24.9）。如将中间体对氯苯基苄胺拆分，可制备左西替利嗪。

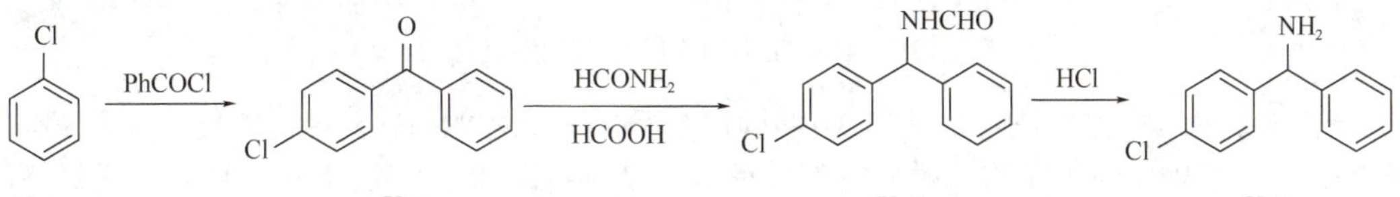

V-1　V-2　V-3　V-4

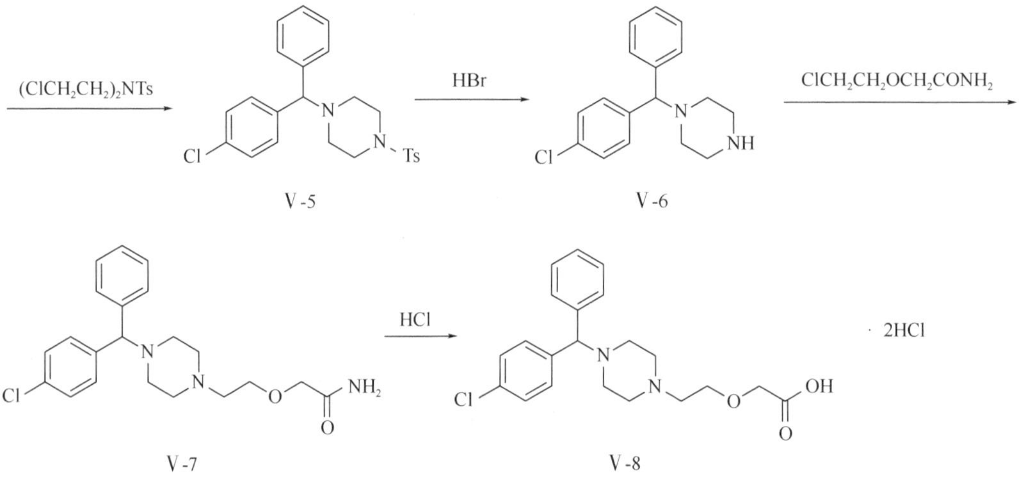

图 24.9　盐酸西替利嗪的合成方法

氯雷他定（Loratadine）

化学名：4-(8-氯-5, 6-二氢-11*H*-苯并 [5, 6] 环庚并 [1,2-*b*] 吡啶-11-亚基)-1-哌啶羧酸乙酯

ethyl 4-(8-chloro-5, 6-dihydro-11*H*-benzo[5,6]cyclohepta[1,2-*b*]pyridine-11-ylidene)-1-piperidine carboxylate

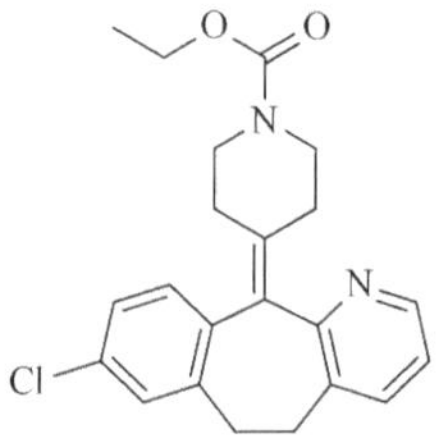

分子式：$C_{22}H_{23}ClN_2O_2$

分子量：382.89

熔点：133～137℃

水溶性：几乎不溶于水

pK_a=4.27

lg *P*=4.83

氯雷他定主要用于治疗过敏性鼻炎、慢性荨麻疹及其他过敏性皮肤病等。氯雷他定的作用机制是选择性作用于外周 H_1 受体，是非镇静类 H_1 受体拮抗剂，无抗肾上腺素能、无抗胆碱、无中枢抑制作用，对过敏介质血小板活化因子 PAF 也有抑制作用。

氯雷他定口服吸收迅速而完全，生物利用度接近 100%；血浆蛋白结合率为 97%～99%；半衰期约为 8.4 h。在口服条件下，其在小鼠和大鼠体内的 LD_{50} 均＞5000 mg/kg。

氯雷他定在肝脏发生大量首过效应，主要由 CYP3A4、CYP2D6、CYP1A1 和 CYP2C19 代谢，氯雷他定的主要代谢产物是地氯雷他定（M7），其中 CYP3A4 和 CYP2D6 是氯雷他定代谢生成地氯雷他定关键代谢酶。抑制肝酶活性的药物能使本品的代谢变慢（图 24.10）。

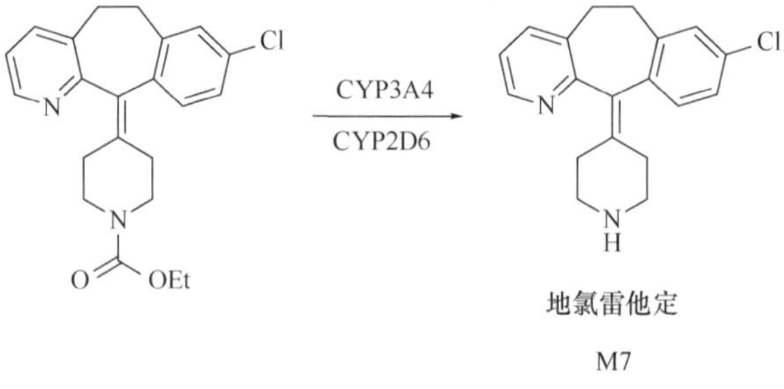

图 24.10　氯雷他定的体内代谢途径

氯雷他定的合成方法是以 2-氰基-3-甲基吡啶（Ⅵ-1）为起始原料，经里特反应得到酰胺产物（Ⅵ-2），经烷基化反应（Ⅵ-3）、脱醇得到 2-氰基-3-[2-(3-氯苯基) 乙基] 吡啶（Ⅵ-4）；再经格氏反

应（Ⅵ-5）、环合（Ⅵ-6）、乙氧羰基化制得Ⅵ-7。氯雷他定经氢氧化钾水解可制得地氯雷他定（Ⅵ-8）（图 24.11）。

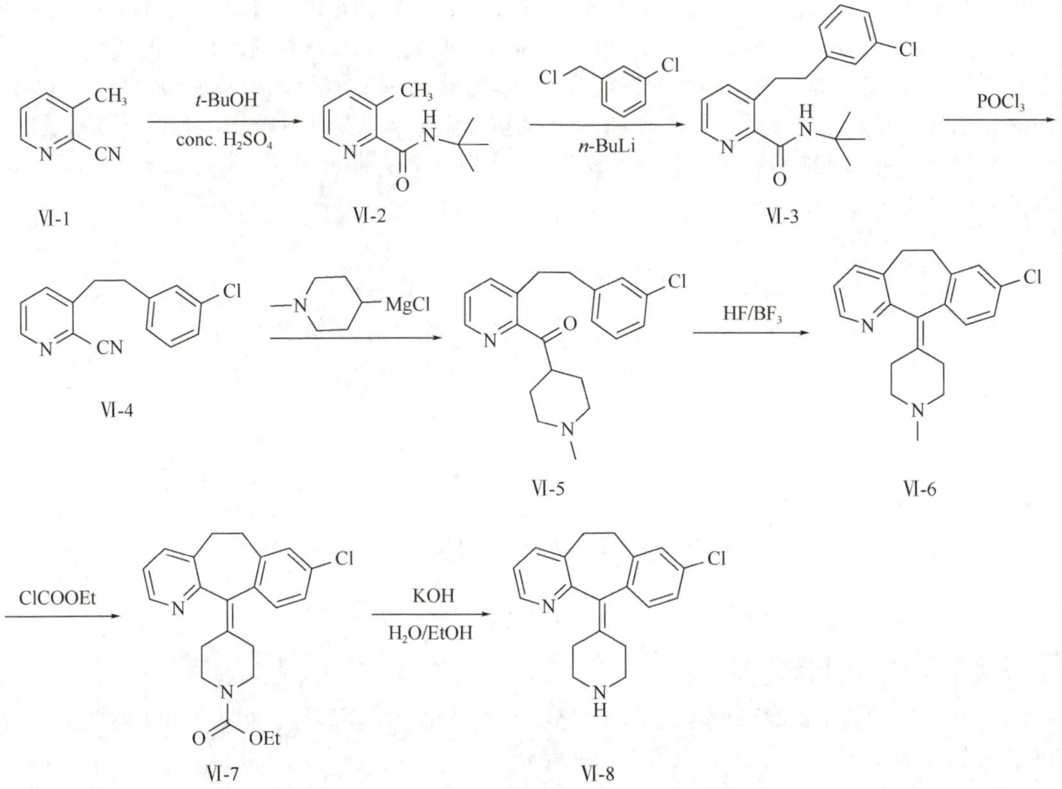

图 24.11 氯雷他定的合成路线

三、第三代 H_1 受体拮抗剂

一些第二代非镇静类的 H_1 受体拮抗剂在使用中发现具有明显心脏毒性（如特非那定等）而被停止使用；或者其代谢产物、其单一旋光异构体具有更好的 H_1 受体的拮抗作用。因此基于第二代非镇静类的 H_1 受体拮抗剂的代谢产物或者单一异构体开发了第三代的 H_1 受体拮抗剂。第三代 H_1 受体拮抗剂的选择性更佳、安全性更高、不良反应更低，如地氯雷他定、非索非那定、左西替利嗪等。

地氯雷他定（desloratadine）是氯雷他定的体内代谢活性产物，对 H_1 受体的选择性优于氯雷他定，药效是氯雷他定的 4 倍，无心脏毒性，起效快，作用持久，药物相互作用少。临床上用于治疗慢性特发性荨麻疹及常年过敏性鼻炎等多种全身及局部过敏症状。

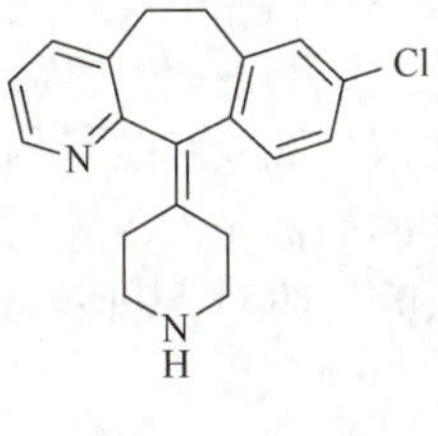

地氯雷他定

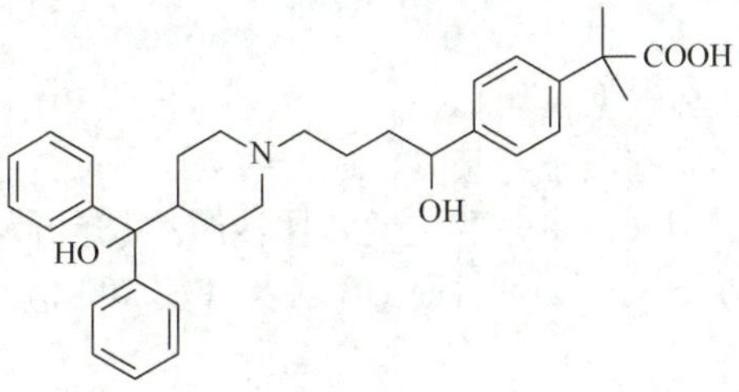

非索非那定

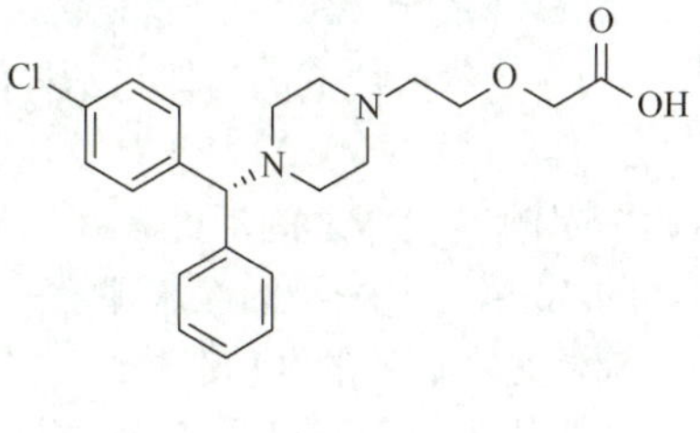

左西替利嗪

左西替利嗪（levocetirizine）是西替利嗪的左旋体［R-(−)-异构体］，是西替利嗪的活性成分，左西替利嗪与组胺 H_1 受体的亲和力比西替利嗪高 2 倍，比右旋体［S-(+)-异构体］高约 30 倍。临

床上主要用于过敏性鼻炎、荨麻疹、接触性皮炎、昆虫叮咬的过敏性皮炎、血管神经性水肿、可减轻感冒的过敏症状。

非索非那定（fexofenadine）是特非那定（terfenadine）在体内的代谢产物（M8）（图 24.12）。特非那定由于安全性问题已被撤市。特非那定在体内几乎超过 99% 被快速氧化代谢成羧酸化合物，即非索非那定。非索非那定具有很强的抗组胺活性和对 H_1 受体选择型，而无心脏毒性，无抗 5-HT、抗胆碱和抗肾上腺素作用，后者无任何 H_1 受体拮抗作用，本品为两性分子，难以透过血脑屏障，无中枢抑制副作用。还能抑制肥大细胞释放的各种过敏介质。临床上主要用于过敏性鼻炎、荨麻疹等多种过敏症状的治疗。

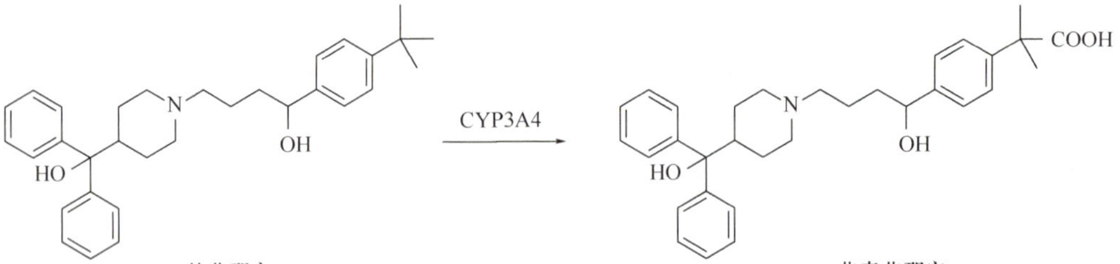

图 24.12　非索非那定的体内形成途径

四、H_1 受体拮抗剂的构效关系

（一）基本结构与构效关系

H_1 受体拮抗剂的结构类型主要包括乙二胺类、氨基醚类、丙胺类、哌嗪类和哌啶类，通常具有以下基本结构和构效关系，总结如图 24.13 所示。

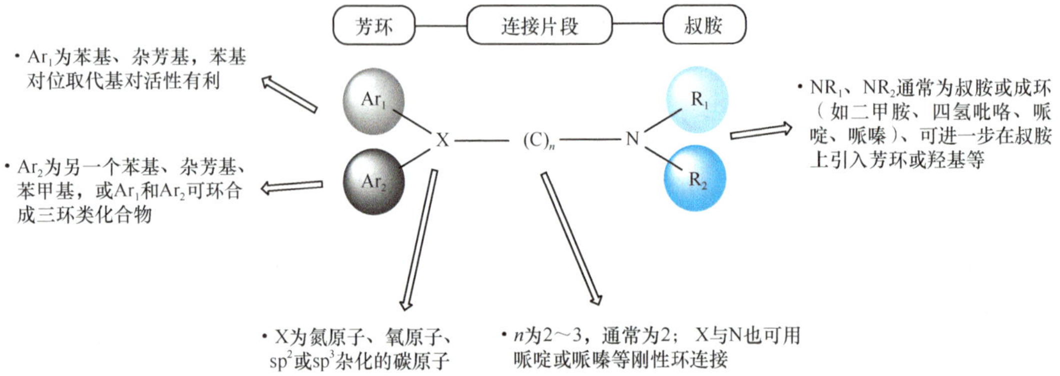

图 24.13　经典 H_1 受体拮抗剂的构效关系

（二）立体异构与构效关系

H_1 受体拮抗剂的活性与结构的立体构型密切相关。

当 Ar_1（或 Ar_2）为含有取代基的苯基或杂芳基时，连接的碳原子成为手性碳，形成对映异构体，对映异构体之间活性存在差异。例如，氨基醚类的卡比沙明的 (*S*)-异构体的活性是 (*R*)-异构体的 30 倍，丙胺类的氯苯那敏的 (*S*)-异构体的活性是 (*R*)-异构体的 200 倍，哌嗪类的西替利嗪的左旋体是右旋体的 30 倍之多。

当手性不是在 Ar_1 和 Ar_2 相连的中心碳原子时，其对映异构体之间的生活活性差异不大，如特非那定的两个异构体之间的活性基本接近。

此外，药物中含有双键会形成几何异构体，几何异构体之间的活性也大不相同。例如，吡咯他敏、曲普利啶和阿伐斯汀三个药物的 *E* 型异构体的活性大于 *Z* 型，曲普利啶的 *E* 型异构体的活性是 *Z* 型异构体的 1000 倍。

第三节 其他过敏介质拮抗剂

除了组胺外，靶细胞释放的过敏介质还包括 LT、血小板活化因子、缓激肽等，也能引起过敏反应。

LT 是一类二十碳羟基酸的总称，包括 LTA、LTB、LTC、LTD、LTE、LTF 等，AA 是 LT 的生物合成的前期物质。抗原抗体反应后会释放 AA，AA 在 5-氧合酶激活蛋白（5-lipoxygenase-activation protein，FLAP）的作用下发生转移，经 5-LOX 催化发生氧化和后续酶促反应，最终形成各种 LT。LT 受体拮抗剂及 LT 生成抑制剂如 5-LOX 抑制剂，均能产生抑制过敏作用。扎鲁司特（zafirlukast）是在天然 LT 的结构基础上衍生而来，能有效拮抗 LTD_4，是轻中度哮喘治疗药物，孟鲁斯特（montelukast）和普鲁斯特（pranlukast）是选择性 LTD_4 受体拮抗剂，与气道中的 LT 受体结合，阻断气道收缩等，可改善呼吸道炎症等，用于哮喘的预防和过敏性鼻炎治疗等。齐留通（zileuton）是选择性 5-LOX 抑制剂，抑制 LT 的合成，能抑制嗜酸性细胞浸润和支气管痉挛，快速扩张支气管和抗炎作用，临床上作为哮喘治疗的药物。

色甘酸钠（sodium cromoglicate）和曲尼司特（tranilast）能抑制磷酸二酯酶，能抑制 Ca^{2+} 进入细胞而引起的过敏介质的释放，可用于过敏性鼻炎、哮喘、季节性枯草热的治疗。

除了 H_1 受体拮抗剂和 LT 受体拮抗剂外，应用糖皮质激素可以抗炎、抑制免疫；应用 β_2 受体激动剂、M 受体拮抗剂能松弛平滑肌和抑制过敏介质释放，也能抑制过敏反应。

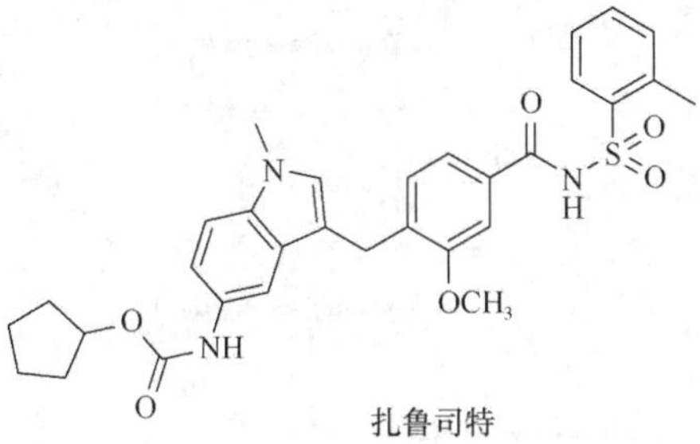

扎鲁司特

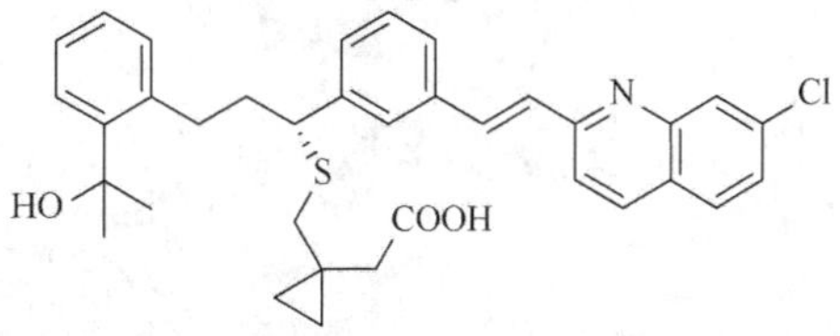

孟鲁司特

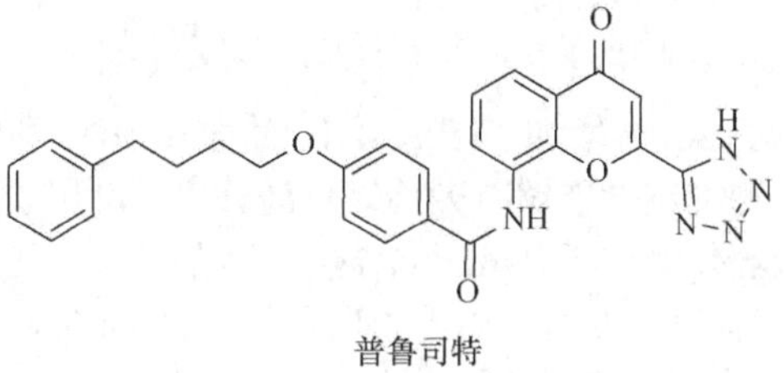

普鲁司特

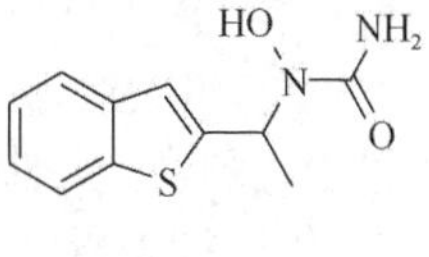

齐留通

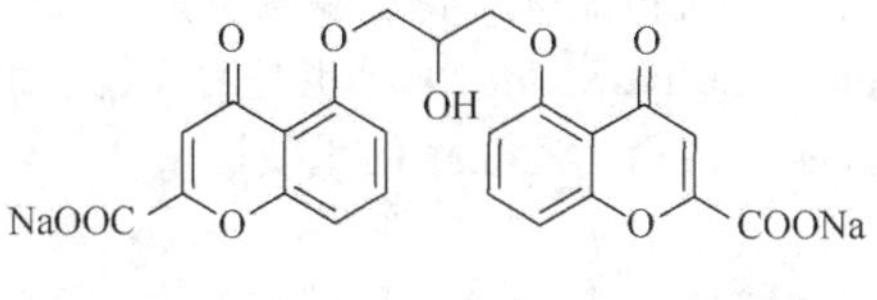

色甘酸钠

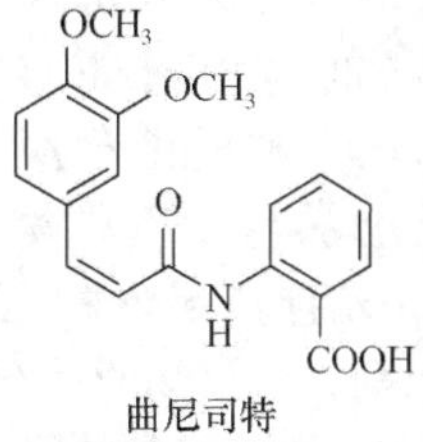

曲尼司特

（辛敏行）

第二十五章 抗溃疡药

第一节 消化性溃疡

消化性溃疡（peptic ulcer）主要发生于胃和十二指肠处，其原因是胃酸分泌过多引起的胃肠道黏膜损伤，长期的消化性溃疡会导致胃肠道的穿孔、出血甚至死亡，因此，抑制胃酸过度分泌是治疗消化性溃疡的有效方法。

胃酸分泌是人体中非常重要的生理过程：胃壁细胞底膜表面存在 H_2 受体、M 受体和 G 受体（gastrin G receptor），体内信号分子组胺（histamine）、ACh 和促胃液素可与这些相应的受体结合，通过腺苷酸环化酶（adenylate cyclase，AC）引起第二信使 cAMP 浓度升高或 Ca^{2+} 浓度升高，从而引发胞内一系列生化效应。最终在蛋白激酶参与下，激活胃壁细胞小管膜上的 H^+,K^+-ATP 酶［H^+,K^+-ATPase，又称质子泵（proton pump）］，将 H^+ 泵出到胃壁细胞外，实现胃酸分泌（图 25.1）。

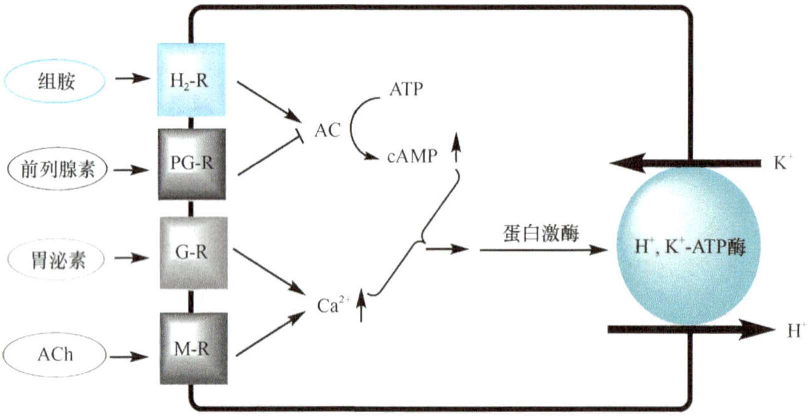

图 25.1　胃酸分泌过程示意图

H_2-R. 组胺 H_2 受体；PG-R. 前列腺素受体；G-R. 促胃液素受体；M-R. M 胆碱受体

在胃酸分泌过程中，组胺刺激 H_2 受体引发的 cAMP 增加、H^+,K^+-ATP 酶泵出 H^+ 是非常关键的步骤，因此，组胺 H_2 受体拮抗剂和 H^+,K^+-ATP 酶抑制剂能够有效抑制胃酸分泌，可用于治疗消化性溃疡。此外，PG 能够抑制胃壁细胞中腺苷酸环化酶作用、减少 cAMP 导致的胃酸分泌，增加黏膜血流量和黏膜分泌，进而发挥黏膜保护作用，前列腺素类药物［如米索前列醇（misoprostol）］也可用于抗胃溃疡；ACh 和胃泌素能刺激增加 Ca^{2+} 浓度，抗胆碱药物［如哌仑西平（pirenzepine）］和胃泌素受体拮抗剂［如丙谷胺（proglumide）］可用于抗胃溃疡；胃黏膜保护剂［如枸橼酸铋钾（bismuth potassium）］和抗酸药［如氢氧化铝（aluminum hydroxide）］等也是治疗胃酸引起溃疡的重要药物。20 世纪 80 年代研究发现，幽门螺杆菌是导致消化性溃疡的重要因素之一，因此，抑制幽门螺杆菌也是治疗消化性溃疡的有效途径。

在 1960 年以前，胃溃疡的传统治疗策略是服用大剂量的抗酸药，如碳酸氢钠（俗称小苏打）、碳酸钙等，以中和胃酸，但其效果不佳且会引起副作用，最终不得不采用手术方式以切除溃疡。

1960 年以后，研究人员开始研究组胺类似物以寻找 H_2 受体拮抗剂类抗溃疡药。通过改变组胺的侧链获得了大量含咪唑结构的 H_2 受体拮抗剂，如西咪替丁（cimetidine）、咪芬替丁（mifentidine）、唑替丁（zaltidine），也得到了含呋喃或噻唑结构的 H_2 受体拮抗剂，如雷尼替丁（ranitidine）、法莫替丁（famotidine）、尼扎替丁（nizatidine）等，引领了 H_2 受体拮抗剂的研发热潮。

除组胺外，H^+,K^+-ATP 酶是胃酸分泌的一个重要环节。H^+,K^+-ATP 酶分布于胃壁细胞，又称质子泵，能与 K^+发生交换，继而将细胞内 H^+主动泵出至分泌小管内。质子泵抑制剂（proton pump inhibitor，PPI）能有效抑制胃酸分泌，因此，H^+,K^+-ATP 酶可作为抗胃酸分泌的药物靶点，用于研发治疗胃溃疡的药物。

1972 年，研究发现，吡啶硫代乙酰胺（pyridyl thioacetamide）能抑制胃酸分泌，但肝毒性较大，随后对其结构基础开展大量的研究，得到如奥美拉唑（omeprazole）、兰索拉唑（lansoprazole）等能通过抑制质子泵作用而抑制胃酸分泌的药物，从而开辟了 H^+,K^+-ATP 酶抑制剂的研发新领域。

下面将对 H_2 受体拮抗剂和质子泵抑制剂的抗溃疡药进行详细介绍。

第二节 抗溃疡药详述

一、H_2 受体拮抗剂

（一）H_2 受体拮抗剂的发展

最初 H_2 受体拮抗剂的研究，始于 20 世纪 60 年代人们对组胺的结构改造（图 21.2）。当组胺的氨基侧链为胍类似物 N^{α}-胍基组胺时，大剂量时表现出一定的拮抗胃酸分泌作用。当将胍基改变为甲基硫脲且碳链延长为 4 碳原子时，拮抗作用显著增加且无激动作用，得到了布立马胺（burimamide），成为第一个用于临床的高选择性 H_2 受体拮抗剂。但由于其口服吸收不佳，难以有效治疗胃肠道溃疡。对比布立马胺和组胺的咪唑基团的碱性，布立马胺的咪唑环碱性（pK_a=7.25）要大于组胺的咪唑碱性（pK_a=5.80），而降低咪唑的碱性能减少咪唑的离子化倾向，可能有利于提高活性。于是将布立马胺的侧链中的一个碳原子替换为硫原子得到硫代布立马胺（thiaburimanide），其咪唑环的碱性（pK_a=6.25）降低，拮抗活性得到提高。进一步地在咪唑环引入甲基得到甲硫咪脲（metiamide），其活性是布立马胺的 10 倍。但是，临床研究时发现该药会引起肾损害和粒细胞减少，推测该副作用可能与硫脲基团相关，因此，H_2 受体拮抗剂的研究转向非硫脲结构，如胍基、脲基等。用胍基替换硫脲，活性大大降低，推测可能由于胍基的碱性太强，因此，又在胍基上引入吸电子基团如硝基、氰基等，发现其 pK_a 值降低，活性得到保持。例如，将甲硫咪脲的硫脲替换为氰基胍得到西咪替丁（cimetidine），其活性高于甲硫咪脲，成为第一个成功上市的选择性 H_2 受体拮抗剂（图 25.2）。西咪替丁于 1976 年率先在英国上市，1979 年获 FDA 批准在美国上市，用于治疗消化性溃疡，该药能显著抑制胃酸分泌，其问世引领了 H_2 受体拮抗剂的研发热潮。

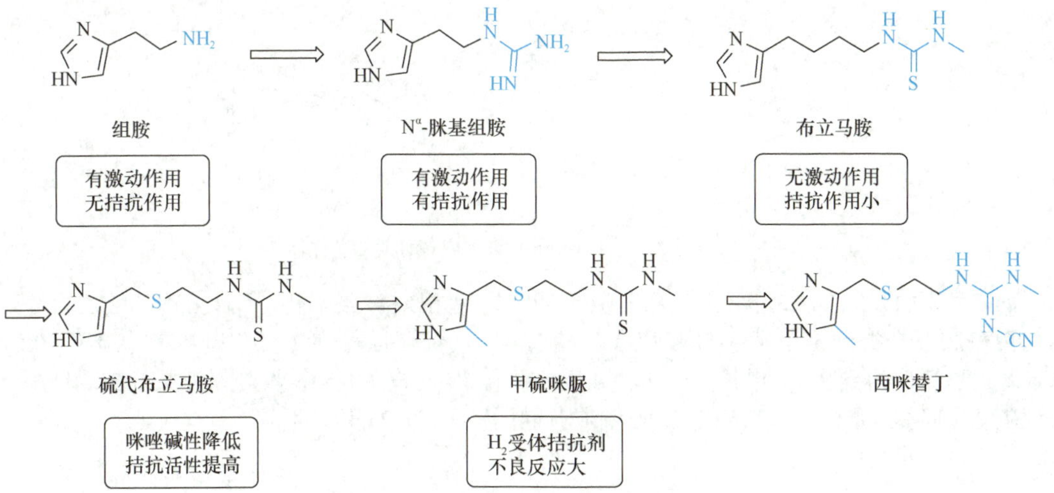

图 25.2 H_2 受体拮抗剂的发现示意图

西咪替丁（Cimetidine）

化学名：1-甲基-2-氰基-3-[2-[[(5-甲基咪唑-4-基) 甲基] 硫代] 乙基] 胍

1-methyl-2-cyano-3-[2- [[(5-methylimidazol-4-yl) methyl] thio] ethyl] guanidine

分子式：$C_{10}H_{16}N_6S$

分子量：252.34

熔点：139～144℃

水溶性：微溶于水

pK_a=6.80

lg P=0.07

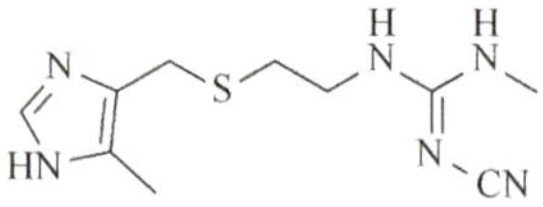

西咪替丁有 A、B、C、Z、H 等多种晶型，不同晶型的理化常数也不同。从有机溶剂中通常得到 A 晶型，生物利用度和疗效最好，熔点为 139～144℃。从水中多得到混晶型，产品质量和疗效受到影响。

西咪替丁常用剂型为片剂、胶囊剂和注射剂，其片剂和胶囊剂是非处方药。西咪替丁主要用于治疗消化性溃疡，能抑制胃酸分泌，对胃炎有预防和保护作用，对上消化道出血和应激性胃溃疡也有较好的疗效。拮抗 H_2 受体作用较强，对 H_1 受体和 M 受体几乎无作用，但有一定的抗雄激素作用，长期使用能引起妇女溢乳、男性轻微性功能障碍、乳房发育等。

西咪替丁口服吸收迅速，生物利用度约为 70%；血浆蛋白结合率为 15%～20%；半衰期约为 2 h；表观分布容积约为 1 L/kg。该药能透过血脑屏障，脑脊液中的浓度约为血中的 1/4，也可通过胎盘屏障，进入乳汁。在口服条件下，其在大鼠和小鼠体内 LD_{50} 分别为＞5000 mg/kg 和 2.550 mg/kg。

在 24 h 内，55%～77% 的药物以原型经肾排泄。CYP 和含黄素的单加氧酶（monooxygenase）都参与西咪替丁的代谢，其主要代谢产物为亚砜结构（M1），占总清除量的 10%～15%，也有少量的羟甲基代谢产物（M2），约占 4%（图 25.3）。西咪替丁还是多种 CYP（如 CYP1A2、CYP2C9、CYP2C19、CYP2D6、CYP2E1 和 CYP3A4）的抑制剂，可影响其他药物的代谢。

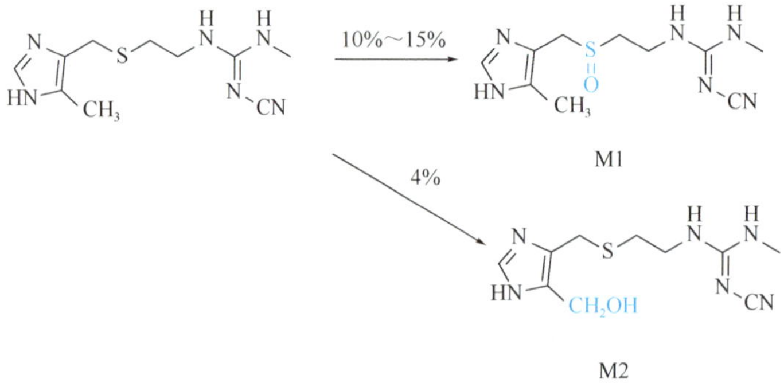

图 25.3　西咪替丁的体内代谢途径

西咪替丁的合成方法是以乙酰乙酸乙酯（Ⅰ-1）为起始原料，经氯化得到氯乙酰乙酸乙酯（Ⅰ-2），再与甲酰胺环合得到 5-甲基-4-咪唑甲酸乙酯（Ⅰ-3），经还原得到 4-羟甲基-5-甲基咪唑（Ⅰ-4），与巯基乙胺反应得到 2-[(5-甲基-1*H*-咪唑-4-基) 甲硫基] 乙胺（Ⅰ-5），再与氰亚胺荒酸二甲酯反应得到硫脲中间体（Ⅰ-6），最后经甲胺取代制得西咪替丁（图 25.4）。

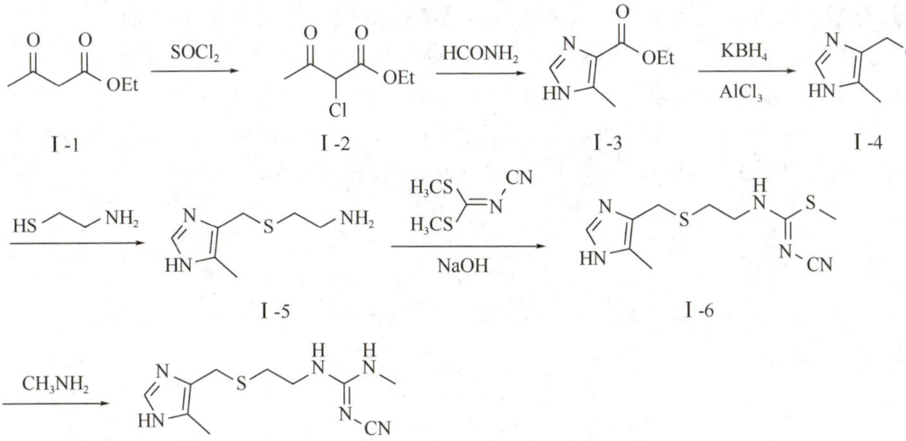

图 25.4 西咪替丁的合成方法

西咪替丁是第一代 H_2 受体拮抗剂，水溶性强，为了改善药物的脂溶性，提高透膜性，改善药代动力学性质，研究人员采用前药原理，将胍基的两个氮原子进行环合，同时引入芳杂环取代进一步增强活性，得到异胞嘧啶取代的奥美替丁（oxmetidine），脂溶性显著提高，活性提高 15 倍，作用时间更长（图 25.5）。

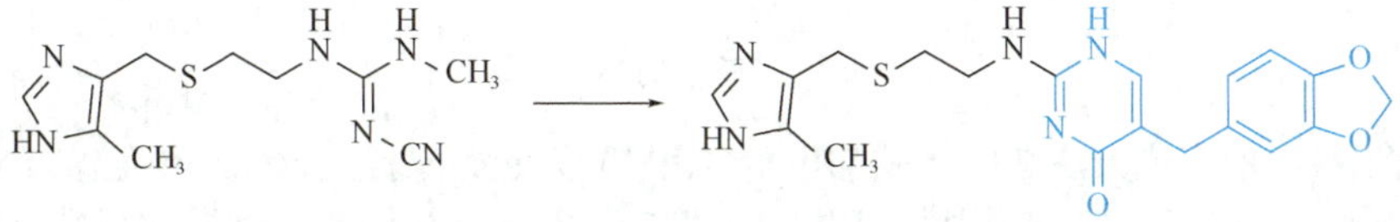

西咪替丁　　奥美替丁

图 25.5 奥美替丁的发现思路

在西咪替丁的基础上，又开发了含呋喃环、噻唑环的 H_2 受体拮抗剂，如雷尼替丁（ranitidine）、尼扎替丁（nizatidine）、法莫替丁（famotidine）、乙溴替丁（ebrotidine）等。

雷尼替丁是第二代的 H_2 受体拮抗剂，结构中碱基取代的呋喃环相当于西咪替丁的咪唑环，二氨基硝基乙烯替换了西咪替丁中氰基胍的极性基团。雷尼替丁的活性是西咪替丁的 4～10 倍，于 1981 年在英国上市，1987 年全球销量超过西咪替丁。雷尼替丁是美国市场上最常用的处方药之一，其在 2019 年美国的处方量超过 1300 万。

盐酸雷尼替丁（Ranitidine Hydrochloride）

化学名：*N'*-甲基-*N*-[2-[[[5-[(二甲氨基) 甲基]-2-呋喃基] 甲基] 硫基] 乙基]-2-硝基-1,1-乙烯二胺盐酸盐

N'-methyl-*N*-[2-[[[5-[(dimethylamino)methyl]-2-furanyl]methyl]thio]ethyl]-2-nitro-1,1-ethenediamine hydrochloride

分子式：$C_{13}H_{22}N_4O_3S \cdot HCl$

分子量：350.87

熔点：127～143℃

溶解性：易溶于水

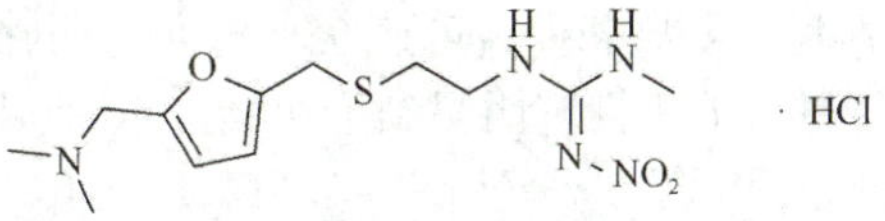

$pK_a=8.20$

$\lg P=0.20$

盐酸雷尼替丁常用剂型为片剂、胶囊和注射剂，盐酸雷尼替丁片剂、胶囊是非处方药，主要用于治疗胃及十二指肠溃疡、消化道出血，对胃炎、反流性食管炎等有效，停药后可复发，其

复发率低于西咪替丁。本品属于强效选择性 H_2 受体拮抗剂，抑制胃酸分泌的活性是西咪替丁的5～10倍，对 H_1 受体和M受体无拮抗作用，无抗雄激素作用，对内分泌影响小。

盐酸雷尼替丁口服吸收迅速，生物利用度为50%～60%；血浆蛋白结合率约为15%；半衰期约为3 h；表观分布容积约为1.4 L/kg。在口服条件下，该药在大鼠体内的 LD_{50} 约为4190 mg/kg。

雷尼替丁的主要代谢产物为*N*-氧化物（M3），*S*-氧化物（M4），去甲基代谢产物（M5）等（图25.6）。

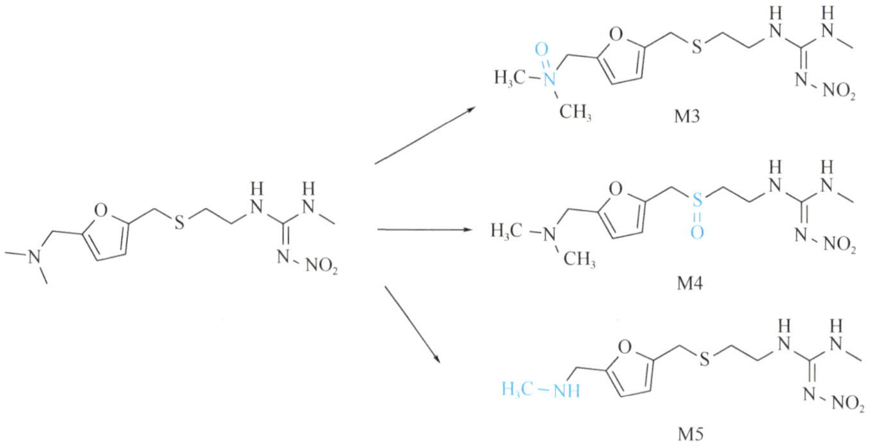

图25.6　雷尼替丁的体内代谢途径

盐酸雷尼替丁的合成方法是以2-呋喃甲醇（Ⅱ-1）为起始原料，首先经曼尼希反应（Mannich reaction）得到2-羟甲基-5-二甲氨基甲基呋喃（Ⅱ-2），在浓盐酸中与巯基乙胺反应制得2-[[5-[(二甲氨基)甲基]呋喃甲基]硫代]乙胺（Ⅱ-3），之后与1,1-二甲硫基-2-硝基乙烯反应得到*N,N*-二甲基-5-[[[2-[(1-甲硫基-2-硝基乙烯基)氨基]乙基]硫]甲基]-2-呋喃甲胺（Ⅱ-4），其与甲胺的甲醇溶液反应制得雷尼替丁，经盐酸酸化得到盐酸雷尼替丁（图25.7）。

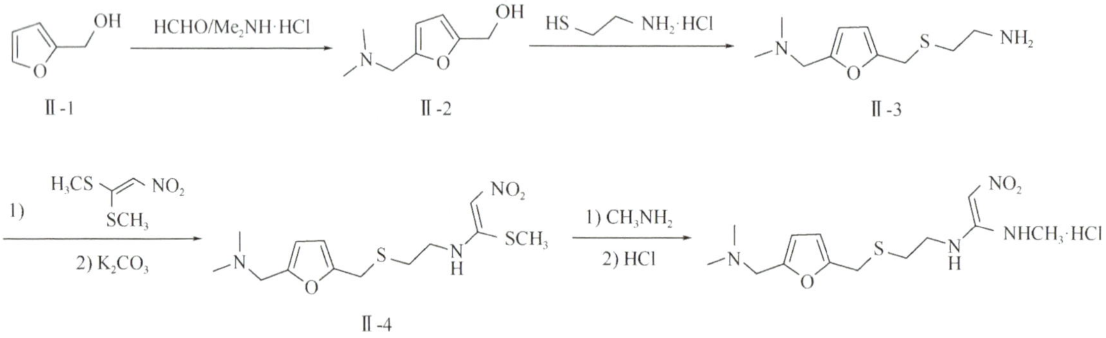

图25.7　盐酸雷尼替丁的合成方法

雷尼替丁的生物利用度不高，因此，以亲脂性较大的噻唑环替换雷尼替丁中的呋喃环得到尼扎替丁，其生物利用度显著提高可达95%。而将西咪替丁的咪唑环替换为胍基噻唑环，并以氨磺酰脒基作为氢键键合的极性基团得到了法莫替丁。尼扎替丁和法莫替均属于第三代 H_2 受体拮抗剂。其中法莫替丁的作用强、选择性高，对M、N、H_1、5-HT受体等均无作用，也无抗雄激素作用，其活性是西咪替丁的20倍，是雷尼替丁的7.5倍。乙溴替丁是第四代的 H_2 受体拮抗剂，结构中以溴苯磺酰脒基结构作为氢键键合的极性基团。乙溴替丁除了拮抗 H_2 受体外，还具有胃黏膜保护和抗幽门螺杆菌的作用。

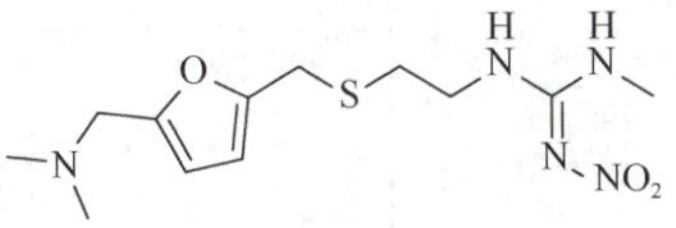

雷尼替丁

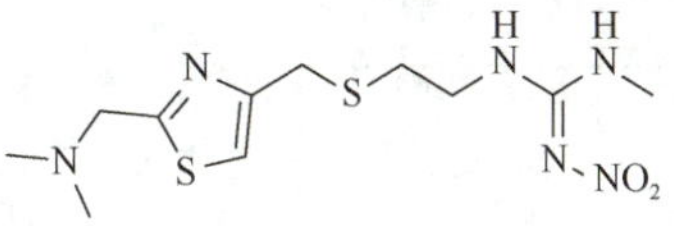

尼扎替丁

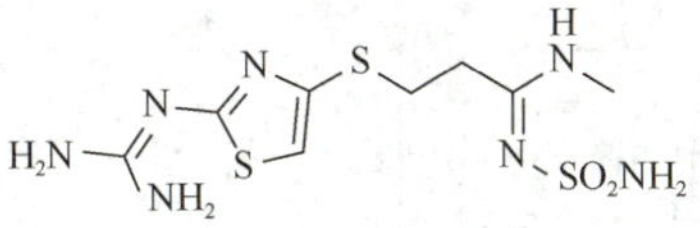

法莫替丁

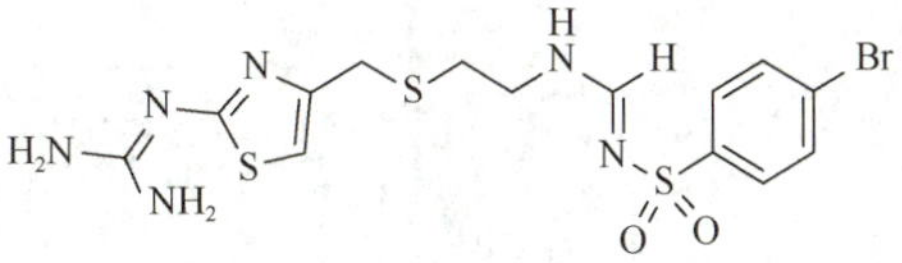

乙溴替丁

在西咪替丁、雷尼替丁基础上，又开发上市了哌啶甲苯醚类的 H_2 受体拮抗剂，如兰替丁（lamtidine）、罗沙替丁（roxatidine）、吡法替丁（pifatidine）、拉呋替丁（lafutidine）等。

兰替丁是强效长效的 H_2 受体拮抗剂，其哌啶相当于雷尼替丁中的二甲氨基结构，苯醚相当于呋喃环结构。兰替丁的活性是雷尼替丁的 8 倍，作用时长达 24 h。罗沙替丁属于第四代的 H_2 受体拮抗剂，属于高效长效的 H_2 受体拮抗剂，结构中含有末端羟基乙酰胺基，活性是雷尼替丁的 2 倍，生物利用度在 90% 以上，临床上用其乙酸酯前药，称为醋酸罗沙替丁（roxatidine acetate），其作用迅速，不良反应少。拉呋替丁是一种以吡啶替换苯环所得新的醚类 H_2 受体拮抗剂，2000 年首先在日本批准上市，用于胃溃疡、十二指肠溃疡和胃炎，对胃黏膜有保护作用，作用时间长。

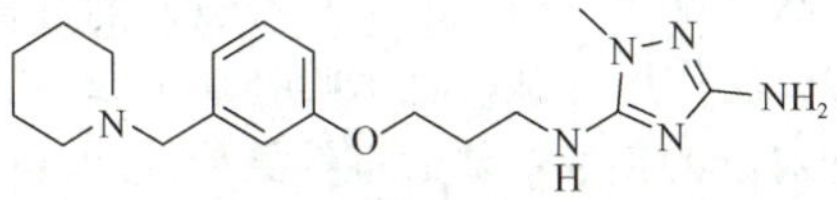

兰替丁

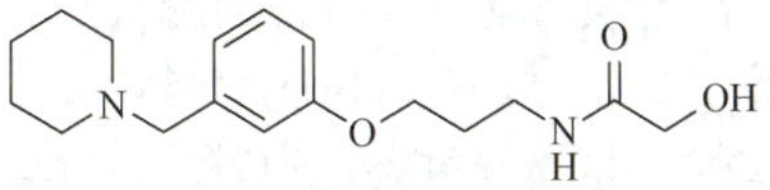

罗沙替丁

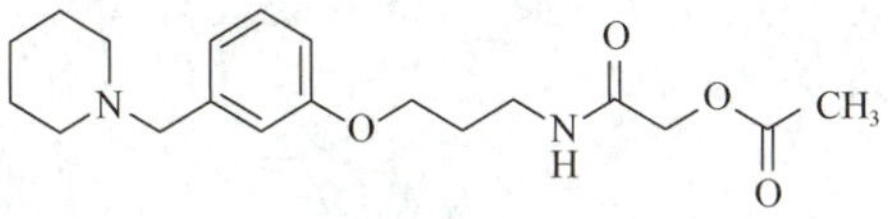

醋酸罗沙替丁

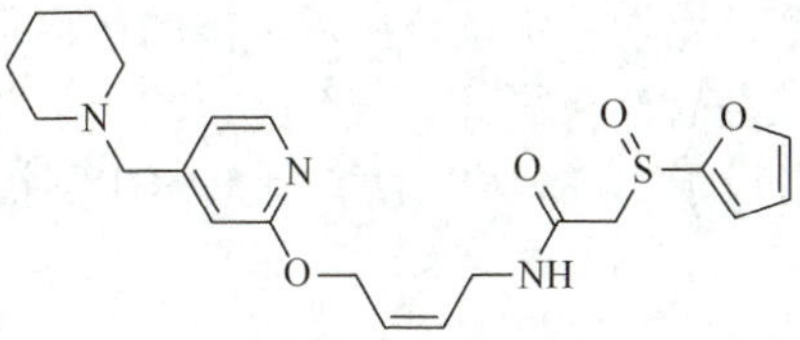

拉呋替丁

在西咪替丁的结构基础上，以刚性芳环替换柔性链，与氢键键合的极性基团相连，达到限制构象的目的，因而获得了一类二芳基的 H_2 受体拮抗剂，如唑替丁（zaltidine）、咪芬替丁（mifentidine）、必芬替丁（bisfentidine）。该类二芳基的 H_2 受体拮抗剂其抗胃酸分泌的作用与法莫替丁相当。

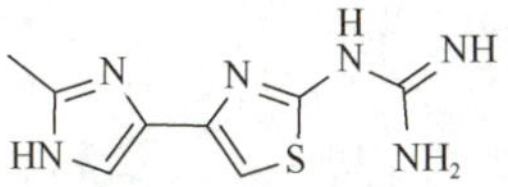

唑替丁

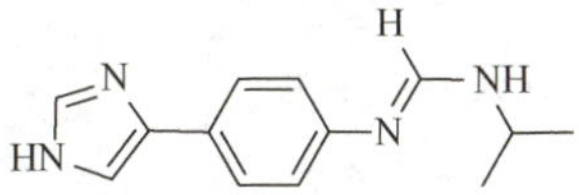

咪芬替丁

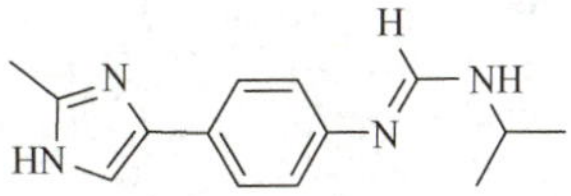

必芬替丁

（二）H_2 受体拮抗剂的构效关系

总结 H_2 受体拮抗剂的构效信息，通常具有如下基本结构和构效关系（图 25.8）。

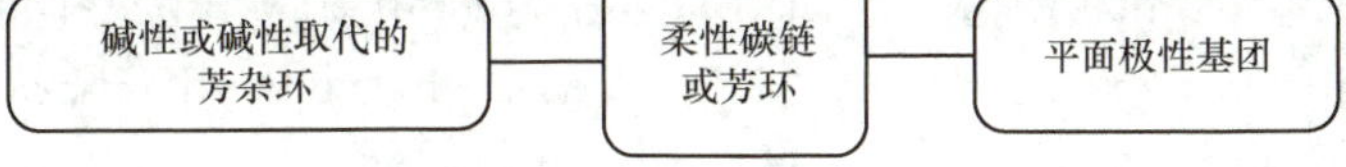

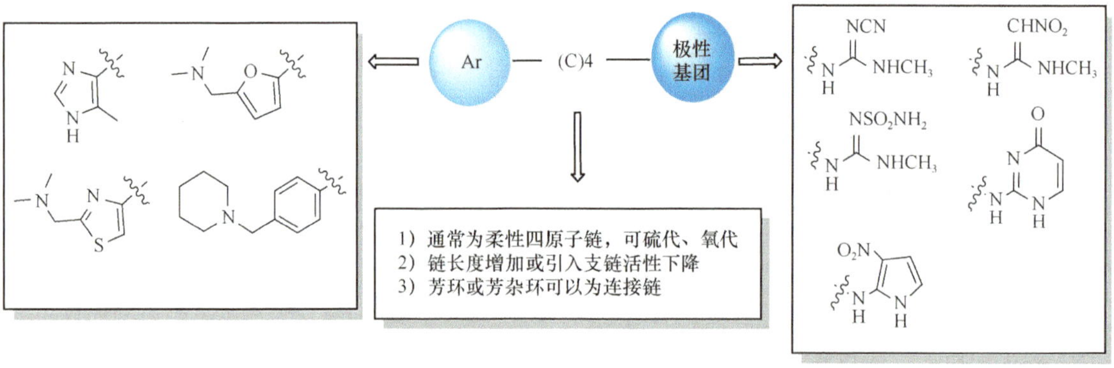

图 25.8　H_2 受体拮抗剂的构效关系

二、质子泵抑制剂

（一）质子泵抑制剂的发展

除了组胺外，H^+,K^+-ATP 酶也是胃酸分泌的一个重要环节。H^+,K^+-ATP 酶位于胃壁细胞上，能与 K^+交换并将细胞内 H^+主动泵出以分泌胃酸。因此，质子泵可成为抗胃酸分泌的药物靶点。1972 年，在研究吡啶硫代乙酰胺的抗病毒作用时，发现该化合物能抑制胃酸分泌，但肝毒性较大，随后用硫醚替换可能存在毒性的硫代酰胺基团，得到咪唑衍生物 H7767，具有较好的抗胃酸分泌作用，硫醚在体内易被氧化成亚砜结构，其抑制胃酸分泌作用更强，将咪唑替换为苯并咪唑，得到替莫拉唑（timoprazole）。但替莫拉唑会抑制甲状腺对碘的摄取，随后继续结构改造，得到吡考拉唑（picoprazole），对质子泵具有抑制作用，无直接的 H_2 受体拮抗作用。吡考拉唑的结构中含有芳酸酯，化学稳定性差，进一步的结构优化用甲氧基替换芳酸酯，并在吡唑环上引入了间二甲基和甲氧基后，获得了第一个上市的质子泵抑制剂类药物奥美拉唑（omeprazole）。奥美拉唑的研发成功开辟了 H^+,K^+-ATP 酶抑制剂的研发新领域（图 25.9）。

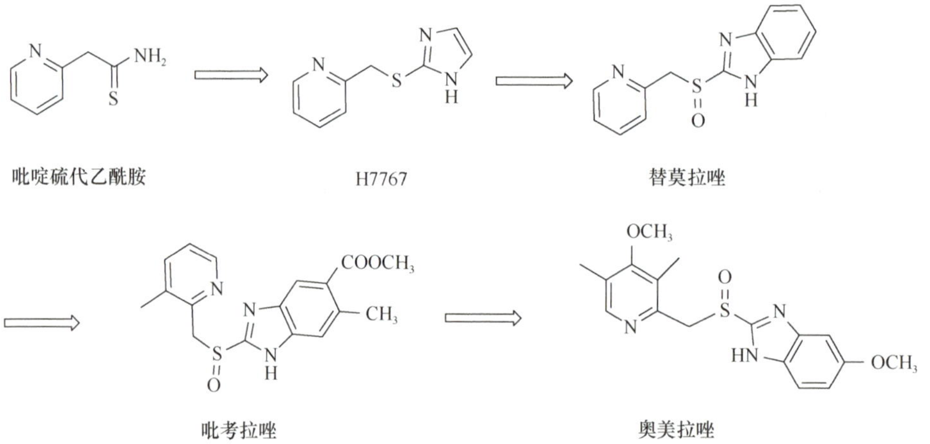

图 25.9　质子泵抑制剂的发现历程

奥美拉唑（Omeprazole）

化学名：5-甲氧基-2-[[(4-甲氧基-3,5-二甲基-2-吡啶基) 甲基] 亚硫酰基]-1*H*-苯并咪唑

5-methoxyl-2-[[(4-methoxy-3,5-dimethyl-2-pyridinyl)methyl]sulfinyl]-1*H*-benzodiazole

分子式：$C_{17}H_{19}N_3O_3S$

分子量：345.42

熔点：156℃

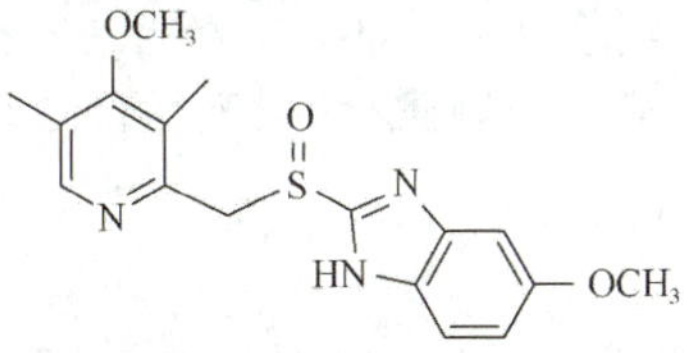

水溶性：不溶于水

pK_a=9.29

lg P=2.23

奥美拉唑于 1987 年获批上市，是首个上市的质子泵抑制剂，在胃溃疡治疗方面发挥了重要作用。主要用于治疗胃溃疡和十二指肠溃疡、反流性食管炎、佐林格-埃利森综合征（Zollinger-Ellison syndrome）、消化道出血、幽门螺杆菌感染等。该药主要通过抑制 H^+,K^+-ATP 酶，进而抑制胃酸分泌。

奥美拉唑口服经小肠迅速吸收，单次给药生物利用度约 35%，多次给药生物利用度可达 60%；血浆蛋白结合率为 95%～96%；半衰期为 1～1.2 h；表观分布容积约为 0.3 L/kg。该药不易透过血脑屏障，但能通过胎盘屏障。该药主要在肝脏中代谢，72%～80% 代谢产物经肾脏排泄，18%～23% 代谢物由胆汁分泌随粪便排出。在口服条件下，该药在大鼠和小鼠体内的 LD_{50} 分别为 2210 mg/kg 和 4000 mg/kg。

本品经 CYP 氧化酶系统催化而迅速氧化代谢，主要代谢产物有 5-羟甲基奥美拉唑（M6），奥美拉唑砜（M7），5-羟甲基奥美拉唑砜（M8）等（图 25.10）。

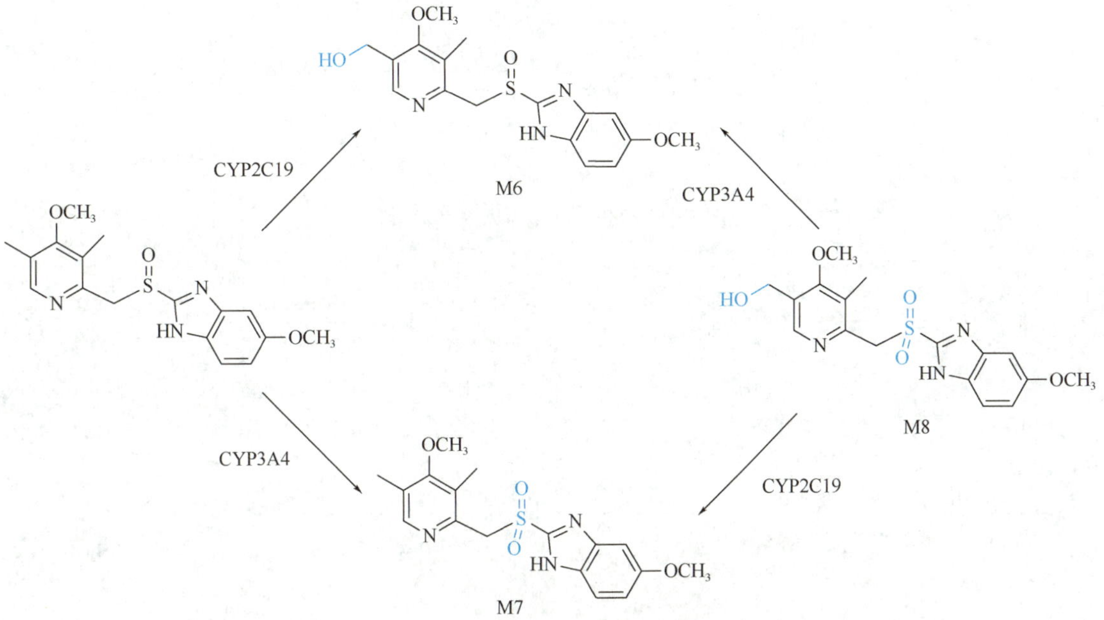

图 25.10 奥美拉唑的体内代谢过程

奥美拉唑呈弱碱性，在体外无活性，进入胃壁细胞后，在酸性环境下，H^+与苯并咪唑环结合，在邻近吡啶环的作用下，发生分子内的亲核反应，经斯迈尔斯重排（Smiles rearrangement），转化成不易透膜的活性代谢物次磺酸（sulfenic acid）（M9）和次磺酰胺（sulfenamide）（M10），然后再与 H^+,K^+-ATP 酶的 Cys813 和 Cys892 的巯基发生共价结合，形成二硫化合物（M11），阻断质子泵分泌 H^+。所以奥美拉唑属于不可逆抑制剂，形式上是次磺酸、次磺酰胺两种活性产物的前药，对 H^+,K^+-ATP 酶作用的胃酸分泌具有专一性。体内生成的次磺酰胺还可以在碱性条件下经斯迈尔斯重排得到硫醚化合物，在肝脏中还可再次被氧化成奥美拉唑，形成奥美拉唑的体内循环过程。而次磺酰胺本身极性太大，无法吸收，不能直接成药（图 25.11）。

奥美拉唑的合成方法是以 3,5-二甲基吡啶（Ⅲ-1）为起始原料，经甲基化得到 2,3,5-三甲基吡啶（Ⅲ-2）、氧化得到 2,3,5-三甲基吡啶氧化物（Ⅲ-3）、硝酸条件下硝化得到 2,3,5-三甲基-4-硝基吡啶氧化物（Ⅲ-4）、甲氧基取代得到 2,3,5-三甲基-4-甲氧基吡啶氧化物（Ⅲ-5）、乙酸酐溶剂中重排得到 3,5-三甲基-4-甲氧基吡啶-2-羟甲基乙酸酯（Ⅲ-6）、水解得到 2-羟甲基-3,5-二甲基-4-甲氧基吡啶（Ⅲ-7），经过二氯亚砜得到2-氯甲基-3,5-二甲基-4-甲氧基吡啶（Ⅲ-8），然后与2-巯基-5-甲氧基苯并咪唑缩合得到硫醚中间体（Ⅲ-9），经*m*-CPBA氧化制得（图25.12）。

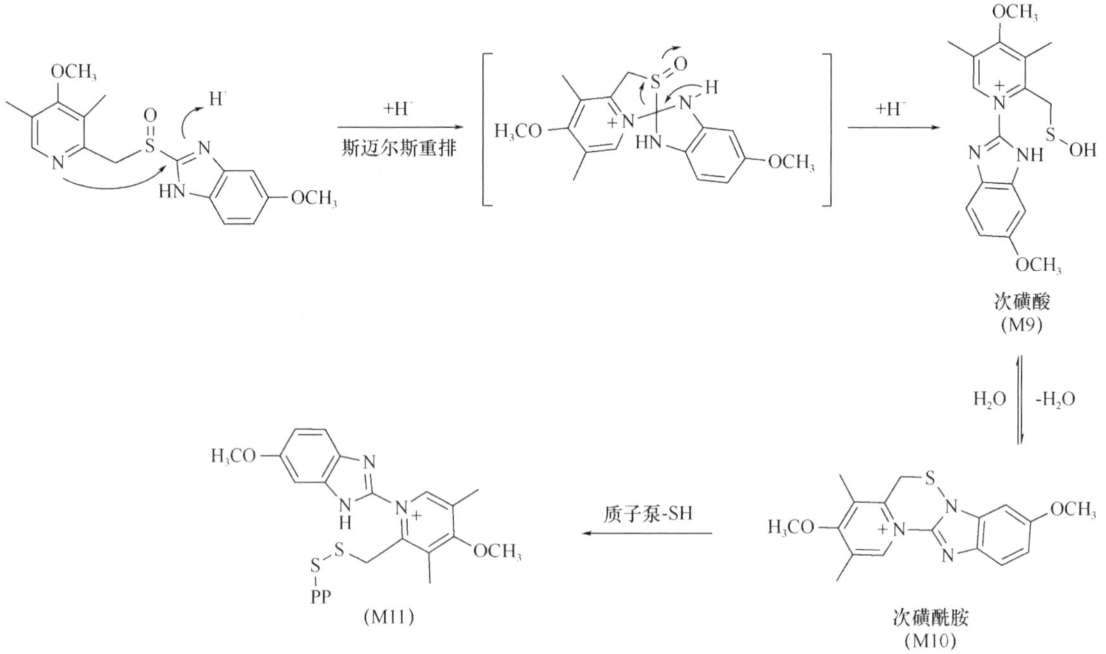

图25.11　奥美拉唑的体内循环过程

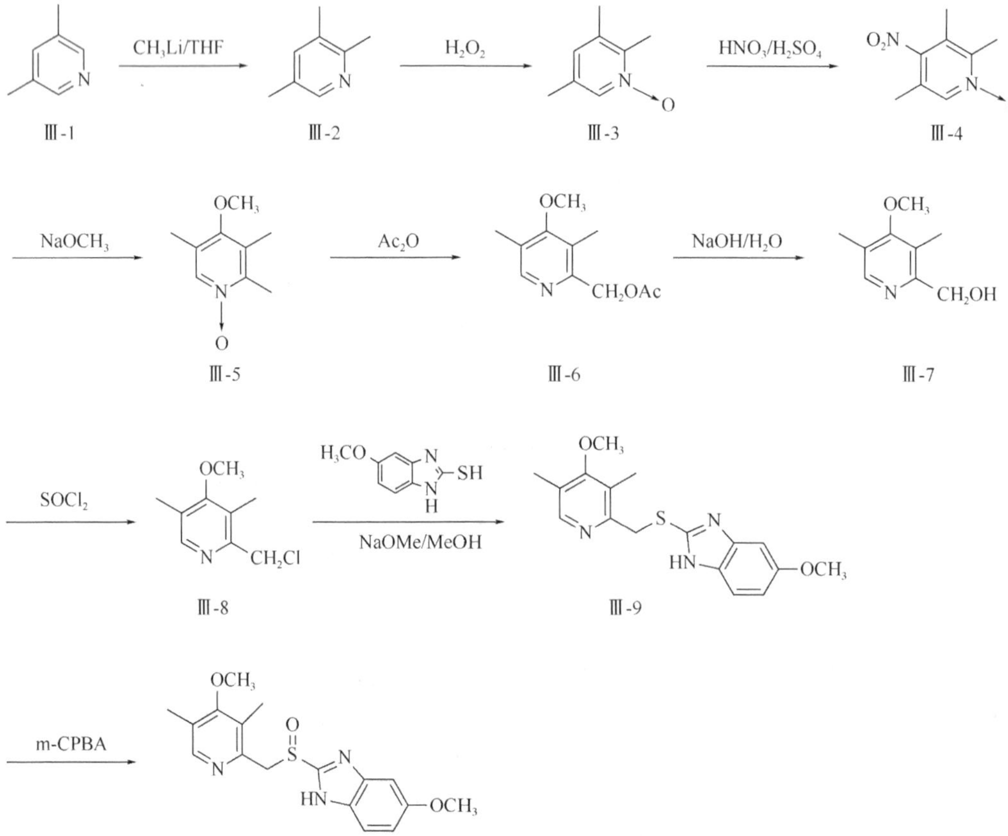

图25.12　奥美拉唑的合成方法

在奥美拉唑的基础上，先后陆续开发上市了兰索拉唑（lansoprazole）、泮托拉唑（pantoprazole）、雷贝拉唑（rabeprazole）、艾普拉唑（ilaprazole）、艾司奥美拉唑（esomeprazole）等质子泵抑制剂。

兰索拉唑于1991年上市，在吡啶结构中引入含氟烷氧基，抗酸活性与奥美拉唑相似，稳定性和口服生物利用度更优，抗幽门螺杆菌作用更强。泮托拉唑于1994年上市，在苯并咪唑环上引入二氟甲氧基，其对胃壁细胞的选择性优于兰索拉唑，稳定性好，生物利用度比奥美拉唑更高。雷贝拉唑于1997年上市，能快速有效抑制胃酸分泌，作用时间较短。艾普拉唑已在中国和韩国上市，是强效的质子泵抑制剂，抑制胃酸的效果非常强。奥美拉唑结构中的亚磺酰基具有手性，临床中使用其外消旋体。艾司奥美拉唑是奥美拉唑的 *S*-异构体，于2000年上市，其在体内不易被肝脏代谢，受CYP影响较小，首过效应较小，代谢较慢，生物利用度更高，抑酸作用比奥美拉唑强。

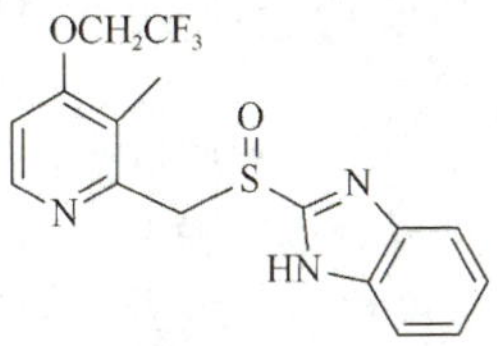
兰索拉唑

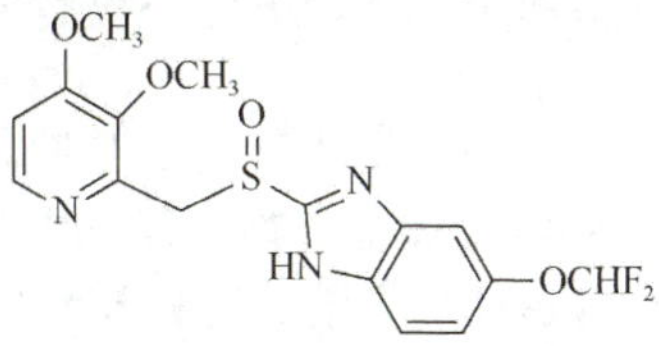
泮托拉唑

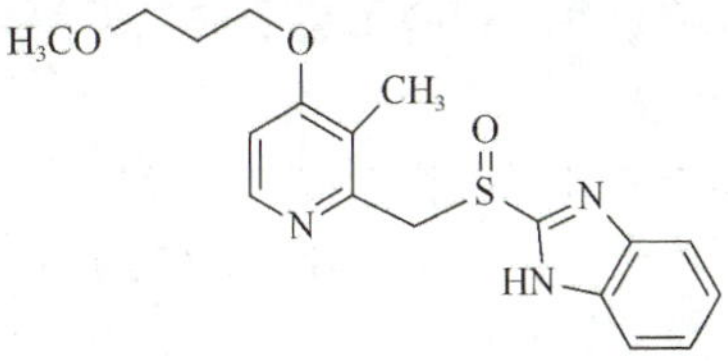
雷贝拉唑

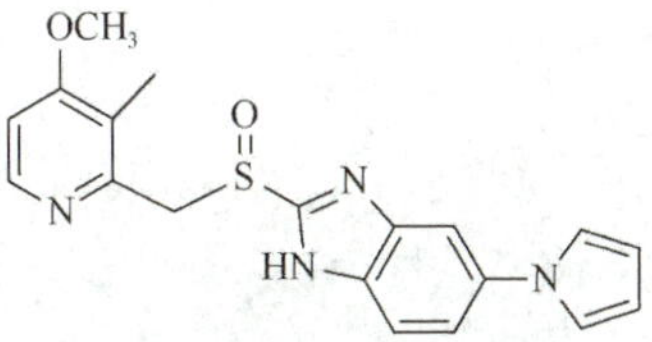
艾普拉唑

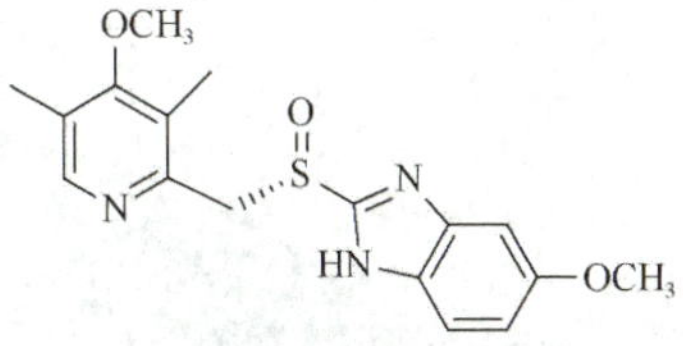
艾司奥美拉唑

（二）质子泵抑制剂的构效关系

质子泵抑制剂通常具有以下基本结构和构效关系，总结如下（图25.13）。

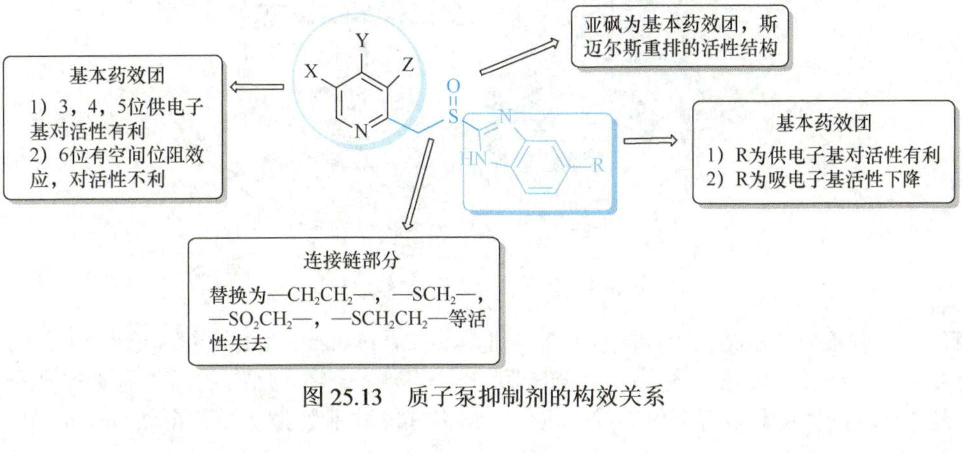

图25.13　质子泵抑制剂的构效关系

（辛敏行）

第二十六章　甾体激素药物

甾体激素（steroid hormone），又称类固醇激素，是以环戊烷并多氢菲为基本母核的药物，在维持生命、免疫调节、疾病治疗和生育控制等方面具有至关重要的作用。甾体激素的发现源于对哺乳动物内分泌系统的研究，是哺乳动物体内产生的一类调节机体的重要内源活性物质。20 世纪 30～40 年代，雌二醇（estradiol）、睾酮（testosterone）、皮质酮（corticosterone）等甾体激素被相继提取发现，为此类药物的发展奠定了基础。18-甲基炔诺孕酮的全合成是甾体药物发展过程中的里程碑事件，摆脱了完全依靠天然来源的限制，开创了甾体药物合成的新局面，自此甾体药物得以快速发展。

甾体激素的作用机制与基因表达密切相关。甾体激素属于脂溶性小分子，一般通过扩散或载体转运进入靶细胞，并与受体结合形成激素-受体复合物，复合物变构后可以透过核膜（图 26.1）。甾体激素进入细胞核后，与核内受体结合形成复合物，这种复合物结合于染色质非组蛋白的特异位点，干扰 DNA 的转录过程，进一步影响 mRNA 的合成，最终诱导或减少蛋白质的合成，从而发挥生物效应。一种甾体激素可影响几千个蛋白质分子的生成，从而实现激素的放大效应。

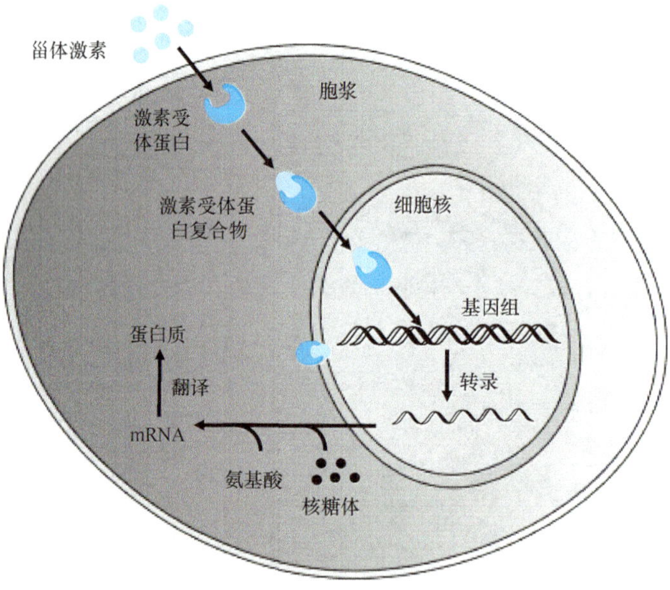

图 26.1　甾体激素药物的作用机制

甾体激素母核的基本结构为环戊烷并多氢菲（甾烷，gonane），由 3 个六元环（A、B、C 环）和 1 个五元环（D 环）组成（图 26.2），属于四环脂烃类化合物。所有的甾体激素都具有甾烷结构，只是取代基的数量和位置有所差异。按化学结构可将甾体激素分为雌甾烷（estrane）、雄甾烷

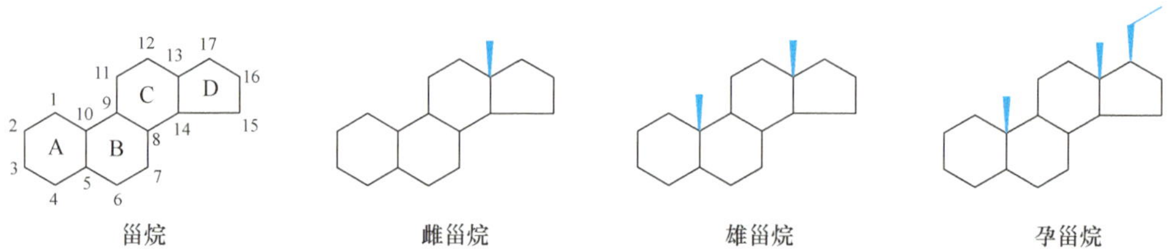

图 26.2　甾体激素的基本结构

（androstane）和孕甾烷（pregnane）。雌甾烷在甾烷C13位连有一个甲基，也被称为角甲基；雄甾烷在C10和C13位各连有一个角甲基；而孕甾烷在C10、C13位各连有一个角甲基，且在C17位上连有一个乙基（图26.2）。

甾烷的结构中含有6个手性碳原子，分别位于C5、C8、C9、C10、C13和C14位；当C17位被取代（如孕甾烷）时，产生一个新的手性中心。理论上甾体激素的四个脂环有多种稠合方式，但在天然甾体激素中，B环与C环总是反式稠合，C环与D环也几乎都是反式稠合（除强心苷元是顺式稠合外），而A环与B环的稠合可反式也可顺式，所以天然甾体激素通常以两种立体异构体存在。甾体骨架化合物命名中，取代基在环平面下用“a”表示，结构式中用虚线表示；在环平面上的取代基则用“b”表示，结构式中用实线表示。因此，A环与B环为顺式稠合（即A/B顺）时，甾烷C5位氢原子与C10位角甲基均在环平面上，均属于b构型，用实线表示；A环与B环为反式稠合（即A/B反）时，C5位氢原子与C10位角甲基在环平面异侧，分别是5a-H和10b-角甲基构型，其中5a-H用虚线表示、10b-角甲基用实线表示（图26.3）。甾烷的六元环一般以椅式构象存在，五元环则以半椅式构象存在。

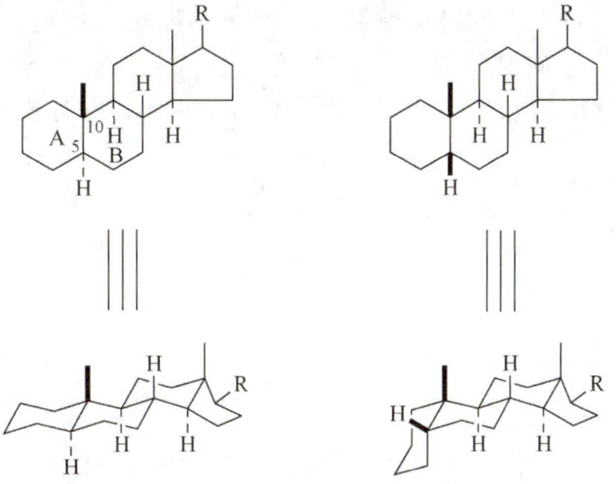

图26.3　甾体激素的两种基本构型

第一节　雌激素与雌激素受体调节剂

雌激素（estrogen），又称卵泡激素（follicular hormone），是一种主要的女性激素（男性也可少量分泌），可以维持女性第二性征，促进性器官的成熟。雌激素对于心血管系统和骨骼的发育也具有调节作用，临床上主要用于治疗性周期障碍、骨质疏松症、动脉硬化、绝经期综合征、乳腺癌等疾病。

雌激素是最早发现的甾体激素，首次于19世纪被发现，并于20世纪迅速发展。1942年，研究人员从怀孕母马的尿液中提取出结合雌激素倍美力（premarin），并尝试临床口服倍美力来取代人体分泌的雌激素，这也是天然雌激素第一次应用于临床治疗，极大促进了此类药物的发展。此后，合成雌激素炔雌醇（乙炔雌二醇，ethinylestradiol）、己烯雌酚（diethylstilbesterol）也于1937年和1938年相继问世。目前雌激素类药物主要分为两类：甾体雌激素和非甾体雌激素。

性激素的“中国发展史”

人们普遍认为性激素的发现与开发始于20世纪中期，事实上早在一千多年前，我国就已发现了性激素的影子。公元前2世纪，人们在尿液中提取出性激素晶体，由于其外观像秋天的白霜，因此将其命名为“秋石”。公元前25年，道家的实验与研究遭到当时高级官员顾云（音译）的反对，他抨击炼金术和炼丹术的言论也被记录于当时的正史中。他的阐述如下，道家说，熔化朱砂，就可将其变成黄金，并说，利用暗色泥状（即浓缩的）的尿液，就可将其制成一种硬的、白色冰状（结晶）物质。唐代诗人白居易曾经写过一首名为《思旧》的诗，其中谈到了他的朋友（大诗人元慎），元慎炼“秋石”这种药，并且亲自试药，因而在年轻时就突然去世。几个世纪之后，文献中开始出现了有关“秋石”药物制法的确切记载。据我们所知，中国这种制法最早的资料刊录在《经验方》一书中，该书印于公元1025年。自此至公元1833年，在39种不同的书籍中都记载了有关从尿液中获得性激素和垂体激素的资料，具体的提取方法不下10种。这些激素采用大规模的生产方式，每一批需要多至数百升的人尿，最后制得成千上万剂的药品以供医用。当然，有关古代中国人提取性激素的研究目前仍有些难以解答的问题。例如，从没有人试图重复文献中所描述的详细制取过程，以证实是否的确能够从尿液中获得成品。但毋庸置疑的是，中国人真正地开创了内分泌科学。

一、甾体雌激素药物

天然的甾体雌激素主要包括卵巢或卵泡分泌的雌二醇（estradiol）、雌酮（estrone）及胎盘分泌的雌三醇（estriol）等；合成类甾体雌激素主要包括炔雌醇（ethinylestradiol）、尼尔雌醇（nilestriol）、戊酸雌二醇（estradiol valerate）和普罗雌烯（promestriene）等（图 26.4）。

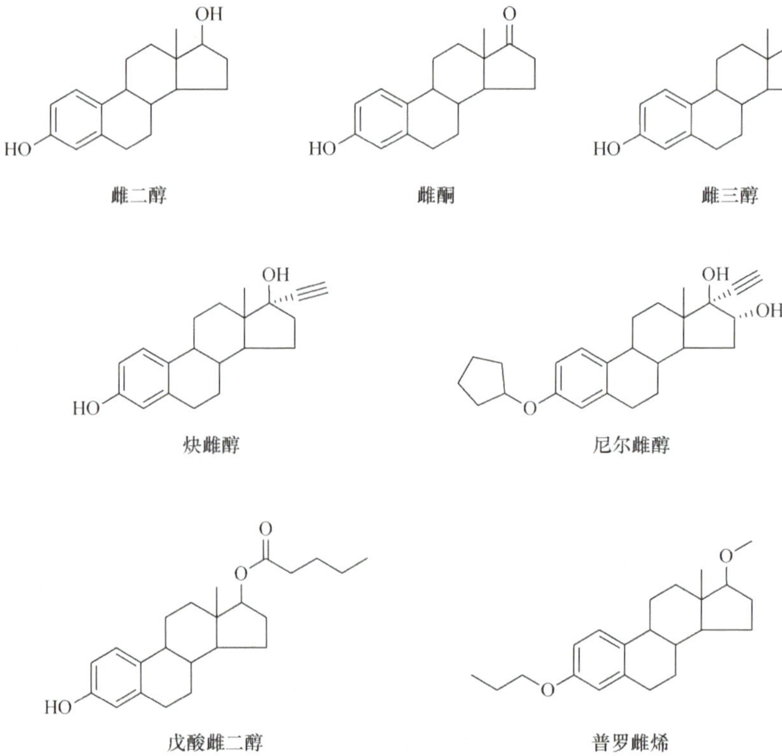

图 26.4　代表性甾体雌激素药物

雌二醇（Estradiol）

化学名：雌甾-1,3,5(10)-三烯-3,17β-二醇

estra-1,3,5(10)-trien-3,17β-diol

分子式：$C_{18}H_{24}O_2$

分子量：272.39

熔点：175～180℃

水溶性：不溶于水

$pK_a=10.46$

$\lg P=4.01$

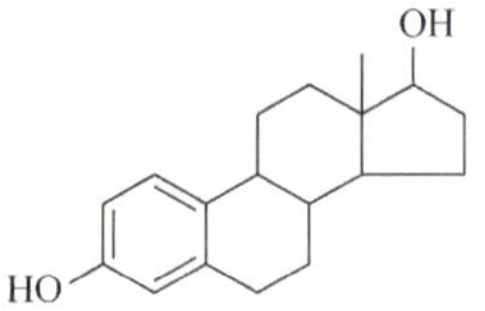

雌二醇，是一种甾体雌激素，临床用于治疗绝经引起的阴道萎缩、低雌激素症、乳腺癌、雄激素依赖性的前列腺癌等疾病，以及预防骨质疏松，还可与其他激素类药物合用，作为口服避孕药使用。雌二醇也存在一些副作用，如增加心血管负担，形成血栓，造成脑卒中，因此上述疾病患者应慎用此药。

雌二醇通过与雌激素受体结合发挥作用，主要与雌激素受体（estrogen receptor）α 亚基（ERα）和 β 亚基（ERβ）结合，进入靶细胞的细胞核，调节基因转录，诱导 mRNA 的合成，产生特异性蛋白质，以发挥相应的生理活性。

由于首过效应，雌二醇在进入体循环之前会被迅速分解，因此口服生物利用度较低，仅为 2%～10%，所以常以注射剂、透皮剂、栓剂形式使用。雌二醇的血浆蛋白结合率＞95%；半衰期因给药途径而异，为 1～12 h。在口服条件下，其在大鼠内的 LD_{50} 约为 960 mg/kg。

雌二醇的代谢主要发生在肝脏和肠道，在肝脏经肝细胞色素酶 CYP3A4 和 CYP1A2 代谢生成活性物质雌酮（estrone，M1）和雌三醇（estriol，M2），与硫酸盐（M3）或葡糖醛酸（M4）结合后灭活，经尿液排出。雌酮、雌二醇和雌三醇三者可以相互转化，过程如图 26.5 所示。

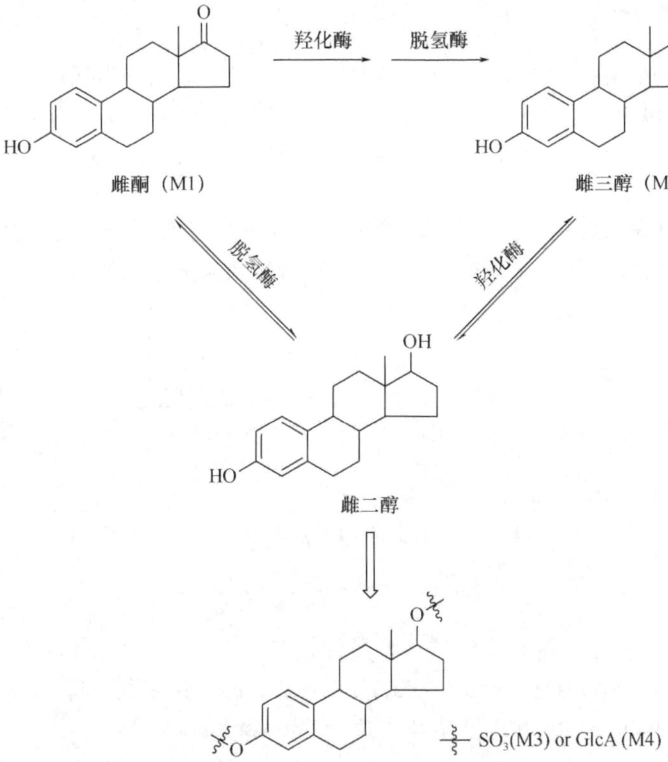

图 26.5 雌二醇的体内代谢过程

戊酸雌二醇（Estradiol Valerate）

化学名：3-羟基雌甾-1,3,5(10)-三烯-17*β*-醇-17-戊酸酯

3-hytroxyestra-1,3,5(10)-trien-17*β*-ol-17-valerate

分子式：$C_{23}H_{32}O_3$

分子量：356.51

熔点：145～150℃

水溶性：几乎不溶于水

pK_a=10.25

lg P=5.28

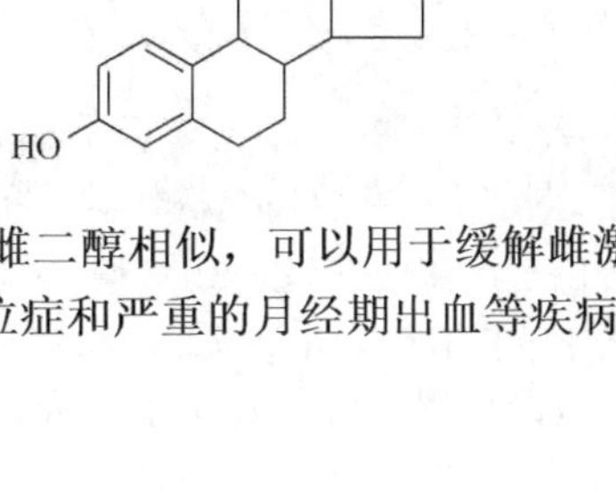

戊酸雌二醇是一种雌二醇的前体，作用与雌二醇相似，可以用于缓解雌激素缺乏症状，也可以与其他激素药物联合使用来治疗子宫内膜异位症和严重的月经期出血等疾病。该药于 1983 年在中国获批用于雌激素缺乏综合征。

该药由雌二醇酯化而来，脂溶性高，生物利用度提高，口服后血药浓度约 6 h 达到峰值，半衰期为 12～20 h，是一种长效制剂。该药进入体内后酯键被水解，释放出雌二醇发挥治疗作用，主要由肝脏 CYP 代谢，以葡糖醛酸结合物或硫酸盐结合物的形式随尿液排出体外。

普罗雌烯（Promestriene）

化学名：3-丙氧基-17*β*-甲氧基-1,3,5,(10)-雌甾三烯

3-propoxy-17*β*-methoxy-1,3,5(10)-estratriene

分子式：$C_{22}H_{32}O_2$

分子量：328.49

熔点：64～66℃

lg *P*=5.61

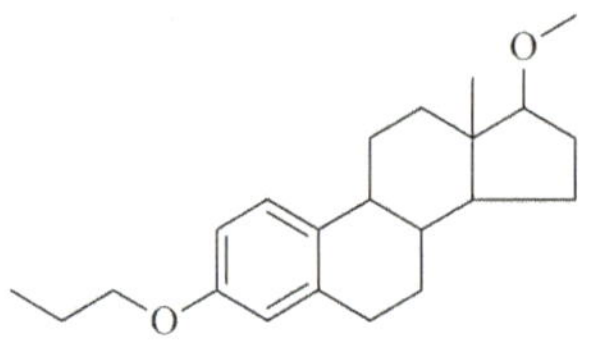

普罗雌烯是一种合成类甾体雌激素，于 1977 年获批上市，临床上常用于治疗外阴萎缩或用于外阴手术后加速伤口愈合；也可用于治疗皮肤疾病，如痤疮、脂溢性皮炎等。该药主要以胶囊、栓剂、乳膏的形式使用，属于阴道局部用药，因此不会对其他器官造成损伤，不良反应较小，临床使用安全性高。

普罗雌烯的合成是以雌二醇（Ⅰ-1）为起始原料，在甲醇钠存在下与正溴丙烷反应生成雌二醇丙基醚（Ⅰ-2），然后在钠氢存在下与硫酸二甲酯反应制得该药（图 26.6）。

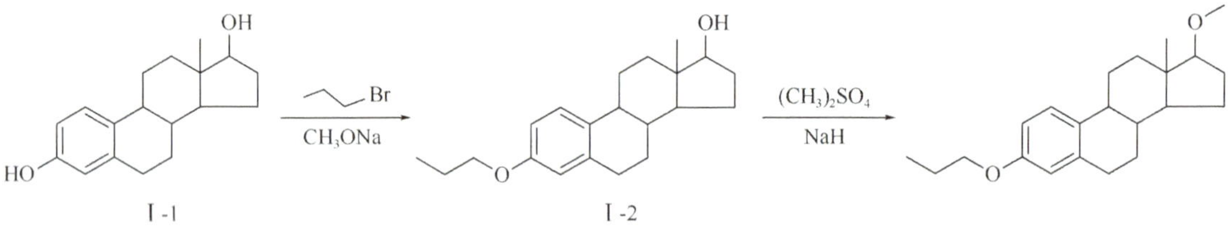

图 26.6 普罗雌烯的合成路线

二、非甾体雌激素药物

与其他几种甾体激素相比，雌激素的结构特异性较差，许多不具有甾体母核的化合物也显示出雌激素活性。非甾体雌激素药物（nonsteroidal estrogen drug）主要是二苯乙烯类化合物，代表性药物包括己烯雌酚（diethylstilbestrol）、氯苯乙烯（chlorostyrene）等。

己烯雌酚（Diethylstilbestrol）

化学名：(*E*)-4,4'-(1,2-二乙基-1,2-亚乙烯基) 双苯酚

(*E*)-4,4'-(1,2-diethyl-1,2-vinylidene)disphenol

分子式：$C_{18}H_{20}O_2$

分子量：268.36

熔点：169～172℃

水溶性：几乎不溶于水

pK_a=8.63

lg *P*=5.07

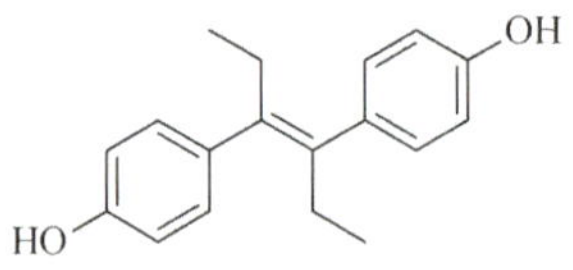

己烯雌酚是一种人工合成的二苯乙烯类非甾体雌激素，可以促进子宫、输卵管的生长发育，维持女性的第二性征。临床上用于补充机体缺乏的雌激素，治疗乳腺癌、前列腺癌等疾病，也可以预防流产和早产。由于严重不良反应如致畸、致癌等，该药已在大多数国家停产。

己烯雌酚存在顺反异构体（图 26.7），反式活性更强而顺式无活性。这是由于反式异构体的结构与雌二醇相似，可以作用于雌二醇受体，从而发挥作用，而其顺式异构体不存在这种活性。

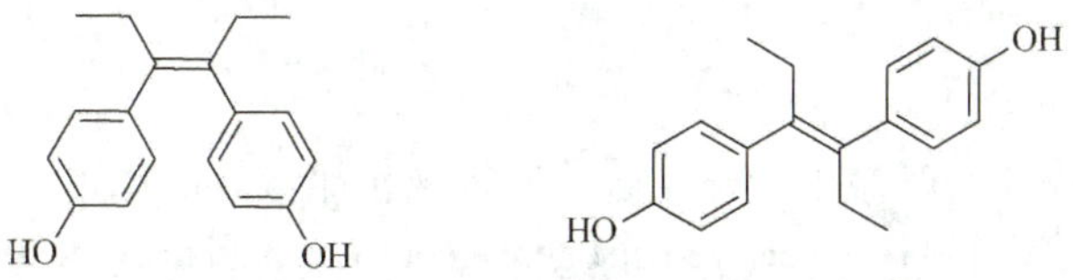

顺式异构体　　反式异构体

图 26.7　己烯雌酚的顺式与反式异构体

己烯雌酚主要通过对一系列血清蛋白和激素的调节发挥治疗作用。该药首先与雌激素受体结合，然后扩散到靶细胞中。靶细胞广泛分布于生殖道、乳腺、下丘脑和垂体等部位，结合后可促进下游性激素结合球蛋白（sex hormone binding globulin，SHBG）、甲状腺结合球蛋白（thyroid-binding globulin，TBG）和其他血清蛋白合成增加，同时抑制促卵泡激素（follicle-stimulating hormone，FSH）的合成，并减少促性腺激素释放激素（gonadotropin-releasing hormone，GnRH）的分泌。

己烯雌酚口服吸收迅速，生物利用度较高；血浆蛋白结合率＞95%；半衰期约为 24 h。在口服条件下，其在小鼠和大鼠内的 LD_{50} 均＞3000 mg/kg。该药不易被肝破坏，因此大多以片剂形式使用，具体的代谢机制尚不清楚。

己烯雌酚的合成是以 4-甲氧基苯甲醛（Ⅰ-3）为起始原料，在氰化钾的作用下经安息香缩合，所得化合物（Ⅰ-4）通过锌粉还原去除羟基（Ⅰ-5），然后依次在乙醇钠的作用下进行乙基化（Ⅰ-6），然后通过格氏试剂加成反应（Ⅰ-7）、加热脱水（Ⅰ-8）和碱性脱甲基制得该药（图 26.8）。

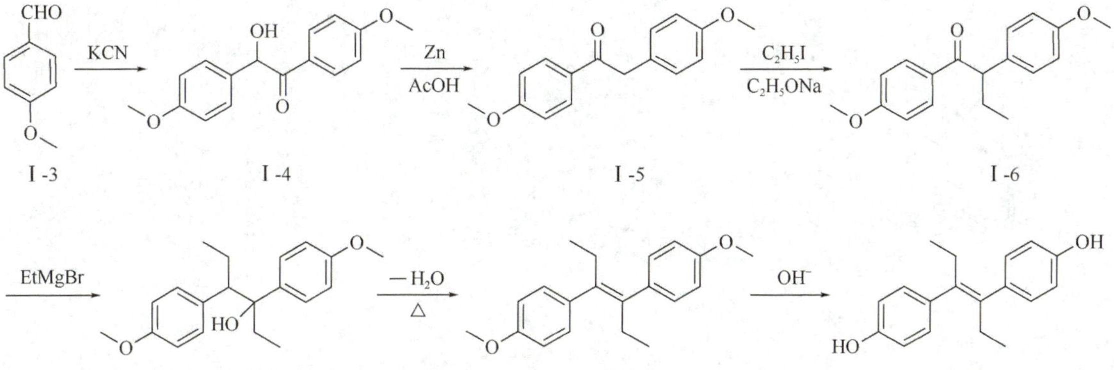

图 26.8　己烯雌酚的合成路线

己烯雌酚的不良反应

己烯雌酚是第一种人工合成的非甾体雌激素，但同时也是最早被发现在妊娠期间服用会提高胎儿患癌率的药物，具有遗传毒性。己烯雌酚被数千万女性服用，影响了三代人。己烯雌酚事件与沙利度胺事件和草药肾病事件并称“三大毒性药物反应不良事件”，在当时引起了极强的轰动。

FDA 于 1971 年 11 月下达通报，正式对孕妇禁用己烯雌酚，并强制要求所有雌激素制剂的说明书中列明己烯雌酚与癌症的相关性资料。但是在这份通报生效之前，仅美国就有约 500 万女性在妊娠期服用过己烯雌酚，且己烯雌酚还一度被作为兽用生长促进剂，用于畜禽的增肥，所以实际暴露人数可能还要更多，产生了极其严重的后果。由于己烯雌酚的滥用很大程度上源于药品监管不作为，FDA 在此后制定了非常严格的妊娠期用药体系。

三、抗雌激素药物

抗雌激素类药物能够与雌激素受体结合，发挥拮抗雌激素的作用。抗雌激素类药物主要可分为选择性雌激素受体调节剂（selective estrogen receptor modulator，SERM）和芳香化酶抑制剂（aromatase inhibitor）。

选择性雌激素受体调节剂是指能特异性活化雌激素受体，又能作为雌激素样分子抑制雌激素受体，具有双重调节作用的一类药物。临床上常用于治疗乳腺癌、骨质疏松症、绝经后综合征。也有研究表明，此类药物可以用于神经退行性等脑部疾病的治疗。代表性药物包括枸橼酸他莫昔芬（tamoxifen citrate）、氯米芬（clomifene）、氟维司群（fulvestrant）、托瑞米芬（toremifene）等。

芳香化酶是雌激素生物合成过程中的限速酶，作用于生物合成过程的最后一步，因此对于雌激素的合成具有至关重要的作用。芳香化酶抑制剂是能够抑制芳香化酶的活性或使其失活，进而抑制雌激素生成的一类药物。具体可分为甾体芳香化酶抑制剂和非甾体芳香化酶抑制剂，临床上主要用于治疗乳腺癌。代表性药物包括依西美坦（exemestane）、阿那曲唑（anastrozole）、来曲唑（letrozole）等（图 26-9）。

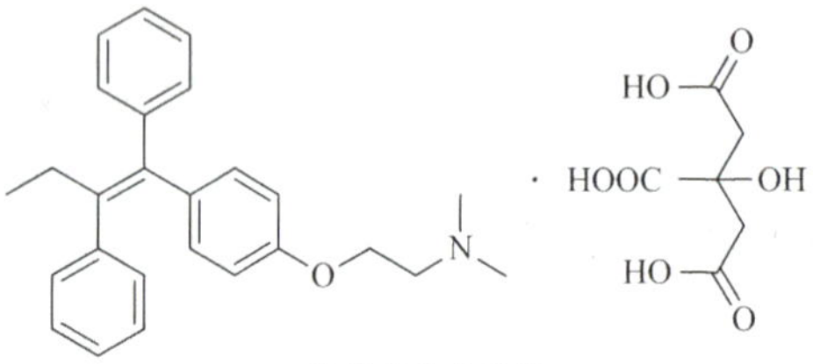

枸橼酸他莫昔芬

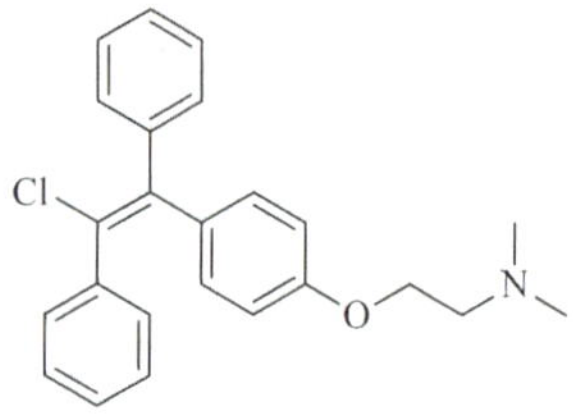

氯米芬

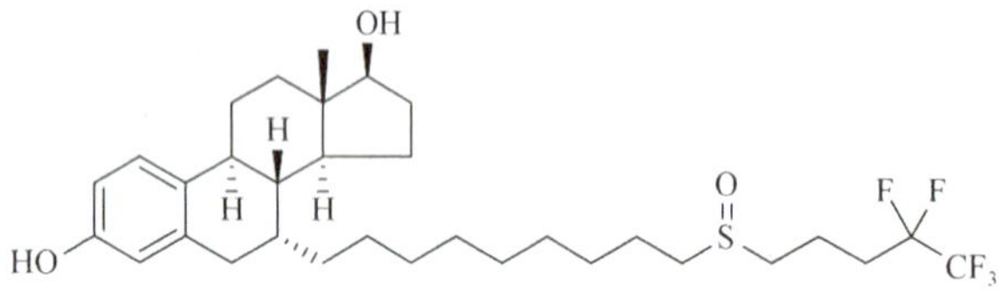

氟维司群

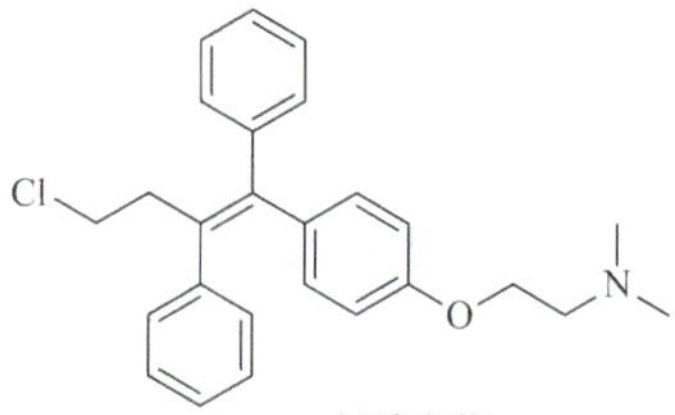

托瑞米芬

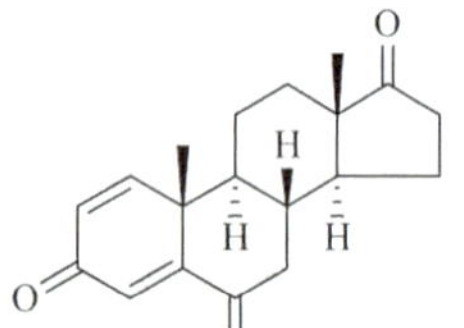

依西美坦

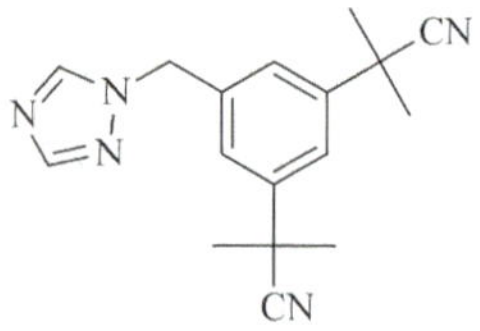

阿那曲唑

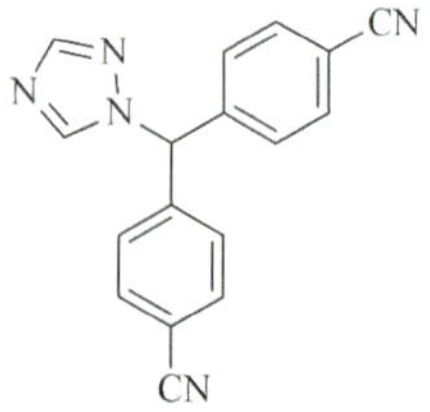

来曲唑

图 26.9　代表性抗雌激素药物

枸橼酸他莫昔芬（Tamoxifen Citrate）

化学名：(*Z*)-*N*,*N*-二甲基-2-[4-(1,2-二苯基-1-丁烯基) 苯氧基] 乙胺枸橼酸盐

(*Z*)-*N*,*N*-dimethyl-2-[4-(1,2-diphenyl-1-butenyl)phenoxy]ethylamine citrate

分子式：$C_{26}H_{29}NO \cdot C_6H_8O_7$

分子量：563.65

熔点：142～148℃

水溶性：几乎不溶于水

pK_a=8.71（预测值）

lg P=6.00

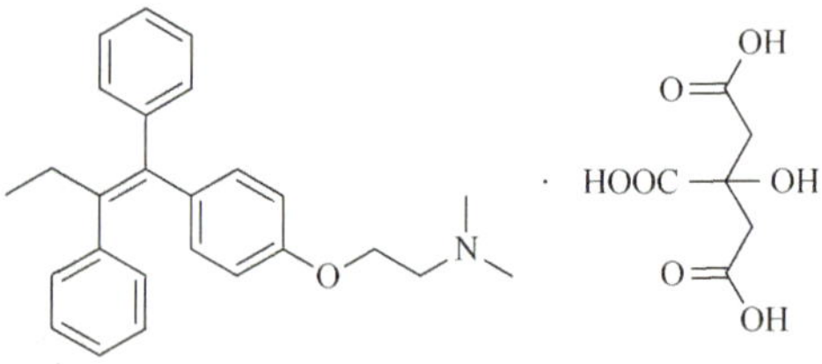

枸橼酸他莫昔芬，是一种选择性雌激素受体调节剂，于1977年获批上市，主要用于预防和治疗雌激素受体阳性乳腺癌和卵巢癌，可单独使用，也可与其他药物联合使用。过量使用他莫昔芬会导致急性神经毒性，表现为呼吸困难、震颤、失语、头晕等。

他莫昔芬可以竞争性抑制雌激素与其受体的结合，同时可以降低肿瘤特异性生长因子（tumor specific growth factor，TSGF）和胰岛素样生长因子-1（insulin-like growth factor-1，IGF-1）的水平，以及增加性激素结合球蛋白（sex hormone-binding globulin，SHBG）的水平。这些变化会导致雌激素含量的下降，进而抑制肿瘤细胞的生长；也有研究表明，他莫昔芬还可诱导癌细胞的凋亡，发挥治疗作用。

他莫昔芬口服后4～7 h达到血液峰浓度，生物利用度接近100%；血浆蛋白结合率超过98%；半衰期为5～7天；表观分布容积为50～60 L/kg。在口服条件下，其在小鼠和大鼠内的LD_{50}分别为3100 mg/kg和1190 mg/kg。他莫昔芬主要经肝脏代谢，原型药物主要随粪便排出体外，少量随尿液排出体外。

他莫昔芬在体内代谢方式多样，代谢过程主要包括羟基化、氧化、去甲基化等（图26.10）。其通过CYP酶系多种细胞色素酶去甲基化生成活性代谢产物*N*-去甲基他莫昔芬（M5），半衰期约为14天，因此可在体内持续发挥作用。*N*-去甲基他莫昔芬再通过CYP2D6进行羟基化生成4-羟基-*N*-去甲基他莫昔芬（M6）；或通过CYP3A4/5再次进行*N*-去甲基化生成*N,N*-二去甲基他莫昔芬（M7），进一步形成代谢物M8（MCF-7细胞生长的弱抑制剂），随后可与硫酸盐结合（M9）

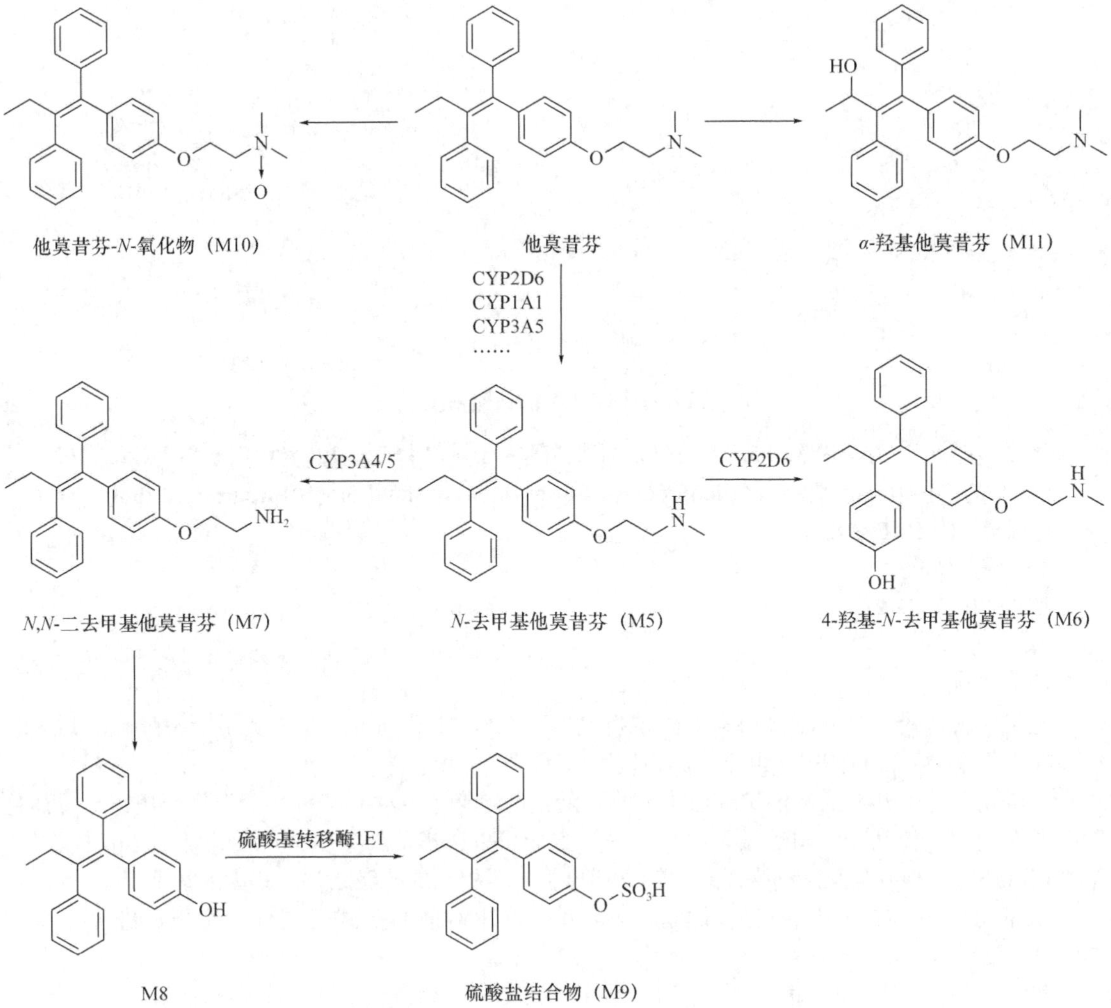

图26.10　他莫昔芬的体内代谢途径

排出体外。该药还可进行 *N*-氧化和羟基化，分别生成他莫昔芬-*N*-氧化物（M10）和 *α*-羟基他莫昔芬（M11）。

枸橼酸他莫昔芬的合成是以苯酚（Ⅰ-9）为原料，先与二氯乙烷发生亲核取代反应（Ⅰ-10），接着与 2-苯基丁酸发生酰基化反应（Ⅰ-11），然后与苯基溴化镁发生加成反应（Ⅰ-12），在酸催化下脱去一分子水（Ⅰ-13）后，再与二甲胺发生亲核取代反应生成他莫昔芬（Ⅰ-14），最后与枸橼酸成盐制得该药（图 26.11）。

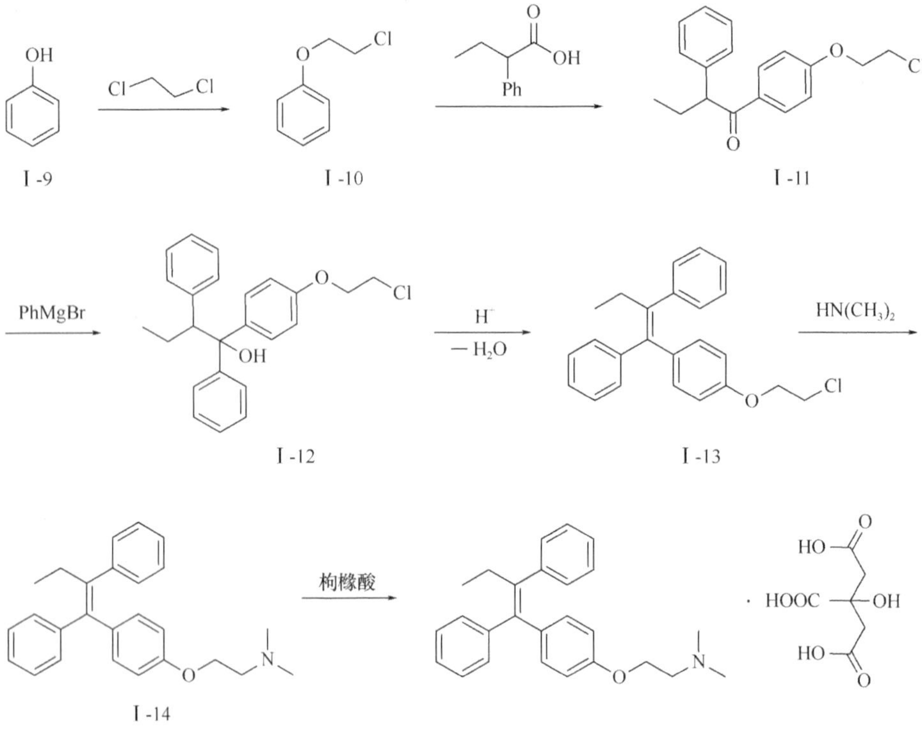

图 26.11　枸橼酸他莫昔芬的合成路线

氟维司群（Fulvestrant）

化学名：(7α,17*β*)-7-[9-(4,4,5,5,5-五氟戊亚磺酰基) 壬烷基] 雌甾-1,3,5(10)-三烯-3,17-二醇

(7α,17*β*)-7-[9-[(4,4,5,5,5-pentafluoropentyl)sulfinyl]nonyl]estra-1,3,5(10)-triene-3,17-diol

分子式：$C_{32}H_{47}F_5O_3S$

分子量：606.77

熔点：104～106℃

pK_a=10.32

lg *P*=8.90

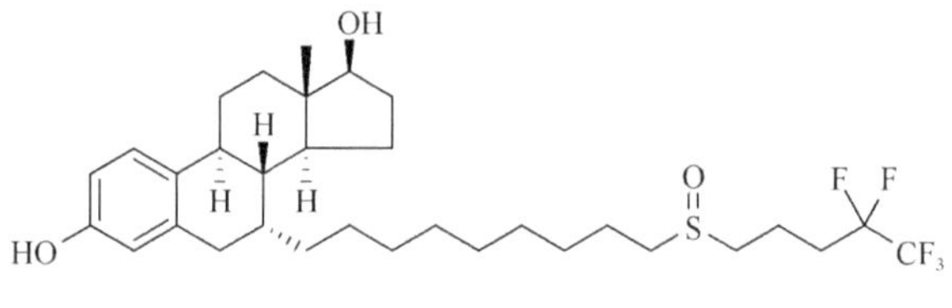

氟维司群，是一种新型雌激素受体拮抗剂，于 2002 年获批上市，主要用于治疗绝经后转移性晚期乳腺癌，可单独使用，也可与其他抗肿瘤药联合使用。

氟维司群是 17*β*-雌二醇的烷基胺类似物，通过与雌激素受体竞争性结合发挥作用，一方面抑制雌激素受体，使其无法与雌激素结合；另一方面可以降解雌激素受体，阻碍雌激素发挥作用。氟维司群还可以抑制乳腺癌细胞侵袭、转移和血管生成相关的雌激素调节基因的活性。

氟维司群的口服生物利用度较低，因此大多以注射剂的形式使用，血浆蛋白结合率可达 99%；半衰期约为 40 天；表观分布容积为 3～5 L/kg。

该药主要在肝脏中代谢，参与代谢的酶主要是 CYP3A4，代谢途径主要包括氧化、羟基化，代谢物与葡糖醛酸或硫酸盐结合后，主要从粪便排出体外，肾脏清除率低于 1%。

氟维司群的合成以 17β-羟基-雌甾-4,6-二烯-3-酮乙酸酯（Ⅰ-15）为起始原料，依次经过迈克尔加成（Ⅰ-16）、脱保护（Ⅰ-17）、乙酰化（Ⅰ-18）、芳香化（Ⅰ-19）、碱水解（Ⅰ-20）、苯甲酰化（Ⅰ-21）、甲磺酰化（Ⅰ-22）、亲核取代（Ⅰ-23）、氧化及碱水解反应制得该药（图 26.12）。

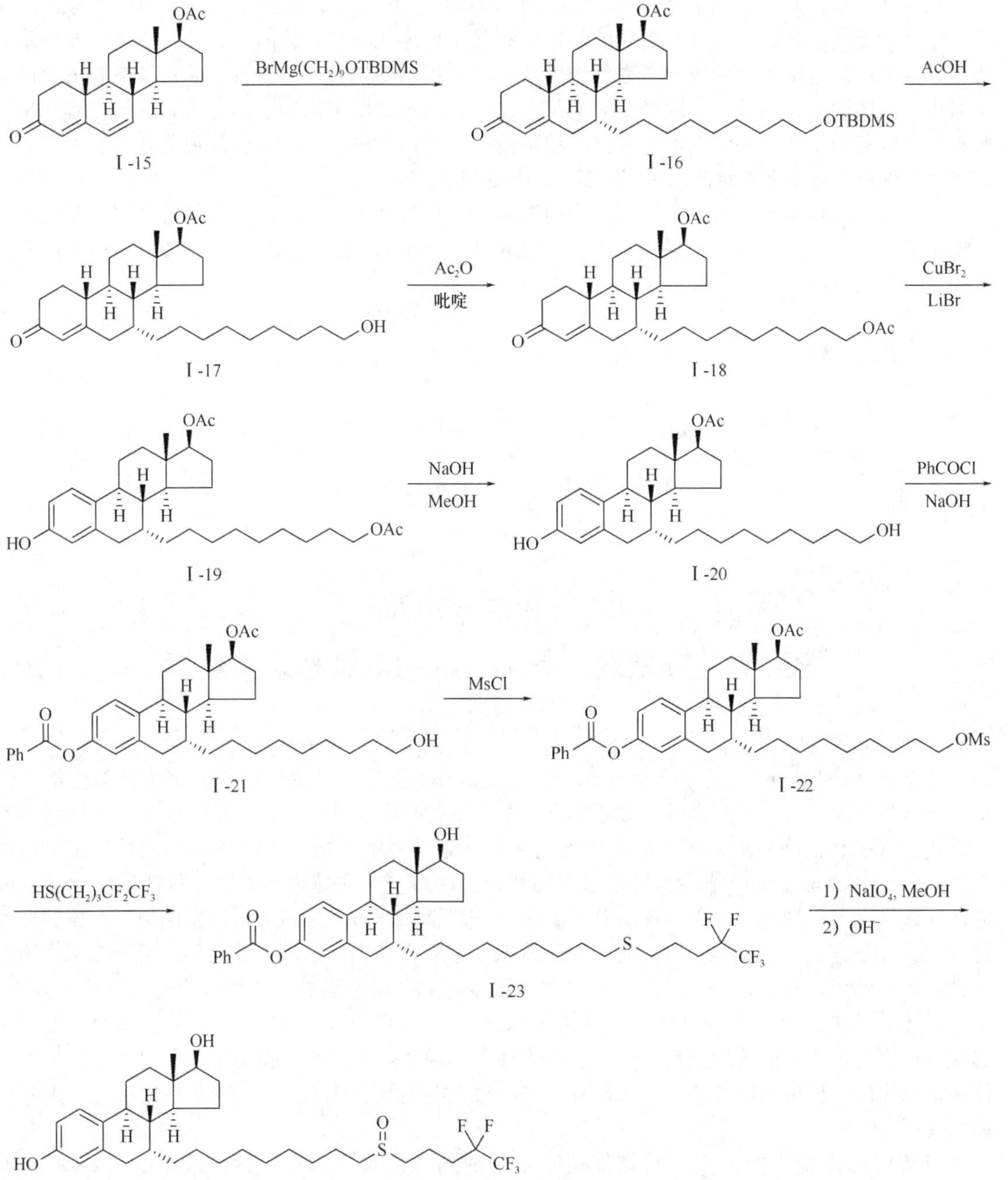

图 26.12　氟维司群的合成路线

依西美坦（Exemestane）

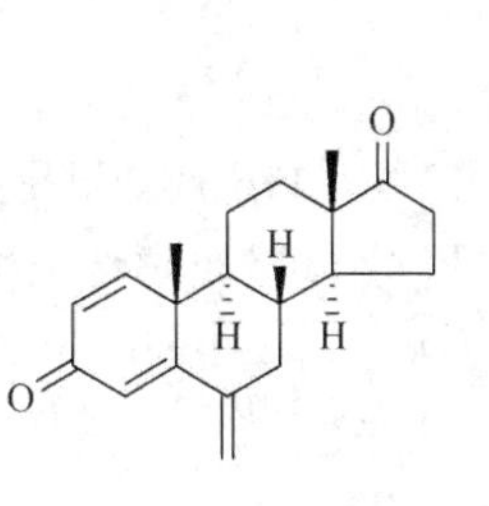

化学名：6-亚甲基雄甾-1,4-二烯-3,17-二酮

6-methylenandrosta-1,4-diene-3,17-dione

分子式：$C_{20}H_{24}O_2$

分子量：296.41

熔点：192～196℃

水溶性：不溶于水

lg P=3.70

依西美坦属于第二代芳香化酶抑制剂，于1998年获批上市。该药主要用于治疗转移性乳腺癌和绝经后晚期的乳腺癌。依西美坦的作用机制是不可逆地与芳香化酶结合使其失活，发挥治疗作用。该药可显著降低机体内雌激素的浓度，抑制癌细胞的生长，但对肾上腺皮质激素的合成无明显影响，因此副作用较小。应当注意的是，该药一般不适用于绝经前的患者。尽管芳香化酶抑制剂在绝经后妇女的辅助治疗中疗效优于他莫昔芬，但由于价格昂贵，因此他莫昔芬在不发达国家或医疗保健体系资金不足的国家仍是抗乳腺癌的一线药物。

依西美坦口服吸收迅速，生物利用度约为60%；在机体内分布广泛，血浆结合率约90%；半衰期约为24 h。该药主要在肝脏中代谢，产生的无活性代谢物经尿液排出，＜1%的药物以原药形式存在于尿液中。

依西美坦的合成是以去氢睾酮（Ⅰ-24）为原料，先与多聚甲醛和二甲胺发生曼尼希反应生成6-亚甲基去氢睾酮（Ⅰ-25），再经琼斯（Jones）试剂氧化制得该药（图26.13）。

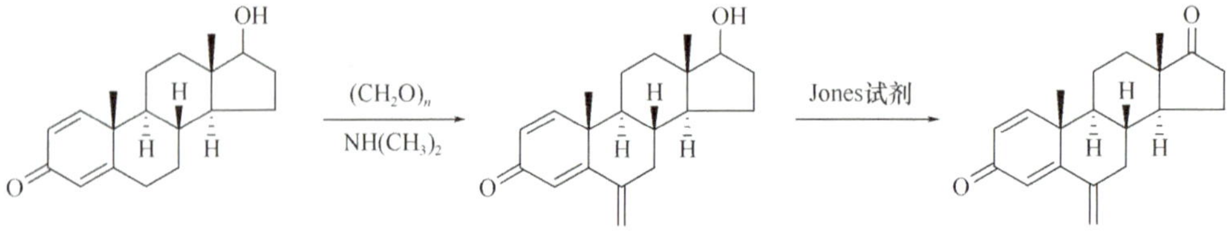

Ⅰ-24　　Ⅰ-25

图26.13　依西美坦的合成路线

第二节　雄激素、同化激素和抗雄激素类药物

一、雄激素药物

雄激素（androgen），又称男性激素，由睾丸、肾上腺皮质等腺体分泌，是维持雄性第二性征及正常生殖功能所必需的物质。雄激素类药物的发展经历了漫长的过程。1931年，德国科学家布特南特（Butenandt）从人体尿液中分离出了雄激素——雄甾酮。1934年，瑞士科学家鲁日奇卡（Ruzicka）合成了化学结构类似雄甾酮的物质。1935年，布特南特发表了雄激素的化学合成方法，这具有里程碑式的意义，标志着雄激素内分泌学的开始。这两位科学家也由于在该领域的贡献而被授予诺贝尔化学奖。后来人们逐渐发现了雄激素的生理作用，并将其应用于临床，用于多种疾病的治疗，如维持性功能、治疗贫血、乳腺癌等。雄激素被证明可以提升人体肌肉体积、增强力量和体能，以及减少身体脂肪含量。因此，在20世纪50～60年代，运动员为了提高比赛成绩而服用人工合成的雄激素，一度造成雄激素的滥用。在雄激素使用过程中也发现了雄激素的很多副作用，如内分泌紊乱、精液质量下降、睾丸萎缩、女性服用者出现男性特征等，因此应谨慎使用。

目前应用于临床的雄激素药物都是人工合成的，代表性药物包括丙酸睾酮（testosterone propionate）、甲睾酮（methylestosterone）等。

丙酸睾酮（Testosterone Propionate）

化学名：17β-羟基雄甾-4-烯-3-酮丙酸酯

17β-hydroxyandrost-4-en-3-one propionate

分子式：$C_{22}H_{32}O_3$

分子量：344.49

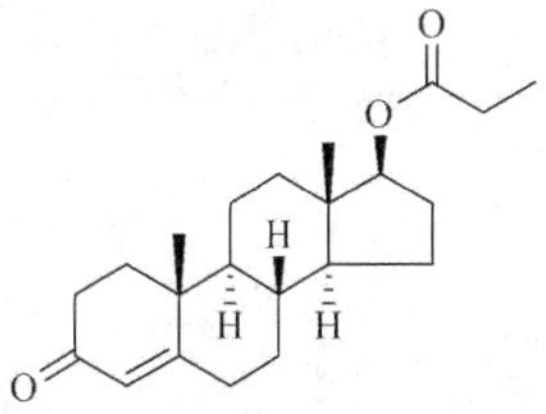

熔点：118～123℃

水溶性：不溶于水

lg P=3.65

丙酸睾酮是一种合成类雄激素，具体为睾酮的 17β-羟基丙酸酯的形式。丙酸睾酮具有促进男性性器官形成和维持男性第二性征的作用，还具有蛋白同化、刺激红细胞增生等作用，临床上用于治疗无睾症、陷睾症、男性性功能减退症，女性月经过多、子宫肌瘤、乳腺癌、子宫功能性出血等疾病，也可用于治疗老年骨质疏松和再生障碍性贫血等疾病。

丙酸睾酮进入血浆后迅速被水解生成游离的睾酮，睾酮可以被运输到靶细胞，直接与雄激素受体结合；也可在 5α-还原酶的作用下还原为二氢睾酮（dihydrotestosterone，DHT），再与雄激素受体结合，随后进入细胞核作用于染色质，促进蛋白质的合成及细胞的代谢。睾酮也可转化为雌二醇，与雌激素受体结合发挥作用。

丙酸睾酮主要是以注射剂的形式使用，血浆蛋白结合率约为 98%；半衰期约为 20 h；表观分布容积为 75～120 L/kg。在口服条件下，其在小鼠和大鼠内的 LD_{50} 分别约为 1350 mg/kg 和 1000 mg/kg。

丙酸睾酮的主要活性代谢产物是雌二醇（M13）和二氢睾酮（M14），也可产生雄烯二酮（androstenedione，M15）、雄甾二酮（androstanedione，M16）、原胆烷醇酮（etiocholanolone，M17）等物质（图 26.14）。代谢产物约 90% 以葡糖醛酸或硫酸盐结合物的形式从尿液中排出，约 6% 以未结合的形式从粪便中排出。

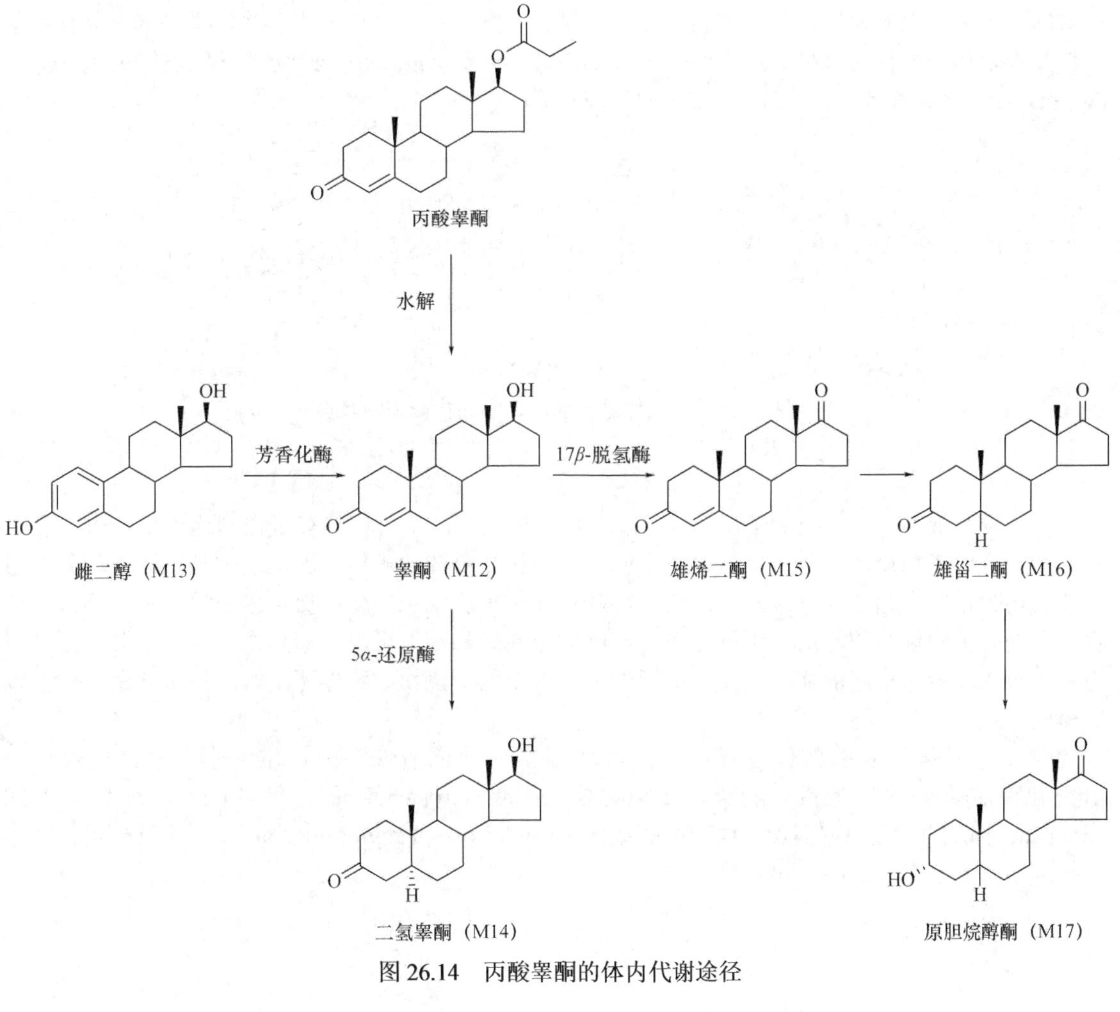

图 26.14　丙酸睾酮的体内代谢途径

丙酸睾酮的合成是以雄烯二酮（Ⅰ-26）为原料，先用 KBH_4 还原成睾酮（Ⅰ-27）和双醇（Ⅰ-28）的混合物，再用活性二氧化锰氧化生成睾酮（Ⅰ-29），最后用丙酰氯酰化制得该药（图 26.15）。

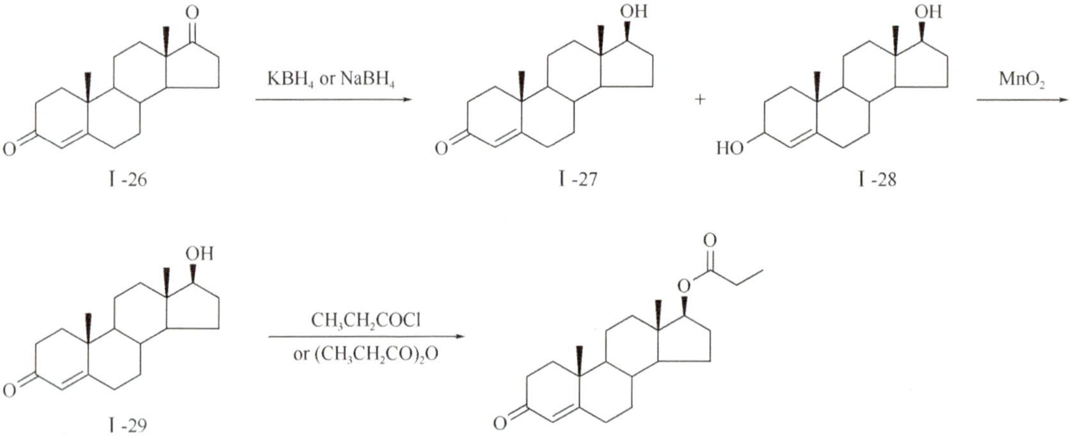

图 26.15　丙酸睾酮的合成路线

丙酸睾酮口服后会被肝脏迅速代谢失去活性，故多以注射剂形式使用。丙酸睾酮的半衰期较短，需要频繁注射，因此需对丙酸睾酮进行结构修饰，以延长药物的作用时间，减少注射频率。具体结构修饰策略：①在睾酮的 C17 位引入甲基，增加空间位阻使其代谢受阻，由此得到甲睾酮。该药口服吸收较快且生物利用度高，是目前常用的口服雄激素药物。②引入不易代谢的长链酯类取代基替代丙酸酯，如戊酸睾酮（testosterone pentanoate）与十一烯酸睾酮（testosterone undecanoate），二者均为长效的口服制剂（图 26.16）。

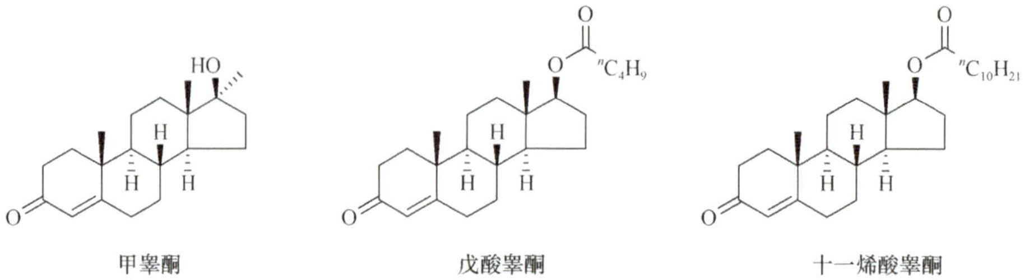

图 26.16　代表性基于丙酸睾酮结构修饰的药物

二、蛋白同化激素药物

蛋白同化激素（anabolic hormone），也称合成类固醇，是一种具有蛋白同化作用的人工合成甾体激素，属于拟雄激素。蛋白同化激素的基本结构与雄激素类似，因此功能与雄激素相似，但主要表现为蛋白同化活性，雄性活性较弱，具有加快细胞生长分化、促进蛋白质合成、促进肌肉生长、增强男性性征的作用，还可促进骨细胞的形成。临床上可用于缓解由于蛋白质分解过多或蛋白质摄入较少所引起的症状，如治疗慢性消耗性疾病、烧伤、营养不良等，还可以用于治疗骨质疏松。

对蛋白同化激素的结构进行改造，可增强蛋白同化活性，减轻雄激素活性。代表性蛋白同化激素类药物，包括睾酮类，如美雄酮（methandrostenolone）；氢睾酮类，如屈他雄酮（drostanolone）；19-去甲睾酮类，如苯丙酸诺龙（nandrolone phenylpropionate）；以及其他类，如雄甾杂环型司坦唑醇（stanozolol）等（图 26.17）。

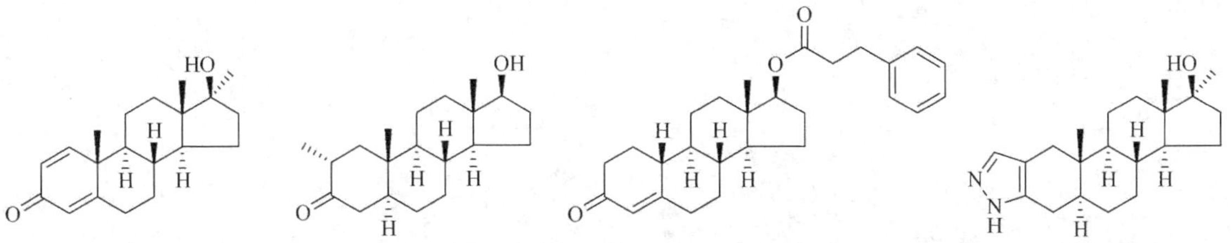

美雄酮　　屈他雄酮　　苯丙酸诺龙　　司坦唑醇

图 26.17　代表性蛋白同化激素药物

苯丙酸诺龙（Nandrolone Phenylpropionate）

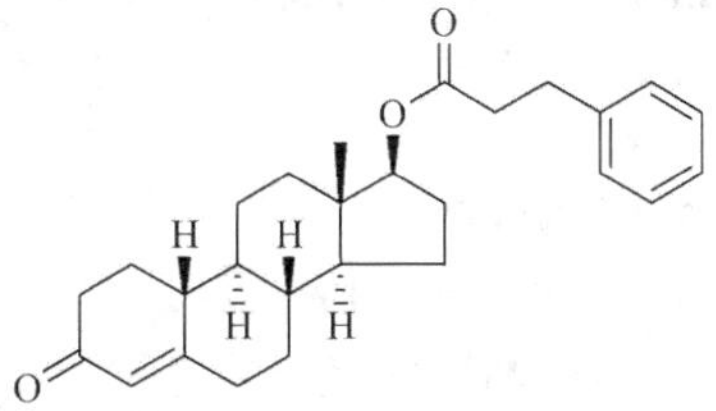

化学名：17β-羟基雌甾-4-烯-3-酮-3-苯丙酸酯

17β-hydroxyestr-4-en-3-one-3- phenylpropionate

分子式：$C_{27}H_{34}O_3$

分子量：406.57

熔点：93～99℃

水溶性：几乎不溶于水

性状：白色或乳白色结晶性粉末，有特殊臭味

pK_a=18.25

lg P=4.22

苯丙酸诺龙，是一种蛋白同化激素，人体可以少量合成，具有很强的蛋白同化作用，可以促进机体蛋白质的合成，临床上用于治疗贫血、乳腺癌、遗传性水肿、骨质疏松症、营养不良和女性子宫肌瘤等疾病。女性服用该药后，会产生轻微男性化症状，导致痤疮、月经紊乱等。苯丙酸诺龙于 1959 年获批上市。

苯丙酸诺龙可以与雄激素受体结合，激活雄激素受体，形成复合物进入靶细胞，与细胞核染色体 DNA 的特定序列结合，影响基因的转录，产生雄激素效应。但由于睾酮的 C19 位去甲基，雄激素活性显著减弱，蛋白同化激素活性相对增强。

苯丙酸诺龙主要以口服、皮下注射的形式给药。口服生物利用度仅为 0.3%～2.9%；血浆蛋白结合率约为 58%；半衰期很短。在腹腔给药条件下，其在小鼠和大鼠体内 LD_{50} 分别约为 1000 mg/kg 和 595 mg/kg。

大多数蛋白同化激素在体内代谢成活性产物，而苯丙酸诺龙的代谢产物活性相对较低，与葡糖醛酸或硫酸盐结合，以共轭物的形式经尿液和粪便排出。

苯丙酸诺龙的合成是以 19-去甲基-雄甾-5(10) 烯-3,17-二酮（Ⅰ-30）为原料，先在有机弱酸如枸橼酸、乳酸或丙二酸等催化下与甲醇反应生成缩酮（Ⅰ-31），接着用硼氢化钠或硼氢化钾还原成醇（Ⅰ-32），再与苯甲酰氯发生酰化反应，所得化合物（Ⅰ-33）在酸催化下发生水解反应制得本品（图 26.18）。

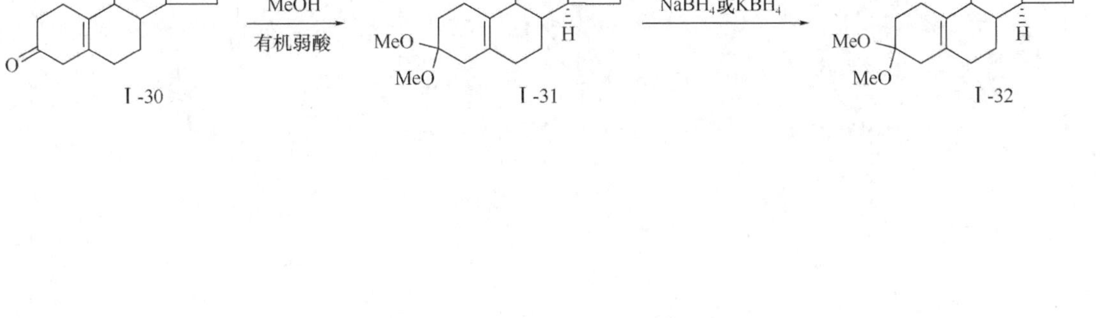

Ⅰ-30　　Ⅰ-31　　Ⅰ-32

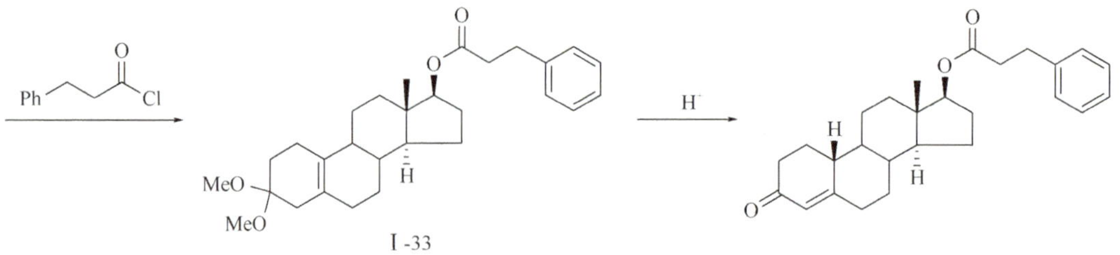

Ⅰ-33

图 26.18 苯丙酸诺龙的合成路线

司坦唑醇（Stanozolol）

化学名：17-甲基-2′*H*-5*α*-雄甾-2-烯-[3,2-*c*] 吡唑-17*β*-醇

17-methyl-2′*H*-5*α*-androstano-2-en-[3,2-*c*]pyrazol-17*β*-ol

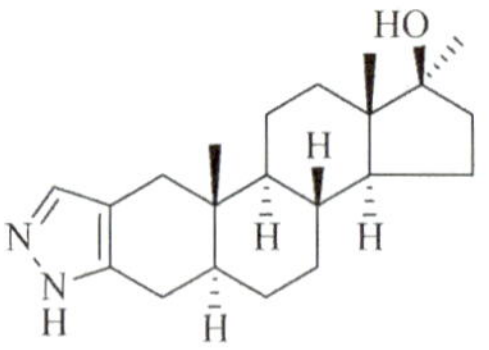

分子式：$C_{21}H_{32}N_2O$

分子量：328.50

熔点：241～243℃

水溶性：几乎不溶于水

性状：白色结晶性粉末，无臭

$pK_a = 16.23$

$\lg P = 4.33$

司坦唑醇，是一种常用的蛋白同化激素，可促进细胞的合成代谢，维持男性第二性征，临床上用于治疗由于人补体 C1 抑制剂（C1-inhibitor）缺乏引起的遗传性水肿。该药于 1962 年获批上市。司坦唑醇易引发水钠潴留，因此高钾血症患者慎用。此外，该药长期使用易引发肝损伤。由于司坦唑醇能够提高身体功能，常被运动员作兴奋剂使用而导致滥用，因此在体育运动中被禁用。

司坦唑醇主要以口服和肌内注射的形式使用，口服吸收迅速，半衰期约为 9 h，肌内注射半衰期约为 24 h。该药主要经肝脏代谢，代谢物与葡糖醛酸形成共轭物经尿液排出。此外，人体尿液中存在的司坦唑醇-*N*-葡糖醛酸代谢物可作为兴奋剂检测的标志物。

三、抗雄激素类药

抗雄激素类药（antiandrogens）是一类能够对雄激素起拮抗作用的药物，临床上主要用于治疗前列腺增生和前列腺癌。抗雄激素药物的主要作用机制：①通过抑制合成雄激素的 5*α*-还原酶，减少雄激素的分泌；②对雄激素受体竞争性拮抗，抑制雄激素依赖性细胞的生长。按照化学结构不同，可分为甾体抗雄激素药物，如醋酸甲地孕酮（megestrol acetate）、非那雄胺（finasteride）等；以及非甾体抗雄激素药物如氟他胺（flutamide）、比卡鲁胺（bicalutamide）、达洛鲁胺（darolutamide）等（图 26.19）。

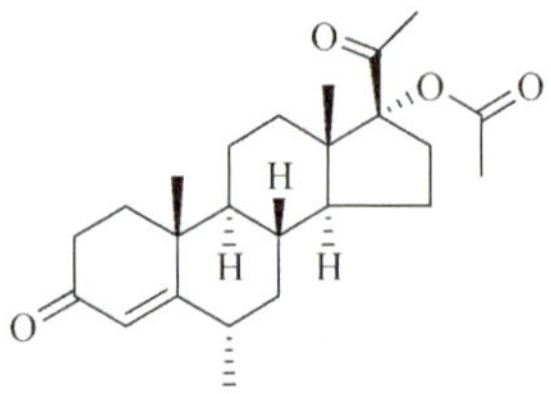

醋酸甲地孕酮

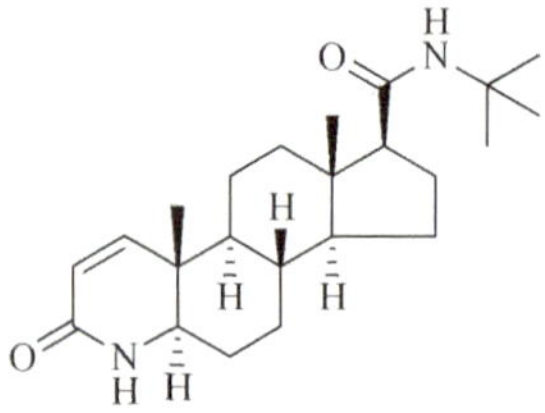

非那雄胺

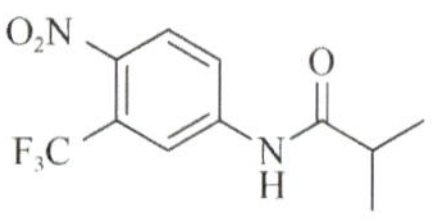

氟他胺

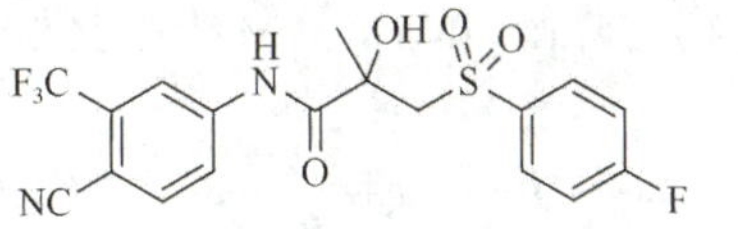

图 26.19　代表性抗雄激素药物

非那雄胺（Finasteride）

化学名：*N*-叔丁基-3-氧代-4-氮杂-5*α*-雄甾-1-烯-17*β*-甲酰胺

N-tertbutyl-3-oxo-4-aza-5*α*-androstan-1-ene-17*β*-carboxamide

分子式：$C_{23}H_{36}N_2O_2$

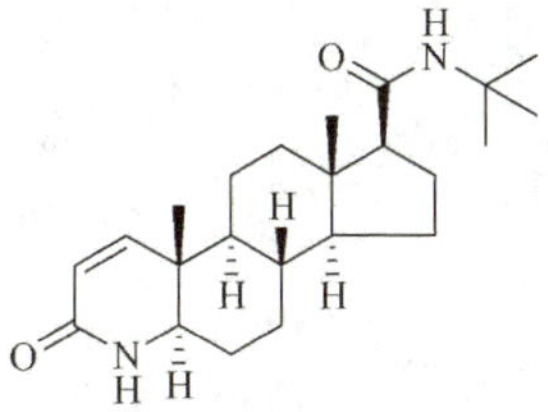

分子量：372.55

熔点：252～254℃

水溶性：几乎不溶于水

$pK_a=10.25$

$\lg P=3.03$

非那雄胺是一种合成类 4-氮杂甾体抗雄激素药物，属于Ⅱ型 5*α*-还原酶特异性抑制剂，临床上用于治疗成年男性前列腺良性增生（BPH）和男性脱发症状，常与 α 受体拮抗剂多沙唑嗪联合使用。非那雄胺于 1992 年在美国获批上市。

非那雄胺对于Ⅱ型 5*α*-还原酶具有竞争性和特异性的抑制作用。5*α*-还原酶是一种存于前列腺基质细胞中的核结合类固醇细胞内酶，可将睾酮转化为活性更高的 5*α*-二氢睾酮（DHT）。非那雄胺对 5*α*-还原酶Ⅱ型的选择性比Ⅰ型高 100 倍，长期使用该药也可对Ⅰ型还原酶产生一定程度的抑制作用。5*α*-还原酶Ⅰ型和Ⅱ型分别负责产生 1/3 和 2/3 的 DHT，因此，非那雄胺可通过抑制这两种亚型还原酶达到抗雄激素生成的目的。

非那雄胺主要以口服形式给药，口服生物利用度约为 65%，食物摄入对其口服利用度无明显影响；血浆蛋白结合率约为 90%；半衰期为 3～6 h；表观分布容积为 76 L/kg；平均血浆清除率为 165 mL/min。在口服给药条件下，其在大鼠体内 LD_{50} 约为 418 mg/kg。

非那雄胺主要通过酶 CYP3A4 介导在肝脏广泛代谢，侧链叔丁基经氧化依次生成醇（M18），醛（M19）和羧酸（M20）（图 26.20）。此外，该药在其 11 位也可被代谢生成单羟基化物（M21）。

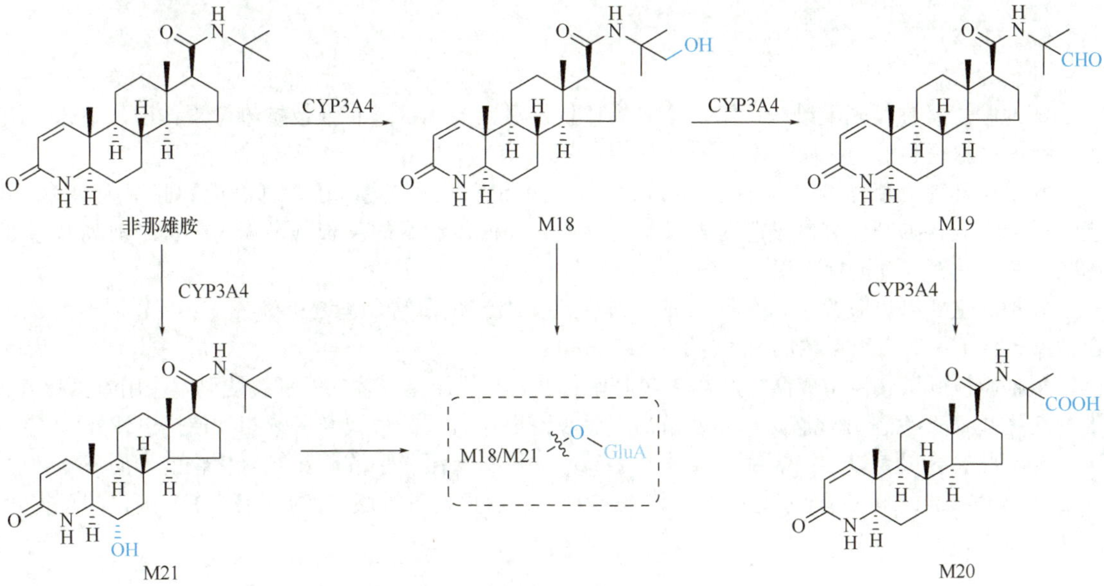

图 26.20　非那雄胺的体内代谢途径

M18 是主要的代谢产物，代谢产物的活性较母体化合物均降低，M18 和 M21 主要与葡糖醛酸结合经尿液或胆汁排出体外。

非那雄胺的合成是以 *N*-叔丁基-3-氧代-5α-孕甾-4-烯-17-β-甲酰胺（Ⅰ-34）为原料，首先用 $NaIO_4/KMnO_4$ 氧化得到仲酮酸（Ⅰ-35），接着与氨环化生成氮杂甾体（Ⅰ-36），然后通过 H_2/PtO_2 催化氢化生成饱和氮杂甾体（Ⅰ-37），最终用 2,3-二氯-5,6-二氰基苯醌（DDQ）脱氢制得该药（图 26.21）。

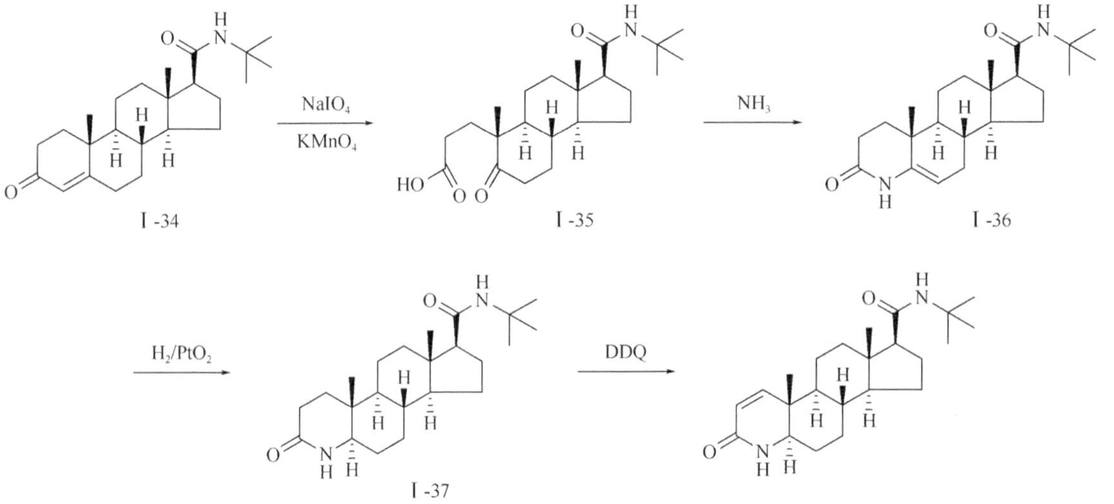

图 26.21　非那雄胺的合成路线

氟他胺（Flutamide）

化学名：*N*-[4-硝基-3-(三氟甲基) 苯基]-2-甲基丙酰胺

N-[4-nitro-3-(trifluoromethyl)phenyl]-2-methylpropanamide

分子式：$C_{11}H_{11}F_3N_2O_3$

分子量：276.21

熔点：110～114℃

性状：淡黄色结晶性粉末

$pK_a = 12.81$

$\lg P = 3.35$

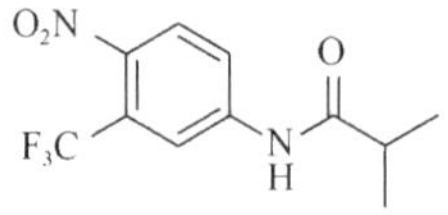

氟他胺，又称氟硝丁酰胺，第一个非甾体抗雄激素药物，具有强效抗雄激素作用，临床上用于治疗前列腺癌和前列腺增生症，于 1989 年获批上市。

氟他胺通过与雄激素受体结合，可以竞争性阻断睾酮的作用；还可抑制前列腺细胞 DNA 和蛋白质的合成、抑制前列腺细胞对雄激素的摄取、降低雄激素的生长刺激作用、抑制前列腺癌细胞的生长，从而发挥治疗作用。

氟他胺主要以口服的形式给药，口服吸收迅速，血浆蛋白结合率达 95% 左右；半衰期约为 6 h；在口服条件下，其在大鼠内的 LD_{50} 约为 787 mg/kg。

氟他胺被肝脏代谢生成活性产物 2-羟基氟他胺，与雄激素受体的亲和力更强，作用时间更长，半衰期达 8 h。2-羟基氟他胺进一步水解后以葡糖醛酸结合物的形式经尿液和粪便排出体外。

氟他胺的合成是以 3-三氟甲基苯胺（Ⅰ-38）为原料，用异丁酸酐在氢氧化钠的作用下酰化生成 2-甲基-*N*-[(3-三氟甲基) 苯基] 丙酰胺（Ⅰ-39），然后再通过混酸（HNO_3/H_2SO_4）硝化即可得该药（图 26.22）。

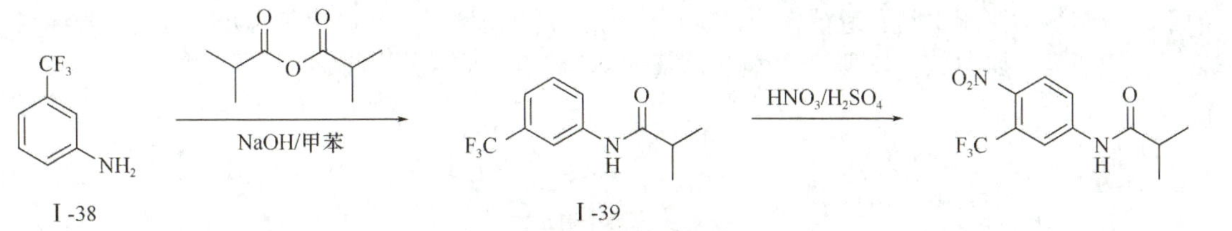

图 26.22 氟他胺的合成路线

比卡鲁胺（Bicalutamide）

化学名：*N*-[4-氰基-3-(三氟甲基) 苯基]-3-(4-氟苯硫酰基)-2-甲基-2-羟基丙酰胺

N-[4-cyano-3-(trifluoromethyl)phenyl]-3-(4-fluorophenylsul)fonyl)-2-hydroxy-2-methyl propenamide

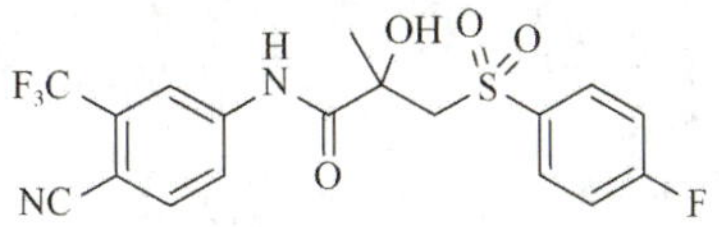

分子式：$C_{18}H_{14}F_4N_2O_4S$

分子量：430.37

熔点：191～193℃

pK_a=2.50

lg P=12.00

比卡鲁胺是一种非甾体抗雄激素药物，由 *R*-比卡鲁胺和 *S*-比卡鲁胺两种异构体组成，临床用于治疗转移性前列腺癌，或与其他药物联合使用治疗晚期前列腺癌，于 1995 年获批上市。

比卡鲁胺可与雄激素受体结合，阻断肾上腺、睾丸和前列腺组织对雄激素的摄取；由于癌细胞对于雄激素具有依赖性，因此该药也可以抑制癌细胞的增长。

比卡鲁胺主要以口服形式使用，口服吸收迅速，其中 *S*-异构体的吸收较 *R*-异构体更为迅速。*R*-异构体的药物半衰期较长，容易在体内蓄积，因此肝损伤患者应慎用此药。比卡鲁胺血浆蛋白结合率为 96%；半衰期约为 5.9 天。该药主要经肝脏代谢，生成无活性代谢产物，经葡糖醛酸化后通过肾脏和胆汁排泄。

比卡鲁胺的合成是以 3-三氟甲基-4-氰基苯胺（Ⅰ-40）为原料，先与 2-甲基丙烯酰氯发生酰化反应（Ⅰ-41），然后通过 *m*-CPBA 环氧化（Ⅰ-42），再在 NaH 的作用下与苯硫酚发生亲核取代反应（Ⅰ-43），最后再通过 *m*-CPBA 氧化制得该药（图 26.23）。

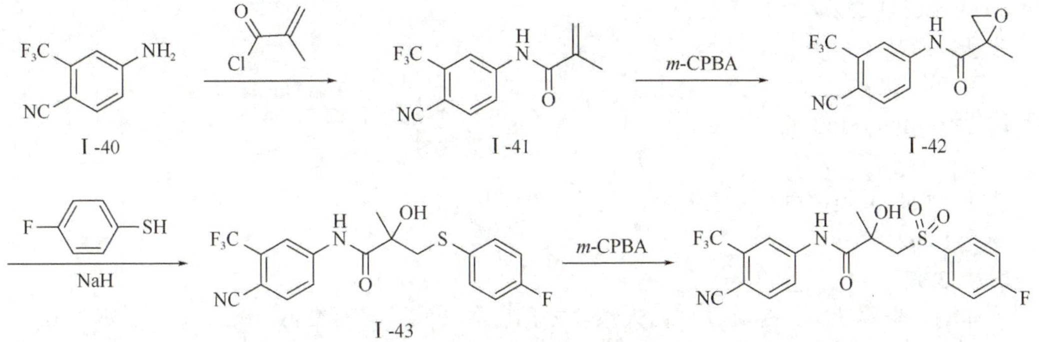

图 26.23 比卡鲁胺的合成路线

第三节 孕激素和抗孕激素类药物

一、孕 激 素

孕激素（progestogen）是由雌性卵巢黄体细胞分泌的一种甾体激素，以黄体酮（progesterone）为主。孕激素具有维持女性第二性征、调节女性生殖周期和促进生殖器官发育的作用。值得注意的是，大多数孕激素也具有避孕作用，也可作为避孕药物使用。孕激素类药物可分为天然来源和人工合成两类，如图26.24，除黄体酮外，其他均为人工合成类孕激素。

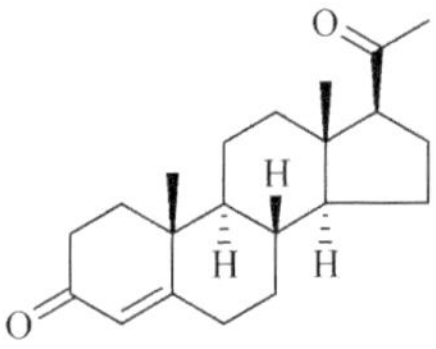

黄体酮
(progesterone)

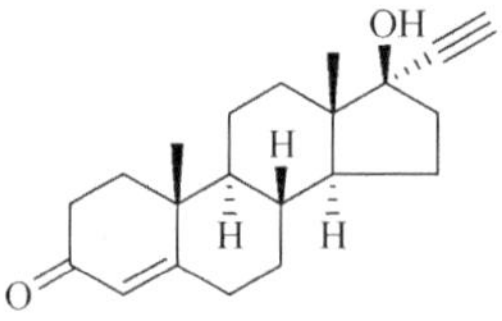

炔孕酮
(ethisterone)

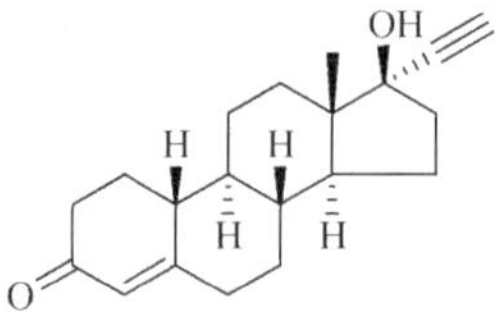

炔诺酮
(norethisterone)

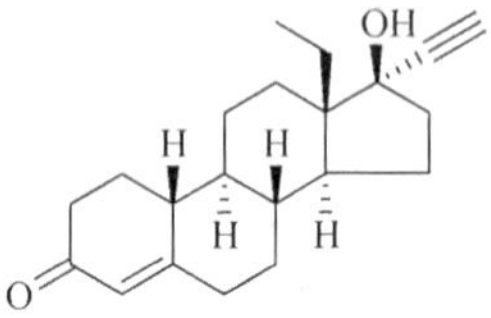

左炔诺孕酮
(levonorgestrel)

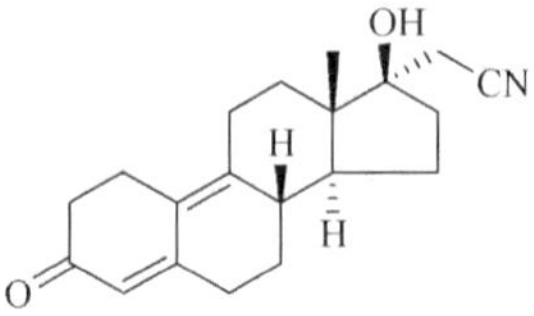

地诺孕素
(dienogest)

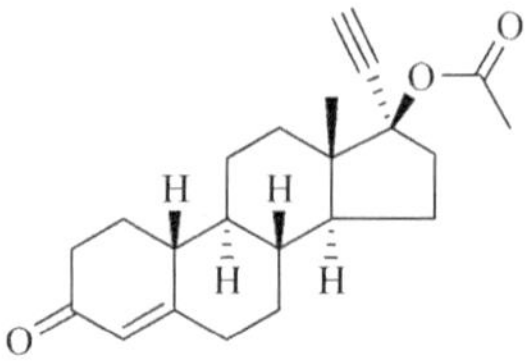

醋炔诺酮
(norethisterone acetate)

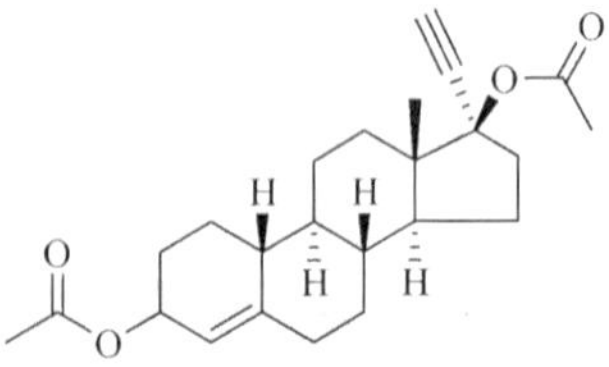

双醋炔诺酮
(ethynodiol diacetate)

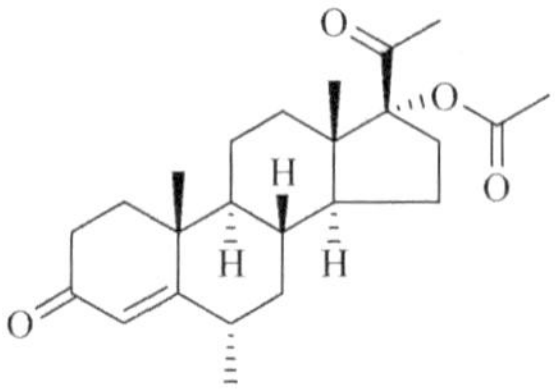

醋酸甲羟孕酮
(medroxyprogesterone acetate)

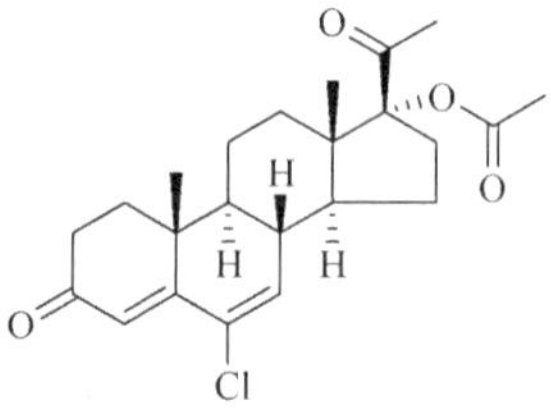

醋酸氯地孕酮
(chlormadinone acetate)

图26.24 代表性孕激素药物

黄体酮（Progesterone）

化学名：孕甾-4-烯-3,20-二酮

pregn-4-en-3,20-dione

分子式：$C_{21}H_{30}O_2$

分子量：314.47

熔点：128～131℃

水溶性：不溶于水

性状：白色或类白色结晶性粉末，无臭

$pK_a=18.92$

$\lg P=3.87$

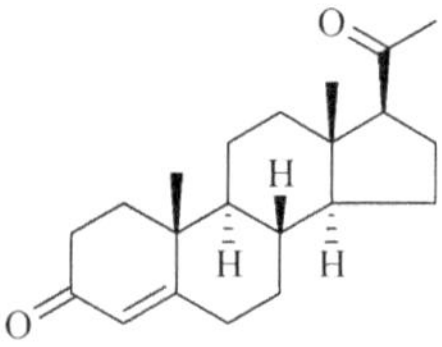

黄体酮，也称孕酮，是雌性体内天然分泌的一种激素，具有维持妊娠、防止子宫出血和子宫内膜增生的作用；还可与雌激素共同作用，保护胎儿安全。临床上使用的黄体酮主要是植物来源的半合成激素，用于治疗习惯性流产、月经紊乱、痛经、闭经等疾病。

黄体酮可改变宫颈黏液的浓度，抑制精子的穿透，并通过抑制促卵泡激素（follicle-stimulating hormone，FSH）的释放，抑制排卵作用。黄体酮在月经后期可促进子宫内膜腺体生长，为受精卵的植入做准备，并降低子宫兴奋性，保护胎儿安全。

黄体酮主要以片剂、栓剂或注射剂等形式使用，注射后吸收迅速，半衰期为25～50 h；血浆蛋白结合率为96%～99%。黄体酮在肝脏中代谢失活，代谢产物为6*α*-羟黄体酮（M22）、5*β*-孕二醇（M23）与 20α/β-羟黄体酮（M24）等（图 26.25），可被葡糖醛酸或硫酸盐结合后由肾脏经尿液排出，或通过肝肠循环由胆汁经粪便排出。

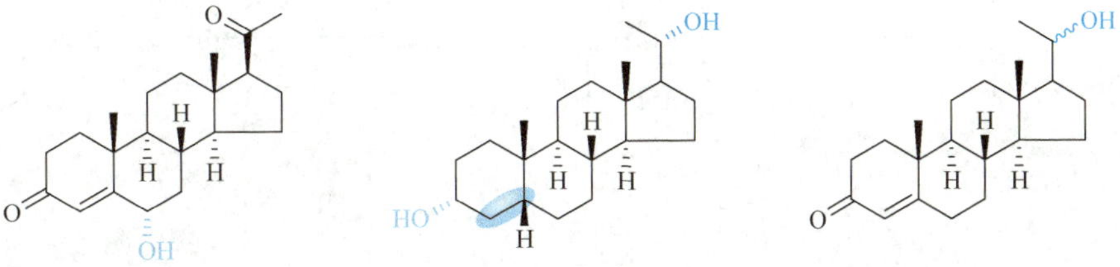

6α-羟黄体酮（M22）　　5β-孕二醇（M23）　　20α/β-羟黄体酮（M24）

图 26.25　黄体酮的主要体内代谢产物

左炔诺孕酮（Levonorgestrel）

化学名：(–)-13-乙基-17-羟基-18,19-双去甲基-17α-孕甾-4-烯-20-炔-3-酮

(–)-13-ethyl-17-hydroxy-18,19-bisdemethyl-17α-pregnan-4-en-20-yn-3-one

分子式：$C_{21}H_{28}O_2$

分子量：312.47

熔点：233～239℃

水溶性：不溶于水

性状：白色或类白色结晶性粉末

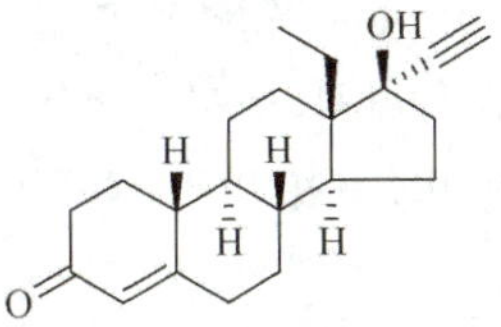

pK_a=17.91

lg P=3.80

左炔诺孕酮，属于黄体酮衍生物，是第一个实现工业化生产的合成类甾体孕激素，具有紧急避孕作用，适用于女性无保护性性行为发生后进行事后补救。左炔诺孕酮是临床最常用的口服避孕药。该药于1982年在美国上市，是第一种仅含孕酮的避孕药，因此避孕效果好，副作用小。此外，左炔诺孕酮还可与其他药物联用治疗子宫内膜异位症、子宫内膜增生、更年期骨质疏松等疾病。

左炔诺孕酮通过干扰排卵、受精来预防妊娠。通过与孕酮受体和雄激素受体结合，减少下丘脑促性腺激素释放激素（gonadotropin-releasing hormone, GnRH）的释放，抑制 LH 的释放，从而抑制卵泡破裂和卵子的释放。

左炔诺孕酮口服吸收迅速，分布广泛，生物利用度接近 100%；血浆蛋白结合率为 97.5%～99%；半衰期为 5～10 h；表观分布容积为 1.8 L/kg。在口服条件下，其在大鼠体内的 LD_5 为＞5000 mg/kg。

左炔诺孕酮主要经肝脏代谢，参与此过程的酶包括 CYP3A4 和 CYP3A5，催化生成 16β-羟基左炔诺孕酮和 3α,5β-四氢左炔诺孕酮，代谢产物均没有活性，经葡糖醛酸化随尿液排出体外。

左炔诺孕酮的合成是以苯并环己酮（Ⅰ-44）为原料，先与乙烯基格氏试剂发生加成反应（Ⅰ-45），接着与环戊二酮加成并消去一分子水（Ⅰ-46），再利用酵母菌将酮羰基不对称还原成羟基（Ⅰ-47），然后在酸催化下环化（Ⅰ-48），再通过氢气 Pd/C 还原（Ⅰ-49），进一步进行沃化氧化（Oppenauer）（Ⅰ-50），再与乙炔基钾加成制得该药（图 26.26）。

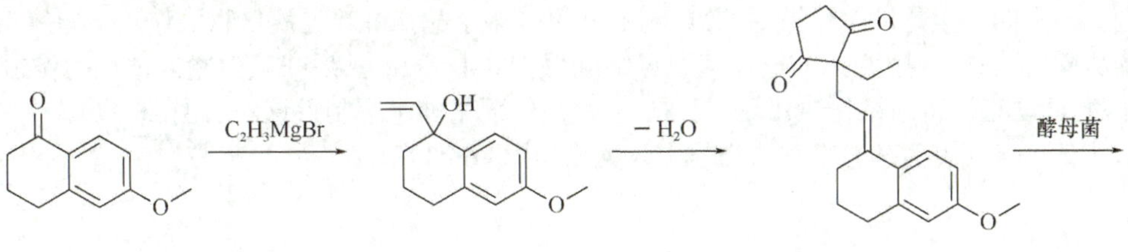

Ⅰ-44　　Ⅰ-45　　Ⅰ-46

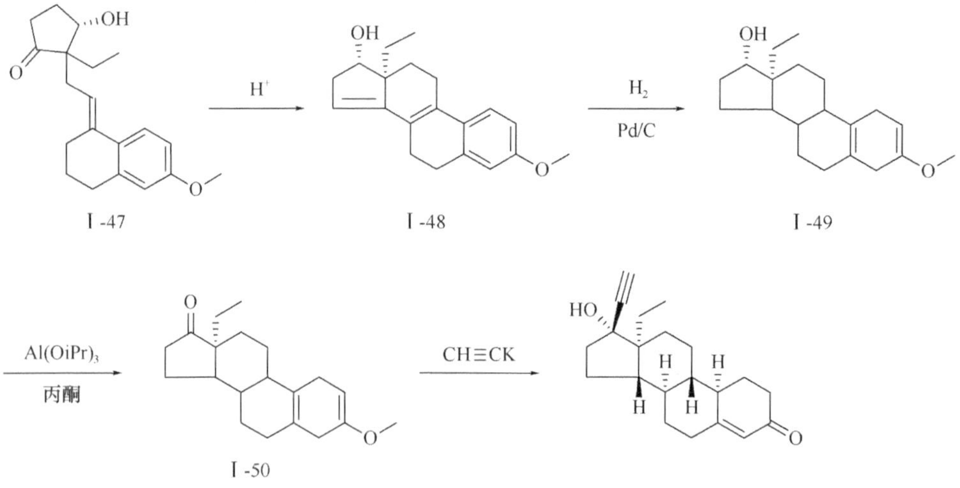

图 26.26　左炔诺孕酮的合成路线

地诺孕素（Dienogest）

化学名：17*α*-氰甲基-17*β*-羟基-13*β*-甲基甾烷-4,9-二烯-3-酮

17*α*-cyanomethyl-17*β*-hydroxy-13*β*-methylstane-4,9-diene-3-one

分子式：$C_{20}H_{25}NO_2$

分子量：311.42

熔点：210～218℃

水溶性：几乎不溶

pK_a=13.78

lg P=3.37

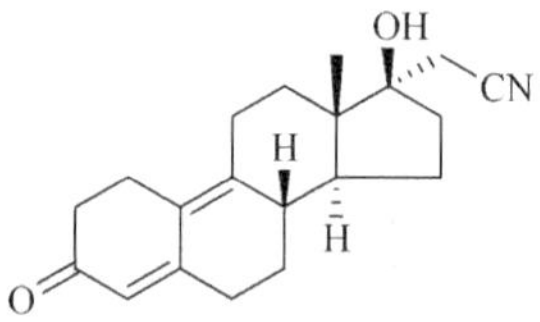

地诺孕素是一种半合成孕激素，为19-去甲基睾酮衍生物，同时具有17*α*-羟基孕酮的性质，属于混合型孕激素受体激动剂。该药是第一个针对子宫内膜异位症的药物，现广泛用于子宫内膜异位症和子宫腺肌病治疗；也可与炔雌醇成复方用于避孕。地诺孕素与炔雌醇复方制剂于1995年上市。

地诺孕素与孕激素受体结合，其亲和力与孕酮相当，形成药物-受体复合物后转移到细胞核，与孕激素反应元件相互作用，而改变基因的表达。地诺孕素可以减少雌二醇的产生，阻止排卵，并对宫颈黏液和子宫内膜产生影响，具有促进子宫内膜组织抗增殖、免疫和抗血管生成作用，但长期使用会导致子宫内膜萎缩。另有研究表明，地诺孕素抑制细胞周期调节因子cyclin D1的表达，阻止子宫内膜上皮细胞的生长，而抑制平滑肌瘤的产生。

地诺孕素口服吸收迅速，生物利用度达91%，单次摄入2 mg约1.5 h后达到血浆峰浓度；表观分布容积为40 L/kg；清除半衰期为9～10 h；在口服条件下，其小鼠体内的LD_{50}为4 mg/kg。

地诺孕素在肝脏主要由酶CYP3A4代谢，代谢产物无活性，并从血浆迅速消除。口服给药后，大多在摄入24 h内通过尿液排出，其经肾脏与粪便排泄的比例为3∶1。

地诺孕素的合成是以5-雌甾烯二酮（Ⅰ-51）为原料，先在吡啶过溴化物的作用下脱氢得4,9-雌甾二烯二酮（Ⅰ-52），接着其3-位羰基通过缩酮保护（Ⅰ-53），然后在锍内鎓盐试剂的作用下生成环氧化物（Ⅰ-54），再用氰化钾开环（Ⅰ-55），最后经丙二酸水解制得该药（图26.27）。

以黄体酮为代表的孕激素类药物的构效关系如图26.28所示。

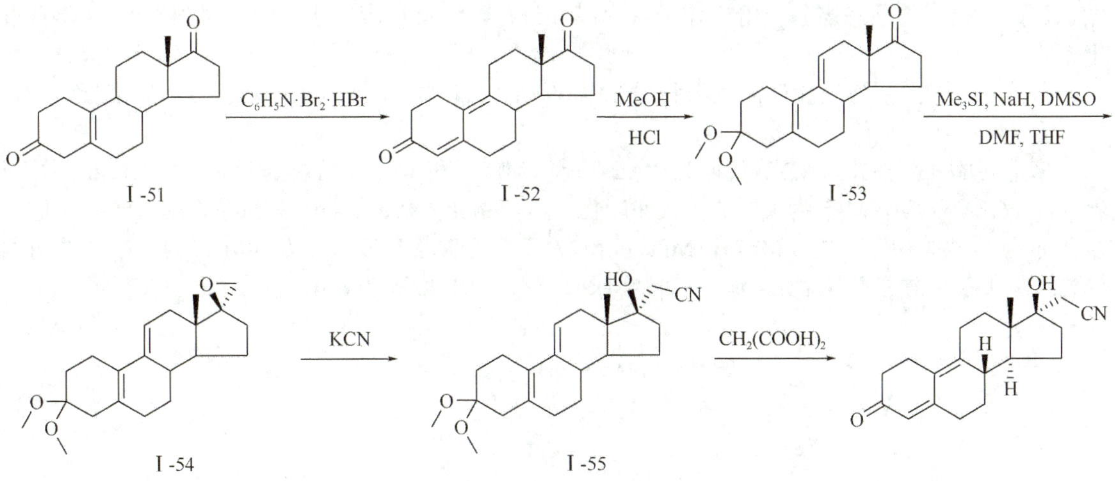

图 26.27 地诺孕素的合成路线

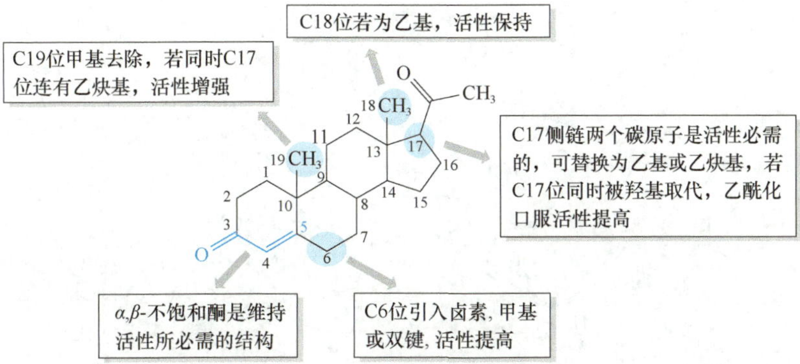

图 26.28 孕激素类药物的构效关系

二、抗孕激素类药物

抗孕激素（anti-pregnancy hormone），又称孕激素拮抗剂，通常是指一类竞争性结合孕激素受体药物的统称。除与孕激素受体结合发挥作用外，抗孕激素还可通过干扰孕酮的合成，抑制孕烯醇酮向孕酮的转化来发挥作用。米非司酮（mifepristone）是迄今为止最成功的抗孕激素药物，具有里程碑意义。

米非司酮（Mifepristone）

化学名：11*β*-[4-(*N*,*N*-二甲氨基)-1-苯基]-17*β*-羟基-17*α*-(1-丙炔基) 雌甾-4,9-二烯-3-酮

11*β*-[4-(*N*,*N*-dimethylamino)-1-phenyl]-17*β*-hydroxy-17*α*-(1-propynyl)-estra-4,9-diene-3-one

分子式：$C_{29}H_{35}NO_2$

分子量：429.61

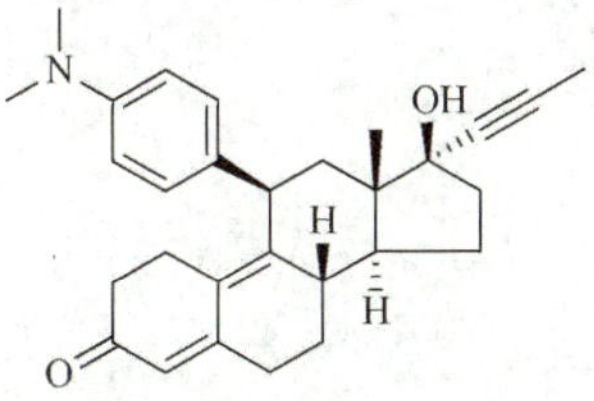

熔点：192～196℃

水溶性：几乎不溶于水

$pK_a=12.87$

$\lg P=4.50$

米非司酮属于炔诺酮衍生物，具有抗孕激素和抗糖皮质激素活性，不表现孕激素、雌激素活性。米非司酮对孕酮受体的亲和力比黄体酮强约 5 倍，与子宫内膜孕酮受体竞争性结合，抑制内源和外源孕酮发挥作用，终止妊娠。临床上常与 PGE_1 衍生物米索前列醇（misoprostol）合用诱导

孕妇流产，也可与孕三烯酮合用治疗子宫内膜异位症，不良反应较小。米非司酮于 1988 年获批上市。

米非司酮口服后迅速代谢，生物利用度为 69%；服用约 1 h 达到血药峰浓度；血浆蛋白结合率约为 98%；半衰期约为 18 h。

米非司酮在肝脏中经 CYP 代谢为 *N*-去甲基（M25）和 17*α*-羟丙炔基米非司酮（M26）等产物（图 26.29），其中 M25 为主要活性代谢产物，与孕酮受体结合，也具有抗孕作用。M25 可进一步代谢为 *N*-双去甲基化物（M27），M26 和 M27 可再代谢为 *N*-双去甲基-17*α*-羟丙炔基米非司酮（M28）。代谢产物主要由肾脏排泄，83% 经尿液排出，9% 经粪便排出。

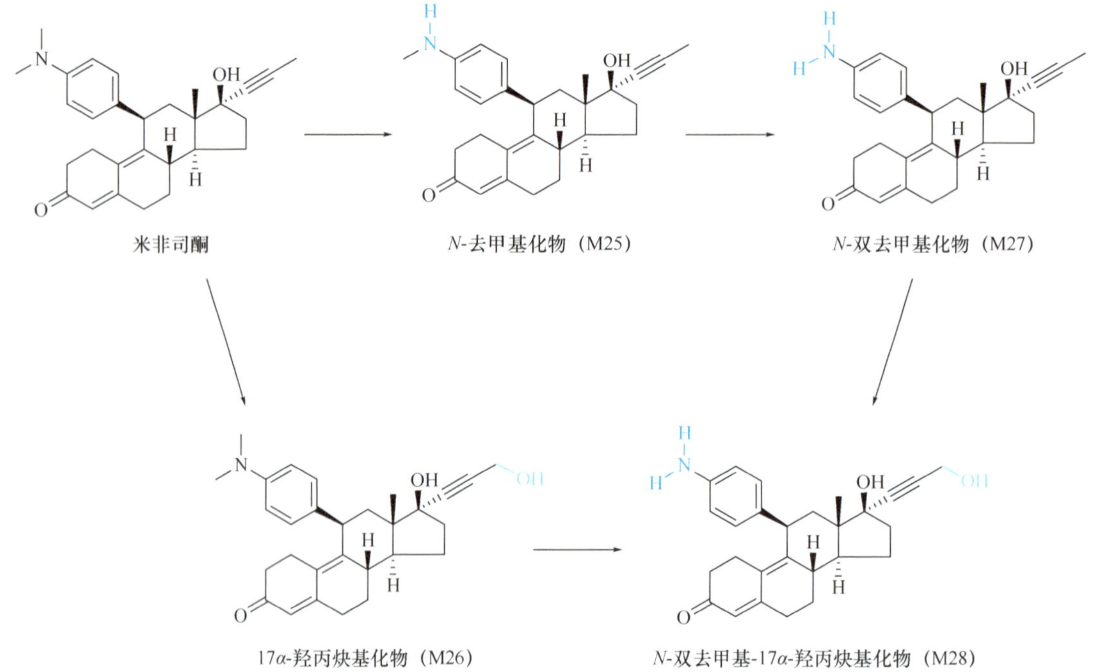

图 26.29　米非司酮的体内代谢途径

米非司酮的合成是以雄甾二烯二酮（Ⅰ-56）为原料，依次经氰基加成（Ⅰ-57）、缩酮保护并碱脱氰基（Ⅰ-58）、丙炔基加成（Ⅰ-59）、双氧水环氧化（Ⅰ-60）、二甲胺苯基迈克尔加成（Ⅰ-61）、酸催化去保护并脱水制得该药（图 26.30）。

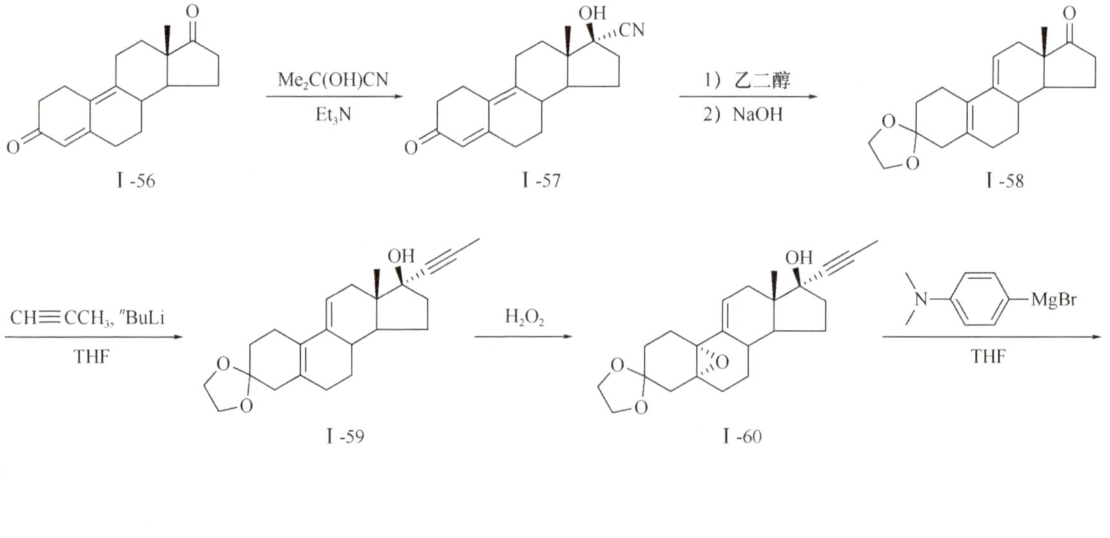

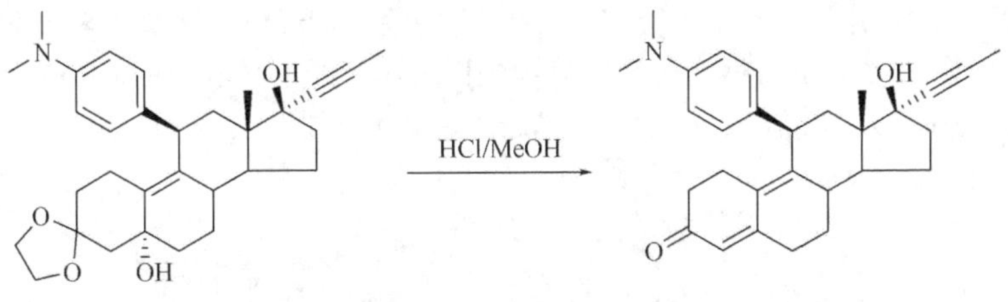

图 26.30 米非司酮的合成路线

米非司酮由炔诺酮结构修饰而来，其中 C11 位 4-二甲氨基苯基的引入是其由孕激素转化为抗孕激素的关键。若将二甲氨基移至间位，则抗孕激素活性下降。此外，若将 C11 位二甲氨苯基以乙酰苯基取代，则抗孕激素活性更高。

第四节 肾上腺皮质激素类药物

肾上腺皮质激素（adrenal cortical hormone）是由肾上腺皮质合成和分泌的一类甾体化合物的统称，具有调节动物体内糖代谢和水盐代谢的功能，因此又被分为肾上腺糖皮质激素（glucocorticoid）和肾上腺盐皮质激素（mineralocorticoid）两类。肾上腺皮质激素以孕甾烷为母核结构，其 A 环含有 Δ^4-3-酮基，C17 位含有 *α*-酮醇基。肾上腺糖皮质激素在结构上同时含有 17*α*-羟基和 11-氧（羟基或氧代），而肾上腺盐皮质激素通常不同时含有这两种基团。

肾上腺糖皮质激素具有调节糖、脂肪、蛋白质代谢的作用，可对蛋白质合成与分解、脂肪动员、糖原合成等多种重要生化途径产生影响，还可对中枢神经系统和造血系统产生影响，临床上具有抗炎、免疫抑制和抗休克等作用。小剂量使用时可以用于治疗感染、自身免疫病、过敏性疾病和多种血液病；大剂量使用时可用于治疗各种休克，但会产生很多副作用，如影响蛋白质的合成和分解导致机体负氮平衡、影响水和电解质的平衡引起水钠潴留、影响钙磷排泄导致骨质疏松等。常见的糖皮质激素包括可的松（cortisone）、皮质酮（corticosterone）、11-脱氢皮质酮（11-dehydrocorticosterone）等（图 26.31）。

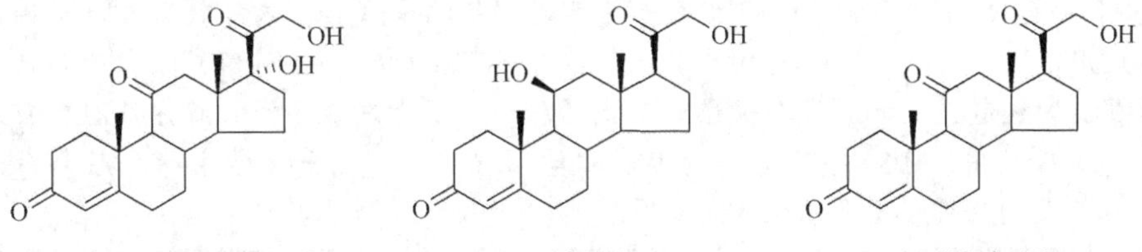

图 26.31 代表性糖皮质激素

肾上腺盐皮质激素的主要作用是调节机体水、电解质代谢平衡，促进肾小管对 Na^+的重吸收和对 K^+的排泄，也具有调节血压的作用。盐皮质激素主要用于治疗慢性肾上腺皮质功能减退症，但临床应用较少。代表性盐皮质激素包括醛固酮（aldosterone）、17*α*-羟基-11-去氧皮质酮（17*α*-hydroxy-11-deoxycorticosterone）等（图 26.32）。

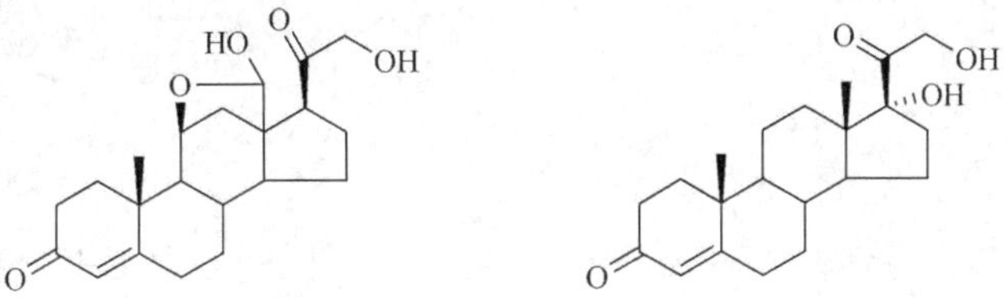

图 26.32 代表性盐皮质激素

肾上腺皮质激素的种类繁多，临床用途广泛，可用于多种疾病的治疗，经过研究者多年的努力，已研发了多种治疗效果好、副作用较小的药物。代表性药物包括氢化可的松（hydrocortisone）、醋酸地塞米松（dexamethasone acetate）、倍他米松（betamethasone）、泼尼松龙（prednisolone）、氟轻松（fluocinonide）、曲安西龙（triamcinolone）等（图 26.33）。

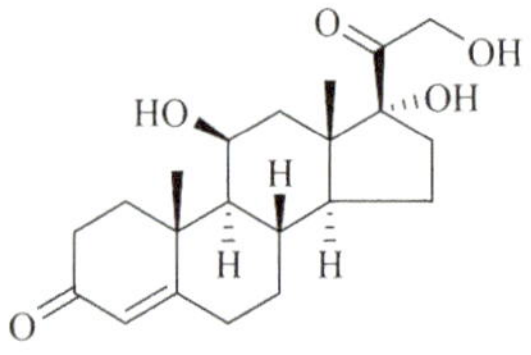

氢化可的松

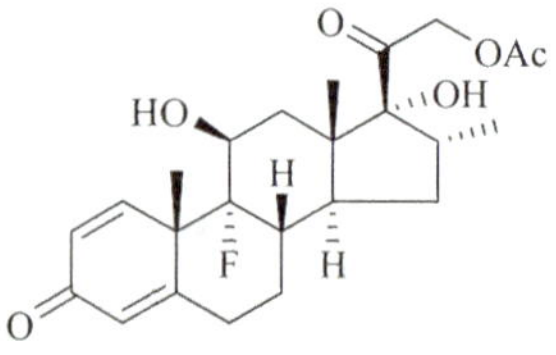

醋酸地塞米松

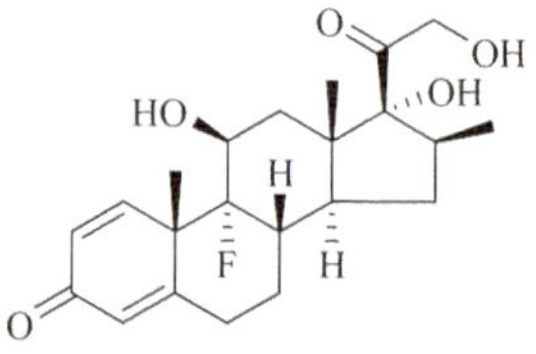

倍他米松

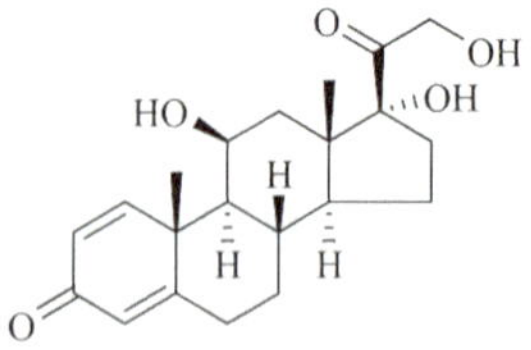

泼尼松龙

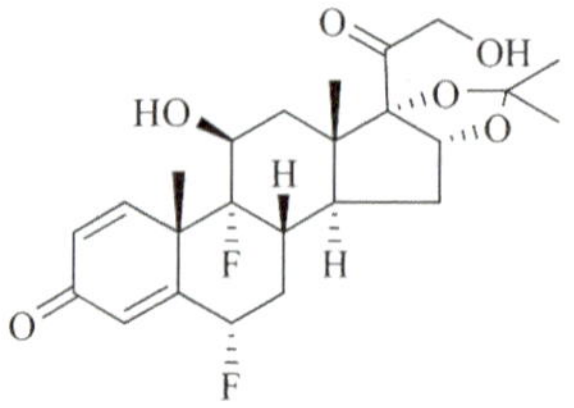

氟轻松

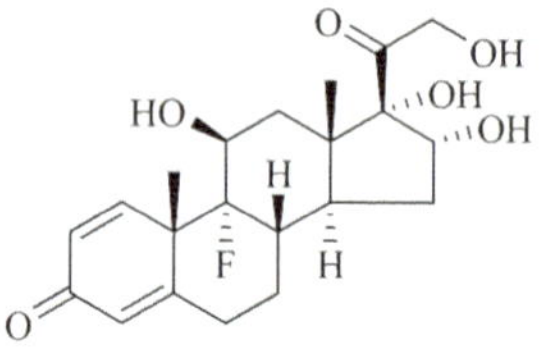

曲安西龙

图 26.33　代表性肾上腺皮质激素药物

肾上腺皮质激素的起源

肾上腺皮质激素是由美国医生菲利普·肖瓦特·亨奇（Philip Showalter Hench）发现的。亨奇在梅奥诊所医院研究风湿病时，发现患者在患有黄疸或怀孕后，原有的风湿性关节炎症状会减轻，因此他推测黄疸病患者或孕妇体内可能存在一种能抑制风湿病的物质，出于好奇，他对这一现象进行了深入的研究。起初他开展了许多试验，如给风湿性关节炎患者注射黄疸患者的胆汁、注射性激素或输孕妇的血等，但都没有成功。后来他阅读关于“可的松”的论文并得到启发，决定对原有的实验进行改进。1948～1949 年，他和肯德尔（Kendall）一起使用可的松对风湿性关节炎患者进行临床试验，最终获得成功。由此，可的松的应用范围逐渐扩大。同时他在美国创立了风湿病学会，使风湿病研究逐步成为全球医学界重视的领域，他也成了全世界风湿病的权威。由于发现了肾上腺皮质激素可的松的结构及其临床应用，1950 年亨奇和美国生化学家肯德尔、瑞士化学家赖西斯泰（Tadeusz Reichstein）共同获得了诺贝尔生理学或医学奖。

氢化可的松（Hydrocortisone）

化学名：11β,17α,21-三羟基孕甾-4-烯-3,20-二酮

11β,17α,21-trihydroxypregn-4-en-3,20-dione

分子式：$C_{21}H_{30}O_5$

分子量：362.47

熔点：219～221℃

水溶性：不溶于水

pK_a=12.59

lg P=1.61

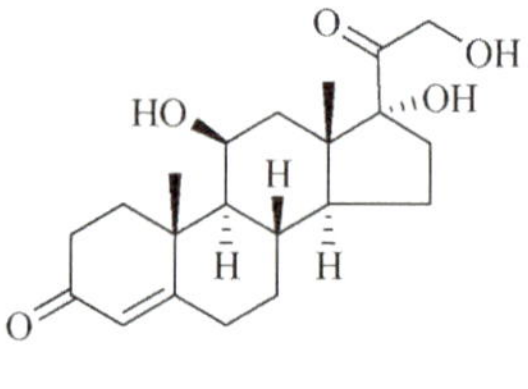

氢化可的松，又称为皮质醇（cortisol），于 1952 年获批上市。该药是一种肾上腺糖皮质激素，小剂量时具有抗炎作用，大剂量具有免疫抑制作用，临床用于治疗肾上腺功能低下所引起的疾病，如类风湿性关节炎、皮炎、湿疹及各种炎症等。

氢化可的松以口服、乳膏、栓剂、注射剂的形式给药，口服氢化可的松可迅速吸收；半衰期约为 2.15 h；平均清除率为 12.85 L/h。氢化可的松经肝脏和肌肉代谢，在肝脏中经一系列酶（如 3-酮-5*α* 或 5*β* 还原酶）还原后，最终生成 3*α*,11*β*-二羟基-5*α*-孕甾烷-17-酮（M30）和 3*α*,11*β*-二羟基-5*β*-孕甾烷-17-酮（M31）（图 26.34）。代谢产物与葡糖醛酸或硫酸盐结合经尿液排出体外。

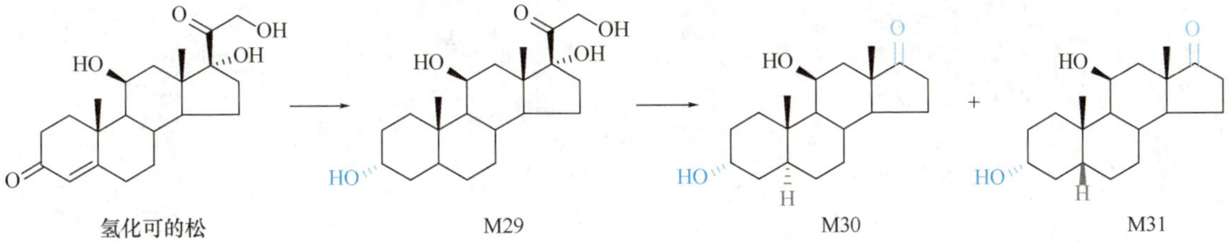

图 26.34　氢化可的松的代谢途径

氢化可的松的合成是以 17*α*-羟基-4,9-二烯孕甾-3,20-二酮（Ⅰ-62）为原料，依次经过碘代（Ⅰ-63）、乙酰氧基亲核取代（Ⅰ-64）、溴羟化（Ⅰ-65）、脱溴（Ⅰ-66）及酯水解制得该药（图 26.35）。

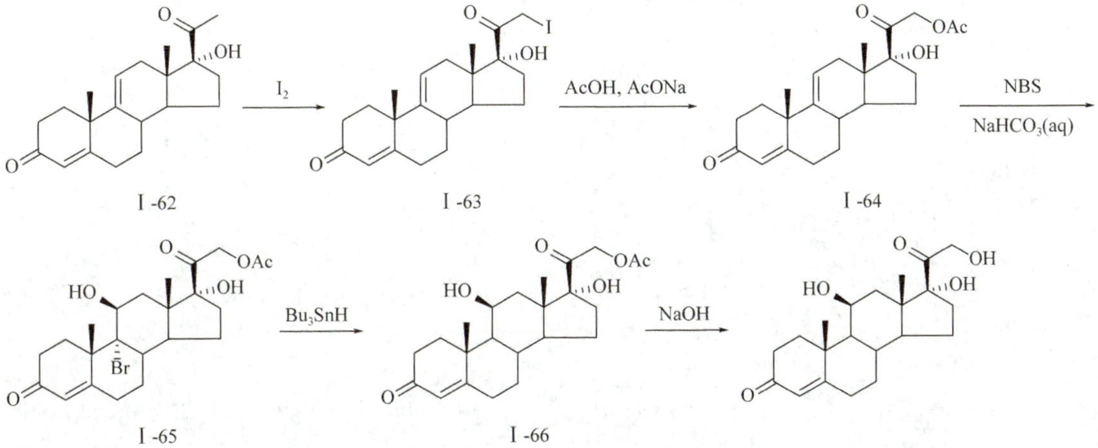

图 26.35　氢化可的松的合成路线

醋酸地塞米松（Dexamethasone Acetate）

化学名：16*α*-甲基-11*β*,17*α*,21-三羟基-9*α*-氟孕甾-1,4-二烯-3,20-二酮-21-乙酯

16*α*-methyl-11*β*,17*α*,21-trihydroxy-9*α*-fluoropregn-1,4-diene-3,20-dione-21-acetate

分子式：$C_{24}H_{31}FO_6$

分子量：434.50

熔点：223～233℃

水溶性：不溶于水

性状：白色结晶性粉末，无臭

$pK_a=12.44$

$\lg P=2.60$

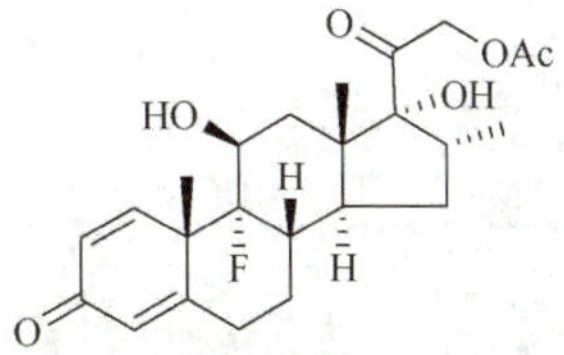

醋酸地塞米松，属于肾上腺素糖皮质激素药物，具有抗炎作用和免疫抑制作用，临床上用于治疗类风湿性关节炎、严重支气管哮喘、红斑狼疮、皮炎等疾病，治疗作用较强且副作用较小，几乎不会引起钠潴留。

醋酸地塞米松通常以口服或注射的形式使用，也可以膏剂外用。口服吸收迅速，8 h 左右达到血液峰浓度。该药主要在肝脏代谢失活，代谢产物以葡糖醛酸化或以游离的形式由肾脏经尿液排出。

醋酸地塞米松的合成是以番麻皂素（Ⅰ-67）为起始原料，依次经过乙酰化并脱氢（Ⅰ-68）、黄鸣龙还原并水解（Ⅰ-69）、氧化并消除（Ⅰ-70）、甲基化并环氧化（Ⅰ-71）、环氧开环（Ⅰ-72）、亲核取代并氧化（Ⅰ-73）、脱氢（Ⅰ-74）、氢氟酸环氧开环等一系列反应制得该药（图 26.36）。

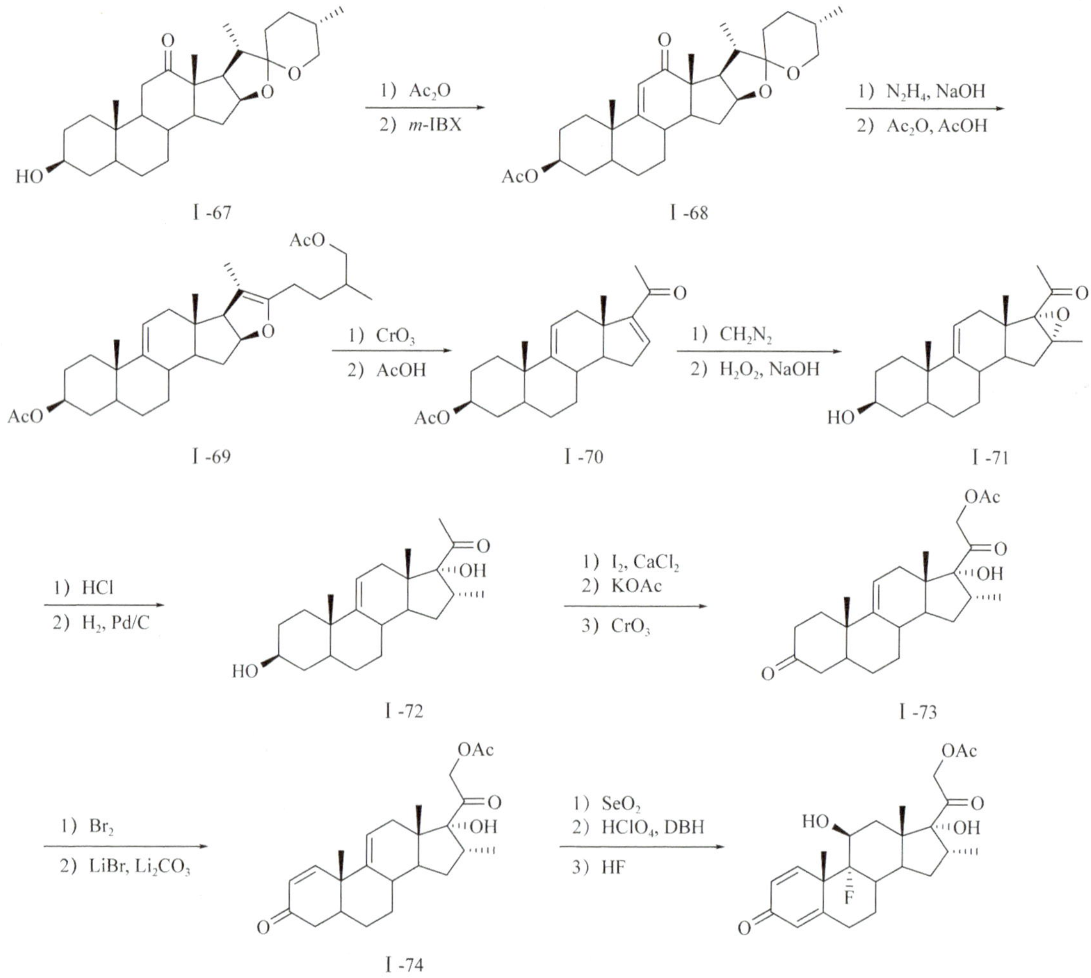

图 26.36　醋酸地塞米松的合成路线

肾上腺糖皮质激素药物的基本结构含有 21 个碳原子，可取代的位置上几乎都含有取代基，其构效关系如图 26.37 所示。

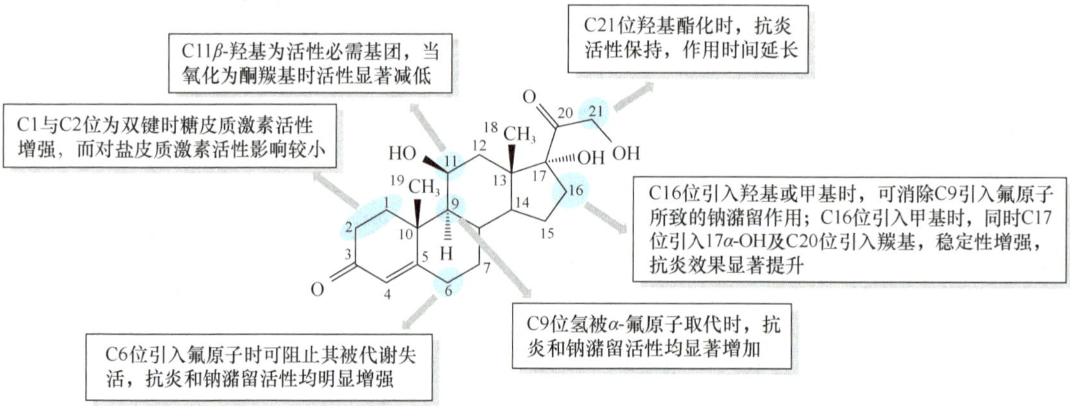

图 26.37　肾上腺糖皮质激素药物的构效关系

地塞米松的新应用

新冠病毒是一种人畜共患的病毒，传染性极强，感染后产生发热、干咳、肌痛、呼吸困难、嗅觉丧失等症状，严重时会产生急性呼吸窘迫综合征（acute respiratory distress syndrome，ARDS），易造成休克和死亡。目前，虽然已有抗新冠病毒的药物上市，但在感染后，尤其是重症时仍需有效对症治疗。

研究表明，地塞米松可用于新冠病毒感染后的治疗和恢复。例如，在临床使用低剂量地塞米松后，使用呼吸机患者的死亡人数减少了1/3。因此，研究人员提出将地塞米松作为感染新冠病毒后出现严重呼吸道症状的首选治疗药物。地塞米松的具体作用机制尚未明确，可能与对新冠病毒蛋白酶的抑制作用有关。虽然地塞米松对新冠病毒感染的重症患者治疗有一定疗效，但其副作用较多，易造成患者激素水平失衡，睡眠紊乱，还有可能导致眼部疾病，且长期使用后停止可能会产生戒断现象，因此仍需寻找疗效更好、副作用更小的治疗药物。

（陈继超）

附录　常见药物英文通用名词根/词缀

词根/词缀	举例	临床用途	作用机制
-phanol 啡诺	左啡诺（Levorphanol） 布托啡诺（Butorphanol）	镇痛药	阿片受体激动剂
-phine 啡	吗啡（Morphine） 纳洛啡（Nalorphine）	镇痛药	阿片受体激动剂
-ridine 利啶	阿尼利定（Anileridine） 苯哌利定（Phenoperidine）	镇痛药	阿片受体激动剂
-idine 替啶	哌替啶（Pethidine）	镇痛药	阿片受体激动剂
-tanyl（-tanil） -太尼	芬太尼（Fentanyl） 阿芬太尼（Alfentanil）	镇痛药	阿片受体激动剂
-zocine 佐辛	非那佐辛（Phenazocine） 喷他佐辛（Pentazocine）	镇痛药	阿片受体激动剂
-rodine 罗定	阿法罗定（Alphaprodine） 倍他罗定（Betaprodine）	麻醉药	阿片受体激动剂
-azolam 唑仑	艾司唑仑（Estazolam） 三唑仑（Triazolam）	镇静催眠药	结合苯二氮䓬受体，加强其作用，影像边缘系统
-zepam 西泮	地西泮（Dizepam） 硝西泮（Nitrazepam）	镇静催眠药	GABA/苯二氮䓬受体激动剂
-zepine 西平	奥卡西平（Oxcarbazepine） 卡马西平（Carbamazepine）	抗癫痫药	Na^+通道阻滞剂
-barbital 巴比妥	苯巴比妥（Phenobarbital） 异戊巴比妥（Amobarbital）	抗癫痫药	延长 Cl^- 通道的开放时间
-toin 妥英	苯妥英（Phenytoin） 乙苯妥英（Ethotoin）	抗癫痫药	抑制 Na^+内流
-apine 平	奥氮平（Olanzapine） 喹硫平（Quetiapine）	抗精神病药	多巴胺受体拮抗剂、5-HT 受体拮抗剂
-azine 丙嗪	异丙嗪（Promethazine） 氯丙嗪（Chlorpromazine）	抗精神病药	多巴胺受体拮抗剂、5-HT 受体拮抗剂
-pride 必利	氨磺必利（Amisulpride） 硫必利（Thiapride）	抗精神病药	多巴胺受体拮抗剂、5-HT 受体拮抗剂
-thixol 噻吨	氯哌噻吨（Clopenthixol） 氟哌噻吨（Flupentixol）	抗精神病药	多巴胺受体拮抗剂
-zapine 氮平	氯氮平（Clozapine） 奥氮平（Olanzapine）	抗精神病药	多巴胺受体拮抗剂
-zine 嗪	氯丙嗪（Chlorpromazine） 异丙嗪（Promethazine）	抗精神病药	多巴胺受体拮抗剂
-pramine 帕明	丙米嗪（Imipramine，又称依米帕明） 地昔帕明（Desipramine）	抗抑郁药	去甲肾上腺素再摄取抑制剂
-tyline 替林	阿米替林（Amitriptyline） 普罗替林（Protriptyline）	抗抑郁药	去甲肾上腺素再摄取抑制剂

续表

词根/词缀	举例	临床用途	作用机制
-xetine 西汀	帕罗西汀（Paroxetine） 氟西汀（Fluoxetine）	抗抑郁药	5-HT 重摄取抑制剂
-xapine 沙平	阿莫沙平（Amoxapine） 洛沙平（Loxapine）	抗抑郁药	多巴胺受体拮抗剂、去甲肾上腺素重摄取抑制剂
-capone 卡朋	恩他卡朋（Entacapone） 托卡朋（Tolcapone）	抗帕金森病药	COMT 抑制剂
-giline 吉兰	司来吉兰（Selegiline） 雷沙吉兰（Rasagiline）	抗帕金森病药	MAO-B 抑制剂
-lol 洛尔	普萘洛尔（Propranolol） 美托洛尔（Metoprolol）	降血压、抗心律失常药	β 受体拮抗剂
-terol 特罗	沙美特罗（Salmeterol） 克仑特罗（Clenbuterol）	平喘药	$β_2$ 受体激动剂
-coxib 昔布	塞来昔布（Celecoxib） 艾瑞昔布（Imrecoxib）	非甾体抗炎药	选择性 COX-2 抑制剂
-fenac 芬酸	双氯芬酸（Diclofenac） 溴芬酸（Bromfenac）	非甾体抗炎药	非选择性 COX 抑制剂
-profen 洛芬	布洛芬（Ibuprofen） 氟比洛芬（Flurbiprofen）	非甾体抗炎药	非选择性 COX 抑制剂
-xicam 昔康	吡罗昔康（Piroxicam） 美洛昔康（Meloxicam）	非甾体抗炎药	非选择性 COX 抑制剂
-ciclib 西利	哌柏西利（Palbociclib） 瑞博西尼（Ribociclib）	抗肿瘤药	CDK4/6 抑制剂
-domide 度胺	沙利度胺（Thalidomide） 来那度胺（Lenalidomide）	抗肿瘤药	抑制血管生成
-fenib 非尼	达拉非尼（Dabrafenib） 维罗非尼（Vemurafenib）	抗肿瘤药	BRAF 抑制剂
-lisib 利斯	艾代拉利斯（Idelalisib） 乌帕利斯（Umbralisib）	抗肿瘤药	PI3K 抑制剂
-lutamide 鲁胺	恩杂鲁胺（Enzalutamide） 比卡鲁胺（Bicalutamide）	抗肿瘤药	雄激素受体拮抗剂
-mustine 莫司汀	卡莫斯汀（Carmustine） 洛莫斯汀（Lomustine）	抗肿瘤药	DNA 烷化剂
-mifene 米芬	托瑞米芬（Toremifene） 克罗米芬（Clomiphene）	抗肿瘤药	雌激素受体拮抗剂
-nostat 司他	贝利司他（Belinostat） 帕比司他（Panobinostat）	抗肿瘤药	HDACI
-opterin 蝶呤	氨基蝶呤（Aminopterin）	抗肿瘤药	叶酸类似物
-parib 帕尼	奥拉帕尼（Olaparib） 卢卡帕尼（Rucaparib）	抗肿瘤药	PARP 抑制剂
-poside 泊苷	依托泊苷（Etoposide） 替尼泊苷（Teniposide）	抗肿瘤药	拓扑异构酶Ⅱ抑制剂
-purine 嘌呤	6-巯基嘌呤（6-Mercaptopurine） 6-甲基巯基嘌呤（6-Methylmercaptopurine）	抗肿瘤药	抑制嘌呤核苷酸的合成

续表

词根/词缀	举例	临床用途	作用机制
-rubicin 柔比星	多柔比星（Doxorubicin） 表柔比星（Epirubicin）	抗肿瘤药	干扰核酸转录
-relin 瑞林	戈舍瑞林（Goserelin） 亮丙瑞林（Leuprorelin）	抗肿瘤药	LHRH 类似物
-rolimus 莫司	西罗莫司（Sirolimus） 依维莫司（Everolimus）	抗肿瘤药	mTOR 抑制剂
-trexed 曲塞	培美曲塞（Pemetrexed） 雷替曲塞（Raltitrexed）	抗肿瘤药	叶酸类似物
-tabine 他滨	地西他滨（Decitabine） 吉西他滨（Gemcitabine）	抗肿瘤药	胞嘧啶类似物
-tecan 替康	伊立替康（Irinotecan） 拓扑替康（Topotecan）	抗肿瘤药	拓扑异构酶 I 抑制剂
-taxel 他赛	多西他赛（Docetaxel） 卡巴他赛（Cabazitaxel）	抗肿瘤药	干扰微管形成
-trozole 曲唑	来曲唑（Letrozole） 阿那曲唑（Anastrozole）	抗肿瘤药	芳香化酶抑制剂
-tinib 替尼	伊马替尼（Imatinib） 达沙替尼（Dasatinib）	抗肿瘤药	BCR-ABL 抑制剂
	吉非替尼（Gefitinib） 厄洛替尼（Erlotinib）	抗肿瘤药	EGFR 抑制剂
	拉帕替尼（Lapatinib） 吡咯替尼（Pyrotinib）	抗肿瘤药	HER2 抑制剂
	克唑替尼（Crizotinib） 阿来替尼（Alectinib）	抗肿瘤药	ALK 抑制剂
	卡马替尼（Capmatinib） 赛沃替尼（Savolitinib）	抗肿瘤药	MET 抑制剂
	伊布替尼（Ibrutinib） 泽布替尼（zanubrutinib）	抗肿瘤药	BTK 抑制剂
	普拉替尼（Pralsetinib） 塞尔帕替尼（Selpercatinib）	抗肿瘤药	RET 抑制剂
	拉罗替尼（Larotrectinib） 恩曲替尼（Entrectinib）	抗肿瘤药	NTRK 抑制剂
	曲美替尼（Trametinib） 考比替尼（Cobimetinib）	抗肿瘤药	MEK 抑制剂
-xifene 昔芬	他莫昔芬（Tamoxifen） 雷洛昔芬（Raloxifene）	抗肿瘤药	雌激素受体拮抗剂
-zomib 佐米	硼替佐米（Bortezomib） 伊沙佐米（Ixazomib）	抗肿瘤药	蛋白酶体抑制剂
cef- 头孢	头孢克洛（Cefaclor） 头孢克肟（Cefixime）	头孢菌素类抗生素	PBP 抑制剂，阻断细菌细胞壁合成
-cillin 西林	氨苄西林（Ampicillin） 阿莫西林（Amoxicillin）	青霉素类抗生素	PBP 抑制剂，阻断细胞壁合成
-cycline 环素	替加环素（Tigecycline） 萨瑞环素（Sarecycline）	四环素类抗生素	细菌核糖体 30S 亚基抑制剂

续表

词根/词缀	举例	临床用途	作用机制
-mycin 霉素	红霉素（Erythromycin） 克拉霉素（Clarithromycin）	大环内酯类抗生素	细菌核糖体 50S 亚基抑制剂
-penem 培南	亚胺培南（Imipenem） 多利培南（Doripenem）	碳青霉烯类抗生素	β 内酰胺酶抑制剂
sulfa- 磺胺	磺胺甲噁唑（Sulfamethoxazole） 磺胺多辛（Sulfadoxine）	磺胺类合成抗菌药	二氢蝶酸合成酶抑制剂
-xacin 沙星	诺氟沙星（Norfloxacin） 环丙沙星（Ciprofloxacin）	喹诺酮类合成抗菌药	DNA 回旋酶抑制剂
-zolid 唑胺	利奈唑胺（Linezolid） 特地唑胺（Torezolid）	噁唑烷酮类抗菌药	与细菌核糖体 50S 亚基结合
rifa- 利福	利福霉素（Rifamycin） 利福平（Rifampicin）	抗结核药	DNA 依赖性 RNA 聚合酶抑制剂
-conazole 康唑	酮康唑（Ketoconazole） 氟康唑（Fluconazole）	抗真菌药	真菌细胞膜合成抑制剂
-fungin 芬净	卡泊芬净（Caspofungin） 米卡芬净（Micafungin）	棘白菌素类抗真菌药	*β*-(1,3)-葡聚糖合成酶抑制剂
-nafine 萘芬	特比萘芬（Terbinafine） 布替萘芬（Butenafine）	烯丙胺类抗真菌药	角鲨烯环氧化酶抑制剂
-gravir 拉韦	拉替拉韦（Raltegravir） 多替拉韦（Dolutegravir）	抗病毒药	整合酶抑制剂
-mivir 米韦	扎那米韦（Zanamivir） 帕拉米韦（Peramivir）	抗病毒药	神经氨酸酶抑制剂
-navir 那韦	沙奎那韦（Saquinavir） 茚地那韦（Indinavir）	抗病毒药	蛋白酶抑制剂
-virine 韦林	依曲韦林（Etravirine） 利匹（Rilpivirine）	抗病毒药	非核苷类逆转录酶抑制剂
-vudine 夫定	齐多夫定（Zidovudine） 司他夫定（Stavudine）	抗病毒药	核苷类逆转录酶抑制剂
-azolamide 唑胺	乙酰唑胺（Acetazolamide） 醋甲唑胺（Methazolamide）	青光眼眼内压降压药	碳酸酐酶抑制剂
-dipine -地平	硝苯地平（Nifedipine） 氨氯地平（Amlodipine）	抗高血压药	$Ca_V1.2$ CCB
-dralazine -屈嗪	肼屈嗪（Hydralazine） 托屈嗪（Todralazine）	抗高血压药	K^+通道开放剂
-kiren -吉仑	依那吉仑（Enalkiren） 阿利吉仑（Aliskiren）	抗高血压药	肾素抑制剂
-pamil -帕米	维拉帕米（Verapamil） 依莫帕米（Emopamil）	抗高血压药	$Ca_V1.2$ CCB
-pril 普利	卡托普利（Captopril） 依那普利（Enalapril）	抗高血压药	ACEI
-sartan -沙坦	氯沙坦（Losartan） 缬沙坦（Valsartan）	抗高血压药	Ang Ⅱ 受体拮抗剂
-tiazem 硫䓬	地尔硫䓬（Diltiazem） 尼克硫䓬（Nictiazem）	抗高血压药	$Ca_V1.2$ CCB

续表

词根/词缀	举例	临床用途	作用机制
-semide 噻米	呋噻米（Furosemide） 阿佐噻米（azosemide）	抗高血压药、利尿药	Na^+，K^+-2Cl^-协同转运体抑制剂
-thiazide 噻嗪	氢氯噻嗪（Hydrochlorothiazide） 氢氟噻嗪（Hydroflumethiazide）	抗高血压药、利尿药	Na^+-Cl^-协同转运体抑制剂
-fibrate 贝特	非诺贝特（Fenofibrate） 苄氯贝特（Bezafibrate）	降血脂药	PPAR-α 激动剂
-tatin 他汀	洛伐他汀（Lovastatin） 辛伐他汀（Simvastatin）	降血脂药	HMG-CoA 还原酶抑制剂
-bose 波糖	阿卡波糖（Acarbose） 伏格列波糖（Voglibose）	抗糖尿病药	α-葡萄糖苷酶抑制剂
-formin 双胍	苯乙双胍（Phenformin） 二甲双胍（Metformin）	抗糖尿病药	胰岛素增敏剂
Gli- 格列	格列吡嗪（Glipizide） 格列美脲（Glimepiride）	抗糖尿病药	胰岛素促泌剂
-gliflozin 格列净	达格列净（Dapagliflozin） 鲁格列净（Luseogliflozin）	抗糖尿病药	SGLT 2 抑制剂
-glinide 格列奈	瑞格列奈（Repaglinide） 那格列奈（Nateglinide）	抗糖尿病药	胰岛素促泌剂
-gliptin 格列汀	西格列汀（Sitagliptin） 替格列汀（Teneligliptin）	抗糖尿病药	DPP-IV 抑制剂
-glitazone 格列酮	曲格列酮（Troglitazone） 罗格列酮（Rosiglitazone）	抗糖尿病药	胰岛素增敏剂
-stat 司他	依帕司他（Epalrestat）	抗糖尿病并发症药	醛糖还原酶抑制剂
-amine 那敏	曲吡那敏（Tripelennamine） 氯苯那敏（Chlorphenamine）	抗过敏药	H_1 受体拮抗剂
-izine 利嗪	西替利嗪（Cetirizine） 布克利嗪（Buclizine）	抗过敏药	H_1 受体拮抗剂
-prazole 拉唑	奥美拉唑（Omeprazole） 兰索拉唑（Lansoprazole）	抗溃疡药	H^+，K^+-ATP 酶抑制剂
-tidine 替丁	雷尼替丁（Ranitidine） 法莫替丁（Famotidine）	抗溃疡药	H_2 受体拮抗剂
-sterone 睾酮	丙酸睾酮（Testosterone Propionate） 甲睾酮（Methyltestosterone）	雄激素药物	雄激素受体拮抗剂
-one 酮	炔诺酮（Norethisterone） 米非司酮（Mifepristone）	孕激素拮抗剂	孕激素受体拮抗剂
-caine 卡因	可卡因（Cocaine） 普鲁卡因（Procaine）	局麻药	阻碍 Na^+内流和神经细胞膜去极化
-tamine 他明	苄非他明（Benzphetamine） 安非他明（Amphetamine）	兴奋药	促进儿茶酚胺类神经递质的释放，及其再摄取抑制剂，DA、5-HT 受体激动剂